ALLE · ZEIT · WACH · 1842

Lehrbuch der gesamten

Anatomie

des Menschen

Zytologie, Histologie, Entwicklungsgeschichte, makroskopische und mikroskopische Anatomie

Unter Berücksichtigung des Gegenstandskatalogs

Herausgegeben von T. H. Schiebler und W. Schmidt

Gemeinschaftlich verfaßt von
G. Arnold, H. M. Beier, M. Herrmann, H.-J. Kretschmann,
W. Kühnel, H. Rollhäuser, T. H. Schiebler, W. Schmidt,
J. Winckler und E. van der Zypen

Vierte, erweiterte und völlig überarbeitete Auflage

Mit 580 zum Teil farbigen Abbildungen und 118 Tabellen

Springer-Verlag
Berlin Heidelberg New York
London Paris Tokyo

Professor Dr. Theodor Heinrich Schiebler
Anatomisches Institut
Koellikerstraße 6, D-8700 Würzburg

Professor Dr. Walter Schmidt
Histologisch-Embryologisches Institut
Müllerstraße 59, A-6020 Innsbruck

ISBN 3-540-16221-6 Springer-Verlag Berlin Heidelberg New York
ISBN 0-387-16221-6 Springer-Verlag New York Berlin Heidelberg

ISBN 3-540-12400-4 3. Auflage Springer-Verlag Berlin Heidelberg New York Tokyo
ISBN 0-387-12400-4 3rd Edition Springer-Verlag New York Heidelberg Berlin Tokyo

CIP-Kurztitelaufnahme der Deutschen Bibliothek. Lehrbuch der gesamten Anatomie des Menschen: Zytologie, Histologie, Entwicklungsgeschichte, makroskop. u. mikroskop. Anatomie; unter Berücks. d. Gegenstandskatalogs/hrsg. von T. H. Schiebler u. W. Schmidt. Gemeinschaftl. verf. von G. Arnold ... - 4. Aufl. - Berlin; Heidelberg; New York; London; Paris; Tokyo: Springer, 1987.
ISBN 3-540-16221-6 (Berlin ...)
ISBN 0-387-16221-6 (New York ...)
NE: Schiebler, Theodor H. [Hrsg.]; Arnold, Gottfried [Mitverf.]; Anatomie

Datenkonvertierung, Druck- und Bindearbeiten: Appl, Wemding
2124/3140-54321

Vorwort zur vierten Auflage

Seit dem Erscheinen der 1. Auflage des *Lehrbuchs der gesamten Anatomie des Menschen* vor 10 Jahren (April 1977) sind wesentliche Grundtendenzen der Medizin von heute immer deutlicher hervorgetreten. Dies hat große Bedeutung auch für das vorklinische Studium und nicht zuletzt für das Erarbeiten der Anatomie. In den letzten Jahren sind in der medizinischen Diagnostik die *bildgebenden Verfahren* stark in den Vordergrund getreten und in der medizinischen Forschung zeigte sich, daß die *molekulare Dimension* die einigende Basis aller Teilgebiete der Medizin ist.

Mit den *bildgebenden Verfahren* ist es wie nie zuvor möglich, Einblick in das Innere des lebenden Menschen zu gewinnen und dabei Veränderungen zu erkennen, die früher nur bei der Sektion diagnostiziert werden konnten. Nicht allein, daß die Röntgendiagnostik verfeinert wurde, vor allem haben sich die neuen bildgebenden Verfahren immer breiter eingeführt, u. a. die Computertomographie, die magnetische Resonanztomographie und besonders die außergewöhnlich schonende Sonographie (Ultraschalldiagnostik). An dieser Stelle wird die Bedeutung der Anatomie für jeden Arzt erneut klar. Die beste Technik nützt wenig, wenn der Arzt nicht über solide und jederzeit abrufbare Kenntnisse vom Bau des menschlichen Körpers verfügt. Die Anatomie ist und bleibt eine der Grundlagen der Medizin. Ihre Kenntnis ist für den Arzt unentbehrlich.

Das Vordringen der medizinischen Grundlagenforschung in die *molekulare Dimension* führt zu einer ungeahnten Aufwertung der Mikromorphologie. In ihrem Bereich spielen sich alle Lebensprozesse ab. Struktur und Funktion hängen untrennbar zusammen, denn *Struktur ist ein Vorgang* und keineswegs unabänderlich gegeben. Regulationssysteme verschiedenster Art sorgen dafür, daß Strukturen entstehen und erhalten bleiben. Molekulare Strukturen fügen sich zu immer größeren Einheiten zusammen, bis sie schließlich mikroskopisch und makroskopisch erkennbar werden. Störungen (Erkrankungen) kommen in scheinbar großer Zahl vor. Tatsächlich ist es aber in Anbetracht der Störmöglichkeiten erstaunlich, daß – auf das Ganze bezogen – die ungestörten Funktionen überwiegen. Es ist für jeden Arzt wichtig, sich der molekularen Grundlagen der Medizin bewußt zu sein, und für den Studierenden der Medizin ist es unerläßlich, solide Kenntnisse in der Mikromorphologie zu erwerben. Im molekularen und dem ihm zugeordneten mikromorphologischen Bereich sitzt die Speerspitze der Weiterentwicklung der Medizin.

Beiden Bereichen, der in der ärztlichen Praxis benötigten Anatomie und den Grundlagenkenntnissen der Mikromorphologie, versucht die vorliegende Auflage des *Lehrbuchs der gesamten Anatomie des Menschen* auf dem heutigen Niveau gerecht zu werden. Deswegen wurde der gesamte Text des Lehrbuchs gründlich überarbeitet, und viele Kapitel wurden neu geschrieben. Dabei wurden die zahlreichen Hinweise und Anregungen mitberücksichtigt, die uns Studierende und Fachkollegen gegeben haben. Besonders danken wir Herrn Prof. E. J. Henßge, Direktor der Klinik für Orthopädie der Medizinischen Universität Lübeck, für wesentliche Anregungen und für die eingehende Durchsicht des Kapitels „Rumpfwand und Extremitäten".

Es wurde versucht, den Text möglichst didaktisch zu gestalten. Dadurch sollte die Fülle des Stoffes, die bei aller Beschränkung auf Wichtiges groß ist, leichter zugänglich werden. Insgesamt ist das Buch gegenüber früheren Auflagen auch deswegen umfangreicher geworden, weil mehr Erklärungen von Zusammenhängen in den Text aufgenommen wurden. Das *Lehrbuch der gesamten Anatomie des Menschen* in der Gestaltung der 4. Auflage ist daher als Lern- *und* Lesebuch gedacht. Unverändert ist die Prüfungssituation berücksichtigt, wie sie sich aus der neuesten Fassung des Gegenstandskatalogs für die Fächer der ärztlichen Vorprüfung ergibt. Hinsichtlich der Nomenklatur wurden die *Nomina Anatomica*, 5. Auflage 1983, berücksichtigt.

Erfreulich ist, daß die Gruppe derjenigen, die das Buch fachlich und technisch gestaltet haben, noch die gleiche ist wie bei der 1. Auflage. Dadurch ist die Kontinuität in der Weiterentwicklung des gedanklichen und verlegerischen Konzepts des Buches voll gewahrt. An hervorragender Stelle sind hinsichtlich der so wichtigen herstellerischen Seite des Buches zu nennen Frau Marianne Kalow als Planerin, Herr H. Matthies als Leiter der Herstellung, Frau I. Haas als Herstellerin, Frau R. Gattung-Petith als Zeichnerin und Herr Braun von der Druckerei Appl als Produktionsleiter. Zu nennen ist ferner Frau S. Schuhmann, die die gesamte Texteingabe durchführte. Allen diesen genannten und weiteren im Hintergrund mitwirkenden Damen und Herren beim Verlag und in den Instituten danken wir Autoren aufrichtig. Entscheidend für das Gelingen der sehr umfangreichen Arbeiten bei der Umgestaltung des Buches war die harmonische Atmosphäre der Zusammenarbeit. Über den Erfolg unserer Bemühungen werden die Benutzer des Buches zu entscheiden haben. An diese wenden wir uns mit der Bitte um Kommentare, Hinweise und Anregungen mit dem Ziel, auch in der Zukunft das Buch attraktiv zu gestalten.

Februar 1987

G. Arnold (Düsseldorf)
H. M. Beier (Aachen)
M. Herrmann (Ulm)
H.-J. Kretschmann (Hannover)
W. Kühnel (Lübeck)
H. Rollhäuser (Münster)
T. H. Schiebler (Würzburg)
W. Schmidt (Innsbruck)
J. Winckler (Frankfurt)
E. van der Zypen (Bern)

Vorwort zur ersten Auflage

Jede Generation hat ein eigenes Bild ihres Faches. Dieses Bild entsteht durch die eingehende Beschäftigung mit den vielen einschlägigen Problemen, wird aber auch mitgeprägt von den jeweiligen Lehrern, von der akademischen Jugend und dem wissenschaftlichen „Zeitgeist". Auf diese Weise sind in den vergangenen Jahrhunderten großartige Anatomie-Lehrbücher entstanden, angefangen von Vesals berühmten, bis heute nachwirkenden Werk „De humani corporis fabrica libri septem" (1543). Jedes dieser Bücher spiegelt die Denkweise der Anatomie ihrer Zeit wider. Alle Anatomie-Lehrbücher zusammen sind ein getreuer Spiegel der Entwicklung des Faches.

Das vorliegende Buch hat eine besondere Aufgabenstellung. Es soll den Unterrichtsstoff der Anatomie *straff* darstellen und damit der Kürze des vorklinischen Studiums Rechnung tragen. Es soll *das Wichtige* hervorheben. Es soll den *Überblick* über den gesamten Lehrstoff der Anatomie erleichtern. Aus diesem Grunde werden *alle Teilgebiete der Anatomie* - Entwicklungsgeschichte, Histologie, makroskopische und mikroskopische Anatomie - in einem Band behandelt.

Bei der Darstellung des Stoffes wird davon ausgegangen, daß der anatomische Unterricht vor allem eine Basis für die klinische Ausbildung schaffen soll. Deshalb werden morphologische Fakten und funktionelle Zusammenhänge betont, die dem Verständnis der *klinischen Medizin* dienen. Dazu gehört auch, daß der Stoff im speziellen Teil des Buches nach Körperregionen und nicht nach Systemen gegliedert ist. Außerdem sind einige „klinische Hinweise" in den Text eingefügt.

Der „Gegenstandskatalog für die Fächer der Ärztlichen Vorprüfung" wird voll berücksichtigt. Alle dort aufgeführten Begriffe werden erläutert. Damit bietet das Buch einen Text, der den Erfordernissen der Abschlußexamina im Fach Anatomie angepaßt ist.

Der vorliegende Text ist das Ergebnis einer kritischen Sichtung durch alle an der Abfassung des Buches beteiligten Autoren. Sie wünschen, die Diskussion über Inhalt und Form des Buches fortzusetzen, wobei sie alle Leser bitten, über Unklarheiten zu berichten und für Text und Abbildungen Verbesserungsvorschläge zu machen.

Ohne den großen Einsatz des Springer-Verlages und seiner Mitarbeiter hätte das Buch nicht entstehen können. Die Autoren danken besonders Herrn Dr. Drs. h. c. H. Götze, der an der Konzeption großen Anteil hat; sie danken ferner Herrn Prof. Angermeier, Frau Kalow und Herrn Seidler für ständige hilfsbereite Mitwirkung. An hervorragender Stelle gilt der Dank Herrn H. Matthies, der die Herstellung leitete, sowie Herrn Sydor, der die Herstellung durchführte. Herrn J. Kühn und Frau R. Gattung-Petith gilt großer Dank für die Anfertigung der Zeichnungen.

April 1977

G. Arnold (Düsseldorf)
H. M. Beier (Aachen)
M. Herrmann (Ulm)
H.-J. Kretschmann (Hannover)
W. Kühnel (Aachen)
H. Rollhäuser (Münster)
T. H. Schiebler (Würzburg)
W. Schmidt (Innsbruck)
J. Winckler (Frankfurt)
E. van der Zypen (Bern)

Inhaltsübersicht

Inhaltsverzeichnis

Autorenverzeichnis

Prof. Dr. Gottfried Arnold
Anatomisches Institut
Universitätsstraße 1
D-4000 Düsseldorf

Prof. Dr. Dr. Henning M. Beier
Abteilung Anatomie und Reproduktionsbiologie
der Rhein.-Westf. Technischen Hochschule
Melatener Straße 211
D-5100 Aachen

Prof. Dr. Martin Herrmann
Abteilung Anatomie der Universität Ulm
Oberer Eselsberg
D-7900 Ulm

Prof. Dr. Hans-Joachim Kretschmann
Abteilung Neuroanatomie
der Medizinischen Hochschule Hannover
Konstanty-Gutschow-Straße 8
D-3000 Hannover 61

Prof. Dr. Wolfgang Kühnel
Institut für Anatomie
der Medizinischen Hochschule Lübeck
Ratzeburger Allee 160
D-2400 Lübeck 1

Prof. Dr. Heinz Rollhäuser
Anatomisches Institut
Vesaliusweg 1
D-4400 Münster/Westf.

Prof. Dr. Theodor Heinrich Schiebler
Anatomisches Institut
Koellikerstraße 6
D-8700 Würzburg

Prof. Dr. Walter Schmidt
Histologisch-Embryologisches Institut
Müllerstraße 59
A-6020 Innsbruck

Prof. Dr. Jürgen Winckler
Zentrum der Morphologie im Klinikum
der Universität Frankfurt
Theodor-Stern-Kai 7
D-6000 Frankfurt/Main

Prof. Dr. Eugen van der Zypen
Anatomisches Institut
Bühlstraße 26
CH-3000 Bern

Einleitung

Das Wort **Anatomie** leitet sich von der Bezeichnung einer Methode her (*anatemnein* = aufschneiden; Zergliederungskunst). Bei Anwendung dieser Methode werden wichtige Erkenntnisse über den makroskopischen Bau des menschlichen Körpers gewonnen. Zutreffender für das, was in der Anatomie gelehrt wird, ist die auf Goethe zurückgehende Bezeichnung **Morphologie.** Hiermit wird zum Ausdruck gebracht, daß es sich um eine Lehre von der Gestalt handelt. Die Anatomie heute versteht sich als eine Wissenschaft zur Erforschung des Aufbaus und der Struktur des **lebenden** Organismus. Damit ist die Anatomie eine *biologische Wissenschaft.*

Die Anatomie ist aber vor allem die Grundlage der ärztlichen Tätigkeit. Ein gesichertes Wissen über den Bau des normalen menschlichen Körpers in allen Einzelheiten schafft die Voraussetzung, die durch Krankheit hervorgerufenen Veränderungen zu erfassen und zu verstehen. „Ärzte ohne Anatomie gleichen Maulwürfen: sie arbeiten im Dunkeln, und ihrer Hände Tagewerk sind Erdhügel" (Tiedemann, 1754).

Die Aufgabe der Anatomie ist es, das Gefüge des normalen menschlichen Körpers im Großen und im Kleinen zu erfassen. Es kommt darauf an, zunächst alle Einzelheiten zu erkennen, zu beschreiben, **deskriptive Anatomie,** und die Lage aller Gebilde am Ort sowie ihre Lagebeziehungen zueinander zu erfassen, **topographische Anatomie.** Bereits dieses hat größte ärztliche Bedeutung, da durch Erkrankungen eines Organs Nachbarorgane in Mitleidenschaft gezogen werden können, z.B. Durchbruch der Gallenblase in den Dickdarm, Verdrängung von Organen bei Tumoren.

Jedoch erschöpft sich die Anatomie nicht in der Zergliederung des menschlichen Körpers, sondern sie ist bemüht, den Zusammenhang zwischen funktionell miteinander verknüpften Teilen herauszufinden. Das Ergebnis ist die Zusammenfassung von Teilen zu Systemen, **systematische Anatomie.**

Folgende Systeme werden unterschieden: *Skelettsystem, Muskelsystem* (Skelett- und Muskelsystem bilden den Bewegungsapparat), *Haut, Verdauungssystem, System der Atmungsorgane, System der Harn- und Geschlechtsorgane, Herz und Kreislauf, System der endokrinen Organe, Zentralnervensystem mit Sinnesorganen.*

Zwischen allen Systemen bestehen enge Wechselbeziehungen. Die **Koordination** und **Regulation** der Systeme bewirken das Nervensystem und das endokrine System.

In seiner Gesamtheit ist der menschliche Organismus hierarchisch gegliedert, d.h. es besteht ein Ordnungsprinzip, in dem jeweils die Einzelteile zu Einheiten höherer Größenordnung zusammengefaßt sind. Dies beginnt in der molekularen Größenordnung, führt über die Zelle zu den Geweben, Organen, Organsystemen, schließlich zum Körper als Ganzes.

Der Körper als Ganzes sowie seine Einzelteile besitzen in höchstem Maße die Fähigkeit zur **Anpassung** an die jeweils gegebenen Bedingungen der äußeren und inneren Umwelt. Jede Lebensäußerung nimmt letztlich ihren Ausgang vom Molekulargefüge und bewirkt Veränderungen in den morphologisch faßbaren oder nicht erfaßbaren Strukturen: „Funktion ist Geschehen im Molekulargefüge, d.h. Strukturwandel" (Bargmann, 1951).

Während die Anatomie ihren Schwerpunkt im Erfassen der Formen und Strukturen hat, beschäftigt sich die **Physiologie** mit den Funktionen des Körpers; die **physiologische Chemie** behandelt den stofflichen Aufbau und die Stoffumsätze. Gemeinsam ist allen 3 Disziplinen das Studienobjekt, nämlich der menschliche Körper; unterschiedlich sind die Methoden. Alle Aussagen ergänzen sich jedoch bei der Erfassung von Vorgängen im Lebendigen. Ein Verständnis des einen Teilgebiets ist nicht ohne das des anderen möglich.

Teilgebiete der Anatomie. Nach anderen Gesichtspunkten wird die Anatomie unterteilt in

- **Embryologie,** Entwicklungsgeschichte,
- **Makroskopische Anatomie,**
- **Mikroskopische Anatomie und**
- **Histologie,** Gewebelehre.

Die **Embryologie** beschäftigt sich mit allen Vorgängen von der Entstehung der Urkeimzellen über die Befruchtung bis zur Bildung eines ausgewachsenen Organismus. Während der Entwicklung entstehen sowohl im Großen als auch im Kleinen alle Strukturen und Formen. Ein Weg zum Verständnis von Bau, Struktur und Funktion des menschlichen Körpers geht über die Entwicklungsgeschichte. Im größeren Rahmen gehört die Entwicklung des Einzelorganismus, **Ontogenese,** zur **Phylogenese,** der Stammesgeschichte, die sich mit der Entwicklung der Formen in der Tierreihe einschließlich des Menschen beschäftigt. Ontogenese, Phylogenese, Anatomie des Menschen und vergleichende Anatomie der Tiere führt zur Erarbeitung eines **Bauplans** der Organismen.

Eine Trennung zwischen makroskopischer und mikroskopischer Anatomie gibt es im eigentlichen Sinne nicht. Der menschliche Körper besteht - so wie alle Organismen - aus molekularen Bausteinen in hierarchischer Ordnung. Die Trennung zwischen makroskopischer und mikroskopischer Anatomie ist lediglich eine Folge der begrenzten Auflösung des menschlichen Auges.

Zur **makroskopischen Anatomie** wird alles gerechnet, was an Erkenntnissen über den menschlichen Körper durch Untersuchung mit dem bloßen Auge gewonnen werden kann.

Die **mikroskopische Anatomie** ist der Teil der Anatomie, der seine Ergebnisse durch Verwendung von Auflösungshilfen (z.B. Mikroskopen) gewinnt.

Die **Histologie** (Gewebelehre) beschäftigt sich mit den Bauelementen, die in verschiedenartigster Zusammensetzung die Organe und schließlich den ganzen Körper bilden.

Die Grundlage der Histologie ist die **Cytologie,** die Lehre von den Zellen, die „wirklich das letzte Formelement aller lebendigen Erscheinungen sowohl im Gesunden als auch im Kranken" sind, „von welchen alle Tätigkeit des Lebens ausgeht" (Virchow).

Methoden der makroskopischen Anatomie. Methoden, die ohne Zergliederung und damit auch am Lebendigen durchgeführt werden können, sind die **Inspektion** (Betrachten), **Palpation** (Abtasten), **Perkussion** (Abklopfen), **Auskultation** (Abhorchen), die Untersuchung mit **Röntgenstrahlen** (auch Computertomographie) und mit **Schallwellen** (Sonographie).

Zur makroskopischen Untersuchung der im Inneren des Körpers, d.h. unter der Haut verborgenen Teile dienen Sektion bzw. Präparation. Hierbei muß Haut und Unterhautgewebe durchschnitten werden. Die weitere Zergliederung erfolgt unter Verwendung von schneidenden, sägenden oder schabenden Instrumenten.

Die Zergliederung eines menschlichen Leichnams oder die **Konservierung** muß wegen der bald nach dem Tode beginnenden Zersetzung frühzeitig durchgeführt werden. Zum Studium der Einzelheiten wird der Leichnam mit sog. Fixierungsmitteln (z.B. **Formalin, Alkohol**) konserviert.

Methoden der mikroskopischen Anatomie und Histologie (S.91)

Die Anatomie bemüht sich, zu allgemein gültigen Aussagen zu kommen. Selbst bei Berücksichtigung der häufigen und zahlreich vorkommenden Varietäten bestehen doch in der körperlichen Erscheinung zwischen den einzelnen Individuen z.T. erhebliche Unterschiede. Diese Unterschiede zu erfassen und zu den verschiedensten Ursachen in Beziehung zu setzen, ist die Aufgabe der **Anthropologie.**

Abkürzungen

Im Text, in den Abbildungen und Tabellen werden folgende Abkürzungen gebraucht: *ant.*, anterior, -ius; *A.*, Arteria; *Aa.*, Arteriae; *caud.*, caudalis, -e; *cran.*, cranialis, -e; *dex.*, dexter, -tra, -trum; *dist.*, distalis, -e; *DNS*, Desoxyribonucleinsäure (engl.: DNA); *dors.*, dorsalis, -e; *ext.*, externus, -a, -um; *For.*, Foramen; *Gl.*, Glandula; *Gll.*, Glandulae; *inf.*, inferior, -ius; *int.*, internus, -a, -um; *lat.*, lateralis, -e; *Lig.*, Ligamentum; *Ligg.*, Ligamenta; *maj.*, major, -jus; *med.*, medialis, -e; *min.*, minor, -nus; *M.*, Musculus; *Mm.*, Musculi; *N*, Nervus; *n.*, z.B. Rr. buccales **n**ervi facialis; *Nn.*, Nervi; *Nd.*, Nodus lymphaticus; *Ndd.*, Nodi lymphatici; *Nucl.*, Nucleus; *post.*, posterior, -ius; *prof.*, profundus, -a, -um; *prox.*, proximalis, -e; *R.*, Ramus; *Reg.*, Regio; *RNS*, Ribonucleinsäure (engl. RNA); *Rr.*, Rami; *sin.*, sinister, -tra, -trum; *superf.*, superficialis, -e; *sup.*, superior, -ius; *Tr.*, Tractus; *V.*, Vena; *v.*, z.B. Bulbus **v**enae jugularis; *Vv.*, Venae; *ven.*, ventralis, -e.

Allgemeiner Teil

Kapitel 1

Zytologie

Alle Lebewesen - Pflanzen, Tiere, Mensch - bestehen aus Zellen. An sie sind die Leistungen des Organismus gebunden; ***seine kleinste noch selbständig lebensfähige Funktionseinheit ist die Zelle.***

Die hochspezialisierten Zellen in den Geweben unseres Organismus sind das Ergebnis eines langen Evolutionsprozesses. Auch heute noch existiert eine sehr viel einfachere Organisationsform, die *Protozyte.* Bei ihr sind alle lebensnotwendigen Bestandteile in *einem* Raum (Kompartiment) untergebracht; ein Zellkern fehlt deshalb. Zu diesen Organismen, die man unter der Bezeichnung ***Prokaryonten*** zusammenfaßt, zählen z. B. die Bakterien und Blaualgen. Ihnen gegenübergestellt wird die *Euzyte,* die Zelle, von der weiterhin die Rede sein wird. Ihr Bauplan - Zellkern und Zelleib - liegt allen ***Eukaryonten*** zugrunde, zu denen auch einzellige Lebewesen, die *Protozoen,* gehören (z. B. Amöbe, Pantoffeltierchen). Im Organismus der Vielzeller, *Metazoen,* erfahren die Zellen eine Spezialisierung und Differenzierung. Sie treten jetzt als Funktionsgemeinschaften (= Gewebe) in den Dienst des Gesamtorganismus. Dennoch bleibt die Zelle das kleinste Autonom mit eigenem Energie- und Stoffwechsel. Er ist an besondere Strukturen im Zelleib, an die *Zellorganellen* gebunden. Sie sind somit integrierender Bestandteil aller Zellen. Für die speziellen Arbeitsleistungen im Dienst des Organismus differenzieren sich außerdem Einrichtungen im Zelleib, die man mit der Bezeichnung „Berufsstrukturen" belegt hat (z. B. Myofibrillen für die Kontraktilität in Muskelzellen). Spezifische Funktionen sind stets an bestimmte, morphologisch definierte Strukturen gebunden. Ihre Ausbildung erfolgt in der Embryonalentwicklung in zunächst undifferenzierten Zellen während der *Histogenese.*

Im folgenden werden zur Erläuterung stets Beispiele aufgeführt. Dafür müssen Termini technici benützt werden, die in ihrer Bedeutung erst nach dem Studium der Histologie, mikroskopischen Anatomie und der Biochemie voll zu verstehen sind.

Wenn verallgemeinernd von „der Zelle" gesprochen wird, so nimmt das rote Blutkörperchen, *Erythrozyt,* eine Sonderstellung ein; es ist beim Menschen und bei allen Säugetieren kernlos und frei von Zellorganellen.

Die *Anzahl* der Zellen im menschlichen Organismus wird auf 10^{13} geschätzt.

A. Zytomorphologie

I. Größe, Gestalt und Bauplan der Zelle

Hinsichtlich der ***Größe*** der Zellen bestehen auffällige Unterschiede. Die menschliche Eizelle ist mit 120 µm am größten und mit freiem Auge gerade noch zu erkennen. Die kleinsten Zellen haben einen Durchmesser von 5 µm (Lymphozyten, Mikrogliazellen). Das rote Blutkörperchen, das wegen seines ubiquitären Vorkommens in histologischen Präparaten als Maßstab gelten kann, mißt im Durchmesser 7,5 µm. Innerhalb einer Zellart ist die Größe konstant. Sonderformen sind die Riesenzellen (S. 29).

Die ***Gestalt*** der Zellen ist in Abhängigkeit von ihren unterschiedlichen Leistungen und Funktionen äußerst mannigfaltig: kugelig, polyedrisch, abgeflacht mit hauchdünn ausgebreitetem Zellleib, spindelig oder polymorph mit unterschiedlich langen Ausläufern (bis zu 100 cm bei Nervenzellen). Ferner können sich die Zellen ihrer Umgebung anpassen (z. B. Flügelzellen, S. 57). Im Gewebsverband beeinflussen sie sich gegenseitig in ihrer Gestalt und fügen sich entsprechend den Funktionen der Gewebe (z. B. Knorpel, S. 58) oder Organe (z. B. Drüsenepithelzellen, S. 38) in charakteristischer Weise aneinander.

Der ***Bauplan*** der Zelle wird zunächst am Schema einer nichtspezialisierten Zelle erläutert (Abb. **1-1**). In dieser Darstellung wird davon ausgegangen, daß jede Zelle von ihrer Umgebung durch eine Membran,

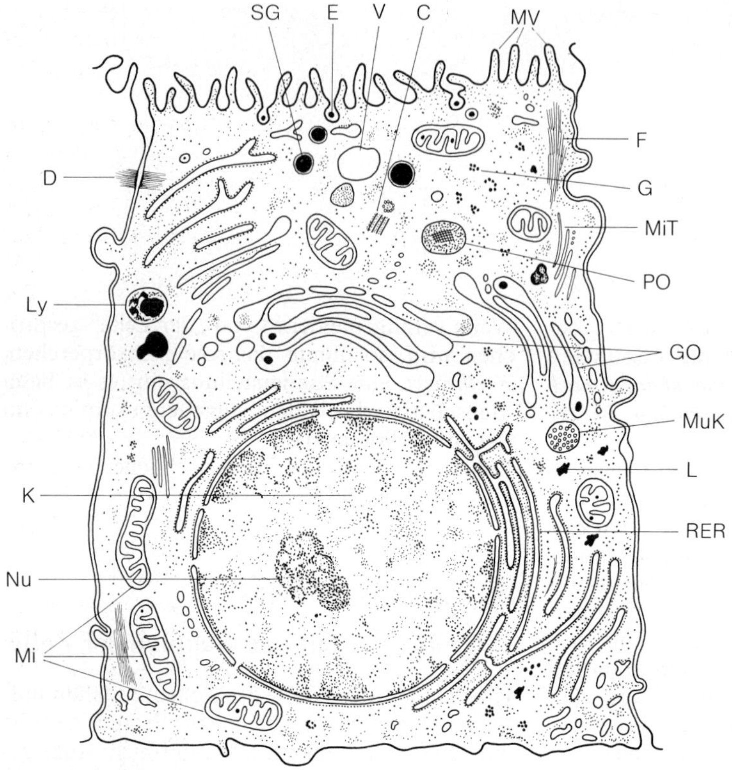

Abb. 1-1. Schematische Darstellung der Ultrastruktur einer Euzyte. *D,* Desmosom mit einstrahlenden Tonofilamenten; *E,* Endozytose; *F,* Filamente; *G,* Glykogen; *GO,* Golgi-Apparat; *K,* Zellkern; *L,* Lipidtröpfchen; *Ly,* Lysosom; *Mi,* Mitochondrien; *MiT,* Mikrotubuli; *MuK,* Multivesikulärkörper; *MV,* Mikrovilli; *Nu,* Nukleolus; *PO,* Peroxysomen; *RER,* rauhes endoplasmatisches Retikulum (Ergastoplasma); *SG,* Sekretgranula; *V,* Vakuole; *C,* Zentriol

- **Plasmalemm,** abgegrenzt wird.
  Innerhalb der Zelle befindet sich das Grundplasma,
- **Hyaloplasma,** das zahlreiche mit morphologischen Methoden nachweisbare Strukturen enthält.
  Auffällig sind dort membranumschlossene Stoffwechselräume,
- **Kompartimente.**
  Das größte Zellkompartiment ist in der Regel der
  - ***Zellkern, Nukleus,*** der das genetische Material enthält. Weitere wichtige Zellkompartimente bilden die
  - ***Zellorganellen,*** nämlich *endoplasmatisches Retikulum, Golgi-Apparat, Lysosomen, Peroxisomen* und *Mitochondrien.* Nicht von Membranen umschlossene Zellorganellen sind das *Zentriol* und die *Ribosomen.* Ferner weist jede Zelle ein *Zytoskelett* sowie *paraplasmatische Einschlüsse* auf.

Eine vergröbernde Gliederung der Zelle ist die Unterteilung in Zellkern, **Nukleus,** und Zelleib, **Zytoplasma**. Diese Gliederung ist zwar sehr vereinfachend, hat aber aus praktisch-diagnostischen Gründen ihre Berechtigung, denn lichtmikroskopisch können meist nur der basophile Zellkern und das eosinophile Zytoplasma unterschieden werden.

Unter der Bezeichnung **Protoplasma** wird die ganze Zellmasse, d. h. Zelleib mit Zellkern, verstanden.

Alle Strukturen zusammen bilden eine für das Leben der Zelle untrennbare Einheit. Die Lebensvorgänge können allerdings nur dann ablaufen, wenn Wasser als Medium vorhanden ist. Es macht 70–80% einer Zelle aus. Entzieht man es, dann erlöschen alle Funktionen. Der pH im Inneren der Zelle liegt bei 7,2.

II. Zytomembranen

Ein ganz wesentliches Bauelement aller Zellen sind Membranen. Da sie sich im Elektronenmikroskop weitgehend gleichen, hat man sie unter dem Begriff **Zytomembranen** zusammengefaßt. Sie erscheinen im elektronenmikroskopischen Bild 8 nm dick und aus 3 Schichten aufgebaut, von denen die beiden äußeren durch die massive Einlagerung von Osmium als geschwärzte, je 2,5 nm dicke Linie hervortreten (Abb. 1-**2**).

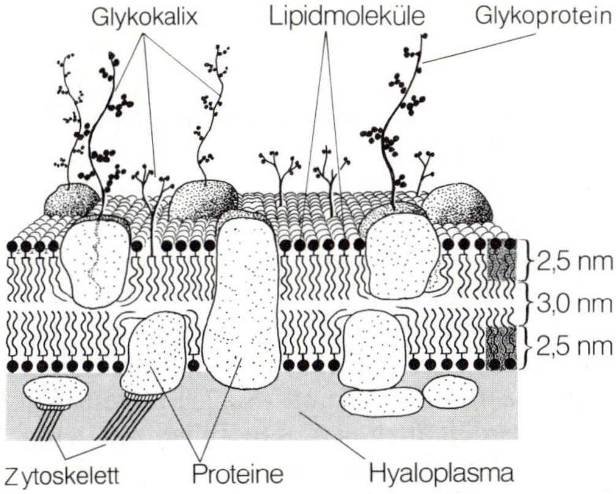

Abb. 1-2. Aufbau des Plasmalemms als Beispiel für das Fluid-Mosaik-Modell einer Zytomembran. Die Dicke der Membran beträgt 8 nm. *Rechts* ist durch *Punktierung* das elektronenmikroskopische Äquivalent nach der Fixation dargestellt: 3 Schichten, von denen die beiden äußeren (2,5 nm dick) durch Einlagerung von Osmium geschwärzt sind. An den globulären Proteinanteilen von Membranproteinen sind kovalent verzweigte Zuckerketten gebunden, die die Glykokalix ausmachen. Proteine, die durch die gesamte Membran reichen, werden als integrierte Proteine bezeichnet. An den Proteinen der Membraninnenseite sind intermediäre Filamente des Transmembranverspannungssystems befestigt

1. Molekularer Feinbau

Die Zytomembranen bestehen aus ***Phospholipiden*** und ***globulären Proteinen.*** Die Phospholipide, die durch einen *hydrophilen* und einen *hydrophoben = lipophilen* Pol charakterisiert sind, orientieren sich bei der Membranbildung in der Weise, daß sich die lipophilen Pole einander zukehren (Abb. 1-**2**). In diesen bimolekularen Lipidfilm sind die Proteinkomponenten mosaikartig eingelagert. Einige der Proteinmoleküle durchsetzen die gesamte Dicke der Membran ***(integrierte Proteine)***, andere liegen nur in der äußeren Lamelle, wieder andere nur in der dem Zellinneren zugewandten Lamelle. Beide werden als ***periphere Proteine*** bezeichnet. Hieraus resultiert eine *Asymmetrie der Membranen.*

Der Formwandel der Zytomembranen, ihr Auf- und Umbau in der lebendigen Zelle ist durch die fließende Verschiebung der Proteinmoleküle im Lipidfilm und der *Lateralverschiebung* der Lipidmoleküle gut vorstellbar. Dieses Konzept vom Aufbau der Zytomembranen wird als **Fluid-Mosaik-Modell** bezeichnet. Hinzu kommt noch ein Wechsel von Lipidmolekülen von der einen Lamelle in die andere und (vielleicht damit in Zusammenhang) eine Herein- und Herausnahme einzelner Moleküle. Alle diese dynamischen Vorgänge sind nur bei Körpertemperatur möglich; bei Kälte erstarrt der Lipidfilm.

Die Zusammensetzung des Lipidanteils der in der Zelle zu vielfältigen Aufgaben verwendeten Zytomembranen ist keinesfalls gleich. Der Unterschied steht in Korrelation zu den unterschiedlichen Funktionen der verschiedenen Zellorganellen bzw. der Zellmembran. Auch die Substruktur der **Membranproteine** ist vielfältig. So sind z. B. integrierte Proteine mit einer besonderen Durchlässigkeit ***(Tunnelproteine)*** für die Aufnahme von Stoffen in die Zelle verantwortlich. Integrierte Proteine in einer besonderen Aggregationsform sind vermutlich das morphologische Äquivalent von Membranrezeptoren (s. unten). Ferner ist an Membranproteinen das transzelluläre Verspannungssystem (s. Zytoskelett Abb. 1-**2**) befestigt, das auch für die Verschiebung der Proteine notwendig ist.

An den molekularen Feinbau der Zytomembranen ist auch die *selektive Permeabilität* gebunden, d. h. die Fähigkeit, nur bestimmte Stoffe hindurchtreten zu lassen, andere zurückzuhalten.

2. Plasmalemm, Zellmembran (Abb. 1-2)

Das Plasmalemm ist die spezialisierte Zytomembran an der Oberfläche der Zelle. Sie grenzt das innere Milieu der Zelle vom äußeren Milieu, dem extrazellulären Raum, ab. Selbst bei der Abgliederung von Zytoplasmateilen, z. B. bei der Bildung der Blutplättchen (S. 22), wird jedes Partikelchen von einer Zytomembran umhüllt.

Folgende Eigenschaften des Plasmalemms sind hervorzuheben:

- *Das Plasmalemm paßt sich „plastisch" allen Formveränderungen der Zelle an:* beim Ausstrecken und Einziehen von Zellfortsätzen *(Pseudopodien)* bei der Kontraktion oder bei der Membranvesikulation im Zusammenhang mit der Stoffaufnahme (Abb. 1-**13 b–d**, S. 22). Hierbei erfolgt zunächst eine Vergrößerung der Plasmalemmoberfläche an der Aufnahmeseite der Zelle durch Bildung von Bläschen *(Membranvesikulation).* Werden sie dann an der gegenüberliegenden Seite wieder ins Plasmalemm eingebaut, dann erfolgt hier ein Flächenzuwachs. Durch einen Membranfluß stellt man sich den Ausgleich vor, der mit dem Konzept des *Fluid-Mosaik-Modells* einleuchtend erklärbar ist.
- *Die Zelle nimmt Stoffe auf und gibt Stoffe ab. Der Weg führt nur durch das Plasmalemm.* Es

verfügt zur Kontrolle dieses Vorgangs wie alle Zytomembranen über die *selektive Permeabilität* (Semipermeabilität). Außerdem sind im Plasmalemm Enzyme und Carrier für den Transport von Na^+ und K^+ lokalisiert.

- *In das Plasmalemm sind Rezeptoren eingebaut.* Unter diesem Begriff werden spezifische Stellen in der Membran verstanden, an denen bestimmte Wirkstoffe, z. B. Hormone, Neurotransmitter (Überträgerstoffe im Nervensystem) und auch manche Medikamente, angreifen. Diese wichtige Fähigkeit des Plasmalemms ist an Gruppen besonderer Membranproteine und an besondere Abschnitte der Glykokalix (s. unten) gebunden.

Hinweis. Die Tatsache, daß bei der Geburt nur die Muskelzellen des Uterus auf das Hormon Oxytozin ansprechen, nicht aber die anderer Organe, hängt allein mit der Ausbildung spezifischer Membranrezeptoren zusammen.

- *Das Plasmalemm ist offenbar auch der Rezeptor für die Rückmeldung über das Wachstum der Zelle* (s. Volumenzunahme, S. 26).
- *Das Plasmalemm ist das morphologische Substrat für die Ausbreitung der Erregung* (z. B. im Nerven- oder Muskelgewebe).

Glykokalix

Auf der Außenseite des Plasmalemms liegen zahlreiche, z. T. verzweigte Ketten aus je 2–20 Zuckermolekülen, die an einem Ende kovalent entweder an die Aminosäurekette eines Membranglykoproteins, oder den Lipidteil eines Membranglykolipids gebunden sind. Die Zucker ragen aus der Oberfläche der Membran heraus, wie die Haare eines Fells aus der Haut (Abb. 1-**2**). Die Gesamtheit dieser Zucker macht den *„cell surface coat"* **(Glykokalix)** aus. Die Glykokalix wird von der Zelle selbst gebildet und ständig erneuert. Die Regeneration erfolgt durch die Neubildung von Glykoproteinen und Glykolipiden in endoplasmatischem Retikulum und Golgi-Apparat.
Die wichtigsten Zuckermoleküle, die in der Glykokalix vorkommen, sind Glukose, Galaktose, Mannose, Fukose, die Aminozucker N-Azetyl-Glukosamin, N-Azetyl-Galaktosamin und die stark saure N-Azetyl-Neuraminsäure. Da eine Unzahl von Kombinationen aus diesen Zuckern möglich ist, bestehen zwischen der Glykokalix verschiedener Zellen außerordentliche Unterschiede, die die Grundlage für ihre Spezifität bilden.

An die Glykokalix ist die *Spezifität der Zellen* gebunden. Sie ist damit die Voraussetzung für die Bildung von Geweben, indem sich gleichartig differenzierte Zellen mit gleichartig differenzierten Glykoproteinen/Glykolipiden erkennen und zu Verbänden zusammenschließen. Die Glykokalix verleiht außerdem den Zellen *Antigen- und Blutgruppeneigenschaften,* d. h. fremde Zellen werden z. B. nach einer Transplantation bzw. Bluttransfusion erkannt und abgebaut. Das Transplantat wird infolge der Inkompatibilität durch eine Immunreaktion (S. 177) abgestoßen. Ebenso werden auch entartete Zellen mit veränderter Glykokalix von Abwehrzellen erkannt und nach Möglichkeit unschädlich gemacht (durch „killer cells", S. 179). Sie nimmt außerdem, vielleicht im Sinne eines Resorptionsvermittlers, Einfluß auf die Stoffaufnahme (z. B. im Darmepithel, Abb. 1-**8a**, S. 16).
Bei der Gewebebildung wirken Anteile der Glykokalix, die abgestoßen werden, infolge ihrer Spezifität chemotaktisch auf gleichartig differenzierte Zellen und üben auf sie eine Signalwirkung aus.
Die im Lichtmikroskop sichtbare „Zellmembran" ist das Äquivalent des Komplexes aus Plasmalemm + Glykokalix + artifiziell angelagerten Zytoplasmabestandteilen, vergröbert durch optische Phänomene. Die Glykokalix läßt sich lichtmikroskopisch an geeigneten Objekten durch die PAS-Reaktion sichtbar machen. Darüber hinaus gelingt es, mit Lektinen (besondere kohlenhydratbindende Proteine) ganz bestimmte Zuckerarten (s. oben) in der Glykokalix nachzuweisen. Diese Methode erlangte in der Tumordiagnostik praktische Bedeutung.

III. Hyaloplasma, Grundplasma

Das **Hyaloplasma** ist die transparente, licht- und elektronenmikroskopisch homogene Komponente des Zytoplasmas. In sie sind alle Zellorganellen und Einschlüsse eingelagert. Hauptbestandteil dieser Matrix (**Zytosol** in der Nomenklatur der Biochemiker) sind Proteine und Ribonukleinsäure (RNS), außerdem Lipide, Enzyme und Spurenelemente. Der Solzustand, in dem sich die durch Seitenketten miteinander verbundenen *Proteinmakromoleküle* befinden, ist an das *Hydratationswasser* gebunden. Freies Wasser mit Elektrolyten füllt die Räume zwischen den hydratisierten Makromolekülen. Der Ausdruck Matrix besagt, daß sich aus dem Hyaloplasma alle Zellstrukturen aufbauen und sich in ihm wieder auflösen können (z. B. Strukturproteine, Untereinheiten, Membranlipide).

IV. Zellorganellen

Zellorganellen sind für die Zelle lebensnotwendige Strukturen. Sie sind nur teilweise lichtmikroskopisch nachweisbar, in jedem Fall wird eine genaue Analyse erst im Elektronenmikroskop möglich. Durch Zerstören der Zelle und Zentrifugieren in der Ultrazentrifuge lassen sich die einzelnen Bestandteile auf Grund ihres unterschiedlichen spezifischen Gewichtes trennen, chemisch analysieren und in ihrer Funktion untersuchen.

1. Einteilung

- **Aus Zytomembranen aufgebaute Zellorganellen**
  - ***endoplasmatisches Retikulum***
  - ***Golgi-Apparat***
  - ***Lysosomen und Peroxysomen***
  - ***Mitochondrien***
- **Zellorganellen, die nicht aus Zytomembranen aufgebaut sind**
  - ***Ribosomen***
  - ***Zentriolen***

2. Endoplasmatisches Retikulum
(gebräuchliche Abkürzung ER; Abb. 1-**1**, 1-**3**)

Der Zelleib fast aller Zellen enthält Zytomembranen, die ein dreidimensionales System kommunizierender Hohlräume begrenzen. Dadurch entsteht der Eindruck eines räumlichen komplizierten Labyrinths. Der Abstand der einander gegenüberliegenden Membranen beträgt 30–50 nm. In stoffwechselaktiven Zellen ist dieses Hohlraumsystem zu sackförmigen *Zisternen* erweitert, deren Inhalt (Retikuloplasma) je nach Funktionszustand wechselnd dicht ist. Auch schwankt die Menge des endoplasmatischen Retikulums bei den verschiedenen Zellarten und nicht nur in Abhängigkeit von deren spezifischen Aufgaben, sondern auch vom momentanen Funktionszustand. Das endoplasmatische Retikulum ist eine außerordentlich dynamische Struktur. Man unterscheidet eine ungranulierte (glatte) von einer granulierten (rauhen) Form. Beide können in ein und derselben Zelle vorkommen und ineinander übergehen. Außerdem steht das endoplasmatische Retikulum mit der Kernhülle in Verbindung (Abb. 1-**3**), ja man kann die Kernhülle als Anteil des endoplasmatischen Retikulum auffassen.

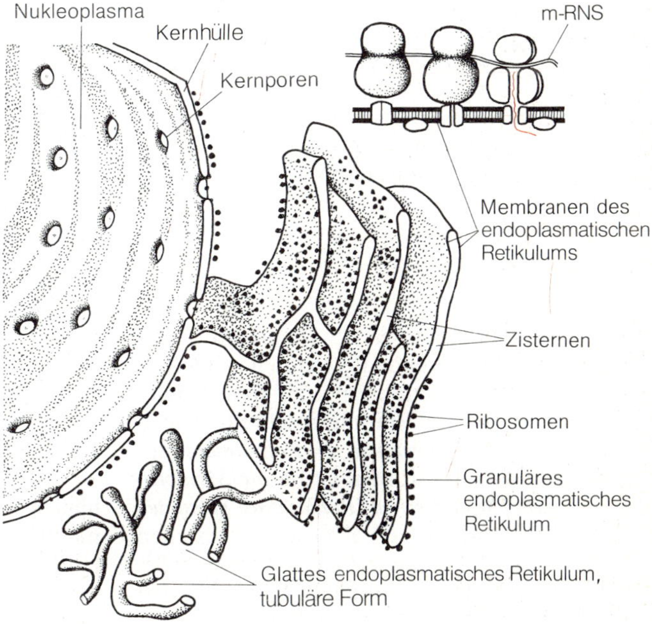

Abb. 1-3. Endoplasmatisches Retikulum und Ribosomen. Rauhe Form in Gestalt von abgeplatteten Membransäken. Sie stehen untereinander und mit der Kernhülle in kontinuierlicher Verbindung. Die Kernhülle besteht aus einer äußeren und inneren Membran. Glattes endoplasmatisches Retikulum hat die Gestalt von gewundenen, verzweigten Tubuli. *Oben* 3 Ribosomen, aufgebaut aus 2 Untereinheiten und verbunden durch den „Faden" der m-RNS. Anlagerung an die Membran des endoplasmatischen Retikulums während der Proteinsynthese und Abgabe eines Proteinmakromoleküls *(rot)* in den Raum des endoplasmatischen Retikulum

Glattes endoplasmatisches Retikulum (GER)

Es tritt bevorzugt in tubulärer Form auf (Abb. 1-**3** unten), z. B. in den Zellen der Nebennierenrinde und in den Zwischenzellen des Hodens (S. 660).
Eine besondere Form des glatten endoplasmatischen Retikulums sind die *Lamellae anulatae.* Sie bestehen aus parallel gestapelten Membransäcken, die ähnlich wie die Kernhülle mit zahlreichen Poren durchsetzt sind. Lamellae anulatae kommen in Ovozyten und reifenden Samenzellen vor.

Rauhes endoplasmatisches Retikulum (RER)

Seine Membranen sind an der Außenseite mit elektronendichten Partikelchen (*Ribosomen*; s. unten), besetzt. Die rauhe Form entspricht bei besonders dichter Aggregation dem *Ergastoplasma* im lichtmikroskopischen Bereich. Dieses kann in Gestalt wechselnd großer basophiler Schollen (z. B. Nissl-Substanz in Nervenzellen Abb. 2-**33**) oder als basophile streifige Zytoplasmaverdichtungen an der Basis von Drüsenzellen (z. B. Pankreas S. 593, Abb. 13-**32**) auftreten (zum Begriff Basophilie S. 93).

Funktionen. Das *glatte endoplasmatische Retikulum* erzeugt Fettstoffe, z. B. Phospholipide und Steroidhormone sowie Glykogen. Es dient außerdem im Muskelgewebe als Speicher für Ca^{++}. Das *rauhe endoplasmatische Retikulum* steht im Dienst der Proteinsynthese (vgl. Lehrbücher der Biochemie). In den Räumen des endoplasmatischen Retikulums erfolgt der Transport der Produkte. An seinen Enden werden Transportvakuolen abgeschnürt (Abb. 1-**15**).

3. Ribosomen (Abb. 1-3)

Die annähernd runden, ca. 15 nm großen Partikelchen sind integrierende Bestandteile aller Zellen. Sie liegen im Hyaloplasma als ***freie Ribosomen*** oder in einem spiralig-rosettenförmigen Verband zu ***Polyribosomen (= Polysomen)*** zusammengefaßt. Ein Großteil ist ***an die Membranen des endoplasmatischen Retikulums gebunden*** (s. oben: „Ergastoplasma"). Ribosomen bestehen zu 40% aus RNS und zu 60% aus Proteinen. Eine genauere Strukturanalyse läßt erkennen, daß sie aus 2 unterschiedlich großen Untereinheiten zusammengefügt sind (Abb. 1-**3** oben). Beide werden im Zellkern im Nukleolus gebildet und getrennt ins Zytoplasma abgegeben.

Funktion. Ribosomen sind die Strukturen, an denen die Proteinsynthese stattfindet (Abb. 1-**3**). Ihre unterschiedliche Verteilung im Zelleib läßt sich mit unterschiedlichen Leistungen in Zusammenhang bringen:

- *unregelmäßige Verteilung im Zytoplasma;* einzeln gelegen und nicht membrangebunden; beide Untereinheiten getrennt: inaktiver Zustand.
- *spiralförmige Anordnung als Polysomen und durch ein m-RNS-Fadenmolekül verbunden im Hyaloplasma:* aktiver, programmierter Zustand im Zusammenhang mit der Erzeugung zelleigener Proteine für den Baustoffwechsel (Strukturproteine) und zur Erzeugung zelleigener Enzyme (m-RNS: m steht für „messenger"; s. Lehrbücher der Biochemie);
- *angelagert an Membranen des endoplasmatischen Retikulums und verbunden durch m-RNS:* Produktion von Proteinen, die ausgeschleust werden, sog. exportable Proteine (z. B. Sekrete, Abwehrstoffe wie γ-Globuline).

Da sich die r-RNS (r steht für ribosomale) mit basischen Farbstoffen anfärben läßt, ist die *Basophilie des Zytoplasmas* meist ein Kennzeichen ribosomenhaltiger Zytoplasmaabschnitte. Sie bilden in proteinproduzierenden Zellen die Abschnitte, die als *Ergastoplasma* (Arbeitsplasma) bezeichnet werden. Auch Zellen, die eine hohe Teilungsrate haben, müssen viele Proteine für ihren Baustoffwechsel bilden. Sie verfügen deshalb über zahlreiche Ribosomen (z. B. embryonale Zellen, Zellen bösartiger Tumoren) und sind basophil. In Abhängigkeit von der momentanen Funktion kann das endoplasmatische Retikulum vermehrt oder vermindert sein.
Bei der Präparation in der Ultrazentrifuge zerreißen die Membranen des ER, schließen sich aber wieder zu Vesikeln zusammen. Der Biochemiker bezeichnet diese Bildungen als *Mikrosomen* und die Fraktion, in der sie sich anreichern, als Mikrosomenfraktion.

4. Golgi-Apparat (Abb. 1-1, 1-4)

Lichtmikroskopisch besteht der Golgi-Apparat aus kleinen, stark lichtbrechenden stäbchen- bis häkchenförmigen Gebilden, **Diktyosomen** genannt. Die Gesamtheit der Diktyosomen, die in einigen Zelltypen sehr zahlreich und über den gesamten Zelleib verstreut sind, in anderen spärlich oder in unmittelbarer Nähe des Zellkerns liegen, nennt man Golgi-Apparat. Durch Osmierung sind die Diktyosomen lichtmikroskopisch darstellbar.

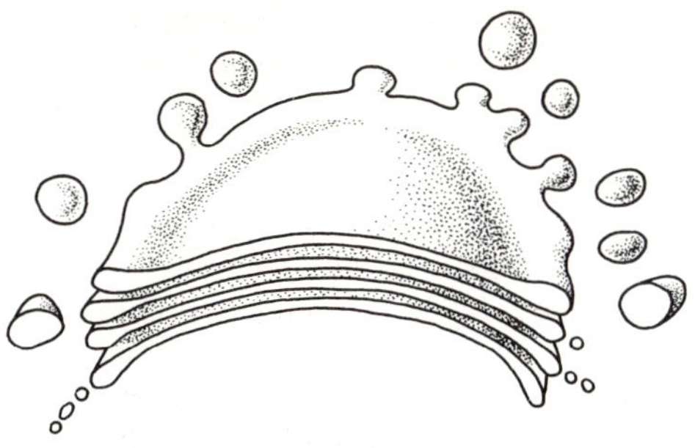

Abb. 1-4. Darstellung eines Diktyosom des Golgi-Apparates. *Oben* Aufnahmeseite mit Vakuolen, die inkorporiert werden. *Unten* Abgabeseite mit sich abschnürenden Golgi-Vesikeln

Elektronenmikroskopisch besteht das Diktyosom aus parallel angeordneten Zytomembranen (Abb. 1-**1**). Sie sind die Schnittprofile von abgeplatteten, schüsselförmig gewölbten Membransäcken, die in ihrer Gesamtheit dem Diktyosom seine konvex-konkave Gestalt geben (Abb. 1-**4**). Die Lumina der Membransäcke, die im Gegensatz zum endoplasmatischen Retikulum nicht miteinander kommunizieren, sind in Abhängigkeit von der Zellfunktion spaltförmig oder zisternal erweitert und mit Inhalt gefüllt. Am Rand des Stapels, der ***konvexen cis-Seite,*** liegen Vesikel, die vom endoplasmatischen Retikulum abgeschnürt und in den Membranstapel inkorporiert werden. Deshalb bezeichnet man diese Seite auch als ***Bildungs- oder Aufnahmeseite.*** An der ***konkaven trans-Seite*** schnüren sich Golgi-Vesikel ab ***(Abgabeseite).*** Der Zustand eines Diktyosoms beruht also darauf, daß sich Membraninkorporation und -abschnürung die Waage halten. Die beiden Seiten unterscheiden sich auch hinsichtlich der Enzymausstattung.
Die Diktyosomen stehen untereinander durch feine Tubuli in Verbindung. Auch wurden Verbindungen zwischen Golgi-Apparat und glattem endoplasmatischem Retikulum beobachtet.

Funktion. Im Golgi-Apparat erfolgt die Kondensation und Reifung von Produkten (sog. Golgi-Internum). Sie werden dann an der trans-Seite abgeschnürt (Abb. 1-**15**). Damit liefert der Golgi-Apparat die Membranumhüllungen z. B. von Sekretgranula, von Lysosomen oder vom Akrosom (Spermium, S. 682). Der Golgi-Apparat ist das zentrale Membrandepot der Zelle, wo Membranen adaptiert und umgebaut werden, so daß sie in das Plasmalemm bei der Sekretabgabe eingefügt werden können. Damit ist dieses Membrandepot auch für die Regeneration des Plasmalemms und der Glykokalix von zentraler Bedeutung.

5. Vakuolen, Vesikel

Im Zytoplasma einer jeden Zelle befinden sich optisch leere Räume unterschiedlicher Größe: Vesikel und Vakuolen. Die begriffliche Unterscheidung zwischen beiden ist nicht scharf. Im allgemeinen bezeichnet man die elektronenmikroskopisch sichtbaren als Vesikel und die lichtmikroskopisch sichtbaren als Vakuole. Gemeinsam ist beiden, daß sie durch eine Zytomembran vom Grundplasma abgegrenzt sind. Anzahl und Größe korrelieren mit der Zellfunktion. Durch Konflux können sich mehrere Vesikel zu Vakuolen zusammenschließen.
Die Herkunft der Vesikel ist verschieden. Ein Großteil bildet sich aus den Membransystemen der Zellkompartimente (S. 6) und dient transzellulären Transportvorgängen oder auch der Anreicherung von Zellprodukten. Manche Vesikel zeichnen sich durch eine elektronendichte Auflagerung von Proteinen *(Clathrin)* auf ihrer Membran aus, weshalb man sie als **„coated vesicles“** bezeichnet. Sie entstehen bei der Mikropinozytose (S. 22), also bei Endozytosevorgängen. Mit ihrem Abbau in der Zelle stehen anscheinend Ansammlungen solcher Bläschen im Zusammenhang, die von einer Zytomembran umschlossen werden (Abb. 1-**1**). Sie werden als **Multivesikulärkörper** bezeichnet.

6. Lysosomen (Abb. 1-1, 1-13) und Peroxysomen

Lysosomen

Diese 0,25–0,5 µm großen, membranumhüllten Körperchen zeichnen sich durch ihren Gehalt an ***sauren Hydrolasen*** aus (z. B. saure Phosphatase, α-Aminopeptidase, ß-Glukuronidase, Esterasen, RN-ase, Kathepsin).
Die Lysosomen sind eine wesentliche Komponente des intrazellulären Verdauungssystems, über das jede Zelle verfügt. Besonders zahlreich findet man sie jedoch in Mikrophagen (neutrophile Granulozyten, Abb. 1-**9a**) und Makrophagen. Die Enzyme entstehen im rauhen endoplasmatischen Retikulum; die „Membranverpakkung“ liefert der Golgi-Apparat. Die Membran verhindert den Übertritt der Enzyme in das Grundplasma und schützt damit die Zelle vor Selbstverdauung ***(Autolyse).*** Sie tritt ein, wenn nach dem Tod der Zelle die Lysosomenmembran sich aufzulösen beginnt.
Neugebildete Lysosomen nennt man **primäre Lysosomen**. Ihr Inhalt ist noch homogen (über sekundäre Lysosomen s. Zellstoffwechsel).

Funktion. Lysosomen sind die Enzymträger für das intrazelluläre Verdauungssystem (s. Autophagozytose und Heterophagozytose, S. 23). Sie dienen außerdem als Hilfsorganellen bei der Verflüssigung von Sekreten (s. Schilddrüse, S. 473). Neutrophile Granulozyten lösen nicht nur mit Hilfe ihrer lysosomalen Enzyme phagozytiertes Material auf. Sie geben auch bei Bedarf die Enzyme in den extrazellulären Raum ab, wo sie zu einer Gewebseinschmelzung führen (z. B. beim Durchbruch eines Abszesses).

Peroxysomen (microbodies)

Sie gleichen in ihrem Bau weitgehend den Lysosomen, enthalten jedoch Peroxydase und Katalase zum Auf- und Abbau von H_2O_2 im Rahmen des Purinstoffwechsels (s. Harnsäureabbau; Lehrbücher der Biochemie). Sie kommen vor allem in Leber- und Tubuluszellen der Niere vor.

7. Mitochondrien (Abb. 1-**1**, 1-**5**)

Mitochondrien sind integrierender Bestandteil aller Zellen. In der lebenden Zelle unterliegen die 0,5–5 µm großen, lichtbrechenden Körnchen oder Stäbchen einem auffälligen Formwandel. Ihre Anzahl ist je nach Leistung der Zelle sehr unterschiedlich. Offensichtlich besteht eine enge Beziehung zwischen Anzahl und Energiebedarf. So wird in der Herzmuskelzelle mit ihrer Dauerleistung fast ¼ des Volumens von Mitochondrien eingenommen; die Leberepithelzelle enthält über 2000 Stück. Dagegen verfügen Zellen weniger stoffwechselaktiver Gewebe über eine spärlichere Mitochondrienausstattung. Auch die Verteilung der Mitochondrien im Zelleib wird von der Funktion bestimmt. In Herzmuskelzellen liegen sie zwischen den energieverbrauchenden Myofibrillen, in der Nierentubuluszelle (Abb. 1-7**b**) zwischen den basalen Plasmalemmeinfaltungen. Hier rufen sie die bereits lichtmikroskopisch sichtbare basale Streifung hervor. In wieder anderen Zellen werden sie in jene Zytoplasmaareale transportiert, in denen der Energiebedarf besonders groß ist.

Elektronenmikroskopisch (Abb. 1-**5**) sieht man, daß Mitochondrien von einer äußeren und einer inneren Membran umgeben werden. Die äußere Membran ist eine Zytomembran und wird als *Hüllmembran* bezeichnet. Die innere Membran weist ein anderes Bauprinzip auf, sie bildet

- **Cristae mitochondriales,** Falten ***(Cristatyp)***
- **Tubuli mitochondriales,** röhrenförmige Bildungen ***(Tubulustyp)***
- **Sacculi mitochondriales,** bläschenförmige Erweiterung ***(Saccustyp).***

Die Cristae sind mit **Elementarkörperchen** (Elementarpartikel, Abb. 1-5**b**), den Trägern von Enzymen, besetzt.

Durch das innere Membransystem werden 2 voneinander getrennte Räume geschaffen (Abb. 1-**5**, 1-**14**):

- **äußerer Stoffwechselraum** zwischen äußerer und innerer Membran,
- **innerer Stoffwechselraum** mit der Matrix.

Die Matrix besteht aus Proteinen, Lipiden, Desoxyribonukleinsäure (DNS) in ringförmiger Anordnung und RNS in Form ribosomenähnlicher Granula. Das Vorhandensein dieser beiden Nucleinsäuren spricht dafür, daß das Mitochondrium über eine Selbständigkeit in der Proteinsynthese verfügt. Außerdem sind in die Matrix

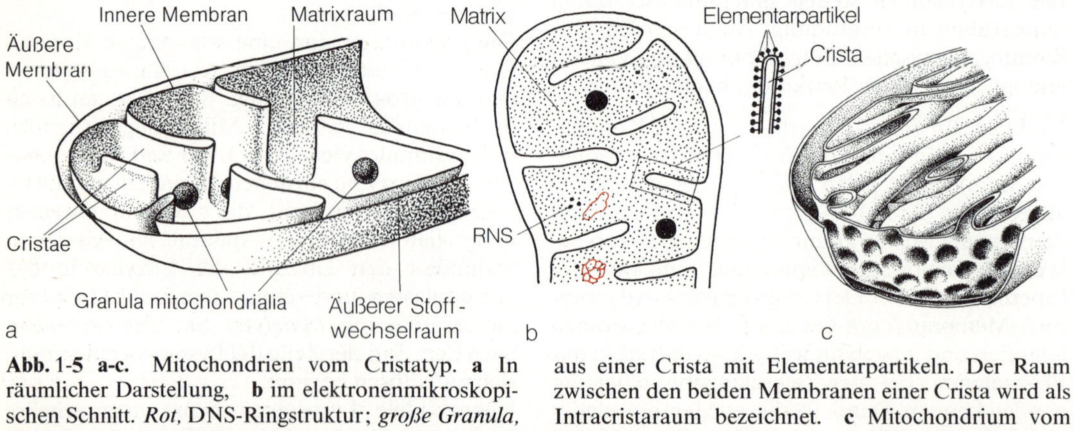

Abb. 1-5 a-c. Mitochondrien vom Cristatyp. **a** In räumlicher Darstellung, **b** im elektronenmikroskopischen Schnitt. *Rot,* DNS-Ringstruktur; *große Granula,* Granula mitochondrialia; *kleine Granula,* RNS-haltige, ribosomenähnliche Gebilde. Daneben Ausschnitte aus einer Crista mit Elementarpartikeln. Der Raum zwischen den beiden Membranen einer Crista wird als Intracristaraum bezeichnet. **c** Mitochondrium vom Tubulustyp in räumlicher Darstellung. (Nach Krstić, 1976)

die **Granula intramitochondrialia** eingebettet (Abb. 1-**5a**), die möglicherweise der Regulation des inneren Milieus des Mitochondriums dienen.

Funktion. Die Aufgabe der Mitochondrien besteht in der Gewinnung von Energie in Form von ATP durch die biologische Oxydation. Außerdem findet hier die Zellatmung statt. Diese lebensnotwendigen Vorgänge sind an eine folgerichtige Anordnung von Enzymen gebunden *(„geordnetes Multienzymsystem")*. Das morphologische Substrat hierfür sind die Elementarkörperchen. Die Enzyme für den Zitratzyklus und für den Fettsäureabbau sind in der Matrix lokalisiert. Mit Hilfe der Sukzinatdehydrogenase, eines Enzyms, das in den Zitronensäurezyklus eingreift und nur in den Mitochondrien vorkommt, lassen sich diese selektiv darstellen.
Erhöhung des Energiebedarfs einer Zelle infolge einer Leistungssteigerung wird durch die reversible Aufweitung des Spaltraumes in den Cristae mitochondriales oder durch Vermehrung der Cristae beantwortet und/oder durch Vermehrung der Mitochondrien durch Querteilung, unabhängig vom Zellzyklus.

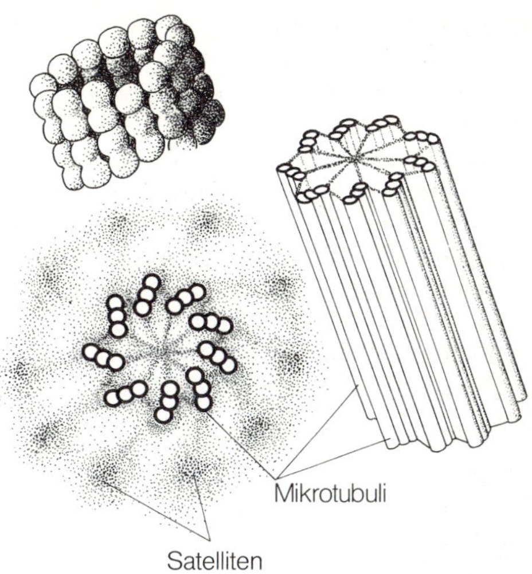

Abb. 1-6. Querschnitt und räumliche Darstellung des Zentriols. (Nach Krstić, 1976) Darüber Aufbau eines Mikrotubulus. Dieser besteht aus 13 Längsreihen von (jeweils 2 miteinander verbunden) globulären Proteinen. Die Längsreihung der Proteinuntereinheiten erweckt den Eindruck von Filamenten, die aus perlschnurartig angeordneten globulären Proteinen aufgebaut sind

8. Zentriol, Zentralkörperchen (Abb. 1-6)

Das Zentriol ist im Lichtmikroskop ein rundliches Körperchen mit einem Durchmesser von 0,2 µm. Oft wird es von einer dichteren Zytoplasmazone, dem ***Zentroplasma,*** umgeben. Zentriol und Zentroplasma faßt man unter der Bezeichnung ***Zentrosom*** zusammen. In teilungsbereiten Zellen verdoppelt sich das Zentrosom am Ende der G1- oder zu Beginn der S-Phase zum ***Diplosom.*** Die Zentriolen liegen meist in der Nähe des Zellkerns an der konkaven Seite des Golgi-Apparates.
Elektronenmikroskopisch besteht das Zentriol aus 9 zylinderförmig angeordneten Dreiergruppen (Triplets) von Mikrotubuli. Die kranzförmig um das Zentriol gelegenen perizentriolären Körper oder ***Satelliten*** (Abb. 1-**6**) werden mit der Bildung von Mikrotubuli (z. B. des Zytoskeletts) in Zusammenhang gebracht.

Funktion. Das Zentriol ist der kinetische Apparat der Zelle. Es liefert bei der Zellteilung die Spindel (S. 28) und legt die Teilungsrichtung fest. Außerdem lassen durch Vielfachneubildung entstandene Tochterzentriolen aus sich die Kinozilien hervorgehen (Basalkörperchen, Kinetosom, S. 15, Abb. 1-**8c**).

Auch die Motorik der Geißel des Spermiums und vermutlich die Zytoplasmaströmung im Zelleib wird vom Zentriol gesteuert. Man hat deshalb das Zentriol auch ***Zytozentrum*** genannt. Die Neubildung von Zentriolen erfolgt wie bei den Mikrotubuli durch Aneinanderreihung von Untereinheiten (Abb. 1-**6**), wobei sich der neubildende Zylinder senkrecht zum vorhandenen einstellt.

V. Zytoskelett

Die charakteristische Gestalt einer Zelle kann bei der solartigen Konsistenz des Hyaloplasmas und dem beinahe flüssigen Zustand des Plasmalemms („fluid mosaik") nur Bestand haben, wenn ein anpassungsfähiges Verspannungs- und Versteifungssystem eingebaut ist. Wir bezeichnen es als **Zytoskelett**. Es besteht aus Strukturproteinen unterschiedlicher Zusammensetzung, morphologisch aus Mikrotubuli und Mikrofilamenten. An sie sind aber auch die Vorgänge bei der Formveränderung und bei intrazellulären Bewegungen gebunden. Bisweilen werden diese Strukturen unter der Bezeichnung Metaplasma (Berufsstrukturen) eingeordnet.

1. Mikrotubuli

Mikrotubuli sind integraler Bestandteil aller Zellen. Es sind gestreckt verlaufende Röhrchen unbestimmter Länge, einzeln oder zu Bündeln angeordnet. Ihr Durchmesser beträgt 24 nm, ihre lichte Weite 12 nm. Sie bestehen aus ***Tubulin,*** einem globulären Protein. Zwei Untereinheiten sind übereinander zu einem Dimer verbunden (Abb. 1-**6**). Diese ordnen sich in perlschnurartigen Strängen *(Tubulinprotofilamenten)* an. Jeweils 13 Protofilamente bilden die Wand eines Tubulus.
Aus Mikrotubuli bauen sich die Triplets des Zentriols auf (s. oben) und alle von ihm ableitbaren Bewegungseinrichtungen der Zelle, z. B. die Binnenstruktur der Zilien oder die Teilungsspindel. Eine wichtige Rolle spielen die Mikrotubuli bei verschiedenen Formen des intrazellulären Partikeltransports und auch als Leitstrukturen für den transzellulären Transport, indem sich Transportvakuolen entlang der Tubulusoberfläche bewegen (z. B. bei der Zytopempsis oder beim Neurosekrettransport). Mikrotubuli können sich durch Einfügen oder Herausnahme ihrer Untereinheiten (s. Verkürzung der Mitosefasern) relativ schnell umbauen. Durch Kolchizin (oder Vinblastin) wird dies verhindert. - Einen wesentlichen Anteil an der Stabilisierung der Zelle haben die Mikrotubuli, indem sie in ihrem Verlauf oft auf das Zytozentrum hin ausgerichtet sind.

2. Mikrofilamente

Unter dieser Bezeichnung werden filamentöse Strukturen, z. B. ***Aktinfilamente*** (Durchmesser von 6 nm) und ***Myosinfilamente*** (Durchmesser von 15 nm) zusammengefaßt. Beide kommen entweder einzeln oder assoziiert als Aktomyosin vor. Jedenfalls stehen sie mit Bewegungsvorgängen im Zusammenhang, z. B. beim Einziehen von Pseudopodien, in Mikrovilli, Myoepithelzellen, Thrombozyten und auch bei der Verschiebung von Membranabschnitten. In einer besonders organisierten Form finden sich Aktin- und Myosinfilamente im Muskelgewebe (S. 71). Hier bilden sie die *Myofibrillen.* Ihr Verkürzungsmechanismus beruht darauf, daß die beiden Filamente aneinander entlang gleiten (Abb. 2-**28**). Auf Grund der streng parallelen Anordnung der Substruktur verhalten sich Myofibrillen anisotrop.

3. Intermediäre Filamente

Intermediäre Filamente haben eine völlig andere Zusammensetzung und Funktion. Ihr Durchmesser liegt mit 8–10 nm zwischen dem der beiden oben genannten Filamenten. Es handelt sich biochemisch um Strukturen aus Skleroproteinen sehr verschiedener Zusammensetzung (z. B. Zytokeratin). Oft machen sie einen hohen Prozentsatz aus, bei manchen Epithelzellen z. B. bis zu 50% der Zytoplasmaproteine. Man findet sie assoziiert mit Mikrotubuli als *Neurofibrillen* in den Nervenzellen oder stark gebündelt als Tonofilamente/Tonofibrillen in vielen anderen Zellen. Hier haben sie offensichtlich mechanische Aufgaben, indem sie den Zellen und damit auch dem Zellverband eine gewisse Zugfestigkeit verleihen (Epidermizellen, fibrilläre Astrozyten). Intermediäre Filamente sind an Membranproteinen des Plasmalemms befestigt, durchqueren den Zelleib und verankern sich an den gegenüberliegenden Seiten der Zellwand oder an Haftstrukturen (Desmosomen; Abb. 2-**1a**). Damit stellen sie einen wesentlichen Anteil des Transmembranverspannungssystems dar. Durch sie werden anscheinend auch Zellkern und Zellorganellen in ihrer Lage gehalten. Auf Grund ihrer submikroskopischen Struktur sind Tonofilamente anisotrop.

4. Mikrotrabekulargitter

Mikrotrabekulargitter ist ein dreidimensionales Netzwerk sehr dünner Proteinfilamente. Es steht mit den Mikrotubuli und allen anderen Filamenten in kontinuierlicher Verbindung. An ihm sind die Zellorganellen angeheftet. Möglicherweise ist dieses Gitterwerk der wesentliche Bestandteil des Zytoskeletts, an dem Aktinmyosinfilamente und Mikrotubuli regulierend angreifen.

VI. Oberflächendifferenzierungen

Spezialisierte Zellen sind oft mit besonderen Oberflächendifferenzierungen ausgestattet. Sie dienen der Erfüllung besonderer Aufgaben und werden unter der Bezeichnung „Berufsstrukturen" subsumiert. Zu ihnen werden gerechnet
- **Mikrovilli**
- **Stereozilien**
- **Kinozilien**
- **Geißeln**
- **„Sinneshaare"**
- **basale Plasmalemmeinfaltungen.**

1. Mikrovilli (Abb. 1-7, 1-8a)

Mikrovilli sind fingerförmige, etwa 100 nm dicke Ausstülpungen der Zelle, die bis zu 2 μm Länge erreichen. Sie vergrößern die Zelloberfläche in einem unterschiedlichen Ausmaß; bei Dünndarmepithelzellen auf das 20- bis 50fache. Grundsätzlich sind fast alle Zellen imstande, bei Bedarf kurze Mikrovilli auszubilden, die dann wieder verschwinden. Bei resorbierenden Zellen (Dünndarm, Hauptstück der Niere) formieren sich die Mikrovilli zu einem dichten Rasen, der lichtmikroskopisch als ***Bürstensaum*** wahrnehmbar ist. Bürstensäume sind im Gegensatz zu den einzeln stehenden mikrovillösen Bildungen stationäre Strukturen. Sie sind im Darm außer dem Glykokalixbesatz auch mit hydrolytischen Enzymen ausgestattet (Peptidasen, alkalische Phosphatase, ATP-ase, Disaccharidasen).
Mikrovilli enthalten in ihrem Inneren zur Versteifung Mikrotubuli und längsorientierte Aktin-Filamente. Diese führen zu einer Motorik, die vermutlich mit dem Abtransport von Resorbaten, die in die Mikrovilli aufgenommen wurden, im Zusammenhang steht.

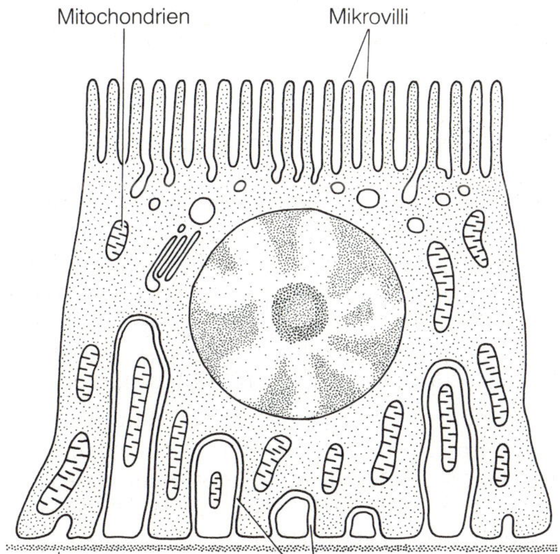

Abb. 1-7. Vergrößerung der Zelloberfläche (Tubulusepithelzelle der Niere). Mikrovilli an der apikalen Seite der Zelle, basale Plasmalemmeinfaltungen (basales Labyrinth) an der Zellbasis durch Verschränkung von Zellausläufern

2. Stereozilien (Abb. 1-8b)

Sie gleichen weitgehend den Mikrovilli, allerdings sind die einzelnen Zytoplasmaausstülpungen häufig über dünne Zytoplasmabrücken untereinander verbunden. Bei einer Länge von 4–8 μm verkleben sie bei der histotechnischen Bearbeitung des Präparates und vereinigen sich zu Büscheln. Sie stehen wahrscheinlich mit Resorptionsvorgängen im Zusammenhang (z. B. im Ductus epididymidis, S. 662).

3. Kinozilien (Abb. 1-8c)

Unter Kinozilien (oft nur als Zilien bezeichnet) versteht man bewegliche Oberflächendifferenzierungen von Zellen, an deren Oberfläche Schleim oder eine Flüssigkeit transportiert wird. Kinozilien sind ungefähr 6–12 μm lang, also erheblich länger als Mikrovilli. Ihr Durchmesser beträgt etwa 0,3 μm.
Jedes Zilium ist in einem Basalkörperchen, **Kinetosom,** verankert, das sich aus 9 Gruppen zu je 3 Tubuli zusammensetzt. In zilienreichen Flimmerepithelzellen stehen sie so eng nebeneinander, daß sie lichtmikroskopisch als ***Basalkörperchensaum*** imponieren. In dem Abschnitt der Zilie, der über die Zelloberfläche hinausragt, dem Zilienschaft, liegen 9 Tubuluspaare (Dubletten) und zentral 2 Mikrotubuli. Der Querschnitt einer Zilie zeigt somit ein typisches *9 x 2 + 2-Muster.* Die peripheren Tubulusdubletten sind so angeordnet, daß sie an der Kontaktstelle eine gemeinsame Wandung besitzen. Ferner gehen von ihnen ***Dyneinarme*** (Fortsätze), aus.
Bei der Bewegung der Zilie treten in Anwesenheit von ATP die Dyneinarme des einen Tubuluspaares mit dem benachbarten Paar in Verbindung. Gleichzeitig bewegen sich auf der einen Seite der Zilie die zu den beiden zentralen Tubuli radiär ausgerichteten „Speichen" (Abb. 1-8d) auf deren Oberfläche entlang. Dadurch wird auf dieser Seite der Zilienschaft gekrümmt.

4. Geißeln

Geißeln sind bis zu 5 μm lange, stets in der Einzahl ausgebildete, zytoplasmatische Oberflächendifferenzierungen, die in ihrem Feinbau den Zilien gleichen. Sie erzeugen einen Flüssigkeitsstrom (z. B. Ependymzellen) oder sie dienen der Fortbewegung (z. B. Flagellum des Spermiums).

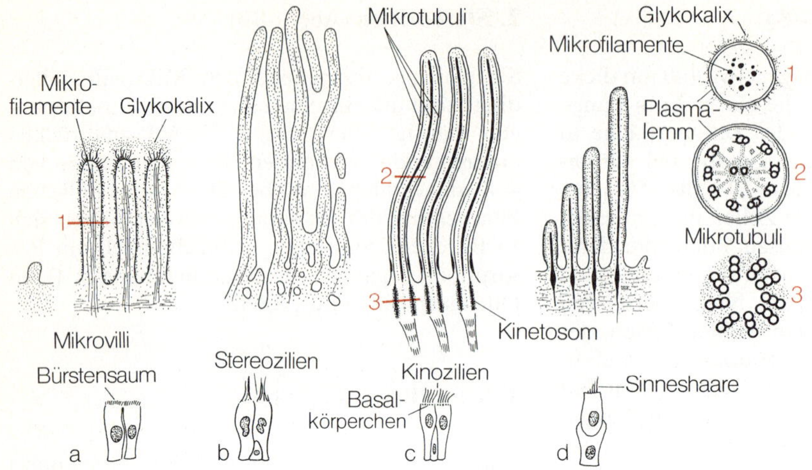

Abb. 1-8 a-d. Oberflächendifferenzierung von Zellen. *Oben* elektronenmikroskopische, *unten* lichtmikroskopische Dimension. **a** Resorbierende Zelle mit Bürstensaum. Die einzelnen „Bürstenhaare" lassen sich elektronenmikroskopisch in Mikrovilli auflösen. *Querschnitt 1* durch einen Mikrovillus nebenstehend. **b** Stereozilien. Elektronenmikroskopisch bestehen sie aus sehr langen mikrovilliähnlichen zytoplasmatischen Ausstülpungen. **c** Flimmerepithelzellen mit Kinozilien. Elektronenmikroskopisch besteht jedes Zilium *(Querschnitt 2)* aus einer typischen Anordnung von Mikrotubuli, die im Kinetosom *(Querschnitt 3)* verankert sind. Lichtmikroskopisch imponieren die Kinetosomen als Basalkörperchen. **d** Sinneshaare an der Oberfläche einer Sinneszelle. Diese rezeptiven Strukturen lassen sich elektronenmikroskopisch in mikrovilliähnliche Gebilde auflösen. Im Inneren Zytoplasmaverdichtungen, die mit der Reizaufnahme in Zusammenhang stehen

5. „Sinneshaare"

Als „Sinneshaare" bezeichnet man die speziellen Strukturen zur Aufnahme von Reizen an der Oberfläche von Sinneszellen (Abb. 1-**8d**) (z. B. Haarzellen im Corti-Organ, Geschmacksknospen; Abb. 15-**36**, S. 739).
In der Stammesgeschichte haben sich die Sinneshaare aus Zilien differenziert, wie man im Verbindungsstück der Stäbchen- und Zapfenzellen noch sehen kann. Nur fehlt ihnen das zentrale Tubuluspaar und das Kinetosom.

6. Basale Plasmalemmeinfaltungen
(Abb. 1-7**b**)

Bei Epithelzellen mit einem hohen Flüssigkeits- und Elektrolytdurchgang (z. B. Hauptstück der Niere, Streifenstück der Speicheldrüsen) erfolgt eine Oberflächenvergrößerung an der dem Lumen abgewandten Seite der Zelle durch tiefe Einfaltungen des Plasmalemms. Zwischen den Einfaltungen (basales Labyrinth) liegen schmale Zytoplasmaabschnitte mit hintereinandergereihten Mitochondrien. Dieser Feinbau äußert sich bereits lichtmikroskopisch in einer basalen Streifung der Zellen (daher der Name „Streifenstück").

VII. Paraplasma und paraplasmatische Einschlüsse (Abb. 1-**14**)

Unter dem Begriff „Paraplasma" versteht man Anreicherungen von Stoffen, die zumindest zeitweise nicht in das Stoffwechselgeschehen der Zelle einbezogen sind. Es handelt sich um Substanzen, die von der Zelle selbst gebildet oder von ihr aufgenommen wurden. Hierzu gehören Reserve- oder Speicherstoffe (z. B. Glykogen und Lipide). Sie werden bei Bedarf mobilisiert und in den Stoffwechsel der Zelle übergeführt. Außerdem rechnet man zu den paraplasmatischen Einschlüssen Stoffwechselschlacken, phagozytiertes Material (s. Phagosomen) oder Sekretgranula. Die meisten dieser Stoffe sind in membranbegrenzten Räumen eingelagert und damit vom Zytoplasma isoliert.

1. Glykogen

Es wird in Form kleiner Granula oder Schollen gespeichert. Besonders reich an Glykogen sind z. B. die Epithelzellen der Leber, der Vagina oder Herzmuskelzellen. Elektronenmikroskopisch lassen sich die Glykogenschollen in 15–30 nm große Partikelchen auflösen. Sie liegen entweder isoliert oder rosettenförmig gruppiert frei im Hyaloplasma.

Hinweis. Glykogen läßt sich mit Best-Karmin färben oder mit der PAS-Reaktion zytochemisch nachweisen.

2. Lipide

Fettstoffe kommen nicht nur in Fettzellen vor, sondern auch andere Zellen können Lipide in Form kleiner Tröpfchen anreichern. Nach der üblichen Präparationstechnik bleiben an ihrer Stelle optisch leere Räume, sog. Fettvakuolen. Sauerstoffmangel oder toxische Schädigung führen zu einer fein- oder großtropfigen Verfettung der Zelle.

Darstellung von Fett. Gefrierschnitt; Färbung mit Sudanfarbstoffen oder Scharlachrot oder Schwärzung mit Osmiumtetroxyd.

Im elektronenmikroskopischen Bild sind die Triglyzerideinlagerungen in den Fettzellen ohne Membranbegrenzung, während Fetttröpfchen, die als Sekrete (z. B. Milchsekret) die Zelle verlassen, von einer Membran umgeben werden. Steroidhormone (s. Lehrbücher der Biochemie) werden gleichfalls in membranbegrenzten Räumen tröpfchenförmig in den Zellen der Nebennierenrinde, des Corpus luteum oder in den Leydig-Zwischenzellen (S. 660, 682) angereichert und dann in das Blut abgegeben.

3. Proteineinschlüsse

Die Leydig-Zwischenzellen enthalten in kristalliner Form sog. Reinke-Kristalle. Hyalintropfige Proteineinschlüsse entstehen bei einer Störung der Stoffwechsellage in den Nierentubuluszellen, wenn sie aus dem Ultrafiltrat Proteine aufgenommen und in Heterophagolysosomen zum Abbau angereichert haben.

4. Pigmente

Sie sind Substanzen mit Eigenfarbe. Nach ihrer Herkunft werden exogene (d. h. von außen stammende) und endogene (d. h. im Körper entstandene) unterschieden.

Exogene Pigmente. Kohlenstaub und Rußteilchen werden ständig mit der Atemluft eingeatmet, von Makrophagen der Lunge oder ihren Lymphknoten aufgenommen und gespeichert. Sie führen allmählich zur Anthrakose des Organs. - Tusche oder Zinnober werden bei der Tätowierung in die Haut gebracht und dort von Makrophagen gespeichert. - Bleiverbindungen oder eine übermäßige Verabreichung von Silbernitrat können zur Verfärbung der Haut (Argyrose) führen. - Auch Karotinoide und Vitalfarbstoffe müssen zu den exogenen Pigmenten gerechnet werden.

Endogene Pigmente. Unterschieden werden
- ***Blut- und Muskelfarbstoffe,***
- ***hämoglobinogene Pigmente,***
- ***nichthämoglobinogene Pigmente.***

Blut- und Muskelfarbstoffe sind das Hämoglobin und das Myoglobin. Das *Hämoglobin* ist in den Erythrozyten enthalten und verleiht dem Blut die rote Farbe. Im durchfallenden Licht erscheinen dagegen die Erythrozyten gelb-grün. Ähnlich gebaut ist das *Myoglobin*, das für die typische Farbe des Muskels verantwortlich ist.

Hämoglobinogene Pigmente. Unter dieser Bezeichnung faßt man alle aus dem Blutfarbstoff entstandenen Pigmente zusammen. Zu ihnen werden gerechnet
- ***Hämosiderin,***
- ***Hämatoidin,***
- ***Bilirubin,***
- ***Biliverdin.***

Das *gelbbraune Hämosiderin* in der Milz wird durch Abbau der phagozytierten Erythrozyten gewonnen. Es enthält noch Eisen: Berliner-Blau-Reaktion.

Hämatoidin, Bilirubin und *Biliverdin* sind eisenfreie Abbauprodukte des Hämoglobins. Hämatoidin entsteht extrazellulär in Blutergüssen, Bilirubin und Biliverdin intrazellulär v.a. in Zellen des Mononukleären Phagozytose Systems (MPS, S. 51) von Milz und Leber (Kupffer-Zellen). Sie gelangen schließlich in die Hepatozyten (Leberzellen) und sind letztlich Gallenfarbstoffe.

Nichthämoglobinogene Pigmente. Sie sind alle eisenfrei. Die wichtigsten sind
- ***Melanin***
- ***Lipofuszin.***

Melanin ist ein schwarzbraunes Pigment, das aus Tyrosin gebildet wird. Hierzu befähigt sind die Melanozyten der Epidermis (Abb. 8-**3**, S. 201), Melanophoren (Pia mater, Korium), außerdem die Zellen des Pigmentepithels des Auges und Nervenzellen der Substantia nigra. Das Pigment ist in ***Melaningranula (Melanosomen)*** angereichert, die von einer Membran umgeben sind.

Klinischer Hinweis. Fehlt infolge eines Gendefekts das zur Bildung des Pigments Melanin notwendige Ferment Tyrosinase, dann tritt die Albinoform auf. - Umschriebene, dichte Ansammlungen von Pigmentzellen in der Haut sind als Muttermal, Pigmentnävus, bekannt. - Eine Entartung der Pigmentzellen kann zu den äußerst bösartigen Melanomen führen. - Durch H_2O_2 kann Melanin gebleicht werden.

Als *Lipofuszin* werden gelb-braune, feinkörnige glänzende Pigmentgranula bezeichnet, die sich durch einen hohen Lipidanteil auszeichnen. Sie treten bevorzugt im fortgeschrittenen Lebensalter, besonders in Leber-, Herzmuskel- und Nervenzellen als sog. Abnützungs- oder Alterspigment auf. Eine übermäßige Ablagerung kann zur Braunfärbung des Organes führen (z. B. braune Atrophie des Herzens). Die Lipofuszingranula sind lysosomale Residualkörper, deren Inhalt aus dem zelleigenen Lipidstoffwechsel stammt, z. B. aus dem Abbau von gealterten Mitochondrien. Lipofuszingranula treten bei Nachlassen der Enzymaktivitäten auf.

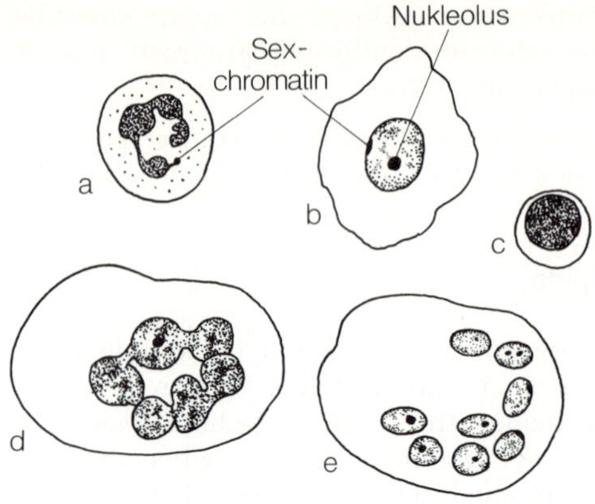

Abb. 1-9 a-e. Verschiedene Formen des Zellkerns. **a** Neutrophiler „segmentkerniger" Granulozyt mit Lysosomen (Granula) im Zytoplasma, **b** Plattenepithelzelle mit ausgeprägtem Nukleolus, **c** Lymphozyt, **d** Knochenmarkriesenzelle, **e** Fremdkörperriesenzelle. Die Abbildung gibt auch Auskunft über die unterschiedliche Kern-Plasma-Relation (vgl. **b** mit **c**) und die unterschiedliche Dichte des Chromatins. Die Fremdkörperriesenzelle (**e**) enthält zahlreiche einzelne Zellkerne während der polyploide Zellkern der Knochenmarkriesenzelle (Megakaryozyt) in perlschnurartiger Form vorliegt. **a, b** zeigen die beiden Formen des weiblichen Sexchromatins („drumstick" und Barr-Körperchen)

VIII. Nukleus, Zellkern

(Abb. 1-**1**, 1-**9**, 1-**10**)

Zellkern und Zelleib bilden eine Funktionseinheit. Der Zellkern ist das Zentrum der genetischen Information, die in der Basensequenz des DNS-Riesenmoleküls kodiert ist (s. Lehrbücher der Biochemie). Sie steuert die Funktionen der Zelle.

Jede Zelle besitzt mindestens einen Zellkern; zweikernig sind oft Leberepithelzellen, vielkernig Osteoklasten und Fremdkörperriesenzellen (Abb. 1-**9 e**) (vgl. hierzu die Begriffe Plasmodium und Synzytium, S. 29).

Der Zellkern, dessen Aufbau anschließend geschildert wird, ist der ***Interphasekern,*** der Kern in der Arbeitsphase der Zelle, d. h. zwischen 2 Mitosen.

Die ***Form des Zellkerns*** steht in einer bestimmten Abhängigkeit von der Gestalt der Zelle: in polygonalen und isoprismatischen Zellen ist er rund, in hochprismatischen meist ovoid, in flachen linsenförmig abgeplattet. Man kann somit, wenn auch mit Vorbehalt, aus der Kernform auf die Gestalt der Zelle schließen. Granulozytenzellkerne sind gelappt, mit dünnen Verbindungen; man nennt sie segmentkernig. Die Vielfalt der Kernformen wird aus Abb. 1-**9** ersichtlich.

Das ***Kernvolumen*** ist bei ein und demselben Zelltyp konstant und dem Zellvolumen proportional. Man nennt diese Beziehung ***Kern-Plasma-Relation.***

Kernoberfäche. Lichtmikroskopisch ist der Zellkern scharf vom Zytoplasma abgegrenzt. Elektronenmikroskopisch läßt sich eine ***Kernhülle*** nachweisen.

Kerninhalt. In lebenden Zellen erscheint er homogen; nur die stärker lichtbrechenden ***Kernkörperchen, Nukleolen,*** sind zu erkennen. Erst durch die Fixation und Färbung tritt das ***Chromatingerüst*** auf. Es durchzieht als schollige (Chromatinschollen) und fädige Abschnitte den Kernraum. Zwischen diesen stark basophilen Strukturen befindet sich als flüssige Phase die ***Karyolymphe.*** Sie enthält Enzymsysteme (Polymerasen) und in hoher Konzentration Na^+ und Cl^-. Offensichtlich verfügt der Zellkern über einen eigenen Ionenhaushalt.

Die *Dichte des Chromatingerüsts* unterscheidet sich von Zelltyp zu Zelltyp sehr auffällig: in Nervenzellen ist es locker, in Lymphozyten besonders dicht (Abb. 1-**9 c**).

1. Kernhülle, Nukleolemma

Sie besteht aus 2 Zytomembranen, die das Nukleoplasma (Karyoplasma) vom Hyaloplasma abgrenzen. Zwischen den beiden Membranen

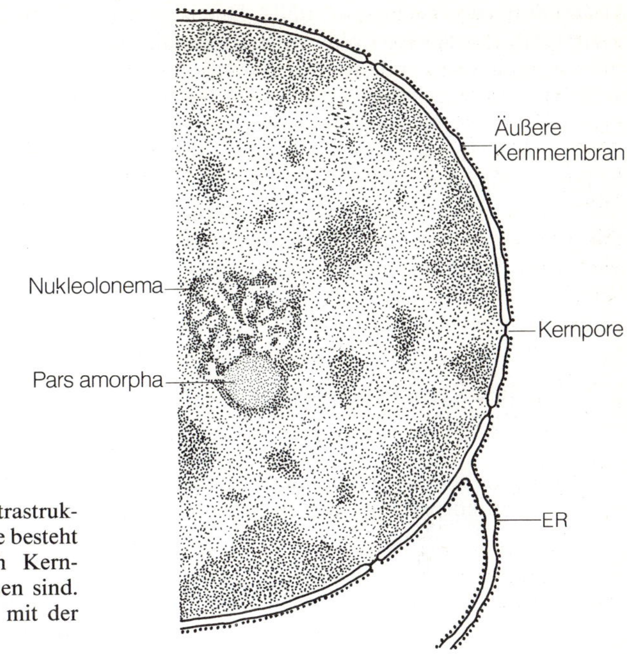

Abb. 1-10. Schematische Darstellung der Ultrastruktur des Zellkerns mit Nukleolus. Die Kernhülle besteht aus 2 Zytomembranen, durchbrochen durch Kernporen, die mit einem Diaphragma verschlossen sind. Das endoplasmatische Retikulum *(ER)* steht mit der Kernhülle in Verbindung

liegt der 20-50 nm breite ***perinukleäre Raum (perinukleäre Zisterne).*** Die äußere Membran setzt sich an mehreren Stellen in die Membran des endoplasmatischen Retikulums fort. Dadurch steht der perinukleäre Raum mit den Binnenräumen des endoplasmatischen Retikulums in Verbindung. ***Die Kernhülle ist somit ein Teil des endoplasmatischen Retikulums.*** An der inneren Membran sind die Chromosomen angeheftet; auf der äußeren sitzen Ribosomen. Die Kernhülle wird von zahlreichen ***Poren*** mit einem Durchmesser von 50 nm durchsetzt (Abb. 1-**3**, 1-**10**). Sie sind mit einem Diaphragma verschlossen. Ihm lagern sich am Rand und in der Mitte Proteinmoleküle auf, die den Porenkomplex bilden. Offensichtlich stehen diese Einrichtungen mit der Kontrolle des Stoffaustausches zwischen Nukleoplasma und Zytoplasma im Zusammenhang (z. B. für den Übertritt der Ribosomenuntereinheiten ins Hyaloplasma oder für die Aufnahme von Ausgangsstoffen für die DNS-Synthese).

2. Chromatin

Das Nukleoplasma (Karyoplasma) wird im wesentlichen von den entspiralisierten und hydratisierten Chromosomen eingenommen. Die derzeitige Vorstellung von der Sekundär- und Tertiärstruktur des DNS-Proteinkomplexes ist in Abb. 1-**11** zusammengefaßt. Der Chromosomenfaden **(Chromonema)** ist an den Stellen, die zur Transkription der m-RNS freigegeben sind (s. Lehrbücher der Biochemie), annähernd gestreckt: ***Euchromatin.*** Hingegen sind die blokkierten Abschnitte zum ***Heterochromatin*** kondensiert. Sie erscheinen im Lichtmikroskop als **Chromozentren**.

Das Verhältnis von Euchromatin zu Heterochromatin ist von Zelltyp zu Zelltyp verschieden. Heterochromatinreich ist z. B. der Kern von Lymphozyten, heterochromatinarm der Zellkern mancher Epithelzellen (Abb. 1-**9**) und der Nervenzellen.

Die elektronenmikroskopische Analyse war bisher nicht in der Lage, die Strukturzusammenhänge eindeutig aufzuklären. Die Hauptmasse des Kernmaterials bilden elektronendichte Körnchen **(Karyosomen,** auch **Nukleosomen** genannt; in der Abb. 1-**10** als feine Punkte wiedergegeben) mit einem Durchmesser von 15-20 nm, zwischen denen feinste Filamente verlaufen.

Sexchromatin (Abb. 1-**9a, b**). Beim weiblichen Geschlecht bleibt der größere Anteil eines der beiden X-Chromosomen auch im Interphasekern im kondensierten Zustand und legt sich als Barr-Körperchen der Kernhülle an oder wird als trommelschlegelförmiger Fortsatz („drumstick") bei Granulozyten nachweisbar. Fluoreszenzmikroskopisch gelingt auch der Nachweis des männlichen Geschlechtschromosoms.

Lichtmikroskopisches Äquivalentbild. Der hydratisierte DNS-Protein-Komplex wird durch die Fixation gefällt. Die kondensierten (heterochromatischen) Abschnitte färben sich mit basischen Farbstoffen als ***Chromatinschollen*** an. Der spezifische DNS-Nachweis gelingt mit der Feulgen-Reaktion. Da sich verdichtete Abschnitte der Chromatiden der inneren Kernmembran anlegen und die äußere mit Ribosomen besetzt ist, wird die Kernhülle auch lichtmikroskopisch sichtbar.

3. Nukleolus, Kernkörperchen

(Abb. 1-**1**, 1-**9**, 1-**10**)

Jeder Zellkern enthält in der Interphase ein oder mehrere Kernkörperchen. Sie zeichnen sich im Lichtmikroskop durch hohe Dichte aus. Ohne Membranbegrenzung liegen sie im Karyoplasma. Elektronenmikroskopisch läßt sich ein netzartiger Verbund *(Nukleolonema)* erkennen. Man unterscheidet:

- **eine granuläre Komponente (Pars granulosa),** deren einzelne Partikelchen den Ribosomen gleichen. Ihr hoher Gehalt an RNS ist für die Basophilie des Nukleolus verantwortlich;
- **eine fibrilläre Komponente (Pars filamentosa)**;
- **amorphes Material (Nukleolarmatrix)** von geringerer Dichte. Es besteht aus basischen Proteinen und verhält sich azidophil.

Um den Nukleolus verdichtet sich das Heterochromatin zum perinukleolären Chromatin (Abb. 1-**11**).

Funktion. Die Bildung des Nukleolus ist an einen besonderen Chromosomenabschnitt *(Nu-*

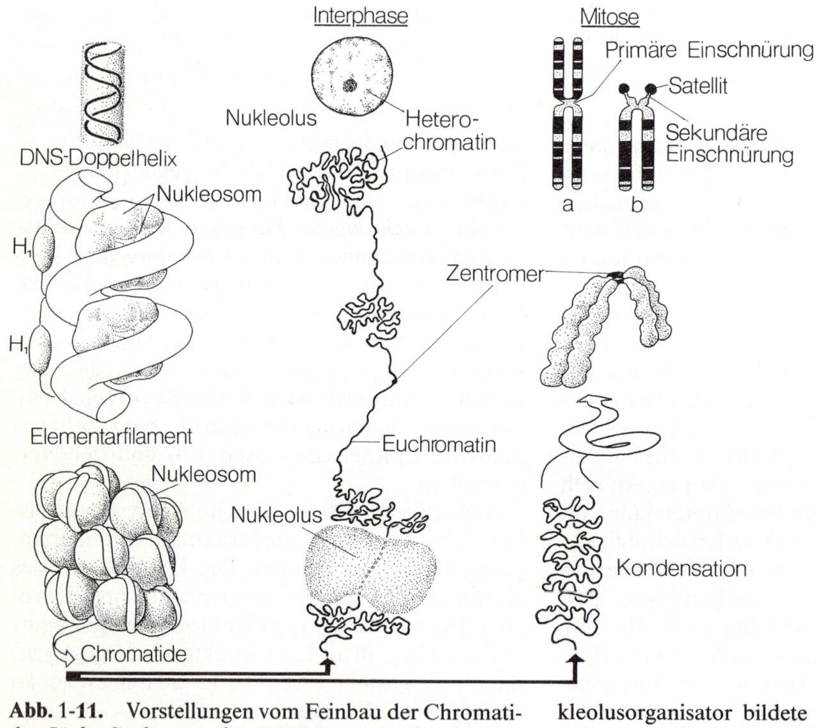

Abb. 1-11. Vorstellungen vom Feinbau der Chromatide. *Linke Spalte von oben* DNS-Doppelhelix, sie windet sich um die Nukleosomen, die aus einem Aggregat von globulären Proteinen bestehen. Histone H_1 verbinden die einzelnen Windungen innerhalb der Elementarfibrille. Die Abbildung darunter zeigt die zur Chromatide spiralisierte Elementarfibrille. Die Nukleosomen sind nur als Kugeln (wie im elektronenmikroskopischen Bild) gezeichnet. *2. Spalte* In der Interphase ist die Chromatide vor der Reduplikation im Zellkern streckenweise zum Heterochromatin kondensiert. Euchromatin sind nichtkondensierte Abschnitte. Am Nukleolusorganisator bildete sich der Nukleolus, er ist z.T. vom perinukleolären Chromatin umgeben. In der *3. Spalte* sind Kondensation und Spiralisation der Chromatiden (nach der Reduplikation; nur eine Chromatide gezeichnet) zu den beiden Chromosomenhälften dargestellt. Darüber 2 Chromosomen aus einem Quetschpräparat nach einer Spezialfärbung, wodurch die Bänderung der Chromosomenarme in Erscheinung tritt. *a,* metazentrisches; *b,* akrozentrisches Chromosom mit Satelliten. Sekundäre Einschnürung = Stelle des Nukleolusorganisator. Länge des DNS-Fadens 2–2,5 m

kleolusorganisator) ganz bestimmter Chromosomen gebunden (Abb. 1-**11**). Hier liegen in der Chromatide gehäuft Gene für die ***Bildung von r-RNS.*** Damit ist der Nukleolus das morphologische Äquivalent für die Ribosomenbildung. Beim Menschen sind 5 Chromosomenpaare (die akrozentrischen mit Satelliten) potentielle Nukleolenbildner. Die r-RNS wird vom Nukleolus durch die Kernporen in das Zytoplasma abgegeben: Eine Steigerung der Proteinsynthese geht mit einer Vergrößerung der Nukleolen einher. Zellen mit hohem Proteinumsatz haben auffallend große Nukleolen.

B. Zytophysiologie, Lebensäußerungen der Zelle

Alle Zellen lassen die **typischen Phänomene des Lebens** erkennen:
- **Erregbarkeit,** Reaktion auf Reize und Regulationsfähigkeit,
- **Stoff- und Energiewechsel,**
- **Bewegung,**
- **Vermehrung und Wachstum.**

Das mikroskopische Präparat erweckt den Anschein eines statischen Zustands der Zellen und Gewebe. Doch das wesentliche Phänomen des Lebens ist die ***Dynamik.*** Sie läßt sich nur durch besondere zyto- und histophysiologische Methoden erfassen. Unter Beibehaltung der morphologisch erfaßbaren Gestalt werden die molekularen Bausteine der Strukturen ständig ausgetauscht und Strukturen auf- und umgebaut. Hiervon sind auch scheinbar leblose Bestandteile des Organismus betroffen, z. B. Knochen oder Sehnen. Dem Austausch der molekularen Bausteine unterliegen auch Nervenzellen, obwohl sie Engramme über Jahrzehnte hin speichern.
Alle Eigenschaften der Zelle und der Umfang der Fähigkeiten, in einer bestimmten Weise zu reagieren, sind im Zellkern an die DNS kodiert.

I. Erregbarkeit und Verarbeitung von Informationen

Jede Zelle reagiert auf ***äußere und innere Reize*** (Abb. 1-**12**).

Äußere Reize. Als äußere Reize seien chemische, hormonelle, elektrische, taktile oder thermische genannt. Für die Perzeption an der Zelloberfläche sind *Rezeptoren* (z. B. für manche Hormone und Antigene) oder besondere Oberflächendifferenzierungen (z. B. für Geschmacksstoffe), für die Information durch das Nervensystem besondere *Kontaktstrukturen* (Synapsen, S. 85) verantwortlich. Die Ausbreitung der Erregung über den Zelleib ist an das Plasmalemm gebunden, indem das Ruhepotential (positive Ladung an der Außenseite, negative an der Innenseite; s. Lehrbücher der Physiologie) verändert wird. Elektrische Reize zur gegenseitigen Information können innerhalb des Zellverbandes von Zelle zu Zelle an besonderen Kontaktstellen (S. 34) übertragen werden. Die koordinierte Tätigkeit der Zellen eines Gewebes ist ohne eine solche gegenseitige Informationsübermittlung unmöglich (z. B. Herzmuskel).

Innere (endogene) Reize, z. B. Anregung zur Proteinsynthese, Glykogenauf- oder -abbau, werden im Zellkern integriert, verarbeitet und beantwortet. Ohne solchen Rückmeldemechanismus, Feedback, und ohne die Fähigkeit zur Selbststeuerung wäre Leben unvorstellbar, z. B. das Wachstum der Zelle, aber auch die Tatsache, daß erhöhte Leistung mit einer Vermehrung oder Vergrößerung der einzelnen Strukturen (bzw. der Zellen) in „sinnvoller Weise" beantwortet wird oder daß alle in den nächsten Absätzen besprochenen Phänomene „richtig" ablaufen.

II. Stoff- und Energiewechsel

Jede Zelle nimmt O_2, niedermolekulare Bausteine und Nährstoffe auf, verarbeitet sie und gibt als Endprodukte CO_2, H_2O und Stoffwechselschlacken ab. Diese Verarbeitung und die spe-

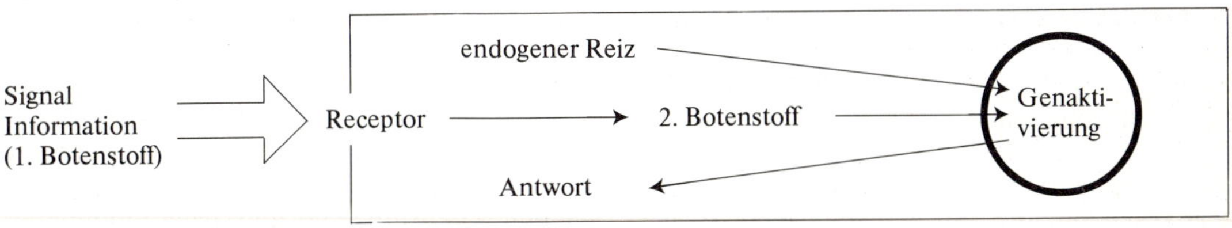

Abb. 1-12. Übersicht über Informationsschritte nach exogenem und endogenem Reiz

ziellen Leistungen der Zelle sind mit Energieaufwand verbunden. Zur Deckung des Energiebedarfs wird in den Mitochondrien durch den oxydativen Endabbau Energie in Form von ATP gewonnen. Die Zelle ist energetisch ein „offenes System", d. h. sie muß sich in einem Energiefließgleichgewicht befinden (s. Lehrbücher der Physiologie).

1. Stoffaufnahme

Alle Stoffe, die in die Zelle gelangen, müssen das Plasmalemm passieren. Als bestimmender Faktor wirkt die selektive Permeabilität, d. h. die Auswahl, bis zu welcher Teilchengröße Stoffe permeieren können und welche Löslichkeit sie haben müssen. Eine Vergrößerung der aufnehmenden Oberfläche erfolgt durch die Ausbildung von Mikrovilli.
Die Stoffaufnahme (Abb. 1-**13**) erfolgt durch
- **transmembranösen Transport an der freien Zelloberfläche**
  - ***passiver Membrantransport***
  - ***aktiver Membrantransport***
- **Endozytose**
  - ***Phagozytose***
  - ***Pinozytose***
  - ***Mikropinozytose.***

Passiver Membrantransport. Hierbei gelangen Gase und niedermolekulare Stoffe infolge eines Konzentrationsgefälles durch ***Diffusion*** und ***Osmose*** in die Zellen. Wahrscheinlich dringen wasserlösliche Stoffe bestimmter Molekülgröße durch Tunnelproteine ein, während lipidlösliche durch den Lipidanteil hindurchdiffundieren. Hierauf beruht z. B. die Wirkung von Chloroform oder Äther.
Aktiver Membrantransport. Der Transport von Na^+ und K^+ durch das Plasmalemm erfolgt gegen ein Konzentrationsgefälle, d. h. er ist mit Energieaufwand verbunden; deswegen wird er als aktiver Membrantransport bezeichnet. Er wird mit Hilfe von Ionenträgern (***Carriern;*** s. Lehrbücher der Physiologie) bewerkstelligt.
Passiver und aktiver Membrantransport sind bisher morphologisch nicht faßbar.
Endozytose. Größere Moleküle und Teilchen, die in Flüssigkeiten gelöst oder suspendiert sind, werden durch Endozytose in die Zelle aufgenommen. Hierbei zieht sich das Plasmalemm bläschenförmig ein, umschließt den Inhalt und schnürt sich von der Oberfläche ab. Damit liegt der Stoff innerhalb der Zelle in einer membranbegrenzten Vakuole. Der Vorgang dauert 20 s bis 2 min.

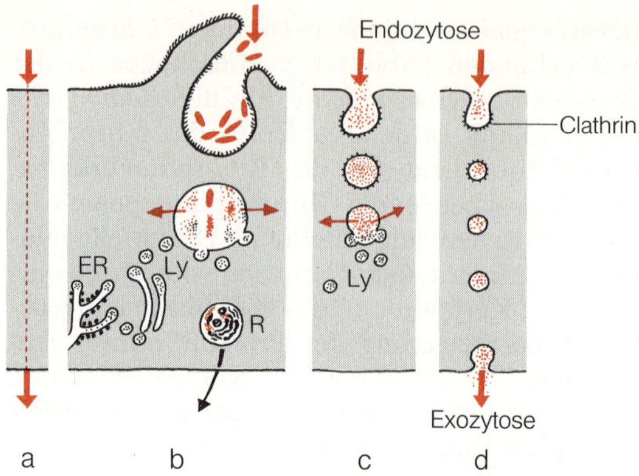

Abb. 1-13a-d. Formen der Stoffaufnahme, -verarbeitung und -abgabe. **a** Diffusion. **b-d** Aufnahmemechanismus durch Endozytose; Abgabe durch Exozytose. **b** Phagozytose, **c** Pinozytose, **d** Zytopempsis. Bei der Phagozytose werden korpuskuläre Elemente durch Pseudopodien aufgenommen und von den Enzymen der Lysosomen *(Ly)* abgebaut. Diese werden im endoplasmatischen Retikulum *(ER)* gebildet und über den Golgi-Apparat abgegeben. Die niedermolekularen Spaltprodukte diffundieren aus dem Heterophagolysosom in das Grundplasma *(dünne Pfeile).* Eventuell bleibt ein Restkörper *(R),* der durch Exozytose eliminiert wird. Grundsätzlich gleicher Mechanismus bei der Pinozytose (**c**). Bei der Zytopempsis (**d**) erfolgt nach der Aufnahme durch Mikropinocytose ein Durchschleusmechanismus ohne merkliche Veränderung des Inhalts. An der Aufnahmeseite (**b**) auf dem Plasmalemm die Glykokalix

Phagozytose. Handelt es sich um die Aufnahme lichtmikroskopisch sichtbarer Partikelchen (z. B. Ruß oder Bakterien) unter Ausbildung von Pseudopodien, dann spricht man von Phagozytose (Abb. 1-**13b**). Der Durchmesser einer Phagozytosevakuole beträgt 1 μm und mehr.
Pinozytose. Die Aufnahme von Flüssigkeit mit gelösten, lichtmikroskopisch unsichtbaren Bestandteilen wird als Pinozytose bezeichnet (Abb. 1-**13c**). Der Durchmesser eines Pinozytosebläschens liegt unter 1 μm. Man kann diese Form der Endozytose auch als Makropinozytose bezeichnen.
Mikropinozytose. Dieser Vorgang wird dadurch eingeleitet, daß sich an der zytoplasmatischen Seite des Plasmalemmabschnittes, der sich einsenken wird, ***Clathrin*** (ein besonderes Protein) anlagert. Aus diesem Abschnitt entsteht dann die Wand eines flüssigkeitsgefüllten Bläschens von 50-150 nm Durchmesser. Wegen ihres Clathrinmantels werden solche Bläschen ***„coated vesicles"*** genannt. Die Aufnahme kann nach Bindung an besonderen Stellen erfolgen *(rezeptormediierte*

Resorption) oder unspezifisch *(Fluid-phase-Resorption).*
Anscheinend bewirkt das Clathrin eine Veränderung der Membraneigenschaften, denn auch bei der Abschnürung von Vesikeln aus dem Golgi-Apparat oder aus dem endoplasmatischen Retikulum sind ähnliche Auflagerungen zu beobachten.
Das durch den Endozytosevorgang inkorporierte Material samt Vakuolenmembran nennt man ***Phagosom*** bzw. ***Pinosom.***

2. Stoffverarbeitung

Das Schicksal des Inhalts ist verschieden: möglicherweise löst sich die Membran auf, wodurch der Inhalt dem Zytoplasma einverleibt würde. Meist jedoch vereinigen sich mit dem Phago- oder Pinosom Lysosomen zum **Phagolysosom** *(Heterophagolysosom)* oder *Pinolysosom.* Solche Komplexe werden auch als **sekundäre Lysosomen** bezeichnet (primäre Lysosomen S. 11). Der durch Endozytose aufgenommene Stoff wird jetzt durch die Hydrolasen abgebaut und die niedermolekularen Spaltprodukte können durch die Membran in das Hyaloplasma übertreten. Die Phagozytoseeigenschaften der Makro- und Mikrophagen stehen im Dienst der Abwehr oder des Abbaus körpereigener Stoffe (z. B. von Erythrozyten in der Milz). Sekundäre Lysosomen können unverdaubares Material anreichern. Sie treten dann elektronenmikroskopisch als heterogen strukturierte **Residualkörper (Telolysosom)** in Erscheinung (Abb. 1-**13b**). Kohlen- oder Metallstaub sind für diese Zellen unverdaubar. Sie bleiben deshalb über Jahrzehnte, oft so lange die Zelle lebt, „gespeichert".

Klinischer Hinweis. Bei einem angeborenen Enzymmangel kommt es zur Unfähigkeit, bestimmte Stoffe aus dem zelleigenen Stoffwechsel abzubauen. Daraus resultieren die „Speicherkrankenheiten".

Lysosomen, die gealtertes oder geschädigtes zelleigenes Material abbauen, werden als **Autophagolysosomen** den Heterophagolysosomen (die fremdes, d. h. von außen aufgenommenes Material verarbeiten) gegenübergestellt. Vor allem Endprodukte aus dem zelleigenen Lipidstoffwechsel (z. B. Zytomembranen von Mitochondrien) können bei einer reduzierten Stoffwechsellage nur unvollständig abgebaut werden. Diese Residualkörper wurden als Lipofuszin bereits auf S. 17 unter den Pigmenten abgehandelt.
Bei der intrazellulären Stoffverarbeitung steht die ***Proteinsynthese*** im Vordergrund, denn jede Zelle synthetisiert aus den aufgenommenen Aminosäuren Proteine während ihrer Wachstumsphase, zum Ersatz gealterter Strukturproteine oder für Enzyme. (Über die Vorgänge der Transskription, Translation, m- und t-RNS und Genorte: s. Lehrbücher der Biochemie)
Innerhalb der Zelle läuft eine eminent große Anzahl verschiedener Prozesse gleichzeitig und nebeneinander ab. Damit sie sich nicht beeinträchtigen, sind sie durch Permeabilitätsschranken getrennt. Man nennt die abgegrenzten Räume *Zellkompartimente* (Abb. 1-**14**). Zu nennen sind die Kompartimente der Mitochondrien, das Kompartiment des Golgi-Apparates, des endoplasmatischen Retikulums und der Vakuolen und das Kompartiment des Zellkernes.
Aus dem breiten Spektrum intrazellulärer Produktionsprozesse wird als Beispiel die ***Erzeugung exportabler Proteine*** am Beispiel der Sekretbereitung in einer Pankreasdrüsenzelle (Abb. 1-**15**) erläutert (vgl. S. 594).

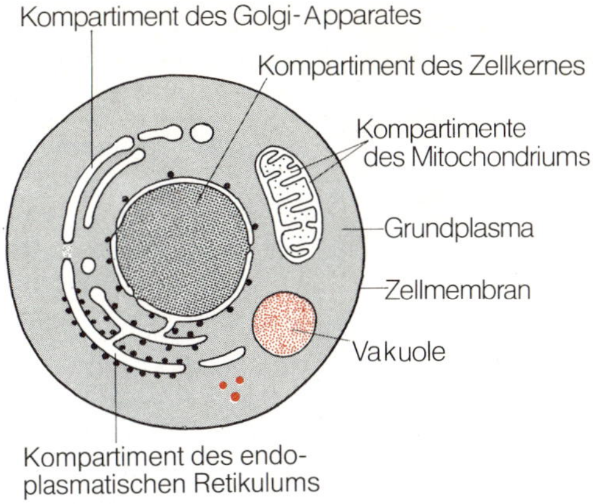

Abb. 1-14. Zellschema mit Darstellung der Kompartimente des endoplasmatischen Retikulums, des Golgi-Apparats, des Zellkerns und der beiden Kompartimente des Mitochondriums. In das Hyaloplasma eingelagert sind paraplasmatische Stoffe *(rot),* die entweder frei im Hyaloplasma (z. B. Glykogen) liegen oder in einer Vakuole angereichert wurden

3. Stoffabgabe

Sie erfolgt durch
- **Diffusion**
- **mittels Carrier**
- **Exozytose.**

Bei der *Exozytose* handelt es sich im Prinzip um die Umkehrung der Endozytose: Die Vakuolenmembran vereinigt sich mit dem Plasmalemm,

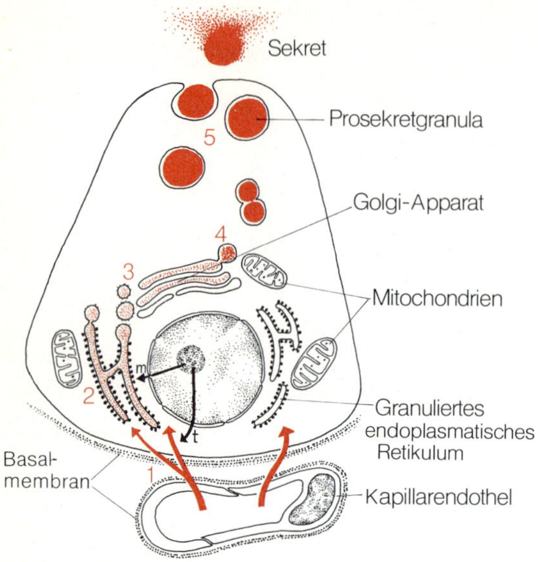

Abb. 1-15. Sekretion (exokriner Modus) als Fließbandproduktion. Aus den niedermolekularen Bausteinen *(1)* werden an den Ribosomen *(2)* mit Hilfe der m-RNS (m) die Sekretvorstufen gebildet (s. Abb. 1-**3** *oben*). Das Syntheseprodukt wird in das Kompartiment des ER abgegeben, abgeschnürt *(3)* und in Vesikeln zum Golgi-Apparat transportiert; dort weitere Aufbereitung und Abgabe in Vakuolen *(4)*; Transport der Vakuolen unter mehrfachem Konflux zu lichtmikroskopisch sichtbaren Prosekretgranula *(5)*; Einbau der Vakuolenmembran in das Plasmalemm der Zellapex, Öffnung und Entlassung der Sekrete durch Exozytose. Die notwendige Energie wird von Mitochondrien geliefert. *(t)* (t-RNS)

öffnet sich und entläßt ihren Inhalt (z. B. Restkörper, Sekrettropfen, Abb. 1-**15**).
Bei der *Zytopempsis* (Abb. 1-**13**) erfolgt ein transzellulärer Transport ohne nachweisbare Veränderung des Stoffes in den Transportvakuolen (z. B. Kapillarendothel).

4. Energiestoffwechsel

Die Leistungen der Zelle wie Kontraktion, Membranflußmechanismen, Produktion von Sekreten, um nur einige zu nennen, sind mit Energieaufwand verbunden. Einzelheiten über die Energetik der Zelle müssen den Lehrbüchern der Biochemie entnommen werden.

III. Bewegungsäußerungen und Motilität

1. Amöboide Bewegung

Sie geht mit der Ausbildung von Pseudopodien einher. Während des Vorschiebens des Pseudopodiums findet im Zelleib ein gerichteter Zytoplasmastrom statt. Pseudopodienbildung dient also außer der Stoffaufnahme bei der Phagozytose vor allem der Ortsveränderung. Über diese Fähigkeit verfügen im Organismus des Erwachsenen Mikro- und Makrophagen (S. 50, 168), die sich auf Grund eines chemotaktischen Reizes an den Ort ihrer Tätigkeit bewegen. In der Embryonalentwicklung sind alle Zellen zur amöboiden Bewegung befähigt, wenn sie z. B. aus einem Blastem auswandern (s. Entwicklungsgeschichte). Ihre Wanderung beenden sie durch *Kontaktinhibition*; hierzu kommt es, wenn sich Zellen gleicher Differenzierung, d. h. mit gleichartig differenzierter Glykokalix erkannt haben, Anschluß aneinander fanden und Kontaktstrukturen ausbildeten. Damit ist die Voraussetzung für die Entstehung von Geweben gegeben (vgl. S. 32).
In der Gewebekultur entdifferenzieren sich die Zellen, die Kontaktinhibition wird aufgehoben und die amöboide Beweglichkeit stellt sich wieder ein. Auch entartete Zellen mit veränderter Glykokalix entwickeln ihre Bewegungsfähigkeit wieder. Sie wandern deshalb, ohne sich an Grenzen zu halten, in das Nachbargewebe ein. Diese Fähigkeit ist ein charakteristisches Merkmal bösartiger Tumoren.
Die Ortsveränderung ***(Lokomotion)*** von Spermien erfolgt durch Geißelbewegungen.

2. Zytoplasmaströmungen

Sie finden vermutlich in jeder Zelle statt. Bei amöboid beweglichen Zellen sind sie durch das Mitführen von paraplasmatischen Einschlüssen deutlich sichtbar. Selbst in den langen Fortsätzen von Nervenzellen ist ein Zytoplasmastrom bis in seine äußerste Peripherie experimentell nachweisbar.

3. Intrazellulärer Transport

Der intrazelluläre Transport von Vesikeln (z. B. bei der Zytopempsis oder Neurosekretion) erfolgt anscheinend entlang den Mikrotubuli, die hierfür als „Leitstrukturen" dienen (z. B. Neurosekretion).

4. Membranflußmechanismen

Strukturen, die aus Zytomembranen aufgebaut sind, können ineinander übergeführt werden. Dies erfolgt beim Vesikeltransport vom endoplasmatischen Retikulum zur Aufnahmeseite des Golgi-Apparates. Bei der Exozytose werden Membranen von Vakuolen verschiedener Herkunft wieder in das Plasmalemm eingebaut. Dadurch entsteht an der einen Seite der Zelle ein Flächenzuwachs und das Plasmalemm würde zu weit werden, an der anderen Seite zu eng. Den Ausgleich erklärt man sich durch ein Zirkulieren und Fließen von Membranteilen. So konnte man nachweisen, daß an den Stellen der Zelloberfläche, wo viele Zytomembranen eingebaut wurden, eine Membranverlagerung ins Innere der Zelle erfolgt. Sie finden dort an das endoplasmatische Retikulum Anschluß und gelangen wieder in den Membrankreislauf. Es hat sich außerdem gezeigt, daß die Zytomembranen nur prinzipiell gleich gebaut sind. Entsprechend den verschiedenen Aufgaben weisen sie in der Art und in der mengenmäßigen Zusammensetzung der Lipide und der Proteine Unterschiede auf. Der Umbau und die Adaptation der Membranen erfolgt offenbar im „Membranzentrum" der Zelle, im Golgi-Apparat.

5. Kontraktilität

Durch Immunfluoreszenzmethoden wurde nachgewiesen, daß das Einziehen der Pseudopodien bei der amöboiden Bewegung an die kontraktile Substanz Aktomyosin gebunden ist. Diese Molekülgruppierung verleiht auch den Muskelzellen ihre Fähigkeit, sich zusammenzuziehen. Dabei gleiten die *Aktin-* und *Myosinfilamente* aneinander entlang (Abb. 2-**28**, S. 71).
Die Verkürzung der aus Mikrotubuli aufgebauten „Spindelfasern" bei der Anaphase beruht dagegen auf einem anderen Mechanismus, nämlich auf der Herausnahme von Untereinheiten (Abb. 1-**6**).

6. Transportbewegungen an Zelloberflächen

Sie werden durch **„Flimmerhaare", Kinozilien,** hervorgerufen (Abb. 1-**8c**). Bei der Neige- und Aufrichtbewegung (Abb. 1-**16**) verschieben sich die Tubuli zweier benachbarter Paare gegeneinander. Die Bewegung der einzelnen Zilien an der Zelloberfläche wie auch die des gesamten Zellverbandes ist durch ein Informationssystem ko-

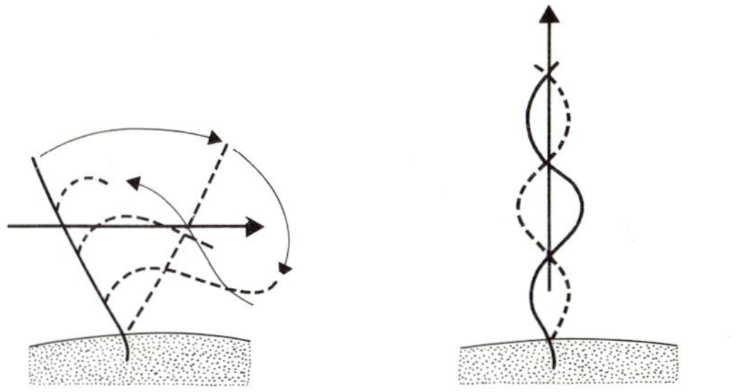

Abb. 1-16. Vergleichende schematische Darstellung des Zilienschlages und der undulierenden Bewegung einer Geißel

ordiniert: die nächstgelegene Zilie beginnt mit der Bewegung nach einer bestimmten zeitlichen Verzögerung. Diesen Schlagrhythmus nennt man ***Metachronie.***
Flüssigkeitsströmungen können auch durch eine **Geißel (Flagellum)** hervorgerufen werden (z. B. Geißel der Zellen des Plexus choroideus). Ihre Bewegung ist undulierend (Abb. 1-**16**).

IV. Vermehrung, Wachstum und Tod von Zellen

Die Lebensdauer der Zellen unseres Organismus ist sehr unterschiedlich. Sie beträgt für Erythrozyten 100–120 Tage, für Granulozyten wenige Tage, für die Darmepithelzellen 36–48 h, für Immungedächtniszellen viele Jahre bis Jahrzehnte – so lange wie die Immunität bestehen bleibt. Die Nervenzellen sind so alt wie der Organismus. Die Zellen unserer Oberhaut und vieler Gewebe unterliegen einer permanenten physiologischen *Regeneration durch Zellersatz* (Zellmauserung), während Herzmuskelzellen oder Nervenzellen nicht ersetzt werden können.

1. Zellzyklus

Jede Zelle mit Teilungsfähigkeit durchläuft folgenden Interphase-/Mitosezyklus (Abb. 1-**17**): Die neu entstandene Zelle wächst in der

- ***G_1-Phase*** (G steht für „gap") zur festgelegten Größe heran, d. h. sie synthetisiert zelleigene Proteine und baut aus ihnen Zytoplasmastrukturen auf. Diese Phase dauert bei den verschiedenen Zellarten sehr unterschiedlich lang. In dieser Zeit bereitet sich die Zelle auch auf die Zellteilung vor und tritt in die

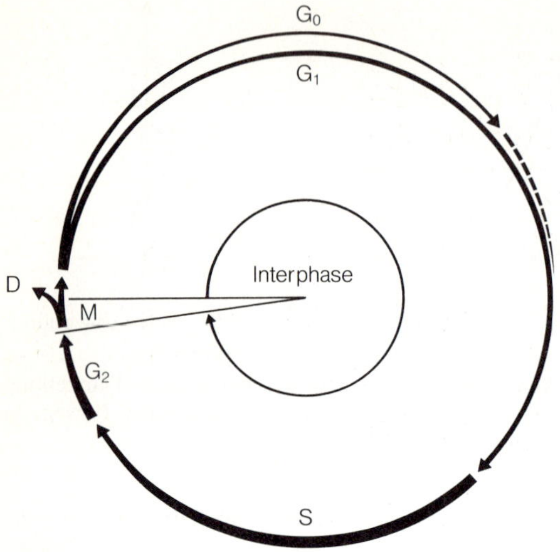

Abb. 1-17. Zellzyklus. Während der Interphase wächst die Zelle in der G_1-Phase heran und bildet ihre charakteristischen Strukturen aus. Der Bestand an Zellorganellen wird wieder aufgebaut. Nach der präsynthetischen G_1-Phase erfolgt in der S-Phase die Reduplikation der DNS. Am Ende der G_2-Phase schicken sich die Zellen zur Mitose (M-Phase) an. Eine G_0-Phase weist nur Zellen auf, die sich auf speziellen Reiz hin teilen. Die G_0-Phase liegt im Nebenschluß. *D*, differentielle Teilung

- ***S-Phase*** (S steht für *DNS-Synthese*) ein: Durch Autoreduplikation (Replikation) wird das genetische Material verdoppelt; es entstehen 2 Chromatiden pro Chromosom. Die DNS-Synthese nimmt ungefähr 7 h in Anspruch. Aus dem Zentriol bildete sich das Diplosom. Es schließt sich die
- ***G_2-Phase*** an, die ungefähr 1-3 h dauert. Vor der Mitose,
- ***M-Phase,*** zerfallen in der Zelle Golgi-Apparat und endoplasmatisches Retikulum in einzelne Bläschen; die Mitochondrien bleiben unverändert erhalten, da der Zellteilungsmechanismus energieabhängig ist. Nach der Mitose bilden die Zellen wieder ihre spezifischen Strukturen aus.

Eine Sonderstellung nehmen Zellen ein, die proliferativ inaktiv sind. Sie nehmen nicht mehr am Zellzyklus teil und verweilen in einem als ***G_o-Phase*** bezeichneten Dauerzustand. Zum Wiedereintritt in den Zellzyklus aus der G_o-Phase bedarf es eines besonderen Reizes. - Außerdem gilt dies für Zellen, die sich nicht mehr teilen, z. B. Nervenzellen.

Als ***differentielle Teilung*** wird ein Vorgang bezeichnet, bei dem die eine der beiden Tochterzellen im undifferenzierten Zustand als *Stammzelle* für weitere Mitosen zurückbleibt (z. B. Spermatogonien, Hämozytoblasten). Die 2. Tochterzelle dagegen tritt in den Zyklus ein. Würde es diesen Modus der Zellvermehrung nicht geben, dann erschöpfte sich in einem Gewebe, dessen Zellen vom Bildungsort abtransportiert werden, die Zellpopulation schon nach wenigen aufeinanderfolgenden Mitosen. Die Stammzellen haben also Blastemcharakter (Blastem s. Allgemeine Entwicklungsgeschichte, S. 117).

Klinischer Hinweis. Durch verschiedenartige Manipulationen kann man eine Zellpopulation in der Gewebekultur so synchronisieren, daß ein Großteil der Zellen gleichzeitig den Zyklus durchläuft, also sich z. B. gleichzeitig in der S-Phase befindet. In der Tumortherapie versucht man, durch Einsatz zellzyklusphasenspezifisch wirkender Zytostatika (Pharmaka, die die Zellvermehrung beeinflussen) alle in einer Phase sich befindenden Zellen abzutöten.

Die ***Interphase*** ist der Zeitraum zwischen 2 Mitosen: die Arbeitsphase der Zelle.

2. Begrenzung des Zellwachstums

Die absolute Zellgröße ist ein Wert, der von der Kern-Plasma-Volumenrelation bestimmt wird. Der Rezeptor ist offenbar das Plasmalemm. Eine Volumenzunahme über einen für diese Zellart genetisch festgelegten Grenzwert führt zur Mitose oder zur Polyploidisierung des Kerns (s. unten). Dadurch wird die adäquate Kern-Plasma-Volumenrelation (meist nur als *Kern-Plasma-Relation* bezeichnet) wieder hergestellt.

3. Mitose, Karyokinese

Im Interphasekern liegen die Chromosomen in einer weitgehend entspiralisierten Funktionsform vor (Abb. 1-**11**). ***Die Individualität der Chromosomen als Chromatiden ist also auch im Arbeitskern gewahrt, auch wenn sie nicht mikroskopisch erkennbar ist.*** Zu Beginn der Mitose werden die beiden Chromatiden durch Kondensation und Spiralisation in die Transportform gebracht. Dadurch entsteht das typische Bild des Chromosoms.

Anzahl und Feinbau der Chromosomen

Die Anzahl der Chromosomen ist artspezifisch und konstant. Jede somatische Zelle des Menschen enthält 46 Chromosomen: nämlich *44 Autosomen* und *2 Geschlechtschromosomen, Gonosomen*

(= Heterosomen). Die Geschlechtschromosomen sind beim weiblichen Geschlecht die beiden X-Chromosomen und beim männlichen ein X- und ein Y-Chromosom. Jedes Autosom ist zweifach vorhanden. Die Zweizahl ist das Ergebnis der Befruchtung. Somit stammt das eine der beiden einander entsprechenden *(homologen)* Chromosomen von der Mutter, das andere vom Vater. Der in jeder Somazelle vorhandene Satz homologer Chromosomen wird als ***diploid*** bezeichnet. Im Gegensatz dazu enthalten die Geschlechtszellen nur den halben, ***haploiden*** Chromosomensatz, also 23 Chromosomen.

Gestalt und Größe der einzelnen Chromosomen sind konstant (Abb. 1-**18**). Diese Tatsache gestattet eine Klassifikation, bei der die homologen Autosomen mit Ziffern von 1 bis 22 versehen werden. Größe, Länge und Lage der Chromosomenarme zur primären Einschnürung sind die Kriterien für die Aufstellung eines ***Karyogramms*** (Abb. 1-**18**). Hierbei werden Chromosomen als ***metazentrisch*** bezeichnet, wenn die primäre Einschnürung (s. unten) in der Mitte der Chromosomenarme liegt und als ***akrozentrisch,*** wenn sie mehr zu einem Ende verschoben ist (Abb. 1-**18**).

Bau. Im Totalpräparat einer sich teilenden Zelle sind die Chromosomen gerade gestreckt oder häkchenförmig gebogen (Abb. 1-**11**, 1-**19**).

Die beiden Arme vereinigen sich an der

- ***primären Einschnürung,*** wo das ***Zentromer*** oder ***Kinetochor*** sitzt. Hier heften sich die Mikrotubuli der Metaphasenspindel an.

Einige Chromosomen lassen noch eine

- ***sekundäre Einschnürung*** erkennen. Dies ist die Stelle, an der sich der Nukleolus bilden wird, die Stelle des ***Nukleolusorganisator.*** Beim Menschen sind 5 Chromosomen potentiell zur Ausbildung eines Nukleolus befähigt.

Feinbau. Jedes Chromosom besteht aus 2 Chromatiden (Schwesterchromatiden). In jeder Chromatide ist die DNS-Doppelhelix in besonderer Weise um Histone gewunden (Abb. 1-**11**). Bei der Ausbildung der Chromosomen werden die beiden Chromatiden zunehmend kondensiert, gefaltet, verdichtet und schließlich spiralig aufgewunden. Eine besondere Behandlung und Färbung deckt außerdem ein Querbänderungsphänomen auf (Abb. 1-**11a**, **b**). Die Breite und Aufeinanderfolge der Bänder ist für jedes Chromosom charakteristisch.

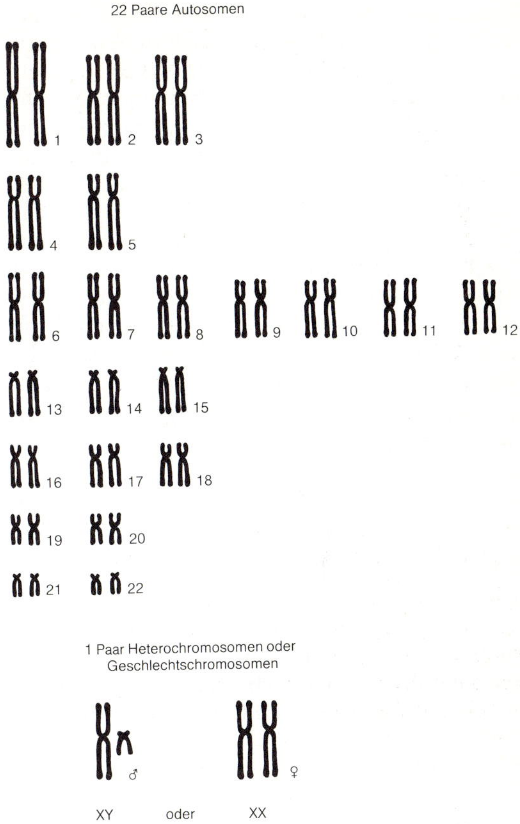

Abb. 1-18. Chromosomensatz einer normalen menschlichen Somazelle im Karyogramm nach der Denver-Klassifikation. Die 46 Chromosomen bestehen aus 22 Autosomenpaaren und einem Gonosomenpaar. In männlich bestimmten Zellen werden die Geschlechtschromosomen mit X und Y bezeichnet. Weiblich bestimmte Zellen enthalten als Geschlechtschromosom 2 X-Chromosomen. (Nach Leonhardt, 1977)

Mitose und Mitosestadien (Abb. 1-**19**)

Ziel der Mitose ist die erbgleiche Verteilung des Genmaterials auf die beiden Tochterzellen. Nur hierzu dient die identische Autoreduplikation und die Überführung der Chromatiden durch Kondensation und Spiralisierung (Abb. 1-**11**) in die Transportform als Chromosom.

Der Ablauf der Mitose läßt sich in folgende Stadien unterteilen:

Prophase. Die Zellen entdifferenzieren sich; ihre Arbeitsstrukturen werden weitgehend aufgelöst, und im Zellkern werden die Chromosomen sichtbar. Es entsteht ein Chromosomenknäuel, das ***Spirem.*** Der Nukleolus verschwindet. Während sich die Chromosomen weiter verdichten, stellen sich die beiden Zentriolen an den Kernpolen ein, wodurch die Teilungsrichtung der Zelle festgelegt wird. Sie bilden jetzt die ***Astrosphäre,*** Polstrahlung, Spindel, aus. Unterdessen löst sich die Kernhülle auf. Dauer der Prophase: *30 min – 4 h.*

Metaphase. Die Chromosomen liegen in der Äquatorialebene, die Arme nach außen gerichtet. In diesem Zustand des ***Monasters*** pendeln zunächst die Chromosomen hin und her. Die Chromosomen„fasern" der Metaphasenspindel verbinden das Zentromer mit den beiden Zentriolen. Von Zentriol zu Zentriol hat sich außerdem die Zentralspindel ausgebildet. Jetzt tritt in den Chromosomen ein ***Längsspalt*** auf, der sich zunehmend verbreitert, wodurch das Bild des ***Diasters*** entsteht. Die Chromosomenspalthälften hängen noch kurze Zeit am Zentromer zusammen, bis auch dieses sich teilt. Die Dauer der Metaphase beträgt ungefähr *10 min.*

Anaphase. Die Chromosomenhälften (Chromatiden) werden von den sich verkürzenden Mikrotubuli (Chromosomenfasern) zu den Polen gezogen, während sich die Zelle in die Länge streckt. Dauer ungefähr *3 min.*

Telophase. An den Polen angekommen, entspiralisieren sich die Chromosomen wieder. Aus dem sich neu formierenden endoplasmatischen Retikulum bildet sich die Kernhülle. Die „Fasern" der Zentralspindel verschwinden. Am Nukleolusorganisator bilden sich wieder die Nukleolen.

Zytokinese. Hierunter versteht man die Durchschnürung des Zelleibes, indem sich ein Aktomyosinring um den Zelläquator ausbildet und sich zunehmend kontrahiert.

Restitutionsphase. Die Zellen gliedern sich wieder in den Verband ein, treten in die G_1-Phase ein und bilden ihre spezifischen Strukturen aus. Unterbleibt die Zytokinese, dann entsteht ein **Plasmodium**; erfolgt eine nur unvollständige Durchschnürung, dann resultiert das Symplasma (z. B. Spermatogonien), bei dem die beiden Tochterzellen durch eine Zytoplasmabrücke verbunden bleiben.

Die Mitose dauert in der Gewebekultur 40–120 min. Im Organismus wirkt die Zirkadianperiodik (S. 31) bestimmend auf den Zeitpunkt, zu dem die Mitosen ablaufen. Er liegt bei vielen Organen in der Nachtruhe zwischen 1 und 3 Uhr.

Die Bestimmung des **Mitoseindex**, das ist die Zahl der Mitosen/1000 Zellen, gibt einen meßbaren Wert über die Mitosehäufigkeit. Er ist besonders hoch in wachsenden und regenerierenden Geweben.

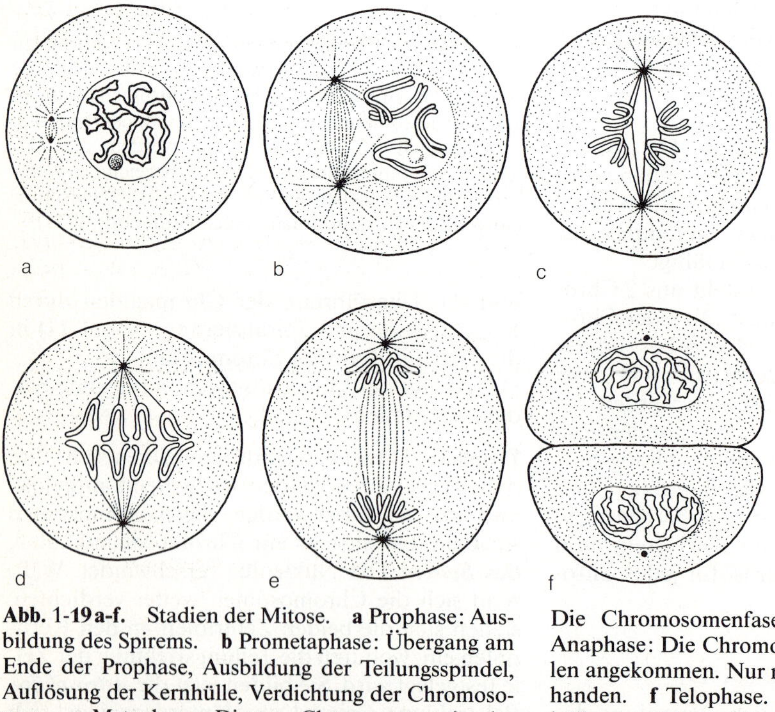

Abb. 1-19a-f. Stadien der Mitose. **a** Prophase: Ausbildung des Spirems. **b** Prometaphase: Übergang am Ende der Prophase, Ausbildung der Teilungsspindel, Auflösung der Kernhülle, Verdichtung der Chromosomen. **c** Metaphase: Diaster, Chromosomen in der Äquatorialebene. **d** Anaphase: Die Chromosomen haben sich der Länge nach und am Zentromer geteilt. Die Chromosomenfasern verkürzen sich. **e** Späte Anaphase: Die Chromosomenhälften sind an den Polen angekommen. Nur noch die Zentralspindel ist vorhanden. **f** Telophase. Es hat sich wieder eine Kernhülle ausgebildet. Die Chromosomen entspiralisieren sich (Zytokinese). (Nach Kühn, 1969)

Das Gift der Herbstzeitlose, Kolchizin, hemmt den Metaphasespindelmechanismus und unterbindet damit die Anaphase. Die Chromosomen verharren in der Metaphase. Dieser Wirkung bedient man sich bei der Anfertigung eines **Karyogramms**, indem man die Chromosomen in der Metaphase (C-Metaphase) arretiert. Sie sehen nach den zur Herstellung eines Karyogramms notwendigen Manipulationen X-förmig aus, da die Längsspaltung bereits erfolgte und die 4 Arme nur noch am Zentromer zusammenhängen.

Hinweis. Bei Verlust des Zentromers unterbleibt die Ausbildung der Tubuli, und dieses Chromosom wird bei der Zytokinese rein zufällig auf eine der beiden Tochterzellen verteilt.

4. Endomitose und Polyploidie (Abb. 1-20)

Während der Endomitose wird zunächst die Interphase einschließlich der DNS-Synthese regulär durchlaufen und die Zellen treten auch in die Mitose ein. Es unterbleibt jedoch die Trennung der verdoppelten Chromosomen, die Auflösung der Kernmembranen sowie die Kern- und Zellteilung. Der Zellzyklus wird also nicht mit der Telophase einer Mitose abgeschlossen. Dadurch enthält der Zellkern schließlich den doppelten Chromosomensatz. Er wurde tetraploid (***polyploid***). Nach Wiederholung der Endomitose beträgt der Chromosomensatz das 8-, 16-, ...fache des normalen Satzes.

Da für ein- und dieselbe Zellart die Kern-Plasma-Relation konstant ist, nehmen die Zellen auch an Volumen entsprechend den Kernvolumina im Verhältnis 4:8:16: .... zu; sie werden zu

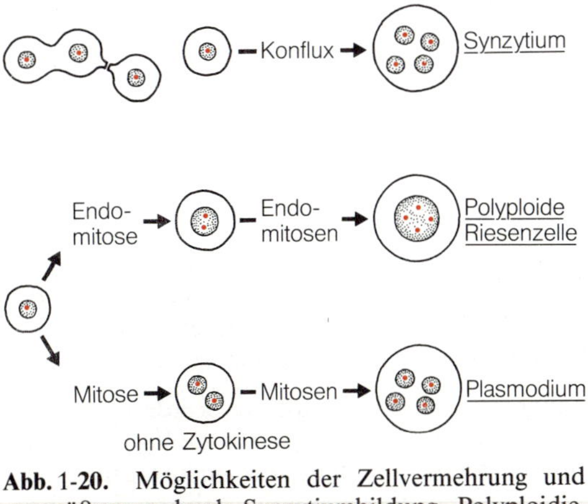

Abb. 1-20. Möglichkeiten der Zellvermehrung und -vergrößerung durch Synzytiumbildung, Polyploidie, Endomitose und Plasmodiumbildung. *Rot*, Nukleolus

polyploiden Riesenzellen. So sind z. B. bis zu 50% der Kerne in den Leberepithelzellen polyploid. Auch die Knochenmarkriesenzellen (Abb. 1-**9d**) enthalten einen polyploiden, mehrfach gelappten Zellkern.

Es liegt nahe, die Polyploidisierung mit einer Leistungssteigerung in Zusammenhang zu bringen, und zwar in Geweben, die sich wegen ihrer Dauerbeanspruchung eine Mitose nicht „leisten“ können (z. B. Herzmuskulatur). Ausdruck dieser Leistungssteigerung ist auch die proportionale Vermehrung der Nukleolen (Abb. 1-**20**).

Die ***funktionelle Kernschwellung*** hingegen ist eine vorübergehende Vergrößerung von Zellkernen durch Wasseraufnahme bei einer akuten Leistungssteigerung. Hierbei bleibt der Chromosomensatz unverändert. Eine Deutung dieses Vorganges steht noch aus.

5. Bildung zwei- und mehrkerniger Zellen

Normalerweise ist die in der Mitose erfolgende Teilung der verdoppelten Chromosomen mit einer Zytokinese verbunden, die in der Anaphase beginnt und nach der Telophase abgeschlossen wird. Unterbleibt jedoch die Zytokinese, dann kommt es zur Bildung von 2-kernigen und nach Wiederholung von 4-, 8- oder mehrkernigen Zellen, die als ***Plasmodien*** bezeichnet werden. Mehrkernige Zellen finden sich z. B. in der Leber und im Übergangsepithel. Plasmodien mit 40 oder mehr Zellkernen sind z. B. die Osteoklasten (S. 64).

Hinweis. In tierischen Geweben soll Mehrkernigkeit ausnahmsweise allein durch Kerndurchschnürung entstehen können (Amitose). In menschlichen Geweben gibt es nach unserem heutigen Wissen jedoch keine Amitose.

Synzytium (Abb. 1-**20**) ist gleichfalls eine mehrkernige Zelle, die sich jedoch durch Verschmelzung des Zytoplasmas mehrerer gleichartig differenzierter Zellen bildete (z. B. quergestreifte Muskelfaser, Synzytiotrophoblast der Plazenta).

Hinweis. In der experimentellen Zytologie ist es gelungen, Zellen mit verschiedenem genetischen Material, sogar von verschiedenen Spezies zu fusionieren. Dieser Vorgang wird als Hybridisation bezeichnet.

6. Meiose, Reifeteilung (Abb. 1-21)

Bei der Reifung der Geschlechtszellen muß ein Prozeß stattfinden, durch den die ***Anzahl der homologen Chromosomen auf die Hälfte reduziert*** wird, damit bei der Befruchtung durch die Vereinigung der von Vater und Mutter stammenden Chromosomen nicht der doppelte Satz entsteht. Außerdem wird bei der Reifeteilung noch ein Vorgang eingeschoben, der dafür sorgt, daß das Genmaterial beider Eltern in einer anderen Konstellation kombiniert wird, ***Rekombination***, ein Vorgang, auf dem die Unterschiedlichkeit aller Lebewesen einer Spezies und des Menschen beruht.

Vor den Reifeteilungen werden in der S-Phase 2 (Schwester)chromatiden gebildet. Die Reifeteilung läuft in 2 Schritten ab:

1. Reifeteilung (Reduktionsteilung)

Durchlaufen werden

- **Prophase**
  - ***Leptotänstadium***
  - ***Zygotänstadium***
  - ***Pachytänstadium*** *(„crossing over")*
  - ***Diplotänstadium***
  - ***Diakinese***
- **Metaphase**
- **Anaphase**
- **Telophase**.

Prophase. Die Prophase ist die längste Phase der 1. Reifeteilung. Sie unterteilt sich in 5 Abschnitte.

Leptotänstadium. Die Chromosomen werden als feine Fäden sichtbar.

Zytotänstadium. Die Chromosomen verdichten und verkürzen sich durch Faltung. Jetzt lagern sich die homologen Chromosomen paarweise aneinander: *Chromosomenpaarung = Synapsis = Chromosomenkonjugation*.

Pachytänstadium. Im Pachytänstadium werden die beiden Chromatiden deutlich sichtbar. Dabei treten an mehreren Stellen (in Abb. 1-**21** ist nur eine Stelle gezeichnet) Verklebungen und Überkreuzungen *(Chiasmabildungen)* zwischen den homologen Chromosomen auf, und zwar zwischen den (Nichtschwester)chromatiden.

Diplotänstadium. Im Diplotänstadium lösen sich die Chromosomen zunehmend voneinander; nur an den Chiasmabrücken bleiben sie zunächst noch verbunden. Die 4 Chromatiden, die sich jetzt zunehmend spiralisieren, werden als Tetraden bezeichnet.

Diakinese. In der Diakinese löst sich die Kernhülle auf, die Teilungsspindel bildet sich aus, und die Chromosomentubuli heften sich – offensichtlich zufällig – am nichtduplizierten Zentromer an.

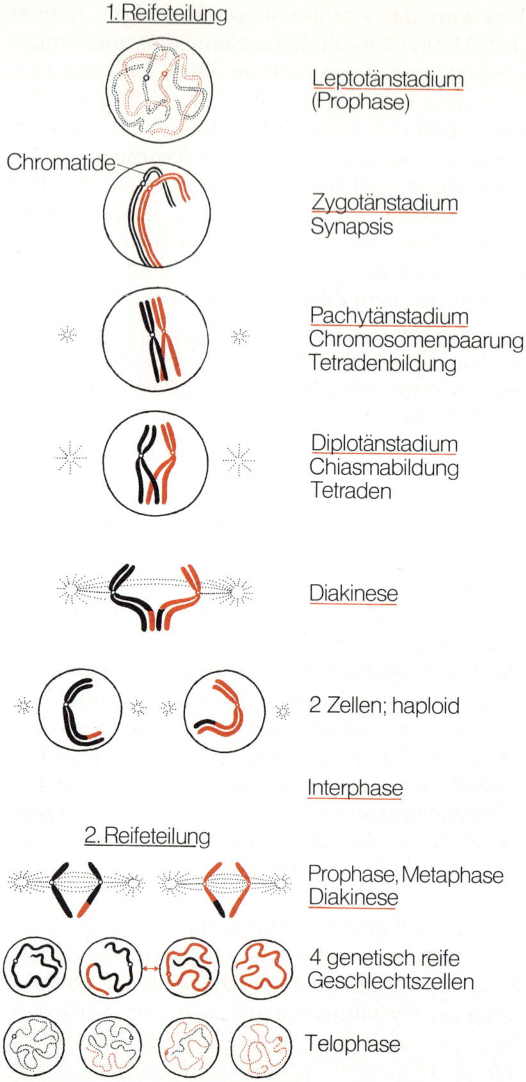

Abb. 1-21. Reifeteilung, Meiose. Die beiden homologen Chromosomen (aus dem Satz ist nur ein Paar gezeichnet) sind *schwarz* und *rot* gekennzeichnet. Bei der Chiasmabildung ist zur Vereinfachung, im Gegensatz zum tatsächlichen Vorgang, nur eine Überkreuzung dargestellt. (Erklärung der Begriffe s. Text)

Metaphase. Die Verteilung der Chromosomen auf die beiden Tochterzellen erfolgt zufällig, d. h. nicht so, daß die eine Tochterzelle nur von der Mutter stammende und die andere nur vom Vater stammende Chromosomen erhielte.

Anaphase. In der Anaphase werden jetzt die Chromosomen – je eines der homologen – durch einen Chromosomentubulus an die Pole gezogen, ohne daß eine Spaltung in die beiden Chromatiden erfolgte.

Telophase. In der Telophase bildet sich wieder die Kernhülle aus. Jeder der beiden Zellkerne enthält jetzt den haploiden Chromosomensatz (22 Autosomen + 1 Gonosom), und zwar beim männlichen Geschlecht entweder X oder Y, beim weiblichen nur X. Eine kurze Interphase schließt sich an, bevor die Zellen in die 2. Reifeteilung eintreten.

2. Reifeteilung (Äquationsteilung)

Vor dieser Teilung unterbleibt die Autoreduplikation, denn ein jedes der 23 Chromosomen besteht nach der 1. Reifeteilung noch aus 2 Chromatiden. Sie werden wie bei einer normalen Mitose somatischer Zellen in der Metaphase getrennt und in der Anaphase zu den Polen gezogen. In der Telophase restituieren sich die Zellkerne in der üblichen Weise.
Nach Abschluß der Reifeteilungen enthalten die 4 reifen Geschlechtszellen den haploiden Chromosomensatz; das Genmaterial ist ausgetauscht und neu verteilt; jedes Chromosom besteht nur aus einer Chromatide. Zwischen den Geschlechtern besteht jedoch insofern ein Unterschied, als beim männlichen Geschlecht alle 4 Zellen (Spermatiden, S. 681) gleichwertig sind, beim weiblichen Geschlecht dagegen nur eine Zelle zur Eizelle wird und die anderen 3 Abortivformen bilden (sog. Polkörperchen).

Hinweis. Die Beobachtung, daß Geschwister genetisch nicht identisch sind, das eine Kind mehr Merkmale des Vaters, das andere der Mutter erkennen läßt und Merkmale von Vorfahren wieder auftauchen, hängt mit der ***Rekombination*** beim ***Crossing over*** in der 1. Reifeteilung zusammen, vor allem aber auch mit der zufälligen Verteilung der Chromosomen in der Meta- und Anaphase. Dieser Vorgang ist dafür verantwortlich, daß die eine der beiden Tochterzellen z. B. 9 von der Mutter und 14 vom Vater stammende Chromosomen erhält.

Bei der Reifeteilung kann es infolge einer Nondisjunction zu einer Fehlverteilung der Chromosomen kommen. Das hat zur Folge, daß die eine der beiden Tochterzellen ein Chromosom zu wenig, die andere eines zu viel erhält. Man bezeichnet eine solche Fehlverteilung als ***numerische Chromosomenaberration.***

Klinischer Hinweis. ***Trisomie*** bezeichnet ein Zuviel an Chromosomen. Dies kann sich auf die Autosomen beziehen. Beim Down-Syndrom ist das Chromosom 21 betroffen. Dieses Krankheitsbild geht mit der ***mongoloiden Idiotie*** einher. Auch kann infolge einer Non disjunction die Gonosomenkombination XXY beim ***Klinefelter-Syndrom*** zustandekommen. Sie führt zu einem weiblichen Habitus bei männlichen Gonaden. Die Chromosomenkombination XXX wird als ***Super-female-Syndrom*** und die Kombination XXYY als ***Double-male-Syndrom*** bezeichnet.
Monosomien gehen mit dem Fehlen eines Chromosoms einher wie z. B. beim ***Turner-Syndrom.*** Der Patient hat in seinem Genbestand die Gonosomenzahl XO. Das klinische Bild: Minderwuchs und Gonadendysplasie. (Über Genschäden, Chromosomentranslation und Mutationen s. Lehrbücher der Biologie.)

7. Alterung und Zelltod

Alle Bausteine einer Zelle werden permanent ausgetauscht, umgebaut und z. T. in der Zelle abgebaut. Der Abbau erfolgt in Autophagolysosomen. Auf- und Abbau stehen im Gleichgewicht. Diese Prozesse spielen bei langlebigen Zellen oder gar bei Zellen, die zeitlebens funktionstüchtig sein müssen (z. B. Nervenzellen), eine wichtige Rolle. Sie enthalten dann im Alter vermehrt Lipofuszin, zeigen aber sonst keine wesentlichen Veränderungen.
Die Zellen vieler Gewebe unseres Organismus unterliegen einer Zellmauserung, d. h. Zellen gehen periodisch zugrunde und werden durch neue ersetzt (z. B. Epidermiszellen, Dünndarmepithelzellen). Aber auch bei der holokrinen Sekretion (s. S.), der Rückbildung (Involution) der Brustdrüse nach dem Abstillen und selbst während der Embryonalentwicklung in der Morphogenese ist der Zelltod ein wichtiges Phänomen. Hierbei sind am Zellkern folgende Veränderungen zu beobachten: Das Chromatin wandert an die Kernhülle, dann verdichtet sich das Nukleoplasma **(Kernpyknose)**, zerfällt in einzelne Stücke **(Karyorhexis)** und löst sich schließlich auf **(Karyolysis)**. Das Zytoplasma wird ebenfalls durch das Freiwerden der Fermente aus den Lysosomen aufgelöst; die Autolyse setzt ein.

V. Zirkadianperiodik und Chronobiologie

Organ- und Zellfunktionen unterliegen z. T. einem periodischen Rhythmus. Er stimmt nicht mit der 24stündigen Tagesuhrzeitperiodik überein, sondern wird durch den Hell-Dunkel-Wechsel und durch Sozialverhalten mit dem 24-h-Rhythmus synchronisiert. Innerhalb dieser Zeitspanne laufen verschiedene Funktionen der Organe (sekretorische Tätigkeit, Leberfunktion, Mitosen) zu festgelegten Zeiten ab (z. B. die Mitosen in der Epidermis zwischen 1 und 3 Uhr).

Kapitel 2

Histologie, Gewebelehre

A. Allgemeines

I. Gewebe

Gewebe sind Verbände von Zellen mit häufig gleichen morphologischen Eigenschaften und Funktionen. Hinzu kommen entsprechende Interzellularsubstanzen.

Unter Berücksichtigung morphologischer und funktioneller Gesichtspunkte unterscheidet man 4 Grundgewebe:

- **Epithelgewebe**,
- **Binde- und Stützgewebe**,
- **Muskelgewebe**,
- **Nervengewebe**.

Diese Grundgewebe sind die Baumaterialien aller Organe, wobei in jedem Organ die Gewebe anders und jeweils charakteristisch zusammengesetzt sind.

Als **Parenchym** werden die Anteile eines Organs bezeichnet, die die spezifischen Leistungen erbringen, z. B. bei Drüsen die Drüsenzellen. Demgegenüber hat das **Stroma** eines Organs überwiegend Stützfunktion, z. B. das Bindegewebe in Drüsen. Oft sind Parenchym und Stroma nicht voneinander zu trennen, z. B. in der Lunge.

II. Gewebeveränderungen

Gewebe können erhöhte Anforderungen an die gewebsspezifischen Leistungen durch *Hypertrophie* und/oder *Hyperplasie* beantworten. Verminderte Anforderungen führen zur *Atrophie* bzw. zur *Involution.*

Hypertrophie, Atrophie. Bei der *Hypertrophie* kommt es ohne Zellvermehrung zu einer *Vergrößerung der Zellen* mit oder ohne Zunahme der Interzellularsubstanz (z. B. Aktivitätshypertrophie der Muskulatur bei geeignetem Training). – Das Gegenteil heißt *Atrophie.* Bei Erhalt der Zellzahl nehmen Zellvolumen und Interzellularsubstanz ab = *einfache Atrophie*, z. B. Inaktivitätsatrophie der Muskulatur nach längerer Ruhigstellung. Eine *numerische Atrophie* liegt vor, wenn die Zellzahl abgenommen hat, z. B. durch Zelluntergang.

Hyperplasie bedeutet, daß es durch einen Reiz zu einer reaktiven *Vermehrung der Zellzahl* kommt. – Das Gegenteil davon ist die *Involution*, z. B. Involution der Brustdrüsen nach Einstellung der Milchabsonderung.

Metaplasie. In gewissen Grenzen kann ein Gewebe Gestalt, Struktur und Verhalten ändern. Als Ursachen hierfür spielen u.a. andauernde mechanische, chemische oder entzündliche Reize eine Rolle. Durch Metaplasie paßt sich ein Gewebe veränderten Umständen an. Als *direkte Metaplasie* wird ein Wechsel der Zellart bezeichnet, wenn z. B. aus Retikulumzellen (S. 47) Fettzellen (S. 48) werden. Meist liegt jedoch eine *indirekte Metaplasie* vor. Dabei erfolgt die metaplastische Umwandlung des Gewebes dadurch, daß höherdifferenzierte Zellen zugrunde gehen und durch Zellen niederen Differenzierungsgrades ersetzt werden, z. B. Umwandlung des respiratorischen Epithels in Plattenepithel bei chronischer Entzündung der Schleimhaut der Luftwege. – Metaplasie ist reversibel.

Hypoplasie und **Aplasie** haben wenig mit den reaktiven Leistungen eines Gewebes auf erhöhten oder verminderten Stimulus zu tun: wird während der Entwicklung ein Organ unvollständig ausgebildet, liegt eine *Hypoplasie* vor; wird es *nicht* ausgebildet, handelt es sich um eine *Aplasie.* Wird es überhaupt nicht angelegt, handelt es sich um eine **Agenesie**.

Regeneration ist die Fähigkeit von Geweben, Gewebsverluste durch Gewebsneubildung zu ersetzen. So werden z. B. Zellen, die im Rahmen der normalen Zellalterung zugrunde gehen, durch neue Zellen ersetzt, die sich von Stammzellen ableiten. Dieser Vorgang wird als *physiologische Regeneration* bezeichnet. Die Regenerationsfähigkeit der Gewebe ist unterschiedlich groß. Vielfach entsteht nach Verletzung eine bindegewebige Narbe, d. h. zugrundegegangenes Gewebe wird durch regenerationsfreudiges Bindegewebe ersetzt.

Degeneration ist eine Entartung des Gewebes und führt zu einer Schädigung der spezifischen Zelleistung.

III. Interzellularräume und Zellkontakte

1. Interzellularräume

In jedem Gewebe bestehen zwischen den Zellen Interzellularräume. Sie sind unterschiedlich weit, z.B. beim Epithel spaltförmig (Durchschnittswert 20 nm), beim Binde- und Stützgewebe infolge des Vorkommens von Interzellularsubstanzen breit. Die Interzellularspalten und -räume sind wichtige Transportwege für Auf- und Abbauprodukte der Zellen.

Klinischer Hinweis. Bei Erkrankungen können die Interzellularräume in großer Menge Flüssigkeiten aufnehmen (extrazelluläre Ödeme).

2. Zellkontakte

Zellkontakte dienen der Verbindung von Zellen untereinander. Sie können
- **direkt** oder
- **indirekt** sein.

Grundsätzlich können sich Zellkontakte lösen und wieder neu bilden.

Direkte Zellverbindungen

Direkte Zellverbindungen liegen vor, wenn die Membranen gegenüberliegender Zellen beteiligt sind. Sie nehmen immer nur kleine Teile der Zelloberfläche in Anspruch. Sie können
- **fleckförmig**, (Macula),
- **bandförmig** (Facia) oder
- **gürtelförmig** (um die ganze Zelle herum, Zonula) sein.

An den Kontaktstellen kann der Interzellularspalt erhalten, aber auch verloren gegangen sein.
Die wichtigsten Funktionen dieser Kontaktstellen sind mechanische Verknüpfung, funktionelle Koppelung und Austausch von Stoffwechselprodukten zwischen benachbarten Zellen sowie Regulation der transepithalen Permeabilität.
Im Einzelnen werden unterschieden (Abb. 2-**1**):
- **Macula adhaerens**, Synonym: **Desmosom**,
- **Zonula adhaerens**,
- **Zonula occludens**, im englischen Sprachgebrauch: **tight junction**,
- **Nexus**, im englischen Sprachgebrauch: **gap junction**.

Macula adhaerens, Desmosom (Abb. 2-**1a**). Diese Strukturen dienen der mechanischen Verbindung von Zellen und der Verankerung intrazellulärer Filamente des Zytoskeletts. Sie finden sich ubiquitär als Zellkontakte zwischen gleichen oder unterschiedlichen Zellen. Desmosomen sind scheibenförmig und haben einen durchschnittlichen Durchmesser von 0,3–0,5 μm. Der Interzellularspalt ist 25–35 nm weit - und damit häufig weiter als der übrige Interzellularraum. Er ist mit einer „Kittsubstanz" (wahrscheinlich fibrilläre Glykoproteine) gefüllt, die in der Mitte zwischen den Zellmembranen oft verdichtet ist. Das elektronendichte Material im Interzellularspalt behindert den parazellulären Transport nicht (s. unten).
Im Bereich der Macula adhaerens ist das Zytoplasma unter den jeweiligen Zellmembranen durch feinfädiges elektronendichtes Material verdichtet. In diese Verdichtungen, die als *Haftplatten* bezeichnet werden, strahlen Zellfilamente (Tonofibrillen) ein.
Hemidesmosomen zeigen die charakteristische Struktur eines Desmosoms bei gegenüberliegenden Zellen nur an einer Seite. Außerdem kommen Hemidesmosomen oft zwischen Epithelzellen und Basalmembran vor.
Zonula adhaerens. Diese Zellhaftung gleicht in ihrem Aufbau weitgehend dem Desmosom, verläuft aber gürtelförmig um die Zelle. Der Interzellularraum ist enger als bei Desmosomen und enthält im allgemeinen kein strukturiertes Material.
Fascia adhaerens. Sie ist ähnlich gebaut wie die Zonula adhaerens, hat jedoch nur eine begrenzte Länge; sie ist streifenförmig.

Zonula occludens, tight junction (Abb. 2-**1b**). Sie verschließt den Interzellularraum. Eine Zonula occludens ist eine schmale, gürtelförmig um eine Zelle verlaufende Verbindungszone zwischen benachbarten Zellen. In ihrem Bereich sind die äußeren Schichten der Zellmembranen stellenweise verschmolzen. Die Verschmelzungen erfolgen im Bereich von Leisten, die netzartig angeordnet sind. Zwischen den Leisten befinden sich Gebiete mit engem Interzellularraum (10–15 nm weit).
Zonulae occludentes liegen in der Regel im apikalen Teil der Seitenflächen von oberflächenbedeckenden Epithelzellen. Sie unterbinden einen Substanztransport durch Interzellularspalten, wobei das Ausmaß der Versiegelung von der Zahl der Leisten abhängt. Außerdem nimmt mit

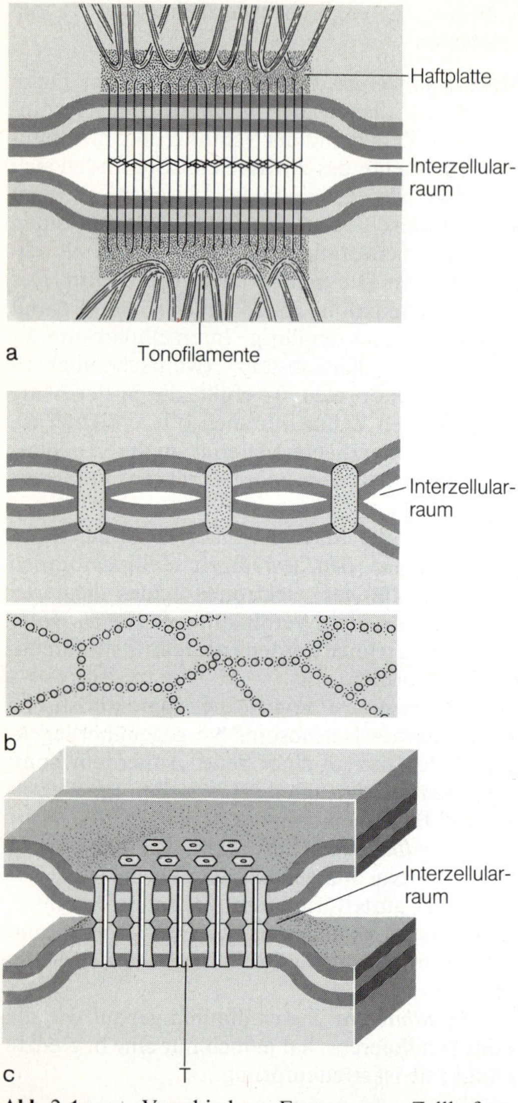

Abb. 2-1 a–c. Verschiedene Formen von Zellhaften. **a** Macula adhaerens. Der Interzellularspalt ist mit einer Kittsubstanz gefüllt. **b** Zonula occludens (tight junction). Die äußeren Lamellen der gegenüberliegenden Zellmembranen sind stellenweise miteinander verschmolzen. b_1 Ansicht einer tight junction im Querschnitt, b_2 Lokalisation von tight junctions in Aufsicht. **c** Nexus (gap junction). Der Interzellularspalt ist auf 2–4 nm vermindert, wird aber von „Tunnelproteinen" *T*, die feine „Kanäle" enthalten, überbrückt. (Nach Koecke, 1981)

der Anzahl der Leisten der transepitheliale elektrische Widerstand zu.

Tight junctions können auch streifenförmig (*Fascia occludens*, z.B. im Herzmuskel, S. 74) oder fleckförmig (*Macula occludens*) ausgebildet sein.

Haftkomplex, junctional complex. Beim Oberflächenepithel liegen häufig apikal eine Zonula occludens (am weitesten oben), Zonula adhaerens und Macula adhaerens unmittelbar untereinander. Sie bilden sog. *Haftkomplexe*, die lichtmikroskopisch an Tangentialschnitten (insbesondere bei Versilberung) als sog. *Schlußleistennetze* in Erscheinung treten (Abb. 2-**5**).

Nexus, gap junction (Abb. 2-**1 c**). Hierbei handelt es sich um fleckförmige Gebiete – beim Epithel meist tief an der seitlichen Zelloberfläche gelegen –, bei denen der Abstand zwischen den Zellmembranen konstant auf 2–4 nm vermindert ist. Im Bereich des Nexus kommen in den Membranen 7–10 nm große Partikel vor, *Tunnelproteine*, die einen feinen Kanal (Durchmesser 1–1,5 nm) enthalten. Die Partikel benachbarter Membranen berühren sich. Dadurch entstehen zahlreiche feine Kommunikationswege zwischen den Zellen.

Den gap junctions werden im Rahmen des Informationsaustauschs 2 Hauptaufgaben zugeschrieben:

- Weiterleitung von Strom von einer Zelle zur anderen ohne wesentlichen Spannungsverlust und
- interzellulärer Austausch niedermolekularer Substanzen, z. B. von Glukose, Steroidhormonen und Aminosäuren.

Durch gap junctions werden Zellen zu größeren Funktionseinheiten zusammengeschlossen.

Da im Bereich der gap junctions die Interzellularspalten erhalten sind, behindern sie den Transport niedermolekularer Substanzen durch den Interzellularraum nicht.

Indirekte Zellverbindungen

Indirekte Zellverbindungen kommen durch

- Verzahnungen von Nachbarzellen durch Zellausläufer, z. B. beim interdigitierenden Epithel, sowie durch
- Verschmelzung der Glykokalyx gegenüberliegender Zellen zustande.

B. Epithelgewebe

Epithelgewebe (kurz: Epithel) *sind Verbände von Zellen ohne nennenswerte Interzellularsubstanzen. Sie bedecken innere und äußere Oberflächen und bilden den funktionell wichtigsten Anteil aller Drüsen (Drüsenepithel).*

Hinweis. Auch beim Nervengewebe fehlen Interzellularsubstanzen. Dies erklärt sich entwicklungsgeschichtlich, da Nervengewebe epithelialer Herkunft ist (S. 119).

Sowohl morphologisch als auch funktionell handelt es sich beim Epithel um ein sehr differenziertes Gewebe. Dennoch gibt es Gemeinsamkeiten. So weisen alle Epithelien eine Basalmembran auf (s. unten); diese grenzt das Epithel gegen das darunter gelegene Gewebe ab. Ferner ist Epithel frei von Blutgefäßen (Ausnahme: Epithel der Stria vascularis des Innenohrs, S. 734); es wird durch Diffusion ernährt. Schließlich treten Nervenfasern nur an wenigen Stellen ins Epithel ein.

Eine Untergliederung des Epithels ist möglich in
- **Oberflächenepithel**,
- **Drüsenepithel**,
- **Neuroepithel**,
- **Myoepithel**.

Wichtige *Funktionen* von Epithel sind
- *Schutz durch Bildung von inneren und äußeren Oberflächen*,
- *Resorption* und *Transport*,
- *Sekretion*,
- *Rezeption von Sinnesreizen*,
- *Kontraktion*.

Klinischer Hinweis. Wird Oberflächenepithel zerstört, entsteht eine Wunde.

Eine Zuordnung von bestimmten Funktionen zu bestimmten Epithelarten ist nur unter Berücksichtigung der Leistungen der einzelnen im jeweiligen Epithelverband vorhandenen Zellen möglich; so kommen im Oberflächenepithel Drüsenzellen und/oder Sinneszellen vor, in Drüsen Drüsenzellen und Myoepithelzellen, und Transport erfolgt sowohl in resorbierenden als auch in sezernierenden Epithelzellen.

Auch herkunftsmäßig ist Epithel sehr heterogen; es wird vom Ektoderm (z. B. Epidermis), vom Mesoderm (Endothel, Mesothel) und Entoderm (Darmepithel) gebildet. Schließlich sind Form und Oberfläche von Epithelzellen sehr unterschiedlich.

Hinweis. Der Ausdruck *„epitheloide Zellen"* bezeichnet Zellverbände unterschiedlicher Herkunft und Funktion, die epithelartig angeordnet sind und keine Oberflächen bekleiden, z. B. in arteriovenösen Anastomosen (S. 162).

I. Oberflächenepithel

Es gibt verschiedene Arten von Oberflächenepithel (Abb. 2-**2**), die jeweils bestimmten Körperregionen zugeordnet sind (s. unten).

Diagnostischer Hinweis. Bei der Epitheldiagnose müssen berücksichtigt werden die
- ***Form der Epithelzellen***,
- ***Art und Anordnung der Epithelzellen***; im Epithelverband z. B. Schichtung und Reihung,
- ***Differenzierung der freien Zelloberflächen***.

1. Form der Epithelzellen

Räumlich gesehen sind die meisten Epithelzellen polyedrisch (vielflächig), in der Aufsicht vieleckig. Im übrigen sind der Form nach zu unterscheiden:
- **platte Epithelzellen**,
- **isoprismatische Epithelzellen**,
- **hochprismatische Epithelzellen**.

Platte Epithelzellen sind im Schnitt niedrig und breit.

Isoprismatische Epithelzellen sind annähernd gleich hoch und breit und werden auch als *kubisch* bezeichnet.

Hochprismatische Epithelzellen sind höher als breit; für sie wird auch die Bezeichnung *zylindrisch* verwendet.

Diagnostischer Hinweis. Lichtmikroskopisch ist häufig die Zellform nicht unmittelbar zu beurteilen, da die Zellgrenzen nicht angefärbt sind. Ersatzweise kann (mit Verbehalten) von der Form der Zellkerne auf die Epithelform geschlossen werden: z. B. querovale Zellkerne bei platten Epithelzellen, runde Zellkerne bei isoprismatischen Epithelzellen, längsovale Zellkerne bei hochprismatischen Epithelzellen.

2. Art und Anordnung der Epithelzellen

Oberflächenepithel kann
- **einschichtig**,
- **mehrschichtig**,
- **zwei-** oder **mehrreihig**,
- **verhornt** oder **unverhornt** sein.

Einschichtiges Epithel besteht nur aus 1 Zellage.

Beim **mehrschichtigen Epithel** liegt eine Schicht über der anderen.

Im **mehrreihigen Epithel** berühren alle Zellen die Basalmembran, aber nicht alle erreichen die Oberfläche. Die Zellkerne liegen in Reihen übereinander.

Verhornt ist ein Epithel, das an der Oberfläche eines mehrschichtigen Epithels eine Hornschicht bildet.

Einschichtiges Plattenepithel (Abb. 2-**2a**) kommt an Oberflächen mit besonders hoher Durchlässigkeit vor. Die Zellen sind flach ausgebreitet und oft durch Ausläufer miteinander verzahnt.

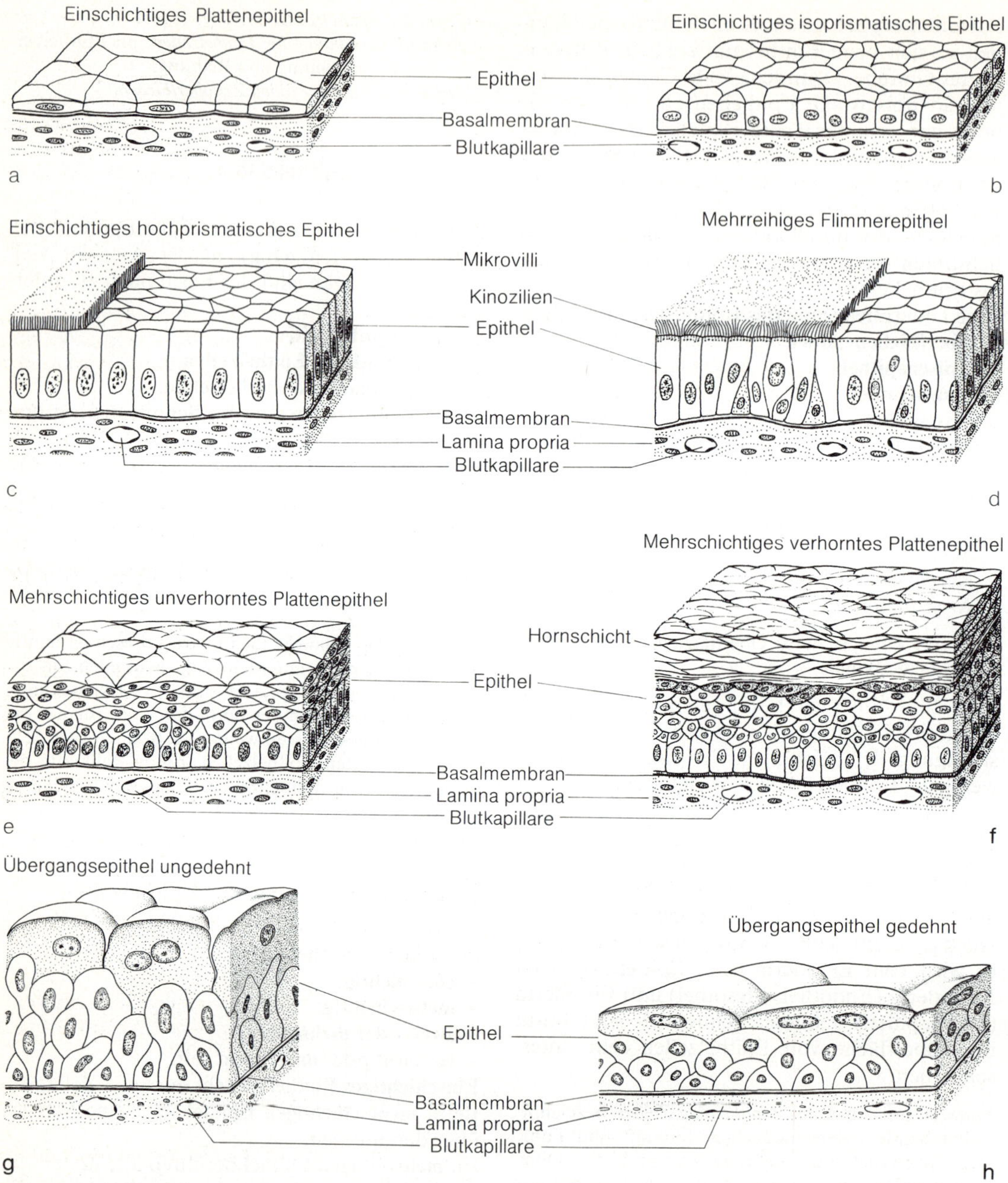

Abb. 2-**2a–h.** Zusammenstellung der verschiedenen Epithelarten. In der Zeichnung vom einschichtig hochprismatischen Epithel und vom mehrreihigen Flimmerepithel ist jeweils *im rechten Bildteil* die Zelloberfläche glatt gezeichnet, so daß die Zellformen auch von der Oberfläche her zu erkennen sind

Als Auskleidung von Blut- und Lymphgefäßen sowie im Herzen wird es als ***Endothel*** bezeichnet. Das einschichtige Plattenepithel an der Oberfläche der serösen Häute (Peritoneum, Pleura, Perikard) wird auch ***Mesothel*** genannt. Sowohl Endothel als auch Mesothel leiten sich vom Mesoderm ab.

Einschichtiges iso- bzw. hochprismatisches Epithel (Abb. 2-**2b**, Abb. 2-**2c**) kommt vor allem an Oberflächen vor, die Austauschvorgängen dienen (Darm, Niere). Apikal zeigen diese Epithelzellen häufig als besondere Differenzierung Mikrovilli (S. 15), die mit denen der Nachbarzellen einen Bürstensaum bilden können.

Mehrschichtiges unverhorntes Epithel (Abb. 2-**2e**) ist das Schutzepithel innerer Oberflächen (z. B. Mundhöhle, Ösophagus, Vagina). Zur genaueren Definition des Epithels dient die ***Form der Zellen der oberflächlichsten Lage.*** Man findet ein mehrschichtiges unverhorntes *Platten*epithel und - seltener - ein mehrschichtiges unverhorntes *hochprismatisches* Epithel. Für das mehrschichtige unverhornte Plattenepithel ist eine starke Abschilferung an der Oberfläche charakteristisch.

Bei allen mehrschichtigen Epithelien geht der Zellersatz von den basalen Schichten aus, *Stratum germinativum.* Hier sind die Zellen meist prismatisch. Die Zellen wandern dann zur Oberfläche, wobei sie ihre Form verändern und schließlich in den obersten Lagen abgeplattet sind. Auch in der oberflächlichsten Schicht haben die Zellen noch Zellkerne.

Mehrschichtiges verhorntes Plattenepithel (Abb. 2-**2f**) bildet die Epidermis (S. 200), das ist die oberflächlichste Schicht der Haut. Mehrschichtiges verhorntes isoprismatisches bzw. hochprismatisches Epithel gibt es nicht.

Zwei- und mehrreihiges Epithel (Abb. 2-**2d**) ist auf die Luftwege, Teile des Urogenitalsystems und einige Drüsenausführungsgänge beschränkt. Häufig weisen die an der freien Oberfläche gelegenen Zellen eine besondere apikale Differenzierung auf, z. B. Stereozilien beim zweireihigen Epithel des Nebenhodens, Kinozilien beim mehrreihigen hochprismatischen Epithel der Atemwege *(respiratorisches Epithel).*

Übergangsepithel (Abb. 2-**1g**, Abb. 2-**2h**). Übergangsepithel ist überwiegend *mehrschichtig.* Es kleidet die ableitenden Harnwege aus (z. B. Harnleiter, Harnblase). Dort kommen jedoch auch immer wieder mehr(2-)reihige Abschnitte vor.

Charakteristisch für das Übergangsepithel ist die Fähigkeit der Zellen, sich in Abhängigkeit vom Dehnungszustand umzuorientieren. Bei Füllung des Organs vermindert sich die Zahl der Zellschichten, im leeren Zustand nimmt sie zu. Veränderlich ist auch die Form der oberflächlichen Zellage, *Deckzellen.* Im ungedehnten Zustand sind die Oberflächenzellen hochprismatisch, bei Dehnung platt. Stets überdeckt eine Oberflächenzelle mehr als 1 Zelle der darunter gelegenen Schicht. Häufig sind die Oberflächenzellen 2- oder mehrkernig. Apikal ist das Zytoplasma durch eine *Crusta* aus Glykoproteinen verdichtet, die als Schutzschicht gegen den Harn aufgefaßt wird.

Beispiele für das Vorkommen der verschiedenen Arten des Oberflächenepithels

Einschichtiges Plattenepithel. Alveolarepithel in der Lunge, Bowman-Kapsel des Nierenkörperchens, häutiges Labyrinth des Gehörorgans, Hornhautendothel des Auges; Endothel der Blut- und Lymphgefäße sowie des Herzens; Mesothel der Pleura, des Perikards und Peritoneums.

Einschichtiges isoprismatisches Epithel. Drüsenausführungsgänge, Teile des Nephrons, Sammelrohe, Plexus choroideus, Pigmentepithel der Netzhaus des Auges, Linsenepithel.

Einschichtiges hochprismatisches Epithel. Verdauungskanal vom Magen bis zum Rektum; Gallenblase, einige Drüsenausführungsgänge, Ductus papillares der Niere, Eileiter, Uterus.

Mehrschichtiges unverhorntes Plattenepithel. Verdauungskanal von der Mundhöhle bis zum Ösophagus, Vagina, große Ausführungsgänge der Speicheldrüsen.

Mehrschichtiges unverhorntes hochprismatisches Epithel. Fornix conjunctivae, hinteres Ende des Nasenvorhofs.

Mehrschichtiges verhorntes Plattenepithel. Epidermis.

Zweireihiges Epithel. Nebenhodengang (mit Stereozilien), Samenleiter, Ductus parotideus.

Mehrreihiges Epithel. Als respiratorisches Epithel mit Kinozilien in den Luftwegen von der Nasenhöhle bis zu den Bronchien.

3. Differenzierung der freien Zelloberflächen

Oberflächenepithel weist häufig an seinen Oberflächen Besonderheiten auf, nämlich

- **Mikrovilli,**
- **Bürstensäume bei resorbierenden Epithelien,**
- **Stereozilien,**
- **Kinozilien,**
- **basale Einfaltungen** und **laterale Mikrofalten.**

Die Erklärung dieser Strukturen erfolgt auf S. 15.

4. Basalmembran

Alle Epithelien sitzen mit ihrer dem Bindegewebe zugewandten Seite einer Basalmembran auf. Durch diese extrazellulär gelegene Struktur, an der die Epithelzellen oft durch „Basalfüßchen" befestigt sind, sind die Epithelien mit ihrer Umgebung verbunden.

Basalmembranen sind mehrschichtig. Sie gliedern sich in eine

- **Lamina rara externa**, die dem Epithel zugewandt ist, eine
- **Lamina densa**, auch als *Basallamina* bezeichnet, und eine
- **Lamina rara interna**.

Diese 3-Schichtung ist nur elektronenmikroskopisch zu erkennen. Häufig folgt der Lamina rara interna eine

- **Lamina fibroreticularis**, die dicker ist als die übrigen Schichten. Sie enthält retikuläre Fasern und/oder Kollagen vom Typ IV.

Basalmembranen sind 80 nm bis 1 µm dick. Lichtmikroskopisch können sie deswegen nur dann erfaßt werden, wenn eine Lamina fibroreticularis vorhanden ist, oder die übrigen Schichten auffällig dick sind.

Basalmembranen sind grundsätzlich permeabel und ermöglichen dadurch die Ernährung des Epithels.

5. Histophysiologie

Eine auffällige Eigenschaft vieler Oberflächenepithelien ist der *Transport*. Epithelien dieser Art werden deswegen auch als *transportierende Epithelien* bezeichnet.

Der *Transport* dient dazu, Stoffe aus der Umgebung aufzunehmen und sie dabei gegebenenfalls umzusetzen. Grundsätzlich kann ein Transport beim Oberflächenepithel vom Lumen zum Gewebe (Resorption), aber auch umgekehrt erfolgen Abb. 2-3).

Zu unterscheiden sind:

- **transzellulärer Transport**,
- **parazellulärer Transport** und
- **gemischter Transport**.

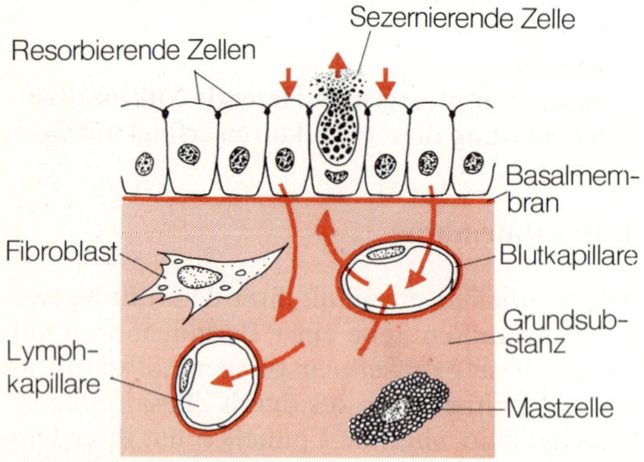

Abb. 2-3. Oberflächenepithel ist zur Resorption (resorbierende Zellen) und Sekretion (sezernierende Zellen) befähigt. Die *Pfeile* geben die Richtung des Stoffaustausches an

Transzellulärer Transport. Hierbei kann die Aufnahme durch

- *Endozytose*,
- *membrangebundene Transportproteine* und
- *Diffusion*, die histologisch nicht erfaßt werden kann, erfolgen.

Der Endozytose (S. 22) und der Aufnahme durch membrangebundene Transportproteine (S. 22) sind digestive Systeme aus hydrolytischen Enzymen zugeordnet. Das digestive System für endozytotisch aufgenommene hochmolekulare Substanzen befindet sich intrazellulär, nämlich in den Lysosomen (S. 11), und ist damit der Endozytose nachgeschaltet. Das Digestionssystem für niedermolekulare organische Substanzen, die vor allem über membrangebundene Transportproteine in die Epithelzellen gelangen, ist dagegen der Aufnahme vorgeschaltet; die hydrolytischen Enzyme sind in der Zellmembran verankert und Bestandteile der Glykokalyx. – Häufig ist die Oberfläche resorbierender Zellen durch Mikrovilli vergrößert.

Parazellulärer Transport. Er erfolgt durch das System der Interzellularspalten und vor allem passiv. Der Umfang des parazellulären Transports hängt vom Vorkommen und der Ausbildung der Zonulae occludentes ab. Er dient hauptsächlich allem dem Durchtritt von Ionen.

Gemischter Transport. Ein gemischter Transport liegt dann vor, wenn Substanzen, um die Verschlußsysteme der Zellularräume zu umgehen, zunächst in die Zelle aufgenommen (transzellulärer Weg), dann aber lateral in die Interzellularräume abgegeben und dort weitergeleitet werden (parazellulärer Transport).

II. Drüsenepithel

Drüsenepithel dient der Bildung und Abgabe von Stoffen (Sekrete, Inkrete). Es bildet das Parenchym der Drüsen. Einzelheiten s. unten.

III. Sinnesepithel

Hierbei handelt es sich um besondere Epithelzellgruppen mit der Fähigkeit, spezifische Reize aufzunehmen (Mechanorezeptoren im Stratum basale der Epidermis, Geschmackszellen der Zunge) und die an ihrer Oberfläche endenden Nervenzellfortsätze zu erregen, **sekundäre Sinneszellen**. Eine Sonderstellung nehmen die Riechzellen und Sinneszellen des Corti-Organs ein, die gleichzeitig Rezeptoren und Nervenzellen sind, **primäre Sinneszellen**. – Einzelheiten über Sinnesepithel in den Kapiteln Haut (S. 204) und Sinnesorgane (S. 705).

IV. Myoepithel

Myoepithelzellen stammen aus dem Ektoderm. Ihr Zytoplasma enthält Aktin- und Myosinfilamente; deswegen sind sie kontraktil. Myoepithelzellen kommen in Drüsen vor (s. unten).

C. Exokrine und endokrine Drüsen

Drüsen sind Zellkomplexe (oder Einzelzellen), die Stoffe, z. T. spezifischer Wirksamkeit, bilden und abgeben. Die Produkte der Drüsen(zellen) werden als **Sekret**, der Vorgang der Stoffbildung und -abgabe als **Sekretion** bezeichnet.

Man unterscheidet
- **exokrine Drüsen** und
- **endokrine Drüsen**.

Exokrine Drüsen haben einen **Ausführungsgang**, durch den sie ihr Sekret an innere oder äußere Körperoberflächen abgeben. Das Sekret hat daher überwiegend lokale Wirkung.

Endokrine Drüsen (Drüsen mit innerer Sekretion) sezernieren ihre Produkte (Inkrete, Hormone) in die Blut- bzw. Lymphbahn (ohne Ausführungsgänge) oder in den Interzellularraum (parakrine Sekretion). Die Hormone gelangen auf humoralem Weg zu allen Zellen und Geweben des Körpers.

Hinweis. Zur Sekretion sind jedoch auch Zellen des Oberflächenepithels befähigt, z. B. das Epithel der Gallenblase. Außerdem kommt Sekretion auch bei nichtepithelialen Mesenchymabkömmlingen vor, z. B. Fibroblasten, Chondroblasten, Osteoblasten. Diese Zellen geben u. a. das zur Bildung von Bindegewebsfasern und amorpher Grundsubstanz erforderliche Material in den Interzellularraum ab.

I. Entwicklung (Abb. 2-4)

Drüsen bzw. Drüsenzellen sind überwiegend epithelialer Herkunft (Ausnahme: Nebennierenmark, S. 619). Sie entwickeln sich aus umgrenzten Proliferationen des Oberflächenepithels. Durch Zellvermehrung entstehen Epithelzapfen,

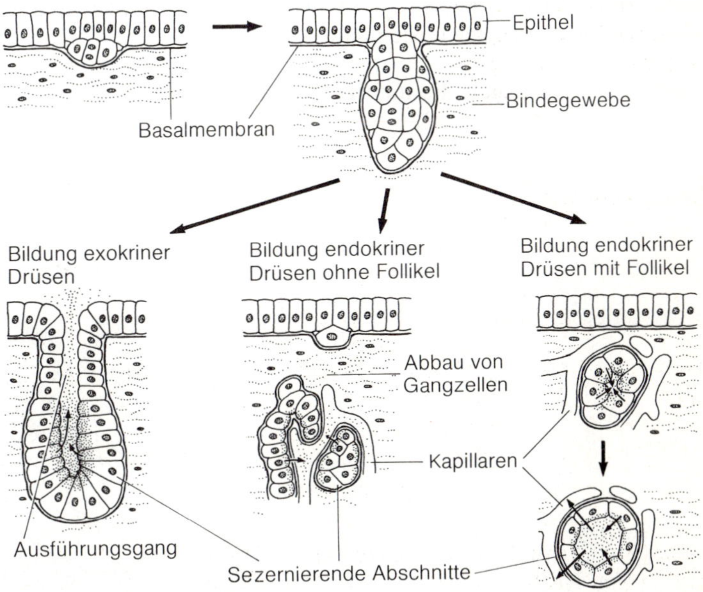

Abb. 2-4. Drüsenentstehung aus dem Oberflächenepithel. Das Oberflächenepithel bildet Zapfen, die in das umgebende Bindegewebe einwachsen. Zur Bildung von exokrinen Drüsen kommt es dann, wenn die Beziehung zum Oberflächenepithel erhalten bleibt. Geht die Beziehung zwischen Oberflächenepithel und Drüsenanlage verloren, entstehen endokrine Drüsen. Die sezernierenden Abschnitte der endokrinen Drüsen können strangartig angeordnet sein oder Follikel bilden. In den Follikeln können sich größere Mengen von Sekret sammeln. Das Sekret der endokrinen Drüsenzellen gelangt in Kapillaren. (Nach Schiebler et al., 1986)

die sich in das unter dem Epithel gelegene Bindegewebe einsenken. Zur Bildung von exokrinen Drüsen kommt es dann, wenn die Beziehung zum Oberflächenepithel erhalten bleibt. In der Regel entstehen an der Spitze der Epithelzapfen die sezernierenden Abschnitte der Drüsen, **Endstücke**, während die übrigen Teile zum **Ausführungsgang** werden.
Geht die Beziehung zwischen Oberflächenepithel und Endstückanlage verloren, z. B. durch Abbau der Zellen, die den Ausführungsgang bilden sollen, entstehen **endokrine Drüsen**. Eine andere Entstehungsart der endokrinen Drüsen ist die Abspaltung der inkretorischen Zellen aus den Anlagen von Endstücken exokriner Drüsen, z. B. Inselapparat des Pankreas. - Ein Sonderfall ist die Schilddrüse. Hier entstehen Follikel (Abb. 2-**4**), in deren Inneren das von den Follikelepithelzellen gebildete Inkret gespeichert wird.

II. Exokrine Drüsen

Exokrine Drüsen sind vielgestaltig. Sie können
- **einzellig** oder
- **mehrzellig** sein; sie können
- **endoepithelial** oder
- **exoepithelial** liegen.

Ferner bestehen zwischen den exokrinen Drüsen hinsichtlich ihrer Form, ihrem Sekret und ihrer Absonderungsvorgänge erhebliche Unterschiede.
Insgesamt überwiegen die mehrzelligen exoepithelialen Drüsen (s. unten).

1. Einzellige Drüsen

Hierbei handelt es sich um Drüsenzellen, die einzeln im Epithel liegen. Am weitesten verbreitet sind die *Becherzellen.* Weitere einzellige exokrine Drüsen sind die *Paneth-Körnerzellen* des Dünndarms (S. 583).

Becherzellen (Abb. 2-**5 a**) kommen in allen Abschnitten des Darms und in den Luftwegen vor. Ihr Sekret ist ein regional etwas unterschiedlich zusammengesetzter Schleim (ein Eiweiß-Kohlenhydrat-Komplex), der apikal unter Zerreißen der Zelloberfläche abgegeben wird. Die Form der Becherzellen ist charakteristisch: sie verjüngen sich nach basal; hier liegen Zellkern und rauhes endoplasmatisches Retikulum. Über dem Kern befindet sich ein stark entwickelter Golgi-Apparat, der bei der Schleimbildung eine Rolle spielt (s. unten). Nach apikal erweitern sich die Becherzellen kelchförmig. Der Kelch enthält die von einer zarten Membran umgebenen Sekret-(Muzin)granula (Schleimtröpfchen). Die apikale Oberfläche der Becherzellen hat Mikrovilli.

2. Mehrzellige Drüsen

Zu unterscheiden sind
- **endoepitheliale Drüsen** und
- **exoepitheliale Drüsen**.

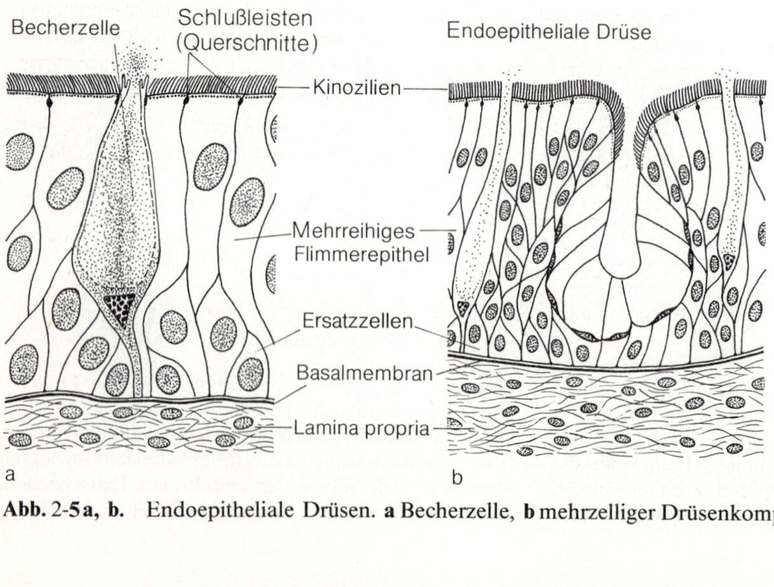

Abb. 2-5 a, b. Endoepitheliale Drüsen. **a** Becherzelle, **b** mehrzelliger Drüsenkomplex. (Nach Bucher, 1985)

Endoepitheliale Drüsen

Mehrzellige im Epithel gelegene (endoepitheliale) Drüsen (Abb. 2-**5b**) gibt es nur an wenigen Stellen, z. B. in der Nasenschleimhaut und der Harnröhre.

Exoepitheliale Drüsen

Die meisten mehrzelligen Drüsen liegen exoepithelial; viele bilden eingene Organe (z. B. Mundspeicheldrüsen, Tränendrüse, Bauchspeicheldrüse). Exoepitheliale Drüsen bestehen in der Regel aus einem

- **Drüsenkörper**, der sich aus
  - ***sekretbildender Drüsenendstücken***,
  - ***Teilen des Ausführungsgangsystem*** und
  - ***Bindegewebe mit Gefäßen und Nerven*** zusammensetzt, und einem oder mehreren
- **Drüsenausführungsgängen.**

Oft werden die Drüsenkörper durch Bindegewebe in *Lappen* und *Läppchen* unterteilt.

Drüsenendstücke

Sie bestehen aus *Drüsenzellen.* Umgeben wird jedes Drüsenendstück von einer *Basalmembran.* Außerdem befinden sich bei zahlreichen Drüsen zwischen Basalmembran und Drüsenzellen *Myoepithelzellen*, deren Zytoplasma kontraktile Myofilamente enthält. Möglicherweise wirken die Myoepithelzellen bei der Sekretentleerung mit.

Alle exokrinen Drüsenzellen haben eine polare Gliederung. Basal, d. h. an der der Basalmembran zugekehrten Seite, liegen vor allem die für die Sekretbildung erforderlichen Zellorganellen. Von basal her erfolgt die Aufnahme der für die Sekretbereitung erforderlichen Stoffe aus dem Blut. Apikal, d. h. dem Drüsenlumen zugewandt, liegt das Sekret. Hier erfolgt auch die Sekretabgabe. - In der Regel kommen an der apikalen Zelloberfläche der Drüsenzellen Mikrovilli vor; in einigen Drüsenendstücken ist die Oberfläche der Drüsenzellen kanälchenförmig invaginiert, z. B. in den Fundusdrüsen des Magens.

Nach Art der in den Drüsenendstücken gebildeten Sekrete können unterschieden werden:

- **seröse Drüsen**,
- **muköse Drüsen** und
- **gemischte (seromuköse) Drüsen**.

Seröse Drüsen. Die Endstücke besitzen in größerer Menge Zellorganellen, die der Biosynthese dienen. Basal befindet sich häufig ein stark entwickeltes rauhes endoplasmatisches Retikulum und perinukleär ein großer Golgi-Apparat. Färberisch-lichtmikroskopisch zeigt das basale Zytoplasma dann eine kräftige Basophilie. Apikal liegen die Zymogengranula. Der Zellkern ist rund und liegt etwa in der Zellmitte. Seröse Drüsenzellen bilden ein eiweißreiches, dünnflüssiges Sekret. Das Drüsenlumen ist meist relativ eng. - Rein seröse Drüsen sind die Gl. parotis, Gl. lacrimalis, einige Zungen- und Nasendrüsen, die Bauchspeicheldrüse.

Muköse Drüsen. In den mukösen Drüsen wird ein zähflüssiger, fermentarmer Schleim gebildet. Der Zellkern liegt in den Endstückzellen basal und ist abgeplattet. Apikal befindet sich muzinhaltiger Schleim. Lichtmikroskopisch sieht das Zytoplasma wabig aus. Die Drüsenlumina sind meist relativ weit. - Rein muköse Drüsen sind selten, z. B. hintere Zungendrüsen, Gl. palatinae. Oft bereitet die Unterscheidung von mukösen und serösen Drüsenzellen Schwierigkeiten, insofern bei manchen Zellen muköse und seröse Sekretion ineinander übergehen. Aus Drüsenzellen dieser Art bestehen z. B. die Gll. oesophageae, die Drüsen am Mageneingang und -ausgang und die Gll. bulbourethrales. Sie bilden ein Sekret, das reich an Glykokonjugaten und Proteinen ist. Die Drüsenzellen haben in der Regel einen runden Zellkern, das Zytoplasma ist aber nur schwach basophil.

Gemischte Drüsen (Abb. 2-**6**). In gemischten Drüsen kommen in den Endstücken sowohl seröse als auch muköse Drüsenzellen vor. Jede dieser Zellen besitzt ihren charakteristischen Feinbau und produziert entweder ein seröses oder ein muköses Sekret, das in das Drüsenlumen abgegeben wird. Gemischte Drüsen bilden daher ein gemischtes Sekret, z. B. die Speicheldrüsen des Mundbodens. In diesen Drüsen *sitzen die serösen Drüsenzellen den mukösen Endstücken kappenförmig auf* (Gianuzzi- oder v. Ebner-Halbmonde). - Zwischen den gemischten Speicheldrüsen bestehen hinsichtlich der relativen Anteile der serösen Endstücke Unterschiede: in der Gl. submandibularis ist der relative Anteil der serösen Endstückzellen hoch, in der Gl. sublingualis niedrig.

Nach Art der Sekretabgabe aus Drüsenendstückzellen werden unterschieden:

- **merokrine Sekretion**,
- **apokrine Sekretion**,
- **holokrine Sekretion**.

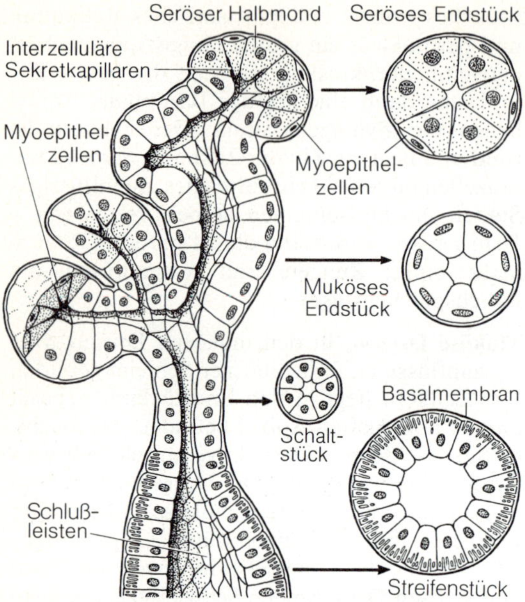

Abb. 2-6. Gemischte Drüse (z. B. Gl. sublingualis). Die sezernierenden Drüsenabschnitte besitzen sowohl seröse als auch muköse Drüsenzellen. Die serösen Drüsenzellen bilden sog. Halbmonde. In den serösen Drüsenzellen sind die Kerne rund, liegen im basalen Drittel der Zelle, wo gleichzeitig in größerer Menge Ergastoplasma vorkommt. Apikal liegen Sekretgranula. - Die Zellkerne der mukösen Drüsenzellen sind flach und nahe an der Zellbasis gelegen. Ergastoplasma kommt wenig vor. - Die Schaltstücke sind kurz und haben ein isoprismatisches oder plattes Epithel. Die Streifenstücke werden von hochprismatischen Epithelzellen mit Einfaltungen der basalen Zellmembran und zahlreichen basal gelegenen Mitochondrien gebildet. (Nach Braus, 1956)

Merokrine Sekretion (Nomina histologica 1980, früher auch ekkrine Sekretion, Abb. 2-7**a**). Bei der merokrinen Sekretion erfolgt die Sekretabgabe durch *Exozytose.* Zytoplasmatische Sekretgranula treten mit dem Plasmalemm in Verbindung, öffnen sich und geben ihren Inhalt an die Umgebung ab. Verwirklicht wird dieser Sekretionsmechanismus vor allem in Drüsen mit hoher Sekretionsleistung, z. B. in den Speicheldrüsen, in Drüsen des Geschlechtsapparats, in allen endokrinen Drüsen.

Apokrine Sekretion (Abb. 2-7**b**). Hierbei wird der *apikale Teil der Zelle mit dem Sekret abgestoßen.* Es geht hierbei ein Teil Zytoplasma verloren, den die Zelle nach Sekretabgabe wieder regenerieren muß. - Beispiele: Milchdrüsen (S. 209), Gll. ceruminosae des äußeren Gehörgangs.

Holokrine Sekretion (Abb. 2-**8**). Hierbei *geht die ganze Drüsenzelle zugrunde.* Das Sekret füllt die Zelle aus, der Zellkern wird pyknotisch, die Zelle zerfällt. Jede Zelle ist nur zu *einem* Sekretionsvorgang fähig. Holokrine Sekretion erfolgt in den Talgdrüsen der Haut (S. 208).

Ausführungsgangsystem

Es dient der Ableitung des Sekrets an die Oberfläche. Außerdem wird im Ausführungsgangsystem das Sekret in seiner Zusammensetzung durch Rückresorption bzw. Abgabe von Wasser und Ionen verändert.
Das Ausführungsgangsystem (Beispiel Speicheldrüse) besteht aus verschiedenen Abschnitten, nämlich den den Endstücken folgenden
- **Schaltstücken**, den
- **Streifenstücken** (Sekret-, Speichelrohr) und dem
- **Ausführungsgang** im engeren Sinne, **Ductus excretorius** (S. 453).

Zwischen den verschiedenen Drüsen bestehen hinsichtlich des Vorkommens, der Größe und der Verzweigungen der verschiedenen Abschnitte des Ausführungsgangsystems z. T. erhebliche Unterschiede; z. B. fehlen in der Tränendrüse Schalt- und Streifenstücke, in der Bauchspeicheldrüse Streifenstücke. Die meisten Drüsen haben nur einen, in der Regel verzweigten Ductus excretorius; mehrere Ductus excretorii haben u. a. Milch- und Tränendrüse.

Schaltstücke sind in der Regel kurz und werden von einem platten bis kubischen Epithel ausgekleidet. Sie sind meist englumig. Differentialdiagnostisch müssen sie von Kapillaren unterschieden werden.

Streifenstücke haben ein einschichtiges iso- bis hochprismatisches Epithel. Die Zellen besitzen eine basale Streifung, die durch Einfaltung der basalen Zellmembran und Mitochondrien in Palisadenstellung zustande kommt. Die Streifenstücke liegen in der Regel innerhalb der Drüsenläppchen. Sie sind zur Natriumresorption, wahrscheinlich auch zur Sekretion befähigt.

Ductus excretorii beginnen interlobulär. Sie werden von einem 2-reihigen kubisch bis hochprismatischen Epithel mit deutlichen Schlußleisten begrenzt.

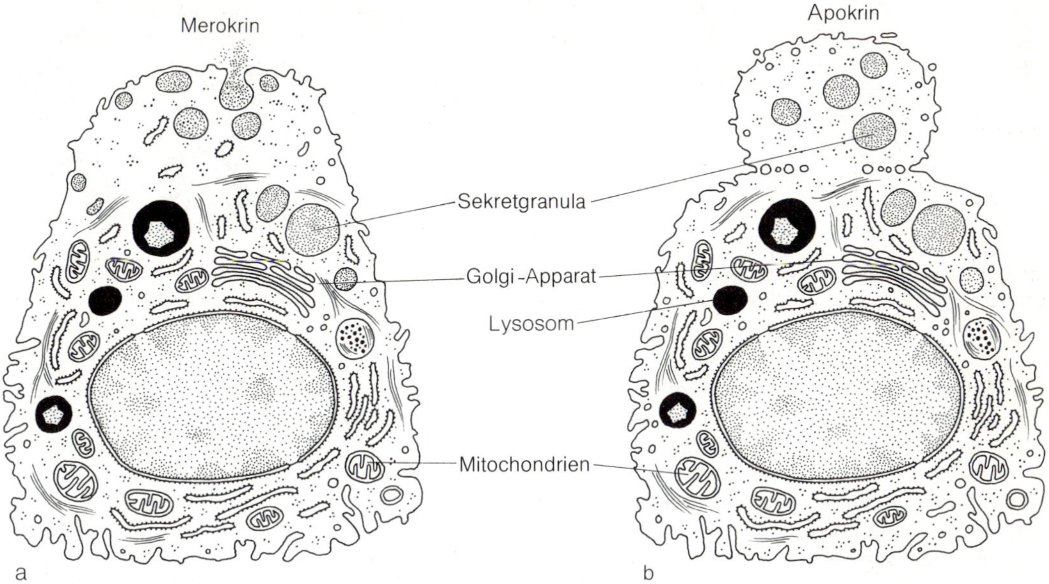

Abb. 2-7 a, b. Verschiedene Formen der Sekretion von Drüsenzellen. **a** Ekkrine (merokrine) Sekretion, z. B. bei serösen Drüsenzellen. Das Sekret wird im rauhen endoplasmatischen Retikulum und Golgi-Apparat vorbereitet und als Sekretgranulum an die Zelloberfläche transportiert. Hier wird das Sekret durch Exozytose abgegeben. **b** Apokrine Sekretion, z. B. in den Duftdrüsen. Es wird der apikale Teil der Zelle mit Sekretgranula abgeschnürt

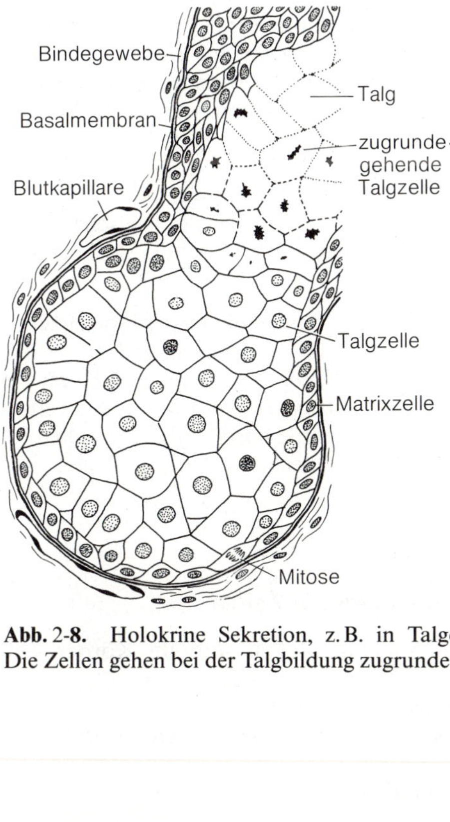

Abb. 2-8. Holokrine Sekretion, z. B. in Talgdrüsen. Die Zellen gehen bei der Talgbildung zugrunde

Klassifizierung der mehrzelligen Drüsen

Berücksichtigt werden hierzu die Form der sezernierenden Abschnitte und das Ausführungsgangsystem (Abb. 2-**9**). Man unterscheidet *einfache* und *zusammengesetzte Drüsen.* Bei den einfachen Drüsen ist der *Ausführungsgang unverzweigt,* bei den zusammengesetzten *verzweigt* und es kommen verschieden gestaltete Endstücke evtl. mit verschiedenen Arten von Drüsenzellen vor.

Einfach-tubulöse Drüsen. Als tubulös wird eine Drüse bezeichnet, wenn der sezernierende Abschnitt schlauchförmig ist. Die einfach-tubulösen Drüsen sind gestreckt und das Drüsenlumen öffnet sich an der Epitheloberfläche. Beispiele: Glandulae intestinales des Dünndarms (S. 582), Krypten im Colon (S. 590).

Gewunden-tubulöse Drüsen. Bei den gewunden-tubulösen Drüsen, z. B. den Schweißdrüsen, besteht ein gestreckter Ausführungsgang und ein gewundenes, schlauchförmiges Endstück.

Verzweigt-tubulöse Drüsen ohne speziellen Ausführungsgang kommen in der Schleimhaut von Magen und Uterus vor, mit einem kurzen Ausführungsgang in der Schleimhaut des Mundes, der Zunge und des Ösophagus.

Einfach-azinöse und *einfach-alveoläre Drüsen* sind beim Menschen selten. Sie bilden jedoch

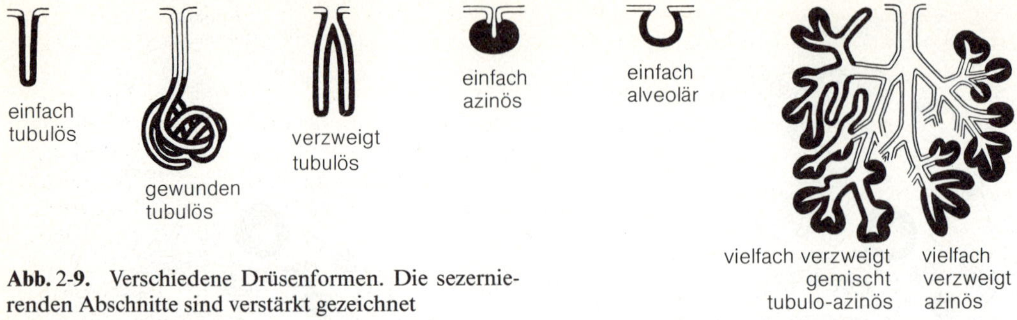

Abb. 2-9. Verschiedene Drüsenformen. Die sezernierenden Abschnitte sind verstärkt gezeichnet

die Endstücke zahlreicher zusammengesetzter Drüsen. Sowohl die azinösen als auch die alveolären Endstücke sind kugelförmig: beim Azinus sind die Drüsenzellen hoch und das Drüsenlumen ist schmal, beim Alveolus sind die Drüsenzellen abgeflacht und das Lumen ist weit.

Zusammengesetzte exokrine Drüsen. Diese Drüsenform liegt bei den meisten größeren Drüsen vor. Vielfach verzweigte tubuloazinöse Drüsen sind z. B. Speicheldrüsen und die Drüsen der Luftwege. Die sezernierenden Endstücke bestehen aus unregelmäßig verzweigten tubulösen Abschnitten, die zahlreiche azinöse Ausstülpungen besitzen. Einige tubuloazinöse Drüsen haben Endstücke mit sehr weitem Lumen, z. B. Milchdrüse und Prostata.

3. Histophysiologie

Drüsenzellen sind auf Bildung und Ausschleusung von Sekreten spezialisiert. Sie bilden in ihrem Zytoplasma also Material, das nicht von der Zelle selbst benötigt wird. Kein Sekret ist indifferent, vielmehr erfüllt jedes Sekret eine spezielle Aufgabe. Dementsprechend ist die Zusammensetzung der Sekrete sehr verschieden. Zahlreiche Sekrete enthalten Enzyme oder Antikörper. Insgesamt überwiegen bei Sekreten die Proteinanteile, wenn manche Sekrete auch kohlenhydratreich sind und über Lipide verfügen.

Proteinsekretion. An der Bildung und Ausschleusung von proteinreichen Sekreten sind zahlreiche Zellorganellen beteiligt. Die für die Proteinsynthese erforderlichen Aminosäuren stammen aus dem Blut und gelangen, nachdem sie die verschiedenen Membranen und den Interzellularraum durchquert haben, ins Zytoplasma der Drüsenzelle. Dort werden sie zu Polypeptidketten charakteristischer Aminosäurefrequenz zusammengefügt. Hierbei wirken Transfer- und Messenger-Ribonukleinsäuren mit. Ort der Biosynthese von Sekretproteinen sind die Ribosomen des rauhen endoplasmatischen Retikulums. Das Produkt liegt schließlich im Lumen des rauhen endoplasmatischen Retikulums. Von hier wird es durch Vesikel zum Golgi-Apparat transportiert. Im Golgi-Apparat erfolgt die Konzentration und die „Verpackung" des Sekrets. Anschließend lösen sich die Sekretgranula vom Golgi-Apparat und werden zur Abgabe an die Zelloberfläche transportiert. Sekretgranula sind meist rund, von einer glatten Membran umgeben und haben einen dichten Inhalt. Die Sekretabgabe erfolgt überwiegend durch Exozytose (S. 23).

Glykoproteinsekretion. Für die Synthese von Sekreten, die außer Proteinen Kohlenhydrate enthalten, ist der Golgi-Apparat von besonderer Bedeutung. Im Golgi-Apparat werden Kohlenhydrate synthetisiert und mit den Proteinen verknüpft. Im Golgi-Apparat erfolgt auch, sofern das Sekret sulfatierte Glykoproteine enthält, eine Sulfatierung der Polysaccharide. Typische Zellen mit Glykoproteinsekretion sind die Becherzellen (s. oben).

Regulation. Die Tätigkeit exokriner Drüsenzellen wird intrazellulär vom Zellkern und außerdem exogen geregelt. Bei der exogenen Kontrolle spielt bei vielen Drüsen das autonome Nervensystem, bei anderen eine hormonale Kontrolle und bei einigen beide Mechanismen eine Rolle.

III. Endokrine Drüsen

1. Hormonbildende Zellen

Hormonbildende Zellen sind im Körper weit verbreitet. Sie befinden sich in
- **endokrinen Drüsen** und
- **endokrinen Zellgruppen**, außerdem treten sie als
- **Einzelzellen** auf.

Gemeinsam ist allen, daß ihre Produkte, die *Hormone*, stets humoral zum Ort ihrer Wirksamkeit gelangen. Für den Transport steht das Blut und Lymphgefäßsystem bzw. der interstitielle Raum zur Verfügung. Ein Ausführungsgang ist in keinem Fall vorhanden.

Endokrine Drüsen sind Hypophyse, Zirbeldrüse, Schilddrüse, Nebenschilddrüsen und Nebennieren. Es handelt sich um selbständige Organe.

Endokrine Zellgruppen liegen einzeln oder sind Teile von Organen. Sie kommen vor im Hypothalamus, als Langerhans-Inseln im Pankreas, als Leydig-Zwischenzellen im Hoden, als Follikelepithelzellen und als Corpus-luteum-Zellen im Ovar sowie in Paraganglien.
Die von den endokrinen Drüsen und Zellgruppen gebildeten Hormone werden als *glanduläre Hormone* bezeichnet.

Einzelzellen. Sie werden an zahlreichen Stellen gefunden, gehäuft im Gastrointestinaltrakt. Viele dieser Zellen gehören in die Gruppe der ***parakrinen Zellen***. Die Hormone dieser Zellen haben eine sehr kurze Halbwertzeit und wirken deswegen nur auf Zellen ihrer Umgebung. Der Transport dieser Hormone erfolgt durch die interstitielle Flüssigkeit, also parazellulär. Die von den Einzelzellen gebildeten Hormone werden als *aglanduläre Hormone* und, sofern sie parakrin wirken, als *Gewebshormone* bezeichnet. Zu den Gewebshormonen gehören u.a. Prostaglandine und zahlreiche Neuropeptide, die sowohl peripher als auch im Zentralnervensystem gebildet werden. Viele der einzeln gelegenen Zellen gehören zum APUD-System (s. unten).

Hinweis. Die detaillierte Besprechung der endokrinen Organe erfolgt im speziellen Teil des Lehrbuchs.

2. Hormonbildung und Hormonwirkung

Hormonbildung. Sie erfolgt durch die gleichen Zellorganellen, die auch in den exokrinen Drüsenzellen der Sekretbildung dienen. Jedoch wird, verglichen mit exokrinen Drüsenzellen, in den meisten inkretorischen Drüsenzellen nur verhältnismäßig wenig, dafür aber hochwirksames Sekret gebildet. Dadurch sind in den endokrinen Zellen die entsprechenden Organellen verhältnismäßig klein, z.B. in den Zellen, in denen Proteohormone synthetisiert werden, das rauhe endoplasmatische Retikulum und der Golgi-Apparat. Das Ergebnis der intrazellulären Hormonbildung sind Sekretgranula, in denen die Hormone, teilweise an Trägersubstanzen gebunden, vorliegen. Die Hormonabgabe erfolgt durch Exozytose. - Endokrine Drüsenzellen sind in der Regel nicht polar gegliedert.
Unter den proteohormonbildenden Drüsenzellen nimmt die *Schilddrüse* eine Sonderstellung ein. Die Drüsenzellen haben ein relativ stark entwickeltes rauhes endoplasmatisches Retikulum und einen vergleichsweise großen Golgi-Apparat. Die Speicherung des Hormons erfolgt extrazellulär in einer Follikelhöhle. Von hier aus erfolgt bei Bedarf die Mobilisierung des Hormons (Einzelheiten S.473). Die in der Schilddrüse gespeicherte Hormonmenge ist auffällig groß.
Polypeptidsekretion. Zu den parakrinen Zellen gehören endokrine Zellen, die Polypeptide mit hormonaler Aktivität und gleichzeitig biogene Amine sowie deren Vorläufer enthalten. Diese Zellen werden unter der Bezeichnung APUD (*A*min *P*recursor *U*ptake and *D*ecarboxilation)-Zellen zusammengefaßt. Zytologisch zeichnen sich diese Zellen durch nur wenig entwickeltes rauhes endoplasmatisches Retikulum und einen kleinen Golgi-Apparat sowie kleine runde Sekretgranula aus. Die Zellen liegen mehr oder weniger verstreut in vielen Organen, teilweise isoliert, teilweise in Gruppen. Gegenwärtig sind etwa 30 Zellarten bekannt, die zur APUD-Reihe gehören.
Steroidsekretion. Eine weitere Sonderstellung nehmen die *steroidhormonbildenden Zellen* ein, z.B. in der Nebennierenrinde und im Ovar. Diese Zellen haben wenig rauhes endoplasmatisches Retikulum und freie Ribosomen. Dafür ist der Golgi-Komplex relativ groß und es kommen zahlreiche Lysosomen und Peroxisomen vor. Am auffälligsten sind jedoch ein *stark entwickeltes glattes endoplasmatisches Retikulum* und *Mitochondrien vom tubulären Typ*. Die Zellen speichern nur wenig Hormon, enthalten aber größere Mengen Vorstufen, z.B. Cholesterin. Die Synthese der steroidbildenden Zellen paßt sich den jeweiligen Anforderungen an.

Hormonwirkung. Hormone sind stets in kleinen Mengen wirksam. Verglichen mit dem Nervensystem, das in gleicher Weise wie das endokrine System der Informationsübertragung dient, arbeitet das endokrine System langsam. Zwischen Reiz und Erfolg können Minuten bis Stunden vergehen. Die Hormone wirken dadurch, daß am Zielort hochspezifische Rezeptoren vorhanden sind, die entweder an die Zellmembran gebunden sind, *Membranrezeptoren*, oder intrazellulär liegen, *intrazelluläre Rezeptoren* (speziell für Steroidhormone). Dadurch ist die Hormonwirkung sehr spezifisch. Dies schließt nicht aus, daß jedes Hormon auch gleichzeitig auf mehrere Organe wirken kann. Die Hormone nehmen an den Reaktionen, die sie anregen, nicht selbst teil.

3. Regulation

Die Tätigkeit der endokrinen Organe wird auf verschiedene Weise geregelt. Im wesentlichen erfolgt sie durch Rückkoppelung (feed back). Entscheidend ist dabei, daß 2 übergeordnete Zentren, Hypothalamus und Adenohypophyse, die Tätigkeit der peripheren endokrinen Drüsen steuern, deren Hormone an *Zielorganen* wirksam werden. Die Hormone der peripheren endokrinen Drüsen wirken auf die übergeordneten Zentren zurück und bewirken dort eine Steigerung bzw. Hemmung der Hormonproduktion (Abb. 2-**10**).

Hormonale Regelkreise wirken eng mit nervalen Regelkreisen zusammen. Insbesondere unterliegt das übergeordnete Zentrum im Hypothalamus der Kontrolle sowohl durch Hormone als auch durch das Zentralnervensystem. Es wird deswegen von einer neuroendokrinen Regulation gesprochen.

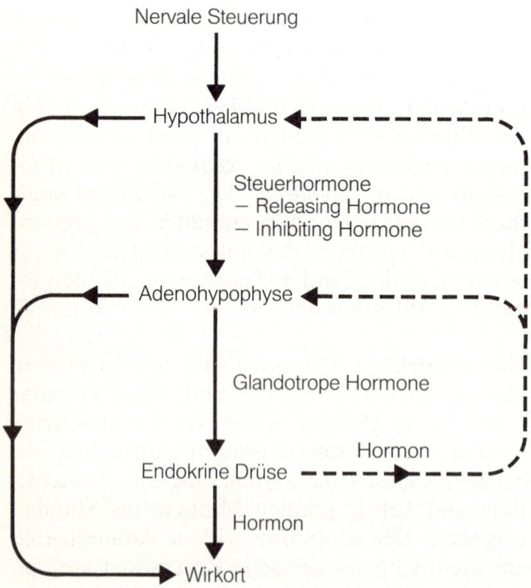

Abb. 2-10. Prinzipieller Aufbau des endokrinen Systems. *Durchgezogene Linien* Wirkungen der Hormone. *Unterbrochene Linien* Rückkoppelnde Wirkung der Hormone peripherer endokriner Organe. (Nach Schiebler et al., 1986)

D. Binde- und Stützgewebe

I. Definitionen

Das Binde- und Stützgewebe ist vielgestaltig; gemeinsam ist allen Formen das Vorkommen von

- **Bindegewebszellen** und
- **größeren Mengen geformter bzw. ungeformter Interzellularsubstanzen.**

Der Aufbau des Binde- und Stützgewebes ist den lokalen Erfordernissen angepaßt.

Bindegewebszellen. Es gibt verschiedene Arten von Bindegewebszellen, von denen jede eigene morphologische Charakteristika hat. Es kommen vor:
- ***fixe Bindegewebszellen,*** die ortsgebunden sind, z. B. Retikulumzellen, Fettzellen, Fibrozyten, und
- ***freie Bindegewebszellen,*** die beweglich sind und wandern können, z. B. Makrophagen, Lymphozyten, Plasmazellen, Granulozyten. Sie gehören überwiegend zum Abwehrsystem (S. 176).

Interzellularsubstanzen. Sie können
- ***ungeformt,*** amorph, oder
- ***geformt*** sein.

Ungeformte Interzellularsubstanzen werden auch als *Grundsubstanzen* bezeichnet. Sie besitzen je nach ihrer chemischen Zusammensetzung und ihrem physiko-chemischen Verhalten unterschiedliche Konsistenz. In die organischen Grundsubstanzen von Knochen und Zahnbein ist anorganisches Material eingelagert.

Geformte Interzellularsubstanzen bestehen aus *Fasern.*

Alle Formen des Bindegewebes mit faserigen Interzellularsubstanzen besitzen auch gleichzeitig amorphe Interzellularsubstanzen. – Es gibt jedoch nur wenige Bindegewebe ohne interzelluläre Fasern (z. B. Mesenchym).

Das Verhältnis von geformter zu amorpher (ungeformter) Interzellularsubstanz ist bei den Bindegeweben sehr unterschiedlich. Der Unterschied bestimmt u. a. die mechanischen Eigenschaften des Bindegewebes.

II. Gliederungen des Bindegewebes

Eine Gliederung des Bindegewebes ist unter verschiedenen Gesichtspunkten möglich:

Ungeformte Bindegewebe – Geformte Bindegewebe. Ungeformte Bindegewebe sind nicht in der Lage eine Eigenform zu bewahren, obgleich sie wie jedes Bindegewebe außer ungeformter Interzellularsubstanz auch geformte Interzellularsubstanz aufweisen (Ausnahme: Mesenchym, das faserfrei ist). Geformte Bindegewebe haben dagegen eine Eigenform, da ihre Interzellularsubstanz entweder aus dicht zusammengelagerten, parallel gerichteten Fasern (z. B. Sehne) besteht, oder fest ist (Knorpel, Knochen, Zahnbein).

Ungeformte Binde- und Stützgewebe:
- Mesenchym,
- gallertiges Bindegewebe,
- retikuläres Bindegewebe,
- Fettgewebe,
- lockeres Bindegewebe,
- dichtes Bindegewebe.

Geformtes Binde- und Stützgewebe:
- Sehne, Bänder,
- Knorpel,
- Knochen,
- Zahnbein.

Bindegewebe im engeren Sinn - Bindegewebe mit speziellen Eigenschaften. Das Bindegewebe im engeren Sinne ist faserreich und hat wenig amorphe Interzellularstubstanz; es erfüllt in erster Linie mechanische Aufgaben. - Zum Bindegewebe mit speziellen Eigenschaften gehören z. B. das ***Fettgewebe*** sowie als Stützgewebe ***Knorpel*** und ***Knochen.***

Faserfreies bzw. faserarmes Bindegewebe - Faserreiches Bindegewebe. Die Gliederung bezieht sich vor allem auf den Bestand an interzellulären Fasern.

Hinweis. Alle Gliederungen des Bindegewebes sind jedoch unvollkommen, da es zwischen den verschiedenen Bindegewebsarten Zwischenformen gibt.

III. Mesenchym

Mesenchym („embryonales Bindegewebe", S. 117) kommt nur während der Entwicklung vor. Es ist ein pluripotentes Grundgewebe, aus dem sich Binde- und Stützgewebe sowie einige andere Gewebe, z. B. Muskulatur, entwickeln können. Mesenchym entsteht vor allem aus den Somiten sowie z. T. aus der Neuralleiste.

Mesenchymzellen (Abb. 2-**11**) sind fortsatzreich und amöboid beweglich. Sie bilden ein lockeres dreidimensionales Netzwerk. Die Zellfortsätze stehen durch veränderliche Haftungen miteinander in Verbindung. Die Interzellularsubstanz ist amorph und solartig. Fasern fehlen.

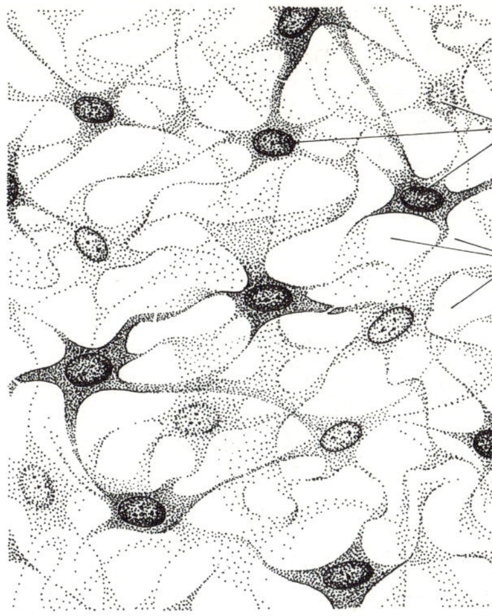

Abb. 2-**11.** Mesenchym. Die embryonalen Bindegewebszellen sind in allen Ebenen des Raums stark verzweigt. Ihre Ausläufer berühren sich. Zwischen den Zellen bestehen weite Interzellularräume

IV. Gallertgewebe

Gallertgewebe kommt in der Nabelschnur und in der Pulpa junger Zähne vor. Die Zellen sind flach und besitzen langgestreckte verzweigte Ausläufer, die mit denen der Nachbarzellen in Berührung stehen. Die Interzellularsubstanz wird von einer Gallerte gebildet, die reich an Proteoglykanen ist und locker gebündelt kollagene sowie einzelne retikuläre Fasern enthält. Das Gallertgewebe der Nabelschnur wird *Wharton-Sulze* genannt.

V. Retikuläres Bindegewebe

Retikuläres Bindegewebe (Abb. 2-**12**) ist vor allem für Knochenmark und die lymphatischen Organe, z. B. Lymphknoten, Milz, Thymus, Tonsillen, charakteristisch. Das retikuläre Bindegewebe besteht aus
- **Retikulumzellen** und
- **retikulären Fasern** (S. 54).

Retikulumzellen. Sie bilden einen weitmaschigen, dreidimensionalen Zellverband: ihre langen Ausläufer stehen mit denen von Nachbarzellen in Verbindung. Zu erkennen sind Retikulumzellen an ihrem großen chromatinarmen (daher hellen) Zellkern mit einem oder mehreren Nucleoli.

Retikulumzellen sind biologisch aktiv. Sie können Fasern bilden, ***fibroblastische Retikulumzellen,*** oder phagozytieren, speichern und aufgenom-

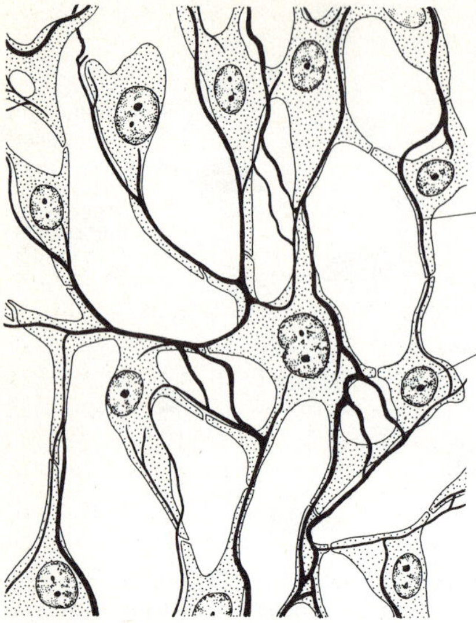

Abb. 2-12. Retikuläres Bindegewebe. Die Retikulumzellen sind stark verzweigt und ihre Ausläufer stehen miteinander in Verbindung. Der Oberfläche der Retikulumzellen schließen sich retikuläre Fasern an, die verzweigt sind und ein den Retikulumzellen weitgehend angelagertes Maschenwerk bilden

mene Stoffe abbauen, ***histiozytäre Retikulumzellen.*** Bei Reizung lösen sie sich aus dem Verband und wandern. In Lymphknoten kommen verschiedene Arten Retikulumzellen vor (S. 154).
Retikulumzellen sind an bestimmten Orten in der Lage, sich in Fettzellen umzuwandeln. Ferner wird die Fähigkeit von ***undifferenzierten Retikulumzellen,*** sich über viele Zwischenformen in Blutzellen (Hämozytoblasten, Monozyten) umzubilden, diskutiert. Offenbar stehen Retikulumzellen den Mesenchymzellen, aus denen sie hervorgehen, sehr nahe und haben noch deren Pluripotenz.

Die **retikulären Fasern** bilden ein feines lichtmikroskopisch gerade erkennbares Gitterwerk; die Fasern lagern sich teilweise den Retikulumzellen an, teilweise kommen sie unabhängig vor (Einzelheiten S. 54).

VI. Fettgewebe

Fettgewebe kann als Sonderform des retikulären Bindegewebes aufgefaßt werden. Das Fett liegt stets *im* Zytoplasma der Fettzellen. Der Oberfläche der Fettzellen liegen retikuläre Fasern an.
Fettgewebe kommt fast überall im Körper vor; es kann jedoch auch fehlen, z. B. im Augenlid und Penis. Die Fettzellen können einzeln liegen, z. B. in Organen; meist jedoch bilden sie kleinere oder größere Gruppen im Bindegewebe oder bilden *Fettläppchen (Fettorgane),* die von einer Bindegewebskapsel umgeben sind; Bindegewebszüge können Fettgewebsfelder steppkissenartig unterteilen. Das Fettgewebe beträgt durchschnittlich 10-20% des Körpergewichts.
Fettgewebe hat mechanische Aufgaben, z. B. als Druckpolster an Hand- und Fußsohle oder als Fettkapsel zur Lagebefestigung von Organen und Leitungsbahnen. Fettgewebe trägt dazu bei, Lücken, z. B. zwischen Organen, zu füllen und die Körperform zu modellieren. Fettgewebe ist ein schlechter Wärmeleiter und schützt deswegen vor Wärmeverlust. Fettgewebe dient der Energiespeicherung.
Grundsätzlich kann zwischen
- **Baufett,** das schwer mobilisierbar ist, z. B. an der Ferse, in der Nierenkapsel und Wange, und
- **Speicherfett,** das leicht mobilisiert werden kann, z. B. Unterhautbindegewebe, unterschieden werden.

Ferner lassen sich zytologisch und funktionell
- **weißes, univakuoläres Fettgewebe** und
- **braunes, plurivakuoläres Fettgewebe,** trennen.

Alle Fettzellen, vor allem die des braunen Fettgewebes, haben einen hohen Stoffumsatz. Die biologische Halbwertzeit für Depotfett beträgt 15-20 Tage.

1. Weißes Fettgewebe

Die typischen Fettzellen des weißen Fettgewebes enthalten jeweils *einen* großen membranlosen Fetttropfen. Kern und Zytoplasma sind an den Rand gedrängt: Siegelringform der Fettzelle nach Herauslösen des Fettes.

Univakuläre Fettzellen (Durchmesser bis zu 100 µm, Abb. 2-**13**) enthalten relativ wenige Mitochondrien, ein organellenarmes Zytoplasma aber viele Pinozytosebläschen. Elektronenmikroskopisch finden sich noch einige wenige kleinere Fetttropfen, die von einer Membran umgeben sein können. Fettzellen werden an ihrer Oberfläche von einer Basalmembran mit retikulären Fasern umgeben.
Das Fett in den univakuolären Fettzellen besteht hauptsächlich aus Triglyzeriden (Neutralfetten, Ester aus Fettsäuren und Glyzerin). Die Fettsäuren stammen überwiegend aus der Nahrung; sie werden den Fettzellen durch *Chylomikronen* zugeführt. Fettsäuren können aber auch aus Koh-

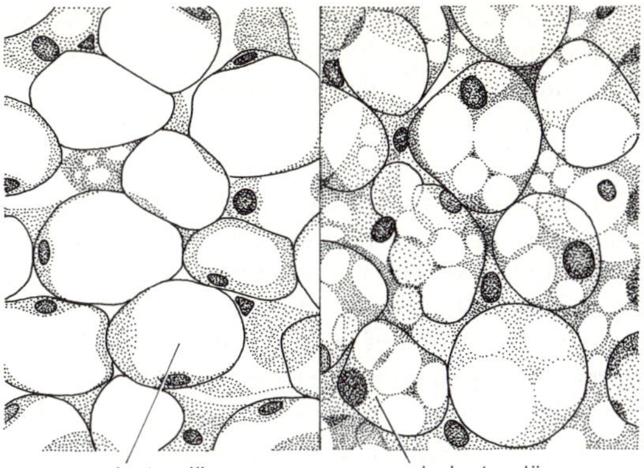

Abb. 2-13. Fettzellen können einen großen (univakuolär) oder zahlreiche kleine (plurivakuolär) Fettropfen enthalten. Fettgewebe aus univakuolären Fettzellen ist meist weiß-gelblich, plurivakuoläres meist bräunlich

lenhydraten und Proteinen in den Fettzellen synthetisiert werden. Triglyzeride werden in der Leber gebildet.

Hinweis. Die Triglyzeride der Fettzellen sind bei Körpertemperatur flüssig. Dadurch sind die Fettzellen verformbar. Die auftretenden Zugspannungen werden von den retikulären Fasern aufgefangen.

Die **Aufnahme von Fettsäuren** in die Fettzellen ist mit einer Zunahme der Pinozytose verbunden.
Bei der **Lipolyse** bilden sich 60–100 nm große Bläschen, die kommunizieren können und durch Hydrolyse freigesetzte Fettsäuren ausschleusen.

Die **Regulierung** der Fettaufnahme und -abgabe erfolgt hormonal:
- Mobilisierung von Fett z.B. durch die Nebennierenmarkhormone Adrenalin und Noradrenalin, die Hypophysenvorderlappenhormone ACTH und TSH, das Schilddrüsenhormon Thyroxin,
- Fettspeicherung unter dem Einfluß von Östrogenen, Insulin.

Die **Fettverteilung** ist alters- und geschlechtsabhängig. Bei Kindern findet sich Fett gleichmäßig im subkutanen Bindegewebe, bei Frauen überwiegt das Vorkommen an der Brust und am Gesäß, bei Männern im Nacken und am Bauch.

Die **Fettmobilisierung** erfolgt nicht in allen Fettdepots gleichmäßig; sie beginnt in der Regel im subkutanen Fettgewebe. Die Fettzellen, die ihr Fett verlieren, werden zunächst plurivakuolär und enthalten dann eine seröse Flüssigkeit *(seröse Fettzellen).*

2. Braunes Fettgewebe

Die Fettzellen des braunen Fettgewebes (Abb. 2-**13**) sind vielgestaltig, kleiner als die univakuolären Fettzellen und enthalten stets mehrere kleinere Fetttropfen, z.T. dicht gepackt und in großer Zahl, **plurivakuoläre Fettzellen.** Charakteristisch sind zahlreiche Mitochondrien. Die braune Farbe des frischen Gewebes entsteht durch Lipochrome.
Plurivakuoläres Fettgewebe kommt beim Säugling an Hals und Brust und im Retroperitonealraum vor. Später wird es nur noch an wenigen Stellen angetroffen, z.B. in der Fettkapsel der Niere.
Charakteristisch für braunes Fettgewebe ist das Vorkommen zahlreicher vegetativer Nerven, die sich den Zellen anlegen und synapsenähnliche Strukturen bilden. Braunes Fettgewebe kann rasch eingeschmolzen werden, wobei die Lipolyse offenbar auf einen vegetativ-nervösen Reiz hin erfolgt. Auch das braune Fettgewebe kann der chemischen Thermogenese dienen.
Fettgewebe, vor allem braunes Fett, wird reichlich durchblutet. Die Durchblutungsgröße kann nervös geregelt werden.

VII. Bindegewebe im engeren Sinne

Hierzu gehören
- *lockeres Bindegewebe* und
- *dichtes (straffes) Bindegewebe.*

Grundsätzlich bestehen auch diese Bindegewebe aus
- **Bindegewebszellen** und
- **Interzellularsubstanz,** zu der
  - ***kollagene Fasern,***
  - ***retikuläre Fasern,***
  - ***elastische Fasern*** sowie
  - ***amorphe Grundsubstanz,*** die histologisch in der Regel wenig sichtbar ist, gehören.

Der Unterschied zwischen lockerem und dichterem Bindegewebe betrifft vor allem Menge und Anordnung der Kollagenfasern: beim lockeren Bindegewebe kommen weniger und in der Regel lockerer angeordnete Kollagenfasern vor als beim dichten (straffen) Bindegewebe.

1. Bindegewebszellen

Sie liegen vor als
- **ortsständige, fixe Bindegewebszellen** und als
- **freie, bewegliche, mobile Bindegewebszellen.**

Ortsständige Bindegewebszellen

Fibrozyt, Fibroblast (Abb. 2-**14**). Sie produzieren die Grundbestandteile der Bindegewebsfasern und die amorphe Interzellularsubstanz (Fibrillogenese, S. 53).

Hinweis. Die Begriffe Fibrozyt und Fibroblast werden häufig synonym gebraucht. Tatsächlich handelt es sich um ein und dieselbe Zellart in verschiedenen Funktionsstadien; jeder Fibrozyt kann wieder in das Stadium der Faserbildung eintreten und wird dann Fibroblast genannt.

Die **Fibrozyten** sind verzweigt und haben kurze, wenig verzweigte Fortsätze. Ihr Zelleib ist flach, das Zytoplasma reich an rauhem endoplasmatischem Retikulum sowie Mitochondrien und Golgi-Strukturen. Der Zellkern ist abgeplattet und erscheint in der Aufsicht ellipsoid, im Profil spindelförmig.

Bei den **Fibroblasten** sind alle Zellorganellen, die der Bildung von Interzellularsubstanz dienen, stärker entwickelt, insbesondere das rauhe endoplasmatische Retikulum und der Golgi-Apparat. Meist sind die Fibroblasten schmäler und haben längere und feinere Fortsätze als die Fibrozyten.

Hinweis. In der Gewebekultur sind Fibrozyten außerordentlich teilungsfreudig, in vivo werden dagegen selten Zellteilungen gefunden (Ausnahme: Wundheilung).

Freie Bindegewebszellen

Freie Bindegewebszellen beteiligen sich nicht an der Bildung von Interzellularsubstanzen. Sie sind aber fähig, ihre Lage zu verändern.
Freie Bindegewebszellen sind
- **Leukozyten, weiße Blutzellen,**
- **Plasmazellen,**
- **Makrophagen** und
- **Mastzellen.**

Weiße Blutzellen, Plasmazellen und Makrophagen gehören zum Abwehrsystem (S. 176). Die Stellung der Mastzellen ist noch unklar.

Leukozyten. Die Gruppe der weißen Blutzellen, auch als Mikrophagen bezeichnet, besteht aus Granulozyten, Lymphozyten und Monozyten. Die Granulozyten und Monozyten werden im Knochenmark, die Lymphozyten überwiegend in den lymphatischen Organen gebildet. Alle Leukozyten können Gefäßwände durchwandern. Deswegen kommen sie sowohl im strömenden Blut als auch im Bindegewebe vor. Ihre Besprechung erfolgt im Kapitel Blut (S. 168).

Plasmazellen (Abb. 2-**14**) sind Endstufen aus der Reihe der Lymphozyten. Sie kommen unter normalen Umständen nur im Gewebe - aber nicht im Blut - vor. Ihre Besprechung erfolgt im Kapitel Immunsystem (S. 176).

Makrophagen (Abb. 2-**14**). Es handelt sich um *Monozyten,* die aus dem Blut ins Bindegewebe gewandert sind. Ihre hervorstechendste Eigenschaft ist die Phagozytose. Aufgenommen werden zugrundegegangenes Zellmaterial, geschädigte Interzellularsubstanz, Mikroorganismen oder inerte Partikel.

Hinweis. Monozyten werden, solange sie sich im Blut befinden, auch als *Blutmakrophagen,* wenn sie das Gewebe erreicht haben, als *Gewebsmakrophagen* bezeichnet.

Gewebsmakrophagen können als
- ***ortsständige Makrophagen*** oder als
- ***Wanderzellen*** vorliegen.

Ortsständige Makrophagen *(ruhende Wanderzellen, Histiozyten).* Es handelt sich um Makrophagen, die ihre Wanderung zeitweise unterbrochen haben. Liegen sie in der Nähe kleiner Blutgefäße, werden sie als *Adventitialzellen* bezeichnet. - Ortsständige Makrophagen können abgerundet, oder auch spindel- oder sternförmig sein; sie haben einen mittleren Durchmesser von 10-20 μm. Ihr Kern ist etwas kleiner und dichter als der von Fibrozyten. Das Zytoplasma enthält zahlreiche Granula und Vakuolen. Sie sind schwer von Fibrozyten zu unterscheiden.

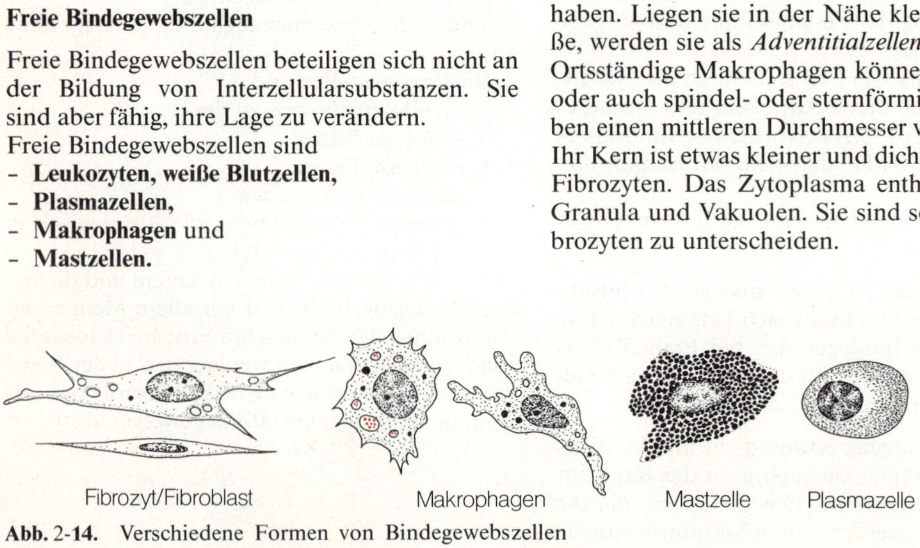

Abb. 2-14. Verschiedene Formen von Bindegewebszellen

Wanderzellen. Aus der ruhenden Wanderzelle kann eine bewegliche Wanderzelle werden. Dann bekommen die Makrophagen kurze, pseudopodienartige Fortsätze und eine irreguläre Form. Im Zytoplasma kommen zahlreiche Einschlüsse, insbesondere Lysosomen und sehr häufig Fetttropfen, vor.

Fremdkörperriesenzellen. In der Umgebung von Fremdkörpern, die zu groß sind, um von Zellen aufgenommen und abgebaut zu werden, kann es dazu kommen, daß Gewebsmakrophagen fusionieren. Es entstehen dann Fremdkörperriesenzellen mit 100 oder mehr Zellkernen.

Mononukleäres Phagozytose System (MPS). Es handelt sich um ein im Organismus weit verbreitetes System von Zellen, deren gemeinsame Eigenschaft begierige Phagozytose und das Vorkommen von Rezeptoren für Immunglobuline in ihrer Plasmamembran ist. Nach unserem heutigen Wissen gehören zu diesem System

- ***Monozytenvorläufer im Knochenmark,***
- ***Monozyten im Blut,***
- ***Gewebsmakrophagen im Bindegewebe zahlreicher Organe,*** z. B. die
  - *Retikulumzellen in Milz und Lymphknoten,*
  - *v. Kupffer-Zellen der Leber* (S. 601),
  - *Alveolarmakrophagen der Lunge* (S. 515),
  - *Makrophagen des Knochenmarks* und *der serösen Höhlen* und wohl auch die
  - *Mesoglia des Gehirns.*

Die Bezeichnung mononukleäres Phagozytose-System (MPS) beruht auf der Vorstellung, daß alle Zellen des phagozytierenden Systems auf Vorläuferzellen im Knochenmark zurückgehen; diese Zellen wandeln sich zu Monozytenvorläufer um, die als Monozyten ins Blut gelangen und von dort ins Gewebe eindringen, wo sie zu Makrophagen und davon abgeleiteten Zellen werden.

Hinweis. Überholt ist die Bezeichnung reticulo-endotheliales System (RES, Aschoff, 1924). Hierbei wurde davon ausgegangen, daß die speziellen im Endothel einiger Gefäßabschnitte gelegenen phagozytierenden Zellen Endothelzellen seien. Heute wissen wir, daß es sich bei diesen Zellen um perivaskuläre Makrophagen handelt, die an bzw. in der Gefäßwand liegen (deswegen wurde zeitweise auch der Begriff retikulo-histiozytäres System, RHS, verwendet).

Mastzellen (Abb. 2-**14**). Sie sind im lockeren Bindegewebe weit verbreitet und liegen besonders in der Nähe kleiner Blutgefäße. Charakteristisch für die relativ großen Mastzellen sind dicht liegende, basophile Granula im Zytoplasma. Die Granula enthalten *Heparin* und *Chondroitinsulfat;* beides sind stark saure Proteoglykane, die *Metachromasie* (S. 94) hervorrufen können. Heparin wirkt der Blutgerinnung entgegen. Außerdem enthalten Mastzellen *Histamin,* das die Gefäße erweitert und z. B. bei Entzündungen und allergischen Erkrankungen freigesetzt wird.

Pigmentzellen (Chromatophoren). Sie kommen im Bindegewebe vor, gehören aber herkunftsmäßig nicht dazu; sie stammen aus der Neuralleiste (S. 744). Die Pigmentbildung in den Chromatophoren unterliegt einer hormonalen Steuerung, möglicherweise durch das Melatonin der Epiphyse.

2. Interzellularsubstanzen

Die Interzellularsubstanz besteht hauptsächlich aus

- **Fasern** unterschiedlicher Struktur und physikalischer Eigenschaften sowie aus
- **amorpher Grundsubstanz** und
- **Gewebsflüssigkeit** (meist gebunden).

Fasern

Zu unterscheiden sind

- **Kollagenfasern,**
- **retikuläre Fasern,**
- **elastische Fasern.**

Kollagenfasern

Sie kommen praktisch überall im Körper vor und sind weit zahlreicher als alle anderen Bindegewebsfasern. Chemisch bestehen Kollagenfasern aus einem Protein, *Kollagen,* und Polysacchariden. Kollagen ist das im Körper am meisten vorkommende Protein, ca. 30% des gesamten Körperproteins.

Ihre Bezeichnung haben die Kollagenfasern dadurch erhalten, daß sie beim Kochen quellen und Leim geben (Kolla = Leim). Dabei gehen das Kollagen und die polysaccharidhaltigen Kittsubstanzen in Lösung. Aus dem Leim können wieder Fibrillen ausgefällt werden. Bei Behandlung mit schwachen Säuren quellen die Kollagenfasern und sind mikroskopisch nicht mehr sichtbar.

Morphologie (Tabelle 2-**1**). Bei Betrachtung mit bloßem Auge erscheint kollagenes Bindegewebe weiß. Im Lichtmikroskop sind die einzelnen frischen Kollagenfasern farblos. Zur Anfärbung von Kollagenfasern dienen bestimmte saure Farbstoffe, z. B. färben sich Kollagenfasern mit

Tabelle 2-1. Zusammenstellung verschiedener Unterschiede zwischen Bindegewebsfasern

	Kollagenfasern	Retikuläre Fasern	Elastische Fasern
Eigenfarbe	weiß-opak		gelb
Mechanische Eigenschaften	zugfest (5% dehnbar)	zugfest	zugelastisch 100-150%
Lichtmikroskopie Anordnungsweise	unverzweigt, Durchmesser 1-20 µm, wenig lichtbrechend gewellte Bündel, Geflechte	feinste netzartig angeordnete Fäserchen Netze, „Gitter"	gestreckt, nicht in Fibrillen auflösbar, stark lichtbrechend Netze, gefensterte Membranen
Polarisations-mikroskopie	anisotrop	anisotrop	bei Dehnung zunehmend anisotrop
Elektronenmikroskopie	Aufgliederung in Kollagenfibrillen (Durchmesser 0,2-0,5 µm) und quergestreifte Mikrofibrillen (Durchmesser 30-200 nm)		Grundsubstanz mit randständigen Mikrofibrillen
Verhalten in kochendem Wasser und in verdünnten Säuren	quellen, löslich, leimbildend	unlöslich	unlöslich
Färbungen:			
Azan	blau	blau	schwach rot bis violett
H.E	rot	rosa	ungefärbt
Elastika-Färbungen	ungefärbt	ungefärbt	rotbraun, violett
van Gieson	rot	rot	indifferent
Versilberung	hellbraun	schwarz	ungefärbt

Eosin (HE-Färbung) rot, mit Anilinblau (Azan-Färbung) blau, mit Lichtgrün (Trichrom-Färbung nach Goldner bzw. Masson) grün.

Im Polarisationsmikroskop weisen Kollagenfasern eine Doppelbrechung auf. Zurückzuführen ist sie auf die langen, in Faserrichtung parallel liegenden Kollagenmoleküle. Die Doppelbrechung ist veränderlich, z.B. wird sie bei Dehnung verstärkt, beim Trocknen der Fasern oder bei Erwärmen (z.T. irreversibel) gesenkt. Sie kann dazu benutzt werden, „maskierte", d.h. in Grundsubstanz eingebettete Kollagenfasern (z.B. in Knorpel und Knochen) polarisationsmikroskopisch nachzuweisen.

Kollagenfasern liegen im Organismus selten einzeln, meist bilden sie größere oder kleinere Bündel, die im histologischen Präparat - vor allem im lockeren Bindegewebe - einen gewellten (haarlockenförmigen) Verlauf haben.

Kollagenfasern haben einen Durchmesser von 1-20 µm. Sie sind unverzweigt.

Elektronenmikroskopisch lassen sich folgende Untereinheiten der Kollagenfasern nachweisen:

- **Kollagenfibrille** (Durchmesser 0,2-0,5 µm),
- **Mikrofibrille** (Durchmesser 30-200 nm = 0,03-0,2 µm).

Kollagenfibrillen. Jede Fibrille größeren Durchmessers besteht aus Fibrillen kleineren Durchmessers, die durch Kittsubstanz zusammengehalten werden. Der Durchmesser wird jeweils von der Anzahl der in einer Fibrille vereinigten Fibrillen kleinerer Größenordnung bestimmt.

Die Faser- bzw. Fibrillendurchmesser sind in den einzelnen Geweben verschieden und außerdem altersabhängig. Durchschnittlich nimmt der Durchmesser der Fibrillen bei Beanspruchung zu, mit dem Alter ab.

Die Länge der Kollagenfasern wird wesentlich vom Spannungszustand beeinflußt. Wird längere Zeit die Spannung erhöht, werden die Kollagenfasern länger, wird die Spannung vermindert, verkürzen sie sich.

Klinischer Hinweis. Längere Ruhestellung von Gelenken führt durch Verkürzung der Kollagenfasern des Bandapparats zu einer vorübergehenden Versteifung. Nach Übung kann sich der vorherige Zustand wieder einstellen. Auch eine Überdehnung ist möglich.

Mikrofibrillen. Die Mikrofibrillen sind elektronenmikroskopisch durch das Vorkommen von dunklen und hellen Querstreifen mit einer Periodizität von durchschnittlich 64 nm gekennzeichnet. Die dunklen Querstreifen entstehen bei der Präparateherstellung dort, wo Schwermetallionen vermehrt gebunden bzw. in die Fibrillen eingelagert werden. Zusätzlich weist jeder Streifen helle und dunkle Linien auf.

Aufgebaut wird jede Mikrofibrille aus gestreckten **Tropokollagenmolekülen**, die aneinander und nebeneinander liegen. Sie weisen End-zu-End und Seit-zu-Seit Verknüpfungen auf. Zwischen den in einer Reihe hintereinandergelegenen Tropokollagenmolekülen bestehen feine Spalten. Von Reihe zu Reihe sind die Tropokollagenmoleküle jeweils um ¼ ihrer Länge versetzt.

Jedes einzelne Tropokollagenmolekül hat eine Länge von 280 nm und eine Breite von 1,5 nm. Es besteht aus je 3 helixartig umeinander gewundenen Polypeptidketten mit charakteristischer Aminosäurefrequenz. Vor allem kommen die Aminosäuren Glycin, Prolin und Hydroxyprolin vor. Die Polypeptidketten sind durch Querbrükken miteinander verbunden.

Die Vernetzung der Tropokollagenmoleküle und die Querbrücken zwischen den Polypeptidketten bedingen die *wichtigste physikalische Eigenschaft der Kollagenfasern, nämlich die Zugfestigkeit* (bis zu 6 kg/mm^2). Reversibel dehnbar sind die Kollagenfasern etwa um 5%. Tritt akut eine stärkere Dehnung auf, kommt es vor dem Zerreißen zu einer irreversiblen Längsdehnung („fließen"). - Biegungskräften setzen Kollagenfasern keinen Widerstand entgegen.

Kollagenfasern sind die wichtigsten Bestandteile des lockeren und dichten Bindegewebes sowie der Sehnen. Die mechanischen Eigenschaften der Bindegewebe werden u.a. von der Anordnung der Kollagenfasern bestimmt (s. unten).

Fibrillogenese (Abb. 2-**15**). Sie findet teilweise extrazellulär statt. Die Vorstufen der Fibrillen werden jedoch *in* den Fibrozyten (-blasten) synthetisiert. Und zwar wird im rauhen endoplasmatischen Retikulum *Prokollagen* gebildet. Dabei entstehen die Unterschiede, die sich in den späteren Kollagentypen wiederfinden (s. unten). Die Abgabe dieser Polypeptide aus der Zelle erfolgt direkt aus den Zisternen des rauhen endoplasmatischen Retikulums oder via Golgi-Apparat in die Zellumgebung. Die Fibroblasten produzieren außer den Peptiden noch *Mukosubstanzen*, die gleichfalls in die Zellumgebung gelangen. Außerhalb der Zelle, in unmittelbarer Nähe der Zelloberfläche, wird Prokollagen in *Tropokollagen* umgewandelt. Durch Aggregation und kovalente Vernetzung entstehen über die Zwischenstufe von Protofibrillen (Durchmesser 10-50 nm) Mikrofibrillen (s. oben).

Kollagentypen. Zu unterscheiden sind 4 Kollagentypen:

- **Typ I**, der am häufigsten vorkommt, und vor allem im Corium der Haut, in Knochen, Sehnen und Faszien nachgewiesen werden kann. Die Tropokollagenmoleküle dieses Types bestehen aus 2 gleichartigen Peptidketten (Alpha-1) und einer 3. mit anderer Aminosäurefrequenz (Alpha-2).

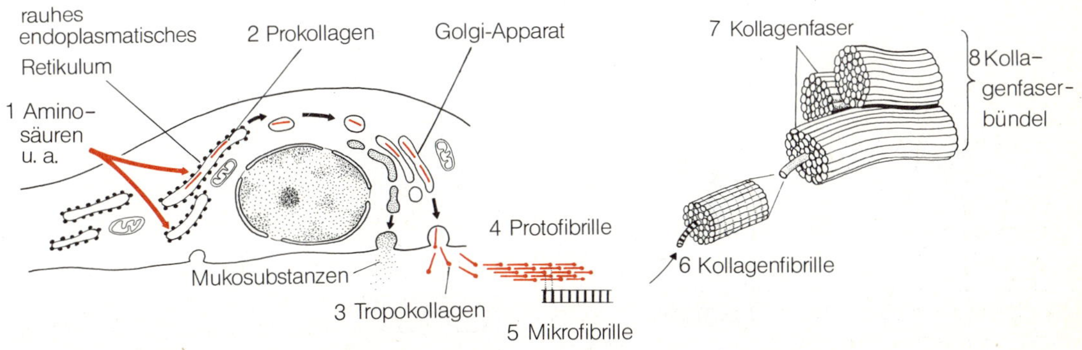

Abb. 2-15. Schematische Darstellung der Kollagenfaserbildung. Aminosäuren *(1)* gelangen in den Fibroblasten, wo im rauhen endoplasmatischen Retikulum Prokollagen *(2)* synthetisiert wird. Im Golgi-Apparat werden außerdem saure Proteoglykane gebildet. Prokollagen und saure Proteoglykane werden in die Umgebung der Zelle abgegeben. Dort wird Prokollagen in Tropokollagen *(3)* umgewandelt. Durch Aggregation entstehen hier (extrazellulär) über die Zwischenstufe von Protofibrillen *(4)* Mikrofibrillen *(5*, mit charakteristischer Querstreifung). Mikrofibrillen lagern sich zu Kollagenfibrillen *(6)* und diese zu Kollagenfasern *(7)* zusammen. Viele Kollagenfasern bilden Kollagenfaserbündel *(8)*

- **Typ II**, der für die Kollagenfasern des hyalinen Knorpels charakteristisch ist. Seine Kollagenmoleküle bestehen wie die der folgenden Typen aus 3 Alpha-1-Ketten. Die Unterschiede zwischen den Typen kommen durch Differenzen in der Primärstruktur der Alpha-1-Ketten zustande.
- **Typ III**. Dies Kollagen ist wesentlicher Bestandteil der retikulären Fasern und u.a. in den Gefäßwänden und im Corium der Haut zu finden.
- **Typ IV** tritt in Basalmembranen auf (s. oben).

Retikuläre Fasern

Retikuläre Fasern (Retikulinfasern) kommen in enger Nachbarschaft von Retikulumzellen vor (s. oben), aber auch als zellunabhängige Fasernetze (deswegen *Gitterfasern*). Die retikulären Fasern sind stets sehr fein (Durchmesser 0,2–1,0 μm). Sie bestehen aus kollagenen Mikrofibrillen (mit typischer Querstreifung) und größeren Mengen polysaccharidreicher Grundsubstanz (bis 12% Grundsubstanz in retikulären Fasern, gegenüber 1% in Kollagenfasern). Dadurch können retikuläre Fasern mit der Perjodsäure-Schiff-Reaktion (PAS, S. 94) sichtbar gemacht werden.

Die färberische Darstellung, besonders auch der feineren retikulären Fasern, gelingt durch Silberimprägnationen *(Argyrophilie, argyrophile Fasern)*. Silbersalze legen sich der Oberfläche der Mikrofibrillen an (periodische Außenversilberung der retikulären Fasern; Kollagenfasern haben eine entsprechende Innenversilberung). Die retikulären Fasern erscheinen bei Silberfärbungen schwarz.

Die retikulären Fasern bilden Fasergerüste, z. B. in den hämatopoetischen Organen (rotes Knochenmark, Milz, Lymphknoten) und im Bindegewebe (Stroma) zahlreicher anderer Organe. Außerdem kommen sie an der Oberfläche von Nervenfortsätzen, Muskelzellen, Kapillaren und manchen Epithelzellen vor. Retikuläre Fasern sind wesentlicher Bestandteil von Basalmembranen.

Physikalische und chemische Eigenschaften. Die retikulären Fasern sind geringfügig dehnbar und biegungselastisch; sie geben dem Gewebe eine gewisse Steife. Retikuläre Fasern sind doppelbrechend. In Säuren quellen sie nicht, in Trypsinlösung werden die retikulären Fasern nicht angegriffen, von Pepsin jedoch verdaut. Beim Kochen geben sie keinen Leim.

Entwicklung. Während der Ontogenese erscheinen retikuläre Fasern überall dort, wo auch Kollagenfasern gebildet werden, jedoch in der Regel früher. Viele Beobachtungen sprechen dafür, daß zwischen retikulären Fasern und Kollagenfasern keine grundsätzlichen Unterschiede bestehen. Retikuläre Fasern werden auch als präkollagene Fasern aufgefaßt.

Elastische Fasern

Die elastischen Fasern unterscheiden sich morphologisch, physikalisch und chemisch deutlich von den Kollagenfasern.

Morphologie (Tabelle 2-**1**). Elastische Fasern sind verzweigt und bilden dreidimensionale Netze (Abb. 2-**16a**). Der Durchmesser der Fasern

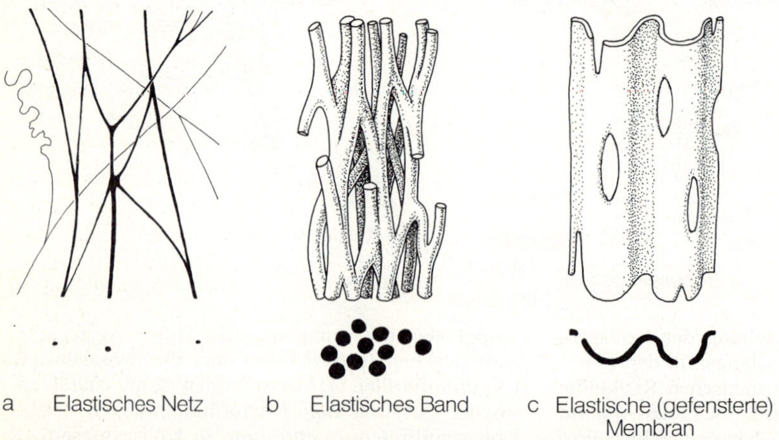

Abb. 2-16a–c. Elastisches Material kann als **a** elastisches Netz, **b** elastisches Band, **c** elastische Membran vorliegen. *In der oberen Reihe* sind die Gebilde in Verlaufsrichtung, *in der unteren* im Querschnitt dargestellt

schwankt stark: dünnere haben einen Durchmesser von 0,2–1,0 µm, elastische Faser im Nakkenband 4–5 µm (Abb. 2-**16b**). Lichtmikroskopisch sehen elastische Fasern homogen aus und verlaufen innerhalb des Netzes gestreckt. Ihre färberische Darstellung gelingt nur mit speziellen Farbstoffen, z. B. Orzein, Resorzinfuchsin, Aldehydfuchsin. In Zupfpräparaten, in denen das elastische Fasernetz zerrissen ist, rollen sich die Faserenden auf.
Elektronenmikroskopisch bestehen die elastischen Fasern überwiegend aus einer amorphen glykoproteinreichen Grundsubstanz, in der vor allem randständig Mikrofibrillen (Durchmesser 10 nm) liegen.

Vorkommen. In der Regel kommen elastische Fasern und Netze zusammen mit Kollagenfasern vor (Abb. 2-**17**), z. B. in der Kapsel und im Stroma von Organen. Der Bestand an elastischen Fasern wechselt jedoch regional stark. Besonders viele elastische Fasern besitzt die Lunge.
Außer elastischen Fasern kommen *elastische gefensterte Membranen* vor (Abb. 2-**16c**), z. B. in der Aorta.
Nur ausnahmsweise bilden elastische Fasern Bänder. Bei Menschen finden wir diese z. B. zwischen den Wirbelbögen. Aufgrund der Eigenfarbe der elastischen Fasern erscheinen diese gelb *(Ligg. flava)*. – Eigenfarbe der elastischen Fasern (Membranen) ruft auch die Gelbtönung der Aortenwand hervor.

Physikalische und chemische Eigenschaften. Elastische Fasern sorgen für die reversible Dehnbarkeit der Gewebe. Sie haben nämlich einen geringen Elastizitätsmodul. Bei einem Zug von 20–30 kg/cm^2 dehnen sie sich bis auf 150% ihrer Ausgangslänge. Diese Dehnung ist noch reversibel. Bei stärkerer Dehnung zerreißen die elastischen Fasern. – Im Alter nimmt die Elastizität der elastischen Fasern und Membranen ab.
Im Gegensatz zu den Kollagenfasern sind die elastischen Fasern im polarisierten Licht nur schwach doppelbrechend. Entquellung oder starke Dehnung ruft jedoch durch Änderung in der Ordnung der Molekülketten eine Doppelbrechung hervor *(Dehnungsdoppelbrechung)*.
Der Hauptbestandteil der elastischen Fasern ist das Protein *Elastin*, dessen Aminosäurezusammensetzung gewisse Unterschiede zum Kollagen aufweist. Elastin (und damit die elastischen Fasern) sind im Gegensatz zum Kollagen widerstandsfähig gegen Säuren und Laugen, gegen Hitze und Proteasen; lediglich das Pankreasenzym Elastase baut elastische Fasern ab.

Fibrillogenese. Während der Embryonalentwicklung scheiden Fibroblasten (-zyten), glatte Muskelzellen und andere vom Mesenchym abgeleitete Zellen Tropoelastin ab, das extrazellulär in Elastin umgewandelt wird und zusammen mit bereits vorhandenen Mikrofibrillenbündel die elastischen Fasern bildet.

Amorphe Interzellularsubstanzen

Die amorphen Interzellularsubstanzen liegen als
- **Grundsubstanz, Matrix** und
- **interstitielle Flüssigkeit** vor.

Beide sind morphologisch nur schwer zu erfassen, da sie überwiegend bei der üblichen histotechnischen Vorbehandlung der Gewebe herausgelöst werden.

Grundsubstanz, Matrix

Grundsubstanzen bleiben während der Herstellung histologischer Präparate dann erhalten, wenn sie Bestandteile geformter Interzellularsubstanzen sind, z. B. in Knorpel und Knochen. Wesentliche Bestandteile der Grundsubstanzen sind *Glykane* (Polysaccharide) und *Proteine*. Im Einzelnen bestehen jedoch zwischen den verschiedenen Grundsubstanzen sowohl hinsichtlich der Anteile von Glykanen und Proteinen als auch ihrer Festigkeit und ihrem färberischen Verhalten erhebliche orts- und gewebsabhängige Unterschiede. Histochemisch können Glykan-Protein-Komplexe als neutrale oder saure (sulfatierte bzw. karboxylierte) *Proteoglykane* vorliegen. Eine häufig vorkommendes sulfatiertes Proteoglykan ist die Grundsubstanz des Knorpels, die als wichtigsten Glykananteil Chondroitinsulfat enthält. – Neutrale Proteoglykane bilden die Kittsubstanz der Kollagenfasern.
Für die Festigkeit der Interzellularsubstanz ist der Polymerisationsgrad der Glykane bzw. Glykan-Protein-Komplexe von Wichtigkeit: die Festigkeit steigt mit fortschreitender Polymerisation. Für das färberische Verhalten der Interzellularsubstanz gegenüber basischen Farbstoffen spielt das Ladungsmuster der Interzellularsubstanz die entscheidende Rolle: kommen zahlreiche dicht benachbarte, freie elektronegative Gruppen vor, z. B. in der Knorpelgrundsubstanz, reagiert das Gewebe metachromatisch (s. Metachromasie, S. 94). Neutrale und einige nichtsulfatierte Mukosubstanzen sind Perjodsäure-Schiff-positiv.
Besondere Bedeutung hat schließlich noch das *Fibronektin*. Hierbei handelt es sich um einen

hochmolekularen Eiweißkörper (Molekulargewicht ca. 450000), der in Form dünner Fibrillen auftritt. Fibronektin verbindet sich einerseits mit Zelloberflächen, andererseits mit interzellulären Strukturen, z. B. Kollagenfasern. Es dient vermutlich dazu, zwischen den verschiedenen Anteilen des Bindegewebes einen Verbund herzustellen. Außerdem soll Fibronektin auf die Bildung geformter Interzellularstubstanzen Einfluß nehmen.
Zur Bildung geringer Mengen amorpher Interzellularsubstanz sind offenbar alle Zellen fähig. Die Bildung größerer Mengen von Interzellularsubstanz, die z. B. die freien Räume im Bindegewebe ausfüllen, ist jedoch den Bindegewebszellen vorbehalten.
Im Alter nimmt die Menge der Grundsubstanzen des Bindegewebes ab, infolgedessen die der Fasern zu. Dadurch kommt es zu einer Verminderung des Hydratationsgrades der Extrazellularräume; der Gewebsturgor und die Permeabilität werden geringer.

Interstitielle Flüssigkeit

Von den etwa 11 Litern interstitieller Flüssigkeit des menschlichen Körpers kommen nur sehr geringe Mengen im Gewebe frei vor. Überwiegend ist die interstitielle Flüssigkeit an Grundsubstanz gebunden und bildet dort einen Hydratationsmantel. Die freie Gewebsflüssigkeit ist in ihrer Zusammensetzung dem Blutplasma ähnlich. Sie wird von Lymphkapillaren abgeleitet.

3. Texturformen

Bindegewebe tritt in sehr unterschiedlichen Formen auf. Bestimmend sind vor allem die Interzellularsubstanzen und deren Fasern. Im folgenden werden besprochen:
- **lockeres Bindegwebe,**
- **dichtes, straffes Bindegewebe,**
- **Sehnen und Bänder.**

Lockeres Bindegewebe

Das lockere Bindegewebe (Abb. 2-**17**) füllt Lükken, ermöglicht die Verschiebung benachbarter Organe *(Verschiebeschicht)* und kann als Hüllgewebe Gefäße u. a. umgeben. Hauptsächlich besteht es aus kollagenen Faserbündeln (mit Fibrozyten), enthält aber auch regelmäßig elastische und retikuläre Fasern. Charakteristisch sind die weiten Interzellularräume, viel amorphe Grund-

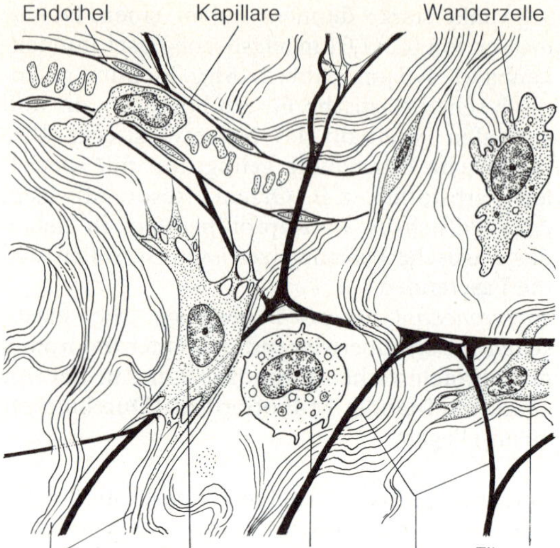

Abb. 2-17. Lockeres Bindegewebe. Das lockere Bindegewebe enthält außer Fibrozyten zahlreiche Formen von freien Bindegewebszellen, z. B. Histiozyten. Interzellulär kommen u. a. Kollagenfaserbündel, elastische Fasern und amorphe Grundsubstanz vor

substanz (deswegen die Fähigkeit des lockeren Bindegewebes Wasser zu speichern, *Ödeme*) und viele freie Bindegewebszellen. Das lockere Bindegewebe ist sehr regenerationsfreudig.
Die kollagenen Faserbündel sind häufig nach dem ***Scherengitterprinzip*** angeordnet (Abb. 2-**18**). Der Winkel zwischen den einzelnen Faserbündeln ändert sich bei Zug. Dadurch wird ein Nachgeben möglich, obgleich die kollagenen Fasern selbst zugfest sind. Läßt der Zug nach, stellen die elastischen Fasern die Ausgangsstellung des Scherengitters wieder her.

Sonderformen des lockeren Bindegewebes sind:
- **zellreiche Bindegewebe**, z. B. das Stroma in verschiedenen Organen. Besonderer Erwähnung bedarf das ***spinozelluläre Bindegewebe***, das nur im Ovar und in der Uterusschleimhaut vorkommt. Es besteht aus dichtgepackten spindelförmigen Zellen mit nur wenig Interzellularsubstanz. Das spinozelluläre Bindegewebe regeneriert schnell, z. B. in der Proliferationsphase während des Zyklus (S. 695).
- **lamelläres Bindegewebe**, z. B. in Muskelfaszien. Die Faserbündel verlaufen schichtweise,
- **netzförmiges Bindegewebe** des Omentum majus. Die kollagenen Faserbündel bilden ein lockeres Netzwerk.

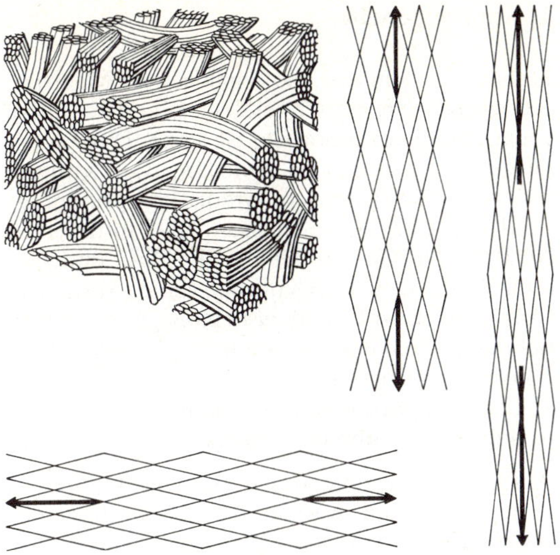

Abb. 2-18. Kollagenfaserbündel und Darstellung des Scherengitterprinzips. (In Anlehnung an Bucher, 1980)

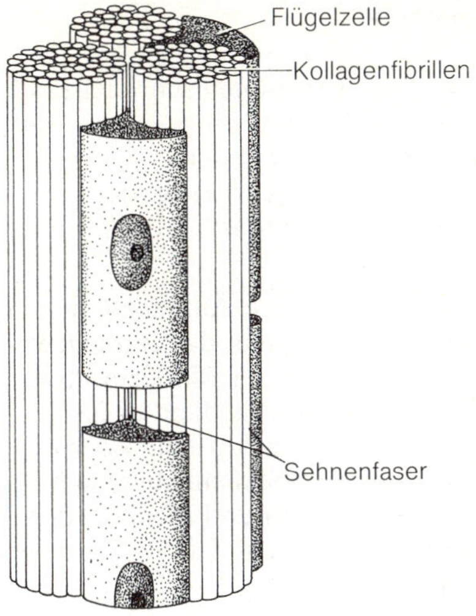

Abb. 2-19. Ausschnitt aus einer Sehne. Zwischen gestreckt verlaufenden Kollagenfasern liegen Fibrozyten, die wegen ihrer besonderen Zellform als Flügelzellen bezeichnet werden

Dichtes straffes Bindegewebe

Dichtes straffes Bindegewebe ist faserreich, aber relativ zellarm. Es besitzt wenig amorphe Interzellularsubstanz und wenig freie Bindegewebszellen. Das dichte Bindegewebe hat einen vergleichsweise geringen Stoffwechsel. Es ist mechanisch sehr widerstandsfähig.
Geflecht- oder filzartig ist das dichte Bindegewebe z. B. in den Kapseln vieler Organe, um Sehnen und in Nerven, im Corium der Haut und in der Submukosa des Darmtraktes. Die Faserbündel bilden ein dreidimensionales Netzwerk, so daß den Zugbeanspruchungen aus allen Richtungen Widerstand geleistet werden kann.

Sehnen und Bänder

Sehnen (Abb. 2-**19**). In Sehnen verlaufen die Kollagenfasern parallel, in großen Sehnen häufig in leichten Spiralen. In ungedehntem Zustand sind die Kollagenfaserbündel leicht gewellt.
Zwischen den Kollagenfasern, ***Sehnenfasern***, liegen die Fibrozyten, nun als ***Sehnenzellen*** bezeichnet, in Reihenstellung hintereinander. Diese Zellen haben langgestreckte Kerne und wenig Zytoplasma. Sie passen sich in ihrer Form der Umgebung dadurch an, daß ihr schmal ausgezogenes Zytoplasma „flügelartig" den Sehnenfasern anliegt, ***Flügelzellen***.

Sehnen werden von lockerem Bindegewebe umhüllt, ***Peritendineum externum***, das in das Innere der Sehne eindringt, ***Peritendineum internum***, und kleine Bündel, *primäre Bündel*, und größere Bündel, *sekundäre Bündel*, zusammenfaßt. Mit dem lockeren Bindegewebe dringen Nerven und Blutgefäße in die Sehne ein.
Sehnen haben eine gute Regenerationsfähigkeit.

Bänder. In Bändern, Faszien und Aponeurosen verlaufen die Kollagenfaserbündel nach einem festgelegten Muster, das der Zugbeanspruchung angepaßt ist. In der Sklera des Auges (S. 715), die zu dieser Gruppe von Bindegewebsstrukturen gehört, beträgt der Winkel zwischen den einzelnen Faserbündeln nahezu 90°.

Elastische Bänder. Ein elastisches Band (Abb. 2-**16b**) besteht aus Bündeln dicker, parallel angeordneter elastischer Fasern. Jedes Bündel wird von geringen Mengen lockeren Bindegewebes mit abgeplatteten Fibrozyten umfaßt. Die elastischen Fasern rufen in frischem Gewebe eine gelbe Farbe hervor. - Beim Menschen kommen geschlossene elastische Bündel in den Ligg. flava der Wirbelsäule und im Lig. suspensorium penis vor.

4. Histophysiologie

Bindegewebe ist auch funktionell sehr vielseitig. Es hat
- **mechanische Aufgaben**, dient dem
- **Stofftransport** und der **Speicherung**, dem
- **Schutz** und der **Abwehr** und ist an der
- **Wundheilung** beteiligt.

Mechanische Aufgaben. Diese Aufgaben stehen im Vordergrund. Einerseits gibt das Bindegewebe z. B. als Organkapsel oder als Bindegewebsgerüst Organen Halt, andererseits dient es als Verschiebeschicht z. B. zwischen Muskeln oder zwischen Organen. Bindegewebe dient aber auch als Leitstruktur, z. B. für Nerven und Gefäße; diese sind durch das Bindegewebe in den Verbund des Körpers eingefügt.

Stofftranport und Speicherung. Der gesamte Stofftransport von den Gefäßen zu den Zellen und umgekehrt erfolgt durch den Interzellularraum. Dabei spielen die interstitiellen Flüssigkeiten, in denen die Stoffwechselprodukte gelöst werden, eine besondere Rolle.
Zur Bindung und Speicherung von Wasser kommt es vor allem durch die Hydrophilie der Glykosaminoglykane der Interzellularsubstanz. Durch die im Gewebe herrschenden Druckverhältnisse ist eine Wasserbewegung möglich.
Eine Sondersituation besteht für die Speicherung von Fett. Hierfür stehen die Fettzellen zur Verfügung.

Schutz und Abwehr. Amorphe Interzellularsubstanzen bilden durch ihre Viskosität einen Schutz gegen die Ausbreitung fremder Partikel im Gewebe. Vor allem dienen aber die freien Bindegewebszellen, soweit sie zum Immunsystem gehören, der Abwehr.

Wundheilung. Hieran ist das Bindegewebe in allen Phasen beteiligt. Durch Vermehrung des Bindegewebes an verletzten Stellen kann es zur Narbenbildung kommen.

VIII. Stützgewebe

Stützgewebe zeichnen sich durch Interzellularsubstanzen großer Festigkeit aus; dadurch haben Stützgewebe eine Eigenform, können Weichgeweben einen Halt geben und Schutzfunktionen ausüben. Von den Stützgeweben werden hier
- **Knorpel** und
- **Knochen** besprochen.

Ferner gehören vom histologischen Aufbau her die Hartsubstanzen des Zahns (S. 443) zum Stützgewebe.

1. Knorpelgewebe

Knorpel besteht nur aus organischem Material; Knorpelgewebe ist schneidbar. Eine besondere Eigenschaft des Knorpels ist seine *Druck- und Biegungselastizität;* das bedeutet, daß Knorpel bis zu einem gewissen Grade komprimierbar (und dehnbar) sowie biegsam und torquierbar ist. Beim Nachlassen der Druck-, Zug- und Biegungskräfte gewinnt Knorpel seine Ausgangsform wieder. In Gelenken begünstigt der Knorpel das Gleiten der Skeletteile.
Knorpel besteht aus
- **Chondrozyten, Knorpelzellen** und
- **Interzellularsubstanz, Matrix**.

Aufgrund morphologischer (und funktioneller) Unterschiede im Aufbau der Interzellularsubstanz lassen sich folgende Knorpelarten beschreiben (Abb. 2-**20**):
- **Faserknorpel:** Die Interzellularsubstanz besteht aus einem dichten kollagenen Bindegewebe ohne nennenswerten amorphen Anteil.
- **Hyaliner Knorpel:** Die Interzellularsubstanz wird von vielen Kollagenfasern gebildet, die in eine amorphe Grundsubstanz eingebettet sind und von dieser „maskiert" werden.
- **Elastischer Knorpel:** Die Interzellularsubstanz besteht aus kollagenen *und* elastischen Fasern in amorpher Grundsubstanz.

Gemeinsam sind allen 3 Knorpelarten **Chondrone, Knorpelterritorien**. Sie werden jeweils von 1 oder mehreren Knorpelzellen, **Chondrozyten**, mit einer umgebenden Interzellularsubstanz intensiver Basophilie, **Knorpelhof,** *Matrix territoriales,* gebildet. – Werden die Knorpelzellen herausgelöst, bleiben an ihrer Stelle Knorpelhöhlen, **Lakunen**, übrig.

Knorpelzellen. Sie liegen häufig zu mehreren in einer Knorpelhöhle. Dort bilden sie *isogene Zellgruppen,* weil sie innerhalb einer Knorpelhöhle durch Teilung aus 1 Knorpelzelle hervorgegangen sind. Im histologischen Präparat sind die Knorpelzellen oft geschrumpft, so daß sie scheinbar von einem Spalt umgeben werden. Intravital füllen die Knorpelzellen die Knorpelhöhlen jedoch vollständig aus. Junge Knorpelzellen – unter dem Perichondrium gelegen – sind oft flach, ältere rund und hypertrophiert. Auch reife Knorpelzellen sind zur Synthese von Grundsubstanz (Matrix) und Fasern befähigt. – Die Tätigkeit der Chondrozyten wird endokrin beeinflußt, z. B. gesteigert durch Thyroxin, Testosteron, gehemmt durch Cortison, Hydrocortison, Östradiol.

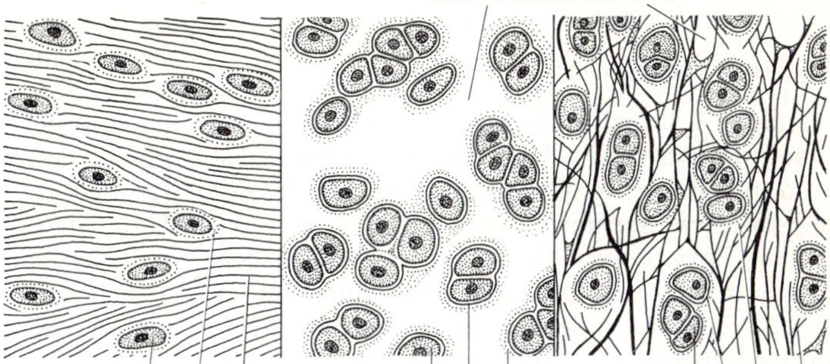

Abb. 2-20. Faserknorpel - Hyaliner Knorpel - Elastischer Knorpel. Alle Knorpelarten enthalten Chondrone. Diese bestehen aus Knorpelzellen, die in einer Knorpelhöhle liegen und von einer Knorpelkapsel und dem Knorpelhof umgeben werden. Beim Faserknorpel besteht die Interzellularsubstanz aus sichtbaren, z. B. fischgrätenartig angeordneten Kollagenfasern. Beim hyalinen Knorpel sind die Kollagenfasern durch amorphe Grundsubstanz maskiert. Beim elastischen Knorpel kommen in der Grundsubstanz außer Kollagenfasern elastische Fasern vor

Knorpelkapsel, Knorpelhof. Die Knorpelkapsel ist die verdichtete Wand der Knorpelhöhle. Der Knorpelhof ist jener Teil der Interzellularsubstanz, der die Knorpelkapsel (mit den Knorpelzellen) umgibt. Der Knorpelhof fällt färberisch durch eine zur weiteren Umgebung hin abnehmende *Basophilie* und *Metachromasie* (S. 94) auf. Der Knorpelhof enthält nur wenige (oder keine) Kollagenfasern.

Ernährung. Knorpel ist gefäß- und nervenfrei. Die Ernährung erfolgt durch Diffusion von der Knorpeloberfläche her: aus randständigen Kapillaren oder beim Gelenkknorpel aus der Gelenkflüssigkeit. Knorpel hat einen geringen Stoffwechsel, er ist bradytroph.

Entwicklung. Sie beginnt mit dem Zusammenrücken von Mesenchymzellen, die ihre Fortsätze einziehen, *prächondrales Gewebe*, Vorknorpel. Gleichzeitig treten in diesen Zellen viel rauhes endoplasmatisches Retikulum, ein großer Golgi-Apparat sowie zahlreiche Mitochondrien auf. Die Zellen beginnen Tropokollagen und große Mengen proteoglykanhaltige Matrix zu bilden; sie werden jetzt als *Chondroblasten*, Knorpelbildner, bezeichnet. Die Chondroblasten geben die von ihnen synthetisierten Substanzen nach allen Seiten ab: „sie mauern sich ein". Durch das Abscheiden von Interzellularsubstanz rücken die Knorpelzellen auseinander und der Knorpel wächst. Chondroblasten sind in der Lage, sich innerhalb ihrer Höhlen zu teilen. Diese Art des Knorpelwachstums wird als interstitiell (intussuszeptionell) bezeichnet; sie findet praktisch nur z. Zt. der Knorpelbildung statt. Später wächst der Knorpel appositionell, d. h. von der Knorpeloberfläche her. - Knorpel entsteht u. anderem dort, wo Zug- und Scherkräfte wirken, während Knochen durch Scherkräfte abgebaut wird.

Perichondrium. Hierbei handelt es sich um das den Knorpel umgebende Bindegewebe. An der Knorpeloberfläche ist das Perichondrium sehr zellreich, ***Stratum cellulare***, weiter außen faserreich ***Stratum fibrosum.*** Vom Perichondrium aus kann Knorpel neu gebildet werden. Das Perichondrium ist gefäß- und nervenreich.
Ein Perichondrium fehlt am Gelenkknorpel, der deswegen nicht neu gebildet werden kann.

Faserknorpel (Abb. 2-20)

Die Interzellularsubstanz besteht fast ausschließlich aus geflechtartig angeordneten Kollagenfasern. Die Chondrone sind in der Regel klein und enthalten nur einen oder wenige Chondrozyten; oft liegen die Chondrone des Faserknorpels in Reihen. Faserknorpel ist gegen Zug sehr widerstandsfähig.

Vorkommen. In Zwischenwirbelscheiben (die Kollagenfasern sind hier nach Art eines Fischgrätenmusters angeordnet), Gelenkzwischenscheiben, Symphysis pubica, in Bändern.

Hyaliner Knorpel (Abb. 2-**20**)

Hyaliner Knorpel hat makroskopisch ein bläulich-milchglasartiges Aussehen. Die *Chondrone* sind in der Regel groß und zellreich. Häufig liegen in einem Territorium mehrere Knorpelhöhlen mit ihren Zellen. Die Gebiete zwischen den Chondronen, *Interterritorien,* erscheinen färberisch-lichtmikroskopisch homogen. Polarisationsmikroskopisch und elektronenmikroskopisch sind jedoch in der Matrix interterritorialis zahlreiche feine Kollagenfasern (Typ II, S. 54) und Mikrofibrillen nachzuweisen. Mit anderen histologischen Methoden sind die Kollagenfasern nicht zu erfassen, weil sie sich färberisch und hinsichtlich ihres Brechungsindex ähnlich wie die Matrix verhalten.

Der Wassergehalt des Knorpels beträgt etwa 60–70%. Die verbleibende Trockensubstanz (30–40%) besteht etwa zu gleichen Teilen aus Kollagen und Grundsubstanz. Bei den Grundsubstanzen handelt es sich um saure Proteoglykane mit besonders viel Chondroitinsulfat.

Der Verlauf der Kollagenfasern im hyalinen Knorpel kann polarisationsmikroskopisch (Doppelbrechung der Kollagenfasern, S. 52) studiert werden. Die Kollagenfasern umfassen die Territorien einzeln und in Gruppen und gehen schließlich in dichtere Faserbündel über, die am Knorpelrand dichte, parallel zur Oberfläche verlaufende Bündel bilden. Die Anordnung der Kollagenfasern im einzelnen ist den jeweiligen funktionellen Ansprüchen angepaßt (trajektorieller Verlauf); z. B. verlaufen im Gelenkknorpel die Kollagenfasern bogenförmig von der Knorpel-Knochengrenze zur freien Oberfläche, wo sie sich tangential orientieren (Abb. 2-**21**). Im Rippenknorpel (Abb. 2-**21**), der vor allem auf Biegung beansprucht wird, verlaufen die Kollagenfasern S-förmig durch die Interzellularsubstanz. Unter den Oberflächen münden sie in Tangentialfaserschichten ein. Die eigentliche Druckschicht im Knorpel ist die Außenzone. Hier gehen die Kollagenfasern in das Perichondrium über.

Eine Regeneration von hyalinen Knorpel erfolgt nicht. Es kann aber vom Perichondrium aus eine Neubildung stattfinden. Hierbei tritt zunächst Faserknorpel auf, der dann zu hyalinem Knorpel umgebildet wird.

Altersveränderungen. Der Wassergehalt des Knorpels nimmt im Alter ab; verbunden ist damit ein Nachlassen der Druckelastizität. Gleichzeitig kann es zu einer Verminderung der Knorpelgrundsubstanz kommen, so daß Kollagenfasern „demaskiert" werden; es tritt eine sog. *Asbestfaserung* auf. Ferner kann es zu einer Höhlenbildung im Knorpel und zu Verkalkungen kommen.

Vorkommen. In Gelenken als Gelenkknorpel, beim Knochenwachstum, in den Luftwegen (als Knorpelspangen in der Trachea und Knorpelstückchen in den Bronchien), Nasenknorpel, große Teile des Kehlkopfs, knorpeliger Anteil der Rippen.

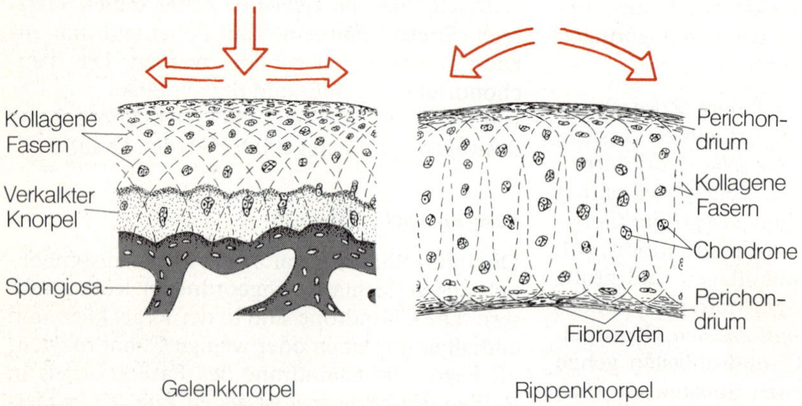

Abb. 2-**21.** Die Anordnung der Kollagenfasern im hyalinen Knorpel ist den funktionellen Ansprüchen angepaßt. Die *Pfeile* geben die Richtungen der möglichen Krafteinwirkungen an. Im Gelenkknorpel verlaufen die Kollagenfasern bogenförmig, um unter der freien Oberfläche eine tangentiale Richtung anzunehmen. Im Rippenknorpel sind die Kollagenfasern S-förmig angeordnet, unter den Oberflächen tangential

Elastischer Knorpel (Abb. 2-**20**)

Der elastische Knorpel ist ähnlich dem hyalinen gebaut, jedoch sind die Territorien kleiner und die Knorpelhöhlen enthalten weniger Zellen. Zusätzlich zu den Kollagenfasern kommen in der Matrix interterritorialis *elastische Fasern* vor, die Netze bilden; diese umfassen die Chondrone und strahlen ins Perichondrium ein. Die elastischen Fasern sind nicht maskiert und können deswegen mit Elastica-Färbungen dargestellt werden.

Vorkommen. Knorpel der Ohrmuschel, des äußeren Gehörgangs, Tuba auditiva, Epiglottis, kleinere Anteile des Kehlkopfskeletts.

2. Knochengewebe

Knochen ist *fest gegen Zug, Druck, Biegung und Torsion* (Einzelheiten s. Allgemeine Anatomie des Bewegungsapparats, S. 138). Knochen hat die Fähigkeit, sich optimal den an ihn gestellten Anforderungen anzupassen. Ferner ist Knochen zum Umbau befähigt (*biologische Plastizität*, Einzelheiten s. unten). Knochen lebt.
Knochen besteht aus
- **Knochenzellen, Osteozyten** und
- **Interzellularsubstanzen.**

Interzellularsubstanz. Sie setzen sich aus
- ***organischen Bestandteilen*** und
- ***anorganischen Bestandteilen*** zusammen.

Organische Bestandteile. Zu 95% handelt es sich um Kollagenfasern; der Rest sind amorphe Interzellularsubstanzen, vor allem neutrale und saure Proteoglykane. Außerdem enthalten Knochen Zellen, Osteozyten, und meist Blutgefäße.
Anorganische Bestandteile (etwa 50% des Trokkengewichts). Sie sind in die organische Knochengrundsubstanz (Interzellularstubstanz) eingelagert und für die Druckfestigkeit des Knochens verantwortlich. Eingelagert ist vor allem Hydroxylapatit ($Ca_{10}[PO_4]6[OH]_2$) in Kristallform. Die Kristalle haben einen Durchmesser von 40 × 30 × 3 nm. Sie liegen parallel zu Kollagenfasern und werden an ihrer Oberfläche von einem Mantel aus gebundenem Wasser umgeben.

Osteozyten. Sie liegen einzeln in kleinen ***Knochenhöhlen, Lacunae osseae***. Knochenzellen sind flach; sie haben allseitig lange Fortsätze, die sich in feinen Knochenkanälchen befinden. Die Knochenkanälchen kommunizieren untereinander und die Fortsätze der Knochenzellen stehen durch adhäsive Kontakte (gap junctions) in Verbindung. Offenbar erfolgt zwischen den Knochenzellen ein Stoffaustausch. Dem Stofftransport dürften außerdem schmale perizelluläre Räume dienen, die dadurch entstehen, daß Knochenzellen die Knochenhöhlen unvollständig füllen.
Histologisch lassen sich unterscheiden:
- **Lamellenknochen** und
- **Geflechtknochen**.

Lamellenknochen

Charakteristisch für Lamellenknochen sind Knochenlamellen (Dicke 3-7 µm). In einer Knochenlamelle verlaufen die Kollagenfasern weitgehend parallel zueinander. Die Richtung des Faserverlaufs wechselt in der Regel von Lamelle zu Lamelle, häufig rechtwinklig. - Die Osteozyten liegen überwiegend an der Lamellengrenze, jedoch gelegentlich mitten in der Lamelle.
Knochenlamellen liegen als
- **Speziallamellen**, Lamellen in einem Osteon (s. unten), als
- **Schaltlamellen**, z. B. Lamellen zwischen den Osteonen, und als
- **Generallamellen** an der äußeren und inneren Knochenoberfläche vor.

Osteon, Havers-System (Abb. 2-**22**, 2-**23**). Hierunter wird ein Komplex aus einem mehr oder weniger zentral gelegenen ***Canalis centralis, Havers-Kanal***, und 4-20 konzentrisch um den Kanal angeordneten ***Speziallamellen*** verstanden. Der Zentralkanal enthält Blutgefäße, Havers-Gefäße, Nerven und lockeres Bindegewebe. Die Durchmesser der Zentralkanäle schwanken erheblich (20-100 µ); meist sind sie in jüngeren Knochen größer als in älteren.
Vom Zentralkanal aus erfolgt die Ernährung der in den Knochenhöhlen (s. oben) gelegenen Knochenzellen durch Diffusion. Ermöglicht wird dies dadurch, daß Knochenkanälchen und damit die Knochenhöhlen miteinander in Verbindung stehen. Die Knochenkanälchen der innersten Lamelle öffnen sich zum Zentralkanal hin.
In den Speziallamellen verlaufen die Kollagenfaserbündel in der Regel schraubenförmig; der Steigungswinkel ändert sich von Lamelle zu Lamelle, wobei in 2 aufeinander folgenden Lamellen die Fasern gegenläufig ziehen. Regelmäßig wechseln einzelne Kollagenfasern von einer Lamelle zur anderen über.
Abgesetzt wird jedes Osteon von seiner Umgebung durch eine kollagenfaserarme, grundsubstanzreiche *Kittlinie.*

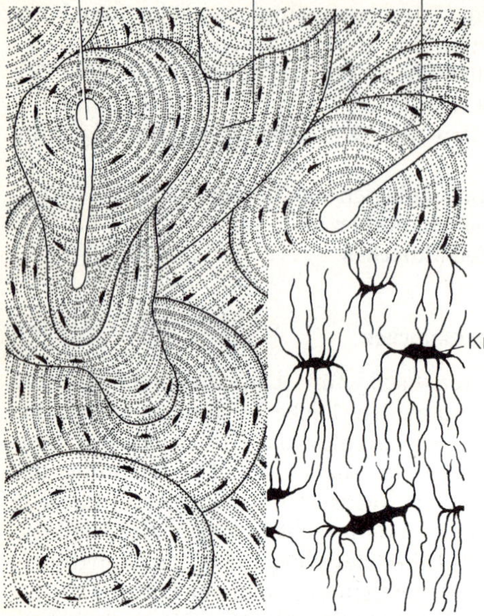

Abb. 2-22. Lamellenknochen. Baueinheit ist das Osteon. Hierbei handelt es sich um ein System aus Speziallamellen um den Havers-Kanal, der Blutgefäß, Nerven- und Bindegewebe enthält. Zwischen den Osteonen liegen Schaltlamellen. - Die Knochenzellen liegen einzeln in kleinen Knochenlakunen. Knochenzellen sind stark verzweigt; ihre Ausläufer berühren sich

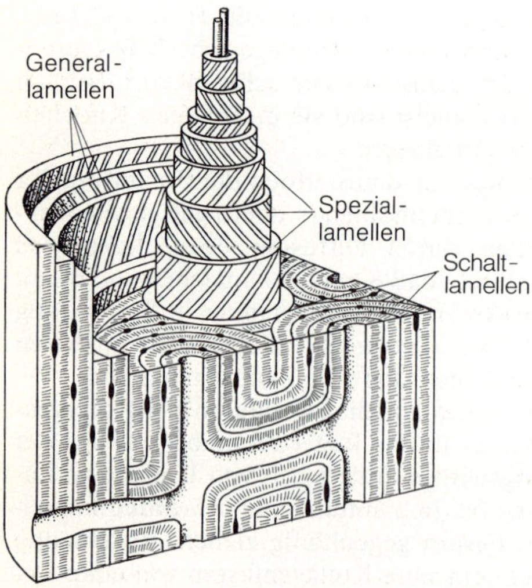

Abb. 2-23. Räumliche Darstellung von Grundlamellen und Speziallamellen. Der Steigungswinkel der Kollagenfasern ist in den einzelnen Systemen unterschiedlich, von Lamelle zu Lamelle in der Regel gegensinnig

Vollständige Osteone kommen nur in den Diaphysen von Röhrenknochen vor. Ein Diaphysenosteon kann eine Länge von mehreren Zentimetern erreichen (durchschnittlich 0,5-1 cm). Die Osteone verlaufen gewöhnlich in der Knochenlängsachse, sind verzweigt und kommunizieren untereinander.

Schaltlamellen, *Lamellae interstitiales* (Abb. 2-**22**). Hierbei handelt es sich um Lamellenbruchstücke, die in der Compacta der Diaphysen von Röhrenknochen die Räume zwischen den Osteonen füllen. Sie sind Reste früherer Generationen von Osteonen; die nicht mehr vorhandenen Anteile der Osteone sind dem während des ganzen Lebens erfolgenden Knochenumbau anheim gefallen. Der Bau der Schaltlamellen entspricht dem der Speziallamellen.
Lamellenbruchstücke kommen aber nicht nur zwischen den Osteonen vor, sondern - als einziger Baustein des Knochens - überall dort, wo Osteone fehlen, z. B. in der Spongiosa der Epiphysen oder der kurzen Knochen, in der Diploë des Schädels.

Generallamellen (Abb. 2-**23**). Es handelt sich um jeweils mehrere Lamellen, die an der äußeren und inneren Oberfläche den Knochen als Ganzes umfassen. Die äußeren Generallamellen liegen unter dem Periost und sind geschlossen. Die inneren Generallamellen liegen zur Knochenhöhle hin, sind nicht sehr zahlreich und an vielen Stellen unterbrochen, insbesondere im Bereich der Spongiosa (z. B. in den Epiphysen, den platten und kurzen Knochen).

Periost. Das Periost besteht aus Bindegewebe und gliedert sich in
- **Stratum osteogenicum**, das der äußeren Knochenoberfläche anliegt und sehr zellreich ist, und ein
- **Stratum fibrosum**, einer äußeren faserreichen Schicht.

In der zellreichen Schicht kommen osteogene Zellen vor, die sich bei Reizung, z. B. nach einem Knochenbruch (s. unten), in Osteoblasten umwandeln können.
Die Kollagenfasern des Periost dringen als sog. *Sharpey-Fasern* in den Knochen ein und befestigen das Periost am Knochen.
Das Periost ist gefäß- und nervenreich (z. B. Periostschmerz, ggf. Bluterguß beim Stoß an die Schienbeinkante).
Periost endet am Gelenkknorpel sowie an den Befestigungen von Sehnen und Bändern. - Wenn Periost an anderer Stelle fehlt, kann es dort zum Knochenabbau kommen.

Endost. Es bekleidet den Knochen auf der Seite der Knochenhöhle und wird von den Retikulumzellen des Knochenmarks gebildet. Bindegewebsfasern fehlen.

Blutgefäße. Vom Periost dringen größere Gefäße durch die Foramina nutritia, kleinere Gefäße an vielen Stellen senkrecht zur Knochenoberfläche und unabhängig vom Lamellenverlauf in den Knochen ein. Die kleineren Gefäße verlaufen in den ***Canales perforantes***, *Volkmann-Kanälchen*, die nicht von Speziallamellen umgeben sind. Die Gefäße setzen sich in die längsverlaufenden Havers-Gefäße fort, die in den Zentralkanälchen der Osteone liegen. Von hier aus ziehen Gefäße ins Knochenmark.

Geflechtknochen

In Geflechtknochen verlaufen die Kollagenfasern teils als grobe, teils als feine Bündel ohne besondere Orientierung zu den ernährenden Gefäßen. Dadurch fehlt eine Lamellenbildung. Der Bestand an Mineralien ist geringer als beim Lamellenknochen, der an Osteozyten höher.
Geflechtknochen kommen beim Erwachsenen nur an wenigen Stellen vor, z. B. Pars petrosa des Felsenbeins, in der Umgebung der Schädelnähte, an der Insertion einzelner Sehnen. Dagegen ist jeder neugebildete Knochen Geflechtknochen (z. B. während der Entwicklung und bei der Knochenbruchheilung).
Geflechtknochen ist besonders fest gegen Zug und Biegung.

Knochen als lebendige Struktur

Für die Aufrechterhaltung der inneren Struktur des Knochens ist eine dauernde ausgewogene Belastung und eine entsprechende Ernährung erforderlich. Ändern sich diese, erfolgt ein Umbau des Knochens mit dem Ziel, sich den neuen Bedingungen anzupassen.

Klinischer Hinweis. Ärztlich ausgenutzt wird die Plastizität des Knochens bei der Zahnregulierung. Dort, wo durch kieferorthopädische Maßnahmen ein dauernder Druck auf den Knochen ausgeübt wird, wird Knochen abgebaut; dort, wo der Druck nachläßt, wird Knochen aufgebaut. Auf diese Weise ändern die Zähne im Laufe der Zeit ihre Stellung.

Knochen ist das wichtigste **Calcium-Reservoir** des Organismus. – Calcium spielt bei der Muskelkontraktion, in zahlreichen enzymatischen Systemen, bei der Blutgerinnung, der Zellhaftung und bei anderen wichtigen biologischen Vorgängen eine große Rolle. – 99% des Gesamtcalciums des Organismus enthält der Knochen. Das übrige Calcium kommt teils im Blut, teils im Gewebe vor. Zwischen Blut- und Knochencalcium besteht ein lebhafter Austausch: Bei Erhöhung des Blut-Calcium-Spiegels wird Calcium im Knochen abgelagert, bei Verminderung aus Knochen mobilisiert. – Die Calciummobilisierung aus Knochen erfolgt teils schnell (direkte Freisetzung des Calciums aus dem Hydroxylapatit der Interzellularsubstanz), teils langsam (auf hormonalem Wege, s. unten).

Klinischer Hinweis. Bei länger anhaltendem Calciummangel in der Nahrung kann es zu ungenügendem Einbau von Mineralstoffen in den Knochen kommen, Osteomalazie.

Ein weiterer Hinweis auf die lebendige Knochenstruktur ist seine Fähigkeit, **nach Brüchen zu heilen**. Die Knochenneubildung an Bruchstellen geht vom Periost und z. T. vom Endost aus. Zunächst kommt es an der Bruchstelle zum Bluterguß. Dann räumen Makrophagen das an der Frakturstelle zugrundegegangene Gewebe ab. Anschließend kommt es zu einer Knorpelbildung und dann zu enchondraler, aber auch zu desmaler Ossifikation (s. u.). Der an der Bruchstelle z. T. im Überschuß neugebildete junge Knochen wird als Kallus bezeichnet.
Im **Alter** kommt es im Knochen zu einer Verminderung der Kalksalze, verbunden mit Wasserentzug und Abnahme der Viskosität der Grundsubstanz. Dadurch wird der Knochen spröde und bricht leichter.

Osteoblasten, Osteoklasten. Jeder Umbau des Knochens sowie die Knochenbruchheilung ist an das Vorkommen von Osteoklasten und Osteoblasten gebunden. Osteoblasten gehen aus osteogenen Zellen (pluripotente Bindegewebszellen) des am oder im Knochen vorhandenen Bindegewebes hervor. Osteoklasten gehören dagegen zu den Makrophagen.
Osteoblasten. Osteogene Zellen haben eine Generationszeit von etwa 36 h; von den neu entstandenen Zellen wandeln sich einige in Osteoblasten um. Die Osteoblasten besitzen die Ultrastruktur von Zellen mit hoher Syntheseleistung. Sie produzieren Tropokollagen und neutrale sowie saure Proteoglykane für die Knochenmatrix (vgl. Fibrillogenese, S. 53). Die von ihnen gebildeten Substanzen scheiden die Osteoblasten nach allen Seiten ab, so daß sie sich – ähnlich wie die Knorpelzellen – allmählich „einmauern“. Sobald die Osteoblasten ringsum von Interzellularsubstanz umgeben sind, werden sie als

Osteozyten bezeichnet. - Osteoblasten werden vor allem in Reihenstellung an der Oberfläche von Knochenbälkchen gefunden (s. unten).

Osteoklasten sind vielkernige Riesenzellen, die offenbar von den Monozyten abstammen und zum MPS-System (S. 51) gehören. Sie dienen dem Knochenabbau. Osteoklasten enthalten viele Lysosomen sowie heterophage Vakuolen, in denen häufig Bruchstücke von aufgenommenen Kollagenfibrillen und Knochenkristalle vorkommen. Osteoklasten liegen oft in kleinen Buchten des abzubauenden Knochens, den *Howship-Lakunen.*

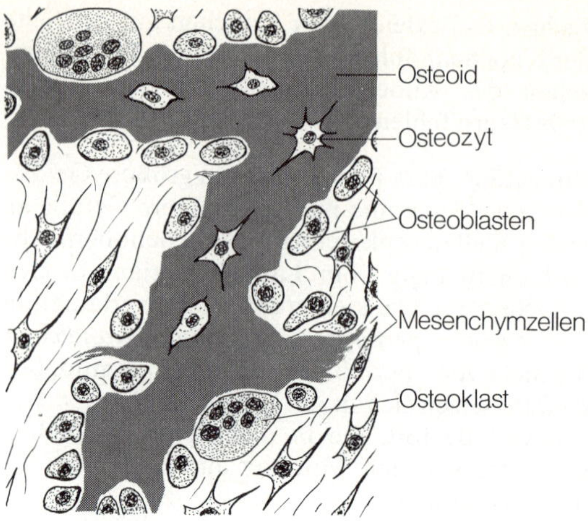

Abb. 2-24. Desmale Knochenbildung. Osteoblasten, die aus Mesenchymzellen hervorgegangen sind, bilden an der Oberfläche eines Knochens eine zusammenhängende Schicht. Durch Abgabe von Knochengrundsubstanz werden die Osteoblasten in den Knochen mit einbezogen; sie sind zu Osteozyten geworden. Knochenaufbau und Knochenabbau gehen parallel. Osteoklasten, die Knochen abbauen, sind mehrkernige Riesenzellen

3. Knochenentwicklung

Zu unterscheiden sind eine

- **desmale Ossifikation, direkte Knochenbildung**, bei der Knochen direkt im Mesenchym entsteht, und eine
- **chondrale Ossifikation, indirekte Knochenbildung**. Diese Art der Knochenbildung geht von einer Knorpelmatrize aus, die schrittweise abgebaut und durch Knochen ersetzt wird.

In beiden Fällen wird zunächst Geflechtknochen gebildet, der mit wenigen Ausnahmen (s. oben) während der weiteren Entwicklung durch Lamellenknochen ersetzt wird.

Desmale Ossifikation (Abb. 2-**24**)

An Orten vorgesehener Knochenbildung verdichtet sich das Mesenchym und wird stärker kapillarisiert. Die Mesenchymzellen werden größer, ihre Ausstattung mit Zellorganellen (rauhes endoplasmatisches Retikulum, Golgi-Apparat, Mitochondrien) nimmt zu. Gleichzeitig werden die Zellen fortsatzreich. Die Zellen sind zu Osteoblasten geworden.

Die Osteoblasten produzieren Tropokollagen und Proteoglykane, die an den Interzellularraum abgegeben werden. Extrazellulär entstehen Kollagenfasern (S. 53), die in eine homogene Grundsubstanz, *Osteoid*, eingebettet sind. In der Folgezeit werden der Interzellularsubstanz Calcium- und Phosphationen zugeführt und es entstehen in enger Beziehung zu den Kollagenfibrillen *Hydroxylapatitkristalle.* Der so entstandene Knochen entspricht einem verkalkten faserreichen Bindegewebe und wird Geflechtknochen (S. 63) genannt.

Die Knochenbildung schreitet von zahlreichen isoliert gelegenen Zentren zur Umgebung fort. Es entstehen *Knochenbälkchen*, die später miteinander in Verbindung treten und eine Spongiosa bilden (bei den Schädelknochen als Diploë bezeichnet). Als letztes wird die äußere und innere Knochenschale gebildet. Aus dem Mesenchym zwischen den Knochenbälkchen entwikkeln sich weitere Osteoblasten sowie das Knochenmark und das Endost.

Desmal werden u. anderem Teile des Schädels (Os frontale, Os parietale, Teile der Ossa temporalia, des Os occipitale, Os mandibulare, Os maxillare) sowie die Knochenmanschetten der Röhrenknochen (s. unten) gebildet.

Fast gleichzeitig mit dem Knochenwachstum beginnen auch *Umbauvorgänge.* Diese bestehen einerseits in einem Abbau, andererseits in einem Aufbau von Knochen. Dem Abbau dienen vielkernige Riesenzellen (Osteoklasten, s. oben), dem Aufbau Osteoblasten; die sich in Reihen der Oberfläche der Knochenbälkchen anlagern, *appositionelles Wachstum.* Bei diesen Umbauvorgängen werden die zunächst als Geflechtknochen angelegten Skeletteile zu Lamellenknochen.

Das *Wachstum* desmal angelegter Knochen erfolgt *appositionell*, d.h. dadurch, daß an der einen (äußeren) Oberfläche neuer Knochen gebildet, an der gegenüberliegenden (inneren) Oberfläche Knochen abgebaut wird.

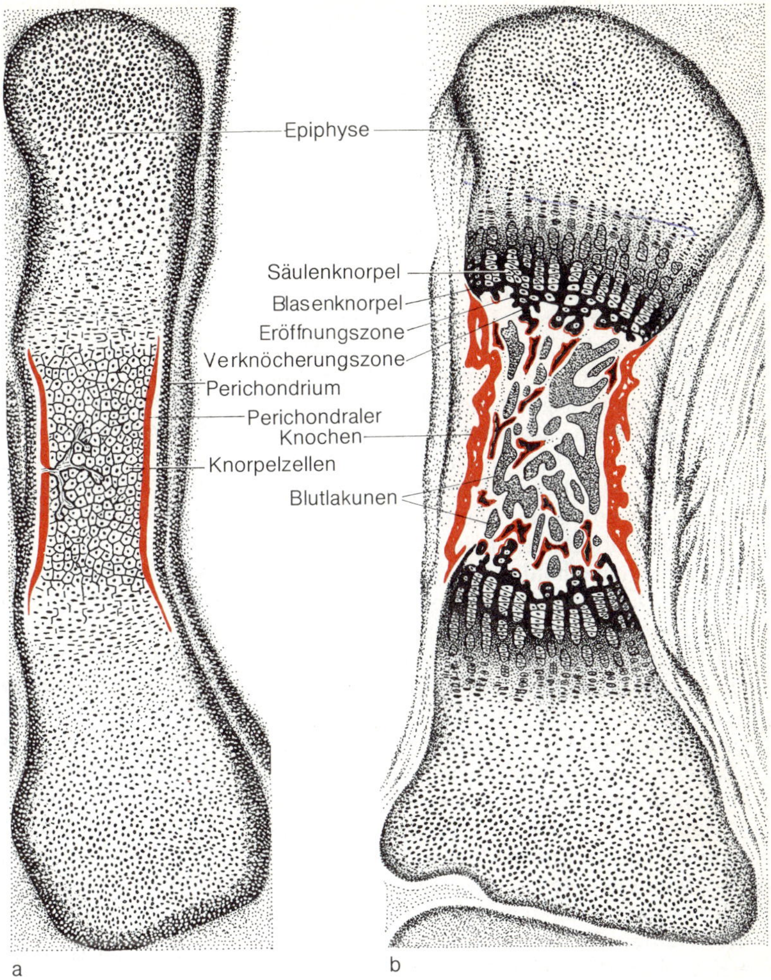

Abb. 2-25 a, b. 2 Stadien aus der Entwicklung eines Röhrenknochens. **a** Stadium der perichondralen Knochenbildung; **b** Stadium der enchondralen Knochenbildung. (Nach Bargmann, 1977)

Chondrale Ossifikation (Abb. 2-**25a** u. **b**)

Vorläufer des Knochens ist ein Modell aus hyalinem Knorpel, das, verglichen mit dem späteren Knochen, plump ist und keine Oberflächendetails aufweist. Bei den Anlagen von Röhrenknochen sind jedoch von vornherein die beiden Epiphysen und die Diaphyse zu erkennen.

Bei der Verknöcherung von Röhrenknochen kommt es zunächst zur Ausbildung einer

- **perichondralen Knochenmanschette**, die an der Oberfläche der Diaphyse entsteht, und dann zur
- **enchondralen Ossifikation**, *Ersatzknochenbildung*, bei der das Knorpelmodell umgebaut wird.

Perichondrale Knochenmanschette. Die perichondrale Knochenmanschette der Röhrenknochen wird von osteogenen Zellen des Perichondriums (nach der Knochenbildung als Periost bezeichnet) gebildet. Die Knochenmanschette reicht etwa bis zum späteren Knochenhals (Abb. 2-**25a**).

Enchondrale Ossifikation. Im Prinzip wird hierbei der Knorpel des Knorpelmodells abgebaut und durch neugebildeten (Geflecht-)Knochen ersetzt. Später wird der Geflechtknochen in Lamellenknochen umgebaut (Abb. 2-**25b**).

Der ***Abbau des Knorpels*** beginnt im Bereich der perichondralen Knochenmanschette. Eingeleitet wird dieser Vorgang dadurch, daß die Knorpelzellen hypertrophieren - es entsteht sog. Blasenknorpel - und teilweise zugrundegehen. In die verbleibende Knorpelgrundsubstanz lagern sich Kalksalze ein. Gleichzeitig dringen aus dem dichten Bindegewebe der Oberfläche der Knochenmanschette (Anlage des Periosts) Gefäße und Mesenchymzellen durch die Knochenmanschette in den veränderten Knorpel der Diaphyse ein. Die Mesenchymzellen bauen teilweise den Knorpel ab, *Chondroklasten*, teilweise füllen sie die ehemaligen Knorpellakunen aus. Es ist eine Einbruchzone entstanden. Viele der Mesenchymzellen werden zu Osteoblasten, die an der Oberfläche der Knorpelreste Geflechtknochen bilden. Es resultiert ein *Bälkchenwerk aus Geflechtknochen*.

Die Räume zwischen den Bälkchen werden von Blutgefäßen und Mesenchym ausgefüllt, *primäres Knochenmark*. Etwa ab 5. Embryonalmonat wandeln sich Mesenchymzellen in Retikulumzellen um und es beginnt die Bildung von Blutzellen. Von diesem Zeitpunkt an wird von *sekundärem Knochenmark* gesprochen.

Die Knochenbälkchen im Bereich der Knochenmanschette werden im Laufe der Zeit durch Osteoklasten abgebaut; dadurch erweitert sich die Knochenmarkshöhle bis zu einer *Umbauzone* zwischen Diaphyse und Epiphyse. In dieser Umbauzone spielt sich - solange der Knochen wächst - die enchondrale Verknöcherung ab. Beim Jugendlichen, bei dem Epiphyse und Diaphyse bereits weitgehend verknöchert sind, wird diese Umbauzone als *Wachstumsfuge (Metaphyse, Epiphysenplatte)* bezeichnet.

Die ***Umbauzone zwischen Epiphyse und Diaphyse*** läßt eine Zonengliederung erkennen. Jede Zone entspricht einem Entwicklungsschritt während der enchondralen Verknöcherung. Es folgen von der Epiphyse her aufeinander:

- **Reservezone**. Sie besteht aus hyalinem Knorpel. In frühen Entwicklungsstadien handelt es sich um die ganze Epiphyse; später, wenn in der Epiphyse selbst die Verknöcherung beginnt (s. unten), liegt ein breiter, zur Epiphyse hin gelegener Streifen aus hyalinem Knorpel vor.
- **Proliferationszone**. In dieser Zone teilen sich die Knorpelzellen lebhaft und ordnen sich säulenartig in der Längsachse des Knochens an; deswegen wird auch von ***Säulenknorpel*** gesprochen. Die Interzellularsubstanz hat abgenommen, da sie nur noch in geringer Menge gebildet wird.
- **Resorptionszone**. Diaphysenwärts werden die Knorpelzellen (und damit die Knorpelhöhlen) immer größer; die Knorpelzellen enthalten viel Glykogen. Es liegt ***Blasenknorpel*** vor. Die Interzellularstubstanz beschränkt sich auf schmale Septen, die Kalkeinlagerungen aufweisen.
- **Verknöcherungszone**. Die Knorpelzellen gehen entweder zugrunde oder werden aus ihren Knorpelhöhlen durch Abbau des Knorpels durch Mesenchymzellen (Chrondroklasten) freigesetzt - deswegen ***Eröffnungszone***. In der Knorpelgrundsubstanz kommt es zu Kalkablagerungen. Vor allem lagern sich aber den verbliebenen, z. T. verkalkten Knorpelspangen Osteoblasten auf, die Geflechtknochen bilden. Dadurch entsteht ein Netzwerk aus Knochenbälkchen, das mit der perichondralen Knochenmanschette in Verbindung steht.

Verknöcherung der Epiphyse. Sehr viel später als in den Diaphysen bildet sich im Inneren der Epiphysen Blasenknorpel. Aus der Umgebung wachsen in dieses Gebiet Gefäße und Mesenchymzellen ein. Es folgen Umbauvorgänge, die denen in den Diaphysen zur Zeit der Verknöcherung entsprechen (s. oben). Die Ausbildung der Knochenbälkchen schreitet vom Epiphysenzentrum zur Peripherie hin fort. An der Oberfläche der Epiphysen bildet sich eine Knochenschale. Ausgenommen bleibt der Gelenkbereich (Gelenkknorpel) und - solange der Knochen wächst - die Grenze zwischen Epi- und Diaphyse (***Metaphyse, Wachstumsfuge***, s. oben).

Die Knochenkerne in den Epiphysen bilden sich in jedem einzelnen Knochen zu festgelegter Zeit, meist postnatal. Bei der Geburt besitzen lediglich die distalen Femurepiphysen und proximalen Tibiaepiphysen Knochenkerne. Anhand der bereits gebildeten epiphysären Knochenkerne kann das Alter eines Kindes bestimmt werden (Reifezeichen S. 129, 323).

Umbau und Wachstum. Das während der chondralen Ossifikation gebildete Knochengewebe ist Geflechtknochen. Dieser Geflechtknochen wird zu Lamellenknochen umgebaut. Hierbei bauen Osteoklasten Knochen ab, während Osteoblasten, die aus den um Gefäße gelegenen Mesenchymzellen hervorgehen, Lamellenknochen aufbauen.

Beim *Dickenwachstum* wird im wesentlichen Knochen an der äußeren Oberfläche appositionell angelagert, während von der inneren Oberfläche her Knochen abgebaut wird. Das *Längenwachstum* kommt dadurch zustande, daß das Gebiet der enchondralen Verknöcherung unter Beibehaltung der Dicke der Wachstumsfuge langsam epiphysenwärts rückt.

Regulation der Ossifikation

Knochenentwicklung, Knochenwachstum und Knochenerhaltung unterliegen humoralen (hormonalen) und mechanischen Regulationen.

Calcium. Der Calciumbestand des Knochens wird durch das Zusammenwirken von Nebenschilddrüsenhormon und dem Calcitonin der C-Zellen der Schilddrüse geregelt. Das Nebenschilddrüsenhormon aktiviert und steigert die Zahl der Osteoklasten in der Knochenmatrix mit dem Ziel, Calcium freizusetzen. Calcitonin hemmt dagegen die Resorption von Knochengrundsubstanz und die Calciumfreisetzung. Außerdem ist für die Aufrechterhaltung des Kalkbestandes eine Beanspruchung des Knochens erforderlich. Bei Patienten, die lange bettlägerig sind, kommt es zu einer Verminderung des Kalkbestandes im Knochen. Außerdem wirkt die Belastung strukturerhaltend auf den Knochen: Calciumverlust bei Aufenthalt im schwerelosen Raum.

Hormone und Vitamine. Zu den Hormonen, die die Knochenentwicklung beeinflussen, gehört das *Wachstumshormon der Hypophyse.* Mangel an Wachstumshormon bedingt Zwergwuchs, überschüssige Bildung führt zur Akromegalie (Wachstum der „Akren": Hände, Füße, Nase, Kinn). - Ferner haben *Geschlechtshormone* Einfluß auf das Knochenwachstum. Bei Mangel an Geschlechtshormonen kommt es zum vermehrten Knochenabbau, z. B. bei der Frau mit Beginn des Klimakteriums.
Einen direkten Einfluß auf die Ossifikation hat Vitamin D. Bei Vitamin-D-Mangel tritt eine ungenügende Kalzifizierung des Knochens ein. - Vitamin A steuert die reguläre Verteilung und Aktivität von Osteoblasten und Osteoklasten. Bei Vitamin A-Mangel wird nicht genug amorphe Interzellularsubstanz synthetisiert.

Ektopische Knochenbildung

Unter bestimmten Bedingungen kann es spontan im Bindegewebe zur Knochenbildung kommen. Inbesondere ist dies im Nierenbecken, in Arterienwänden, in den Augen, in Muskeln und Sehnen möglich. Zurückzuführen ist dies auf die latente Fähigkeit vieler Bindegewebszellen zur Knochenbildung.

E. Muskelgewebe

Muskelgewebe besteht aus hochdifferenzierten, langgestreckten Muskelzellen, die in ihrem Zytoplasma als charakteristische Struktur kontraktile Eiweißfibrillen, **Myofibrillen**, enthalten. Außerdem verfügen sie über **Myoglobin**, das die typische rote Muskelfarbe hervorruft. Funktionell zeichnen sich Muskelzellen dadurch aus, daß sie sich verkürzen und Spannung entwickeln sowie chemische Energie direkt in mechanische Energie verwandeln können.
Zusammen mit Muskelgewebe kommt stets Bindegewebe vor. Das Bindegewebe beteiligt sich am Aufbau der Muskeln; es gliedert die Muskeln, dient den Muskelzellen zur Befestigung und überträgt die Verkürzung des Muskelgewebes auf die Umgebung.
Unter Berücksichtigung morphologischer und funktioneller Gesichtspunkte werden unterschieden (Abb. 2-**26**):

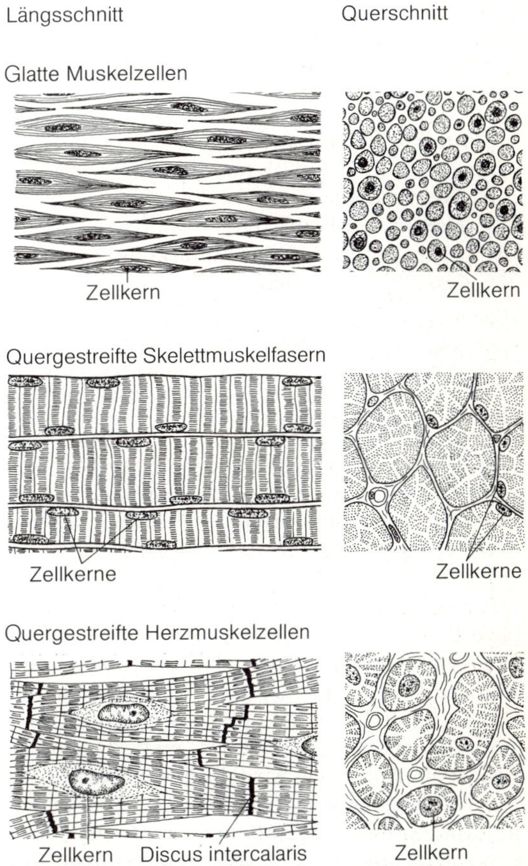

Abb. 2-**26**. Glatte Muskelzellen, quergestreifte Skelettmuskelzellen, quergestreifte Herzmuskelzellen - jeweils längs und quer. - In der glatten Muskulatur liegt der Zellkern in der Mitte der Muskelzelle. - Quergestreifte Muskelfasern enthalten viele randständige Zellkerne. Quergestreift sind die Myofibrillen. - In den Herzmuskelzellen liegen die Zellkerne in der Mitte der Faser; die Herzmuskelzellen sind verzweigt und haften über Disci intercalares aneinander

Tabelle 2-2. Vergleich verschiedener Muskelgewebe

	Glatte Muskulatur	Skelettmuskulatur	Herzmuskulatur
Kleinstes Bauelement	spindelige Muskelzelle	Muskelfaser	verzweigte Muskelzelle
Anordnung der Bauelemente	Bündelung, Überlappung	parallele Bündelung	Raumnetz
Zellkern	1, zentral, stäbchenförmig	viele, randständig, ovoid-linsenförmig	1-2, zentral, ovoid-abgestumpft
Kontraktile Struktur	Myofilamente	quergestreifte Myofibrille	quergestreifte Myofibrille
Verbindung der Muskelzellen untereinander	tight und gap junctions, argyrophile Fasern	Endomysium, Sarkolemm	Disci intercalares
Innervation	vegetatives Nervensystem	animales Nervensystem	Erregungsleitungssystem, vegetative Nerven
Strukturen der Erregungsübertragung	Synapsen en distance	motorische Endplatten	gap jungctions, Synapsen en distance

- **glatte Muskulatur** und
- **quergestreifte Muskulatur**, die aus
  - ***Skelettmuskulatur*** und
  - ***Herzmuskulatur*** besteht.

Die Muskelzellen der Skelettmuskulatur werden als *Muskelfasern* bezeichnet.

Hinweis. Für die verschiedenen Muskelzellbestandteile haben sich besondere Benennungen eingebürgert. Das Zytoplasma der Muskelzellen (ohne Myofibrillen) wird als *Sarkoplasma*, das endoplasmatische Retikulum als *sarkoplasmatisches Retikulum*, und die Mitochondrien werden als *Sarkosomen* bezeichnet. Das *Sarkolemm* ist die Zellmembran der Muskelzelle einschließlich einer umgebenden Basalmembran und anliegenden retikulären Fasern. Allerdings verstehen manche Autoren unter Sarkolemm nur das Plasmalemm der Muskelfaser.

Der auffälligste morphologische Unterschied (Tabelle 2-**2**) zwischen glatter und quergestreifter Muskulatur besteht darin, daß die kontraktilen Myofibrillen in der quergestreiften Muskulatur licht- und elektronenmikroskopisch eine Querstreifung aufweisen, die in der „glatten" Muskulatur fehlt. Außerdem wird die glatte Muskulatur nur vom vegetativen Nervensystem, die Skelettmuskulatur überwiegend vom somatischen Nervensystem innerviert. Deswegen erfolgen die Kontraktionen der glatten Muskulatur unwillkürlich, während die Skelettmuskulatur willkürlich betätigt werden kann. Die Kontraktionen der glatten Muskulatur verlaufen langsam (wurmartig), die der quergestreiften Muskulatur schnell.

Eine Sonderstellung nimmt in vielfacher Hinsicht die Herzmuskulatur ein, die zwar quergestreift ist, aber doch vom vegetativen Nervensystem innerviert wird und autonom tätig ist.

Entwicklung (Tabelle 4-**1**, 4-**2**). Die Muskulatur entstammt dem Mesoderm. Ausnahmen: Myoepithelzellen, innere Augenmuskeln (S. 718), die aus dem Ektoderm hervorgehen. Das Ausgangsmaterial des größten Teils der (somatischen) Skelettmuskulatur sind die Myoblasten der aus den Somiten entstandenen Myotome (S. 122, 136).

Die glatte Muskulatur und die Herzmuskulatur entwickeln sich hauptsächlich aus dem unsegmentierten viszeralen Mesoderm (Splanchnopleura, S. 123, 524) und der Cutisplatte. Eine Sonderstellung nehmen die Kopfmuskulatur und die aus den Branchialbögen hervorgegangenen Muskeln (z. B. Mm. trapezius und sternocleidomastoideus) ein. Obgleich es sich um quergestreifte Skelettmuskulatur handelt, entstehen sie wie die glatte Muskulatur aus unsegmentiertem Mesoderm. Gleiches gilt für die quergestreifte Muskulatur des Ösophagus.

Während der Muskeldifferenzierung treten als erstes dünne, noch unregelmäßig angeordnete Filamente auf. Beim Skelett- und Herzmuskel folgen später dickere Filamente (Myosin). Dünne und dicke Filamente ordnen sich und es bilden sich die für die reife Muskelfaser charakteristischen Myofibrillen. Die Vermehrung der Myofibrillen erfolgt durch Längsteilung, nachdem durch Anlagerung von neu gebildeten Myofilamenten eine bestimmte Größe überschritten ist.

Skelettmuskelfasern entstehen durch Verschmelzung von Myoblasten und sind deswegen vielkernige Synzytien. Ihre Zellkerne liegen zunächst in der Fasermitte, wandern später jedoch unter die Zelloberfläche.

Hinweis. Reife quergestreifte Muskelfasern weisen an ihrer Oberfläche, lichtmikroskopisch kaum abgrenzbare *Satellitenzellen* auf, bei denen es sich möglicherweise um verbliebenem Myoblasten handelt.

I. Glatte Muskulatur

Glatte Muskulatur kommt u. anderen in der Gefäßwand (S. 159) und in der Wand der Eingeweide vor (Eingeweidemuskulatur, z. B. des Magen-Darm-Kanals, vieler Organe des Urogenitalsystems). Häufig bilden glatte Muskelzellen Bündel, die durch Bindegewebe zusammengehalten werden und in denen sich die Muskelzellen überlappen. Die Verlaufsrichtung der glatten Muskelzellen kann lagenweise wechseln. In manchen Organen sind glatte Muskelzellen locker im Bindegewebe verteilt (z. B. Prostata, Samenblase). Schließlich können glatte Muskelzellen kleine Muskeln bilden, z. B. die Mm. arrectores pilorum der Haut (S. 212).
Glatte Muskelzellen (Abb. 2-**26**, 2-**27**) sind meist spindelförmig und selten verzweigt. Ihre Länge beträgt 30-200 μm, ihr Durchmesser 5-10 μm. Besonders lang sind die glatten Muskelzellen des Uterus (bis 500 μm). Der Kern der glatten Muskelzellen ist zigarrenförmig und hat abgerundete Enden. Er liegt in der Mitte der Zellen und fältelt sich bei Kontraktion.
Das **Zytoplasma** (Sarkoplasma) der glatten Muskelzellen weist in der Umgebung des Kerns wenige Mitochondrien, wenig glattes endoplasmatisches Retikulum, Glykogen und einen kleinen Golgi-Apparat auf. Der größte Teil der glatten Muskelzelle außerhalb der Kernzone wird von dünnen (Aktin)Filamenten eingenommen, die in manchen glatten Muskelzellen parallel zur Längsachse, in anderen gitterwerkähnlich verlaufen. Eingelagert sind Myosinfilamente, die ihrerseits ein Netzwerk bilden und mit den Aktinfilamenten in einem der quergestreiften Muskulatur vergleichbaren funktionellen Kontakt stehen. Eine Querstreifung fehlt jedoch in glatten Muskelzellen. Außer Myofilamenten kommen in glatten Muskelzellen intermediäre Filamente vor, die kreuz und quer durch das Zytoplasma verlaufen und zusammen mit Aktinfilamenten an randständigen Verdichtungen des Plasmalemm befestigt sind.
An und unter der Zellmembran liegen in der Regel sehr viele pinozytotische Bläschen. Dagegen fehlt ein tubuläres System.

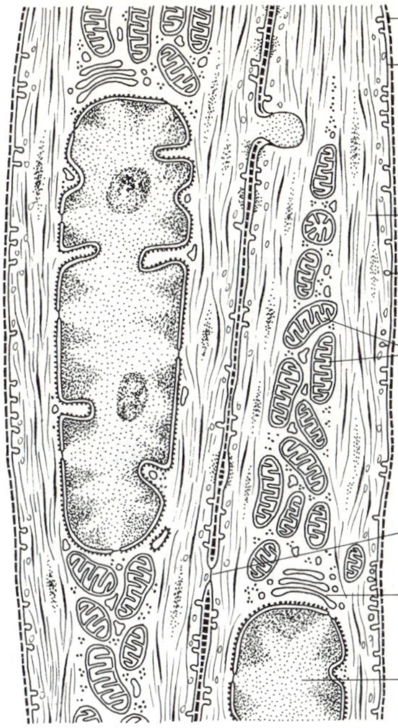

Abb. 2-**27**. Glatte Muskelzellen elektronenmikroskopisch

Das **Plasmalemm** jeder glatten Muskelzelle wird von einer Basalmembran bedeckt, die mit Gitterfasern verbunden ist. Glatte Muskelzellen können auch mit elastischen Fasern und elastischen Membranen in Verbindung stehen. Sie bilden dann muskulo-elastische Systeme (z. B. in elastischen Gefäßen S. 159).
Die **Verbindung der glatten Muskelzellen** untereinander kann entweder durch Bindegewebsfasern oder durch desmosomenähnliche Strukturen erfolgen. Außerdem kommen gap junctions (S. 34) vor. An diesen Stellen soll es zur Erregungsübertragung von einer glatten Muskelzelle auf die andere kommen.
Glatte Muskelzellen sind zur Hypertrophie befähigt (z. B. im Uterus während der Schwangerschaft).
Die **Innervation** der glatten Muskulatur erfolgt durch das vegetative Nervensystem (S. 191). An manchen glatten Muskelzellen (z. B. im Ductus deferens) kommen Membrankontakte zwischen Nervenendigungen und Plasmalemm der Muskelzelle vor. Sonst bestehen Synapsen en passent (S. 87). - Die glatte Muskulatur ist außerdem zu spontanen Eigenkontraktionen befähigt.

Histophysiologischer Hinweis. Glatte Muskulatur kommt dort vor, wo ohne großen Energieaufwand ein Tonus gehalten werden muß (z. B. Harnblase, Uterus, Gefäßwand). Glatte Muskulatur ermüdet nicht. Sie kann in einem Kontraktionszustand verharren (Spasmus, Kolik).

II. Quergestreifte Muskulatur

1. Skelettmuskulatur

Die Muskulatur des Bewegungsapparats besteht aus quergestreifter Muskulatur. Skelettmuskulatur wird sie genannt, weil die meisten Muskeln am Skelett entspringen und ansetzen. Außerdem gibt es quergestreifte Muskulatur in den Eingeweiden von Kopf und Hals, z. B. in der Zunge, im Pharynx und Larynx sowie im oberen Ösophagus, die nicht mit dem Skelett in Verbindung steht.
Das kontraktile Element der Skelettmuskulatur ist die Muskelfaser. Ein Hüllsystem aus kollagenen und elastischen Fasern faßt die Muskelfasern zu Muskelbündeln und Muskeln zusammen (S. 149).

Muskelfaser

Skelettmuskelfasern können bis zu 15 cm lang sein. Die Faserdicke schwankt zwischen 10 und 100 µm.

Charakteristisch für die reife Skelettmuskulatur (Abb. 2-**26**, 2-**28**) sind die
- *vielen (bis zu 100) unter dem Sarkolemm in der Peripherie der Zellen gelegenen Zellkerne* und die
- *quergestreiften Myofibrillen.*

Zwischen den Myofibrillen, die mehr oder weniger dicht nebeneinander liegen, befinden sich wenig mitochondrienreiches Sarkoplasma mit Glykogen, in der Regel stark entwickeltes glattes endoplasmatisches Retikulum und andere Zellorganellen sowie der sauerstoffbindende Muskelfarbstoff *Myoglobin.* Granuläres endoplasmatisches Retikulum und Ribosomen kommen nur in geringer Menge vor (geringe Proteinsynthese).

Hinweis. Die geringe Proteinsynthese in der reifen Skelettmuskelfaser erklärt, daß kaum eine Regeneration von Muskulatur erfolgt. In der Regel entstehen an Stellen zugrundegegangener Muskelfasern Bindegewebsnarben.

Myofibrillen (Abb. 2-**28b**). Es handelt sich um in Längsrichtung der Zelle verlaufende zylindrische Fibrillen, die lichtmikroskopisch eben sichtbar sind (Durchmesser 1–2 µm). Sie werden aus nur elektronenmikroskopisch erkennbaren dünneren und dickeren **Myofilamenten** aufgebaut, die aufgrund ihrer charakteristischen Anord-

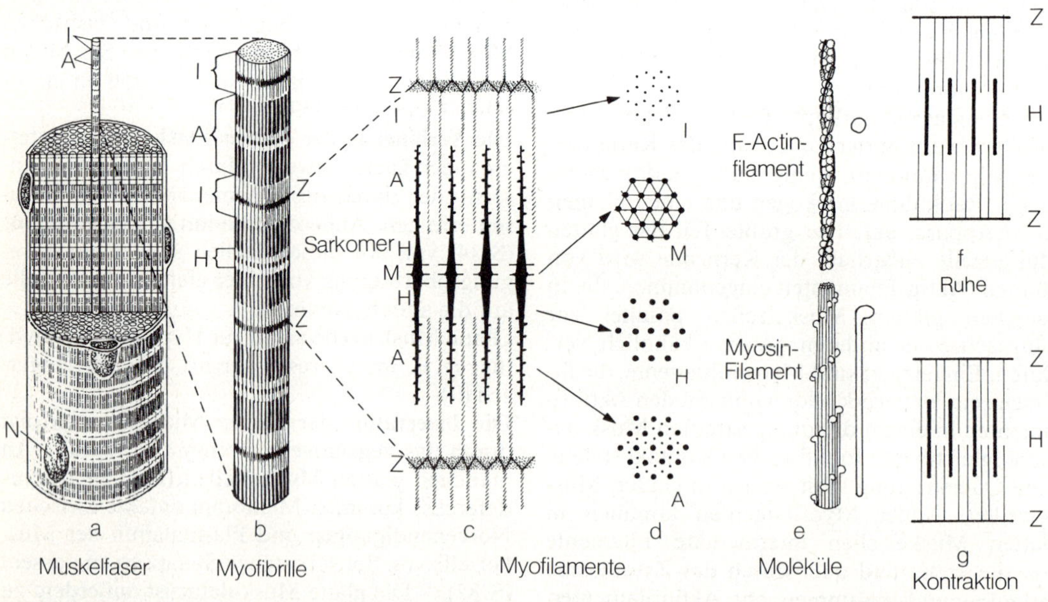

Abb. 2-28a–g. Organisation einer Skelettmuskelfaser (**a**) von der lichtmikroskopischen bis (**e**) zur molekularen Größenordnung. **b** Myofibrille nach elektronenmikroskopischen Aufnahmen. Eingetragen sind die Bezeichnungen für die verschiedenen Querstreifen. **c** Feinbau eines Sarkomers. Dünne Aktinfilamente und dicke Myosinfilamente sind miteinander verzahnt. **d** Querschnitte durch die verschiedenen Segmente *(I, M, H, A)*. **e** Molekularer Bau von Aktin- und Myosinfilamenten. **f** Sarkomere in Ruhestellung, **g** bei Kontraktion. (Nach Bloom u. Fawcett, 1975)

nung zueinander und ihres unterschiedlichen molekularen Baus die charakteristische Querstreifung der Myofibrillen hervorrufen.
Folgende Querstreifen sind licht- und elektronenmikroskopisch zu unterscheiden:
- **A-Streifen:** anisotrop, d.h. in polarisiertem Licht stark doppelbrechend, bei Färbungen dunkel.
- **I-Streifen**: isotrop, d.h. in polarisiertem Licht schwach doppelbrechend, bei Färbungen hell.
- **Z-Streifen**: dunkle Querlinie in der Mitte des I-Streifens.
- **H-Zone** (Hensen-Zone): eine helle Zone in der Mitte des A-Streifens.
- **M-Streifen:** ein feiner dunkler Streifen in der Mitte der H-Zone.

Die regelmäßige Anordnung der Streifen ruft in den Myofibrillen eine Periodizität hervor. Eine Periode reicht von einem Z-Streifen zum folgenden und wird als **Sarkomer** bezeichnet. Im erschlafften Muskel beträgt die Länge eines Sarkomers etwa 2 µm. In einem Sarkomer besteht folgende Streifenfolge: Z-I-A-H-M-H-A-I-Z.
Die Querstreifung der Muskelfasern entsteht dadurch, daß bei allen in einer Muskelfaser vorhandenen Myofibrillen etwa in gleicher Höhe jeweils gleiche Streifen nebeneinander liegen.

Myofilamente (Abb. 2-**28c**). Myofilamente sind kurze Elementarfibrillen, die aus Strukturproteinen bestehen. Wir unterscheiden
- **dünne Filamente, Aktinfilamente**, die aus Aktin, Tropomyosin und Troponin bestehen, und
- **dicke Filamente, Myosinfilamente**, die aus Myosin bestehen.

Aktinfilamente (ca. 1 µm lang, 5–6 nm breit) sind dünner als Myosinfilamente (ca. 1,5 µm lang, 10–15 nm breit). *Aktin*, das am Aufbau der Aktinfilamente beteiligt ist, ist ein kugelförmiges Protein. Die globulären Partikel (Durchmesser 5,5 nm) legen sich zu 2 verdrillten Strängen zusammen (Abb. 2-**28e**). In den Rinnen zwischen den Aktinketten liegen die langen, starren *Tropomyosinmoleküle*. Verbunden mit dem Tropomyosin ist *Troponin*, dessen Moleküle in einem regelmäßigen Abstand von 40 nm angeordnet sind. An Troponin werden während der Kontraktion Calciumionen gebunden.

Myosin (Abb. 2-**28e**) ist ein typisches Faserprotein von ca. 150 nm Länge, das aus einem dünnen stäbchenförmigen Schaftteil (*L-Merosin*) besteht, dem am Ende ein seitlich gelegener, an einem spiraligen und beweglichen Hals befestigter, kugelförmiger Kopf (*M-Merosin*) aufsitzt. Viele Myosinmoleküle legen sich zu einem dicken Myofilament zusammen, wobei die Schaftteile zur Filamentmitte orientiert sind.

Anordnung der Myofilamente. Aktin- und Myosinfilamente sind miteinander verzahnt und zwar dadurch, daß das eine Ende der Aktinfilamente zwischen die Myosinfilamente ragt (Abb. 2-**28c** u. **d**). Daraus ergibt sich die Zusammensetzung der Myofibrillen wie folgt:
- **Z-Streifen**. Die dünnen Filamente sind in den Z-Streifen mit denen der folgenden Sarkomeren durch sog. *Z-Filamente* verknüpft. Die stärkere Anfärbbarkeit des Z-Streifens beruht teilweise auf dem Vorkommen einer Grundsubstanz.
- **I-Streifen**. Die I-Streifen bestehen allein aus dünnen Filamenten.
- **A-Streifen**. Die A-Streifen werden von dicken (Myosin-)Filamenten gebildet, zwischen denen sich bei entspanntem Muskel die dünnen Filamente bis an die Grenze des H-Streifens legen. Die Anordnung der dünnen und dicken Filamente ist dabei so, daß eine hexagonale Struktur entsteht: um jedes dicke Filament liegen jeweils 6 dünne Filamente.
- **H-Zone**. Die H-Zone ist der Abschnitt des A-Streifens, der nur aus dicken Filamenten besteht. In diesem Bereich haben die dicken Filamente den relativ größten Durchmesser.
- **M-Streifen**. Im M-Streifen, der in der Mitte der H-Zone liegt, befinden sich zwischen den dicken Filamenten molekulare Querverbindungen.

Kontraktionen. Zu unterscheiden sind eine
- **isotonische Kontraktion**, bei der sich der Muskel verkürzt,
- **isometrische Kontraktion**, bei der es ohne Verkürzung des Muskels zur Kraftentfaltung kommt.

Isotonische Kontraktion. (Abb. 2-**28g**). Sie erfolgt nach der Theorie von Huxley dadurch, daß sich das Ausmaß der Überlappung zwischen dünnen und dicken Filamenten ändert, und zwar werden in Abhängigkeit von der Stärke der Kontraktion die Aktinfilamente mehr oder weniger weit zwischen die Myosinfilamente gezogen. Da sowohl die Länge der dicken als auch der dünnen Filamente konstant bleibt, werden bei der Kontraktion *I und H schmäler* (oder können verschwinden). Die Sarkomeren werden kürzer.
Die Verschiebung der dünnen Filamente kommt dadurch zustande, daß durch Einströmen von Calciumionen ins Sarkoplasma eine Verbindung zwischen den Köpfchen des Myosins und den Aktinfilamenten zustandekommt und ATP gespalten wird; Myosin wirkt dabei als ATPase.

Durch Umlegung der Myosinköpfchen, Spannungsentwicklung und Bewegung des Halses zwischen Schaft und Kopf des Myosins werden die dünnen Filamente zwischen die dicken gezogen.

Sarkoplasmatisches Retikulum und T-System (Abb. 2-**29**). Die für die Auslösung der Kontraktion erforderlichen Calciumionen sind im sarkoplasmatischen Retikulum gespeichert. Die Calciumionen gelangen ins Sarkoplasma, wenn die Durchlässigkeit der Membranen des sarkoplasmatischen Retikulums geändert wird (Depolarisation). Diese Permeabilitätsänderung erfolgt immer dann, wenn eine nervöse Erregung über die transversalen Tubuli ins Innere der Muskelfaser gelangt. Sobald die nervöse Erregung aufhört, wird die Freisetzung von Calciumionen aus dem sarkoplasmatischen Retikulum unterbrochen und es setzt ein aktiver Rücktransport von Calciumionen in das sarkoplasmatische Retikulum ein. An den Membranen des sarkoplasmatischen Retikulums kommt es zu einer Repolarisation.

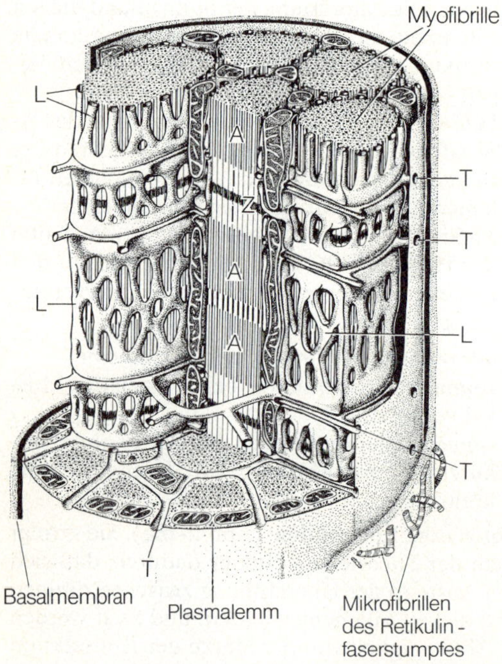

Abb. 2-29. Quergestreifte Muskelfaser. Den Myofibrillen legen sich Tubuli des glatten endoplasmatischen Retikulums (*L*, longitudinales System) und des transversalen Systems (*T*, transversal orientierte tubuläre Einstülpungen des Plasmalemms) an. Die Tubuli des transversalen Systems liegen beim Skelettmuskel an der Grenze zwischen *A* und *I*. Das sarkoplasmatische Retikulum der rechten Myofibrille ist flach angeschnitten, so daß die Erweiterungen an der Grenze zu den T-Tubuli deutlich zu sehen sind. T- und L-System bilden hier Triaden. - Umgeben wird die Muskelfaser von Plasmalemm, Basalmembran und Mikrofibrillen. (Nach Krstić, 1976)

Sarkoplasmatisches Retikulum. Hierbei handelt es sich um die Tubuli des sarkoplasmatischen (glatten endoplasmatischen) Retikulums, die jede Myofibrille netzförmig umgeben. Sie bilden das longitudinale System, **L-System**.

Transversale Tubuli, T-System. Von der Oberfläche der Muskelfaser dringen schmale Tubuli in Form schlauchförmiger Invaginationen des Plasmalemms in das Innere der Muskelfaser ein. Die Tubuli legen sich den Myofibrillen der Skelettmuskelfasern an der Grenze zwischen I- und A-Streifen an.

Triade (Abb. 2-**29**). Triaden entstehen dadurch, daß 2 gegenüberliegende Erweiterungen des sarkoplasmatischen Retikulums, sog. Zisternen, an die transversalen Tubuli herantreten. Gelegentlich kommen auch ***Diaden*** vor; dann legt sich nur 1 Zisterne des endoplasmatischen Retikulums an einen Tubulus an. Infolge der Lage der Triaden an der Grenze eines A- und I-Streifens befinden sich in jedem Sarkomer 2 Triaden. - Direkte Verbindungen zwischen den Lumina der transversalen Tubuli und den Zisternen des sarkoplasmatischen Retikulums bestehen wohl nicht.

Isometrische Kontraktion. Die Länge der Sarkomeren und die Breite der Querstreifen ändert sich bei der isometrischen Kontraktion nicht. Zur Kraftentfaltung kommt es dadurch, daß die beweglichen Myosinköpfchen zyklisch an immer dieselbe Stelle der Aktinfilamente herantreten und die durch die Drehbewegung des Myosinköpfchens entstandene Spannung nach außen abgegeben wird.

Dehnung. Die Stärke der Dehnung beeinflußt die Kraftentwicklung. Eine maximale Kraftentfaltung liegt dann vor, wenn Aktin- und Myosinfilamente sich so überlappen, daß die Sarkomerenlänge 2,0-2,2 µm beträgt. Wird die Überlappung geringer - z. B. dadurch, daß die Aktinfilamente aus der Myosinzone herausgezogen werden - nimmt die Kraftentwicklung ab. Sie nimmt aber in gleicher Weise ab, wenn die Sarkomeren so kurz sind, daß sich die zwischen den Myosinfilamenten befindlichen Aktinfilamente beider Seiten überlappen. Eine angemessene Dehnung ist also die Voraussetzung für die Kraftentfaltung eines Muskels.

Unterschiede zwischen Skelettmuskelfasern

Nicht alle Skelettmuskelfasern sind gleich. Morphologische Unterschiede betreffen vor allem das Mengenverhältnis von Myofibrillen zu Sarkoplasma und Mitochondrien. Außerdem bestehen zwischen den Muskelfasern histochemische und funktionelle Unterschiede.
Folgende **3 Fasertypen** kommen vor:
- **Fasertyp 1**. Die Fasern sind schmal und relativ sarkoplasmareich. Außerdem enthalten sie viele Mitochondrien, die in Reihenstellung zwischen den Myofibrillen liegen. Die Fasern enthalten viel Myoglobin. Typ 1-Fasern kontrahieren sich relativ langsam, sind aber zu langandauernder und kräftiger Kontraktion befähigt.
- **Fasertyp 2**. Die Fasern sind größer aber mitochondrienärmer, dafür myofibrillenreicher als die des Typ 1. Das Sarkoplasma der Typ 2-Fasern enthält weniger Myoglobin. Die Fasern kontrahieren sich schnell, sind aber nicht für langdauernde Arbeit geeignet.
- **Intermediärtyp**. Die Eigenschaften dieser Fasern liegen zwischen den beiden anderen.

Beim Menschen sind die Skelettmuskelfasern in der Regel aus allen 3 Fasertypen aufgebaut, deren Verhältnis zueinander die speziellen Leistungen des jeweiligen Muskels bestimmen.

Hinweis. An wenigen Stellen (z. B äußere Augenmuskeln) kommen sog. tonische Muskelfasern vor. Sie sind dünn (um 10μm) und nahezu ohne T- und L-System. Diese Muskelfasern werden multipel innerviert. Ihre Kontraktionen sind fein abgestuft.

Innervation

Jede Muskelfaser hat wenigstens eine Synapse (*motorische Endplatte*, myoneurale Verbindung, S. 87), die Muskelfasern besonders feinarbeitender Muskeln, z. B. der äußeren Augenmuskeln, oder der Mm. lumbricales der Hand, mehrere. In der Regel liegen die motorischen Endplatten in der Fasermitte.

Klinischer Hinweis. Denervierte Muskelfasern atrophieren.

Was die Beziehungen zwischen Nervenfasern und Muskelfasern angeht, so kann eine einzelne Nervenfaser eine einzelne Muskelfaser innervieren. Es kann sich aber auch eine Nervenfaser, bevor sie die Muskelfaser erreicht, aufteilen. Dann wird eine Nervenfaser viele Muskelfasern innervieren. Die Einheit, die von der Nervenfaser und aller von ihr innervierten Muskelfasern gebildet wird, wird als **motorische Einheit** bezeichnet. Dabei gilt, daß die Bewegung um so feiner abgestuft werden kann, je kleiner die motorische Einheit ist.

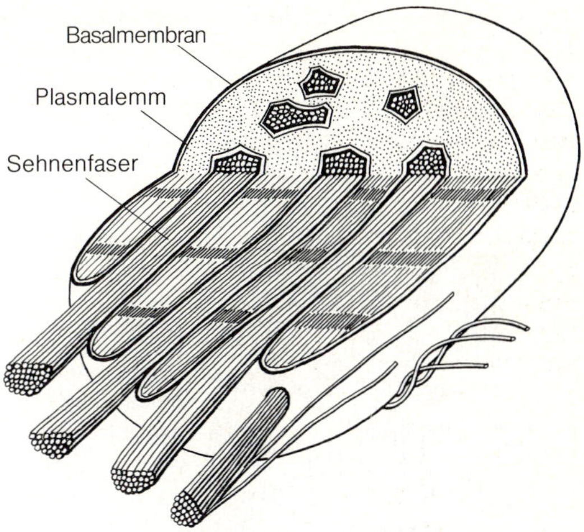

Abb. 2-30. Sehnenansatz an einer Skelettmuskelfaser. Die Sehnenfasern befestigen sich in tiefen Invaginationen der Skelettmuskelfaser. Weitere Sehnenfasern stehen mit der Basalmembran der Muskelfaser in enger Verbindung. *Rechts* argyrophile Fasern. (Nach Gelber et al., 1960)

Sehnenbefestigung (Abb. 2-**30**)

Die meisten Skelettmuskeln stehen über Sehnen mit Knochen, manche untereinander in Verbindung (S. 148).
Die Befestigung der (kollagenen) Sehnenfasern erfolgt an der Basalmembran der Muskelfasern. Außerdem haben die Muskelfasern am Ort der Sehnenbefestigung fingerförmige Einstülpungen, in die sich Sehnenfasern hineinschieben; dort kommen Hemidesmosomen vor. Die retikulären Fasern des Sarkolemms setzen sich auf die Sehnenfasern fort.

2. Herzmuskulatur

Die Herzmuskulatur ist quergestreift. Jedoch unterscheidet sie sich deutlich von der Skelettmuskulatur.
Die Herzmuskulatur besitzt folgende **Besonderheiten** (Abb. 2-**26**, 2-**31**):

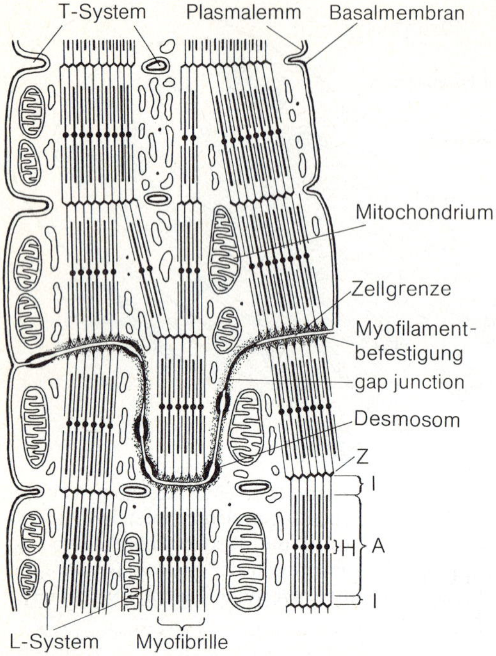

Abb. 2-31. Schematische Darstellung einer Herzmuskelzelle mit Discus intercalaris. Die Myofibrillen in Herzmuskelzellen können sich verzweigen. Sie befestigen sich am Discus intercalaris. Die Tubuli des T-Systems liegen in Höhe der Z-Streifen. Im Bereich des Discus intercalaris dienen Desmosomen der Zellhaftung und gap junctions der funktionellen Zellverbindung. Zwischen den Myofibrillen sind viele Mitochondrien und die Tubuli des sarkoplasmatischen Retikulums (L-System). (Nach Leonhardt, 1985)

- Die Hermuskelzellen sind unregelmäßig verzweigt und etwa 100 μm lang.
- Die Herzmuskelzellen haben untereinander End-zu-End-Verbindungen. Dadurch bilden alle Muskelzellen des Herzens zusammen ein Netzwerk.
- Bei den End-zu-End-Verbindungen handelt es sich um Zellgrenzen (mit Interzellularspalt). Die End-zu-End-Verbindungen bilden die **Disci intercalares,** Glanzstreifen.
- Der Kern der Herzmuskelzelle liegt zentral. Gelegentlich kommen mehrere (2 bis 3) in einer Herzmuskelzelle vor.
- Die Myofibrillen bilden in den Herzmuskelzellen meist größere Verbände; ihr Feinbau entspricht dem der Myofibrillen des Skelettmuskels (s. oben).
- Zwischen den Myofibrillen und unter der Zelloberfläche liegen viele Mitochondrien in Reihenstellung.
- Sarkoplasma ist vor allem an den oberen und unteren Polen der Zellkerne angereichert. Diese Gebiete entstehen durch Auseinanderweichen der Myofibrillen um den Zellkern. Im Sarkoplasma kommt hier außer den Zellorganellen braunes Pigment (Lipofuszin) vor, das mit fortschreitendem Alter zunimmt.
- Den Myofibrillen liegt ein relativ gering entwickeltes sarkoplasmatisches Retikulum (L-System) an, dessen Zisternen an die Membranen des T-Systems herantreten.
- Das transversale System ist im Herzmuskel kräftiger entwickelt als im Skelettmuskel. Es liegt in Höhe der Z-Streifen, reicht aber auch mit längs gerichteten Ausläufern zwischen die Myofibrillen. Im Herzmuskel soll das T-System (und nicht das L-System) als Speicher für Calciumionen dienen.

Disci intercalares (Abb. 2-**31**, 2-**32**). Sie können gerade oder stufenförmig zwischen den Herzmuskelzellen verlaufen. Außerdem sind die Herzmuskelzellen in den Disci intercalares miteinander verzahnt.
In den Disci intercalares sind die Zellmembranen speziell strukturiert. Diese Strukturen dienen der Zellhaftung und teilweise der Befestigung der Myofibrillen.
An den Zellmembranen in den Disci intercalares sind *Desmosomen* (Maculae adhaerentes), Fasciae adhaerentes und *Nexus* (Definitionen S. 33) zu erkennen. Die gap junctions, die sich vor allem am Rand der Disci intercalares befinden, sollen zur Erregungsleitung von einer Zelle zur anderen dienen.
Im Bereich von Zytoplasmaverdichtungen unter der Zellmembran befestigen sich die Myofibrillen. Die Myofibrillen überschreiten die Zellgrenze nicht, aber die Befestigung der Myofibrillen einander folgender Zellen liegen an den jeweiligen Zellmembranen einander gegenüber.

Funktion, Blutversorgung, Innervation. Die Herzmuskulatur ist zur Dauerleistung befähigt. Die Blutversorgung erfolgt durch ein engmaschiges Kapillarnetz.
Der Erregung des Herzmuskels dient ein spezialisiertes Muskelgewebe, das Erregungsleitungssystem, das autonom tätig ist. Außerdem wird die Herzmuskulatur vom vegetativen Nervensystem innerviert (S. 535).
Eine Regeneration von Herzmuskelgewebe erfolgt nicht, jedoch ist eine Hypertrophie möglich.

Erregungsleitungsmuskulatur. Die Muskelzellen des Erregungsleitungssystems (S. 535) sind in der Regel größer als die der übrigen Herzmuskula-

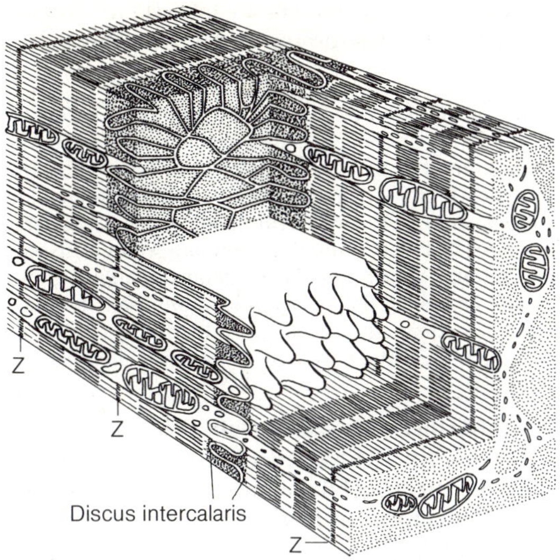

Abb. 2-32. Darstellung des stufenförmigen Verlaufs eines Discus intercalaris. Die benachbarten Herzmuskelzellen sind miteinander verzahnt. *Z*, Z-Streifen der Myofibrillen. (Nach Bargmann, 1977)

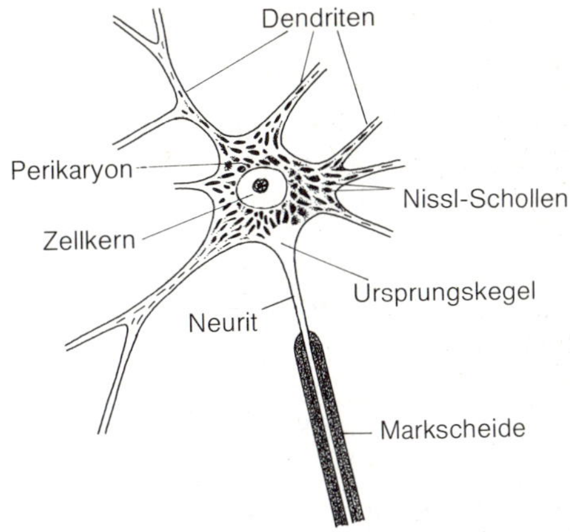

Abb. 2-33. Schema einer multipolaren Nervenzelle, lichtmikroskopische Darstellung. Zu unterscheiden sind Perikaryon und Fortsätze. Das Perikaryon enthält Nissl-Substanz. Der Zellkern ist bläschenförmig, liegt zentral und hat einen deutlichen Nucleolus

tur. Die Erregungsleitungsmuskulatur ist sarkoplasmareich aber myofibrillenarm. Die Myofibrillen liegen überwiegend randständig. In der Fasermitte kommen in der Regel mehrere Zellkerne vor. Die Muskelzellen des Erregungsleitungssystems sind glykogenreich und haben einen geringen oxidativen Stoffwechsel. Die Zellgrenzen sind kaum miteinander verzahnt.

F. Nervengewebe

Das Nervengewebe besteht aus
- **Nervenzellen mit ihren Fortsätzen** und
- **Neuroglia.**

Entwicklung. Alle Nervenzellen stammen aus dem Ektoderm. Die Neuroglia ist teilweise neuroektodermaler, teilweise mesenchymaler Herkunft (s. Entwicklung des Nervensystems, S. 740).

I. Neuron, Nervenzelle

Die Nervenzellen - im menschlichen Gehirn ca. 10^{10} - dienen der Signalleitung und -verarbeitung. Wesentlich ist, daß Nervenzellen
- durch Veränderungen in ihrer Umgebung erregt werden (als **Reiz** bezeichnet),
- die Erregung über sehr weite Strecken leiten und
- die Erregung auf andere Nervenzellen bzw. Erfolgsorgane, z. B. Muskeln, Drüsenzellen, übertragen können.

Die Erregungsübertragung erfolgt an **Synapsen** (S. 85).

Jede Nervenzelle (Abb. 2-**33**) ist eine *genetische, morphologische, funktionelle und trophische Einheit.* Sie bestehen aus
- **Perikaryon**, Zelleib, der den Zellkern enthält,
- **Fortsätzen**, nämlich
  - ***in der Regel mehreren Dendriten*** und
  - ***einem Axon.***

1. Perikaryon

Das Perikaryon (Abb. 2-**33**, 2-**34**) ist das *trophische Zentrum* der Nervenzelle. Die Oberfläche kann erregend (exzitatorisch) bzw. hemmend (inhibitorisch) wirkende Reize anderer Nervenzellen aufnehmen.

Sehr auffällig ist der **Zellkern**. Er ist in der Regel groß und bläschenförmig, liegt zentral im Zelleib und besitzt einen deutlichen Nucleolus. Mitosen kommen schon bald nach der Geburt nicht mehr vor (S. 741). Der Verlust von Nervenzellen ist daher unersetzbar.

Für das **Zytoplasma** sind
- **basophile Schollen, Nissl-Substanz**, ein
- **auffälliger Golgi-Apparat** und
- **Neurofibrillen** charakteristisch.

Hinweis. Zur Darstellung einiger dieser Strukturen bedarf es Spezialmethoden, z. B. Versilberung von Golgi-Apparat und Neurofibrillen.

Nissl-Substanz (Abb. 2-**34**). Elektronenmikroskopisch erweist sich die Nissl-Substanz als eine lokale Anhäufung von Zisternen des rauhen endoplasmatischen Retikulums. Zwischen den Membranen kommen viele freie Ribosomen vor. Größe und Anzahl der Nissl-Schollen sind funktionsabhängig.

Hinweis. Die lichtmikroskopische Basophilie der Nissl-Schollen geht auf den hohen Ribosomenbestand dieser Zytoplasmabezirke zurück.

Die Nissl-Substanz ist der Ort der Proteinsynthese. Es werden Struktur- und Transportproteine gebildet.

Golgi-Apparat. Golgi-Apparat und Nissl-Substanz arbeiten bei der Proteinsynthese eng zusammen (S. 10). Entdeckt wurde der Golgi-Apparat durch Camillo Golgi (Nobelpreis 1906) in Nervenzellen nach Versilberung. Der Golgi-Apparat ist in jeder Nervenzelle vorhanden und in

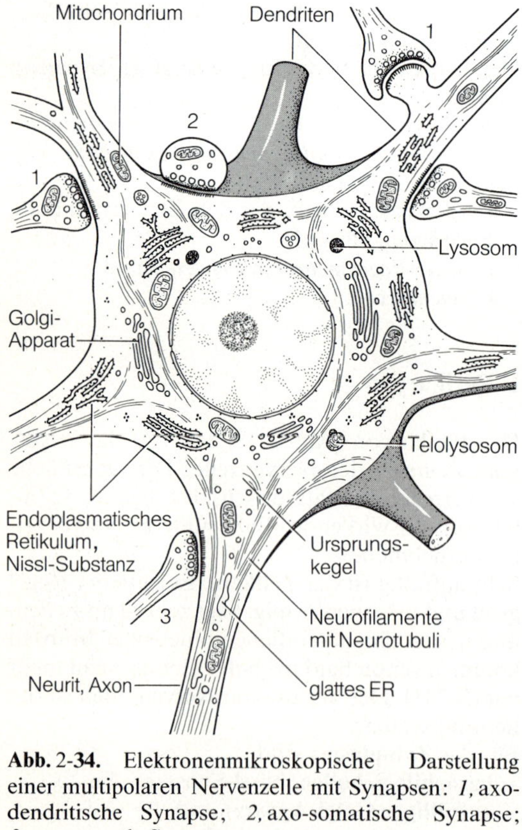

Abb. 2-34. Elektronenmikroskopische Darstellung einer multipolaren Nervenzelle mit Synapsen: *1*, axo-dendritische Synapse; *2*, axo-somatische Synapse; *3*, axo-axonale Synapse

manchen besonders stark entwickelt. Er erscheint dann netzförmig in der Umgebung des Kerns.

Funktioneller Hinweis. Nach Reizung einer Nervenzelle, z. B. nach übermäßiger Beanspruchung der Muskulatur, kommt es zu Veränderungen der Nissl-Substanz und des Golgi-Apparates. Insbesondere erfolgt eine ***Chromatolyse***, d. h. eine Verminderung der Anfärbung der Nissl-Substanz. Ähnliches tritt auf, wenn Fortsätze durchtrennt sind und regenerieren (s. unten, Abb. 2-**44b**). In beiden Fällen ist der Eiweißumsatz der Nervenzelle extrem erhöht. Die geschilderten Veränderungen nach Belastung werden als ***primäre Reizung*** bezeichnet.

Neurofibrillen und Neurotubuli. Beide Strukturen gehören zum Zytoskelett (S. 13). Neurofibrillen sind intermediäre Filamente (S. 14); ihre funktionelle Bedeutung im Perikaryon ist nicht geklärt. Neurotubuli, die vor allem in Axonen vorkommen, stehen im Dienst des Partikeltransports.

Weitere Bestandteile des Neuroplasmas. Mitochondrien kommen in sehr unterschiedlicher Menge vor. – Viele Nervenzellen besitzen Pigment, so daß z. B. im Gehirn eine charakteristische Pigmentarchitektonik entsteht. Besonders auffällig ist das Vorkommen von Melanin, einem dunkelbraunen bzw. schwarzen Pigment in der Substantia nigra (S. 791) oder eines eisenhaltigen roten Pigments im Nucleus ruber des Mittelhirns (S. 790).

2. Dendriten

Dendriten sind baumartig verzweigte Fortsätze der Nervenzellen. Sie sind in der Regel kürzer als der Neurit (s. unten) und unterschiedlich zahlreich. Ein Sonderfall liegt bei Spinalganglienzellen vor (S. 758): diese Nervenzellen haben nur 1 Dendrit, der so lang sein kann wie ein Neurit.

Dendriten enthalten Zytoplasma, dessen Feinbau dem des Perikaryons entspricht. Nissl-Schollen werden jedoch nur perikaryonnahe gefunden. Mit jeder Aufzweigung wird der Durchmesser der Dendriten kleiner. In sehr dünnen Dendriten fehlen Mitochondrien.

Dendriten und Perikaryon haben eine sehr niedrige Reizschwelle; dadurch kommt es hier zur Signalaufnahme. Zu diesem Zweck stehen an der Oberfläche der Dendriten kleine Dorn- oder knospenförmige Fortsätze zur Verfügung, die mit den Neuriten anderer Nervenzellen Synapsen bilden. Die Weiterleitung der Signale erfolgt in den Dendriten in Richtung auf das Perikaryon und vom Perikaryon weg im Axon. Daraus ergibt sich, daß jede Nervenzelle die Signale nur in eine Richtung überträgt.

3. Axon, Neurit

Hierbei handelt es sich um den Fortsatz der Nervenzelle, der für die efferente Erregungsleitung verantwortlich ist. Jede Nervenzelle besitzt nur 1 Axon. In der Regel fällt er durch seine Länge auf (bis zu 1 m). Axone werden von einer Hülle umgeben. Das Axon mit seiner Hülle wird als *Nervenfaser* bezeichnet (s. unten).
Der Abgang des Axons vom Perikarion ist durch den Nissl-Schollen-freien **Ursprungskegel** gekennzeichnet. (Abb. 2-**34**) Es folgt ein kurzes dünnes **Initialsegment**. Dann jedoch bleibt der Durchmesser der Axone bis zum Ende gleich. Zwischen den verschiedenen Axonen bestehen z. T. jedoch erhebliche Durchmesserunterschiede.
In Perikaryonnähe können Axone Fortsätze, **Kollateralen**, abgeben, die vielfach zum eigenen Perikaryon zurücklaufen. Andere Axone teilen sich T-förmig in aufsteigende und absteigende Kollateralen, die mit anderen Nervenzellen derselben oder der gegenüberliegenden Seite Kontakt aufnehmen können. Häufig ist das Axonende verzweigt, **Telodendron**. Auf diese Weise verbindet sich 1 Nervenzelle mit mehreren anderen und beeinflußt sie.
In vegetativen Nervenzellen besitzen Axone aufeinanderfolgende örtliche Auftreibungen, **Varikositäten**.
Das Plasma in den Axonen, **Axoplasma**, ist organellenarm. Hauptbestandteil sind Neurofibrillen und Neurotubuli. Außerdem kommen zahlreiche Bläschen, vereinzelt Mitochondrien und glattes endoplasmatisches Retikulum vor. Das Axoplasma ist in einer dauernden, nach distal gerichteten Strömung begriffen, **axoplasmatischer Fluß**. Er dient dem Substanztransport.
Zu unterscheiden sind ein
- ***schneller Transport*** mit einigen 100 mm/Tag und ein
- ***langsamer Transport*** mit wenigen mm/Tag.

Der schnelle Transport erfolgt im Zentrum, der langsame mehr am Rand des Axons. Die Richtung beider Transportvorgänge wird als *anterograd* bezeichnet. Außerdem kann ein *retrograder* Transport erfolgen, der stets langsam und randständig ist.
Die Oberflächenmembran des Axons ist das *Axolemm.*

4. Nervenzellunterschiede

Zwischen den Nervenzellen bestehen hinsichtlich Größe, Form und Feinbau der Perikarya sowie hinsichtlich Zahl und Art der Verzweigungen der Fortsätze und auch in funktioneller Hinsicht bemerkenswerte Unterschiede. Die größten Perikarya haben Durchmesser bis zu 120 µm (Motoneurone des Rückenmarks), die kleinsten von 4–5 µm (Körnerzellen des Kleinhirns). Dadurch, daß viele Nervenzellen gleichen Aussehens zusammenliegen, die sich von denen der Nachbarschaft unterscheiden, entsteht im Gehirn und Rückenmark eine *zytoarchitektonische Gliederung.*
Eine gewisse Kategorisierung der Nervenzellen ist möglich (Abb. 2-**35**). Es werden unterschieden
- **mulitpolare Nervenzellen,**
- **bipolare Nervenzellen,**
- **unipolare Nervenzellen** und
- **pseudounipolare Nervenzellen.**

Multipolare Nervenzellen. Die meisten Nervenzellen sind multipolar, d. h. sie haben viele Fortsätze. Ein typisches Beispiel sind die motori-

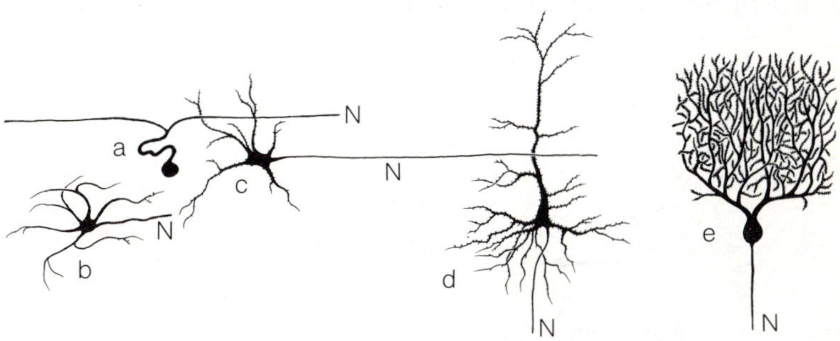

Abb. 2-35 a–e. Verschiedene Nervenzelltypen. *N*, Neurit. **a** Pseudounipolare Nervenzelle. **b–e** Multipolare Nervenzellen: **b** multipolare Nervenzelle vom Golgi-Typ II, **c** multipolare Vorderhornzelle. **d, e** Nervenzellen vom Golgi-Typ I: **d** Pyramidenzellen der Hirnrinde, **e** Purkinje-Zellen des Kleinhirns schen Vorderhornzellen des Rückenmarks (Abb. 2-**35c**; S.760). Diese Nervenzellen haben zahlreiche Dendriten, die sich in der Umgebung des Perikaryons verzweigen, und ein langes Axon, das in die Peripherie zieht.

Im einzelnen lassen sich verschiedene Typen von multipolaren Nervenzellen unterscheiden. Die auffälligsten sind die

- ***Golgi-Typ I-Nervenzellen,***
- ***Golgi-Typ II-Nervenzellen.***

Golgi-Typ I-Nervenzellen. Diese multipolaren Nervenzellen haben ein langes Axon und nur 1-2 dicke Dendriten, die sich stark verzweigen. Typische Beispiele sind die Purkinje-Zellen des Kleinhirns (Abb.2-**35e**; S.795) und bestimmte Nervenzellen der Großhirnrinde (Abb.2-**35d**; S.818). Die Dendriten der Purkinje-Zellen verzweigen sich wie Spalierobst in einer Ebene.

Golgi-Typ II-Nervenzellen. Ihr Axon verbleibt in unmittelbarer Nachbarschaft des Perikaryons (kurzes Axon; Abb.2-**35b**). Diese Nervenzellen haben wichtige integrative Funktionen (Relaiszellen).

Unipolare Nervenzellen. Sie haben nur ein Axon, aber keine Dendriten, z.B. modifizierte Nervenzellen in der Netzhaut des Auges (S.721).

Bipolar ist eine Nervenzelle dann, wenn außer dem Axon noch 1 Dendrit vorhanden ist, z.B. im Ganglion spirale des Gehörorgans.

Pseudounipolare Nervenzellen (Abb.2-**35a**). Bei pseudounipolaren Nervenzellen, z.B. im Spinalganglion (S.758), waren ursprünglich 2 Fortsätze vorhanden, die sich dann aber perikaryonnah zu einem Fortsatz vereinigt haben. Der Fortsatz teilt sich nach kurzem Verlauf T-förmig, wobei der eine Ast in die Peripherie, der andere zum Zentralnervensystem zieht. Beide Fortsätze sind von einer Myelinscheide (s. unten) umgeben. Der in die Peripherie gerichtete Fortsatz entspricht einem Dendriten (Richtung der Erregungsleitung von peripher zum Perikaryon) und wird als ***dendritisches Axon*** bezeichnet. Der andere Fortsatz ist das Axon sui generis.

Neurosekretorische Nervenzellen (Abb.2-**36**). Es handelt sich um spezielle multipolare Nervenzellen im Hypothalamus (S.806), die spezifisches Sekret, *Neurosekret*, bilden. Das färberisch-lichtmikroskopisch darstellbare Neurosekret setzt sich aus Neurohormonen (z.B. Oxytozin, Vasopressin) + Trägersubstanz (Neurophysin) zusammen. Elektronenmikroskopisch besteht das Neurosekret aus Elementargranula (Durchmesser 100-300 nm), die im Golgi-Apparat der Perikarya neurosekretorischer Zellen gebildet, im Axon zur Peripherie transportiert, am Axonende gestapelt und schließlich ins Blut abgegeben werden.

Funktionelle Unterteilung. Auch eine funktionelle Unterteilung der Nervenzellen ist möglich in

- **efferente Neurone** (S.181), die die Erregung *vom Zentralnervensystem weg* in die Peripherie, z.B. zu quergestreifter oder glatter Muskulatur leiten,
- **afferente Neurone** (S.181), die zur Erregungsleitung von Reizen aus der inneren und äußeren Körperperipherie *zum Zentralnervensystem* dienen, und,
- **Interneurone** (S.181), die Zwischenglieder neuronaler Ketten oder Kreise sind.

II. Nervenfasern

Alle Axone des erwachsenen Menschen werden von einer Zellscheide umgeben (Abb.2-**37**), in der Körperperipherie auch einige lange Dendriten. *Die Einheit aus Axon und Axonscheide wird als Nervenfaser bezeichnet.* Auch die Zellen der Axonscheide sind neuroektodermaler Herkunft. Hinsichtlich der Scheidenzellen bestehen zwischen Zentralnervensystem (Gehirn und Rükkenmark) und peripherem Nervensystem Unterschiede. Im

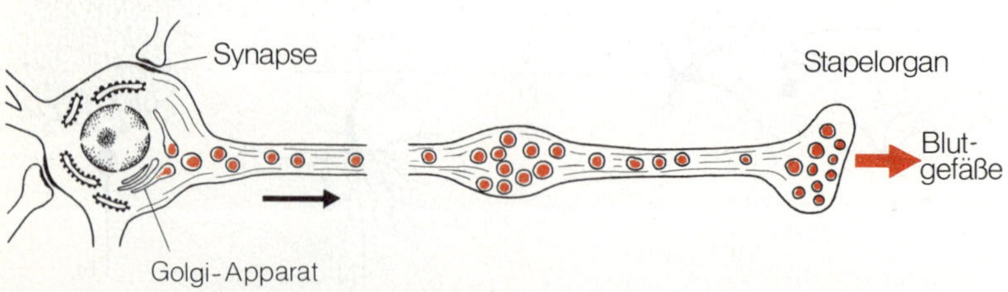

Abb. 2-**36.** Neurosekretorische Nervenzelle (nach elektronenmikroskopischen Untersuchungen). Im Golgi-Apparat werden Elementargranula gebildet, die in Pfeilrichtung durch das Axon bis zum Axonende (im Stapelorgan) transportiert und dort bei Bedarf in Blutgefäße abgegeben werden

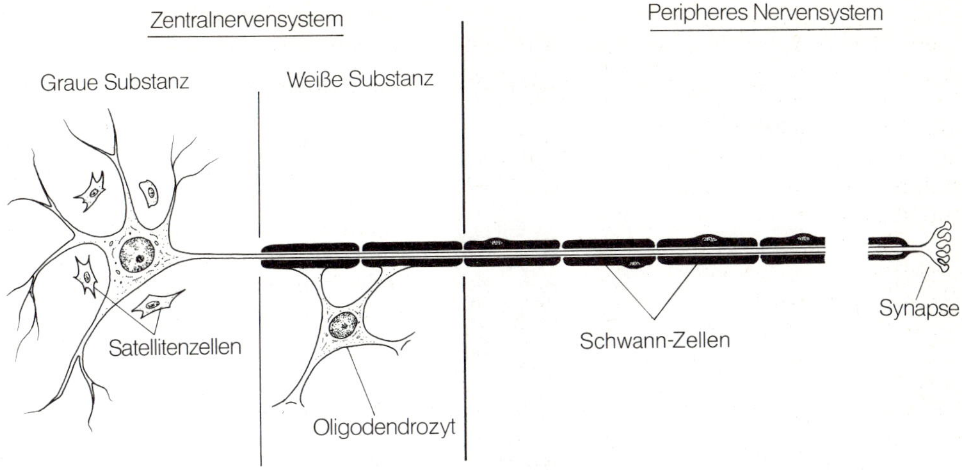

Abb. 2-37. Multipolare Nervenzelle mit Fortsätzen (Dendriten, Axon). Von diesen Fortsätzen ist das Axon mit seiner Markscheide eine Nervenfaser. Die Markscheiden der Nervenfaser werden im Zentralnervensystem von Oligodendrozyten, im peripheren Nervensystem von Schwann-Zellen gebildet

- ***Zentralnervensystem*** wird die Scheide von Zytoplasmafortsätzen der **Oligodendrozyten** (S. 90) gebildet (Abb. 2-**37**). Dabei kann eine Oligodendrogliazelle mehrere Axone umhüllen (Abb. 2-**38**). Im
- ***peripheren Nervensystem*** (S. 181) besteht die Zellscheide um die Axone aus **Schwann-Zellen**, Neurolemnozyten (Abb. 2-**37**). Dem folgt eine Basalmembran und eine zarte mesenchymale Hülle aus feinretikulären Fasern, die zum Bindegewebssystem des Nerven gehören (S. 83).

Je nach Differenzierung der Hülle um das Axon werden sowohl im zentralen als auch im peripheren Nervensystem
- **markscheidenhaltige Nervenfasern** und
- **markscheidenfreie (marklose) Nervenfasern** unterschieden.

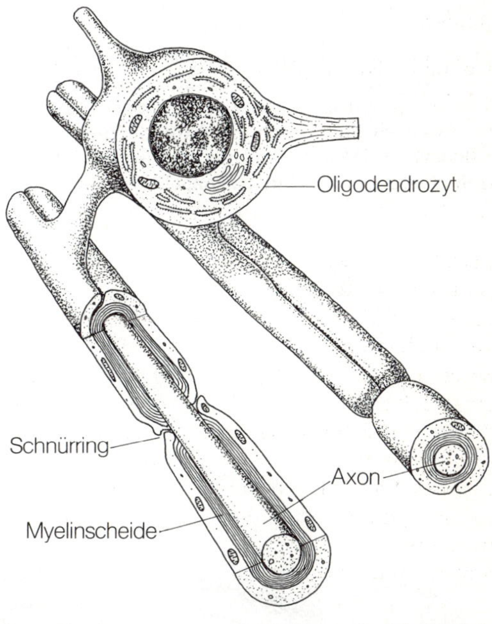

Abb. 2-38. Ein Oligodendrozyt kann die Markscheide mehrerer Neuriten bilden. (Nach Forssmann u. Heym, 1985)

1. Markscheidenhaltige Nervenfasern
(Abb. 2-**39**, 2-**41**)

Die Markscheide besteht aus Membranwickel um das Axon, die von den markscheidenbildenden Zellen gebildet werden. Sie dient der elektrischen Isolierung des Axons. Die Membranen der Markscheide sind eine Aufeinanderfolge von Lipid- und Proteinschichten, die in ihrer Gesamtheit als *Myelin* bezeichnet werden. Sie lassen sich lichtmikroskopisch mit speziellen Färbemethoden darstellen, z. B. Fettfärbungen (Abb. 2-**39b**). Bei üblicher Histotechnik verbleibt vom Myelin jedoch nur der Proteinanteil, das *Neurokeratingerüst.* Die Markscheide dient der elektrischen Isolierung des Axons.

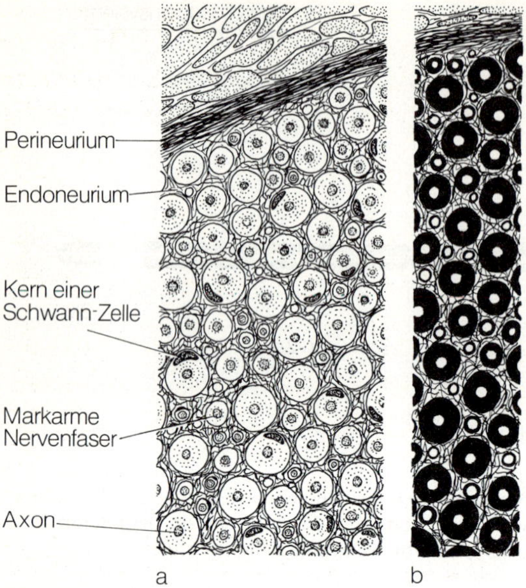

Abb. 2-39 a, b. Querschnitt durch ein Nervenfaserbündel mit markreichen und markarmen Nervenfasern. Umhüllt werden die Nervenfasern von Endoneurium und das Nervenfaserbündel von Perineurium. **a** Die Markscheiden sind ungefärbt (z. B. bei Hämatoxylin-Eosin-Färbung). Im Zentrum jeder Nervenfaser ist der Querschnitt durch das Axon deutlich zu erkennen. **b** Die Markscheiden sind mit einem Fettfarbstoff (z. B. Sudanschwarz) intensiv angefärbt

Markhaltige Nervenfasern im peripheren Nervensystem (Abb. 2-**37**, 2-**39**, 2-**41**)

Entwicklung (Abb. 2-**40**). Während der Entwicklung legt sich das Axon in eine flache Einbuchtung der Schwann-Zelle, die sich vertieft und dadurch zu einer Einfaltung wird. Im Bereich der Einfaltung legen sich die Membranen der Schwann-Zellen aneinander und bilden das **Mesaxon**.
In der Folgezeit verlagert sich das Mesaxon und wickelt sich wiederholt um das Axon, wobei die Zahl der Wicklungen die Dicke der Myelinscheide bestimmt.

Mikroskopische Anatomie. Dem Axon liegen die Membranen des Myelins unmittelbar auf. Außen befindet sich das nach Abschluß der Entwicklung verbleibende Zytoplasma der Schwann-Zelle und der Zellkern. Die Abschnitte der Schwann-Zellen, in denen zwischen den Membranwickeln Zytoplasma übrigbleibt, erscheinen lichtmikroskopisch bei der Darstellung von Markscheiden ungefärbt; sie bilden die konusförmigen **Schmidt-Lantermann-Einkerbungen**.
Eine Schwann-Zelle umhüllt ein Axon auf eine Länge von 0,2–1,5 mm. Zwischen dieser und der folgenden Schwann-Zelle besteht ein funktionell wichtiger Interzellularspalt. Er entsteht durch eine lockere Verzahnung der Fortsätze benachbarter Schwann-Zellen. Über den Interzellularspalt zieht die Basalmembran der Nervenfasern hinweg.
Das Gebiet des Interzellularspalts wird als **Ranvier-Schnürring** bezeichnet. Der Abstand von einem Ranvier-Schnürring zum nächsten ist das **Internodium**.

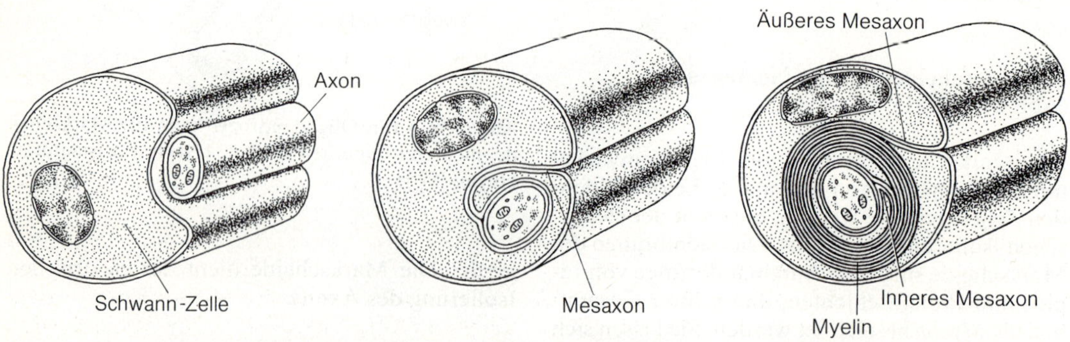

Abb. 2-40. Entwicklung der Markscheide eines peripheren Nerven. Das Axon verlagert sich in die anliegende Schwann-Zelle, wobei die Verbindung mit der Oberfläche durch ein Mesaxon erhalten bleibt. Durch Drehbewegungen wickeln sich die Membranen der Schwann-Zelle um das Axon. (Nach Schiebler et al., 1986)

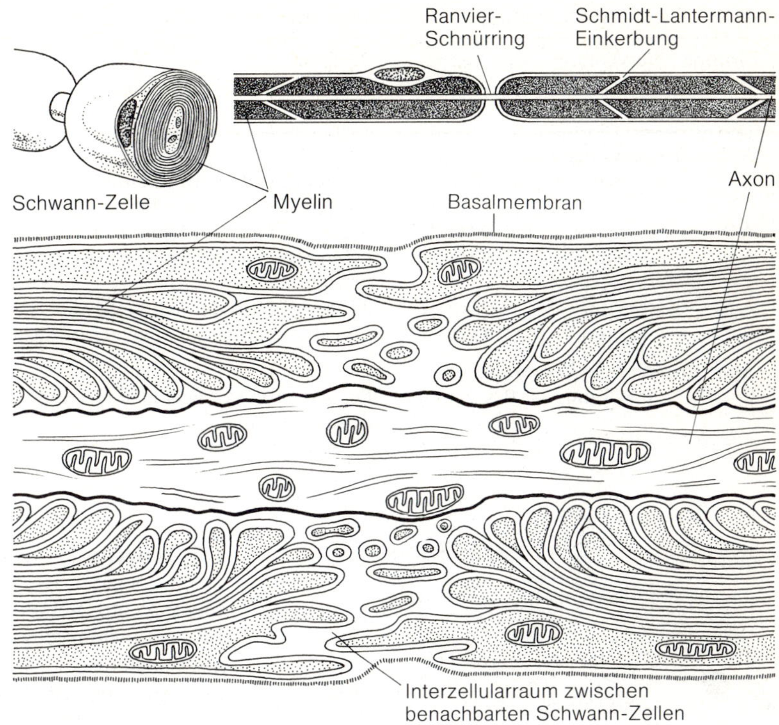

Abb. 2-41. Ranvier-Schnürring eines peripheren markhaltigen Nerven. *Oben rechts* Lichtmikroskopische Darstellung, sonst Elektronenmikroskopie. Im Bereich des Ranvier-Schnürrings verzahnen sich benachbarte Schwann-Zellen. Es entsteht zwischen den Zellen ein Interzellularraum. (Nach Schiebler et al., 1986)

Ranvier-Schnürring (Abb. 2-**41**). Im Bereich des Ranvier-Schnürrings ist infolge des Interzellularspalts die elektrische Isolierung des Axons geringer als im *Internodium*; dadurch kommt es zu einem Ionenaustausch, der bei der Erregung des Nerven auftritt, nur an dieser Stelle des Axons. Das hierbei entstehende Aktionspotential kann - wegen der Isolierung des folgenden Internodiums durch die Myelinscheiden - erst am nächsten Ranvier-Schnürring ein neues Aktionspotential auslösen. Dadurch „springt" die Erregung von Ranvier-Schnürring zu Ranvier-Schnürring; dies wird als **saltatorische Erregungsleitung** bezeichnet.

Größenverhältnisse (Tabelle 2-**3**). Der Abstand der Ranvier-Schnürringe voneinander sowie die Durchmesser der Axone und der Markscheide bestimmt die Leitungsgeschwindigkeit der Erregung. Dicke Axone besitzen dicke Markscheiden und lange Internodien; sie leiten die Erregung rasch. Dünnere Axone werden von einer dünneren Markscheide umgeben, und haben kürzere Internodien; die Erregung wird langsamer geleitet.

Markscheidenhaltige Nervenfasern des Zentralnervensystems (Abb. 2-**38**)

Auch im Zentralnervensystem kommen markscheidenhaltige Nervenfasern vor. Die Markscheiden werden hier von den Oligodendrozyten gebildet (s. unten). Ranvier-Schnürringe treten nicht überall auf; Schmidt-Lantermann-Einkerbungen fehlen.

2. Markscheidenfreie Nervenfasern (Abb. 2-42)

Bei diesen Nervenfasern sind die Axone einzeln oder zu mehreren in Hüllzellen - im peripheren Nervensystem sind es Schwann-Zellen - eingebettet. Jedes Axon kann ein eigenes Mesaxon haben, aber es können auch mehrere dünne Axone ein gemeinsames Mesaxon besitzen. Da das Mesaxon während der Entwicklung nicht ausgewachsen ist (s. oben), fehlen die Markscheiden und damit Myelin; deswegen können markscheidenfreie Nervenfasern nicht mit Myelinfärbungen dargestellt werden. Ranvier-Schnürringe fehlen in markscheidenfreien Axonen.

Tabelle 2-3. Nervenfasergruppierung nach Größenverhältnissen

Gruppe	Nervenfaser-querschnitt	Leitungsge-schwindigkeit (Warmblüter)	Beispiele
Markscheidenhaltige Nervenfasern			
A α	10-20 μm	60-120 m/sec	Efferenzen zu quergestreiften Muskelfasern (Arbeitsmuskulatur S. 62), Afferenzen aus Muskelspindeln (S. 161)
A β	7-15 μm	40-90 m/sec	Afferenzen aus der Haut (Berührungsempfindung S. 180)
A γ	4-8 μm	15-30 m/sec	Efferenzen zu intrafusalen Muskelfasern von Muskelspindeln (S. 162)
A δ	3-5 μm	5-25 m/sec	Afferenzen aus der Haut (Wärme-, Kälte-, Schmerzleitung S. 180)
B	1-3 μm	3-15 m/sec	Präganglionäre vegetative Nervenfasern
Markscheidenfreie Nervenfasern			
C	0,3-1 μm	0,5-2 m/sec	Postganglionäre vegetative Nervenfasern (S. 168) sowie Schmerzleitung

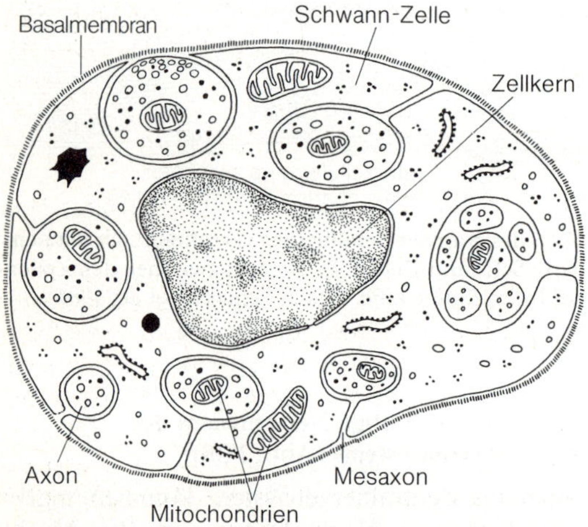

Abb. 2-42. Querschnitt durch eine marklose Nervenfaser. Die Neuriten sind entweder einzeln oder zu mehreren in das Innere einer Schwann-Zelle invaginiert

Im peripheren Nervensystem gehören markscheidenfreie Axone meist zum vegetativen Nervensystem (S. 190). Hier kommt es häufig vor, daß einzelne Axone aus einem von Schwann-Zellen gebildeten Leitstrang in einen anderen überwechseln; dadurch können Vernetzungen entstehen. Nie verlieren dabei die einzelnen Axone ihre Integrität.
Im Zentralnervensystem ist vor allem die graue Substanz (S. 186) reich an markscheidenfreien Nervenfasern.

III. Nerven

Die meisten Nervenfasern verlaufen in Bündeln. Im Zentralnervensystem werden diese Bündel als Fasciculi (S. 186) bezeichnet, im peripheren Nervensystem als Nerven (auch „periphere Nerven", Abb. 2-**39**, 2-**43**).
Nerven verbinden Körperperipherie und Zentralnervensystem. Nerven, die nur zum Zentralorgan hin signalleitende Fasern enthalten (sensible oder sensorische Fasern) werden als **afferente Nerven** bezeichnet, die nur vom Zentralorgan signalwegleitende (motorische oder sekretorische) Fasern enthalten, werden als **efferente Nerven** bezeichnet (S. 181). Die meisten Nerven sind **gemischt**. Außerdem enthalten die meisten Nerven myelinhaltige und myelinfreie Fasern.
Zwischen den peripheren Nerven bestehen hinsichtlich Zahl und Kaliber der Nervenfasern große Unterschiede. Dies ist besonders bei Markscheidenfärbungen von Nervenquerschnitten sichtbar.
Die Nervenfasern verlaufen in peripheren Nerven nicht gestreckt – wie dies im Zentralnervensystem der Fall ist –, sondern gewellt. Diese Anordnung verschafft den Nervenfasern eine Reservelänge, die bei Bewegung eine geringe Verlängerung des Nerven erlaubt, ohne daß Überdehnung eintritt.

1. Bindegewebsstrukturen

Die Nervenfasern sind im Nerven in charakteristischer Weise durch Bindegewebsstrukturen untereinander und mit der Umgebung verbunden (Abb. 2-**43**). Zu unterscheiden sind

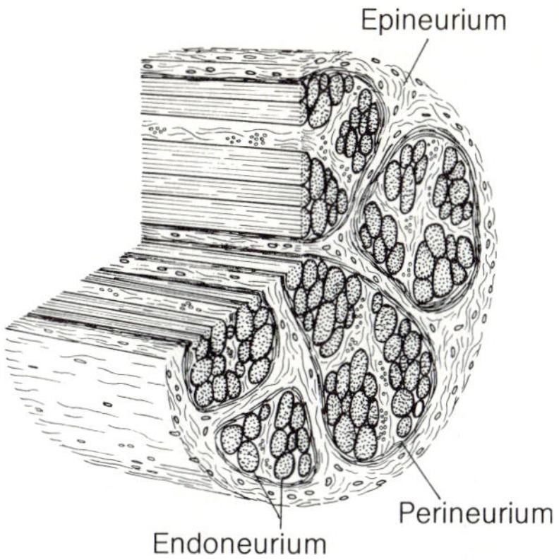

Abb. 2-43. Räumliches Bild eines Teilabschnitts eines Nerven. Das Bindegewebsgerüst besteht aus Epineurium, Perineurium und Endoneurium

- **Endoneurium**,
- **Perineurium** und
- **Epineurium**.

Endoneurium nennt man das zarte, Kollagenfasern und retikuläre Fasern führende Bindegewebe, das unmittelbar alle Nervenfasern umgibt. Es schließt gegen die Nervenfasern mit einer Basalmembran ab. Das Endoneurium führt Blut- und Lymphkapillaren zur Ernährung der Nervenfasern. Im *Endoneuralraum*, der vom Perineurium umschlossen wird, soll Flüssigkeit von proximal nach distal strömen.

Perineurium ist ein straffer Bindegewebsstrumpf, der Bündel von wenigen bis zu einigen hundert Nervenfasern und den dazugehörigen Endoneuralraum umschließt. Die Kollagenfasern des Perineuriums verlaufen spiralig, sie sind mit elastischen Netzen durchsetzt. Das Perineurium erlaubt eine geringe reversible Verlängerung des Nerven, setzt aber stärkerer Dehnung Widerstand entgegen. Das Perineurium besteht innen aus ***Perineuralepithel***, einem Abkömmling der weichen Hirnhaut, ausgekleidet; dieses soll eine Diffusionsbarriere zwischen Endoneuralraum und epineuralem Bindegewebe bilden.

Diagnostischer Hinweis. Bei Übersichtsfärbungen ist das derbe faserreiche Perineurium neben der wellenförmigen Anordnung der Nervenfasern das wichtigste Kriterium für die histologische Diagnose eines Nerven. Das gilt auch für kleinste Nerven, da das Perineurium die Nervenfasern bis zu den feinsten Nervenaufteilungen begleitet.

Epineurium. Das Epineurium setzt sich aus lockerem Bindegewebe zusammen. Es faßt die von Perineurium umgebenen Nervenfaserbündel zum Nerven zusammen und vermittelt gleichzeitig - als Paraneurium - einen beweglichen Einbau des Nerven in das umgebende Gewebe. Größere Nerven lassen sich wegen der lockeren Bauweise des Epineuriums makroskopisch-präparatorisch leicht in einzelne Nervenfaserbündel zerlegen. Das Epineurium besitzt vorwiegend längsverlaufende Kollagenfaserzüge, die einer Überdehnung des Nerven entgegenwirken, aber eine gegenseitige Verschiebung der Nervenfaserbündel ermöglichen.

2. Degeneration und Regeneration

Nervenzellen (Abb. 2-**44**) sind nicht mehr teilungsfähig. Gehen sie zugrunde, ist kein Ersatz möglich. Jedoch können Nervenfasern des spinalen peripheren Nervensystems - nicht der Gehirnnerven - regenerieren, solange das zugehörige Perikaryon nicht zerstört ist.

Degeneration

Nach einer Nervenfaserdurchtrennung (Abb. 2-**44 b**) ist zwischen dem proximalen (zentralen) und dem distalen (peripheren) Segment zu unterscheiden. Das proximale Segment steht weiter mit dem trophischen Zentrum, d.h. dem Perikaryon, in Verbindung. Veränderungen treten sowohl im proximalen als auch im distalen Segment auf.
Die **Veränderungen des proximalen Segments** werden als ***aufsteigende (retrograde) Degeneration*** bezeichnet. Das Perikaryon des betroffenen Neuriten rundet sich ab und schwillt an, der Kern tritt an den Rand der Zelle, die Nissl-Substanz verschwindet weitgehend ***(Chromatolyse)***.
Veränderungen im distalen Segment nennt man ***absteigende (sekundäre, Waller-) Degeneration***. Dabei geht das distale Axonfragment einschließlich seiner Synapsenkolben zugrunde. Die Axonscheide zerfällt, sofern sie markhaltig ist, in ***Markballen***. Diese können in den ersten 2 Wochen durch Osmiumsäure geschwärzt ***(Marchi-Stadium)***, später nach Abbau der Lipide zu Neutralfetten durch Scharlachrot angefärbt werden ***(Scharlachrot-Stadium)***. Das zerfallende Material wird durch Makrophagen abgeräumt.

Hinweis. Die Erscheinung der aufsteigenden bzw. absteigenden Degeneration ermöglicht es, methodisch angewandt, z. B. im Gehirn die Ursprungskerngebiete bestimmter Nervenfaserbündel und ihr Ziel zu identifizieren.

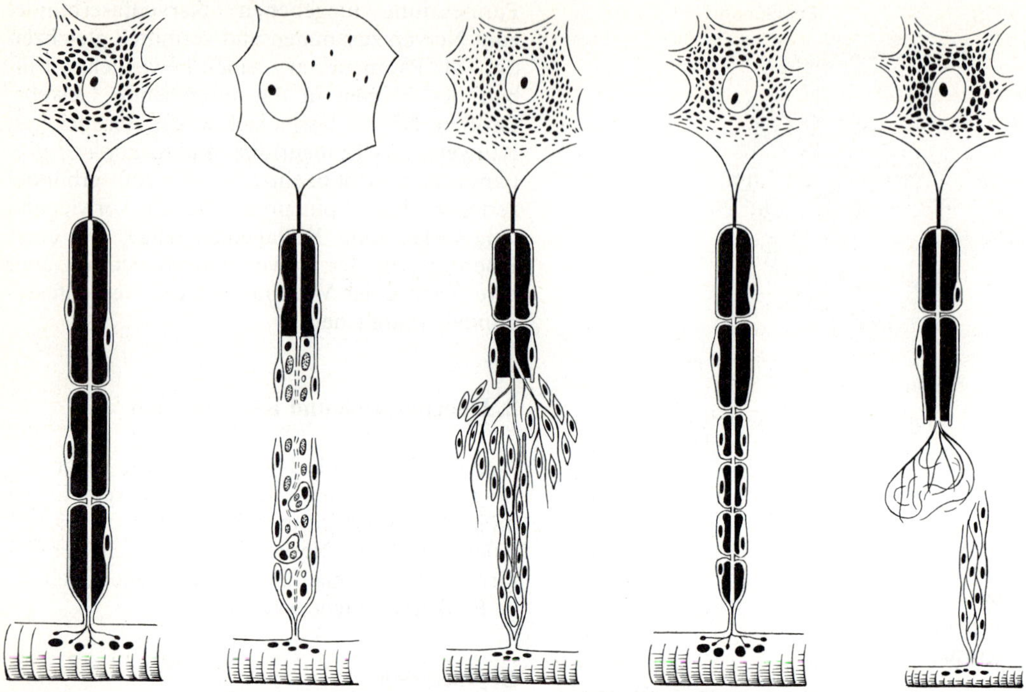

Abb. 2-44a–e. Veränderungen, die sich im Perikaryon, Neuriten und in der zugehörigen Muskelzelle nach Durchtrennung eines Neuriten abspielen. **a** Normale Verhältnisse. **b** Nach der Durchtrennung des Axons verlagert sich der Nervenzellkern in die Peripherie des Perikaryons und die Nissl-Substanz nimmt ab. Distal der Durchtrennungsstelle degeneriert der abgetrennte Teil des Axons. Die Reste werden von Makrophagen phagozytiert. Auch oberhalb der Durchtrennungsstelle tritt eine begrenzte Faserdegeneration ein. Die dargestellten Veränderungen zeigen die Verhältnisse etwa 2 Wochen nach Durchtrennung des Axons. **c** Etwa 3 Wochen nach Nervenfaserdurchtrennung beginnt in der denervierten Muskelfaser eine Atrophie. Distal der Durchtrennungsstelle des Axons proliferieren die Schwann-Zellen und es bildet sich ein kompakter Strang, in den das auswachsende Axon eindringt. Im Bereich der Durchtrennungsstelle können Verzweigungen des Neuriten in die Umgebung wachsen. **d** Die Regeneration war erfolgreich: Perikaryon, Neurit und Muskelzelle haben wieder ihr normales Aussehen. Zu diesem Zustand kommt es erst Monate nach der Durchtrennung. **e** Erreicht der Neurit den distalen Strang aus Schwann-Zellen nicht, bildet der auswachsende Neurit ein sog. Amputationsneurom. Die Muskelfaser degeneriert weiter. (Aus Willis u. Willis, 1972)

Regeneration

Bei der Regeneration (Abb. 2-**44e**) von Nervenfasern, die nur im peripheren Nervensystem in nennenswertem Umfang beobachtet wird, wächst der proximale Axonstumpf distalwärts. Der funktionelle Erfolg der Regeneration, d.h. die Reinnervation des Erfolgsgewebes, hängt hauptsächlich von der Bahnung des Weges ab, die es den auswachsenden Neuriten ermöglicht, das Erfolgsgewebe zu finden.

Das Auswachsen des Axonstumpfes setzt vermehrte Proteinbildung im Perikaryon voraus und geht mit Zunahme der Nissl-Substanz einher. Der Zellkern gewinnt seine zentrale Lage im Perikaryon zurück.

Der Bahnung des Weges zum Erfolgsorgan dienen die Basalmembranen des distalen Stumpfes. Sie bleiben übrig, nachdem alle vorher dort vorhandenen Schwann-Zellen abgeräumt sind. In diese von Basalmembranen gebildete Leitschiene kann der Neurit des proximalen Segments einwachsen. Das tägliche Wachstum beträgt 0,5–3 mm. Ist das Erfolgsorgan erreicht, entstehen dort wieder Synapsenkolben. Schließlich bilden die Schwann-Zellen um den regenerierten Neuriten erneut eine, wenn auch dünnere Axonscheide (Abb. 2-**44d**).

Werden die auswachsenden Neuriten eines durchtrennten Nerven durch zwischengelagerte bindegewebige Narben oder durch zu große Abstände zum distalen Segment darin gehindert,

den Weg in die „Leitschiene“ zu finden, so verirren sie sich und bilden am proximalen Axonende makroskopisch sichtbare Knoten, *Neurom* (Abb. 2-**44e**).
Da der auswachsende Neurit, je nach dem Ort der Durchtrennung, 30 cm lange und längere Strecken zurücklegen muß, kann der funktionelle Erfolg einer solchen Regeneration oft mehr als 1 Jahr auf sich warten lassen.

Klinischer Hinweis. Durch eine Nervennaht, bei der die Bindegewebsstrukturen (Perineurium) des proximalen und distalen Fragments einander genähert werden, kann dem neugebildeten Axon das Auffinden der „Leitschiene“ erleichtert werden. Ist die Lücke zwischen dem proximalen und distalen Fragment groß, kann versucht werden, durch Zwischenlagerung einer künstlichen Leitschiene, durch eine sog. Nerventransplantation, die Lücke zu überbrücken. Näht man den proximalen Stumpf eines durchtrennten Nerven auf den distalen eines anderen Nervenfragments, so wird dessen Innervationsgebiet vom proximalen Nervenfragment aus versorgt (Ersatz eines Nerven bei Zerstörung des Kerngebiets eines anderen Nerven). – Wachsen sensible Nervenfasern in einen ehemals motorischen Nerven mit einer motorischen Endplatte ein, wird die Muskelfunktion nicht bzw. ungenügend wiederhergestellt.

IV. Synapsen

Die Erregungsübertragung von einem Neuron auf das nächste oder auf ein Erfolgsgewebe (Muskulatur, Drüsenzellen u. andere) erfolgt an morphologisch besonders gebauten Kontaktstellen, den Synapsen. Abhängig vom Mechanismus der Erregungsübertragung werden
- **chemische Synapsen** und
- **elektrische Synapsen** unterschieden.

Bei **chemischen Synapsen** spielen für die Erregungsübertragung besondere Überträgerstoffe, **Transmitter**, eine Rolle. Die Erregungsübertragung erfolgt nur in einer Richtung. Beim Menschen kommt ausschließlich dieser Synapsentyp vor.

Bei **elektrischen Synapsen** kann die Erregung direkt über einen Membranverbund auf die Folgezelle übergreifen und auch rückläufig sein. Verwirklicht ist dieser Synapsentyp besonders im elektrischen Organ verschiedener Fischarten.
In funktioneller Hinsicht lassen sich unterscheiden
- **erregende, exitatorische Synapsen** und
- **hemmende, inhibitorische Synapsen.**

Methodische Hinweise. Lichtmikroskopisch können Synapsen durch *Versilberung* nach Golgi (im „Golgi-Präparat“) als knopfförmige Verdickung an der Oberfläche von Nervenzellen und Dendriten erkannt werden. *Immunhistochemisch* lassen sich Synapsen durch Darstellung der Transmitter, *enzymhistochemisch* durch Nachweis der Enzyme, die die Transmitter auf- bzw. abbauen, in vergröberter Form erfassen. Die strukturellen Einzelheiten der Synapse zeigen sich erst im *Elektronenmikroskop.*

1. Entwicklung

Die meisten Synapsen des Zentralnervensystem bilden sich erst nach der Geburt. Ihre Entstehung wird durch Afferenzen (aus den Sinnesorganen, aus dem Bewegungsapparat) erheblich gefördert.
Es gibt Hinweise, daß sich Synapsen auch noch im Nervensystem des Erwachsenen bilden können, wie es offenbar auch möglich ist, daß sich Synapsen lösen.

2. Bau einer Synapse (Abb. 2-**45a, b**)

Eine Synapse besteht aus einer
- **praesynaptischen Membran**, einem
- **synaptischen Spalt**, einer
- **subsynaptischen Membran** sowie
- **synaptischen Bläschen, Transmitterorganellen.**

Praesynaptische und subsynaptische Membran liegen sich gegenüber und sind durch den synaptischen Spalt voneinander getrennt. Sofern eine Axonscheide vorhanden war, gibt diese im Bereich der Synapse das Axonende frei.

Praesynaptische Membran. Sie ist ein Teil des Plasmalemms des innervierenden Axons. Sie befindet sich in der Regel im Bereich des aufgetriebenen Axonendes (*Synapsenkolben, Buton*, Durchmesser etwa 0,5 µm). Zu erkennen ist die praesynaptische Membran an einer Verdichtung an der Innenseite des Plasmalemms. Die Verdichtung läßt hexagonale Räume frei, in die synaptische Bläschen (s. unten) eintreten und mit der Oberfläche Kontakt aufnehmen können.

Synaptischer Spalt. Der Synapsenspalt, etwa 20 nm breit, trennt die präsynaptische Membran von der subsynaptischen Membran. Er enthält filamentöses Material und kommuniziert mit dem extrazellulären Raum.

Subsynaptische Membran. Die subsynaptische Membran ist das Plasmalemm der Erfolgszelle im Bereich der Synapse. Auch die subsynaptische Membran ist meist durch Substanzanlage-

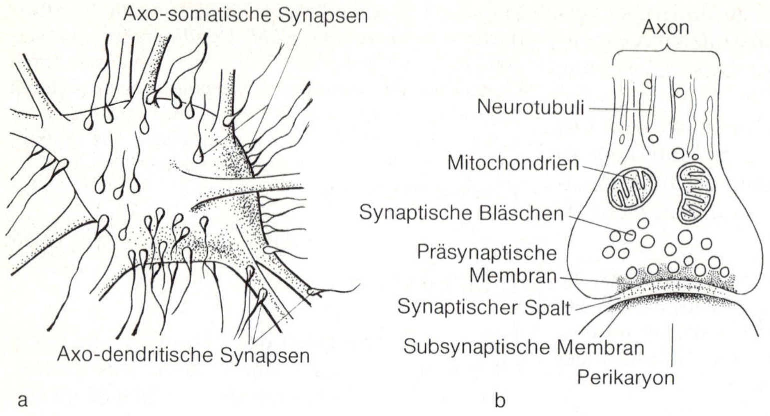

Abb. 2-45 a, b. Darstellung von Synapsen. **a** Axo-somatische und axo-dendritische Synapsen; **b** Synapse elektronenmikroskopisch

rung verdickt. Das an die subsynaptische Membran anschließende Plasmalemm wird *postsynaptische Membran* genannt.

Transmitterorganellen. Hierbei handelt es sich um Bläschen unterschiedlicher Größe und Form sowie unterschiedlichen Inhalts. Sie speichern Überträgerstoffe (s. unten).
Synaptische Bläschen können
- rund oder abgeflacht,
- hell oder mit dichtem Zentrum oder
- stachelsaumförmig sein.

Diese Unterschiede stehen möglicherweise zu dem jeweils gespeicherten Transmitter in Beziehung. So sollen helle Transmitterbläschen (Durchmesser 40-60 nm) Katecholamine (Noradrenalin, Dopamin) als Transmitter führen. Solche mit einem „dunklen Kern", der einen hellen Hof zur Bläschenmembran freiläßt, dagegen Peptide.
In der Umgebung der Transmitterorganellen kommen regelmäßig zahlreiche Mitochondrien vor. Es fehlen aber Neurofilamente und Neurotubuli.

3. Synapsentypen

Morphologisch werden nach der Breite des synaptischen Spalts und dem Aussehen der Verdichtungszonen an den gegenüberliegenden Synapsenmembranen in der Großhirnrinde die Synapsentypen I und II (nach Gray, 1959) unterschieden. Außerdem gibt es Zwischentypen.
Beim *Typ I* ist der synaptische Spalt etwas breiter und die prä- und subsynaptischen Membranverdichtungen sind an den ganzen Synapsenflächen vorhanden, jedoch subsynaptisch dicker als präsynaptisch (deswegen asymmetrische Synapse). Dieser Synapsentyp (I) soll erregende Funktionen haben.
Beim *Typ II* ist der Synapsenspalt schmäler und die Membranverdichtungen sind nur stellenweise vorhanden, dann aber symmetrisch. Dieser Synapsentyp (II) soll hemmend wirken.
Weitere Unterscheidungen betreffen die Synapsenformen. Von einer **Dornsynapse** wird gesprochen, wenn eine Synapse an einer dornartigen Vorwölbung eines Dendriten sitzt. Ist der Dorn - evtl. mehrfach aufgeteilt - in einen Synapsenkolben invaginiert und trägt er mehrere Synapsen, handelt es sich um eine **komplexe Synapse**. Schließen sich mehrere Axone und Dendriten zu einem Komplex zusammen, liegt eine **glomerulusartige Synapse** vor (z. B. in der Kleinhirnrinde, S. 797).
In der Umgebung der der Transmitterorganellen kommen regelmäßig zahlreiche Mitochondrien vor. Es fehlen aber Neurofilament und Neurotubuli.

4. Lokalisation von Synapsen

Nach der Lokalisation der Synapsen können u. anderem unterschieden werden:
- **interneuronale Synapsen,**
- **myoneurale Synapsen,**
- **Synapsen en passant,**
- **neuroglanduläre Synapsen.**

Interneuronale Synapsen (Abb. 2-**34**)

Nach der Lage der subsynaptischen Membran am innervierten Neuron gibt es:

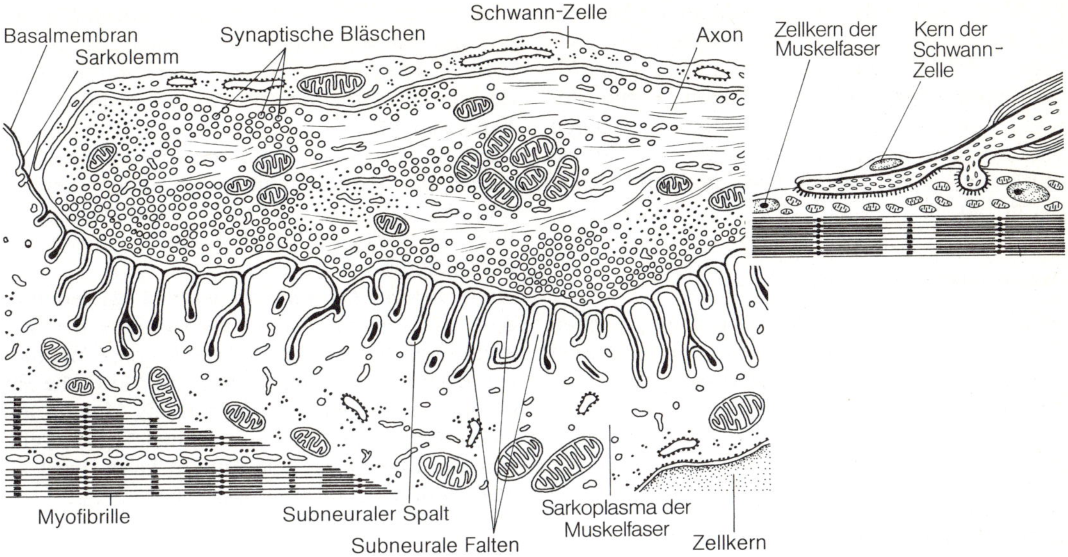

Abb. 2-46. Myoneurale Verbindung (motorische Endplatte). Das Sarkolemm der Muskelfaser hat an der Berührungsstelle mit dem Nerven tiefe Einfaltungen

- **axo-dendritische Synapsen**: dies ist die häufigste Form der interneuronalen Synapse,
- **axo-somatische Synapsen**: sie befinden sich am Plasmalemm des Perikaryons,
- **axo-axonale Synapsen**: häufig am Initialsegment des Axons oder am Axonende.

An jeder Nervenzelle sind praktisch alle Synapsentypen vorhanden (Ausnahme: Perikaryon der Spinalganglienzellen; hier fehlen axo-somatischen Synapsen). Die Zahl der Synapsen an einem Neuron schwankt stark, von einzelnen bis zu vielen Tausenden (ca. 200000 bei Purkinje-Zellen des Kleinhirns, S. 795).

Die Synapsen, die ein Neuron empfängt, stammen meist von verschiedenen Neuronen; dadurch kommt es zur **Konvergenz der Erregungsleitung**.

Umgekehrt kann der Neurit eines Neurons durch Kollateralen und durch Endaufzweigungen an zahlreichen verschiedenen Neuronen Synapsenkolben bilden, **Divergenz der Erregungsleitung**.

Hinweis. Nach vorsichtigen Schätzungen soll jedes Neuron durchschnittlich 100 konvergierende und 100 divergierende Verbindungen haben. Jedoch gibt es auffällige Ausnahmen.

Neuromuskuläre (myoneurale) Synapsen (Abb. 2-**46**)

Sie befinden sich zwischen Axonende und dem Plasmalemm quergestreifter Muskelfasern. Das Axonende bildet meist mehrere, nahe beieinander liegende Endkolben.

Die subsynaptische Membran (das Plasmalemm der Muskelfaser) ist im Bereich der Endkolben wannenförmig ins Innere der Muskelfaser ausgebuchtet und in tiefe, parallele Falten gelegt, **subneurales Faltenfeld**. Im Synapsenspalt liegt in dünner Schicht ein Material, das die Basalmembran der Muskelfaser fortsetzt. Lichtmikroskopisch ist die myoneurale Synapse nur mit besonderen Methoden darzustellen. Sie hat ein plattenförmiges Aussehen und wird deswegen auch *motorische Endplatte* genannt.

Die Zahl der von einem Neuron durch Kollateralen gleichzeitig versorgten quergestreiften Muskelfasern schwankt erheblich; auch ist die Zahl der motorischen Endplatten in einem Muskel sehr unterschiedlich: besonders viele in den äußeren Augenmuskeln und den Mm. lumbricales der Hand. Ein Motoneuron und die abhängigen Muskelfasern bilden gemeinsam die **motorische Einheit**.

Synapse en passant

Sie kommen vor allem zwischen vegetativen Nerven und glatten Muskelzellen bzw. Herzmuskelzellen vor. Die Axone der vegetativen Nerven, die an den glatten bzw. Herzmuskelzellen entlang verlaufen, bilden perlschnurartig angeordnete, spindelförmige Verdickungen, **Varikositäten**, in denen gehäuft Transmitterorganellen vorkommen. An den Varikositäten wird Transmitter abgegeben. Der synaptische Spalt beträgt bis zu 150 nm.

Neuroglanduläre Synapsen

Neuroglanduläre Synapsen werden zwischen Axonende und dem Plasmalemm von exokrinen und endokrinen Drüsenzellen ausgebildet.

5. Histophysiologie

Transmitter

Wesentlich für die Funktion der Synapsen sind die Überträgerstoffe. Hierzu gehören:
- *Azetycholin,*
- *verschiedene Aminosäuren,* von denen gegenwärtig immunhistochemisch Gamma-Aminobuttersäure, Glutamat, Aspartat und Taurin nachgewiesen werden können,
- *biogene Amine,* z. B. aus der Gruppe der Phenylalanine Dopamin und Noradrenalin, aus der Gruppe der Endolamine Serotonin, sowie
- *Neuropeptide* und *Neuropeptidhormone.*

Von diesen Substanzen sind einige seit langem bekannt. Sie gelten als „klassische" Neurotransmitter, z. B. Azetylcholin sowie Noradrenalin, Dopamin und Serotonin. Diese „klassischen" Transmitter kommen in etwa 50% der Synapsen des Zentralnervensystems sowie in den meisten des peripheren Nervensystem vor. Die übrigen Neurone und Synapsen sind mit anderen neuroaktiven Substanzen, vor allem mit verschiedenen Neuropeptiden, ausgestattet. Die Neurone und Synapsen werden, je nachdem, welchen Transmitter sie führen, als cholinerg, adrenerg, dopaminerg, serotoninerg, peptiderg, usw. bezeichnet.

Was die Zuordnung der Transmitter und neuroaktiven Substanzen zu den Synapsen angeht, so scheinen mehrere Möglichkeiten zu bestehen, nämlich daß
- Synapsen nur einen Transmitter enthalten,
- Synapsen über mehr als einen Neurotransmitter bzw. Neuromodulator verfügen und diese auch freisetzen, und
- Nervenzellen sowohl während der Entwicklung als auch beim Erwachsenen ihre Transmitter ändern.

Das Vorkommen von *einem Transmitter pro Synapse* ist die klassische Vorstellung. Sicher trifft dies nicht generell zu, wenn auch unverändert damit zu rechnen ist, daß es entsprechende Synapsen gibt.

Beim *gleichzeitigen Vorkommen mehrerer Neurotransmitter* kann davon ausgegangen werden, daß einige modulierend wirken, z. B. Neuropeptide die Wirkung des klassischen Transmitters modifizieren.

Änderung des Transmittergehaltes. Dies bedeutet, daß der Transmitterstatus ein dynamischer, sich ändernder Prozeß ist. Möglicherweise nehmen extrazelluläre Faktoren darauf Einfluß. Die Erscheinung, daß ein Neuron z. B. als Antwort auf einen Reiz seinen Transmitterphenotyp und entsprechend seine Signale ändern kann, wird als *Plastizität der Neurotransmitter* bezeichnet.

Erregungsübertragung

Eingeleitet wird die Erregungsübertragung dadurch, daß die Synapsenbläschen veranlaßt werden, ihren Inhalt, den Transmitter, nach Art der *Exozytose* in den Synapsenspalt abzugeben. Dort gelangen die Transmitter an die subsynaptische Membranen, die Bindungsstellen *(Rezeptoren)* für den jeweiligen Transmitter besitzen. Diese Rezeptoren sind mit Zellsystemen verbunden, die entweder hemmende (hyperpolarisierende) oder erregende (depolarisierende) Wirkung auslösen.

Hinweis. Abhängig von den Rezeptoren kann ein neuroaktiver Stoff in den verschiedenen Gebieten des Nervensystems unterschiedlich wirken, entweder als Neurotransmitter oder als Neuromodulator oder als Neurohormon (s. oben).

Seit neuestem ist bekannt, daß es außer subsynaptischen Rezeptoren auch präsynaptische Rezeptoren gibt. Dabei handelt es sich um Autorezeptoren, wenn sie den eigenen Transmitter binden, um Heterorezeptoren, wenn sie andere Wirkstoffe oder Pharmaka festhalten. Diese Rezeptoren spielen für die Modulation von Nervenimpulsen eine große Rolle.

Der *Abbau der Neurotransmitter* kann sehr schnell, aber auch sehr langsam erfolgen. Schnell, d. h. innerhalb von Millisekunden, werden z. B. Azetylcholin (enzymatisch durch Azetylcholinesterase) und Noradrenalin abgebaut, langsam dagegen Neuropeptide, die bis zu Minuten im Interzellularraum verweilen können, bis sie von der Glia durch Phagozytose beseitigt werden. Teile der schnell abgebauten Transmitter bzw. ihre Metabolite werden vom Nervenfaserende resorbiert und zur Synthese von Transmittern wiederverwendet.

V. Neuroglia

Ein weiterer wichtiger Bestandteil des peripheren und zentralen Nervensystems ist die Neuroglia. Gliazellen haben mechanische Aufgaben, nehmen Einfluß auf Transportvorgänge im Zentralnervensystem und auf die Ernährung der Nervenzellen, dienen der Abwehr und der Isolierung. Sie haben keine unmittelbare Bedeutung für die Erregungsleitung, hängen aber stoffwechselmäßig eng mit Nervenzellen zusammen. So können sich Gliazellen den Nervenzellen als Satellitenzellen anlagern. Veränderungen in der einen Zellart führen zu Veränderungen in der anderen. Gliazellen - im Gegensatz zu Nervenzellen - behalten ihre Teilungsfähigkeit. Sie proliferieren nach Reizung und nach Verletzungen. Gliazellen können ihre Form verändern, sind zur Kontraktion befähigt und manche wandern.

1. Neuroglia des peripheren Nervensystems

Zur Glia des peripheren Nervensystems gehören die
- **Schwann-Zellen** (S. 79), die
- **Mantelzellen der Ganglien** (S. 758) und der **Nervenendkörperchen** (S. 205).

Die Besprechungen erfolgen an den angegebenen Stellen.

2. Neuroglia des Zentralnervensystems

Die Glia füllt im Zentralnervensystem die Räume zwischen den Nervenzellen und ihren Fortsätzen aus.

Hinweis. Gliazellen und die Fortsätze der Nervenzellen bilden in der grauen Substanz des Nervensystems das sogenannte ***Neuropil***. Das Neuropil füllt den Raum zwischen den Perikarya der Nervenzellen.

Es bleiben jeweils nur schmale, ca. 20 nm breite Interzellularspalten übrig, die in ihrer Gesamtheit 5-7% - nach Berechnungen von Physiologen 14-15% - des Hirnvolumens einnehmen. Obgleich etwa 10 Gliazellen auf 1 Nervenzelle kommen, beansprucht die Glia nur die Hälfte des Gesamtvolumens des Nervensystems, da die Gliazellen viel kleiner als die Nervenzellen sind.

Zu unterscheiden sind
- **Astrozyten**,
- **Oligodendrozyten**,
- **Mikroglia**,
- **Ependymzellen**.

Astrozyten und Oligodendrozyten werden als *Makroglia* zusammengefaßt.
In umschriebenen Gebieten des Gehirns kommen schließlich noch als spezielle Formen der Glia
- **Zellen des Plexus choroideus** und
- **Pituizyten** vor.

Hinweis. Die färberische Darstellung der Neuroglia ist nur mit Spezialmethoden möglich. Geeignet sind vor allem Gold- und Silberimprägnationen.

Entwicklung. Die Neuroglia des Zentralnervensystems geht zum größeren Teil aus den Matrixzellen der Neuralanlage hervor (s. Entwicklung des Nervensystems, S. 741), ist also ektodermaler Herkunft. Etwa im 3. Fetalmonat haben sich die Matrixzellen in Neuroblasten und Glioblasten umgewandelt. Die Glioblasten differenzieren sich zu Vorläuferzellen von Astrozyten und Oligodendrozyten. Ab dem 5. Monat der Embryonalentwicklung tritt zusätzlich Mikroglia auf, die aus dem Mesenchym hervorgeht und somit mesodermaler Herkunft ist.

Astrozyten

Dies sind die größten Gliazellen. Sie sind wie alle Gliazellen fortsatzreich. Viele ihrer Fortsätze treten an die Hirngefäße heran, an deren Oberfläche sie mit Verbreiterungen (sog. Füßchen)

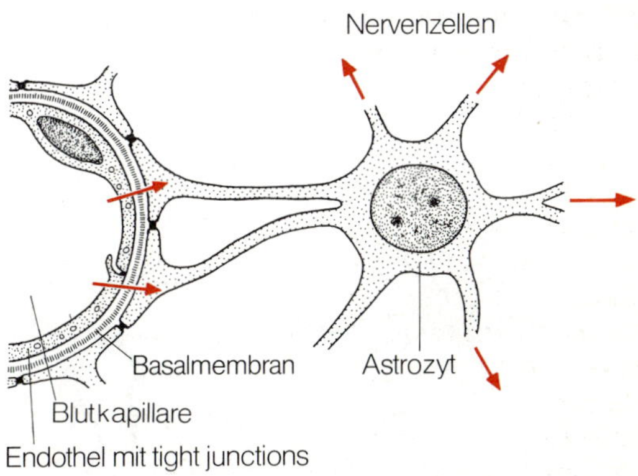

Abb. 2-47. Die Fortsätze der Astrozyten treten nach links an die Oberfläche einer Gehirnkapillare heran, wo sie mit breiten Füßchen enden. Die übrigen Fortsätze des Astrozyten stehen mit Nervenzellen in Verbindung. Die *Pfeile* geben die Richtung eines transzellulären Stofftransports vom Blut durch die Astrozyten zu Nervenzellen an

enden (Abb. 2-**47**). Sie bilden um die Gefäße eine dichte *Membrana limitans gliae vascularis.* Eine ähnliche Grenzmembran bilden sie unter der äußeren Oberfläche von Gehirn und Rückenmark, *Membrana limitans gliae superficialis.* Außerdem vermögen Astrozyten in einigen Gebieten des Gehirns „Kanäle" für Nervenzellen und deren Fortsätze zu bilden.

Nach ihrer Form lassen sich 2 Astrozytenarten voneinander unterscheiden, nämlich

- **Faserastrozyten** und
- **protoplasmatische Astrozyten.**

Faserastrozyten (Abb. 2-**48a**). Sie haben lange dünne, sehr schmale Fortsätze, die miteinander in Berührung stehen. Ihr Zytoplasma enthält Bündel intermediärer Filamente. Faserastrozyten kommen vor allem in der weißen Substanz (S. 186) von Gehirn und Rückenmark vor.

Protoplasmatische Astrozyten (Abb. 2-**48b**). Sie sind sehr viel stärker verzweigt, haben relativ dikke, aber kürzere Fortsätze. Protoplasmatische Astrozyten sind vor allem in der grauen Substanz des Nervensystems (S. 186) zu finden und können sich der Oberfläche der Nervenzellkörper anlegen.

Diagnostischer Hinweis. Zum Unterschied von Nervenzellen besitzen Gliazellen keine Nissl-Substanz. Außerdem ist bei den Astrozyten das Zytoplasma verhältnismäßig schmal und der Kern teilweise sehr chromatinreich. Häufig ist es jedoch schwierig, die beiden Astrozytentypen voneinander zu unterscheiden, da es zahlreiche Übergänge gibt. Manche Autoren stellen deswegen als besonderen Astrozytentyp lediglich *radiäre Astrozyten* heraus.

Funktion. Astrozyten sind offenbar in der Lage, die Zusammensetzung des extrazellulären Milieus zu kontrollieren und damit indirekt Transportvorgänge im ZNS zu beeinflussen sowie als Diffusionsbarriere zu wirken. Sie sind für das Elektrolytgleichgewicht im Zentralnervensystem verantwortlich. Astrozyten vermögen Nervenzellen und Nervenzellgruppen sowie Nervenzellfortsätze gegeneinander zu isolieren. – Astrozyten reagieren auf Reizung durch Anschwellung. Ferner sind sie zur Proliferation befähigt und decken Parenchymschäden des Hirns durch Narbenbildung.

Oligodendrozyten (Abb. 2-38, 2-48c)

Diese Gliazellen sind kleiner, haben meist ein dunkles, sehr schmales Zytoplasma mit vielen Ribosomen und Mitochondrien und einen kleinen, runden, dichten Zellkern. Ihre Fortsätze sind weniger zahlreich und kürzer als bei Astrozyten. Sie kommen in der grauen und weißen Substanz von Gehirn und Rückenmark vor. Während der Entwicklung dienen die Oligodendrozyten der Bildung, später der Erhaltung der Markscheiden der Axone des Zentralnervensystems (s. oben). Bei Reizung umschließen die Oligodendrogliazellen die Nervenzellen; sie erscheinen dann als Satellitenzellen. Oligodendrozyten können sich teilen.

Mikroglia (Abb. 2-48d)

Die Mikroglia wird auch als ***Mesoglia*** bezeichnet. Zellen der Mikroglia sind mesenchymaler Herkunft. Sie kommen in der grauen und weißen Substanz von Gehirn und Rückenmark vor und sind nicht sehr zahlreich. Die Zellen sind klein; ihr Zellkörper ist schmal und dicht, der Zellkern langgestreckt und dunkel gefärbt – dadurch unterscheidet er sich deutlich von den runden Zell-

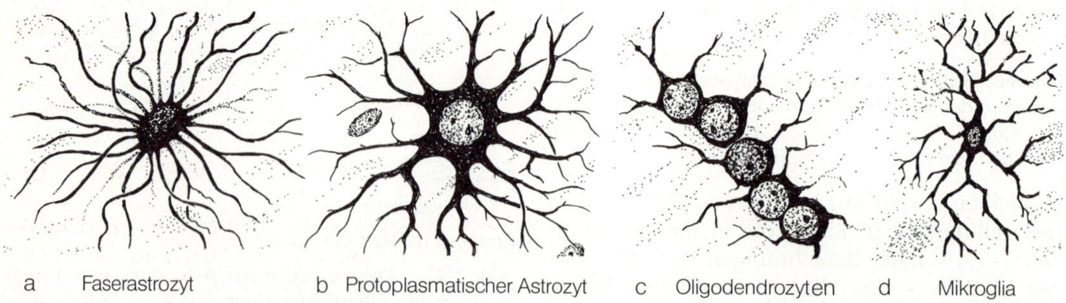

Abb. 2-48a-d. Darstellung verschiedener Gliatypen. **a** Faserastrozyten zeichnen sich durch zahlreiche sehr schmale Fortsätze aus, die teilweise mit Erweiterungen (Füßchen) an der Oberfläche von Gefäßen enden. **b** Protoplasmatische Astrozyten haben breitere, in der Regel kürzere Fortsätze, die gleichfalls an der Gefäßoberfläche enden können. **c** Oligodendrozyten sind viel kleinere Zellen mit Fortsätzen. **d** Die Mikroglia besteht aus kleinen beweglichen, stark veränderlichen Zellen mesenchymaler Herkunft. (Nach Kahle, 1976)

kernen der anderen Gliazellen. Die Mikroglia hat zahlreiche verzweigte, wie mit Dornen besetzte Fortsätze. - Mikrogliazellen sind wahrscheinlich umgewandelte Monozyten und gehören damit in die Gruppe der Abwehrzellen, d.h. zum mononukleären Phagozytose System (MPS, S.51).

Ependymzellen

Sie kleiden die Oberfläche der inneren Hohlräume von Gehirn und Rückenmark aus (Ventrikelsystem, Zentralkanal, S.770, 839). Sie sind epithelial angeordnet, haben an ihrer Oberfläche Mikrovilli und teilweise Kinozilien. Ependymzellen stehen durch gap junctions und Desmosomen miteinander in Verbindung. Ein Stoffaustausch zwischen dem Liquor cerebrospinalis und dem Nervengewebe durch das Ependym hindurch wird diskutiert.
Zwischen den Ependymzellen der verschiedenen Regionen bestehen Unterschiede: z.B. isoprismatisch in den Seitenventrikeln, hochprismatisch mit langen Fortsätzen, die weit ins Nervengewebe hineinragen, am Boden des 3. Ventrikels *(Tanyzyten)*.

Plexus choroideus (Abb. 2-**49**, S. 841)

Die Oberflächenbekleidung der Plexus choroidei der Hirnventrikel wird von isoprismatischen Zellen mit sekretorischen Fähigkeiten gebildet.

Pituizyten

Es handelt sich um die Spezialglia der Neurohypophyse (S.811).

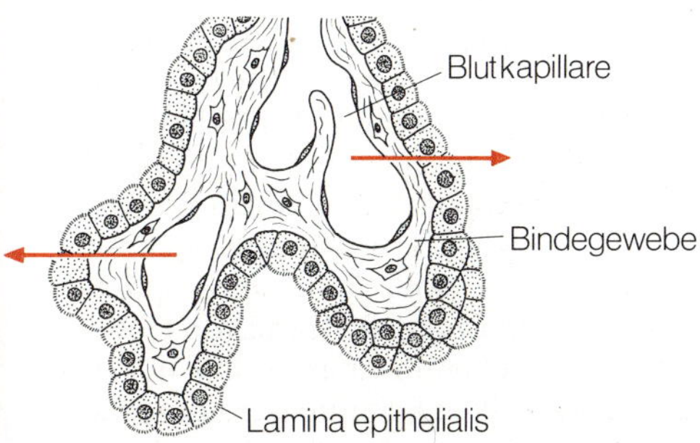

Abb. 2-49. Plexus choroideus. Die *Pfeile* geben die Richtung eines Stofftransports aus den Kapillaren durch das Bindegewebe des Plexus und die Lamina epithelialis in den Liquor der Hirnventrikel an

G. Grundzüge der histologischen Technik

Histologische Untersuchungen können nur an Präparaten mit geringen Schichtdicken durchgeführt werden; dies hängt u. anderem mit der Lichtführung (Untersuchung im durchfallenden Licht) und mit der geringen Tiefenschärfe der *Lichtmikroskope* bzw. der hohen Auflösung der *Elektronenmikroskope* zusammen. Bei der Anfertigung histologischer Präparate kommt es darauf an, alle Strukturen in einem lebensnahen Zustand zu erhalten. Grundsätzlich sind histologische Untersuchungen an lebenden und an toten Zellen und Geweben möglich.

Klinische Hinweise. Zur Diagnosestellung müssen dem Patienten oft (in Narkose) kleine Gewebestückchen zur histologischen Untersuchung entnommen werden. Die so gewonnenen Gewebestückchen werden im klinischen Sprachgebrauch als *Biopsie* bezeichnet.
Eine andere in der klinischen Praxis laufend angewandte Methode ist die zytologische Untersuchung von abgeschilferten Zellen, z.B. im Sputum oder von Vaginalabstrichen. Diese Methode heißt *Exfoliativzytologie.*

I. Untersuchungen an lebenden Zellen und Geweben

Hierzu eignen sich **Gewebekulturen**. Zur Herstellung von Kulturen werden kleine Gewebsstückchen nach der Entnahme aus dem lebenden Organismus in einem speziellen Milieu aus Blutplasma und zahlreichen Zusätzen gezüchtet. Für die Gewebezüchtung sind besonders embryonale und jugendliche Gewebe geeignet. Insgesamt ist es schwierig, an Gewebekulturen histologische Aussagen zu machen, da die Gewebe häufig in der Kultur ihre spezifischen Strukturen verlieren. Geeigneter sind Gewebekulturen für zytologische und zytogenetische Untersuchungen. Praktische Bedeutung hat vor allem die Chromosomenanalyse in gezüchteten menschlichen Fetalzellen. Durch Aufstellung eines ***Karyogramms*** (S.27) können Rückschlüsse auf evtl. genetische Störungen des ungeborenen Kindes gezogen werden.
Eine mikroskopische Untersuchung lebender Kulturen ist durch *Dunkelfeld-* und *Phasenkontrastmikroskopie* möglich, vor allem in Kombination mit der *Mikrokinematographie.*
Zellen und Zellverbände, die nach dem Herauslösen aus dem Organismus nicht sofort in ein Kulturmedium gebracht werden, überleben nur kurze Zeit.

Eine Möglichkeit, Einblick in intravitale Strukturen zu bekommen, bietet die mikroskopische Untersuchung von Zellen und Geweben, die einem lebenden Organismus entnommen wurde, dem vorher geeignete Farbstoffe verabfolgt wurden, **Vitalfärbung**. Mit diesem Verfahren können Aussagen über den Bindungsort der jeweiligen Farbstoffe und über zelluläre Mechanismen gemacht werden, die zur Farbstoffbindung führen. Bei diesen Untersuchungen hat sich die *Fluoreszenzmikroskopie* wegen der höheren Empfindlichkeit des Farbstoffnachweises besonders bewährt.

Zum Studium von **Stoffumsätzen** ist die **Autoradiographie** hervorragend geeignet. Intravital werden radioaktiv markierte Substanzen injiziert, die von den Zellen im Laufe ihres normalen Stoffwechsels eingebaut werden, z. B. ^{3}H-Thymidin in Desoxyribonukleinsäuren, markierte Aminosäuren in Proteine. Nach der Injektion werden dem Organismus Gewebe entnommen, fixiert und geschnitten (s. unten). Die Schnitte werden mit einer Photoemulsion überdeckt, in der sich später nach der photographischen Entwicklung die Orte der radioaktiven Strahlung mikroskopisch nachweisen lassen.

II. Untersuchungen an toten oder abgetöteten Zellen und Geweben

Hierbei handelt es sich um die am häufigsten gebrauchten Methoden zur Untersuchung von Zell- und Gewebsstrukturen (Abb. 2-**50**).

Um Zellen und Gewebe mit vergrößernden Instrumenten betrachten zu können, müssen Schnitte hergestellt werden. Bei den Schnitten handelt es sich um dünne Gewebsscheiben, die zwischen 20 nm (Elektronenmikroskopie) und etwa 20 µm (Gefrierschnitte) dick sind. Zur Anfertigung dieser Schnitte werden **Mikrotome** (Feinhobel) benutzt. In allen Fällen muß das Gewebe vor der Schnittherstellung gehärtet werden, da ein Schnitt um so dünner hergestellt werden kann, je härter der zu schneidende Block ist. Im einfachsten Fall werden Gewebestückchen unmittelbar nach der Entnahme aus dem Organismus tiefgefroren (flüssiger Stickstoff, Kohlensäureschnee) und in Kältekammern **(Kryostat)** geschnitten. Auf diese Art gewonnene Schnitte sind besonders gut für die sofortige Untersuchung von Substanzen geeignet, die gegenüber jeder anderen Vorbehandlung der Gewebe empfindlich sind, z. B. einige Enzyme.

Die übliche Methode für die Herstellung von **Dauerpräparaten** ist jedoch die Einbettung in Paraffin (Abb. 2-**50**). Zunächst wird das entnommene Gewebe fixiert; es wird durch Einlegen in eine Fixierungsflüssigkeit **(Immersionsfixierung)** oder durch Injektion des Fixierungsmittels in ein Blutgefäß **(Perfusionsfixierung)** konserviert und gehärtet.

1. Fixierung

Jede Fixierung ist ein erheblicher chemischer und physikochemischer Eingriff in die Zellstruktur und führt daher oft zur Artefaktbildung. Manche Zellstrukturen sind schlecht zu fixieren, sie sind *fixationslabil*. Hinzu kommt, daß manche Zellsubstanzen durch Fixierungsmittel gelöst werden, z. B. Fette und Lipoide durch Alkohol. Bei anderen Fixierungsmitteln dagegen bewahren die Zell- und Gewebsstrukturen in gewissen Grenzen ihre Naturtreue, sie sind *fixationsstabil*.

Fixierungsmittel, die sehr schnell wirken, aber durch Eiweißfällung das Protoplasmagefüge zum Zusammenbrechen bringen, Proteinkoagulatoren, sind u. anderem Alkohol, Sublimat, Essigsäure, Pikrinsäure. Sie werden nur in Ausnahmefällen als alleiniges Fixierungsmittel verwendet. Besser werden Strukturen durch *Lipoidstabilisatoren* erhalten, z. B. Osmiumsäure, Chromsäure, Kaliumbichromat und in gewissen Grenzen auch durch das vielbenutzte **Formalin**. In der Elektronenmikroskopie werden nur Vertreter dieser Gruppe benutzt, z. B. Osmiumsäure oder Glutaraldehyd. In der Lichtmikroskopie bedient man sich gerne Gemischen aus Fixierungsmitteln beider Gruppen.

Weiterbehandlung. Soll nach der Fixierung Alkoholbehandlung und Einbettung vermieden werden, kann die Schnittanfertigung auf Gefriermikrotomen oder in Kryostaten erfolgen. Diese Verfahren finden vor allem in der Histochemie (s. unten) Verwendung. Für die Herstellung von üblichen *lichtmikroskopischen Dauerpräparaten* besteht die Weiterbehandlung des fixierten Gewebes in der Regel in einer Entwässerung und Härtung durch Alkohol und in einem Einbetten in erstarrende Massen, z. B. Paraffin, Celloidin, Kunstharz. Hierbei soll, um eine optimale Schnittdicke zu erreichen, die Härte von Gewebe und Einbettmittel übereinstimmen. Die mit dem Mikrotom hergestellten Schnitte werden zur weiteren Verarbeitung in der Regel auf *Objektträger* (Glasscheiben bestimmten Formats) aufgeklebt.

Zur Herstellung *elektronenmikroskopischer Präparate* muß das Gewebe lebensfrisch fixiert wer-

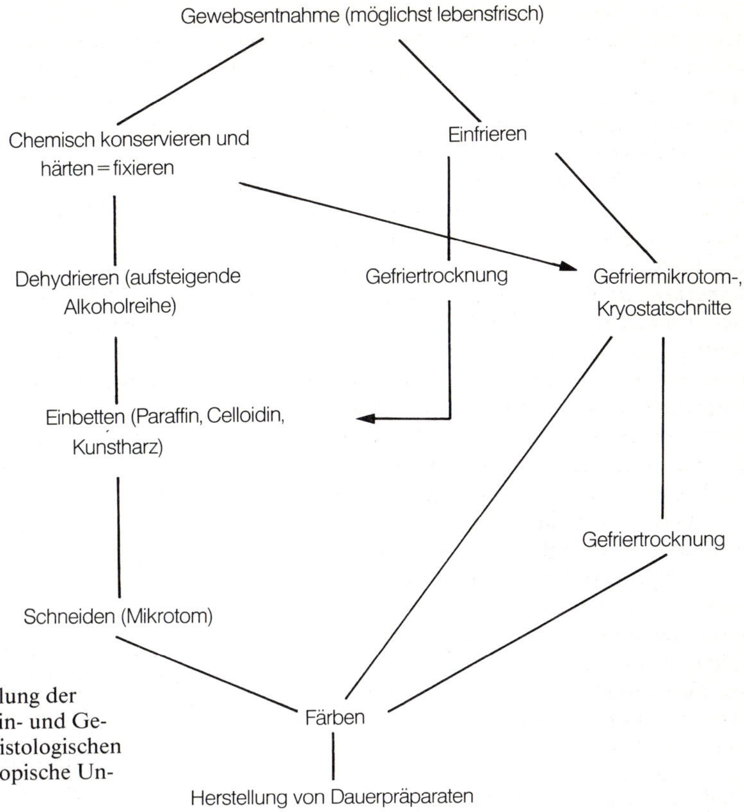

Abb. 2-50. Schematische Darstellung der wichtigsten Schritte bei der Paraffin- und Gefriertechnik zur Gewinnung von histologischen Dauerpräparaten für lichtmikroskopische Untersuchungen

den. Deswegen werden sehr kleine Gewebsblökke verwendet, die das Fixierungsmittel schnell durchdringt. Die Einbettung erfolgt in hart werdendem Kunststoff. Zum Schneiden sind Spezialmikrotome mit Glas-(Diamant)messern erforderlich.

2. Färbung und Nachbehandlung

Mit wenigen Ausnahmen sind Zellen und Gewebe farblos. Deswegen werden zur Darstellung von Struktureinzelheiten, insbesondere für lichtmikroskopische Untersuchungen, histologische Schnitte gefärbt. Dazu wird das Einbettmittel entfernt. Anschließend werden die Präparate mit einer oder mehreren Farblösungen behandelt. Die verschiedenen Zell- und Gewebselemente nehmen aus den Farblösungen bzw. -gemischen die Farben in sehr unterschiedlicher Weise auf. Prinzip bei jeder Färbung ist, daß unterschiedliche Zell- und Gewebsbestandteile verschieden, gleichartige aber überall gleich gefärbt werden. Der Farbton selbst, ob blau, rot oder grün, ist ohne Belang.

Auf das Ergebnis der Färbung nehmen die physiko-chemischen Eigenschaften der Farblösungen sowie die submikroskopischen Strukturen und der chemische Aufbau der Gewebsbestandteile Einfluß. Die chemische *Theorie der Färbung von Paul Ehrlich* nahm eine salzartige, also physiko-chemische Bindung der Farbstoffe an die jeweiligen Gewebsstrukturen an und unterschied *azidophile, basophile* und *neutrophile Strukturen,* je nachdem, ob ein saurer oder ein basischer Farbstoff oder beide zugleich gebunden werden. Saure Farbstoffe sind Elektronenakzeptoren, ihre Farbmoleküle sind negativ geladen. Sie binden an azidophile Strukturen, d.h. an alle die Gewebsanteile, die, abhängig vom pH der Färbelösung, positiv geladen sind. Umgekehrt sind die Moleküle basischer Farbstoffe als Elektronendonatoren positiv geladen und binden an pH-abhängig negativ geladene, also basophile Strukturen. Neutrophil sind gleichzeitig positiv und negativ geladene Strukturen, die saure und basische Farbstoffe etwa gleichstark binden. Offenbar spielen bei den Färbungen aber auch andere Umstände, z.B. die Lipidlöslichkeit und Teilchengröße des Farbstoffs oder die Strukturdichte des Gewebes eine entscheidende Rolle. – Viele Einzelheiten über den Mechanismus der Färbung von Zell- und Gewebsstrukturen sind noch unbekannt.

Basische Farbstoffe, die in der Histologie verwendet werden, sind z. B. Methylenblau, Toluidinblau, Hämatoxylin- und Karmin-Lacke, Azokarmin. Einige basische Farbstoffe, z. B. Toluidinblau, haben unter bestimmten Bedingungen die Fähigkeit, ihre Farbe zu wechseln; sie sind ***metachromatisch****. Der Farbwechsel selbst wird als Metachromasie bezeichnet.*

Saure Farbstoffe sind u. anderem Eosin, Azokarmin, Anilinblau, Säurefuchsin, Pikrinsäure.

Zum praktischen Gebrauch wurden zahlreiche Färbevorschriften entwickelt (Tabelle 2-**4**).

Die bekannteste Färbung ist die mit ***Hämatoxylin-Eosin (H. E.)***. Hierbei treten basophile Zell- und Gewebsstrukturen (z. B. das Chromatin der Zellkerne, manche Zytoplasmabestandteile, Knorpelgrundsubstanz) blau hervor. Das Eosin wird zur Gegenfärbung für die im fixierten Präparat azidophilen Zell- und Gewebsbestandteile (Zytoplasma, die meisten Interzellularsubstanzen) verwendet.

Andere Methoden benutzen die Erfahrung, daß einzelne Gewebsteile nach Vorbehandlung (Beizung) mit Schwermetallsalzen oder Phosphorwolfram- bzw. Phosphormolybdänsäure mit bestimmten Farbstoffen intensiv dargestellt werden, z. B. Bindegewebsfasern mit Azokarmin-Anilinblau ***(Azan)-Färbung***, Hämatoxylin-Säurefuchsin-Pinkrinsäure ***(Van Gieson)-Färbung*** usw.

Nach der Färbung werden die Schnitte gewöhnlich mit Alkohol entwässert, in Xylol aufgehellt und mit Harz (Kanadabalsam oder Kunstharze) sowie einem dünnen Deckglas eingedeckt. Sofern die Alkoholbehandlung den Präparaten schadet, können wasserlösliche Eindeckmittel verwendet werden.

Tabelle 2-**4**. Beispiele von häufig gebrauchten Färbungen und deren Ergebnissen

Färbung	Kerne	Cytoplasma	Kollagenfasern
Hämatoxylin Eosin (H. E.)	Blau	Rot	Rot
Azan	Dunkelrot	Hellrot	Blau
Van Gieson	Dunkelbraun	Gelb	Rot
Goldner	Bräunlichschwarz	Rot	Grün

In der *Elektronenmikroskopie* werden keine im lichtmikroskopischen Sinne gefärbten Präparate benutzt. Durch Anlagerung von Schwermetallionen an bestimmte Strukturen wird jedoch deren Elektronendichte erhöht.

3. Optische Spezialmethoden

Für lichtmikroskopische Spezialuntersuchungen ist auch die Verwendung ungefärbter Präparate möglich, z. B. in der *Phasenkontrastmikroskopie* (Hervorheben von Brechungsunterschieden), *Polarisationsmikroskopie* (Bestimmung der Doppelbrechung), *Fluoreszenzmikroskopie* (Nachweis einer Eigenfluoreszenz), *Ultrarot-*, *Ultraviolett-* und *Röntgenmikroskopie* (Einzelheiten s. Lehrbücher der Physik).

III. Zytochemie, Histochemie

Sie bemüht sich um einen *topographisch einwandfreien, also ortsrichtigen Nachweis kleinster Mengen von Substanzen in Zellen und Geweben.* Sie überträgt die chemisch-analytischen Verfahren auf Mikrotomschnitte. Es werden hierbei höchste Anforderungen an die Empfindlichkeit und Spezifität der Methoden gestellt, da die in Mikrotomschnitten nachzuweisenden Substanzmengen weit kleiner sind als bei den üblichen biochemischen Verfahren. Durch zyto- und histochemische Methoden können auch am histologischen Schnitt Aussagen über die für den Stoffwechsel von Zellen und Geweben wichtigen Stoffe und Enzyme gemacht werden.

Besonders kritisch ist bei der Herstellung histochemischer Präparate die Gewebevorbehandlung. Besonders bewährt haben sich die Gefriermethoden (Abb. 2-**50**) und zur Schnittherstellung der Kryostat. Durch Gefriertrocknung des Gewebes bzw. von Kryostatschnitten kann ein Verlust von nachzuweisenden Substanzen vermieden werden.

Histochemische Methoden (für Licht- und Elektronenmikroskopie) stehen heute für alle wichtigen Stoffklassen sowie für den Nachweis von etwa 80 Enzymen zur Verfügung. In letzter Zeit spielen immunhistochemische Verfahren zum Nachweis spezifischer Proteine eine große Rolle.

Hinweis. Eine der am häufigsten gebrauchten histochemischen Methoden ist die ***Perjodsäure-Schiff-(PAS)-Reaktion.*** Mit diesem Verfahren werden 1,2- Diole nachgewiesen, die unter den Bedingungen des Paraffin-Schnitts vor allem in Kohlenhydraten vorkommen.

IV. Morphometrie und Stereologie

Vielfach muß auch in der Histologie und Zytologie die qualitative Beschreibung durch eine *quantitative* Bildauswertung ergänzt werden, um reproduzierbare und vergleichbare Ergebnisse zu erhalten, die sich funktionell interpretieren lassen. Die Problematik besteht dabei darin, daß in der Mikroskopie nur zweidimensionale Schnitte beobachtet werden können, während man quantitative Aussagen über den räumlichen Bau der Zellen und Gewebe erhalten möchte. Diese Schwierigkeit kann heute mit den Methoden der Stereologie überwunden werden. Die Stereologie hat aus der geometrischen Statistik Formeln abgeleitet, mit denen z. B. die räumliche Oberfläche von Organellen aus der Länge ihrer Konturen auf dem Schnitt, oder ihr Volumen aus ihrer Anschnittfläche ohne weiteres berechnet werden können. Für die praktische Durchführung dieser an sich einfachen Verfahren stehen heute auch halb- und vollautomatische Bildanalysegeräte zur Verfügung, die sowohl in der Lichtmikroskopie als auch in der Elektronenmikroskopie eingesetzt werden können.

V. Stereoskopie, Rasterelektronenmikroskopie

Besonders schwierig ist es, aus lichtmikroskopischen Präparaten räumliche (dreidimensionale) Vorstellungen zu gewinnen. Man versucht einerseits durch Stereoskopie, andererseits durch Rekonstruktion aus Serienschnitten diese Lücke zu schließen. - Die Raster(Scanning)elektronenmikroskopie liefert dagegen unmittelbar räumliche Bilder von Oberflächen.

VI. Maßeinheiten

Zur Beurteilung der Größe der mikroskopisch untersuchten Strukturen ist die Kenntnis der wichtigsten Maßeinheiten von Bedeutung. Im Lichtmikroskop können Strukturen im Mikrometerbereich (μm) beurteilt werden ($1\,\mu m = 10^{-3}$ mm). Die Auflösungsgrenze des Lichtmikroskops liegt bei 0,5 μm. Das Elektronenmikroskop gestattet Aussagen im Nanometerbereich (nm, $1\,nm = 10^{-3}\,\mu m$). Die Auflösungsgrenze eines Elektronenmikroskops liegt bei etwa 0,3 nm; die meisten elektronenmikroskopischen Untersuchungen werden jedoch bei einer weit geringeren Auflösung (2-3 nm) durchgeführt.

Kapitel 3

Allgemeine Entwicklungsgeschichte

A. Definitionen

Die Entwicklungsgeschichte, **Embryologie,** beschäftigt sich mit *allen* Vorgängen von der Entstehung der Urkeimzellen bis zur Bildung eines ausgewachsenen Organismus. Die **Morphogenese** dagegen ist ein Teilaspekt der Entwicklungsgeschichte; hier geht es um die Entstehung der Gestalt eines Organismus. Sie vollzieht sich in den einzelnen Körperabschnitten in unterschiedlich schnellen Entwicklungsphasen, so daß in die Analyse der Morphogenese stets der Faktor „Zeit" einbezogen werden muß.

Die Entwicklung eines Einzelwesens (Individuum) nennt man **Ontogenese. Phylogenese** ist die stammesgeschichtliche Entwicklung, d.h. die Entwicklung, die der Organismus oder Teile von ihm während der Evolution durchliefen. Zum Verständnis des fertigen Organismus ist auch Wissen über die Entstehung seiner Organe, **Organogenese,** und die **Histogenese,** d.h. die Ausbildung der Gewebe durch Differenzierung von noch undifferenzierten Zellen zu solchen mit speziellen Funktionen, notwendig.

Die **Entwicklungsphysiologie** fragt nach den Ursachen des jeweiligen Entwicklungsvorganges. Als kausalanalytische Wissenschaft versucht sie, die Bedingungen zu analysieren, die zur Ausbildung von Strukturen und Formen führen.

Die „klassische" Entwicklungsphysiologie bedient sich hierzu eines speziellen Instrumentariums. Sie vermochte beispielsweise durch einfaches Durchschnüren sehr junger Embryonen mit einem Seidenfaden experimentell Doppel- und Zwillingsbildungen zu erzeugen. Die „moderne" Entwicklungsphysiologie analysiert experimentelle Veränderungen mit empfindlichen physikalischen und biochemischen Verfahren, z.B. den Beginn der Proteinsynthese in verschiedenen embryonalen Gewebeteilen. Durch *Farbstoffmarken* auf Zellen oder durch *Transplantation* von Gewebe eines anderen Embryos einer nahe verwandten Art mit morphologisch unterscheidbaren Zellmerkmalen (z.B. einer anderen Chromatinstrukturierung) läßt sich das Schicksal bestimmter Zellgruppen verfolgen und damit eine Aussage über Gestaltungsvorgänge machen.

Im Gegensatz zu den meisten Wirbellosen, Amphibien, Reptilien und Vögeln erfolgt die Embryonalentwicklung der meisten Säugetiere und des Menschen im Mutterleib. Die Wechselbeziehungen Mutter/Keim mit ihrer hormonalen Steuerung stehen heute im Zentrum des Interesses. Daraus resultiert eine wissenschaftliche Disziplin, die Fortpflanzungsbiologie, **Reproduktionsbiologie** oder Reproduktionsphysiologie genannt wird.

Während der Entwicklung eines Lebewesens kommt es relativ häufig zu fehlerhaften oder zumindest von der Norm abweichenden Entwicklungsabläufen. Das Spektrum reicht von der Abnormität bis zur schweren **Mißbildung.** Die Erkenntnisse der Entwicklungsphysiologie sowie der Reproduktionsbiologie liefern zusammen mit Folgerungen aus der Vererbungslehre (Genetik) die Basis für die Analyse der Mißbildungen. Die Lehre von der Entstehung von Mißbildungen wird **Teratologie** bezeichnet.

Die *Gametogenese,* Entstehung und Reifung der *Keimzellen, Gameten,* und die *Keimbahn* werden in den Kapiteln „Zytologie" und „Beckenorgane" besprochen.

B. Konzeption, Befruchtung

Voraussetzungen für eine Befruchtung sind

- **befruchtungsfähige Keimzellen**
- **Insemination**
- **Imprägnation, Besamung.**

I. Keimzellen

Die männliche Keimzelle wird als **Spermium** *(Spermie, Spermatozoon, Samenzelle;* S. 682), die weibliche als **Ovocyte** *(Ovum, Eizelle,* Ei; S. 689) bezeichnet.

Beide Keimzellen unterscheiden sich charakteristisch von allen übrigen Zellen des Körpers. Sie besitzen im Gegensatz zur Somazelle (Körperzelle) nur den halben Chromosomensatz. Sie sind ***haploid,*** haben also nur 23 Chromosomen, nämlich 22 Autosomen und 1 Geschlechtschromosom, X oder Y. Ein weiteres Charakteristikum der Gameten ist ihre außergewöhnliche Kern-Plasma-Relation. Die *männliche Keimzelle* besitzt sehr wenig Zytoplasma, das in hochspezialisierter Form im Bereich des Spermienkopfes, -halses und -schwanzes besondere Funktionen erfüllt. Die *weibliche Keimzelle* dagegen besitzt sehr viel Zytoplasma. Ihr Durchmesser beträgt im ausgereiften Zustand 120–130 μm; damit ist sie eine der größten Zellen des menschlichen Körpers.

Vor der Befruchtung müssen die Keimzellen eine Entwicklung durchlaufen, bei der aus den undifferenzierten **Urgeschlechtszellen** *(Urkeimzellen)* befruchtungsfähige Gameten entstehen. Die Vorgänge, die sich in den Keimdrüsen (Hoden bzw. Eierstock) abspielen, heißen **Spermatogenese** bzw. **Ovogenese.** Sie bestehen im wesentlichen in der Reduktion des Chromosomensatzes und in der Umgestaltung der Zellformen (Spermatogenese, S.680; Ovogenese, S.689). Durch die Reduktion des Chromosomensatzes wird erreicht, daß die Zahl der Chromosomen nach der Befruchtung wieder der Zahl der Körperzellen der Eltern entspricht.

Weitere Reifungsvorgänge spielen sich in den männlichen und weiblichen Geschlechtswegen ab. Die Spermien erlangen ihre Befruchtungsfähigkeit erst im Milieu des weiblichen Genitalapparates. Dieser Reifungsvorgang wird **Kapazitation** genannt.

II. Insemination

Unter Insemination wird das physiologische (oder künstliche) Einbringen von männlichen Keimzellen in den weiblichen Genitaltrakt verstanden.

III. Imprägnation

Imprägnation ist das Eindringen von Spermien in eine Ovozyte. Dies erfolgt in der Regel in der *Ampulla tubae uterinae* (Abb. 3-**1**). Dort wird die Eizelle von befruchtungsfähigen Spermien erwartet.

Bei Säugetieren trifft der Östrus (Brunst) mit dem Höhepunkt der Begattungsbereitschaft vor dem Ovulationszeitpunkt zusammen. Beim Menschen gibt es die endokrine Koppelung zwischen Koitus und Ovulation normalerweise

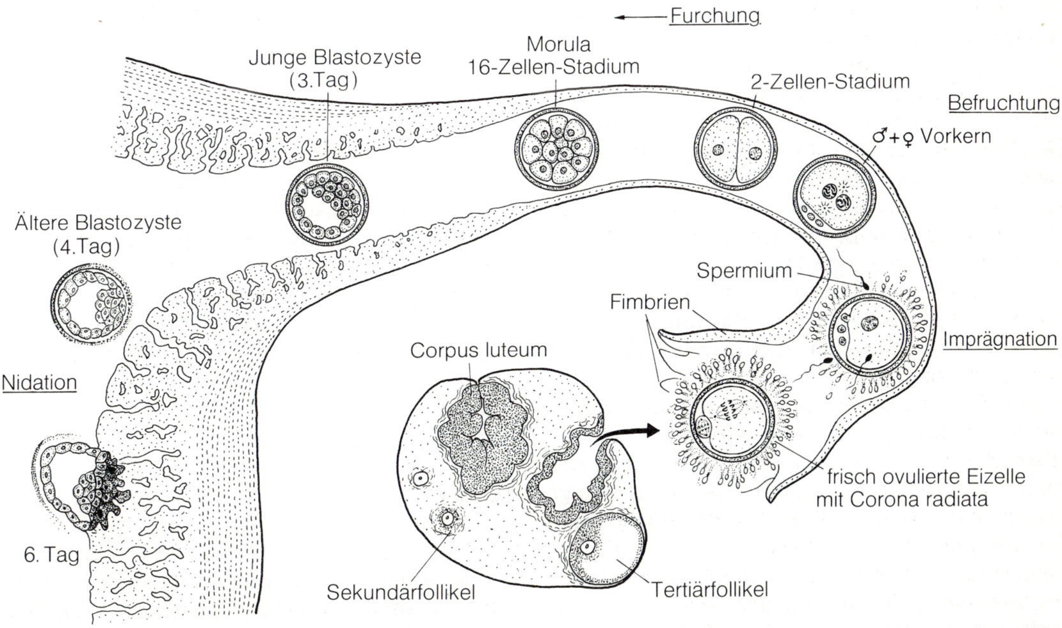

Abb. 3-1. Synoptische Darstellung des Follikelsprungs der Befruchtung, Furchung und Nidation der Blastozyste. Die Keimstadien sind in einem wesentlich größeren Maßstab gezeichnet als Tube und Uterus. Die Tube ist ebenso wie der Uterus mit einer stark proliferierten Schleimhaut ausgekleidet, welche hier nur schematisch angedeutet ist

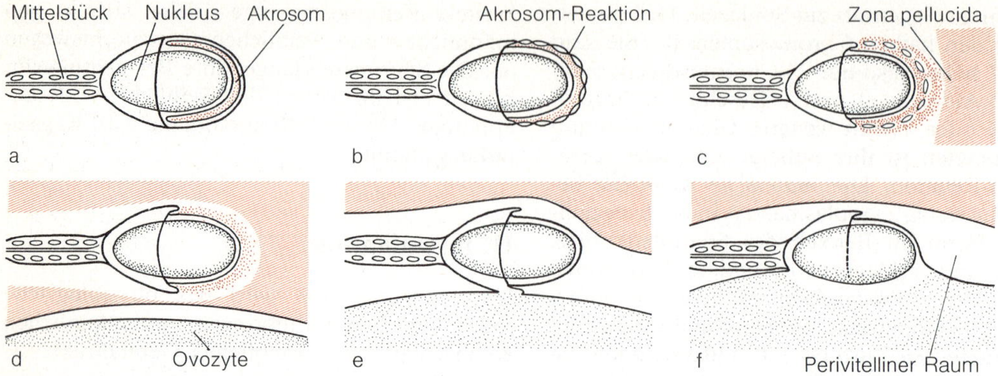

Abb. 3-2. a–f. Akrosomreaktion des Spermiums. *Rot schraffiert,* Zona pellucida; *rot punktiert,* Inhalt des Akrosoms. **e** Anheftung des Spermiums an der Ovozytenoberfläche und Beginn der Verschmelzung beider Plasmalemmata

nicht. Infolgedessen muß bisweilen auch die Eizelle auf die Spermien warten. Die *fertile Phase der Eizelle* des Menschen beträgt 6–12 h, die *Befruchtungsfähigkeit der Spermien* normalerweise bis zu 48 h.

Die befruchtungsfähige Ovozyte, die aus dem Eierstock durch den **Follikelsprung** (S. 690) ausgestoßen wurde (Abb. 3-**1**), ist von einer besonderen Hülle, **Zona pellucida,** und von den noch anhaftenden Follikelepithelzellen der **Corona radiata** umgeben. Die Spermien müssen zunächst zwischen den Follikelepithelzellen der Corona hindurchwandern. Die erstbesten Spermien durchdringen dann die Zona pellucida. Dieser Vorgang wird durch die Freisetzung von Hyaluronidase und Proteasen bei der **Akrosomreaktion** (Abb. 3-**2**) ermöglicht, S. 682). Bei der Akrosomreaktion verschmilzt die äußere Akrosomenmembran stellenweise mit dem Plasmalemm des Spermiums und reißt ein. Der Inhalt des Akrosoms wird freigesetzt und schließlich wird die innere Akrosomenmembran zur freien Oberfläche des Spermiumkopfes. Die Auflösung der Zona pellucida erfolgt anscheinend durch eine trypsinähnliche Protease.

Nach Eindringen in den **perivitellinen Raum** (Raum zwischen Zona pellucida und Ovozytenoberfläche) heftet sich das Spermium sofort der Ovozytenoberfläche an (Abb. 3-**2e**). Dies erfolgt zwischen den Mikrovilli der Eizelle und der mittleren Region des Spermienkopfes.

Nun spielen sich mehrere, nahezu synchron miteinander verlaufende Vorgänge ab:

- Die beiden sich berührenden Zellmembranen verschmelzen miteinander.
- Die Verschmelzung schreitet schnell voran, so daß innerhalb kürzester Zeit Kopf, Hals und Teile des Schwanzes der Samenzellen in die Ovozyte inkorporiert sind.
- Das Eindringen weiterer Spermien wird verhindert. Hierfür sind elektronenmikroskopisch nachweisbare Rindengranula der Eizelle verantwortlich, deren Inhalt nach Abgabe in den perivitellinen Raum eine Veränderung der Zona pellucida bewirkt.
- Die 2. Reifeteilung der Ovozyte wird vollendet. Eine 2. Polzelle wird in den perivitellinen Raum abgeschnürt und die Bildung des weiblichen Vorkerns eingeleitet (Abb. 3-**1**). *Erst jetzt kann man von der reifen Eizelle (Ovum) sprechen.* – Manche Autoren bezeichnen jedoch bereits die befruchtungsfähige Ovozyte als Ovum.
- Das Plasmalemm und die zytoplasmatischen Anteile des in die Eizelle eingedrungenen Spermium einschließlich der zugehörigen Mitochondrien lösen sich auf oder gehen zugrunde; sie sind offenbar für die Befruchtung nicht wesentlich. Entscheidend ist jedoch das genetische Material, das im Spermienkopf lokalisiert ist. Vermutlich liefert das Spermium auch noch den Teilungsapparat für die erste Furchungsteilung.

IV. Konzeption

Aus den nach der 2. Reifeteilung in der Eizelle verbliebenen Chromosomen und dem Kernanteil des Spermiumkopfes entstehen **Pronuclei,** der weibliche und der männliche Vorkern (Abb. 3-**3**).

Das Chromatin beider Vorkerne ist stark aufgelockert. Dadurch sind beide Kerne bläschenför-

mig, auffallend groß und zeichnen sich durch zahlreiche Kernkörperchen aus. Beide Vorkerne nähern sich und treffen in der Eizellmitte aufeinander (Abb. 3-**1**, 3-**3**) und verschmelzen: **Karyogamie,** Vorkernverschmelzung.
Zur Vorbereitung auf eine der Kernverschmelzung folgende Zellteilung verdoppelt sich bereits in den Vorkernen die DNS-Menge; die Vorkerne durchlaufen eine S-Phase. Danach bilden sie die Chromosomen aus.
An der Verschmelzungsstelle lösen sich die Membranen der beiden Vorkerne auf und die Inhalte des männlichen und weiblichen Vorkerns fließen zusammen. Anschließend ordnen sich die Chromosomen der vereinigten Pronuklei in der Teilungsebene an. Damit ist eine **Zygote** entstanden.
Die Ausbildung der Zygote, der befruchteten und sich teilenden Eizelle, ist das Ziel der **Syngamie,** der Verschmelzung der männlichen und weiblichen Keimzelle. Die Zygote enthält die für die Art charakteristische Chromosomenzahl, nämlich beim Menschen 2 n = 46 Chromosomen (davon 44 Autosomen und 2 Gonosomen = Geschlechtschromosomen) und eine dem doppelten, diploiden Chromosomensatz entsprechende (normale) DNS-Menge.
Bei der Befruchtung wird auch gleichzeitig das **genetische Geschlecht** des neuen Lebewesens bestimmt. Dies erfolgt durch eine vom Zufall bestimmte Kombination von XX- oder XY-Geschlechtschromosomen.
Sobald die Zygote entstanden ist, folgen weitere Schritte einer normalen Mitose. So kommt es zunächst zu einer Spaltung der 23 „väterlichen" und 23 „mütterlichen" Chromosomen. Insgesamt ist damit die 1. Zellteilung des neuen Organismus eingeleitet.

Hinweise. *Superfetatio* bezeichnet man das außerordentlich seltene Ereignis, daß bei einer bereits bestehenden Schwangerschaft noch eine 2. Befruchtung erfolgt.
Durch Befruchtung kommt es zur geschlechtlichen Vermehrung. Die Individuen, die auf diese Weise entstehen, haben einen Genotyp, der durch Mischung der halbierten mütterlichen und väterlichen Chromosomensätze in unberechenbarer Weise entstanden ist. Auch unter Geschwistern – eineiige Zwillinge weitgehend ausgenommen – gleicht kein Individuum dem anderen (Variabilität). Die moderne Biologie macht es nun aber prinzipiell möglich, durch **Klonieren** identische Individuen entstehen zu lassen. Unter „Klon" wird hierbei eine identische Kopie eines Organismus verstanden. Die Vermehrung erfolgt in diesem Fall ungeschlechtlich. Sie ist nur experimentell möglich. Dabei wird durch Mikromanipulation der omnipotente Zellkern einer befruchteten Eizelle durch den Kern einer somatischen Zelle ersetzt. Dies ist praktikabel, weil *alle* Zellen eines Organismus den gleichen genetischen Aufbau haben. Allerdings müssen, damit die Experimente erfolgreich sind, die transplantierten Zellkerne aus Zellen früher Entwicklungsstadien stammen.
Anschließend wird die hybride Zygote in den Uterus eines weiblichen Organismus implantiert, damit sie dort zur Entwicklung kommt. – Erfolgreich waren die Versuche bisher bei Amphibien und in einem Spezialfall bei Mäusen, bei denen die Donatorzellkerne aus Blastozysten stammten.

C. Entwicklung des Keimes vor der Implantation

I. Furchung (Abb. 3-3)

Die ersten Zellteilungen der Zygote, **Furchungen,** laufen in schneller Folge ab. Die Tochterzellen erreichen jedoch nicht die Größe der Mutterzelle, vielmehr werden bei jeder Teilung die Zellen kleiner, da der Keim, solange die Zona pellucida erhalten bleibt (5. Tag.), nicht in dem Maße wächst, wie sich die Zellmasse vermehrt (Abb. 3-**1**, 3-**3**).
Die frühen Entwicklungsstadien werden **Furchungsstadien** oder, wenn sie nach dem 8-Zellen Stadium wie eine Maulbeere aussehen, **Morula** genannt (Durchmesser 150 µm). Die einzelnen Zellen, die durch die Furchungsteilungen entstehen, heißen **Blastomeren.**
Die Blastomeren der frühen Furchungsstadien gleichen einander morphologisch und offenbar auch funktionell völlig. Eine jede dieser Blastomeren hat die gleichen Fähigkeiten wie die befruchtete Eizelle, nämlich einen ganzen Embryo zu bilden („Zwillingsbildung", S. 130).
Das 2-Zellen Stadium wird beim Menschen in der Regel etwa 30 h nach der Befruchtung erreicht (künstliche Besamung und in-vitro-Kultivierung), das 4-Zellen-Stadium nach 40–50 h. Die weiteren Zellteilungen verlaufen nicht synchron, so daß häufig Furchungsstadien mit ungeraden Zellzahlen gefunden werden. Nach dem 16-Zellen-Stadium ordnen sich die Blastomeren so an, daß eine Gruppe „innen" und eine andere „außen" liegen. Hiermit ist die zukünftige Entwicklung der **inneren Zellen** bereits festgelegt, d. h. determiniert. Sie bilden den ***Embryo;*** man nennt sie deshalb ***Embryoblast.*** Die **äußeren Zellen** bilden den einschichtigen ***Trophoblast*** (Abb. 3-**3**). Er liefert in der weiteren Entwicklung das Ernährungsorgan des Kindes, die ***Plazenta,*** und einen Teil der Fruchthüllen (S. 112).

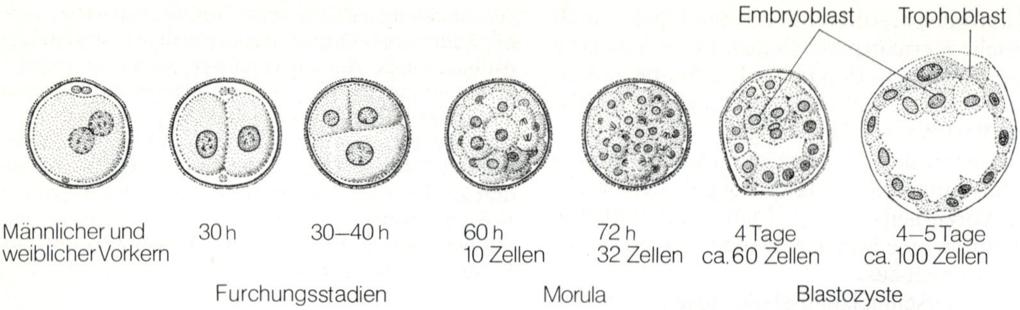

Abb. 3-3. Halbschematische Darstellung der Furchungsteilungen und Blastozystenentwicklung des Menschen. Nach der Befruchtung (Verschmelzung von männlichem und weiblichem Vorkern) wird ungefähr 30 h später das 2-Zellen-Stadium erreicht. Die Blastomeren teilen sich asynchron weiter, so daß ein Zellhaufen, die Morula, entsteht. Im Alter von 3 Tagen beginnt sich die Blastozystenhöhle durch Konfluieren von Interzellularräumen zu bilden. Während die Zona pellucida sich ausdünnt (ihr Material praktisch aufgelöst wird), vergrößert sich die Blastozyste langsam und hat 5 Tage nach der Befruchtung meist mehr als 100 Zellen erreicht

II. Blastozystenentwicklung

Während die Trophoblastzellen eine geschlossene äußere Schicht bilden, entsteht um den Embryoblast eine flüssigkeitsgefüllte Höhle: aus dem Morulakeim wurde die **Blastozyste** (Abb. 3-**1**, 3-**3**). Die Flüssigkeit strömt aus dem Eileiter und dem Uteruslumen unter Kontrolle der Trophoblastzellen in die **Blastozystenhöhle** ein. In ihr sind Stoffe des mütterlichen Organismus (Sauerstoff, Ionen, Aminosäuren, Kohlenhydrate, Proteine) gelöst, die auf diese Weise frühzeitig in die Kompartimente des Keims gelangen. Besondere Bedeutung wird den uterusspezifischen Proteinen (z. B. *Uteroglobin*) zugeschrieben.

III. Transport und Zeitplan

Nach der Befruchtung verweilt der Keim 2–3 Tage in der Tube. In dieser Zeit wird er von der Ampulla tubae zum distalen Tubenende transportiert. Für den Transport sorgen der Zilienschlag der Flimmerzellen des Tubenepithels, der Flüssigkeitsstrom in der Tube und möglicherweise auch Kontraktionen der Tubenmuskulatur. Das Uteruslumen erreicht der Keim in der Regel am 4. Tag nach der Befruchtung. Zu dieser Zeit befindet er sich im Stadium der Blastozyste (Durchmesser 2–3 mm). Am 6. Tag nach der Befruchtung kommt es zur Einnistung in die Uterusschleimhaut (s. unten).

IV. Wechselbeziehungen zwischen Blastozyste und Umgebung

Experimentelle Untersuchungen sprechen dafür, daß die frei in der Tubenflüssigkeit flottierende Blastozyste bereits ihre Anwesenheit durch die Abgabe von *Choriongonadotropin (hCG)* signalisiert. Ist sie im Uterus angelangt, dann ist sich der mütterliche Organismus bereits weitgehend „sicher", daß eine Schwangerschaft vorliegt; völlig sicher dann, wenn sich die Blastozyste in die Uterusschleimhaut einzunisten beginnt.
Die Blastozyste besitzt im Trophoblast ein selektiv arbeitendes Stoffwechselorgan, das den Flüssigkeits- und Stoffaustausch vom und zum „mütterlichen Milieu" reguliert. Die Trophoblastzellen sind deshalb früher differenziert als die Embryoblastzellen. Das elektronenmikroskopische Bild zeigt, daß die Trophoblastzellen an ihrer Oberfläche Mikrovilli tragen und untereinander durch zahlreiche Verzahnungen (Interdigitationen) sowie durch Zellhaften („tight junction") verbunden sind. Die Zellen des Embryoblast sind dagegen noch morphologisch undifferenziert und ohne besondere Zellkontakte.

Hinweis. Die Blastozyste ist einerseits in ihrer Entwicklung sehr abhängig von der Synchronisierung mit der uterinen „Umwelt", andererseits erweist sie sich als ein erstaunlich regulationsfähiges und im Tierexperiment widerstandsfähiges Gebilde. Deshalb können nach einer Besamung in vitro Keime in entsprechenden Medien gezüchtet und dann in den Uterus transferiert werden, sog. *Embryotransfer* („Retortenbabys").

D. Implantation

Unter **Implantation** *(Nidation, Einnistung)* wird das Eindringen des Keims in die Uterusschleimhaut verstanden. Sie beginnt um den 6. Tag der Keimentwicklung meist im oberen Drittel und an der Hinterwand des Uterus. Zu diesem Zeitpunkt befindet sich das Endometrium in der Sekretionsphase (S. 696). Abgeschlossen ist sie gewöhnlich um den 11. Tag.

Klinischer Hinweis. Die ausgewogene Östrogen- und Progesteronsekretion des Ovars macht den Uterus „reif" für die Implantation. Daher sind Erhöhung des Östrogen- und Progesteronblutspiegels, bedingt durch „Pilleneinnahme" ebenso implantationshemmend wie die drastische Erniedrigung der entsprechenden Ovarialhormone. Entzug dieser Hormone, z. B. durch Ovarektomie oder Corpus-luteum-Insuffizienz, führt zum Scheitern der Implantation. Eine therapeutische Substitution, v. a. des Progesterons, kann sowohl die Implantation als auch die Schwangerschaft erhalten.

I. Ablauf der Implantation

Eingeleitet wird die Implantation dadurch, daß die Trophoblastzellen die Zona pellucida, die auch noch die Blastozyste umgibt, auflösen. Dadurch ist der Keim in der Lage, mit dem Epithel des Endometriums Kontakt aufzunehmen. In der Regel erfolgt dies zwischen 2 Drüsenausführungsgängen.

Dort, wo die Blastozyste an das Epithel des Endometriums herantritt, wandeln sich die Trophoblastzellen unter Verlust ihrer Zellgrenzen in den **Synzytiotrophoblast** um. Unterlagert wird jedoch der Synzytiotrophoblast regelmäßig von Trophoblastzellen, die nicht miteinander verschmolzen sind. Sie bilden den **Zytotrophoblast** (Abb. 3-**4**).

Der Synzytiotrophoblast ist in der Lage, durch Absonderung proteolytischer Enzyme das *Epithel des Endometriums abzubauen*. Er bildet pseudopodienähnliche Protrusionen, mit deren Hilfe er sich in die Interzellularräume bis in das endometriale Bindegewebe vorschiebt (Abb. 3-**1**). Das aufgelöste Zellmaterial wird zur Ernährung des Keims verwendet (s. unten).

Schließlich ist der gesamte Keim in das Bindegewebe der Uterusschleimhaut vorgedrungen. Die Stelle, an der bei der Implantation die Epitheloberfläche durchbrochen wurde, wird durch ein *Fibrinkoagulum* verschlossen.

Mit der Implantation beginnt sich die Uterusschleimhaut weiter umzugestalten – sie wird zur **Decidua graviditatis** (s. unten) – und die endokrine Regulation im mütterlichen Organismus ändert sich so, daß es während der Schwangerschaft und in den ersten Wochen danach zu keiner weiteren Menstruation kommt.

Bereits zur Zeit der Implantation erfolgt im Embryoblast eine Sonderung der Zellmasse in 2 Lagen (Abb. 3-**4a**), nämlich in

- **Ektoderm** und
- **Entoderm.**

Über ihre weitere Entwicklung S.119, Tabelle 3-**2**. Den Vorgang der Sonderung nennt man *Segregation.*

II. Synchronisierung zwischen Embryoentwicklung und mütterlichem Reproduktionssystem

Die Trophoblastaktivitäten sind nicht alleinige Auslöser der Implantation. Zweifellos kontrolliert auch die Uterusschleimhaut, die sich zur Zeit der Ankunft der Blastozyste im Uterus in der Sekretionsphase befindet, die Trophoblastentwicklung und seine proteolytische Aktivität. *Die Implantation ist somit das Ergebnis einer gegenseitigen Beeinflussung und Kontrolle.*

Nur eine relativ kurze Zeitspanne ist, wie Transplantationsversuche zeigen, für die Implantation günstig. Während dieser Zeit scheint kurzfristig das biochemische und immunologische „Fremdgewebe"-Erkennungsvermögen des Endometriums einer Toleranzphase zu weichen. Nur wenn eine normal entwickelte Blastozyste zur rezeptiven Zeit im Uterus angekommen ist, folgt die Implantation. Überschreitet man mit der asynchronen Phase zwischen Embryo und Mutter mehr als 36 h, so kommt es bei vielen Spezies zum Embryonaltod ohne Implantation. Imbalancen im mütterlichen endokrinen Regulationssystem wirken sowohl hemmend auf die Blastozystenentwicklung als auch auf die normale Implantation.

Klinischer Hinweis. Die präimplantatorische und implantatorische Letalitätsrate ist bei manchen Spezies hoch. Sie soll beim Menschen 20–25% betragen. Für die Entwicklung von Kontrazeptionsmethoden bot sich die Anwendung dieser Erkenntnis an. Einige Kontrazeptiva wirken weniger ovulationshemmend als vielmehr implantationshemmend (Dauerapplikation von Progesteron).

III. Abweichende Implantationsorte

Fehlimplantationen sind an mehreren Orten möglich. Erfolgen sie außerhalb des Uterus, spricht man von einer

- **Extrauteringravidität.**

Wenn die Eizelle während der Ovulation die Follikelhöhle nicht verläßt, kann es dort zur Befruchtung und Embryonalentwicklung kommen, zur

- ***Ovarialgravidität.***
  Erfolgt eine normale Befruchtung in der Tubenampulle und ist der Transport des Keims gestört, z. B. durch eine Östrogen/Progesteron-Imbalance oder durch Verwachsungen der Schleimhautzotten des Eileiters nach entzündlichen Erkrankungen, resultiert möglicherweise eine
- ***Tubenschwangerschaft.***
  Wird die befruchtete Eizelle aus dem Infundibulum der Tube herausgespült, kann sich der Keim auf der Oberfläche der Bauchorgane implantieren:
- ***Bauchhöhlenschwangerschaft.***
  Aber auch innerhalb des Uterus sind Fehleinbettungen möglich. Nistet sich z. B. die Blastozyste im Uterus in der Nähe des inneren Muttermundes ein, entsteht eine
- **Placenta praevia,**
  die bei der Geburt dem Kind den Weg verlegen und zu schwangerschafts- oder geburtsgefährdenden Blutungen führen kann.

E. Differenzierung des Trophoblast

Während die Blastozyste in die Uterusschleimhaut eindringt, wandelt sich der Trophoblast an der Oberfläche in Synzytiotrophoblast und daruntergelegenen Zytotrophoblast um (s. oben). Zytotrophoblast und Synzytiotrophoblast beteiligen sich am Aufbau der Plazenta (s. unten). Der Zytotrophoblast gibt zusätzlich verzweigte Zellen in die Blastozystenhöhle ab, die das extraembryonale Mesenchym bilden (s. unten).

I. Plazentaentwicklung, Plazentation

Eine Plazenta als umschriebenes Organ läßt sich erst von der 17. Woche nach der Empfängnis an nachweisen. Vorher ist die gesamte Oberfläche des Keims mit resorbierendem Trophoblast bedeckt und damit insgesamt an der Ernährung des Implantats beteiligt. Dies ändert sich dann jedoch im Laufe der Zeit. Auch erfolgen während der Frühentwicklung erhebliche Veränderungen am Aufbau des Trophoblasten, bis schließlich in der 13. Woche nach der Befruchtung die charakteristischen Oberflächendifferenzierungen der reifen Plazenta anfangen sich zu entwickeln.

Aus diesen Daten und unter Berücksichtigung weiterer Kriterien läßt sich die Entwicklung der Plazenta gliedern in

- **frühe Phase** (bis zur 10. Woche nach der Empfängnis)
- **fortgeschrittene Phase** (von der 11. bis zur 18. Woche nach der Empfängnis)
- **späte Phase** (ab 19. Woche nach der Empfängnis).

Die späte Phase leitet zur reifen Plazenta über (6.-10. Monat) und wird deswegen nicht bei der Plazentaentwicklung sondern im Kapitel „reife Plazenta" besprochen (s. unten).

Wichtig ist die Feststellung, daß zu jedem Zeitpunkt Bau und Funktion des Ernährungsorgans des Keims optimal den von der heranwachsenden Frucht gestellten Forderungen angepaßt sind. Eine noch unreife Plazenta leistet für den gerade vorhandenen Keim genausoviel wie die reife Plazenta für das geburtsfertige Kind.

1. Frühe Phase

In dieser Phase ist die gesamte Oberfläche des Keims von resorbierendem Trophoblast bedeckt. Allerdings bestehen regionale Unterschiede (Abb. 3-**4b**). So wird bei allen Umbauvorgängen der ehemalige Implantationspol bevorzugt. Hier entsteht die spätere Plazenta.

Die frühe Phase beginnt mit zahlreichen aufeinander abgestimmten Veränderungen am

- **Endometrium,** das zur **Decidua graviditatis** wird, und am
- **Trophoblast.**

Decidua graviditatis

Als Decidua graviditatis wird die Schleimhaut des Uterus nach Implantation des Keims bezeichnet. Sie unterscheidet sich vom Endometrium des nichtschwangeren Uterus durch ihre Stromazellen und hinsichtlich der Drüsen und Gefäße.

Die *Stromazellen* des Endometriums nehmen nach der Implantation zu, werden größer, lagern Fett und Glykogen ein und ändern ihren Feinbau. Sie werden nun als **Deziduazellen** bezeichnet und bleiben während der ganzen Schwangerschaft erhalten.

Klinischer Hinweis. In der Rechtsmedizin kann es wichtig werden, festzustellen, ob eine Schwangerschaft vorgelegen hat. Das Vorkommen von Deziduazellen im Abrasionsmaterial (durch Ausschabung gewonnene Uterusschleimhaut) kann entsprechende Hinweise geben.

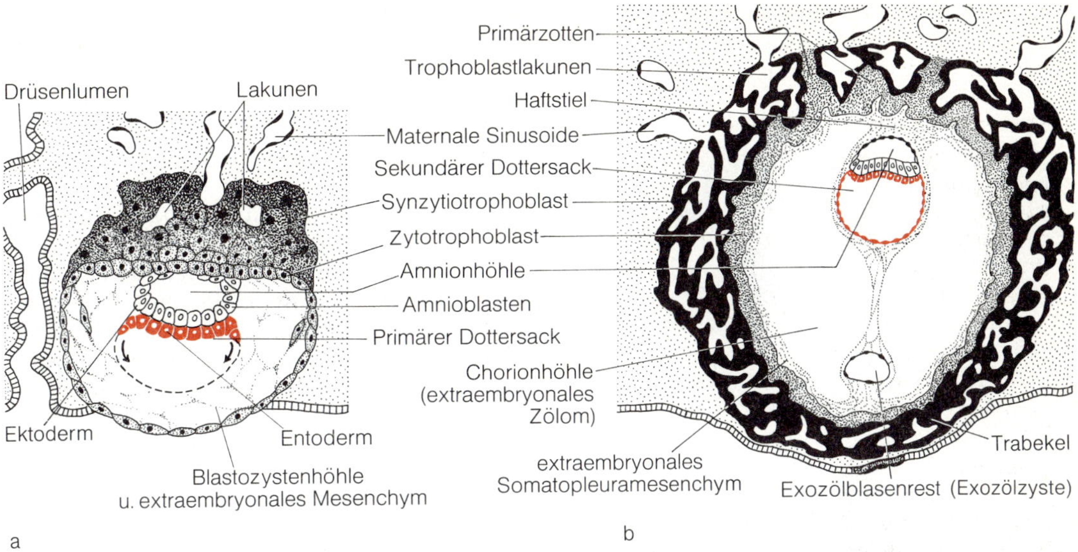

Abb. 3-4. a 8 Tage alter Keim während der Implantation. Aus dem Zytotrophoblast entsteht durch Auflösung der Zellgrenzen der Synzytiotrophoblast. *Pfeile* Wachstumsrichtung des Entoderms. Der Anschluß an die mütterlichen Blutgefäße beginnt. **b** 13 Tage alter menschlicher Keim. Synzytiotrophoblast dunkel. In 3 Trabekel *(oben)* drang der Zytotrophoblast ein; es entstanden Primärzotten. *Unten* Primäre Trophoblastschale. (Nach Langman, 1985)

Die **Drüsen** steigern nach einer Implantation zunächst ihre Tätigkeit, werden dann aber vom wachsenden Trophoblast arrodiert und schließlich weitgehend abgebaut. Erhalten bleiben sie jedoch im Stratum basale endometrii (S. 670), d. h. an der Grenze zum Myometrium. Von hier aus erfolgt nach der Geburt der Wiederaufbau der Uterusschleimhaut.
Die **Gefäße der Dezidua** werden ähnlich wie die Drüsen von Synzytiotrophoblast eröffnet, so daß es zu Austritt von Blut kommt (s. unten). Im Laufe der Zeit bildet sich in der Dezidua dann ein eigenes Gefäßnetz aus anastomosierenden Gefäßen und Spiralarterien aus.

Trophoblast

Der Trophoblast wächst und verändert sich. Zur Vergrößerung kommt es durch Proliferation des Zytotrophoblast und dadurch daß Zytotrophoblastzellen zu Synzytiotrophoblast verschmelzen. Bei den Veränderungen, die sich an der gesamten Oberfläche des Keims abspielen, handelt es sich darum, daß schrittweise

- **Lakunen,**
- **Chorionplatte** und
- **Chorionzotten** entstehen.

Ferner spielen sich im feto-maternen Grenzbereich, d. h. zwischen Trophoblast und Dezidua lebhafte Umbauvorgänge ab, die später im Gebiet des ehemaligen Implantationspols zur Entstehung einer

- **Basalplatte** führen.

Lakunen. Hierbei handelt es sich um Aussparungen zwischen dem Synzytiotrophoblast. Sie werden **um den 8. Tag** nach der Befruchtung sichtbar, vergrößern sich schnell und konfluieren (Abb. 3-**4**, 3-**5**; **lakunäres Stadium**). Die zwischen den Lakunen verbleibenden Trophoblastanteile bilden ***Trabekel,*** die im wesentlichen radiär orientiert sind. - Die Trabekel am Implantationspol sind die Vorläufer der Stammzotten der reifen Plazenta (s. unten) und - soweit eine Verbindung mit der Trophoblastschale erhalten bleibt - der Haftzotten (s. unten).
Der Synzytiotrophoblast behält etwa bis zum **12. Tag** nach der Befruchtung die Fähigkeit, alles Gewebe, mit dem er in Berührung kommt, proteolytisch aufzulösen. Abgebaut werden alle Anteile des Stromas der Dezidua. Die dabei freigesetzten Stoffe werden resorbiert und zur Ernährung des Keims verwendet **(histiotrophe Phase** der Ernährung des Keims).
Im Verlauf der Abbauvorgänge durch den Synzytiotrophoblast werden auch die endometrialen Gefäße arrodiert (Abb. 3-**4**). Dieser Vorgang ist bis zum 12. Tag nach der Befruchtung so weit fortgeschritten, daß mütterliches Blut aus den Gefäßen austritt und durch Öffnungen der Tro-

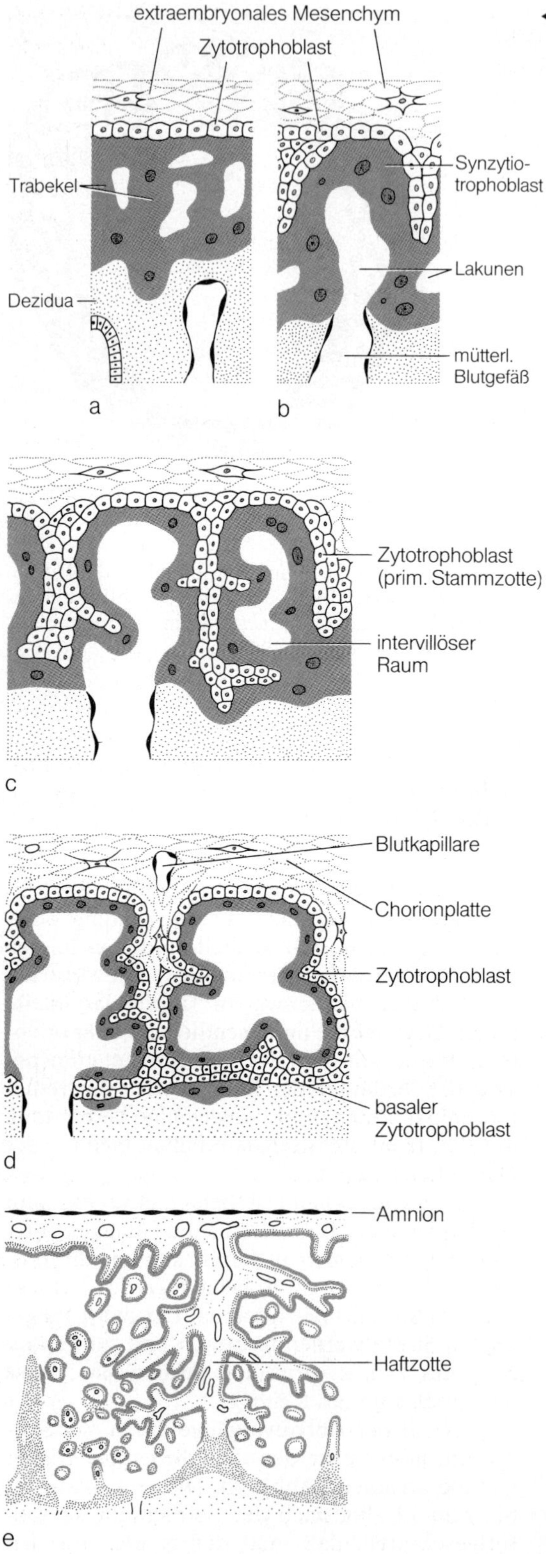

◂**Abb.** 3-**5 a-e.** Stadien der Plazentabildung. **a** Stadium der Lakunen und Trabekel. **b** Bildung von Primärzotten. **c** Primärzotten. **d** Sekundärzotten; die Haftzotten bestehen noch aus Zellsäulen. **e** Tertiärzotten mit Blutgefäßsystem und zunehmender Verzweigung der Zottenbäume

phoblastschale in das Lakunensystem zwischen die Trabekel gelangt. Der Abfluß des Blutes aus den Lakunen erfolgt durch venöse Gefäßabschnitte. Dadurch entsteht ein utero-plazentarer Kreislauf, dessen Stromrichtung sich aus der (geringen) arterio-venösen Druckdifferenz ergibt. Mit der Ausbildung dieses Kreislaufs ändert sich die Ernährung des Keims; sie erfolgt jetzt für die verbleibende Zeit der Schwangerschaft durch Aufnahme von Stoffen aus dem mütterlichen Blut **(hämotrophe Phase).**

Hinweis. Für das Verständnis des Aufbaus und der Funktion der Plazenta ist wichtig, daß

- Lakunen ringsum von Synzytiotrophoblast umgeben sind,
- vom Lakunenstadium an mütterliches Blut unmittelbar mit kindlichem Gewebe (Synzytiotrophoblast) in Berührung kommt. Vom Standpunkt des mütterlichen Kreislaufs befindet sich das Blut in den Lakunen extravasal; hier fehlt Endothel. Eine Plazenta dieser Art wird als **hämochorial** bezeichnet.

Chorionplatte. Zwischen Trabekelwerk und Fruchthöhle verbleibt eine massive Schicht aus Synzytiotrophoblast und Zytotrophoblast, die gemeinsam die **primäre Chorionplatte** bilden. Später bekommt die Chorionplatte bindegewebige Anteile, die sich aus dem Zytotrophoblast entwickeln (s. unten), und wird zur Fruchtblase hin von Amnionepithel bedeckt (s. unten). Im Gebiet des ehemaligen Implantationspols, der späteren Plazentaanlage, wandelt sich die primäre zur **sekundären** (endgültigen) **Chorionplatte** um.

Chorionzotten. Chorionzotten sind Differenzierungsprodukte der Trabekel und Abkömmlinge der Chorionplatte.

Es werden mehrere Zottengenerationen unterschieden

- **Primärzotten,** 13.–14. Tag nach der Befruchtung (Primärzottenstadium)
- **Sekundärzotten,** 15.–18. Tag nach der Befruchtung (Sekundärzottenstadium)
- **Tertiärzotten,** ab 19. Tag nach der Befruchtung.

Primärzotten (Abb. 3-**5**). Etwa am 12. Tag dringt von der primären Chorionplatte aus Zytotrophoblast in die Trabekel ein, durchsetzt sie und erreicht am 13. Tag den äußeren Teil der Trophoblastschale. Die Zottenbildung beginnt damit,

daß fingerförmige Trophoblastsporne von den Trabekeln aus in die Lakunen vordringen. Dies sind die **Primärzotten,** die entweder rein synzytial sind oder zusätzlich Zytotrophoblast enthalten. Sie enden frei in den vom mütterlichen Blut durchflossenen Lakunen.
An einigen Stellen verharren Zottenabschnitte im Primärzottenstadium. Hieraus gehen die auch noch bei der reifen Plazenta vorhandenen

- **Zellsäulen** und
- **Zellinseln** hervor (s. unten).

Sekundärzotten. Etwa am 15. Tag beginnt Bindegewebe aus der Chorionplatte in die Zotten einzudringen (Abb. 3-**5**). Hierbei handelt es sich offenbar um extraembryonales Mesenchym. Zusätzlich dürften Mesenchymzellen in den Zotten aus Zytotrophoblastzellen hervorgehen. Auf diese Weise entstehen **Sekundärzotten,** deren Charakteristikum ein lockerer Bindegewebskern ist. Die Oberfläche der Sekundärzotten bilden Zytotrophoblastzellen, die vom Synzytiotrophoblast überzogen sind.

Tertiärzotten. Tertiärzotten sind gefäßführende Zotten. Die Blutgefäße treten etwa um den 20. Tag im Zottenbindegewebe auf. Möglicherweise entstehen die Zottengefäße am Ort selbst und bekommen Anschluß an größere zu- und abführende Gefäße der Chorionplatte und an die Gefäße, die durch Aussprossung vom Keim aus entstehen.
Mit Beginn der Vaskularisierung besitzen die Zotten alle Bauelemente, die sie zur weiteren Ausreifung benötigen, nämlich **Synzytiotrophoblast, Zytotrophoblast, Zottenbindegewebe** und **Zottengefäße.**
Bis zur 4. Woche allerdings sind auch die Tertiärzotten wenig differenziert. Das Zottenkaliber beträgt einheitlich etwa 100 μm. Danach jedoch beginnen die Zottendurchmesser uneinheitlich und die Schicht der Zytotrophoblastzellen unter dem Synzytium lückenhaft zu werden. Ferner bestehen regionale Unterschiede in der Länge der Zotten: sie sind am Implantationspol etwa 2 mm, uteruslumenwärts etwa 1 mm lang. Außerdem fangen zu der Zeit, zu der in den Zotten am ehemaligen Implantationspol Gefäße sichtbar werden, Zotten am gegenüberliegenden Pol an, sich zurückzubilden (3. Woche nach der Befruchtung).

Feto-materner Grenzbereich. Hier kommt es zu einer Umwandlung des äußeren Teils der primär nur aus Synzytium bestehenden Trophoblastschale und zu einer Verzahnung mit dem angrenzenden mütterlichen Gewebe (Dezidua). Eingeleitet wird dieser Vorgang dadurch, daß von den Trabekeln aus Zytotrophoblastzellen in die extrem zerklüftete Trophoblastschale eindringen. Dann geht das Synzytium mit Ausnahme einer oberflächlichen, zu den Lakunen hin gelegenen Schicht zugrunde (Abb. 3-**5**). Es verbleiben aber die Zytotrophoblastzellen, die teilweise zu Riesenzellen verschmelzen können. Im feto-maternen Grenzbereich vermischen sich Zytotrophoblastzellen und Deziduazellen, so daß es zu einer breiten **Durchdringungszone** kommt.

2. Fortgeschrittene Phase

Die wesentlichen Veränderungen, die sich in dieser Phase abspielen, betreffen die

- **Abgrenzung der Plazenta vom Chorion laeve**
- **Entfaltung der Zottenbäume und Zottendifferenzierung**
- **Ausbildung einer Basalplatte**
- **Entstehung von Septa placentae.**

Chorion laeve und Chorion frondosum. Die bereits in der 3. Woche nach der Befruchtung eingeleitete Rückbildung einzelner Zotten am uteruslumenwärtigen Pol der Fruchtblase schreitet nun verstärkt seitwärts fort (Abb. 3-**6a**). Dadurch ist am Ende des 4. Monats der größte Teil der Oberfläche des Keims nahezu *zottenfrei;* es ist das **Chorion laeve** entstanden. Der *zottentragende Teil* wird als **Chorion frondosum** bezeichnet. Dieses Gebiet ist das der zukünftigen Plazenta. Anfangs ist die Grenze zwischen Chorion laeve und Chorion frondosum unscharf, doch dann wird sie zunehmends deutlicher und ist schließlich zu Beginn des 5. Monats scharf.
Mit der Rückbildung der Zotten am Chorion laeve ändert sich dort auch der Aufbau des Chorions. Was verbleibt, wird als Eihaut (im engeren Sinne) bezeichnet (s. unten).

Zottenbäume. Die Zottenbäume entstehen durch Wachstum und allseitige Sprossung aus Trabekeln und aus bereits entstandenen, noch undifferenzierten Tertiärzotten. Die auswachsenden Äste, die sich immer mehr verzweigen, sind überwiegend von den Zottenstämmen weg zur Basalplatte hin gerichtet. Dabei haben die neugebildeten Zotten jeweils einen kleineren Durchmesser als die Ausgangszotten. Außerdem entstehen Zottenbüschel, so daß es zu einer erheblichen Vergrößerung der Zottenbäume kommt. Funktionell ist vor allem die Ausbildung von **Endzotten** wichtig, die bevorzugt dem Stoffaustausch zwischen mütterlichem und kindlichem Blut dienen.

Mit der Entfaltung des Zottenbaums verändert sich auch der Feinbau der Zotten. Insbesondere bilden die einsprossenden Kapillaren in den Endabschnitten der Zotten Netze und legen sich unter der Zottenoberfläche dem Zytotrophoblast bzw. Synzytiotrophoblast unmittelbar an. Im Zottenstroma treten in größerer Zahl Hofbauer-Zellen (s. unten) auf. Ferner wandeln sich immer mehr Zytotrophoblastzellen in Synzytiotrophoblast um, so daß *jenseits des 4. Monats die Schicht der Zytotrophoblastzellen unter dem Synzytiotrophoblast nicht mehr geschlossen* ist. Schließlich differenziert sich der Synzytiotrophoblast in Abschnitten unterschiedlichen Feinbaus (s. unten; Abb. 3-**9**).

Basalplatte (Abb. 3-**7c**). Mit der Abgrenzung des Chorion frondosum vom Chorion laeve und der damit beginnenden Entwicklung der Plazenta bekommt auch das feto-materne Übergangsgebiet sein charakteristisches Aussehen. Die Basalplatte beginnt sich zu formieren. Sie wird oberflächlich von Synzytiotrophoblast bedeckt, enthält Zytotrophoblast, Fibrinoid, Deziduazellen und mütterliche Gefäße. Die Durchdringungszone ist breit und auffällig.

Fibrinoid (Abb. 3-**7c**). In den Gebieten, in denen besonders starke Umbauvorgänge ablaufen, kommt es zu vermehrten Gewebeuntergängen. Dort entsteht Fibrinoid. Hierbei handelt es sich um einen bindegewebsfreien Niederschlag aus Fibrin, Immunoglobulin, plazentarem Sekret und Degenerationsprodukt. Zu unterscheiden sind **in der Basalplatte**

- **Nitabuch-Fibrinoid** an der äußeren Grenze zur Dezidua hin
- **Rohr-Fibrinoid** unter dem Synzytium.

Außer in der Basalplatte tritt während der Plazentaentwicklung spärlich, später mehr Fibrinoid an der Oberfläche von Zotten auf, wobei stellenweise das Synzytium zugrunde gehen kann. Außerdem kommt es **an der Chorionplatte** zur Ausbildung von

- **Langhans-Fibrinoid** (s. unten).

Septa placentae (Abb. 3-**7c**). Sie treten im Verlauf des 4. Monats auf und stehen mit der Basalplatte in Verbindung. Sie sind säulen-, platten- und segelförmig. Ihre Herkunft ist unklar.

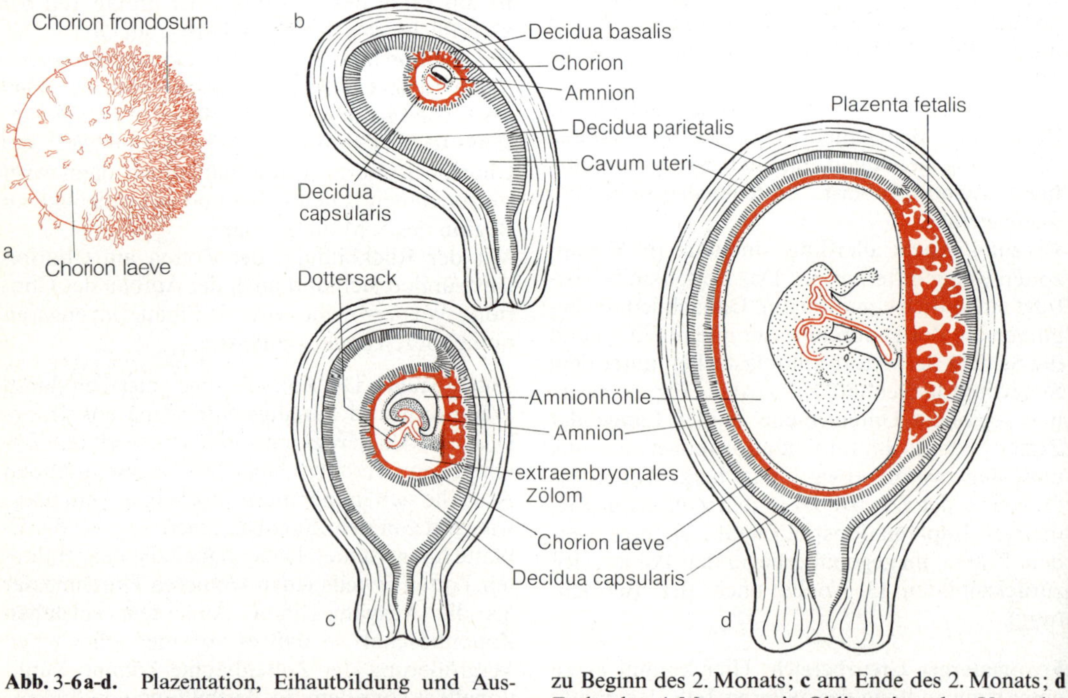

Abb. 3-6a-d. Plazentation, Eihautbildung und Ausweitung der Amnionhöhle. **a** Etwa Ende des 1. Monats (isoliert gezeichnete Fruchtblase zur Darstellung des Chorion frondosum, dem zottentragenden Abschnitt, und des Chorion laeve, dem zottenfreien Abschnitt); **b** zu Beginn des 2. Monats; **c** am Ende des 2. Monats; **d** Ende des 4. Monats mit Obliteration des Uteruslumens. Das extraembryonale Zölom ist durch die Verwachsung des Amnions mit dem Chorion bereits obliteriert. *Rot,* Entoderm, Chorion und Derivate

3. Verödung des Uteruslumens

Bis zum 4. Monat nach der Befruchtung hat sich die Fruchtblase erheblich vergrößert (Durchmesser ca. 90 mm) und enthält einen Embryo von etwa 80 mm Scheitel-Steiß-Länge (SSL). Dadurch wölbt sich der Keim mit der bedeckenden Dezidua weit ins Uteruslumen vor. Die Folge ist eine Gliederung der Dezidua in (Abb. 3-**6**)

- **Decidua basalis,** das ist der Teil der Schleimhaut des schwangeren Uterus, der basal vom Chorion frondosum liegt;
- **Decidua capsularis,** die Dezidua über dem Chorion laeve; sie verändert sich degenerativ;
- **Decidua parietalis,** die Dezidua im übrigen Teil des Uterus.

Durch die Vergrößerung des Keims bekommt die Decidua capsularis Kontakt mit der Decidua parietalis der gegenüberliegenden Uteruswand (Abb. 3-**6d**). Dadurch beginnt sich die Decidua capsularis zurückzubilden. Auch das Epithel der benachbarten Decidua parietalis zeigt Lücken. An einigen Stellen kommt der Trophoblast des Chorion laeve mit der Decidua parietalis in Verbindung. Schließlich ist im 5. Monat nach der Befruchtung der Verschmelzungsprozeß unter weitgehender Auflösung der Decidua capsularis soweit fortgeschritten, daß das Uteruslumen fast vollständig verschlossen ist und das Chorion laeve allseits direkt an die Decidua parietalis grenzt.

Cervix uteri. Nicht voll in die Veränderungen einbezogen wird die Schleimhaut der Cervix uteri, die auch weiterhin ihr Lumen behält. Es wird durch ein Schleimpfropf verschlossen, der vor aufsteigenden Keimen schützt.

II. Reife Plazenta

1. Makroskopie (Abb. 3-**7a, b**)

Die reife menschliche Plazenta ist ein scheibenförmiges Organ. Sie ist etwa 3 cm dick, hat einen Durchmesser von ca. 20 cm und wiegt um 500 g. An der dem Kind zugewandten Oberfläche inseriert die *Nabelschnur.* In der Regel liegt der Nabelschnuransatz in der Mitte der Plazenta, kann jedoch auch ohne funktionelle Beeinträchtigung zur Seite verschoben sein. Bei der geborenen Plazenta sind auf der dem Endometrium zugewandten Seite unterschiedlich tiefe, unregelmäßig angeordnete Furchen zu erkennen. Nach einer früheren Definition begrenzen sie Plazentalappen (s. unten).

2. Bau

Die Plazenta besteht aus (Abb. 3-**7c**)

- **Chorionplatte**
- **Zottenbäumen** *(fetale Kotyledonen)*
- **Basalplatte.**

Chorionplatte und Basalplatte gehen am Rand ineinander über und umschließen einen Raum, in den von der Chorionplatte aus Zottenbäume

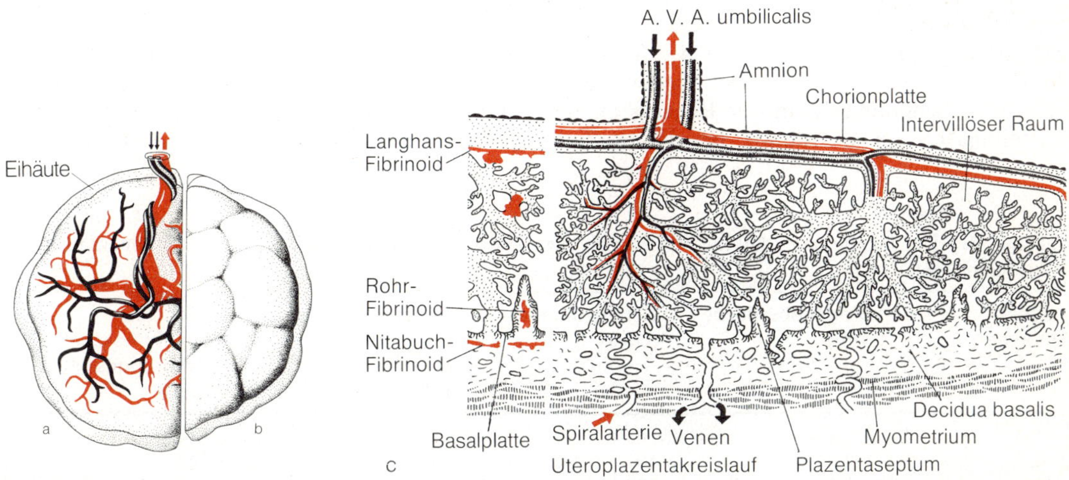

Abb. 3-7 a-c. Übersicht über die Oberflächenbeschaffenheit und über den Feinbau der Plazenta am Ende der Schwangerschaft. **a** Fetale Seite der Plazenta mit Nabelschnurgefäßen und deren Verzweigungen. **b** Maternale Seite mit unregelmäßig angeordneten Furchen. **c** Schematische Darstellung des Feinbaus der Plazenta im Schnitt mit Zottenbäumen, Plazentasepten, sowie Dezidua basalis und Blutgefäßen

hinein„hängen". Zwischen den Zotten befindet sich der von mütterlichem Blut durchströmte
- **intervillöse Raum.**

Zottenbäume. Man rechnet in der reifen menschlichen Plazenta mit etwa 200 Zottenbäumen, von denen jedoch nur 60–70 voll entfaltet sind. Die Oberfläche der Zottenbäume, durch die der Stoffaustausch zwischen Mutter und Kind erfolgt, beträgt zur Zeit der Geburt zwischen 12 und 14 m^2.

Zottenoberfläche, Zottenvolumen und die Anzahl der Zottenanschnitte pro mm^2 histologischem Präparat nehmen bis zur Geburt laufend zu (Tabelle 3-**1**). Aus der Tabelle wird ersichtlich, daß auch die reife Plazenta noch umgestaltet wird. Die Veränderungen jenseits der 19. Woche nach der Empfängnis sind jedoch v. a quantitativer Art. Dadurch, daß die Zahl der Zotten zunimmt, vermindert sich im Laufe der Zeit der mittlere Durchmesser aller Resorptionszotten. Dies führt dazu, daß die Diffusionsstrecke zwischen mütterlichem Blut im intervillösen Raum und kindlichem Blut in den Gefäßen der Plazentarzotten geringer wird. Die Folge ist eine laufende Verbesserung des Stoffaustauschs zwischen Mutter und Kind, so daß die von 1 g Plazenta versorgte Fetalmenge immer größer wird.

Jeder Zottenbaum besteht aus
- **Stammzotten**
  - ***Truncus chorii*** (Durchmesser 1–2 mm)
  - ***Ramus chorii*** (Durchmesser 0,5–1 mm)
  - ***Ramulus chorii*** (Durchmesser 60–500 µm)
- **Endverzweigungen**
  - ***Zwischenstück*** (Durchmesser um 70 µm)
  - ***Endzotten*** (Durchmesser um 50 µm).

Der *Zottenstamm (Truncus chorii)* ist etwa 1–5 mm lang und teilt sich wie jeder folgende Abschnitt – mit Ausnahme der Endzotten – mehrfach dichotomisch; in der Regel geht die Aufteilung bis zur 4. Ordnung, bei den *Ramuli* bis zur 11. Ordnung. Bei jeder Aufteilung verlieren die Zotten an Durchmesser. Insgesamt hat jeder Zottenbaum strauchartiges Aussehen. Auf Querschnitten durch die Plazenta überwiegen die Endverzweigungen.

Befestigt ist jeder Zottenbaum durch
- einen **Truncus chorii** an der Chorionplatte
- **Haftzotten** an der Basalplatte (s. unten); bei Haftzotten handelt es sich um Ramuli chorii, die, zurückgehend auf die Trabekel der Frühzeit (s. oben), durch ***Zellsäulen*** (s. unten) mit der Basalplatte verbunden sind.
- **sekundäre, d. h. nachträglich entstandene Verbindungen** zwischen verschiedenen Zottenästen (Ramuli chorii, Endzotten), z. T. über Fibrinoid mit Chorionplatte, Inseln, Septen und Basalplatte
- **Verbindungen von Zotten** untereinander und mit Zotten von Nachbarkotyledonen durch fibrinoide Verklebungen ***(perivillöses Fibrinoid)*** und durch ***Synzytialbrücken.***

Insgesamt sind die Zottenbäume fest im Gefüge der Plazenta verankert. Erhalten bleibt dabei eine gewisse Beweglichkeit der Endzotten. Eine zuverlässige präparatorische Trennung der Zottenbäume untereinander ist jedoch nicht möglich.

Inseln. Eine Sonderstellung nehmen die Plazentainseln ein. Plazentainseln sind kugelig bis bizarr geformte Komplexe aus Zytotrophoblast, die an ihrer Oberfläche Fibrinoid oder Synzytiotrophoblast aufweisen. Sie stehen über Zellbrükken bzw. Fibrinoid mit der Chorionplatte, dem Zottenbaum oder Septa placentae in Verbindung. Sie sollen auf Primärzotten zurückgehen (s. oben).

Septa placentae (s. oben). Sie ragen von der Basalplatte aus teils säulen-, teils segelartig in den intervillösen Raum vor. Die Septen sind bizarr gestaltet und liegen teilweise dort, wo bei der ge-

Tabelle 3-1. Die Tabelle zeigt, daß die Plazenta bis zur Geburt hin quantitativen Veränderungen unterliegt. (Aus Kaufmann, 1981)

Lunar-monate	Zottenoberfläche (m^2)	Zottenvolumen (cm^3)	Zottenanschnitte pro mm^2 (histologische Präparate)	Mittlerer Durchmesser aller Resorptionszotten (µm)
5.	1,48	63	30	71
6.	2,81	102	40	59,6
7.	4,22	135	60	54,4
8.	7,21	191	90	59,8
9.	10,1	234	140	49,8
10.	12,5	273	150	49,8

borenen Plazenta an der Unterseite Furchen zu erkennen sind. Histologisch gleichen sie der Basalplatte.

Intervillöser Raum. Zwischen den Zotten bleiben für die Durchströmung der Plazenta mit mütterlichem Blut nur enge Spalträume übrig. In ihrer Gesamtheit bilden diese den intervillösen Raum. Stellenweise entspricht die Spaltbreite einem Erythrozytendurchmesser, stellenweise kommen größere Zottenabstände vor. Zurückzuführen ist dies auf Bewegungen der Zotten, die örtliche Erweiterungen des intervillösen Raums zulassen.
Bei der reifen Plazenta enthält der intervillöse Raum etwa 150 ml Blut, das 3- bis 4mal in der Minute gewechselt wird.

3. Gliederung

Eine Gliederung der Plazenta nach rein morphologischen Gesichtspunkten erweist sich als schwierig. Früher wurde von *Plazentalappen* gesprochen und dafür der Begriff Kotyledo verwendet. Jedoch sind in der menschlichen Plazenta keine eigentlichen Lappengrenzen nachweisbar, da die Septen, die früher als solche aufgefaßt wurden, diese Aufgaben nicht erfüllen. Inzwischen wird der Begriff Kotyledo anders verwendet. Heute wird darunter ein Zottenbaum verstanden, der auch als *fetaler Kotyledo* bezeichnet wird.
Eher ist es möglich, die menschliche Plazenta in **Strömungseinheiten** zu gliedern. Hierzu wird davon ausgegangen, daß das mütterliche Blut an der Oberfläche der Basalplatte aus Spiralarterien in den intravillösen Raum eintritt. Es nimmt seinen Weg durch die zahlreichen, z. T. sehr engen Spalten zwischen den Zotten und verteilt sich zwischen Basalplatte und Chorionplatte in differenzierter Weise. Nach heutiger Anschauung werden Strömungsrichtung und -stärke von den Strömungswiderständen bestimmt, die sich aus der Anordnung der Zotten ergeben. Vieles spricht dafür, daß die Zottendichte in der intravitalen Plazenta uneinheitlich ist. Dort, wo Blut aus den Öffnungen der Arterien der Basalplatte in breiter Front in den intervillösen Raum eintritt - der Blutdruck beträgt hier etwa 60-70 mmHg (8-9,3 kPa) - liegen die Zotten weniger dicht, evtl. bestehen dort sogar etwa 0,5 cm breite, zentrale Kavitäten; der Druckabfall hier ist unmeßbar klein. Umgeben wird dieser Bereich von einer Zone dichtgepackter Zotten. Dieses Gebiet gleicht einer Widerstandszone, in der das Blut gleichmäßig verteilt wird. Zentrale Kavität mit zottendichter Widerstandszone wird nach diesem Konzept als plazentare materno-fetale Strömungseinheit aufgefaßt und als **Läppchen, Lobulus,** bezeichnet. Ein solches Läppchen kann aus Zottenästen von einer oder mehreren Stammzotten bestehen. Außen um die Widerstandszone folgt ein Bereich geringerer Zottendichte, die den Abfluß des maternen Blutes ermöglichen soll. Das Blut gelangt hier zur Basalplatte zurück und wird von Venen abgeleitet.

4. Mikroskopische Anatomie (Abb. 3-**8**)

Chorionplatte

Sie weist einen typischen, entwicklungsgeschichtlich verständlichen Schichtenbau auf. An ihrer zur Fruchtblase hin gewandten Oberfläche ist sie mit **Amnionepithel** bekleidet. Es folgen **Bindegewebslagen,** die sich aus dem Amnion-

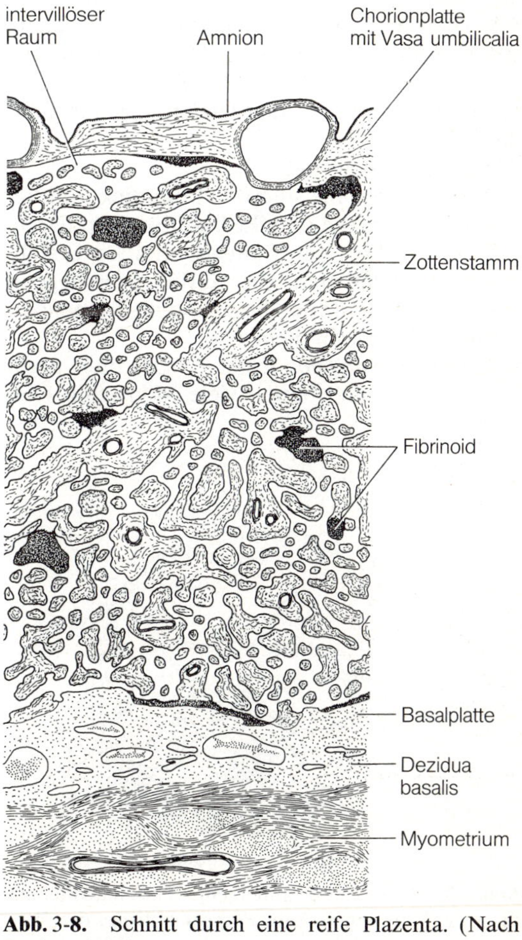

Abb. 3-8. Schnitt durch eine reife Plazenta. (Nach Bucher, 1985)

und Chorionbindegewebe entwickelt haben und in denen die Choriongefäße verlaufen. Die anschließende Schicht aus **Zytotrophoblastzellen** enthält sehr viel Fibrinoid, das **Langhans-Fibrinoid.**

Die Zahl der Zytotrophoblastzellen nimmt vom Rand der Plazenta zur Mitte hin stark ab. Bedeckt ist die Chorionplatte zum intervillösen Raum hin von einem lückenhaften **Synzytiotrophoblast.**

Zotten (Abb. 3-**9**)

Zotten bestehen aus
- **Synzytiotrophoblast**
- **Zytotrophoblast**
- **Bindegewebe**
- **Gefäße.**

Synzytiotrophoblast. Der Synzytiotrophoblast bedeckt alle Zotten. Ihm kommt besondere Bedeutung für den Stoffaustausch zwischen Mutter und Kind zu. Auffällig ist das uneinheitliche Aussehen des Synzytiotrophoblast. Unterschiede bestehen hinsichtlich Dicke, Kernreichtum, Organellenbestand sowie der Beziehungen zum Zytotrophoblast und zu den fetalen Terminalgefäßen.

Zu unterscheiden sind
- ***Epithelplatten.*** Sie sind 0,5-1 µm dick und liegen in der Regel unmittelbar über Kapillaren. Etwa 30-40% der Zottenoberfläche besteht aus Epithelplatten. Sie dürften vorwiegend dem Austausch von Gasen und niedermolekularen Substanzen dienen.
- ***kernloses Synzytium.*** Es ist 2-6 µm dick, organellenreich und besitzt viele Mikrovilli. Hier dürften bevorzugt energieverbrauchende Transportvorgänge mit Ab- und Umbauvorgängen stattfinden.
- ***kernhaltiges Synzytium.*** Es ist bis zu 10 µm dick, hat einen dichten Mikrovillirasen, viele Mitochondrien und ein reich entwickeltes rauhes endoplasmatisches Retikulum. Möglicherweise ist es der Syntheseort für plazentare Proteo- und Steroidhormone. Das kernhaltige Synzytium kommt v.a. an der Oberfläche der Stammzotten vor; bei Endzotten nimmt es 20-30% der Oberfläche ein.
- ***Kernansammlungen*** liegen vor in
  - *Proliferationsknoten* (Vorwölbungen in den intervillösen Raum, Abb. 3-**9**)
  - *Synzytialknoten* (Vorwölbungen ins Zottenstroma) und in
  - *Synzytialbrücken* (Verbindungen zwischen benachbarten Zotten).

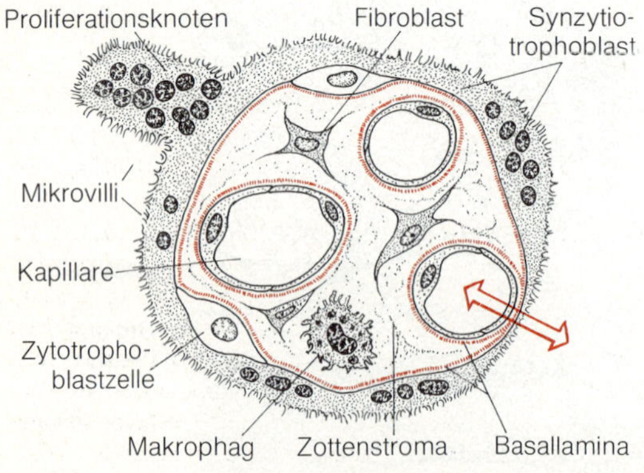

Abb. 3-9. Querschnitt durch eine Plazentazotte am Ende der Schwangerschaft. *Pfeil* symbolisiert den Weg des Stoffaustausches

Klinischer Hinweis. Proliferationsknoten können sich ablösen, ins mütterliche Blut gelangen und in Kapillargebieten, z. B. der Lunge, wiedergefunden werden.

Zytotrophoblast. Am Geburtstermin sind in den Zotten noch 20-25% der inneren Oberfläche des Synzytiotrophoblast mit Zytotrophoblast bedeckt. Der Zytotrophoblast besteht hier aus einzeln oder in kleinen Gruppen gelegenen Zellen, die als **Langhans-Zellen** bezeichnet werden. - Bis zur Geburt hin kann Zytotrophoblast in Synzytiotrophoblast aufgenommen werden und sichert damit dessen Fortbestand.

Eine Sonderstellung nimmt der Zytotrophoblast in den **Zellsäulen** ein. Hierbei handelt es sich um Abschnitte von Ramuli chorii, die als Haftzotten mit der Basalplatte verbunden sind (s. oben). In ihrem Bereich fehlen Zottenbindegewebe und Gefäße, so daß die Zellsäulen lediglich an ihrer Oberfläche von einem dünnen Mantel aus Synzytiotrophoblast bedeckt sind. Die Zellsäulen sollen auf Trabekel der Plazentaanlage zurückgehen (s. oben).

Zottenbindegewebe. Das Zottenbindegewebe setzt sich aus einem Netz ortsständiger Bindegewebszellen (Mesenchymzellen, Fibroblasten, kleinen und großen Retikulumzellen) sowie aus ungeformter und geformter Interzellularsubstanz, retikulären Fasern und Kollagenfasern zusammen. Außerdem kommen - v.a. in Zottenzwischenstücken - Makrophagen vor, die **Hofbauer-Zellen.** Das Zottenbindegewebe ist in den Stammzotten am dichtesten, in den Endzotten am meisten aufgelockert. Getrennt ist das Zottenbindegewebe vom Trophoblast überall durch eine Basalmembran.

Zottengefäße. Die Zottengefäße gehören zum fetalen Gefäßsystem der Plazenta, das sich gliedert in

- ***Nabelschnurgefäße*** (S. 126)
- ***Gefäße der Chorionplatte und Stammzotten***
- ***Mikrozirkulationssystem*** in den Rami und Ramuli chorii sowie den Endzotten.

Die ***Gefäße der Chorionplatte und Stammzotten*** bestehen aus größeren Arterien und Venen, wobei jede Stammzotte je eine Arterie und eine Vene aufweist. Außerdem kommt in den Stammzotten ein paravaskulärer Gefäßplexus vor.

Das ***Mikrozirkulationssystem*** setzt sich aus Arteriolen bzw. Venolen, Prä- und Postkapillaren sowie Kapillaren und venösen Kapillarabschnitten zusammen. Für die Endzotten sind sinusartig erweiterte Kapillaren charakteristisch, die in der Zottenspitze Durchmesser von 20–40 µm erreichen können. Dort, wo sie sich dem Trophoblast unmittelbar anlegen, verschmelzen die Basalmembranen von Trophoblast und Kapillaren miteinander. Dadurch entstehen kurze Diffusionsstrecken zwischen mütterlichem und kindlichem Blut (minimal 1–2 µm).

Basalplatte (Abb. 3-**8**)

Die Basalplatte ist zell- und interzellularsubstanzreich. Sie gliedert sich in mehrere, nur undeutlich abgegrenzte Schichten. Zum intervillösen Raum hin liegt **Synzytiotrophoblast.** Es folgt eine unterschiedlich dicke Schicht aus **Fibrinoid (Rohr-Fibrinoid),** in der einzelne Zytotrophoblastzellen liegen. Dann kommt eine Schicht aus **Zytotrophoblastzellen** unterschiedlicher Gestalt. Besonders auffällig sind sehr große basophile Zytotrophoblastzellen (X-Zellen) und vielkernige Riesenzellen. Außerdem finden sich hier einzelne Deziduazellen. Das anschließende **Nitabuch-Fibrinoid,** das jedoch keine geschlossene Lage bildet, entspricht etwa der Grenze zur Dezidua. Es folgt dann die Schicht der **Deziduazellen.**

Lösung der Plazenta

Die Lösung der Plazenta erfolgt nach der Geburt des Kindes (S. 129). Sie findet im feto-maternen Grenzbereich statt und wird dadurch vorbereitet, daß bereits kurz vor der Geburt die Deziduazellen auseinanderrücken und die Anzahl der Kollagenfasern abnimmt. Die gelöste Plazenta weist an ihrer Basalplatte stets auch Deziduazellen auf.

Unmittelbar nach der Lösung der Plazenta bildet sich im Wundgebiet eine netzartige, extravasale Fibrintapete, die größere Blutungen verhindert. Die Regeneration des Endometrium geht von der Zona basalis aus.

5. Funktion der Plazenta

Die wichtigste Aufgabe der Plazenta ist der Stoff- und Gasaustausch zwischen mütterlichem und kindlichem Blut. Dieser erfolgt durch die Plazentaschranke hindurch.

Plazentaschranke

Hierunter werden die trennenden Schichten zwischen mütterlichem und kindlichem Blut verstanden. Sie bestehen am Ende der Gravidität aus

- **Synzytiotrophoblast mit Basalmembran**
- **Zottenbindegewebe**
- **Basalmembran und Endothel der Kapillaren.**

Stellenweise fehlt das Bindegewebe vollständig, so daß die Basalmembranen des Synzytiotrophoblast und des Kapillarendothels miteinander verschmelzen. An dieser Stelle ist die Diffusionsstrecke zwischen mütterlichem und kindlichem Blut besonders gering und beträgt im Gebiet der Epithelplatten 1–2 µm. Diese Abschnitte dürften bevorzugt dem Austausch von Atemgasen dienen und werden auf 2 m^2 geschätzt.

Der größte Teil der Zottenoberfläche (70%) weist dagegen Diffusionsstrecken von 2–10 µm. Hier dürfte v.a. der Austausch von Stoffen, die zur Ernährung des Kindes erforderlich sind, und Stoffwechselendprodukte ausgetauscht werden. Dazu gehören nicht nur niedermolekulare Verbindungen, sondern auch Makromoleküle, z.B. Immunglobuline (Antikörper). Dabei dürfte der Synzytiotrophoblast aktiv insofern mitwirken, als er materne Proteine abbauen und zu fetalem Eiweiß resynthetisieren kann. Demgegenüber ist das Kapillarendothel v.a. als großporiger Filter tätig.

Klinischer Hinweis. Im Prinzip ist die Plazentaschranke für Blutzellen undurchlässig. Jedoch scheint im letzten Drittel der Schwangerschaft in geringstem Umfang ein Übertritt fetaler Erythrozyten und wohl auch von Leukozyten in den mütterlichen Blutkreislauf möglich zu sein. Auch kann während der Geburt die Zottenoberfläche einreißen, so daß vermehrt kindliches Blut in den mütterlichen Kreislauf gelangt. Die Mutter bildet dann gegen das kindliche Blut Antikörper. Diese können bei einer erneuten Schwangerschaft durch die Zottenoberfläche hindurch in den neuen kindlichen Organismus gelangen und dort bei entsprechender Blutgruppenkonstellation das Krankheitsbild der **Erythroblastose** hervorrufen; ggf. kann es zum Absterben des Kindes kommen.

Hormon und Antigenbildung

Außer dem Stoff- und Gasaustausch zwischen mütterlichem und kindlichem Blut dient die Plazenta der Hormonbildung. Dies liegt weitgehend im Interesse der Erhaltung der Schwangerschaft. Erfolgsorgan der Plazentahormone sind zunächst der Gelbkörper, später die Uterusgewebe, die Mamma, sowie embryonale Organe (fetoplazentare Einheit). Zwischen Plazentahormon und den Hormonen des Ovars und Hypophysenvorderlappens bestehen Regelkreise. Bekannt sind gegenwärtig mehr als 10 Plazentahormone, zu denen als wichtigste **humanes Chorion-Gonadotropin** ***(hCG),*** **humanes Chorion-Somatotropin** ***(hCS)*** sowie **Progesteron** und **Östrogene** gehören.

Klinischer Hinweis. Das Human-Chorion-Gonadotropin (hCG) wird im Synzytiotrophoblast gebildet und mit dem Harn in größeren Mengen ausgeschieden. Es dient zum Schwangerschaftsnachweis. Der immunologische Test beruht auf einer Antigen-Antikörper-Reaktion.

Ferner bildet die Plazenta Proteine mit Antigencharakter. Einzelheiten sind gegenwärtig noch nicht bekannt.

III. Fruchthüllen, Eihäute

Die Fruchthüllen (Eihäute) sind Grenzstrukturen zwischen mütterlichem und kindlichem Organismus. Sie umschließen den *Fruchtwasserraum (Amnionhöhle).* Die Fruchthüllen bestehen aus

- **Amnion** und
- **allen Anteilen des Chorion.**

Im Gebiet des Chorion laeve sind die Fruchthüllen weniger als 1 mm dick, derb und ohne Gefäße. Anders sieht es im Gebiet des Chorion frondosum aus. Hier hat das Chorion eine starke Differenzierung erfahren und sich zur **Plazenta** entwickelt. Daraus ergibt sich, daß die Plazenta ein Teil der Fruchthüllen ist.

Eingebürgert hat sich jedoch, nur die *im Gebiet des ehemaligen Chorion laeve gelegenen Grenzstrukturen als Fruchthüllen* (im engeren Sinne) zu bezeichnen. Tatsächlich hängen aber alle Teile der Fruchthülle (einschließlich der Plazenta) miteinander zusammen und werden nach der Geburt des Kindes als Nachgeburt ausgestoßen.

Zum Verständnis des Aufbaus der Fruchthüllen sei auf die Entwicklung des Amnion (S. 114), des Chorion (S. 104) einschließlich der Plazenta (S. 102) und der Dezidua (S. 102) verwiesen.

Mikroskopische Anatomie. Bei mikroskopischer Untersuchung der reifen Eihäute (im engeren Sinne) sind zu unterscheiden:

- Amnion aus einschichtigem kubischem Amnionepithel und gefäßfreiem Bindegewebe,
- Chorion aus gefäßfreiem Bindegewebe und mehrschichtigem Zytotrophoblast – Amnion und Chorion sind leicht voneinander ablösbar.

Auch im Bereich der Eihäute im engeren Sinne ist ein geringer Stoffaustausch möglich.

F. Differenzierung des Embryoblasten und Entwicklung der Embryonalanhänge

Nur aus didaktischen Gründen werden die Vorgänge, die sich bei der Differenzierung von Trophoblast und Embryoblast abspielen, getrennt dargestellt. Tatsächlich erfolgen sie gleichzeitig. Um die Verknüpfung zwischen der Entwicklung von Trophoblast und Embryoblast nachvollziehbar zu machen, werden die Veränderungen am Embryoblast und die Folgezustände wochenweise behandelt. Trotzdem ergibt sich auch dabei, daß Vorgänge hintereinander beschrieben werden, die in Wirklichkeit parallel zueinander stattfinden.

Behandelt wird die Entwicklung des Keims während der

- **2. Entwicklungswoche**
- **3. Entwicklungswoche**
- **4.–8. Entwicklungswoche**
- **ab 3. Monat.**

Die Entwicklung bis zum Ende der 4. Woche wird auch als **Primitiventwicklung** bezeichnet. In dieser Zeit werden wichtige **Primitivorgane** angelegt *(Primitivstreifen, Primitivknoten, Chordafortsatz, Allantois),* die Voraussetzungen für den geregelten Ablauf der sich anschließenden Entwicklung sind. Zwischen der 4. und 8. Entwicklungswoche bilden sich weitere Primitivorgane (Neuralrohr, Somiten, Seitenplatten, primitives Darmrohr), aber es entstehen auch die Anlagen aller bleibenden Organe und Organsysteme. Letztlich werden alle Primitivorgane zurückgebildet, während sich die Anlagen der bleibenden Organe weiterentwickeln.

Zur Nomenklatur. Die Entwicklungsphase bis zum Ende der 8. Woche wird als **Embryonalperiode** und der Keim als **Embryo** bezeichnet. Die dann folgende Zeit ist die **Fetalperiode** und der Keim der **Fetus.**

I. Entwicklungsphysiologische Vorbemerkung

Die Entwicklung eines jeden Kindes ist ein unglaubliches Wunder. Zahlreiche Faktoren müssen zusammenwirken, um den geregelten Ablauf der Entwicklung zu ermöglichen. Die Erforschung der Ursachen der Entwicklung beschäftigt die Menschheit seit undenklichen Zeiten. Im Verlauf der letzten 100 Jahre gelang es nun jedoch, einige Zusammenhänge zu erkennen und diese auch begrifflich zu fassen. Im folgenden werden einige Grundbegriffe der Entwicklungsphysiologie erläutert, die erkennen lassen, an welche Voraussetzungen die Entwicklung gebunden ist.
Folgende Grundbegriffe sind wichtig

- **Entwicklungspotenz**
- **prospektive Potenz**
- **Induktion**
- **Determination**
- **Differenzierung**
- **Genregulation und Genexpression.**

An anderen Stellen sind Hinweise eingefügt auf

- **Zellmigration und Gewebebildung** (S. 8)
- **Organbildung** (S. 125)
- **Wachstum** (S. 25).

Entwicklungspotenz. Wie auf S. 99 dargestellt, verfügen die beiden ersten Blastomeren noch über die Fähigkeit, nach Trennung 2 vollständige Embryonen zu bilden. Auf einen solchen Mechanismus kann, wie tierexperimentelle Untersuchungen gezeigt haben, die Entstehung eineiiger Zwillinge zurückgeführt werden. Jede Blastomere verfügt in diesem Stadium der Entwicklung über eine **Omnipotenz,** d.h. über die Fähigkeit, einen ganzen Organismus aus sich hervorgehen zu lassen. Am Tier (Schaf) wurde nachgewiesen, daß die Blastomeren bis zum 8-Zellen-Stadium omnipotent sind.
Bei der Morula gelingt es jedoch nicht mehr, aus jeder Blastomere einen vollständigen Organismus entstehen zu lassen, d.h. die Zellen haben ihre Omnipotenz verloren. Sie wurde in ihrer Leistung eingeschränkt; sie sind *pluripotent* geworden. Unter **Pluripotenz** versteht man eine in Embryonalzellen oder Organanlagen vorhandene Fähigkeit, (nur noch) eine begrenzte Anzahl von Entwicklungsrichtungen einzuschlagen. So können z.B. die Zellen der Somiten (s. unten) zu Muskelzellen, Osteoblasten (Knorpel-Knochen-Gewebe) oder Bindegewebszellen werden. Pluripotente Zellen können zwar nicht mehr alles, enthalten aber noch zahlreiche Möglichkeiten (deshalb „pluri-").

Prospektive Potenz ist die Bezeichnung für die *Möglichkeit,* was aus einer Anlage oder Zellgruppe entstehen *kann;* also die *mögliche* Manifestationsleistung. Sie ist nur im Experiment zu ermitteln. Unter bestimmten Bedingungen können z.B. Zellen, die normalerweise Epidermis liefern, zu Nervenzellen und zu Zellen der Neuralleiste (mit ihrer Pluripotenz) werden. Unter normalen Entwicklungsbedingungen würden sie nur zu Epidermiszellen werden. Epidermis zu bilden ist also ihre **prospektive Bedeutung** - ihr natürliches Schicksal. Aus solchen Versuchen kann man schließen, daß die prospektive Potenz größer ist als die prospektive Bedeutung. In ähnlichem Sinne wie prospektive Bedeutung wird auch das Wort *präsumptiv* benützt: das intermediäre Mesoderm ist das präsumptive Zellmaterial der Niere.

Induktion. Hierunter versteht man die *Auslösung eines Differenzierungsvorganges durch meist gegenseitige Beeinflussung zweier Gewebe.* Diese Einflußnahme wird auch als *Interaktion* bezeichnet. Einer der ersten Anstöße kommt von der Chorda dorsalis (s. unten), weshalb man sie auch - in Analogie zur Urmundlippe des Amphibienkeimes - als den primären Induktor oder **Organisator** bezeichnete. Ihre **induzierende Wirkung** führt zur Ausbildung des Neuralrohres und zur segmentalen Gliederung des primären Mesoderms. Entscheidend für diese Erkenntnis war die Transplantation von Chordagewebe in einem frühen Entwicklungsstadium (Amphibien) unter präsumptive Epidermis im Bauchbereich: es entstanden aus dem Ektoderm ein Neuralrohr und aus dem benachbarten Mesoderm Somiten. Ein weiteres Beispiel für Induktion ist die Entwicklung der Niere durch die Ureterknospe im metanephrogenen Blastem oder die induzierende Wirkung des Augenbläschens auf das Oberflächenektoderm zur Bildung der Linse (S. 714). Sie induziert dann die Ausbildung der Kornea im darüberliegenden Ektoderm. An einen Induktionsvorgang schließen sich weitere an, so daß man die Morphogenese als eine Kettenreaktion aufeinanderfolgender Induktionsschritte verstehen kann. Hinter dem Vorgang der Induktion steht die Bildung von Induktionsstoffen (Proteinen) durch den **Induktor,** die entweder durch direkten Zellkontakt oder durch Diffusion an das reagierende Gewebe gelangen und dieses beeinflussen. Dieser Prozeß kann nur innerhalb einer bestimmten Zeitspanne, der **Determinationsperiode** (sensible Phase), ablaufen. Induktionsstoffe sind nicht artspezifisch. Ein neuralisierender (für die Bildung der Kopf-Gehirn-Region) und vegetalisierender Induktionsfaktor (für die Bildung von Rumpf und Rückenmark) sind bekanntgeworden.

Determination ist der Vorgang, durch den eine Zelle/Zellgruppe durch Induktion *irreversibel in ihrer prospektiven Bedeutung festgelegt* wird; also was aus ihr von nun an werden wird. Mit anderen Worten: die Pluripotenz der Zellen wird dadurch weiter eingeengt. Werden die Zellen jetzt an einer anderen Stelle des Embryos implantiert, dann entwickeln sie sich in der festgelegten Richtung; sie sind jetzt zu einer Selbstdifferenzierung befähigt. Morphologisch ist an diesen Zellen zunächst noch kein Unterschied zu nicht-determinierten erkennbar. Ein Beispiel: transplantiert man bei einer späten Amphibiengastrula bereits determinierte Neuralzellen in das Ektoderm der Bauchhaut, dann entwickelt sich dort Nervengewebe.

Differenzierung. Sie ist die Folge der Determination. Sie besteht in einer Spezialisierung durch *Auftreten struktureller und funktionell-biochemischer Merkmale.* Aus gleichförmigen Mesenchymzellen werden z. B. Muskelzellen mit Myofibrillen oder in den in die Länge wachsenden Zellen der Augenlinse werden Linsenproteine gebildet, an die die Durchsichtigkeit der Linse gebunden ist. Die Zellen unterscheiden sich also jetzt morphologisch und funktionell von den Ausgangszellen.

Genregulation und Genexpression. Alle somatischen Zellen des Organismus leiten sich von der Zygote her; alle haben sie, wie experimentell bewiesen wurde, das gleiche Genom. Sie unterscheiden sich aber in Struktur, Gestalt, Funktion, biochemischen bzw. molekularen Bausteinen und Syntheseprodukten. Bestimmender Faktor für die *Differenzierung ist die Fähigkeit zur Bildung spezifischer Proteine* (s. oben; „ Linsenproteine", „Aktin-Myosin"). Man ist heute der Ansicht, daß während der Differenzierung bestimmte Abschnitte im genetischen Kode durch Repressoren blockiert, andere durch Derepression aktiviert werden. Über die Vorgänge der Genexpression und Transkription s. Lehrbücher der Biochemie.

II. Zweite Entwicklungswoche

1. Bildung der zweiblättrigen Keimscheibe

Bereits während der Nidation beginnt sich der Embryoblast umzugestalten und zu differenzieren. Zunächst ist der Embryoblast kugelig und liegt dem Trophoblast unmittelbar an. Doch schon bald beginnen sich seine Zellen in 2 einschichtigen Lagen anzuordnen. Die Zellen, die auf der Blastozystenhöhle zugewandten Seite liegen, flachen sich ab und formieren das **Entoderm** (inneres Keimblatt; Abb. 3-**4a**). Darüber entsteht eine Schicht aus etwas größeren, prismatischen Zellen, das **Ektoderm** (äußeres Keimblatt). Die beiden Zellagen zusammen bilden die rundliche **Keimscheibe** (**Keimschild**). Nur aus ihr geht der Keim hervor.

Gegen Ende der 2. Woche (13.-14. Tag) werden in einem umschriebenen Gebiet die Entodermzellen kubisch, so daß die Keimscheibe hier dicker wird. Das Entoderm steht in diesem Bereich direkt mit dem Ektoderm in Kontaktverbindung; die **Prächordalplatte** ist entstanden. Sie markiert das zukünftige kraniale Gebiet des Keims.

2. Amnionbildung

Während sich der Embryoblast differenziert, bilden sich zwischen Ektodermzellen und Zytotrophoblast schmale Spalträume, die zu einem kleinen Hohlraum konfluieren, der **primären Amnionhöhle.** Sie enthält eine seröse Flüssigkeit. In folgenden Stadien wird die Amnionhöhle unter dem Zytotrophoblast von einer Schicht flacher polyedrischer Zellen begrenzt. Diese Zellen, **Amnioblasten,** sollen nach neueren Untersuchungen beim Menschen am 9. Entwicklungstag das definitive Amnion bilden (Abb. 3-**4a**). Bislang ist nicht geklärt, ob die Amnioblasten Abkömmlinge des Zytotrophoblasten oder des Ektoderms sind.

3. Primärer Dottersack und extraembryonales Mesenchym

Während der Nidation des Trophoblasten wandern von der Unterseite des Embryoblasten Zellen aus und kleiden allmählich die Blastozystenhöhle aus. Offenbar handelt es sich bei den stark abgeplatteten Zellen um Entodermzellen. Nachdem sie einen geschlossenen Belag, **Heuser-Membran**, gebildet haben, spricht man vom **primären Dottersack** (Abb. 3-**4a**). Die Blastozystenhöhle wurde damit zum Lumen des Dottersackes.

Unterdessen gibt der Zytotrophoblast an seiner der Heuser-Membran zugewandten Seite verzweigte Zellen ab, die das **extraembryonale Mesenchym** bilden. Die neugebildeten Zellen füllen allmählich den sich ausweitenden Raum in Gestalt eines dreidimensionalen Netzwerkes aus.

Zwischen den verzweigten Zellen bleiben weite Räume mit einer sol- bis gelartigen Grundsubstanz frei. Bei dem neu entstandenen Gewebe handelt es sich um embryonales Bindegewebe (Mesenchym, S. 47).
Mit fortschreitender Entwicklung fließen die Hohlräume im extraembryonalen Mesenchym zusammen und bilden eine im histologischen Präparat von Sulzsträngen durchzogene Höhle, das **extraembryonale Zölom.** Durch die Ausbildung dieser (3.) Höhle (neben Amnion und Dottersack) wird das extraembryonale Mesenchym in 2 Schichten unterteilt, die voneinander getrennt das Zölom auskleiden, nämlich

- **extraembryonales Splanchnopleuramesenchym** *(extraembryonales viszerales Mesenchym),* das den Dottersack überzieht, und
- **extraembryonales Somatopleuramesenchym** *(extraembryonales parietales Mesenchym),* das dem Zytotrophoblast von innen anliegt und das Amnion umhüllt (Abb. 3-**4b**).

Haftmesenchym. Dort, wo das Amnion mit dem Trophoblast verbunden ist, unterbleibt die Ausbildung eines extraembryonalen Zölom. Dadurch gehen an dieser Stelle Splanchnopleura- und Somatopleuramesenchym ineinander über und es kommt zu einer bindegewebigen Befestigung der Keimanlage (mit Amnionhöhle) an der Fruchtblasenwand. Aus dieser bindegewebigen Verbindung wird der **Haftstiel** (Abb. 3-**4b**).

4. Sekundärer (definitiver) Dottersack

Der Entstehungsmechanismus ist für den Menschen noch nicht restlos geklärt. Tatsächlich nimmt aber der sekundäre Dottersack nur einen Teil des primären Dottersacks ein. Der verbleibende Teil des primären Dottersackes bleibt noch kurzfristig als **Exozölzyste** bestehen. Sie liegt im extraembryonalen Zölom (Abb. 3-**4b**).
Nach unserem heutigen Wissen scheint der sekundäre oder definitive Dottersack dadurch zu entstehen, daß der primäre Dottersack zerreißt und seine Ränder sich wieder zu einem Bläschen zusammenschließen.
Allerdings wird auch noch die frühere Ansicht diskutiert, nach der die Heuser-Membran sich aus Zellen bildet, die sich aus dem Zytotrophoblast ablösen. Die Heuser-Membran wär damit als eine Schicht abgeplatteter mesenchymaler Zellen aufzufassen, die den primären Dottersack umschließen. Erst dann würde es zum Auswandern von Entodermzellen kommen, die die Innenseite des primären Dottersackes auskleiden. Nur der vom Entoderm ausgekleidete Raum wär als sekundärer Dottersack aufzufassen.
Ungeklärt ist auch die Bedeutung des Dottersakkes für die Entwicklung des Menschen. Sein flüssiger Inhalt ist für die Ernährung des Kindes belanglos. Der sekundäre Dottersack überschreitet nie einen Durchmesser von 5 mm. Sehr bald (nach der 4. Woche) fallen alle Anteile des Dottersackes der Rückbildung anheim. – Wichtig wird jedoch das Dottersackmesenchym (Splanchnopleuramesenchym) für Blut- und Gefäßentwicklung (in der 3. Entwicklungswoche, s. unten).

III. Dritte Entwicklungswoche

In der 3. Entwicklungswoche erfolgt das relativ stärkste Längenwachstum des Keims. Dabei ändert sich seine Form. Während am Ende der 2. Woche die zweiblättrige Keimscheibe leicht gewölbt und längsoval ist, zeigt sie am Ende der 3. Woche eine breitere, mehr abgerundete Seite, die den künftigen kranialen, d. h. kopfwärtsgerichteten Abschnitt des Embryos kennzeichnet, und einen zugespitzten, schwanzwärts gerichteten, kaudalen Abschnitt (der Keim hat „Birnenform“, Abb. 3-**10**). Die Gesamtlänge des Keims variiert zwischen 0,8 und 2,0 mm.
Vor allem werden in der 3. Entwicklungswoche folgende wichtigen Primitivorgane angelegt:

- **Primitivstreifen, Primitivrinne** und **Primitivknoten**
- **intraembryonales Mesoderm**
- **Chorda dorsalis**
- **Allantoisdivertikel.**

Ferner entstehen Vorläufer von

- **Blut und Gefäßsystem,** dem Organsystem, das als erstes angelegt wird.

1. Primitivstreifen, Primitivrinne und Primitivknoten

Anfang der 3. Entwicklungswoche erscheint auf der Ektodermoberfläche ein unscharf konturierter Streifen, der vom spitz-ovalen kaudalen Ende der Keimscheibe bis fast zur Mitte reicht; es handelt sich um den **Primitivstreifen,** der eine rinnenförmige Einsenkung, die **Primitivrinne,** bekommt (Abb. 3-**10a**). An seinem vorderen Ende bildet sich der **Primitivknoten** (Hensen-Knoten). Primitivstreifen und Primitivknoten sind Verdikkungen im Ektoderm, die durch Proliferation und Umwandlung der hier gelegenen Zellen entstanden sind (s. Mesodermbildung). Gegen Ende der 3. Woche scheint sich der Primitivstreifen verkürzt zu haben. Dies trifft jedoch objektiv nicht zu. Verschoben haben sich allerdings die

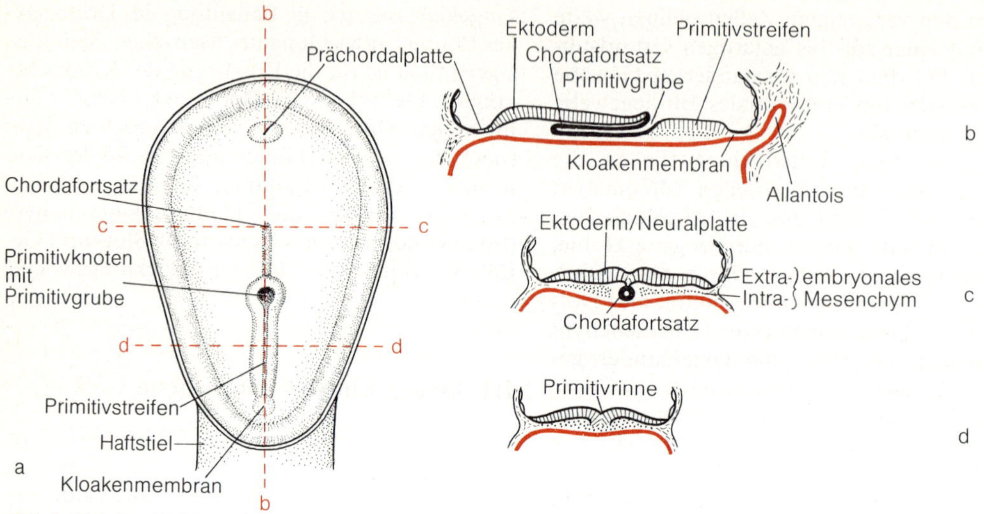

Abb. 3-**10 a-d.** 17 Tage alter menschlicher Keim. **a** In der Ansicht von oben (nach Wegnahme des Amnions, Schnittrand); **b** Mediansschnitt; **c** Querschnitt im Bereich des Chordafortsatzes; **d** Schnitt im Bereich des Primitivstreifens. *Rot,* Entoderm; *schraffiert,* Ektoderm; *punktiert,* Mesoderm

Relationen; die Keimscheibe hat sich erheblich verlängert, ohne daß der Primitivstreifen das Wachstum mitgemacht hat.

Der Primitivstreifen legt bereits die spätere Körperlängsachse fest; er teilt die Keimscheibe, jetzt auch **Keimschild** genannt, bilateral symmetrisch in eine linke und rechte „Körperhälfte".

2. Mesodermbildung

Aus Beobachtungen beim Tier wird geschlossen, daß auch beim Menschen die Ektodermzellen an der Oberfläche der Keimscheibe zum Primitivstreifen hin wandern (Abb. 3-**11**). Die Bewegung der Zellen wird als **Invagination** bezeichnet. Sobald die Zellen den Primitivstreifen erreicht haben, runden sie sich ab und „versinken" in der Primitivrinne. Dann wandern sie unter Bildung kleiner Zytoplasmafortsätze zur Seite hin aus und schieben sich zwischen Ektoderm und Entoderm und bilden damit das **Mesoderm.** Bei dieser Wanderung verändern die Zellen ihre Form, sie bekommen schließlich das Aussehen von Mesenchymzellen. Der Primitivstreifen bleibt bis zur 4. Woche aktiv; dann verschwindet er (s. unten).

Im Bereich des Primitivknotens spielen sich ähnliche Vorgänge ab. Nach Bildung einer seichten Einsenkung, **Primitivgrube,** die sich zunehmend vertieft, kommt es hier zu einer Verlagerung von Ektodermzellen, die sich nicht aus dem Verband lösen und auch nicht ihre Form ändern. Sie bilden die Wand des röhrenförmigen, vorne blind endenden **Chordafortsatzes** (früher Kopffortsatz), der **Anlage der Chorda dorsalis** (s. unten). Durch weitere Invagination wächst der Chordafortsatz zwischen den beiden primären Keimblättern kranialwärts (Abb. 3-**10**, 3-**11**).

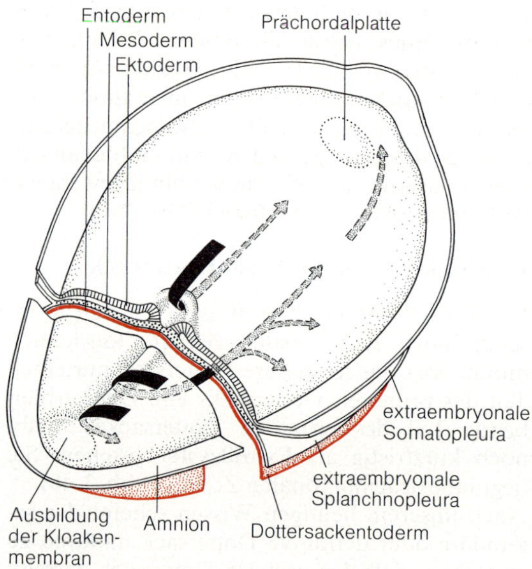

Abb. 3-**11.** Weg *(Pfeilrichtung)* der Zellen, die aus dem Ektoderm in die Primitivrinne einwandern und dann zwischen Ektoderm und Entoderm gelangen. Vor dem Transversalschnitt Zellen, die im Bereich des Primitivknotens in die Primitivgrube einwandern und den Chordafortsatz bilden. (Nach Tuchmann-Duplessis et al., 1972)

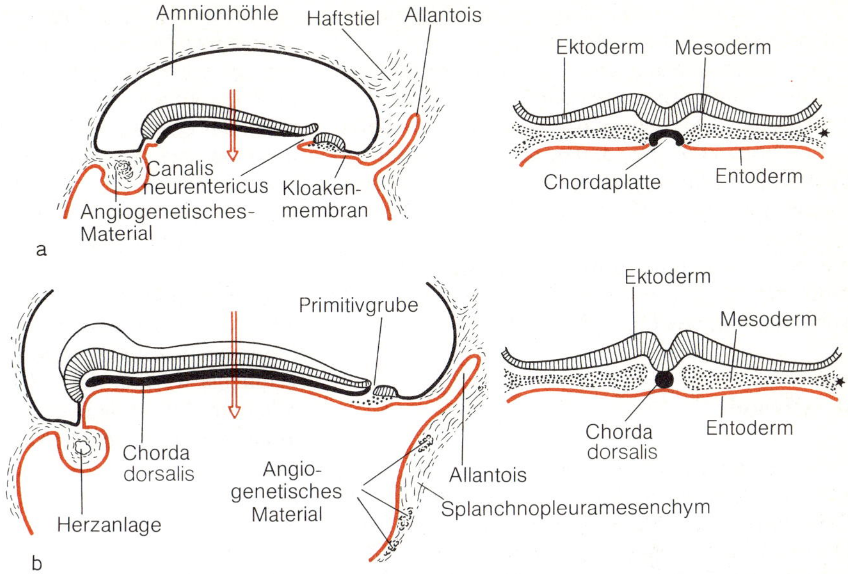

Abb. 3-12a, b. Entwicklung der Chorda *(massiv schwarz)* und Differenzierung des Mesoderms *(punktiert)*. **a** Bildung der Chordaplatte nach Auflösung des Bodens des Chordafortsatzes. **b** Ausbildung der Chorda dorsalis. Das Entoderm *(rot)* hat sich wieder geschlossen. Die Abfaltung beginnt im kranialen Abschnitt des Keims. Beachte die Stellungsänderung der Prächordalplatte. Die *roten Pfeile* zeigen an, an welcher Stelle die Querschnitte *(rechts im Bild)* gelegt wurden. * Extraembryonales Zölom. (Nach Tuchmann-Duplessis et al., 1972)

Etwa am 17. Entwicklungstag ist das (primäre) Mesoderm weitgehend ausgebildet. Es erscheint als kontinuierliche Lage zwischen Ektoderm und Entoderm. Nur an 2 Stellen bleiben Ektoderm und Entoderm ohne Zwischenlagerung von Mesoderm fest miteinander verwachsen, nämlich im Bereich der

- **Prächordalplatte** (Oropharyngealmembran) und der
- **Kloakenmembran.**

Die Prächordalplatte liegt vor dem Chordafortsatz, die Kloakenmembran am kaudalen Ende des Primitivstreifens (Abb. 3-**11**, 3-**12**). Möglicherweise wirkt die Prächordalplatte mit den umgebenden Mesodermzellen als Organisator für die gesamte Kopfregion und beteiligt sich an der Bildung des zukünftigen Kopfmesenchyms (s. unten).

An den Rändern der Keimscheibe nehmen die Zellen des intraembryonalen Mesoderms mit den Zellen des extraembryonalen Kontakt auf (Abb. 3-**12**).

Hinweis. Die Begriffe „Mesoderm" und „Mesenchym" sind nicht gleichbedeutend. **Mesoderm** ist ein entwicklungsgeschichtlicher Begriff für das 3. Keimblatt, nach der an Amphibienlarven durch Präparation entwickelten Keimblattlehre. **Mesenchym** hingegen ist der histologische Begriff für das 1. nicht-epitheliale Gewebe des Keims. Es entsteht intraembryonal als Zellen des Mesoderms. Mesenchymzellen können aber auch aus dem Entoderm (z. B. Thymusretikulum) oder aus dem Ektoderm („Kopfmesenchym") hervorgehen. Mesenchymzellen haben die Fähigkeit, mittels Pseudopodien zwischen die Primitivorgane des Embryos zu wandern. Dort formieren sie sich zum *embryonalen Bindegewebe* (Abb. 2-**10**), das für die Stoffwechselprozesse des jungen Keims von herausragender Bedeutung ist.

Verdichtungen von Mesenchymzellen, die als erste Anlage von Organen entstehen, bezeichnet man als **Blasteme.**

3. Chordaentwicklung

Der Chordafortsatz verschmilzt über seiner gesamten Länge mit dem Entoderm. In der Verschmelzungszone lösen sich dann der Boden des Chordafortsatzes und das Entoderm auf. Zwischen Amnionhöhle und Dottersack entsteht dadurch kurzzeitig eine Verbindung, der **Canalis neurentericus** (Abb. 3-**12a**).

Das Dach des Chordafortsatzes bleibt als **Chordaplatte** erhalten. Nachdem sich der Chordafortsatz wieder vom Entoderm gelöst hat, bildet er sich zur stabförmigen **Chorda dorsalis (Notochorda)** um. Die Längsspalte im Entoderm unter der

Chorda schließt sich wieder zum kontinuierlichen Dottersackdach (Abb. 3-**12b**).
Die Chorda dorsalis wird bei allen Wirbeltieren in der Embryonalentwicklung als primitives Stützskelett (Achsenorgan) angelegt. Bei höheren Wirbeltieren, bei denen sie sich wieder zurückbildet, induziert sie die Bildung des Neuralrohres und die Differenzierung des paraxialen Mesoderms.
Ein Rest der Chorda dorsalis beim Erwachsenen sind die Nuclei pulposi der Zwischenwirbelscheiben und das Lig. apicis dentis.

4. Allantois

Aus der entodermalen Dottersackwand bildet sich am kaudalen Embryonalpol (Abb. 3-**10**, 3-**12**) eine Aussackung, die sich in den Haftstiel erstreckt: das **Allantoisdivertikel** (kurz: *Allantois*). Es ist ein Rudiment der Allantois niederer Wirbeltiere, bei denen sie als embryonaler Harnsack dient (vergl. Urachus S. 640).

5. Anlage von Blut und Gefäßsystem

In der 3. Embryonalwoche entstehen beim Menschen ***extraembryonal*** im Mesenchym des Dottersacks, des Chorion und des Haftstiels Verdichtungen aus angiogenetischen Zellen, die als **Blutinseln** bezeichnet werden (Abb. 3-**12b**, 12-**11**). Die im Inneren der Blutinseln gelegenen Zellen **(Hämatogonien)** werden rund, lösen sich ab und differenzieren sich zu **Megaloblasten** (Vorläufer der roten Blutzellen). Die Blutinseln sind aber auch gleichzeitig Orte der ***Gefäßentstehung.*** Die randständigen Inselzellen werden nämlich zu **Angioblasten** (primitiven Endothelzellen), die zwischen sich Freiräume (Anlagen der Strombahn) lassen. Sehr bald vereinigen sich die Gefäßanlagen und bekommen Anschluß an andere Teilstücke.
Gegen Ende der 3. Embryonalwoche tritt im Mesenchym vor der Prächordalplatte in ähnlicher Weise wie oben geschildert, angiogenetisches Zellmaterial auf (Abb. 3-**12a**). Es entstehen hier 2 mit Endothel ausgekleidete Gefäßabschnitte, die die Vorläufer des Endokardschlauchs sind und rasch miteinander verschmelzen. Das vor der Prächordalplatte gelegene Gebiet wird als **kardiogene Zone** bezeichnet.
Schließlich kommt es auch intraembryonal zur Bildung von Gefäßen, die sich gleichfalls an bereits vorhandene Abschnitte anschließen. Etwa am Ende der 3. bzw. zu Beginn der 4. Woche ist ein primitiver Kreislauf entstanden, in dem zunächst nur Zellen der Erythrozytenreihe zirkulieren. Er wird als Dottersackkreislauf bezeichnet und besteht aus einem geschlossenen Kapillarsystem, das durch 2 venöse Schenkel, Vv. omphalomesentericae, das Blut zum embryonalen Herzen bringt und aus 2 arteriellen Strombahnen, die von den paarigen dorsalen Aorten (S. 524) das Blut wieder in das kapilläre Netzwerk zurückleiten.
Die im Haftstielmesenchym, in der Umgebung des Allantoisdivertikels gebildeten Blutgefäße fügen sich zum Plazentarkreislauf zusammen. Zunächst werden die Gefäße, da sie in Kontakt mit dem Allantoisdivertikel entstehen, als **Vasa allantoica,** dann nach Ausbildung von Plazenta und Nabelschnur als **Vasa umbilicalia** bezeichnet.

IV. Vierte bis achte Entwicklungswoche

Zwischen der 4. und 8. Entwicklungswoche erfolgen die
- **Differenzierung der 3 Keimblätter,** die zur Anlage aller bleibenden Organe und Organsysteme führt (Tabelle 3-**2**, 3-**3**, Abb. 1-**15**)
- **Ausbildung der Gestalt.** Grundlage hierfür sind die
  - ***Abfaltung*** des Keims vom Dottersack mit zunehmender Einengung der Verbindung zum Dottersack und das
  - ***Längenwachstum.***

Der Begriff „ Keimblätter" stammt aus einer Zeit, als man mit feinen Pinzetten am Amphibienkeim schichtweise präparierte. Die klassische Lehre mit ihrer scharfen Grenzziehung ist jedoch verlassen, da sich gezeigt hat, daß die *Keimblätter keine Leistungsspezifität* haben. So kann z. B. Muskelgewebe sowohl aus dem Ektoderm als auch aus dem Mesoderm hervorgehen. Auch kann das Mesoderm nicht den beiden anderen morphologisch genau definierbaren Zellschichten als gleichwertig gegenübergestellt werden. Zusätzlich hat sich gezeigt, daß die meisten Organe ihr Material aus mehreren Keimblättern beziehen, z. B. besteht der Darm aus Abkömmlingen von Entoderm und Mesoderm. Nur die Niere ist ausschließlich mesodermaler Herkunft.

Alle Differenzierungs- und Wachstumsvorgänge laufen in kraniokaudaler Richtung ab. Infolgedessen ist stets der Differenzierungsgrad im kranialen Abschnitt des Keimes weiter fortgeschritten als im kaudalen.

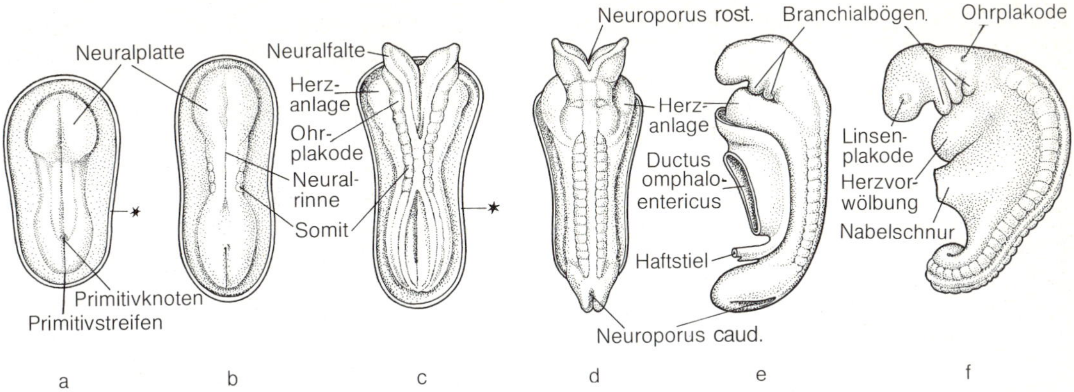

Abb. 3-13a-f. Verschiedene Stadien der Embryonalentwicklung. **a-d** In Dorsalansicht; Amnion abgeschnitten. * Schnittrand. **a** Am 18., **b** am 20., **c** am 22. und **d** am 23. Tag. **e, f** Seitenansicht des Keims am 25. und am 28. Tag der Entwicklung nach der kraniokaudalen Krümmung. (Nach Langman, 1985)

1. Differenzierung des Ektoderms

Neurulation. Im kranialen Teil des Embryos entsteht durch Induktion seitens der Chorda dorsalis die *Anlage des Zentralnervensystems.* Zuerst bildet sich die

- **Neuralplatte** (Abb. 3-**13a**). Dann entsteht in der Mittellinie die
- **Neuralrinne** (Abb. 3-**13b**), die beidseitig von
- **Neuralwülsten** begrenzt wird.

Im Laufe der Zeit werden die Neuralwülste höher und verwachsen in der Mittellinie zum

- **Neuralrohr.**

Die Verschmelzung beginnt in Höhe einer taillenförmigen Einziehung des Embryos und schreitet in kranialer und kaudaler Richtung fort. Am Kopf- und Schwanzende bleibt kurze Zeit je eine Öffnung des Neuralrohres bestehen, der

- **Neuroporus rostralis** und **Neuroporus caudalis** (Abb. 3-**13d** u. **e**).

Der Neuroporus rostralis schließt sich am 25., der Neuroporus caudalis am 27. Tag. Erst danach setzt die Differenzierung des Zentralnervensystems ein (Einzelheiten, S. 745).

Während der Abfaltung des Neuralrohres lösen sich aus dem Ektoderm die Zellen der

- **Neuralleiste** (Abb. 3-**14**). Aus ihnen entstehen die
  - *Zellen der sensiblen Ganglien (Kopf- und Spinalganglien)*
  - *Zellen der vegetativen Ganglien und des Nebennierenmarks*
  - *periphere Glia*
  - *Pigmentzellen* (ausgenommen des Auges und Gehirns)
  - *Zellen des Mesektoderms des Kopfbereiches* (Kopfmesenchym).

Nach Verschluß der Neuropori werden noch 2 weitere paarige ektodermale Anlagen sichtbar (Abb. 3-**13f**), die

- **Ohrplakode** und
- **Linsenplakode.**

Die Ohrplakode senkt sich bald als ***Ohrbläschen*** in die Tiefe und verliert den Zusammenhang mit der Epidermis. Die Linsenplakode entsteht dort, wo sich die ***Augenbläschen*** als Ausstülpung des Vorderhirns dem Oberflächenektoderm nähern (Einzelheiten S. 713, 724, Abb. 15-**10**, 15-**19**). Später bildet sich noch die

- **Riechplakode** (Abb. 10-**3**).

Unter **Plakoden** versteht man ganz allgemein Verdickungen des Ektoderms. Während sich aus der Linsenplakode die Epithelzellen der Augenlinse entwickeln, gehen aus der Ohr- und Riechplakode Sinneszellen hervor. Von den 3 Plakoden sind also hinsichtlich ihrer prospektiven Bedeutung nur Ohr- und Riechplakode vergleichbar.

Schicksal des Ektoderms s. Tabelle 3-**2** und Abb. 3-**15a**.

2. Differenzierung des Mesoderms

Das Mesoderm wird zuerst als unsegmentierte Zellschicht zwischen Ektoderm und Entoderm angelegt. Aus dieser Stammplatte, **primäres Mesoderm,** entstehen durch Induktion seitens der Chorda dorsalis das/die

- **paraxiale Mesoderm**
- **intermediäre Mesoderm**
- **Seitenplatten.**

Tabelle 3-2. Übersicht über das entwicklungsgeschichtliche Schicksal der Keimblätter. Sie soll als Orientierungs- und Lernhilfe für die Entwicklung der Organsysteme verstanden werden

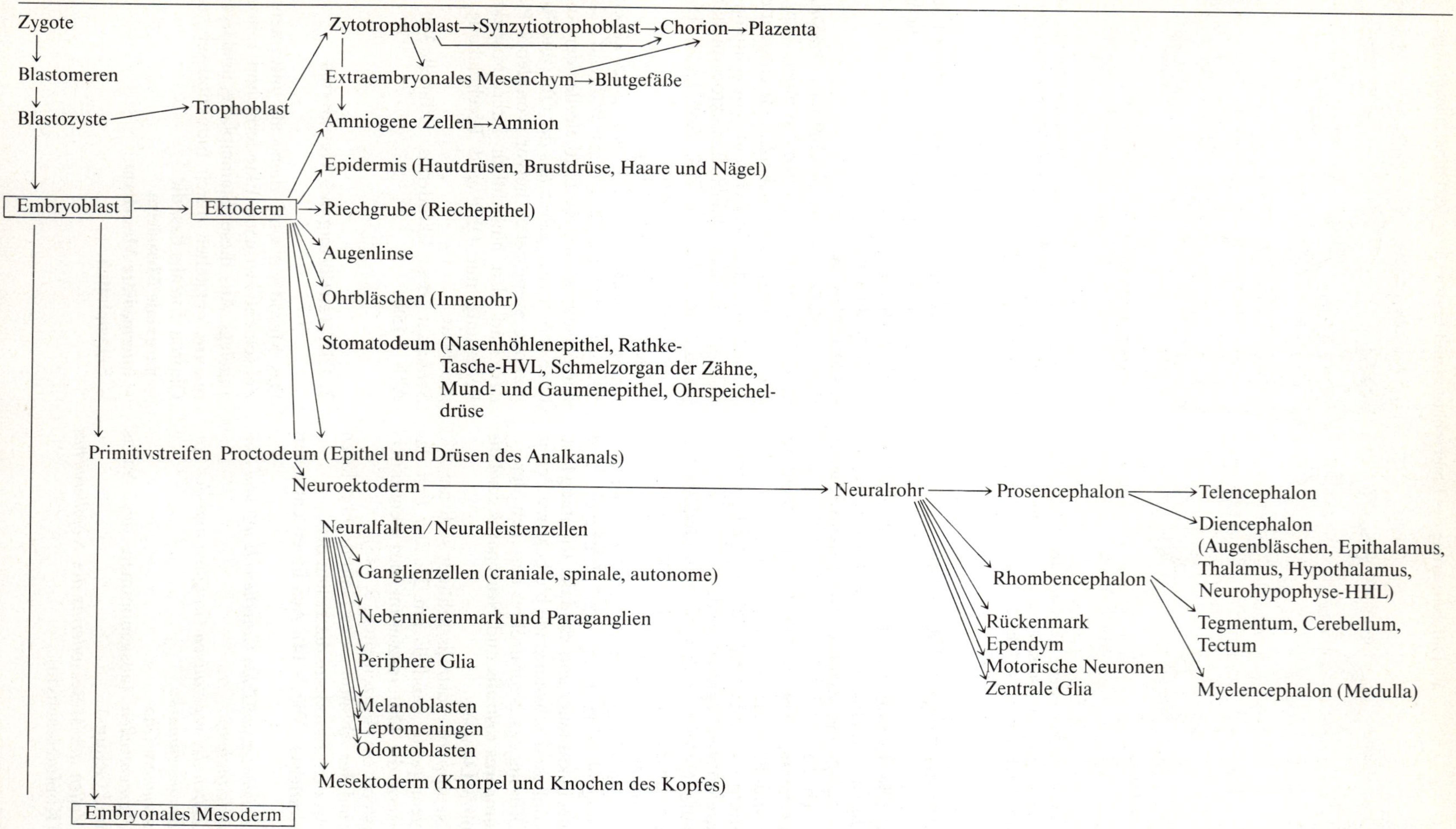

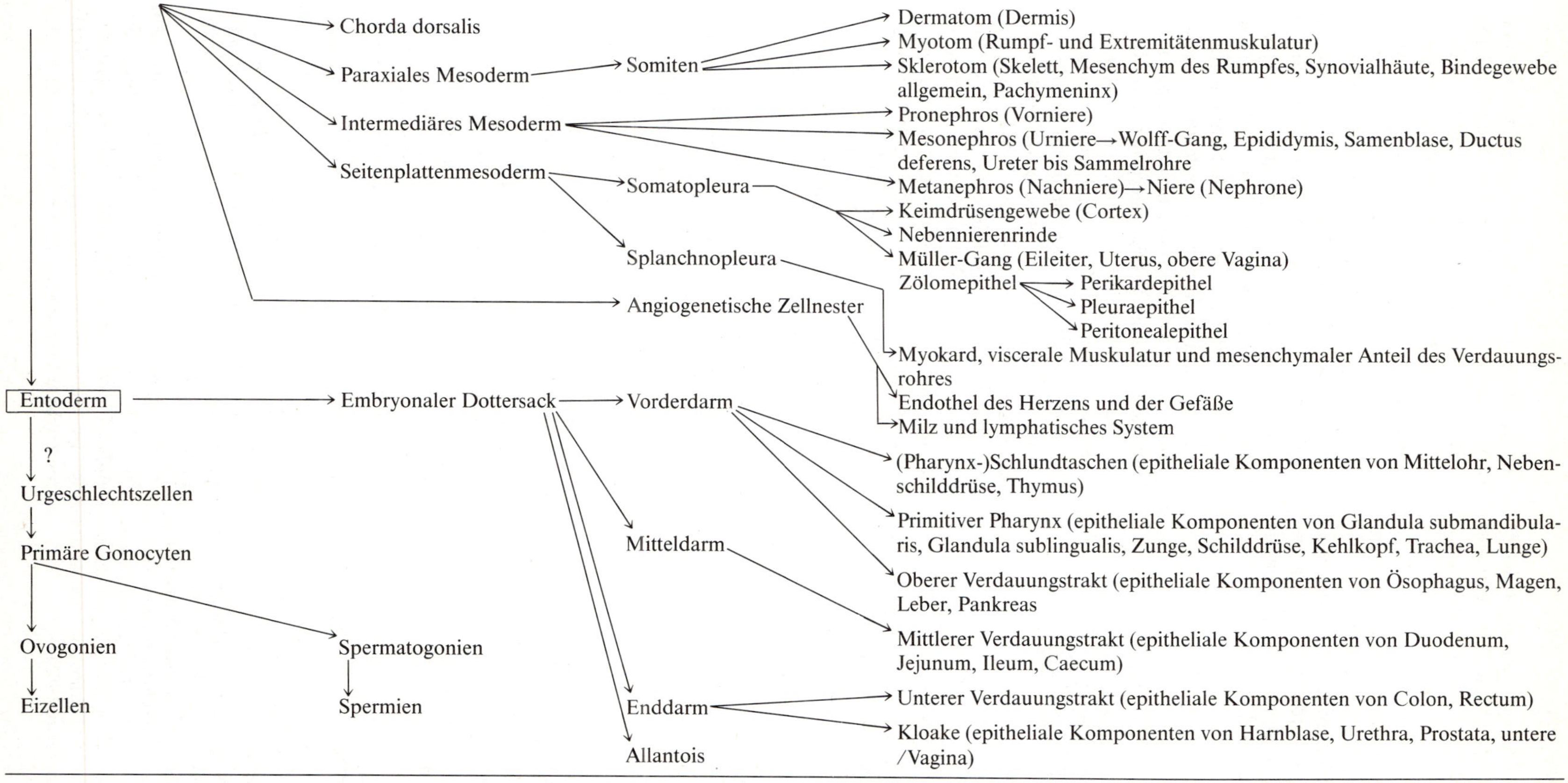
Chorda dorsalis
Paraxiales Mesoderm
Somiten
Dermatom (Dermis)
Myotom (Rumpf- und Extremitätenmuskulatur)
Sklerotom (Skelett, Mesenchym des Rumpfes, Synovialhäute, Bindegewebe allgemein, Pachymeninx)
Intermediäres Mesoderm
Pronephros (Vorniere)
Mesonephros (Urniere→Wolff-Gang, Epididymis, Samenblase, Ductus deferens, Ureter bis Sammelrohre
Metanephros (Nachniere)→Niere (Nephrone)
Seitenplattenmesoderm
Somatopleura
Keimdrüsengewebe (Cortex)
Nebennierenrinde
Müller-Gang (Eileiter, Uterus, obere Vagina)
Zölomepithel
Perikardepithel
Pleuraepithel
Peritonealepithel
Splanchnopleura
Angiogenetische Zellnester
Myokard, viscerale Muskulatur und mesenchymaler Anteil des Verdauungsrohres
Endothel des Herzens und der Gefäße
Milz und lymphatisches System
Entoderm
Embryonaler Dottersack
Vorderdarm
(Pharynx-)Schlundtaschen (epitheliale Komponenten von Mittelohr, Nebenschilddrüse, Thymus)
Primitiver Pharynx (epitheliale Komponenten von Glandula submandibularis, Glandula sublingualis, Zunge, Schilddrüse, Kehlkopf, Trachea, Lunge)
Oberer Verdauungstrakt (epitheliale Komponenten von Ösophagus, Magen, Leber, Pankreas
Mitteldarm
Mittlerer Verdauungstrakt (epitheliale Komponenten von Duodenum, Jejunum, Ileum, Caecum)
Enddarm
Unterer Verdauungstrakt (epitheliale Komponenten von Colon, Rectum)
Kloake (epitheliale Komponenten von Harnblase, Urethra, Prostata, untere /Vagina)
Allantois
?
Urgeschlechtszellen
Primäre Gonocyten
Ovogonien
Eizellen
Spermatogonien
Spermien

Paraxiales Mesoderm. Das seitlich der Chorda dorsalis gelegene paraxiale Mesoderm formiert sich unter den Neuralfalten zu blockförmigen Zellaggregaten, den

- **Somiten** (Abb. 3-**13**, 3-**14**).

Sie sind paarig; die ersten entstehen an der Stelle, an der sich das Neuralrohr zu schließen beginnt. Während des Längenwachstums des Keimes entstehen in kraniokaudaler Richtung immer neue Somitenpaare (vgl. hierzu „Segmentale Gliederung, Metamerie", S. 134).

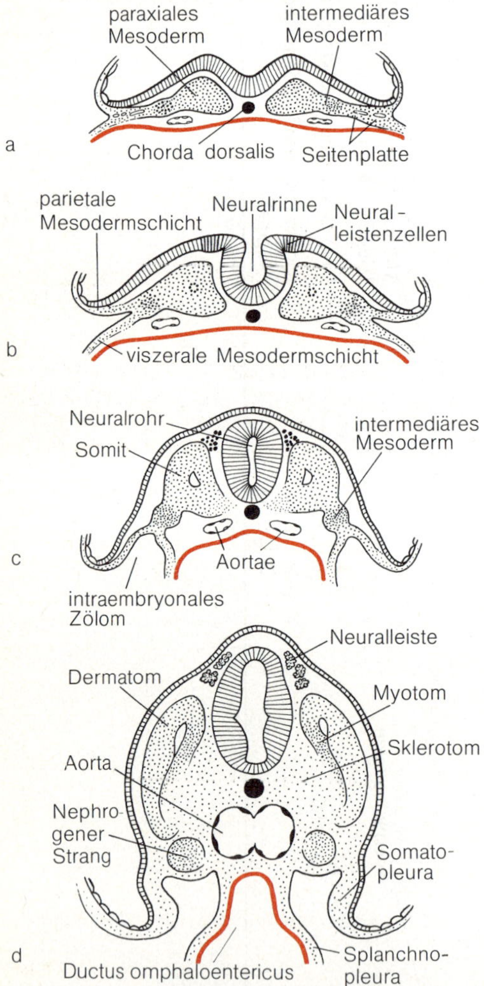

Abb. 3-14a–d. Entwicklungsreihe verschieden alter Embryonen im Querschnitt. **a** Am 19., **b** am 20., **c** am 21. und **d** am 26. Tag. Zu beachten: Neuralrohr- und Neuralleistenbildung. Differenzierung des Mesoderms – in **a** treten in den Seitenplatten Spalten auf, die zum Zölom konfluieren, in **d** wandern die Sklerotomzellen aus –, Bildung des Zöloms und der Aorta. *Rot*, Entoderm. (Nach Langman, 1985)

Die Somiten schimmern durch den Embryonalkörper durch (Abb. 3-**13**) und wölben das Ektoderm leicht vor (Abb. 3-**14c**). Dadurch sind die Somiten leicht zu erkennen, und es ist üblich, zwischen dem 20. und 30. Tag der Entwicklung das Alter des Keims nach der Zahl der Somiten anzugeben. Auf Querschnitten sehen Somiten dreieckig aus, wobei die Basis der Neuralanlage zugewandt ist. Insgesamt werden 42–44 Somitenpaare angelegt (4 okzipitale, 8 zervikale, 12 thorakale, 5 lumbale, 5 sakrale und 8–10 kokzygeale). Allerdings sind nie alle Somiten gleichzeitig vorhanden. Während die letzten angelegt werden, lösen sich die ersten bereits wieder auf.

Sehr bald nach der Differenzierung tritt im Inneren der Somiten eine Höhle auf **(Myocoel,** Abb. 3-**14c**) und die Zellen verlieren ihre epitheliale Anordnung. Die des medialen Somitenabschnitts nehmen die Gestalt von Mesenchymzellen an. Sie wandern aus (Abb. 3-**14d**), umgeben die Chorda dorsalis und liefern später die Hartsubstanzen für das Achsenskelett. Man nennt deshalb den medialen Abschnitt des Somiten

- **Sklerotom.** Der dorsale Abschnitt liefert das Bindegewebe der Haut, weshalb er
- **Dermatom** genannt wird. Unter dem Dermatom formiert sich als neue Zellplatte das
- **Myotom,** das die Körperwand- und Extremitätenmuskulatur bildet. (Weiterdifferenzierung S. 136).

Entwicklungsphysiologische Hinweise zur Zellmigration und Gewebebildung. Besonders für die Frühentwicklung spielt die Wanderung von Zellen, **Zellmigration,** eine große Rolle. Die zur Wanderung befähigten Zellen lösen sich aus ihrem Verband, bilden Pseudopodien und bewegen sich zum Ort ihrer späteren Bestimmung hin. Beispiele sind die *Mesenchymzellen der Somiten* (s. oben), *Neuralleistenzellen* (S. 744) und *Urkeimzellen* (S. 641). Die Wanderung der Zellen kommt durch Interaktion von Aktin- und Myosinfilamenten in den Pseudopodien zustande. Das Auftreten von Cholinesterase hängt mit dieser Funktion zusammen. Die Spitzen der Pseudopodien besitzen einen „Spürsinn" für das Erkennen ihrer Ziele. Wichtig ist hierbei offenbar die Glykokalix, die chemische Erkennungsmerkmale für gleichartig differenzierte Zellen besitzt (Chemoaffinitäts-Hypothese). Sobald gleichartig differenzierte Zellen Kontakt aufgenommen haben, wird durch Kontaktinhibition die Pseudopodienbildung eingestellt und es bilden sich Kontaktstrukturen (Desmosomen); die Cholinesteraseaktivität verschwindet. Ein Verband gleichartig differenzierter Zellen, ein **Gewebe,** ist entstanden.

Mesenchym entsteht allerdings nicht nur aus den Somiten. In der Kopfregion fehlen nämlich Somiten (Abb. 3-**13f**). Hier bildet sich aus den Zellen der Neuralleiste Mesenchym, auch als **Kopfmesenchym** bezeichnet. Es liefert die Hüllen des

Gehirns, Bindegewebe, Muskulatur und Hartsubstanzen des Neuro- und Viszerocraniums. Anscheinend stammen auch aus dem Entoderm der Prächordalplatte Zellen, die nach dem Auswandern zu Kopfmesenchym werden.

Intermediäres Mesoderm. Seitlich schließt sich den Somiten das intermediäre Mesoderm an (Abb. 3-**14a**). Es verbindet Somiten und Seitenplatte (s. unten). Im vorderen Körperabschnitt (Hals- und Rumpfregion) ist es gleich den Somiten segmental gegliedert. Es liefert Zellmaterial, aus dem später Abschnitte der Vor- und Urniere entstehen (S. 639). Man hat diese Zellhaufen deshalb auch **Nephrotome** genannt.
Im kaudalen Körperabschnitt bildet sich aus dem Intermediärmesoderm eine unsegmentierte Gewebsmasse, der **nephrogene Strang.** Auch dieser liefert Ausgangsmaterial für die Urniere („Nierenentwicklung", S. 639, Abb. 14-**13**).

Seitenplatten. Die Seitenplatten sind der am weitesten lateral gelegene Teil des Mesoderms. Sie sind unsegmentiert und setzen sich am Rand des Embryonalschildes ohne scharfe Grenze in das extraembryonale Splanchno- und Somatopleuramesenchym fort.
In den Seitenplatten treten bereits gegen Ende der 3. Entwicklungswoche Interzellularlücken auf (Abb. 3-**14a**). Sie konfluieren zu einem gemeinsamen Spalt, dem **intraembryonalen Zölom.** Dieses steht zunächst noch in offener Verbindung mit dem extraembryonalen Zölom. Erst durch die Abfaltung des Keims (s. unten, Abb. 3-**14**) wird das intraembryonale Zölom zur abgeschlossenen Leibeshöhle. Die beiden das Zölom begrenzenden „Blätter" bezeichnet man als (intraembryonales) **viszerales** und **parietales Mesoderm** ***(Splanchnopleura*** und ***Somatopleura),*** von denen das erstgenannte Blatt den primitiven Verdauungskanal umhüllt, das andere die primitive Körperwand (ausgenommen die Epidermis) bildet (Abb. 4-**1**).
Schicksal des Mesoderms s. Tabelle 3-**2** und Abb. 3-**15b**.

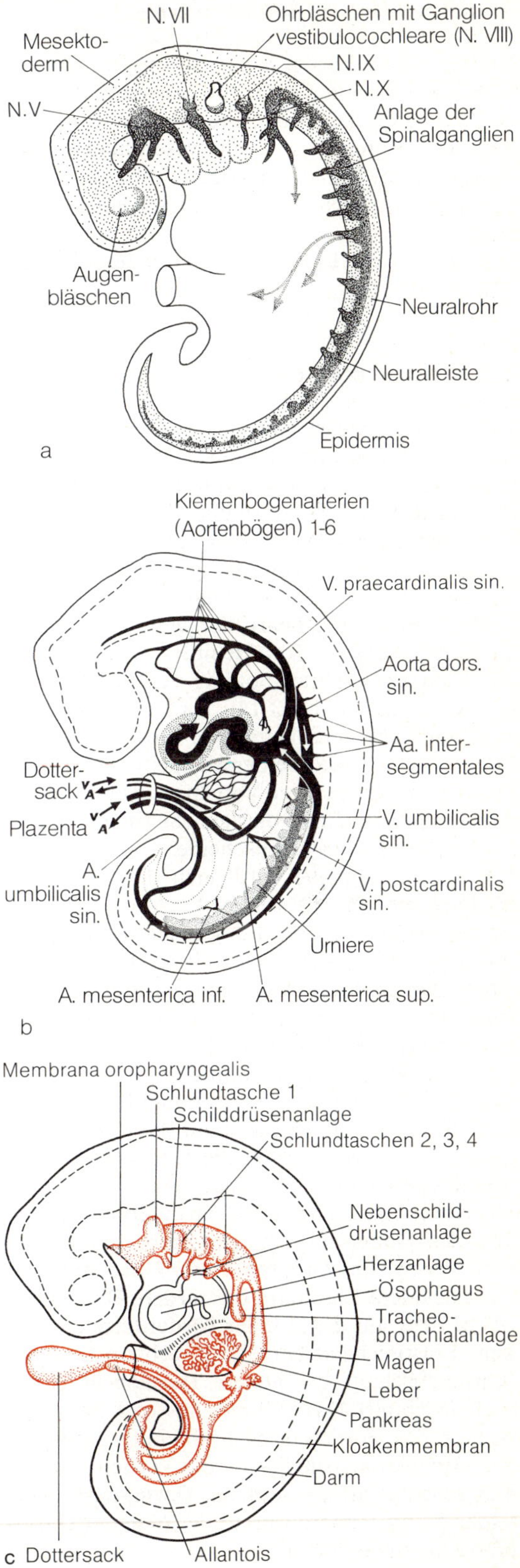

Abb. 3-15a-c. Innere Organisation eines ungefähr ▶ 1 Monat alten Embryos: **a** Ektodermale Bildungen: Neuralrohr, Neuralleiste, Spinalganglien, Augen- und Ohrbläschen. (Nach Forssmann u. Heym, 1975) **b** Mesodermale Bildungen: Blutgefäße und Herz, Dottersack- und Nabelschnurgefäße. Neuralrohr *gestrichelt* dargestellt. **c** Entodermale Bildungen *(rot):* Darmrohr, Schlundtaschen, Leber- und Pankreasanlagen, Allantois und Dottersack. Zwischen Herz- und Leberanlage liegt das Septum transversum, unterhalb der 4. Schlundtasche die Anlage des Thymus und des oberen Epithelkörperchens

3. Differenzierung des Entoderms

Das Entoderm kleidet zunächst nur den Dottersack aus und unterfüttert die ektodermale Embryonalanlage (s. oben). Die weitere Entwicklung des Entoderms - im wesentlichen zum Magen-Darm-Kanal mit seinen Anhangsdrüsen - erfolgt erst nach Abfaltung des Keims (s. unten).
Schicksal des Entoderms s. Tabelle 3-**2** und Abb. 3-**15c**.

4. Abfaltung des Keims

Die Keimscheibe ist zunächst mehr oder weniger flach. Zu Beginn der 4. Woche vergrößern sich dann die kranialen Abschnitte des Neuralrohrs (Anlage des Gehirns) stark und überwachsen die vor ihnen gelegene Herzanlage und die Prächordalplatte (s. oben). Gleichzeitig werden Herzanlage und Prächordalplatte nach ventral verlagert (Abb. 3-**16**). Vergleichbare Vorgänge spielen sich am hinteren Pol des Keimschildes - dort gelangt die Kloakenmembran auf die ventrale Seite - und seitlich ab (Abb. 3-**14**). Dadurch entstehen am Rand der Keimscheibe eine vordere und eine hintere Falte sowie beiderseits seitliche Falten. Deswegen werden diese Vorgänge zusammen als **Abfaltung** bezeichnet; dies gleicht einem Einrollen der Ränder der Keimscheibe.
Die Prächordalplatte wird nach der Abfaltung als ***Rachenmembran*** bezeichnet.
Verbunden mit der Abfaltung ist starkes Längen- und Breitenwachstum des Keims. Dies führt zu einer starken kraniokaudalen Krümmung des frühembryonalen Körpers und dazu, daß dieser in der Seitenansicht C-Form hat.
Gleichzeitig mit der Abfaltung kommt es zu einer kopfwärts gerichteten Drehung des Embryo, so daß schließlich der Kopf auf die Cervix uteri gerichtet ist. Dies bereitet die Kopf-voran-Position des geburtsfertigen Kindes vor.
Durch die Abfaltung des Keims wird ein großer Teil des Dottersacks in den Embryonalkörper einbezogen. Im vorderen Rumpfabschnitt entsteht aus dem Entoderm die **vordere Darmbucht** (Abb. 3-**16**), aus der sich der Vorderdarm entwikkelt. Entsprechend entwickelt sich im hinteren Körperabschnitt die **hintere Darmbucht** (Enddarmabschnitt). Das Verbindungsstück zwischen Anlage des Vorderdarms und Hinterdarms ist der **Mitteldarm.** Mitteldarm und Vorderdarm gehen unscharf an der **vorderen Darmpforte,** Mitteldarm und Hinterdarm an der **hinteren Darmpforte** ineinander über.

Das Wachstum der Gehirnanlage führt zu einer sich vertiefenden Einsenkung des Ektoderm über der Rachenmembran; es entsteht die Mundbucht, **Stomatodeum** (Abb. 3-**16d** unterer Pfeil). In der 3. Woche wird die Rachenmembran, da sie keine mesenchymale Unterlage enthält, dehiszent und die Mundbucht tritt mit dem Vorderdarm in offene Verbindung. Ein vergleichbarer Vorgang spielt sich im kaudalen Körperabschnitt ab. Hier kommt es durch Mesenchymproliferation rund um die Kloakenmem-

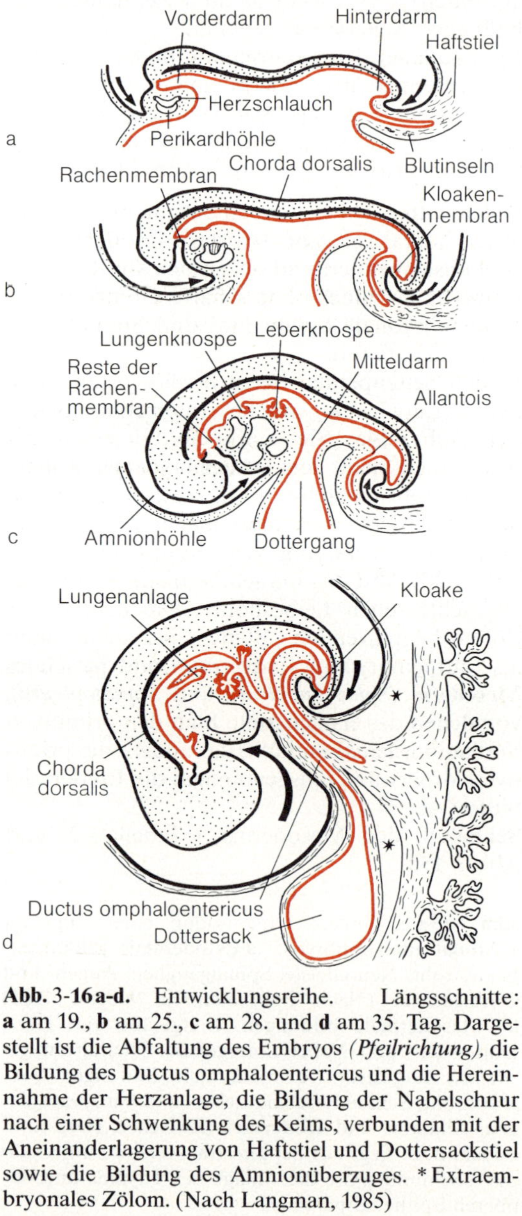

Abb. 3-16a-d. Entwicklungsreihe. Längsschnitte: **a** am 19., **b** am 25., **c** am 28. und **d** am 35. Tag. Dargestellt ist die Abfaltung des Embryos *(Pfeilrichtung),* die Bildung des Ductus omphaloentericus und die Hereinnahme der Herzanlage, die Bildung der Nabelschnur nach einer Schwenkung des Keims, verbunden mit der Aneinanderlagerung von Haftstiel und Dottersackstiel sowie die Bildung des Amnionüberzuges. * Extraembryonales Zölom. (Nach Langman, 1985)

bran zu einer Einsenkung, die man Afterbucht, **Proktodeum,** nennt.
Durch die Entstehung der Darmbuchten und die fortschreitende Abfaltung wird die breite Verbindung zwischen Darmanlage und Dottersack zunehmend eingeengt bis schließlich nur noch ein Gang zwischen Mitteldarm und Dottersackrest übrigbleibt, **Ductus omphaloentericus** (Abb. 3-**13**, 3-**16**). Der Dottersackrest, der zunächst noch als kleines Bläschen neben dem Nabelstrang (s. unten) im extraembryonalen Zölom liegt, bildet sich sehr bald zurück.

5. Entstehung weiterer Anlagen

Zwischen der 4. und 8. Entwicklungswoche entstehen außer den bisher erwähnten Anlagen zahlreiche weitere. Hierauf wird bei der Besprechung der Entwicklung der einzelnen Organe eingegangen (s. dort).
Was die Entstehung der äußeren Form des Embryos angeht, sind vor allem die
- **Schädel- und Kopfentwicklung** (S. 397), die
- **Anlage des Kiemenbogenapparates** (Branchialbögen = Visceralbögen S. 401, Abb. 3-**17**) und die
- **Anlage der Extremitäten** (S. 262, 322) wichtig.

Entwicklungsphysiologischer Hinweis zur Organbildung. Organanlagen bestehen generell aus 2 Komponenten, einer epithelialen und einer mesenchymalen (z. B. „Lungenanlage“, S. 508). Wie Explantate solcher Anlagen in Organkulturen gezeigt haben, sind Interaktionen zwischen den beiden Anteilen für das weitere Wachstum unbedingte Voraussetzung; die Anteile induzieren sich gegenseitig. Wurde z. B. der epitheliale Anteil einer Anlage kultiviert, unterblieb jede Sprossung. Derartige Induktionsvorgänge spielen offensichtlich nicht nur zu Beginn der Organentwicklung, sondern auch in späteren Stadien eine Rolle. Ferner greift auch die Hormonbildung steuernd ins Geschehen ein, z. B. bei der Entwicklung des Urogenitalapparates (S. 645)

6. Bildung der Nabelschnur und Amnionentwicklung

Abfaltung, Entwicklung der Nabelschnur und Entfaltung der Amnionhöhle sind miteinander verbundene Vorgänge.

Nabelschnur

Zur Bildung der Nabelschnur, **Funiculus umbilicalis,** kommt es dadurch, daß sich der Haftstiel auf die ventrale Seite des Embryo verlagert, dort mit dem langausgezogenen Dottersackstiel in Verbindung tritt und zusammen mit Resten des embryonalen Zölom von Amnion umhüllt wird (Abb. 3-**18**).
Der Haftstiel ist die ursprüngliche, mesenchymale Verbindung zwischen extraembryonalem Splanchnopleuramesenchym und extraembryonalem Somatopleuramesenchym (s. oben, Abb. 3-**16c**); er enthält die Allantois und Gefäßanlagen (Vasa allantoica). Vor der Abfaltung liegt der Haftstiel am hinteren Pol der Keimscheibe. Verlagert wird der Ansatz des Haftstiels auf die ventrale Seite des Embryonalkörpers durch das Einfalten des kaudalen Abschnitts der Keimscheibe und durch Längenwachstum. In seiner neuen Position kommt der embryonahe Abschnitt des Haftstiels in unmittelbare Nachbarschaft zum Dottergang (Ductus omphaloentericus), der durch die Einengung des Übergangs zwischen Mitteldarmanlage und sekundärem Dottersack entstanden ist. Dort, wo der Ductus omphaloentericus durch die vordere Bauchwand hindurchtritt und der Haftstiel ansetzt, entsteht der **Nabelring.** In seinem Bereich wird durch Annäherung von Haftstiel und Ductus omphaloentericus die ehemals breite Verbindung zwischen intraembryonalem und extraembryonalem Zölom (s. oben) stark eingeengt. Zwischen diesen beiden Zölomabschnitten verbleibt eine nur noch schmale Verbindung. Dieser Zölomrest im

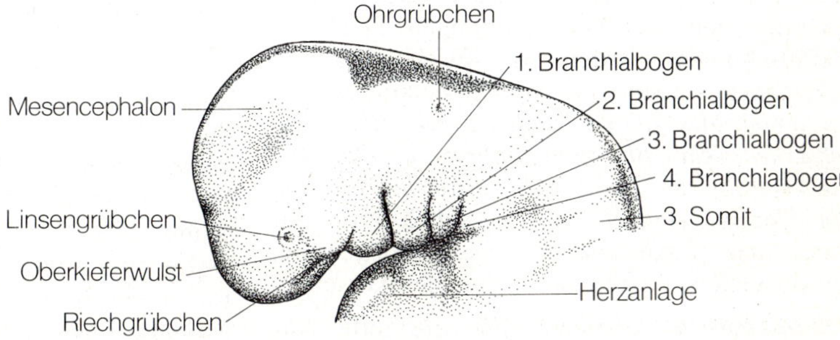

Abb. 3-17. Äußere Gestalt des Kopfes und der Branchialbögen bei einem Embryo in der 4.–5. Woche der Entwicklung. Unterhalb des Kiemenbogenapparates wölbt sich die Herzanlage stark vor

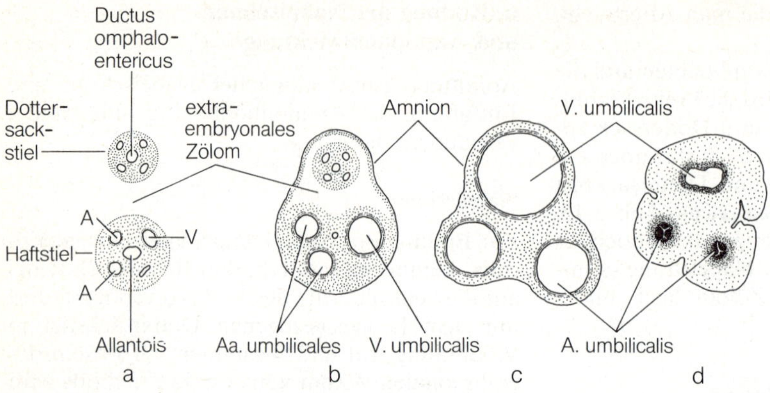

Abb. 3-18 a-d. Querschnitt durch die Nabelschnur und ihre Vorläufer. **a** Dottersackstiel mit den Vasa omphalomesenterica (in Rückbildung, nicht bezeichnet) und Haftstiel mit den Vasa allantoica; eine Vene in Rückbildung (nicht bezeichnet); **b** frühe Nabelschnur; **c** Nabelschnur in späteren Stadien; **d** nach der Geburt; Blutgefäße kontrahiert

Bereich des Nabelringes spielt später bei der Darmentwicklung eine wichtige Rolle, da er in der Lage ist, vorübergehend Darmschlingen aufzunehmen, die in der Leibeshöhle keinen Platz mehr haben.

Die aus dem Haftstiel in die sich entwickelnde Nabelschnur eingebrachten Gefäße, die Vasa allantoica, vereinigen sich mit den Dottersackgefäßen und werden zu den **Nabelschnurgefäßen.** Von den Allantoisgefäßen wird die eine Vene - auf den Embryo bezogen die rechte - zurückgebildet, wodurch die andere an Volumen gewinnt. Nach Abschluß dieser Vorgänge liegen in der Nabelschnur

1 V. umbilicalis und

2 Aa. umbilicales vor (Abb. 3-**18**).

Überzogen wird die Nabelschnur von Amnion (s. unten).

Am Ende der Schwangerschaft ist die Nabelschnur ungefähr 50-70 cm lang und 12 mm dick. Da die Gefäße stärker gewachsen sind als die Nabelschnur und da die Umbilikalvene länger als die Arterien sind, sind die Nabelschnurgefäße umeinander verdrillt und bilden häufig Krümmungen oder Verschlingungen. Derartige Gefäßschlingen werden als „falsche Knoten" bezeichnet; sie sind funktionell belanglos. *Die Aa. umbilicales führen kohlensäurehaltiges und schlackenreiches Blut vom Embryo zur Plazenta, die Vene sauerstoff- und nährstoffreiches Blut von der Plazenta zum Keim.* Die Nabelschnur hat durch das mukosubstanzreiche Bindegewebe, das die Gefäße umgibt, ein weißliches Aussehen.

Mikroskopische Anatomie. Für die reife Nabelschnur ist das Bindegewebe in der Gefäßumgebung besonders charakteristisch. Es besteht aus Fibroblasten mit langen Fortsätzen, die mit denen der Nachbarzellen ein dreidimensionales Netzwerk bilden. Die Interzellularsubstanz ist weitgehend amorph und besteht aus sauren Mukosubstanzen, die das gallertige Aussehen der Nabelschnur hervorrufen **(Gallertgewebe,** ***Warthon-Sulze).*** Vereinzelt kommen Kollagenfasern vor. Für die Nabelarterien ist eine dicke, muskelreiche Media aus sich kreuzenden, in Spiraltouren verlaufenden Fasern charakteristisch. Eine Elastica interna fehlt. Die Vene hat dagegen dünne Muskelschichten, aber eine kräftige Elastica interna. Bedeckt wird die Nabelschnur von Amnionepithel.

Hinweis. Nach der Geburt führt die Abkühlung zur Kontraktion der Muskulatur der Nabelschnurgefäße und damit zur Unterbrechung des Blutzu- und -abflusses zur Plazenta. Dadurch wird ein größerer Blutverlust nach dem „Abnabeln" verhindert.

Amnionhöhle und Fruchtwasser

Die **Amnionhöhle** liegt dem Keim, solange er Schildform hat, nur einseitig an (s. oben). Nach der Abfaltung dagegen umgibt sie den ganzen Embryo. Die Ausweitung kommt dadurch zustande, daß sich die Amnionhöhle vergrößert und der Abfaltung folgt (Abb. 3-**16** Pfeile). Dadurch befindet sich die Amnionhöhle auch auf der ventralen Seite des Embryonalkörpers. Dort schlägt das Amnionepithel auf die Nabelschnur über (s. unten). Von der Abfaltung an „schwimmt" der Embryo im Fruchtwasser, dem Inhalt der Amnionhöhle. Dies stellt die ungehemmte Entwicklung des Keims sicher und schützt ihn vor Austrocknung und äußeren Insulten.

Durch die Vergrößerung der Amnionhöhle wird das extraembryonale Zölom mehr und mehr eingeengt, bis schließlich Splanchnopleuramesenchym (S. 115) und Somatopleuramesenchym (S. 115) miteinander verkleben (Abb. 3-**6**). Schließlich bilden Amnion und Chorion mit ihrem Mesenchym gemeinsam wichtige Anteile der Eihäute (S. 112).

Das **Fruchtwasser, Liquor amnii,** wird vom Feten durch Flüssigkeitsabgabe aus der Harnblase und der Lunge sowie von den Eihäuten produziert. Am Ende der Schwangerschaft beinhaltet die Amnionhöhle etwa 800-1000 ml Fruchtwasser. Zu dieser Zeit wird das Fruchtwasser in 1-2 h erneuert. An dem Austausch beteiligt sich außer dem Amnion, das also auch resorbiert, im letzten Drittel der Schwangerschaft ganz besonders der Fetus, indem er Fruchtwasser „trinkt", aber auch Urin und Epidermiszellen in das Fruchtwasser abgibt.

Klinischer Hinweis. Bei Verdacht auf Chromosomenschäden des Keims kann durch Punktion der Amnionhöhle **(Amniozentese)** Fruchtwasser gewonnen und es können dort suspendierte fetale Zellen zur weiteren Untersuchung in eine Gewebekultur gebracht werden. - Bei schweren Mißbildungen des Verdauungsapparates nimmt der Fetus kein oder zu wenig Fruchtwasser auf. Eine Vermehrung der Fruchtwassermenge **(Polyhydramnion)** ist die Folge. - Bei schweren Entwicklungsschäden des ZNS treten im Fruchtwasser in erhöhter Konzentration besondere Proteine (α-Fetoprotein) auf.

V. Dritter bis zehnter Entwicklungsmonat

Der Zeitraum vom 3. Monat bis zur Geburt ist die Fetalperiode. Diese Zeit ist überwiegend durch Wachstumsvorgänge und Gewichtszunahme ausgezeichnet, weniger durch histologische und organogenetische Differenzierungsprozesse.

Entwicklungsphysiologischer Hinweis zum Wachstum. Wachstum besteht in erster Linie in einer *Zellvermehrung*. Hinzu kommt die Produktion von Interzellularsubstanzen (z. B. bei der Bildung von Binde- und Stützgewebe) und bei einigen Zellen ihre *Massenzunahme* (z. B. Bildung von Nervenzellen aus Neuroblasten). Zur Verdeutlichung der Vorgänge folgende Angaben: die Zygote hat ein Gewicht von ungefähr 1/1000 mg. Ein Embryo von 8 Wochen wiegt 1 g; das Gewicht hat sich um das 1millionenfache vergrößert. Bis zur 19. Woche - der Fetus wiegt dann ungefähr 1000 g - beträgt die Gewichtszunahme bezogen auf die Zygote sogar das 1milliardenfache.

Die Tabelle 3-**2** gibt einen Überblick über die Entwicklung der Organsysteme und die Tabelle 3-**3** über den Terminplan der Entwicklung mit zugehörigen Längenangaben. Zu berücksichtigen ist dabei, daß beträchtliche individuelle Schwankungen vorkommen. Außerdem laufen die Wachstumsprozesse nicht synchron ab; vielmehr ist den einzelnen Teilen des Organismus ein heterochrones Wachstum eigen. So nimmt zu Beginn des 3. Monats der Kopf etwa die Hälfte der SSL ein, zu Beginn des 5. Monats ein Drittel, kurz vor der Geburt aber nur noch ungefähr ein Viertel (Abb. 3-**19**). Der Umfang des Kopfes ist zum Zeitpunkt der Geburt von allen Körperpartien am größten. Als vorausgehender Teil beim normalen Geburtsverlauf ist der Schädel deshalb der Wegbereiter, dem alle übrigen Körperteile relativ leicht durch den Geburtskanal folgen können.

G. Altersbestimmung

Die Altersangaben in der Embryologie und in der Geburtshilfe werden nach Lunarmonaten gerechnet: 1 Monat = 28 Tage. Im 1. Monat wird das Alter eines Embryo anhand der Zahl der Somiten (Tabelle 3-**3**), von der 6. Woche an durch Messen der **Scheitel-Steiß-Länge** ***(SSL)*** bestimmt. Dieses Maß gibt die Körperlänge von der *Scheitelbeuge* (Abb. 3-**17**) bis zur *Schwanzkrümmung* in Millimeter an. Da die Krümmungen sehr verschieden sind, können die SSL-Maße nur ungefähre Anhaltspunkte liefern. Ab 3. Monat hat sich der Fetus gestreckt, die untere Extremität ist soweit entwickelt, daß man jetzt die gesamte Länge, die **Scheitel-Fersen-Länge** ***(SFL)*** messen kann.

Als *Faustregel* für den Rückschluß aus der Scheitel-Fersen-Länge (SFL) auf das Alter gilt: Im 3. bis 5. Lunarmonat läßt sich durch Quadrieren der Anzahl der Monate die SFL in cm errechnen (z.B. beträgt sie im 4. Monat $4 \times 4 = 16$ cm). Ab dem 6. Monat erfolgt die Bestimmung durch Multiplikation der Zahl der Monate mit dem Faktor 5 (z.B. beträgt sie im 7. Monat $7 \times 5 = 35$ cm). Um aus der SFL den Monat zu errechnen, müßte man die Wurzel ziehen bzw. den Wert durch den Faktor 5 dividieren.

Abgesehen von der Länge kann auch aus dem äußerlich erkennbaren Differenzierungszustand des Körpers auf sein Alter geschlossen werden. Jedoch lassen sich wegen der großen individuellen Unterschiede nur gröbere Anhaltspunkte gewinnen.

Tabelle 3-3. Terminplan der Entwicklung. Erläuterung: *Wo,* Woche; *Mo,* Lunarmonate. Die Zahl der Somiten bezieht sich auf Somitenpaare

	Alter [Tage]	Somiten	Gesamtlänge	Anlage und Bildung von
	20	1- 4		Neuralrohr
	25	17-20	2,5 mm	Herzanlage pulsiert
	30	34-35	4 mm	kraniokaudale Krümmung; Kiemenbögen; Urniere; Herzschleife und embryonaler Kreislauf; vordere Extremitätenknospe
	35	42-44	5 mm	Lungenknospe, Nachniere, Septierung des Herzens
		Alter [Wochen]	Scheitel Steiß-Länge	
Embryonalperiode	35 =	5. Wo	5 mm	Augenbecher, Linsenbläschen; hintere Extremitätenknospe
Embryonalperiode	40 =	6. Wo	10 mm	Nabelschleife, Kiemenbogenapparat umgestaltet, Handplatte;
Embryonalperiode	45 =		20 mm	Gesichtsbildung
Embryonalperiode	50 =	7. Wo	25 mm	
Embryonalperiode		8. Wo	30 mm	♀ bzw ♂ Gonade differenziert; Gaumenbildung; Zahnglocke
Embryonalperiode		10. Wo	50 mm	
		Alter [Monate]	Scheitel-Fersen-Länge	
Fetalperiode		3. Mo	7-9 cm	Äußeres Genitale differenziert sich. Nabelhernie rückgebildet;
Fetalperiode		4. Mo	16 cm	Muskelreflexe auslösbar
Fetalperiode		5. Mo	25 cm	
Fetalperiode		6. Mo	30 cm	
Fetalperiode		7. Mo	35 cm	Gyrusbildung des Gehirns
Fetalperiode		8. Mo	40 cm	Extrauterin lebensfähig
Fetalperiode		9. Mo	45 cm	
Fetalperiode		10. Mo	50 cm	Reifezeichen

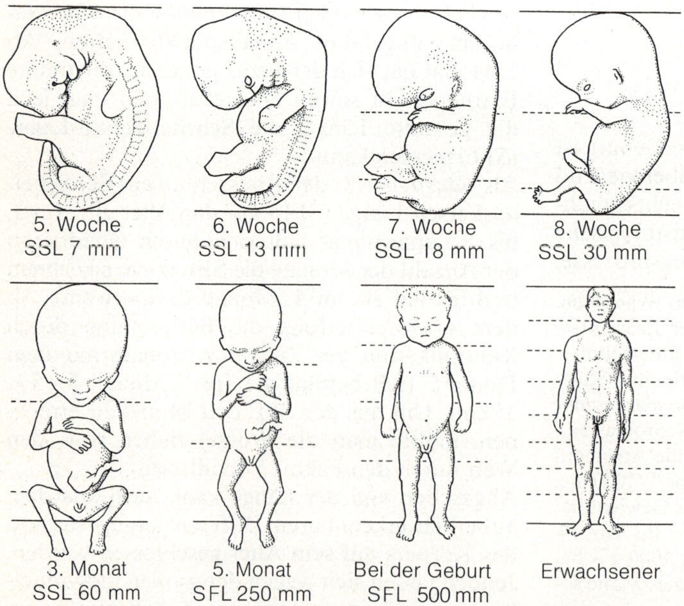

Abb. 3-19. Gestalt, Gestaltsänderung und Proportionsverschiebungen in der Embryonal- und Fetalperiode. Zum Vergleich Proportionen des Erwachsenen. (Nach Langman, 1985)

H. Dauer der Schwangerschaft, Geburtsbeginn und Nachgeburt

Dauer der Schwangerschaft

Die Dauer der Schwangerschaft post conceptionem (Befruchtung) beläuft sich auf 263–273 Tage (Tabelle 3-**1**). Meist erfolgt die *Berechnung des Geburtstermines* vom 1. Tag der letzten Menstruation. Man erhält dann Durchschnittswerte von 280 Tagen = 40 Wochen = 10 Lunarmonate = 9 Kalendermonate. Ab 5. Monat werden von der Mutter Kindsbewegungen wahrgenommen. Die *Volumenzunahme* des Uterusinhaltes setzt eine entsprechende Aufweitung des Myometriums voraus. Seine Muskelzellen hypertrophieren und erreichen eine Länge von 500 µm. Die Projektion des sich vergrößernden Uterus auf die vordere Bauchwand erlaubt eine Bestimmung der Dauer der Schwangerschaft (Abb. 3-**20**).

Geburtsbeginn

Der untere Pol der Fruchtblase spielt nach Ausstoßung des Schleimpfropfes bei der Erweiterung des Zervikalkanals eine wichtige Rolle, er wirkt nämlich wie ein hydrostatischer Keil. Nach völliger Öffnung des Kanals hält die Blasenwand der Wehentätigkeit nicht mehr stand; sie platzt und das Fruchtwasser läuft ab **(Blasensprung).** Infolge der Preßwehen, die durch die Bauchpresse verstärkt werden, tritt jetzt der kindliche Kopf in das kleine Becken ein. Die Geburt hat begonnen (weitere Einzelheiten S. 699)

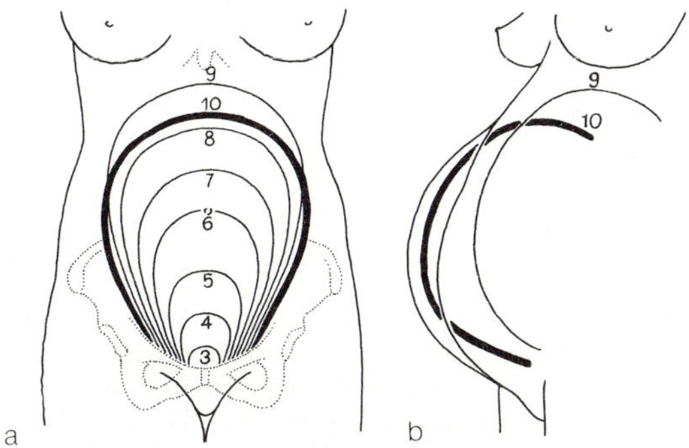

Abb. 3-20 a, b. Stand des Fundus uteri in verschiedenen Schwangerschaftsmonaten: Im 6. Lunarmonat in Nabelhöhe, im 9. Lunarmonat Höchststand des Fundus, im 10. Lunarmonat senkt sich der Leib *(dick ausgezogene Kontur).* **a** Ventralansicht der Schwangeren; **b** Seitenansicht mens 9 und 10

Nachgeburt, Ablösung der Plazenta

Nach der Geburt des Kindes kontrahiert sich die Uterusmuskulatur. Die hierbei auftretenden Scherkräfte lösen die Plazenta im Bereich einer Demarkationslinie, die sich bereits vor der Geburt in der Zona spongiosa der Dezidua bildete (S. 111). Die uteroplazentaren Gefäße reißen durch und es entsteht hinter der Plazenta ein Blutsee, das **retroplazentare Hämatom.** Nach 20–30 min sind Plazenta mit Nabelschnur und Eihäute als Nachgeburt ausgestoßen. Dieser Vorgang führt zu einer ausgedehnten Wundfläche. Uteruskontraktionen verschließen die eröffneten Gefäße, so daß die Blutung zum Stehen kommt. Außerdem bildet sich im Wundgebiet eine Fibrintapete. Die Heilung der Wundfläche erfolgt durch Regeneration aus der Zona basalis des Endometriums innerhalb von 3 Wochen. Nach 6–8 Wochen ist auch die Uterusmuskulatur wieder zurückgebildet.

Klinischer Hinweis. Nach jeder Geburt muß die Vollständigkeit der ausgestoßenen Plazenta überprüft werden. Durch in situ verbliebene Plazentareste kann es zu Blutungen und/oder Infektionen kommen.

I. Neugeborenes

Normale reife Säuglinge werden in einem Zeitraum zwischen 240 und 335 Tagen nach der letzten Regelblutung der Mutter geboren. Der voraussichtliche Geburtstermin läßt sich nur annähernd aus dem Datum der letzten Regelblutung berechnen.

I. Reifezeichen

Das Gewicht des reifen Neugeborenen beträgt 3000–3500 g, die Scheitel-Fersen-Länge ungefähr 50 cm, der Schulterumfang 33–35 cm, der fronto-okzipitale Kopfumfang 35 cm. Finger- und Zehennägel erreichen das Endglied. Die Hoden haben den Deszensus bis in das Skrotum vollzogen; bei Mädchen bedecken die großen Labien die kleinen. Durch die Ausbildung des subkutanen Fettgewebes erscheint die Haut rosig (bei einer Frühgeburt „krebsrot"). Sie trägt Härchen, die *Lanugobehaarung,* und ist mit einer weißen fettigen „Schmiere" *(Vernix caseosa)* überzogen. Es handelt sich um das Sekret der Talgdrüsen, das sich mit abgestoßenen Epidermiszellen vermischt hat.
Der Knochenkern der proximalen Tibia- und der distalen Femurepiphyse ist ausgebildet (und röntgenologisch nachweisbar).

II. Postnatale Entwicklung und Wachstum

Mit der Geburt ist der Entwicklungsprozeß noch nicht abgeschlossen. Nicht nur die allgemein bekannten Veränderungen wie Körperwachstum, Proportionsverschiebungen (Abb. 3-**19**) oder die Zahnbildung laufen noch ab, sondern auch andere wesentliche Vorgänge wie die Reifung von Nervenbahnen (Myelogenese, S. 741), die Neubildung von Funktionseinheiten in der Niere oder die Vergrößerung der respiratorischen Oberfläche der Lunge durch Neubildung von Alveolen (S. 509). Das postnatale Wachstum ist also nicht nur Vergrößerung der bei der Geburt angelegten Formteile, sondern auch noch Neubildung.

Der Zuwachs an Knochenmaterial (mit Vermehrung der Muskelmasse) beim *Längenwachstum des Körpers* ist erst abgeschlossen, wenn die knorpeligen Wachstumszonen, *Epiphysenscheiben,* durch Knochen ersetzt sind. Dieser Vorgang der Synostisierung endet mit dem 20.-23. Lebensjahr.

Nach **Abschluß des postnatalen Wachstums** halten sich proliferative und regressive Vorgänge das Gleichgewicht. Der Verlust der durch Zellmauserung physiologisch zugrundgehenden Zellen wird in gleichem Umfang wieder durch Zellteilungen wettgemacht.

Mit Einsetzen der **Pubertät** erfolgt die Ausbildung der *sekundären Geschlechtsmerkmale* (Haarwuchsunterschiede, „Stimmbruch" durch Längenwachstum des Kehlkopfes, besondere Verteilung des Fettpolsters, Brustdrüse). Mit dem 18. Lebensjahr sind diese Vorgänge abgeschlossen.

J. Mehrlinge

Zwillingsgeburten kommen in 1%, Drillingsgeburten in 0,01% und Vierlingsgeburten in 0,0001% vor. Auch über Fünf- bis Siebenlinge wird berichtet. Mehrlinge können aus mehreren befruchteten Ovozyten hervorgegangen sein oder durch atypische Trennung der einzelnen Blastomeren, die nach der Furchung einer Zygote entstanden sind.

Zweieiige Zwillinge machen 75% aller Zwillingsgeburten aus. Sie entstehen *aus 2 verschiedenen Eizellen,* die annähernd gleichzeitig aus 2 ver-

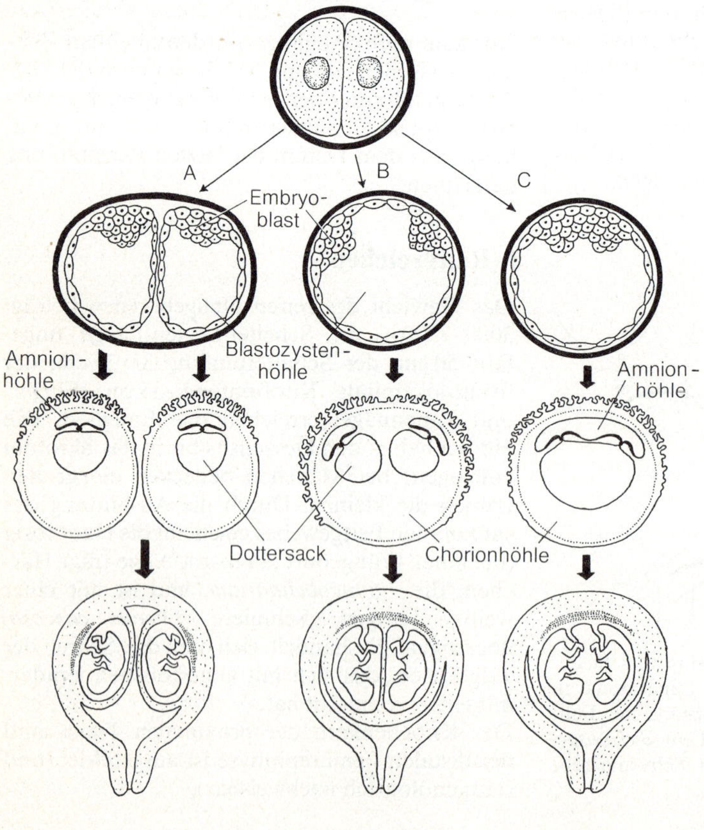

Abb. 3-21. Bildung eineiiger Zwillinge. Die beiden Blastomeren *(A)* haben sich geteilt und bilden 2 Blastozysten *(B, C).* In der Blastozyste hat sich der Embryoblast geteilt. Liegen die beiden Zellhaufen dicht beieinander, so kann sich eine gemeinsame Amnionhöhle und ein gemeinsamer Dottersack bilden *(C).* (Nach Langman, 1985)

schiedenen Follikeln freigesetzt und befruchtet wurden. Bisweilen enthält ein Follikel auch 2 Ovozyten. Die beiden Blastozysten implantieren sich getrennt. Jede bildet ihre eigene Plazenta, ihr eigenes Amnion und ihr eigenes Chorion. Liegen die Implantationsstellen dicht beieinander, dann können die Plazenten, und anscheinend auch die Chorionhöhlen, konfluieren. Die Amnionhöhlen bleiben jedoch stets getrennt.

Die Ähnlichkeit zwischen zweieiigen Zwillingen ist nicht größer als unter Geschwistern. Sie können also auch verschiedengeschlechtlich sein.

Eineiige Zwillinge entstehen **aus einer Zygote,** die während ihrer Entwicklung eine atypische Teilung erfährt. Sie führt zu 2 genetisch völlig gleichen Individuen. Die verschiedenen Möglichkeiten der Entstehung, auf die nach Eihautbefunden geschlossen werden kann, sind in Abb. 3-**21** dargestellt.

K. Mißbildungen

Morphologisch und funktionell erkennbare Defekte, die bereits bei der Geburt vorliegen, werden als Fehl- oder Mißbildungen bezeichnet. Als kongenitale Mißbildungen liegen sie bereits intrauterin vor, werden allerdings oft nicht gleich nach der Geburt bemerkt, sondern manifestieren sich erst gegen Ende des 1. Lebensjahres. Man nimmt an, daß 2-3% aller Lebendgeborenen eine Mißbildung aufweisen. Oft treten auch mehrere bei einem Individuum auf. Graduelle Unterschiede bestimmen das Spektrum. Es reicht von einer nicht auffälligen Anomalie bis zu einem Schweregrad der Fehlbildung, die mit dem Leben nicht mehr vereinbar ist.

Als Ursachen kommen *endogene* und diaplazentar wirkende *exogene Faktoren,* **Teratogene,** in Betracht. Oft ist ein Zusammenwirken beider Faktoren festzustellen. Bisher können nur 20% aller Mißbildungen kausal erklärt werden. 10% beruhen auf Genschäden, 10% auf Umweltfaktoren.

I. Endogene Schäden, Genschäden

Chromosomenaberrationen

Hier stehen Chromosomenaberrationen bei der Meiose im Vordergrund (S. 31). Durch eine fehlerhafte Verteilung infolge Nondisjunktion gelangen die beiden homologen Chromosomen in eine Keimzelle. Nach der Befruchtung mit einem normalen Gameten entsteht eine Zygote mit 3 gleichen Chromosomen. Man bezeichnet dies als

Trisomie. Betrifft sie das *Autosom 21,* dann resultieren Mißbildungen im Kopfbereich und v.a. im ZNS, die unter der Bezeichnung ***Mongolismus (Down-Syndrom)*** bekannt sind. Mit höherem Lebensalter der Geschlechtspartner nimmt die Häufigkeit dieser Mißbildungen zu.

Entsprechende **Aberrationen der Geschlechtschromosomen** führen zu Mißbildungen der Keimdrüsen und in deren Gefolge zu Veränderungen der primären und sekundären Geschlechtsmerkmale, wie z.B. beim ***Klinefelter-Syndrom*** mit der Chromosomenkombination 44 + XXY oder 44 + XXXY; oder beim ***Triple-X-Syndrom*** die Kombination 44 + XXX. Beispiel für eine Monosomie ist das ***Turner-Syndrom*** 44 + X.

Genombedingte Mißbildungen

Im Genom verankerte Mißbildungen infolge einer Mutation sind z.B. die Spaltbildungen der Extremitäten oder im mikroskopischen Bereich die sichelförmige Gestalt der Erythrozyten, die zur *Sichelzellanämie* führt. Gendefekte können sich aber auch in *Stoffwechselanomalien* manifestieren: Wird infolge eines genetisch bedingten Enzymdefektes z.B. das Produkt Phenylketon des Stoffwechsels nicht abgebaut, sondern im ZNS eingelagert, dann führt dies zu einer besonderen Form des Schwachsinns.

II. Exogene Schäden

Chemische Stoffe, wie z.B. das Thalidomid, führen unter besonderen Voraussetzungen zu schweren Mißbildungen der Extremitäten, des Herzens und des Verdauungsapparates. Auch die Erreger von Infektionskrankheiten (Rötelviren, Erreger der Toxoplasmose, der Syphilis) können Mißbildungen erzeugen. Im Tierexperiment konnte die teratogene Wirkung von Röntgenstrahlen, von Sauerstoffmangel und von Mangelernährung nachgewiesen werden. Gemeint ist hier die Einwirkung von Röntgenstrahlen direkt auf den Keim. Ihre Einwirkung auf die Keimzellen kann über Gendefekte zu Mutationen führen. Schädigung und Minderwuchs des Feten durch zeitweilig abnormen Alkoholgenuß oder Nikotinabusus der Mutter sind erwiesen. Bei Diabetikerinnen wird eine höhere Mißbildungsrate beobachtet als bei gesunden Frauen.

Nicht zu jedem Zeitpunkt in der Entwicklung sind die Teratogene wirksam. Voraussetzung ist, daß sie zu einem *Zeitpunkt auf ein Blastem einwirken, in dem dieses empfindlich reagiert, d.h. sich in einer sensiblen Phase befindet.* Das Thalidomid führte nur dann zu Mißbildungen der Arme, wenn es um den 24. bis 28. Tag der Schwangerschaft eingenommen wurde. Zu einem späteren Zeitpunkt angewendet, rief es evtl. eine Mißbildung der unteren Extremität (vgl. kraniokaudale Differenzierung) hervor.

Die Zeitspanne, innerhalb der eine Mißbildung entstand, d.h. innerhalb der das Teratogen in der sensiblen Phase wirken konnte und die Mißbildung determinierte, ist die **teratogenetische Determinationsperiode.** Sie liegt zeitlich weit vor der Manifestation der Fehlbildung und auch vor dem Zeitpunkt, zu dem die Anlage in der Organogenese morphologisch nachweisbar ist. Der Zeitpunkt, zu dem die Anlage sichtbar wird, besagt, daß bis zu diesem Termin das Teratogen gewirkt haben muß, damit ein Effekt auftritt: teratogenetische Terminationsperiode.

Da die empfindlichen Phasen generell in der Frühschwangerschaft liegen, sprechen wir von **Embryopathien.**

Man hat festgestellt: *Nicht die Art des Teratogens ist für eine bestimmte Mißbildung spezifisch, sondern die Organanlagen beantworten eine Schädigung in einer bestimmten sensitiven Phase mit einer gleichartigen Mißbildung.*

In vielen Fällen reagiert der mütterliche Organismus bereits in frühen Entwicklungsstadien mit der Ausstoßung der mißgebildeten Frucht *(Abortus,* Fehlgeburt). Schwerste Schädigungen führen zum Tod des Embryos und gleichfalls zur Ausstoßung des abgestorbenen Keims.

III. Mehrfachbildungen

Zu den Mißbildungen werden auch Doppelbildungen gerechnet, die infolge unvollständiger Trennung bei der Bildung eineiiger Zwillinge auftreten. Fließende Übergänge, die sich im Ausmaß der Gewebebrücken äußern, sind bekannt.

Man unterscheidet:

- **Kraniopagus** (Verbindung im Kopfbereich)
- **Thorakopagus** (Verbindung im Brustbereich, Siamesische Zwillinge)
- **Pygopagus** (Verbindung im Kreuz/Steißbeinbereich)
- **Dizephalus,** ein Individuum mit 2 Köpfen; eine Spaltbildung, die nur den Kopf betrifft
- **Teratom:** es handelt sich um einen völlig unförmigen „inkorporierten Zwilling“, der nur aus einigen Knochenanlagen, Muskeln, Haaren, Zähnen und Epidermis besteht.

Der **Situs inversus,** die spiegelbildliche Lage vieler Organe oder der Organe nur einer Körperhöhle, findet sich gelegentlich bei einem Partner eineiiger Zwillinge, doch auch bei Einzelkindern.

Kapitel 4

Gestalt, Gliederung und Organisation des Körpers

Gestalt = *Morphe* ist die äußere Form eines Organismus oder seiner Teile,
Struktur ihre innere Gefügeordnung.

A. Bauplan

Die rezenten und die aus frühen Erdzeitaltern bekannten Lebewesen lassen eine überraschende Mannigfaltigkeit der Formen erkennen. Vergleichend-anatomisch und embryologisch ist es aufgrund von Merkmalen möglich, sie nach Gruppen mit gleichem Bauplan zu ordnen.

Prinzipien der Gliederung der menschlichen Gestalt

Wirbeltier und Mensch besitzen gemeinsam eine
- **kraniokaudale** und **dorsoventrale Ordnung**,
- **bilaterale Symmetrie** und
- **Metamerie, segmentale Gliederung**.

Kraniokaudale und dorsoventrale Ordnung

Der „vorne“ liegende Körperabschnitt mit den umweltorientierenden Sinnesorganen und dem Gehirn ist der Schädel, *Caput* bzw. *Cranium.* Er trägt die Öffnungen für Nahrungsaufnahme und Luftzufuhr. Der Schädel wird vom Hals, *Collum* bzw. *Cervix,* beweglich gehalten. Die Hauptmasse des Körpers bildet der Rumpf, *Truncus.* Er besteht aus dem knochenbewehrten *Thorax,* aus dem Bauch, *Abdomen* bzw. *Venter,* aus dem Rükken, *Dorsum,* und aus dem Becken, *Pelvis.* Kopf, Hals und Rumpf werden auch unter der Bezeichnung *Stamm* zusammengefaßt. Am Rumpf sind die primär für die Lokomotion ausgebildeten Gliedmaßen, *Extremitäten,* befestigt. Die dorsal gelegene Wirbelsäule ist das wichtige, bewegliche Achsenskelett. Es läuft in den Schwanz, *Cauda,* aus. Der aufrechte Gang des Menschen bedingt auch eine begriffliche Umorientierung dessen, was eben als „vorn“ und „hinten“ bezeichnet wurde (vgl. Richtungsbezeichnungen).

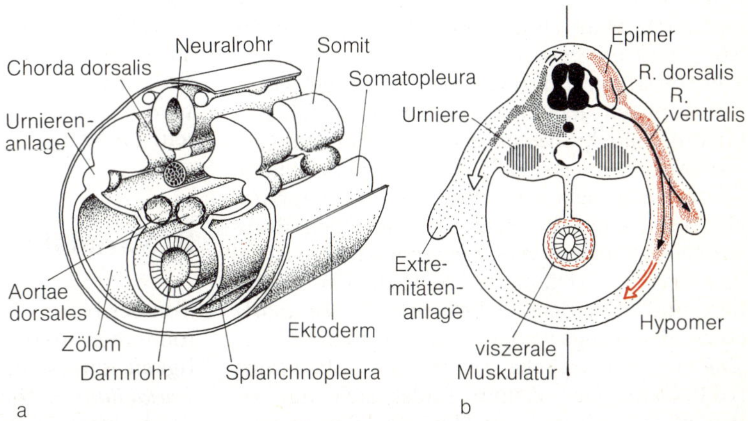

Abb. 4-1. **a** Organisationsschema eines Wirbeltierembryos im Rumpfbereich. Beachte die bilaterale Symmetrie, die dorsoventrale Organisation, die Metamerie der Somiten und der Urnierenanlage. Die beiden Zölomanlagen sind noch nicht verschmolzen. **b** Schnitt durch einen menschlichen Embryo nach Vereinigung der paarigen Aorten und der Zölomanlagen, nach Auflösung der Somiten und Differenzierung des Myotoms in Epimer und Hypomer (*rot punktiert*) mit der entsprechenden Nervenversorgung. Die Sklerotomzellen (*schwarz punktiert*) formieren sich zum Blastem des Achsenskeletts und der Rippen. *Pfeile* geben die Wachstumsrichtung an. Darmwandmuskulatur (*rot gestrichelt*) als Beispiel für viszerale Muskulatur

Die dorsoventrale Anordnung von Neuralrohr/Rückenmark, Chorda dorsalis/Wirbelsäule, Aorta und Darm (Abb. 4-**1**) ist ein Merkmal aller Vertebraten und des Menschen.

Bilaterale Symmetrie

Sie besteht primär nicht nur als Symmetrie der äußeren Körperform, sondern auch als innere, d.h. in der symmetrischen Anlage der Organe und Systeme (Abb. 4-**1a**). Sie wird durch die definitive Lage der Organe später verwischt. Nur äußerlich bleibt die bilaterale Symmetrie erhalten, wenn sich auch die beiden Körperhälften niemals spiegelbildlich gleichen. Dies äußert sich außerdem in der *Seitigkeit*, z. B. verfügt der Rechtshänder nicht nur über eine größere Geschicklichkeit auf dieser Seite, sondern auch über eine kräftiger ausgebildete Muskulatur.

Metamerie, segmentale Gliederung

Die einzelnen Körperabschnitte lassen einen grundsätzlich verschiedenen Bauplan erkennen. Die *Rumpfwand* zeigt das Phänomen der *Metamerie*. Hierunter versteht man eine Folge gleichartiger Bauteile, *Segmente*. Die metamere Gliederung ist beim Fisch noch sehr auffällig. Sie tritt beim Menschen nur in der Embryonalperiode deutlich in Erscheinung (Abb. 4-**1a**, 3-**13**). Grundelemente der Metamerie sind die *Somiten*. Reste der Metamerie beim Erwachsenen sind die segmental angeordneten Wirbel und Rippen, die Muskeln zwischen den Rippen und einige Muskelgruppen am Rücken. Auch die Innervationsfelder der Haut lassen noch die ursprüngliche Metamerie erkennen (S. 757).
Unsegmentiert, d.h. nicht metamer angelegt, ist der Kopf mit dem von Weichteilen umgebenen Gehirnschädel, *Cranium cerebrale*, und dem *Cranium viscerale*, das den Schlunddarm umschließt. Dieses leitet sich vom Branchialbogenapparat ab. Wenn auch die Folge der einzelnen Branchialbögen *Branchomerie* genannt wird, so ist sie nicht mit der Metamerie identisch. Unsegmentiert sind außerdem Gehirn und Rückenmark. Auch den Eingeweiden und der Leibeshöhle, *Zölom*, fehlt jegliche segmentale Gliederung (Abb. 4-**1a**). Das Zölom findet sich nur im Rumpf. Es fehlt im Kopf-Hals- und Schwanzbereich.

Rangfolge der Formteile

Tier und Mensch lassen in ihrer Organisation eine Rangfolge der Formteile erkennen. Sie ist in absteigender Größenordnung durch die Begriffe charakterisiert: Organismus - Organe, Systeme, Apparate - Gewebe - Zellen - Zellorganellen - Moleküle.
Organe sind in sich aus mehreren Geweben aufgebaute, geschlossene Funktionseinheiten. Sie verfügen über eine spezifische Leistung (z. B. Harnbildung) und über eine charakteristische innere Organisation (z. B. Schichtenfolge). Auf gleicher Organisationsstufe stehen Apparate (z. B. der Bewegungsapparat) und Systeme (z. B. das Nervensystem). Entsprechend der obigen Definition rechnet man auch die Haut oder den Muskel zu den Organen. Definition der Gewebe S. 32.

Regulation

Der Organismus ist das lebendige Ganze, das nur durch die gesteuerte Tätigkeit seiner Teile funktioniert. Hierzu dient seine Regulationsfähigkeit. Durch sie ist er in der Lage, sich anzupassen, in einem Gleichgewicht zwischen Auf- und Abbauvorgängen zu bleiben und sich in bestimmtem Umfang zu regenerieren. Die Beibehaltung der Form und Struktur bei ständigem Austausch der molekularen Bausteine ist ein wesentliches Phänomen der lebendigen Masse, ebenso wie die Wechselwirkungen der einzelnen Bauteile untereinander (vgl. Lehrbücher der Biologie und Physiologie).
Außerdem stehen als Organe mit der Aufgabe, die Tätigkeit der einzelnen Teile des Organismus zu koordinieren und zu steuern, das *Nervensystem* und die *endokrinen Organe* (Hormondrüsen) zur Verfügung.

B. Variabilität

Von der Norm, dem „Idealplan", wie sie im anatomischen Atlas aufgrund von statistischer Häufigkeit dargestellt wird, gibt es Abweichungen, *Variabilitäten*. Nicht die Norm ist in der Natur das Normale, sondern die Variabilität.
Die **Variationsbreite** ist genetisch festgelegt. Sie ist artspezifisch und kann nicht überschritten werden. In der Embryonalentwicklung entstehen Varietäten, die kompensiert und in das Ganze funktionell integriert werden. Am auffälligsten sind z. B. die Varietäten des Venensystems.

Nach der Geburt greift modulierend innerhalb der Variationsbreite die Funktion ein. Nichtgebrauch führt zur *Atrophie*, Überbeanspruchung zur *Hypertrophie* (Einzelheiten S. 32). Erhaltend wirkt der Reiz der Funktion. Der Organismus als kybernetisches System ist also in der Lage, sich innerhalb der möglichen Variationsbreite veränderten Bedingungen optimal anzupassen.

Klinischer Hinweis. Sportliches Training führt zu einer *Muskelhypertrophie*. Eine Verminderung des O_2-Gehalts der Luft beantwortet der Organismus mit einer Mehrproduktion von Erythrozyten. Selbst der Knochen paßt sich den veränderten mechanischen Bedingungen an. Der Unterkiefer eines Greises, dem die Zähne fehlen und bei dem infolgedessen der Kaudruck wegfällt, *atrophiert* und nähert sich wieder der Gestalt des Neugeborenenkiefers. Auch Hormonimballanzen können zu Variationen führen, z. B. Riesen- oder Zwergwuchs (Liliputaner).

Proportionen

Das Erscheinungsbild des Menschen wird auch bestimmt durch die *unterschiedlichen Proportionen*. Im Laufe der Entwicklung verschieben sich die Größenverhältnisse der einzelnen Körperteile (Abb. 3-**19**). Als Maßeinheit hat man sich auf die Kopfhöhe geeinigt. Beim Erwachsenen läßt sich der Körper nach einem Idealbild durch 8 Kopfhöhen unterteilen. Die Schamfuge bildet die Mitte. Abweichungen von diesem Schema ergeben sich in Abhängigkeit vom Geschlecht und von Rasseeigentümlichkeiten. Sie folgen aber auch einer Zuordnung zu den **Konstitutionstypen**. Von der Konstitution her kann ein Mensch mehr
- **leptosom**,
- **pyknisch** oder
- **athletisch** sein.

Leptosom. Der Leptosome ist schlankwüchsig, oft schmalbrüstig und langbeinig. Als *asthenisch* bezeichnet man die Extremform.

Pyknisch. Der Pykniker ist gedrungen, eher kurzbeinig; er neigt zum Fettansatz.

Athletisch. Menschen diesen Typs sind muskulös, verfügen über einen groben Knochenbau und straffes Hautbindegewebe.

Geschlechtsdimorphismus

Er äußert sich in den primären *Geschlechtsmerkmalen* (innere und äußere Geschlechtsorgane) sowie in den *sekundären Geschlechtsmerkmalen*, die sich während der Pubertät ausbilden. Hervorstechend sind Unterschiede in der Behaarung, der Brustbildung, den Proportionen, der Größe des Kehlkopfs, der Verteilung des Fettpolsters und der Ausbildung des Beckens (S. 330).

C. Ordnungsprinzipien der Muskulatur

Dieses Kapitel dient speziell dem Verständnis und der Gliederung eines nahezu ubiquitär im Körper vorhandenen Gewebes, nämlich der Muskulatur. Neben einer histologischen Einteilung der Muskulatur (S. 68) ist eine Einteilung nach entwicklungsgeschichtlichen Gesichtspunkten möglich. Diese Einteilungen sind nicht deckungsgleich, aber beide sind gebräuchlich und wichtig; sie geben verschiedene Ordnungsprinzipien wieder. Der histologische Aspekt stellt den Feinbau in den Vordergrund, der entwicklungsgeschichtliche die Herkunft und die Innervation (Tabelle 4-**1**, 4-**2**). Vom entwicklungsgeschichtlichen Standpunkt lassen sich unterscheiden
- **somatische Muskulatur**,
- **branchiale Muskulatur** und
- **viszerale Muskulatur**.

Außer diesen 3 großen Muskelgruppen entstehen auch aus dem Ektoderm Muskelzellen, die über das vegetative Nervensystem versorgt werden. Hierzu zählen die *myoepithelialen Zellen* an den Drüsenendstücken und in der Iris. Letztere

Tabelle 4-1. Entwicklung der Muskulatur mit Innervationsschema

Herkunft	*Bezeichnung*	*Innervation*
Myotome	Somatische Muskulatur	Spinalnerven
Mesenchym der Branchialbögen aus dem Kopfmesektoderm	Branchiale Muskulatur	Branchialnerven der Gehirnnerven (Nn. V, VII, IX, X, XI)
Splanchnopleuramesenchym = viszerales Mesoderm	Viszerale Muskulatur	Vegetatives Nervensystem (N. X und Sympathikus)

Tabelle 4-2. Zuordnung der branchialen Muskulatur nach Herkunft und Innervation

Branchialbogen	*Zugehöriger Nerv*	*Muskulatur*
1. Branchialbogen (Mandibularbogen)	N. trigeminus (N. V) 3. Ast	Kaumuskulatur, M. mylohyoideus, Venter anterior m. digastrici, M. tensor veli palatini, M. tensor tympani
2. Branchialbogen (Hyoidbogen)	N. facialis (N. VII)	Mimische Muskulatur, Platysma, Venter posterior m. digastrici, M. stylohyoideus, M. stapedius
3. Branchialbogen	N. glossopharyngeus (N. IX)	M. stylopharyngeus
	Plexus pharyngeus (N. IX u. N. X)	Pharynxmuskulatur
4. u. 5. Branchialbogen	N. vagus (N. X)	Kehlkopfmuskulatur, Darmmuskulatur
	N. accessorius (N. XI)	M. trapezius, M. sternocleidomastoideus

differenzieren sich aus den Zellen des Randes des Augenbechers (S. 713). Die Akkommodationsmuskeln des Auges (S. 718) gehen dagegen aus dem Kopfmesektoderm hervor. Die Genese der äußeren Augenmuskeln, die für die Bewegung des Auges verantwortlich sind, ist unklar.

Somatische Muskulatur

Der Begriff „somatische Muskulatur" bedeutet zwar sprachlich so viel wie „Körpermuskulatur"; er bezieht sich aber in der Anatomie allein auf *Muskeln, die von Spinalnerven versorgt werden.*

Die somatische Muskulatur ist metamer angelegt. Die Myotome sind durch Septen voneinander getrennt. Jedes Myotom liefert einen dorsalen Anteil, *Epimer* (Pars epaxialis), und einen ventralen, *Hypomer* (Pars hypaxialis, Abb. 4-**1 b**). Das Hypomer breitet sich ventralwärts aus und bildet die seitliche und vordere Rumpfmuskulatur, während das Epimer an Ort und Stelle bleibt und die autochthone Rückenmuskulatur (S. 216) liefert. Sie wird von den Rr. dorsales der Spinalnerven versorgt, die aus dem Hypomer hervorgegangene ventrolaterale Muskelmasse von den Rr. ventrales (Extremitätenmuskulatur S. 264, 323)

Hinweis. Die Rr. dorsales und ventrales der Spinalnerven führen auch Fasern für die Innervation der einem Dermatom zugeordneten Abschnitte der Epidermis und ihrer Derivate (sensible, sekretorische, pilomotorische Fasern).

Die Verbindung, die ein Nerv in der Embryonalentwicklung mit den Myoblasten einer prospektiven Muskelgruppe einging, bleibt zeitlebens erhalten. Der Nerv wird bei einer Verlagerung des Muskels „mitgezogen". Dies erklärt z. B. den Verlauf des N. phrenicus (S. 555).

Als **unisegmental** bezeichnet man einen Muskel, der aus *einem* Myotom hervorgeht und dementsprechend vom Spinalnerv *eines* Segments versorgt wird (z. B. Mm. interspinales). Durch Konflux entstehen **multisegmentale** Muskeln (z. B. M. spinalis, M. rectus abdominis). Die multisegmentalen Muskeln lassen aber noch immer die ursprüngliche Nervenversorgung erkennen.

Branchiale Muskulatur

Die branchiale Muskulatur (auch viszerale Muskulatur des Kiemendarms) geht aus den Branchialbögen (S. 401) hervor. Die Zuordnung der einzelnen Muskeln bzw. Muskelgruppen zu den Branchialbögen und den Nerven ist in Tabelle **4-2** aufgeführt.

An der Grenze von Kopf/Rumpf erfolgt eine Überlappung der branchialen und der somatischen Muskeln, z. B. schiebt sich der von einem Branchialnerv (N. accessorius) versorgte M. trapezius über die von Spinalnerven versorgte darunterliegende Muskelgruppe.

Viszerale Muskulatur

Zur viszeralen Muskulatur zählt die Muskulatur der Blut- und Lymphgefäße, der Darmwand, des Ureters, des Uterus u. a. m., auch die Mm. arrectores pilorum.

Hinweis. Die histologische Einteilung der Muskeln deckt sich also nicht mit der genetischen. Die quergestreifte Muskulatur wird zwar als „Skelettmuskulatur" bezeichnet, ungeachtet der Tatsache, daß z. B. die Ösophaguswand im oberen und mittleren Abschnitt aus quergestreifter Muskulatur besteht und zweifellos die Ösophagusmuskulatur zur viszeralen Muskulatur nach Lage und Innervation gerechnet werden muß.

D. Richtungs- und Lagebezeichnungen

Zur Definition von Lage, Lagebeziehungen und Richtungen im Körper und an seiner Oberfläche hat man besondere Bezeichnungen eingeführt. Sie werden unabhängig von der Lage im Raum angewandt: der Kopf ist auch in Rückenlage „oben" und nicht etwa die vordere Bauch- oder Brustwand. Die Begriffe beziehen sich also auf den aufrecht stehenden Menschen und die Bezeichnungen „rechts" und „links" stets auf die entsprechende Seite des zu beschreibenden Objekts. In den anatomischen Atlanten wird der Mensch in „Normalstellung" abgebildet, wobei die Daumenseite nach außen gedreht ist.

Richtungsbezeichnungen

Die Richtungsbezeichnungen werden als gegensätzliche Begriffspaare benützt.
In der *Embryologie* bedeutet kranial-kaudal kopf- und schwanzwärts, ventral-dorsal bauch- und rückenwärts. Die Begriffe werden z. T. auch als Richtungsbezeichnungen beim Erwachsenen verwendet.
Beim **Erwachsenen** bedeutet
dexter: rechts; der rechte ...
sinister: links; der linke ...
anterior: weiter vorn; der vordere ...
posterior: weiter hinten; der hintere ...
superior: weiter oben; der obere ...
inferior: unten; weiter unten; der untere ...
lateral: seitlich; von der Mittelebene weg
medial: zur Mittelebene hin
median: in der Mittelebene gelegen
medius: der mittlere (von dreien)
proximal: näher zum Rumpf
distal: entfernter vom Rumpf
internus: der innere ...
externus: der äußere ...
profundus: tief, der tiefer gelegene ...
superficialis: oberflächlich, der oberflächlicher gelegene ...
Spezialbezeichnungen, die sich nur auf die Extremitäten beziehen s. dort
Am **Schädel** werden noch folgende Bezeichnungen verwendet:
frontal: in Richtung Stirn,
nasal: in Richtung Nase,
okzipital: in Richtung Hinterhaupt,
basal: in Richtung Schädelbasis.
Am Gehirn bedeutet rostral soviel wie stirnwärts.
Das Begriffspaar *basal* und *apikal* findet auch Anwendung in der Histologie. Nach der Konvention liegt das Epithel in den bildlichen Darstellungen immer „oben". Daraus ergibt sich die „unten" liegende Epithel- oder Zellbasis und die nach „oben" gelegene Zellapex.

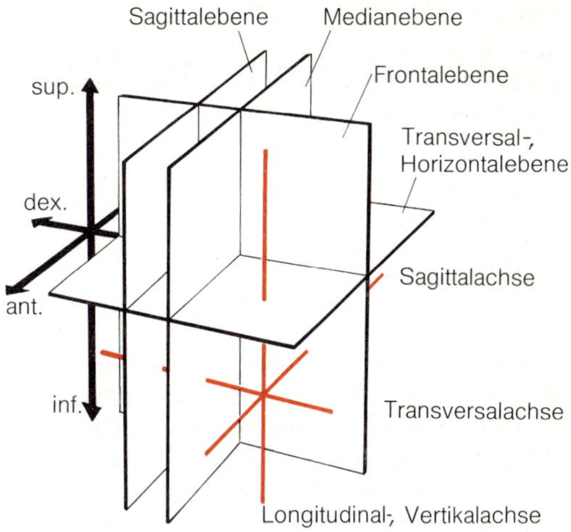

Abb. 4-2. Richtungsbezeichnungen (*schwarze Pfeile*), Ebenen und Achsen (*rote Linien*) in bezug auf den Menschen in Normalstellung. Achsen und Ebenen (nicht die Medianebene) können in beliebiger Zahl durch den Körper gelegt werden

Der Verlauf der durch den Körper gelegten **Achsen**, die auf die 3 senkrecht aufeinander im Raum stehenden Grundachsen reduziert werden, ist aus Abb. 4-**2** ersichtlich. Es sind
- **Sagittalachse**,
- **Transversalachse** und
- **Longitudinal- (= Vertikal)-Achse**.

Die Lage der Muskeln zu entsprechenden *Bewegungsachsen* im Gelenk (S. 152) bestimmt die Funktion und ist für das Verständnis unbedingt wichtig.

Lagebezeichnungen

Die **Ebenen**, meist als gedachte oder reale Schnittebenen durch den Körper oder durch Körperteile, sind gleichfalls aus Abb. 4-**2** ersichtlich. Man unterscheidet
- **Horizontalebenen = Transversalebenen**,
- **Sagittalebenen** und
- **Frontalebenen** (parallel zur Stirn).

Ein Sonderfall der Sagittalebene ist die
- **Medianebene = Mittelebene**. Sie zerlegt den Körper in 2 äußerlich bilateral symmetrische Hälften.

Linien, die zur Orientierung am Thorax oder am Becken benützt werden, sind in den einschlägigen Kapiteln erläutert.
Regionen. Die Einteilung der Körperoberfläche in Regionen dient der genauen topographischen Lokalisation. Sie werden in den einschlägigen Kapitel aufgeführt.

Kapitel 5

Allgemeine Anatomie des Bewegungsapparats

Der Bewegungsapparat setzt sich aus einem passiven und einem aktiven Anteil zusammen. Der passive Bewegungsapparat ist das Skelett. Es besteht aus knöchernen und knorpeligen Elementen, die durch Bindegewebssysteme, Bänder, mehr oder minder beweglich verbunden sind. Der aktive Bewegungsapparat umfaßt die gesamte Skelettmuskulatur, die die einzelnen Skeletteile gegeneinander bewegen oder in einer bestimmten Stellung fixieren kann.

A. Allgemeine Morphologie und Biologie der Knochen

I. Formen

Nach der äußeren Form unterscheiden wir
- **kurze Knochen**,
- **lange Knochen**,
- **platte Knochen**.

Man könnte auf diese recht oberflächliche Einteilung verzichten, wenn nicht bei den verschiedenen Formen charakteristische Unterschiede in der Knochenstruktur, im Ossifikationsmodus und in der Funktion des Knochenmarks bestünden.

Kurze Knochen (Hand- und Fußwurzelknochen, Wirbelkörper) haben eine dünne oberflächliche Schicht kompakten Knochens, *Substantia corticalis.* Das gesamte Innere füllt ein Schwammwerk aus feinen Knochenbälkchen aus, *Substantia spongiosa.* In den Spongiosamaschen befindet sich Knochenmark.

Lange Knochen oder Röhrenknochen (lange Knochen der Extremitäten) bestehen aus einem röhrenförmigen Mittelstück, Schaft, **Diaphyse**, und aus 2 meist verdickten Endstücken, **Epiphysen**. Im Bereich der Diaphyse ist die Corticalis massiv ausgebildet, *Substantia compacta.* Sie umschließt einen mit Knochenmark erfüllten Hohlraum, Markhöhle, *Cavitas medullaris.* Die Epiphysen besitzen ähnlich wie die kurzen Knochen eine Spongiosa, die von einer relativ zarten Corticalis überzogen ist und ebenfalls Knochenmark enthält (Abb. 5-1). **Metaphyse** nennt man den zwischen Epiphyse und Diaphyse gelegenen Abschnitt. Er entspricht der Zone des Längenwachstums (S. 66). Hier bleibt nach Abschluß des Wachstums noch geraume Zeit die Epiphysenlinie erkennbar (Abb. 5-7).

Platte Knochen (Brustbein, Rippen, Schulterblatt, viele Schädelknochen) bestehen aus 2 Schichten kompakten Knochens, die eine mehr oder weniger dicke Spongiosaschicht zwischen sich fassen. Die Spongiosa kann bei sehr flachen Knochen (dünner Teil des Schulterblatts) überhaupt fehlen. In den Knochen des Schädeldachs wird sie als *Diploë* bezeichnet.
Nicht alle Knochen sind in dieses Schema einzuordnen. Knochen des Gesichtsschädels, Hüft-

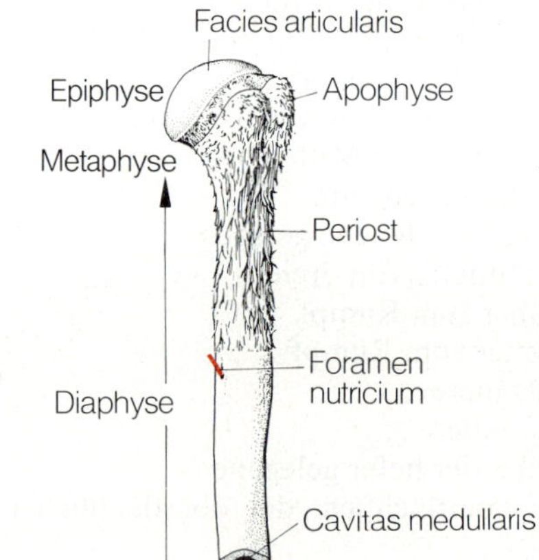

Abb. 5-1. Schematische Darstellung der Bauelemente eines Röhrenknochens (Humerus). Der distale Knochenabschnitt ist längs halbiert, um Compacta, Corticalis und Spongiosa zu veranschaulichen

beins oder der Wirbel lassen die Strukturmerkmale der vorigen Gruppen in unterschiedlicher Mischung erkennen. Hierher gehören auch einige Schädelknochen, die luftgefüllte und mit Schleimhaut ausgekleidete Hohlräume enthalten (**pneumatisierte Knochen**).

Knochenvorsprünge, die als Bänder- oder Muskelansatz dienen, werden als *Apophysen*, Gelenkflächen als *Facies articulares* (S. 143) bezeichnet.

II. Funktioneller Bau

1. Bedeutung der Leichtbauweise

Das hervorstechendste Merkmal des menschlichen Skeletts ist seine Leichtbauweise. Bei landlebenden Wirbeltieren bedeutet ein möglichst leicht gebauter passiver Bewegungsapparat, der allen mechanischen Beanspruchungen mit genügender Sicherheit gerecht wird, einen Selektionsvorteil in der Evolution. Der Vorteil liegt

- im Sinne des biologischen Ökonomieprinzips und
- in der Einsparung von Stoffwechselenergie:

eine reduzierte Knochenmasse hat einerseits einen geringeren Eigenbedarf für ihre Ernährung, andererseits ermöglicht sie eine grazilere Ausbildung der Skelettmuskulatur, womit der Energieaufwand für die Bewegungs- und Haltefunktion sinkt. Der Leichtbau des Skeletts gewinnt mit steigender Körpergröße der Tiere zunehmend an Bedeutung. Beim Menschen ermöglicht die Leichtbauweise, daß nur 10% des Gesamtkörpergewichtes, nämlich 7 kg, auf das Skelett entfallen, 30 kg auf die Mukulatur.

Ein Leichtbau ist wie in technischen Systemen prinzipiell auf zweierlei Weise zu realisieren:

- durch Verwendung von Baumaterial mit hochwertigen mechanischen Eigenschaften. Dementsprechend finden wir beim Menschen fast ausschließlich den **Lamellenknochen** (S. 61), der eine höhere Druck-, Zug- und Biegefestigkeit besitzt als der **Geflechtknochen** (S. 63).
- durch die Anordnung des Baumaterials in Richtung der größten Druck- und Zugspannungen und Einsparung von Material an weniger belasteten Stellen: **trajektorielle Bauweise**.

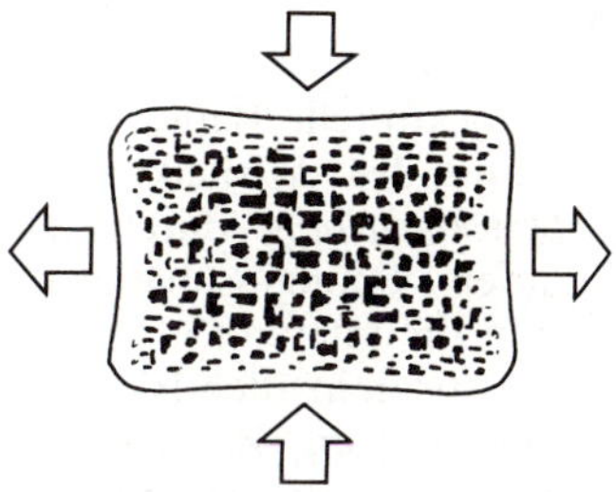

Abb. 5-2. Spongiosaarchitektur eines Wirbelkörpers. Die *Pfeile* bezeichnen die Richtung der Druck- und Zugspannungen

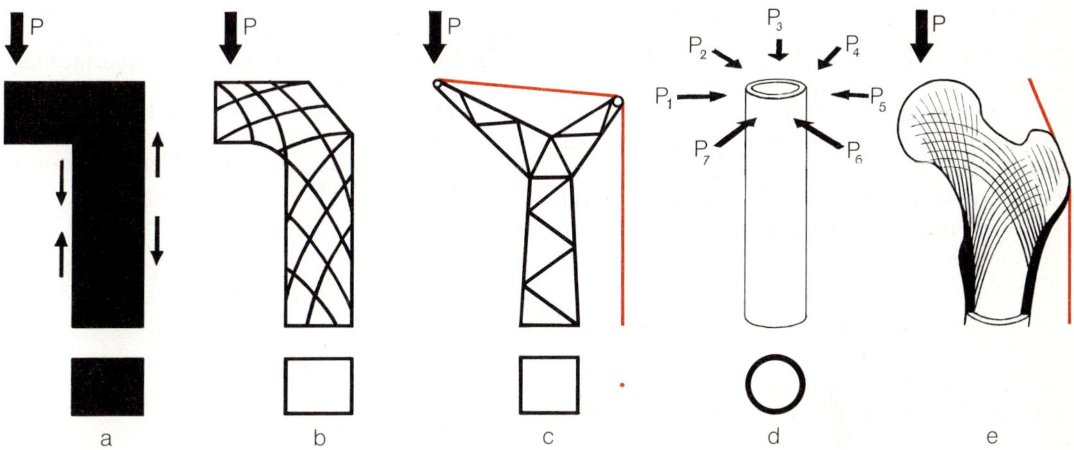

Abb. 5-3a-e. Materialeinsparung durch Leichtbauweise am Beispiel eines Krans. Die exzentrisch angreifende Kraft *P* erzeugt außer Druckbelastung Biegebeanspruchung. **a** Massivbauweise. Verteilung der Druck- und Zugspannungen (*Pfeile*); **b** Leichtbauweise durch Anordnung des Materials in Richtung der Druck- und Zugspannungen; **c** Zuggurte vermindern die Biegebeanspruchung und führen zu weiterer Materialeinsparung; **d** Bei Biegebeanspruchung in verschiedenen Richtungen (Kräfte P_1-P_7) ist die Rohrform am günstigsten; **e** Leichtbauweise des proximalen Femurendes. Kombination aus **c** und **d**: Schematischer Verlauf der Spongiosazüge. Zuggurtung durch Muskeln und Faszien

In der Technik werden Linien, welche an jeder Stelle eines belasteten Körpers die Richtungen des größten Drucks oder des größten Zuges angeben, als Trajektorien bezeichnet. Das trajektorielle Bauprinzip (Abb. 5-**2** und 5-**3**) scheint nach allen bisherigen Untersuchungen für die gesamte Spongiosastruktur des Skeletts zu gelten. Die Spongiosabälkchen sind stets so eingestellt, daß sie mit dem Verlauf der größten Druck- oder Zugspannungen übereinstimmen und damit axial auf Druck oder Zug beansprucht werden (s. funktionelle Anspannung, S. 142). Auf diese Weise wird ein Maximum an Stabilität mit einem Minimum an Materialaufwand erreicht.

2. Leichtbauweise bei den verschiedenen Knochentypen

Kurze Knochen

Ein Beispiel für eine trajektorielle Bauweise ist die Spongiosaarchitektur des Wirbelkörpers. Entsprechend der *Druckbelastung* durch das Körpergewicht verlaufen Spongiosabälkchen senkrecht von der oberen zur unteren Deckplatte des Wirbels. Gleichzeitig treten in allen Richtungen senkrecht zur Druckrichtung *Zugspannungen* auf. Demgemäß finden wir ein System von Bälkchen, die den Wirbelkörper von vorn nach hinten und von rechts nach links durchziehen (Abb. 5-**2**).

Epiphyse und epiphysennaher Knochenabschnitt

Ein weiteres klassisches Beispiel, das unter statischen Gesichtspunkten genau untersucht wurde, stellt das proximale Femurende dar. Infolge der typischen abgewinkelten Form des Oberschenkelknochens werden die Druckkräfte, die durch das Körpergewicht entstehen, zusätzlich durch Biegungs- und Scherkräfte überlagert. Daher erhalten die Spongiosazüge eine bogenförmige Verlaufsrichtung, wobei sich die einzelnen Bogensysteme entsprechend den Druck- und Zugspannungstrajektorien rechtwinklig kreuzen (Abb. 5-**3e**).

Diaphyse der langen Knochen

Am Beispiel der Ober- und Unterarmknochen läßt sich zeigen, daß lange Knochen vornehmlich einer *Biegebeanspruchung* unterliegen. Der durch Muskelzüge im Ellenbogengelenk rechtwinklig gebeugte und fixierte Arm werde durch ein Gewicht belastet (Abb. 5-**4**). In Abb. 5-**4a** fixiert ein Oberarmmuskel die Beugestellung des Unterarms. Die Gewichtsbelastung verursacht eine Biegebeanspruchung der Unterarmknochen. Gleiches gilt für den Oberarmknochen, wenn die Beugestellung durch einen Unterarmmuskel fixiert wird (Abb. 5-**4b**). Ist somit die *Biegung* die vorherrschende Beanspruchungsform der langen Knochen, dann bietet sich als Leichtbauweise des Knochens die *Rohrform* an.

Wird ein massiver Rundstab (Abb. 5-**5**) durch eine äußere Kraft gebogen, so treten an der Konkavität Druckspannungen und an der Konvexität Zugspannungen auf, wie man an der Runzel- und Rißbildung beim Biegen einer Grünholzgerte leicht feststellen kann. Sowohl die Druckspannungen als auch die Zugspannungen sind an der äußersten Zone des Rundstabs am größten und nehmen nach innen kontinuierlich ab (Länge der Pfeile in Abb. 5-**5**). In der Längsachse des Stabs herrschen weder Druck- noch Zugspannungen (sog. neutrale Zone). Bei einer solchen Spannungsverteilung innerhalb eines auf Biegung beanspruchten Stabs ist es ohne größere Einbuße an Biegefestigkeit möglich, das wenig beanspruchte Material im Zentrum des Stabs einzusparen (Rohrform). Das Rohr stellt diejenige Form eines Baukörpers dar, die bei geringstem Materialaufwand eine maximale Biegefestigkeit besitzt, und zwar in allen Biegungsrichtungen (Prinzip des Strohhalms).

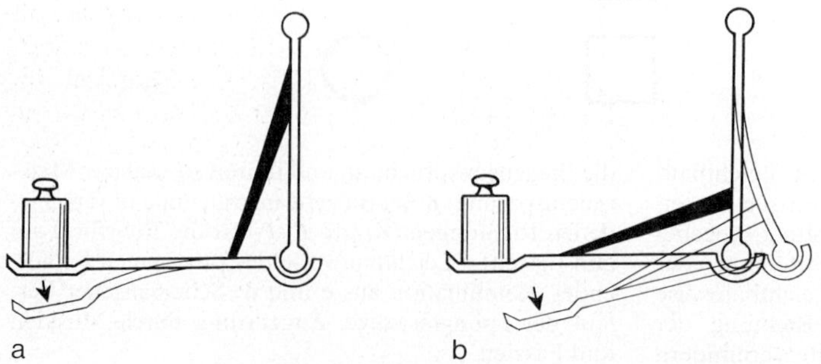

a b

Abb. 5-4a, b. Schema der Biegebeanspruchung bei Gewichtsbelastung. **a** Unterarmknochen; **b** Oberarmknochen

Wichtig ist, daß bei der Biegung als der typischen Beanspruchungsform des Röhrenknochens hohe *Zugspannungen* auftreten. Festigkeitsuntersuchungen der Knochencompacta haben ergeben, daß die *Zugfestigkeit* des Knochens (bis zur Reißgrenze) erheblich geringer ist als seine *Druckfestigkeit.* Infolgedessen *ist die Biegebeanspruchung für den Röhrenknochen die gefährlichste.* Sie kann vor allem bei dynamischer Belastung (Sprung, Sturz) hohe Werte erreichen und zur Fraktur führen, wenn sie nicht erheblich reduziert würde. Die an den Knochen angreifende *Zugkraft der Muskulatur* erhöht nämlich keineswegs die Belastung, sondern *vermindert* im Gegenteil die Biegebeanspruchung entscheidend.

Im Beispiel der Abb. 5-**6** wirken auf die Unterarmknochen Biegekräfte. Diese werden durch die als Zuggurte wirkenden Unterarmmuskeln stark reduziert.

Zuggurtung (ein Begriff aus der Statik; Abb. 5-**3c**) hat die Bedeutung, daß durch Zugwirkung (hier Muskeln, Faserzüge) bei einer Biegebeanspruchung die Druckerhöhung auf der gegenüberliegenden Seite der Röhre herabgesetzt wird, indem die Resultante der Kräfte sich der Schaftachse nähern.

Das Prinzip der Zuggurtung ist bei den Extremitäten allgemein verwirklicht. So ist z. B. die wesentliche Funktion des Tractus iliotibialis (Abb. 5-**3e**, S. 256) in Verbindung mit den ihn straffenden Muskeln in der Herabsetzung der

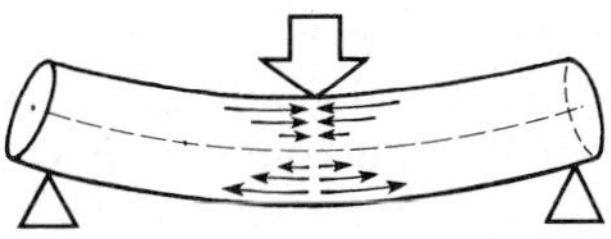

Abb. 5-5. Verteilung der Zug- und Druckspannungen bei Biegung eines Rundstabes

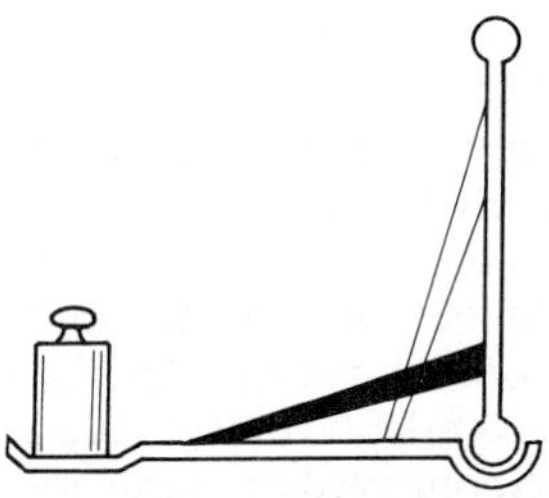

Abb. 5-6. Reduzierung der Biegekräfte durch die als Zuggurte wirkenden Ober- und Unterarmmuskeln

Biegespannungen des Femur während der Standbeinphase zu sehen. *Die Muskulatur schützt also in vielfältiger Weise die langen Knochen vor der gefährlichen Biegebeanspruchung* (Abb. 5-**3c**).

Klinische Hinweise. Infolge der Leichtbauweise des Skeletts ist die Frakturgefährdung bei äußerer Gewalteinwirkung relativ groß.

An der Diaphyse der Röhrenknochen treten bei Stauchung oder direkter seitlicher Gewalteinwirkung (Zugspannungen) Biegungsbrüche mit querer oder schräger Rißfläche auf. Da auch bei gewaltsamer Torsion erhebliche Zugspannungen existieren, entstehen Frakturen mit schraubiger Rißfläche (Skiunfälle).

Im Bereich spongiöser Knochen mit dünner Corticalis (kurze Knochen, Gelenkenden der Röhrenknochen) kommt es bei Kompression zu einem meist irreversiblen Einbruch der Bälkchenstruktur (Wirbelkörper, Femurkopf), besonders nach pathologischer Schädigung der Spongiosa.

Gewaltsame Zugbeanspruchung kräftiger Gelenkbänder hat vielfach einen Abriß der spongiösen gelenknahen Knochenvorsprünge zur Folge, in denen die Bänder verankert sind.

III. Organnatur des Knochens

Der Knochen besteht aus der zellhaltigen Hartsubstanz (S. 61), aus dem Knochenmark und einer bindegewebigen Hülle, *Periost.* Er besitzt eine reiche Gefäßversorgung.

1. Periost, Knochenhaut (Abb. 5-**1**)

Mit Ausnahme der überknorpelten Gelenkflächen werden die Knochen vom Periost strumpfartig überzogen. Es gliedert sich in 2 funktionell ungleichwertige Schichten, ein

- **Stratum fibrosum**, eine vorwiegend aus kollagenen Fasern bestehende derbe äußere Schicht und ein
- **Stratum osteogenicum**, **Kambiumschicht**, eine zell-, gefäß- und nervenreiche innere Schicht.

Stratum fibrosum. Das Stratum fibrosum ist durch Kollagenfaserbündel (Sharpey-Fasern), die in die Hartsubstanz einstrahlen, teils fest, teils lockerer mit dem Knochen verbunden. Im Bereich der Sehnen- und Bandansätze wird eine lokale Zugbeanspruchung des Knochens vermieden, indem die kollagenen Fasern der Sehnen nur zum Teil direkt in die Knochensubstanz eindringen, zum anderen Teil breit in das Stratum fibrosum ausstrahlen und damit die Zugkräfte auf eine möglichst große Fläche verteilen.

Stratum osteogenicum. Die biologisch wichtige Kambiumschicht enthält zahlreiche kleine Gefäße und Kapillaren, welche die Volkmann- und Havers-Gefäße (S. 61) speisen und damit der Ernährung der Knochensubstanz dienen. Ferner enthält die Schicht Nerven, die die Schmerzempfindlichkeit des Periosts erklären. Aus der Kambiumschicht differenzieren sich während der Entwicklung Osteoblasten, die das Dickenwachstum des Knochens besorgen. Nach Abschluß des Wachstums unterbleibt die Differenzierung weiterer Osteoblasten. Die Produktion von Knochensubstanz wird eingestellt. Wenn nach einer Fraktur die Regeneration einsetzt, so entstehen aus der Kambiumschicht erneut Osteoblasten. Dabei werden die Knochenfragmente zunächst in einen zell- und faserreichen **Kallus** eingeschlossen, in dem bereits nach wenigen Tagen Knochengewebe auftritt. Die Bildung weiterer Knochensubstanz führt zur stabilen Überbrückung des Frakturspalts durch Geflechtknochen, der später zu Lamellenknochen umgebaut wird.

Hinweis. Durch optimale Stellung der Frakturenden wird die Kallusbildung auf ein Minimum reduziert.

2. Knochenmark, Medulla ossium

Beim Neugeborenen sind alle Knochen mit rotem, blutbildendem Mark gefüllt. In den Diaphysen der Röhrenknochen wird es nach und nach durch gelbes fettzellreiches Mark ersetzt. Beim Erwachsenen findet sich blutbildendes Mark nur noch in den platten und kurzen Knochen sowie in einigen Epiphysen der Röhrenknochen.
Insgesamt beträgt das Gewicht des Knochenmarks eines Erwachsenen 2-3 kg (Leber: 1,5-2 kg); etwa die Hälfte davon ist blutbildendes Mark (ungefähr 1400 g).

3. Gefäß- und Nervenversorgung

Die Knochensubstanz wird über die Gefäße des Periosts versorgt. Auch Lymphkapillaren kommen im Periost vor. Größere Gefäße, *Vasa nutricia,* dringen durch gleichnamige Foramina (Abb. 5-**1**) in die Markhöhle vor und versorgen das Knochenmark. Ähnlich verhalten sich Gefäße, die den Epiphysenbereich der Röhrenknochen versorgen. Sie dienen hier zur Ernährung der Spongiosa und des Marks.

Nervenfasern sind im Periost und in den Kanälchensystemen der Knochensubstanz nachgewiesen. Ihre besondere Bedeutung liegt in der sensiblen Innervation des Periosts. Verletzungen des Periosts sind äußerst schmerzhaft.

IV. Biologisches Verhalten

Im Gegensatz zum Knorpelgewebe ist die Knochensubstanz ausgezeichnet vaskularisiert. Die Durchblutung und damit der Stoffwechsel ist vergleichsweise hoch.
Die Tatsache, daß das Knochengewebe als widerstandsfähige Hartsubstanz erscheint, schließt nicht aus, daß - selbst beim Erwachsenen - unter Aufrechterhaltung der äußeren Form des Knochens ein ständiger innerer Umbau erfolgt.

Wenn man im Tierversuch dem Futter radioaktiv markierten Phosphor beimengt, läßt sich dieser nach verhältnismäßig kurzer Zeit autoradiographisch in einzelnen Havers-Lamellensystemen nachweisen. Er markiert damit die Stellen, an denen Knochensubstanz neu gebildet worden ist.

Der Knochen zeigt wie die Muskulatur eine Anpassung an veränderte funktionelle Beanspruchung. Dieses Verhalten wird als *funktionelle Anpassung* bezeichnet. Verstärkte systemgerechte - d. h. über die Gelenkenden wirkende - Belastung führt z. B. bei den Röhrenknochen zu einer Verdickung der Compacta und der Spongiosabälkchen: *Aktivitätshypertrophie.* Umgekehrt schwindet Knochenmaterial bei Muskellähmung oder längerer Ruhigstellung (Gipsverband): *Inaktivitätsatrophie.* Sie ist im Röntgenbild durch zarte Spongiosazeichnung zu erkennen. Die Knochenatrophie ist im übrigen eine typische Altersveränderung, die eine erhöhte Bruchgefährdung zur Folge hat. Zum Knochenabbau kommt es auch, wenn direkter Druck auf Knochen ausgeübt wird, z. B. durch Geschwülste.
Die funktionelle Anpassung der Spongiosaarchitektur zeigt sich besonders deutlich, wenn sich bei einer winklig verheilten Fraktur eines Röhrenknochens neue Spannungsverteilungen ergeben. In Richtung der geänderten Druck- und Zugspannungstrajektorien werden neue Spongiosabälkchen aufgebaut und an nunmehr unbelasteten Stellen alte Bälkchen abgebaut.
Eine *Transplantation* von Knochen ist eine häufige chirurgische Maßnahme zur Überbrückung von Knochendefekten oder zur Unterfütterung von frakturierten Gelenkenden. Transplantierte Kompaktaspäne oder Spongiosakomplexe heilen gut ein.

B. Allgemeine Gelenklehre

Knochen können entweder *kontinuierlich* durch straffes Bindegewebe oder Knorpelgewebe oder *diskontinuierlich* in Form von echten Gelenken miteinander verbunden sein. Dementsprechend unterscheidet man:

I. Synarthrosen, Fugen, Haften

Die beteiligten Knochen werden durch das Zwischengewebe kontinuierlich miteinander verbunden. Ihre Beweglichkeit ist daher in der Regel gering. Synarthrosen sind häufig Zuwachszonen der Knochen. Zu unterscheiden sind

- **Syndesmose,**
- **Synchondrose,**
- **Synostose,**
- **Gomphosis.**

Syndesmose, Bandhaft, Junctura fibrosa. Die Knochenverbindung wird mittels straffem kollagenem *Bindegewebe* hergestellt (z. B. Membrana interossea, Lig. stylohyoideum). Eine besondere Form der Syndesmose ist die Naht, *Sutura.* Nähte kommen bei den Schädelknochen vor (Abb. 10-**12**, S. 422).

Synchondrose, Knorpelhaft, Junctura cartilaginea. Das verbindende Gewebe kann *hyaliner* oder *Faserknorpel* sein. Beispiele: Zwischenwirbelscheiben, Synchondrosis sternalis, Symphysis pubica und einige Knochenverbindungen der jugendlichen Schädelbasis, die später synostosieren.

Synostose, Knochenhaft, Junctura ossea. Wird das Zwischengewebe einer Synarthrose durch Knochengewebe ersetzt, so entsteht eine Synostose (z. B. Verknöcherung der Schädelsuturen, der Epiphysenfugen).

Gomphosis. Als Gomphosis bezeichnet man die kollagenfaserige straffe Verbindung zwischen Zahn und Alveolarwand.

II. Diarthrosen, Gelenke, Articulationes synoviales (Abb. 5-7)

Echte Gelenke zeichnen sich durch eine diskontinuierliche Verbindung der Skeletteile aus, d. h. sie besitzen einen **Gelenkspalt**. Ihr Bewegungsspielraum variiert je nach Konstruktion erheblich. Gemeinsam sind jedoch allen Diarthrosen 2 miteinander in Zusammenhang stehende Funktionen: Vermittlung der Beweglichkeit und Aufnahme des Drucks bei der Kraftübertragung.

Diarthrosen mit stark eingeschränktem Bewegungsumfang (z. B. kleine Fußwurzelgelenke) heißen *straffe Gelenke*, **Amphiarthrosen.**

Nach der Zahl der in einem Gelenk verbundenen Skeletteile unterscheidet man eine *Articulatio simplex*, wenn nur 2 Skeletteile artikulieren, und eine *Articulatio composita*, wenn mehr als 2 Skeletteile artikulieren (z. B. Ellbogengelenk).

1. Bestandteile

Die wichtigsten Bestandteile eines Gelenkes sind

- **Cartilago articularis**, ***Gelenkknorpel***,
- **Capsula articularis**, ***Gelenkkapsel***,
- **Cavitas articularis**, ***Gelenkhöhle***,
- **Sonderstrukturen**,
- **Ligamenta articularia**, ***Gelenkbänder***.

Gelenkknorpel, Cartilago articularis

Die ***Gelenkflächen***, ***Facies articulares***, sind unterschiedlich geformt und besitzen stets einen Knorpelüberzug, *Gelenkknorpel*, *Cartilago articularis.* Bei knorpelig präformierten Knochen besteht dieser als Rest des embryonalen Knorpels aus hyalinem Knorpel. Wo Deckknochen gelenkig verbunden sind wie im Kiefergelenk, findet sich als Überzug Faserknorpel. Dem Gelenkknorpel fehlt ein faseriges Perichondrium. Seine Oberfläche ist spiegelnd glatt.

Gelenkknorpel wird durch Druck, z. B. in vielen Gelenken beim Stehen, aber auch durch Dreh-

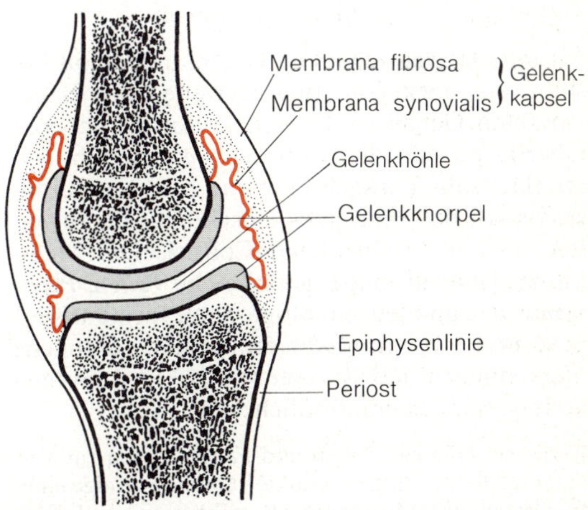

Abb. 5-7. Schema eines echten Gelenks (Diarthrose, Articulatio synovialis)

Gleitbewegungen, z. B. im Kniegelenk beim Laufen, belastet. Stark druckbelastete Gelenkflächen haben einen besonders dicken Knorpelbelag (Kniegelenk bis 5 mm). Bei inkongruenten Gelenkflächen spielt die Verformbarkeit des Knorpels eine wichtige Rolle: die Kontakfläche der Gelenkenden wird mit steigendem Druck ständig größer und die Druckverteilung entsprechend besser.

Mikroskopische Anatomie. Die Befestigung des Gelenkknorpels am Knochen erfolgt durch Kollagenfasern in einer kapillarreichen Lamina ossea subchondralis. Von hier aus steigen die Kollagenfasern etwa senkrecht zur Oberfläche auf und biegen arkadenartig in eine oberflächliche Tangentialschicht ein. Die Knorpelterritorien passen sich dem Fibrillenverlauf an (Abb. 2-**21**). Insgesamt spiegelt die Faserarchitektur des Gelenkknorpels seine hauptsächliche Beanspruchung auf Druck wider.

Capsula articularis, Gelenkkapsel

Die Gelenkkapsel, *Capsula articularis*, schließt das Gelenk allseitig ein und kann als Fortsetzung des Periostschlauchs betrachtet werden. Sie besteht wie das Periost - ungeachtet ihrer Dicke - aus einer

- **Membrana fibrosa**, äußere Faserschicht, und einer
- **Membrana synovialis**, spezifische Innenschicht.

Membrana fibrosa. Die Membrana fibrosa ist bei den einzelnen Gelenken von sehr unterschiedlicher Dicke. Kräftige Bündel oder Züge kollagener Fasern, an denen auch einstrahlende Sehnenausläufer beteiligt sein können, werden als *Gelenkbänder* gesondert beschrieben.

Membrana synovialis. Die Gelenkinnenhaut besteht aus lockerem Bindegewebe mit einem variablen Gehalt an Fettzellen. An der inneren Oberfläche sind die sonst verzweigten Fibrozyten flächenhaft ausgebreitet und bieten somit histologisch das Bild eines einschichtigen, zuweilen auch mehrschichtigen Epithels. Die Membrana synovialis bildet gefäßreiche ***Falten***, *Plicae synoviales*, und fettzellhaltige, auch vaskularisierte ***Zotten***, *Villi synoviales*. Sie enthält zahlreiche Nervenfasern und Rezeptoren, sie ist deswegen äußerst schmerzempfindlich.

Klinischer Hinweis. Zotten und Falten neigen zur Verkalkung. Reißen diese verkalkten Gebilde infolge einer forcierten Gelenkbewegung ab, so können sie als freie Gelenkkörper eingeklemmt werden und zu einer äußerst schmerzhaften Sperre des Gelenks führen.

Cavitas articularis, Gelenkhöhle

Die Gelenkhöhle, Cavitas articularis, ist im eigentlichen Sinn keine Höhle, sondern ein *kapillarer Spalt.* Er enthält lediglich eine geringe Menge Gelenkschmiere, *Synovia.* Sie dient wie das Öl in technischen Gelenken als *Gleitmittel* und zur *Ernährung* des gefäßlosen Gelenkknorpels. An der Bildung dieser mukopolysaccharidhaltigen, hyaluronsäurereichen, schleimartigen Flüssigkeit sind die Fibrozyten der Membrana synovialis beteiligt.

Gelenkspezifische Ausstülpungen der Gelenkhöhlen und damit der Gelenkkapsel, Bursae und Vaginae synoviales, die das Gleiten gelenknaher Sehnen und Muskeln ermöglichen, werden bei den einzelnen Gelenken besprochen.

Sonderstrukturen der Gelenke

Zu den Sonderstrukturen und Hilfseinrichtungen der Gelenke zählen die

- **Disci articulares**, *Zwischenscheiben*,
  - **Menisci articulares** als spezielle Formen der Disci articulares und die
- **Labra glenoidalia**, *Pfannenlippen*.

Alle bestehen aus sehnigem, teilweise faserknorpeligem Gewebe.

Disci articulares. Zwischenscheiben finden sich nur in einigen Gelenken. Sie sind an ihrer Zirkumferenz rings mit der Gelenkkapsel verwachsen und teilen somit das Gelenk in 2 Abteilungen. Sie dienen als *Druckverteiler* und haben eine *Polsterfunktion*, da sie inkongruente Gelenkflächen ausgleichen.

Menisci articulares. Menisci articulares sind eine Sonderform der Disci, die nur im Kniegelenk vorkommen. Wegen ihrer C-förmigen Gestalt unterteilen sie das Gelenk unvollständig.

Labra glenoidalia. Pfannenlippen kommen im Schulter- und Hüftgelenk vor. Sie vergrößern als verformbare Ringwülste den äußeren Umfang der Gelenkpfanne und damit die Kontaktfläche der artikulierenden Skeletteile. Außerdem setzen sie den am Pfannenrand entstehenden Druck herab.

Funktioneller Hinweis. Alle genannten Strukturen haben die Eigenschaft der *Viskoelastizität.* Dies bedeutet, daß die Strukturen nach kurzdauernder Einwirkung einer Last ihre Gestalt zurückgewinnen, sich aber nach längerer Einwirkung fortschreitend verformen.

Ligamenta articularia, Gelenkbänder

Gelenkbänder, *Ligg. articularia*, sind ein wichtiges Bauelement sämtlicher Gelenke. Sie zeigen wie die Sehnen eine straffe Textur aus weitgehend parallel orientierten *kollagenen Fasern.* Meist sind sie in die Membrana fibrosa der Gelenkkapsel eingewebt (Verstärkungsbänder), können aber auch ohne engere Beziehung zur Kapsel die artikulierenden Knochen miteinander verbinden. Gelenkbänder haben 2 Aufgaben:

- *Sie sichern die Führung der Gelenke* in der Bewegung, verhindern also abnorme Bewegungen.
- *Sie begrenzen die Gelenkexkursionen,* hemmen also übermäßige Gelenkausschläge in bestimmte Richtungen.

2. Zusammenhalt

Nicht die Bänder bewirken - wie man annehmen könnte - den Zusammenschluß der Gelenkflächen. Hierfür sind stets *äußere Kräfte* verantwortlich: in 1. Linie die Zugkräfte der über das Gelenk hinwegziehenden Muskeln und z. B. am Bein das Körpergewicht.

3. Führung und Hemmung der Gelenkbewegungen

Eine geordnete Bewegungsführung und eine Hemmung in bestimmten Extremstellungen ist für die Funktionstüchtigkeit der Gelenke unerläßlich. Ein Schlottergelenk ist funktionell minderwertig.

An der Führung und Hemmung sind die Knochen mit ihren Gelenkflächen, der Bandapparat und die Muskulatur bei den einzelnen Gelenken in verschiedenem Maße beteiligt. Es spielen eine Rolle

- **Knochenführung - Knochenhemmung,**
- **Bänderführung - Bänderhemmung,**
- **Muskelführung - Muskelhemmung,**
- **Weichteil-** oder **Massenhemmung.**

Knochenführung ist nur in einigen Gelenken mit besonders geformten Gelenkflächen gegeben (z. B. Humeroulnargelenk).

Knochenhemmung kommt normalerweise nicht vor, allenfalls bei gewaltsamer Überstreckung im Ellenbogengelenk.

Bänderführung hat große Bedeutung bei Gelenken mit stark inkongruenten Gelenkflächen (z. B. Kniegelenk), mit planen Gelenkflächen (z. B. Hand- und Fußwurzelgelenke) und bei Scharniergelenken. An die Stelle der hierbei fehlenden Knochenführung tritt der Bandapparat, der Gelenkbewegungen nur in bestimmten Richtungen freigibt.

Bänderhemmung ist funktionell wichtig. In vielen Gelenken (z. B. Hüft-, Knie- und Ellenbogengelenk, Finger- und Zehengelenke) wird die Streckung ausschließlich durch Bänder gehemmt.

Muskelführung ist bei Gelenken erforderlich, deren ausgiebige Bewegungen weder durch Knochen- noch durch Bänderführung gesichert sind (z. B. Schultergelenk). Die Muskeln wirken hierbei als „verstellbare Bänder". Sie unterliegen der Regelung durch das Nervensystem.

Muskelhemmung liegt vor, wenn bei bestimmten Gelenkstellungen die Dehnbarkeit eines mehrgelenkigen Muskels (Muskelgruppe) erschöpft ist.

Weichteil- oder Massenhemmung tritt z. B. bei extremer Beugung im Ellenbogen- oder Kniegelenk in Erscheinung.

4. Formen

Die Gelenke des menschlichen Körpers lassen sich nach der unterschiedlichen Gestalt der Gelenkflächen, die nur annähernd geometrischen Körpern entsprechen, in einige Grundtypen einteilen. In der Gelenkmechanik wird auch der physikalische Begriff der **Freiheitsgrade** benützt, durch den die Stellung zweier Körper zueinander entsprechend einem Koordinatensystem im Raum definiert werden. Die Bewegungen werden in der Gelenkmechanik auf die Bewegungsachsen (Hauptachsen) bezogen. Die Kenntnis der Hauptachsen erleichtert das Verständnis der Gelenkexkursionen und der Muskelwirkungen.

Zu unterscheiden sind:

- **Dreiachsige Gelenke**, *Kugelgelenk*,
- **Zweiachsige Gelenke**,
- **Einachsige Gelenke**, *Scharniergelenk*,
- **Ebene Gelenke**.

Dreiachsiges Gelenk, Kugelgelenk, Articulatio sphaeroidea

Das dreiachsige Gelenk, Kugelgelenk, besitzt einen kugelförmigen **Gelenkkopf**, der mit einer entsprechend gehöhlten **Gelenkpfanne** artikuliert (z. B. Schultergelenk, Hüftgelenk). Das Gelenk erlaubt Bewegungen in beliebig vielen Richtungen, die aber im Prinzip auf *3 Hauptrichtungen, Freiheitsgrade*, reduziert werden können (Abb. 5-**8a**). Diese Hauptbewegungen erfolgen um *3 Hauptachsen*, die senkrecht aufeinander stehen und sich alle im Kugelmittelpunkt kreuzen. Das sei am Beispiel des Schultergelenks allerdings bei hängendem Arm erläutert:

- Die **1. Hauptachse** verläuft stets in Längsrichtung des bewegten Knochens. Um diese Achse kann der Arm einwärts und auswärts gekreiselt werden: **Innenrotation-Außenrotation**.

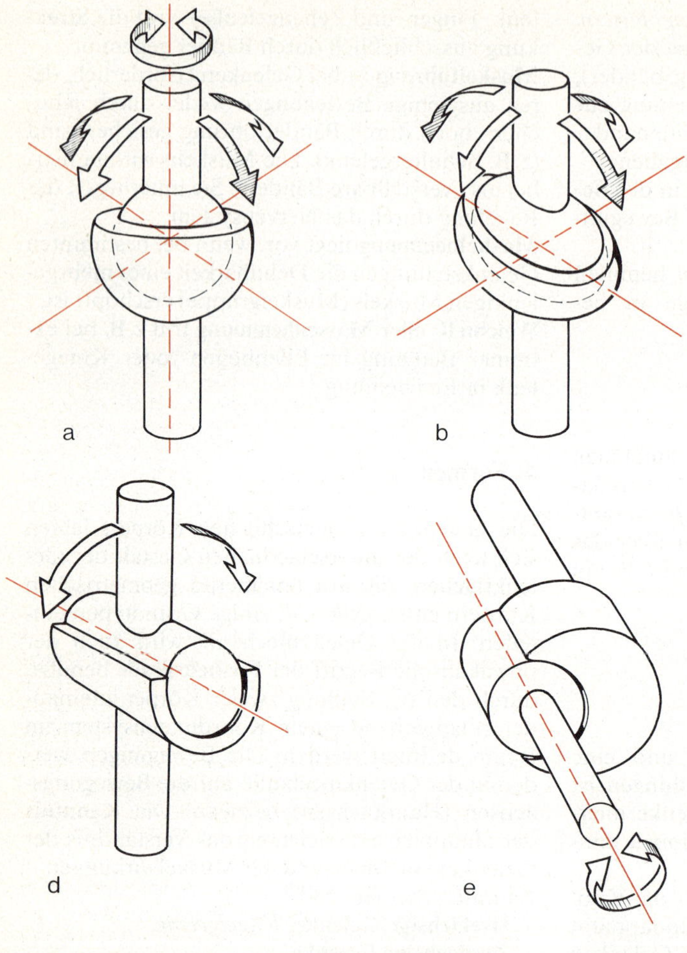

Abb. 5-8a-e. Gelenkformen. **a** Prinzip eines dreiachsigen Gelenks: Kugelgelenk; **b** zweiachsiges Gelenk: Eigelenk; **c** zweiachsiges Gelenk: Sattelgelenk; **d** einachsiges Gelenk: Scharniergelenk mit querliegender Achse; **e** einachsiges Gelenk: Scharniergelenk mit längsverlaufender Achse (Radgelenk). Die *Pfeile* zeigen die Bewegungsmöglichkeiten an

- Die **2. Hauptachse** sei die transversale Achse. Um diese erfolgen Vorhebung und Rückhebung des Arms: **Anteversion-Retroversion** (auch als Beugung, *Flexion*, und Streckung, *Extension*, bezeichnet).
- Die **3. Hauptachse** verläuft dann sagittal (dorsoventral). Um diese erfolgen Seithebung und Senkung des Arms: **Abduktion-Adduktion**.

Unter **Zirkumduktion** versteht man die kombinierte Bewegung um 2 (Haupt-)Achsen, z. B. Kreisen des Arms: Anteversion-Abduktion-Retroversion-Adduktion. Dabei bewegt sich der Arm auf einem Kegelmantel, die Hand beschreibt einen Kreis.

Zweiachsiges Gelenk

Zweiachsige Gelenke sind das **Eigelenk** und das **Sattelgelenk**. Sie besitzen 2 Freiheitsgrade.
Beim **Ellipsoidgelenk**, *Articulatio ellipsoidea*, *Eigelenk*, verhindern im Unterschied zum Kugelgelenk der querliegende eiförmige Gelenkkopf und die entsprechend geformte Pfanne eine Rotation um die Längsachse. Bewegungen um die beiden anderen Achsen sind frei (z. B. proximales Handgelenk, Abb. 5-**8b**).
Beim **Sattelgelenk**, *Articulatio sellaris* besitzen die Gelenkflächen jeweils die Form eines Reitsattels (Abb. 5-**8c**). Die Bewegung um die Längsachse ist bei dieser Gelenkart eingeschränkt, um die beiden anderen Achsen ist sie möglich (Karpometakarpalgelenk des Daumens). Sie erlauben eine Zirkumduktion.

Einachsiges Gelenk, Scharniergelenk, Ginglymus

Einachsige Gelenke, Scharniergelenke, erlauben eine Bewegung der artikulierenden Knochen entweder um eine querliegende Achse oder um eine in Längsrichtung der Knochen verlaufende Achse. Sie haben *1 Freiheitsgrad.*
Bei *querliegender Achse* (Abb. 5-**8d**) wird der Zwangslauf der Gelenkbewegungen stets durch Seitenbänder, *Kollateralbänder*, gesichert. Die

Bewegungen bestehen in Beugung und Streckung (z. B. Humeroulnargelenk, Mittel- und Endgelenke der Finger).
Bei *längs verlaufender Achse* (Abb. 5-**8e**) spricht man von einem **Radgelenk**, *Articulatio trochoidea*, z. B. Gelenk zwischen Atlas und Axiszahn, Articulatio atlantoaxialis mediana.

Ebenes Gelenk, Articulatio plana

Ein ebenes Gelenk mit planen Gelenkflächen, *Articulatio plana*, erlaubt seitliche Verschiebungen. Die Bewegungsmöglichkeit wird in der Regel durch straffe Bänder stark eingeengt.

5. Gefäß- und Nervenversorgung

Die Gelenkarterien bilden meist einen Gefäßring um die Gelenkkörper. Seine Äste erreichen auch die Epiphysen und die Gelenkkapsel. Vor allem die Synovialmembran ist reich kapillarisiert.
Im Stratum fibrosum der Kapsel und in der Nachbarschaft finden sich zahlreiche afferente Nervenfasern (Tiefensensibilität, Schmerz).

6. Biologisches Verhalten

Die Grundform der Gelenke ist genetisch festgelegt. Gleichwohl wird sie durch die Funktion in gewissem Ausmaß modifiziert.
Durch **Training** kann man den Bewegungsumfang steigern. Dabei breiten sich die überknorpelten Berührungsflächen entsprechend aus. Gleichzeitig werden Gelenkkapselabschnitte ausgeweitet und Hemmungsbänder verlängert.
Längerdauernde **Ruhigstellung** führt wie bei allen kollagenen Strukturen zu einer Schrumpfung von Kapsel und Bandapparat. Sofern größere Reservefalten der Gelenkkapsel existieren, verklebt deren Synovialmembran. Die sich aneinanderlegenden Oberflächen werden aus Fibrozyten gebildet, die sich aus ihrem epithelartigen Verband lösen und unter Neubildung kollagener Fibrillen eine Verschmelzung der synovialen Oberflächen herbeiführen. Diese Vorgänge schränken die Bewegungen mehr oder weniger ein.
Eine **Regeneration** des hyalinen Gelenkknorpels ist nicht möglich, da ein Perichondrium fehlt. Knorpeldefekte werden durch Bildung von Faserknorpel repariert.
Gelenkbänder, fibröse Kapsel, Disci und Menisci sind bradytrophe Gewebe. Ihre Wiederherstellung nach Verletzungen dauert oft Monate.

Altersveränderungen. Als Folge mangelnder Übung ist der Bewegungsumfang eingeschränkt. Regressive Veränderungen des gefäßfreien Gelenkknorpels führen zu einer Abflachung und zur Asbestdegeneration (S. 60). An den Randpartien des Gelenkknorpels kommt es zuweilen zu Knorpelproliferationen, die verkalken und später durch Knochengewebe ersetzt werden können. Diese proliferativen Veränderungen können bei ständiger Überbelastung oder Fehlbelastung der Gelenke selbst in jüngerem Lebensalter auftreten.

Klinische Hinweise. Unter den Erkrankungen und Verletzungen des Bewegungsapparats sind Gelenkschäden relativ häufig: Unfall- und Sportverletzungen, rheumatische und degenerative Prozesse (Arthrosen).
Kapselverletzungen. Bei Verstauchung und Zerrung (Distorsion) oder bei Prellung (Kontusion) ist die Gelenkkapsel betroffen. Je nach Stärke der Gewalteinwirkung reagiert sie mit Schwellung, mit vermehrter Flüssigkeitsabsonderung in die Gelenkhöhle (Erguß) oder, falls Kapselgefäße zerreißen, mit Blutaustritt in die Gelenkhöhle (Bluterguß).
Bänderverletzungen. Bei den genannten Traumen sind häufig die Gelenkbänder beteiligt, da sie bei den meisten Gelenken in die Kapsel eingelassen sind. Eine Bänderläsion ist vor allem dann wahrscheinlich, wenn äußere Kräfte eine durch Bänder gehemmte Gelenkbewegung forcieren (Überstreckung im Ellenbogen- oder Kniegelenk). Auch hierbei gibt es verschiedene Verletzungsgrade von der einfachen Zerrung bis zum kompletten Riß.
Knochenverletzungen. Wegen der großen Zugfestigkeit kollagener Fasern kann die Kontinuität kräftiger Bänder erhalten bleiben und statt dessen ein Abriß des Knochenabschnitts erfolgen, in dem das Band inseriert (Abrißfraktur der Knöchel oder des Wadenbeinköpfchens).
Beim Schultergelenk, einem Gelenk mit Muskelführung, kann es z. B. durch Insuffizienz der Haltemuskeln oder infolge Unterentwicklung der Pfannenlippe zur habituellen Luxation (Verrenkung, Auskugelung) kommen. Bei den Gelenken mit Bänderführung haben Luxationen gewöhnlich Kapsel- und Bänderrisse zur Folge.

C. Allgemeine Muskellehre

Die Skelettmuskulatur bildet mit dem passiven Bewegungsapparat eine funktionelle Einheit. Die einzelnen Muskeln lassen sich anatomisch gewöhnlich gut voneinander abgrenzen. Doch wirken sie meist nicht als Individuen, sondern im Verbund mit anderen Muskeln: funktionelle Muskelgruppen.
Übereinkunftsgemäß bezeichnet man die Anheftungsstelle eines Muskels am weniger beweglichen, bei den Extremitäten rumpfnahen Skelett-

teil als **Ursprung**, *Origo*, und die Befestigungsstelle am stärker beweglichen (distalen) Skeletteil als **Ansatz**, *Insertio*.
Die Begriffe Ursprung und Ansatz sind für deskriptive Zwecke notwendig und sinnvoll. Man muß sich nur darüber klar sein, daß funktionell durch die Muskelkontraktion beide Befestigungsstellen einander genähert werden, wobei je nach den Gegebenheiten einmal das eine und einmal das andere Skelettstück das stärker bewegte sein kann.

I. Formen der Muskeln

Am Muskel unterscheidet man einen aus kontraktilen Muskelfasern bestehenden Mittelteil, Bauch, **Venter**, und die sehr verschiedenen langen Sehnen, **Tendines** (Einzahl: *Tendo*), mit denen die Kontraktionskraft auf die Skelettelemente übertragen wird.
Die Kategorisierung der Muskeln kann unter mehreren Gesichtspunkten erfolgen, z. B. nach der

- äußerlich sichtbaren Anordnung der Muskelfasern, oder nach
- Anzahl der Muskelbäuche, Muskelköpfe usw.

Nach der äußerlich sichtbaren Anordnung der Muskelfasern lassen sich unterscheiden (Abb. 5-9)

- **spindelförmige Muskeln**, ***Mm. fusiformes*** (Abb. 5-**9a**). Der Muskelbauch geht unter Verjüngung beiderseits in die Sehnen über. Die Muskelfasern verlaufen fast parallel in Längsrichtung. Hinter dieser oberflächlichen Faseranordnung verbirgt sich im Innern meist eine klare *Fiederung*.
- **einfach gefiederte Muskeln**, ***Mm. unipennati*** (Abb. 5-**9f**). Die Muskelfasern gehen unter spitzen Winkeln unterschiedlicher Größe, *Fiederungswinkel*, einseitig in die Ansatzsehne über. Diese Anordnung erlaubt die Insertion zahlreicher Muskelfasern an der Sehne (z. B. M. extensor hallucis longus).
- **doppelt gefiederte Muskeln**, ***Mm. bipennati*** (Abb. 5-**9e**). Die Muskelfasern erreichen unter verschiedenen Fiederungswinkeln von 2 Seiten die Ansatzsehne. Die Ursprungssehne ist meist als Sehnenblatt ausgebildet. Auch bei diesem Typ können sich viele Muskelfasern an der Sehne anheften (z. B. M. flexor hallucis longus).
- **mehrfach gefiederte Muskeln**. Mehrfach gefiederte Muskeln sind sehr kompliziert gebaut und können nicht generalisierend besprochen werden.
- **platte Muskeln**, ***Mm. plani*** (Abb. 5-**9h**). Diese flächig ausgebreiteten Muskeln kommen in der Bauchwand und am Rücken vor. Die Muskelfasern verlaufen entweder parallel oder konvergierend.

Unter Berücksichtigung der Anzahl der Muskelköpfe, Muskelbäuche und anderen Kriterien kommen vor

- **mehrköpfige Muskeln** (Abb. 5-**9d**). Muskeln dieser Art haben mehrere selbständige Ursprungsanteile, *Köpfe*, die in eine gemeinsame Endstrecke, *Ansatzsehne*, auslaufen: M. biceps, M. triceps, M. quadriceps.
- **mehrbäuchige Muskeln** (Abb. 5-**9g**). Es liegen mehrere Muskelbäuche, die durch Zwischensehnen verbunden sind, hintereinander: zweibäuchiger Muskel, M. digastricus; mehrbäuchiger Muskel, M. rectus abdominis.

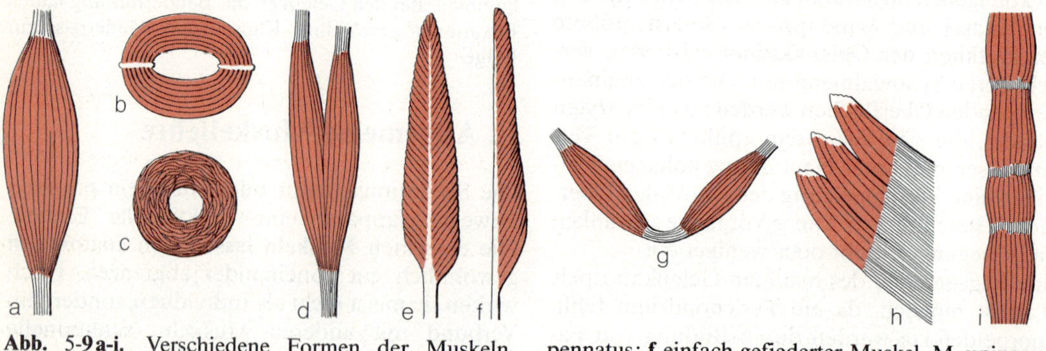

Abb. 5-9a-i. Verschiedene Formen der Muskeln. **a** Spindelförmiger Muskel, M. fusiformis; **b** ringförmiger Muskel, M. orbicularis; **c** ringförmiger Muskel als Schließmuskel, M. sphincter; **d** zweiköpfiger Muskel, M. biceps; **e** doppelt gefiederter Muskel, M. bipennatus; **f** einfach gefiederter Muskel, M. unipennatus; **g** zweibäuchiger Muskel, M. digastricus; **h** platter Muskel, M. planus, dessen platte Sehne als Aponeurose bezeichnet wird; **i** mehrbäuchiger Muskel, z. B. M. rectus abdominis

- **ringförmige Muskeln**, ***Mm. orbiculares.*** Die Muskelfasern umkreisen eine Öffnung und dienen zum Verschluß (M. orbicularis oculi, M. orbicularis oris). Eine Zwischensehne ist mehr oder weniger deutlich eingeschaltet.

Der innere Bau dieser Muskeln geht nicht mit dem äußeren Bild konform. Meist ist eine Fiederung erkennbar, aber auch rein parallelfaserige Anordnungen kommen vor, z. B. M. intercostalis.

II. Bau der Muskeln

Das kontraktile Element des Muskels ist die *Muskelfaser.* Ihre Größe variiert bei menschlichen Muskeln erheblich. Sie kann eine Länge von wenigen Millimetern bis zu 15 cm (z. B. M. sartorius) und einen Durchmesser zwischen 10 μm und 100 μm besitzen. Jede Muskelfaser ist von einer Basalmembran und einem gitterfaserhaltigen Fibrillenstrumpf, *Sarkolemm,* überzogen (S. 68). Sie setzt sich an beiden Enden in eine zarte Sehne aus kollagenen Fibrillen fort. Etwa 10–50 Muskelfasern sind in einem *Primärbündel* zu gemeinsamer Funktion zusammengeschlossen. Die Sehnen der einzelnen Muskelfasern vereinigen sich zu einer einheitlichen Sehne des Primärbündels.

1. Hüllsysteme (Abb. 5-10)

Die Muskelfasern werden durch Bindegewebssysteme zu Einheiten steigender Größenordnung *zusammengefaßt.* Die kollagenen Fasern der bindegewebigen Hüllen besitzen eine spezifische Textur, die eine *Verschieblichkeit* der Muskelfaserbündel gegeneinander gewährleistet. Die Hüllen stellen ferner *Leitbahnen* für die intramuskulären Gefäß- und Nervenäste dar und enthalten Registriereinrichtungen für den Dehnungsgrad der Muskelfasern, Muskelspindeln (S. 183).

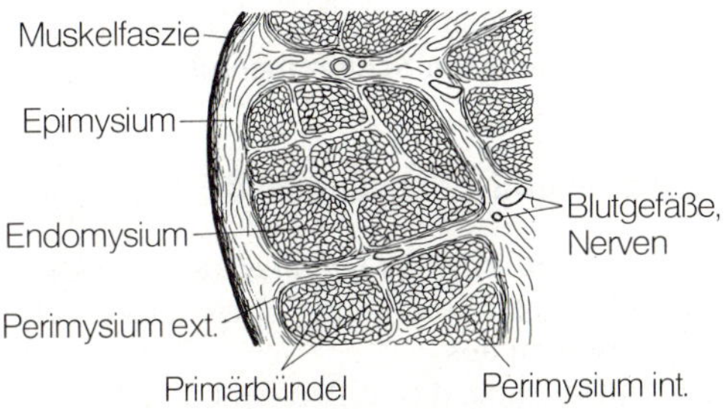

Abb. 5-10. Muskelquerschnitt zur Darstellung der bindegewebigen Hüllsysteme

Die hierarchische Ordnung der Hüllsysteme kommt in der – nicht einheitlich angewandten – Nomenklatur zum Ausdruck. Es werden unterschieden

- **Endomysium**, das das Sarkolemm benachbarter Muskelfasern durch zarte Faserstrukturen locker miteinander verbindet. Im Endomysium verlaufen die *Muskelkapillaren* in Form eines dichten längsgerichteten Netzwerks.
- **Perimysium internum**. Es umhüllt jeweils ein Primärbündel und stellt zugleich eine Verschiebeschicht zwischen den Primärbündeln dar.
- **Perimysium externum**. Hierbei handelt es sich um ein etwas kräftigeres Bindegewebssystem, das Primärbündel gruppenweise zusammenfaßt.
- **Epimysium**. Das Epimysium bildet eine lockere Hülle um den gesamten Muskel und grenzt ihn von seiner Umgebung oder benachbarten Muskeln verschieblich ab.

III. Sehnen

1. Bau

Eine Sehne, *Tendo,* besteht im wesentlichen aus parallel gebündelten, in Zugrichtung angeordneten *kollagenen Fasern.* Sie verleihen der Sehne eine beachtliche Zugfestigkeit von 5-10 kp/mm^2 (50-100 N/mm^2). Die Fasern besitzen aufgrund ihrer Molekularstruktur eine natürliche Wellung. Beim Einsetzen des Muskelzuges wird sie ausgeglichen, so daß die Kontraktionskraft leicht federnd am Knochen angreift. Die Faserbündel sind in kurzen Sehnen parallel orientiert, in langen Sehnen können sie parallel oder schraubig verlaufen.

Der mikroskopische Aufbau der Sehne ist auf S. 57 beschrieben.

Ähnlich wie der Muskel besitzt auch die Sehne bindegewebige **Hüllsysteme**, die Faserbündel verschiedener Ordnung umschließen, *Peritendineum.* Zu unterscheiden sind

- **Peritendineum externum**, eine äußere lockere Bindegewebshülle und ein
- **Peritendineum internum**, das aus Bindegewebsbündeln besteht, die in die Sehne eindringen und dort größere und kleinere Bündel umfaßt.

Die Gefäßversorgung ist spärlich. Nervenfasern verlaufen im Peritendineum zu Spannungsrezeptoren, *Sehnenorganen* (S. 183).

2. Form

Länge und Kaliber der Sehnen wechseln stark. Die Kraft eines Muskels und die Dicke seiner Sehne sind so aufeinander abgestimmt, daß der Muskel auch bei ruckartiger Kontraktion seine Sehne nicht zerreißen kann.
Sehnen können *rundlich, flachoval* oder *flächenförmig* sein. Flächenhaft ausgebreitete Sehnen heißen **Aponeurosen** (Abb. 5-**9h**). Sie kommen entweder als Sehnen platter Muskeln (Bauchmuskeln) vor oder auch als Ursprungssehnen bauchiger Muskeln (z. B. M. gastrocnemius, M. glutaeus medius).

3. Verbindungen

Die Befestigung der Sehne am Muskel erfolgt in fingerförmigen Einsenkungen (S. 73). Die Verbindung der Sehne mit dem Skeletteil erfolgt durch Sehnenfasern, die sich pinselförmig aufspalten und in den Knochen einstrahlen. Außerdem treten oberflächliche Kollagenfasern in das Periost ein und breiten damit den Zug über eine größere Fläche aus.

IV. Hilfsvorrichtungen von Muskeln und Sehnen

Hierzu gehören Faszien, Schleimbeutel und Sehnenscheiden.

1. Faszie

Faszien sind Lamellen aus *straffem Bindegewebe*, die einzelne Muskeln oder Muskelgruppen umschließen. Sie bilden vielfach *Ursprungs- oder Ansatzfelder* von Muskelfasern und ergänzen insoweit das Skelett. Im Gegensatz zum Epi- und Perimysium sind sie von der Längenänderung der Muskeln weitgehend ausgeschlossen. Oft sind Faszien auch nur Grenzschichten lockeren Bindegewebes. Frei von Faszien sind die mimischen Muskeln.

Einzelfaszien bilden einen Führungsschlauch für längere Muskeln mit schrauben- oder S-förmigem Verlauf (z. B. M. sartorius, M. sternocleidomastoideus). Eine solche Faszienscheide sichert Form und Lage des Muskels.

Gruppenfaszien umgeben Muskeln mit gleicher Funktion. An den Extremitäten senken sie sich zwischen Muskelgruppen in die Tiefe und heften

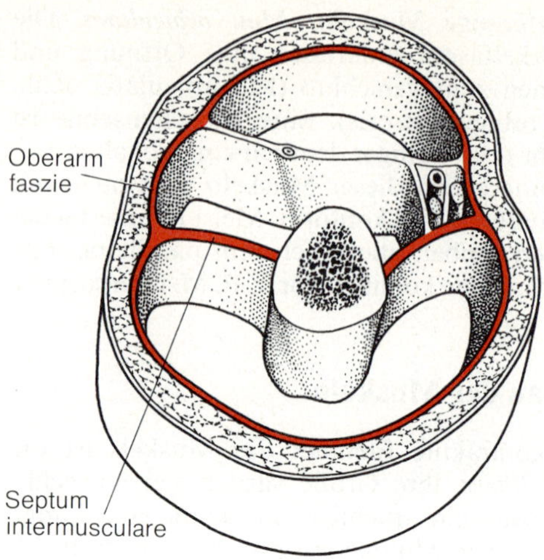

Abb. 5-11. Faszienverhältnisse am Oberarm (Muskellogen)

sich am Periost der Knochen fest. Als *Septa intermuscularia* trennen sie gegensinnig wirkende Muskelgruppen (Abb. 5-**11**) und bilden gemeinsam mit der oberflächlichen Extremitätenfaszie eigene *Muskellogen* (z. B. Beuger- und Streckerloge am Oberarm).

Oberflächliche Körperfaszie. Sie überzieht alle Muskeln des Rumpfes und der Gliedmaßen. Sie grenzt die Subkutis gegen die Muskulatur ab.

2. Bursa synovialis, Schleimbeutel

Schleimbeutel, *Bursae synoviales*, sind Spalträume im Bindegewebe, die mit einer Synovialmembran ausgekleidet sind und wie die Gelenke Synovia enthalten. Sie erleichtern die gegenseitige *Verschieblichkeit* von Strukturen, die unter größerem Druck *flächenhaft* aneinandergepreßt werden. Sie wirken dabei als *Druckverteiler*. Gelenknahe Schleimbeutel stehen in manchen Fällen mit der Gelenkhöhle in Verbindung. (Wenn ein Muskel um einen vorspringenden Knochen herumzieht, bildet sich zwischen Knochen und Muskelunterfläche ein Schleimbeutel).

3. Vagina tendinis, Sehnenscheide

Sehnenscheiden, *Vaginae tendines*, sind bindegewebige Führungsröhren langer Extremitätensehnen. Sie bestehen aus
- **Stratum fibrosum**, das außen liegt, kräftig und in der Umgebung fest verankert ist; es hält die Sehne in ihrer Lage;

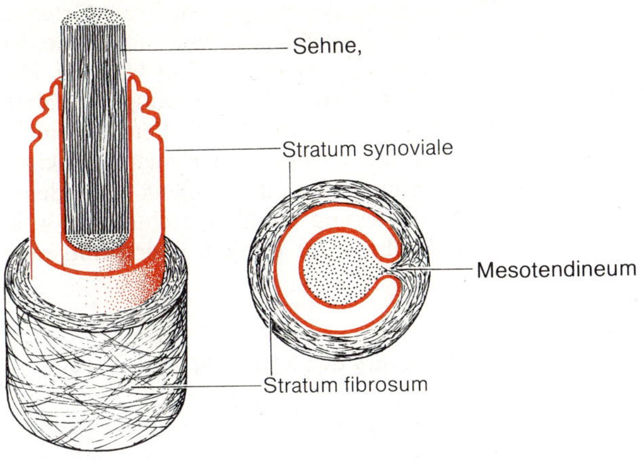

Abb. 5-**12 a, b.** Schema einer Sehnenscheide

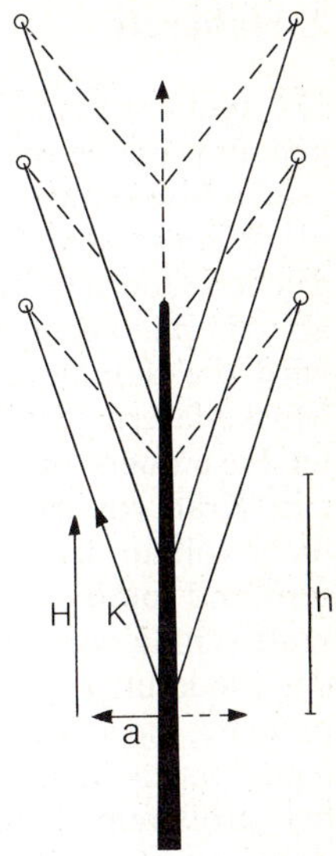

Abb. 5-**13.** Verlauf der Muskelfasern eines doppelt gefiederten Muskels in gedehntem Zustand und bei maximaler Kontraktion der Fasern auf die Hälfte der Ausgangslänge *(gestrichelt)*. Die dabei erzielte Hubhöhe ist mit *h* bezeichnet. Die Kontraktionskraft einer Muskelfaser *(K)* wird infolge der Fiederung in die Komponenten *H* und *a* zerlegt. *H* ist die Komponente, die zur Hubkraft in Sehnenrichtung beiträgt; die Teilkraft *a* wird durch eine gleichgroße Teilkraft kompensiert, die bei Kontraktion der entsprechenden gegenüberstehenden Muskelfaser *(a)* auftritt

- **Stratum synoviale**, das innen liegt und das Gleiten der Sehne in der Bindegewebsröhre erleichert.

Die Vagina synovialis ist eine doppelwandige Hülle, deren Spaltraum Synovia (S. 144) enthält. Sie ist an beiden Enden unter Faltenbildung verschlossen. Dadurch wird gewährleistet, daß die Synovia nicht ausfließt und zugleich die Verschiebung der Sehne möglich bleibt (Abb. 5-**12 a** und **b**). Das innere Blatt der Vagina synovialis ist mit der Sehne fest verbunden. Zwischen den beiden Blättern der Synovialscheide können Verbindungen, **Mesotendineum**, bestehen, über die Gefäße und Nerven an die Sehne herantreten. *Sehnenscheiden sind zur Reibungsminderung an Stellen angeordnet, an denen Sehnen aus dem geraden Verlauf durch vorspringende Knochen oder zurückhaltende Bänder (Retinacula) abgelenkt oder an Knochen entlang durch osteofibröse Kanäle geführt werden.* Das ist bei den langen Sehnen der Hand und des Fußes der Fall.

V. Innere Mechanik des Skelettmuskels

Bei näherer Untersuchung sind alle Muskeln gefiedert, auch wenn es äußerlich nicht erkennbar ist. Die Muskelfasern und auch die Primärbündel setzen also gestaffelt an ihren Sehnen an (Abb. 5-**9 e, f**). Aus dieser Anordnung ergeben sich einige Folgerungen für die sog. innere Mechanik des Muskels.

1. Mechanische Selbststeuerung

Aus der gedehnten Ausgangslage kann sich eine Muskelfaser (Primärbündel) maximal auf etwa *die Hälfte verkürzen* (vgl. elektronenmikroskopische Struktur der Myofibrillen im gedehnten und kontrahierten Zustand). Da ihr Volumen bei der Verkürzung konstant bleibt, muß sie sich entsprechend verdicken. Raum für die Dickenzunahme wird aufgrund der Fiederung zwangsläufig geschaffen, da sich bei Faserkontraktion der Fiederungswinkel und damit der seitliche Abstand der Muskelfasern vergrößert (Abb. 5-**13**). Man spricht von einer mechanischen Selbststeuerung des Muskels. Würde sich ein längsgefaserter Muskel (Abb. 5-**9 a**) unter Belastung verkürzen, käme es zu einem erheblichen Anstieg des Binnendrucks, wodurch nicht zuletzt die zwischen den Muskelfasern gelegenen Kapillaren komprimiert würden.

2. Hubkraft

Die Hubkraft eines Muskels (auch Sehnenkraft genannt) ist die bei maximaler Innervation aller seiner Muskelfasern an der gemeinsamen Endsehne entwickelte Kraft. Sie hängt vom physiologischen Querschnitt und vom Fiederungswinkel ab. Als *physiologischer Querschnitt* des Muskels wird die Summe der Querschnittsflächen aller Muskelfasern bezeichnet. Pro Quadratzentimeter Faserquerschnitt entfalten die Muskelfasern eine Kraft von ca. 6 kp (60 N). Diese Kraft wird nicht voll an der Endsehne wirksam, da die Fasern und somit die Richtung ihrer Kontraktionskraft schräg zur Endsehne verlaufen. Je größer der Fiederungswinkel, desto geringer die Komponente, die an der Sehne zur Hubkraft beiträgt. Andererseits kann im gleichen Muskelvolumen bei größerem Fiederungswinkel eine höhere Zahl von Muskelfasern an der Sehne inserieren, wodurch der Verlust an Hubkraft wieder kompensiert wird.

3. Hubhöhe

Die Hubhöhe, d.h. die absolute Verkürzungsgröße des gesamten Muskels richtet sich in erster Linie nach der *Länge* seiner Muskelfasern. Liegen die Muskelfasern (Primärbündel) in Richtung der Endsehne (*„gerade Fasern"*), so entspricht die Hubhöhe direkt der Faserverkürzung. Sie beträgt aus der gedehnten Stellung maximal 50% der Faserlänge. Für alle *schrägen* Muskelfasern im gefiederten Muskel gilt diese einfache Beziehung nicht. Die von ihnen erzielte Hubhöhe ist stets größer als die Faserverkürzung.
Wenn in einem Muskelindividuum Fasern mit unterschiedlich großen Fiederungswinkeln vorkommen, so ist ihre Ausgangslänge im allgemeinen so bemessen, daß alle Fasern bei gleichem Verkürzungsgrad an der gemeinsamen Endsehne die gleiche Hubhöhe erzielen; d.h. Fasern mit größerem Fiederungswinkel haben eine geringere Ausgangslänge als die „geraden" Fasern.

VI. Äußere Mechanik des Skelettmuskels

Die Wirkung eines Muskels auf das Hebelsystem der gelenkig verbundenen Skelettelemente bezeichnet man als äußere Mechanik. In bezug auf Hubkraft, Hubhöhe und Hebelarm sind die Muskeln auf den Bewegungsumfang des übersprungenen Gelenks abgestimmt und bilden mit ihm ein funktionelles System.

Ein Muskel kann über ein oder mehrere Gelenke hinwegziehen. Dementsprechend unterscheidet man *ein-, zwei- und mehrgelenkige Muskeln.* Für die Beschreibung der Muskelwirkung gilt dabei, daß ein Muskel potentiell in allen Gelenken wirkt, die er überspringt. Ob ein mehrgelenkiger Muskel in einem speziellen Gelenk eine kleine oder große Wirkung entfaltet, richtet sich u.a. nach der Stellung der übrigen übersprungenen Gelenke.

1. Hebelwirkung des Muskels (Abb. 5-**14**)

Das Ausmaß der Muskelwirkung auf die Skelettteile wird bestimmt von der *Hubkraft* und dem *wirksamen Hebelarm* (Drehmoment). Am einfachen Beispiel eines Scharniergelenks seien einige Beziehungen erläutert:
- *Bei gleicher Hubkraft* ist die Muskelwirkung um so höher, je größer der Insertionsabstand des Muskels von der Gelenkachse (Hebelarm) ist.
- *Je größer der Hebelarm,* desto größer muß die Hubhöhe des Muskels (längere Muskelfasern) sein, um maximale Gelenkexkursionen zu erzielen.
- *Der wirksame (virtuelle) Hebelarm* ändert sich mit der Gelenkstellung.

Er ist minimal in Streckhaltung. Die Hubkraft des Muskels wirkt dabei im wesentlichen als *Druckkraft,* die die Gelenkflächen aufeinanderpreßt. Mit zunehmender Beugung wird der wirksame Hebelarm größer und erreicht ein *Maximum,* wenn die Richtung der Hubkraft senkrecht zum bewegten Skeletteil steht. Bei weiterer Beugung wird der wirksame Hebelarm wieder kleiner. Ein Teil der Hubkraft des Muskels wirkt dabei als *Zugkraft,* die die Gelenkflächen voneinander zu ziehen trachtet.

2. Muskelwirkung bei umgelenkter Sehne

Wird eine Sehne durch ein **Hypomochlion** (Knochenvorsprung oder Rückhaltebänder, Abb. 5-**15**) aus dem geraden Verlauf abgelenkt, gilt folgendes:
- Die Richtung des Muskelzuges wird durch die Richtung der Sehnenstrecke zwischen Hypomochlion und Ansatzstelle (*wirksame Endstrecke*) bestimmt (Abb. 5-**15**).
- Wird die Sehne durch das Hypomochlion um ein *Gelenk* herumgeleitet, so ist für die Muskelwirkung in diesem Gelenk die Richtung des Muskelzuges und der Hebelarm maßge-

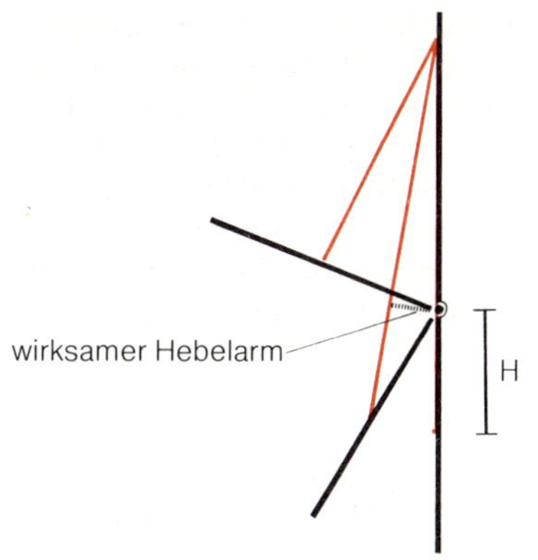

Abb. 5-14. Knochenpaar in Streck- und Beugestellung zur Erläuterung des wirksamen Hebelarms. *Rot,* Richtung des Muskelzugs, *H,* Hebelarm = Insertionsabstand des Muskels von der Drehachse

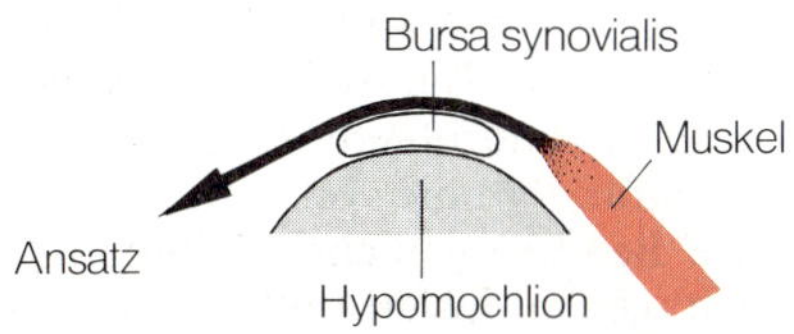

Abb. 5-15. Umlenkung einer Sehne durch ein Hypomochlion. Die Zugrichtung des Muskels entspricht der wirksamen Sehnenstrecke zwischen Hypomochlion und Ansatzstelle

bend. Die Zugrichtung wird durch die Verlaufsrichtung der Sehne *proximal* vom Hypomochlion, und der wirksame Hebelarm durch den senkrechten Abstand der *proximalen* Sehnenstrecke von der Gelenkachse bestimmt.

Diese Verhältnisse liegen z.B. beim langen Beuger der Großzehe (M. flexor hallucis longus) vor (S.366).

Sesambeine, Ossa sesamoidea. In Sehnen ist am Umlenkpunkt ein erbsen- oder scheibenförmiger Knochen eingelagert. Mit seiner überknorpelten Kontaktfläche gleitet er auf der Unterlage (z.B. Kniescheibe). Hierdurch erfolgt eine Verminderung der Reibung und eine Vergrößerung des Abstandes vom Drehpunkt des Gelenks, wodurch das Drehmoment verbessert wird.

3. Aktive und passive Insuffizienz

Bei *mehrgelenkigen* Muskeln reicht meist die *Verkürzungsgröße* (Hubhöhe) nicht aus, um in *allen* übersprungenen Gelenken *maximale* Ausschläge zu erzielen: **aktive Insuffizienz.**

Beispiel: Die zweigelenkigen Beuger am Oberschenkel (ischiokrurale Muskeln) beugen im Kniegelenk und strecken im Hüftgelenk. Wenn sie mit einem Teil ihrer größtmöglichen Verkürzung eine maximale Streckung im Hüftgelenk erzielt haben, reicht der restliche Teil ihrer Verkürzungsmöglichkeit nicht aus, um im Kniegelenk maximal zu beugen; d.h. die Ferse kann das Gesäß nicht berühren.

Andererseits reicht bei mehrgelenkigen Muskeln die physiologisch noch tolerable *Dehnungsfähigkeit* häufig nicht aus, um in den übersprungenen Gelenken Extremstellungen zuzulassen: **passive Insuffizienz.**

Beispiel: Die Dehnungsfähigkeit der ischiokruralen Muskeln ist meist nicht groß genug, um im Stand bei gestreckten Kniegelenken (Teildehnung) durch starke Rumpfbeugung in den Hüftgelenken (Volldehnung) mit den Handflächen den Boden berühren zu können (Muskelhemmung S.145).

VII. Der Muskel als Effektor des Nervensystems

1. Nervenversorgung

Ein Muskel wird von einem oder mehreren Nerven versorgt, die motorische (efferente) und sensible (afferente) Fasern enthalten. Eine motorische Nervenfaser, deren Zelleib im Vorderhorn des Rückenmarks liegt, α-Motoneuron, zweigt sich nach Eintritt in den Muskel vielmals auf und tritt über motorische Endplatten (S.87) mit einer bestimmten Zahl von Muskelfasern in Kontakt.

Die motorische Vorderhornzelle, die zugehörige Nervenfaser und die von ihren Verzweigungen innervierten Muskelfasern werden als **motorische Einheit** bezeichnet. Alle zu einer motorischen Einheit gehörenden Muskelfasern treten stets gleichzeitig in Aktion.

Die Zahl der Muskelfasern einer motorischen Einheit ist verschieden groß. In Muskeln mit präzise dosierbarer Kontraktion wie den äußeren Augenmuskeln gehören 5–10 Muskelfasern zur Einheit, in gröber arbeitenden Extremitätenmuskeln 500–2000.

Die Muskelfasern einer motorischen Einheit liegen nicht gebündelt nebeneinander, sondern sind über weite Gebiete des Muskelbauchs verteilt. Um alle Fasern eines Muskels gleichzeitig in Aktion zu setzen, müssen somit sämtliche Vorderhornzellen, deren Axone den Muskel erreichen, aktiviert werden.

Kleinere Nervenzellen des Vorderhorns entsenden motorische Fasern zu Muskelfasern inner-

halb der Muskelspindeln, γ-Motoneurone (S. 183).
Die sensiblen Fasern eines Muskelnerven leiten Erregungen vor allem aus den *Dehnungsrezeptoren* (Muskelspindeln, Abb. 7-**2**, S. 183) und den *Spannungsrezeptoren* (Sehnenorgane) zum Rükkenmark. Sie bilden Afferenzen für den Reflexapparat des Rückenmarks und informieren weiter aufsteigend das Gehirn über den jeweiligen Spannungszustand des betreffenden Muskels.

2. Muskeltonus und Kontraktionsformen

Auch in *Ruhe* laufen ständig Nervenimpulse in den Muskel ein. Diese reflektorische Dauererregung ruft eine Spannung des Muskels hervor, die als *Tonus* bezeichnet wird. Der Tonus ist individuell verschieden, variiert bei den einzelnen Muskeln und Muskelgruppen und kann bei bestimmten Erkrankungen des Nervensystems abgeschwächt oder gesteigert sein. Wird der den Muskel versorgende Nerv durchtrennt, erlischt der Tonus (*schlaffe Lähmung*).
Verstärkt einlaufende Nervenimpulse führen zu einer *Verkürzung und Spannungszunahme* des Muskels. In der Regel sind beide Komponenten in verschiedenem Ausmaß bei der Kontraktion beteiligt. Experimentell lassen sich 2 Grenzfälle ermitteln: kann sich ein Muskel ungehindert verkürzen, so bleibt seine Spannung weitgehend konstant: **isotonische Kontraktion**. Wird der Muskel durch Fixierung seiner Ursprungs- und Ansatzpunkte an einer Verkürzung gehindert, so steigt seine Spannung bei konstanter Lage: **isometrische Kontraktion**.
Wie beide Kontraktionsformen quantitativ und zeitlich bei der Muskeltätigkeit zusammenwirken, wird deutlich, wenn der Muskel ein Gewicht hebt. Zunächst spannt sich der Muskel ohne Verkürzung an (*isometrische Phase*). Sobald die Kontraktionskraft so stark gestiegen ist, daß sie das Gewicht anhebt, verkürzt sich der Muskel, ohne daß die Spannung weiter zunimmt (*isotonische Phase*). Beim Schließen des Mundes z. B. heben die Kaumuskeln den Unterkiefer zunächst isotonisch, bis sich die Zahnreihen berühren. Die weitere Kontraktion ist isometrisch und verstärkt den Kaudruck. Schließlich kann die Spannung des Muskels auch bei seiner Verlängerung anwachsen: Durch Vorneigung des Rumpfes im Stand *verlängern* sich die Rückenmuskeln und wirken gleichzeitig durch *Spannungserhöhung* der beugenden Schwerkraft entgegen.
Bei der Beschreibung der Muskelwirkung wird gewöhnlich die **Bewegungsfunktion** in den Vordergrund gestellt. Doch ist zu bedenken, daß dieselben Muskeln und Muskelgruppen infolge einer *isometrischen* Kontraktion wichtige **Haltefunktionen** ausüben können: z. B. die Sicherung der aufrechten Haltung der Wirbelsäule, die Verspannung der Fußgewölbe, die Führung der Bewegungen im Schultergelenk. Außerdem kommt den Muskeln auch noch eine **bremsende Funktion** in der Endphase einer Bewegung zu.

3. Bewegungsaufbau

Die um ein Gelenk gruppierten Muskeln wirken nicht als Individuen, sondern werden durch das Nervensystem zu gemeinsamer Tätigkeit veranlaßt. Muskeln mit gleichsinniger Funktion werden **Synergisten** genannt (z. B. M. biceps brachii und M. brachialis als Beuger im Ellenbogengelenk). Während des Bewegungsablaufs sind auch die gegensinnig wirkenden Muskeln, **Antagonisten**, innerviert (z. B. M. triceps brachii als Strekker im Ellenbogengelenk). Die Antagonisten sorgen durch abgestufte kontrollierte Verringerung ihrer Spannung dafür, daß die von den Synergisten ausgeführte Bewegung nicht schleudernd, sondern gezügelt, genau dosiert und damit harmonisch abläuft.
Beim *einachsigen Gelenk* erlaubt die anatomische Anordnung der Muskeln eine eindeutige Gliederung in Synergisten und Antagonisten. Der Bewegungsaufbau erscheint entsprechend einfach.
Wegen des fehlenden Zwangslaufs ist *beim Kugelgelenk* der Bewegungsaufbau komplexer. Im Prinzip bewirkt jeder Muskel Bewegungen in allen 3 Hauptrichtungen zugleich, wenn auch mit unterschiedlichem Drehmoment. So bewirkt z. B. der M. pectoralis major bei herabhängendem Arm eine Innenrotation, Adduktion und Anteversion. Um eine reine Anteversion des Arms zu erzielen, muß die Innenrotations- und Adduktionswirkung dieses Muskels durch entsprechende Antagonisten verhindert werden.
Wenn ein Muskel das Gelenk kegelmantelartig umgreift (z. B. M. deltoideus), ist er bei bestimmten Bewegungen nur mit einzelnen Portionen beteiligt, während andere Portionen zugleich antagonistisch wirken. *Synergisten und Antagonisten brauchen also nicht immer anatomisch abgrenzbare Muskelindividuen zu sein.*
Bei mehrachsigen Gelenken werden Muskeln oder Muskelportionen jeweils für eine bestimmte Bewegung funktionell gruppiert. Die Auswahl und Koordination leistet das Nervensystem. Nach vorgegebenen Bewegungsmustern, die vielfältig abstufbar und variierbar sind, startet und kontrolliert es den Bewegungsablauf.

VIII. Biologisches Verhalten der Muskeln

Krafttraining. Durch Krafttraining unter kurzzeitigem Einsatz der *maximalen* Muskelkraft (Klimmzüge) entwickelt der Muskel eine ***Aktivitätshypertrophie.*** Dabei verdickt sich jede einzelne Muskelfaser, behält jedoch ihre ursprüngliche Länge bei. Entsprechend gewinnt der Muskelbauch an Volumen. Eine Aktivitätshypertrophie entsteht auch durch Übungen, bei denen sich der Muskel nur *isometrisch* kontrahiert. Kraftvolles rhythmisches Umspannen einer Kugel z. B. führt zur Hypertrophie der Fingerbeuger.

Dauerarbeit eines Muskels , bei der nicht die maximale Muskelkraft gefordert wird, führt nicht zur Hypertrophie. Dagegen wird durch bessere Ausbildung des Kapillarsystems die Durchblutung und damit die Stoffwechselleistung gesteigert (Langstreckenläufer).

Mangelnde Betätigung eines Muskels, längere Ruhigstellung (Gipsverband) oder Ausfall seiner Nervenversorgung haben eine ***Inaktivitätsatrophie*** zur Folge. Die einzelne Muskelfaser wird dünner und der Muskelbauch insgesamt schlanker.

Dehnungsübungen. Damit wird zunächst eine bessere Nachgiebigkeit des bindegewebigen Hüllensystems des Muskels, sodann auch eine Verlängerung der Muskelfaser und damit eine größere Hubhöhe erzielt (z. B. Verlängerung des geraden Bauchmuskels bei übungsmäßig gesteigerter Rückneigung der Wirbelsäule).

Bewegungseinschränkung führt umgekehrt in einem Gelenk zur Faserverkürzung in den entsprechenden Muskeln. Dabei werden die Muskelfaserenden teilweise sehnig umgewandelt.

Der Skelettmuskel besitzt beim Menschen eine *geringe Regenerationsfähigkeit.* Nach Muskelrissen bildet sich meist eine bindegewebige Narbe. Wenn der Narbenkomplex nicht zu ausgedehnt ist, brauchen Hubhöhe und Hubkraft nicht wesentlich beeinträchtigt zu sein.

Auch *Sehnen* reagieren in Anpassung an geänderte Beanspruchung mit Hypertrophie oder Atrophie. Als Bindegewebsformation regenerieren sie relativ gut.

Daß durch geeignetes Training eine Hypertrophie nicht nur des Muskelbauchs, sondern auch der Sehnen und der zugehörigen Knochen erzielt wird, kennzeichnet diese Elemente als Glieder eines *funktionellen Systems.*

Kapitel 6

Allgemeine Anatomie des Kreislaufsystems

A. Gliederung und Funktion

Zur Erfüllung seiner *Transportaufgaben* zirkuliert das Blut in einem geschlossenen Röhrensystem. Motor der Blutbewegung ist das Herz. Durch die Ventilfunktion der Herzklappen wird zudem die Stromrichtung festgelegt. Herz und Gefäße bilden die Organe des Blutkreislaufs.

Zu unterscheiden sind

- **Arterien**, *Schlagadern,*
- **Venen**, *Blutadern,*
- **Kapillaren.**

Arterien heißen alle Gefäße, die das Blut vom Herzen fortleiten.

Venen heißen alle Gefäße, die das Blut zum Herzen zurückführen.

Wichtiger Hinweis. Diese Bezeichnungen gelten ohne Rücksicht darauf, ob in den Arterien sauerstoffreiches, arterielles, oder sauerstoffarmes, venöses Blut fließt. So führen z.B. die Aa. pulmonales (S. 548) venöses und die Vv. pulmonales arterielles Blut.

Kapillaren sind die kleinsten Arterien und Venen verbindenden Gefäße. Sie dienen dem Stoff- und Gasaustausch zwischen Blut und Geweben.

Eine einfache Form des Blutkreislaufs findet sich bei niederen Wirbeltieren. Abb. 6-**1** zeigt das Kreislaufsystem bei den *Fischen.*

Die sich nacheinander kontrahierenden Herzabteilungen Sinus-Vorhof-Kammer befördern das venöse Blut in die Kiemengefäße. Dort wird es mit Sauerstoff angereichert und fließt als arterielles Blut in die Gefäßsysteme der verschiedenen Körperregionen. Von hier aus wird es durch die Körpervenen zum Herzen zurückgeleitet. Das im venösen Abschnitt des Kreislaufs gelegene Herz pumpt das Blut in 2 *hintereinandergeschaltete* Kapillarbezirke: die Kiemenkapillaren und die Körperkapillaren. Der vom Herzen erzeugte Blutdruck ist insgesamt niedrig (Niederdrucksystem), der Druckabfall im Verlauf des Blutstromkreises gering.

Bei den Säugetieren und beim Menschen wird die Effizienz des Kreislaufs durch den Einbau eines 2. Pumpwerks im arteriellen Abschnitt erheblich gesteigert. Die venöse und die arterielle Pumpe sind in *einem* Organ, dem Herzen, vereinigt. Durch eine Scheidewand in den Vorhöfen und den Kammern bleibt das venöse rechte Herz vom arteriellen linken Herzen morphologisch und funktionell getrennt. Das Funktionsschema (Abb. 6-**2**) zeigt, daß die *venöse* Hälfte des Herzens lediglich den *Lungenabschnitt* des Kreislaufs, und die *arterielle* Hälfte den gesamten *Körperabschnitt* versorgt.

Die Förderleistung (Minutenvolumen) jeder Herzhälfte muß zur Vermeidung von Stauungen gleich sein. Dagegen sind die Druckverhältnisse

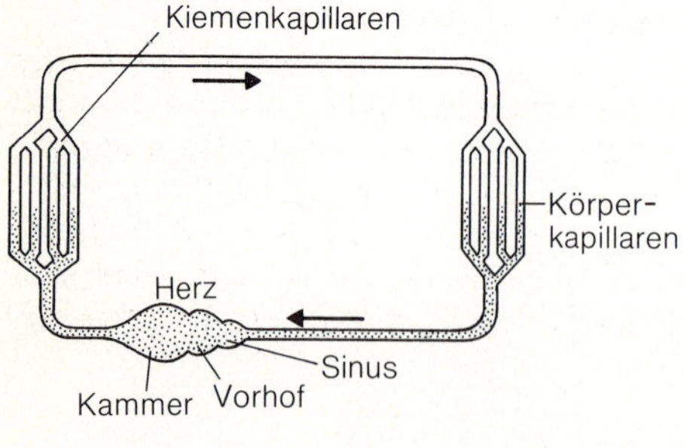

Abb. 6-1. Schema des Blutkreislaufs bei Fischen

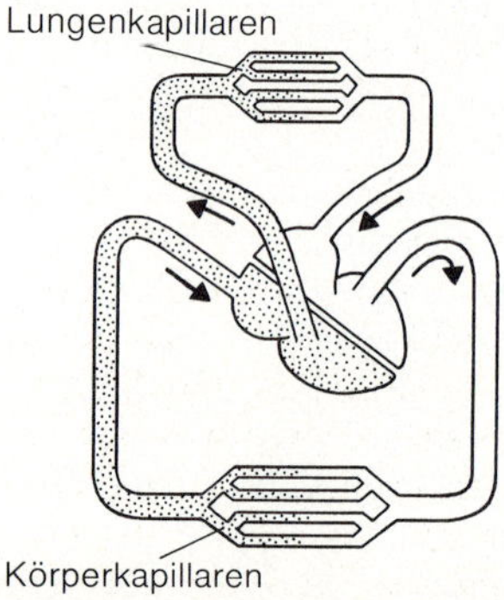

Abb. 6-2. Schema des Blutkreislaufs bei Säugetieren. Gefäße, die sauerstoffarmes Blut führen, sind *punktiert* dargestellt

im Körper- und Lungenabschnitt verschieden. Infolge hoher Strömungswiderstände herrscht im arteriellen Abschnitt von der linken Kammer des Herzens bis zu den kleinen Arterien ein mittlerer Blutdruck von 100 mmHg (= 100 · 133 Pa; *Hochdrucksystem*), der von der Arbeit des linken Herzens aufrecht erhalten wird. Im Lungenabschnitt wird durch das venöse rechte Herz ein mittlerer Druck von 20 mmHg erzeugt (= 20 · 133 Pa; *Niederdrucksystem*). Auch die Kapillar- und Venenbezirke im Körperabschnitt des Kreislaufs, in denen der Druck auf 25–0 mmHg (= 25 · 133 Pa – OPa) abfällt, gehören zum Niederdrucksystem.

Der hohe Blutdruck im arteriellen Bereich ermöglicht eine differenzierte Regulierung der Durchblutung der verschiedenen Gefäßprovinzen in Anpassung an die jeweilige Organleistung.

Der Blutkreislauf ist, funktionell betrachtet, ein einheitlicher Kreislauf mit 2 Pumpen (rechtes und linkes Herz). Stellt man das Herz in das Zentrum des Kreislaufs, kann man ihn in einen **großen** oder **Körperkreislauf** und einen **kleinen** oder **Lungenkreislauf** unterteilen.

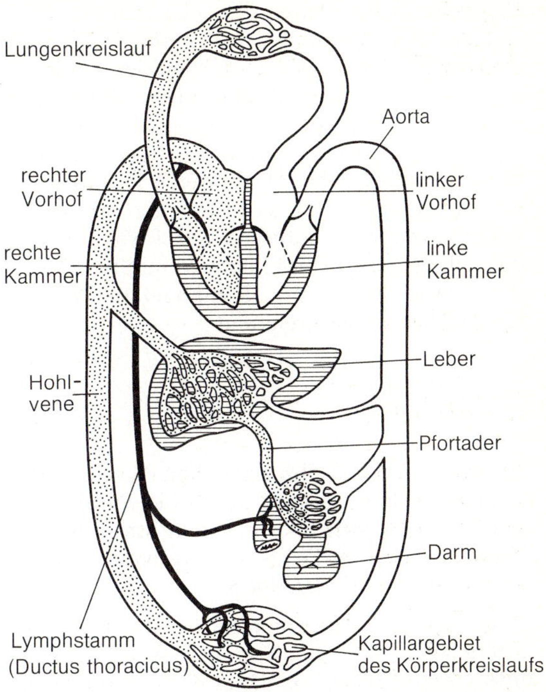

Abb. 6-3. Vereinfachtes Schema des Kreislaufsystems. Gefäße, die venöses Blut führen, sind *punktiert*, Lymphstämme *schwarz* dargestellt

I. Übersicht über den Kreislauf beim Menschen

1. Blutgefäßsystem (Abb. 6-3)

Aus der Körperperipherie wird das venöse Blut über die *obere* und *untere Hohlvene* (Abb. 6-9; in Abb. 6-3 sind vereinfachend obere und untere Hohlvene als 1 Gefäß gezeichnet) dem *rechten Vorhof* zugeleitet. Von da aus gelangt es bei geöffnetem Ventil (rechte Vorhof-Kammer-Klappe) in die *rechte Kammer*. Die Kontraktion der Kammermuskulatur befördert das Blut nach Schluß der Vorhof-Kammer-Klappe durch die *Lungenarterien* in die Lungen. In den Lungenkapillaren gibt das Blut Kohlendioxyd an die Atemluft ab und nimmt aus ihr Sauerstoff auf. Das arterialisierte Blut wird über die *Lungenvenen* dem *linken Vorhof* zugeleitet und gelangt von da aus in die *linke Kammer*. Diese pumpt das Blut nach Schluß der linken Vorhof-Kammer-Klappe in die Hauptschlagader, *Aorta*, die es über die Arterien in die verschiedenen Körperregionen und Organe leitet. Funktionell kommt den Endabschnitten der Arterien, den *Arteriolen*, besondere Bedeutung zu. Nachdem anschließend in den *Kapillaren des Körperkreislaufs* das Blut Sauerstoff und Nährstoffe an die Gewebe abgegeben und Kohlendioxyd und Stoffwechselprodukte aufgenommen hat, fließt es durch die *Körpervenen*, die sich schließlich zur oberen und unteren Hohlvene vereinigen, wieder zum rechten Vorhof zurück.

Da im **kleinen Kreislauf** als einziges Organ die Lunge gelegen ist, fließt durch sie die *gesamte* zirkulierende Blutmenge. Dagegen sind im **großen Kreislauf** die Gefäßsysteme der einzelnen *Körperregionen und Organe nebeneinander* geschaltet. Dadurch wird die zirkulierende Blutmenge prozentual unterschiedlich auf die Organe verteilt und die Durchblutung kann organspezifisch reguliert werden.

Eine Ausnahme von diesem allgemeinen Prinzip bildet das **Pfortadersystem**. Das venöse Blut aus dem Kapillargebiet des Magen-Darm-Kanals wird über die Pfortader zunächst einem weiteren Kapillarsystem in der Leber zugeführt, bevor es in die untere Hohlvene gelangt. Hier sind also *2 Kapillarbezirke hintereinander geschaltet* (Abb. 6-3).

2. Lymphgefäßsystem

Die Gewebsflüssigkeit wird zu einem Teil ins Blut, zum anderen Teil in das Lymphsystem aufgenommen. Die in Gewebsspalten entstehenden

Lymphkapillaren leiten die fast zellfreie Gewebsflüssigkeit, *Lymphe*, in Lymphgefäße, *Vasa lymphatica*, die zu größeren Stämmen vereinigt in herznahen Venen münden. In ihre Bahn sind in gewissen Abständen *Lymphknoten* eingeschaltet, die die Lymphe kontrollieren und Lymphozyten an sie abgeben. Dabei treten jeweils mehrere Lympgefäße (Vasa afferentia) in einen Lymphknoten ein, während nur 1 Vas efferens das Hilum des Lymphknotens verläßt. Durch diese Anordnung der Lymphgefäße wirken Lymphknoten konvergierend.

II. Mechanik

Der hohe Blutdruck im arteriellen Abschnitt des Körperkreislaufs kommt durch die Pumparbeit der linken Herzkammer und den Strömungswiderstand zustande. Der Strömungswiderstand ist eine Funktion der *Arteriolen.*

Arteriolen. Die Arteriolen bilden das Ende der arteriellen Strombahn. Von ihrer Anzahl, Länge und ihrem Querschnitt hängt der Gesamtwiderstand in den Arterien ab. Infolge der fortschreitenden Aufzweigung des Arterienbaums ist der Gesamtquerschnitt der Arteriolen größer als der aller zuführenden Arterien. Damit wäre an sich eine Minderung des Strömungswiderstandes verbunden. Doch relativ stärker als der Querschnitt steigt mit der Aufzweigung die gesamte innere Wandfläche des Systems, so daß *Reibungswiderstände* zwischen Blut und Arteriolenwand vermehrt wirksam werden und damit die Strömungsgeschwindigkeit und der Blutdruck zur Peripherie hin absinken.
Für den Strömungswiderstand in der *einzelnen* Arteriole gilt das Hagen-Poiseuille-Gesetz, wonach sich bei Konstanz von Gefäßlänge und Blutviskosität der Widerstand umgekehrt proportional zur 4. Potenz des Gefäßradius ändert. Das besagt, daß relativ kleine Gefäßverengerungen eine erhebliche Widerstandserhöhung zur Folge haben. *Die Arteriolen sind die wirksamsten Widerstandsregler.* Sie werden daher auch als **Widerstandsgefäße** bezeichnet. Sie sind maßgebend für den *Blutdruck* im vorgeschalteten Arteriensystem und steuern zugleich die *Durchblutungsgröße* der jeweils von ihnen versorgten Organe. Sie können durch praekapilläre Sphinkteren unterstützt werden.

Kapillaren. Die den Arteriolen nachgeschalteten Kapillaren können mangels kontraktiler Wandelemente ihren Querschnitt nicht aktiv ändern. Ihre Durchblutung und der in ihnen herrschende Druck werden von den Arteriolen bestimmt. Sie verhalten sich damit wie *druckpassive* Schläuche. Wegen der ausgedehnten Verzweigung des Kapillarnetzes (großer Gesamtquerschnitt) ist die *Strömungsgeschwindigkeit gering.* Dies ist in Abstimmung mit der Kapillarlänge wesentliche Voraussetzung für einen intensiven Stoff- und Gasaustausch zwischen Kapillaren und Gewebe. Der größte Teil der Gesamtblutmenge des Körpers, etwa 85%, findet sich im Niederdrucksystem, davon wiederum die größere Menge im Kapillar- und Venengebiet des großen Kreislaufs. Hier also liegen wesentliche Blutspeicher.

Venen. Der Blutdruck in den Körpervenen ist niedrig; in den herznahen Hohlvenen sinkt er mit der Kammerkontraktion unter 0 mmHg (negativer Druck, Sog). Das ist ein Zeichen, daß das Herz auch als Saugpumpe wirkt. Für den venösen Rückstrom reicht die *Saugwirkung des Herzens* allein nicht aus; sie wird im Thoraxbereich unterstützt vom *Lungenzug*, in den Extremitäten durch die **Venenklappen** im Zusammenwirken mit der Skelettmuskulatur, ferner durch die sog. *arterio-venöse Koppelung.* Das ist die Umschließung einer Arterie und gewöhnlich zweier Begleitvenen durch eine gemeinsame, wenig dehnbare Bindegewebshülle. Bei jedem Pulsschlag drängt die sich weitende Arterie ein gewisses Blutvolumen in den Klappenabschnitten der benachbarten Venen herzwärts.

B. Blutgefäße

I. Bau der Gefäßwand

Arterien, Venen und Kapillaren besitzen einen typischen Grundbauplan (Abb. 6-4). Jedoch ist der Wandbau in den einzelnen Gefäßabschnitten entsprechend den verschiedenen Aufgaben und der Belastung durch den Blutdruck abgewandelt. Arterien und Venen sind Blutleiter, Kapillaren dienen Austauschprozessen.
Bei Arterien und Venen werden 3 Schichten unterschieden:
- **Tunica intima** (kurz: ***Intima***),
- **Tunica media** (kurz: ***Media***) und
- **Tunica externa** (kurz: ***Adventitia***).

Intima. Die Intima besteht aus dem *Endothel*, einem geschlossenen einschichtigen Verband flacher Zellen, und aus dem *subendothelialen Bindegewebe*, das zarte kollagene Fasern und feine elastische Netze enthält. Die Faserzüge und die länglichen Endothelzellen sind vornehmlich in Richtung des Blutstroms angeordnet. Die Intima besorgt den Stoff- und Gasaustausch zwischen Blut und Gefäßwand. Eine unversehrte Endothelschicht ist eine wesentliche Voraussetzung zur Verhinderung einer intravasalen Blutgerinnung (Thrombusbildung).

Media. Die Media nimmt die Ring- und Längsspannungen auf, die durch den Blutdruck und die Pulswelle in der Gefäßwand verursacht werden. Sie fördert dadurch einen gleichmäßigen Blutstrom und reguliert die Gefäßweite. Als Bauelemente enthält sie *glatte Muskelzellen*, *kollagene* und *elastische Fasern* in überwiegend ringförmiger Anordnung. Der Mengenanteil dieser Bauelemente richtet sich nach der Beanspruchung und ist für die einzelnen Gefäßabschnitte charakteristisch.

Adventitia. Die Adventitia ist ein Geflecht aus kollagenen Fasern mit einem unterschiedlich großen Gehalt an elastischen Netzen. Sie verankert die Gefäße in ihrer Umgebung. Da die Fasern im wesentlichen in Längsrichtung orientiert sind, kann die Adventitia äußere Längsdehnungskräfte aufnehmen (z.B. bei Extremitäten- und Eingeweidegefäßen).

Ernährung. Die Ernährung der Gefäßwand erfolgt in den inneren Schichten durch das strömende Blut. Bei größeren Arterien und Venen dringen eigene Versorgungsgefäße, **Vasa vasorum**, aus der Adventitia in das äußere Drittel der Media vor. Bei kleineren Gefäßen wird die dünne Wandung ausschließlich vom Lumen aus versorgt. Hier fehlen Vasa vasorum.

Innervation. Die Gefäßmuskulatur wird durch Fasern des vegetativen Nervensystems (Vasomotoren) innerviert, die die Weitenstellung und die Wandspannung regulieren. *Spannungsrezeptoren* liegen in der Adventitia.

1. Arterien

Aufgrund des Wandbaus werden
- **Arterien vom elastischen Typ** und
- **Arterien vom muskulären Typ** unterschieden.

Arterien des elastischen Typs (Abb. 6-4a)

Zu ihnen gehören die großen herznahen Gefäße: Aorta, A. carotis communis, A. subclavia, A. iliaca communis, ferner Truncus pulmonalis und Aa. pulmonales.

Intima. Die Intima ist entsprechend der mechanischen Beanspruchung relativ dick. Unter dem Endothel kommen neben kollagenen und elastischen Fasern in Längsrichtung orientierte glatte Muskelzellen vor.

Media. Die Media ist unscharf gegen Intima und Adventitia abgegrenzt und zeichnet sich durch eine Vielzahl konzentrisch angeordneter **elastischer Membranen** aus, die untereinander anastomosieren und für den Stoffdurchtritt gefenstert sind. Zwischen benachbarten Membranen sind verzweigte **glatte Muskelzellen** ausgespannt, die den Dehnungswiderstand der Gefäßwand beeinflussen können. Die Bindegewebsgrundsubstanz zwischen den Membranen enthält größere Mengen von Proteoglykanen, in die spärliche kollagene Fasern eingelagert sind.

Adventitia. In der Adventitia verlaufen *Vasa vasorum* und *Nervenfasern*.

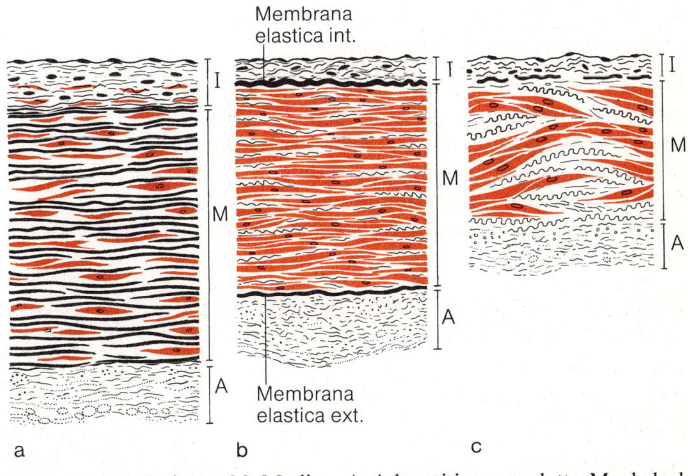

Abb. 6-4a-c. Querschnitt durch die Gefäßwand. *I*, Intima; *M*, Media; *A*, Adventitia; *rot*, glatte Muskelzellen; *schwarz*, elastische Netze. **a** Arterie vom elastischen Typ (Aorta); **b** Arterie vom muskulären Typ; **c** mittelgroße Vene

Histophysiologie. Die Arterien des elastischen Typs, vor allem der Anfangsteil der Aorta, besitzen eine sog. *Windkesselfunktion.* Das in der Systole des Herzens ausgeworfene Blutvolumen wird von der Aorta unter Wanddehnung aufgenommen und in der Diastole durch die elastischen Rückstellkräfte der Aortenwand weiterbefördert. Dadurch wird - ähnlich wie beim Windkessel früherer Feuerspritzen - der wegen der rhythmischen Herztätigkeit diskontinuierliche Blutstrom zunehmend in einen kontinuierlichen Strom umgewandelt.

Arterien des muskulären Typs (Abb. 6-4b)

Zu ihnen zählen die mittleren und kleinen Arterien des großen Kreislaufs. Sie zeigen den Dreischichtenbau am deutlichsten.

Intima. Die Intima bildet an der Grenze zur Media eine **Membrana elastica interna**, die aus stark vernetzten elastischen Elementen besteht. Im histologischen Präparat erscheint sie gefältelt; im lebenden Organismus ist sie in der durch den Blutdruck gedehnten Arterienwand stets glatt.

Media. Die Media wird aus Schichten zirkulär oder flach schraubenförmig angeordneter **glatter Muskelzellen** gebildet. Zwischen ihnen finden sich zarte elastische Membranen. An der Grenze zur Adventitia verdichten sich die elastischen Elemente zu einer **Membrana elastica externa**, die häufig nur schwach entwickelt ist oder auch gänzlich fehlt.

Arteriolen

Arteriolen sind die Endstrecken der arteriellen Strombahn. Sie regeln die Durchblutung des nachgeschalteten Kapillargebiets.

Intima. Im Bereich der Intima liegen die Endothelzellen unmittelbar auf einer sehr feinen Elastica interna. Diese besitzt stellenweise *kleine Öffnungen*, durch welche Fortsätze von Endothelzellen mit dem Plasmalemm der Media-Muskelzellen in Kontakt treten. *Subendotheliales Bindegewebe fehlt.*

Media. Die Media ist charakterisiert durch *1 oder 2 zirkuläre Schichten glatter Muskelzellen.*

2. Kapillaren

Organe und Gewebe besitzen ein für sie typisches Kapillarmuster, flächenhafte oder raumförmige Netze oder Schlingen. Von Ausnahmen abgesehen, sind die Kapillaren 0,5-1 mm lang. Ihr Durchmesser schwankt je nach Durchblutung zwischen 5 und 15 μm. Einige Organe wie z. B. die Leber oder inkretorische Drüsen haben sehr weite Kapillaren. Sie werden *Sinusoide* genannt.

Der **Wandbau** der Kapillaren ist organspezifisch und damit funktionsabhängig. Dennoch läßt sich ein Grundtyp mit 3 Komponenten beschreiben (Abb. 6-5):

- **Endothel**,
- **Basalmembran** (Grundhäutchen) und
- **Perizyten**.

Endothel. Das Endothel besteht aus flachen Zellen, die sich zu einem Rohr zusammenschließen und untereinander durch Zonulae occludentes (Tight junctions) und Gap junctions verbunden sind (Abb. 6-5). Das Zytoplasma weist zahlreiche Transportbläschen und transepitheliale Kanälchen auf. Im Interzellularspalt findet sich Interzellularsubstanz. Durch Auflösung dieser Interzellularsubstanz und der Zellhaften können weiße Blutkörperchen die Kapillarwand passieren

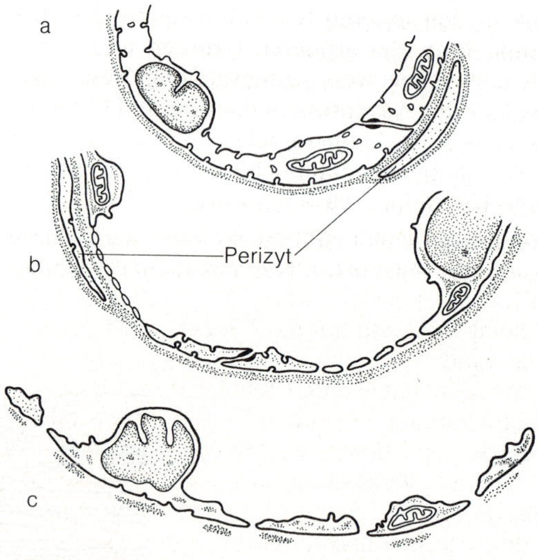

Abb. 6-5a-c. Bautypen der Kapillarwand, nach elektronenmikroskopischen Befunden schematisiert. Basalmembran ist *punktiert.* **a** Geschlossene Endothelschicht; Zytopempsis. Basalmembran ununterbrochen, schließt einen Zytoplasmafortsatz eines Perizyten ein (z. B. Gehirnkapillare); **b** *links* Endothelzelle mit intrazellulärer Fenestrierung, Fenster durch Diaphragmen geschlossen. Basalmembran ununterbrochen (z. B. Niere, Darmzotten); *rechts* Endothelzelle mit intrazellulären Poren. Basalmembran ununterbrochen (z. B. Nierenglomerulus); **c** Endothelzellen mit interzellulären Lücken (Stomata). Basalmembran unterbrochen (z. B. Milzsinus, Lebersinus)

(*Diapedese*). Der Zellkern drängt das Zytoplasma ins Kapillarlumen vor und liegt in der Regel an den Stellen, wo er den Stoffaustausch am wenigsten hindert.
In den kernfernen Bezirken schwankt die Dicke der Endothelzellen bei den verschiedenen Kapillartypen erheblich (50-500 nm).
In einigen Organen ist das Endothel stellenweise so verdünnt, daß *Fenestrationen* entstehen, über die sich ein einfaches oder doppeltes Plasmalemm, *Diaphragma*, ausspannt (Abb. 6-**5b**). Dadurch wird offenbar die Permeation größerer Teilchen erleichtert.
Außerdem kommen rundliche Durchbrechungen des Endothels ohne Diaphragma vor (Abb. 6-**5b**). Sie werden *Poren* genannt (z. B. Glomeruluskapillaren der Niere). Es sei erwähnt, daß die Begriffe Fenestration und Poren nicht einheitlich angewandt werden.
In der Leber bildet das Endothel der Sinusoide keinen geschlossenen Belag; es bestehen außer einer Fenestrierung *interzelluläre Lücken* oder Spalten (Abb. 6-**5c**).

Basalmembran. Die Basalmembran erscheint bei den meisten Kapillaren als rings geschlossene Schicht von 30-60 nm Dicke. Sie besteht aus Glykoproteinen (positive PAS-Reaktion) und ist in hohem Maße reversibel *dehnbar*. Lichtmikroskopisch darstellbare *retikuläre Fasern* sind Bestandteil der elektronenmikroskopisch nahezu homogen erscheinenden Basalmembran oder sie schmiegen sich ihr außen an.
Bei fenestriertem oder porenhaltigem Endothel ist die Basalmembran eine wesentliche Barriere für die Stoffpassage. Der veränderliche und beeinflußbare physikochemische Zustand der Basalmembran bestimmt die Permeabilität der Kapillarwand.
In den Lebersinusoiden fehlt eine geschlossene Basalmembran. Da zudem interzelluläre Endothellücken existieren, steht hier das Blutplasma in direkter Verbindung mit der umgebenden Flüssigkeit.
In den Glomeruluskapillaren ist die Basalmembran offenbar in Anpassung an den hohen Kapillardruck (60 mmHg = 60 · 133 Pa) besonders kräftig. Sie wirkt hier vermutlich, da das Endothel Poren besitzt, als Ultrafilter (S. 612).

Perizyten. Die Perizyten sind am Wandbau der meisten Kapillaren beteiligt. Die flachen Zellen haben stark verzweigte Ausläufer, die fingerartig die Kapillare umgreifen. Als echte Gefäßwandzellen werden sie mit allen Zytoplasmafortsätzen von der Basalmembran rings umschlossen.
Die Perizyten gehören in die Reihe der Fibrozyten. Sie haben keinen Einfluß auf die Kapillarweite, dürften sich aber an der Bildung der Basalmembran beteiligen und damit ihre Permeabilität beeinflussen.

Histophysiologie. Diffusionsvorgänge sind morphologisch nicht faßbar. Ungeklärt ist, ob einige gelöste Stoffe bevorzugt durch die Interzellularspalten der Endothelzellen hindurchtreten. In vielen Kapillaren zeigt das Endothelzytoplasma jedoch eine je nach Funktionszustand mehr oder minder starke *Membranvesikulation*. Auf diese Weise werden Flüssigkeitströpfchen in beiden Richtungen durch das Zytoplasma hindurchgeschleust: *Zytopempsis* (Abb. 1-**13d**, S. 22).

Die treibenden Kräfte für den Flüssigkeits- und Stoffdurchtritt durch die Kapillarwand sind der Blutdruck (hydrostatischer Kapillardruck), die wasseranziehenden Kräfte der Blutplasmaproteine (kolloidosmotischer Druck) und der osmotische Druck der perikapillären Flüssigkeit. Überwiegt der Blutdruck gegenüber dem kolloidosmotischen Druck der Blutplasmaproteine, werden Wasser und gelöste Stoffe aus dem Blut in das umgebende Gewebe abfiltriert. Das ist im arteriellen Schenkel der Kapillarstrecke der Fall. Ist umgekehrt der Druck der Blutplasmaproteine höher als der Blutdruck, strömt Flüssigkeit aus dem Gewebe ins Blut zurück. Das ist meistens im venösen Schenkel der Fall.

3. Venen

Der Aufbau der Venenwand variiert je nach Kaliber und Körperregion erheblich. Im allgemeinen sind die Venen weitlumiger und dünnwandiger als die entsprechenden Arterien. Im Unterschied zu der kompakten muskulären Media der Arterien findet sich in der Media mittelgroßer Venen ein beträchtlicher Gehalt an kollagenen Faserbündeln (Abb. 6-**4c**).
Die **Intima** entspricht im wesentlichen der der Arterien. Nur bei kleinen Venen kann das subendotheliale Bindegewebe fehlen. Die Elastica interna ist unvollständig ausgebildet, in großen Venen erscheint sie aber so kräftig wie bei Arterien.
Die **Media** enthält flach schraubig verlaufende Züge glatter Muskelzellen und elastische Netze. Typisch ist die Auflockerung der Muskulatur durch *kollagenfaseriges Bindegewebe*. Dieses steht wegen fehlender Elastica externa mit den meist kräftig entwickelten Faserbündeln der Adventitia in Verbindung.
Die **Adventitia** besitzt neben kollagenen Geflechten vornehmlich längsgerichtete elastische Netze und Muskelbündel, deren Stärke mit dem Gefäßkaliber zunimmt.

Venenklappen sind baggerschaufelartig ins Lumen vorspringende, endothelbedeckte *Intimafalten.* Sie kommen in den Venen der Rumpfwand und der Extremitäten vor, besonders zahlreich am Bein. Die in der Regel paarweise sich gegenüberstehenden Falten weichen bei herzwärts gerichtetem Blutstrom auseinander und verhindern durch Klappenschluß den Rückfluß. Wird durch Kontraktion der benachbarten Skelettmuskeln die Vene komprimiert, kann das Blut infolge der Klappentätigkeit nur in Richtung zum Herzen befördert werden (*Muskelpumpe*). Ein weiterer Mechanismus zur Förderung des venösen Rückstroms ist die *arterio-venöse Koppelung* (S. 158). Bei übermäßiger Dehnbarkeit der Venenwand können die Klappen insuffizient werden. Das Blut stagniert und weitet die Vene zusätzlich aus (Krampfadern, Varizen).

4. Lymphgefäße

In den flüssigkeitsgefüllten Räumen des Bindegewebes finden sich *Lymphkapillaren.* Es handelt sich um Endothelröhren, denen eine Basalmembran fehlt. Das Zytoplasma ist nicht fenestriert; gelegentlich läßt es Zytopempsis erkennen. Passagere Spalten zwischen den Endothelzellen ermöglichen den Durchtritt von Gewebsflüssigkeit und auch gröberen Teilchen ins Lumen.
Die anschließenden Lymphgefäße anastomosieren vielfach untereinander. Sie sind dünnwandig und weitlumig. Zahlreiche *Taschenklappen* sorgen ähnlich wie bei den Venen für die Fortbewegung der Lymphe (Abb. 6-**6**). Größere Lymphstämme besitzen in der Wandung *glatte Muskelzellen.* Die zwischen je 2 Klappen liegenden Gefäßabschnitte kontrahieren sich nacheinander (metachron) und pumpen die Lymphe von Segment zu Segment herzwärts.

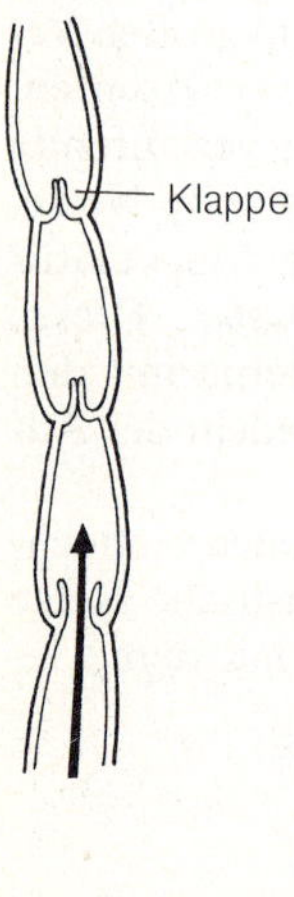

Abb. 6-6. Längsschnitt durch ein Lymphgefäß. Schematische Darstellung von 3 Segmenten mit Klappen

II. Besonderheiten des Kreislaufs und der Gefäße

Kollateralen. Kleinere Gefäße und miteinander anastomosierende Gefäßverzweigungen, die seitlich von großen Gefäßen zu demselben Versorgungsgebiet ziehen, werden Kollateralen genannt. Bei Verschluß der Hauptgefäße können sie z. T. beträchtlich erweitert werden und die Blutversorgung des betroffenen Gebiets sicherstellen (Umgehungs- oder Kollateralkreislauf). – **Anastomosen** sind direkte Verbindungen zwischen kleinen und mittelgroßen Arterien.

Endarterien. Arterien, die für die Versorgung ihres Kapillargebiets allein zuständig sind, denen also Kollateralen oder Anastomosen zu Nachbararterien fehlen, werden als Endarterien bezeichnet. Der Verschluß einer Endarterie führt zum Untergang (Nekrose) des nachgeschalteten Organgebiets. Arterien, bei deren Verschluß das nachgeschaltete Organgebiet zugrundegeht, obwohl in ihrer Endstrombahn – allerdings insuffiziente – Anastomosen zu anderen Arterien bestehen, werden **funktionelle Endarterien** genannt (z. B. Koronararterien des Herzens).

Sperrarterien und **Drosselvenen** sind kleine Gefäße, die kräftige Intimapolster aus glatten Muskelzellen oder epitheloide Zellen besitzen. Wenn sich die muskuläre Media kontrahiert, kann das Gefäßlumen infolge der zusammengestauchten Polster vollständig verschlossen werden. Kapillargebiete können durch Sperrarterien von der Durchblutung abgeschlossen und durch Drosselvenen aufgestaut werden. Das Vorkommen solcher Gefäße ist auf *einige endokrine Drüsen* und auf *Schwellkörper der Genitalien* beschränkt.

Arteriovenöse Anastomosen (Abb. 6-7) sind Kurzschlußverbindungen zwischen Arteriolen und postkapillären Venen. Sie besitzen Intimapolster als Sperrvorrichtungen. Bei Verschluß der AV-

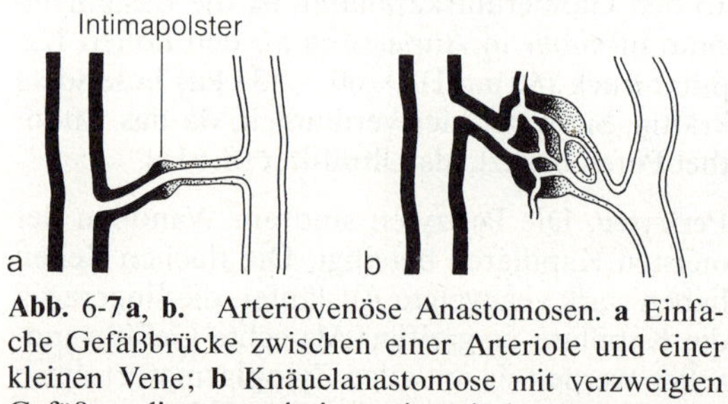

Abb. 6-7 a, b. Arteriovenöse Anastomosen. **a** Einfache Gefäßbrücke zwischen einer Arteriole und einer kleinen Vene; **b** Knäuelanastomose mit verzweigten Gefäßen, die vegetativ innerviert sind. (Nach Staubesand, 1953)

Anastomosen wird das nachgeschaltete Kapillargebiet durchströmt, bei Öffnung des Kurzschlußweges wird es in unterschiedlichem Maß ausgeschaltet. Die AV-Anastomosen finden sich vor allem in gipfelnden Körperteilen (*Akren*), an Händen, Füßen, Nase, auch in den *genitalen Schwellkörpern.*
Im einzelnen werden unterschieden
- **Brückenanastomosen** (Abb. 6-7 **a**) und
- **Knäuel(Glomus)anastomosen** (Abb. 6-7 **b**).

Brückenanastomosen. Hierbei handelt es sich um einen direkten Kurzschluß durch ein gestrecktes Gefäß zwischen einem arteriellen und venösen Gefäßabschnitt.

Knäuelanastomose. Sie bestehen aus einer langen teils aufgeknäulten, teils gewundenen Gefäßstrecke, die von einer Bindegewebskapsel umgeben ist. Es handelt sich um kleine Organe (*Glomusorgane*). Sie sind Spezialeinrichtungen bestimmter Regionen, z. B. der Finger- und Zehenspitzen (*Hoyer-Grosser-Organe*). Histologisch ist für viele Glomusorgane das Vorkommen heller, epitheloider Zellen in der Media typisch, die möglicherweise umgewandelte glatte Muskelzellen sind.

Die antiquierte Bezeichnung „Wundernetz", Rete mirabile, bezieht sich auf ein 2. Kapillarsystem, das in der arteriellen Strombahn dem Hauptkapillarsystem vorgeschaltet (z. B. Glomeruluskapillaren der Niere) oder in der venösen Strombahn dem 1. Kapillargebiet nachgeschaltet ist (z. B. Leberkapillaren nachgeschaltet den Darmkapillaren).

III. Nervenversorgung und Weitenregulierung

1. Vasomotoren, Gefäßnerven

Blutgefäße, in deren Wand glatte Muskelzellen vorkommen, werden vom sympathischen (adrenergen) Anteil des autonomen Nervensystems motorisch innerviert (Vasomotoren). Eine besonders dichte Nervenversorgung haben die Arteriolen. Die synaptischen Kontakte zwischen marklosen Nervenfasern und den glatten Muskelzellen der Gefäße ähneln „Synapsen en passant" (S. 87).
Außerdem besteht eine sympathische cholinerge vasodilatorische Innervation der präkapillären Gefäße der Skelettmuskulatur, die jedoch nur im Zusammenhang mit psychischen bzw. emotionalen Reaktionen aktiviert wird. Parasympathische cholinerge vasodilatorische Fasern innervieren die Gefäße der äußeren Genitalorgane (S. 687).

Afferente vagale Nervenfasern stammen aus umschriebenen Rezeptorenfeldern im Herz-Kreislauf-System. Sie dienen der Regulation von Blutdruck, Blutvolumen und Atmung. Die Rezeptoren liegen:
- *in der Adventitia* der Aorta (*Arcus aortae*) und der A. carotis interna, an ihrem Abgang aus der A. carotis communis (*Sinus caroticus*). Sie sind *Dehnungsrezeptoren* und informieren das Kreislaufzentrum über die Druckverhältnisse im arteriellen System.
- *im Glomus caroticum* und *Glomus aorticum.* Dies sind Chemorezeptoren, die durch niedrigen Sauerstoff-Partialdruck, hohen Kohlendioxid-Partialdruck bzw. durch erhöhte Wasserstoffionen-Konzentration des Blutes erregt werden.
- *in den Vorhöfen* bzw. *im linken Ventrikel.* Es sind Dehnungs-(B-) und Spannungs-(A-)Rezeptoren. Sie rufen depressorische Reaktionen bzw. Änderungen des Blutvolumens hervor.

Afferente sympathische Nervenfasern sind vor allem zur Leitung von Schmerzimpulsen notwendig, die durch mangelhafte Myokarddurchblutung ausgelöst werden. Spezifische sympathische Kreislaufreflexe sind nicht bekannt.

2. Gefäßwirksame Substanzen

Die Gefäßweite kann außer der nervalen Steuerung auch durch humorale Substanzen reguliert werden. Diese zirkulieren entweder im Blut und wirken damit allgemein auf die Gefäße, oder ihre Wirkung ist auf die Gefäße am Ort ihrer Entstehung beschränkt.
Zirkulierendes Noradrenalin und Angiotensin II wirken gefäßverengend, Adrenalin (in niedriger Konzentration) und Histamin *gefäßerweiternd.* Lokal gebildetes Serotonin wirkt *verengernd.* Zur *Vasodilatation* führen örtlich: Histamin, verringerter Sauerstoffdruck und erhöhter Kohlendioxyddruck im Gewebe sowie verminderte H-Ionenkonzentration und bestimmte Stoffwechselprodukte (z. B. Milchsäure bei der Muskeltätigkeit). Gefäßerweiternd wirkt ferner lokale Temperaturerhöhung, verengernd lokale Temperaturerniedrigung.

IV. Biologisches Verhalten

Arterien zeigen typische *Altersveränderungen* in Form von Intimaverdickung, Lipid- und Kalkeinlagerungen in Intima und Media sowie Vermehrung der kollagenen Fasern. Die Dehnbarkeit der Arterienwand nimmt ab. Die starren Gefäße verlaufen geschlängelt.

Venen, die als Arterienersatz eingepflanzt sind, nehmen unter dem Einfluß von Blutdruck und Pulsdehnung allmählich arteriellen Charakter an (Vermehrung und zirkuläre Ausrichtung der Muskelzellen). *Krampfadern* (Varizen S. 162) kommen vor allem bei epifaszialen Venen vor. Kapillaren sind sehr regenerationsfähig. Sie sind wesentlicher Bestandteil des neugebildeten Gewebes bei der Wundheilung (Granulationsgewebe).

C. Große Gefäße des Körpers

I. Arterien (Abb. 6-8)

An den linken Ventrikel des Herzens schließt sich die **Aorta** an. Sie zieht zunächst als

- **Pars ascendens aortae** kranialwärts, verläuft dann mit dem
- **Arcus aortae**, *Aortenbogen*, schräg nach links dorsal und steigt dann als
- **Pars descendens aortae** etwas links gelagert vor den Wirbelbögen abwärts. Dieser Teil gliedert sich in eine
  - ***Pars thoracica aortae*** und
  - ***Pars abdominalis aortae.***

Arcus aortae. Im Bereich des Arcus aortae entspringen 3 große Arterien für die Versorgung der oberen Extremität und des Kopfes:

- ***A. subclavia sinistra*** für den linken Arm,
- ***A. carotis communis sinistra*** für die linke Hals- und Kopfseite,
- ***Truncus brachiocephalicus***, der sich nach kurzem Verlauf in die
  - ***A. carotis communis dextra*** für die rechte Hals- und Kopfseite und die
  - ***A. subclavia dextra*** für den rechten Arm teilt.

A. subclavia. Auf jeder Seite setzt sich die A. subclavia im Bereich der Achselhöhle in die

- ***A. axillaris*** fort und verläuft dann als
- ***A. brachialis*** am Oberarm bis zur Ellenbeuge. Hier teilt sie sich in die
- ***A. radialis*** und die ***A. ulnaris***, die an der entsprechenden Seite des Unterarms nach distal zur Hand ziehen. Beide Arterien kommunizieren an der Handinnenfläche miteinander und bilden den
- ***oberflächlichen und tiefen Hohlhandbogen*** , von denen die Fingerarterien entspringen.

Pars thoracica aortae. Vom Brustteil der absteigenden Aorta gehen segmental angeordnete, paarige Arterien zur Versorgung der Rumpfwand ab: Zwischenrippenarterien, ***Aa. intercostales posteriores.***

Pars abdominalis aortae. Die *Bauchaorta*, Pars abdominalis aortae, beginnt nach Durchtritt der Aorta durch das Zwerchfell. Sie hat

- **paarige Äste**, nämlich
  - ***Aa. lumbales*** zur Leibeswand und
  - ***Aa. renales*** zu den Nieren, ferner Äste
  - ***zu den Nebennieren*** und ***Keimdrüsen***;
- **unpaare Äste**, die kräftig sind und zu den Eingeweiden ziehen:
  - ***Truncus coeliacus*** für die Organe des Oberbauchs (Magen, Duodenum, Leber, Milz und Pankreas),
  - ***A. mesenterica superior*** für den Dünndarm, Wurmfortsatz und den Dickdarm bis zur linken Kolonflexur,
  - ***A. mesenterica inferior*** für die übrigen Abschnitte des Dickdarms.

In Höhe des 4. Lendenwirbels gabelt sich die Bauchaorta in die rechte und linke

- **A. iliaca communis**, die sich ihrerseits teilt in die
- **A. iliaca interna** zur Versorgung der Beckeneingeweide und der Beckengürtelmuskulatur sowie die
- **A. iliaca externa**, die unter dem Leistenband zum Bein zieht, wo sie als
- **A. femoralis** zunächst ventral und medial am Oberschenkel verläuft. Sie tritt dann auf die Dorsalseite als
- **A. poplitea** in die Kniekehle und teilt sich anschließend am Unterschenkel in die
- **A. tibialis anterior** und **A. tibialis posterior**. Beide Arterien ziehen weiter zum Fuß.

II. Venen (Abb. 6-9)

Das Blut wird aus den verschiedenen Körpergebieten durch die

- **V. cava superior**, obere Hohlvene, und die
- **V. cava inferior**, untere Hohlvene, zum rechten Vorhof des Herzens zurückgeleitet.

Vena cava superior. Sie sammelt das Blut aus Kopf, Hals und Arm. Die

- ***V. jugularis interna*** aus dem Kopf-Halsbereich und die
- ***V. subclavia*** aus dem Arm vereinigen sich jederseits im sog. *Venenwinkel* zur
- ***V. brachiocephalica***, die sich mit der der Gegenseite zur V. cava superior vereinigt.

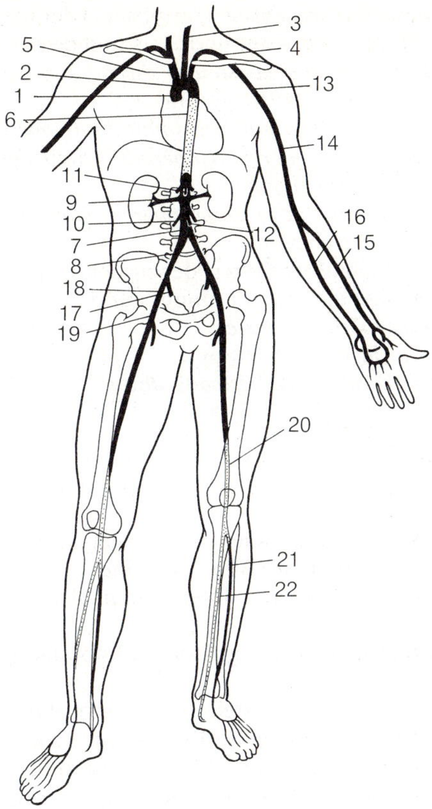

Abb. 6-8. Übersicht über das Arteriensystem: *1*, Aorta, Pars ascendens; *2*, Arcus aortae; *3*, A. carotis communis sinistra; *4*, A. subclavia sinistra; *5*, Truncus brachiocephalicus; *6*, Pars thoracica aortae; *7*, Pars abdominalis aortae; *8*, A. iliaca communis; *9*, A. renalis, *10*, A. testicularis (ovarica); *11*, A. mesenterica superior; *12*, A. mesenterica inferior; *13*, A. axillaris; *14*, A. brachialis; *15*, A. radialis; *16*, A. ulnaris; *17*, A. iliaca interna; *18*, A. iliaca externa; *19*, A. femoralis; *20*, A. poplitea; *21*, A. tibialis anterior; *22*, A. tibialis posterior

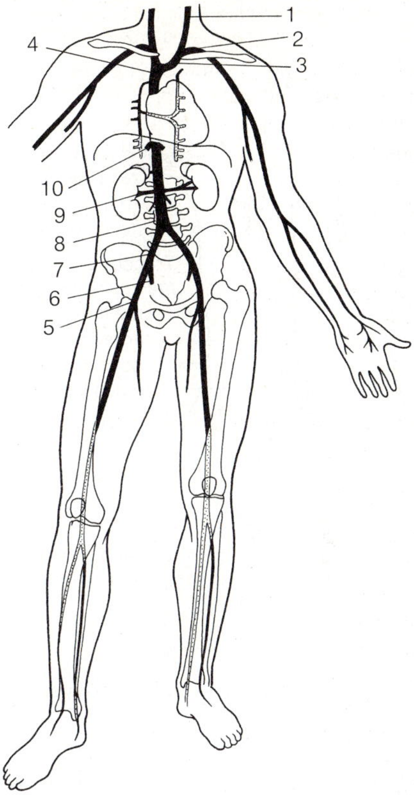

Abb. 6-9. Übersicht über das Venensystem: *1*, V. jugularis interna; *2*, V. subclavia; *3*, V. brachiocephalica sinistra; *4*, V. cava superior; *5*, V. iliaca externa; *6*, V. iliaca interna; *7*, V. iliaca communis; *8*, V. cava inferior; *9*, V. renalis; *10*, Vv. hepaticae

Vena cava inferior. Aus der
- *V. femoralis, Beinvene,* gelangt das Blut in die
- ***V. iliaca externa,*** die sich mit der
- ***V. iliaca interna*** (Zuflüsse aus den Beckenorganen und der Beckenmuskulatur) zur
- ***V. iliaca communis*** vereinigt. Die Vv. iliacae communes beider Seiten bilden die
- ***V. cava inferior.*** In diese münden die Venen der paarigen Baucheingeweide (z. B. Vv. renales).

Die V. cava inferior steigt rechts vor den Wirbelkörpern auf, tritt durch das Centrum tendineum des Zwerchfells und mündet unmittelbar darauf im rechten Vorhof.

V. portae. Aus den *unpaaren* Baucheingeweiden (Magen, Dünndarm, Dickdarm, Milz und Pankreas) wird das Blut in die **Pfortader, V. portae,** abgeleitet und durch diese der Leber zugeführt (Abb. 6-3). Die Lebervenen, **Vv. hepaticae,** münden ihrerseits in die **untere Hohlvene.**

III. Lymphgefäße (Abb. 6-**10**)

Die großen Lymphgefäße der Extremitäten und des Halses begleiten die Blutgefäße zentralwärts. Andere Lymphstämme haben einen eigenständigen Verlauf.

Aus den Lymphgefäßen der unteren Extremitäten, des Beckens und der Beckenorgane bilden sich die paarigen

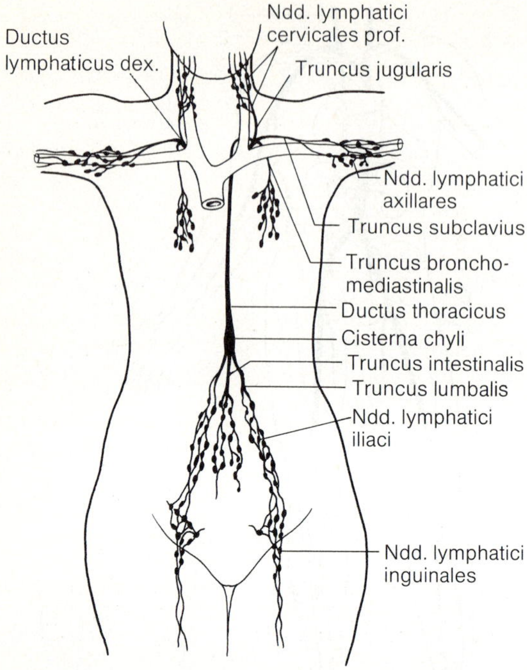

Abb. 6-10. Übersicht über das Lymphgefäßsystem

- **Trunci lumbales**, die in Höhe des 1. oder 2. Lendenwirbels in einen erweiterten Sammelraum, die
- **Cisterna chyli**, münden. In die Cisterna mündet außerdem ein 3. Lymphgefäßstamm, ***Truncus intestinalis***, der die Lymphe aus den unpaaren Bauchorganen, vor allem aus dem Darm, sammelt.

Wenn nach einer fettreichen Mahlzeit die aus dem Darm resorbierten Fette feintropfig (als Chylomikronen) in der Lymphe emulgiert sind, erscheint die Lymphe milchig weiß. Diese Emulsion wird *Chylus* genannt. Die aus dem Darm zum Truncus intestinalis führenden Lymphgefäße heißen daher auch *Chylusgefäße*.

Aus der Cisterna chyli wird die Lymphe durch den

- **Ductus thoracicus**, *Milchbrustgang*, abgeleitet. Dieser große Lymphstamm tritt zusammen mit der Aorta und den Wirbelkörpern aufwärts über die obere Thoraxapertur hinaus und mündet nach bogenförmigem Verlauf im *linken Venenwinkel*, *Angulus venosus*, in dem sich die V. subclavia und die V. jugularis interna vereinigen. Kurz vor seiner Mündung nimmt der Ductus thoracicus durch den
  - ***Truncus subclavius sinister*** Lymphstämme aus dem linken Arm, durch den
  - ***Truncus jugularis sinister*** Lymphe aus der linken Hälfte vom Kopf und Hals und den
  - ***Truncus bronchomediastinalis sinister*** aus der linken Hälfte des Brustraums auf.

Der Ductus thoracicus sammelt somit die Lymphe aus der gesamten unteren Körperhälfte und der linken oberen Körperregion.

Die Lymphstämme der rechten oberen Körperregion vereinigen sich zum

- **Ductus lymphaticus dexter**, der in den *rechten* Venenwinkel mündet. Er nimmt auf den
  - ***Truncus subclavius dexter***,
  - ***Truncus jugularis dexter*** und
  - ***Truncus bronchomediastinalis dexter.***

D. Blut

Blut kann als „flüssiges Gewebe" aufgefaßt werden. Seine Bestandteile (Abb. 6-**11**) sind

- **Blutplasma**, flüssige Interzellularsubstanz, und
- **Blutkörperchen**, Zellen, geformte Blutbestandteile.

Blut strömt im Röhrensystem des Blutkreislaufs und dient in 1. Linie dem Stofftransport. Es versorgt die Körperzellen mit Nährstoffen und Sauerstoff und übernimmt den Abtransport von Stoffwechselprodukten und Kohlendioxyd. Es nimmt die Produkte der endokrinen Drüsen auf und koordiniert somit – gemeinsam mit dem Nervensystem – die Organleistungen im Dienst des Gesamtorganismus. Das Blut hat ferner Aufgaben in der Wärmeregulation und der Abwehr.

Die *Gesamtblutmenge* beträgt etwa 1/12 des Körpergewichts, bei Erwachsenen also 5 Liter. Geformte Bestandteile (Blutkörperchen) machen etwa 45%, flüssige Bestandteile (Blutplasma) etwa 55% des Blutvolumens aus.

Hinweis. Der Anteil, den die Blutzellen am Blutvolumen einnehmen, wird als *Hämatokrit* bezeichnet. Er wird durch Zentrifugation ermittelt und entspricht dem Bodensatz.

I. Blutplasma

Blutplasma enthält 8% Eiweißsubstanzen. Etwa die Hälfte davon ist *Serumalbumin*, ein feindisperser Eiweißkörper, der den kolloidosmotischen Druck des Blutplasmas bestimmt und durch Koppelung mit Lipiden, Pharmaka, Farbstoffen u. a. als Transportmedium dient. Zu den gröberen *Globulinen* zählen u. anderem *Fibrinogen* (β-Globuline) sowie *Immunglobuline.*

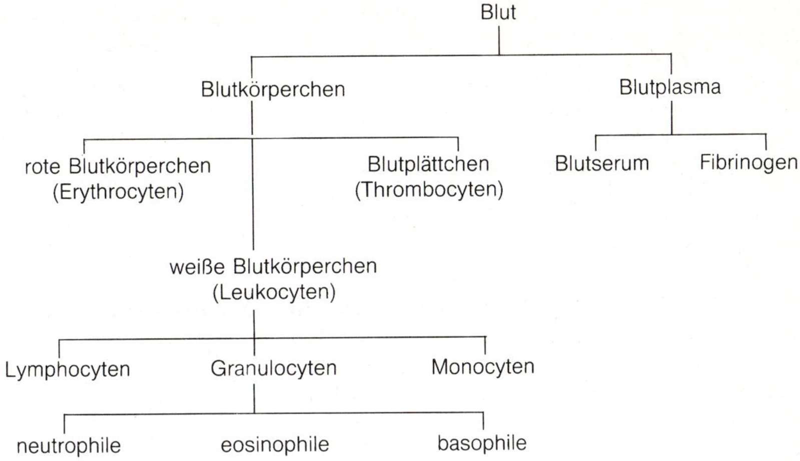

Abb. 6-11. Bestandteile des Blutes

II. Geformte Bestandteile (Abb. 6-**12**)

1. Erythrozyten, rote Blutkörperchen

In 1 mm^3 (μl) Blut sind beim erwachsenen Mann etwa 5 Millionen, bei der Frau etwa 4,5 Millionen Erythrozyten enthalten. Geringe Abweichungen nach oben oder unten fallen in die normale Variationsbreite, stärkere Vermehrung oder Verminderung (Anämie) ist pathologisch.
Bei einer Gesamtblutmenge von 5 Litern enthält der menschliche Körper 25 Billionen ($25 \cdot 10^{12}$) Erythrozyten, die eine Gesamtoberfläche von 3000-4000 m^2 haben. Diese erhebliche Oberfläche ist für die Transportaufgabe von Bedeutung. Die roten Blutkörperchen nehmen in den Lungen Sauerstoff auf und befördern ihn in die Gewebe. Andererseits transportieren sie CO_2 aus den Geweben in die Lungen.

Mikroskopische Anatomie. Das rote Blutkörperchen des Menschen ist eine kernlose, runde bikonkave Scheibe von starker *elastischer Verformbarkeit*. Es besitzt eine zentrale Eindellung. Daher erscheint in Flächenansicht das Zentrum heller als der Rand.
Der ***Durchmesser*** des Erythrozyten beträgt beim Menschen im Mittel 7,5 μm. Stärkere Größenabweichungen sind krankhaft. Die ***Dicke*** beträgt am Rand etwa 2,5 μm, im Zentrum etwa 1 μm. Der Erythrozyt enthält keine Mitochondrien und kein endoplasmatisches Retikulum. Er besitzt ein Plasmalemm und einen Überzug aus Mukopolysacchariden (Glykokalix), der die Art der Blutgruppe und andere Blutfaktoren bestimmt.

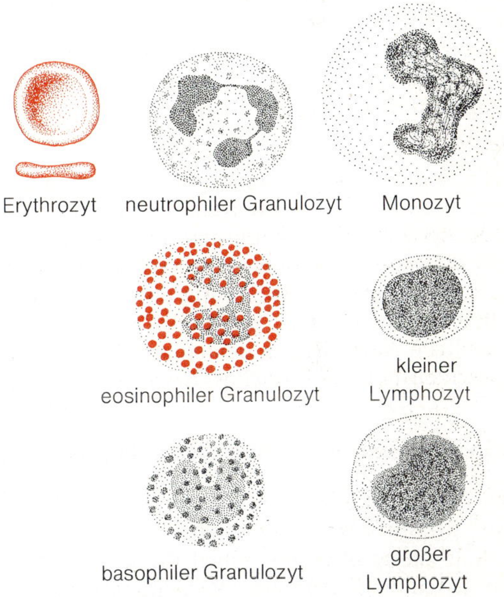

Abb. 6-12. Geformte Bestandteile des Blutes

Histophysiologie. Der Inhalt des Erythrozyten besteht, auf das Trockengewicht bezogen, zu einem geringen Teil aus Strukturprotein und zu 95% aus dem eisenhaltigen Blutfarbstoff, ***Hämoglobin***. Er verleiht dem einzelnen Erythrozyten im ungefärbten Präparat eine gelblichgrüne Farbe. In dickerer Schicht erhält das Blut dadurch seine Rotfärbung. Hämoglobin ist das Vehikel des *Gastransports*. Sauerstoffreiches Hämoglobin (Oxyhämoglobin) gibt dem Blut eine hellrote, sauerstoffarmes (desoxygeniertes) Hämoglobin eine dunkle blaurote Farbe.

Hinweise. Der Hämoglobingehalt des einzelnen Erythrozyten kann bei Erkrankung vermehrt oder (häufiger) vermindert sein (*hyperchrome* oder *hypochrome Erythrozyten*).
In hypotonischen Lösungen schwellen die roten Blutkörperchen durch osmotische Wasseraufnahme. Sie platzen und geben das Hämoglobin an das Medium ab (*Hämozytolyse*). Zurück bleiben die farblosen *Blutkörperchenschatten*, die im wesentlichen aus Plasmalemm und Strukturproteinen bestehen. - *In hypertonischen Lösungen* bekommen die Erythrozyten „Stechapfelform".

Lebensdauer. Die Lebensdauer der menschlichen Erythrozyten beträgt etwa 120 Tage. Jeden Tag werden somit 1% der Gesamtzahl ersetzt. Im roten Knochenmark werden demnach 250 Milliarden Erythrozyten täglich neu gebildet und in Milz und Knochenmark in gleicher Anzahl gealterte Erythrozyten abgebaut.

Abbau. Für den Abbau sorgen Zellen des retikuloendothelialen Systems in der Milz, in der Leber und im Knochenmark. Aus den Abbauprodukten des Hämoglobins wird u. anderem Gallenfarbstoff gebildet, das Eisen bei der Neubildung von Erythrozyten im Knochenmark benutzt.

Retikulozyten. Als Retikulozyten werden nicht ganz ausgereifte Erythrozyten bezeichnet, die noch Reste von Ergastoplasma, *Substantia granulofilamentosa*, enthalten. Normalerweise findet man nach spezieller Anfärbung unter den roten Blutkörperchen etwa 6‰ Retikulozyten. Eine erhebliche Vermehrung deutet auf überstürzte Ausschleusung jugendlicher Erythrozyten hin.

2. Leukozyten, weiße Blutkörperchen

Die Zahl der Leukozyten beträgt 5000-8000 im mm^3 (µl) Blut des Erwachsenen. Sie schwankt innerhalb dieser physiologischen Breite unter den Einflüssen von Tageszeit, Verdauungstätigkeit, körperlicher Arbeit, Gravidität u. a.

Klinischer Hinweis. Eine stärkere Vermehrung oder Verminderung der Leukozytenzahl findet sich bei zahlreichen Erkrankungen; eine Vermehrung (*Leukozytose*) z. B. bei akuten Entzündungen.

Lebensdauer. Die Lebensdauer der weißen Blutkörperchen zeigt erhebliche Unterschiede: von mehreren Tagen bis zu mehreren Jahren. Meist ist sie viel kürzer als die der Erythrozyten.
Teilweise werden Leukozyten im retikuloendothelialen System abgebaut, teilweise durchwandern sie Schleimhäute (z. B. im Darm) und verlassen auf diese Weise den Organismus. Schließlich gehen sie auch bei Abwehrleistungen zugrunde.

Physiologie. Die weitaus meisten Leukozyten des Körpers befinden sich *außerhalb der Blutbahn* an den Stellen ihrer Tätigkeit in den verschiedenen Geweben und Organen. *Nur ein kleiner Teil hält sich vorübergehend im strömenden Blut auf.* Die Leukozyten sind zur amöboiden Bewegung fähig. Sie können die Kapillarwand durchwandern, sich im Gewebe fortbewegen oder auch wieder ins Blut zurückkehren.

Mikroskopische Anatomie

Unter den Leukozyten werden unterschieden (Abb. 6-**12**)
- **Granulozyten,**
- **Lymphozyten** und
- **Monozyten.**

Ihr prozentualer Anteil an der Gesamtzahl der Leukozyten ist trotz physiologischer Schwankungen recht charakteristisch. Bei Erkrankungen können allerdings erhebliche Verschiebungen im Zahlenverhältnis auftreten. Normalwerte zeigt die Tabelle 6-**1**.

Granulozyten

Granulozyten werden im roten Knochenmark gebildet und zählen daher zu den *myeloischen* Leukozyten. Sie sind kurzlebig. In der Größe übertreffen die Granulozyten die Erythrozyten und Lymphozyten. Die runden Zellen haben einen Durchmesser von 10-15 µm. Sie besitzen eine *amöboide Beweglichkeit* und können *phagozytieren*, Mikrophagen.
Ihr **Zellkern** ist gelappt und chromatinreich. 1 bis 3 Einschnürungen gliedern den Kern in einzelne Segmente, *segmentkernige Granulozyten.* Die Segmentierung ist typisch für *reife* Zellen. Sie fehlt bei noch nicht ausgereiften Jugendformen (*stabkernige Granulozyten*). Normalerweise findet man etwa 5% Stabkernige unter den Granulozyten.
Ihr **Zytoplasma** ist *schwach azidophil.* Es enthält typische Granula, die sich bei der panoptischen Färbung nach Pappenheim unterschiedlich anfärben. Darauf beruht die Unterteilung in

Tabelle 6-1. Normalwerte des weißen Differentialblutbildes in Prozent (Mittelwert und Streuung)

Granulocyten			
	neutrophile	60%	(55 -65%)
	eosinophile	3,5%	(2 - 4%)
	basophile	0,5%	(0,5- 1%)
Lymphocyten		30%	(20 -40%)
Monocyten		6%	(4 - 7%)

- **neutrophile Granulozyten**,
- **eosinophile Granulozyten**,
- **basophile Granulozyten**.

Neutrophile Granulozyten. Die zytoplasmatischen Granula sind sehr fein und färben sich schwach rötlich-bläulich an. Der kräftig gefärbte Zellkern zeigt 2-4, in der Regel 3 Segmente, die durch zarte Substanzbrücken verbunden sind.
Die *Granula* gehören zu den Zytosomen und sind überwiegend *Lysosomen* mit einem beträchtlichen Gehalt an saurer Phosphatase und proteolytischen Enzymen. Die Neutrophilen zeigen eine ausgesprochene amöboide Beweglichkeit. Am Ort einer akuten Entzündung passieren sie in großer Zahl die Kapillarwand (*Diapedese*), durchwandern das Gewebe und phagozytieren Mikroorganismen und Gewebstrümmer. Sie werden daher auch als *Mikrophagen* bezeichnet. Nach reger Phagozytose gehen sie unter Verfettung zugrunde und finden sich massenhaft im Eiter (sog. Eiterkörperchen). Aus den zerfallenden Neutrophilen werden proteolytische Enzyme freigesetzt, die durch Gewebsauflösung zur Erweichung von Entzündungsherden beitragen.
Als *„drumstick"* wird ein kleines Anhängsel des Zellkerns bezeichnet, das beim weiblichen Geschlecht häufiger gefunden wird und das inaktive *X-Chromosom* enthält. Wenn unter 500 neutrophilen Granulozyten mindestens 6 mit einem trommelschlegelförmigen Kernanhang gezählt werden, kann die Geschlechtsdiagnose „weiblich" als sicher gelten (Sex-Chromatin S. 19).

Eosinophile Granulozyten. Die Eosinophilen sind etwas größer als die Neutrophilen. Sie enthalten im Zytoplasma relativ große Granula, die sich mit dem sauren Farbstoff Eosin intensiv rot anfärben. Die Granula liegen in der Regel sehr dicht, überdecken aber den gewöhnlich aus 2 Segmenten bestehenden, hantelförmigen Zellkern nicht. Die Ultrastruktur der eosinophilen Granula ist charakteristisch: Von einer Membran umgeben, enthalten die ovalen Gebilde im Innern zahlreiche längsorientierte elektronendichte Kristalloide.
Die Eosinophilen sind ebenfalls zur Wanderung und Diapedese fähig. Man findet sie daher als freie Zellen im Bindegewebe. Sie können *Antigen-Antikörper-Komplexe phagozytieren* und mittels der in den Granula enthaltenen proteolytischen Enzyme abbauen.

Klinischer Hinweis. Bei Überempfindlichkeits-(allergischen)- Reaktionen, z. B. bei Asthma oder Heuschnupfen, treten sie vermehrt im Bindegewebe auf, wobei auch ihre Zahl im Blut erhöht ist (*Eosinophilie*). In diesem Zusammenhang mag auch ihre Fähigkeit zur Aufnahme oder zum Transport von Histamin von Bedeutung sein.

Basophile Granulozyten. Die sehr groben Granula der Basophilen färben sich mit basischen Farbstoffen tief blauschwarz an. Sie enthalten saure Mukopolysaccharide wie z. B. Heparin, ferner Histamin und Serotonin. Der Zellkern ist plump, kaum gelappt und von den massiven Granulationen meist verdeckt. Die basophilen Granulozyten können sich amöboid bewegen, phagozytieren aber nur selten und besitzen auch keine nachweisbaren proteolytischen Enzyme.
Ob sie mit den ebenfalls histamin- und serotoninhaltigen Gewebsmastzellen (S. 51) verwandt oder gar identisch sind, ist bisher ungeklärt.

Lymphozyten

Die Lymphozyten werden überwiegend in den lymphatischen Organen gebildet (*lymphatische Leukozyten*; im Gegensatz zu den myeloischen Leukozyten). Sie gelangen vorwiegend über die Lymphbahnen ins Blut.
Nach dem Erscheinungsbild in Blutausstrichen werden unterschieden
- **kleine Lymphozyten** und
- **große Lymphozyten**.

Kleine Lymphozyten. Die runden Zellen sind etwa so groß wie die Erythrozyten. Der runde oder ovale Zellkern färbt sich infolge seiner dichten Chromatinstruktur („dichtschollig") intensiv blauviolett an (Färbung nach Pappenheim). Das basophile, von spezifischen Granula freie Zytoplasma bildet einen schmalen blaßblauen Saum um den Kern.

Große Lymphozyten haben einen Durchmesser von 10-15 μm. Ihr Zellkern ist oval oder leicht eingebuchtet. Im blauen basophilen Zytoplasma kommen sehr feine „Azurgranula" vor.

Histophysiologie. Lymphozyten können sich zwar amöboid bewegen, aber nicht phagozytieren. Sie enthalten auch keine proteolytischen Enzyme. Sie besitzen aber reichlich Ribosomen in Form von Polysomen, sind also zur Proteinsynthese (Immunproteine), aber nicht zur Proteinausschleusung befähigt. Nach Kontakt mit Antigenen sind sie in der Lage, spezifische zellständige *Antikörper* zu bilden. Sie stehen im Dienst der zellgebundenen *Abwehr* (S. 177). Derartige Lymphozyten sind besonders langlebig. Sie verweilen nur kurze Zeit im Blut, patroullieren meistens durch die Gewebe auf der Suche nach artfremden Stoffen (Antigenen), kehren auch wieder ins Blut zurück, bevor sie erneut die Gewebe durchwandern.

Monozyten

Die mononukleären Leukozyten (kurz: Monozyten) sind mit 15-20 µm die größten unter den weißen Blutkörperchen. Sie haben ein schwach basophiles graublaues Zytoplasma mit feinsten Azurgranula. Der nicht besonders chromatinreiche - das Chromatin ist „strähnig" angeordnet -, verwaschen grauviolett angefärbte Zellkern ist vielgestaltig: oval, nierenförmig, C-förmig oder S-förmig, selten gelappt. Runde und ovale Kerne kennzeichnen Jugendformen, gelappte Kerne mehr ausgereifte Formen. Im Zytoplasma finden sich zahlreiche kleine Mitochondrien, endoplasmatisches Retikulum, Ribosomen, Lysosomen sowie ein gut ausgebildeter Golgi-Apparat. Bei ovalem oder nierenförmigem Kern sind die Zellen leicht mit großen Lymphozyten zu verwechseln; doch ist das Zytoplasma der Lymphozyten klarer blau angefärbt.
Die Monozyten werden *im Knochenmark* gebildet und ihre Vorstufen dort eine Zeitlang *gespeichert*. Nach ihrer Ausschleusung halten sie sich nur wenige Stunden im strömenden Blut auf. Dank ihrer guten amöboiden Beweglichkeit wandern sie durch die Kapillarwände ins Gewebe und differenzieren sich dort in Abhängigkeit von ihrer Umgebung zu verschiedenen Typen von ***Makrophagen***:
- **Histiozyten** im lockeren Bindegewebe,
- **Makrophagen** und **Sinusendothelzellen** in der Milz, in den Lymphknoten und im Knochenmark,
- **Kupffer-Sternzellen** in der Leber,
- **Alveolarmakrophagen** in der Lunge,
- **Peritonealmakrophagen**,
- **Mesoglia** im Gehirn.

3. Thrombozyten, Blutplättchen

Im Blutausstrich finden sich die Thrombozyten als sehr kleine (ca. 2 µm), meist gruppenförmig gelagerte Partikel, die sich kaum anfärben. Ihre Zahl/mm^3 Blut wird mit 200 000-300 000 angegeben. Die kernlosen Gebilde sind äußerst empfindlich, zeigen aber bei geeigneter Vorbehandlung ein granuliertes Zentrum, *Granulomer*, und eine lichtmikroskopisch helle, elektronenmikroskopisch mit Tubuli und Filamenten ausgestattete Außenzone, *Hyalomer*. Sie besitzen ein Plasmalemm; die zentralen Granula sind teils kleine Mitochondrien, teils Vakuolen und Vesikel.

Lebensdauer. Die Thrombozyten werden im Knochenmark als Zytoplasmaabschnürungen von Riesenzellen (50-60 µm Durchmesser), *Megakaryozyten*, gebildet. Nach kurzer Zirkulation im Blut (5-10 Tage) werden sie hauptsächlich in der Milz phagozytiert.

Histophysiologie. Die Thrombozyten spielen eine wichtige Rolle bei der *Blutgerinnung*. Das Granulomer enthält u. anderem das Enzym Thrombokinase, das beim Plättchenzerfall freigesetzt wird. Die Thrombokinase aktiviert in Gegenwart weiterer Gerinnungsfaktoren das in der Leber gebildete Prothrombin zum Thrombin, welches das im Blutplasma gelöste Fibrinogen in das fibrilläre Polymerisat Fibrin umwandelt. Fibrinnetze verfestigen das Blutplasma unter Absonderung des *Blutserums*.

Klinischer Hinweis. Jede Schädigung oder Verletzung des Gefäßendothels führt zum Verklumpen und Zerfall der Blutplättchen. Mit der dadurch eingeleiteten Gerinnung des Blutplasmas kann eine Blutung aus kleinen Gefäßen zum Stehen gebracht werden. Da die Thrombozyten außerdem große Mengen Serotonin enthalten, das glatte Muskelzellen zur Kontraktion veranlaßt, fördert ihr Zerfall die Blutstillung durch *Gefäßverengung*.

III. Blutbildung in der Embryonalzeit

In der Embryonal- und Fetalzeit erfolgt die Blutbildung an 3 verschiedenen Orten, die nacheinander sich z. T. überschneidend in Funktion treten. Es werden unterschieden:
- **megaloblastische Periode**,
- **hepatolienale Periode**,
- **medulläre Periode**.

Megaloblastische Periode. Im 1. Embryonalmonat beginnt die Blutbildung in der mesenchymalen Hülle des Dottersacks (S. 118). Aus kompakten *Mesenchyminseln* differenzieren sich Zellen (*Angioblasten* S. 522), die sich randwärts zu einem Endothelschlauch zusammenlagern (1. Gefäßanlagen S. 523). Zentral gelegene Mesenchymzellen differenzieren sich zu runden, kernhaltigen, relativ großen Erythrozyten, die als *Megaloblasten* bezeichnet werden. In der Folgezeit gewinnen die Dottersackgefäße mit den Blutzellen Anschluß an das intraembryonale Gefäßsystem.

Hepatolienale Periode. Im 3. Embryonalmonat wird das Mesenchym der *Leberanlage* zur hauptsächlichen Blutbildungsstätte. Etwas später und in geringerem Umfang beteiligt sich auch die *Milz*: In dieser Phase erscheinen erstmalig weiße

Blutkörperchen. Die nun gebildeten *Erythrozyten* sind *kernlos* und *normal groß*.

Medulläre Periode. Während Leber und Milz bis zur Geburt zunehmend an Bedeutung verlieren, übernimmt mit dem 6. Fetalmonat das *Knochenmark* die Bildung der Erythrozyten und der myeloischen Leukozyten. Die Lymphozyten werden dann in den lymphatischen Organen, vornehmlich Milz und Lymphknoten, gebildet.

IV. Blutbildung im Knochenmark

(Abb. 6-**13**)

Postnatal und während des weiteren Lebens ist das Mark aller Knochen an der Blutbildung beteiligt (**rotes Knochenmark**). Während zur Zeit der Geburt noch das rote Knochenmark überwiegt, wandelt sich beim weiteren Knochenwachstum das rote Knochenmark in den Diaphysen der langen Knochen in fettzellhaltiges **gelbes Knochenmark** um. Nach Abschluß des Körperwachstums findet sich blutbildendes rotes Mark nur noch in *kurzen* und *platten Knochen*, sowie in den *Epiphysen* langer Knochen. Wenn diese Blutbildungsstätten, z. B. bei chronischen Blutverlusten, nicht mehr ausreichen, kann sich das gelbe Knochenmark beim Erwachsenen wieder in blutbildendes Mark zurückverwandeln.

1. Rotes Knochenmark

Das Gesamtgewicht des blutbildenden Knochenmarks der kurzen und platten Knochen entspricht beim Erwachsenen mit 1400 g etwa dem Gewicht der Leber.

Von den verschiedenen Blutzellen werden Erythrozyten, Granulozyten, Monozyten und Thrombozyten *ausschließlich* im roten Knochenmark gebildet. Lymphozyten (B-Zellen) entstehen in beschränktem Umfang ebenfalls im Knochenmark.

Die Produktionsleistung des roten Knochenmarks ist beachtlich: pro Tag werden 250 Milliarden Erythrozyten, 15 Milliarden Granulozyten, fast ebensoviele Monozyten und 500 Milliarden Thrombozyten ins Blut ausgeschleust.

Das rote Knochenmark besitzt

- **Grundgewebe**,
- **Kapillaren und Sinusoide** und
- **Zellen der Blutbildung**.

Grundgewebe. Es liegt zwischen den knöchernen Spongiosabälkchen und ist ein *retikuläres Bindegewebe* mit vielen Fettzellen. In den Maschen des Retikulums liegen die blutbildenden Zellen (Abb. 6-**13**).

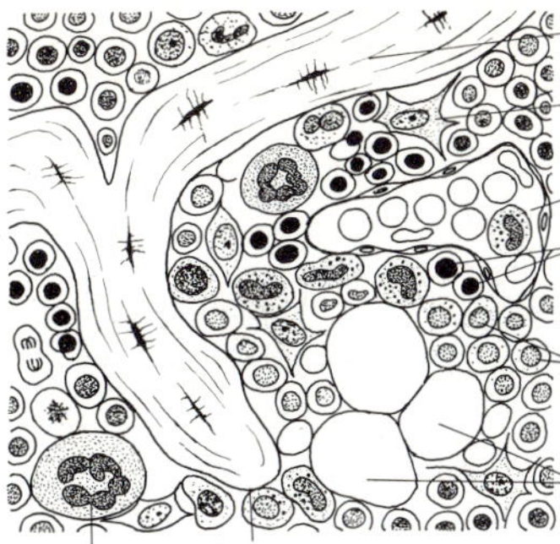

Abb. 6-13. Blutzellbildung im Knochenmark

Kapillaren und Sinusoide. Das aus den Aa. nutriciae der Knochen gespeiste Gefäßsystem zweigt sich im retikulären Markgewebe in Kapillaren auf, die in ein Geflecht aus *weiten venösen Sinus* übergehen. Das *geschlossene Sinusendothel* besteht aus phagozytierenden Zellen, die teils aus dem retikulären Gewebe hervorgehen, teils von Monozyten abstammen. Die Sinusoide nehmen die reifen Blutzellen auf, um sie – in der Regel schubweise – in die folgenden Gefäßabschnitte abzugeben.

2. Blutbildung

Die *pluripotente Stammzelle* aller roten und weißen Blutkörperchen ist der **Hämozytoblast**. Mit seinem dichten, runden Zellkern und dem basophilen Zytoplasma ähnelt er weitgehend einem kleinen Lymphozyten. Aus dieser pluripotenten Stammzelle gehen durch differentielle Zellteilung **Vorläuferzellen** für die jeweilige *spezielle Bildungsreihe* der Blutkörperchen hervor (Abb. 6-**13**, 6-**14**). Es folgen **Vermehrungsphase** und **Reifephase**. Dabei verlieren sowohl die Zellen der Erythropoese als auch die der Myelopoese ihre Basophilie.

Erythropoese. Die Vorstufen der Erythrozyten werden mit zunehmender Hämoglobineinlagerung azidophil; gleichzeitig nimmt der Bestand an Ribosomen (Basophilie) ab. Die Erythrozytenvorläufer (***Proerythroblast, Erythroblasten, Makroblast, Normoblasten***) stoßen schließlich mit Kontraktionsbewegungen des Zytoplasmas den Zellkern aus. Die nunmehr kernlosen *Retikulozy-*

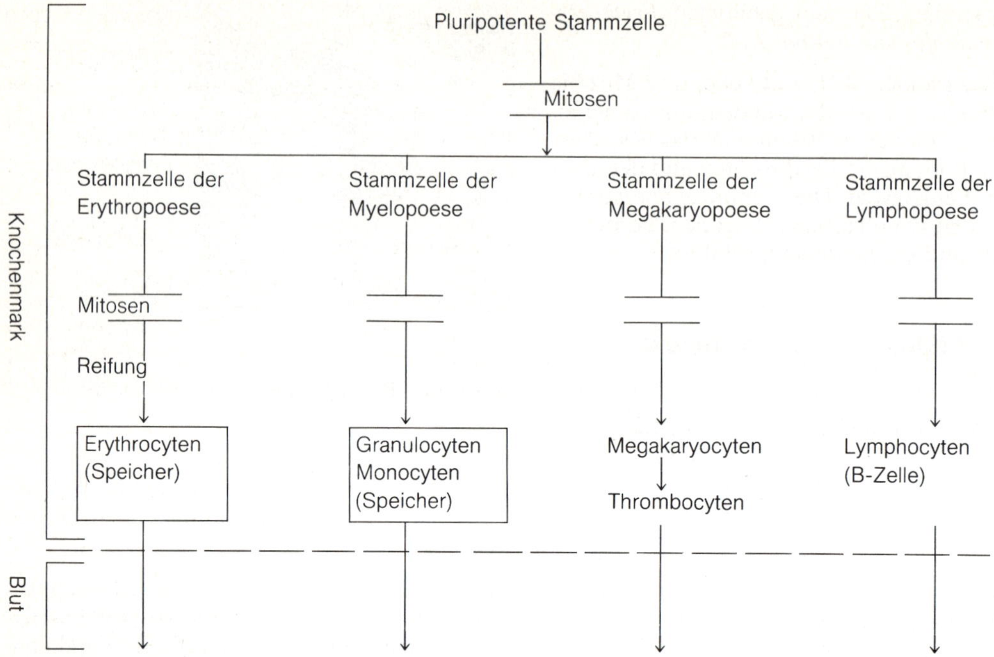

Abb. 6-14. Bildungsreihe der Blutkörperchen, ausgehend von der pluripotenten Stammzelle im Knochenmark

ten enthalten noch Reste von Ergastoplasma (Substantia reticulofilamentosa), die bei den ausgereiften Erythrozyten verschwinden.

Granulopoese. Die Granulozytenvorläufer (***Promyelozyt - Myelozyt - Metamyelozyt***) bilden im Zytoplasma die typisch färbbaren neutrophilen, eosinophilen und basophilen Granula aus. Der zunächst rundlich-ovale Zellkern streckt sich („stabkernige" Granulozyten) und wird schließlich durch Einschnürungen segmentiert (ausgereifte Granulozyten).

Reife Erythrozyten, Granulozyten und Monozyten. *Erythrozyten* werden im Knochenmark *nicht gespeichert*. Sie werden jeweils nach Fertigstellung in die Sinusoide abgegeben. Im Gegensatz werden Granulozyten und Monozyten auf Vorrat gebildet und zunächst in den Maschen des retikulären Knochenmarkbindegewebes gespeichert, bevor sie durch die Sinuswände ins Blut übertreten. Dieser *Knochenmarkspeicher* steht bei erhöhtem Bedarf (akute Entzündungen) unmittelbar zur Verfügung. Er wird zuerst mobilisiert, ehe weitere Blutkörperchen aus ihren Vorstufen neu gebildet werden.

E. Lymphatisches System

Zum lymphatischen System gehören die
- **Lymphkapillaren** und **Lymphgefäße** (S. 162, 165), die
- **Lymphozytenansammlungen** im Bindegewebe der Schleimhäute (***Lymphfollikel***),
- **Lymphknoten** (Tabelle 6-**2**),
- **Lymphfollikel der Milz** (weiße Pulpa; S. 606, Tabelle 6-**2**),
- **Tonsillen** (S. 541, Tabelle 6-**2**),
- **Thymus** (S. 541, Tabelle 6-**2**).

Mit Ausnahme der Lymphgefäße und -follikel werden diese Gebilde als *lymphatische Organe* bezeichnet, auch wenn der lymphatische Apparat wie z. B. in der Milz nur eine Organkomponente darstellt.
Die *lymphatischen Organe* insgesamt sind *Bildungsstätten für Lymphozyten* und spielen eine wesentliche Rolle im *Abwehrsystem* des Körpers (Immunsystem S. 176).

I. Lymphoretikuläres Gewebe

Das Grundgewebe aller lymphatischen Organe besteht aus

Tabelle 6-2. Histologische Unterschiede zwischen lymphatischen Organen

	Oberfläche	Parenchym	Weitere Kennzeichen
Lymphknoten S. 174	Bindegewebskapsel (von hier ziehen Trabekel ins Parenchym)	Rinde mit Follikel Mark	Für den Lymphdurchfluß: Randsinus, Rindensinus, Marksinus, Terminalsinus
Milz S. 605	Bindegewebskapsel (von hier ziehen Trabekel ins Parenchym)	Weiße Pulpa: lymphoreticuläre Scheiden um Pulpa- und Follikelarterien, Milzfollikel Rote Pulpa	Für den Blutdurchfluß: Balkenarterien, Pulpaarterien, Follikelarterien, Pinselarteriolen, Hülsencapillaren, Milzsinus, Pulpa- und Balkenvenen
Tonsilla palatina S. 447	Zur Mundhöhle hin: mehrschichtiges, unverhorntes Plattenepithel; sonst Bindegewebskapsel	Krypten Lymphfollikel	
Tonsilla pharyngea S. 463	Zum Pharynx hin: mehrreihiges Flimmerepithel; sonst zarte Bindegewebskapsel	Epithelbuchten lympho-reticuläres Gewebe	Verkleinerung nach dem 6. Lebensjahr
Thymus S. 541	Bindegewebskapsel (von hier ziehen zarte Septen ins Parenchym)	Dichte Rinde, locker gebautes Mark mit Hassall Körperchen	Involution nach der Pubertät: es verbleibt ein Fettkörper mit Resten von Parenchym

- **retikulärem Bindegewebe** und
- **freien Zellen**, die massenhaft in den Maschen des retikulären Gewebes eingelagert sind.

Retikuläres Bindegewebe. Es handelt sich meist um das aus dem Mesenchym entstandene retikuläre Bindegewebe (S. 47). Nur das Grundgewebe des Thymus, das aus dem Epithel des Kiemendarms (3. Schlundtasche) stammt, ist ein epitheliales Retikulum.
Die Zellen dieses Gewebes, *Retikulumzellen*, werden auch als *fixe Zellen* bezeichnet und damit den freien Zellen (s. unten) gegenübergestellt. Es gibt verschiedene Arten von Retikulumzellen (s. unten).

Freie Zellen. Hierbei handelt es sich ganz überwiegend um *Lymphozyten*. Sie sind stellenweise so dicht gelagert, daß sie die Retikulumzellen überdecken. An freien Zellen kommen außerdem aus Monozyten entstandene Makrophagen und Gruppen von Plasmazellen vor.
Unter den Lymphozyten herrschen die *kleinen Lymphozyten* vor (s. oben). Sie sind amöboid beweglich, phagozytieren aber nicht. – Die weniger zahlreichen *großen Lymphozyten* (s. oben) werden häufig in mitotischer Teilung gefunden und sind wahrscheinlich Zwischenglieder zwischen großen Lymphoblasten und kleinen Lymphozyten in der Lymphopoese.

II. Folliculi lymphatici, Lymphfollikel

Im retikulären Gewebe sind die Lymphozyten stellenweise zu rundlichen Haufen oder Knötchen konzentriert, Lymphfollikel, Folliculi lymphatici. Lymphfollikel können als Einzelgebilde auftreten, *Solitärfollikel*, z. B. in der Schleimhaut des Magen-Darm-Kanals oder der Atemwege. Sie können aber auch gehäuft zusammenliegen, *Folliculi lymphatici aggregati*, wie z. B. im unteren Dünndarm oder Wurmfortsatz. Es sind Gebilde, die bei Bedarf entstehen und dann wieder verschwinden können.
Lymphfollikel, in denen gleichförmige kleine Lymphozyten etwa gleich dicht verteilt liegen, werden *Primärfollikel* genannt. Sie sind ein Zeichen dafür, daß der Organismus noch nicht mit Antigenen in Berührung gekommen ist. Sie finden sich bei Feten und Neugeborenen.
Wenn die Lymphfollikel eine zentrale Aufhellung und eine lymphozytendichte Randzone aufweisen, spricht man von *Sekundärfollikeln*. Diese hellen Zentren entstehen als Ausdruck von Abwehrreaktionen gegen Antigene: *Reaktionszentren*.
In den Reaktionszentren finden sich schwer zu unterscheidende große, blaß angefärbte Zellen. Einesteils handelt es sich um *Retikulumzellen* und *Makrophagen*, andernteils um *Lymphoblasten*, aus denen in mehreren Teilungsschritten

vornehmlich *Plasmazellen*, aber auch *kleine Lymphozyten* (B-Zellen) hervorgehen.
Da in den Reaktionszentren eine Zellproliferation stattfindet, werden sie auch Keimzentren genannt.

III. Nodi lymphatici, Lymphknoten

In den Verlauf der Lymphgefäße sind zahlreiche unterschiedlich große Lymphknoten eingeschaltet (Durchmesser 2–20 mm). Sie filtern und reinigen die Lymphe und sind beim Erwachsenen wichtige Bildungsstätten der Lymphozyten.
Eine Lymphknotengruppe erhält jeweils Zuflüsse aus einer bestimmten Körperregion oder bestimmten Organen. Diese für eine Region zuständigen Lymphknoten werden *regionäre Lymphknoten* genannt.

So bekommen z. B. die Achsellymphknoten Zuflüsse aus dem Arm, sowie von der vorderen, seitlichen und hinteren Brustwand. Bei Entzündungen innerhalb ihres Einzugsgebiets schwellen sie an, sind tastbar und schmerzhaft. Auch bei fortgeschrittenem Brustdrüsenkarzinom sind sie durch Metastasenbildung vergrößert.

1. Mikroskopische Anatomie
(Abb. 6-**15**, Tabelle 6-**2**)

Die kugeligen, mandel- oder bohnenförmigen Knoten sind von einer bindegewebigen *Kapsel* umgeben. Von ihr aus strahlen Bindegewebsbalken, *Trabekel*, ins Innere. Kapsel und Trabekel bilden das *grobe Bindegewebsgerüst* des Knotens. In den Trabekeln verlaufen die kleinen Blutgefäße, die an einer meist vorhandenen Einziehung der Kapsel, *Hilum*, in den Lymphknoten eintreten.
Das *zarte Grundgerüst* ist das retikuläre Bindegewebe (s. unten), das mit zahlreichen Lymphozyten durchsetzt als *lymphoretikuläres Gewebe* die lymphatischen Organe auszeichnet.
Das lymphoretikuläre Gewebe der Lymphknoten besitzt in einer Außenzone eine größere Maschendichte und dichter gelagerte Lymphozyten als im Zentrum. Man unterscheidet daher zwischen
- **Rinde**, *Cortex* und
- **Mark**, *Medulla*.

Hinzu kommt an dem dem Mark zugewandten Rand der Rinde eine
- **parakortikale (juxtamedulläre) Zone**, die allerdings morphologisch nicht deutlich abgrenzbar ist. Sie zeichnet sich durch vermehrtes Vorkommen von ***T-Lymphozyten*** (s. unten) aus.

In der Rinde bilden die Lymphozyten häufig zahlreiche ***Lymphfollikel***, die selten als Primärfollikel, meist als *Sekundärfollikel* vorliegen. Die lymphozytendichte Rindensubstanz setzt sich in Form unregelmäßig gestalteter ***Markstränge*** ins Mark hinein fort. Die Stränge hängen netzartig miteinander zusammen.

Retikuläres Bindegewebe. Das retikuläre Bindegewebe der Lymphknoten besteht aus verschiedenen Arten von Retikulumzellen, nämlich:

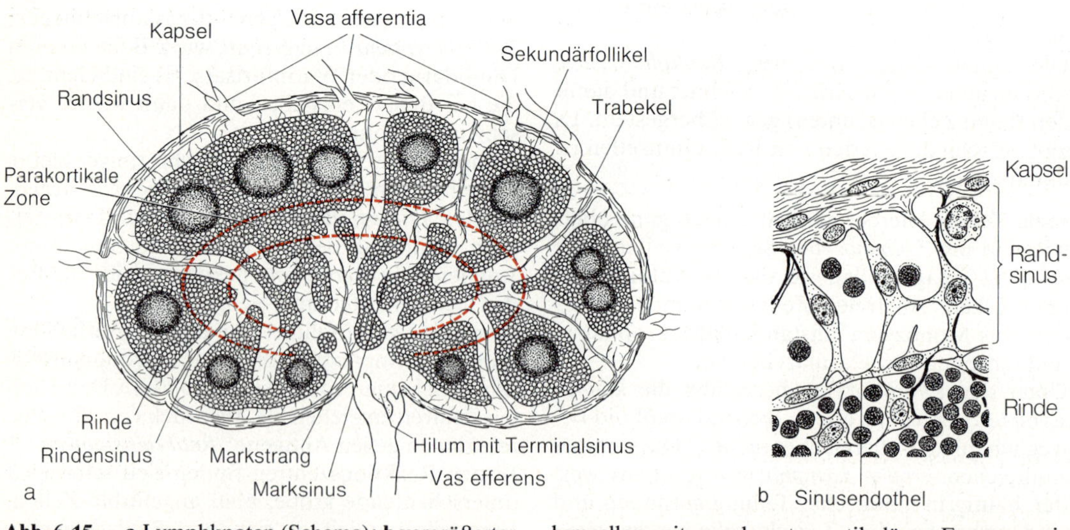

Abb. 6-15. **a** Lymphknoten (Schema); **b** vergrößerter Ausschnitt von **a**. Im Randsinus, der von endothelähnlichen Retikulumzellen ausgekleidet ist, sind 3 Retikulumzellen mit angelagerten retikulären Fasern sowie einzelne Lymphozyten und ein Makrophage dargestellt

- *fibroblastische Retikulumzellen,*
- *histiozytäre Retikulumzellen,*
- *interdigitierende Retikulumzellen,*
- *dendritische Retikulumzellen.*

Fibroblastische und histiozytäre Retikulumzellen kommen im gesamten Lymphknoten, interdigitierende Retikulumzellen vor allem in der parakortikalen Zone, dendritische Retikulumzellen in den Follikelzentren vor.

Die *fibroblastischen Retikulumzellen* besitzen einen chromatinarmen, oft ovalen Zellkern und ein schwach basophiles Zytoplasma. Sie bilden retikuläre Fasern, von denen sie umsponnen werden.

Die *histiozytären Retikulumzellen* ähneln mit ihren Organellen, Lysosomen und Vesikeln Makrophagen. Sie sind zur Speicherung und Phagozytose befähigt. Sie können sich auf bestimmte Reize hin aus ihrem Verband lösen und amöboid fortbewegen.

Die *interdigitierenden Retikulumzellen* haben vielgestaltige Zellkerne und ihr Plasmalemm ist oft eingefaltet.

Die *dendritischen Retikulumzellen* haben verzweigte Ausläufer, die mit denen anderer gleichartiger Zellen durch Desmosomen zu einem Netzwerk verbunden sind. Sie wirken eng mit den Lymphozyten zusammen.

Freie Zellen. Aus Lymphoblasten, die in den Maschen des retikulären Bindegewebes als freie Zellen liegen, werden nach mitotischer Teilung junge kleine Lymphozyten gebildet, die in die Sinuslymphe übertreten. Daher enthält die Lymphe des Vas efferens mindestens 5mal mehr Lymphozyten als die der Vasa afferentia.

B-Lymphozyten finden sich vor allem in den *Reaktionszentren* der Follikel. Dort werden sie auch neu gebildet.

T-Lymphozyten liegen vornehmlich in einer kompakten Rindenschicht, *parakortikale Zone* (Abb. 6-**15a**), die sich unterhalb der follikelhaltigen Rindenschicht zwischen dieser und den Marksträngen ausbreitet.

Plasmazellen kommen in den Rindenfollikeln und in den *Marksträngen* vor.

2. Durchfluß der Lymphe

Die Lymphe wird durch mehrere klappenhaltige *Vasa afferentia*, welche die Kapsel schräg durchdringen, in den Lymphknoten geleitet, durchfließt Rinde und Mark über bevorzugte Straßen, *Lymphsinus*, und tritt am Hilus durch das *Vas efferens*, selten mehrere Vasa efferentia, wieder aus.

Auf dem Weg durch den Lymphknoten passiert die Lymphe zunächst den

- **Randsinus**, *Marginalsinus* (Abb. 6-**15b**), der zwischen Kapsel und Rindensubstanz liegt, sodann die
- **Rindensinus**, die radiär die Rinde durchsetzen, gelangt dann in die
- **Marksinus**, *Intermediärsinus*, die zwischen den Marksträngen liegen, und sammelt sich häufig in einem
- **Terminalsinus**, bevor sie das Vas efferens erreicht.

Sinus. Die Sinus sind lymphozytenarme Strombahnen im Lymphknotenretikulum. Gegen das lymphozytenreiche Retikulum der Rinde und der Markstränge sowie gegen die Kapsel und die Trabekel sind sie durch *Sinusendothelzellen*, *Uferzellen*, abgegrenzt. Meist bilden die Endothelzellen einen geschlossenen Wandbelag. Vorübergehende Öffnungen zum Durchtritt geformter Lymphpartikel (z. B. Lymphozyten) sind anzunehmen. Die Endothelzellen können phagozytieren. Ihrer Herkunft nach sind sie teils flächig ausgebreitete *Retikulumzellen*, teils aus *Monozyten* hervorgegangene *Makrophagen*. Sie gehören zum retikuloendothelialen System.

In allen Sinus spannen sich von Wand zu Wand Retikulumzellen und retikuläre Fasern aus (Sinusretikulum). So können die Sinus nach Art einer Fischreuse die vorbeiströmende Lymphe kontrollieren und von schädigenden Stoffen befreien. Abgefangen werden sowohl belebte Partikel (Mikroorganismen, Krebszellen) wie unbelebte Partikel (Ruß und andere Schwebeteilchen der Luft, Farbstoffe). Als freie Zellen kommen in den Sinus vor allem kleine Lymphozyten, seltener Granulozyten und Makrophagen vor.

3. Funktionen

Die wichtigsten Funktionen der Lymphknoten sind:

- *Mechanische Filterwirkung* (Reusenfunktion des Sinusretikulums),
- *Phagozytose* von Fremdkörpern und Fremdstoffen (Sinusendothelzellen und Makrophagen),
- *Antikörperbildung* (Plasmazellen),
- *Abgabe immunologisch kompetenter T-Lymphozyten* an Lymphe und Blutkreislauf (parakortikale Zone).

IV. Lymphe

Die Lymphe entsteht aus der Gewebsflüssigkeit der Interzellularräume. Diese setzt sich örtlich verschieden aus Elektrolyten, Nichtelektrolyten, Proteinen u.a. zusammen. Die Komponenten der Gewebsflüssigkeit werden in unterschiedlicher Konzentration teilweise in die Blutkapillaren, teilweise in die Lymphe resorbiert. Somit entspricht die Lymphe in ihrer Zusammensetzung nicht der Gewebsflüssigkeit. Sie enthält jedoch Proteine, deren Konzentration im Ductus thoracicus z.B. halb so hoch ist wie im Blutplasma. Wegen ihres Gehaltes an Fibrinogen und Gerinnungsfaktoren kann die Lymphe gerinnen. An zellulären Bestandteilen kommen hauptsächlich Lymphozyten vor, nur vereinzelt Granulozyten.

F. Immunsystem

Unter Immunität verstehen wir die Fähigkeit eines Lebewesens, sich von Infektionen mit pathogenen Mikroorganismen und/oder deren Gift aus eigener Kraft zu befreien.

Angeboren (unspezifisch) ist eine Immunität dann, wenn das Lebewesen von Beginn seines Lebens an diese Resistenz hat, ohne zuvor mit pathogenen Mikroorganismen in Berührung gekommen zu sein. *Erworben* (spezifisch) ist die Immunität nach einer vorangehenden Auseinandersetzung mit Mikroorganismen (z.B. Masernvirus). Die Resistenz ist in der Regel langdauernd.

In allen Fällen kommt es darauf an, daß das Immunsystem

- „selbst" und „nicht-selbst, d.h. fremd" erkennt,
- eine spezifische Antwort bildet und
- ein Erinnerungsvermögen entwickelt.

Zu diesem Zweck muß das Immunsystem zunächst die Merkmale körpereigener Zellen erfassen lernen. Dies bewahrt die Individualität der Zellen bzw. Gewebe. Der darauffolgende Schritt ist dann das Erkennen von Veränderungen an eigenen Zellen (dies führt zu Autoimmunerkrankungen) oder von fremden Zellen.

Der Krankheitserreger oder dessen Gift wird als **Antigen** bezeichnet; der Abwehrstoff, den der Körper bildet, ist der **Antikörper**. Die Entgiftung erfolgt durch eine **Antigen-Antikörper-Reaktion**.

Die Bildung der Antikörper erfolgt in Zellen, **Immunozyten**. Die Immunreaktion selbst kann **zellulär**, d.h. an der Zelloberfläche oder **humoral**, d.h. extrazellulär, erfolgen.

Alle Zellen des Immunsystems stammen entwicklungsgeschichtlich aus dem Mesenchym. Nach der histologischen Klassifikation gehören sie in die Gruppe der freien Bindegewebszellen (S.50).

Im einzelnen sind an immunologischen Vorgängen die Zellen des Mononukleären Phagozytosesystems (S.51) und vor allem die Lymphozyten (S.169) und deren Abkömmlinge beteiligt.

Folgende Organe spielen bei der Immunabwehr eine entscheidende Rolle:

- **Zentralorgane** zur Entwicklung und Steuerung der Immunität:
  - ***Thymus*** (S.541),
  - ***Knochenmark*** (S.171) und das
  - ***lymphatische Gewebe*** des Darms als Äquivalent der Bursa Fabricii.

Die *Bursa Fabricii* kommt bei Vögeln vor und ist ein in der Nähe der Kloake gelegenes lymphoepitheliales Organ des Enddarms; sie fehlt bei Säugern.

- **Periphere Immunorgane**: z.B. Milz, Lymphknoten, Haut, Lunge.

Das ganze Immunsystem zusammen wiegt ca. 1 kg.

I. Immunkompetente Zellen

Der Vorbereitung des Organismus auf die Immunabwehr dient die Ausbildung sog. immunkompetenter Zellen. Beim Embryo wandern aus den blutbildenden Geweben (Dottersack, Leber, Knochenmark) *Hämozytoblasten* in die zentralen Immunorgane ein. Hier vermehren und differenzieren sich diese Zellen zu Lymphozyten, die die Fähigkeit haben, auf einen antigenen Reiz spezifisch immunkompetent zu reagieren. Im Thymus spielen bei dieser Differenzierung offenbar Stoffe eine Rolle, die von den epithelialen Thymuszellen abgegeben werden, *Thymopoetin.*

Der größte Teil der im Thymus gebildeten Lymphozyten geht auch im Thymus wieder zugrunde; der kleinere Teil gelangt in die Blutbahn, besiedelt die thymusabhängigen Gebiete der peripheren Immunorgane (z.B. die parakortikale Zone der Lymphknoten, S.174) und vermehrt sich dort.

Die aus dem *Thymus* stammenden Lymphozyten und deren Tochterzellen werden als **T-Lymphozyten** bezeichnet. Sie sind für die *zellgebundenen Immunitätsreaktionen* verantwortlich. Der größte Teil der im Blut zirkulierenden Lymphozyten sind T-Lymphozyten.

Ein weiterer Ort, an dem immunkompetente Lymphozyten entstehen, ist das Knochenmark. Aus dem Knochenmark gelangen Lymphozyten in die bursaäquivalenten Strukturen (s. oben, z. B. lymphatisches Gewebe des Ileum und Appendix, S. 586, 591).
Die im *Knochenmark* („bone marrow") gebildeten Lymphozyten und deren Tochterzellen werden als **B-Lymphozyten** bezeichnet. Sie sind für die *humorale Immunität* verantwortlich (B steht auch für „Bursaäquivalent").
Morphologisch sind B- und T-Lymphozyten nur mit speziellen Methoden voneinander zu unterscheiden. Sehr verschieden ist das Verhalten von B- und T-Lymphozyten im Organismus und ihre weitere Entwicklung in Antwort auf einen Reiz durch ein Antigen.

1. B-Lymphozyten

B-Lymphozyten sind im wesentlichen ***ortsgebunden***; sie verweilen in den lymphatischen Organen - in den Lymphknoten vorwiegend in den Follikelzentren und Marksträngen. Sie befinden sich deswegen nur in sehr geringer Zahl in Zirkulation: im Blut sind ca. 25% B-Lymphozyten, ca. 65% T-Lymphozyten und ca. 10% nicht einzuordnende Lymphozyten.

2. T-Lymphozyten

T-Lymphozyten sind ***in ständiger Zirkulation.*** Von den lymphatischen Organen gelangen sie entweder über die Lymphbahnen (aus den Lymphknoten) oder direkt (in der Milz) ins Blut; nach einer Zirkulation von Stunden erfolgt ihr Rücktritt ins Gewebe: in den Lymphknoten durch das Endothel der postkapillären Venolen (in der Zona paracorticalis), in der Milz in die periarteriolären Scheiden. In diesen Organen verbleiben die Lymphozyten Stunden bis Tage, bis eine Rezirkulation und ein erneuter Eintritt ins Gewebe erfolgt. Diese Vorgänge wiederholen sich, bis die Zellen in Erfüllung ihrer Funktion zugrundegehen oder sich teilen und damit den Ursprung für neue Lymphozyten oder deren Funktionsformen geben. Bis zur Rückbildung des Thymus - zur Zeit der Pubertät - sind genügend immunkompetente T-Lymphozyten ausgeschwemmt, so daß durch den Abbau des Organs keine Ausfallserscheinungen auftreten; außerdem reduplizieren sich die Lymphozyten in den peripheren Organen laufend.

3. Lebensdauer der Lymphozyten

Sie ist sehr unterschiedlich: etwa 10% sind kurzlebig (Lebensdauer bis 12 Tage) und 90% langlebig (mittlere Lebensdauer 500 Tage). Sowohl B- als auch T-Lymphozyten können langlebig und kurzlebig sein, wenn auch die durchschnittliche Lebensdauer der T-Lymphozyten höher ist (mehrere Jahre).

II. Antigenwirkung

Dringt ein Antigen in die Blut- oder Lymphbahn oder ins Gewebe ein, so kann es auf die immunologisch kompetenten Zellen **direkt** oder **indirekt** wirken.

Indirekte Wirkung. Sie besteht darin, daß das Antigen von *Makrophagen* (Monozyten, Histiozyten, Retikulumzellen, S. 50) aufgenommen, „verarbeitet" und als Produkt höherer spezifischer Immunwirkung freigesetzt wird, das dann auf die immunkompetenten Zellen trifft. Offenbar werden aber nicht alle Antigene aus den Makrophagen wieder freigesetzt; sie können dort auch persistieren. Indirekt (über das Makrophagensystem) wirken die Antigene vor allem auf die *B-Lymphozyten.* Besonders eindrucksvoll spielen sich diese Vorgänge in den Tonsillen ab (S. 447).

Direkte Wirkung. Direkt ist die Wirkung eines Antigens dann, wenn es zu einer unmittelbaren Wechselwirkung zwischen Antigen und immunkompetenter Zelle kommt. In 1. Linie erfolgt dies bei den *T-Lymphozyten.*

III. Immunisierung

Die bei der Immunisierung ablaufenden Vorgänge sind vielstufig (Abb. 6-**16**). Sie kommen dadurch in Gang, daß die immunkompetenten Zellen an ihren Oberflächen antigenspezifische Rezeptoren haben. Diese Rezeptoren (morphologisch nicht faßbar) sind bei B- und T-Lymphozyten verschieden.
Eingeleitet wird die immunologische Abwehr dadurch, daß nach antigener Stimulierung die jeweilige Lymphozytengruppe anfängt, sich zu differenzieren und zu proliferieren. Diese Vorgänge spielen sich in den peripheren Immunorganen ab (Lymphknoten, weiße Milzpulpa, lymphatische Strukturen des Magen-Darm-Kanals und Atmungstraktes).

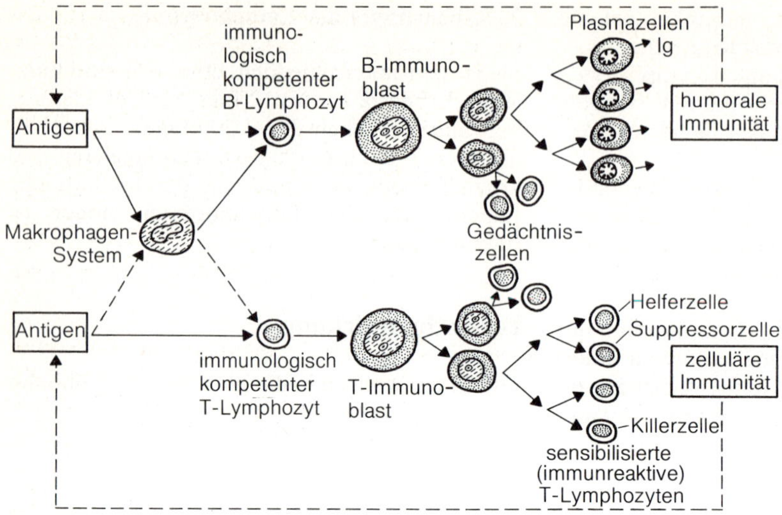

Abb. 6-16. Schematische Darstellung der Lymphozytenreaktionen bei der Immunantwort nach Antigenkontakt

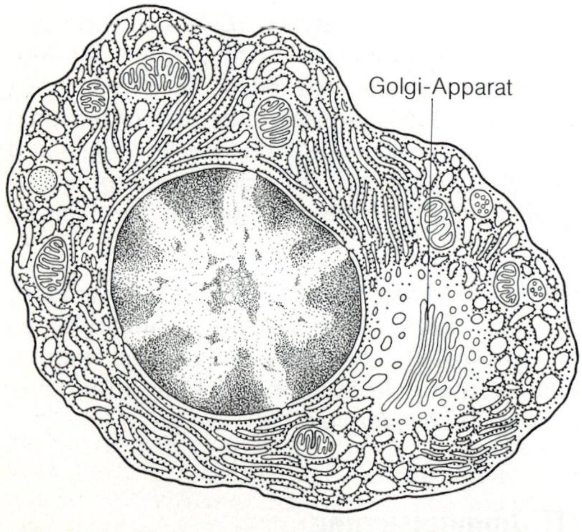

Abb. 6-17. Plasmazelle mit aktivem granuliertem endoplasmatischem Retikulum

Aus kleinen **B-Lymphozyten** entstehen nach entsprechender Antigenstimulierung in den Follikeln der lymphatischen Organe (Tabelle 6-**2**) große, stark basophile Zellen (**B-Immunoblasten**), die sich lebhaft teilen. Über Zwischenstufen bilden sich kleinere Zellen mit hellen polymorphen Kernen und nur sehr geringer Zytoplasmabasophilie. Die weitere Entwicklung ist 2-spurig. Einerseits leiten die letztgenannten Zellen in eine Entwicklungsreihe von Zellen über, an deren Ende die **Plasmazelle** steht. Andererseits entstehen neue spezifisch sensibilisierte Lymphozyten, **B2-Lymphozyten**.

1. Plasmazellen

Mikroskopische Anatomie. Plasmazellen sind morphologisch sehr auffällig (Abb. 6-**17**). Ihr Zytoplasma ist lichtmikroskopisch kräftig basophil; elektronenmikroskopisch kommt ein *stark entwickeltes rauhes endoplasmatisches Retikulum vor.* Der Kern liegt in der Regel exzentrisch und hat Radspeichenstruktur (randständige Anordnung des Chromatins). Plasmazellen haben einen Durchmesser von 10–15 μm, sind meist kugelig, gelegentlich auch polygonal.

Histophysiologie. Funktionell sind Plasmazellen Endzellen, d.h. sie teilen sich nicht mehr und leben meistens nur wenige Tage. Sie produzieren in ihrem endoplasmatischen Retikulum die spezifischen Antikörper (γ-Globuline), die sie an ihre Umgebung (Gewebe oder Blut) abgeben.

Vorkommen. Plasmazellen kommen im Lymphknoten vor allem im Bereich des Markes vor, in der Milz innerhalb der roten Pulpa, im Knochenmark besonders perikapillär, in den Schleimhäuten des Magen-Darm-Traktes, in der Nähe von Blutgefäßen, in den weiblichen Genitalorganen und unter pathologischen Umständen überall dort, wo chronische Entzündungen bestehen. Offenbar können Vorstufen der Plasmazellen – möglicherweise sind große Lymphozyten derartige Vorstufen – an die genannten Orte gebracht werden, wo sie sich dann differenzieren. Im Blut werden unter normalen Umständen keine Plasmazellen gefunden.

2. B2-Lymphozyten

Die B2-Lymphozyten sind mit den üblichen morphologischen Methoden nicht von den übrigen B-Lymphozyten zu unterscheiden. B2-Lymphozyten gehen ebenfalls auf Wanderschaft. Sie haben die Fähigkeit, sich über Zwischenstufen in Plasmazellen umzuwandeln. Diese Umwandlung kann zu einem sehr viel späteren Zeitpunkt erfolgen, z. B. erst dann, wenn der Organismus erneut mit dem Antigen in Berührung kommt. Man bezeichnet deswegen die B2-Zellen auch als *„Gedächtniszellen"* (*„memory cells"*). Sie sind für die sog. *„Sekundärantwort"* des Organismus auf einen erneuten Antigenreiz verantwortlich. Die an die B2-Lymphozyten geknüpfte Sekundärantwort kann in Minuten erfolgen und ist damit sehr viel schneller als die Primärantwort auf den ersten Reiz.

3. T-Lymphozyten

Auch aus den T-Lymphozyten gehen bei entsprechender Antigenstimulierung große basophile Zellen hervor (*T-Immunoblasten*), die sich wie die entsprechenden Zellen der B-Reihe vermehren und in weitere Zellformen übergehen. Am Ende der Entwicklung stehen

- **sensibilisierte immunreaktive T-Zellen** (Analog den Plasmazellen der B-Reihe),
- **Gedächtniszellen der T-Reihe,**
- **Helferzellen** und
- **Suppressorzellen.**

Die **sensibilisierten immunreaktiven T-Lymphozyten** zeichnen sich morphologisch durch das Vorkommen besonders vieler Ribosomen im Zytoplasma aus. Der Antikörper, der in diesen Zellen gebildet wird, wird an die Zelloberfläche gebunden, wo auch die Antigen-Antikörper- Reaktion stattfindet. Diese Zellen wandern zum Ort des Antigeneinbruchs, z. B. zu einem implantierten Organ oder Gewebe. Sie sind in der Lage, andere nicht zur eigenen Art gehörende Zellen zum Absterben (*„killer cells"*) zu bringen, so daß ein implantiertes Organ oder Gewebe abgestoßen werden kann.

Hinweise. Im ***Lymphknoten*** macht sich die antigene Stimulierung der T-Lymphozyten durch eine Verbreiterung der thymusabhängigen Zone, der *parakortikalen Zone*, in der ***Milz*** an den *periarteriolären Scheiden* bemerkbar. In diesen Gebieten treten dann vermehrt die basophilen Zellen auf.
Unterstützt werden die Immunreaktionen häufig durch Gefäßerweiterungen in den Gebieten des Antigeneinbruchs. Dies ist darauf zurückzuführen, daß Mastzellen (S. 51) Immunglobuline aufnehmen und dann vermehrt Histamin freisetzen. Durch die Gefäßerweiterung wird der Übertritt von weißen Blutzellen ins Gewebe erleichtert.
Die Beseitigung der inaktiven Antigen-Antikörper-Komplexe - durch Phagozytose und Abbau - erfolgt durch die Zellen des retikuloendothelialen Systems und Granulozyten (z. B. Eosinophile).

Die **Gedächtniszellen** der T-Lymphozyten sind zu gegebener Zeit auch in der Lage, in sensibilisierte immunreaktive T-Lymphozyten überzugehen. Die Sekundärantwort auf einen antigenen Reiz, der sich an die T-Gedächtniszellen wendet, tritt erst Tage nach dem erneuten Antigeneinbruch ein.
Die **Helferzellen** (aktive T-Lymphozyten) werden von B-Lymphozyten zur Bildung von Antikörpern zur Abwehr einer Reihe von Antigenen benötigt. Über den Mechanismus des Zusammenwirkens zwischen T- und B-Lymphozyten besteht gegenwärtig noch keine Klarheit.
Die **Suppressorzellen** besitzen Rezeptoren, mit denen sie Antikörper binden und damit inaktivieren können. Wahrscheinlich liegt ihre Funktion in der Vermeidung überschießender Immunreaktionen.

Klinischer Hinweis. Die Inkubationszeit bei Infektionskrankheiten entspricht der Periode, in der das Immunsystem des Organismus in Gang gesetzt wird. Die Antigen-Antikörper-Reaktion zur Bindung der Antigene ist häufig mit einer Reaktion des Gesamtorganismus verbunden (Fieber usw.). Um den Körper vor Infektionskrankheiten zu schützen, wird geimpft. Bei der *aktiven Immunisierung* wird ein künstlich abgeschwächtes Antigen gegeben, gegen das der Körper einen Antikörper bildet. *Passive Immunisierung* bedeutet, daß dem Körper ein spezifischer Antikörper zugeführt wird. Hierbei ist der Schutz gegen das Antigen nur kurzfristig. - Wenn eine Immunreaktion eingeschränkt oder unterdrückt werden soll (z. B. nach Organtransplantation), kann durch Röntgenbestrahlung, Injektion eines Antilymphozytenserums oder auch chemisch und hormonal eine *Immunsuppression* erzielt werden.

Kapitel 7

Allgemeine Anatomie des Nervensystems

A. Definitionen

Das Nervensystem dient der *Regulation* und *Anpassung* des Organismus an die wechselnden Bedingungen der Außenwelt und des Körperinneren. Es ist somit ein Kommunikations- und Steuerungsorgan. Nervenfreie Organe gibt es im Körper nicht.

Zur Erfüllung seiner Aufgaben nimmt das Nervensystem *Reize* aus der Umgebung (*exterozeptive Reize*) und aus dem Körper selbst (*propriozeptive Reize*) auf. Zur Aufnahme dieser Reize dienen verschiedenartige **Rezeptoren**, z. B. die Sinnesorgane (S. 705). Durch die Rezeptoren werden die verschiedensten Arten der Energie (z. B. Temperatur, Lichtwellen, Druck) in „Erregungen" umgeformt. Dabei kommt es am Plasmalemm der Nervenzelle zu örtlichen Potentialänderungen (Depolarisation, Erregung), die sich als elektrische Welle über die Nervenzelloberfläche fortpflanzen. Die Fortleitung der Erregung wird als Aktionspotential bezeichnet. Dieser Vorgang ist unabhängig von der Art des Reizes überall gleich. Die Aktionspotentiale werden den zentralen Anteilen des Nervensystems durch Nervenzellfortsätze zugeleitet. Hier breiten sich die Erregungen aus und gelangen durch ein abgestimmtes Zusammenspiel von erregend und hemmend wirkenden Neuronen an den Ort ihrer spezifischen Wirksamkeit (z. B. Sehzentren des Großhirns).

Im Zentralnervensystem werden alle afferent zugeleiteten Erregungen „verarbeitet", und zwar erfolgt eine *Koordination*, d. h. eine Zusammenfassung und eine *Assoziation*, d. h. ein In-Beziehung-setzen der Erregung zum Zweck einer einheitlichen Leistung des Nervensystems. Höchstens 5% aller Erregungen werden bewußt.

Nach „Verarbeitung" der eingegangenen Signale werden zur Steuerung der Körpertätigkeit Erregungen des Nervensystems efferent auf periphere Organe, **Effektoren**, übertragen, z. B. auf Muskeln und Drüsen.

Das Nervensystem arbeitet eng mit dem anderen großen Regulationssystem des Körpers zusammen, nämlich dem endokrinen System. Beide Systeme beeinflussen sich gegenseitig.

B. Gliederung

Für die Gliederung des Nervensystems gelten folgende Begriffspaare:

1. *Zentrales Nervensystem – Peripheres Nervensystem*
2. *Animalisches Nervensystem – Vegetatives Nervensystem.*

I. Zentrales Nervensystem, Zentralnervensystem, ZNS

Hierzu gehören **Rückenmark** und **Gehirn**. Beide Teile sind durch Knochenkapseln geschützt: das Gehirn durch den knöchernen Schädel, das Rückenmark durch die Wirbelsäule. Außerdem umhüllen das ZNS 3 bindegewebige Hirn- bzw. Rückenmarkshäute, **Meningen** (S. 842), nämlich ***Dura mater***, ***Arachnoidea mater*** und ***Pia mater***. Zwischen Arachnoidea und Pia mater befindet sich ein mit Flüssigkeit, **Liquor cerebrospinalis**, gefüllter Raum, *äußerer Liquorraum*. Der Liquor cerebrospinalis schützt als eine Art Wasserkissen das ZNS vor Erschütterungen. Dieser äußere Liquorraum kommuniziert mit dem *inneren Liquorraum*, der im Gehirn aus einem Hohlraumsystem, **Ventrikeln**, und im Rückenmark aus dem **Zentralkanal** besteht. Der Liquor cerebrospinalis wird in den Hirnventrikeln gebildet (S. 839) und im äußeren Liquorraum resorbiert.

Eine Besonderheit des ZNS ist die **Blut-Hirn-Schranke**. Sie erschwert die Passage bestimmter Substanzen vom Blut zum Nervengewebe. Zurückzuführen ist dies auf eine selektive Permeabilität des Endothels der Blutkapillaren.

Aufgebaut wird das ZNS aus Nervenzellen mit ihren Fortsätzen (S. 75), Glia (S. 89) und Gefäßen. Die Neuriten bilden vielfach Bündel, die als Bahnen, **Tractus**, die verschiedenen Gebiete des ZNS untereinander verbinden.

II. Peripheres Nervensystem

Dies sind alle Teile des Nervensystems außerhalb des ZNS. Überwiegend besteht es aus Nervenfasern, besitzt aber auch Nervenzellen, die stellenweise angehäuft sind. Ansammlungen von Nervenzellen bilden zusammen mit den zugehörigen peripheren Nervenfasern Anschwellungen und werden als **Ganglien** bezeichnet (S. 189).
Diejenigen peripheren Nerven, die vom Gehirn ausgehen bzw. dorthin führen, werden als **Hirnnerven**, diejenigen, die mit dem Rückenmark in Beziehung stehen, als **Spinalnerven** bezeichnet. Es gibt 12 Hirnnerven- und 31 Spinalnervenpaare.

III. Animalisches, somatisches Nervensystem

Hierunter versteht man alle Bestandteile des Nervensystems (zentral und peripher), die im wesentlichen der Kommunikation zwischen dem Organismus und seiner Umwelt dienen.

IV. Vegetatives, autonomes Nervensystem

Hierunter werden die Anteile des zentralen und peripheren Nervensystems zusammengefaßt, die vor allem die inneren Organe innervieren. Die Tätigkeit des vegetativen Nervensystems erfolgt überwiegend unbewußt.
Zentrales und peripheres Nervensystem sowie animalisches und vegetatives Nervensystem sind untrennbar miteinander verflochten; sie beeinflussen sich gegenseitig.

C. Leitungsbogen

Die Leistungen des Nervensystems sind an die Existenz von Leitungsbögen gebunden. Hierunter werden Neuronenketten verstanden.
Zu unterscheiden sind
- **einfache Leitungsbögen** und
- **zusammengesetzte Leitungsbögen**.

Sofern Leitungsbögen einem Reflexablauf dienen, werden sie als **Reflexbögen** bezeichnet.

Hinweis. Ein Reflex ist eine unwillkürliche neuronale Antwort auf einen Reiz.

Gemeinsam ist allen Leitungsbögen, die in der Peripherie beginnen und dort auch enden, ein
- **Rezeptor**, ein
- **afferentes Neuron**, ein
- **efferentes Neuron** und ein
- **Effektor**.

Hinzu kommen bei zusammengesetzten Leitungsbögen **Interneurone**.

Afferent ist ein Neuron, wenn es Erregungen aus der Peripherie dem ZNS zuleitet. Sofern es sich um Neurone des somatischen (animalischen) Nervensystems handelt, werden sie als *somato-afferent* bezeichnet.
Statt von „somato-afferent" wird auch von *„sensibel"* gesprochen. Der Begriff *„sensorisch"* ist für die Erregungen aus den sog. höheren Sinnesorganen (sehen, hören, riechen, schmecken, Gleichgewicht) reserviert. Ein prinzipieller Unterschied zwischen sensibel und sensorisch besteht jedoch nicht. Der Erregungsvorgang ist stets gleich.

Hinweis. Die Unterschiede zwischen den verschiedenen Sinnesqualitäten (z. B. Berührung, Hören, Sehen) hängen von der Spezifität der Rezeptororgane und den auf die Wahrnehmung der Sinneseindrücke spezialisierten Gebieten des Gehirns ab. Im anglo-amerikanischen Schrifttum wird der Begriff „sensibel" nicht verwendet, sondern alle afferenten Nerven werden als „sensorisch" bezeichnet.

Die *Perikarya* der somato-afferenten Neurone liegen in der Regel außerhalb des ZNS. Es befinden sich die Perikarya der Rückenmarksnerven in den (sensiblen) *Spinalganglien* (S. 189), die der Hirnnerven in den sensiblen *Kopfganglien.*

Efferent ist ein Neuron, das die Erregungen vom Zentralorgan in die Peripherie zum Erfolgsorgan (Effektor) leitet. Entsprechende Neurone des somatischen Systems werden als *somato-efferent* bezeichnet.
Die Perikarya dieser Neurone befinden sich *im* ZNS. Die Erregungen werden über die Axone in die Peripherie geleitet. Der typische Effektor der somato-efferenten Neurone ist die quergestreifte Muskelfaser, die sich aus den Somiten entwickelt hat. Die Qualität der in diesen Neuronen geleiteten Erregungen wird als *„motorisch"* bezeichnet.
Die Erregungsübertragung vom somato-afferenten auf das somato-efferente Neuron erfolgt im ZNS. Der Transmitter, der an den Synapsen freigesetzt wird, ist meist *Azetylcholin.*

Interneurone. Interneurone gibt es nur im ZNS oder in den Ganglien. Sie dienen der Ausbreitung, der Ausrichtung, der Aufrechterhaltung und der Modulation einer Erregung.

Interneurone können kettenförmig hintereinander zwischen aufeinanderfolgenden Neuronen liegen. Durch ihre Verzweigungen (Kollateralen, Endverzweigungen) sorgen sie für eine erhebliche Ausbreitung einer Erregung, z.B. beim Fremdreflex (S. 185).

Interneurone können aber auch in *Erregungskreisen* liegen. Erregungskreise werden dadurch gebildet, daß eine Kollaterale einer Nervenzelle an ein Interneuron herantritt, dessen Neurit mit dem Perikaryon (oder Dendriten) dieser Ausgangsnervenzellen eine Synapse bildet. Erregungskreise können durch Einschaltung mehrerer Interneurone vergrößert werden. - Innerhalb eines Erregungskreises ist eine Selbsterregung möglich.

Es gibt exzitatorische und inhibitorische Interneurone. Sie zu unterscheiden ist schwierig. Vielfach kommen in exzitatorischen Synapsen *Azetylcholin* bzw. *Noradrenalin* (S. 88), in inhibitorischen *Glycin* (im Rückenmark) bzw. γ-Amino-Buttersäure (GABA), *Serotonin* oder *Dopamin* (im Gehirn) als Transmitter vor.

Exzitatorische Interneurone in Erregungskreisen spielen für die Aufrechterhaltung einer Erregung eine große Rolle. Für die Auslösung einer Erregung muß eine Nervenzelle Impulse von mehreren vorgeschalteten Axonen erhalten. Greift die ausgelöste Erregung wieder auf die vorgeschalteten Axone über, kommt es zu einer erneuten Erregung des Ausgangsneurons (Widerhalleffekt) bzw. zur Bahnung für neue schwache Erregungen. Möglicherweise spielen die exzitatorischen Erregungskreise für das Erinnern eine wichtige Rolle.

Hemmende Interneurone wirken je nach ihrer Lage im Leitungsbogen unterschiedlich. Es gibt

- *Vorwärtshemmung,*
- *Rückwärtshemmung* und
- *präsynaptische Hemmung.*

Vorwärtshemmung. Bei der Vorwärtshemmung liegt das hemmende Interneuron zwischen erregter Zelle und Folgezelle. Das Interneuron kann die Weitergabe der Erregung hemmen. Dies liegt z.B. bei der lateralen Hemmung vor: Um ein erregtes Axon entsteht eine „ruhige Zone", wenn seine Kollateralen umliegende inhibitorische Neurone innervieren, die ihrerseits eine Erregung benachbarter Neurone unterbinden. Weitere Beispiele sind die *antagonistische Hemmung* und die *zentrale Hemmung* (s. Lehrbücher der Physiologie).

Rückwärtshemmung. Bei der Rückwärtshemmung (rekurrente Hemmung, inhibitorische Rückkopplung) liegt das Interneuron in einem Erregungskreis. Hemmende Interneurone dieser Art werden im Rückenmark als *Renshaw-Zellen* bezeichnet (S. 761). Die Renshaw-Zelle entsendet ihren Neuriten rückläufig zum Perikaryon des Motoneurons, über dessen Axonkollaterale sie Erregungen empfängt. Durch die inhibitorische Rückkopplung wird erreicht, daß die Entladungsfrequenzen statischer (an der Haltefunktion beteiligter) Motoneurone begrenzt werden (s. Lehrbücher der Physiologie).

Präsynaptische Hemmung. Eine präsynaptische Hemmung kommt dadurch zustande, daß inhibitorische Neurone mit den Endabschnitten eines erregten Axons Synapsen bilden (Synapse in einer Synapse). Diese Anordnung ist bisher nur vom Rückenmark bekannt.

I. Einfacher Leitungsbogen

Einfache Leitungsbögen (Abb. 7-**1**) dienen den **Eigenreflexen** der Skelettmuskeln (Tabelle 7-**1**). Hierbei werden Impulse in den ***Dehnungsrezeptoren*** des jeweiligen Muskels ausgelöst und vom afferenten Neuron direkt (***monosynaptisch***, ohne Interneuron) auf das efferente Neuron übertragen. Sie bedingen eine unwillkürliche Kontraktion der Skelettmuskeln. *Dehnungsreflexe* sind die einzigen monosynaptischen Reflexe im Organismus.

1. Rezeptoren für Eigenreflexe

Dies sind Muskelspindeln und Golgi-Sehnenorgane; sie werden als **Propriozeptoren** bezeichnet und dienen der **Tiefensensibilität**. Die Propriozeptoren empfangen Informationen über die Spannung der Muskeln; die Erregungen aus diesen Rezeptoren sollen nicht ins Bewußtsein dringen. Bewußt werden dagegen Informationen über die Lage des Körpers im Raum, die außer durch Auge, Gleichgewichtsorgan sowie Berührungs- und Druckrezeptoren der Haut über Ge-

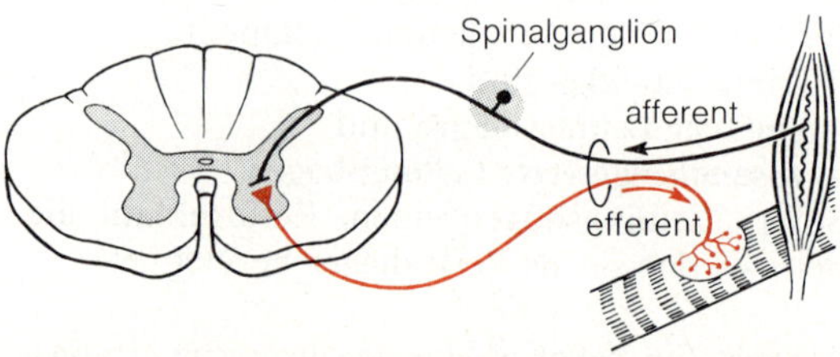

Abb. 7-1. Schematische Darstellung eines einfachen Leitungsbogens, der aus 2 Neuronen besteht, nämlich einem afferenten und einem efferenten Neuron

lenkkapselorgane vermittelt werden. Die Gelenkkapselorgane werden auch zu den Propriozeptoren gerechnet.

Muskelspindel

Muskelspindeln (Abb. 7-**2**) liegen in den Skelettmuskeln. Die Muskelspindel ist bis 20 mm lang und etwa 0,2 mm dick. Sie wird von einer Bindegewebskapsel umgeben, die elastische Netze enthält. Die Muskelspindeln setzen an beiden Enden mit sehnenartigen Bindegewebszügen am Perimysium extrafusaler Muskelfasern (das sind die gewöhnlichen Skelettmuskelfasern) an.

Im Inneren der Muskelspindel liegen 4–10 quergestreifte Muskelfasern, die als **intrafusale Fasern** bezeichnet werden. Sie verlaufen parallel zu den übrigen extrafusalen Muskelfasern. Jede intrafusale Faser hat in der Mitte einen nichtkontraktilen Bereich, während an den Enden der Fasern quergestreifte Myofibrillen vorkommen. Nach der Form der Fasern und Anordnung der Zellkerne werden unterschieden

- ***Kernsackfasern***, 1–2 pro Muskelspindel, und
- ***Kernkettenfasern***.

Kernsackfasern. Der zentrale Abschnitt ist sackartig erweitert und enthält bis zu 50 Zellkernen.

Kernkettenfasern sind dünn und ihre Zellkerne sind reihenförmig hintereinander angeordnet. – Die intrafusalen Fasern stehen mit dem Bindegewebe ihrer Umgebung in Verbindung.

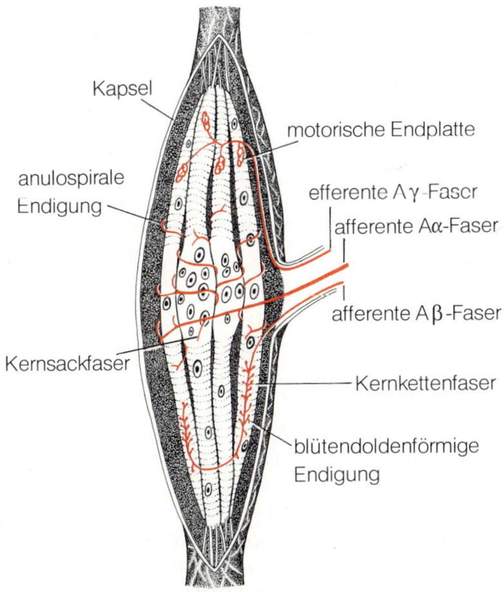

Abb. 7-2. Schematische Darstellung einer Muskelspindel

Die intrafusalen Fasern haben enge Beziehungen zum Nervensystem:

- Die mittelständigen Abschnitte werden von **anulospiraligen Endigungen** afferenter Nervenfasern vom Typ $A\alpha$ (Tabelle 2-**3**, S. 82) umwickelt. Im physiologischen Schrifttum wird für die $A\alpha$-Fasern der Muskelspindeln im allgemeinen die Bezeichnung Ia-Fasern benutzt. Bei Dehnung des Muskels werden diese rezeptorischen anulospiraligen Endigungen verformt und damit erregt. Bei Entspannung des mittelständigen Anteils der intrafusalen Fasern, z. B. bei Kontraktion der Arbeitsmuskulatur, erlischt die Erregung in den anulospiraligen Endigungen.
- Beiderseits der anulospiraligen Endigungen – vorwiegend an Kern-Ketten-Fasern – liegen **blütendoldenförmige Endigungen** von afferenten $A\beta$-Fasern. Diese Endigungen ermitteln nur konstante Dehnungen der intrafusalen Fasern.
- Die dünnen kontraktilen Enden der Kernsackfasern tragen kleine neuromuskuläre Synapsen, **motorische Endplatten**, der Kernkettenfasern **Endnetze** von afferenten $A\gamma$-Fasern aus dem Rückenmark. Diese Nervenfasern können eine isolierte Kontraktion der Enden der intrafusalen Fasern bewirken und damit die Spannung in den zentralen Faserabschnitten verändern. Dies beeinflußt die anulospiraligen Endigungen (s. oben). Insgesamt können die $A\gamma$-Fasern die Empfindlichkeit der Muskelspindeln steuern und sie unterschiedlichen Kontraktionszuständen des Muskels anpassen. Viele Bewegungen werden durch eine primäre Aktivierung der $A\gamma$-Fasern eingeleitet (Starterfunktion des γ-Systems).

Die Muskelspindeln stehen im Dienst eines Rückkopplungssystems, das die Muskellänge und den Tonus steuert.

Golgi-Organe (Tendorezeptoren)

Die Golgi-Sehnenorgane liegen im muskelnahen Anfang von Kollagenfaserbündeln der Sehne, ein Golgi-Organ auf 5–25 Muskelfaserinsertionen. Das geringfügig aufgetriebene Organ („Sehnenspindel") besteht aus zahlreichen Zweigen des dendritischen Anfangs von $A\alpha$-Nervenfasern, die zwischen den Kollagenfasern enden. Diese Rezeptoren werden bei Dehnung der Sehne, z. B. bei Kontraktion des Muskels, erregt. – Im physiologischen Schrifttum werden die $A\alpha$-Fasern der Golgi-Organe in der Regel als Ib-Fasern bezeichnet.

Die Golgi-Sehnenorgane stehen im Dienst eines Rückkopplungssystems, das die Muskelspannung steuert.

Gelenkkapselorgane

Es handelt sich um verzweigte dendritische Endigungen afferenter Neurone, die frei oder von einer dünnen Bindegewebshülle umgeben in der Gelenkkapsel liegen sowie um lamellenförmige, den Vater-Pacini-Körpern (S. 205) ähnliche Gebilde.

2. Afferente und efferente Neurone des Eigenreflexes

Die afferenten Neurone des Eigenreflexes bringen Erregungen aus den verschiedenen Rezeptoren des Bewegungsapparates zum Rückenmark. Nach Eintritt ins ZNS geben die Axone, die selbst weiterziehen können, Kollateralen (Reflexkollateralen) ab, die ohne Einschaltung von Interneuronen Synapsen mit efferenten Neuronen bilden. Ein Teil der afferenten Neurone erregt, ein anderer Teil hemmt die efferenten Neurone.
Die efferenten Neurone sind großzellige Aα-Motoneurone zur Innervation der extrafusalen Fasern (Arbeitsmuskulatur) und kleinzellige Aγ-Neurone zur Innervation der kontraktilen Enden der intrafusalen Fasern.
Von den Kollateralen werden jeweils zahlreiche efferente Neurone erregt und zwar solche, die denselben Muskel innervieren, aus dem die Erregung kommt, aber auch seine Synergisten sowie seine Antagonisten.
Die Erregungen aus den intrafusalen Fasern wirken erregend auf die α-Motoneurone des eigenen Muskels und seiner Synergisten. Außerdem wirken die Erregungen aus den intrafusalen Fasern hemmend auf die kleinzelligen γ-Motoneurone, die die kontraktilen Teile der intrafusalen Fasern innervieren. Einzelheiten s. Lehrbücher der Physiologie.
Beispiele für Eigenreflexe. Achillessehnenreflex, Patellarsehnenreflex, Bizepsreflex (S. 765).

II. Zusammengesetzter Leitungsbogen

Die Mehrzahl der Leitungsbögen ist zusammengesetzt (Abb. 7-**3**, 7-**4**). Zwischen dem afferenten und dem efferenten Neuron liegen Interneurone. Die zusammengesetzten Leitungsbögen sind keine geschlossenen Einheiten. Vielmehr stehen die Neurone eines Leitungsbogens durch Kollateralen und Verzweigungen mit denen anderer Lei-

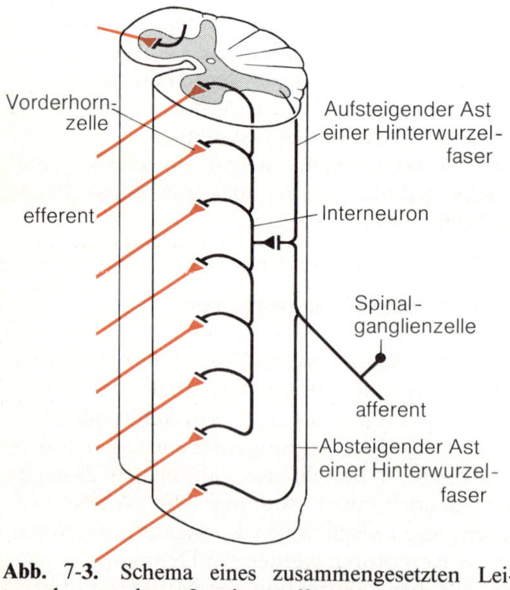

Abb. 7-**3**. Schema eines zusammengesetzten Leitungsbogens, der außer einem afferenten und einem efferenten Neuron Schaltneurone besitzt. Als Beispiel dient der Eigenapparat des Rückenmarks

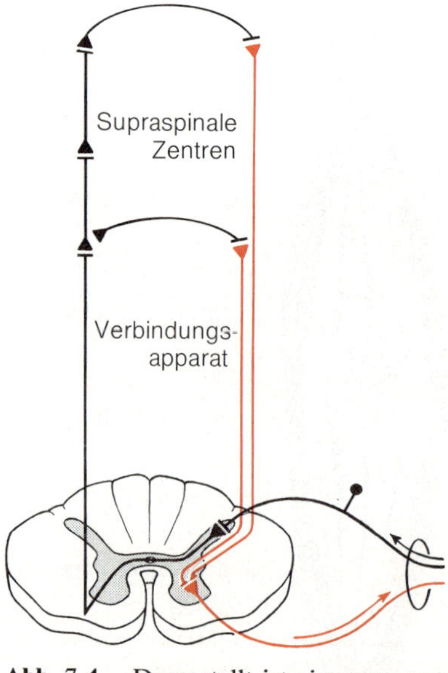

Abb. 7-**4**. Dargestellt ist ein zusammengesetzter Leitungsbogen, der auch höhere Zentren einschließt. Die zwischen dem afferenten und dem efferenten Neuron gelegenen Interneurone gehören zum Verbindungsapparat

tungsbögen in Verbindung. Auf diese Weise bildet sich ein kompliziertes, schwer überschaubares System vieler miteinander verbundener Leitungsbögen.
Die Leitungsbögen breiten sich innerhalb des ZNS sehr unterschiedlich weit aus. Leitungsbögen begrenzter Ausdehnung bilden den *Eigenapparat* des jeweiligen Gebietes (z. B. Eigenapparat des Rückenmarks, Abb. 7-**3**, oder des Hirnstamms). Überschreitet dagegen ein Leitungsbogen ein begrenztes Gebiet, gehört er zum *Verbindungsapparat* (Abb. 7-**4**), z. B. zwischen Rückenmark und Gehirn. Über den Verbindungsapparat nehmen auch weit entfernt gelegene Gebiete des ZNS Einfluß aufeinander, z. B. erfolgt die Steuerung der Willkürmotorik des Rückenmarks durch supraspinale Zentren.
Einfache Leitungsbögen, Eigenapparat sowie Verbindungsapparat enden mit Synapsen an den Perikarya der efferenten Neurone. Das efferente Neuron, dessen Neurit dann das Erfolgsorgan erreicht, wird als *„gemeinsame Endstrecke"* bezeichnet. Das efferente Neuron steht dadurch unter dem Einfluß vielfältiger modulierender Einflüsse der Neurone der verschiedenen Systeme.

Fremdreflexe

Zusammengesetzte Leitungsbögen sind auch an der reflektorischen Steuerung der Muskeltätigkeit beteiligt. Sie bilden die Grundlage der Fremdreflexe (Tabelle 7-**1**), bei denen gereiztes Organ und Erfolgsorgan nicht miteinander identisch sind. Fremdreflexe sind stets **polysynaptisch**. Rezeptoren, über die Fremdreflexe ausgelöst werden, sind die Schmerz-, Temperatur- und Tastrezeptoren der Haut. Sie werden als **Exterozeptoren** bezeichnet. Über den Aufbau dieser Rezeptoren S. 205.

Afferente Neurone, Interneurone und efferente Neurone der Fremdreflexe

Die *afferenten Neurone* haben Aβ- oder Aδ-Fasern. Ihre Kollateralen enden an Interneuronen. Die *Interneurone* breiten sich über größere Strekken aus und treten z. B. im Rückenmark mit Kollateralen an *efferente* α-Motoneurone und kleine γ-Motoneurone mehrerer Segmente heran. Dadurch können mehrere Muskeln aktiviert werden. Die Interneurone machen den Fremdreflex – im Gegensatz zum Eigenreflex – in seinen Auswirkungen sehr variabel.
Ein grundlegender Unterschied zwischen Eigenreflex und Fremdreflex (Tabelle 7-**1**) besteht in den Auswirkungen der Erregungen aus den Propriozeptoren (des Eigenreflexes) und den Exterozeptoren (des Fremdreflexes). Im Gegensatz zu den Propriozeptoren verändern die Exterozeptoren die Erregung der α-Motoneurone und die γ-Motoneurone gleichsinnig. Beide werden entweder gesteigert oder gehemmt.
Beispiele für Fremdreflexe. Cremasterreflex, Plantarsehnenreflex, S. 765. Fremdreflexe spielen auch als Schutzreflexe eine wichtige Rolle (Husten- und Niesreflex, Cornealreflex, Tränenreflex u. a.; S. 782).

Tabelle 7-1. Merkmale der Eigenreflexe und der Fremdreflexe

	Eigenreflexe	Fremdreflexe
Zahl der Neurone	Zwei Neurone	Mehr als zwei Neurone
Zahl der Synapsen	Monosynaptisch	Polysynaptisch
Rezeptoren	Auslösung durch Dehnung der Muskelspindeln, proprioceptiv	Auslösung durch Reizung der Hautrezeptoren, exterozeptiv
Reaktion	Gleichförmige Reaktion	Verschiedenartige Reaktionsabläufe
Reflexzeit	Kurz (10–20 ms) konstant	Lang (40–180 ms) abhängig von Reizzeit und Reizstärke
Ermüdbarkeit	Sehr gering	Ausgeprägt
Ausbreitungstendenz	Keine	Mit Zunahme der Reizstärke Ausbreitung auf weitere Muskelgruppen

D. Bau des ZNS

Gehirn und Rückenmark sind eine untrennbare Einheit. Die Organisation beider Abschnitte ist prinzipiell gleich. Unterschiede bestehen in Größe und Lage sowie funktionell in der Menge der zu verarbeitenden Erregungen.
Im ZNS sind zu unterscheiden:
- *graue Substanz* - *weiße Substanz* (Abb. 7-**5**)
- *Bahnen* - *Systeme.*

I. Substantia grisea, graue Substanz

Sie ist bereits makroskopisch an einem Schnitt durch ein ungefärbtes frisches oder fixiertes Gehirn bzw. Rückenmark an ihrer dunkleren (grauen) Farbe zu erkennen. Mikroskopisch besteht die graue Substanz aus Nervenzellen mit ihren Fortsätzen, marklosen und markarmen Nervenfasern und Neuroglia.
Im Rückenmark liegt die nervenzellreiche (graue) Substanz in der Mitte (Abb. 7-**5a**). Sie hat auf einem Querschnitt die Form eines H (Schmetterlingsform). Räumlich gesehen wird die graue Substanz von Säulen (Vorder-, Hintersäulen) gebildet, die miteinander verbunden sind.
Im Gehirn (Abb. 7-**5b**) bildet die graue Substanz die Oberfläche. Außerdem kommen im Inneren des Gehirns lokale Ansammlungen von Nervenzellen vor. Sie bilden sog. *„Kerne"*, ***Nuclei.***

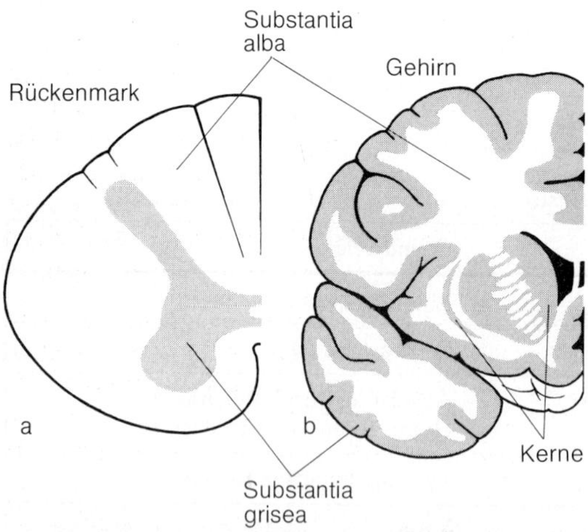

Abb. 7-5a, b. Die Verteilung von grauer und weißer Substanz ist in den verschiedenen Abschnitten des Zentralnervensystems unterschiedlich. **a** Im Rückenmark liegt die graue Substanz zentral, die weiße außen; **b** im Großhirn bildet die graue Substanz einen äußeren Mantel, und die weiße Substanz liegt innen. Außerdem kommen graue Gebiete im Gehirn in Form von Nervenzellansammlungen (Kerne, Rinde) vor

Zytoarchitektonik. Innerhalb der grauen Substanz bestehen große Unterschiede zwischen Form, Größe und Feinbau der Perikarya. In der Regel liegen gleichaussehende Perikarya zusammen, z. B. in „Kernen". Außerdem ist fast jedes graue Gebiet noch einmal zytoarchitektonisch untergliedert. Nicht alle Nervenzellen des ZNS liegen in „Kernen" zusammen. Es kommen auch verstreut liegende Nervenzellen vor, die vielfach Teile unbekannter Neuronenketten sind.

Hinweis. Zur Ermittlung der Zytoarchitektonik sind vor allem färberisch-histologische Methoden mit basischen Farbstoffen geeignet, z. B. Nissl-Färbung mit Toluidinblau oder Kresylechtviolett.

Myeloarchitektonik, Chemoarchitektonik, Pigmentarchitektonik, Gliaarchitektonik, Angioarchitektonik. Auch die Markscheiden, die verschiedensten chemisch nachweisbaren Substanzen, die Pigmente, Glia, Gefäße u. a. Strukturen sind im ZNS charakteristisch angeordnet; hierdurch entstehen verschiedenartige „architektonische" Gliederungen.

Funktionelle Gliederung. Der morphologischen Gliederung des ZNS entspricht eine funktionelle Gliederung, die sich jedoch nicht in allen Details decken. Im allgemeinen kann man jedoch davon ausgehen, daß morphologisch gleichartige Nervenzellen innerhalb eines „Kerns" auch funktionell zusammengehören, insbesondere, wenn ihre Axone gemeinsam verlaufen. Es gibt jedoch Ausnahmen, nämlich dann, wenn Funktionen an mehrere „Kerne" (oder Teile mehrerer „Kerne") gebunden sind. Nicht von jedem zytoarchitektonischen Gebiet des ZNS ist die funktionelle Zugehörigkeit bekannt.

II. Substantia alba, weiße Substanz

Sie wird überwiegend von markhaltigen Nervenfasern (Abb. 2-**37**), Gliazellen und Blutgefäßen gebildet.
Im Rückenmark umgibt die Substantia alba die graue Substanz; sie liegt also oberflächlich.
Im Gehirn befindet sich die weiße Substanz unter der grauen Rinde und schließt die zentral gelegenen „Kerne" ein.

III. Tractus, Fasciculus, Bahn

Oft verlaufen Nervenfasern, die von den Perikarya eines „Kerns" ausgehen, gemeinsam. Sie bilden einen *Tractus, Fasciculus, Nervenbahn*, der Nervenzellansammlungen miteinander verbindet. Häufig verlaufen aber auch Nervenfaserbündel aus verschiedenen grauen Gebieten in großen Bahnen weite Strecken gemeinsam. Die einzelnen Nervenfaserbündel, ihre Herkunft und ihr Zielort können dann nicht ohne weiteres gegeneinander abgegrenzt werden. Vielfach verlaufen in den Bahnen Nervenfasern entgegengesetzter Leitungsrichtung.

Hinweis. Nervenbahnen treten in histologischen Präparaten erst dann hervor, wenn ihre Axone infolge des Untergangs der zugehörigen Perikarya degenerieren. Für einschlägige Untersuchungen sind Markscheidenfärbungen besonders geeignet.

IV. Systeme

Ein System im ZNS besteht aus zahlreichen, untereinander verbundenen grauen Gebieten mit verschiedenen, sich ergänzenden Teilaufgaben im Dienst einer gemeinsamen Tätigkeit.
Große Systeme im ZNS (S. 824) sind z. B. die sensiblen Systeme, das akustische System (S. 827), das visuelle System (S. 830), die motorischen Systeme, das limbische System.
Verknüpfung der Systeme. Nahezu alle Systeme des ZNS stehen miteinander in Verbindung. Hierbei wirken Strukturen, die in der Lage sind, unterschiedliche Funktionsabläufe zusammenzufassen, als *Integrationszentren.* Sie sind in der Regel übergeordnet. Bei dem Zusammenwirken der Systeme kann die Erregung des einen Systems auch in einem anderen zu einer Erregung führen oder dessen Hemmung bewirken. Vielfach arbeiten die Systeme auch durch Rückkopplung zusammen, insofern das miterregte andere System das eigene fördernd oder hemmend beeinflußt.

E. Bau des peripheren Nervensystems

Das periphere Nervensystem (Definition S. 181) wird von den Fortsätzen der afferenten und der efferenten Neurone gebildet. Diese Nervenfasern verlaufen in der Regel in den (peripheren) *Nerven* gemeinsam. Meist enthalten die Nerven auch Fortsätze vegetativer Neurone (Abb. 7-**11**). Deshalb sind die meisten Nerven *„gemischt“.* Unter den Hirnnerven gibt es aber auch rein afferente (z. B. *Sinnesnerven*) und rein somato-efferente Nerven (*motorische Hirnnerven*). Schließlich gibt es wenige rein *vegetative Nerven* (z. B. Nn. splanchnici, S. 192).

Zum Verständnis der Organisation des peripheren Nervensystems muß man davon ausgehen, daß bestimmte Gebiete der Körperperipherie von bestimmten Gebieten des Zentralnervensystems innerviert werden. Beim Rückenmark ist die Zuordnung segmental (Abb. 7-**7**). Den 31 *Rückenmarkssegmenten* (S. 756) entsprechen 31 Nervenpaare:

- **8 Zervikalnervenpaare**,
- **12 Thorakalnervenpaare**,
- **5 Lumbalnervenpaare**,
- **5 Sakralnervenpaare**,
- **1 Coccygealnervenpaar**.

Bei den Hirnnerven fehlt eine entsprechende segmentale Gliederung (vgl. Kapitel 4).

I. Nn. spinales, Rückenmarksnerven, Spinalnerven

Jeder Spinalnerv bildet sich durch Vereinigung der Fasern aus der vorderen und hinteren Wurzel des Rückenmarks (S. 756). Die Spinalnerven verlassen den Wirbelkanal durch die *Foramina intervertebralia* und verzweigen sich bereits nach einem Verlauf von 1 cm in 4 Äste (Abb. 7-**6**):

- **Ramus ventralis**,
- **Ramus dorsalis**,
- **Rami communicantes**,
- **Ramus meningeus**.

Ramus ventralis. Der ventrale Ast verläuft als stärkster Zweig zur lateralen und ventralen Rumpfwand, die er sensibel und motorisch versorgt. Da sich die Extremitäten phylogenetisch aus der ventralen Rumpfwand entwickelten, „nahmen“ die Extremitätenmuskeln, die sich im Laufe der Stammesgeschichte nach dorsal verlagerten, ihre Rr. ventrales „mit“. Während ihres Verlaufs geben die Rami ventrales zahlreiche Äste ab, die sich ihrerseits wieder verzweigen.

Ramus dorsalis. Der dorsale Ast zieht als sensibel-motorisch gemischter Zweig zum Rücken und versorgt die Haut des Rückens und die tiefe oder autochthone Rückenmuskulatur. Er teilt sich in einen Ramus medialis und einen Ramus lateralis.

Rami communicantes. Sie dienen der Verbindung mit dem Grenzstrang und sind damit Anteile des vegetativen Nervensystems (S. 192). Sie führen visceroafferente und visceroefferente Axone.

Ramus meningeus. Hierbei handelt es sich um einen sensiblen Ast, der durch das Foramen intervertebrale wieder in den Wirbelkanal zurückläuft und dort die Rückenmarkshäute versorgt.

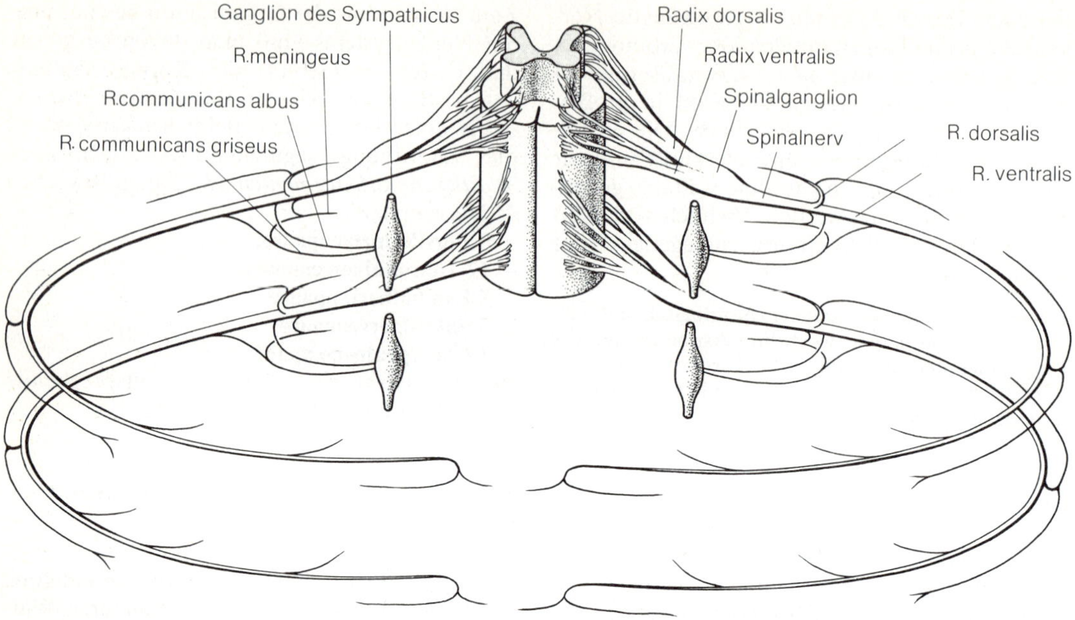

Abb. 7-6. Der Spinalnerv ist mit einem Baum zu vergleichen. Die dorsale und ventrale Wurzel (Radix dorsalis und Radix ventralis) vereinigen sich zu einem Stamm (Spinalnerv), der sich in mehrere Äste aufteilt: R. ventralis, R. dorsalis, Rr. communicantes albus et griseus und R. meningeus.

Von den 31 Rückenmarksnerven ziehen nur die 12 Thorakalnerven als individuelle Nerven zu ihren Innervationsgebieten. Bei den übrigen kommt es nach Austritt des Nerven aus dem Wirbelkanal zu einer *Geflecht-(Plexus)-Bildung* der ventralen Äste: die Rr. ventrales der Nerven aus den verschiedenen Segmenten vermischen sich. Die Nerven, die das Geflecht verlassen, führen Fasern aus mehreren Segmenten (Abb. 7-**7**).

Phylogenetischer Hinweis. Plexus weisen nur Landtiere auf. Eine Plexusbildung ist überall dort erfolgt, wo es zu einer Verlagerung, Auflösung und Zusammenfassung von ursprünglich segmental angeordnetem Material gekommen ist, nämlich vor allem bei den Myotomen der Extremitäten (S. 264).

Plexus

Es gibt 4 Plexus, die aus den Nerven folgender Rückenmarksegmente gebildet werden:
- **Plexus cervicalis**: C1-C4
- **Plexus brachialis**: C5-Th1 mit Verbindungsästen aus C4 und Th2
- **Plexus lumbalis**: L1-L3 sowie teilweise von L4
- **Plexus sacralis**: L5-S5 sowie teilweise von L4.

Plexus lumbalis und Plexus sacralis werden auch als **Plexus lumbosacralis** zusammengefaßt. - Vom Plexus sacralis läßt sich der
- ***Plexus pudendus*** (S2-S4) und der
- ***Plexus coccygeus*** (S4-C0) abtrennen.

Für die Innervation der Skelettmuskeln bedeutet die Plexusbildung, daß jeder Muskel Nervenfasern aus mehreren Segmenten erhält (multisegmentale Innervation der Muskeln). Auf der anderen Seite ist jedes Segment an der Innervation mehrerer Muskeln beteiligt (Abb. 7-**7**).
Für die Haut gilt ein anderes Innervationsmuster. Zwar werden in den durch Plexus innervierten Hautgebieten die afferenten Erregungen von der Körperoberfläche auch in mehreren Nerven fortgeleitet, aber doch ist für die einzelnen Hautfelder, **Dermatome** (Abb. 16-**14**) eine deutliche Beziehung zu einzelnen Rückenmarkssegmenten vorhanden. Im allgemeinen überlappen sich die Innervationsgebiete der peripheren Nerven, es bleiben aber segmentbezogene Areale übrig.

Klinischer Hinweis. Es bestehen große Unterschiede zwischen den Ausfallserscheinungen nach Durchtrennung eines Spinalnerven peripher des Plexus oder an der vorderen bzw. hinteren Wurzel. Wird der Nerv peripher des Plexus durchtrennt, ist der von diesem Nerven innervierte Muskel gelähmt. Wird 1 vordere Wurzel durchtrennt, kommt es zu keinem endgültigen Ausfall der motorischen Kontraktionsfähigkeit solange ein Muskel multisegmental innerviert wird.

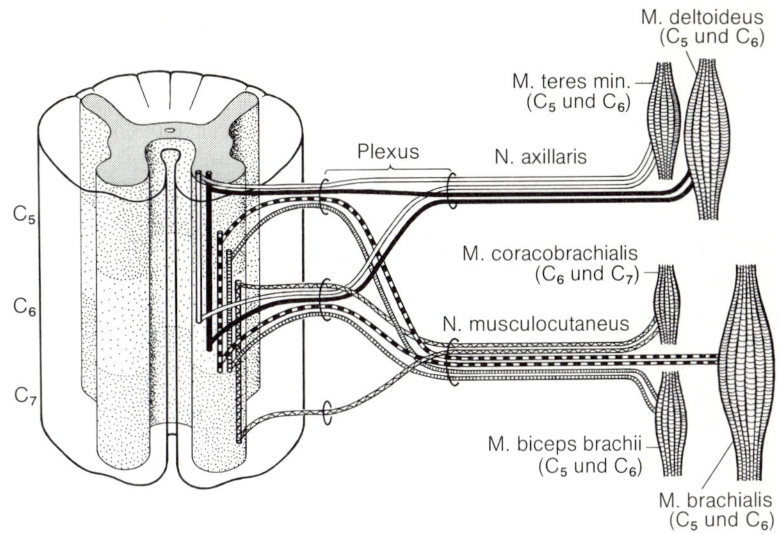

Abb. 7-7. Schema der segmentalen und der peripheren Innervation der Skelettmuskulatur. Die aus den Zellsäulen der grauen Substanz des Rückenmarks entspringenden Neuriten treten durch die vorderen Wurzeln der zugehörigen Segmente aus und vereinigen sich peripher unter Geflechtbildung zu den Muskelästen der Nerven. (Nach Clara, 1953)

II. Nn. craniales, Hirnnerven, Kopfnerven

Nn. olfactorii	N. I	N. facialis	N. VII
N. opticus	N. II	N. vestibulo-cochlearis	N. VIII
N. oculomotorius	N. III	N. glosso-pharyngeus	N. IX
N. trochlearis	N. IV	N. vagus	N. X
N. trigeminus	N. V	N. accessorius	N. XI
N. abducens	N. VI	N. hypoglossus	N. XII

Reine Sinnesnerven sind die Nn. olfactorii (I), der N. opticus (II) und der N. vestibulo-cochlearis (VIII). Davon ist der N. opticus ein in die Peripherie verlagerter Hirnteil. Der N. opticus wird im Gegensatz zu den übrigen Hirnnerven von Hirnhäuten umgeben.

Rein motorische Nerven sind: N. trochlearis (IV), N. abducens (VI), N. accessorius (XI), N. hypoglossus (XII).

Gemischte Nerven (sensible, motorische, z.T. parasymapthische Anteile) sind: N. oculomotorius (III), N. trigeminus (V), N. facialis (VII), N. glossopharyngeus (IX), N. vagus (X). Einzelheiten s. Tabelle 16-**7**, S.777, Tabelle 16-**8**, S.790).

Branchialnerven (Kiemenbogennerven, Tabelle 10-**2**, S.401). Unter dieser Bezeichnung werden N. trigeminus, N. facialis, N. glossopharyngeus, N. vagus zusammengefaßt, welche die aus den Anlagen der Kiemenbögen stammenden Muskeln, sowie äußere Haut und Schleimhaut des Kopfdarms innervieren.

Die Hirnnerven unterscheiden sich wie folgt von den Rückenmarksnerven:

- Die Hirnnerven sind nicht segmental angeordnet, weder ihre „Kerne" (S.776) noch ihre Innervationsgebiete.
- Jeder Hirnnerv hat nur *1* Aus- bzw. Eintrittsstelle am Zentralnervensystem. Rückenmarksnerven haben dagegen 2, und zwar je eine dorsale und ventrale Wurzel. Die Aus- bzw. Eintrittsstellen der Hirnnerven befinden sich im allgemeinen an der basalen Seite des Gehirns. Nur der N. trochlearis tritt dorsal aus.

III. Ganglien

Eine Ansammlung von Perikarya außerhalb des Zentralnervensystems wird als peripheres Ganglion bezeichnet. Zu unterscheiden sind

- **kraniospinale Ganglien** und
- **vegetative Ganglien**.

1. Kraniospinale Ganglien (Abb. 7-**8**)

Sie liegen in den dorsalen Wurzeln der Spinalnerven (Spinalganglien, S.757) bzw. im Verlauf einiger Hirnnerven. Sie haben gewöhnlich eine ovale Form und eine Bindegewebskapsel. Auf-

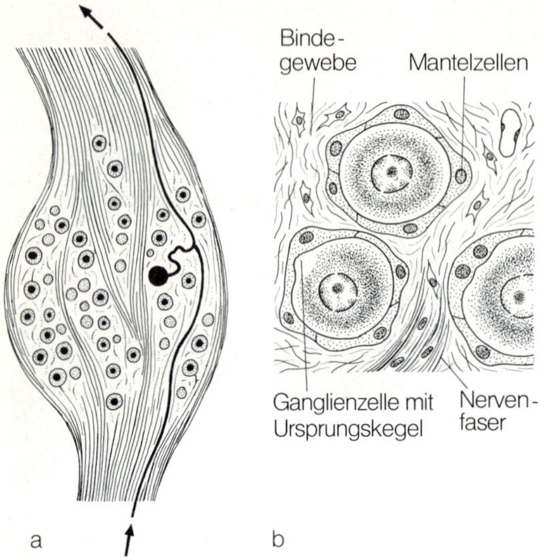

Abb. 7-8a, b. Spinalganglion. **a** Übersicht. Die *Pfeile* geben die Richtung der Erregungsleitung in den pseudounipolaren Nervenzellen an. **b** Spinalganglienzellen mit Mantelzellen

fälligster Bestandteil der kraniospinalen Ganglien sind *pseudounipolare Nervenzellen*, deren Dendriten mit den Rezeptoren in der Peripherie verbunden sind und deren Neurit zum Zentralnervensystem zieht. Die Perikarya dieser Zellen zeigen gewöhnlich feine Nissl-Substanz und Lipofuszingranula. Umfaßt wird der Zelleib von *Mantelzellen* (Glia). Der einzige Fortsatz dieser Nervenzellen verläuft, bevor er sich außerhalb der Mantelzellkapsel zweiteilt, in irregulären Schlingen um den Zellkörper.
Die Ganglien des N. vestibulocochlearis sind die einzigen Ganglien mit bipolaren Nervenzellen.

2. Vegetative Ganglien

Vegetative Ganglien liegen im Grenzstrang (s. unten) oder als unpaare prävertebrale Ganglien (s. unten) bzw. als Ansammlung von Nervenzellen im Verlauf vegetativer Nerven oder in der Wand von Eingeweiden (intramurale Ganglien). Die vegetativen Ganglien werden meist von multipolaren Nervenzellen gebildet. Die Perikarya werden in der Regel nur von einigen wenigen Satellitenzellen umgeben.

F. Vegetatives Nervensystem

Das vegetative Nervensystem reguliert die Tätigkeit der glatten Muskulatur (z.B. in Eingeweiden und Gefäßen), der Drüsen und des Herzens. Es dient dazu, das innere Milieu des Körpers konstant zu halten (*Homöostase*) bzw. den jeweiligen Anforderungen anzupassen. Die Leistungen des vegetativen Nervensystems bleiben überwiegend unbewußt. Selbst in der Ohnmacht übt das vegetative Nervensystem seine Tätigkeit weiter aus. Vegetatives und somatisches Nervensystem sind eng miteinander verknüpft, so daß z.B. auch Umweltreize vegetative Reaktionen hervorrufen. Das vegetative Nervensystem steht in enger Wechselbeziehung zum endokrinen System.

I. Bau des vegetativen Systems

Wie beim somatischen System unterscheidet man periphere und zentrale Anteile. Auch bei der Funktion des vegetativen Nervensystems spielen Reflexe, *Eingeweidereflexe*, eine große Rolle. Das vegetative Nervensystem wird von vegetativ-afferenten und vegetativ-efferenten Neuronen gebildet.

1. Vegetativ-afferente Neurone

Sie ähneln den somato-afferenten Neuronen: die Rezeptoren befinden sich in den im Körperinneren gelegenen Organen, die Perikarya liegen in den sensiblen kraniospinalen Ganglien und die Neuriten treten in Gehirn und Rückenmark ein. Nach Eintritt ins Rückenmark geben die vegetativ-afferenten Fasern Kollateralen ab:
- *zu Nervenzellen*, die gleichzeitig Erregungen von den Schmerz- und Temperaturrezeptoren der Haut empfangen,
- *zu Interneuronen*, die mit den viszero-efferenten Ganglienzellen in Verbindung stehen,
- *zu übergeordneten Hirnstrukturen.*

2. Vegetativ-efferente Neurone

Ein entscheidender Unterschied zum somatischen Nervensystem besteht darin, daß im vegetativen Nervensystem der efferente Weg zwischen ZNS und Erfolgsorgan von mindestens *2 aufeinanderfolgenden Neuronen* gebildet wird (Abb. 7-**9**). Die Erregungsübertragung vom 1. auf das 2. Neuron erfolgt durch eine Synapse in einem der vegetativen Ganglien.
- **Das 1. Neuron** wird als **präganglionär**,
- **das 2. Neuron** als **postganglionär** bezeichnet.

Präganglionäres Neuron. Die Nervenfasern besitzen Markscheiden; sie gehören zur Kaliberklasse B (Durchmesser 1–3 µm, Tabelle 2-**3**). Meist innerviert ein präganglionäres Neuron mehrere postganglionäre Neurone (divergente Erregungsausbreitung).

Postganglionäres Neuron. Die Nervenfasern sind meist marklos; sie gehören zur Kaliberklasse C (Durchmesser 0,3 µm, Tabelle 2-**3**).

II. Gliederung des vegetativen Nervensystems

Das vegetative Nervensystem gliedert sich (Abb. 7-**9**) in
- **Sympathikus** und
- **Parasympathikus**.

Sympathikus und Parasympathikus unterscheiden sich sowohl morphologisch als auch funktionell voneinander. Gemeinsam ist beiden Systemen jedoch, daß der Transmitter der präganglionären Fasern *Azetylcholin* ist.

1. Sympathikus

Präganglionäre Neurone

Die Perikarya der präganglionären sympathischen Nervenzellen befinden sich in den thorakalen und lumbalen Segmenten des Rückenmarks (C8-L2). Deswegen wird der Sympathikus auch als der *thorako-lumbale Teil* des vegetativen Nervensystems bezeichnet.

Die Perikarya liegen insbesondere im Nucleus intermediolateralis (S. 762). Ihre Neuriten verlassen gemeinsam mit den somato-efferenten Nerven segmentweise das Rückenmark, verlaufen ein sehr kurzes Stück (1 cm) im Spinalnerven und gelangen dann über einen *R. communicans albus* zum Grenzstrang (Abb. 7-**10**).

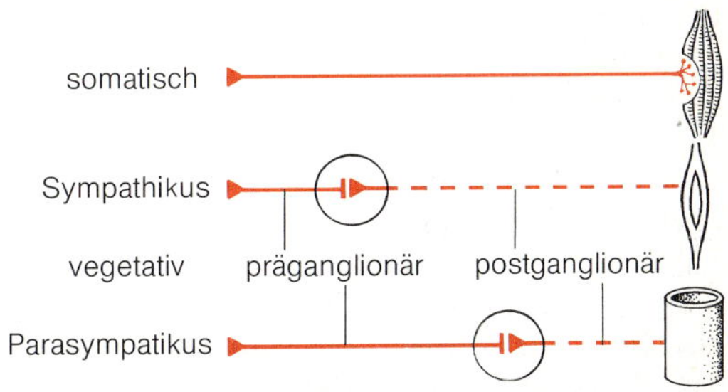

Abb. 7-**9**. Schema der efferenten Strecke somatischer und vegetativer Nerven. Bei den somatischen Nerven verbindet *1* Neuron das Zentralorgan mit dem Effektor. Beim vegetativen Nerven liegen überwiegend *2* Neurone vor. Im Fall des Sympathikus erfolgt in der Regel die Umschaltung nahe am Zentralorgan, beim Parasympathikus nahe am Erfolgsorgan

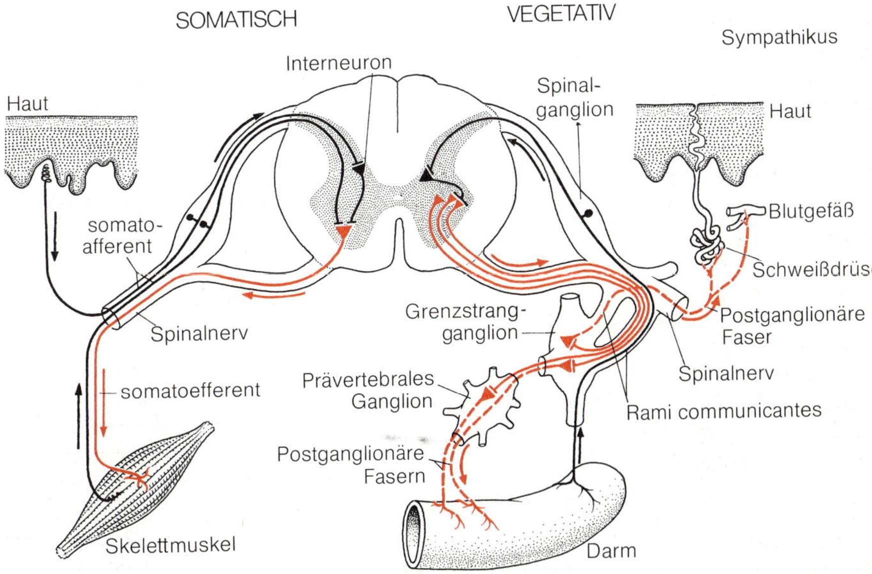

Abb. 7-**10**. Schematische Darstellung der Verbindungen zwischen somatischem und vegetativem Nervensystem am Grenzstrang. (Nach Copenhaver u. Bunge, 1971) *Linien* wie in Abb. 7-**12**

Truncus sympathicus, Grenzstrang

Der Grenzstrang ist paarig (Abb. 7-**11**). Er besteht auf jeder Seite aus 22–23 kettenförmig angeordneten Ganglien, *Ganglia trunci sympathici*, die durch *Rami interganglionares* verbunden sind. Der Grenzstrang liegt rechts und links neben der Wirbelsäule und reicht von der Schädelbasis bis zum Os coccygis. Das Ende beider Grenzstränge bildet das unpaare *Ganglion impar*. Angeschlossen ist der Grenzstrang jeder Seite an die Spinalnerven durch Rami communicantes, die häufig kleine Nervenzellansammlungen, *Ganglia intermedia*, aufweisen.

Grenzstrangganglien. Sie bestehen im wesentlichen aus
- ***Nervenzellen*** und
- ***Nervenfasern*** sowie außerdem aus Bindegewebe und Blutkapillaren.

Nervenzellen. Es überwiegen multipolare Nervenzellen, die das 2. (postganglionäre) Neuron der sympathischen viscero-efferenten Strecke bilden. Die Perikarya werden von Mantelzellen umgeben. Außerdem kommen kleinere Nervenzellen vor, die möglicherweise Interneurone sind.

Nervenfasern. Hierbei handelt es sich um Neuriten präganglionärer Neurone, aber auch um Neuriten und Dendriten der Grenzstrangganglienzellen (postganglionäre Neurone).

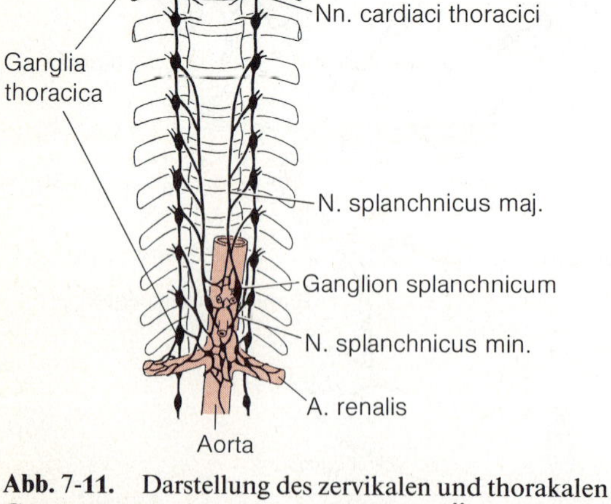

Abb. 7-11. Darstellung des zervikalen und thorakalen Grenzstrangs mit seinen wichtigsten Ästen. (Nach Feneis, 1970)

Die präganglionären Neuriten
- enden mit Synapsen an den Dendriten und Perikarya der postganglionären Neurone entweder
  - in dem Grenzstrangganglion *in Höhe des zugehörigen Nerven* (seltener) oder
  - in Grenzstrangganglien weiter *oben* oder *unten*;
- ziehen durch den Grenzstrang hindurch und gelangen zu prävertebralen Ganglien (s. unten).

Die postganglionären Neuriten verlassen den Grenzstrang auf verschiedenen Wegen (s. unten).

Der Grenzstrang gliedert sich in
- **Ganglion cervicale superius,**
- **Ganglion cervicale medium,**
- **Ganglion cervicothoracicum,**
- **Ganglia thoracica,**
- **Ganglia lumbalia,**
- **Ganglia sacralia.**

Die Besprechung der einzelnen Ganglien des Grenzstrangs erfolgt an den entsprechenden Stellen der Kapitel Kopf und Hals (S. 501), Brustorgane (S. 550), Bauchorgane (S. 624) und Beckenorgane (S. 637).

Prävertebrale Ganglien, Ganglia plexuum autonomicorum

Die prävertebralen Ganglien liegen in der Umgebung der großen Bauchgefäße vor der Wirbelsäule. Sie werden von *nicht* umgeschalteten – also *präganglionären* – Fasern des Sympathikus erreicht, die vorher jedoch durch den Grenzstrang hindurch gelaufen sind (s. oben). Diese präganglionären Grenzstrangfasern bilden teilweise eigene sympathische Nerven unter denen durch ihre Größe hervorstechen der
- **N. splanchnicus major**; er setzt sich aus Fasern des 5.–9. Grenzstrangganglions zusammen, und der
- **N. splanchnicus minor** vom 9.–11. Grenzstrangganglion.

In den prävertebralen Ganglien erfolgt, dann eine Umschaltung von präganglionären auf postganglionäre Neurone.

Die prävertebralen Ganglien umgeben die Pars abdominalis aortae sowie deren Hauptäste:
- **Ganglia coeliaca,**
- **Ganglion mesentericum superius,**
- **Ganglion mesentericum inferius.**

Durch die prävertebralen Ganglien verlaufen auch afferente vegetative Fasern aus den Eingeweiden, die das Rückenmark durch die Nn. splanchnici erreichen.

Die Besprechung der prävertebralen Ganglien erfolgt auf S. 628.

Postganglionäre Fasern der Grenzstrangganglien

Die Neuriten der postganglionären Ganglienzellen des Grenzstrangs verlaufen über *Rami communicantes grisei* zurück zu den Spinalnerven, mit denen sie dann zu den Erfolgsorganen gelangen. Sie verlaufen vor allem mit den Blutgefäßen, um die herum sie Plexus bilden. Besonders reich an sympathischen postganglionären Fasern sind ferner die Rami dorsales der Spinalnerven.

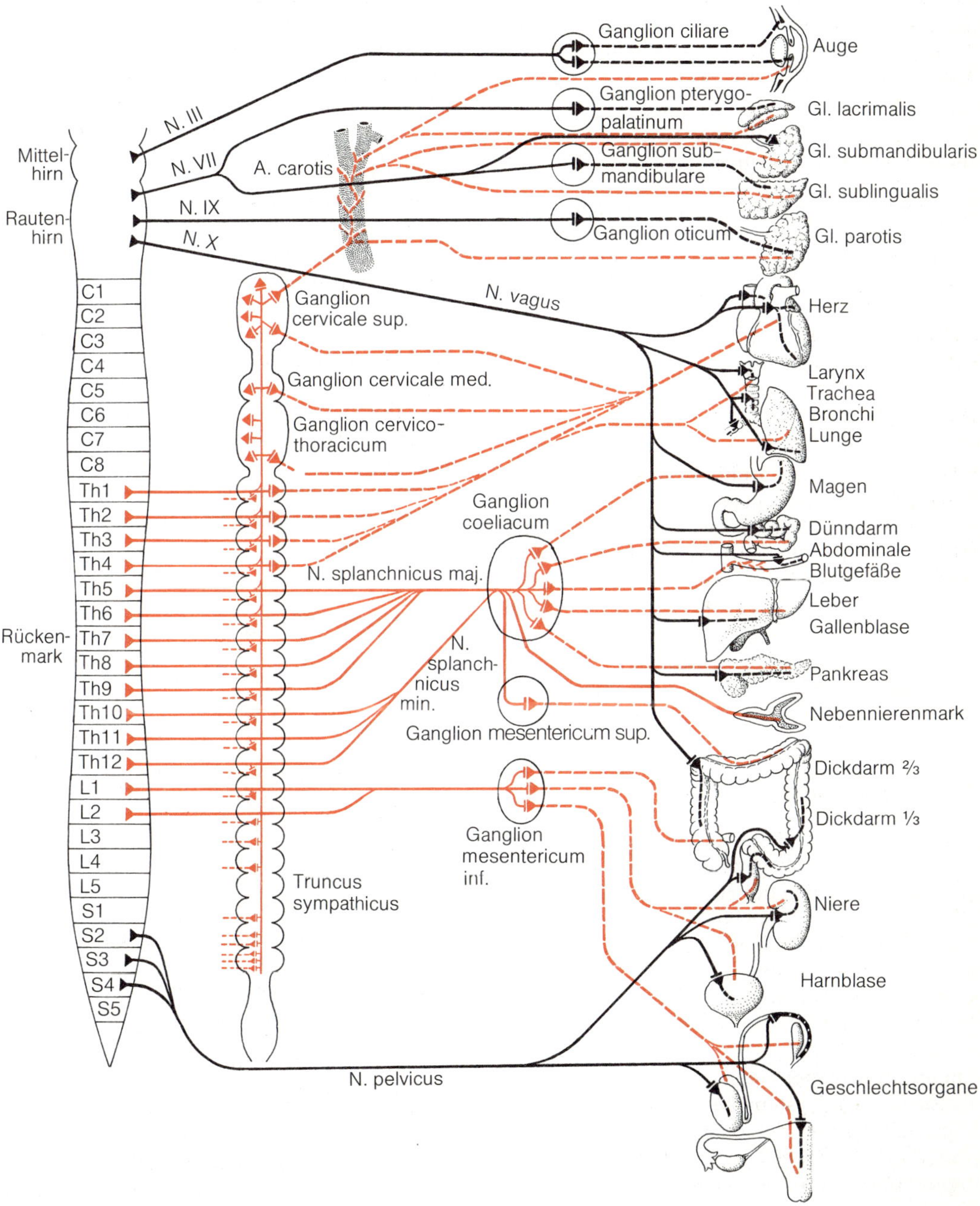

Abb. 7-12. Übersicht über das vegetative Nervensystem. *Rote Linie durchgezogen,* präganglionäres Neuron des Sympathikus; *rote Linie unterbrochen,* postganglionäres Neuron des Sympathikus; *schwarze Linie durchgezogen,* präganglionäres Neuron des Parasympathikus; *schwarze Linie unterbrochen,* postganglionäres Neuron des Parasympathikus. (Nach Youmans, 1962)

Die Zielgebiete der postganglionären Fasern der Grenzstrangganglien sind schematisch auf Abb. 7-**12** dargestellt. Innerviert werden sympathisch vor allem Drüsen und glatte Muskelzellen, z. B. der Gefäße der Haut, des Auges und die Herzmuskulatur.
Die Beschreibung der postganglionären efferenten Nerven erfolgt im Zusammenhang mit der Besprechung der Grenzstrangganglien der verschiedenen Körperregionen.

Postganglionäre sympathische Fasern der prävertebralen Ganglien

Diese innervieren den Magen-Darm-Kanal, die Harnblase und die Geschlechtsorgane. Sie verlaufen in Geflechten, die überwiegend den Blutgefäßen folgen.
Transmitter der postganglionären sympathischen Neurone ist *Noradrenalin.* Die Fasern werden deswegen als noradrenerg bezeichnet.

Paraganglien

Es handelt sich um Epithelzellhaufen, die aus Sympathikusanlagen hervorgegangen sind, sich sympathischen Nervenfasern anlagern und die Hormone Adrenalin und Noradrenalin produzieren. Sie kommen an verschiedenen Stellen des Körpers vor, z. B. *Glomus caroticum* (S. 480), *Paraganglia supracardialia, Paraganglion aorticum abdominale.* In die Gruppe der Paraganglien gehört ferner das Nebennierenmark (S. 620).

2. Parasympathikus

Die Perikarya der präganglionären Neurone des Parasympathikus liegen im Stammhirn, und zwar in den Kernen der Hirnnerven III (N. oculomotorius), VII (N. facialis), IX (N. glossopharyngeus) und X (N. vagus), sowie im 2.–4. Sakralsegment des Rückenmarks. Aus diesem Grund wird das parasympathische System auch als der *kranio-sakrale* Teil des vegetativen Nervensystems bezeichnet.
Ein grundsätzlicher Unterschied gegenüber dem sympathischen System besteht darin, daß die Umschaltung von der präganglionären auf die postganglionäre Strecke erst am oder im Erfolgsorgan erfolgt (Abb. 7-**9**). Dies hat zur Folge, daß die Neuriten der präganglionären Neurone stets länger sind als die der postganglionären.

Zerebraler Anteil. Die präganglionären Fasern des zerebralen Anteils des Parasympathikus verlaufen in Hirnnerven. Ihre Umschaltung erfolgt für die parasympathischen Anteile des
- **N. oculomotorius** im **Ganglion ciliare,**
- **N. facialis** im **Ganglion submandibulare** bzw. **Ganglion pterygopalatinum,**
- **N. glossopharyngeus** im **Ganglion oticum,**
- **N. vagus** im **Plexus cardiacus** bzw. **intramuralen Geflechten des Magen-Darm-Kanals.**

Einzelheiten zu den prä- sowie postganglionären Verlaufsstrecken bei den jeweiligen Hirnnerven bzw. Regionen.

Sakraler Anteil des Parasympathikus. Die präganglionären Fasern verlaufen mit den *Nervi splanchnici pelvini* und mit dem *N. pudendus* zu den Nervengeflechten des kleinen Beckens. Dort erfolgt teilweise eine Umschaltung auf postganglionäre Neurone, teilweise ziehen die präganglionären Fasern weiter bis zu intramuralen Ganglien der Erfolgsorgane, nämlich Dickdarm, Harnblase und Geschlechtsorgane. Im Schwellkörper von Clitoris und Penis bewirken die parasympathischen Fasern Gefäßerweiterung und werden deswegen auch als *Nervi erigentes* bezeichnet.
In den Nervengeflechten des kleinen Beckens vermischen sich parasympathische und sympathische Fasern.

3. Plexus viscerales

In Brust-, Bauch- und Beckenhöhle bilden die vegetativen Nervenfasern von Sympathikus und Parasympathikus Geflechte, von denen aus die Fasern dann zu den Zielgebieten gelangen. Die Geflechte liegen hauptsächlich um die Aorta und ihre Äste vor der Wirbelsäule. Die Plexus werden nach den Gefäßen benannt, um die herum sie angeordnet sind, z. B. *Plexus coeliacus, Plexus mesentericus superior, Plexus mesentericus inferior.*
Die Plexus werden zusammengefaßt als
- **Plexus thoracicus,**
- **Plexus aorticus abdominalis,**
- **Plexus hypogastricus superior,**
- **Plexus hypogastricus inferior.**

Die Besprechung der Plexus erfolgt im Zusammenhang der einzelnen Körperregionen.

4. Autonomer Grundplexus

Charakteristisch für den Verlauf der Endabschnitte der vegetativen (postganglionären) Nervenfasern ist eine Geflechtbildung. Sie kommt dadurch zustande, daß einzelne vegetative Ner-

venfasern aus ihren Bündeln in andere überwechseln. Häufig verlaufen im autonomen Grundplexus sympathische (adrenerge) und parasympathische (cholinerge) Nervenfasern gemeinsam. Jede Nervenfaser behält ihre Integrität.
Über Synapsen der vegetativen Nervenfasern am Erfolgsorgan S. 87.

III. Wirkungen des vegetativen Nervensystems

Die meisten Organe werden sowohl vom Sympathikus als auch vom Parasympathikus innerviert, einige auch nur von einem der beiden (z. B. die Arteriolen nur durch postganglionäre sympathische Fasern). In einigen Organen wirken beide Teile des vegetativen Nervensystems antagonistisch (z. B. bei Herz und Magen-Darm-Kanal). In anderen Organen hat der eine Teil des vegetativen Nervensystems eine gegenüber dem anderen untergeordnete Bedeutung (z. B. wird die Entleerung der Harnblase überwiegend parasympathisch geregelt). In weiteren Organen ergänzt sich die Tätigkeit der beiden Anteile des vegetativen Nervensystems (z. B. in den Speicheldrüsen hinsichtlich der Zusammensetzung und Menge des Speichels).
Das sympathische Nervensystem hat eine weniger umschriebene Wirkung als das parasympathische. Dies hängt damit zusammen, daß beim Sympathikus die präganglionären Neurone sehr viel mehr postganglionäre innervieren als beim Parasympathikus. Außerdem sind beim Sympathikus die Neuriten der postganglionären Neurone sehr viel länger als beim Parasympathikus. Letzterer hat eine überwiegend lokale Wirkung. Hinzu kommt, daß der Überträgerstoff der postganglionären sympathischen Neurone viel langsamer abgebaut wird als der des Parasympathikus. Dadurch hält die Wirkung des Sympathikus länger an.

IV. Reflexe des vegetativen Nervensystems

Das vegetative Nervensystem erfüllt seine Aufgaben überwiegend durch Reflexe. Dafür stehen zentrale Reflexzentren zur Verfügung.
Im Rückenmark sind es

- **Centrum ciliospinale** an der Grenze zwischen Hals- und Brustmark. Es gehört zum Sympathikus. Beeinflußt wird von diesem Zentrum die Weite der Pupille, die Öffnung der Lidspalte und die Lage des Bulbus oculi in der Orbita.
- **Centrum vesicospinale** im Lumbal- und Sakralmark für die reflektorische Entleerung der Harnblase. Bei beiden Reflexzentren sind sowohl Sympathikus als auch Parasympathikus beteiligt.
- **Centrum anospinale** im Sakralmark für die Darmentleerung. Die efferenten Neurone gehören zum Parasympathikus.
- **Centrum genitospinale** im Sakralmark für die Erektion, im Lumbalmark für die Ejakulation.

Weitere Zentren des vegetativen Nervensystems befinden sich im Hirnstamm, nämlich im Rhombencephalon das **Atmungs- und Kreislaufzentrum** (S. 782) sowie ein **Zentrum für Sekretionsreflexe der Kopfspeicheldrüse** (Nucleus salivatorius, S. 779) und im Mittelhirn ein **Zentrum für den Pupillenreflex**.
Übergeordnete Bedeutung für die Steuerung der Tätigkeit des vegetativen Nervensystems haben Teile des **Hypothalamus** im Zwischenhirn (S. 805) und das **limbische System** des Großhirns (S. 837). Von hier werden Funktionskomplexe des vegetativen Nervensystems sowie Trieb- und Instinkthandlungen und emotionelle Reaktionen ausgelöst. Außerdem bestehen durch das Zwischenhirn-Hypophysen-System (S. 806) unmittelbare Kontakte zwischen dem vegetativen Nervensystem und dem endokrinen System.
Grundsätzlich sind im vegetativen Nervensystem *viszero-viszerale Reflexe*, **Eingeweidereflexe**, von gemischten Reflexen zu unterscheiden. **Gemischte Reflexe** kommen durch Verbindungen zwischen vegetativen und somatischen Bahnen zustande.

1. Eingeweidereflexe

Spezielle periphere Rezeptoren der Eingeweide, *Interozeptoren*, messen über büschelartige Aufzweigungen des dendritischen Endes afferenter Neurone z. B. den arteriellen Blutdruck (in der Wand des Sinus caroticus und der Aorta), den zentralen Venendruck (in der Wand großer Venen), die Lungendehnung (in der Lunge), über Chemorezeptoren den O_2-Partialdruck (*Glomus caroticum*, *Glomus aorticum*). Ihre afferenten Nervenfasern verlaufen in den peripheren somatischen Nerven (Hirnnerven und spinale Nerven), wobei die Perikarya in den betreffenden sensiblen kraniospinalen Ganglien liegen. Die Neuriten führen zu übergeordneten Zentren (Kreislauf-, Atemzentrum usw.) im Hirnstamm.
Einige Rezeptoren, *zentrale Interozeptoren*, lie-

gen im Gehirn selbst (z. B. Fühler für den pH des Liquor cerebrospinalis, für den osmotischen Druck des Blutplasmas, für die arteriovenöse Blutzuckerdifferenz). – Die Efferenzen verlaufen in den peripheren vegetativen Nerven zu den verschiedenen Organen und zum Gefäßsystem.

2. Gemischte Reflexe

Viszeromotorische Reflexe kommen dadurch zustande, daß Kollateralen der viszero-afferenten Neurone zu motorischen Vorderhornzellen ziehen, über die die quergestreifte Muskulatur innerviert wird. Auf diesem Wege kommt die sog. Abwehrspannung, z. B. bei entzündlichen Erkrankungen der Bauchorgane an den Bauchdekken, zustande. Über den wirksamen Reflexbogen besteht keine hinreichende Klarheit.

Vasodilatatorischer Axonreflex. Physiologischen Untersuchungen zufolge führt die Reizung von afferenten Nervenfasern in der Haut zur Erweiterung der Blutgefäße des betreffenden Hautsegments. Der Erfolg tritt auch dann ein, wenn der Spinalnerv distal vom Spinalganglion durchtrennt wird. Man erklärt den Vorgang damit, daß das dendritische Ende des afferenten Neurons in Hautnähe Kollateralen zu Blutgefäßen abgibt, in denen die Erregung efferent, „antidrom“, zu diesen geleitet wird. Der „Reflexbogen“ besteht mithin nur aus dem rezeptorischen (dendritischen) Ende des afferenten Neurons und einer effektorischen Kollaterale, die einen (unbekannten) gefäßerweiternden Wirkstoff abgibt.

Cutiviszerale Reflexe. Erregungen aus den Schmerz-, Temperatur- und Druckrezeptoren der Haut werden auf viszeromotorische Neurone für die Eingeweide umgeschaltet. Auf diesem Wege kann es z. B. zur Entspannung der Eingeweidemuskulatur nach Erwärmung der Haut kommen. Ferner erfolgt ein Teil der Genitalreflexe auf diesem Wege.

„Fortgeleiteter Schmerz“. Bei Erkrankungen innerer Organe können bestimmte Hautzonen schmerzhaft überempfindlich werden (sog. ***Head-Zonen***, z. B. bei Herzerkrankungen die Haut an der Innenseite des linken Oberarms im Bereich der Segmente Th2-3). Diese Erscheinung soll darauf beruhen, daß vegetative und somatische Afferenzen in Segmenthöhe miteinander in Beziehung treten; die von den Eingeweiden und die von der Haut kommenden afferenten Neurone treffen im Rückenmark auf ein gemeinsames weiteres Neuron, das die Erregung dem Gehirn zuleitet. Da die übergeordnete zentrale Grisea „gelernt“ hat, daß Schmerzen zumeist von der Körperoberfläche kommen, werden die betreffenden Hautsegmente „schmerzhaft“ (Konvergenztheorie der Head-Zonen).

Spezieller Teil

Kapitel 8

Haut und Hautanhangsorgane

Die äußere Körperoberfläche wird von Haut, **Cutis, Integument**, die innere von Schleimhäuten bedeckt. An den Körperöffnungen (Lippen, Nasenlöcher, Augenlider, Harnröhrenmündung, Scheideneingang, After) geht die Haut kontinuierlich in Schleimhaut über. Im folgenden ist nur von der (äußeren) Haut die Rede. Ihre Oberfläche beträgt in Abhängigkeit von der Körpergröße 1,5-1,8 m^2.
Die Haut bildet an umschriebenen Stellen besondere Strukturen, die **Hautanhangsgebilde** (Drüsen, Haare, Nägel).

Aufgaben. Die Haut schützt den Körper vor chemischen, mechanischen, thermischen Schäden, vor zahlreichen Krankheitserregern und manchen Strahlen. Sie ist beim Menschen die wichtigste periphere Einrichtung zur Temperaturregulation. Die Haut hat an der Regulierung des Wasserhaushalts Anteil, da sie einerseits Flüssigkeit abgeben kann (Schweiß), andererseits den Körper vor Austrocknung schützt. Mit Hilfe nervöser Strukturen können an der Haut Druck, Schmerz und Temperatur wahrgenommen werden.

Hinweise. Durch die Haut können in begrenztem Umfang Stoffe in den Körper eindringen; diese Eigenschaft wird bei der Therapie genutzt (z.B. bei Einreibungen).
Die Haut hat einen elektrischen Widerstand und kann sich deshalb elektrostatisch aufladen. Der elektrische Widerstand hängt u. anderem von der Sekretion der Hautdrüsen ab und kann sich z.B. bei seelischer Belastung meßbar ändern („Lügendetektor").
Die Haut ist ein lebenswichtiges Organ. Schon bei Verbrennungen größerer Teile der Hautoberfläche (etwa der eines Arms) kann ein lebensbedrohlicher Zustand entstehen, der u. anderem durch Salz- und Wasserverlust verursacht wird.

A. Haut

Die Haut, Cutis (Abb. 8-**1**), besteht aus 2 Schichten, nämlich der

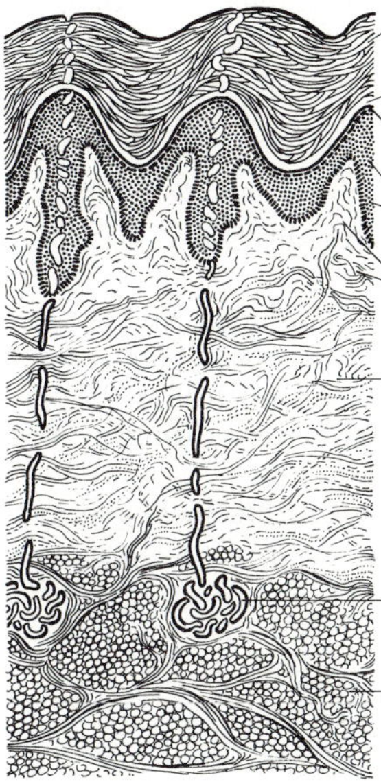

Abb. 8-1. Schnitt durch die Haut und Unterhaut. Die Schichtenfolge geht aus der Beschriftung hervor

- **Epidermis**, ***Oberhaut***, ein mehrschichtiges verhorntes Plattenepithel, und dem
- **Corium** (Dermis), ***Lederhaut***, straffes faserreiches Bindegewebe.

Epidermis und Corium sind miteinander fest verzahnt.
Funktionell - aber nicht entwicklungsgeschichtlich - gehört die Unterhaut, **Subcutis**, zur Haut. Hierbei handelt es sich um eine lockere Bindegewebsschicht, die die Haut mit den tiefer gelegenen Strukturen (Faszien, Knochenhaut) verbindet.

Entwicklung. Die Epidermis ist ein Abkömmling des äußeren Keimblatts und damit ektodermaler Herkunft. Corium und Subcutis entstammen dem mittleren Keimblatt und sind damit mesodermaler Herkunft (Dermatome der Somiten, S. 134, 757).

Klinischer Hinweis. Transplantation. Bei der freien Hauttransplantation wird entweder nur Epidermis (Thiersch-Lappen) oder diese mit Teilen des Corium (Reverdin-Lappen) oder die gesamte Cutis (Krause-Lappen) übertragen.

I. Mikroskopische Anatomie

Die Haut ist an verschiedenen Körperpartien unterschiedlich beschaffen. An mechanisch stark beanspruchten Stellen (Handteller, Fußsohle) ist sie dicker als an mechanisch wenig beanspruchten (Augenlid); über Gelenken bildet sie Reservefalten.

1. Epidermis, Oberhaut (Abb. 8-**2**)

Die Epidermis hat am Handteller und an der Fußsohle eine Dicke von etwa 1 mm, sonst durchschnittlich von 50 µm, höchstens 0,2 mm. Schwielen sind Epidermisverdickungen von 2 mm und mehr.
Die Epidermis besteht aus mehrschichtigem verhorntem Plattenepithel mit großem Regenerationsvermögen. Die Neubildung von Epithelzellen erfolgt in den untersten Zellagen. Von hier gelangen die Zellen zur Oberfläche, wobei es in den mittleren Epithellagen zur Verhornung kommt. Schließlich bilden sich oberflächlich Hornschuppen, die abgestoßen werden. Die Wanderung der Epithelzellen von der Basis bis zur Oberfläche dauert etwa 30 Tage. Gleichzeitige Umgestaltung vieler Epithelzellen während ihrer Neubildung führt zu einer Dreischichtung der Epidermis (Abb. 8-**2**) in
- **Stratum germinativum**, ***Regenerationsschicht***,
- **Verhornungsschicht**,
- **Stratum corneum**, ***Hornhaut***.

Vorherrschend sind in der Epidermis **Keratinozyten** (ca. 85%), d. h. Zellen, die sich in Horn umwandeln; außerdem kommen ca. 15% Spezialzellen vor, unter diesen besonders Melanozyten.

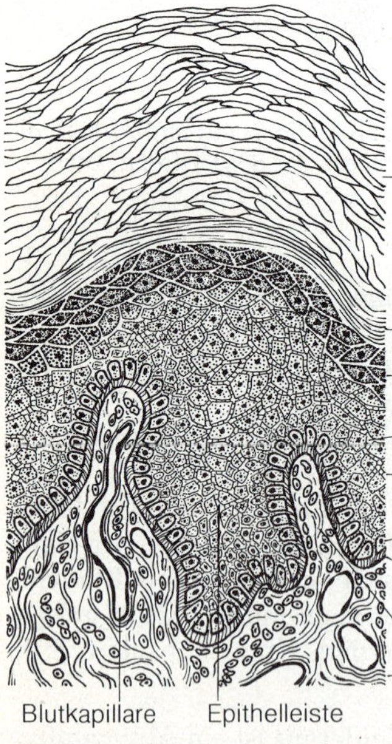

Abb. 8-2. Schnitt durch die Epidermis und das Stratum papillare des Corium (Leistenhaut). Die Schichtenfolge geht aus der Beschriftung hervor

Stratum germinativum, Regenerationsschicht (Abb. 8-**3**)

Alle Zellen des Stratum germinativum enthalten zahlreiche Tonofibrillen (intermediäre Filamente), die zu Desmosomen ziehen und trajektoriell, d. h. im Verlauf der Hauptspannungsrichtungen, angeordnet sind. Im einzelnen gliedert sich das Stratum germinativum in ein
- **Stratum basale** und ein
- **Stratum spinosum**.

Stratum basale. Das Stratum basale ist einschichtig und besteht aus hochprismatischen Epithelzellen. Es kommen viele Mitosen vor.

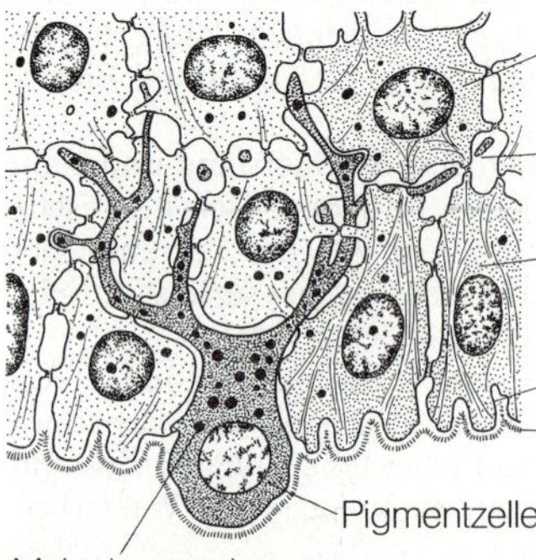

Abb. 8-3. Stratum germinativum (Stratum basale und Stratum spinosum) nach elektronenmikroskopischen Aufnahmen. Die Epidermis gliedert sich in diskrete Proliferationseinheiten (hier: dichter und weniger dicht *punktiert*). Zwischen den Zellen der Epidermis liegen stark verzweigte Melanozyten, deren Ausläufer sich in den Interstitien der Keimschicht ausbreiten

Stratum spinosum, Stachelzellschicht. Die Zellen dieser Schicht sind in der Regel groß und rund und hängen durch viele Desmosomen zusammen. Bei Erweiterung der Interzellularräume (z. B. durch Schrumpfung bei der Fixierung) können die Zellen Stachelform bekommen.

Klinischer Hinweis. Bei Erkrankungen können die Zellen der Stachelzellschicht durch Gewebsflüssigkeit und Abwehrzellen (Leukozyten) auseinandergedrängt werden.

Spezialzellen des Stratum germinativum sind
- **Melanozyten,**
- **Langerhans-Zellen,**
- **Merkel-Zellen.**

Melanozyten. Sie liegen im Bereich der basalen Zellschicht: etwa 1 Melanozyt auf 4–12 Epithelzellen. Melanozyten (Abb. 8-**3**) sind stark verzweigt und nur mit Spezialfärbungen darstellbar. Sie produzieren das braun-schwarze Pigment Melanin.
Die Melaninsynthese ist an das Enzym Tyrosinase gebunden, das in den als Melanosomen bezeichneten spezifischen Granula dieser Zellen reichlich vorkommt. Melanin kann von den Melanozyten abgegeben und von den umgebenden Keratinozyten durch Endozytose aufgenommen werden.

Histophysiologischer Hinweis. Melanin schützt die in Mitose befindlichen Zellen des Stratum germinativum vor Schäden durch Ultraviolettstrahlen. Durch vermehrte Bestrahlung kann es zu einer Zunahme der Melaninbildung, d. h. zur Hautbräunung kommen.

Bei allen Menschen, auch denen mit farbiger Haut, ist die Zahl der Melanozyten etwa gleich, unterschiedlich dagegen ist die Melaninproduktion, die außerdem regionale Unterschiede aufweist. Bei Farbigen ist z. B. die Haut der Handfläche weniger gefärbt als die anderer Körperpartien. Auch Albinos, Individuen ohne Hautpigment, haben Melanozyten; jedoch ist wegen eines Gendefekts die Melaninsynthese gestört.
Entwicklung. Melanozyten wandern aus der Neuralleiste (S. 744) aus und dringen in die basale Lage der Epidermis ein. Die regionale Verteilung der Melanozyten erfolgt nach der Geburt.

Langerhans-Zellen. Es handelt sich um verzweigte Zellen mit hellem fibrillenarmen Zytoplasma und deutlichem Golgi-Apparat. Die Zellen dürften mesenchymaler Herkunft sein und immunologische Aufgaben zu erfüllen haben.

Merkel- Zellen. Sie gelten als *Mechanorezeptoren* (Tastzellen, s. unten). An sie treten freie Nervenendigungen heran. Vor allem kommen sie in der Haut von Hand- und Fußflächen vor.

Verhornungsschicht

Sie besteht aus
- **Stratum granulosum** und
- **Stratum lucidum.**

Stratum granulosum. Viele Zellen dieser Schicht enthalten basophile Granula, **Keratohyalinkörner.** Diese Zellen werden deswegen auch Granulazellen genannt. – Bei den Granula handelt es sich um amorphes, elektronendichtes Material, das innerhalb von Filamentbündeln liegt und nicht membranumschlossen ist. Chemisch bestehen die Granula aus einem *histidinreichen Protein.* Auffällig ist, daß das Zytoplasma der keratohyalinhaltigen Zellen sehr organellenarm ist. Dies soll darauf zurückgehen, daß die Zellen von einer ölig-homogenen Substanz, dem *Eleidin,* durchtränkt sind. – Außerdem kommen in den Keratinozyten des Stratum granulosum membranumschlossene Granula mit geordneten Lamellen vor, die ihren Inhalt in den Interzellularraum abgeben, diesen ausfüllen und abdichten.

Stratum lucidum. Ein Stratum lucidum ist nur in dicker Epidermis vorhanden. Es erscheint lichtmikroskopisch infolge der starken Lichtbrechung des Eleidins homogen. Zellkerne fehlen.

Stratum corneum, Hornschicht

Das Stratum corneum ist unterschiedlich dick (an Hand- und Fußsohlen mehrere 100 Schichten). Es besteht aus umgewandelten Epithelzellen, die Hornsubstanz, **Keratin**, enthalten. Oberflächlich werden laufend Hornschuppen abgestoßen.

Klinischer Hinweis. Hornschuppen sind widerstandsfähig gegen Säuren, während sie unter dem Einfluß von Alkalien aufquellen. Aus diesem Grunde sind Laugenverätzungen in der Regel gefährlicher, weil sie tiefer in die Haut eindringen und basal die Zellhaftungen lösen können.

Dynamik der Epidermis

Die dynamischen Vorgänge in der Epidermis betreffen alle Schichten, einschließlich des Stratum corneum. Die Epidermis ist nach neueren Erkenntnissen in diskrete hexagonale Proliferationseinheiten gegliedert. Dies bedeutet, daß über einem Bezirk von 10–15 Basalzellen Zellsäulen stehen. In der Hornschicht kommt es an der Grenze zwischen benachbarten Proliferationseinheiten zu Überlappungen bzw. Verzahnungen der Hornschuppen.

Die Zellneubildung selbst geht von Stammzellen aus. Die Stammzellen - etwa 1 pro Zellsäule - teilen sich in 2 Tochterzellen, von denen die eine wieder als Stammzelle fungiert, während die andere zum Keratinozyten wird. Nach diesem Schema kommt es zu Zellteilungen bis zur 4. Zellgeneration. Danach erfolgt die Zellreifung. - Unter diesem Aspekt sind die Stammzellen die biologisch wichtigsten Zellen der Epidermis.
Proliferation und Reifung der Hautzellen unterliegen zahlreichen inneren und äußeren Einflüssen. Hierzu gehört z. B. der *Tagesrhythmus*: Der Zellteilungsindex ist in der Haut morgens zwischen 8 und 10 Uhr am größten, abends zwischen 20 und 22 Uhr am niedrigsten.

2. Corium, Lederhaut

Die Lederhaut, Corium, besteht aus Bindegewebe und gliedert sich in 2 nach Dichte und Anordnung der Fasern unterscheidbare Schichten, nämlich das

- **Stratum papillare** und das
- **Stratum reticulare**.

In den Maschen des Fasergeflechts liegen Zellen, Gefäße und Nerven. Außerdem reichen epidermale Bildungen (Drüsen und Haarwurzeln) bis ins Corium.

Histophysiologischer Hinweis. Biologisch spielt das Corium für die Regulierung des Hautturgors eine wichtige Rolle. Es besitzt nämlich durch reichlich vorhandene Interzellularsubstanz (Mukosubstanzen) ein hohes Wasserbindungsvermögen. Ferner spielen sich zahlreiche immunologische Vorgänge im Corium ab, da hier in großer Zahl alle Zellen der Abwehr vorkommen, z. B. Granulozyten, Lymphozyten, Monozyten, Plasmazellen und Mastzellen.

Stratum papillare, Papillarschicht

Der Papillarkörper liegt unmittelbar unter der Epidermis, mit der er verzahnt ist. Es ragen Zapfen des Stratum papillare senkrecht in Vertiefungen der Epidermis hinein.
Jedoch dient der Papillarkörper weniger der Befestigung von Epidermis und Corium als vielmehr der Oberflächenvergrößerung im Dienst der Ernährung der Epidermis. Für die *Befestigung* der Epidermis am Corium spielt dagegen die *Basalmembran*, die dicht unter den basalen Epithelzellen liegt, eine wichtige Rolle. Von den Basalzellen der Epidermis gehen kleine Basalfüßchen aus, die z. T. wie Druckknöpfe in Vertiefungen der Basalmembran stecken. Ferner wird eine feste Verbindung zwischen Basalzellen und Basalmembran durch feine retikuläre Fasern hergestellt. Diese retikulären Fasern verflechten sich in der Basalmembran mit feinsten Fibrillen des Corium. Insgesamt ist die Verbindung der Epidermiszellen mit ihrer Unterlage so fest, daß es bei Abhebungsversuchen eher zu Zerreißungen innerhalb des Epithels kommt, als daß sich die Zellen des Stratum basale von ihrer Unterlage lösen.
Der Umfang der Verzapfungen zwischen Epidermis und Corium wechselt regional, z. B. starke Verzapfung im Lippenrot und an den Brustwarzen, geringe an der Bauchhaut (vgl. Felder- und Leistenhaut s. unten). Das Stratum papillare ist kapillarreich und enthält als Besonderheit Rezeptororgane sowie Melanozyten und freie Bindegewebszellen.

Stratum reticulare, Geflechtschicht

Diese Schicht folgt dem Papillarkörper; sie grenzt an die Subcutis. Die kräftigen Kollagenfaserbündel der Geflechtschicht geben der Haut eine hohe Zerreißfestigkeit (Leder ist gegerbtes Corium tierischer Haut).
Die Dehnbarkeit der Haut geht hauptsächlich auf Winkelverstellungen der Bindegewebsfasern zurück. Elastische Netze bringen die Fasergeflechte in die Ausgangslage zurück. Läßt die Elastizität nach, wird die Haut schlaff.
Das Kollagenfasergeflecht ist nicht regellos, es läßt eine örtlich verschiedene Ausrichtung erkennen; ein Einstich in die Haut ruft einen Spalt hervor, kein rundes Loch. Sog. *Spaltlinien* verlaufen in Richtung der geringsten Dehnbarkeit der Haut. Bei kosmetischen Operationen werden deshalb die Hautschnitte in Richtung der Spaltlinien gelegt. Bei Schnitten senkrecht zur Verlaufsrichtung der Spaltlinien klafft dagegen die Haut. Bei rasch zunehmender Überdehnung der Haut, z. B. der Bauchhaut in der Schwangerschaft, entstehen streifenförmige, durch die Epidermis sichtbare Veränderungen des Coriums, *Striae distensae.*

3. Tela subcutanea, Unterhaut

Die Tela subcutanea, Subcutis, eine Schicht meist lockeren Bindegewebes, verbindet die Haut durch Bindegewebszüge, *Retinacula,* mit den unter ihr liegenden Strukturen (Faszien, Knochenhaut). Die Subcutis dient als Verschiebeschicht sowie an vielen Stellen als *Fettspeicher*; sie wirkt dadurch als Wärmeisolator. In der Subcutis verlaufen die zur Haut ziehenden Nerven und Gefäße, in ihr liegen Drüsen und Haarwurzeln sowie stellenweise glatte Muskelzellen (Tunica dartos des Scrotum, große Schamlippen, Brustwarze).

Fett der Subcutis. Es handelt sich entweder um Baufett (z. B. Fußsohle) oder Depotfett, **Panniculus adiposus** (z. B. Bauchhaut). Das Fettgewebe wird durch Bindegewebszüge steppkissenartig unterteilt. Die lokale Einlagerung von Depotfett wird u. anderem hormonell gesteuert, beim Mann wird die Bauchhaut, bei der Frau werden Hüften, Gesäß und Brustbereich bevorzugt.
Im Bereich der mimischen Muskulatur und der Kopfschwarte speichert die Subcutis verzögert Fett. Die Haut ist hier mit der Muskulatur bzw. mit der Galea aponeurotica unverschieblich verwachsen, sie folgt deshalb unmittelbar den Muskelbewegungen (Mimik).

Ödembereitschaft der Subcutis. An einigen Stellen (z. B. Augenlid, Lippe, Penis, Scrotum u. a.) ist die Subcutis besonders locker und arm an Fettgewebe. Hier entstehen leicht Flüssigkeitsansammlungen, *Ödeme*, und bei Verletzungen Gefäßstauungen.

II. Felderhaut und Leistenhaut

Die Haut weist in ihrem geweblichen Aufbau sowie in der Verteilung der Hautanhangsgebilde erhebliche regionale Unterschiede auf. Die wichtigsten Unterschiede im geweblichen Aufbau zeigen Felderhaut und Leistenhaut.

1. Felderhaut

Der weitaus größte Teil der Haut ist Felderhaut. Durch feine Rinnen ist die Haut in polygonale Felder unterteilt. Die Verzahnungen von Epidermis und Corium, d. h. die Höhe und Anzahl der Bindegewebspapillen stimmt mit der mechanischen Beanspruchung der Felderhaut des betreffenden Körperteils überein; über Knie und Ellenbogen ist die Epidermisverzahnung stärker, in der Haut des Augenlids schwächer; stellenweise können Papillen ganz fehlen.

Hautanhangsgebilde der Felderhaut. Schweiß- und Duftdrüsen münden auf der Höhe der Felder; Haare und Talgdrüsen stehen in den Furchen. Duftdrüsen kommen nur an umschriebenen Stellen vor.

2. Leistenhaut

Die Beugeseite der Finger und Zehen sowie die Innenfläche von Hand und Fuß tragen Leistenhaut. Die Hautoberfläche zeigt parallel gerichtete Leisten und Furchen, deren Muster auf den Papillarkörper zurückgeht. In die Basis jeder Epidermisleiste ragen 2 Reihen hoher Bindegewebspapillen. In der Leistenhaut münden die Ausführungsgänge von Schweißdrüsen in den Epitheleinsenkungen. Haare, Talg- und Duftdrüsen fehlen. Stratum papillare und Stratum reticulare sind in der Leistenhaut fest und unverschieblich miteinander verbunden.
Die Leisten sind genetisch festgelegt. Ihr Verlauf läßt sich im Erkennungsdienst verwenden (*Daktyloskopie*).

III. Blut- und Lymphgefäße

Die Haut hat viele Blutgefäße (Abb. 8-**6b**). Sie dienen der Ernährung der Haut und der Regulation der Körpertemperatur. Die hauptsächlich in Leber und Muskeln erzeugte Wärme (das Leberblut mißt 40° - 42 °C) wird mit dem Blut in die Haut getragen und an der Körperoberfläche teilweise abgegeben. Es entsteht ein Temperaturgefälle vom *„Körperkern"* zur *„Körperschale"*. Während der „Körperkern" (zentrale Anteile von Rumpf und Kopf) temperaturkonstant bleibt, ändert sich die Temperatur der „Körperschale" (periphere und distale Anteile von Rumpf und Extremitäten) in Abhängigkeit vom Ausmaß der Wärmeabgabe durch die Haut.

Hinweis. Messungen der Körpertemperatur können nur dann direkt verglichen werden, wenn sie an derselben Stelle bei annähernd gleicher Umwelttemperatur vorgenommen werden.

1. Arterien

Größere Arterien kommen nur in der Subcutis vor. An der Grenze zwischen Subcutis und Cutis verzweigen sich die Gefäße stark und bilden einen weitmaschigen Plexus, ***Rete arteriosum dermidis.*** Dieser Plexus versorgt vor allem die Hautanhangsorgane (Haare, Drüsen) mit Blut. Außerdem bestehen interarterielle Verbindungen. In das Corium steigen kandelaberartig kleine Arterien auf. Die Kandelaberarterien stehen untereinander bogenförmig in Verbindung. Schließlich bildet sich subpapillär ein weiterer Plexus, ***Rete arteriosum subpapillare***, aus dem Arteriolen und Kapillarschlingen in die Bindegewebspapillen ziehen, ***Ansa capillaris intrapapillaris***.

2. Kapillaren

Die Dichte der papillären Kapillarschlingen schwankt um 20–60/mm². Da der Kapillarblutdruck höher ist als der Druck des angrenzenden Gewebes, bleiben die Kapillaren geöffnet.

Klinischer Hinweis. Kurzdauernder Verschluß der Hautkapillaren hat keine Folgen, längerdauernder Verschluß (z. B. beim bewegungslosen Liegen) führt zum *Dekubitus*.

3. Venen

Auch die Venen bilden Netze unter den Papillen, ***Plexus venosus subpapillaris***, und an der Grenze von Cutis und Subcutis, ***Plexus venosus dermidis profundus***. Das Venenblut fließt in großlumigen Hautvenen ab, die auf großen Strecken epifaszial (subkutan) liegen.

4. Einrichtungen zur Durchblutungssteuerung

Durch die Muskulatur der Arteriolen (Widerstandsgefäße) und durch arteriovenöse Anastomosen werden das Ausmaß der Durchblutung und die Strömungsgeschwindigkeit und damit auch die Wärmeabgabe des Körpers beeinflußt. An einigen vorstehenden Körperteilen, Akren (z. B. Fingerspitzen), bilden arteriovenöse Anastomosen kleine Organe, basale **Glomusorgane** (S. 163), deren Funktion im einzelnen nicht hinreichend bekannt ist.

Klinischer Hinweis. Verletzungen von Blutgefäßen führen zu „blauen Flecken", Blutergüssen, *Hämatomen*, im Corium und in der Subcutis. An Stellen lockerer Subcutis können Hämatome stärkeres Ausmaß annehmen als an Stellen, über denen die Subcutis straff und fettreich ist.

5. Lymphgefäße

Auch Lymphgefäße bilden Netze in den Schichten der Haut und Unterhaut. Die Lymphe fließt größtenteils über subkutane Lymphbahnen ab.

Klinischer Hinweis. Verletzungen von Lymphgefäßen des oberen Coriums, z. B. durch Abscherbewegungen, erzeugen „ Wasserblasen" der Haut. Die Lymphe hebt die Epidermis ab.

IV. Nerven und Rezeptororgane

An der Haut können zahlreiche Sinnesempfindungen ausgelöst werden (u. anderem Berührung, Druck, Vibration, Schmerz, Temperatur). Einige dienen Regulationsvorgängen, z. B. der Wärmeregulation und der Regulation des Muskeltonus. Haut und Unterhaut enthalten zahlreiche *Rezeptororgane*. Eine Zuordnung bestimmter nervöser Strukturen der Haut und Unterhaut zu definierten Sinnesempfindungen ist jedoch nur unvollkommen möglich. Für die Sinnesempfindung spielt auch die zentrale Verarbeitung der Afferenzen aus der Haut eine Rolle. – Das Vorkommen einiger Rezeptoren ist nicht nur auf die Haut beschränkt.
Die Hautnerven führen größtenteils afferente (sensible), zum kleineren Teil auch efferente (autonome) Fasern (Innervation der Blutgefäße, der Drüsen und der Mm. arrectores pilorum).

1. Afferente nervöse Strukturen

Die Rezeptoren der Hautsinnesempfindungen sind sensible Nervenendigungen (dendritische Endigungen des 1. Neurons der afferenten Leitung S. 78). Diese kommen in allen Schichten der Cutis und Subcutis vor (Abb. 8-**6c**). Die sensiblen Nervenfasern können frei enden. Die Enden der Nervenfasern können aber auch in von einer Bindegewebskapsel umgebene „Endkörperchen" eingebaut sein, die trotz ihrer vielfältigen Erscheinungsformen alle nach einem Prinzip gebaut sind.

Freie Nervenendigungen

An zahlreichen Stellen im Bindegewebe der Haut und Unterhaut sowie intraepithelial kommen freie Nervenendigungen vor. Sie werden mit mechanischen, thermischen und Schmerzempfindungen in Zusammenhang gebracht.
Freie Nervenendigungen an den Haaren umgeben, insbesondere an Haaren, z. B. den Wimpern des Augenlids, mit zirkulären und longitudinalen Fasern die Wurzelscheide. Sie werden dadurch erregt, daß sich bei Abwinklung des Haares die Bewegung hebelartig auf die Wurzelscheide überträgt. Die Nervenendigungen wirken hierbei als Mechanorezeptoren.

Endkörperchen

Das Ende einer Nervenfaser verzweigt sich und dringt unter Verlust der Markscheide zwischen die zu einer Gruppe vereinigten, epithelial angeordneten Zellen (Lemmozyten S. 79) ein. Die Endkörperchen unterscheiden sich nach Größe, Anzahl und Anordnung ihrer Zellen und nach dem Verhalten des Nervenfaserendes. - Alle korpuskulären Rezeptoren sind nach heutiger Auffassung *Mechanorezeptoren.*

Merkel-Zellen (s. oben) sind *Druckrezeptoren.* Sie bestehen jeweils aus einer hellen Zelle im Stratum germinativum der Epidermis, die mit der Endaufzweigung einer Nervenfaser in Kontakt steht.

Meissner-Tastkörperchen (Abb. 8-**4**) sind *Berührungsrezeptoren* (häufigstes Vorkommen: Finger- und Zehenspitzen). Sie liegen in den Bindegewebspapillen des Papillarkörpers unmittelbar unter der Epidermis, mit der sie durch Kollagenfibrillen verbunden sind. Sie sind etwa 100 µm lang, 40 µm dick, und bestehen aus mehreren epithelähnlich aufeinandergeschichteten Schwann-Zellen, zwischen denen meist 2 Nervenfasern spiralig gewunden verlaufen.

Vater-Pacini-Lamellenkörperchen (Abb. 8-**5**) dienen der *Vibrationsempfindung.* Es sind knorpelharte, makroskopisch sichtbare, bis zu 4 mm lange birnenförmige Gebilde. Die Körperchen werden aus zahlreichen (50 oder mehr) zwiebelschalenförmig übereinandergelegten *Schichten aus Bindegewebszellen* aufgebaut, die einen zentralen *Innenkolben* umgeben. Die Innenkolben bestehen aus der Nervenendigung (Rezeptorterminal), die dicht von Schwann-Zellen umwickelt ist. Die Vater-Pacini-Körperchen liegen in der Subcutis hauptsächlich des Handtellers und der Fußsohle, kommen aber auch außerhalb der Haut an zahlreichen Stellen (an Faszien, Periost, Sehnen, Blutgefäßen, in Mesenterien, im Pankreas) vor.

Jede Nervenfaser kann mit ihren Endigungen in mehrere Körperchen eindringen, aber immer nur in Endkörperchen desselben Typs.

Die Nervenfasern der Nervenendkörperchen sind zumeist markscheidenführende Fasern vom Aβ-Typ. Der weitaus größte Teil der Nervenfasern der Haut gehört aber dem markscheidenfreien C-Typ an (Tabelle 2-**3**).

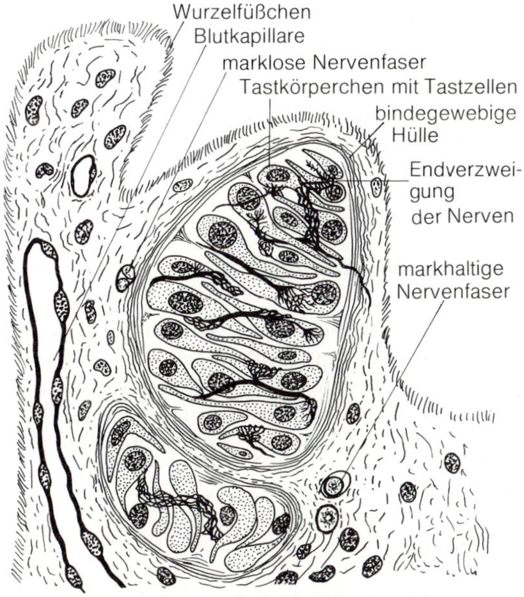

Abb. 8-4. Meissner-Tastkörperchen im Stratum papillare des Corium. Das Tastkörperchen ist von einer bindegewebigen Hülle umgeben. Die Tastzellen sind epithelartig übereinander geschichtet. Dazwischen verlaufen die Nervenfasern, die an der Zelloberfläche Synapsen bilden

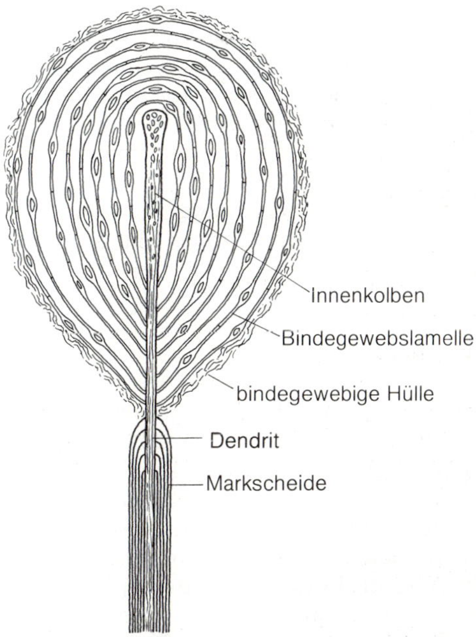

Abb. 8-5. Vater-Pacini-Lamellenkörperchen. Im Zentrum befindet sich das als Innenkolben bezeichnete Nervenfaserende. Um den Innenkolben liegen Bindegewebslamellen. Gegen die Umgebung werden die Vater-Pacini-Körperchen durch eine Bindegewebshülle abgegrenzt

2. Efferente nervöse Strukturen

Die efferenten Nervenfasern der Haut gehören zum vegetativen Nervensystem (postsynaptische Neurone des Sympathicus S. 192). Sie enden an der Wand von Blutgefäßen, an Drüsen und an den Mm. arrectores pilorum mit für das vegetative Nervensystem charakteristischen Synapsen. Die vegetativen efferenten Nervenfasern bewirken das Erröten, Erblassen, Haarsträuben, Angstschweiß u. a. Sie stehen damit im Dienst vitaler Funktionen (z. B. Wärmeregulation) und der zwischenmenschlichen Kommunikation.

V. Farbe

Die Hautfarbe hängt weitgehend von der *Durchblutung* und *Melaninpigmentierung* ab. Bei dunkelhäutigen Rassen kommt Melanin in allen Schichten der Epidermis und in einzelnen Bindegewebszellen des Coriums vor, bei weißen nur in den Zellen des Stratum basale.
Verstärkte Melaninpigmentierung zeigt die Haut des Gesichts, der Achselhöhle, die Genitalhaut, die Haut der Leistenbeuge, die perianale Haut, die Haut an der Innenseite des Oberschenkels und vor allem Brustwarze und Warzenvorhof. Bei Farbigen sind Palma manus und Planta pedis weniger pigmentiert als die übrige Haut.
Verstärkte Rötung der Haut wird durch gesteigerte Durchblutung mit sauerstoffreichem Blut hervorgerufen. Bevorzugt erfolgt dies in der Gesichtshaut, der Haut der oberen Rumpfhälfte, der Hände und der Fußsohle.
Verstärkte rotblaue Verfärbung (*Cyanose*) der Haut wird durch sauerstoffarmes Blut hervorgerufen.

VI. Alterung

Betroffen ist vor allem das Bindegewebe. Es wird atrophisch und verarmt durch Abnahme der Glykosaminoglykane an Flüssigkeit. Die elastischen Fasern der Haut nehmen ab und büßen, ähnlich denen anderer Organe (Lunge), ihre Elastizität teilweise ein. Die Papillarkörper werden flacher. Auch die Epidermis wird atrophisch und gewinnt ein „papierartiges" Aussehen. Es kommt ferner zu unregelmäßiger Pigmentierung. Beschleunigt werden die Altersverändungen, insbesondere der Verlust der Elastizität, durch jahrelange Sonnenbestrahlung.

VII. Regeneration

Beim Gesunden zeigt die Haut eine gute Regenerationsfähigkeit. Die Regeneration geht vom Epithel und vom Bindegewebe aus. Wird das Epithel allein beschädigt (Erosion), heilt die Haut spurlos. Sind jedoch Corium und Subcutis mit verletzt, entsteht eine Narbe. Zunächst bildet sich im Wundbereich ein sehr zellreiches Bindegewebe, das zahlreiche Gefäßsprossen enthält (Granulationsgewebe). Vom Wundrand wächst dann das Stratum germinativum vor. Später setzt die Verhornung ein. Zunächst hat die Narbe wegen der starken Kapillarisierung des Bindegewebes eine rötliche Farbe. Mit zunehmender Ausbildung von Kollagenfasern im Narbencorium wird die Narbe weißlich. In der Hautnarbe entstehen in der Regel keine Hautanhangsgebilde mehr. Die Regenerationsfähigkeit nimmt im Alter ab.

Klinische Hinweise. Die Untersuchung der Haut spielt für den Arzt nicht nur bei speziellen Hauterkrankungen eine große Rolle, sondern auch bei zahlreichen Allgemeinerkrankungen (z. B. Infektionen, Herz- und Kreislauferkrankungen, hormonellen Störungen), weil es zu Veränderungen von Farbe, Tonus, Turgor u. a. kommen kann. Bei Erkrankungen der Leber oder der Gallenwege kann die Haut gelb werden (Ikterus, Gelbsucht). Auch übermäßig karotinreiche Nahrung kann zu einer gelblichen Hauttönung führen (z. B. bei Säuglingen, die zuviel Karotten erhalten haben), besonders im Gesicht, am Handteller und an der Fußsohle. Bei Störungen des Fettstoffwechsels kann es zur Einlagerung kleiner gelblicher Knötchen, *Xanthome*, in die Haut kommen. Die Haut beteiligt sich an zahlreichen immunologischen Abwehrvorgängen, z. B. bei Masern, Scharlach, Röteln. Es bilden sich charakteristische Hautausschläge.

B. Hautanhangsgebilde

Entwicklungsgeschichte. Die Anhangsgebilde der Haut (Drüsen, Haare und Nägel) sind Abkömmlinge der Epidermis. Das begleitende Bindegewebe bildet in ihrer Umgebung charakteristische, hauptsächlich der Ernährung dienende Strukturen.

I. Drüsen

Man unterscheidet folgende Hautdrüsen, von denen jede spezifische Sekrete herstellt:
- **Schweißdrüsen**
- **Duftdrüsen**
- **Talgdrüsen**
- **Brustdrüsen**.

1. Gll. sudoriferae eccrinae, Schweißdrüsen

Ihre Gesamtzahl beträgt etwa 2 Millionen. Schweißdrüsen kommen in unterschiedlicher Dichte in allen Hautbezirken vor. Vermehrt treten sie in der Haut der Stirn, des Handtellers und der Fußsohle auf. Sie fehlen im Lippenrot und im inneren Blatt des Praeputium penis. Das saure Sekret der Schweißdrüsen (pH 4,5) hemmt das Bakterienwachstum. Der Schweiß bildet auf der Haut einen „Säureschutzmantel". Durch Verdunsten dient der Schweiß der Wärmeregulation. Der Körper scheidet ferner mit dem Schweiß verschiedene Stoffe aus (Kochsalzgehalt etwa 0,4%).

Mikroskopische Anatomie. Die Schweißdrüsen (Abb. 8-**6a**) sind unverzweigte tubulöse Drüsen, die bis an die Grenze von Cutis und Subcutis reichen und deren Enden zu einem etwa 0,4 mm großen Knäuel aufgewickelt sind („Knäueldrüse", Abb. 8-**1**). Das Lumen ist eng, die Epithelien sind im Knäuel einschichtig isoprismatisch. Zwischen Basalmembran und Drüsenzellen befinden sich Myoepithelzellen.
In den Endstücken kommen 2 Arten von Zellen vor:

- **dunkle Zellen**, deren Sekretionsmodus merokrin ist, und
- **helle Zellen**, deren Zellmembran stark gefaltet ist und die deswegen vor allem dem Ionen- und Wassertransport dienen.

Schweiß ist ein Ultrafiltrat des Blutes. In den Ausführungsgängen erfolgt Natriumrückresorption. - Die Epidermis-Endstrecke der Ausführungsgänge ist stark geschlängelt und ohne eigene Wandzellen. Der Ausführunggang mündet ohne Beziehung zu Haaren.

2. Gll. sudoriferae apocrinae, Duftdrüsen

Sie treten nur an wenigen Stellen, meist zusammen mit Haaren auf (Achselhöhle, Genitalbereich, perianale Haut = *Gll. circumanales*). Die Sekretion der Duftdrüsen setzt mit der Pubertät ein. Sie kann bei der Frau zyklusabhängige Schwankungen zeigen. Zum Typ der Duftdrüsen zählen auch die Milchdrüse und die Glandulae areolares des Warzenhofs (s. unten).

Klinischer Hinweis. Da im Bereich der Duftdrüsen, die ein fettiges alkalisches Sekret absondern, der Säureschutzmantel fehlt, können diese leicht von Hautbakterien infiziert weden (sog. Schweißdrüsenabszesse).

Sonderformen der Duftdrüsen sind die **Glandulae ceruminosae** im äußeren Gehörgang, und die **Glandulae ciliares**, *Moll-Drüsen* im Augenlid (S. 706). Die Gll. ceruminosae bilden ein pigmenthaltiges, fettreiches Sekret („Ohrschmalz") und münden zusammen mit Talgdrüsen in die Follikel der Haare des äußeren Gehörgangs.

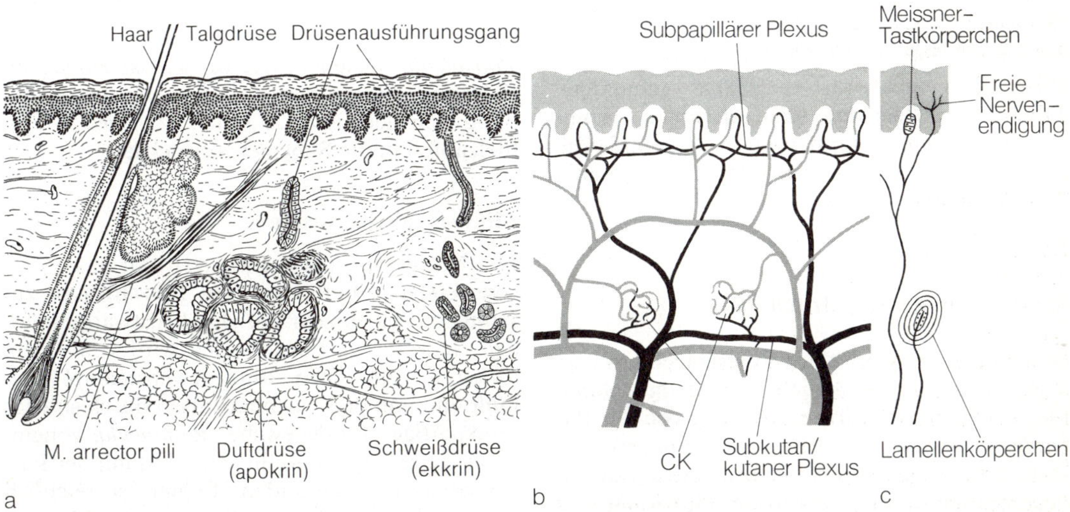

Abb. 8-6. **a** Haut mit Hautanhangsgebilden: Haare, Talgdrüse, Schweißdrüsen, Duftdrüsen **b** Hautgefäße. An der Grenze zwischen Cutis und Subcutis liegt ein subcutaner Plexus, u. anderem zur Blutversorgung von Drüsen (CK) und Haaren. Ins Corium steigen sog. Kandelaberarterien auf, die einen subpapillären Plexus speisen. Von hier aus erfolgt die Versorgung der Bindegewebspapillen mit Blut. **c** Hautinnervation: freie Nervenendigungen und Endkörperchen

Mikroskopische Anatomie. Die Duftdrüsen (Abb. 8-**6a**) sind verzweigt. Ihre Endstücke liegen in der Subcutis und sind alveolär. Das einschichtige Epithel der Endstücke ist unterschiedlich hoch, häufig ragen kuppelförmige Vorstülpungen der Zelloberfläche ins Lumen: **apokrine Sekretion** (S. 42). Die Endstücke haben zahlreiche spindelförmige Myoepithelzellen. Der von einschichtigem Epithel ausgekleidete Ausführungsgang mündet in einen Haartrichter.

3. Gll. sebaceae, Talgdrüsen

Sie sind, wenige Stellen ausgenommen (s. unten), an Haarbälge gebunden, **Glandulae sebaceae pilorum**. Ihr Sekret, Haartalg, Sebum, macht Haut und Haare geschmeidig. Der beim Bürsten der Haare feinverteilte Haartalg trägt zum Glanz der Haare bei. Die Talgproduktion wird durch Wärme gesteigert. „Rauhe Haut" kommt im Sommer selten vor.

Mikroskopische Anatomie. Die Talgdrüsen (Abb. 8-**6a**) sind beeren- oder knollenförmige, etwa 1 mm große, mehrlappige Einzeldrüsen. Die Talgdrüse besteht aus vielschichtigem Epithel. In der Peripherie der Drüsenbeere werden laufend neue Zellen gebildet (Vorkommen zahlreicher Mitosen). Die neugebildeten Zellen gelangen zum Drüsenzentrum. Hier und zum Haarschaft hin entsteht der Talg: **holokrine Sekretion** (S. 42). Der Talg wird in den Haartrichter abgeschoben.

Klinischer Hinweis. Durch Retension von Tag entstehen sog. „Mitesser", *Comedones*.

Freie, d.h. nicht an Haarbälge gebundene Talgdrüsen, **Glandulae sebaceae liberae**, kommen u. anderem im Lippenrot, im Augenlid (Gll. tarsales S. 707), an der Brustwarze, in den Labia minora und am Anus vor.

4. Gll. mammariae, Brustdrüse

Brustdrüsen sind bei beiden Geschlechtern vorhanden und grundsätzlich gleichartig gebaut. Die weibliche Brustdrüse unterliegt von der Pubertät an sexualzyklischen Veränderungen. Die volle Entfaltung erfährt die Brustdrüse nur bei der Frau und zwar während der Gravidität und Laktation. Das Sekret der Brustdrüse ist die

Milch. Nach Abstillen erfolgt eine Rückbildung der Brustdrüse, nach Einstellung der Keimdrüsentätigkeit eine Altersinvolution. Die Drüsen-

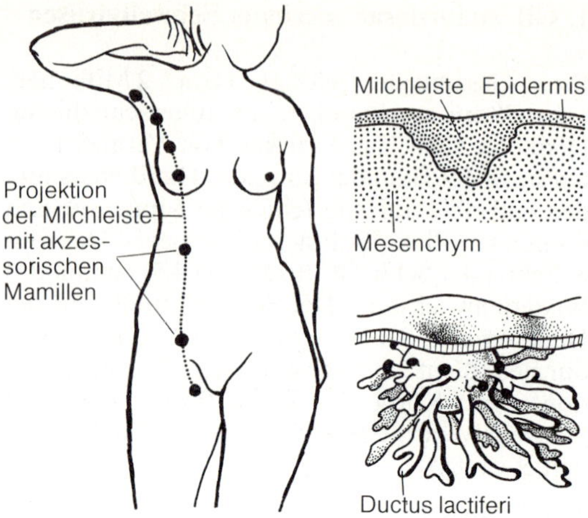

Abb. 8-7. Verschiedene Stadien der Milchdrüsenentwicklung. Die beidseitig angelegten Milchleisten werden bis auf jederseits eine Brustdrüse zurückgebildet

ausführungsgänge münden auf der Brustwarze, die vom Warzenhof umgeben ist. Die Brustdrüse liegt in einem charakteristischen Bindegewebsapparat. Brustdrüse und Bindegewebsapparat bilden die **Mamma**.

Entwicklung

Die Brustdrüse geht aus dem nicht zurückgebildeten Rest einer auch beim Menschen angelegten *Milchleiste* (zwischen den Abgangsstellen der Extremitäten, Abb. 8-**7**) hervor. Bei unvollkommener Rückbildung der Milchleiste kann eine *Polymastie* entstehen. Die Brustdrüse entwickelt sich aus einer umschriebenen Epithelverdikkung, von der bis zu 25 sich verzweigende Epithelzapfen in die Subcutis vorwachsen.

Mikroskopische Anatomie

Die Milchdrüse (Abb. 8-**8**) setzt sich aus 15–20 verzweigten tubuloalveolären Einzeldrüsen zusammen, die einzeln auf der Brustwarze münden. Jede dieser Einzeldrüsen wird von einem lockeren zellreichen Bindegewebsmantel umhüllt und von den Nachbardrüsen durch straffes septenartiges Bindegewebe, *Retinacula*, voneinander getrennt. Die Retinacula sind mit der Fascia pectoralis verbunden. Ferner ist reichlich Fettgewebe im Bindegewebskörper der Mamma vorhanden. Form und Festigkeit der Brust wird vom Bindegewebsapparat bestimmt. Die gesunde Mamma muß sich gegenüber der Brustfaszie verschieben lassen.

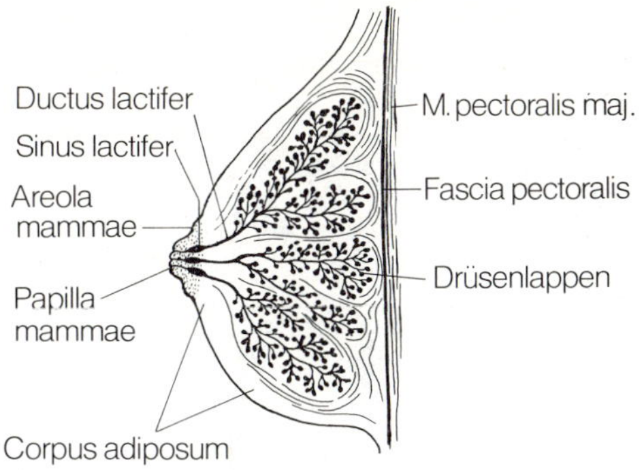

Abb. 8-8. Weibliche Brustdrüse. Übersicht

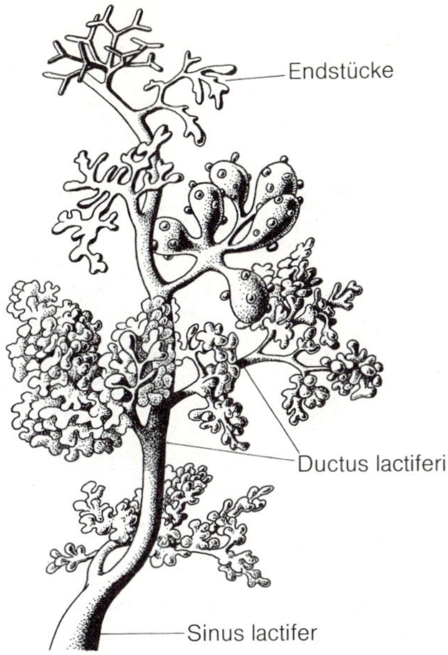

Abb. 8-9. Brustdrüse. Gliederung in die verschiedenen Abschnitte. (Nach Dabelow, 1957)

Drüsengliederung. Jede Drüse (Abb. 8-**9**) gliedert sich in

- **Ductus lactifer(i),** ***Milchgänge,***
- **Ductus lactiferus colligens,** ***Ausführungsgang,***
- **Sinus lactifer(i),** ***Milchsäckchen.***

Milchgänge. Sie sind vielfach verzweigt und am Ende etwas verdickt. Sie haben ein- bis zweischichtiges Epithel. Prämenstruell kann es zu einer reversiblen Vergrößerung der Brustdrüse durch Sprossung und Längenwachstum der Gänge kommen. Alveoläre Endstücke bilden sich erst während der Schwangerschaft und werden von einem einschichtigen kubischen Epithel ausgekleidet. Bei der Vergrößerung der Brustdrüse während der Schwangerschaft nimmt der Bindegewebsapparat ab. Die verschiedenen Funktionsstadien sind in Abb. 8-**10** dargestellt.
Die ***Sekretion*** beginnt bei der Schwangeren schon vor der Geburt durch Absonderung einer fettarmen eiweißreichen Vormilch, ***Colostrum.*** Etwa am 3. Tag nach der Geburt „schießt die Milch ein". Von hochprismatischen Drüsenzellen werden nach der Art der apokrinen Sekretion Fetttröpfchen mit umgebendem schmalem Zytoplasmasaum und Eiweißgranula wie in serösen Drüsen abgesondert (Abb. 8-**11**). Die Drüsenzellen unterliegen einem Arbeitsrhythmus und werden nach einiger Zeit abgestoßen. In der Wand der Alveolen und der Milchgänge kommen Myoepithelzellen vor.
Beim Abstillen des Kindes kommt es zu einer Sekretstauung in den Alveolen, deren Wände einreißen können. Der Abbau der Milchreste erfolgt durch Phagozyten. Nach Rückbildung der Brustdrüse wird wieder annähernd der Zustand der ruhenden Mamma erreicht.

Ausführungsgänge. In jeden Ausführungsgang münden zahlreiche Ductus lactiferi ein. Sie sind 2-4,5 cm lang und von zweischichtigem kubisch bis hochprismatischem Epithel ausgekleidet. Sie erweitern sich kurz vor der Mündung in Milchsäckchen.

Milchsäckchen. Sie liegen etwa in Höhe der Warzenbasis und sind bei der ruhenden Mamma 1-2 mm weit. Bei der laktierenden Mamma können sie bis zu 8 mm erweitert sein.
Schließlich münden die Ausführungsgänge in der Spitze der **Brustwarze,** wo sich das Ausführungsgangepithel in mehrreihiges verhorntes Plattenepithel fortsetzt. Die Ausführungsgänge sind in der Brustwarze zusammen mit den reichlich vorhandenen Blut- und Lymphgefäßen in ein System elastischer Fasern und subkutaner glatter Muskulatur eingebaut. Bei Kontraktion der glatten Muskulatur kommt es zur Erektion der Papille.
Papilla mammae, Brustwarze, und **Areola mammae, Warzenhof.** Die Haut ist stark pigmentiert. In der Haut des Warzenhofs kommen freie Talgdrüsen, Schweißdrüsen, sehr feine Härchen und einige apokrine **Gll. areolares** vor, die bei Kontraktion der glatten Muskulatur knötchenförmig vorspringen können (*Tubercula Montgomery*).

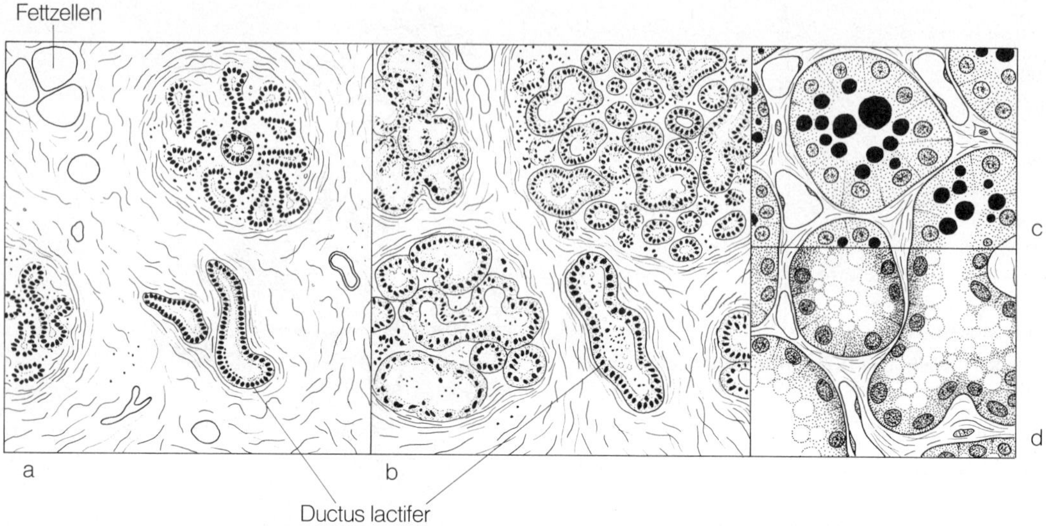

Abb. 8-10a-d. Weibliche Brustdrüse in verschiedenen Funktionsstadien, lichtmikroskopisch. **a** Ruhende Mamma; **b** Mamma lactans, schwache Vergrößerung: die Ausführungsgänge und Endstücke sind deutlich vergrößert; **c** Mamma lactans, starke Vergrößerung: Milchtröpfchen werden ins Drüsenlumen abgegeben; **d** Brustdrüse nach Herauslösung der Lipide

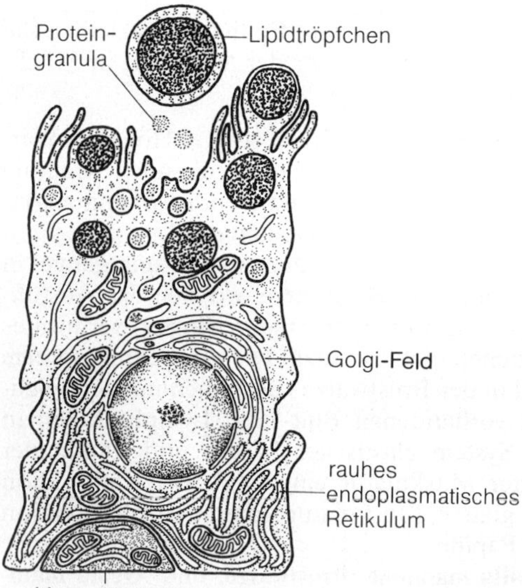

Abb. 8-11. Milchsekretion nach elektronenmikroskopischen Aufnahmen. Die verschiedenen Stadien sind in einem Bild zusammengezogen

II. Pili, Haare

Die Haut ist nur an wenigen Stellen (Handteller, Fußsohle, Teile des äußeren Genitales) völlig frei von Haaren. Die während der Fetalzeit gebildeten **Lanugohaare**, *Flaum, Wollhaare*, die kurz, dünn und nicht pigmentiert sind und ihre Wurzeln im Corium haben, werden nach der Geburt im Laufe der Zeit durch **Terminalhaare** ersetzt. Sonderformen der Terminalhaare sind *Capilli* (Kopfhaare), *Cilia* (Wimpern), *Superciliae* (Haare der Augenbrauen), *Vibrissae* (Nasenhaare), *Tragi* (Haare des äußeren Gehörganges), *Pubes* (Schamhaare), *Barba* (Barthaare), *Hirci* (Haare der Achselhöhle).

Terminalhaare sind länger und dicker als Lanugohaare und pigmentiert. Sie sind lokal unterschiedlich stark entwickelt und häufig gruppenweise angeordnet. Ihre Wurzeln reichen bis in die obere Subcutis. Während die Terminalbehaarung des Kopfes bereits um den Geburtstermin beginnt, entsteht die Terminalbehaarung von Achselhaut, Gesicht und Mons pubis erst mit der Pubertät. Die Terminalhaare der einzelnen Regionen unterscheiden sich voneinander nach Länge, Kaliber und Gestalt. Die Haare können sowohl der Tastempfindung als auch dem Wärmeschutz dienen.
Die Terminalhaare stecken schräg zur Hautoberfläche in der **Wurzelscheide** (Abb. 8-**13**). *Haar-*

strich und *Haarwirbel* entstehen dadurch, daß Gruppen von Haaren eine gleichartige Schrägstellung haben, die sich von der der Umgebung unterscheiden.

Geschlechtsspezifität des Haarkleides. In der Pubertät entsteht das individuelle und geschlechtsspezifische Haarkleid. Für den Mann sind die Bartbehaarung, die rautenförmige, zum Nabel aufsteigende Schambehaarung, die Behaarung der Brust sowie an der Innenfläche der Oberschenkel charakteristisch; für die Frau ist dagegen die dreieckige Schambehaarung bei geringer Terminalbehaarung des Rumpfes typisch.

Klinischer Hinweis. Störungen im Hormonhaushalt oder Organerkrankungen können zu Veränderungen in der Behaarung führen.

1. Mikroskopische Anatomie (Abb. 8-**12**, 8-**13**)

Der Teil des Haares, der unter der Oberfläche der Epidermis liegt, ist die **Haarwurzel**; der die Epidermis überragende Teil ist der **Haarschaft**. Verständnis für Aufbau des Haares ergibt sich aus der Haarbildung. Haare entstehen nämlich durch eine modifizierte, punktuell gesteigerte Hornbildung der Epidermis, die von einer umschriebenen, in der Embryonalentwicklung zunächst zapfenförmigen Einsenkung der Epidermis ausgeht.
Die Strukturen des Haares und die ihrer Scheiden, **Wurzelscheiden**, lassen sich wie folgt auf die Cutis beziehen:
- Das Haar ist die Hornspitze.
- Der Epidermis entsprechen die *epithelialen Schichten der Wurzelscheide.*
- Dem Papillarkörper der Cutis ist die *bindegewebige Wurzelscheide, Haarbalg,* vergleichbar. Sie umgibt die epithelialen Wurzelscheiden.

Das Haar selbst besteht aus einem dünnen Haarmark und einem breiten Rindenteil. **Haarmark** gibt es nur in dicken Haaren. Die Markzellen sind weniger stark verhornt als die Rindenzellen. Die **Rindenschicht** ist aus langen verhornten Zellen aufgebaut, in denen Tonofibrillen verbacken sind (vgl. Hornschicht der Epidermis).

Wurzelscheiden. Hierbei handelt es sich um eine trichterförmige Einsenkung der Haut, die sich um die Haarwurzel in die Tiefe fortsetzt und mit einer zwiebelförmigen Auftreibung, **Bulbus**, endet. Am Übergang vom Haartrichter in die Wurzelscheiden mündet die Talgdrüse. Die Wurzelscheiden bestehen aus 2 dem Haar zugewandten **epithelialen Wurzelscheiden** und aus der außen

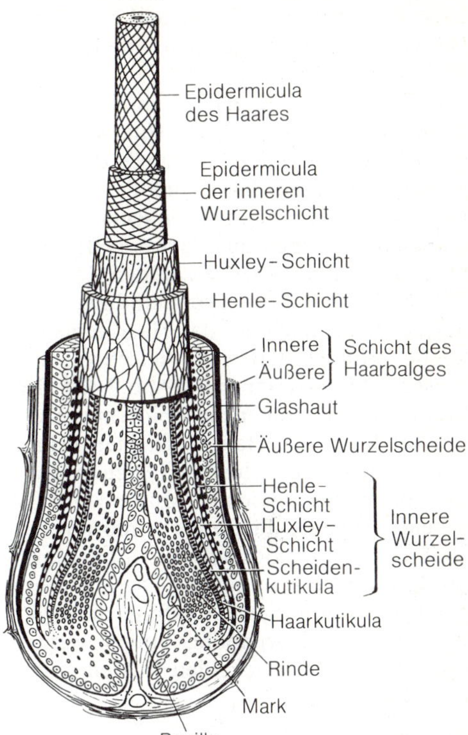

Abb. 8-12. Räumliche Darstellung eines Haares im Wurzelbereich. In die Zeichnung sind alle Schichten eingetragen. (Nach Benninghoff, 1985)

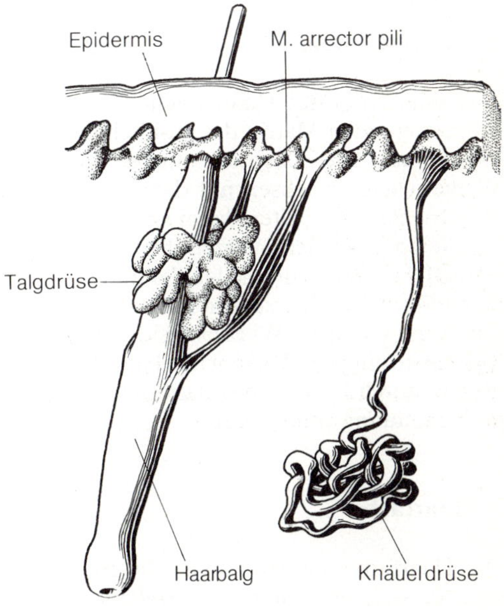

Abb. 8-13. Verankerung des Haares in die Haut. (Nach Benninghoff, 1980)

gelegenen **bindegewebigen Wurzelscheide**, **Haarbalg**. Zwischen epithelialer und bindegewebiger Wurzelscheide befindet sich eine deutliche Basalmembran, **Glashaut**.
Zur Befestigung der Haare in der epithelialen Wurzelscheide sind in der Haarwurzel sowohl die Rinde des Haares als auch die epitheliale Wurzelscheide an ihren einander zugewandten Oberflächen je von einer **Cuticula** bedeckt. Die Cuticulae bestehen aus dachziegelförmig angeordneten, miteinander verzahnten Zellen.
Unterhalb der Talgdrüsenmündung entspringt auf der Seite, nach der das Haar geneigt ist, ein kleines Bündel glatter Muskelzellen, der Haarmuskel, **M. arrector pili** (Abb. 8-**13**). Er zieht schräg aufwärts unter die Epidermis. Der Haarmuskel kann das Haar aufrichten (Haarsträuben; „Gänsehaut" durch Einziehen der Haut) und dabei die zwischen Muskel und Wurzelscheide liegende Talgdrüse komprimieren. Der Bulbus pili ist glockenförmig und umfaßt die bindegewebige **Haarpapille**. Die Haarpapille ist gefäßreich. Von hier aus erfolgt die Ernährung des Haares. Haarpapille, bindegewebige und epitheliale Wurzelscheiden bilden zusammen den **Haarfollikel**.

Klinischer Hinweis. *Akne* nennt man die Entzündung von Haarbalg und Talgdrüse. Ein *Furunkel* entsteht, wenn Wurzelscheide und Haarfollikel dabei absterben und die Entzündung sich an die Umgebung ausbreitet. Beim *Karbunkel* sind zahlreiche Wurzelscheiden und Haarfollikel erkrankt, die Infektionsherde konfluieren.

2. Haarwachstum

Das Wachstum des Haares geht von der stark proliferierenden Matrix der (epithelialen) Haarzwiebel aus. Die Zellen der inneren epithelialen Wurzelscheide wachsen mit dem Haar bis zum Haartrichter. Sie gleiten dabei an den Zellen der äußeren epithelialen Wurzelscheide entlang. Im Haartrichter gehen die Zellen der inneren epithelialen Wurzelscheide zugrunde, so daß der Haarschaft frei von jeder Wurzelscheide ist.
Die Zerstörung von Haarzwiebel und Haarpapille (z. B. durch Elektrokoagulation) verhindert jede Neubildung von Haaren.

3. Haarfarbe

Die Haarfarbe, ausgenommen die roter Haare, wird u. anderem durch den *Melaningehalt* des Haares hervorgerufen. In der (bindegewebigen) Haarpapille liegen Melanozyten, die in die Haarzwiebel einwandern. Hier geben sie Melanin an die Matrixzellen ab (Pigmentierung der Epidermis S. 201). Grauen Haaren fehlt das Pigment, weil die Melaninproduktion erloschen ist oder die Melanozyten zugrundegegangen sind. Meistens besteht eine Erbanlage hierfür. Ergrauen dicker Haare kann auch durch Einlagerung von Luftbläschen ins Haarmark zustandekommen. Beim Albino dagegen produzieren die Melanozyten infolge eines Erbfehlers kein ausgereiftes Pigment.

4. Haarwechsel

Haare haben eine begrenzte Lebensdauer (Kopfhaare 2–6 Jahre, Wimpern 3–6 Monate). Den größten Teil der Zeit wachsen die Haare (durchschnittlich 1 cm pro Monat). Der Wachstumsphase folgen eine kurze Involutionsphase und die Ruhepause (bei Kopfhaaren 2–4 Monate). Der Haarwechsel erfolgt dadurch, daß ein neugebildetes Haar das von der ernährenden bindegewebigen Papille abgelöste alte *„Kolbenhaar"* (wegen des besenförmigen Wurzelkolbens) herausschiebt.

III. Hautmuskeln

Außer den oben besprochenen Mm. arrectores pilorum kommen glatte Muskelzellen in der Tela subcutanea und im Stratum reticulare des Scrotum (als Tunica dartos), des Penis, der Labia majora und der Brustwarzen sowie der Warzenhöfe vor. In allen Fällen beeinflussen diese Muskeln die Spannung der Haut. In die Haut von Gesicht und Hals ziehen quergestreifte mimische Muskeln, die dort z. T. mit elastischen Sehnen ansetzen. Die mimische Muskulatur (S. 435) ist für Ausdrucksbewegungen des Gesichts verantwortlich, die stets mit Verschiebungen der Haut einhergehen.

IV. Ungues, Nägel

Die Nägel sind Schutzeinrichtungen für die Endglieder der Finger und Zehen. Sie bilden gleichzeitig ein Widerlager für den Druck auf den Tastballen des Nagelgliedes. Geht ein Nagel verloren, ist die Tastempfindung in dem betroffenen Endglied eingeschränkt.

Nagelplatte. Es handelt sich um eine etwa 0,5 mm dicke Hornplatte der Epidermis, die auf dem Nagelbett ruht. Der Nagel wird aus polygonalen, dachziegelartig verbackenen Hornschuppen aufgebaut. An der Festigkeit des Nagels haben Tonofilamente Anteil, die die Hornschuppen versteifen.

Nagelwall. Der Nagel wird seitlich und hinten vom Nagelwall, einer Hautfalte, umrahmt. Im Bereich der Nagelwurzel bildet der Nagelwall die etwa 0,5 cm tiefe Nageltasche. Vom vorderen Rand der Nageltasche wächst ein epitheliales Häutchen, das **Eponychium**, auf die Oberfläche des Nagels. Es kann ohne Schaden bei der Nagelkosmetik entfernt werden.

Nagelbett, Lectulus. In Nähe der Nagelwurzel schimmert die halbmondförmige, nach vorn konvexe, helle **Lunula** durch den Nagel. Sie bezeichnet die vordere Grenze der epithelialen Nagelmatrix, aus der die Nagelplatte durch Verhornung wächst, täglich etwa 0,4 mm. Ist die Nagel matrix zerstört, kann kein Nagel mehr gebildet werden.
Das Corium des Nagelbetts, **Hyponychium**, besitzt längsgestellte Leisten. Die Blutkapillaren dieser Leisten schimmern durch die Nagelplatte hindurch und verursachen die natürliche Farbe des Nagels.

Klinischer Hinweis. Die Nagelplatte zeigt bei einigen Krankheiten diagnostisch wichtige Veränderungen.

Kapitel 9

Rumpfwand und Extremitäten

A. Rumpfwand

Der Rumpf besteht aus Brust, **Thorax**, und Bauch, **Abdomen**. Die Rumpfwand umschließt somit den Brust- und Bauchraum mit den Eingeweiden. Die Grenze zwischen beiden bildet die *untere Thoraxapertur*; die Grenze zum Hals ist die *obere Thoraxapertur*. Als untere Begrenzung des Bauches gilt die *Leistenfurche*, das ist die Linie von der Schambeinfuge bis zum Darmbeinkamm. Die Rückseite des Stammes bildet der Rücken **(Dorsum)**, der sich über das Gebiet der dorsalen Rumpfwand hinaus nach oben bis zum Hinterhaupt und nach unten bis zur Steißbeinspitze erstreckt. Eine scharfe Grenze zwischen dorsaler und ventraler Rumpfwand besteht nicht. Die oberen Extremitäten sind durch den Schultergürtel, die unteren Extremitäten durch den Beckengürtel mit dem Rumpf verbunden.

I. Entwicklung der Rumpfwand

Durch die Abfaltung des Embryos (S. 124) und durch die Ausbildung des Chorda-Mesoderm-Komplexes (S. 119) sind die Voraussetzungen für die Entwicklung der Gestalt und des Baumaterials für den Rumpf gegeben. Während der kraniokaudalen Krümmung (S. 124) erfolgt die Bildung von Skeletteilen und Muskulatur aus den Sklerotomen und Myotomen (S. 122, 136).

1. Entwicklung der Wirbelsäule

Durch Ausschwärmen von Mesenchymzellen aus den Sklerotomen (S. 124) entsteht etwa in der 4. Entwicklungswoche eine segmental gegliederte Mesenchymscheide um die Chorda dorsalis (Abb. 3-**14a**). Durch Umbauvorgänge geht aus dieser Mesenchymscheide die Wirbelsäule hervor. Im Anfang ist jedes Mesenchymsegment in einen kranialen Abschnitt, dessen Zellen locker angeordnet sind, und einen kaudalen Abschnitt

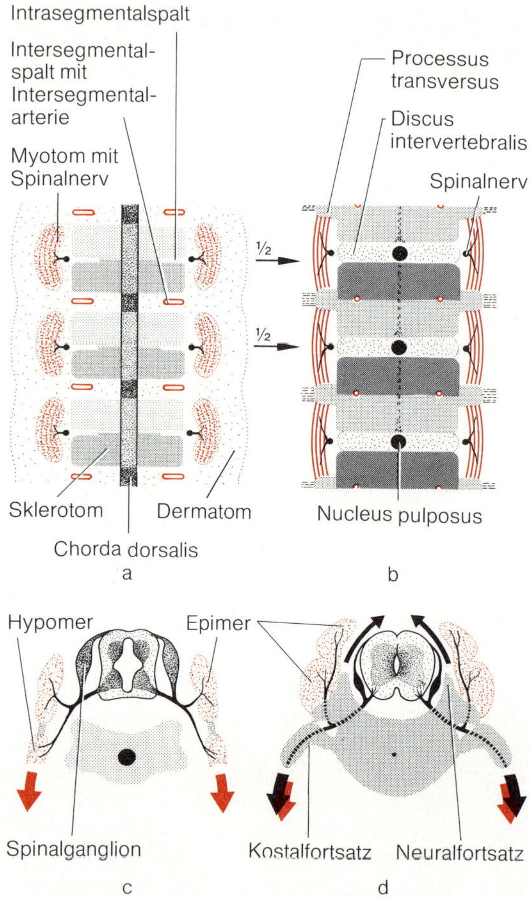

Abb. 9-1a-d. Frühentwicklung der Wirbelsäule und der Rückenmuskulatur. **a** Um die Chorda dorsalis ist die Mesenchymscheide segmental gegliedert (Metamerie der Myotome). **b** Nach Verschiebung der Segmentabschnitte der Wirbelsäulenanlage überbrücken die Muskeln das Gebiet der Anlage des Discus intervertebralis; sie setzen an aufeinanderfolgenden Wirbeln an. Jeder Wirbel ist um eine Segmenthälfte gegenüber der Muskulatur verschoben. **c, d** Querschnitte durch Teile der Rückenanlage. Die Myotome sind in Epimer und Hypomer gegliedert. Die *Pfeile* in **d** deuten die Wachstumsrichtung der Anlage der Wirbelfortsätze bzw. der ventralen Myotomabschnitte und der Rami ventrales der Spinalnerven an mit dicht zusammenliegenden Zellen gegliedert. Zwischen den Segmenten liegen *Intersegmentalspalten* mit Intersegmentalarterien (Abb. 9-**1a**). Während der weiteren Entwicklung verbindet sich jeweils der Segmentabschnitt mit dichterem Blastem mit dem lockerer gebauten kranialen Abschnitt des folgenden Segments; beide Abschnitte gemeinsam liefern das Ausgangsmaterial für die Bildung eines **Wirbelkörpers** (Abb. 9-**1**). **Das Material für die spätere Zwischenwirbelscheibe** geht aus dem kranialen Teil des ursprünglich dichteren Segmentabschnitts hervor. Dies bedeutet, daß die Zwischenwirbelscheiben intrasegmental, d. h. im Grenzgebiet zwischen dem zellärmeren und dem zellreicheren Abschnitt eines jeden Segments entstehen. Mehr dorsal und lateral von der Anlage der Wirbelkörper bilden sich aus dem Gewebe der lokker gebauten Segmentabschnitte die ***Wirbelbögen*** und ***Querfortsätze***. Die **Rippen** werden unabhängig von den Wirbeln angelegt, verbinden sich aber bald mit ihnen zu den ***Kostalfortsätzen*** (Abb. 9-**1d**).

Durch die geschilderten Umlagerungen im Bereich der ursprünglichen Segmente der Mesenchymscheide um die Chorda dorsalis verändert sich die primäre Metamerie der Sklerotome. Gegenüber den segmental angeordneten Muskelanlagen sind die Wirbel um eine Segmenthälfte verschoben. Dies bedeutet, daß jeder Segmentmuskel an 2 durch ein Intervertebralgebiet getrennten Wirbeln inseriert (Abb. 9-**1b**). Hierdurch werden die Voraussetzungen für die Bewegungen der Wirbelsäule geschaffen. Und außerdem gelangen durch diese Verschiebung die Spinalnerven durch das sich bildende **Foramen intervertebrale** an die ihnen zugeordnete Muskelanlage.

Nicht in die Wirbelsäule wird das aus den obersten 4 Somiten hervorgegangene Sklerotommaterial einbezogen. Dieses wird vielmehr bei der *Anlage des Pars basilaris ossis occipitalis* verwendet (Abb. 10-1). Sklerotommaterial aus dem 1. Halswirbel (Atlas) wird an den 2. Halswirbel (Axis) abgegeben und zur *Bildung des Dens* herangezogen.

Von der *Chorda dorsalis bleiben nur Reste* im Bereich des Discus intervertebralis als ***Nucleus pulposus*** und als ***Lig. apicis dentis*** erhalten. Alle übrigen Teile der Chorda dorsalis werden ersatzlos abgebaut.

Noch während des mesenchymal-blastematösen Stadiums der Wirbelbildung vereinigen sich die beiden nach dorsal gerichteten *Neuralfortsätze* (Abb. 9-**1d**) und bilden den *Wirbelbogen*. Angelegt sind alle Teile der Wirbelsäule bei Feten von 5 cm SSL (2. Hälfte des 3. Entwicklungsmonats).

Die Verknorpelung und später die Verknöcherung schreitet in kraniokaudaler Richtung voran. Dabei entwickelt jeder Wirbel zunächst 3 *Ossifikationszentren*, ein unpaares enchondrales im Wirbelkörper und ein paariges perichondrales am Wirbelbogen. Der knöcherne Schluß des Wirbelbogens vollzieht sich nach dem 1. Lebensjahr. Die knöchernen *Randleisten*, die entwicklungsgeschichtlich ringförmigen Epiphysen an der Ober- und Unterseite der Corpora vertebrarum entsprechen, treten im 12.-14. Lebensjahr auf. Zu gleicher Zeit bilden sich auch an den Spitzen der Querfortsätze und des Dornfortsatzes sekundäre Ossifikationszentren. Erst um das 25. Lebensjahr entsteht ein einheitlicher Knochen.

Das ***Os sacrum*** entsteht durch Verschmelzung von 5 Wirbelanlagen mit den zugehörigen Rippenanlagen und dem zwischengelagerten Mesenchym. Aus der Rippenanlage geht ein Großteil der Pars lateralis hervor. Aus den Querfortsätzen der Wirbelanlage entsteht die Crista sacralis lateralis, aus den Gelenkfortsätzen die Crista sacralis intermedia und aus den Dornfortsätzen die Crista sacralis mediana. Die den Zwischenwirbelscheiben entsprechende Mesenchymmasse wird zu den Lineae transversae zusammengedrängt.

Im knorpeligen Stadium treten im 4. Monat in den 5 Wirbelkörperanteilen je 3 Knochenkerne auf und im 5. bis 7. Monat je 1 weiterer Knochenkern in der den Rippen entsprechenden Anlage der Partes laterales. Im 4.-5. Lebensjahr verschmelzen die verschiedenen Verknöcherungszentren zu einem gemeinsamen Knochen. Die Lineae transversae werden erst ab dem 20. Lebensjahr ossifiziert.

Entwicklungsstörungen

Störungen in der Entwicklung der Wirbelsäule können zu vielfältigen Veränderungen führen:

- ***Bildung eines 6. Lendenwirbels***, als Beispiel für eine Vermehrung oder Verminderung der Wirbelzahl.
- ***Atlasassimilation***. Dabei sind in Fortsetzung der Verschmelzung des Sklerotommaterials der 4 oberen Somiten (s. oben) Atlas und Os occipitale mehr oder weniger verwachsen.
- ***Sakralisation***. Dabei wird der 5. Lendenwirbel ins Kreuzbein aufgenommen.
- ***Lumbosakraler Übergangswirbel***. Hierbei handelt es sich um eine nur einseitige Verschmelzung des 5. Lendenwirbels mit dem Kreuzbein.

Diese Asymmetrie kann eine *Skoliose* (S. 227) bedingen.

- ***Lumbalisation.*** Hierbei ist der oberste Sakralwirbel in die Lendenwirbelsäule eingegliedert.
- ***Wirbelbogenspalten*** entstehen durch mangelhaften Verschluß der Processus neurales.
- ***Spina bifida** (Rhachischisis).* Das Schlußstück (Lamina) im Bereich des Os sacrum oder der Wirbelsäule fehlt; die beiden Bogenhälften sind nicht miteinander verschmolzen. Diese Fehlbildung kann mit unterschiedlich schweren Mißbildungen des Rückenmarks und seiner Hüllen einhergehen (vgl. Abb. 16-**3**).
- ***Blockwirbelbildung*** infolge unterbliebener Trennung der Sklerotome. Es resultieren miteinander verschmolzene Wirbelkörper.
- ***Chordome.*** Dies sind Geschwülste an der Schädelbasis aus Resten der Chorda dorsalis.

2. Entwicklung der Rumpfmuskulatur

Die Rumpfmuskulatur geht teils aus den dorsalen Anteilen der Myotome (***Epimer***, S. 136, Abb. 9-**1 c**), teils aus den ventralen (***Hypomer***, S. 136, Abb. 9-**1 c**) hervor. Hinweise hierauf gibt auch nach Abschluß der Entwicklung die Innervation der Muskulatur, insofern die Rami dorsales der Spinalnerven die Abkömmlinge der dorsalen Myotomhälften, die Rami ventrales die ventralen versorgen (S. 251).

Rückenmuskulatur

Sehr frühzeitig gliedert sich das Epimer in einen medialen und lateralen Abschnitt (Abb. 9-**1 d**), aus dem jeweils der mediale bzw. laterale Trakt der autochthonen Rückenmuskulatur hervorgeht. Die ursprüngliche segmentale Gliederung der autochthonen Rückenmuskulatur bleibt jedoch nur in der tiefer gelegenen Muskelschicht erhalten: z. B. bei den Mm. interspinales, Mm. intertransversarii, Mm. rotatores, tiefen Nackenmuskeln. In den oberflächlichen Schichten verschmelzen die Myotomanteile zu langen plurisegmentalen Systemen (z. B. M. longissimus).
Im Laufe der Evolution schoben sich Muskelblasteme, die in der Kiemenbogenregion entstanden, auf den Rumpf vor und hefteten sich hier an (M. sternocleidomastoideus, M. trapezius). Eingewanderte Muskeln bezeichnet man ganz allgemein als sekundäre Muskeln im Gegensatz zu den primären, d. h. an Ort und Stelle entstandenen. Für die primären ist die Bezeichnung **autochthone Muskeln** üblich.

Ventrolaterale Rumpfmuskulatur

Da sie aus dem Hypomer hervorgeht, ist sie gleichfalls segmental angelegt. Die Muskelanlagen breiten sich ventralwärts aus (Abb. 9-**1**) und nehmen dabei die Rr. ventrales der Spinalnerven mit. Die Anlage der Muskulatur spaltet sich in 3 Schichten. In der Bauchwand bleibt die Dreischichtung zeitlebens erhalten, verlorengeht hier jedoch die segmentale Anordnung. Im Thoraxbereich bleibt dagegen die segmentale Anordnung erhalten (Mm. intercostales), während die Dreischichtung verlorengeht; ein Rest ist der M. subcostalis. Ähnlich wie bei der Rückenmuskulatur wandern auch auf der ventralen Seite des Thorax Muskeln aus der Umgebung ein: z. B. die Mm. pectorales aus den Extremitätenanlagen.

3. Entwicklung von Rippen und Sternum

Rippen

Die Kostalfortsätze der Wirbel (Abb. 9-**1**), die über die gesamte Länge der Wirbelsäule angelegt werden, schieben sich in der seitlichen Leibeswand nach ventral vor. Im Hals-, Lenden- und Sakralbereich wird dieser Vorgang bald beendet. Im Thorakalabschnitt bilden sich lange Knorpelspangen. Gegen Ende des 2. Monats beginnen sie vom Rippenkopf aus zu verknöchern und werden zu Rippen. Vom Knorpelmodell bleiben nur die **Cartilagines costales** übrig. Die **Rippen-Wirbel-Gelenke** entstehen, nachdem sich durch eine Spaltbildung die kontinuierliche Rippen-Wirbel-Verbindung sekundär wieder löste.
Rippenrudimente beim Erwachsenen sind die Bildungen, die aus den Rippenanlagen der Kostalfortsätze der Hals-, Lenden- und Kreuzbeinwirbel hervorgehen: ***Tubercula anteriora der Halswirbel, Processus costales der Lendenwirbel*** und ein wesentlicher ***Anteil der Partes laterales des Os sacrum.*** Alle diese Gebilde sind homolog.

Sternum

Während sich die Anlagen der Rippen ventralwärts vorschieben, vereinigen sich ihre vorderen Enden zur *Sternalleiste.* Die beiden Leisten verschmelzen dann in kraniokaudaler Richtung zur knorpeligen Anlage des Sternums. Oft bleibt infolge einer nicht ganz vollständigen Vereinigung ein Loch oder ein gespaltener Processus xiphoideus. Im knorpelig präformierten Sternum treten dann Knochenkerne auf: zuerst (im 4. Fetalmonat) im Manubrium 1 Knochenkern und dann weitere Knochenkerne (5–7) im Corpus. Im

20.-25. Lebensjahr bestehen Corpus und Manubrium nur noch aus 1 Knochen. Zwischen Sternum und 2.-7. Rippe bilden sich bereits beim Embryo durch Dehiszenz Gelenke (S.229).

Mißbildungen

Der geschilderte Bildungsmechanismus der Rippen macht das Zustandekommen von ***Hals-*** oder ***Lendenrippen*** verständlich. - Ist die Vereinigung der Sternalleisten mangelhaft oder unterblieb sie, dann resultiert ein unterschiedlich weiter Defekt in der vorderen Brustwand, eine ***Fissura sterni congenita.***

Tabelle 9-1. Ossifikationstermine des Rumpfskeletts

	Beginn der Ossifikation	Abschluß der Ossifikation
Wirbelkörper	3. Fetalmonat	16.-25. Lebensjahr (Wirbelkörper und Randleisten)
Randleisten	ab 12. Lebensjahr	
Arcus	3. Fetalmonat	1. Lebensjahr
Os sacrum	4. Fetalmonat	20.-25. Lebensjahr
Rippen	Ende 2. Fetalmonat	4. Fetalmonat
Sternum	ab 4. Fetalmonat	20.-25. Lebensjahr

4. Wirbelsäule und Thorax beim Kind

Die Wirbelsäule des Neugeborenen ist zunächst fast geradegestreckt; das Promontorium (s. unten) ist nur angedeutet. Erst allmählich bilden sich die typischen Biegungen; zuerst die ***Halslordose,*** wenn das Kind lernt, den Kopf zu heben, und dann am Ende des 1. Lebensjahres die ***Lendenlordose,*** wenn das Kind beginnt zu laufen und aufrecht zu sitzen.
Der Thorax des Kindes sieht in der Ansicht von vorne glockenförmig aus, jedoch ist im Gegensatz zum Erwachsenen der sagittale Durchmesser größer als der transversale. Die Brustkyphose ist nur angedeutet und die Rippen stehen annähernd horizontal. Deshalb überwiegt beim Neugeborenen und Kleinkind die Zwerchfellatmung. Erst durch das Längenwachstum des Rumpfes kommt es zu einer Steilerstellung der Rippen, wodurch eine effektive thorakale Atmung möglich wird. Die Knorpel-Knochen-Grenze liegt beim Kleinkind noch weit lateral, rückt dann mit dem Wachstum nach medial und verläuft beim Erwachsenen in einer Linie ungefähr 6 cm seitlich des Sternalrandes.
Eine Übersicht über die Ossifikation der Skelettteile des Rumpfes gibt Tabelle 9-**1**.

II. Skelett des Rumpfes

1. Columna vertebralis, Wirbelsäule

Die Wirbelsäule bildet das bewegliche Achsenskelett des Körpers. Sie trägt die Last von Kopf, Rumpf und oberen Extremitäten und verleiht dem Körper seinen Halt („Rückgrat") bei einer umfangreichen Beweglichkeit.

Die Wirbelsäule setzt sich zusammen aus
- **Wirbeln**
- **Zwischenwirbelscheiben**
- **Bändern.**

Ihr Kreuzbeinabschnitt bildet einen Teil des Bekkens. Im Wirbelkanal liegt geschützt das Rükkenmark.

Einteilung der Wirbelsäule

Die Wirbelsäule (Abb. 9-**8**) besteht aus 33 Wirbeln und gliedert sich in
- **Halswirbelsäule** *(HWS)*: **7 Halswirbel, Vertebrae cervicales** (C I-C VII)
- **Brustwirbelsäule** *(BWS)*: **12 Brustwirbel, Vertebrae thoracicae** (T I-T XII)
- **Lendenwirbelsäule** *(LWS)*: **5 Lendenwirbel, Vertebrae lumbales** (L I-L V)
- **Kreuzbein: 5 Kreuzwirbel, Vertebrae sacrales** (S I-S V)
- **Steißbein: 4 Steißwirbel, Vertebrae coccygeae.**

Die 5 Kreuzwirbel verschmelzen zwischen dem 20. und 25. Lebensjahr zum Kreuzbein, Os sacrum, die 4 Steißwirbel zum Os coccygis. 33 Wirbel sind die Norm; Abweichungen hiervon sind häufig.

Grundform der Wirbel

Der allgemeine Aufbau eines Wirbels, **Vertebra,** ist am besten am Brustwirbel zu erkennen (Abb. 9-**2**, 9-**3d**). Er wird in den einzelnen Abschnitten der Wirbelsäule entsprechend statischen und dynamischen Erfordernissen modifiziert.

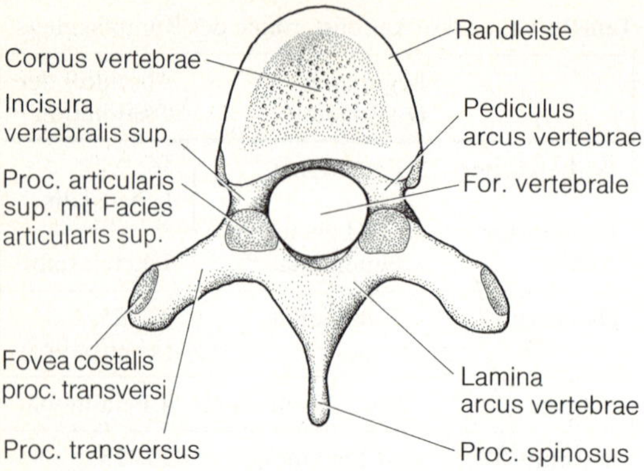

Abb. 9-2. Brustwirbel in der Ansicht von oben

Zu unterscheiden sind (Abb. 9-**2**):
- **Corpus vertebrae**
- **Arcus vertebrae**
- **Processus vertebrae.**

Corpus vertebrae *(Wirbelkörper).* Er besteht hauptsächlich aus Substantia spongiosa und einer äußeren sehr dünnen Substantia corticalis. Untere und obere Kortikalis heißen *Grund-* und *Deckplatte*, ihre verdickten Ränder *Randleisten*. Im Mittelfeld von Deck- und Grundplatte tritt die Spongiosa zutage (Abb. 9-**2**). Die Anordnung der Spongiosabälkchen ist aus Abb. 5-**2** ersichtlich. Unterschiedlich große Foramina in den Wänden der Wirbelkörper sind Öffnungen für ein- und austretende Gefäße (Vv. basivertebrales, S. 847).

Arcus vertebrae *(Wirbelbogen).* Nach dorsal setzt sich der Wirbelkörper in den Arcus vertebrae fort, der auf beiden Seiten mit dem ***Pediculus arcus vertebrae*** (Bogenwurzel) aus der Masse des Corpus hervorgeht. Die ***Lamina arcus vertebrae*** bildet hinten das Schlußstück. Am Pediculus des Wirbelbogens liegt eine obere und untere Einkerbung, **Incisura vertebralis superior et inferior**. Die etwas seichtere obere Einkerbung bildet mit der unteren des nächst höheren Wirbels das **Foramen intervertebrale**. An seiner Begrenzung sind außerdem vorn die Bandscheibe und hinten der Processus articularis superior beteiligt.
Corpus und Arcus vertebrae begrenzen das Wirbelloch, **Foramen vertebrale**.

Processus vertebrae. Vom Wirbelbogen gehen *Fortsätze* aus, die Muskeln als Krafthebel dienen. Den Querfortsatz nennt man ***Processus transversus***, den nach dorsal gerichteten Dornfortsatz ***Processus spinosus.*** Die Processus spinosi der Brustwirbel stehen schräg, dachziegelartig nach unten gerichtet, so daß man die Spitze eines Fortsatzes in Höhe der Mitte des nächst tieferen Wirbels tasten kann.
Der ***Processus articularis superior*** mit seiner Facies articularis bildet mit der entsprechenden Gelenkfläche des ***Processus articularis inferior*** des nächst höher gelegenen Wirbels ein Zwischenwirbelgelenk. Am 2.–9. Brustwirbel liegen seitlich an der Ober- und Unterkante des Corpus vertebrae je eine mit Knorpel überzogene ***Fovea costalis superior et inferior.*** Sie bilden die Gelenkpfanne für den Rippenkopf. Weitere Einzelheiten über Brustwirbel s. unten.
Von diesem Grundbauplan weichen Hals- und Lendenwirbel merklich ab.

Halswirbel

Der **1. Halswirbel (Atlas)**, (Abb. 9-**3a**) trägt den Schädel. Die Verbindung zwischen Schädel und Atlas wird auf jeder Seite durch ein Atlantookzipitalgelenk hergestellt. Zwischen Atlas und 2. Halswirbel (Axis) bestehen auf jeder Seite 1 *seitliches Atlantoaxialgelenk*, das durch ein unpaares *mittleres Atlantoaxialgelenk* zwischen Dens und Arcus anterior ergänzt wird (s. unten). Beiderseits des Foramen vertebrale verdickt sich der Knochen zur **Massa lateralis**. Auf ihrer Oberseite liegt die konkave ***Facies articularis superior***, deren Längsachse mit der Längsachse der entsprechenden Gelenkfläche auf der Gegenseite nach ventral konvergiert. Die beiden Gruben dienen den Kondylen des Hinterhauptes als Gelenkpfannen. An der Unterseite der Massa lateralis befindet sich die fast plane ***Facies articularis inferior*** für das seitliche Atlantoaxialgelenk. Seitwärts setzt sich die Knochenmasse in den **Processus transversus** mit dem **Foramen processus transversi** fort. Der vordere Atlasbogen, **Arcus anterior,** besitzt vorne ein Höckerchen ***(Tuberculum anterius).*** Das ***Tuberculum posterius*** sitzt anstelle des Dornfortsatzes am **Arcus posterior**. An der Innenseite des vorderen Bogens liegt eine Grube, ***Fovea dentis.*** Sie dient dem mittleren Atlantoaxialgelenk als Gelenkpfanne. Im ***Sulcus arteriae vertebralis*** verläuft die gleichnamige Arterie mit ihren Begleitvenen.

Der **2. Halswirbel** (**Axis**, Abb. 9-**3b**) besitzt als typisches Merkmal einen Zapfen, **Dens**, der sich zur ***Apex dentis*** zuspitzt. Der Dens ragt nach oben in den Ring des Atlas. Die ***Facies articularis anterior*** und ***Facies articularis posterior*** des Dens sind Teile des mittleren Atlantoaxialgelenks. Hingegen gehört zum seitlichen Atlantoaxialgelenk die beidseitig auf der Oberfläche des Querfortsatzes gelegene ***Facies articularis superior.*** Sie ist firstar-

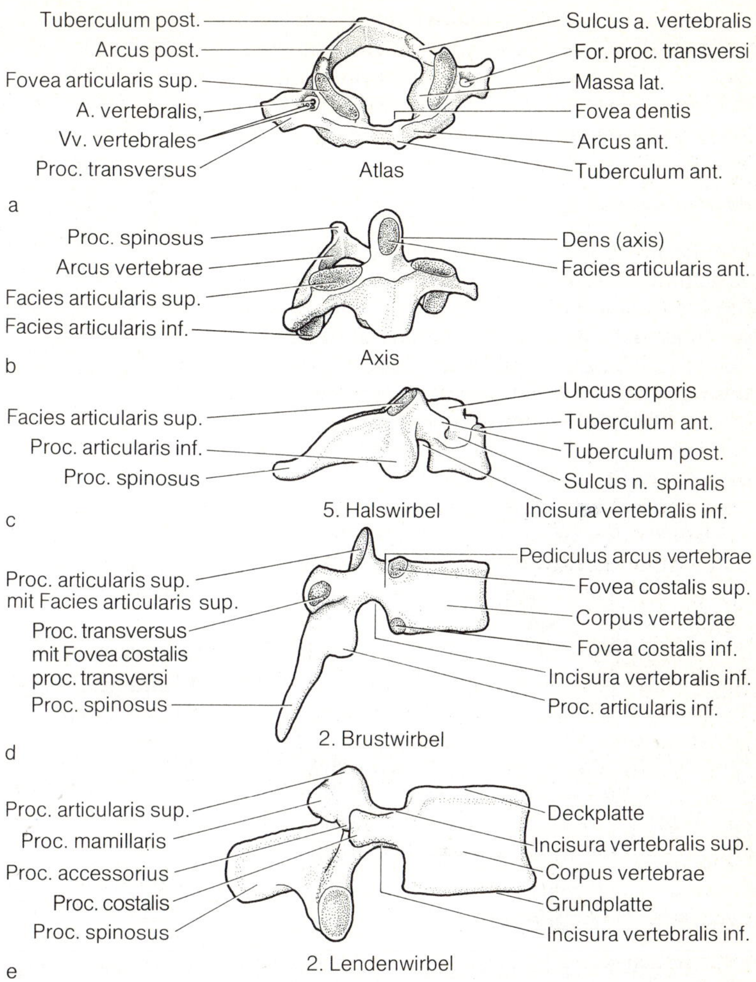

Abb. 9-3. **a** Atlas von oben; **b** Axis von schräg vorne; **c** 5. Halswirbel von der rechten Seite; **d** 2. Brustwirbel von der rechten Seite; **e** 2. Lendenwirbel von der rechten Seite

tig und fällt seitlich etwas ab. Der *Processus spinosus* ist gespalten und nach dorsal gerichtet.

Halswirbel 3–7 (Abb. 9-**3c**). Ihre Querfortsätze, **Processus transversi**, enden in einem ***Tuberculum anterius*** (Rippenrudiment) und in einem ***Tuberculum posterius*** (Rudiment des eigentlichen Processus transversus). Zwischen beiden liegt eine Rinne, ***Sulcus nervi spinalis***, für den entsprechenden Spinalnerv. Das Tuberculum anterius des 6. Halswirbels ist meist besonders stark ausgeprägt. Es heißt auch ***Tuberculum caroticum***, da die große Halsschlagader, A. carotis communis, vor ihm nach oben verläuft.
In den Querfortsätzen (aller Halswirbel) befindet sich das **Foramen processus transversi**. In ihm verläuft vom 6.–1. Halswirbel die A. vertebralis.

Die **Processus spinosi** des 2.–6. Halswirbels sind kurz, am Ende gegabelt und etwas schräg nach unten gerichtet. Der *Dornfortsatz des 7. Halswirbels ist nicht gespalten,* länger als die anderen und infolgedessen leicht zu tasten, worauf der Name **Vertebra prominens** zurückzuführen ist.

Hinweis. In der Regel ist der Dornfortsatz des 7. HW der oberste von außen tastbare Wirbelanteil; er kann zur Orientierung benutzt werden. Jedoch kann auch der Processus spinosus des 6. Halswirbels oder des 1. Brustwirbels deutlicher tastbar vorspringen.

Die **Processus articulares** verändern im Verlauf der Halswirbelsäule ihre Stellung. Ihre Gelenkflächen gelangen nach kaudal immer mehr in die Frontalebene. Oben seitlich an dem relativ kleinen, fast rechteckigen Wirbelkörper befindet sich eine Leiste, ***Uncus corporis*** (früher Processus uncinatus). Mit dem Körper des nächst höher gelegenen Wirbels bildet sie die Uncovertebralverbindung. - Das **Foramen vertebrale** des Halswirbels ist weit und annähernd dreieckig.

Brustwirbel (Abb. 9-**2**, 9-**3d**)

Die Besprechung des Brustwirbels erfolgte im Abschnitt „Grundform der Wirbel". Folgende Merkmale sind noch hinzuzufügen: Die **Processus transversi** sind schräg nach lateral-dorsal gerichtet. Sie zeigen eine ***Fovea costalis processus transversi*** zur Artikulation mit dem Tuberculum costae. Die Flächen der **Processus articulares** stehen fast frontal. Das Foramen vertebrale ist annähernd rund.
Von dieser Schilderung weichen der 1., 11. und 12. Brustwirbel in Einzelheiten ab, die mit der Befestigung der Rippen im Zusammenhang stehen (S. 228). Der 1. Brustwirbel besitzt eine vollständige obere Gelenkfläche und eine halbe untere, der 10. Brustwirbel nur oben eine halbe. Die Körper des 11. und 12. Brustwirbels haben jeweils eine vollständige Fovea costalis.
Der 11. Brustwirbel zeigt auch sonst in seinem Bau bereits Übergänge zu den Lendenwirbeln. Sein Processus spinosus ist kurz und fast horizontal gestellt. Der 12. Brustwirbel gleicht noch weitgehender dem Typ der Lendenwirbel.

Lendenwirbel (Abb. 9-**3e**)

Der Wirbelkörper ist groß und in der Aufsicht nierenförmig. Die seitlichen Fortsätze heißen hier **Processus costales**, da sie Rippenrudimente darstellen. Von den Processus transversi bleiben nur noch die kleinen **Processus accessorii** übrig. Der Processus articularis superior wird durch den **Processus mamillaris** verstärkt. Die Processus spinosi sind plattenförmig und fast horizontal nach hinten gerichtet. Die leicht konkaven Gelenkflächen der Processus articulares stehen nahezu sagittal. Das Foramen vertebrale ist dreieckig und weit.

Taststellen. Durch die Haut tastbar sind die Processus spinosi vom (6.) 7. Halswirbel an bis zum 5. Lendenwirbel.

Os sacrum, Kreuzbein (Abb. 9-**4**)

Die 5 Sakralwirbel mit dem zwischengelagerten Bindegewebe und den Rippenrudimenten sind zu einem in der Ansicht von vorne dreieckigen, schaufelförmigen Knochen verschmolzen.

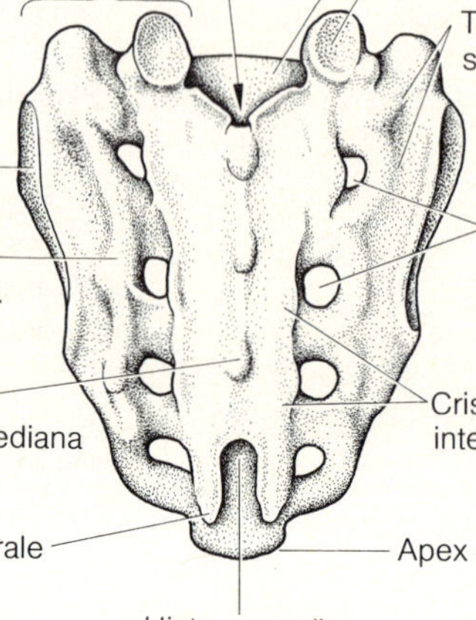

Abb. 9-4. Kreuzbein (männlich), Facies dorsalis. (Nach Lippert, 1975)

Basis ossis sacri. Sie steht durch eine Bandscheibe und gelenkig durch ***Processus articulares superiores*** mit dem 5. Lendenwirbel in Verbindung.

Apex ossis sacri. Die Kreuzbeinspitze trägt entweder eine kleine Bandscheibe zur Verbindung mit dem Steißbein oder ist mit diesem synostosiert.

Facies pelvica ist die Vorderfläche des Os sacrum. Sie dient Muskeln zum Ursprung. Zu erkennen sind ***Lineae transversae,*** Reste der Verschmelzungszonen zwischen den Sakralwirbeln, und seitlich davon ***Foramina sacralia anteriora.***

Facies dorsalis. Auch hier entspringen Muskeln. Ihre ***Crista sacralis mediana*** entspricht den Processus spinosi, ihre ***Crista sacralis intermedia*** den Processus articulares und ihre ***Crista sacralis lateralis*** den Processus transversi. Zwischen Crista sacralis intermedia und Crista sacralis lateralis liegen die ***Foramina sacralia posteriora.*** Seitlich der Crista sacralis lateralis befindet sich die ***Tuberositas sacralis,*** an der die kräftigen Verstärkungsbänder für die Articulatio sacroiliaca entspringen.

Pars lateralis. Sie wird im Bereich der Basis auch als *Ala sacralis* bezeichnet. Die auffälligste Struktur der Pars lateralis ist die ***Facies auricularis,*** die mit der gleichnamigen Gelenkfläche des Darmbeins die Articulatio sacroiliaca bildet.

Canalis sacralis ist der Wirbelkanal im Bereich des Os sacrum. Er öffnet sich meist in Höhe des 3. oder 4. Kreuzbeinwirbels nach unten und wird

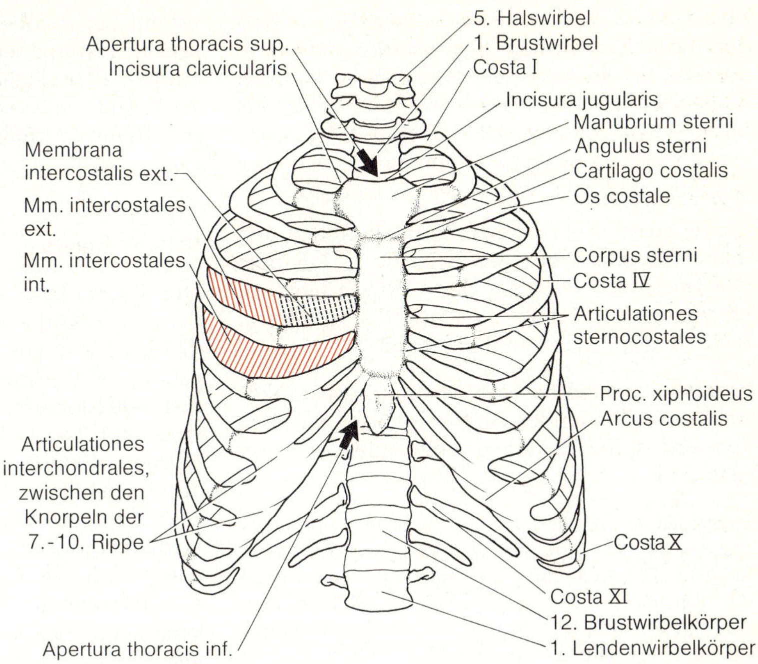

Abb. 9-5. Darstellung des knöchernen Thorax mit Interkostalmuskeln und Membrana intercostalis externa

beiderseits von den ***Cornua sacralia*** flankiert. Dem Austritt sakraler Spinalnerven aus dem Wirbelkanal dienen nur auf Querschnitten durch den Knochen zu erkennende ***Foramina intervertebralia.*** Ihre ventralen Äste verlassen den Knochen durch die Foramina sacralia anteriora, die dorsalen durch die Foramina sacralia posteriora.

Promontorium ist der besonders weit in den Beckenring vorspringende Vorderrand des 1. Kreuzbeinwirbelkörpers. Für die Geburtshilfe ist dies ein wichtiger Meßpunkt (S. 328).

Geschlechtsunterschiede. Das Os sacrum ist beim weiblichen Geschlecht breiter, kürzer und weniger stark gekrümmt als beim männlichen.

Taststellen: Vorsprünge der Crista sacralis mediana.

Os coccygis, Steißbein

Die 4 (3-5) **Vertebrae coccygeae** sind rudimentär. Sie stehen durch Synchondrosen untereinander in Verbindung. Nach der Synostosierung entsteht ein Knochen, das Os coccygis. Er läuft nach oben in die ***Cornua coccygea*** aus.

Taststellen: Dorsalseite bis Steißbeinspitze.

2. Thorax

Thorax ist die Bezeichnung sowohl für den gesamten oberen Rumpfabschnitt als auch für den knorpelig-knöchernen Brustkorb. Der knöcherne Thorax umgibt schützend die Brusthöhle **(Cavitas thoracis)** in der die Brusteingeweide liegen. Der knöcherne Thorax setzt sich zusammen aus (Abb. 9-**5**):
- **Sternum**, Brustbein
- **Costae**, 12 Rippenpaare
- **Vertebrae thoracicae**, der Brustwirbelsäule (s. oben).

Sternum, Brustbein

Das Brustbein (Abb. 9-**5**) ist ein platter Knochen. Es besteht aus
- **Manubrium sterni**, Brustbeinhandgriff
- **Corpus sterni**, Brustbeinkörper
- **Processus xiphoideus**, Schwertfortsatz.

Manubrium sterni. Das Manubrium sterni ist der verbreiterte oberste Teil des Sternums. Der obere Rand ist durch die ***Incisura jugularis*** eingebuchtet. Sie bildet die untere Begrenzung der *Fossa jugularis,* einer Grube unmittelbar oberhalb des Brustbeins (Drosselgrube). Seitliche Einkerbungen, die ***Incisura clavicularis*** und die ***Incisura costalis I,*** dienen der Verbindung mit dem Schlüsselbein und der 1. Rippe.

Manubrium sterni und Brustbeinkörper sind durch eine Knorpelhaft, ***Synchondrosis manubriosternalis,*** miteinander verbunden. Sie wird auch *Symphysis manubriosternalis* genannt, da sie aus Faserknorpel besteht. Der Übergang ist abgewinkelt und vorne zu einer von außen tastbaren Querleiste verdickt, ***Angulus sterni*** *(Ludovici).*

Corpus sterni. Am Brustbeinkörper befinden sich seitlich die *Incisurae costales* für die 3.-7. Rippe. Die Incisura costalis für die 2. Rippe liegt am Übergang des Manubriums zum Corpus sterni. Beide Knochen sind an ihr beteiligt.

Processus xiphoideus. Die Synchondrosis xiphosternalis verbindet den Brustbeinkörper mit dem Schwertfortsatz. Er kann gegabelt oder perforiert sein.

Taststellen. Durch die Haut sind zu tasten: Vorderfläche des Sternums, Incisura jugularis, Angulus sterni. Er dient zur Orientierung am Patienten, denn seitlich von ihm setzt die 2. Rippe an. Von ihr aus kann man die Rippen abzählen und die Zwischenrippenräume bestimmen (s. „Herzuntersuchung", S. 540).

Klinischer Hinweis. Bei Sternalpunktion entnimmt man rotes Knochenmark für Untersuchungen auf Blutkrankheiten aus dem oberen Anteil des Corpus sterni.

Costae, Rippen

Die Rippen gehören zu den platten Knochen. 2.-11. Rippe weisen eine Flächenkrümmung (zur Bildung der Cavitas thoracis), eine Kantenkrümmung (Verlaufsrichtung schräg von oben nach unten) und eine Torsion um ihre Längsachse auf. Jede Rippe (Abb. 9-**5**) besteht aus einem knöchernen Teil, **Os costale**, und einem knorpeligen, **Cartilago costalis**. Der knorpelige Teil ist kürzer als der knöcherne und bildet den vorderen Rippenabschnitt. In den Rippenknorpeln werden etwa vom 30. Lebensjahr an Kalksalze eingelagert. Dadurch wird ihre Verformbarkeit herabgesetzt. Zwischen den aufeinanderfolgenden Rippen liegt der Interkostalraum, **Spatium intercostale**.
Es gibt 12 Rippenpaare. Man unterscheidet
- **Costae verae**, 7 Paare, Rippen 1-7
- **Costae spuriae**, 5 Paare, Rippen 8-12.

Costae verae. Die „echten" Rippen setzen mit ihrem knorpeligen Endteil direkt in den Incisurae costales sterni an (Abb. 9-**5**).

Costae spuriae. Die Costae spuriae haben keine direkte Verbindung mit dem Brustbein. Die knorpeligen Abschnitte der 8.-10. Rippe gehen jeweils Verbindungen mit dem knorpeligen Abschnitt der darübergelegenen Rippe ein, ***Costae affixae***. Dadurch entsteht der Rippenbogen. Die Rippen 11 und gelegentlich 12 - auch schon die 10. Rippe - haben diesen Anschluß nicht; sie enden frei in der Bauchmuskulatur, ***Costae fluitantes***.

Bau der Rippen

Der Rippenkopf ***(Caput costae)*** steht mit den Brustwirbelkörpern in gelenkiger Verbindung (S. 218). Ein kurzer Halsabschnitt ***(Collum costae)*** geht in der Gegend des Rippenhöckerchens ***(Tuberculum costae)*** in den Rippenkörper ***(Corpus costae)*** über. Die Gelenkfläche des Rippenkopfes ***(Facies articularis capitis costae)*** der 2.-9. Rippe ist durch eine kleine Leiste ***(Crista capitis costae)*** in 2 Flächen geteilt, die jeweils mit 2 benachbarten Wirbeln artikulieren. Die Oberkante des Rippenhalses bildet die ***Crista colli costae***.
Am Tuberculum costae befindet sich eine Gelenkfläche, ***Facies articularis tuberculi costae***, die mit dem Brustwirbelquerfortsatz die Articulatio costotransversaria bildet. Der dorsale leichte Knick der Rippe heißt ***Angulus costae***.
An der Innenseite des unteren Randes der Rippen ist im hinteren Bereich eine Rinne, ***Sulcus costae***, ausgebildet. In ihm verlaufen in der Reihenfolge von oben nach unten V. intercostalis, A. intercostalis und N. intercostalis.
Der Rippenknorpel (hyaliner Knorpel) ist gebogen oder abgewinkelt (Abb. 9-**5**). Die 2.-7. Rippe steht mit dem Sternum in gelenkiger Verbindung. Folgende Besonderheiten sind noch zu unterscheiden:

1. Rippe. Sie ist kurz, von allen Rippen am stärksten über die Kante gekrümmt und steht fast horizontal. Der Kopf der 1. Rippe artikuliert nur mit dem 1. Thorakalwirbel. Die Cartilago costalis ist kurz. Am ***Tuberculum musculi scaleni anterioris*** setzt der M. scalenus anterior an. Vor dem Tuberculum läuft im ***Sulcus venae subclaviae*** die V. subclavia, dorsal von ihr im ***Sulcus arteriae subclaviae*** die A. subclavia. Die 3 genannten Furchen liegen an der Oberseite der 1. Rippe.

2. Rippe. An der ***Tuberositas musculi serrati anterioris*** - an der Rippenoberseite gelegen - inseriert der gleichnamige Muskel.

11. und 12. Rippe. Ein Tuberculum costae fehlt. Die Cartilago costalis ist bis auf einen Rest reduziert.

Taststellen. Durch die Haut zu tasten sind: Corpus costae seitlich zwischen Ansatz des Erector spinae; Rippenknorpel. Die 1. Rippe ist nur schwer zu tasten, da ihr sternales Ende unter dem Schlüsselbein verborgen liegt.

Varianten. Die Anzahl der Rippen ist variabel; so kann z. B. die 12. Rippe fehlen. Überzählige Rippen können an Halswirbeln, insbesondere dem 7., vorkommen *(Halsrippe).* Eine *Lendenrippe* entsteht, wenn die Verschmelzung einer Rippenanlage mit dem Querfortsatz des entsprechenden Lendenwirbels zum Processus costalis unterbleibt.

III. Verbindungen zwischen den Skelettelementen des Rumpfes

Die Skeletteile werden durch gelenkige und nichtgelenkige Verbindungen zum Brustkorb zusammengefügt. Von der Gestalt der Gelenkflächen mit ihren Hilfseinrichtungen, von der Anordnung der Bänder und von der Muskulatur wird der Bewegungsumfang der beweglichen Teile sowie des Schädels bestimmt.
Zur Definition der Bewegungen sind besondere Bezeichnungen eingeführt. Man nennt das Neigen des Rumpfes oder Halses aus dem aufrechten Stand nach vorne Beugen, ***Flexion***, das Seitwärtsneigen ***Lateralflexion***, das Rückwärtsneigen ***Extension*** oder ***Dorsalflexion***. Sinngemäß wird für das Vorwärtsneigen auch die Bezeichnung ***Ventralflexion*** benützt. Die Drehung des Rumpfes um die Körperlängsachse nennt man ***Rotation*** oder Torsion.

1. Kopfgelenke

An der Verbindung der Wirbelsäule mit dem Schädel (Abb. 9-**6**) beteiligen sich 2 Gelenke, die mit den 4 Gelenken zwischen Atlas und Axis eine funktionelle Einheit bilden. Die 6 Gelenke dienen den Bewegungen des Kopfes. Man nennt sie deshalb auch „Kopfgelenke". Sie gliedern sich in
- **Atlantookzipitalgelenke**
- **Atlantoaxialgelenke**.

Articulatio atlantooccipitalis

Rechter und linker Condylus occipitalis bilden mit der entsprechenden Fovea articularis superior des Atlas auf beiden Seiten je ein Gelenk mit eigener Gelenkkapsel, die **Atlantookzipitalgelenke**. Es handelt sich um Ellipsoidgelenke mit 2 Hauptachsen (Abb. 9-**6**). Die Gelenkkap-

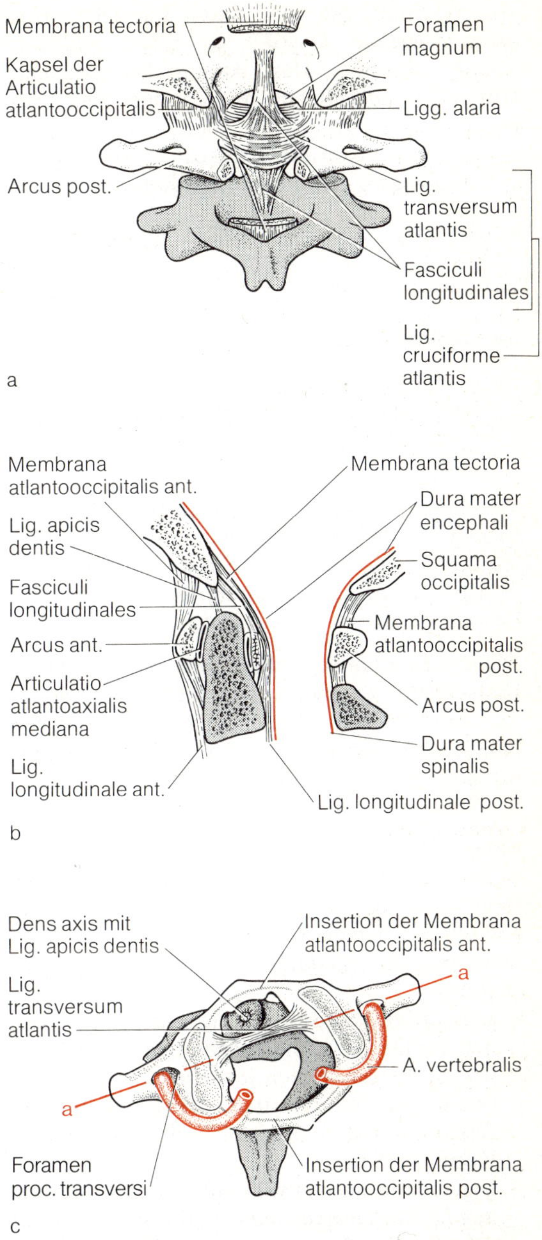

Abb. 9-6. **a, b** Bandapparat der Articulatio atlantooccipitalis und **c** Articulatio atlantoaxialis mediana. **a** Ansicht von dorsal. Der Arcus posterior des Atlas ist teilweise abgetragen, das Rückenmark entfernt und die Membrana tectoria unterbrochen. Dadurch liegt das Lig. cruciforme atlantis frei. In der Tiefe sind die Ligg. alaria sichtbar. **b** Ansicht von lateral (Median-Sagittal-Schnitt). **c** Aufsicht auf den Atlas, in der Tiefe der Axis. Der Dens axis wird durch das Lig. transversum atlantis in der Lage gehalten. a-a Achse für Beuge- und Streckbewegungen im Atlantookzipitalgelenk. Die A. vertebralis verläßt das Foramen transversarium des Atlas und legt sich in den Sulcus a. vertebralis

sel ist schlaff. Sie wird durch Bandzüge ***(Lig. atlantooccipitale laterale)*** in ihrer seitlichen Wand verstärkt. Das Atlantookzipitalgelenk läßt relativ ausgedehnte Bewegungen des Kopfes zu:

- *um eine transversale Achse* (durch die Kondylen) ***Beugung*** (20°) und ***Streckung*** (30°) (*Nikken*)
- *um eine sagittale Achse* ***Seitwärtsneigung*** (10°-15°).

Bandapparat (Abb. 9-**6**)

Er besteht aus der

- **Membrana atlantooccipitalis anterior,**
- **Membrana atlantooccipitalis posterior,**
- **Bändern.**

Membrana atlantooccipitalis anterior. Sie entspringt vor dem Foramen magnum an der Pars basilaris des Os occipitale. Sie setzt am vorderen Atlasbogen an und verhindert eine übermäßige Dorsalflexion.

Membrana atlantooccipitalis posterior. Die Membrana atlantooccipitalis erstreckt sich vom dorsalen Rand des Foramen magnum zum dorsalen Atlasbogen. Sie wird von der A. vertebralis mit ihren Begleitvenen und dem 1. Spinalnerv durchbrochen.

Bänder. Auf den Bewegungsumfang der Atlantookzipitalgelenke wirken Bänder im Sinne einer Begrenzung und Hemmung extremer Bewegungen ein. Sie dienen damit dem Schutz von Rükkenmark und Medulla oblongata. Es handelt sich um:

- **Ligg. alaria.** Sie sind paarig, entspringen seitlich am Dens, weichen nach oben auseinander und inserieren seitlich vorne am Foramen magnum. Sie verhindern eine extreme Dorsalflexion, Rotation und Lateralflexion in den Kopfgelenken.
- **Lig. cruciforme atlantis** (Abb. 9-**6a**). Es besteht aus ***Fasciculi longitudinales*** und ***Lig. transversum atlantis.*** Die Fasciculi longitudinales ziehen vom 2. Halswirbelkörper zum Vorderrand des Foramen magnum. Sie hemmen die Überstreckung im Atlantookzipitalgelenk und schützen dadurch die Medulla oblongata vor Läsionen durch den Dens. Das sehr kräftige Lig. transversum atlantis spannt sich zwischen rechter und linker Massa lateralis aus und hält den Dens in seiner Lage. Es ist an der Bildung der Articulatio atlantoaxialis mediana (s. unten) beteiligt.

Hinweis. Der Tod beim Erhängen tritt u. a. dadurch ein, daß durch das Körpergewicht das Lig. transversum atlantis ausreißt und der Dens axis sich in die Medulla oblongata eingräbt.

- **Lig. apicis dentis.** Es gehört zu den Resten der Chorda dorsalis (s. oben) und ist nur zierlich entwickelt. Das Lig. apicis dentis zieht von der Spitze des Dens (axis) zum Vorderrand des Foramen magnum.

Articulatio atlantoaxialis mediana

Es handelt sich um eine *Articulatio trochoidea* (S. 147), bei der die Gelenkachse longitudinal durch den Dens verläuft. Vorn artikuliert der Dens mit seiner Facies articularis anterior mit der Fovea dentis am vorderen Atlasbogen, hinten mit seiner Facies articularis posterior mit einer Auflagerung aus Faserknorpel am Lig. transversum atlantis.

Articulatio atlantoaxialis lateralis

Dieses Gelenk ist funktionell mit der Articulatio atlantoaxialis mediana gekoppelt. Die Gelenkflächen der Articulatio atlantoaxialis lateralis werden auf beiden Seiten von der Facies articularis inferior atlantis und Facies articularis superior axis gebildet. Von der weiten Gelenkkapsel ragen meniskusartige Falten eine Strecke weit in den Gelenkspalt. Sie gleichen zusammen mit dem Gelenkknorpel Inkongruenzen der Gelenkfläche aus.

In den Atlantoaxialgelenken ist aus der Mittelstellung heraus eine Rotation von 25-30° nach jeder Seite möglich.

Die **Membrana tectoria** (Abb. 9-**6**), ein derbfaseriger Sehnenstreifen, entspringt an der dorsalen Fläche des 2. Halswirbelkörpers und zieht zum Vorderrand des Foramen magnum. Sie setzt sich nach unten in das hintere Längsband fort (s. unten). Die Membrana tectoria liegt also „innen", d. h. auf der dem Wirbelkanal zugewandten Seite. Sie dient der Sicherung der Medulla oblongata vor Verletzungen durch den Dens bei zunehmenden Gelenkexkursionen. Ihr aufgelagert ist die harte Hirnhaut, Dura mater.

2. Verbindungen zwischen den Wirbeln

(C 3 - L 5)

Die Wirbel C 3 bis L 5 sind durch Zwischenwirbelscheiben, durch Gelenke und Bänder zu einer funktionellen Einheit verbunden.

Disci intervertebrales, Zwischenwirbelscheiben

Die Zwischenwirbelscheiben, *Bandscheiben*, verbinden die Wirbelkörper miteinander. Umfang und Höhe der Zwischenwirbelscheiben nehmen in kraniokaudaler Richtung zu. Im Bereich der Hals- und Lendenwirbelsäule sind sie vorne höher und im Bereich der Brustwirbelsäule vorne niedriger als hinten. Dadurch tragen sie wesentlich zu den Krümmungen der Wirbelsäule bei.
Die Zwischenwirbelscheibe besteht aus einer faserknorpeligen Außenschicht, ***Anulus fibrosus***, und einem Gallertkern (vorwiegend Proteoglykane), ***Nucleus pulposus***. Dieser liegt nicht in der Mitte der Bandscheibe, sondern etwas nach dorsal verschoben (Abb. 9-7). Er wird als ein Rest der Chorda dorsalis und ihres umgebenden Mesenchyms aufgefaßt.
Jede Zwischenwirbelscheibe ist mit der Grund- und Deckplatte zweier benachbarter Wirbelkörper mittels einer dünnen hyalinknorpeligen Schicht fest verwachsen ***(Symphysis intervertebralis)***.
Die Disci zeichnen sich durch viskoelastische Verformbarkeit aus: der inkompressible Gallertkern wirkt wie ein Wasserkissen und verteilt den Druck auf Deck- und Grundplatte. Hierbei wird ein Teil der Druckkräfte in Zugspannungen umgewandelt, die von den straffen Kollagenfasern des Anulus fibrosus aufgefangen werden. Infolgedessen dämpfen die Disci die Stöße, die beim Laufen oder Springen entstehen. Zugspannungen, wie sie z. B. beim Rumpfkreisen an wechselnden Stellen der Disci auftreten, werden durch die in verschiedenen Richtungen laufenden und sich überkreuzenden Kollagenfaserzüge (Abb. 9-7) des Anulus fibrosus kompensiert.

Klinischer Hinweis. Der Nucleus pulposus kann als Diskusprolaps an irgendeiner Stelle austreten. Wenn er sich in ein Foramen intervertebrale vorschiebt, kann das Rückenmark mit ein- und austretenden Nerven komprimiert werden, so daß es je nach Lokalisation zu Sensibilitätsstörungen, Schmerzen oder sogar Lähmungen kommt. Die meisten Bandscheibenschäden treten im unteren Lumbal- und im Halsbereich auf.

Articulationes zygoapophysiales, Articulationes intervertebrales

Die Bewegungen zwischen den Wirbeln, die durch die Verformbarkeit der Disci nach allen Richtungen möglich sind, erhalten durch die Articulationes intervertebrales eine definierte Richtung. Diese Gelenke verbinden die Wirbelbögen, weshalb man auch von Wirbelbogengelenken spricht.
Gebildet werden die Intervertebralgelenke von jeweils einem oberen und einem unteren Gelenkfortsatz (Processus articulares, s. oben) mit ihren einander zugekehrten Gelenkflächen. Die Gelenkkapseln sind an den Knorpelknochengrenzen befestigt. In der Hals- und mittleren Lendenwirbelsäule ragt ein Saum meniskusartiger Falten in den Gelenkspalt. Form und Stellung der Gelenkflächen sind in den einzelnen Abschnitten verschieden (s. Wirbel, S. 217), was zu regional unterschiedlichen Beweglichkeiten der Wirbelsäule führt (Tabelle 9-2). Bei den Articulationes zygoapophysiales im Zervikal- und Thorakalbereich handelt es sich um ebene Gelenke (S. 147).
Uncovertebralverbindungen. Die Bandscheiben der Halswirbel schieben sich nach oben in den Raum zwischen Uncus vertebrae und dem Körper des nächst höher gelegenen Wirbels.

Hinweis. Im Laufe des Lebens, gelegentlich schon bei Kindern, entstehen hier fast regelmäßig Spalten innerhalb des Diskus. Bisweilen wird diese Spaltbildung als Hemiarthrose bezeichnet. Sie kann sich pathologisch verändern und zu einer merklichen Bewegungseinschränkung führen.

Articulatio lumbosacralis ist die gelenkige Verbindung zwischen dem letzten Lendenwirbel und dem Os sacrum.

Tabelle 9-2. Beweglichkeit der Wirbelsäule (+ gering, + + mittelmäßig, + + + ausgiebig)

Abschnitt	Ventralflexion	Dorsalflexion	Lateralflexion	Rotation
Atlantookzipitalgelenk	+ +	+ +	+	–
Atlantoaxialgelenke	–	–	–	+ + +
Halswirbelsäule	+ + +	+ + +	+	+ +
Brustwirbelsäule	+	+	+	+ +
Lendenwirbelsäule	+	+ +	+	(+)

Junctura sacrococcygea. Zwischen Kreuz- und Steißbein kann eine kleine Bandscheibe liegen (Synchondrose) oder ein echtes Gelenk (Articulatio sacrococcygea) vorhanden sein. Gelegentlich entsteht eine Synostose.

3. Bänder der Wirbelsäule (Abb. 9-7)

Lig. longitudinale posterius. Das hintere Längsband ist mit der dorsalen oberen und unteren Kante der Wirbelkörper, hauptsächlich aber mit den Bandscheiben fest verwachsen. Es liegt also an der vorderen Wand des Wirbelkanals. Das Band endet im Canalis sacralis (Fortsetzung Lig. sacrococcygeum dorsale profundum). In seiner Gesamtheit hemmt das Band eine übermäßige Beugung und sichert die Zwischenwirbelscheiben.

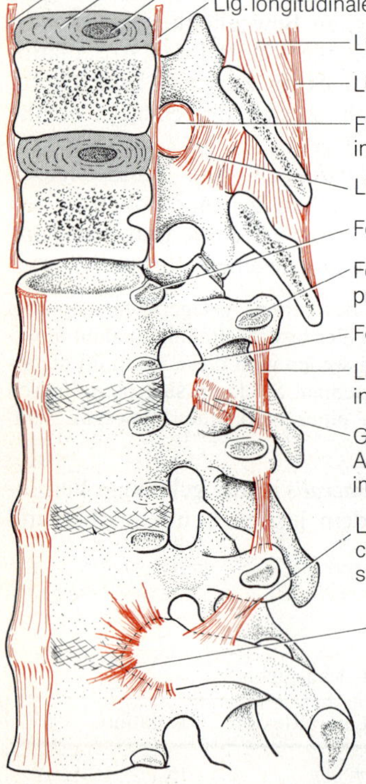

Abb. 9-7. Bänder der Brustwirbelsäule. Die beiden oberen Wirbel der Zeichnung sind median-sagittal geschnitten. Eingetragen sind die Bänder zwischen Wirbelbögen und Dornfortsätzen. Die unteren Wirbel der Zeichnung sind in Oberflächenansicht von lateral gezeichnet. In einem Fall ist eine Rippe und deren Bandapparat zur Befestigung an der Wirbelsäule dargestellt

Lig. longitudinale anterius. Das wesentlich stärkere vordere Längsband verbindet die Vorderfläche der Wirbelkörper miteinander. Es beginnt an der Pars basilaris des Os occipitale, befestigt sich am Tuberculum anterius atlantis, dann an den Wirbelkörpern, setzt sich auf die Facies pelvica des Os sacrum fort und endet als **Lig. sacrococcygeum anterius** vorn am Steißbein. Der kräftige Bandzug, der von oben nach unten noch an Breite zunimmt, verhindert eine übermäßige Dorsalflexion. Die beiden Longitudinalbänder sind auch für die Erhaltung der Eigenform der Wirbelsäule wichtig, indem sie mit dem Quellungsdruck der Bandscheiben im Gleichgewicht stehen.

Zwischen den Wirbelbögen. Zwischen den Wirbelbögen spannen sich die
- **Ligg. flava** aus. Sie bestehen hauptsächlich aus elastischen (gelben) Fasernetzen. Da sie hinter der Flexions-ExtensionsAchse liegen, sind sie in jeder Stellung der Wirbelsäule gespannt, insbesondere bei der Beugung nach vorn. Ihre elastische Rückstellkraft wirkt streckend und damit der nach vorne beugenden Schwerkraft des Rumpfes entgegen.

Zwischen Quer- und Dornfortsätzen. Bandverbindungen sind
- **Ligg. intertransversaria** zwischen Querfortsätzen
- **Ligg. interspinalia** zwischen den Dornfortsätzen
- **Lig. supraspinale,** das mit den Spitzen der Dornfortsätze verwachsen ist und über die Ligg. interspinalia hinweg verläuft. Beide Bandzüge zwischen den Dornfortsätzen wirken einer übermäßigen Ventralflexion in der Wirbelsäule entgegen.
- **Lig. nuchae** (früher Septum nuchae), Nackenband, verbindet das Hinterhaupt (Protuberantia occipitalis externa) mit dem Lig. supraspinale der Halswirbel. Es steht sagittal und setzt sich aus kollagenen und elastischen Fasern zusammen. Mit ihm sind Muskeln des Nackens verwachsen.

Zwischen Kreuz- und Steißbein. Die Verbindung zwischen Kreuz- und Steißbein bilden das
- **Lig. sacrococcygeum posterius superficiale,** das paarig ist
- **Lig. sacrococcygeum posterius profundum,** das unter dem oberflächlichen Band liegt und als Fortsetzung des Lig. longitudinale posterius aufzufassen ist
- **Lig. sacrococcygeum anterius** als Fortsetzung des Lig. longitudinale anterius
- **Ligg. sacrococcygea lateralia** zu beiden Seiten der Knochen.

4. Die Wirbelsäule als Ganzes

Form und Beweglichkeit

Die doppelte S-Form der Wirbelsäule beruht auf charakteristischen Krümmungen (Abb. 9-**8**):
- **Lordosen** im Hals- und Lendenbereich; die Wirbelsäule ist nach ventral konvex gebogen,
- **Kyphosen** im Brust- und Sakralbereich; die Wirbelsäule ist nach ventral konkav gebogen.

Die Krümmungen führen zusammen mit der viskoelastischen Verformbarkeit der Disci intervertebrales dazu, daß die Wirbelsäule bei Erschütterungen wie ein gebogener Federstab eine dämpfende Wirkung hat. Hinsichtlich der Bewegungen der Wirbelsäule sind die Exkursionen in den einzelnen Gelenken gering, jedoch läßt die Summation der kleinen Ausschläge einen sehr beträchtlichen Bewegungsumfang zu.

Hinweis. Die Krümmungen der Wirbelsäule können innerhalb der Norm verstärkt oder verringert sein. Im Alter tritt allgemein eine Verstärkung nach ventral ein.

Halswirbelsäule. Bei einer Verstärkung der Lordose spricht man von Hyperlordose, bei einer Verringerung von Steilstellung der HWS, die öfters bei Frauen als bei Männern beobachtet wird. Insgesamt ist die Beweglichkeit der Halswirbelsäule groß. Möglich sind Drehung (Rotation), Beugung (Flexion), Streckung (Dorsalflexion), Seitwärtsneigung (Lateralflexion) und alle Kombinationen (vgl. Tabelle 9-**2**).

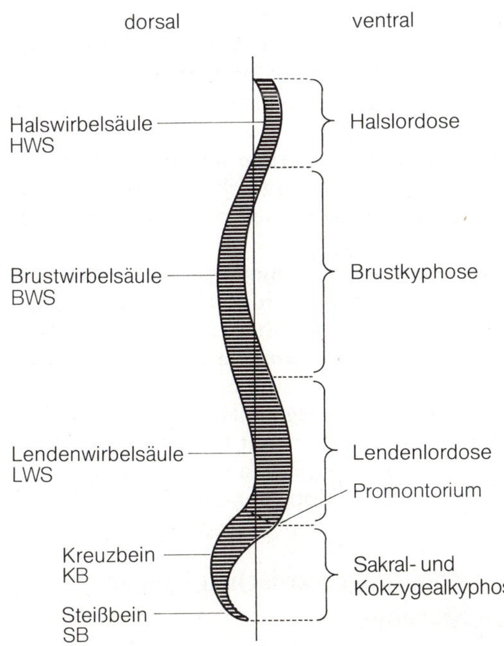

Abb. 9-8. Darstellung der Abschnitte und Krümmungen der Wirbelsäule mit in der Klinik üblichen Abkürzungen

Brustwirbelsäule. Sie ist kyphotisch gekrümmt. Der Bewegungsumfang ist gering, da das Spangensystem der Rippen und die Stellung der Dornfortsätze die Beweglichkeit wesentlich einschränken. Jedoch beruht die Drehung des Rumpfes fast ausschließlich auf Rotation zwischen den unteren Brustwirbeln.

Lendenwirbelsäule. Ventralflexion, Lateral- und Dorsalflexion sind in diesem Abschnitt gut möglich. Hingegen ist die Rotation durch die Stellung der Gelenkflächen in Abhängigkeit vom Ausmaß der Ventralflexion auf nur wenige Grad eingeschränkt.

Hinweis. Der Umfang der Beweglichkeit in den verschiedenen Abschnitten der Wirbelsäule, wie er in Tabelle 9-**2** aufgezeigt ist, hängt in einem hohen Ausmaß vom Alter, von der Konstitution und vom Training ab.

Kreuzbein- bzw. Sakralkyphose. Hierunter versteht man die Konkavität des Os sacrum. Bei der Frau ist dieser Abschnitt ein Teil der Wand des Geburtskanals. Die Sakralkyphose setzt sich in die *Steißkyphose* fort.

Die ***Länge der Wirbelsäule*** beträgt ungefähr ⅖ der Körperlänge; ¼ der Gesamtlänge der Wirbelsäule machen die Bandscheiben aus. Im Laufe des Tages verringert sich durch Wasserverlust die Höhe der einzelnen Bandscheiben etwas. Dadurch kann die Körpergröße um 2–3 cm abnehmen.

Skoliosen. Hiermit bezeichnet man seitliche Verbiegungen der Wirbelsäule, wie sie in einem geringen Ausmaß bei fast allen Menschen zu beobachten sind. Starke Skoliosen in einem pathologischen Ausmaß treten bei *Haltungsschäden* auf.

Klinischer Hinweis. Infolge Zerstörung eines Wirbelkörpers kann es zu einem ausgeprägten Knick in der Wirbelsäule kommen (Buckel), den man als *Gibbus* bezeichnet.

Canalis vertebralis, Wirbelkanal

Die Foramina vertebralia bilden zusammen mit den dorsalen Flächen der Disci intervertebrales, dem Lig. longitudinale posterius und den Ligg. flava die Wand des Wirbelkanals. Er beginnt am Foramen magnum der Schädelbasis und endet mit dem Hiatus sacralis. Im Wirbelkanal liegen das Rückenmark mit seinen Hüllen, die Wurzeln der Spinalnerven, Venenplexus und Fettgewebe.

Entsprechend den Verdickungen des Rückenmarks (S. 755) ist der Kanal unterschiedlich weit.

Klinischer Hinweis. Die Stellung der Processus spinosi der Lendenwirbel ermöglicht es, bei der Lumbalpunktion (vgl. hierzu S. 843) die Punktionsnadel einzuführen, besonders, wenn der Rumpf nach ventral gebeugt ist.

Röntgenanatomie der Wirbelsäule

Im posterioren-anterioren Strahlengang sind vor allem die Wirbelkörper, die seitlichen Fortsätze und die Spitzen der Dornfortsätze zu erkennen. Ferner lassen sich in diesem Strahlengang die Uncovertebralverbindungen sowie Veränderungen der Intervertebralspalten beurteilen, die z. B. bei Abbau bzw. Zerstörung der Disci intervertebrales entstanden sind. Die Foramina intervertebralia sind dagegen nur im halbschrägen Strahlengang zu erfassen. Axis, Atlas und die Kopfgelenke sind nur an Spezialaufnahmen zu beurteilen.

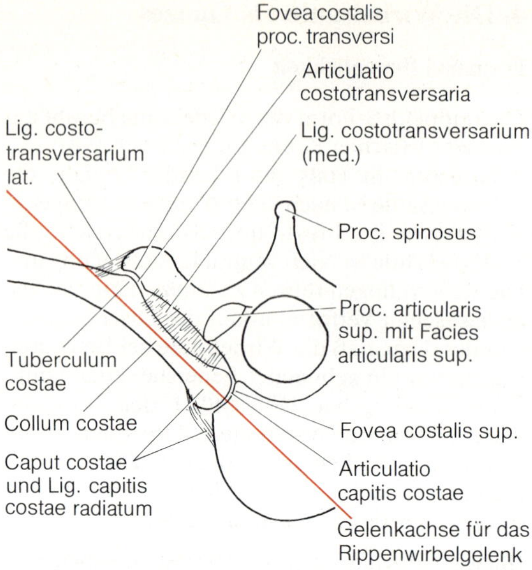

Abb. 9-9. Rippen-Wirbel-Gelenke (Articulationes costovertebrales). Sie setzen sich zusammen aus der Articulatio costotransversaria und Articulatio capitis costae. In den Rippen-Wirbel-Gelenken finden Drehbewegungen der meisten Rippen um die eingezeichnete Achse statt

5. Verbindungen zwischen Rippen und Wirbeln, Articulationes costovertebrales

Jede Rippen-Wirbel-Verbindung besteht aus 2 Gelenken:
- **Articulatio capitis costae**
- **Articulatio costotransversaria**.

Articulatio capitis costae (Abb. 9-**9**, 9-7)

Das Caput costae der 2.–10. Rippe bildet mit der Fovea costalis superior, dem Discus intervertebralis und der Fovea costalis inferior des nächst höheren Wirbelkörpers das Rippenkopfgelenk, Articulatio capitis costae. Vom Rippenkopf zieht das
- **Lig. capitis costae radiatum** strahlenförmig zur Bandscheibe und zu den Wirbelkörpern. Es verstärkt die Gelenkkapsel. Das
- **Lig. capitis costae intraarticulare** verbindet die Crista capitis costae mit der Bandscheibe und teilt das Gelenk in 2 Kammern. Die Verbindung der 1., 11. und 12. Rippe unterscheiden sich dadurch, daß nur 1 Gelenkpfanne für den Rippenkopf seitlich am Wirbelkörper vorhanden ist; diese Gelenke sind einkammerig.

Articulatio costotransversaria (Abb. 9-**9**, 9-7)

Die Articulatio costotransversaria ist die gelenkige Verbindung zwischen Tuberculum costae der 1.–10. Rippe und dem Querfortsatz des zugehörigen Brustwirbels. Folgende Bänder befestigen jedes dieser Gelenke:
- **Lig. costotransversarium (mediale).** Es spannt sich in dem Raum zwischen Rippenhals und Querfortsatz (Foramen costotransversarium) aus.
- **Lig. costotransversarium superius.** Dieses Band verbindet das Collum costae mit dem Querfortsatz des nächst höher gelegenen Wirbels.
- **Lig. costotransversarium laterale.** Es zieht vom Tuberculum costae zum Ende des Querfortsatzes des gleichen Segments.
- **Lig. lumbocostale** nennt man den bandähnlichen Streifen der Fascia thoracolumbalis, der sich an der 12. Rippe anheftet.

6. Verbindungen zwischen Rippen und Sternum

Die 1. Rippe ist in der Incisura costalis I mit dem Manubrium sterni durch eine Knorpelhaft **(Synchondrosis sternocostalis)** verbunden.

Articulatio sternocostalis

Die 2.-7. Rippe sind durch junktionell straffe Gelenke mit dem Sternum verbunden. Der Gelenkspalt ist schmal. Es kommen *Ligg. sternocostalia intraarticularia* vor. Wichtig sind die **Ligg. sternocostalia radiata**, die fächerförmig von den Rippen auf das Brustbein übergreifen; sie verstärken die Kapsel und bilden auf der Vorderfläche des Sternum die **Membrana sterni**. Von der 6. und 7. Rippe zum Schwertfortsatz ziehen die *Ligg. costoxiphoidea.*

Articulatio interchondralis

Zwischen der Cartilago costalis der 6. und 7. (gelegentlich auch zwischen 7. und 8.) Rippe kommt es oft zur Ausbildung eines Gelenkes mit einem schmalen Gelenkspalt und dünner Kapsel.

7. Bewegungen in den Rippengelenken

Die oberen Kostovertebralgelenke sind Drehgelenke. Sie lassen Bewegungen im Sinne einer Zapfendrehung zu. Die Achse verläuft durch den Rippenhals (Abb. 9-**9**). Um diese Achse werden (bei der 2.-5. (6.) Rippe) Bewegungen ausgeführt, die zur Hebung oder Senkung des ventralen Abschnitts des Rippenringes führen; Ring deshalb, weil durch die Sternokostalgelenke mit dem Sternum die Kontinuität geschlossen ist. Die übrigen Gelenke (6.-9. Rippe) sind Schiebegelenke. Die Achse der Articulationes sternocostales verläuft sagittal, doch ist bei der Stellungsänderung der Rippen eine Verwindung des hyalinen Knorpels von größerer Bedeutung als die Exkursionen im Gelenk.

8. Das Thoraxskelett als Ganzes (Bänderthorax)

Form und Beweglichkeit

Form. Rippen, Sternum und Brustwirbelsäule werden durch die knorpeligen und gelenkigen Verbindungen mit ihren Bändern zum Thorax zusammengefügt. Er hat annähernd die Form eines Kegels.

Apertura thoracis superior. Sie ist die kleinere obere Öffnung des Thorax zum Hals. Die Kontur der Öffnung ist ungefähr nierenförmig. Sie wird von der Incisura jugularis sterni, der 1. Rippe und dem 1. Brustwirbel begrenzt. Die Eingangsebene liegt schräg.

Apertura thoracis inferior. Sie ist sehr viel weiter und quer oval. Sie wird durch das Zwerchfell abgeschlossen. Die untere Thoraxapertur wird vorn in der Mitte vom Processus xiphoideus, seitlich davon vom ***Arcus costalis*** (Rippenbogen) (Abb. 9.-**5**) und hinten vom 12. Brustwirbel begrenzt.

Sulcus pulmonis. Bei Ausbildung des aufrechten Ganges wurde die Wirbelsäule aus Gründen einer besseren Statik in den Thorax hineinverlagert. Dadurch ist in der Cavitas thoracis hinten zu beiden Seiten der Wirbelsäule eine Rinne *(Sulcus pulmonis)* entstanden. Medial von ihr kommt es korrespondierend auf der Außenseite des Thorax zu einer Rinne, in der der mediale Strang des Erector spinae (s. unten) Aufnahme findet (Abb. 9-**13**).

Angulus infrasternalis. An der Ventralseite des Thorax stoßen die Arcus costales am Processus xiphoideus zusammen und bilden den *Angulus infrasternalis.* Dieser wird im klinischen Sprachgebrauch als *epigastrischer Winkel* bezeichnet.

Spatia intercostalia (Abkürzung ***ICR***), Interkostalräume. Sie werden von den Interkostalmuskeln und membranösen Bildungen ausgefüllt (Abb. 9-**5**).

Beweglichkeit. Der Thorax verfügt durch seinen Aufbau aus biegbaren Knorpel-Knochen-Spangen, gelenkigen Verbindungen und Bändern über eine beträchtliche Festigkeit und Bewegungsviskoelastizität, die für den Atemmechanismus von Bedeutung ist (Atemmechanismus, Brust- und Bauchatmung S. 521). Grundsätzlich kommt es bei der Inspiration (Einatmung) durch Schwenkung der Rippen nach oben und Erweiterung der unteren Thoraxapertur sowie durch Senken der Zwerchfellkuppel (Abb. 12-**9**) zu einer Erweiterung des Thoraxraums. Ein entgegengesetzter Bewegungsablauf kennzeichnet die Exspiration (Ausatmung).

Einflüsse. Größe, Form und Elastizität des Brustkorbs hängen vom Geschlecht, von der Konstitution und vom Alter ab. Frauen haben meist einen länglicheren und schmäleren Thorax als Männer. Der Thorax des Pyknikers ist faßförmig, der des Leptosomen flach und schmal („schmalbrüstig"). Thorax des Neugeborenen (S. 217). Im Alter nimmt durch Kalkeinlagerungen in den Knorpel die Viskoelastizität wieder ab.

Klinischer Hinweis. Beim Emphysematiker (Emphysem: krankhafte Verminderung der respiratorischen Oberfläche der Lunge) stehen die Rippen in einer permanenten Inspirationsstellung. Dadurch wird der Thorax (wieder) faßförmig, die Brustkyphose nimmt zu. – Die Trichterbrust ist eine angeborene Anomalie unbekannter Entstehung, bei der Corpus sterni und Rippenknorpel muldenförmig nach innen eingesunken sind. Bei der Kielbrust springt das Brustbein kielartig vor.

Röntgenanatomie des Thorax

Im posterior-anterioren (p-a) Strahlengang sind nur die dorsalen Rippenabschnitte eindeutig zu beurteilen. Vorn scheinen die Rippen frei zu enden, da die Rippenknorpel auf den üblichen Aufnahmen sich nicht darstellen, jedoch werden sie im Laufe des Lebens auf Grund von Kalkeinlagerungen zunehmend deutlich sichtbar. Das Sternum wird vom Schatten des Mediastinums (s. dort) überlagert. Es kann nur durch Spezialaufnahmen abgebildet werden. Mit der Computertomographie können auch die Weichteile erfaßt werden.

IV. Muskulatur des Rumpfes

Der aktive Bewegungsapparat des Rumpfes wird in der folgenden Darstellung nach genetischen, topographischen und funktionellen Gesichtspunkten abgehandelt. Topographisch sind zu unterscheiden:
- **Rückenmuskulatur, Mm. dorsi**
- **Thoraxmuskulatur, Mm. thoracis**
- **Bauchwandmuskulatur, Mm. abdominis**

1. Muskeln und Faszien des Rückens, Mm. dorsi

Unter Berücksichtigung ihrer Entwicklung (S. 216) werden unterschieden
- **primäre (autochthone, genuine) Rückenmuskeln**
- **sekundäre (eingewanderte, ventrolaterale) Rükkenmuskeln.**

Die primären Rückenmuskeln – meist als autochthone Rückenmuskeln bezeichnet – entwikkeln sich von Anfang an am Rücken. Sie werden von Rr. dorsales der Spinalnerven innerviert (Abb. 16-**9**). Dagegen sind die sekundären Rükkenmuskeln erst während der Entwicklung aus der ventralen Rumpfmuskulatur und aus Extremitätenblastemen auf den Rücken vorgedrungen. Ihre Innervation erfolgt durch Rr. ventrales der Spinalnerven. Aus der Kiemenbogenregion wandern außerdem Branchialmuskeln ein (M. trapezius), die hauptsächlich von einem Branchialnerven (XI. Hirnnerv, N. accessorius) versorgt werden. Die primären Rückenmuskeln liegen in der Tiefe, die sekundären, da sie sich darüberschoben, oberflächlich.

Autochthone, primäre Rückenmuskulatur

Da die primäre, autochthone Rückenmuskulatur die Wirbelsäule gestreckt hält, ist für sie in ihrer Gesamtheit die Bezeichnung **M. erector spinae** üblich. Die Muskelmasse entspringt an der Facies dorsalis des Os sacrum mit den dort befestigten Bändern und an der Crista iliaca des Hüftbeins und erstreckt sich bis zum Hinterhaupt. Sie bildet auf jeder Seite einen medialen und einen lateralen Muskelstrang oder Muskeltrakt. Auch hier ist eine Zuordnung zum Nervensystem festzustellen: Der mediale Trakt wird (mit wenigen Ausnahmen) von den medialen Ästen der Rr. dorsales versorgt, der laterale Trakt von lateralen Ästen. Der mediale Trakt fügt sich in die Rinne zwischen den Processus spinosi und den Querfortsätzen (Sulcus dorsalis) ein, der laterale liegt mehr oberflächlich vorwiegend seitlich der Querfortsätze im Sulcus costovertebralis.

Entsprechend Verlaufsrichtung, Ursprung und Ansatz wird die primäre Rückenmuskulatur unter Berücksichtigung morphologischer und funktioneller Gesichtspunkte in 2 Traktus bzw. 5 Systeme unterteilt (Abb. 9-**10**):
- **medialer Tract**
  - ***transversospinales System*** (Tabelle 9-**3**)
  - ***interspinales und spinales System*** (Tabelle 9-**4**)
  - ***intertransversales System*** (Tabelle 9-**5**)
- **lateraler Trakt**
  - ***spinotransversales System*** (Tabelle 9-**6**)
  - ***sakrospinales System*** (Tabelle 9-**7**).

Diese Einteilung berücksichtigt auch die Unterteilung in kurze und lange, d. h. mehrere Segmente überspringende Muskeln. Nur bei den kurzen ist die ursprünglich segmentale Gliederung noch erhalten.

Faszien und Aponeurosen

Die autochthone Rückenmuskulatur liegt im Lumbal- und Thorakalbereich in einer Loge, die von der kräftigen **Fascia thoracolumbalis** gebildet wird. Sie ist mit ihrem tiefen Blatt an der 12. Rippe, an den Processus costarii der Lendenwirbel und an der Crista iliaca befestigt, mit ihrem oberflächlichen Blatt an den Dornfortsätzen (Abb. 9-**13**). Das oberflächliche Blatt dient außerdem als Ursprungsaponeurose für den M. latissimus dorsi und für den M. serratus posterior inferior. Am tiefen Blatt (Abb. 9-**12**) entspringen der M. transversus abdominis (S. 241) und der

M. obliquus internus abdominis (S. 241). Die Festigkeit der Fascia thoracolumbalis nimmt von unten nach oben ab; im Brustbereich ist sie nur noch sehr dünn.
Im Halsbereich trennt die **Fascia nuchae** die autochthonen von den oberflächlich gelegenen, sekundär eingewanderten Muskeln (M. rhomboideus, M. trapezius) und umscheidet sie. Sie ist medial mit dem **Lig. nuchae** verwachsen.

Medialer Trakt der autochthonen Rückenmuskulatur

Transversospinales System
(Tabelle 9-**3**, Abb. 9-**10**)

Die Muskeln ziehen, wie der Name besagt, von den Querfortsätzen schräg nach oben medial zu den Dornfortsätzen bzw. zum Hinterhaupt. Bei beidseitiger Kontraktion bewirken sie eine Dorsalflexion, bei einseitiger eine Drehung der Wirbelsäule. Zu diesem System gehören:

Tabelle 9-**3.** Autochthone Rückenmuskeln, transversospinales System

Muskel	Ursprung	Ansatz	Funktion	Innervation
M. semispinalis thoracis (seine Fasern überspringen 4–7 Wirbel)	Querfortsätze des 6.–12. Brustwirbels	Dornfortsätze der unteren Hals- und oberen Brustwirbel	*Einseitig:* Drehung der Wirbelsäule zur Gegenseite *doppelseitig:* Streckung	Rr. dorsales der Spinalnerven
M. semispinalis cervicis (seine Fasern überspringen 4–6 Wirbel)	Querfortsätze des 1.–6. Brustwirbels	Dornfortsätze des 2.–7. Halswirbels	Ähnlich wie der M. semispinalis thoracis	Rr. dorsales der Spinalnerven
M. semispinalis capitis (seine Fasern überspringen 4–6 Wirbel)	Querfortsätze des 3. Hals- bis 6. Brustwirbels	Zwischen Linea nuchae superior und Linea nuchae inferior am Hinterhaupt	*Einseitig:* Drehung des Kopfes zur Gegenseite, Neigung des Kopfes zur gleichen Seite *doppelseitig:* Streckung im Atlantookzipitalgelenk und der HWS	Rr. dorsales der Spinalnerven
Mm. multifidi (ihre Fasern überspringen 2–3 Wirbel)	Facies dorsalis des Os sacrum, Processus mamillares der Lendenwirbel, Querfortsätze der Brustwirbel, Processus articulares der 4 unteren Halswirbel	Dornfortsätze der Lenden- und Brustwirbel sowie des 2.–7. Halswirbels	*Einseitig:* Drehung der Wirbelsäule zur Gegenseite (nicht in der LWS) *doppelseitig:* Streckung	Rr. dorsales der Spinalnerven
Mm. rotatores lumborum (ziehen zum nächsthöheren Wirbel)	Processus mamillares der Lendenwirbel	Basis der Dornfortsätze, Wirbelbögen	Streckung in der LWS; sehr geringe Wirkung. (In der LWS sind kaum Drehungen möglich)	Rr. dorsales der lumbalen Spinalnerven
Mm. rotatores thoracis (ziehen zum nächst- oder übernächsthöheren Wirbel)	Querfortsätze der Brustwirbel	Basis der Dornfortsätze, Wirbelbögen	Streckung und Rotation der BWS; sehr geringe Wirkung	Rr. dorsales der thorakalen Spinalnerven
Mm. rotatores cervicis (ziehen zum nächsthöheren Wirbel)	Quer- und Gelenkfortsätze der Halswirbel	Basis der Dornfortsätze, Wirbelbögen	Streckung und Rotation der HWS; sehr geringe Wirkung	Rr. dorsales der zervikalen Spinalnerven

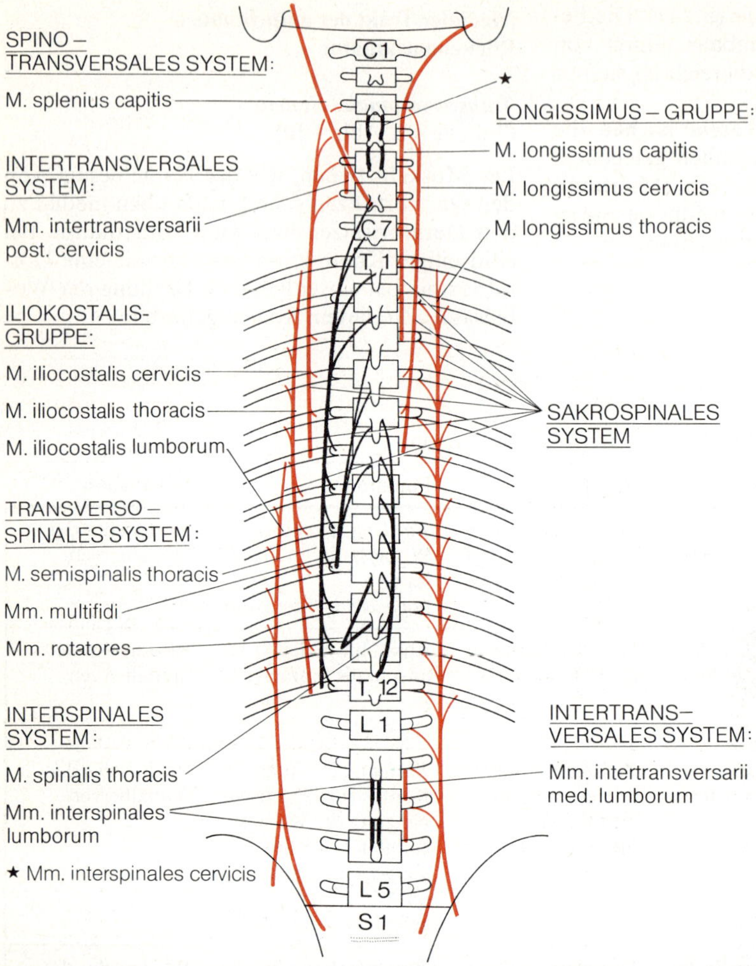

Abb. 9-10. Systeme der autochthonen Rückenmuskulatur. *Rot,* lateraler Trakt (Longissimusgruppe, Iliokostalisgruppe und M. splenius); *schwarz,* medialer Trakt. Die Zeichnung stellt nur das Prinzip der einzelnen Systeme dar, jedoch nicht alle Muskeln

- **Mm. semispinales**. Sie bilden die oberflächlichste Schicht und überspringen 4–7 Segmente. Der ***M. semispinalis thoracis*** erstreckt sich über den gesamten Thorax und den unteren Zervikalbereich. Er liegt zwischen M. spinalis thoracis und M. longissimus thoracis, weitgehend von beiden bedeckt. Von ihm oft nicht zu trennen ist der ***M. semispinalis cervicis.*** Der ***M. semispinalis capitis*** liegt zwischen M. semispinalis cervicis und dem M. splenius capitis. Eine Intersectio tendinea ist für ihn charakteristisch. Er zieht über die Kopfgelenke hinweg zum Hinterhaupt.
- **Mm. multifidi**. Sie liegen unter den Mm. semispinales, bilden also die mittlere Muskelschicht. Sie überspringen 2–3 Segmente. Sie sind besonders im Bereich der Lendenlordose kräftig entwickelt, aber auch in der Halslordose deutlich ausgebildet.
- **Mm. rotatores** bilden die tiefste Schicht. Man findet sie bevorzugt im Brustbereich als ***Mm. rotatores thoracis.*** Die ***Mm. rotatores breves*** ziehen zum nächst höher gelegenen Wirbel, die ***Mm. rotatores longi*** überspringen ein Segment und inserieren dann am Dornfortsatz des übernächsten Wirbels. ***Mm. rotatores cervicis*** und ***Mm. rotatores lumborum*** sind, wenn überhaupt ausgebildet, nur schwach entwickelt. Die wesentliche Aufgabe dieser Muskelgruppe ist die Verspannung der Wirbel. Sie haben also Haltefunktion; die rotierende Wirkung ist sehr gering.

Tabelle 9-4. Autochthone Rückenmuskeln, interspinales und spinales System

Muskel	Ursprung	Ansatz	Funktion	Innervation
Mm. interspinales lumborum	Dornfortsätze der Lendenwirbel	Dornfortsätze der Lendenwirbel	Streckung der LWS, äußerst geringe Wirkung	Rr. dorsales der lumbalen Spinalnerven
Mm. interspinales thoracis (fehlen oft)	Dornfortsätze der Brustwirbel	Dornfortsätze der Brustwirbel	Streckung der BWS, äußerst geringe Wirkung	Rr. dorsales der thorakalen Spinalnerven
Mm. interspinales cervicis	Dornfortsätze der Halswirbel, doppelt	Dornfortsätze der Halswirbel, doppelt	Streckung der HWS	Rr. dorsales der zervikalen Spinalnerven
M. spinalis thoracis	Dornfortsätze der unteren Brustwirbel	Dornfortsätze der oberen Brustwirbel	Streckung der BWS	Rr. dorsales der thorakalen Spinalnerven
M. spinalis cervicis	Dornfortsätze des 4.-7. Halswirbels	Dornfortsätze des 2. und 3. Halswirbels	Streckung der HWS	Rr. dorsales der zervikalen Spinalnerven
M. spinalis capitis (fehlt meistens)	Dornfortsätze der unteren Hals- und oberen Brustwirbelsäule	Zwischen Linea nuchae superior et inferior zusammen mit dem M. semispinalis capitis	*Doppelseitig:* Dorsalflexion im Atlantookzipitalgelenk und in der HWS *Einseitig:* Drehung des Kopfes zur Gegenseite	Rr. dorsales der zervikalen Spinalnerven
M. rectus capitis posterior major	Processus spinosus des Axis	Mittleres Drittel der Linea nuchae inferior	*Einseitig:* Drehung und Neigung des Kopfes zur selben Seite *doppelseitig:* Dorsalflexion im Atlantookzipitalgelenk	Äste aus dem N. suboccipitalis
M. rectus capitis posterior minor	Tuberculum posterius des Arcus posterior des Atlas	Medial unterhalb der Linea nuchae inferior	*Einseitig:* Neigung des Kopfes zur selben Seite *doppelseitig:* Dorsalflexion im Atlantookzipitalgelenk	Äste aus dem N. suboccipitalis

Interspinales und spinales System
(Tabelle 9-**4**, Abb. 9-**10**)

Die Muskeln spannen sich zwischen den Dornfortsätzen aus; die obersten ziehen zum Hinterhaupt.

- **Mm. interspinales**. Die rein segmentalen Muskeln sind nur im Lendenbereich als ***Mm. interspinales lumborum*** und im Halsbereich als ***Mm. interspinales cervicis*** ausgebildet - hier entsprechend den gespaltenen Dornfortsätzen paarig. Mm. interspinales thoracis fehlen meist. Während die interspinalen Muskeln von Wirbel zu Wirbel ziehen, verspannt der
- **M. spinalis** in bogenförmigem Verlauf mehrere Segmente. Besonders ausgeprägt ist der ***M. spinalis thoracis***. Mit ihm oft untrennbar verwachsen ist der schwächer ausgebildete ***M. spinalis cervicis***; der M. spinalis capitis fehlt bisweilen.

Zum interspinalen System gehören auch der ***M. rectus capitis posterior major*** und der medial von ihm gelegene ***M. rectus capitis posterior minor*** (s. unten). Alle Teile des interspinalen Systems haben Haltefunktion und wirken streckend in der Wirbelsäule.

Intertransversales System
(Tabelle 9-**5**, Abb. 9-**10**)

Die Muskeln dieses Systems spannen sich zwischen Querfortsätzen und ihren Homologa zweier Segmente aus. Der oberste zieht vom Querfortsatz des Atlas zum Hinterhaupt.

- **Mm. intertransversarii mediales lumborum** spannen sich zwischen den Processus mamillares und accessorii der Lendenwirbelsäule aus (die Mm. intertransversarii laterales lumborum sind rudimentäre Interkostalmuskeln).
- **Mm. intertransversarii thoracis** sind entweder schwach ausgebildet oder fehlen ganz. Hingegen findet man im Halsbereich wieder die ***Mm. intertransversarii posteriores cervicis*** (die Mm. intertransversarii anteriores sind modifizierte Interkostalmuskeln). Der oberste intertransversale Muskel zieht als ***M. obliquus capitis superior*** vom Querfortsatz des Atlas zum Hinterhaupt. Topographisch gehört er zu den kurzen (tiefen) Nackenmuskeln (S. 237).

Lateraler Trakt der autochthonen Rückenmuskulatur

Spinotransversales System (Tabelle 9-**6**, Abb. 9-**10**)

Die Muskeln dieses Systems entspringen an Dornfortsätzen und inserieren an Querfortsätzen bzw. seitlich am Hinterhaupt. Ihre Verlaufsrichtung ist schräg von medial unten nach lateral oben. Bei einseitiger Kontraktion drehen sie zur selben Seite, bei beiderseitiger strecken sie die Wirbelsäule.

Tabelle 9-5. Autochthone Rückenmuskeln, intertransversales System

Muskel	Ursprung	Ansatz	Funktion	Innervation
Mm. intertransversarii mediales lumborum	Processus mamillares und Processus accessorii der Lendenwirbel	Processus mamillares und Processus accessorii der Lendenwirbel	Lateralflexion der LWS	Rr. dorsales der lumbalen Spinalnerven
Mm. intertransversarii thoracis (inkonstant)	Processus transversus der Brustwirbel	Processus transversus der Brustwirbel	Lateralflexion der BWS	Rr. dorsales der thorakalen Spinalnerven
Mm. intertransversarii posteriores cervicis	Tubercula posteriora der Querfortsätze der Halswirbel	Tubercula posteriora der Querfortsätze der Halswirbel	Lateralflexion der HWS	Rr. dorsales der zervikalen Spinalnerven
M. obliquus capitis superior	Processus transversus des Atlas	Seitlich an der Linea nuchae inferior	Dorsalflexion und Lateralflexion des Kopfes im Atlantookzipitalgelenk, Drehung des Kopfes zur Gegenseite	N. suboccipitalis

Tabelle 9-6. Autochthone Rückenmuskeln, spinotransversales System

Muskel	Ursprung	Ansatz	Funktion	Innervation
M. splenius cervicis	Processus spinosus des 3.–6. Brustwirbels	Tuberculum posterius des 1.–3. Halswirbels	*Einseitig:* Drehung der HWS zur selben Seite *doppelseitig:* Dorsalflexion in der HWS	Rr. dorsales der Spinalnerven
M. splenius capitis	Processus spinosus des 3. Hals- bis 3. Brustwirbels	Laterale Hälfte der Linea nuchae superior bis zum Processus mastoideus	*Einseitig:* Drehung und Neigung zur gleichen Seite im Atlantookzipitalgelenk und der HWS *doppelseitig:* Dorsalflexion im Atlantookzipitalgelenk und der HWS	Rr. dorsales der Spinalnerven
M. obliquus capitis inferior	Processus spinosus des Axis	Processus transversus des Atlas	Drehung in der Articulatio atlantoaxialis mediana et lateralis	Äste aus dem N. suboccipitalis

- Der **M. splenius** läßt sich in 2 Anteile gliedern:
  - Der ***M. splenius cervicis*** liegt unter dem M. trapezius, den Mm. rhomboidei und dem M. serratus posterior superior. Er zieht schräg über den M. semispinalis capitis und den M. longissimus capitis und umhüllt diese Muskeln wie eine Binde.
  - Der ***M. splenius capitis*** ist weitgehend vom M. trapezius bedeckt.
- **M. obliquus capitis inferior**. Er gehört zu den kurzen Nackenmuskeln in der Tiefe der Regio nuchae. Sein Name ist irreführend. Er inseriert nicht am Kopf, sondern am Querfortsatz des Atlas.

Sakrospinales System (Tabelle 9-**7**, Abb. 9-**10**)

Die Muskeln dieses Systems entspringen zum Teil mit einer gemeinsamen kräftigen Sehnenplatte am Os sacrum, an den Processus spinosi der Lendenwirbel, am Labium externum des Darmbeinkammes und an der Fascia thoracolumbalis. Sie inserieren an der Wirbelsäule und an den Rippen. Das sakrospinale System setzt sich zusammen aus der Iliokostalis- und Longissimusgruppe. Die einzelnen Muskeln sind überlappend neben- und übereinander angeordnet und miteinander verwachsen. Bei der Präparation müssen sie z. T. künstlich isoliert werden.

- **M. iliocostalis**
  - Der ***M. iliocostalis lumborum*** liegt von allen autochthonen Rückenmuskeln am weitesten lateral.
  - Der ***M. iliocostalis thoracis*** hat Ursprungszacken, die von der Seite her von den Ansatzzacken des M. iliocostalis lumborum dachziegelartig überlagert werden.

Eine Unterscheidung zwischen M. iliocostalis lumborum und M. iliocostalis thoracis ist auf Grund ihrer topographischen Anordnung sowie der Richtung der Ursprungs- bzw. Ansatzzacken möglich.

Tabelle 9-7. Autochthone Rückenmuskeln, sakrospinales System und Mm. levatores costarum

Muskel	Ursprung	Ansatz	Funktion	Innervation
M. iliocostalis lumborum	Labium externum der Crista iliaca, Facies dorsalis des Os sacrum	Angulus costae der 5. oder 6.–12. Rippe	Streckung und Seitwärtsneigung der BWS und LWS; Exspiration	Rr. dorsales der Spinalnerven
M. iliocostalis thoracis	Angulus costae der 6 kaudalen Rippen	Angulus costae der 6 kranialen Rippen	Streckung und Seitwärtsneigung der BWS; Exspiration	Rr. dorsales der thorakalen Spinalnerven
M. iliocostalis cervicis	Angulus costae der 3.–6. Rippe	Tuberculum posterius des 3.–6. Halswirbels	Dorsalflexion und Lateralflexion der HWS; Inspiration	Rr. dorsales der Spinalnerven
M. longissimus thoracis	Facies dorsalis des Os sacrum, Dornfortsätze der Lendenwirbel, Querfortsätze der unteren BWS	Querfortsätze der Brust- und Lendenwirbel an der 2.–12. Rippe zwischen Angulus costae und Tuberculum costae	Streckung und Seitwärtsneigung in der BWS und LWS; Exspiration	Rr. dorsales der Spinalnerven
M. longissimus cervicis	Querfortsätze des 1.–6. Brustwirbels	Tubercula posteriora des 2.–7. Halswirbels	Streckung und Seitwärtsneigung in der HWS und oberen BWS	Rr. dorsales der Spinalnerven
M. longissimus capitis	Querfortsätze des 3. Hals- bis 3. Brustwirbels	Processus mastoideus	Streckung, Seitwärtsneigung und Drehung des Kopfes und der HWS	Rr. dorsales der Spinalnerven
Mm. levatores costarum breves et longi	Querfortsätze des 7. Hals- bis 11. Brustwirbels	„breves“ nächst tiefere Rippe; „longi“ übernächst tiefere Rippe	Streckung und Seitwärtsneigung der Wirbelsäule	Rr. dorsales der Spinalnerven

- Der *M. iliocostalis cervicis* liegt seitlich von den Mm. longissimus cervicis et capitis und beginnt am Angulus der 3.-6. Rippe.

- **M. longissimus**
  - Der *M. longissimus thoracis* beginnt an der Dorsalfläche des Kreuzbeins und setzt sich im Halsbereich in den
  - *M. longissimus cervicis* fort, dessen Ursprungszacken medial von den oberen zakkenförmigen Ansätzen des M. longissimus thoracis liegen. Das System setzt sich im
  - *M. longissimus capitis* auf den Kopf fort; Ansatz am Processus mastoideus.
- **Mm. levatores costarum breves et longi** (Tabelle 9-7). Da ihre Innervation durch Rr. dorsales erfolgt und nur zusätzlich durch feine Zweige von Interkostalnerven (S. 252), werden sie hier unter den autochthonen Rückenmuskeln aufgezählt. Offensichtlich sind sie von den Querfortsätzen aus auf die Rippen überwandert. Von anderen Autoren werden Sie unter den sekundär eingewanderten ventrolateralen Muskeln aufgeführt.

Sekundär eingewanderte Rückenmuskeln

Topographisch gehören sie zu den Rückenmuskeln, genetisch stammen sie von Blastemen der seitlichen Leibeswand ab und funktionell wirken sie unmittelbar und mittelbar, d. h. über den Schultergürtel, auf die obere Extremität. Sie werden hier z. T. nur aufgezählt und dann im funktionellen Zusammenhang mit der Muskulatur der oberen Extremitäten besprochen. Auf Grund von Ursprung und Ansatz lassen sie sich gliedern in

- **spinokostale Gruppe**
- **modifizierte Interkostalmuskulatur**
- **spinoskapulare und spinohumorale Gruppe**.

Spinokostale Gruppe (Tabelle 9-**8**)

- **M. serratus posterior superior**. Er entspringt mit seiner Aponeurose an den Processus spinosi. Seine 3-4 *absteigend* verlaufenden Muskelzacken inserieren an den Rippen lateral des Angulus costae.
- **M. serratus posterior inferior**. Dieser Muskel ist ähnlich wie der M. serratus posterior superior gebaut, jedoch ziehen die Zacken des M. serratus posterior inferior aufwärts.

Die Wirkung beider Muskeln, die auf Grund ihres Verlaufs zur Achse des Rippenwirbelgelenkes ein günstiges Drehmoment haben, ist inspiratorisch. Dies ist beim M. serratus posterior superior, der ähnlich wie die Mm. levatores costarum verläuft, leicht einzusehen. Der M. serratus posterior inferior hält bei der Inspiration die unteren Rippen und vermag sie sogar nach unten und außen zu ziehen. Dadurch wirkt er einer Veren-

Tabelle 9-8 Sekundäre, eingewanderte Rückenmuskeln

Muskel	Ursprung	Ansatz	Funktion	Innervation
M. serratus posterior superior	Dornfortsätze der beiden untersten Hals- und beiden obersten Brustwirbel	2. oder 3.-5. Rippe jeweils lateral vom Angulus costae	Mitwirkung bei der Inspiration	Rr. ventrales am Spinalnerven
M. serratus posterior inferior	Dornfortsätze der unteren Brust- und oberen Lendenwirbel; mit der Fascia thoracolumbalis verwachsen	Untere Ränder der 9.-12. Rippe	Mitwirkung bei der Inspiration (vgl. S. 520)	Rr. ventrales der Spinalnerven
Mm. intertransversarii laterales lumborum	Processus costales der Lendenwirbel	Processus costales der Lendenwirbel	Sehr geringe Seitwärtsneigung der LWS	Rr. ventrales der lumbalen Spinalnerven
M. transversus nuchae (inkonstant)	Protuberantia occipitalis externa, liegt auf oder unter dem M. trapezius	Processus mastoideus oder in seiner Umgebung	Spannt die Nackenhaut (entspricht dem Platysma)	Ast aus dem N. auricularis posterior des N. facialis (VII. Hirnnerv)

gerung der unteren Thoraxapertur entgegen, die infolge der Kontraktion der Pars costalis des Zwerchfells eintreten würde.

Modifizierte Interkostalmuskulatur

- **Mm. intertransversarii anteriores** zwischen den Tubercula anteriora in der HWS
- **Mm. intertransversarii laterales lumborum** zwischen den Processus costales in der LWS (Tabelle 9-**8**)
- **M. rectus capitis lateralis** zwischen dem vorderen Anteil des Querfortsatzes des Atlas und der Schädelbasis seitlich vom Condylus occipitalis.

Spinoskapulare und spinohumerale Gruppe

Hierunter werden Muskeln, die von der Wirbelsäule zum Schultergürtel ziehen, zusammengefaßt (S. 279):
- **M. trapezius**
- **M. rhomboideus major und minor**
- **M. latissimus dorsi**
- **M. levator scapulae.**

Die Besprechung der Muskeln erfolgt auf S. 279.

Kurze Nackenmuskeln (Abb. 9-**11**)

Durch den aufrechten Gang und durch die enorme Massenentwicklung des Gehirns entstand am Übergang von der Wirbelsäule zum Schädel eine veränderte Situation. Hierzu wurden Wirbel modifiziert (Atlas und Axis) und Wirbelmaterial in den Schädel eingebaut. Außerdem werden kurze, segmentale Muskeln unterschiedlicher Herkunft zur Regulation der Feineinstellung in den Kopfgelenken herangezogen.
Es handelt sich um
- **M. rectus capitis posterior minor** (Tabelle 9-**4**)
- **M. rectus capitis posterior major** (Tabelle 9-**4**)
- **M. obliquus capitis superior** (Tabelle 9-**5**)
- **M. obliquus capitis inferior** (Tabelle 9-**6**).

Diese 4 Muskeln bilden eine Funktionsgruppe. Da sie hinter der Beuge-Streck-Achse der Kopfgelenke liegen, bewirken sie gemeinsam eine Dorsalflexion. Je weiter sie von der Rotationsachse, die durch den Dens axis läuft, entfernt liegen, um so mehr vermögen sie den Kopf zu drehen. Unter Mitwirkung von Synergisten können sie auch bei der Seitneigung des Schädels im Atlantookzipitalgelenk wirksam werden.
In diesem topographischen Zusammenhang finden sich 2 bereits oben aufgeführte kurze Muskeln wieder: M. rectus capitis lateralis und M. rectus capitis anterior, die gleichfalls im Dienste der Feinregulation der Kopfgelenke stehen.

2. Muskulatur und Faszien des Thorax

Auch die Brustmuskeln, **Mm. thoracis,** sind entwicklungsgeschichtlich verschiedener Herkunft. Man unterscheidet wie am Rücken:
- **Primäre, autochthone Thoraxmuskeln**. Sie entwickeln sich ortsständig aus dem ventralen Teil der Myotome (Hypomer). Die Muskeln lassen ihre metamere Gliederung unverändert erkennen. Ihre Ursprünge und Ansätze bleiben auf den Thorax beschränkt. Sie werden von Rr. ventrales der thorakalen Spinalnerven *(Nn. intercostales)*, versorgt.

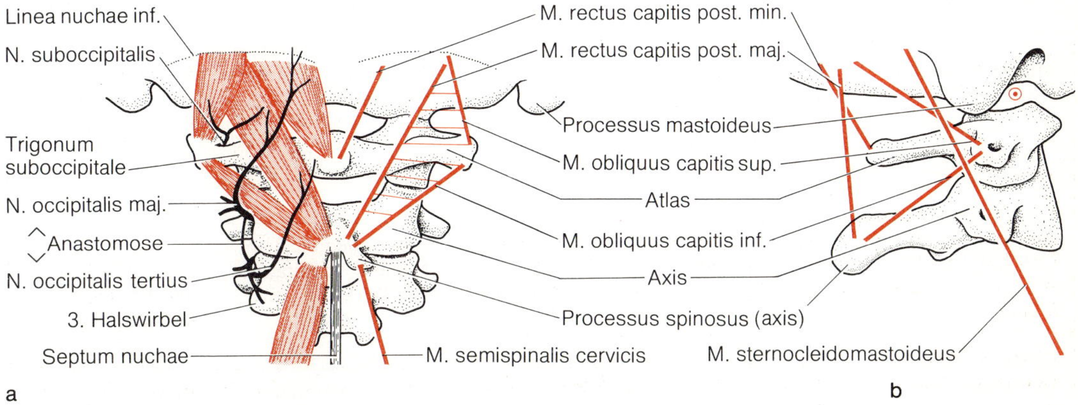

Abb. 9-11 a, b. Kurze Nackenmuskeln und Nerven des Nackens. **a** Ansicht von dorsal. Das Trigonum suboccipitale ist *im rechten Teil* der Zeichnung **a** durch eine *dünne Schraffur* gekennzeichnet. **b** Ansicht von lateral transversale Achse für das Atlantookzipitalgelenk

- **Sekundäre Thoraxmuskeln**. Sie stammen vom Extremitätenblastem ab. Im Verlauf der Evolution wanderten sie in den Thoraxbereich ein. Dabei behalten sie ihre Verbindung zum Schultergürtel oder Oberarmknochen. Ihre Ursprünge und Ansätze befinden sich am Brustkorb, dem Schultergürtel und an den Oberarmknochen. Sie werden von Ästen aus dem Plexus brachialis innerviert.

Autochthone Thoraxmuskeln (Tabelle 9-**9**)

- **Mm. intercostales externi** (Abb. 9-**5**). Sie verspannen die Zwischenrippenräume im Bereich zwischen Tuberculum costae und Knorpel-Knochen-Grenze. Von hier bis zum Brustbein werden sie durch eine dünne Bindegewebsschicht, ***Membrana intercostalis externa***, ersetzt. Die Mm. intercostales externi haben eine schräge Verlaufsrichtung, ähnlich der des äußeren schrägen Bauchmuskels. Auf Grund ihrer Lage zur Achse der Kostovertebralgelenke wirken sie inspiratorisch, indem sie die Rippen heben.
- **Mm. intercostales interni** (Abb. 9-**5**). Sie erstrecken sich vom seitlichen Rand des Brustbeines bis zum Angulus costae. Von hier aus bis zum Rippenkopf setzen sie sich als ***Membrana intercostalis interna*** fort. Ihre Faserverlaufsrichtung entspricht dem M. obliquus internus abdominis.
- **Mm. intercostales intimi**. Es handelt sich um eine Abspaltung der Mm. intercostales interni (Abb. 9-**21**) durch Bildung des Gefäß-Nerven-Kanals.
- **Mm. subcostales** (inkonstant). Sie finden sich innen an den unteren Rippen zwischen Angulus costae und Tuberculum costae an Stellen, wo die Mm. intercostales interni fehlen. Im Gegensatz zu diesen überspringen sie eine oder mehrere Rippen.
- **M. transversus thoracis**. Der quere Brustmuskel kann als Fortsetzung des M. transversus abdominis aufgefaßt werden. Er beginnt innen am Sternum und strahlt fächerförmig nach oben aus.

Tabelle 9-9. Autochthone Thoraxmuskeln

Muskel	Ursprung	Ansatz	Funktion	Innervation
Mm. intercostales externi	Unten am äußeren Rand des Sulcus costae (Crista costae)	Oberer Rand der nächst tieferen Rippe	Verspannen die Interkostalräume, verhindern Einziehungen der Interkostalräume; Inspiration	Rr. ventrales (Nn. intercostales) der Nn. thoracici (thorakale Spinalnerven)
Mm. intercostales interni	Oberer Rand der Rippen	Unterer Rand der nächsthöheren Rippe (im Sulcus costae)	Verspannen die Interkostalräume; Exspiration	Rr. ventrales (Nn. intercostales) der thorakalen Spinalnerven
Mm. intercostales intimi	Oberer Rand der Rippen	Unten am inneren Rand der nächsthöheren Rippe (hinterer Rand des Sulcus costae)	Verspannen die Interkostalräume	Rr. ventrales (Nn. intercostales) der thorakalen Spinalnerven
Mm. subcostales	Sehnig am oberen Rand der kaudalen Rippen zwischen Tuberculum und Angulus costae	Dorsale Fläche der übernächsten oder höherer Rippen	Verspannen die Thoraxwand, exspiratorische Wirkung	Rr. ventrales (Nn. intercostales) der thorakalen Spinalnerven
M. transversus thoracis	Dorsal am Processus xiphoideus und unteren Bereich des Corpus sterni	Mit 5 Zacken am unteren Rand des 2.–6. Rippenknorpels	Verspannt die Thoraxwand, exspiratorische Wirkung	Rr. ventrales (Nn. intercostales) der thorakalen Spinalnerven

Sekundär eingewanderte Thoraxmuskeln

- **M. pectoralis major**
- **M. pectoralis minor**
- **M. serratus anterior**
- **M. subclavius**

Da diese Muskeln funktionell auf den Schultergürtel bzw. auf das Schultergelenk wirken, werden sie bei diesem besprochen. Ein inkonstanter Thoraxmuskel ist der **M. sternalis**, der vorne oberflächlich auf dem Thorax longitudinal verläuft. Es handelt sich um einen atavistischen Rest der Hautmuskulatur, wie sie bei Säugetieren vorkommt.

Brustwandfaszien

Innen wird der Thorax von einer festen Bindegewebsschicht ausgekleidet, ***Fascia endothoracica.*** Der Name ist irreführend, denn es handelt sich streng genommen nur in Teilbereichen um eine Faszie (vgl. S. 150). In der Pleurakuppel ist sie besonders straff, ***Membrana suprapleuralis;*** über dem Zwerchfell heißt sie ***Fascia phrenicopleuralis.*** Auf dieser die gesamte Cavitas pleuralis auskleidenden Bindegewebslage liegt (mit Ausnahme des Bereichs des Herzbeutels), die Pleura parietalis.
Die vorderen und seitlichen Thoraxmuskeln werden von der oberflächlichen äußeren Brustwandfaszie bedeckt, die über dem M. pectoralis major als ***Fascia pectoralis*** bezeichnet wird. Sie setzt sich auf die Clavicula als ***Fascia clavipectoralis*** fort, geht in die Lamina superficialis der Fascia cervicalis und seitlich in die ***Fascia axillaris*** über. Die Fascia clavipectoralis umscheidet den M. pectoralis minor und den M. subclavius. Auf der äußeren Brustwandfaszie ist die Haut durch die Subkutis befestigt.

3. Muskulatur und Faszien der Bauchwand

Die Bauchwand weist einen Dreischichtenbau auf. Zu unterscheiden sind

- **Haut mit Unterhautbindegewebe und oberflächlicher Bauchfaszie**
- **Bauchmuskulatur mit ausgedehnten Sehnenfeldern**
- **innere Bauchfaszie mit Bauchfell.**

Oberflächliche Bauchfaszie

Als oberflächliche Bauchfaszie, ***Fascia abdominalis superficialis,*** bezeichnet man den über den Bauchmuskeln mit ihren Aponeurosen gelegenen Abschnitt der Körperfaszie. Nach oben setzt sie sich in die Fascia pectoralis, nach unten unterhalb des Leistenbandes, mit dem sie fest verbunden ist, in die Oberschenkelfaszie fort. Sie bildet auch die *Fibrae intercrurales* (s. unten), das *Lig. fundiforme penis,* das den Penis seitlich und unten an der Wurzel umfaßt und den äußeren Überzug des Samenstranges *(Fascia spermatica externa,* Tabelle 9-**12**).

Mm. abdominis, Bauchmuskeln

Die Bauchmuskulatur besteht aus 3 schichtenförmig übereinander angeordneten platten Muskeln mit ihren Aponeurosen. Sie sind an den Rippen, an der Lendenwirbelsäule und am Bekken befestigt. Die Muskeln gehen nur aus dem ventralen Anteil der Myotome, Hypomer (S. 216), hervor. Dementsprechend erfolgt die Innervation durch Rr. ventrales der Spinalnerven. Jedoch ist die ursprüngliche metamere Gliederung weitgehend verlorengegangen. Funktionell stellen die Bauchmuskeln den mechanisch wirksamen Anteil der Bauchwand dar. Hinsichtlich ihrer Lage unterscheidet man

- **vordere Bauchmuskeln**
- **seitliche Bauchmuskeln**
- **hintere Bauchmuskeln.**

Vordere Bauchmuskeln
(Abb. 9-**12**, Tabelle 9-**10**)

- **M. rectus abdominis.** Der gerade Bauchmuskel liegt in einer derben Bindegewebshülle, der Rektusscheide (s. unten). 3-4 Zwischensehnen *(Intersectiones tendineae)* unterteilen ihn, jedoch meist unvollständig. Sie sind medial mit der Linea alba und mit dem vorderen Blatt der Rektusscheide verwachsen, weshalb sich bei athletischen Menschen die einzelnen Muskelbäuche im Oberflächenrelief abbilden. Meist befindet sich die 3. Intersectio in Höhe des Nabels.
- **M. pyramidalis.** Der inkonstante, dreieckige Muskel liegt vor dem M. rectus abdominis in einem eigenen Raum innerhalb des vorderen Blattes der Rektusscheide. Er ist medial mit der Linea alba verwachsen.

Tabelle 9-10. Bauchmuskeln

Muskel	Ursprung	Ansatz	Funktion	Innervation
M. rectus abdominis	Vorderfläche des 5.-7. Rippenknorpels, Processus xiphoideus, Ligg. costoxiphoidea	Symphysis pubica, R. superior ossis pubis bis zum Tuberculum pubicum	Vorwärtsbeugung des Rumpfes, Hebung des vorderen Beckenrandes (bei fixiertem Oberkörper)	Spinalnerven T7-T12 (T5, T6, L1)
M. pyramidalis (inkonstant)	R. superior ossis pubis, Symphysis pubica, liegt vor dem M. rectus abdominis	Linea alba	Spannt die Linea alba	Spinalnerven T12 (L1, L2)
M. obliquus externus abdominis	Außenfläche der 5. oder 6.-12. Rippe	Vorderes Blatt der Rektusscheide und Linea alba, Labium externum der Crista iliaca, im Lig. inguinale an der Spina iliaca anterior superior und dem Tuberculum pubicum	*Einseitig:* Drehung des Rumpfes zur Gegenseite (obere Fasern); nähert Thorax und Becken einander auf der selben Seite (seitliche Fasern); *doppelseitig:* Beugung der BWS und LWS, Exspiration, Bauchpresse	Spinalnerven T5-T12, (L1)
M. obliquus internus abdominis	Laterale Hälfte des Lig. inguinale, Spina iliaca anterior superior, Linea intermedia der Crista iliaca, tiefes Blatt der Fascia thoracolumbalis	Unterer Rand der 9.-12. Rippe, vorderes und hinteres Blatt der Rektusscheide, Linea alba (unterhalb der Linea arcuata liegen beide Blätter vor dem M. rectus abdominis)	*Einseitig:* dreht den Rumpf zur selben Seite, die dorsalen Muskelfasern nähern Thorax und Becken einander, Seitwärtsneigung der Wirbelsäule; *doppelseitig:* beugt in der BWS und LWS, Exspiration, Bauchpresse	Spinalnerven T8-L1, (L2), N. iliohypogastricus, N. ilioinguinalis, N. genitofemoralis
M. transversus abdominis	Innenfläche der 6 kaudalen Rippenknorpel, am tiefen Blatt der Fascia thoracolumbalis und den Processus costarii, Labium internum der Crista iliaca, Spina iliaca anterior superior, laterale Hälfte des Lig. inguinale	Hinteres Blatt der Rektusscheide, unterhalb der Linea arcuata vorderes Blatt der Rektusscheide, Linea alba	„Einziehen" des Bauches, Steigerung des intraabdominalen Druckes, Bauchpresse	Spinalnerven T7-T12, N. iliohypogastricus, N. ilioinguinalis, N. genitofemoralis
M. cremaster	Abspaltung aus dem M. obliquus internus abdominis und M. transversus abdominis	Umgreift den Hoden, bei Frauen schließen sich die Fasern dem Lig. teres uteri an	Hebt den Hoden, bildet eine der Hüllen des Samenstrangs und Hodens	R. genitalis des N. genitofemoralis
M. quadratus lumborum	Labium internum der Crista iliaca	12. Rippe, Processus costales des 1.-4. Lendenwirbels	Seitwärtsneigen der LWS	N. subcostalis T12, Plexus lumbalis L1-L3

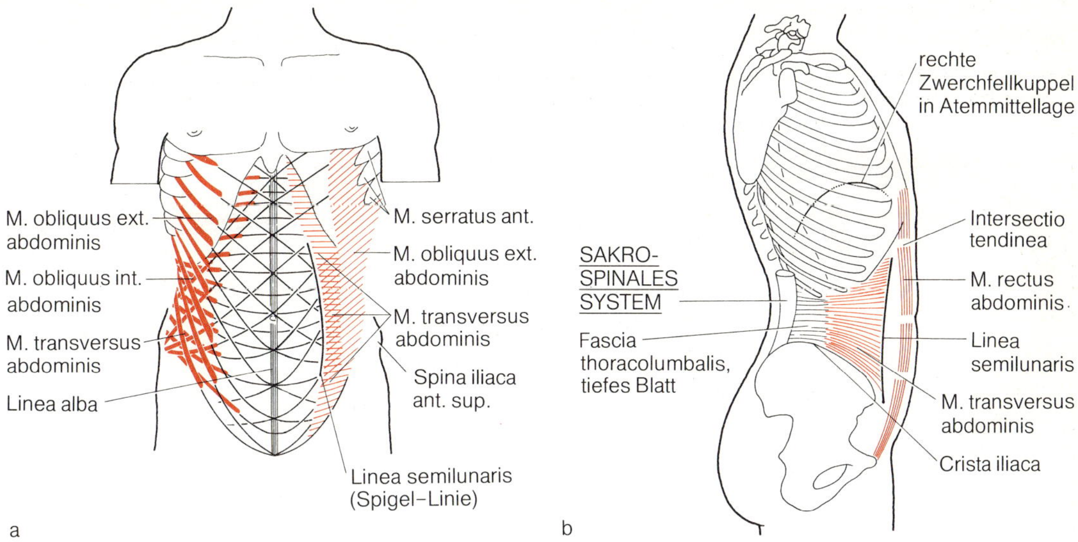

Abb. 9-12 a, b. Bauchmuskeln in der Ansicht (**a**) von vorne und (**b**) von der Seite. (Nach Lippert, 1975)

Seitliche Bauchmuskeln (Abb. 9-**12**, Tabelle 9-**10**)

- **M. obliquus externus abdominis**. Der äußere schräge Bauchmuskel zieht von lateral-oben nach medial-unten (Abb. 9-**12**). Seine Verlaufsrichtung entspricht den Mm. intercostales externi. Die Ursprungszacken des Muskels an den Rippen alternieren mit den Ursprüngen des M. serratus anterior und M. latissimus dorsi (Linea serrata). Medial geht der Muskel in die breitflächige Externusaponeurose über, die vor dem M. rectus abdominis einen Teil der Rektusscheide (s. unten) bildet. Ihr unterer, verstärkter, etwa 1-2 cm breiter Randstreifen beteiligt sich am Aufbau des Leistenbandes, ***Lig. inguinale,*** das sich zwischen Spina iliaca anterior superior und Tuberculum pubicum ausspannt.
  Oberhalb des Leistenbandes spaltet sich die Externusaponeurose (Abb. 9-**14**) in ein ***Crus mediale*** und ***Crus laterale.*** Zwischen den beiden Crura entsteht eine dreieckige Lücke. Unterschiedlich stark ausgeprägte Faserzüge, ***Fibrae intercrurales,*** überbrücken den Spalt und begrenzen ihn so, daß nur im unteren Bereich eine Öffnung bleibt, der oberflächliche (äußere) Leistenring ***(Anulus inguinalis superficialis).*** Der äußere Leistenring ist die äußere Öffnung des Leistenkanals (S. 259).
- **M. obliquus internus abdominis**. Seine Fasern verlaufen fächerförmig: die dorsalen mit Ursprung an der Crista iliaca steil aufwärts bis zu den 4 unteren Rippen. Ihre Verlaufsrichtung setzen die Mm. intercostales interni fort. Die von der Spina iliaca anterior superior entspringenden Fasern ziehen fast horizontal und die am Leistenband entspringenden schräg nach unten. Die unteren Partien sind vom M. transversus abdominis nicht zu trennen. Nach medial gehen die Muskelfasern in die Internusaponeurose über, die sich ebenfalls am Aufbau der Rektusscheide beteiligt, indem sie sich in 2 Blätter spaltet (s. unten).
  Die Sehnenfasern der Externus- und Internusaponeurose durchflechten sich in der Mittellinie mit den Fasern der Gegenseite, wodurch die ***Linea alba*** entsteht.
- **M. transversus abdominis**. Seine Muskelfasern verlaufen annähernd horizontal. In einer bogenförmigen Linie, ***Linea semilunaris,*** geht das Muskelfleisch in die Aponeurose über, die sich wie die beiden anderen am Aufbau der Rektusscheide beteiligt. Innen auf dem Muskel liegt die Fascia transversalis (s. unten). Die Fortsetzung des M. transversus abdominis im Thorax ist der M. transversus thoracis.
- **M. cremaster**. Er spaltet sich vom unteren Rand der Mm. obliquus internus et transversus abdominis ab. Die Muskelfasern bilden eine oberflächliche Schicht des Samenstrangs. Ihre Ausläufer umgreifen den Hoden. Beim Bestreichen der Innenseite des Oberschenkels wird der Hoden reflektorisch vom M. cremaster gehoben (Kremasterreflex). Bei der Frau begleiten einige Kremasterfasern das Lig. teres uteri.

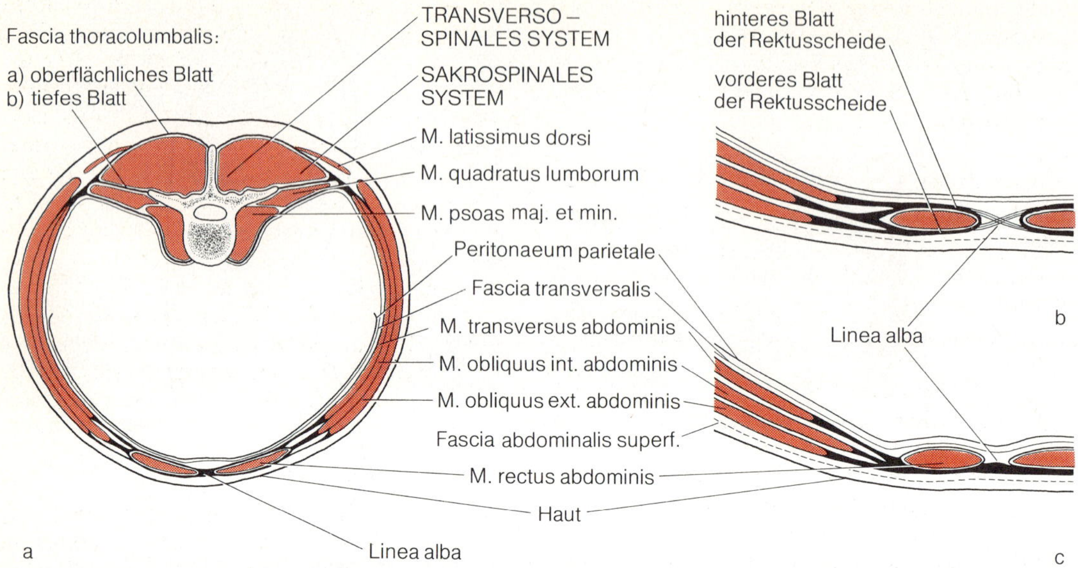

Abb. 9-13 a-c. Aufbau der Bauchwand. **a** Querschnitt durch den Stamm etwa in Höhe des 1. Lendenwirbels. Der M. rectus abdominis liegt in der Rektusscheide. **b, c** Ausschnitte aus der vorderen Bauchwand: **b** oberhalb, **c** unterhalb der Linea arcuata. (Nach Lippert, 1975)

Rektusscheide, Vagina m. recti abdominis (Abb. 9-**13**). Sie wird von den Aponeurosen der 3 seitlichen platten Bauchmuskeln (Mm. obliqui externi et interni abdominis, M. transversus abdominis) und der Fascia transversalis gebildet. Die Rektusscheide besteht aus einem vorderen Blatt, ***Lamina anterior,*** und einem hinteren Blatt, ***Lamina posterior.*** Zwischen beiden verläuft der M. rectus abdominis.

Der mediale Teil der Externusaponeurose befindet sich in seiner gesamten Ausdehnung vor dem M. rectus abdominis. Die Internusaponeurose spaltet sich in 2 Anteile. Der vordere verläuft gleichfalls in seiner gesamten Ausdehnung vor dem M. rectus und verbindet sich mit der Externusaponeurose. Der hintere Anteil liegt dorsal des Muskels und endet mit einer bogenförmigen Kontur ***(Linea arcuata).*** Sie befindet sich etwa in der Mitte zwischen Nabel und Symphyse. Die Transversusaponeurose bedeckt oberhalb von der Linea arcuata die Rückseite des Muskels, unterhalb von der Linie wechselt sie auf die Vorderseite und verbindet sich mit den anderen Aponeurosen. Das bedeutet, daß das vordere Blatt der Rektusscheide in seiner ganzen Länge sehnig ist, das hintere Blatt jedoch nur bis zur Linea arcuata. Unterhalb von ihr bleibt als Bedeckung allein die die Bauchwand auskleidende innerste Schicht, die Fascia transversalis mit dem innen aufgelagerten Peritoneum.

Linea semilunaris. Der bogenförmige Übergang des Muskelfleisches des M. transversus abdominis in seine Aponeurose (Spieghel-Linie Abb. 9-**12 b**).

Linea alba. (Abb. 9-**12**, 9-**13**). Rechte und linke Rektusscheide sind durch einen ca. 1 cm breiten Streifen straffen Bindegewebes fest verbunden. Er reicht vom Processus xiphoideus bis zum Oberrand der Symphyse. Der weiße Streifen kommt dadurch zustande, daß die Sehnenfasern der Aponeurosen einer Seite auf die gegenüberliegende kreuzen und sich durchflechten. Die Anheftungsstelle der Linea alba an der Symphyse wird auf ihrer Dorsalseite durch das dreieckige *Adminiculum lineae albae* verstärkt. Faserzüge aus der Linea alba ziehen über die Symphyse hinweg und bilden das **Lig. suspensorium penis** (bzw. clitoridis).

Anulus umbilicalis und Nabel. Der Nabel, *Umbilicus,* liegt ungefähr in der Mitte zwischen Schwertfortsatz und Symphyse. Hier befindet sich eine Aussparung in der Linea alba, deren Rand als Nabelring *(Anulus umbilicalis)* zu tasten ist. Durch den Nabelring verlaufen intrauterin die Nabelschnurgefäße. Sie veröden nach der Geburt und Bindegewebe füllt den Raum aus; es bildet sich die *Papilla umbilicalis.* Durch kleine Venen *(Vv. parumbilicales),* die zeitlebens das Bindegewebe begleiten, kann es bei einer Stauung im Pfortaderkreislauf zur Anastomosenbildung mit den Venen der vorderen Bauchwand kommen (S. 250). Da sich im Bereich des Nabels nur wenig subkutanes Fettgewebe bildet, resultiert hier die mehr oder weniger tiefe Einziehung der Bauchhaut.

Hinterer Bauchmuskel (Tabelle 9-**10**)

- **M. quadratus lumborum**. Er ist der einzige dorsal gelegene Bauchmuskel. Von der Rückenmuskulatur (Abb. 9-**13**) wird er durch das tiefe Blatt der Fascia thoracolumbalis getrennt. Seine Vorderseite überzieht die Fascia transversalis.
  Die Muskelmasse besteht aus 2 Anteilen, einem dorsalen, der bevorzugt vertikal verläuft und die Crista iliaca mit der 12. Rippe verbindet, und einem ventral davon gelegenen mit bogenförmigem Verlauf, der zu den Processus costales zieht (Abb. 9-**63**, 9-**79**).
  Der Muskel dient der Verspannung der hinteren Bauchwand und kann bei der Seitneigung des Rumpfes eingesetzt werden.
- **M. psoas**. Er liegt vor dem M. quadratus lumborum, gehört aber zu den Hüftmuskeln und wird dort besprochen (S. 352).

Funktionelle Anatomie der Bauchmuskeln

Die breiten Bauchmuskeln beider Seiten bilden ein in sich zusammenhängendes Muskel-Sehnen-System (Abb. 9-**12a**). Die Mm. transversi abdominis wirken im Sinne einer Quergurtung, die Mm. obliqui abdominis im Sinne einer Schräggurtung; der M. rectus abdominis und auch der M. quadratus lumborum dienen der Längsverspannung. Die Spannung der Bauchdecken wird reflektorisch gesteuert, z. B. bei der Atmung (S. 245) oder bei unterschiedlichem Füllungszustand. Das Einziehen des Bauches zur Erhöhung des intraabdominalen Drucks (Bauchpresse, S. 245) sind eine Funktion des M. transversus abdominis zu der auch noch die Resultante aus der Funktion der schrägen Bauchmuskeln kommt. Sie treten jedoch besonders bei Rumpfbewegungen wie Seitneigung und Drehung in Tätigkeit.

Innere Bauchfaszie, Fascia transversalis

Sie überzieht nicht nur, wie der Name vermuten läßt, die innere Oberfläche des M. transversus abdominis, sondern die gesamte Wand des Bauchraumes, so auch die abdominale Oberfläche des Zwerchfells sowie die Wand des Beckens als *Fascia pelvis parietalis* und *Fascia diaphragmatis pelvis superior*. Außerdem überkleidet sie den M. quadratus lumborum und den M. iliopsoas als *Fascia iliaca* (früher Fascia iliopsoica). Vorne bedeckt sie das hintere Blatt der Rektusscheide und unterhalb der Linea arcuata den geraden Bauchmuskel. Durch den Descensus testis (S. 684, Abb. 14-**34**) wird sie im Bereich des inneren Leistenringes zur *Fascia spermatica interna* ausgezogen. Hinter dem Leistenkanal (S. 259), zwischen den beiden Fossae inguinales verdichtet sie sich zum *Lig. interfoveolare* und am unteren seitlichen Rand der Sehne des M. rectus abdominis bildet sie die *Falx inguinalis.* Auf der Innenseite der Fascia transversalis liegt das mit ihr fest verbundene Peritoneum parietale (wandständiges Bauchfell, S. 558).

Leistenband, Lig. inguinale

Das Leistenband, **Lig. inguinale** (Pouparti) (Abb. 9-**14**), entspricht der unteren Begrenzung der vorderen Bauchwand (S. 239). Äußerlich ist der Verlauf des Leistenbandes als Leistenfurche zu erkennen. Als eigener Bindegewebsstrang, der sich zwischen Spina iliaca anterior superior und Tuberculum pubicum ausspannt, kann das Leistenband nur präparatorisch dargestellt werden. Tatsächlich handelt es sich beim Leistenband jedoch um einen Bindegewebszug, der durch Zusammentreffen und Vereinigung der Aponeurose (Crura) des M. obliquus externus abdominis mit der Fascia transversalis entsteht und in den von lateral die Fascia iliaca (Fascie des M. iliopsoas) einstrahlt. Mit diesem Bindegewebsstreifen verbindet sich außerdem die oberflächliche Bauchfaszie, die sich unterhalb des Leistenbandes in die Fascia lata fortsetzt.
Das Leistenband ist wesentlich am Aufbau des Leistenkanals (S. 259) und des Schenkelkanals (S. 392) beteiligt. Für die Gebilde, die durch den Leistenkanal hindurchtreten, ist wichtig, daß der Oberrand des Leistenbandes rinnenförmig ist. Diese Auflagefläche für den Samenstrang wird durch das **Lig. reflexum** (Collesi) noch vergrößert, das am Tuberculum pubicum unten medial um den Samenstrang herumläuft und sich seitlich an der Rektusscheide anheftet. In das Leistenband strahlen bogenförmig verlaufende Bindegewebsfasern, *Falx inguinalis* (Tendo conjunctivus), ein, die als eine Verbindung des lateralen Randes der Rektusscheide mit der Fascia transversalis aufzufassen ist.
Mit dem **Unterrand des Leistenbandes** - nicht am Aufbau des Leistenkanales beteiligt - steht der **Arcus iliopectineus** in Verbindung (Abb. 9-**14**), der sich an der Eminentia iliopubica (iliopectinea) anheftet. Er begrenzt die ***Lacuna musculo-***

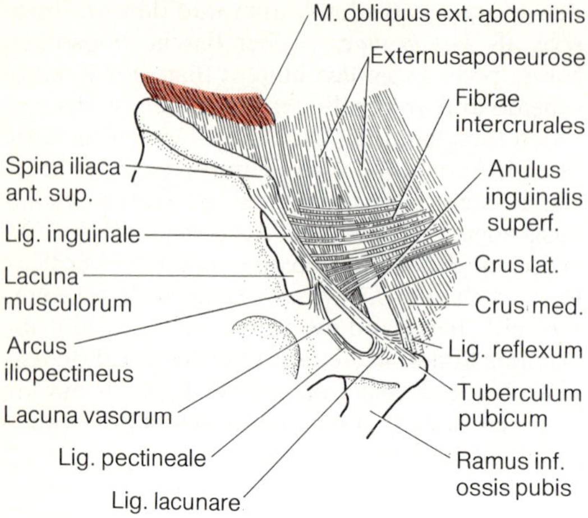

Abb. 9-14. Bänder und Aponeurosen der Regio inguinalis

rum nach medial und trennt sie von der ***Lacuna vasorum***. Die Lacuna vasorum wird im Bereich des Tuberculum pubicum durch das **Lig. lacunare** (Gimbernati) abgerundet. Es setzt sich nach lateral in das **Lig. pectineale** auf dem Pecten ossis pubis fort. Die Besprechung der durch die Lakunen hindurchtretenden Gebilde, die zum Bein ziehen, erfolgt auf S. 391.

Klinischer Hinweis. ***Hernien (Brüche).*** Unter diesem Begriff versteht man abnorme sackförmige Ausstülpungen des parietalen Peritoneums, in die Eingeweide eintreten können. Hernien entstehen an besonderen Prädilektionsstellen, d. h. an schwachen Stellen, wo keine Muskulatur und nur Bindegewebe vorhanden ist und dieses oft auch infolge einer angeborenen „Bindegewebsschwäche" nachgibt. Man nennt eine solche Stelle auch einen *Locus minoris resistentiae.* Bei einer Druckerhöhung im Bauchraum (Bauchpresse) können sich dann Eingeweide durch die Bruchpforte in den sich erweiternden Bruchsack vorschieben. Je nachdem wo der Bruchsack liegt, unterscheidet man ***innere*** (z. B. Bruchsack der das Zwerchfell durchsetzt) oder ***äußere Hernien*** (z. B. Leistenhernien).
Stehen die medialen Ränder der Mm. recti abdominis weit voneinander entfernt, dann spricht man von einer ***Rektusdiastase.*** Sie ist beim Neugeborenen normal. Zwischen den Bindegewebsfasern der Linea alba können sich Lücken bilden, die sich zu einer ***epigastischen Hernie*** erweitern. In ihrem Bruchsack findet sich oft ein Zipfel des großen Netzes. Im Bereich des Nabels gelegene Brüche werden als *Nabelhernien* bezeichnet. Während der Embryonalentwicklung tritt kurzzeitig eine *physiologische* Nabelhernie auf, indem die Dünndarmschlingen sich in einen Rest des extraembryonalen Zöloms (Nabelzölom) in der Nabelschnur vorschieben (S. 561). Unterbleibt die Rückverlagerung (10.–12. Woche), dann bleibt eine *Omphalozele* (Hernia funiculi umbilicalis).

V. Rumpf und Hals in Ruhe und Bewegung

Im Stehen und Gehen befindet sich der menschliche Körper im labilen Gleichgewicht. Stets ist die gesamte Rumpf- und Halsmuskulatur in Tätigkeit, um diesen Zustand aufrecht zu erhalten. Hierzu dient das durch das extrapyramidalmotorische System gesteuerte Verspannungssystem der langen und kurzen Rumpfmuskeln speziell des Rückens (Abb. 9-**10**). Zwar ist die Statik unseres Körpers durch die Verlagerung der Wirbelsäule in den Thorax hinein weitgehend optimiert, doch nicht vollständig, denn der Schwerpunkt unseres Körpers liegt nicht innerhalb der Tragachse der Wirbelsäule, sondern *vor* dem Promontorium. Setzt die *Haltefunktion* der Rükkenmuskulatur aus, stürzt der Körper vornüber.

Rumpfbewegungen. Sie setzen sich aus einer koordinierten synergistisch-antagonistischen Wirkung von Rücken- und Bauchmuskeln zusammen. Entscheidend für das Verständnis aller Bewegungen ist nicht so sehr der Effekt von Einzelmuskeln als vielmehr von Muskelgruppen und der Resultante ihrer Einzelwirkungen. Bestimmend für den Bewegungsumfang ist die Gelenkführung in den einzelnen Wirbelgelenken (Tabelle 1-**2**) und die Summation der an sich kleinen Bewegungsausschläge.
Die ***Ventralflexion*** aus dem Stand erfolgt bevorzugt in der Lendenwirbelsäule. Der M. erector spinae gibt bremsend nach, während die Schwerkraft den Rumpf nach vorne zieht. Die Aufrichtung aus der Ventralflexion erfolgt gegen die Schwerkraft durch die Verkürzung des Erektor spinae. Der M. rectus abdominis und der M. obliquus abdominis externus beider Seiten werden gemeinsam mit dem M. iliopsoas erst dann eingesetzt, wenn wir den Rumpf gegen Widerstand beugen oder aus der Rückenlage den Rumpf aufrichten bzw. das Becken heben. Das vergleichsweise geringe Ausmaß der Flektierbarkeit der LWS (Tabelle 1-**2**) beim Rumpfbeugen wird durch eine Drehung im Hüftgelenk noch entscheidend verstärkt.
Auch die ***Dorsalflexion*** des Rumpfes aus der aufrechten Körperhaltung erfolgt am ausgiebigsten in der Lendenwirbelsäule. Durch die beidseitige Kontraktion des M. erector spinae wird die Bewegung eingeleitet, während die Mm. recti abdominis zügelnd nachgeben; die Lendenlordose wird verstärkt (z. B. „Brücke" in der Leichtathletik).
Für die ***Lateralflexion*** des Rumpfes steht gleichfalls die Beweglichkeit der Lendenwirbelsäule

zur Verfügung. Einseitige Kontraktion des M. erector spinae, vor allem wegen des günstigen Hebelarmes (S. 152), des M. iliocostalis unter Mitwirkung des M. quadratus lumborum und der schrägen Bauchmuskeln der gleichen Seite führen zur Seitwärtsneigung des Rumpfes, wobei auch wieder den kontralateralen Muskeln eine bremsende Wirkung zufällt.

Die ***Rotation*** im Bereich des Rumpfes ist fast ausschließlich auf die untere Brustwirbelsäule beschränkt. Die schrägen Bauchmuskeln wirken hierbei synergistisch, d. h. bei einer Drehung des Rumpfes nach rechts wirken die absteigenden Fasern des M. obliquus externus abdominis sinister und die aufsteigenden Fasern des M. obliquus internus abdominis dexter zusammen. Ihre Wirkung setzt sich auf den Rücken in die spinotransversalen und transversospinalen Muskelsysteme fort, so daß sich eine Wirkkette von Einzelfunktionen ergibt. Sie kann noch weitergeführt werden, wenn durch den M. splenius auch noch in der Halswirbelsäule rotiert wird, um den Kopf zur Seite zu drehen. Verallgemeinernd kann man sagen, daß autochthone Rückenmuskeln, die an den Fortsätzen der Wirbel ansetzen, den Rumpf zu Gegenseite drehen (Abb. 9-**15**).

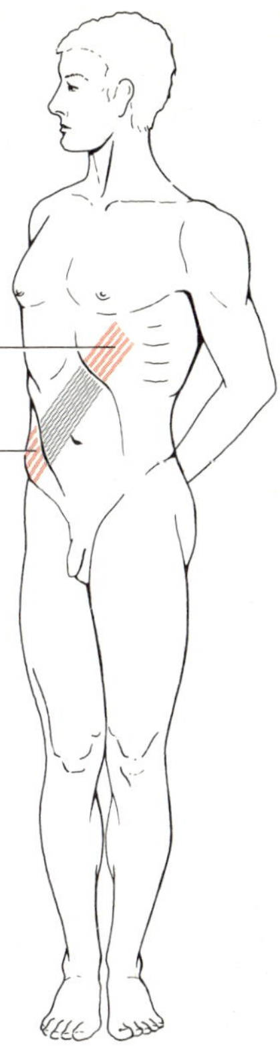

Abb. 9-15. Wirkungsweise der schrägen Bauchmuskeln bei Drehung des Rumpfes. (In Anlehnung an Benninghoff, 1985)

Bauch. Die *Bauchmuskeln* haben noch andere Aufgaben als bei Rumpfbewegungen mitzuwirken. Sie bilden nämlich samt ihrem Sehnenfeld auf Grund der Muskelfaseranordnung in verschiedenen Richtungen ein außerordentlich anpassungsfähiges *Verspannungssystem*, das sich dem wechselnden Füllungszustand des Verdauungsapparates anpaßt und dem intraabdominellen Druck (und dem Gewicht der Organe) Widerstand leistet. Bei einem drohenden Schlag auf den Bauch, wird die Bauchmuskulatur angespannt und der Anprall in seiner Wirkung verringert.

Die ***Bauchpresse*** ist bei der Darm- und Blasenentleerung, bei der Geburt oder beim Husten notwendig. Hierbei kontrahieren sich querer und schräge Bauchmuskel und schnüren den Bauch ein. Zuvor tritt durch die tiefe Inspiration das Zwerchfell tiefer, wird angespannt und die Stimmritze bleibt geschlossen, so daß die Luft aus der Lunge nicht entweichen kann. Das Zwerchfell und die luftgefüllten Lungen wirken dann als Widerlager. Der durch die Muskelkontraktion erhöhte intraabdominelle Druck wird auf die Baucheingeweide übertragen. Nach Öffnung der Verschlußmechanismen wird ihr Inhalt ausgepreßt. Durch Ventralflexion in der Lendenwirbelsäule und durch Druck von außen, z. B. durch die Arme, kann die Wirkung der muskulären Bauchpresse erhöht werden.

Atmung. Von Bedeutung ist das Wechselspiel zwischen thorakaler und abdominaler Muskulatur bei der Atmung. Wenn auch im einzelnen auf die Atemmechanik erst auf S. 520 eingegangen wird, so sei doch hier auf die Zusammenstellung der Atemmuskeln und Hilfsatemmuskeln in Tabelle 9-**11** hingewiesen. Die beiden bereits äußerlich erkennbaren Formen der Atmung nennt man Brustatmung und Bauchatmung.

Brustatmung, thorakale Atmung. Bei der Einatmung (Inspiration) äußert sich sie sich in einer Hebung der Rippenringe bei gleichzeitiger Erweiterung der unteren Thoraxapertur; gleichzeitig senken sich die Zwerchfellkuppeln infolge Kontraktion des Diaphragmas ab (Abb. 12-**10**). Durch diese Bewegungen werden die Pleuraräume erweitert und die Lunge füllt sich mit Luft (vgl. S. 520). Die Umkehrung der muskelmechanischen Vorgänge findet bei der Ausatmung (Exspiration) statt. Zu berücksichtigen ist, daß der Knorpel-Knochen-Bänderthorax beim Nachlassen der Muskelwirkung die Tendenz hat, in seine Mittelstellung zurückzufedern.

Tabelle 9-11. Atem- und Hilfsatemmuskeln

Inspiratorisch wirkende Muskeln	Exspiratorisch wirkende Muskeln
Zwerchfell	Mm. subcostales
Mm. scaleni	Mm. intercostales interni
Mm. intercostales externi	M. transversus thoracis
M. serratus posterior superior	Bauchmuskeln
M. serratus posterior inferior	(M. latissimus dorsi)
M. serratus anterior bei festgestellter Scapula	
M. sternocleidomastoideus	
M. pectoralis major et minor bei aufgestütztem Arm	

Bauchatmung, abdominale Atmung. Durch eine reflektorisch gesteuerte Anspannung oder Erschlaffung der Bauchmuskeln wird beim Absenken der Zwerchfellkuppel den Eingeweiden die Möglichkeit gegeben, auszuweichen. So sind Brust- und Bauchatmung miteinander im Wechselspiel kombiniert. Die wichtigsten Atemmuskeln (s. Tabelle 9-**11**) sind das Zwerchfell, die Mm. scaleni und die Mm. intercostales. Die übrigen in der Tabelle genannten Muskeln sind Hilfsatemmuskeln, die bei verstärkter Atemtätigkeit eingesetzt werden.

Kopfbewegungen. Eine besondere Bedeutung kommt den Kopfbewegungen zu. Sie spielen bei Ausdrucksbewegungen (Nicken, Gruß, Verneigung) oder bei der orientierenden Einstellung der Sinnesorgane (beim Schauen oder Hören) eine wichtige Rolle. Teils sind es Bewegungen in den Kopfgelenken in Kombination mit Bewegungen in der Halswirbelsäule, teils sind es Kombinationen mit Rumpfbewegungen (s. oben). Bei den Bewegungen addiert sich der in der Tabelle 9-**2** für die einzelnen Gelenke angegebene Bewegungsumfang. An Kopfbewegungen sind in hohem Umfang Rotation, Dorsal- und Ventralflexion, in geringerem Umfang Lateralflexion möglich.
Bereits in Ruhe ist für die Balance des Schädels die Wirkung der beiden Mm. sternocleidomastoidei notwendig. Beim „Einnicken" fällt der Kopf nach vorne, weil sein Schwerpunkt beim Erwachsenen vor der Bewegungsachse durch die Kondylen liegt. Insgesamt werden ausgedehnte Kopfbewegungen von langen Muskeln ausgeführt, die Feineinstellung übernehmen die kurzen. Zur

- ***Ventralflexion*** werden die prävertebralen Muskeln und auch die unteren Zungenbeinmuskeln eingesetzt, vor allem dann, wenn gegen einen Widerstand gebeugt wird.
- ***Dorsalflexion***: Mm. sternocleidomastoidei, M. erector spinae insbesondere Mm. semispinales capitis und Mm. splenii capitis, kurze Nackenmuskeln, M. trapezius.
- ***Lateralflexion***: einseitige Kontraktion des M. semispinalis capitis mit den synergistisch wirkenden kurzen Nackenmuskeln (M. rectus capitis lateralis).
- ***Rotation***: einseitige Innervation des M. sternocleidomastoideus dreht den Kopf zur Gegenseite und führt zu einer Hebung des Kinnes. Synergistisch wirken bei der Rotation der M. semispinalis capitis, und der M. longissimus capitis, der M. splenius capitis, der M. rectus capitis posterior major und alle Muskeln die rotierend auf die Halswirbelsäule wirken (z. B. M. obliquus capitis inferior).

VI. Leitungsbahnen des Stammes

Blutgefäße und Nerven sind hier prinzipiell nach einem gleichartigen Muster angeordnet, das sich aus der Entwicklung des Rumpfes aus metameren Bauteilen ergibt (S. 134). Die segmentalen Blutgefäße und die segmentalen Spinalnerven versorgen gemeinsam die Rumpfmuskulatur und die darüber gelegene Haut. In der Nackenregion und dort, wo Verlagerungen von Muskeln stattfanden, kommt es zu Abweichungen von diesem Grundschema.

1. Arterien

Gliederung

Die arterielle Versorgung des Rumpfes erfolgt weitgehend durch
- **Interkostalgefäße und ihre Äste**
- **Aa. lumbales** ***im unteren Teil des Rückens***
- **längsverlaufende Gefäße in der vorderen Rumpfwand**.

Interkostalgefäße (Abb. 9-**16**). Die Interkostalgefäße sind segmental angeordnet. Es handelt sich um die
- **Aa. intercostales posteriores**
- **Rr. intercostales anteriores**.

Aa. intercostales posteriores. Die ***Aa. intercostales posteriores I et II*** entspringen aus der A. intercostalis suprema (aus dem Truncus costocervicalis, S. 480), die ***Aa. intercostales posteriores III-XI*** und

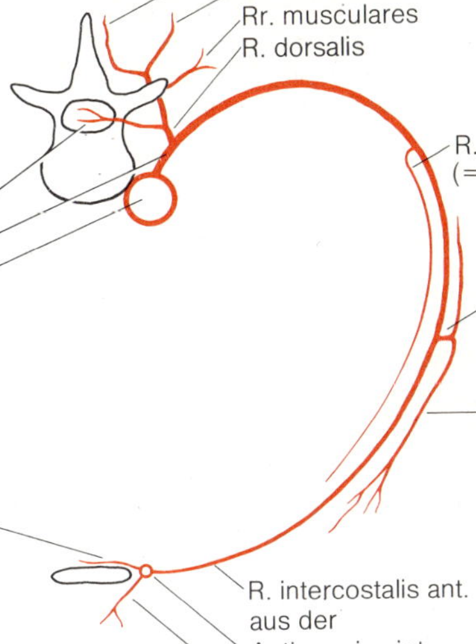

Abb. 9-16. A. intercostalis mit Verzweigungen in Höhe der Brustdrüse

die ***A. subcostalis*** aus der dorsalen Wand der Brustaorta. Die A. subcostalis wird so bezeichnet, weil sie am Unterrand der 12. Rippen verläuft.

Kurz nach ihrem Abgang aus der Aorta gibt jede A. intercostalis posterior einen

- ***R. dorsalis*** zur Versorgung des Rückens ab (s. unten).

Im übrigen zieht aber jede A. intercostalis posterior der rechten Seite über die vordere und seitliche Fläche des zugehörigen Wirbelkörpers hinweg und unterkreuzt in ihrem Verlauf den Ductus thoracicus, Ösophagus, die V. azygos und den rechten Grenzstrang, jede der linken Seite verläuft unter der V. hemiazygos bzw. V. azygos accessoria und dem linken Grenzstrang (s. Topographie des Mediastinums S. 554). Im weiteren Verlauf schließt sich jede A. intercostalis posterior der Unterseite der nächst höher gelegenen Rippe an und liegt dort (mit N. und V.) im Sulcus costae. Zwischen den Interkostalmuskeln, die durch die Gefäß-Nerven-Bahn in den M. intercostalis intimus und internus gespalten werden, zieht sie bogenförmig nach ventral und anastomosiert mit dem entsprechenden R. intercostalis anterior (Abb. 9-**16**).

Am Angulus costae gibt jede A. intercostalis posterior einen

- ***R. collateralis*** (früher R. supracostalis) ab. Dieser dünne, lange Seitenzweig verläuft dann schräg im Interkostalraum zum Oberrand der nächst tieferen Rippe und bildet Anastomosen mit einem R. intercostalis anterior.

Rr. intercostales anteriores. Sie gehen ventral aus der paarig angelegten A. thoracica interna (s. unten) sowie aus der aus der A. thoracica interna hervorgehenden A. musculophrenica (s. unten) hervor, meist 2 pro Interkostalraum. Die Rr. intercostales anteriores verlaufen jeweils am Oberrand und Unterrand der Rippen. Der wichtigste Ast ist der

- ***Ramus cutaneus lateralis*** (s. unten).

Aa. lumbales. Aus der Pars abdominalis aortae entstehen die 4 paarig-segmentalen Aa. lumbales; das 5. Paar geht von der A. sacralis mediana ab.

Arterielle Versorgung des Rückens (Abb. 9-**16**)

Jeder ***R. dorsalis*** arteriae intercostalis posterioris entsendet einen *R. spinalis* rückläufig durch das Foramen intervertebrale zum Inhalt des Wirbelkanals. Der Stamm des R. dorsalis verzweigt sich jedoch innerhalb der autochthonen Rückenmuskulatur, versorgt sie durch *Rr. musculares* und endet mit einem *R. cutaneus medialis* und einem *R. cutaneus lateralis* in der Rückenhaut, um sie zu ernähren. Der R. cutaneus medialis tritt neben den Dornfortsätzen, der R. cutaneus lateralis seitlich vom M. erector spinae in die Subkutis ein.

In der Nacken-Hals-Region ist die typische Gefäßanordnung verwischt. Zu den segmentalen Arterien aus der A. vertebralis (S. 479) und aus der A. cervicalis profunda kommen noch Äste aus der A. occipitalis, der A. cervicalis ascendens, der A. cervicalis superficialis und der A. transversa cervicis für die Muskulatur und für die darüber liegende Haut (Beteiligung auch der A. thoracodorsalis und A. suprascapularis) hinzu.

Arterielle Versorgung der Brustwand

Seitlicher Bereich. Die Versorgung des seitlichen Gebietes der Thoraxwand fällt in das Übergangsgebiet zwischen den Aa. intercostales posteriores und Rr. intercostales anteriores. Der wichtigste Ast ist der ***R. cutaneus lateralis.*** Er durchbricht seitlich die Brustwand und teilt sich in einen nach vorn und einen nach hinten gerichteten Zweig. Seine *Rr. mammarii* sind lange vordere Zweige, die zur Brustdrüse ziehen.

Vorderer Bereich. Das wichtigste Stammgefäß für die arterielle Versorgung des vorderen Bereichs der Brustwand und gleichzeitig für die längsverlaufenden Gefäße der vorderen Bauchwand ist die A. thoracica interna (Abb. 9-**17**).

A. thoracia interna. An der konkaven Seite der A. subclavia entspringt die A. thoracica interna. Sie läuft hinter der V. subclavia und der Clavicula, dann auf der dorsalen Fläche der Rippenknorpel und Interkostalmuskeln 1-2 cm seitlich vom Brustbeinrand. Innen liegen im Bereich der 1.-2. oder 3. Rippe die Pleura costalis und Fascia endothoracica auf der A. thoracica interna, unterhalb der 3. Rippe bedeckt der M. transversus thoracis die Arterie. Sie gibt folgende Gefäße ab:

- ***Rr. mediastinales*** zum vorderen Mediastinum.
- ***Rr. thymici*** zum Thymus bzw. Thymusrestkörper.
- ***Rr. bronchiales*** zu den Bronchien. Sie bilden Anastomosen mit den Rr. bronchiales aus der Aorta.
- ***A. pericardiacophrenica,*** ein dünner Ast, der den N. phrenicus seitlich auf dem Herzbeutel unter der Pleura mediastinalis bis zum Zwerchfell begleitet und Zweige zum Perikard, zur Pleura und zum Zwerchfell abgibt.
- ***Rr. sternales*** zu einem arteriellen Netz auf der dorsalen Fläche des Brustbeines und des M. transversus thoracis.
- ***Rr. perforantes.*** Sie durchbrechen die Muskulatur der Thoraxwand am Rand des Brustbeins und versorgen die Haut.
- ***Rr. mammarii*** mediales sind stärkere Rr. perforantes im II.-IV. Interkostalraum. Sie ziehen zur Brustdrüse.
- ***Rr. intercostales anteriores*** (I-VI); sie anastomosieren mit den Aa. intercostales posteriores.

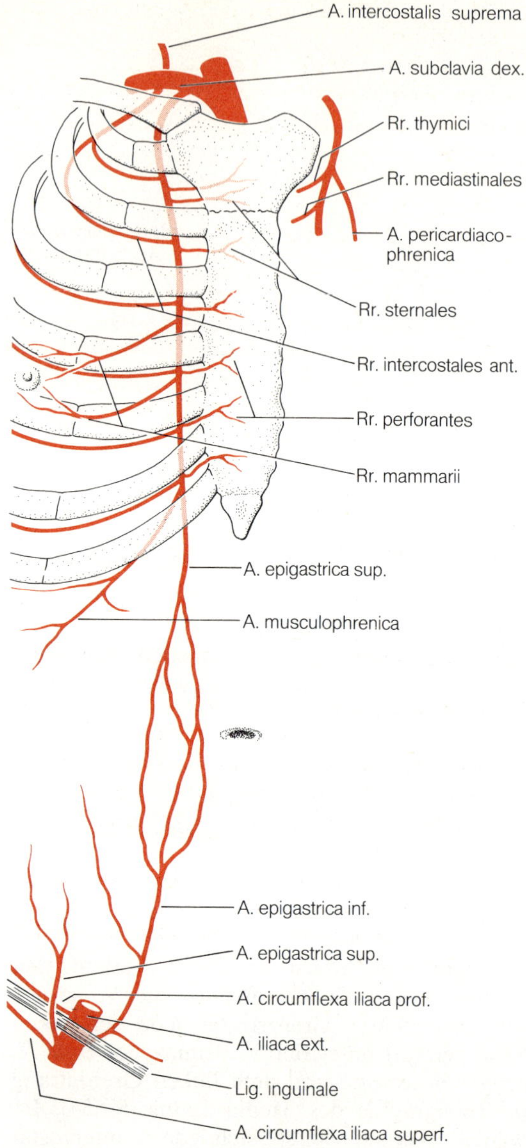

Abb. 9-17. Arterielle Versorgung der vorderen Brust- und Bauchwand (A. thoracica interna beiderseits nicht bezeichnet)

Klinischer Hinweis. Bei einer Aortenisthmusstenose erweitern sich die Interkostalarterien, da ein Teil des Blutes auf dem Wege über die A. thoracica interna, Interkostalarterien - Brustaorta, den Engpaß umgeht.

Im 6. Interkostalraum teilt sich die A. thoracica interna in ihre beiden Endäste:

- ***A. musculophrenica,*** ein seitlicher Endast, der das Zwerchfell und die Bauchmuskeln mit versorgt und die *Rr. intercostales anteriores*

VII-IX zu den unteren Zwischenrippenräumen abgibt.
- ***A. epigastrica superior***, die Fortsetzung der A. thoracica interna zur Versorgung der vorderen Bauchwand. Sie verläßt den Brustraum in Höhe des 6. und 7. Rippenknorpels durch eine Lücke in der Pars costalis des Zwerchfells in der Nähe des Trigonum sternocostale. Bedeckt vom M. transversus abdominis dringt sie in die Rektusscheide ein und verläuft auf der Rückseite des M. rectus abdominis, wo sie mit der A. epigastrica inferior (s. unten) anastomosiert.

Arterielle Versorgung der Bauchwand

Die arterielle Versorgung der Bauchwand erfolgt auf der Ventralseite aus Gefäßen, die vorwiegend längs verlaufen (1. Gruppe) und seitlich aus segmentalen dorsalen Gefäßen, die aus der Aorta hervorgehen (2. Gruppe). Die Endäste beider Systeme stehen durch Anastomosen miteinander in Verbindung.

Zur ***1. Gruppe*** gehören
- **A. epigastrica superior**. Sie ist die Fortsetzung der A. thoracica interna und anastomosiert in Nabelhöhe mit der A. epigastrica inferior.
- **A. epigastrica inferior** (Abb. 9-**17**). Sie entspringt aus der A. iliaca externa (S. 633), verläuft auf dem Lig. interfoveolare, durchbricht die Rektusscheide und zieht auf der Rückseite des M. rectus abdominis nach oben. Ihr ***R. pubicus*** zieht zum Os pubis und gibt den ***R. obturatorius*** ab. Dieser anastomosiert mit dem R. pubicus aus der A. obturatoria. Wenn die anastomosierenden Gefäße kräftig ausgebildet sind, oder die A. obturatoria einen abnormen Ursprung besitzt, so sprechen wir von *Corona mortis* (Abb. 9-**22**).

Klinischer Hinweis. Bei operativen Eingriffen in der Leistengegend, insbesondere bei der Operation von Schenkelhernien, kann es bei Verletzung einer stark ausgebildeten Anastomose zu größeren Blutungen kommen, die früher oft tödlich verliefen; deshalb Corona mortis.

  Aus der A. epigastrica inferior zweigt außerdem die ***A. cremasterica*** zum Samenstrang ab. Bei der Frau entspricht ihr die ***A. ligamenti teretis uteri***.
- **A. circumflexa iliaca profunda**. Sie kommt aus der A. iliaca externa, läuft an der inneren Bauchwand hinter dem Leistenband, dann dem Beckenkamm entlang und gibt Äste für Bauchmuskeln ab. Ihr *R. ascendens* anastomosiert mit dem R. iliacus aus der A. iliolumbalis.
- **A. epigastrica superficialis**. Sie entspringt aus der A. femoralis, überquert das Leistenband vorn und verzweigt sich im subkutanen Gewebe der vorderen Bauchwand zur Versorgung der Haut. Es kommen Anastomosen mit der A. epigastrica superior vor.
- **A. circumflexa iliaca superficialis**. Sie kommt aus der A. femoralis, läuft subkutan entlang dem Leistenband zum Beckenkamm und versorgt die Haut in der Leistengegend.

Zur ***2. Gruppe*** gehören:
- **Aa. intercostales posteriores VII-XI** und **A. subcostalis**. Sie stammen aus der Aorta thoracica (Abb. 9-**15**). Ihre Endstrecken ziehen schräg nach unten, wo sie zwischen dem M. obliquus internus und M. transversus abdominis verlaufen. Die Endzweige gelangen von der Seite her in die Rektusscheide und anastomosieren mit der A. epigastrica superior et inferior.
- **Aa. lumbales**. Es handelt sich um 4 parietale Äste, die unterhalb des Abganges der Interkostalarterien beiderseits aus der Aorta abdominalis abzweigen (ihre dorsalen Äste verhalten sich wie die der Interkostalarterien). Der jeweilige vordere Ast tritt zwischen M. quadratus lumborum und M. iliopsoas in die seitliche Bauchmuskulatur ein und versorgt diese.

Hautversorgung. Die Aa. intercostales posteriores geben wie im Brustbereich auf ihrem Weg den *R. cutaneus lateralis* ab, der sich in einen vorderen und hinteren Ast teilt. Beide Endäste dienen der Blutversorgung der seitlichen Bauchhaut. Die Versorgung der vorderen Bauchhaut erfolgt vor allem aus der *A. epigastrica superficialis* und aus den *Rr. perforantes* der A. epigastrica superior und A. circumflexa iliaca superficialis.

2. Venen

Die Venen folgen in ihrem Verlauf als meist gleichnamige Begleitvenen den Arterien. Ihr Abfluß erfolgt
- aus dem dorsalen Rumpfabschnitt über das „Azygossystem" (Abb. 12-**27f**) in die V. cava superior.
- Aus dem ventralen oberen Rumpfabschnitt wird das Blut von den Vv. thoracicae internae gesammelt, die es über die V. brachiocephalica gleichfalls der V. cava superior zuführen.
- Aus dem unteren Rumpfabschnitt gelangt das Blut über die Vv. epigastricae inferiores in die V. iliaca externa und dann in die V. cava inferior.

Die Bedeutung der 2 unterschiedlichen Abflußwege in die beiden großen Hohlvenen ist für die Ausbildung von portokavalen Anastomosen (Abb. 13-**27**) wichtig.

Dorsale Rumpfwand

Das venöse Blut aus der Haut und der Muskulatur fließt durch Rr. dorsales in die Interkostalvenen. Die *Vv. intercostales posteriores* münden rechts in die V. azygos, links in die V. hemiazygos bzw. V. hemiazygos accessoria und die untersten auf beiden Seiten in die V. lumbalis ascendens. Aus der 2.-3. oder 4. Interkostalvene fließt das Blut über die *V. intercostalis superior dextra* in die V. azygos. Die entsprechende *V. intercostalis superior sinistra* mündet in die linke V. brachiocephalica. Rechte und linke V. intercostalis I (V. intercostalis suprema) münden in die V. brachiocephalica oder in die Vertebralvenen.

Eine besondere Situation ergibt sich bei der ***Gefäßversorgung der Wirbelsäule***: Das sauerstoffreiche Blut gelangt durch Foramina nutricia in das mit aktivem Knochenmark ausgefüllte Spongiosawerk der Wirbelkörper. Venen, besonders weitlumige oft an der Rückseite des Wirbelkörpers austretende **V. basivertebralis** führen das Blut zu dem im Wirbelkanal befindlichen *Plexus venosus vertebralis internus* und zu dem an der Vorderseite des Körpers vorhandenen *Plexus venosus vertebralis externus anterior.* Zahlreiche Anastomosen bestehen zwischen diesem und dem *Plexus venosus vertebralis externus posterior*, der an der Rückseite des Arcus vertebrae liegt.

Das **Blut aus der Nackenregion** fließt auf beiden Seiten aus oberflächlichen Gefäßen in die V. jugularis externa, und in der Tiefe in die V. vertebralis und V. cervicalis profunda, die in die V. brachiocephalica münden. Die V. vertebralis (S. 253) erhält außerdem aus dem Wirbelkanal segmentale Zuflüsse.

Brustwand

Die Vv. intercostales anteriores sammeln das Blut aus der vorderen Brustwand. Sie münden in die *Vv. thoracicae internae.* Je 2 dieser Venen flankieren als Vv. comitantes die A. thoracica interna. Vom 3. Rippenknorpel an liegen sie zu einem Gefäß vereinigt medial von der Arterie. Sie münden dann in die V. brachiocephalica. Ihre Zuflüsse:

- **Vv. epigastricae superiores**
- **Vv. subcutaneae abdominis**
- **Vv. musculophrenicae**
- **Vv. intercostales anteriores**.
- **Vv. thoracoepigastricae**. Sie verlaufen an der seitlichen Rumpfwand, anastomosieren mit den Unterhautvenen der Bauchwand, Vv. epigastricae superficiales, und münden in die V. axillaris.

Bauchwand

Zwischen oberflächlichen und tiefen Venen bestehen ausgedehnte Anastomosen und ebenfalls zwischen der V. epigastrica superior (Abfluß zur V. cava superior) und der *V. epigastrica inferior* (Abfluß zur V. cava inferior). Alle diese Gefäße spielen bei der Ausbildung von Kava-Kava-Anastomosen eine wichtige Rolle (S. 323).
Das Blut aus den ausgedehnten Venenplexus der Bauchhaut gelangt im oberen Anteil in die V. thoracica interna und von ihr durch die V. brachiocephalica in die obere Hohlvene. Im unteren Bereich fließt das Blut durch die *V. epigastrica superficialis* und *V. circumflexa iliaca* über die V. femoralis zur unteren Hohlvene.
Die in der Nabelregion gelegenen Hautvenen können sich bei der Ausbildung von portokavalen Anastomosen (bei Pfortaderstauung) durch zunehmende Kanalisierung der Vv. parumbilicales bei der Ausbildung des Kollateralkreislaufs erweitern und schlängeln (*Caput medusae*).

3. Lymphgefäße und regionale Lymphknoten

Die peripheren Lymphgefäße laufen gemeinsam mit den Venen. Zahlreiche Lymphgefäße münden in die regionalen Lymphknoten ein. Einige wenige Lymphgefäße verlassen sie, werden in nachgeschalteten Lymphknoten konzentriert und treten dann in die großen Lymphstämme, (Trunci) über (vgl. hierzu S. 166).

Dorsale Rumpfwand

Aus der Nackenregion ziehen die Lymphgefäße zu den Nodi lymphatici occipitales.

Ventrale Rumpfwand

Oberflächliche Schichten *(Haut und Subkutis).* Zwei scharf voneinander getrennte Einzugsgebiete sind zu unterscheiden:

- **oberhalb des Nabels** wird die Lymphe zu den ***Nodi lymphatici axillares superficiales*** und von diesen über die ***Nodi lymphatici axillares profundi*** in den ***Truncus subclavius sinister*** oder ***dexter*** geleitet (vgl. S. 551).

- **unterhalb des Nabels** führen die Lymphgefäße die Lymphe in die ***Nodi lymphatici inguinales superficiales*** (auch Zuflüsse aus der unteren Extremität und dem Genitale) dann über die ***Nodi lymphatici inguinales profundi*** und ***Nodi lymphatici iliaci externi*** in den ***Truncus lumbalis sinister*** oder ***dexter***.

Tiefe Schichten der Leibeswand. Die tiefen Lymphgefäße und -knoten begleiten meistens die Blutgefäße. Mit den Vasa epigastrica superiora et thoracica interna gelangen Lymphbahnen in die ***Nodi lymphatici parasternales;*** Abfluß in den Truncus subclavius. Aus der seitlichen und hinteren Bauchwand fließt Lymphe in die ***Nodi lymphatici lumbales***. Sie liegen neben den Vasa lumbalia. In Begleitung der Vasa epigastrica inferiora und den Vasa circumflexa iliaca profunda gelangen Lymphbahnen in die ***Nodi lymphatici iliaci communes***. Aus beiden Lymphknotengruppen fließt die Lymphe in den Truncus lumbalis ab. Lymphabfluß der Mamma S. 256.

4. Nerven

Wenn auch die segmentale Gliederung der Rumpfwand stellenweise nicht mehr deutlich zu erkennen ist, so bleibt die metamere Anordnung der zugehörigen Spinalnerven unverkennbar. Wie auf S. 187 ausgeführt ist, verlassen 31 Paare Spinalnerven das Rückenmark, nämlich 8 Nn. cervicales, 12 Nn. thoracici, 5 Nn. lumbales, 5 Nn. sacrales und 1 N. coccygeus. Spinalnerven sind (fast) ausnahmslos gemischte Nerven, d. h. sie enthalten motorische, sensible und vegetative Fasern. Infolge der Wanderung von Muskeln aus dem Branchialbereich auf den Rumpf (vgl. Entwicklung S. 136) beteiligt sich an der Innervation der sekundär eingewanderten Muskeln auch ein Branchialnerv, der N. accessorius.

Verlaufsschema. Nach Verlassen des Foramen intervertebrale teilt sich der Stamm eines jeden Spinalnerven, *Truncus nervi spinalis*, in 4 Äste (Abb. 7-**6**)
- *R. meningeus*
- *Rr. communicantes*
- *R. dorsalis*
- *R. ventralis*.

Der *R. meningeus* zieht rückläufig durch das Foramen intervertebrale zu den Rückenmarkshäuten. Außerdem versorgt er sensibel die Gelenkkapseln der Intervertebralgelenke und die Auskleidung des Wirbelkanals (bei einem Diskusprolaps schmerzt das hintere Längsband).

Die *Rami communicantes* gehören zum vegetativen Nervensystem (S. 191).
Der *R. dorsalis* zieht zur dorsalen Rumpfwand, der *R. ventralis* zur ventrolateralen Rumpfwand.

Innervation der dorsalen Rumpfwand

Sie erfolgt durch **Rami dorsales der Spinalnerven**. Jeder R. dorsalis spaltet sich beim Eintritt in die Rückenmuskulatur in 2 Äste
- ***R. medialis*** für den medialen Trakt der autochthonen Rückenmuskulatur
- ***R. lateralis*** für den lateralen Trakt der autochthonen Rückenmuskulatur

Kleine, von innen abgehende Seitenzweige, ***Rr. musculares***, ziehen zu den einzelnen Muskeln.
- Die Endverzweigung der Rami medialis und lateralis sind jeweils ein *R. cutaneus medialis* und R. *cutaneus lateralis*. Diese versorgen dann sensibel die über der Muskulatur gelegene Haut. Der mediale Hautast erreicht sie seitlich der Dornfortsätze, der laterale tritt seitlich vom M. longissimus dorsi in die Subkutis ein.

Innervation der Nackenregion

Die ***3 ersten zervikalen Spinalnerven*** verhalten sich etwas abweichend von dem Grundschema. Ihre **Rami dorsales** haben besondere Namen. Ihr topographisches Verhalten wird auf S. 499 besprochen.
- **1. Zervikalnerv**. Sein R. dorsalis heißt **N. suboccipitalis**. Er ist rein motorisch. Von ihm werden die kurzen Nackenmuskeln, der M. longissimus capitis und der M. semispinalis capitis innerviert.
- **2. Zervikalnerv**. Sein R. dorsalis, der **N. occipitalis major**, ist überwiegend sensibel. Er versorgt die Haut am Hinterkopf bis hinauf zum Scheitel (Abb. 10-**37**).
- **3. Zervikalnerv**. Sein R. dorsalis setzt sich in einen Hautast fort, **N. occipitalis tertius**, der sich unter Anastomosenbildung mit dem N. occipitalis major ebenfalls an der Versorgung der Haut im Bereich des Hinterhauptes beteiligt.

Die **ventralen Äste** der ersten 3 Zervikalnerven beteiligen sich an der Bildung des Plexus cervicalis.
Die ***übrigen 5 Nn. cervicales*** verhalten sich ähnlich wie im Grundschema angegeben, nur fehlen die Rr. cutanei laterales.

Hautsensibilität. *Die sensible Versorgung der Haut am Rücken erfolgt*

- in der Nacken- und Schulterregion durch Rr. dorsales der Zervikalnerven (s. o.)
- in der Thorax- und Lendenregion durch Rr. dorsales der Thorakalnerven
- in der Sakralregion durch Rr. dorsales der Sakralnerven (Nn. clunei medii).

Innervation der vorderen Rumpfwand

Beteiligt sind die Rr. ventrales der 12 Nn. thoracici, die wegen ihrer Lage als Nn. intercostales bezeichnet werden, und Rr. ventrales des 1. Lumbalnerven. Der 12. Thorakalnerv, der am Unterrand der 12. Rippe verläuft, trägt die Bezeichnung N. subcostalis. Die Äste der Rr. ventrales des 1. Lumbalnerven sind der N. iliohypogastricus und N. ilioinguinalis.

Brustbereich

Die **Nn. intercostales I-VI** liegen zunächst direkt unter der Pleura parietalis in der Fascia endothoracica. Sie verlaufen gemeinsam mit der A. und V. intercostalis, wobei der Nerv unterhalb der Gefäße liegt (Abb. 9-**21**, S. 257). Am Angulus costae dringt das Gefäßnervenbündel zwischen die Interkostalmuskeln ein.

Auf ihrem bogenförmigen Verlauf in Richtung Sternum geben die Nn. intercostales folgende Äste ab:

- ***Rr. musculares*** für Mm. intercostales, M. transversus thoracis, Mm. levatores costarum, M. serratus posterior superior et inferior.
- ***R. cutaneus lateralis.*** Er durchbricht seitlich zwischen den Ursprungszacken des M. serratus anterior die Thoraxwand und spaltet sich in einen ventralen und in einen dorsalen Ast auf, die beide sensibel die Haut versorgen. Ihre nach ventral ziehenden langen Äste, *Rr. mammarii laterales*, erreichen die Brustdrüse.
- ***Nn. intercostobrachiales*** sind die Rr. cutanei der beiden ersten Interkostalnerven (aus T2 und T3). Sie ziehen durch die Achselhöhle und verbinden sich mit sensiblen Armnerven (meist mit dem N. cutaneus brachii medialis).
- Endast ist der ***R. cutaneus anterior.*** Auch er spaltet sich in einen medialen und in einen lateralen Zweig. Die medialen Zweige zur Brustdrüse heißen *Rr. mammarii mediales.*

Die Haut über dem Schlüsselbein wird von den Rr. cutanei der Nn. supraclaviculares mediales et intermedii (aus dem Plexus cervicalis) versorgt.

Bauchbereich

Die Bauchwand wird wie die Brustwand von segmentalen Spinalnerven versorgt, obgleich die metamere Gliederung der Muskulatur nicht mehr sichtbar ist (Abb. 16-**8**). An der Innervation beteiligen sich:

- Die **Nn. intercostales VII bis XI** und der **N. subcostalis**. Die Nerven gelangen hinter den Rippenknorpel in den Bindegewebsraum zwischen M. transversus abdominis und M. obliquus internus abdominis, ziehen dann nach ventral und durchbrechen die Rektusscheide. *Rr. musculares*, die auf diesem Weg abgegeben werden, versorgen die seitlichen und vorderen Bauchmuskeln. Sensible Äste, der *R. cutaneus lateralis*, der zwischen den Zacken des M. serratus lateralis in das subkutane Bindegewebe eintritt und der *R. cutaneus anterior*, der Endast des Nerven, innervieren die Bauchhaut. Die lateralen Äste teilen sich in der vorderen Axillarlinie in ihre beiden Endäste, die vorderen verbreiten sich im Hautgebiet zu beiden Seiten der Medianlinie.

An der Innervation der unteren Abschnitte der Bauchwand beteiligen sich noch die beiden kranialen Äste des Plexus lumbalis, der *N. iliohypogastricus* und der *N. ilioinguinalis* (beide aus L1). Ihre Verzweigungsmuster gleichen im Prinzip dem der Interkostalnerven (vergl. Abb. 9-**94**).

- Der **N. iliohypogastricus** verläuft durch den M. psoas major, befindet sich dann auf der Vorderfläche des M. quadratus lumborum (hinter der Niere) und zieht anschließend zwischen M. transversus abdominis und M. obliquus internus abdominis nach ventral. Auf seinem Weg gibt er *Rami musculares* ab. Den M. obliquus internus abdominis durchbohrt er medial der Spina iliaca anterior superior und erreicht schließlich zwischen M. obliquus internus abdominis und Aponeurose des M. obliquus externus abdominis, etwa 1 cm oberhalb des Leistenbandes gelegen, die Haut um den äußeren Leistenring, die er versorgt. Ein *R. cutaneus lateralis* verläßt den N. iliohypogastricus bereits über der Crista iliaca und versorgt die Haut distal des Darmbeinkammes.
- Der **N. ilioinguinalis** verläuft im wesentlichen parallel zum N. iliohypogastricus, jedoch etwas nach kaudal versetzt. Er versorgt die Haut in der Umgebung des Leistenringes. Andere *Endäste ziehen durch den Leistenkanal* und innervieren als *Nn. scrotales anteriores* bzw. *Nn. labiales anteriores* entsprechende Hautgebiete.

Hautsensibilität und Segmentzuordnung

Die Hautinnervation des Thorax und Abdomens erfolgt segmental, gürtelförmig (Abb. 16-**14**), im Gegensatz zu den Extremitäten, wo schräg- und längsverlaufende Streifen zu beobachten sind. Die Mamillen liegen im Segment T4. Da gemäß dem Sherrington-Gesetz alle Hautbezirke mit Ausnahme der Autonomiegebiete auch von benachbarten Segmenten innerviert werden, entstehen vollständige Anästhesien nur, wenn das nächsthöhere und nächstniedrigere Rückenmarksegment oder die zugeordneten Wurzeln auch ausgefallen sind (Abb. 7-7), vgl. auch Head-Zonen (S. 196).

Bauchdeckenreflexe. Beim Bestreichen der Bauchhaut mit einem spitzen Gegenstand entstehen Muskelkontraktionen (vgl. Tabelle 16-**5**).

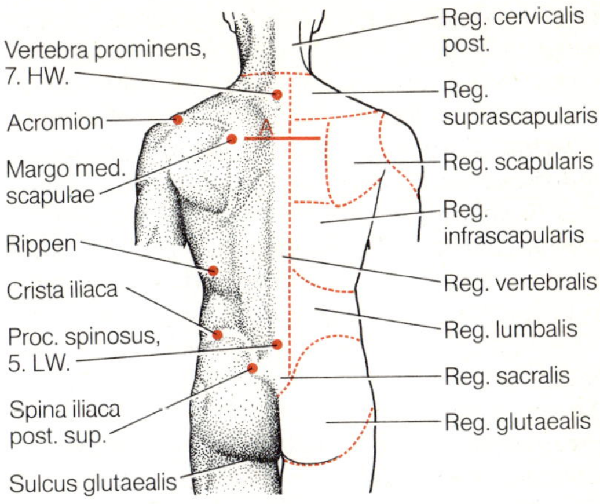

Abb. 9-18. Körperoberfläche von dorsal. *Links* Oberflächenrelief und tastbare Knochenpunkte. *Rechts* Regionengliederung. *A*, Linea interspinalis

VII. Topographische und angewandte Anatomie

1. Dorsale Rumpfwand

Allgemeines

Begrenzungen. Der Rücken ist die Dorsalseite des Rumpfes. Er reicht bis zur Steißbeinspitze und von hier nach lateral bis zu einer bogenförmigen unteren Begrenzungslinie, die durch den Darmbeinkamm markiert wird. Die seitliche Begrenzung des Rückens ist nicht exakt festgelegt. Sie stimmt aber ungefähr mit der Axillarlinie überein. Aus praktischen Gründen wird oft - so auch in diesem Buch - die Dorsalseite des Halses mit zum Rücken gerechnet (vgl. Stamm).

Oberflächenrelief. Zu beiden Seiten der Rückenrinne wölben sich die Wülste des *M. erector spinae* vor. Im Sakralbereich verbreitert sich die Rinne zum *Sakraldreieck.* Bei der Frau entsteht hier eine *rautenförmige Figur* (Michaelis-Raute, Abb. 9-**18**, S. 328). Bei athletischen Menschen bildet sich auch der Sehnenspiegel und der laterale Rand des M. trapezius und der des M. latissimus dorsi an der Oberfläche ab.

Tastbare Knochenpunkte. Protuberantia occipitalis externa, Processus spinosus des 7. Halswirbels (Abweichungen, S. 219) und Processus spinosi von Brust- und Lendenwirbeln, Crista sacralis mediana bis Os coccygis. Margo medialis scapulae, Spina scapulae bis Akromion, Angulus inferior scapulae. Crista iliaca mit Spina iliaca posterior superior.

Regionale Einteilung. Die *Regio vertebralis* liegt über der Wirbelsäule. Sie setzt sich nach unten in die *Regio sacralis,* nach oben in die *Regio cervicalis posterior* (früher Regio nuchae) fort. Unter der *Regio scapularis* liegt die *Regio infrascapularis* und unterhalb von ihr die *Regio lumbalis.*

Hilfslinien. Die Linea paravertebralis verläuft parallel zur *Linea mediana posterior* an der seitlichen Begrenzung der Wirbelsäule. Die *Linea interspinalis* verbindet die beiden Spinae scapulae. Die *Linea scapularis* ist als Senkrechte durch den Angulus inferior scapulae zu denken.

Topographie der Regio cervicalis posterior

Die Haut der Nackenregion ist mit der Fascia nuchae fest verwachsen. Nach Wegnahme beider und nach Wegnahme des M. semispinalis capitis werden die tiefen Nackenmuskeln sichtbar. Sie bestimmen durch ihre Anordnung die Topographie der tiefen Nackenregion (Abb. 9-**11**). Durch den Verlauf des M. rectus capitis posterior major, des M. obliquus capitis superior und des M. obliquus capitis inferior wird das *Trigonum suboccipitale* begrenzt. Seinen Boden bilden die Membrana atlantooccipitalis posterior und der hintere Atlasbogen. Im Trigonum suboccipitale liegen die A. vertebralis, die Vv. vertebrales, der N. suboccipitalis und ein Teil des Plexus venosus suboccipitalis, der mit den Vv. vertebrales und mit dem Plexus venosus vertebralis externus in Verbindung steht. Ein besonderes topographisches Verhalten legen die 3 ersten Spinalnerven hier an den Tag (vgl. S. 499).

Der *1. Zervikalnerv* verläßt zwischen Hinterhaupt und Arcus posterior des Atlas den Wirbelkanal. Er verläuft dann gemeinsam mit der A. vertebralis und ihren Begleitvenen im Sulcus a. vertebralis. Am hinteren Rand des Wirbelbogens teilt er sich in einen R. ventralis und R. dorsalis. Der R. ventralis beteiligt sich an der Bildung des Plexus cervicalis. Der R. dorsalis wird *N. suboccipitalis* genannt. Er versorgt motorisch die kurzen Nackenmuskeln und gibt Äste an den M. semispinalis capitis und an den M. longissimus capitis ab.

Der *R. dorsalis des 2. Zervikalnervs* ist der *N. occipitalis major.* Er schlingt sich unten um den M. obliquus capitis inferior. Dann durchbohrt er den M. semispinalis capitis, den er innerviert, und anschließend durchbohrt er den M. trapezius. Seine Endverzweigungen versorgen sensibel die Haut der Nacken- und Hinterhauptsgegend.

Der *R. dorsalis des 3. Zervikalnerven* heißt *N. occipitalis tertius.* Er durchbricht den M. semispinalis capitis und den M. trapezius. Anschließend versorgt er einen kleinen Teil der Nackenhaut nahe der Mittellinie. Mit dem N. occipitalis bildet er Anastomosen.

Subokzipitalpunktion, Dieser Eingriff wird vorgenommen, um Liquor cerebrospinalis aus der Hinterhauptszisterne zu gewinnen. Hierzu wird die Punktionsnadel bei vorgeneigtem Kopf zwischen Hinterhaupt und Atlas in der Medianebene eingeführt und dabei durch Haut und Ligamentum nuchae, dann durch die Membrana atlantooccipitalis posterior und schließlich durch die Dura und Archnoidea bis in die Cisterna cerebellomedullaris vorgeschoben.

Topographie der Foramina intervertebralia

Die Begrenzung der Foramina intervertebralia sind: Incisura vertebralis superior et inferior, Bandscheibe, Processus articularis superior et inferior, Gelenkkapseln der kleinen Wirbelgelenke und Ligg. flava. In den Foramina intervertebralia liegen der N. spinalis bzw. seine Wurzelfasern, das Ganglion spinale, Fett- und Bindegewebe, Lymphgefäße, ein arterieller R. spinalis und Venengeflechte für das Rückenmark mit seinen Hüllen sowie der R. meningeus mit sensiblen und vegetativen Fasern für die Rückenmarkhüllen. Im Halsbereich sind die Foramina besonders eng, im Lendenbereich besonders weit.

Klinischer Hinweis. Durch Abbau der Disci intervertebrales oder durch Knochenwucherungen (Exostosen) kann es zu einer Einengung der Foramina und dadurch zu einer Beeinträchtigung der Spinalnerven mit Schmerzen kommen.

Foramen processus transversi

In den Foramina des 6. bis 1. Halswirbels verläuft auf beiden Seiten die A. vertebralis die dann auf der Oberseite des Atlas (Abb. 9-**6c**) bogenförmig im Sulcus arteriae vertebralis zum Foramen magnum zieht und die Membran-atlantooccipitalis durchbricht. Die Arterie wird von 2 Vv. intervertebrales begleitet, die um sie herum Plexus bilden. Die beiden Venen ziehen nach unten und verlasssen erst nach dem 7. Halswirbel die Reihe der Foramina transversalia. Außerdem wird die Arteria vertebralis von einem Geflecht sympathischer Nervenfasern (Plexus vertebralis) umsponnen.

Trigonum lumbale

Es liegt im Bereich der hinteren Bauchwand zwischen den Rändern des M. obliquus externus abdominis, M. latissimus dorsi und dem Darmbeinkamm. Das Trigonum lumbale (Petit) ist ein muskelschwaches Feld unterschiedlicher Ausdehnung, in dem die Leibeswand nur aus M. obliquus internus und M. transversus abdominis besteht.

Klinischer Hinweis. Selten kann es in Gebieten des Trigonum lumbale zur Bildung von Hernien (Petit-Hernien) kommen oder es können Abszesse nach außen durchbrechen.
Lumbalpunktion und Epiduralanästhesie S. 843.

2. Vordere Rumpfwand (Abb. 9-**19**)

Allgemeines

Begrenzungen. Die Brustregion reicht nach oben bis zu einer Linie, die von den beiden Claviculae und der Incisura jugularis gebildet wird. Die Grenze zur Bauchregion ist eine Linie, die sich aus der Projektion des Zwerchfells als Abschluß der unteren Thoraxapertur auf die vordere Rumpfwand ergibt, d. h. sie läuft quer über den Thorax. Sein Knorpelteil, unter dem die Oberbaucheingeweide liegen, gehört bereits zur Bauchregion: das Hypochondrium. Untere Begrenzung des Bauches: Oberrand der Symphysis pubis - Leistenfurche - Spina iliaca anterior superior - Crista iliaca. Seitliche Begrenzung s. Rücken.

Oberflächenrelief. Die Deutlichkeit des Oberflächenreliefs (Abb. 9-**19**) hängt weitgehend von der Ausbildung des subkutanen Fettpolsters ab. Im Brustbereich ist die Kontur des M. pectoralis major, insbesondere die vordere Axillarfalte, zu sehen, außerdem die Zackenlinie des M. serratus

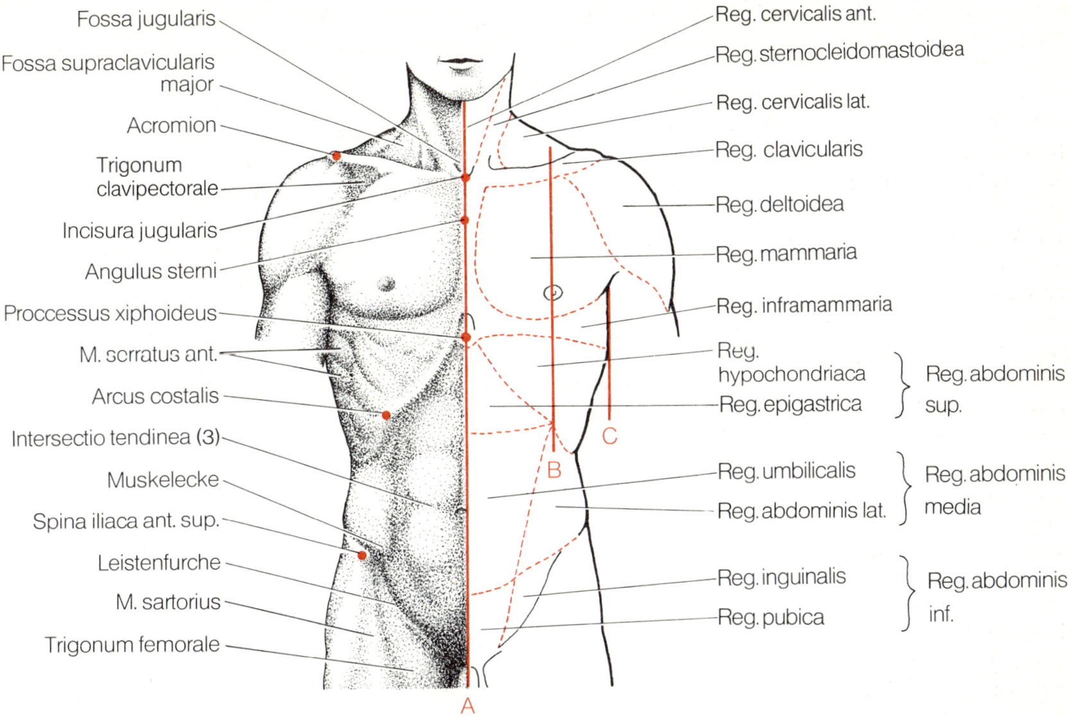

Abb. 9-19. Körperoberfläche von ventral. *Links* Projektionen von Muskeln, Knochenpunkten u. a. auf die Oberfläche. *Rechts* Regionengliederung. *A,* Medianlinie; *B,* Medioklavikularlinie; *C,* Axillarlinie

anterior. Unterhalb der Clavicula liegt eine Einsenkung, die *Fossa infraclavicularis.* Sie wird hervorgerufen durch das *Trigonum clavipectorale* (Trigonum deltoideopectorale, Mohrenheim-Grube), an dessen Begrenzung sich der M. pectoralis major, der M. deltoideus und die Clavicula beteiligen. Beim weiblichen Geschlecht bestimmt die Brustdrüse das Relief der Brustwand.

Im Bauchbereich bilden sich beim trainierten Körper die Intersectiones tendineae des M. rectus abdominis ab und eventuell die sog. Muskelecke des M. obliquus externus abdominis (Übergang des Muskelfleisches in die Aponeurose). Stets deutlich tritt die Leistenfurche hervor, die dadurch zustandekommt, daß hier die Haut durch straffe Bindegewebszüge am Lig. inguinale befestigt ist. Seitlich bildet sich der Weichenwulst. Er entsteht dadurch, daß sich der M. obliquus externus über seinen Ansatz am Darmbeinkamm wölbt. Ungefähr in der Mitte zwischen Processus xiphoideus und Symphyse liegt der Nabel.

Tastbare Knochenpunkte. *Brustbereich* (Abb. 9-**19**): Vorder- und Oberkante der Clavicula, Extremitas acromialis und Akromion; Vorderfläche des Sternums mit Incisura jugularis, Angulus sterni mit Ansatz der 2. Rippe, Processus xiphoideus, Rippen mit Ausnahme der 1. Rippe, Arcus costalis, (bei abduziertem Arm) *Processus coracoideus. Bauchbereich*: Spina iliaca anterior superior und Crista iliaca; Oberkante des Schambeins mit Tuberculum pubicum und Symphysis pubis als Grenzpunkte.

Regionale Einteilung. *Brustwand.* Vor dem Sternum liegt die *Regio praesternalis,* vor dem M. pectoralis major die *Regio pectoralis,* die nach oben an die *Regio infraclavicularis* und nach unten an die *Regio inframammaria* grenzt; seitlich davon die *Regio axillaris* mit der Fossa axillaris. Die *Regio mammaria* ist der Bezirk des Ansatzes der Brustdrüse. Als untere Begrenzung der Brustregion kann die untere Grenzlinie der Regio inframammaria gelten.

Bauchwand. Eine Querlinie durch den Nabel unterteilt die Bauchwand in Ober- und Unterbauch. Genauer ist die Einteilung, bei der eine quere Verbindungslinie durch den tiefsten Punkt des rechten und linken Rippenbogens und eine 2. Verbindungslinie zwischen rechtem und linkem Darmbeinkamm gezogen wird. Hierdurch lassen sich die Gebiete Oberbauch *(Epigastrium)* Mittelbauch *(Mesogastrium)* und Unterbauch *(Hypogastrium)* unterscheiden. Zieht man die

Medioklavikularlinie (s. unten) bis zur Leistenfurche weiter, dann ergibt sich folgende Einteilung in Regionen: In der Mitte von oben nach unten *Regio epigastrica, Regio umbilicalis, Regio pubica* und beiderseits davon *Regio hypochondriaca* (früher Hypochondrium), *Regio lateralis* (abdominis), *Regio inguinalis.* Die Regio epigastrica ist wegen der engen Lagebeziehung zum Magen und zur Leber von hoher klinischer Bedeutung.

Hilfslinien (Abb. 9-**19**). Eine wichtige Bezugslinie ist die vertikal durch die Mitte der Clavicula gelegte *Linea medioclavicularis.* Sie ist beim Mann ungefähr mit der Mamillarlinie identisch, einer Linie senkrecht durch die Mamille. Die *Linea sternalis* verläuft parallel mit dem Sternalrand. Die *Linea axillaris media* läuft zur tiefsten Stelle der Axilla; die *vordere* und *hintere Axillarlinie* sind zu den entsprechenden Falten der Achselhöhle gedachte parallele Linien.

Brustdrüse, Mamma

Die Mamma ist auf der Fascia pectoralis verschieblich. Sie besteht aus einem Drüsenkörper, *Corpus mammae,* das sich am Drüsengewebe (Glandula mammaria, S. 208), umgebendem Fettgewebe und Bindegewebsarten zusammensetzt, sowie der Brustwarze. Das Bindegewebe verleiht der Brust eine gewisse Festigkeit; gleichzeitig stellt es als *Ligg. suspensoria* die Verbindung zur Fascia pectoralis her.

Klinischer Hinweis. Bei fortgeschrittenem Mammakarzinom ist die Brust nicht mehr auf ihre Unterlage verschieblich (Spätsymptom).

Der Drüsenkörper setzt sich im *Processus lateralis* in Richtung Achselhöhle fort. Die Drüsenläppchen sind radiär angeordnet und ihr Ausführungsgang, *Ductus lactifer,* mündet auf der *Papilla mammae,* die vom Brustwarzenhof *(Areola mammae)* umgeben ist. Einzelheiten zur mikroskopischen Anatomie des Brustdrüse S. 208.

Gefäßversorgung. Die ***arterielle Versorgung*** des
- *medialen Abschnitts* der Mamma erfolgt durch die *Rr. mammarii mediales* aus der 2.–4. Interkostalarterie, die stärkere Rr. perforantes der A. thoracica interna sind;
- *lateralen Anteiles* übernehmen die *Rr. mammarii laterales* aus der A. thoracica lateralis;
- *fasziennahen Anteile des Corpus mammae* führen kurze *Rr. mammarii* als Äste des jeweiligen R. cutaneus lateralis der 2.–5. Interkostalarterie durch.

Der ***venöse Abfluß*** erfolgt in die *Vv. thoracicae internae* und *laterales.*

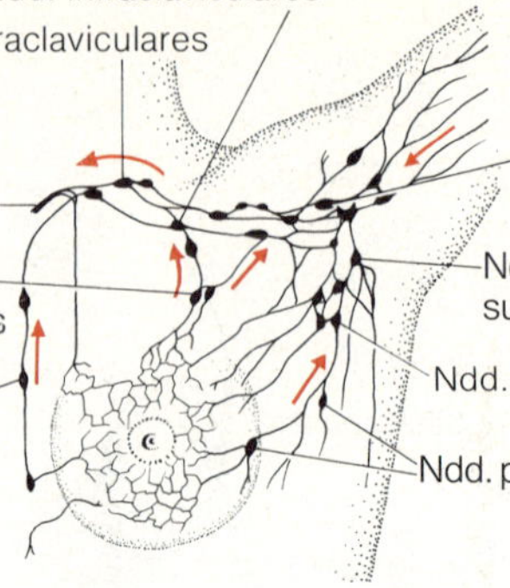

Abb. 9-20. Regionale Lymphknoten der Brustdrüse und des Armes. Strömungsrichtung durch *Pfeile* markiert. (Nach Töndury, 1970)

Lymphgefäße. Die Lymphgefäße der Mamma und ihre Abflußwege (Abb. 9-**20**) sind von besonderer Bedeutung (Mammakarzinom). Zu unterscheiden sind 2 Lymphgefäßnetze, nämlich ein oberflächliches in der Brustwarze, im Warzenhof und in der Haut und ein tiefes im Drüsenparenchym. Folgende Abflußbahnen sind wichtig
- **axillare Abflußbahn**, vor allem für die laterale Hälfte der Drüse.
  Zu dieser Abflußbahn gehören
  - ***Nodi lymphatici paramammarii*** am Seitenrand der Brustdrüse
  - ***Nodi lymphatici pectorales*** am Unterrand des M. pectoralis major in Höhe des 2. und 3. Interkostalraums auf den oberen Zacken des M. serratus anterior. Die Nodi lymphatici pectorales gehören zu den Nodi lymphatici axillares superficiales.
    Von hier gelangt die Lymphe zu weiteren Filterstationen in den Nodi lymphatici axillares profundi, nämlich zu den
  - ***Nodi lymphatici centrales*** auf der Unterfläche des M. supscapularis,
  - ***Nodi lymphatici apicales*** oberhalb vom M. pectoralis minor sowie zu den
  - ***Nodi lymphatici supraclaviculares*** der Nodi lymphatici cervicales profundi.
    Schließlich gelangt die Lymphe in den Truncus subclavius, der rechts in den Ductus lymphaticus dexter und links in den Winkel zwischen V. subclavia sinistra und V. jugularis interna mündet.
- **Interkostale Abflußbahn**. Sie leitet vor allem Lymphe aus der medialen Hälfte der Mamma ab. Die Lymphgefäße ziehen medial durch den M. pectoralis major und die Interkostalräume hindurch zu den
  - ***Nodi lymphatici parasternales***, die im Thorax

entlang der Vasa thoracica interna liegen. Diese stehen in Verbindung mit

- *Nodi lymphatici intercostales*, die paravertebral vor den Rippenköpfchen liegen und mit den
- *Nodi lymphatici axillares interpectorales.*

Weitere Lymphknoten, die Lymphe aus der Mamma aufnehmen, liegen zwischen den Brustmuskeln. Sie haben Verbindung mit den oberflächlichen und tiefen Lymphknoten der Axilla.

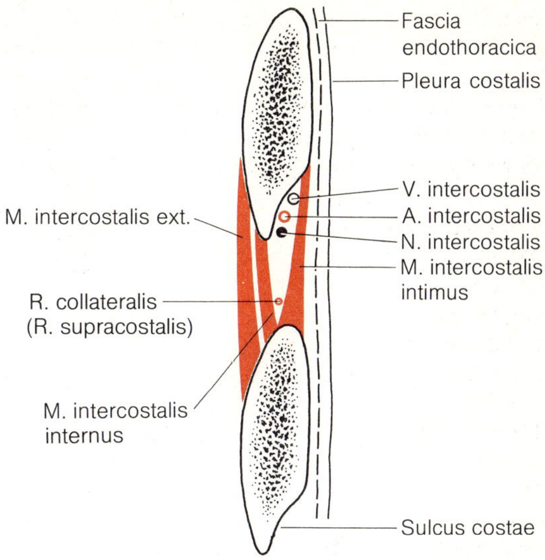

Abb. 9-20. Regionale Lymphknoten der Brustdrüse und des Armes. Strömungsrichtung durch *Pfeile* markiert. (Nach Töndury, 1970)

Interkostalräume

Die Spatia intercostalia (Abb. 9-**21**) werden durch die Mm. intercostales ausgefüllt und verspannt. Über die Wirkung der Interkostalmuskeln beim Atemmechanismus S. 238. Die interkostalen Leitungsbahnen, die eigentlich innerhalb des M. intercostalis internus verlaufen, trennen von ihm einen eigens benannten Muskelanteil ab, den M. intercostalis intimus. Er beginnt am Angulus costae und bildet mit dem M. intercostalis internus einen Kanal, in dem Leitungsbahnen liegen (Abb. 9-**21**). Sie sind im Sulcus costae in charakteristischer Weise in der Reihenfolge von oben nach unten angeordnet: V. intercostalis, A. intercostalis und N. intercostalis. Die Leitungsbahnen liegen im Bereich der dorsalen Leibeswand kurz bevor sie in den Muskelkanal eintreten, innerhalb der Fascia endothoracica bedeckt von der Pleura parietalis. Im Kanal teilt sich die A. intercostalis in den schwächeren R. collateralis, der sich dem Oberrand der nächst tiefer gelegenen Rippe anschließt. Die Anastomosen der A. intercostalis mit den ventralen Interkostalgefäßen ist auf S. 248 besprochen. Die Fascia endothoracica überzieht die Mm. intercostales interni und verbindet sich mit dem Periost der Rippen. Innen wird sie von der Pleura costalis überzogen. Außen werden Rippen und Mm. intercostales externi von der oberflächlichen Brustwandfaszie bedeckt.

Klinischer Hinweis. Eine Flüssigkeitsvermehrung im Pleuraraum, die sich beim Patienten in Rückenlage im Sulcus pulmonis ansammelt, wird durch Punktion entfernt, indem man in der hinteren Axillarlinie im 7. oder 8. ICR knapp oberhalb des oberen Rippenrandes die Kanüle einsticht. Dadurch werden die im Sulcus costae gelegenen Leitungsbahnen nicht beschädigt.

Druckpunkte auf der Bauchdecke

Für die klinische Diagnostik spielen 2 Druckpunkte eine Rolle, die allerdings bei der variablen Lage des Wurmfortsatzes nur Anhaltspunkte sind.

- **McBurney-Punkt**. Wird die Verbindungslinie zwischen Spina iliaca anterior superior und Nabel dreigeteilt, dann liegt der McBurney-Punkt zwischen lateralem und mittlerem Drittel; er gilt als die Projektionsstelle der Basis des Appendix vermiformis (Abb. 13-**5**).
- **Lanz-Punkt**: rechter Drittelpunkt einer Verbindungslinie zwischen den beiden Spinae iliacae anteriores superiores. Druckpunkt der Spitze des Wurmfortsatzes beim absteigenden Typ (S. 588).

Inneres Relief der Bauchwand

Im Bereich der vorderen Bauchwand ist auf ihrer Innenseite folgendes Relief zu erkennen (Abb. 9-**22**):

Plica umbilicalis mediana. Sie verläuft vom Scheitel der Harnblase zum Nabel. Unter dieser Bauchfellfalte liegt das Lig. umbilicale medianum. Es ist der bindegewebige Rest des Urachus/Allantois. Obliteriert er nicht vollständig, entsteht eine Urachuszyste oder Urachusfistel und Harn tritt aus der Harnblase in einer Öffnung am Nabel aus.

Plica umbilicalis medialis. Unter dieser paarigen Bauchfellfalte verbirgt sich beiderseits das Lig. umbilicale mediale, der strangartige Rest der Nabelarterien.

Plica umbilicalis lateralis. Diese Falte wird auf beiden Seiten durch die A. epigastrica inferior

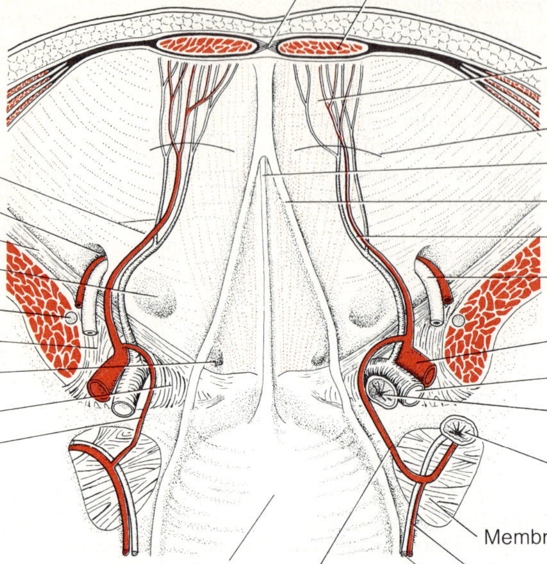

Abb. 9-22. Vordere Bauchwand, Ansicht von innen; das Peritoneum ist nicht dargestellt

mit ihren Begleitvenen aufgeworfen. Die Gefäße liegen auf dem Lig. interfoveolare. Ihre Verlaufsrichtung ist annähernd parallel mit dem M. rectus abdominis.

Fossa supravesicalis. Sie liegt oberhalb der Harnblase zwischen Plica umbilicalis mediana und medialis (Ausgangstelle der seltenen Hernia supravesicalis).

Fossa inguinalis medialis. Die Fossa inguinalis medialis ist eine grubenförmige Vertiefung zwischen Plica umbilicalis medialis und lateralis, die sich auf den Anulus inguinalis superficialis projiziert. An dieser Stelle fehlt die Muskulatur. Infolgedessen besteht im Bereich der Fossa inguinalis medialis die Bauchwand nur aus der Fascia transversalis mit dem Peritoneum. Hier liegt deshalb ihre schwächste Stelle (s. mediale Leistenhernie, S. 261).

Fossa inguinalis lateralis. Diese seichte Grube liegt seitlich von der Plica umbilicalis lateralis. Hier senkt sich das Peritoneum über dem inneren Leistenring, Anulus inguinalis profundus, etwas ein (s. laterale Leistenhernie, S. 261).

Regio inguinalis

Die Regio inguinalis liegt am Übergang vom Unterbauch zum Oberschenkel (Abb. 9-**19**). Sie wird in der Tiefe oben vom Unterrand der platten Bauchmuskeln, medial von der Rektusscheide und unten vom Leistenband begrenzt. Die Leistengegend ist eine schwache Stelle im Gefüge der vorderen Bauchwand, da hier die Durchtrittspforte für die Ableitung und Gefäßversorgung der männlichen Keimdrüse liegt, die in der Fetalperiode nach außen verlagert wurde. Zum Verständnis der Situation beim Erwachsenen wird die Entwicklung beim männlichen Keim vorangestellt.

Entwicklung. Die Hoden werden in der Lendenregion an der dorsalen Leibeswand in der von Peritoneum überzogenen Genitalleiste (S. 641) angelegt. Vom Beginn des 3. Monats an wandern sie hinter dem Peritoneum kaudalwärts, geführt von einem Leitband ***(Gubernaculum testis)***. Diese Verlagerung ***(Descensus testis)*** beruht vor allem auf dem zu dieser Zeit einsetzenden schnellen Wachstum der unteren Körperhälfte. Das Gubernaculum testis durchsetzt die vordere Bauchwand und endet in den Skrotalwülsten. Um dieses gallertartige Band formieren sich Bindegewebszellen und bilden die begrenzenden Wände

Tabelle 9-12. Homologe Schichten der Bauchwand, des Funiculus spermaticus und des Skrotums

Bauchwand	Funiculus spermaticus und Skrotum
Cutis (Bauchhaut)	Cutis (Skrotalhaut)
Tela subcutanea	Tunica dartos
Fascia abdominalis superficialis (und Aponeurose des M. obliquus externus abdominis)	Fascia spermatica externa
M. obliquus internus abdominis und M. transversus abdominis mit Faszien	M. cremaster und Fascia cremasterica
Fascia transversalis	Fascia spermatica interna (Tunica vaginalis communis)
Peritoneum parietale	Tunica vaginalis testis (Cavum serosum testis, Rest des Processus vaginalis peritonei) - Lamina parietalis (Periorchium) - Lamina visceralis (Epiorchium)

des Leistenkanals. Entlang dem Gubernaculum testis schiebt sich (Anfang 3. Monat) durch den primitiven Leistenkanal eine handschuhfingerförmige Ausstülpung des Peritoneum parietale, der ***Processus vaginalis peritonei***, bis in die Skrotalwülste hinein. Vor der Geburt (7. Monat) wandern die Hoden durch den Leistenkanal, stets *außerhalb* des Processus vaginalis; kurz vor der Geburt sind sie im Skrotum angekommen. Beim Deszensus nehmen sie Samenleiter, Blutgefäße, Nerven, Muskulatur und Faszien mit, die dann die Hodenhüllen und Anteile des Samenstrangs bilden (Tabelle 9-**14**). Nach Abschluß der Vorgänge verödet im Bereich des Samenstranges der Processus vaginalis. Beim Mann bleibt nur die Tunica vaginalis testis und von der Bauchhöhle im Skrotum nur eine Exklave, Cavum serosum. Das viszerale Blatt des Processus vaginalis peritonei, das sich fest mit der Oberfläche des Hodens verbindet, wird zur Lamina visceralis (früher Epiorchium), das parietale Blatt zur Lamina parietalis (früher Periorchium).
Die mitheruntergezogenen Gebilde lagern sich zum Samenstrang, ***Funiculus spermaticus*** (s. Tabelle 9-**12**) zusammen. Er und das ihn umgebende Bindegewebe füllen vollständig den Leistenkanal aus. Bei der Frau unterbleibt die Bildung des Processus vaginalis. Der sehr enge Kanal enthält ein homologes Gebilde, das aus dem unteren Keimdrüsenligament hervorging, das *Lig. teres uteri.*

Entwicklungsstörungen. Wenn der Descensus testis nicht vollständig abläuft, dann wird der Hoden an einer atypischen Stelle retiniert. Man spricht vom ***Kryptorchismus***; je nach Lage von Bauchhoden oder Leistenhoden. Auch völlig atypische Lagen (Dysplasien) resultieren z. B. im subkutanen Bindegewebe des Oberschenkels oder des Dammes. Vergrößert sich das Cavum serosum durch vermehrte Flüssigkeitsproduktion, dann ensteht eine *Hydrozele.*

Canalis inguinalis, Leistenkanal

Von einem Kanal kann eigentlich nur gesprochen werden, wenn sein Inhalt entfernt ist.
Der 4–6 cm lange Leistenkanal durchsetzt oberhalb des Lig. inguinale die vordere Bauchwand schräg von dorsal lateral-kranial nach ventral medial-kaudal. Über seiner inneren Öffnung, **Anulus inguinalis profundus** (innerer Leistenring), die ungefähr 1,5 cm oberhalb der Mitte des Leistenbandes liegt, senkt sich das Peritoneum zur ***Fossa inguinalis lateralis*** ein. Die äußere Öffnung des Leistenkanals, **Anulus inguinalis superficialis** (äußerer Leistenring), liegt lateral vom Tuberculum pubicum. Sie wird von den beiden Crura der Externusaponeurose, dem Lig. inguinale und den Fibrae intercrurales gebildet. Der Samenstrang tritt durch den inneren Leistenring in den Canalis inguinalis ein. Er verläßt ihn durch den äußeren Leistenring, wo er bedeckt von der Fascia abdominalis superficialis unter der Haut zu tasten ist, und senkt sich dann in das Skrotum ein. Der Anulus inguinalis superficialis ist zu tasten, indem man mit dem kleinen Finger die Haut neben dem Funiculus spermaticus etwas einstülpt. Vor dem Leistenkanal auf der Externusaponeurose verlaufen nach oben A. et V. epigastrica superficialis, hinter dem Leistenkanal zwischen Fossa inguinalis medialis et lateralis die Vasa epigastrica inferiora (Abb. 9-**22**, S. 633). Die **Wände** des Leistenkanals gehen aus der Tabelle 9-**13**, sein Inhalt aus Tabelle 9-**14** hervor.

Tabelle 9-13. Wände des Leistenkanals

Wände	Die wichtigsten Begrenzungen
Dach	Untere Ränder des *M. obliquus internus abdominis* und *M. transversus abdominis*
Boden	Nach innen umgebogener kaudaler Teil des *Lig. inguinale,* Lig. reflexum (nur medial)
Vordere Wand (breit)	*Aponeurose des M. obliquus externus abdominis,* Lig. inguinale, Fibrae intercrurales
Hintere Wand (breit)	*Peritoneum parietale, Fascia transversalis,* Lig. reflexum (nur medial), Lig. interfoveolare, Plica umbilicalis lateralis mit Inhalt

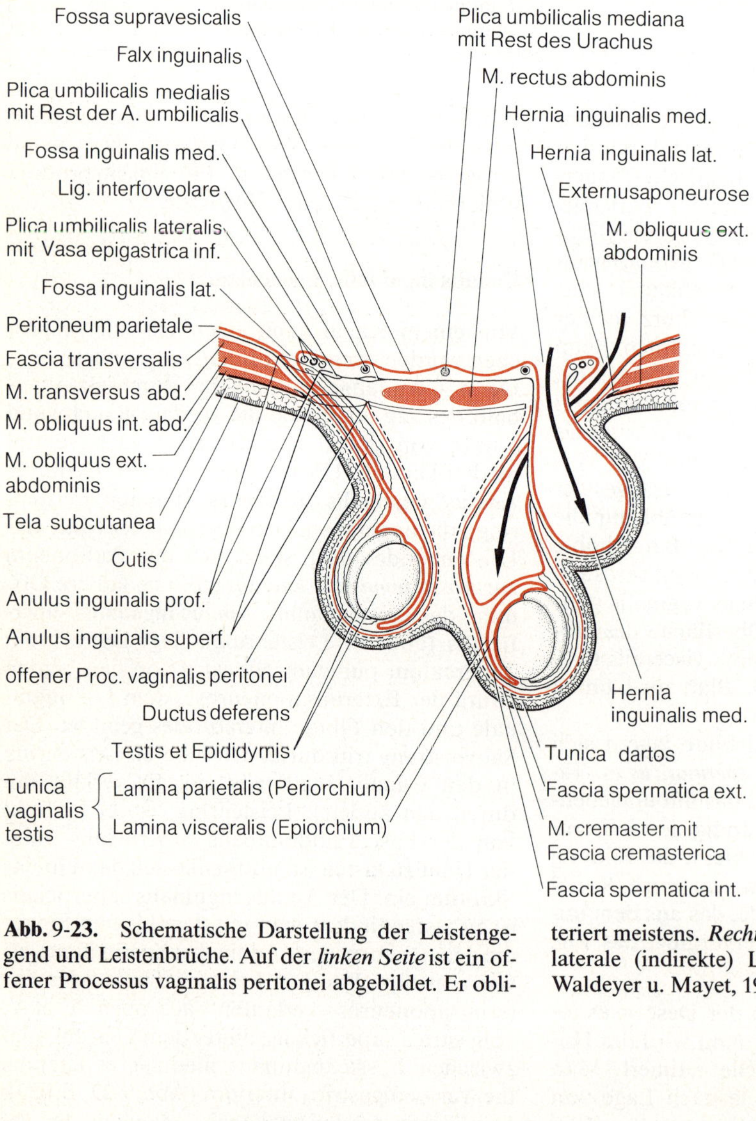

Abb. 9-23. Schematische Darstellung der Leistengegend und Leistenbrüche. Auf der *linken Seite* ist ein offener Processus vaginalis peritonei abgebildet. Er obliteriert meistens. *Rechts* sind eine mediale (direkte) und laterale (indirekte) Leistenhernie gezeichnet. (Nach Waldeyer u. Mayet, 1974)

Tabelle 9-14. Funiculus spermaticus, Samenstrang

Ductus deferens (Samenleiter)	Setzt den Ductus epididymidis fort, mündet als Ductus ejaculatorius in die Pars prostatica der Urethra; 60 cm lang. Tastbefund: Der Ductus deferens ist so dick wie eine Kugelschreibermine und sehr hart (Muskulatur)
A. ductus deferentis, R. ascendens	Kommt aus der A. iliaca interna, einer der Aa. vesicales oder der A. umbilicalis; der R. ascendens begleitet den Ductus deferens im Leistenkanal, der R. descendens zieht zur Vesicula seminalis
V. ductus deferentis	Entspricht der gleichnamigen Arterie
M. cremaster *Fascia cremasterica*	Abspaltung aus dem M. obliquus internus abdominis und M. transversus abdominis; der Muskel wird innerviert vom R. genitalis des N. genitofemoralis
A. cremasterica (bei Frauen *A. ligamenti teretis uteri*)	Stammt aus der A. epigastrica inferior
V. cremasterica	Entspricht der gleichnamigen Arterie
A. testicularis	Kommt aus der Aorta abdominalis; Anastomosen mit der A. cremasterica und A. ductus deferentis
Plexus pampiniformis, V. testicularis	Venengeflecht im Samenstrang und Hoden; Abfluß durch die V. testicularis rechts in die V. cava inferior, links in die V. renalis, Anastomosen mit der V. ductus deferentis und V. cremasterica
Vasa lymphatica	Abfluß in die Nodi lymphatici iliaci interni
Vestigium processus vaginalis (inkonstant)	Reste eines im Bereiche des Funiculus spermaticus unvollständig verödeten Processus vaginalis peritonei
Plexus deferentialis	Nervengeflecht des autonomen Nervensystems um den Ductus deferens
Plexus testicularis	Autonome Fasern um die A. testicularis aus dem Plexus aorticus abdominalis für Hoden und Nebenhoden.
Fascia spermatica externa	Fortsetzung der oberflächlichen Bauchfascie und der Aponeurose der M. obliquus externus abdominis
Fascia spermatica interna	Entsteht aus der Fascia transversalis
N. ilioinguinalis	Legt sich im Leistenkanal an den Samenstrang; am äußeren Leistenring liegt er antero-lateral am Funiculus spermaticus; seine Äste (Nn. scrotales anteriores bzw. Nn. labiales anteriores) versorgen die vordere Skrotalhaut bzw. die Labia majora, den Mons pubis und einen Teil der Oberschenkelhaut
R. genitalis des N. genitofemoralis	Zieht durch den Anulus inguinalis profundus, liegt medial am Samenstrang läuft durch den Anulus inguinalis superficialis und innerviert motorisch den M. cremaster, sensibel die Skrotalhaut bzw. Labia majora

Klinischer Hinweis. ***Leistenhernien*** (Abb. 9-**23**). Die Definition einer Hernie ist auf S. 244 gegeben. Grundsätzlich sind zu unterscheiden: angeborene (kongenitale) und erworbene Leistenhernien; außerdem entsprechend ihrer Lage und ihrem Verlauf: laterale (indirekte, schräge) und mediale (direkte, gerade) Leistenhernien. Die Bezeichnung lateral/medial bezieht sich auf die Lage zu den Vasa epigastrica inferiora. Bei allen schrägen Leistenhernien folgt der Bruchsack dem schrägen Verlauf des Leistenkanals.

Die einzelnen Formen sind die

- ***angeborene laterale Leistenhernie.*** Ihre Ursache ist ein offen gebliebener Processus vaginalis peritonei. Er stellt den Bruchsack dar. Eingeweide, die sich in ihn hineinschieben, folgen ihm durch den Leistenkanal. Die Eintrittspforte liegt lateral von der A. epigastrica inferior.
- ***erworbene laterale Leistenhernie*** (angeborene „Bindegewebsschwäche"). Zunächst vertieft sich die Fossa inguinalis lateralis. Das Peritoneum kann dann in

Tabelle 9-15. Leistenhernien und typische Schenkelhernien

Kennzeichen	Hernia inguinalis lateralis congenita	Hernia inguinalis lateralis acquisita	Hernia inguinalis medialis (directa)	Hernia femoralis medialis (typica)
Ausgangsstelle der Hernie	Fossa inguinalis lateralis	Fossa inguinalis lateralis	Fossa inguinalis medialis	Innen medial von der V. femoralis
Bruchkanal	Leistenkanal (schräg)	Leistenkanal (schräg)	Bauchwand (gerade)	Schenkelkanal (gerade)
Bruchpforte	Anulus inguinalis profundus	Anulus inguinalis profundus	Fossa inguinalis medialis	Anulus femoralis (Schenkelring)
Austrittsstelle	Anulus inguinalis superficialis oberhalb des Leistenbandes	Anulus inguinalis superficialis oberhalb des Leistenbandes	Anulus inguinalis superficialis oberhalb des Leistenbandes	Unterhalb des Leistenbandes
Bruchsack	Offener Processus vaginalis peritonei	Es bildet sich eine Peritonealausstülpung	Es bildet sich eine Peritonealausstülpung	Es bildet sich eine Peritonealausstülpung
Beziehung zu Leitungsbahnen	Beginnt lateral von den Vasa epigastrica inferiora	Beginnt lateral von den Vasa epigastrica inferiora	Medial von den Vasa epigastrica inferiora	Medial von der V. femoralis, lateral vom Lig. lacunare
Lage des Bruchsackes im Endstadium	Innerhalb des Processus vaginalis peritonei im Scrotum	Innerhalb der Fascia spermatica interna im Skrotum	Außerhalb des Fascia spermatica interna, meistens vor dem äußeren Leistenring	Vor dem Hiatus saphenus im subkutanen Gewebe

Form einer Peritonealvorwölbung in den Leistenkanal vordringen (*Hernia interstitialis*), schließlich am äußeren Leistenring erscheinen (*Hernia completa*) und eventuell in den Hodensack gelangen (*Hernia scrotalis*, Hodenbruch). Der Anulus inguinalis profundus bildet die innere Bruchpforte. Die Gewebeschichten einer Hernie nennt man Bruchhüllen; sie gehen aus Tabelle 9-**15** und Abb. 9-**23** hervor.

- ***mediale Leistenhernie.*** Sie ist stets erworben. Sie beginnt mit einer zunehmend sich vergrößernden Ausbuchtung des Peritoneums und der Fascia transversalis im Bereich der Fossa inguinalis medialis (Tabelle 9-**15**). Dieses Gebiet ist ein Locus minoris resistentiae in der vorderen Bauchwand. Hier durchbricht die mediale Leistenhernie, indem sie Peritoneum und Fascia transversalis vor sich herschiebt, direkt und gerade (im Gegensatz zur lateralen, schrägen Hernie) die Bauchwand. Sie erscheint dann gleich der lateralen im Anulus inguinalis superficialis und breitet sich vor dem äußeren Leistenring aus. Meist senkt sie sich nicht in den Hodensack ein.

Schenkelhernien S. 392.

B. Schultergürtel und obere Extremität

I. Entwicklung

1. Anlage von Schultergürtel und oberen Extremitäten sowie Bildung des knorpeligen Skeletts

Die Anlagen der oberen Extremität werden gegen Ende der 4. Entwicklungswoche (Länge des Embryo etwa 4 mm) als falten-, dann paddelförmige Knospen (Abb. 3-19) an der seitlichen Rumpfwand sichtbar. Sie bestehen zunächst aus einem mesenchymalen Kern, der im wesentlichen aus der Somatopleura (parietales Mesoderm) hervorgeht, und einer ektodermalen Oberfläche. Am distalen Rand der Knospe verdickt sich das Ektoderm zur *Randleiste*. Durch Wechselwirkungen zwischen der Randleiste und dem Mesenchym wird das Längenwachstum der Extremitätenknospen gesteuert.

Die beiden oberen Extremitätenanlagen gliedern sich in einen

- **proximalen Abschnitt**, aus dem der Schultergürtel hervorgeht, mit einem

Tabelle 9-16. Ossifikationstermine der oberen Extremität

	Beginn der Ossifikation		Schluß der Epiphysenfugen
Clavicula	Diaphyse 6.-7. Embr.Wo.	Epiphyse 16.-18. Leb.Jahr	20.-24. Leb.Jahr
Scapula	Collum-Knochenkern 8. Embr.Wo. Proc. coracoideuskern 1. Leb.Jahr akzessorische Knochenkerne 12.-18. Leb.Jahr		19.-21. Leb.Jahr
Humerus	Diaphyse 7.-8. Embr.Wo.	Epiphysen 2. Leb.Wo. -12. Leb.Jahr	20.-25. Leb.Jahr 14.-18. Leb.Jahr
Radius	Diaphyse 7.-8. Embr.Wo.	Epiphysen 1.-2. Leb.Jahr Processus styloideus 12. Leb.Jahr	14.-20. Leb.Jahr 20.-25. Leb.Jahr
Ulna	Diaphyse 7.-8. Embr.Wo.	Epiphysen 8.-12. Leb.Jahr 5.- 7. Leb.Jahr	14.-18. Leb.Jahr 20.-24. Leb.Jahr
Ossa carpi	Knochenkerne zwischen 1.-12. Leb.Jahr		
Ossa metacarpi	Diaphyse 9.-10. Embr.Wo.	Epiphysen 2.-3. Leb.Jahr	15.-20. Leb.Jahr
Grundphalanx **Mittelphalanx** **Endphalanx**	Diaphyse 9. Embr.Wo. Diaphyse 11.-12. Embr.Wo. Diaphyse 7.-8. Embr.Wo.	} Epiphysen 2.-3. Leb.Jahr	20.-24. Leb.Jahr

Bei den Epiphysen-Verknöcherungsterminen bedeuten die 1. Zahlenangaben die Verknöcherung der proximalen und die 2. Zahlenangaben die Termine für die distale Epiphyse.

  • ***ventralen Anteil***, von dem beim Menschen nur der *Processus coracoideus* erhalten bleibt, und einem
  • ***dorsalen Anteil***, aus dem die *Scapula* entsteht, sowie einem
- **distalen Abschnitt**, der zur freien Extremität wird.

Die Anlagen der beiden oberen Extremitäten wachsen schnell in die Länge, wobei sich Anfang der 6. Woche eine
- **Handplatte** bildet. Ende der 6. Woche entwickeln sich innerhalb der Platte die
  • ***Finger*** als Mesenchymverdichtungen (Fingerstrahlen). Sie separieren sich durch Untergang des dazwischenliegenden Gewebes.

Mit dem Längenwachstum erfolgt eine Abduktion der Armanlagen. Dabei werden sie in der Ellenbogengegend abgewinkelt. Außerdem drehen sie sich aus ihrer ursprünglichen Stellung (Daumen nach oben) in Pronationsstellung.

Die Bildung des Knorpelmodells der einzelnen Extremitätenknochen aus Chondroblasten beginnt jeweils proximal und schreitet distalwärts fort. Ende der 8. Embryonalwoche ist die Ausbildung des hyalinknorpeligen Skeletts im wesentlichen abgeschlossen; lediglich die Endphalangen sind noch nicht präformiert.

2. Verknöcherung der knorpeligen Anlagen
(Tabelle 9-**16**)

Clavicula. Die Clavicula ist das 1. Skelettstück des gesamten Körpers, das mit der Knochenbildung beginnt. Dies erfolgt in der 6.-7. Embryonalwoche. Für einen Röhrenknochen ist es ganz ungewöhnlich, daß die Diaphyse der Clavicula desmal ohne vorherige Ausbildung einer Knorpelmatrize entsteht. Das sternale und akromiale Ende wird wie alle übrigen Skeletteile des Schultergürtels und der Extremität chondral angelegt (s. Knochenentwicklung, S. 64).

Scapula. Knochenkerne entstehen an verschiedenen Stellen zu unterschiedlichen Zeiten. Als erstes erscheint ein Knochenkern in der 8. Embryonalwoche im *Collum scapulae*. Sehr viel später, nämlich im 1. Lebensjahr, wird ein Knochenkern im *Processus coracoideus* sichtbar. Er ist der einzig verbleibende Anteil des dorsalen Teils der Schultergürtelanlage (s. oben). Weitere akzessorische Knochenkerne treten im Acromion, Margo medialis und Angulus inferior der Scapula auf. Abgeschlossen ist die Verknöcherung erst um das *21. Lebensjahr*, wenn alle Knorpelfugen verschwunden sind.

Humerus, Radius, Ulna. Die Ossifikation von Humerus, Radius und Ulna beginnt zwischen der 7. und 8. Embryonalwoche mit der Bildung von perichondralen Knochenmanschetten an der Diaphyse. Die Verknöcherung wird postnatal bis ins 12. Lebensjahr durch Auftreten von epiphysären Knochenkernen fortgesetzt. Der Verschluß der Epiphysenfugen beginnt zur Zeit der Pubertät und endet mit dem *20.-25. Lebensjahr*.

Ossa carpi. Die Verknöcherung der Ossa carpi setzt nach der Geburt mit dem 2. Lebensmonat ein. Beim Os pisiforme erfolgt sie erst im 12. Lebensjahr.

Ossa metacarpi und **Phalangealknochen.** Die Ossa metacarpi bilden nach der Verknöcherung der Diaphyse in der Epiphyse nur je einen Knochenkern, der im 2.-3. Lebensjahr erscheint. Dieser liegt beim Os metacarpale I am proximalen Ende, bei den Ossa metacarpalia II-V im distalen. - Auch die Phalangealknochen bilden nur je einen Knochenkern in der proximalen Epiphyse.

3. Entwicklung der Muskulatur

Die Entwicklung der Muskulatur beginnt mit der Einwanderung von myogenen Zellen, die den Dermatomen der Halssomiten entstammen. Diese ordnen sich auf der Beuge- und Streckseite zu noch undifferenzierten Vormuskelmassen an, aus denen später die einzelnen Muskelblasteme hervorgehen. An den Schultergürtel gewinnen außerdem Muskelblasteme aus dem Branchialbereich Anschluß.

Hinweis. Die bei den Extremitäten üblichen Bezeichnungen ventral und dorsal werden aus der Embryologie verständlich: die zum Bauch hin gelegene Seite der Extremitätenanlage ist die ventrale Seite, die andere die dorsale Seite.

4. Innervation der Extremitäten

Während der Ausbildung der Extremitätenknospen dringen ventrale Äste der Spinalnerven aus den Segmenten C5 bis T1 in sie ein. An der Basis der Armanlage verflechten sich die Nervenfasern aus verschiedenen Segmenten und bilden den Plexus brachialis (Armgeflecht). Bei der sensiblen Innervation der Haut bleibt der Segmentcharakter in Form von Dermatomen (Abb. 16-**8**) erhalten, wenn sich auch die Innervationsgebiete auseinanderziehen.

Hinweis. Der Begriff Dermatom wird also doppelt verwendet, nämlich einmal für den dorsalen Anteil der Somiten (S. 122) und zum anderen für Hautgebiete, die von Nervenfasern aus einem bestimmten Rückenmarkssegment (S. 757) versorgt werden.

5. Mißbildungen der oberen Extremität

Die schwerste Form der angeborenen Mißbildungen der Extremitäten ist das völlige Fehlen, **Amelie**. Als **Meromelie** bezeichnet man eine Mißbildungsform, bei der Skeletteile fehlen. Eine Sonderform der Meromelie ist die **Phokomelie**, bei der die Hand direkt am Rumpf oder an einem kurzen Extremitätenstummel sitzt. Eine unzulängliche Trennung der Fingerstrahlen führt zu einer **Syndaktylie**. Beim Vorkommen überzähliger Finger spricht man von **Polydaktylie**. Bei der Hummerscherenhand (**Spalthand**) besteht eine Spalte zwischen den Metakarpalknochen, wobei die Hand zweigeteilt ist.

II. Cingulum membri superioris, Schultergürtel

Im Gegensatz zum Beckengürtel ist der Schultergürtel nicht Anteil eines in sich geschlossenen festen Knochenrings. Er besteht aus 2 beweglich miteinander verbundenen Skeletteilen, die über das Brustbein-Schlüsselbein-Gelenk am Brustkorb befestigt sind. Der Schluß des Schultergürtels im dorsalen Abschnitt erfolgt nur durch Muskeln. Sie verbinden das Schulterblatt verschieblich mit dem Thorax. Erst durch diese Verschiebekonstruktion wird der hohe Bewegungsumfang der mit dem Schultergürtel verbundenen oberen Extremität möglich.

1. Skelettelemente

Der Schultergürtel setzt sich zusammen aus
- **Clavicula,** *Schlüsselbein*, und
- **Scapula,** *Schulterblatt*

Clavicula, Schlüsselbein

An dem leicht S-förmig gebogenen Knochen unterscheidet man ein sternales und ein abgeplattetes acromiales Ende, *Extremitas sternalis* und *Extremitas acromialis*, mit je einer Gelenkfläche, *Facies articularis sternalis* und *Facies articularis acromialis*. Die Extremitas acromialis ist in situ nach dorso-lateral gerichtet. An der Unterseite des Knochens dienen die *Linea trapezoidea*, medial von ihr das *Tuberculum conoideum* und nahe dem sternalen Ende die *Impressio lig. costoclavicularis* der Befestigung gleichnamiger Bänder. An der Unterseite liegt außerdem im Bereich des Mittelstücks, *Corpus claviculae*, eine Rinne, *Sulcus m. subclavii.*

Taststellen. Vorderer Rand und obere Fläche des Corpus, Extremitas sternalis, Extremitas acromialis.

Scapula, Schulterblatt (Abb. 9-**24**)

Die Scapula ist ein dreieckiger platter Knochen, an dessen Flächen und rahmenartig verdickten Kanten Muskeln entspringen bzw. ansetzen. Zur Stabilisierung der Rahmenkonstruktion dient die auf der dorsalen Seite nach dem Prinzip eines T-Trägers aufgesetzte Spina scapulae.
Im einzelnen sind an der Scapula benannt
- 3 Kanten, **Margo medialis, lateralis, superior**
- 3 Ecken, **Angulus inferior, superior, lateralis.**

Der **Angulus lateralis** verbreitet sich nach einer fast unmerklichen Einziehung, *Collum scapulae,* zu der ovalen Schultergelenkspfanne, *Cavitas glenoidalis.* Das oberhalb der Pfanne gelegene *Tuberculum supraglenoidale* ist die Ursprungsstelle für den langen Bizepskopf, das *Tuberculum infraglenoidale* für den langen Trizepskopf.
Die **ventrale Fläche** der Scapula, *Facies costalis,* ist zu der seichten *Fossa subscapularis* vertieft, die dem M. subscapularis als Ursprungsfläche dient.
An der **dorsalen Seite,** *Facies posterior,* trennt die Schulterblattgräte, *Spina scapulae,* die kranial von ihr gelegene kleinere *Fossa supraspinata* von der *Fossa infraspinata.* In diesen Gruben entspringen gleichnamige Muskeln. Die Spina scapulae endet in der Schulterhöhe, *Acromion,* die über den Oberarmkopf hinausragt und die *Facies articularis acromii* trägt. Die Kante am dorsalen Rand des Acromions ist der *Angulus acromialis.*
Der **Oberrand der Scapula,** *Margo superior,* setzt sich in eine Muskelapophyse (für M. coracobrachialis, kurzen Kopf des M. biceps brachii, M. pectoralis minor), dem *Rabenschnabelfortsatz, Processus coracoideus,* nach ventrolateral fort. Unmittelbar medial davon ist der Margo superior zur *Incisura scapulae* eingezogen, die vom *Lig. transversum scapulae* überbrückt wird. Unter dem Band in der Incisur verläuft der N. suprascapularis, über dem Band die A. und V. suprascapularis; bisweilen verknöchert das Band.

Taststellen. Acromion, Margo medialis, Angulus inferior und Spina scapulae. Der Processus coracoideus ist bei herabhängendem Arm in der Tiefe des Trigonum clavipectorale zu tasten.

2. Gelenke und Bänder

Die Skeletteile sind durch das mediale Schlüsselbeingelenk mit dem Thorax und durch das laterale Schlüsselbeingelenk mit dem Schulterblatt verbunden.

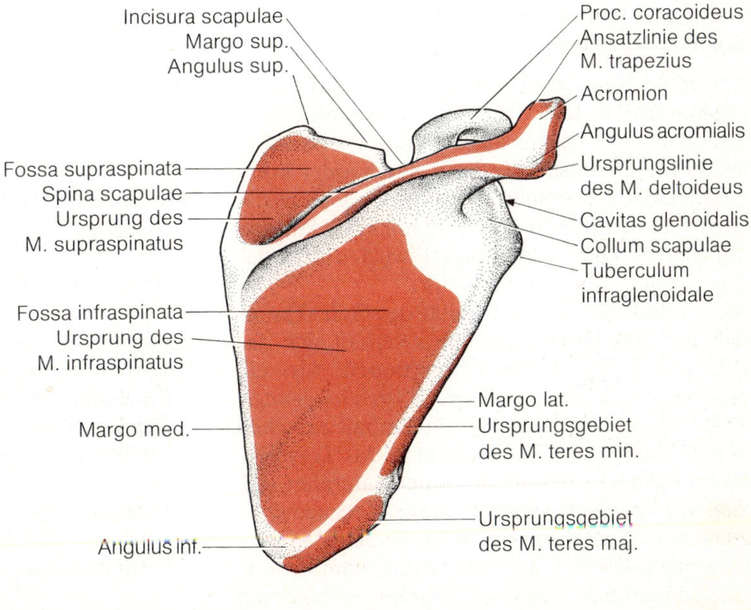

Abb. 9-24. Rechtes Schulterblatt in der Ansicht von dorsal. *Rot* Muskelursprünge und -ansätze

Articulatio sternoclavicularis, mediales Schlüsselbeingelenk

Das sternale Ende des Schlüsselbeins bildet den Gelenkkopf, die *Incisura clavicularis* des Manubrium sterni (und ein kleiner Teil des 1. Rippenknorpels) die Gelenkpfanne. Die annähernd sattelförmigen Gelenkflächen sind mit Faserknorpel überzogen. Ein *Discus articularis* teilt die Gelenkhöhle und gleicht die Inkongruenzen der artikulierenden Gelenkflächen aus. *Lig. sternoclaviculare anterius* und *Lig. sternoclaviculare posterius* verstärken die schlaffe Gelenkkapsel. Sie verhindern eine Distraktion des Gelenks bei seitlichem Zug und begrenzen die Vorund Rückwärtsbewegung des Schlüsselbeins. Das *Lig. interclaviculare* verbindet die sternalen Enden beider Schlüsselbeine und hemmt die Absenkung des distalen Schlüsselbeinendes. Das *Lig. costoclaviculare* verbindet den Knorpelteil der 1. Rippe mit dem Schlüsselbein. Es wird bei Vorwärtsbewegung und Hebung der Clavicula angespannt.

Gelenkmechanik. Das Sternoklavikulargelenk verhält sich funktionell wie ein *Kugelgelenk* mit eingeschränkter Drehbewegung. Es erlaubt eine Vor- und Rückwärtsführung des distalen Klavikulaendes um je 30°, eine Senkung um 5° und eine Hebung um 55°. Kreiselbewegungen um die longitudinale Achse der Clavicula, die für die Schwenkung des Schulterblatts genutzt werden, sind um etwa 35° möglich. Bei der Zirkumduktion bewegt sich das Schlüsselbein auf einem Kegelmantel.

Articulatio acromioclavicularis, laterales Schlüsselbeingelenk

Acromion und Schlüsselbein bilden das Akromioklavikulargelenk (Schultereckgelenk). Bisweilen teilt ein Diskus aus Faserknorpel die Gelenkhöhle unvollständig in 2 miteinander kommunizierende Kammern. Die ovalen Gelenkflächen sind annähernd plan und mit Faserknorpel überzogen. Die Gelenkkapsel wird durch das *Lig. acromioclaviculare* verstärkt.
Auf Grund der Viskoelastizität des Gelenkknorpels und des Discus articularis verhält sich das Akromioklavikulargelenk funktionell wie ein *Kugelgelenk mit eingeschränkter Drehbewegung.*
Sehr wesentlich für den Zusammenhalt zwischen Schulterblatt und Schlüsselbein ist das *Lig. coracoclaviculare.* Es besteht aus einem lateralen Teil, *Lig. trapezoideum,* vom Processus coracoideus zur Linea trapezoidea des Schlüsselbeins, und einem medialen Teil, *Lig. conoideum,* vom Processus coracoideus zum Tuberculum conoideum des Schlüsselbeins. Durch diese Bänder wird der Bewegungsumfang des lateralen Schlüsselbeingelenks auf das notwendige Ausmaß beschränkt und einer Luxation der Articulatio acromioclavicularis entgegengewirkt.

3. Bewegungsmöglichkeiten des Schultergürtels

Das Schulterblatt ist über das Schlüsselbein als „Führungsstange" gelenkig mit dem Thorax verbunden. Die Articulatio sternoclavicularis ist die einzige Gelenkverbindung zwischen Schultergürtel und Rumpfskelett. Im übrigen ist das Schulterblatt in Muskelschlingen eingebaut. Sie bilden den aktiven Halte- und Bewegungsapparat, der die Stellungsänderungen und Verschiebungen der Scapula auf ihrer Unterlage bewirkt. Folgende Bewegungen können passiv ausgeführt werden:

- **Verschiebungen im lockeren Bindegewebe**, das sich zwischen M. subscapularis und M. serratus anterior ausbreitet. Diese Bewegungen äußern sich im *Heben und Senken* oder im *Vor- und Zurücknehmen* des Schulterblatts.
- **Drehung um Achsen**, die senkrecht zur Schulterblattfläche verlaufen. Bei diesen Drehbewegungen wandert der untere Winkel des Schulterblatts nach medial oder lateral (Abb. 9-**31**). Sie führen zu einer *Stellungsänderung der Cavitas glenoidalis* (s. „Elevation").
- **Abhebung**. Sie ist nur in geringem Ausmaß möglich. Hierbei wird der Margo medialis vom Thorax abgehoben oder ihm genähert (sog. *„Flügelbewegungen"*).

Im Stehen bei herabhängendem Arm bildet die Fläche des Schulterblatts mit der Medianebene einen Winkel von 60°. Die Clavicula verläuft in dieser Haltung annähernd horizontal.

III. Membrum superius, obere Extremität

Die freie obere Extremität ist mit dem Schultergürtel durch das Schultergelenk verbunden. An der oberen Extremität sind folgende Gliedmaßenabschnitte zu unterscheiden:

- **Brachium,** *Oberarm*
- **Antebrachium,** *Unterarm* und
- **Manus,** *Hand.* Die Hand setzt sich zusammen aus
  - ***Carpus,*** *Handwurzel*
  - ***Metacarpus,*** *Mittelhand*
  - ***Digiti manus,*** *Finger.*

Die Hohlhandfläche wird als **Palma manus** (früher Vola manus) und der Handrücken als **Dorsum manus** bezeichnet.
Die einzelnen Finger nennt man *Daumen*, **Pollex**, *Zeigefinger*, **Index**, *Mittelfinger*, **Medius**, *Ringfinger*, **Anularius** und *Kleinfinger*, **Digitus minimus**. Die Zählung der Finger erfolgt vom Daumen aus mit den Ziffern 1 bis 5.
In der Normalstellung ist die nach vorne gekehrte Seite der oberen Extremität die *Beugeseite*, auch *Ventralseite* genannt. Nach hinten sieht die *Streckseite* oder *Dorsalseite*.

1. Skelettelemente der oberen Extremität

Humerus, Oberarmknochen (Abb. 9-**25**)

An den halbkugelförmigen Oberarmgelenkkopf, **Caput humeri**, schließt sich das *Collum anatomicum* an. Das unterhalb von ihm liegende *Tuberculum majus* ist nach lateral, das *Tuberculum minus* nach ventral gerichtet. Beide Tubercula setzen sich distalwärts in Leisten, *Crista tuberculi majoris* und *Crista tuberculi minoris*, fort. Zwischen beiden liegt eine Rinne, *Sulcus intertubercularis*, in dem die Sehne des langen Bizepskopfes gleitet. Knapp unterhalb von Tuberculum majus et minus liegt eine besonders bruchgefährdete Stelle, das *Collum chirurgicum*.
An der Diaphyse, **Corpus humeri** (Humerusschaft) unterscheidet die Nomenklatur eine *Facies anterior medialis* und *lateralis* und eine *Facies posterior*, sowie einen *Margo medialis* und *lateralis*. Die Seitenfläche des Humerusschaftes ist in Höhe des Endes der Crista tuberculi majoris zur *Tuberositas deltoidea* aufgerauht, wo der Deltamuskel (S. 284) ansetzt. An der Facies posterior des Schaftes verläuft spiralig eine flache, oft nur andeutungsweise erkennbare Rinne. *Sulcus n. radialis*, der sich der gleichnamige Nerv mit der A. und V. profunda brachii anlagert.
Der **distale Abschnitt** des Humerus ist dorsoventral abgeplattet und die Margines des Schaftes gehen hier in die *Cristae supraepicondylares* über. Das distale Ende des Condylus humeri bilden

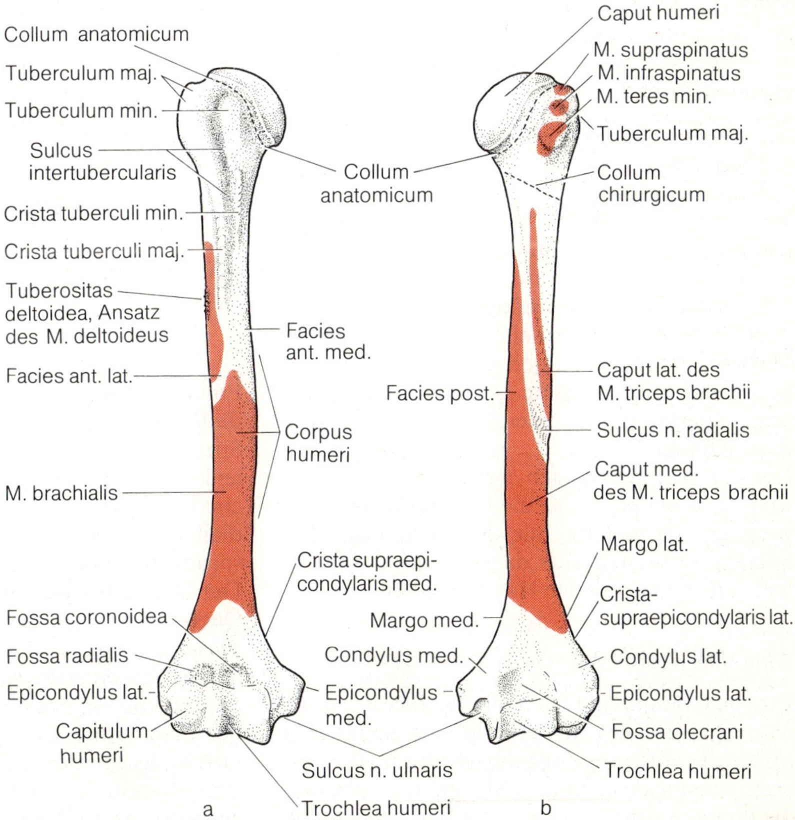

Abb. 9-25a, b. Rechter Humerus. **a** Ansicht von ventral und **b** von dorsal. *Rot* Ursprünge und Ansätze von Muskeln

die *Trochlea humeri* (Gelenkfläche für die Ulna) und lateral von ihr das *Capitulum humeri* (Gelenkfläche für den Radius). Die Vertiefung auf der Vorderseite oberhalb des Capitulum ist die *Fossa radialis*, oberhalb der Trochlea die *Fossa coronoidea*. Ihr entspricht auf der Rückseite die *Fossa olecrani*. Die *Crista supraepicondylaris lateralis* läuft distalwärts unter Verbreiterung des Schaftendes in den *Epicondylus lateralis* aus und die Crista supraepicondylaris medialis in den weiter vorspringenden *Epicondylus medialis*. An seiner Unterseite liegt der *Sulcus n. ulnaris* für den gleichlautenden Nerven.
Der Winkel zwischen der Schaftachse und der Mittelachse durch das Caput humeri beträgt ungefähr 130°. Vergleicht man die Kopf-Schaftachse mit einer transversalen Linie, die man durch die beiden Epikondylen legt, dann zeigt sich, daß der Knochen eine Torsion von ungefähr 20° aufweist.

Taststellen: Tuberculum majus und gegebenfalls bei Rotationsbewegungen Tuberculum minus, Caput von der Achselhöhle aus bei abduziertem Arm, Seitenfläche des Humerusschaftes, Margo und Crista supraepicondylaris medialis et lateralis, Epicondylus medialis et lateralis.

Ossa antebrachii

Das Unterarmskelett besteht aus
- **Ulna**, *Elle*, und
- **Radius**, *Speiche*.

Wird die Hand in der Weise gedreht, daß der Daumen lateral steht (**Supinationsstellung**), dann liegen die beiden Unterarmknochen parallel: die Elle medial auf der Kleinfingerseite, die Speiche lateral auf der Daumenseite. Steht die Hand jedoch so, daß der Daumen medial liegt und die Hohlhand bei gebeugtem Unterarm nach unten zeigt, überkreuzt die Speiche die Elle (**Pronationsstellung**).
Die Elle verbreitert sich an ihrem proximalen Ende und bildet die für die Gelenkführung notwendige Verbindung mit dem Humerus. Die Speiche verbreitert sich dagegen distal zur Gelenkverbindung mit den Handwurzelknochen.

Ulna, Elle (Abb. 9-**26**)

Proximal umfaßt die Ulna mit der *Incisura trochlearis* die Trochlea humeri wie eine Zange. Die Spitze der vorderen Zangenbacke bildet der *Processus coronoideus*, an dem Muskeln entspringen, die hintere verdickt sich zu dem nach dorsal vorspringenden *Olecranon*, einem apophysären Hebelarm für den M. triceps brachii. Seitlich des

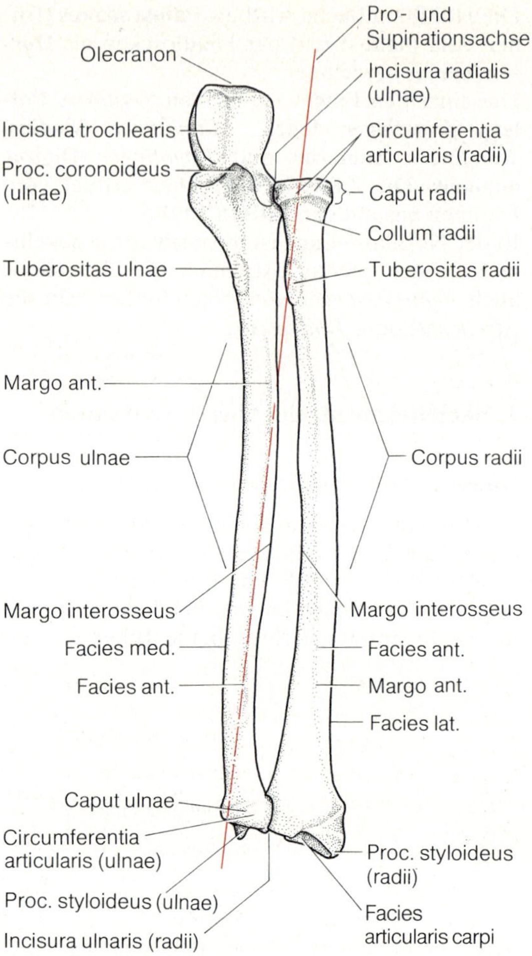

Abb. 9-26. Ulna und Radius des linken Arms, Ansicht von vorne

Processus coronoideus senkt sich die *Incisura radialis* als Gelenkfläche für die Zirkumferenz des Speichenkopfs ein (proximales Radioulnargelenk). An der *Tuberositas ulnae* setzt der M. brachialis an. Die in Verlängerung der Incisura radialis gelegene *Crista m. supinatoris* ist die Ursprungsstelle für den gleichnamigen Muskel.
Der Schaft, **Corpus ulnae**, hat einen dreieckigen Querschnitt und dementsprechend 3 Flächen, *Facies anterior, medialis* und *posterior* und 3 Kanten, *Margo anterior, posterior* und *interosseus*.
An das distale Ende des Schaftes schließt sich das **Caput ulnae** an. Seine *Circumferentia articularis* bildet mit der *Incisura ulnaris (radii)* das distale Radioulnargelenk. Der kegelförmige Knochenfortsatz an der Dorsalseite des Ellenkopfes wird Griffelfortsatz, *Processus styloideus*, genannt.

Taststellen. Von dorsal Olecranon, Margo posterior bis Processus styloideus (ulnae) - also die Elle über ihre ganze Länge-, ein Teil des Caput ulnae.

Radius, Speiche (Abb. 9-**26**)

Die proximale walzenförmige Verbreiterung des Knochens nennt man **Caput radii**, das mit einer seichten Vertiefung an seiner Oberseite, *Fovea articularis*, mit dem Capitulum humeri artikuliert und mit der *Circumferentia articularis radii* sich in der Incisura radialis (ulnae) dreht.
An den Speichenkopf schließt sich das **Collum radii** an, das sich im Bereich der *Tuberositas radii* (Ansatzstelle für die Sehne des M. biceps brachii) in den Speichenschaft, **Corpus radii**, fortsetzt. Auch das Corpus des Radius ist auf dem Querschnitt dreieckig. An ihm werden bezeichnet eine *Facies anterior, posterior* und *lateralis*. Sie werden voneinander geschieden durch den *Margo anterior, posterior* und *interosseus*. In Supinationsstellung stehen die scharfkantigen Margines interossei der beiden Unterarmknochen einander gegenüber (Abb. 9-**26**).
Distal verbreitert sich der Radius zum Kontakt mit dem Handwurzelskelett durch die knorpelüberzogene *Facies articularis carpi*. Ihre laterale Begrenzung bildet der *Processus styloideus*. An ihrer medialen Begrenzung senkt sich die *Incisura ulnaris (radii)* als Gelenkfläche für die Circumferentia articularis ulnae (distales Radioulnargelenk) ein. Auf der Dorsalseite des Knochens erhebt sich am distalen Ende das *Tuberculum dorsale*, eine Knochenleiste, die die Sehnen des M. extensor pollicis longus und des M. extensor carpi radialis longus et brevis trennt.

Taststellen. Caput radii (von dorsal), Processus styloideus (radii) und von ihm aus nach proximal die Facies lateralis und einen Teil der Facies anterior.

Ossa carpi, Handwurzelknochen (Abb. 9-**29**)

Man unterteilt die Handwurzelknochen in eine proximale und eine distale Reihe. Jede setzt sich aus 4 Knochen zusammen.

Proximale Reihe

- ***Os scaphoideum*** (früher Os naviculare, Kahnbein). Es liegt am weitesten lateral in Verlängerung des Radius. Auf seiner palmaren Seite erhebt sich das *Tuberculum ossis scaphoidei*.
- ***Os lunatum***, *Mondbein*
- ***Os triquetrum***, *Dreiecksbein*. Es verfügt über eine etwa pyramidenförmige Gestalt.
- ***Os pisiforme***, *Erbsenbein*. Ein Sesambein, das in die Sehne des M. flexor carpi ulnaris eingelagert und mit der palmaren Fläche des Os triquetum gelenkig verbunden ist. Es beteiligt sich also nicht am proximalen Handgelenk.

Distale Reihe

- ***Os trapezium*** (früher Os multangulum majus). Dieser vieleckige trapezförmige Knochen besitzt ein nach palmar gerichtetes *Tuberculum ossis trapezii* und distal eine sattelförmige Gelenkfläche für die Basis des Os metacarpale I.
- ***Os trapezoideum*** (früher Os multangulum minus)
- ***Os capitatum***. Es bildet das Zentrum der Handwurzel, ist der relativ größte Handwurzelknochen und grenzt distal an das Os metacarpale III.
- ***Os hamatum***, *Hakenbein*. Kennzeichnend ist der hakenförmige palmar gelegene Fortsatz, *Hamulus ossis hamati*.

Die Knochen sind so angeordnet, daß die proximale Reihe eine ovoide (ellipsoide) Gelenkfläche bildet, die mit der Facies articularis carpi des Radius korrespondiert, während die Grenzfläche zwischen ihr und der distalen Reihe wellenförmig verläuft (Abb. 9-**29**). Auch liegen die Knochen nicht in einer Ebene, sondern bilden eine nach palmar konkave Wölbung. Sie wird durch die **Eminentia carpi radialis** und **Eminentia carpi ulnaris** zu einer tiefen Rinne, **Sulcus carpi** ergänzt. Die Eminentia carpi radialis wird vom Tuberculum ossis scaphoidei und Tuberculum ossis trapezoidei gebildet, die Eminentia carpi ulnaris vom Os pisiforme und vom Hamulus ossis hamati.

Taststellen. Tuberculum ossis scaphoidei palmar, dorso-laterale Fläche des Os scaphoideum in der Tiefe der Foveola radialis, Eminentia carpi ulnaris, Os pisiforme.

Ossa metacarpi, Mittelhandknochen (Abb. 9-**29**)

Die 5 Mittelhandknochen sind Röhrenknochen, von denen der 1. der kürzeste und der 2. der längste ist. An ihnen unterscheidet man *Basis, Corpus* und *Caput metacarpalis*. Die Basis ist unterschiedlich geformt. Die Basis des Os metacarpale I ist sattelförmig und korrespondiert mit der proximalen Gelenkfläche des Os trapezium. Am Os metacarpale III springt von der Basis nach dorsal der *Processus styloideus* vor.

Sesambeine, Ossa sesamoidea

Auf der palmaren Seite der Hand liegen mehrere Sesambeine, die in Sehnen oder Bänder eingelassen sind. Das größte von ihnen ist das **Os pisiforme**. Am Kopf des 1. Mittelhandknochens liegen regelmäßig ein **radiales** und ein **ulnares Sesambein**. Zwischen beiden verläuft die Sehne des langen Daumenbeugers. Weitere inkonstante Sesambeine befinden sich über dem Metacarpophalangealgelenk II und über dem Metacarpophalangealgelenk V (Bedeutung von Sesambeinen S. 153).

Ossa digitorum (manus), Fingerknochen

Man nennt sie auch **Phalanges**. Der Daumen, Pollex, besitzt 2, jeder der übrigen Finger 3 Phalanges. Dementsprechend unterscheidet man am *Daumen eine Phalanx proximalis und eine Phalanx distalis*, an den *übrigen Fingern eine Phalanx proximalis, media und distalis*. Die Phalanx distalis wird auch Nagelphalanx genannt. An den einzelnen Fingerknochen werden *Basis*, *Corpus* und *Caput phalangis* unterschieden. Auf der palmaren Seite der Endphalanx liegt die *Tuberositas phalangis distalis*. Hier sind straffe Bindegewebsfaserstränge der Haut befestigt. Sie verhindern eine zu starke Verschiebung der Haut der Fingerbeere beim Tasten und Greifen.
Tastpunkte: Von den Metakarpal- und Phalangealknochen sind die Dorsalseiten über die ganze Länge tastbar, von der Palmarseite nur die Köpfe und Basen der Ossa metacarpi und bei den Phalangen auch noch die Ränder.

2. Verbindungen der Skelettelemente der oberen Extremität

Die vielfältigen Gelenkverbindungen verleihen dem passiven Bewegungsapparat der oberen Extremität ein hohes Maß an Beweglichkeit.

Im **Schultergelenk** lassen sich mit der oberen Extremität als Ganzes folgende Bewegungen ausführen:
- *Abduktion*, Abspreizen vom Körper,
- *Adduktion*, an den Körper heranführen,
- *Innenrotation*, Innendrehung des Oberarms um die Schaftachse,
- *Außenrotation*, Außendrehung des Oberarms um die Schaftachse,
- *Anteversion*, Vorheben des Arms,
- *Retroversion*, Rückwärtsheben des Arms,
- *Elevation*, Erheben des Arms über die Horizontale,
- *Zirkumduktion*, eine Kombination aller genannten Bewegungen. Hierbei beschreibt die freie Extremität einen Kegelmantel und die Fingerspitze annäherend eine Kreisfigur. Deshalb wird die Bewegung auch „Armkreisen" genannt (nicht zu verwechseln mit Armkreiseln; identisch mit der Rotation).

Im **Ellenbogengelenk** sind möglich
- *Flexion*, Beugung,
- *Extension*, Streckung. Hinzu kommt eine
- *Rotation* des Radius. Dies ermöglicht Umwendebewegungen des Unterarmes mit der Hand und zwar
  - *Pronation*, die Handfläche wird nach unten gedreht
  - *Supination*, die Handfläche wird nach oben gedreht.

In den **Handgelenken** (Gelenke zwischen den distalen Gelenkflächen der Unterarmknochen, den Handwurzel- und Mittelhandknochen) sind folgende Bewegungen ausführbar
- *Palmarflexion*, Beugung,
- *Dorsalextension*, Streckung. Beugung und Streckung gehen von der Mittellage der Hand aus, bei der sich die Finger gestreckt in Verlängerung des Unterarms befinden.
- *Ulnarabduktion*, eine Bewegung, die zur Abwinklung der Hand zur Kleinfingerseite führt, (sie wird auch Ulnardeviation genannt).
- *Radialabduktion*, Abwinklung der Hand zur Daumenseite (wird auch Radialdeviation genannt).

Bewegungen der Finger. In allen Fingergelenken sind
- *Flexion*, Beugung,
- *Extension*, Streckung, und
- *Rotation* (nur passiv) möglich,

in den Fingergrundgelenken außerdem
- *Abduktion*, Spreizen und
- *Adduktion*, Heranführen.

Der **Daumen** nimmt eine Sonderstellung ein, weil im Gelenk zwischen Os trapezium und dem 1. Mittelhandknochen möglich sind
- *Opposition* – hierbei wird der Daumen den anderen Fingern gegenübergestellt, z. B. beim Greifen – und
- *Reposition*, Rückführung des Daumens in die Ausgangsposition.

Die aufgeführten Bewegungen verleihen auch den hieran beteiligten Muskeln oder Muskelgruppen entsprechende zusätzliche Funktionsnamen, z. B. Aduktoren, Pronatoren, Extensoren usw.

Articulatio humeri, Schultergelenk (Abb. 9-**27**)

Gelenkkörper

Im Schultergelenk artikulieren Humerus und Scapula. Den *Gelenkkopf* bildet das Caput humeri mit einem Krümmungsradius von 2,5 cm, die *Gelenkpfanne* die Cavitas glenoidalis. Die Gelenkfläche des Kopfes verhält sich zur Gelenkfläche der Pfanne wie 4:1.

Das Schultergelenk ist das **Kugelgelenk** mit dem größten Bewegungsumfang aller Gelenke des menschlichen Körpers. Zur Sicherung seiner Funktion bedarf es besonderer Hilfseinrichtungen. Am Rand der Cavitas glenoidalis ist eine ringsum laufende aus Faserknorpel aufgebaute Gelenklippe, *Labrum glenoidale* befestigt, wodurch die Kontaktfläche vergrößert wird.

Gelenkkapsel

Die Gelenkkapsel ist am Collum scapulae und am Labrum glenoidale befestigt und distal am Collum anatomicum humeri. Tuberculum majus und Tuberculum minus bleiben extrakapsulär. Hingegen liegt die Epiphysenfuge intrakapsulär. Die Gelenkkapsel ist weit, um einen möglichst großen Bewegungsumfang (z. B. für die Zirkumduktion) zuzulassen. Bei adduziertem Arm bildet sie unterhalb des Labrum glenoidale eine Reservefalte, *Recessus axillaris*, die bei der Abduktion verschwindet.

Durch den Verlauf der *Sehne des langen Bizepskopfes* wird der Bau der Kapsel weiter kompliziert. Die Sehne entspringt am Tuberculum supraglenoidale und am Labrum glenoidale, zieht dann frei durch die Gelenkhöhle über das Caput humeri hinweg und verläßt sie, indem sie im Bereich des Sulcus intertubercularis durch die Kapsel hindurchtritt. Damit auch hier nicht die Beweglichkeit beeinträchtigt wird, bildet sich eine röhrenförmige Verschiebeeinrichtung, *Vagina tendinis intertubercularis* (früher Vagina synovialis intertubercularis). Sie setzt außerdem die Reibung, die in der Knochenfurche entstehen würde, herab und verhindert das Austreten von Synovialflüssigkeit in das interstitielle Bindegewebe.

Gelenkbänder und Muskelführung

Die Führung des Schultergelenks bewirken Muskeln und in die Gelenkkapsel einstrahlende Sehnen benachbarter Muskeln. Die Sicherung des Schultergelenks durch Bänder ist gering.

Zum Bandapparat des Schultergelenks gehören:

- **Lig. coracoacromiale**. Es spannt sich zwischen Processus coracoideus und Acromion aus und bildet mit diesen beiden knöchernen Fortsätzen der Scapula über dem Schultergelenk ein Dach. Das Band steht jedoch mit der Gelenkkapsel nicht in unmittelbarer Verbindung.
- **Lig. coracohumerale**, das von der Basis des Processus coracoideus zur Oberkante des Tuberculum majus et minus zieht. Es ist ein faserverstärkter Teil der Gelenkkapsel, der dem Herausgleiten des Humeruskopfes nach unten entgegenwirkt.
- **Ligg. glenohumeralia**. Es handelt sich um Verstärkungszüge in der vorderen Kapselwand. Sie werden bei der Außenrotation angespannt und bremsen sie.

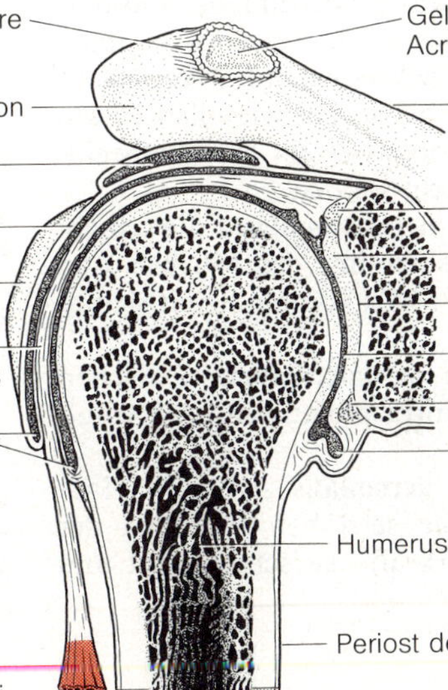

Abb. 9-27. Frontalschnitt durch das rechte Schultergelenk, Ansicht der dorsalen Hälfte von vorn

Sehnen. In die Gelenkkapsel strahlen zur Verstärkung Sehnen benachbarter Muskeln ein:
- **kranial und dorsal** die **Endsehnen M. supraspinatus, M. infraspinatus und teres minor**
- **ventral** die **Endsehne des M. subscapularis.**

Die Muskeln selbst wirken durch ihre Verkürzung als *Kapselspanner*, damit die weite Gelenkkapsel bei den Bewegungen nicht eingeklemmt wird. Außerdem verhindern sie eine Dislokation der Gelenkflächen, wie sie schon allein durch das Gewicht des Armes aber ganz besonders beim Tragen schwerer Lasten mit der Hand eintreten würde.

Muskeln. Für die Sicherung der Gelenkführung im Schultergelenk sind die bisher besprochenen Bänder von untergeordneter Bedeutung. Ausschlaggebend ist der Muskelmantel. Das Schultergelenk ist ein *Gelenk mit Muskelführung*. Die Muskulatur wird auf S. 282 besprochen.

Schwache Stellen. Trotz der Verstärkung der Gelenkkapsel verbleiben „schwache Stellen". Sie befinden sich insbesondere zwischen Lig. coracohumerale und Oberrand des M. subscapularis und am unteren muskelfreien Teil der Gelenkkapsel.

Bursen (Abb. 9-**27**)

- **Bursa subacromialis**. Sie befindet sich zwischen Lig. coracoacromiale und Acromion einerseits und der Sehne des M. supraspinatus, die der Kapsel des Schultergelenks direkt aufliegt, andererseits.
- **Bursa subdeltoidea** zwischen M. deltoideus und Gelenkkapsel. Diese Bursa steht im allgemeinen mit der Bursa subacromialis in unmittelbarer Verbindung. Beide Bursen zusammen werden auch als *subacromiales Nebengelenk* bezeichnet, da sie bei so gut wie allen Bewegungen im Schultergelenk als Verschiebeeinrichtung beansprucht werden.
- **Bursa subtendinea m. subscapularis**. Sie schiebt sich zwischen Ansatzsehne des Muskels und Gelenkkapsel ein. Meist kommuniziert sie mit der Gelenkhöhle.
- **Bursa subtendinea m. infraspinati**. Zwischen der Sehne des M. infraspinatus und der Schultergelenkkapsel.
- **Bursa subcutanea acromialis** zwischen Haut und Acromion. Sie setzt bei Belastung der Schulter die Scherkräfte zwischen Haut und Knochen herab.

Gelenkmechanik

Das Schultergelenk ist ein typisches Kugelgelenk mit 3 Freiheitsgraden. In der Grundstellung bei herabhängendem Arm lassen sich 3 senkrecht aufeinander stehende Hauptbewegungsachsen definieren. Vereinfachend wird angenommen, daß der Drehpunkt für alle Bewegungen im Zentrum der Kugel liegt. Die 3 Hauptbewegungsachsen sind die
- ***Rotationsachse.*** Sie verläuft vertikal durch das Zentrum des Humeruskopfes parallel mit der Schaftachse (Longitudinalachse). Innen- und Außenrotation erfolgen um diese Achse.
- ***Abduktions- und Adduktionsachse.*** Sie verläuft sagittal durch das Zentrum des Humeruskopfes für das Abspreizen und Heranführen des Armes.
- ***Anteversions- und Retroversionsachse.*** Eine transversal durch den Mittelpunkt des Humeruskopfes gelegte Achse, um die Vor- und Rückführungsbewegungen des Armes ausgeführt werden.

Aus der Grundstellung ist im Schultergelenk, wie Untersuchungen an Bänderpräparaten zeigten, eine Abduktion des Humerus um ungefähr 90° möglich. Dann stößt der Humerus am Dach des Schultergelenks (Acromion, Lig. coracoacromiale und Processus coracoideus) an. Ein weiteres ***Anheben des Humerus über die Horizontale*** für die Elevation des Arms ist nur durch eine Stellungsänderung der Cavitas glenoidalis durch drehen der Scapula möglich (S. 281). Im Schultergelenk ist eine Außenrotation von ungefähr 80° und eine Innenrotation von 100°, eine Retroversion von 45° und eine Anteversion von 90° möglich. Die Anteversion läßt sich ebenfalls durch eine Stellungsänderung der Gelenkpfanne zur Elevation weiterführen.

Klinischer Hinweis. Auf Grund des Baus des Schultergelenks ist eine Auskugelung ***Luxation*** relativ häufig. Bei einer *Luxatio praeglenoidalis* liegt der Kopf vor, bei einer *Luxatio infraglenoidalis* unterhalb der Pfanne. Bevorzugte Orte für Luxationen sind die „schwachen Stellen" in der Gelenkkapsel (s. oben). Bei Luxation kann es zum Abriß des Tuberculum majus und Schädigung des N. axillaris (vgl. S. 319) kommen.

Articulatio cubiti, Ellenbogengelenk (Abb. 9-**28**)

Das distale Humerusende und die proximalen Enden der Elle und Speiche bilden das Ellenbogengelenk. Dieses zusammengesetzte Gelenk besteht aus 3 Einzelgelenken:

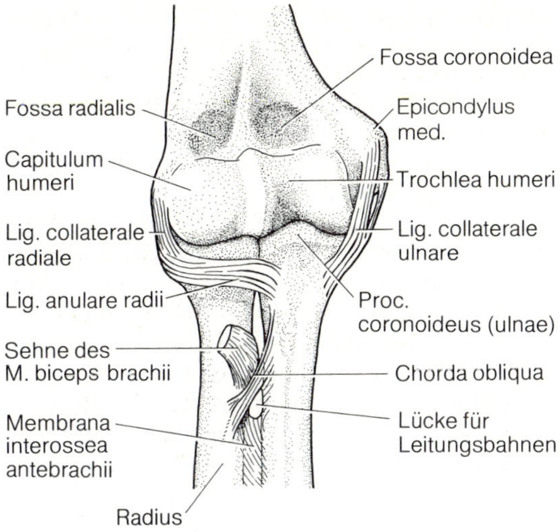

Abb. 9-28. Rechtes Ellenbogengelenk in der Ansicht von vorne, ohne Gelenkkapsel

- **Articulatio humeroulnaris**, *Humeroulnargelenk*,
- **Articulatio humeroradialis**, *Humeroradialgelenk*,
- **Articulatio radioulnaris proximalis**, *proximales Radioulnargelenk*.

Gelenkkörper

Articulatio humeroulnaris. Die Incisura trochlearis (ulnae) bildet mit der Trochlea humeri ein *Scharniergelenk* mit Knochenführung, indem die Führungsleiste der ulnaren Gelenkfläche (Abb. 9-**26**) in der entsprechenden Hohlkehlung der Trochlea humeri (Abb. 9-**28**) gleitet.

Articulatio humeroradialis. Das Capitulum humeri bildet den Gelenkkopf und die Fovea articularis (radii) die Gelenkpfanne. Der Form nach handelt es sich um ein Kugelgelenk. Da aber der Radius mit dem Ringband und einer straffen Bindegewebsmembran, *Membrana interossea antebrachii*, an der Elle befestigt ist und zwangsläufig von ihr mitgeführt wird, geht ein Freiheitsgrad verloren (Abduktion/Adduktion). Infolgedessen sind in diesem Gelenk nur ***Beugung*** und ***Streckung*** sowie ***Rotation*** möglich.

Articulatio radioulnaris proximalis. Die Circumferentia articularis des Speichenkopfs bildet mit der Incisura radialis der Elle ein Drehgelenk. Der Zusammenhalt erfolgt durch das *Lig. anulare radii* (s. unten). Dieses Gelenk ist ***an den Umwendebewegungen des Unterarms beteiligt.***

Gelenkkapsel und Bänder

Gelenkkapsel. Die 3 Teilgelenke besitzen eine gemeinsame Gelenkhöhle mit einer gemeinsamen Gelenkkapsel. Sie entspringt am Humerus vorne oberhalb der Fossa coronoidea und der Fossa radialis, hinten im obersten Bereich der Fossa olecrani. Epicondylus medialis und lateralis liegen als Ursprungsfelder für Unterarmmuskeln extrakapsulär. An der Elle heftet sich die Kapsel am Rand der Incisura trochlearis und an der Speiche am Collum radii an. Unterhalb des Lig. anulare radii (s. unten) wird die Kapsel dünn und weitet sich zum *Recessus sacciformis (proximalis)* aus. Durch diese Konstruktion sind bei einer zuverlässigen Abdichtung der Gelenkhöhle ausgiebige Drehbewegungen der Speiche möglich.

Bänder. In die weite Gelenkkapsel sind zur Verstärkung kräftige Bänder eingebaut. Das

- **Lig. collaterale ulnare** (Abb. 9-**28**) entspringt am Epicondylus medialis (humeri). Es verbreitert sich fächerförmig und strahlt in die Elle ein. In jeder Stellung der Skeletteile zueinander sind Abschnitte dieses Bandes zur Führungssicherung gespannt. Durch quer verlaufende Faserzüge (Pars transversa) wird das Band an seiner Befestigungsstelle an der Ulna zu einer fast deltaförmigen Figur ergänzt.
- **Lig. collaterale radiale** kommt vom Epicondylus lateralis (humeri) und strahlt in das Lig. anulare radii ein, weshalb die Drehbewegung des Radius ungehindert stattfinden kann.
- **Lig. anulare radii** (Abb. 9-**25**) entspringt vorne an der Ulna, umfaßt die Circumferentia articularis des Caput radii ringförmig und heftet sich hinten an der Ulna an. Es ist in die Gelenkkapsel eingebaut und bildet einen innen mit Knorpel versehenen osteofibrösen Ring, in dem sich der Radiuskopf dreht.

Muskeln. Die relativ weite Gelenkkapsel wird bei der Beugung im Ellenbogengelenk auf ihrer Vorderseite gestaucht. Einstrahlende, sich kontrahierende Muskelfaserzüge des M. brachialis bewahren sie vor Einklemmung in den Gelenkspalt. In gleicher Weise wirken bei der Streckung Kapselspanner auf der Rückseite (M. articularis cubiti), die vom M. triceps brachii abzweigen.

Bursen

- **Bursa subcutanea olecrani** zwischen Haut und Olecranon,
- **Bursa subtendinea m. tricipitis brachii** zwischen Trizepssehne und Olecranon,
- **Bursa bicipitoradialis**, die bei den Bewegungen auftretende Scherspannungen zwischen Bizepssehne und Speiche herabsetzt.

Gelenkmechanik

Das Ellenbogengelenk ist ein *Drehscharniergelenk* (*Trochoginglymus*), wobei
- ***Scharnierbewegungen***, d.h. Beugung und Streckung, zwischen Humerus und Unterarmknochen sowie
- ***Drehbewegungen*** für Promotion und Supination der Hand zwischen Elle und Speiche erfolgen.

Die Achse für die Beugung und Streckung läuft quer durch den Humerus unterhalb der Epicondylen. Die Bewegung erfolgt nicht genau in einer Ebene; die Bahnkurve der Unterarmknochen weicht geringfügig zur Seite ab (Schraubung). Im Ellenbogengelenk kann bis zu 40° gebeugt und bis zu 180° gestreckt werden. Frauen und Kinder können oft um 5-10° überstrecken. Bei weiterer Streckung drückt die Spitze des Olecranons in die Fossa olecrani. Dabei werden die in die Kapsel eingewebten Kollagenfaserzüge bremsend angespannt. Einer zu ausgedehnten Beugung im Ellenbogengelenk wirkt die Weichteilhemmung entgegen bis bei weiterer gewaltsamer Beugung der Processus coronoideus in die Fossa coronoidea hineingedrückt wird und Absprengung herbeiführen kann.

Armaußenwinkel. Im gestreckten Zustand steht die Längsachse der Unterarmknochen nicht in gerader Fortsetzung der Humerusschaftachse, sondern bildet mit ihr einen nach außen offenen Winkel von ungefähr 170°.

Klinischer Hinweis. Bei Kleinkindern ist der Speichenkopf klein. Er kann durch ruckartiges Hochziehen des Arms, z.B. beim Stolpern des Kindes aus dem Lig. anulare radii herausrutschen *(radioanuläre Luxation)*. Bei einem Gelenkerguß hält der Patient das Ellenbogengelenk in der Entspannungsstellung (d.h. leicht gebeugt). Die Bursen können sich bei chronischen Entzündungen mit einer gallertigen Flüssigkeit füllen.

Articulationes radioulnares, Speichen-Ellengelenke (Abb. 9-**28**)

Speiche und Elle artikulieren im proximalen und distalen Radioulnargelenk. Durch ein stabiles Scharniergelenk verbunden mit dem Humerus ist nur die Ulna. Um sie schwenkt bei den Umwendebewegungen der Hand der Radius.

Articulatio radioulnaris proximalis (s. oben bei Ellenbogengelenk).

Articulatio radioulnaris distalis

In der Articulatio radioulnaris distalis artikuliert die Circumferentia articularis des Caput ulnae mit der Incisura ulnaris radii. Die Gelenkkapsel, die an der Knorpelknochengrenze befestigt ist, erweitert sich auch hier zu einem *Recessus sacciformis (distalis)*. Diese Aussackung ist gleichfalls eine Reserveeinrichtung, durch die der notwendige Bewegungsspielraum für die Drehbewegungen geschaffen wird.

Zwischen Processus styloideus (ulnae) und der ulnaren Seite des Radius liegt der dreieckige faserknorpelige *Discus articularis*. Er dient als Verbindung zwischen Radius und Ulna und außerdem als Gelenkscheibe. In dieser Funktion füllt er den Spalt aus zwischen Caput ulnae und dem Os triquetrum und einem Teil des Os lunatum. Das Ausmaß der Kontaktfläche ist von der Stellung des proximalen Handgelenks abhängig.

Membrana interossea antebrachii

Zwischen Ulna und Radius spannt sich die derbe *Membrana interossea antebrachii* aus. Sie ist am Margo interosseus beider Knochen befestigt. Ihre Fasern verlaufen vorwiegend vom Radius schräg nach distal medial zur Ulna. Sie sind gespannt, wenn die beiden Unterarmknochen parallel stehen. Die Membrana interossea antebrachii verhindert vor allem Längsverschiebungen der beiden Unterarmknochen gegeneinander. Außerdem dient sie Unterarmmuskeln als Ursprungsfläche.

Ein drehrundes Band, *Chorda obliqua*, entspringt an der Tuberositas ulnae (Abb. 9-**28**) und zieht schräg nach distal zum Radius. Es nimmt also einen entgegengesetzten Verlauf wie die Hauptfaserrichtung der Membran. Das Band wirkt als Bremse einer übermäßigen Supination entgegen und begrenzt den physiologischen Bewegungsspielraum. Durch eine Aussparung zwischen Membrana interossea und Chorda obliqua ziehen Leitungsbahnen (S. 307).

Gelenkmechanik

Durch die Pronations- und Supinationsbewegung wird die Hand, die durch das Radiokarpalgelenk mit dem Radius verbunden ist, in die gewünschte Position gebracht. Der Bewegungsumfang beträgt aus einer Mittelstellung, bei der die Hand sagittal steht und der Daumen nach oben zeigt, 90° für die Supination und 85° für die Pronation, also insgesamt fast 180°. Die beiden hieran beteiligten, mechanisch miteinander gekoppelten Radioulnargelenke gehören zum Typ der Articulatio trochoidea mit 1 Freiheitsgrad. Die Achse, um die die Pro- und Supinationsbewegung ausgeführt wird, verläuft schräg vom Mittelpunkt des Caput radii (Abb. 9-**26**) zum Caput ulnae in die Gegend des Processus styloideus. Bei der Bewegung dreht sich das Caput radii in seiner Ringführung, während der distale Abschnitt des Radius mit der Incisura ulnaris um die Circumferentia articularis des Ellenkopfes herumschwenkt. Die Ulna führt hierbei nur unwesentliche Mitbewegungen aus. In Ruhe, z. B. bei herabhängendem Arm, stellt sich eine Mittelstellung ein. In extremer Supinationsstellung sehen die Handflächen nach oben oder bei herabhängendem Arm nach vorne (Grundstellung); die beiden Unterarmknochen stehen parallel. In extremer Pronationsstellung sieht die Handfläche nach unten oder nach hinten; die beiden Unterarmknochen sind gekreuzt. Der Radius überkreuzt die Ulna (Diagonalstellung, Abb. 9-**38**).

Hinweis. Die klinische Überprüfung der Pronation/Supinationsbewegung erfolgt bei gebeugtem Unterarm, da hiermit eine zusätzliche Rotation des Humerus, die einen größeren Bewegungsausschlag vortäuschen könnte, ausgeschaltet wird.

Articulationes manus, Handgelenke (Abb. 9-29)

Unter der Bezeichnung Handgelenke werden die Handwurzelgelenke und die Gelenke der Mittelhand zusammengefaßt. Sie werden eingeteilt in

- **Articulatio radiocarpalis**, *proximales Handgelenk*,
- **Articulatio mediocarpalis**, *distales Handgelenk*,
- **Articulationes intercarpales**.

Articulatio mediocarpalis und Articulationes intercarpales werden auch als *Articulationes carpi* bezeichnet.

- **Articulationes carpometacarpales**
- **Articulationes intermetacarpales**.

Articulatio radiocarpalis, proximales Handgelenk

Gelenkkörper. Die Facies articularis carpi des Radius und der dem Ulnakopf aufliegende Discus articularis bilden die Gelenkpfanne, die proximale Reihe der Handwurzelknochen (Os scaphoideum, lunatum, triquetrum, ausgenommen das Os pisiforme) bildet den Gelenkkopf.
Der Form nach handelt es sich um ein ***Ellipsoidgelenk*** mit 2 Freiheitsgraden. In der Normal- oder Mittelstellung steht die Längsachse des 3. Mittelhandknochens parallel mit Ulna und Radius. In dieser Stellung fügt sich in die Facies articularis carpi das Os scaphoideum und der Discus articularis steht mit dem Os lunatum und Os triquetrum in Kontakt.

Die **Gelenkkapsel** ist an der Knorpelgrenze der beteiligten Knochen befestigt und mit dem Diskus verwachsen. Sie wird durch straffe Bänder an der palmaren, dorsalen, ulnaren und radialen Seite verstärkt (Tabelle 9-**17**, Abb. 9-**29**).

Articulatio mediocarpalis, distales Handgelenk

Dieses Gelenk liegt *zwischen der proximalen und der distalen Reihe der Handwurzelknochen.* Der Gelenkspalt verläuft (Abb. 9-**29**) wellenförmig und steht mit dem der Interkarpalgelenke in Verbindung. Die Gelenkkapsel ist an der Knorpelknochengrenze befestigt und auf der Palmarseite straff, auf der Dorsalseite jedoch weit. Man kann ein solches Gelenk auch als verzahntes Scharniergelenk bezeichnen. Seine Bewegungsachse verläuft quer durch das Zentrum des Os capitatum. Um diese Achse werden als Bewegungen Dorsalextension und Palmarflexion ausgeführt.

Articulationes intercarpales

Diese Bezeichnung führen die Gelenke zwischen den 4 Handwurzelknochen der proximalen Reihe (mit Ausnahme des Os pisiforme) und zwischen den 4 Handwurzelknochen der distalen Reihe. **Ligg. intercarpalia interossea** verbinden die Knochen innerhalb jeder der beiden Reihen miteinander. Besonders straff sind die Verbindungen der *distalen Reihe* (*Amphiarthrosen*), weniger straff die der proximalen Reihe, weshalb sich die Knochen etwas gegeneinander verschieben können. Die Gelenkspalten kommunizieren miteinander. Ein eigenes Gelenk bildet nur die *Articulatio ossis pisiformis* zwischen Os triquetrum und Os pisiforme.

Articulationes carpometacarpales

Die Reihe der distalen Handwurzelknochen 2–5 bildet mit den Basen der Ossa metacarpi II–V *Amphiarthrosen*, deren Gelenkhöhlen untereinander und mit denen der benachbarten Interkarpalgelenke kommunizieren. Die Gelenkkapsel, die an der Knorpelknochengrenze der beteiligten Skeletteile angeheftet ist, wird durch Bänder verstärkt (Tabelle 9-**17**).
Die **Articulatio carpometacarpalis pollicis** stellt ein eigenes Gelenk dar. In ihm artikulieren das Os trapezium mit der Basis des 1. Mittelhandknochens. Dem Bau nach handelt es sich um ein Sattelgelenk. Die Geometrie der Gelenkflächen in Verbindung mit dem wenig straffen Bandapparat lassen noch zusätzlich eine Drehung der Skeletteile um ihre Längsachse in geringem Umfang zu. In diesem Gelenk sind im Gegensatz zu den Karpometakarpalgelenken 2–4 ausgedehnte Bewegungen möglich:

- ***Abduktion*** und ***Adduktion.*** Diese Bewegung erfolgt um eine Achse durch die Basis des Os metacarpale I. Die Achse steht in einem Winkel von etwa 45° zur Ebene der gestreckten Hand. Sie läuft von radial-dorsal nach palmar-ulnar (Abb. 9-**41**).
- ***Flexion*** und ***Extension.*** Die Achse für diese Bewegung verläuft durch das Os trapezium von radial-palmar nach ulnar-dorsal. Projiziert man diese Achse auf die Abduktions-Adduktionsachse, dann stehen beide in einem Winkel von 90° aufeinander (Abb. 9-**41**).
- ***Rotation.*** Sie ist nur möglich bei Aufhebung des Gelenkflächenkontaktes. Die Rotation ist zwangsläufig mit den anderen Bewegungen gekoppelt. Sie ist damit auch die Voraussetzung für die
- ***Opposition*** und ***Reposition.*** Bei der Oppositionsbewegung wird der Daumen und mit ihm der 1. Mittelhandknochen den anderen Fingern gegenübergestellt. Die Rückbewegung ist die Reposition. Beide Bewegungen sind als Kombination der vorher genannten zu verstehen.
- ***Zirkumduktion.*** Sie ist möglich durch die Kombination von Adduktion-Opposition und Abduktion-Reposition. Hierbei beschreiben 1. Mittelhandknochen und Daumen einen Kegelmantel, dessen Spitze im Sattelgelenk liegt.

Tabelle 9-17. Bänder der Handwurzelknochen und Umgebung

Gruppe	Band	Ursprung	Ansatz
Von Elle und Speiche zu den Handwurzelknochen	Lig. collaterale carpi radiale	Processus styloideus (radii)	Os scaphoideum
	Lig. collaterale carpi ulnare	Processus styloideus (ulnae)	Os triquetrum und Os pisiforme
	Lig. radiocarpale palmare	Radius	Os lunatum und Os capitatum
	Lig. radiocarpale dorsale	Radius	Os lunatum und Os triquetrum
	Lig. ulnocarpale palmare	Ulna	Os capitatum
Zwischen den Handwurzelknochen	Ligg. intercarpalia dorsalia	Verbinden auf der Streckseite benachbarte Handwurzelknochen (werden z. T. auch Lig. arcuatum carpi genannt)	
	Ligg. intercarpalia palmaria	Verbinden auf der Beugeseite benachbarte Handwurzelknochen	
	Ligg. intercarpalia interossea	Verbinden einander zugewandte Flächen der Handwurzelknochen innerhalb derselben Reihe	
	Lig. carpi radiatum	palmar am Kopf des Os capitatum	Benachbarte Handwurzelknochen bis zu den Basen der Mittelhandknochen; bildet mit den Ossa carpalia einen osteofibrösen Kanal für die Sehne des M. flexor carpi radialis
	Lig. pisohamatum	Os pisiforme	Hamulus ossis hamati
Von den Handwurzelknochen zu den Mittelhandknochen	Ligg. carpometacarpalia palmaria	Palmar an den Handwurzelknochen überwiegend der distalen Reihe	An den palmaren Basen der Mittelhandknochen
	Ligg. carpometacarpalia dorsalia	Dorsal an den Handwurzelknochen überwiegend der distalen Reihe	An den dorsalen Basen der Mittelhandknochen
	Lig. pisometacarpeum	Os pisiforme	Palmare Basis des 5. Mittelhandknochens
Zwischen den Basen der Mittelhandknochen	Ligg. metacarpalia palmaria	Sie spannen sich auf der palmaren Fläche aus zwischen den Basen des 2.–5. Mittelhandknochens	
	Ligg. metacarpalia dorsalia	Dorsal zwischen den Basen des 1.–5. Mittelhandknochens	
	Ligg. metacarpalia interossea	Verbinden die Zwischenknochenflächen der Basen des 2.–5. Mittelhandknochens	

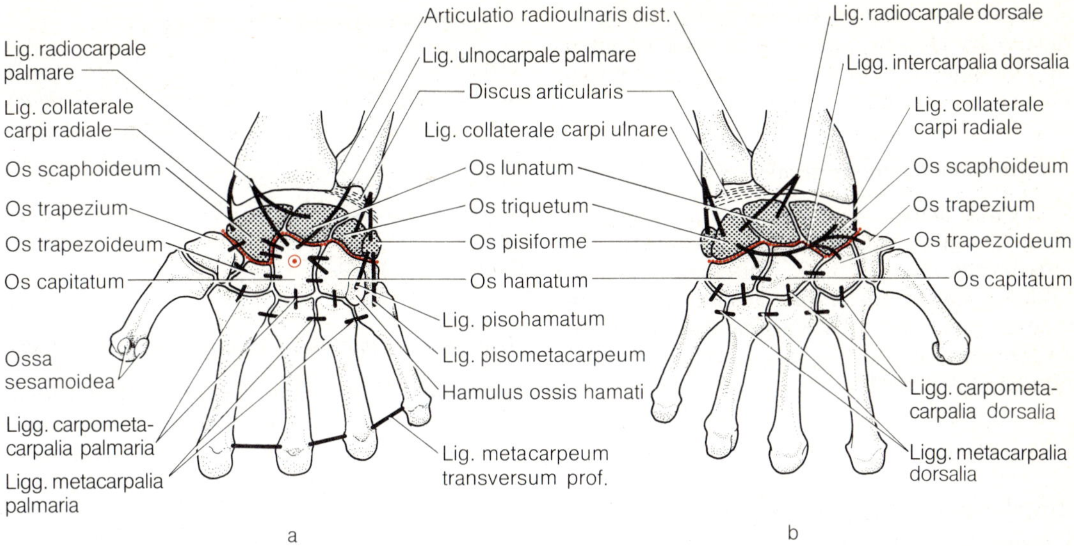

Abb. 9-29 a, b. Bänder der Handwurzelknochen und Umgebung. **a** Palmare Seite, **b** dorsale Seite; vgl. Tabelle 9-**27**. Die *rote Linie* entspricht dem Verlauf des distalen Handgelenks, das an der Beugung und Streckung der Handgelenke beteiligt ist. Der *rote Punkt* in **a** kennzeichnet die dorso-palmare Achse für Radial- und Ulnarabduktion

Bandapparat der Karpal- und Karpometakarpalgelenke (Tabelle 9-**17**)

Die einzelnen Bänder der Hand sind z.T. nur durch gezielte Präparation künstlich zu isolieren. Prinzipiell lassen sich 4 Hauptgruppen unterscheiden

- *von den Ossa antebrachii zu den Ossa carpi,*
- *zwischen den Ossa carpi,*
- *zwischen Ossa carpi und Ossa metacarpi,*
- *zwischen den Ossa metacarpi.*

Die Gruppierung der für die Gelenkfunktion wichtigen Bänder erfolgt als **beidseitige Kollateralbänder** und als palmare und dorsale die Gelenkkapsel **verstärkende Bandzüge**. Hinzu kommen die derben Faserzüge, die den Sulcus carpi zum **Canalis carpi** ergänzen.

Gelenkmechanik der Handgelenke

Beugung und Streckung. Die Beugung der Hand aus der Mittelstellung (Neutral-O-Stellung) nennt man ***Palmarflexion*** (*Flexion*), die Streckung ***Dorsalextension*** (*Extension*). An der Palmarflexion ist vorwiegend das proximale, an der Dorsalextension das distale Handgelenk beteiligt. Da die Bewegungen in den beiden Gelenken erfolgen, kann man vereinfachend eine kombinierte Achse (Summationsachse) annehmen, die transversal durch das Zentrum des Os capitatum verläuft. Die Palmarflexion beträgt bei Beteiligung beider Gelenke maximal etwa 80°, die Dorsalextension etwa 70°.

Radial- und Ulnarabduktion (Radial- und Ulnardeviation) nennt man die Bewegung der Hand aus der Mittelstellung zu der entsprechenden Seite des Unterarms. Sie erfolgt um eine dorsopalmare Achse, die gleichfalls durch das Zentrum des Os capitatum verläuft (Abb. 9-**29a**). Die Radial-Ulnarbewegung erfolgt überwiegend in der *Articulatio radiocarpalis*. Der Umfang der Ulnarabduktion beträgt 40°, der Umfang der Radialabduktion nur 15°.

Zirkumduktion. Durch die Kombination der 4 Bewegungen ist die Zirkumduktion der Hand möglich. Die geschilderten „reinen" Bewegungsvorgänge, die sich auf Achsen beziehen lassen, gehen von der Annahme einer starren Knochenkette aus. Röntgenaufnahmen zeigen jedoch, daß die Bewegungen durch Zusammendrängen der einzelnen Knochen und durch Kippbewegungen kompliziert werden. Bei der Ulnar-Radialabduktion finden Verschiebungen der Ossa carpi gegeneinander in einem nicht geringen Ausmaß statt, die auch eine Seitbiegung der Hand in sich zulassen. Die Dorsalextension geht mit einer Kippbewegung der proximalen Reihe der Handwurzelknochen nach palmar einher. Dadurch wird die Tuberositas ossis scaphoidei deutlich tastbar.

Über dem proximalen Handgelenk entsteht bei maximaler Dorsalextension eine querverlaufende Hautfalte, die direkt über dem Gelenkspalt liegt.

Articulationes intermetacarpales (Abb. 9-**29**)

sind die Gelenke zwischen den Mittelhandknochen. Die Basen der einander zugekehrten Gelenkflächen des (2.) 3.–5. Mittelhandknochens bilden *Amphiarthrosen.* Ihre Gelenkspalten kommunizieren mit dem der Karpometakarpalgelenke. Die straffen Verbindungen erfolgen durch Bänder (Tabelle 9-**17**).

Fingergelenke

Articulationes metacarpophalangeales
Fingergrundgelenke (Abb. 9-**40**, 9-**42**)

An den Articulationes metacarpophalangeales II–V sind die Köpfe der Mittelhandknochen und die Basen der Phalangen beteiligt. Es sind *Kugelgelenke* (der Form nach Ellipsoidgelenke), deren Bewegungsumfang durch die **Ligg. collateralia** eingeschränkt wird. Die relativ weite Gelenkkapsel ist an der Knorpelknochengrenze befestigt. Auf der Palmarseite wird sie durch eine Platte derber Faserzüge, **Lig. palmare**, verstärkt. Die Köpfe der einzelnen Knochen verbinden das **Lig. metacarpeum transversum profundum**.

Gelenkmechanik. In den Metakarpophalangealgelenken ist eine ***Beugung*** der Finger um 80–90° und eine ***Streckung*** um 10° möglich. Das Spreizen der Finger, wie man die ***Abduktion*** nennt, erfolgt wie die ***Adduktion*** um eine dorsopalmare Achse. Bezogen wird der Vorgang auf den Mittelfinger, d.h. man adduziert zum Mittelfinger hin und spreizt vom Mittelfinger weg. Die Zirkumduktion ist mit dem Zeigefinger besonders gut ausführbar. Die **Rotation** kann aktiv in den Fingergrundgelenken nicht ausgeführt werden. In gestrecktem Zustand besteht jedoch die Möglichkeit, die Finger passiv in einem geringen Umfang nach beiden Seiten um ihre Längsachse zu drehen. Dies mißlingt aber am gebeugten Finger. Der Mechanismus ist so zu erklären, daß die Ligg. collateralia dorsal von der transversal verlaufenden Bewegungsachse liegen. Sie sind deshalb, und weil sich außerdem der Krümmungsradius des Kopfes nach palmar vergrößert, in Beugestellung gespannt und verhindern dadurch weitgehend die Rotation.

Articulatio metacarpophalangealis pollicis

Das Daumengrundgelenk ist im Gegensatz zu den 4 anderen Fingergrundgelenken ein *reines Scharniergelenk* mit kräftigen Kollateralbändern. In die Gelenkkapsel ist medial und lateral je ein *Sesambein* eingelagert (Abb. 9-**40**), an dem Thenarmuskeln inserieren. Das **Lig. palmare** ist eine verstärkende Faserplatte der Membrana fibrosa der Gelenkkapsel.

Articulationes interphalangeales manus (Abb. 9-**40**)

Mittel- und Endgelenke der Finger. Das Caput phalangis bildet den Gelenkkopf. Er besitzt die Form einer Rolle mit einer in der Mitte gelegenen Führungsnut. Die Basis phalangis bildet die Gelenkpfanne. Sie ist in der Mitte zu einer Knorpelleiste verdickt, die sich in der Führungsnut des Kopfes bewegt. Infolge dieser Konstruktion handelt es sich um *reine Scharniergelenke.* Ihre Achse verläuft quer (Abb. 9-**42**) durch den Gelenkkopf.
In die Gelenkkapsel sind auch hier auf der Palmarseite **Ligg. palmaria** eingebaut. Die **Ligg. collateralia** verlaufen z.T. dorsal, z.T. palmar von der Bewegungsachse. Infolgedessen sind bei Beugung die dorsalen Anteile und bei Streckung der Fingerglieder die palmaren gespannt, wodurch die Fingergelenke in jeder Stellung eine beträchtliche Bewegungssicherheit bekommen.
Die **Sesambeine** sind an den Kontaktflächen mit Knorpel überzogen. Es handelt sich somit um echte Gelenke, *Articulationes sesamoideae.*

3. Muskulatur des Schultergürtels und der oberen Extremität

Im Laufe der stammesgeschichtlichen Entwicklung der oberen Extremität kam es im Bereich des Schultergürtels zu ausgedehnten Muskelverlagerungen aus dem Kiemenbogengebiet (M. trapezius) und aus der ventrolateralen Leibeswand. Zu den Muskeln, die von der ventrolateralen Leibeswand abstammen und deshalb von Rr. ventrales (Plexus brachialis, S. 310) versorgt werden, und die sich sekundär am Schultergürtel anhefteten, gehören M. rhomboideus, M. levator scapulae, M. serratus anterior und M. pectoralis minor. Einige dieser Muskeln wurden bereits unter der Bezeichnung „sekundär eingewanderte Muskeln“ beim Rücken erwähnt (S. 236). Hier werden sie im funktionellen Zusammenhang besprochen.

In der folgenden Darstellung wird jedoch allein nach topographischen Gesichtspunkten unterschieden zwischen:
- **dorsaler Rumpf-Schultergürtel-Muskulatur** und
- **ventraler Rumpf-Schultergürtel-Muskulatur.**

Dorsale Rumpf-Schultergürtel-Muskulatur (Tabelle 9-**18**)

- **M. trapezius** (Abb. 9-**30**). Der Muskel ist platt und breitet sich großflächig unter der Haut des Nackens und des Rückens aus. Die Muskelmasse wird entsprechend der Verlaufsrichtung ihrer Fasern in 3 nicht scharf voneinander abgrenzbare Partien unterteilt:
  - ***Pars descendens***
  - ***Pars transversa***
  - ***Pars ascendens.***

Die ***Pars descendens*** entspringt am Hinterhaupt und an der Halswirbelsäule. Sie inseriert am lateralen Drittel der Clavicula und am akromialen Ende der Spina scapulae (Abb. 9-**24**).
Die ***Pars transversa*** nimmt ihren Ursprung an einem oft rautenförmigen Sehnenspiegel um den 7. Halswirbel. Ihre Muskelfasern verlaufen fast horizontal und erreichen das mittlere Drittel der Spina scapulae.

Tabelle 9-**18**. Schultergürtelmuskulatur

Muskel	Ursprung	Ansatz	Funktion	Innervation
M. trapezius	Protuberantia occipitalis externa zwischen Linea nuchae superior und suprema; durch das Lig. nuchae an den Processus spinosi der HWS; an allen Processus spinosi der BWS und ihren Ligg. supraspinalia	Laterales Drittel der Clavicula, Acromion, Spina scapulae (gegenüber dem Ursprung des M. deltoideus)	Die oberen Fasern ziehen das Schulterblatt nach oben-medial, die mittleren nach medial und die unteren nach unten-medial; Im Zusammenwirken mit anderen Muskeln dreht er das Schulterblatt oder hält es fest; Drehung des Kopfes und der Wirbelsäule; Dorsalflexion des Kopfes und der HWS	Hauptsächlich N. accessorius, daneben Zweige aus den Rr. ventrales der zervikalen Spinalnerven
M. rhomboideus major	Dornfortsätze der 4 oberen Brustwirbel	Margo medialis des Schulterblatts unterhalb der Spina scapulae	Zieht das Schulterblatt nach medial-kranial, hält das Schulterblatt am Rumpf fest	N. dorsalis scapulae (Plexus brachialis)
M. rhomboideus minor	Dornfortsätze der beiden unteren Halswirbel	Margo medialis des Schulterblatts oberhalb der Spina scapulae	Zieht das Schulterblatt nach medial-kranial, hält das Schulterblatt am Rumpf fest	N. dorsalis scapulae (Plexus brachialis)
M. levator scapulae	Tubercula posteriora der 4 oberen Halswirbelquerfortsätze	Angulus superior des Schulterblatts und oben am Margo medialis	Zieht das Schulterblatt nach medial-oben	N. dorsalis scapulae (Plexus brachialis)
M. serratus anterior	Seitlich mit Ursprungszacken von der 1.–9. Rippe	Medialer Rand und oberer sowie unterer Winkel der Scapula	Sein unterer Teil dreht die Scapula beim Erheben des Arms über die Horizontale, hält die Scapula am Thorax; seine unteren Teile wirken als Hilfsatemmuskeln	N. thoracicus longus (Plexus brachialis)
M. subclavius	Vordere Fläche der 1. Rippe an der Knorpelknochengrenze	Untere Fläche der Extremitas acromialis der Clavicula	Hält die Clavicula im Sternoklavikulargelenk, polstert die Vasa subclavia	N. subclavius (Plexus brachialis)

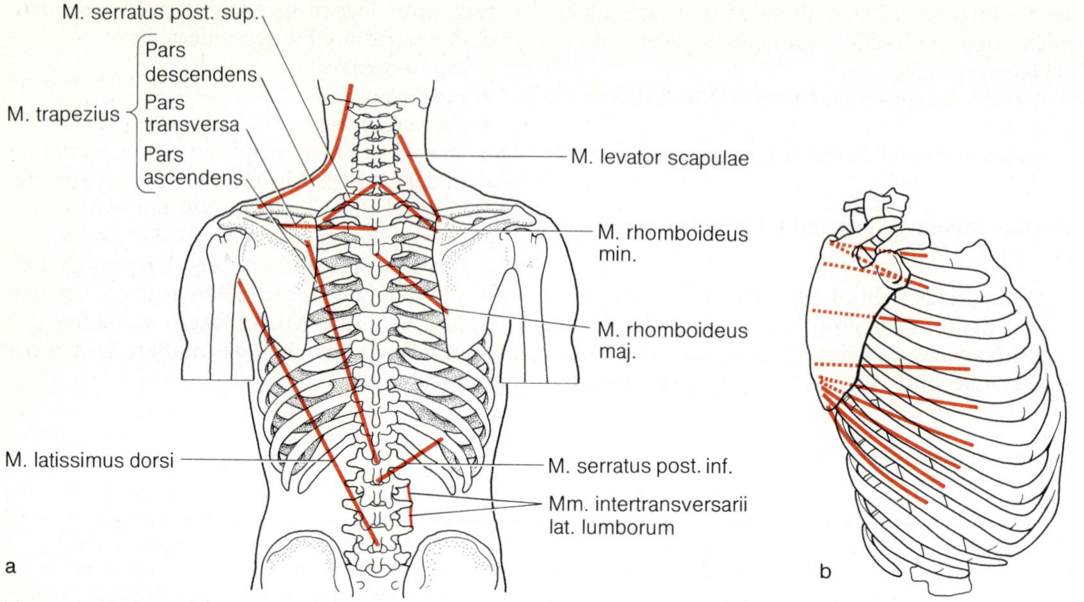

Abb. 9-30. **a** Sekundäre Rückenmuskeln und ihre Beziehungen zur Scapula; **b** M. serratus anterior. (**b** Nach Platzer, 1984)

Pars ascendens. Sie bildet die unteren Partien des M. trapezius mit von der unteren Wirbelsäule aufsteigenden Fasern. Diese befestigen sich am weitesten medial an der Spina scapulae. Sie bilden ein auf der Spitze stehendes Dreieck.

Die oberen und die unteren Partien des M. trapezius, die entgegengesetzt verlaufen, wirken bei der Drehung der Scapula synergistisch, d.h. sie drehen bei Kontraktion die Scapula so, daß der Angulus inferior nach lateral wandert.

- **M. rhomboideus** (Abb. 9-**30**). Die rautenförmige Muskelplatte wird durch den R. profundus der A. transversa cervicis (colli) mit dem begleitenden Bindegewebe geteilt in
  - ***M. rhomboideus minor,*** kleiner und kranial
  - ***M. rhomboideus major,*** größer und kaudal.

  Beide sind ein genetisch einheitlicher Muskel.
- **M. levator scapulae** (Abb. 9-**30**). Der Muskel entspringt von den Tubercula posteriora der oberen Halswirbel. Er dient gleich den Mm. rhomboidei und der Pars descendens des M. trapezius der Aufhängung und Bewegung des Schultergürtels.
- **M. serratus anterior** (Abb. 9-**30**). Der großflächige Muskel liegt an der ventrolateralen Thoraxwand, bedeckt vom M. pectoralis major und oben teilweise bedeckt vom M. latissimus dorsi. Seine Ursprungszacken, die ihm den Namen verliehen, alternieren mit denen des M. obliquus externus abdominis. Mit seinen Antagonisten kann er das Schulterblatt feststellen. Der untere Anteil des Muskels dreht die Scapula, so daß sich der Angulus inferior nach lateral bewegt. Der obere Anteil ist bei der Rückstellung der Scapula beteiligt. Beim Werfen oder Schieben hält der M. serratus anterior die Scapula am Körper. Außerdem fixiert er sie auch beim Aufstützen des Arms auf einer Unterlage. Dann können die unteren Muskelpartien auch als Hilfsatemmuskeln inspiratorisch wirken.

Klinischer Hinweis. Bei schlaffer Lähmung des M. serratus anterior steht die Scapula flügelartig ab: *Scapula alata.*

Ventrale Rumpf-Schultergürtel-Muskulatur
(Tabelle 9-**18**)

- **M. subclavius**. Er liegt zwischen 1. Rippe und der Clavicula, umscheidet von der Fascia clavipectoralis. Der Muskel verläuft im Sulcus m. subclavii parallel mit der Clavicula.
- **M. pectoralis minor**. Er ist entwicklungsgeschichtlich eine Abspaltung vom M. pectoralis major, die sich am Processus coracoideus der Scapula anheftete (Besprechung S. 285).

Wirkungsweise der Schultergürtelmuskulatur

Der Schultergürtel stellt die Verbindung von oberer Extremität und Rumpf her. An die Schul-

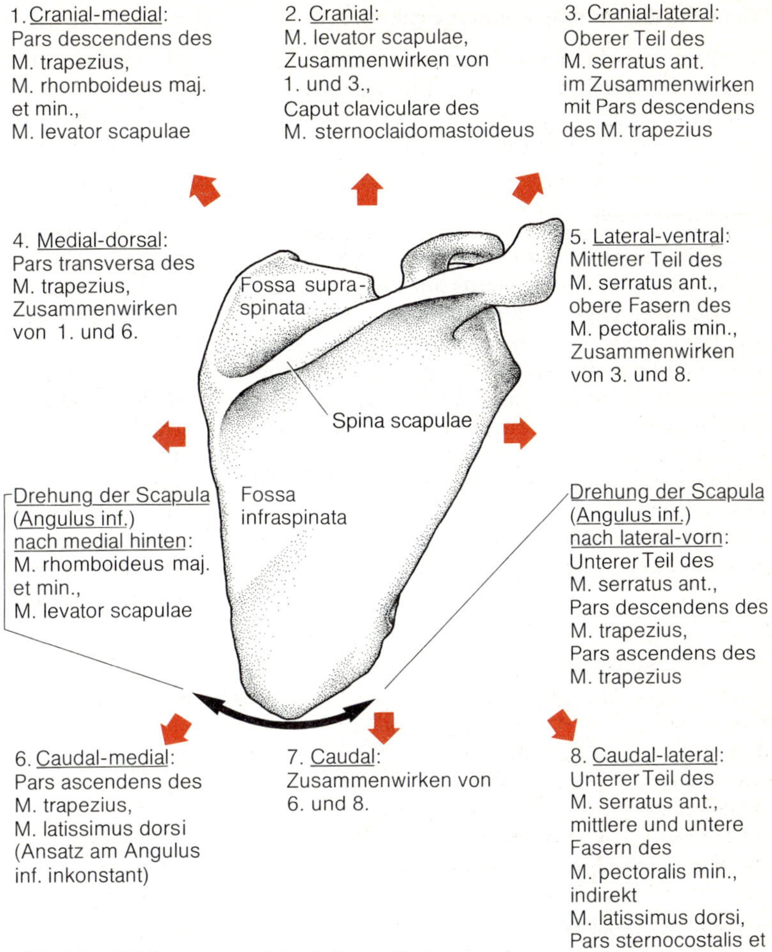

Abb. 9-31. Wirkungen von Muskeln zur Bewegung der Scapula

tergürtelmuskulatur werden deshalb sehr verschiedene Anforderungen gestellt: nämlich als

- **Haltemuskulatur**
- **Muskulatur für die bewegliche Befestigung der Scapula an der dorsalen Rumpfwand.**

Haltemuskulatur. Als solche wird sie bei Belastung durch das Eigengewicht der Extremität und bei zusätzlicher Belastung beim Tragen von Lasten auf der Schulter oder in der Hand eingesetzt. Hierbei wirken vor allem der M. levator scapulae und die Pars descendens des M. trapezius.

Bewegung der Scapula. Es handelt sich um Stellungsänderungen der Scapula für Armbewegungen (zur passiven Verschiebbarkeit der Scapula S. 302). Für das Verständnis der Vorgänge ist außerdem der Bewegungsumfang des Schultergelenks (S. 272) zu berücksichtigen. Aus der Kombination der beiden Teilaspekte ist der Vorgang der Elevation und die Ante- und Retroversion des Arms zu verstehen. In Abb. 9-**31** sind die an der Verstellung der Scapula beteiligten Muskeln zusammengefaßt.

Im Vordergrund steht für die Elevation die Drehung der Scapula durch die synergistische Tätigkeit der Pars descendens und der Pars ascendens des M. trapezius unter Mitwirkung des M. levator scapulae. Gleichfalls wichtig ist für diesen Vorgang die synergistische Tätigkeit von M. serratus anterior und M. rhomboideus major et minor. Bei einer Kontraktion der oberen Abschnitte des M. rhomboideus (M. rhomboideus minor) und gleichzeitiger Kontraktion der unteren Abschnitte des M. serratus anterior wird die Scapula so gedreht, daß der Angulus inferior nach lateral schwenkt und die Cavitas glenoidalis nach oben gerichtet ist.

Muskeln, die auf das Schultergelenk wirken

Muskeln verschiedener Gruppen, eingelenkige und mehrgelenkige, nehmen Einfluß auf das Schultergelenk. Hierzu gehören Schulter-, Rükken-, Brust- und Oberarmmuskeln.

Schultermuskulatur

Die Schultermuskulatur entspringt am Schultergürtel und setzt am Humerus an. Es ist notwendig, sich ihre Lage zu den Hauptbewegungsachsen (Abb. 9-**32**) klar zu machen. Nur dadurch sind die unterschiedlichen, scheinbar oft widersprüchlichen Funktionen zu verstehen. Auch die Ausgangsstellung der zu bewegenden Knochen ist zu berücksichtigen, d.h., ob der Humerus im außenrotierten oder im innenrotierten Zustand bewegt wird.
Die Schultermuskulatur wird in eine dorsal gelegene und in eine ventral gelegene Gruppe unterteilt.

Dorsale Gruppe (Abb. 9-**32 b**, Tabelle 9-**19**)

- **M. supraspinatus**. Ursprungsfeld Abb. 9-**24**. Hinzu kommt die derbe Fascia supraspinata, die die Fossa supraspinata zu einer osteofibrösen Loge ergänzt. Der Muskel zieht über die Gelenkkapsel hinweg. Er ist mit ihr durch Kollagenfaserzüge verwachsen und spannt sie deshalb bei seiner Kontraktion. Der Muskelbauch verläuft oberhalb der sagittalen und je nach Stellung des Humerus hinter der longitudinalen Bewegungsachse des Schultergelenks. Bei adduziertem und retrovertiertem Arm vermag er auch nach außen zu rotieren.
- **M. infraspinatus**. Ursprungsfeld Abb. 9-**24**. Er strahlt mit seiner Sehne in die Gelenkkapsel ein und wirkt deshalb gleichfalls als Kapselspanner. Lage des Muskels zu den Bewegungsachsen: unterhalb der sagittalen und dorsal von der longitudinalen Achse.
- **M. teres minor**. Ursprungsfeld Abb. 9-**24**. An seinem Ursprung ist er mit dem M. infraspina-

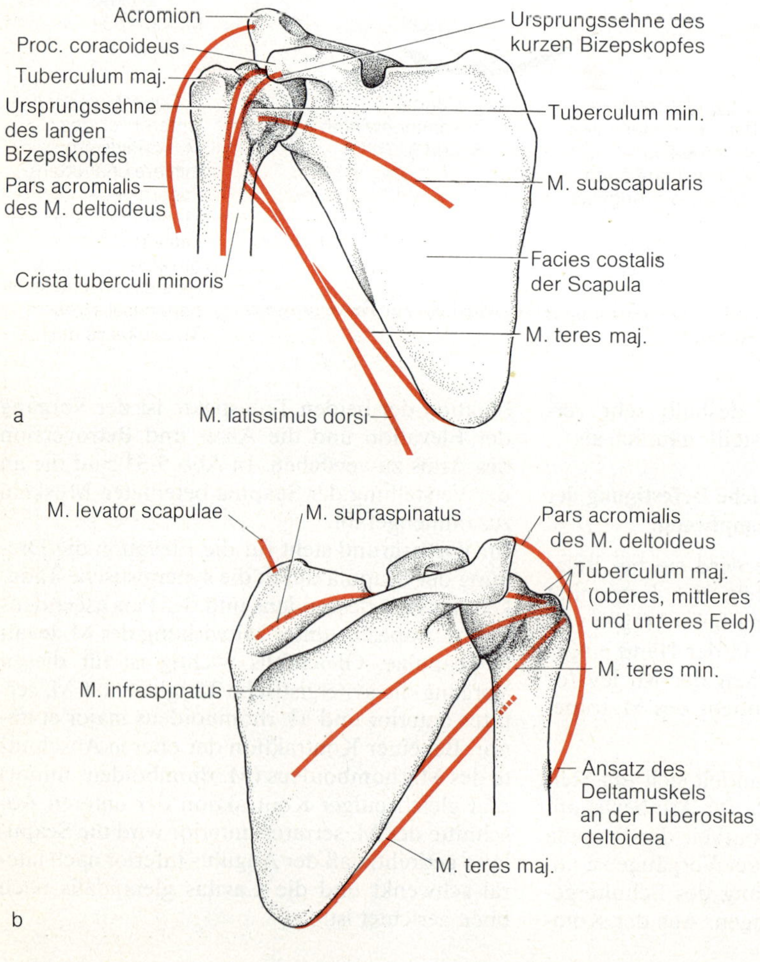

Abb. 9-32 a, b. Darstellung der am Schulterblatt entspringenden bzw. ansetzenden Muskeln. **a** Ansicht von ventral; **b** Ansicht von dorsal tus verwachsen. Verlaufsrichtung: unterhalb der Sagittal- und dorsal von der Longitudinalachse.

Hinweis. M. supraspinatus, M. infraspinatus und M. teres minor zusammen bilden um das Schultergelenk die trichterförmige *Rotatorenmanschette* der Orthopäden. Sie verstärkt die Gelenkkapsel.

- **M. teres major**. Ursprungsfeld Abb. 9-**24**. Der Muskel entsteht entwicklungsgeschichtlich zusammen mit dem M. latissimus dorsi und wird wie dieser vom N. thoracodorsalis versorgt. Beide Muskeln setzen an der Crista tuberculi minoris an. Zwischen der Ursprungssehne und zwischen der Endsehne und dem Humerusschaft befinden sich Bursen, *Bursa subtendinea m. teretis majoris* und *Bursa subtendinea m. latissimi dorsi.* Der Muskelansatz liegt vor der Longitudinal- und unterhalb der Sagittalachse des Schultergelenks.
- **M. subscapularis**. Ursprungsfeld Abb. 9-**34**. Der Muskel ist wesentlich an der Führung des Schultergelenks beteiligt. Seine Sehne, die mit der Gelenkkapsel verwachsen ist, verstärkt

Tabelle 9-19. Schultermuskeln, dorsale Gruppe

Muskel	Ursprung	Ansatz	Funktion	Innervation
M. supraspinatus	Fossa supraspinata, Fascia supraspinata	Obere Facette des Tuberculum majus, Gelenkkapsel	Abduktion (Außenrotation)	N. suprascapularis aus dem Plexus brachialis (Pars supraclavicularis)
M. infraspinatus	Fossa infraspinata	Mittlere Facette des Tuberculum majus, Gelenkkapsel	Außenrotation	N. suprascapularis
M. teres minor	Margo lateralis der Scapula	Untere Facette des Tuberculum majus	Außenrotation, Adduktion	N. axillaris aus dem Fasciculus posterior
M. teres major	Angulus inferior der Scapula	Crista tuberculi minoris	Innenrotation, Adduktion, Retroversion	N. thoracodorsalis (oder ein Ast des N. subscapularis)
M. subscapularis	Fossa subscapularis	Tuberculum minus, Gelenkkapsel	Innenrotation	N. subscapularis (meistens 2)
M. deltoideus	Laterales Drittel der Clavicula	Tuberositas deltoidea	Innenrotation, Adduktion, Anteversion, (Abduktion bei über 60° Stellung)	N. axillaris aus dem Fasciculus posterior
	Acromion	Tuberositas deltoidea	Abduktion, Anteversion	
	Spina scapulae	Tuberositas deltoidea	Außenrotation, Adduktion, Retroversion, (Abduktion bei über 60° Stellung)	
M. latissimus dorsi	Processus spinosi der 6 unteren Brustwirbel und aller Lendenwirbel, Facies dorsalis des Os sacrum, Labium externum der Crista iliaca, 9.–12. Rippe und meistens auch vom Angulus inferior der Scapula. Ursprungsaponeurose: Oberflächliches Blatt der Fascia thoracolumbalis	An der Crista tuberculi minoris vor dem Ansatz des M. teres major	Innenrotation, Adduktion und Retroversion des Arms, zieht den erhobenen Arm herab, spannt sich beim Aufschwung am Reck und bei Klimmzügen, wirkt exspiratorisch („Hustenmuskel")	N. thoracodorsalis (Plexus brachialis)

und spannt sie. Die Endstrecke des Muskels liegt vor der Rotationsachse.

- **M. deltoideus**. Der Muskel verfügt über ein ausgedehntes Ursprungsfeld (Abb. 9-**24**) am Schultergürtel. Nach den 3 Ursprungsportionen, die dem Ansatz des M. trapezius gegenüberliegen, werden unterschieden
  - ***Pars acromialis***
  - ***Pars clavicularis***
  - ***Pars spinalis.***

Die Fasern des komplex gefiederten Muskels konvergieren in Richtung Ansatz an der Tuberositas deltoidea (humeri).

Die ***Pars acromialis*** abduziert, weil sie über die sagittale Achse des Schultergelenks hinwegzieht. Da sich die ***Pars clavicularis*** vor der Rotationsachse und vor der transversalen Achse befindet, dreht sie den Humerus nach innen und antevertiert.

Die ***Pars spinalis*** läuft hinter der Rotationsachse und hinter der Transversalachse. Sie rotiert deshalb nach außen und retrovertiert den Arm. Bis zur Abduktionsstellung von 60° im Schultergelenk adduzieren die Pars clavicularis und die Pars spinalis. Übersteigt die Abduktionsstellung diesen Wert, dann abduzieren sie in einem geringen Ausmaß.

Klinischer Hinweis. Bei Lähmung des M. deltoideus (N. axillaris) kann der Arm nicht mehr vollständig oder gegen einen größeren Widerstand abduziert werden. Die Wirkung des M. supraspinatus und des Caput longum m. bicipitis reichen nur aus, den Arm gegen die Schwerkraft und in einem geringen Umfang abzuspreizen. Außerdem hat das Caput humeri die Tendenz zur Subluxation ganz besonders dann, wenn auch noch der M. supraspinatus gelähmt ist (N. suprascapularis).

Achsellücken. Zwischen den Muskelbauch des M. teres minor und des M. teres major schiebt sich der lange Kopf des M. triceps brachii (S. 287). Er verläuft vor dem M. teres minor und hinter dem M. teres major. Dadurch wird der Raum zwischen diesen beiden Muskeln unterteilt in die ***dreieckige mediale*** und in die mehr ***viereckige laterale Achsellücke.*** Die laterale Achsellücke wird medial vom Caput longum m. tricipitis, unten vom M. teres major, oben vom M. teres minor und lateral vom Humerusschaft begrenzt (Durchtrittsstelle für den N. axillaris und die A. circumflexa humeri posterior mit Begleitvenen; s. „Topographie").

- **M. latissimus dorsi** (Abb. 9-**30**). Er wanderte sekundär auf die dorsale Rumpfwand und wird deshalb auch unter der Rückenmuskulatur aufgeführt. Der außerordentlich breite (daher sein Name), platte Muskel bedeckt einen Großteil der dorsalen Rumpfwand. Bisweilen besteht eine muskulöse, brückenförmige Verbindung zum M. pectoralis major (Langer-Achselbogen). Die Endsehne ist, bevor sie am Humerus ansetzt, um 180° verdreht.
  Der M. latissimus dorsi ist auch als Hilfsatemmuskel von Bedeutung. Offenbar ist seine exspiratorische Leistung so wirkungsvoll, daß er bei chronischem Husten hypertrophiert. Seine Lagen zu den Bewegungsachsen des Schultergelenks sind aus Abb. 9-**30** ersichtlich.

Tabelle 9-20. Brustmuskeln

Muskel	Ursprung	Ansatz	Funktion	Innervation
M. pectoralis major				
Pars clavicularis	Mediale Hälfte der Clavicula	Crista tuberculi majoris humeri	Innenrotation, Adduktion, Anteversion, Inspiration bei aufgestützten Armen (Hilfsatemmuskel)	N. pectoralis medialis und N. pectoralis lateralis
Pars sternocostalis	Manubrium sterni, Corpus sterni, 2.–7. Rippenknorpel			
Pars abdominalis	Vorderes Blatt der Rektusscheide			
M. pectoralis minor	2. oder 3.–5. Rippe 1–2 cm seitlich der Knorpel-Knochen-Grenze	Processus coracoideus	Zieht das Schulterblatt nach vorn unten, bei aufgestützten Armen wirkt er inspiratorisch	N. pectoralis medialis und N. pectoralis lateralis

Ventrale Gruppe (Brustmuskeln)
(Abb. 9-**33**, Tabelle 9-**20**)

- **M. pectoralis major**. Der große Brustmuskel untergliedert sich in eine
  - ***Pars clavicularis***
  - ***Pars sternocostalis***
  - ***Pars abdominalis.***

Er zieht von der vorderen Rumpfwand zum Humerus. Vor dem Ansatz überkreuzen die kranial entspringenden Fasern die kaudal von unten aufsteigenden, so daß sich eine nach unten offene Tasche bildet. Die Oberfläche des M. pectoralis major wird von der Fascia pectoralis (S. 239) bedeckt.

- **M. pectoralis minor**. Er liegt unter dem Pectoralis major, von dem er sich in der Evolution abspaltete. Er setzt am Schultergürtel an und wirkt somit sekundär auf die Armbewegungen im Schultergelenk.

Fascia clavipectoralis. Hiermit bezeichnet man die gemeinsame Bindegewebshülle um den M. pectoralis minor und um den M. subclavius. Oben ist sie mit dem Periost der Clavicula und lateral mit dem Processus coracoideus verwachsen. Sie geht in das perivaskuläre Bindegewebe der sie durchsetzenden V. subclavia über.

Zusammenfassung. Eine synoptische Darstellung der Muskelwirkung auf das Schultergelenk wird in Tabelle 9-**21** gegeben. In sie sind alle Muskeln einbezogen, auch jene, die zusätzlich auf dieses Gelenk wirken.

Mm. brachii, Oberarmmuskeln, und Faszien

Muskulatur. Die Oberarmmuskulatur ist autochthon. Sie gliedert sich in eine

- **Flexorengruppe**, die ventral auf der Vorderfläche des Humerus liegt und vom N. musculocutaneus innerviert wird und eine
- **Extensorengruppe**, dorsal auf der Rückseite des Humerus gelegen. Die Innervation erfolgt durch den N. radialis.

Faszien. Die gesamte Oberarmmuskulatur wird von einer gemeinsamen **Fascia brachii**, Oberarmfaszie, umhüllt. Von ihr zieht zur medialen und lateralen Kante des Humerus das **Septum intermusculare brachii mediale** und **laterale** (Abb. 5-**11**). Hierdurch werden die Flexoren von den Extensoren getrennt. Im Bindegewebe am medialen Septums verlaufen periphere Leitungsbahnen (s. „Topographie"). An der Verbindungsstelle der Septen mit der Oberarmfaszie entstehen medial und lateral längsverlaufende, auch

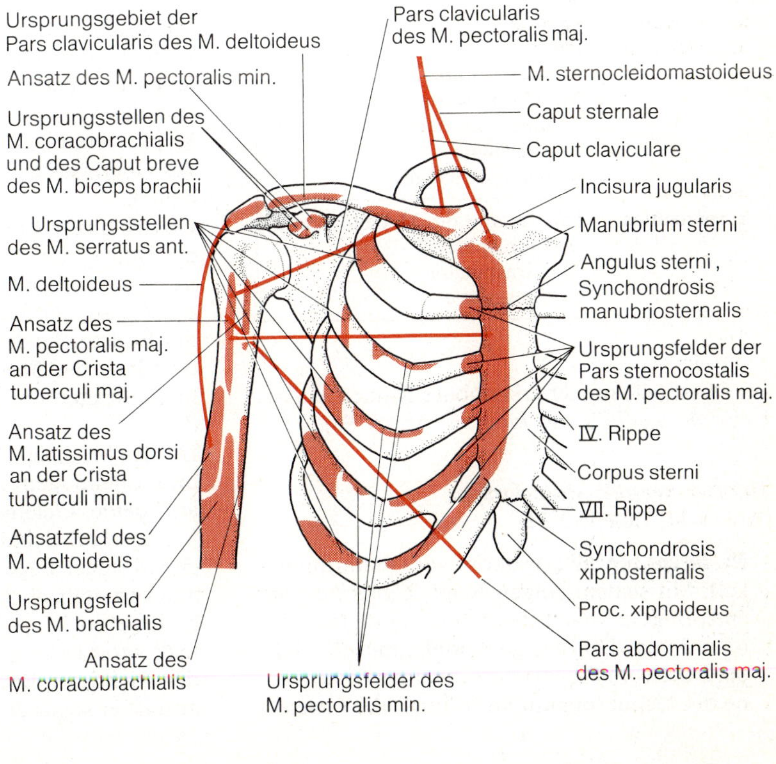

Abb. 9-33. Muskeln in der Gegend des rechten Schultergelenks

Tabelle 9-21. Bewegungen im Schultergelenk

Bewegung	Muskel oder Teil eines Muskels
Abduktion	Pars acromialis des M. deltoideus M. supraspinatus Caput longum des M. biceps brachii Pars clavicularis und Pars spinalis des M. deltoideus, wenn die Abduktionsstellung größer als 60° ist
Adduktion	M. pectoralis major M. coracobrachialis M. latissimus dorsi M. teres major Pars clavicularis und Pars spinalis des M. deltoideus, wenn Abduktionsstellung kleiner als 60° M. teres minor Caput longum des M. triceps brachii
Anteversion	Pars clavicularis des M. deltoideus Pars calvicularis des M. pectoralis major M. coracobrachialis M. biceps brachii
Retroversion	Pars spinalis des M. deltoideus M. latissimus dorsi M. teres major
Innenrotation	Pars calvicularis des M. deltoideus M. pectoralis major M. subscapularis M. latissimus dorsi M. teres major M. coracobrachialis
Außenrotation	Pars spinalis des M. deltoideus M. supraspinatus M. infraspinatus M. teres minor

am Oberflächenrelief erkennbare Rinnen, *Sulcus bicipitalis medialis* und *lateralis* (Abb. 9-**56**).

Flexoren, ventrale Muskelgruppe
(Abb. 9-**34**, Tabelle 9-**22**)

- **M. biceps brachii** (zweiköpfiger Oberarmmuskel). Mit seinem langen Kopf, *Caput longum*, entspringt er vom Tuberculum supraglenoidale und vom Labrum glenoidale, mit dem *Caput breve* vom Processus coracoideus. Die Sehne des Caput longum läuft durch die Gelenk-

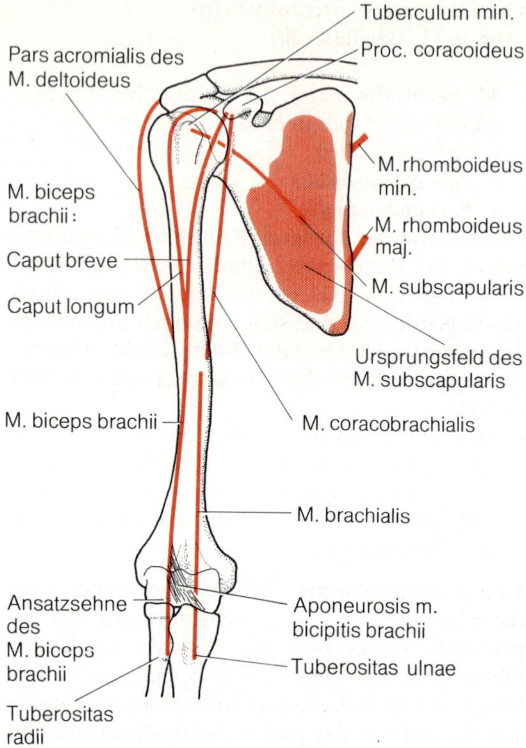

Abb. 9-34. Muskeln an der Schulter und am Oberarm der rechten Seite in der Ansicht von vorn

höhle des Schultergelenks über das Caput humeri, das die Sehne wie ein Hypomochlion ablenkt und dann in der *Vagina tendinis intertubercularis* im Sulcus intertubercularis. Beide Köpfe vereinigen sich im proximalen Drittel des Oberarms zu einem einheitlichen Muskelbauch.
Der M. biceps brachii inseriert mit einer durch die Haut gut tastbaren Sehne an der *Tuberositas radii* und mit der *Aponeurosis m. bicipitis brachii* an der Fascia antebrachii. Zwischen der Endstrecke der Ansatzsehne und dem Radius liegt die *Bursa bicipitoradialis*, durch die hier auftretende Scherkräfte herabgesetzt werden.
Da der M. biceps brachii über Schultergelenk und Ellenbogengelenk hinwegzieht, wirkt er auf beide Gelenke. Er ist ein 2-gelenkiger Muskel. Im Schultergelenk kann er entsprechend seiner Lage zu den 3 Bewegungsachsen antevertieren, abduzieren (Caput longum) und adduzieren (Caput breve). Im Ellenbogengelenk wirkt er beugend und supinierend. Er ist der wichtigste Beuger. Bei gebeugtem Unterarm ist er sogar der stärkste Supinator.

Tabelle 9-22. Ventrale Gruppe der Oberarmmuskeln (Flexoren)

Muskel	Ursprung	Ansatz	Funktion	Innervation
M. biceps brachii, ***Caput longum***	Tuberculum supraglenoidale	Tuberositas radii; mit der Aponeurosis m. bicipitis brachii an der Fascia antebrachii	*Schultergelenk*: Abduktion, Anteversion *Ellenbogengelenk*: Beugung und Supination	N. musculocutaneus aus dem Fasciculus lateralis des Plexus brachialis (Der M. biceps brachii kann zusätzliche Äste aus dem N. medianus erhalten)
Caput breve	Processus coracoideus		*Schultergelenk*: Adduktion, Anteversion, Innenrotation *Ellenbogengelenk*: Beugung und Supination	-
M. coracobrachialis	Processus coracoideus	Anteromedial am mittleren Humerusdrittel	Anteversion, Adduktion, Innenrotation	N. musculocutaneus
M. brachialis	Distale Hälfte bis distale ⅔ der Vorderfläche des Humerus; Septum intermusculare brachii mediale et laterale	Tuberositas ulnae	Beugt im Ellenbogengelenk, spannt die Gelenkkapsel	N. musculocutaneus

- **M. coracobrachialis.** Sein Ansatz liegt im mittleren Drittel des Humerus in Verlängerung der Crista tuberculi minoris gegenüber der Tuberositas deltoidea. Sein Muskelbauch wird vom N. musculocutaneus durchbohrt. Bei abduziertem Arm ist der längsverlaufende Muskel in der Axilla zu tasten.
- **M. brachialis** (Abb. 9-**25**; zu beachten ist die ausgedehnte Ursprungsfläche). In die rinnenförmig vertiefte Vorderfläche des M. brachialis fügt sich der Bauch des M. biceps brachii ein, der bei den Unterarmbewegungen auf ihm gleitet. Muskelfasern spalten sich ab und strahlen in die Gelenkkapsel ein, um bei der Beugung das Einklemmen der Kapsel zu verhindern.
  Der eingelenkige Muskel ist ausschließlich Beuger im Ellenbogengelenk. Er leitet die Beugebewegung durch seine Kontraktion ein. Dadurch erhält der M. biceps brachii ein günstigeres Drehmoment, indem der virtuelle Hebelarm größer wird (vgl. hierzu Abb. 5-**14**). Infolgedessen arbeiten die Flexoren wirkungsvoller, wenn der Arm bereits leicht gebeugt ist.

Extensoren, dorsale Muskelgruppe (Tabelle 9-**23**)

- **M. triceps brachii.** Er entspringt, wie sein Name besagt, mit 3 Köpfen (Ursprungsfelder, Abb. 9-**22**):
  - ***Caput longum***
  - ***Caput laterale***
  - ***Caput mediale.***

Die vereinigte Muskelmasse bestimmt das Relief der Rückseite des Oberarmes.

Caput longum. Es entspringt vom Tuberculum infraglenoidale und am anschließenden Abschnitt des Margo lateralis scapulae. Dieser 2-gelenkige Anteil des Muskels wirkt auf das Schultergelenk adduzierend und auf das Ellenbogengelenk gleich den anderen beiden Anteilen streckend. Zwischen den Ursprungsfeldern der beiden anderen Köpfe verläuft der *Sulcus n. radialis* (Abb. 9-**25**).

Caput laterale. Der Ursprung befindet sich lateral vom Caput longum, das ihn teilweise bedeckt.

Caput mediale. Dieser Teil liegt in der Tiefe der Muskelmasse und nimmt seinen Ursprung medial vom Sulcus n. radialis am Humerus, am Septum intermusculare mediale und distal an einer kleineren Fläche des Septum intermusculare laterale brachii. Am Muskelansatz am Olecra-

Tabelle 9-23. Dorsale Gruppe der Oberarmmuskeln (Extensoren)

Muskel	Ursprung	Ansatz	Funktion	Innervation
M. triceps brachii				
Caput longum	Tuberculum infraglenoidale	Olecranon	*Schultergelenk*: Adduktion, Retroversion *Ellenbogengelenk*: Streckung	N. radialis
Caput laterale	Dorsale Fläche des Humerus oberhalb und seitlich des Sulcus n. radialis, proximale ⅔ des Septum intermusculare brachii laterale	Olecranon	Streckung im Ellenbogengelenk	N. radialis
Caput mediale	Dorsale Fläche des Humerus unterhalb und medial vom Sulcus n. radialis, ganze Länge des Septum intermusculare brachii mediale, distales ⅓ des Septum intermusculare brachii laterale	Olecranon	Streckung im Ellenbogengelenk	N. radialis

non, der durch eine breite kräftige Sehnenplatte erfolgt, spalten sich vom medialen Anteil Muskelfasern ab, die in die Gelenkkapsel einstrahlen und sie vor Einklemmung schützen, *M. articularis cubiti.* Einzelne Sehnenfasern spalten sich aus der Endsehne ab, laufen am Olecranon vorbei und strahlen in die Unterarmfaszie ein. Sie bilden ähnlich wie die Retinacula patellae einen Reservestreckapparat.

- **M. anconaeus**. Er bildet die Fortsetzung des medialen Anteils des M. triceps brachii. Er breitet sich vom Epicondylus lateralis humeri fächerförmig an der Rückseite des Ellenbogengelenks aus und inseriert am Olecranon und an der Facies posterior der Ulna. Der Muskel wirkt als Strecker im Ellenbogengelenk.

Tabelle 9-24. Beugung und Streckung im Ellenbogengelenk (Auswahl)

Beugung	Streckung
M. biceps brachii M. brachialis M. brachioradialis *in geringem Umfang:* M. flexor carpi radialis M. palmaris longus *aus der Flexionsstellung:* M. extensor carpi radialis longus *unerheblich:* M. extensor carpi radialis brevis	M. triceps brachii M. anconeus

Flexion und Extension im Ellenbogengelenk

Die Bewegung erfolgt im Humeroulnargelenk; das Humeroradialgelenk wird mitgeführt. Alle Muskeln, die vor der transversal verlaufenden Bewegungsachse liegen, sind Flexoren im Ellenbogengelenk; alle die hinter der Achse liegen, Extensoren.

Tabelle 9-**24** gibt eine Übersicht über die beteiligten Muskeln, in der auch zusätzlich Beuger aus der Unterarmgruppe (s. unten) aufgenommen sind. Die physiologischen Querschnitte der Flexoren: Extensoren verhalten sich wie 3:2. Dies macht verständlich, daß in Ruhe die Wirkung der Flexoren etwas überwiegt und der Arm leicht gebeugt ist.

Mm. antebrachii, Unterarmmuskeln, und Faszien

Muskulatur, morphologische Gliederung. Die Unterarmmuskulatur gliedert sich in

- **Flexoren**, *Beuger*, die ventral liegen und sich unterteilen in eine
  - ***oberflächliche Schicht*** und eine
  - ***tiefe Schicht*.**

- **Extensoren**, *Strecker*, die sich im wesentlichen dorsal befinden und eine
  - ***oberflächliche Schicht***, eine
  - ***tiefe Schicht*** und eine
  - ***radiale Gruppe*** bilden.

Die radiale Gruppe gehört zwar primär zu den Extensoren, ist aber sekundär nach ventrolateral verlagert worden.

Die Grenze zwischen Beugern und Streckern sind die *Ossa antebrachii* und die *Membrana interossea antebrachii* (Abb. 9-**57**).

Hinweis. Der Erwerb der Fähigkeit, Umwendebewegungen mit der Hand auszuführen, ging mit einer Funktionserweiterung einzelner Muskeln einher, die als
- ***Pronatoren*** und
- ***Supinatoren*** bezeichnet werden.

Funktionelle Gliederung. Da alle Muskeln des Unterarms mehrgelenkig sind, ist eine Einteilung in Muskeln möglich, die
- *auf die Karpalgelenke wirken*
- *auf die Fingergelenke wirken*
- *auf die Pro- und Supinationsgelenke wirken*
- *eine zusätzliche Beugung im Ellenbogengelenk bewirken.*

Innervation. Das aus der Embryonalentwicklung abzuleitende Innervationsschema (S. 136) wird unbeschadet der sekundären Funktion beibehalten. Die

Flexoren werden vom N. medianus und vom N. ulnaris innerviert,

die

Extensoren und die von ihnen abzuleitende radiale Gruppe vom N. radialis.

Alle Unterarmmuskeln sind autochthon.

Faszien. Umhüllt wird die Unterarmmuskulatur insgesamt von der ***Fascia antebrachii***, *Unterarmfaszie*, die den oberflächlich gelegenen Beugern und Streckern als zusätzlicher Ursprung dient. Proximal ist sie an den Epicondylen des Humerus und am Olecranon befestigt, weiter distal am Margo posterior der Ulna. Im Bereich des proximalen Handgelenks bildet sie auf der Dorsalseite durch verstärkende Faserzüge das ***Retinaculum extensorum***, durch das die Sehnen der Strecker in 6 Fächern geführt und gehalten werden. Das ***Retinaculum flexorum*** ist eine bandartige Verbindung zwischen der Eminentia carpi ulnaris und radialis, durch die der Sulcus carpi zum **Canalis carpi**, *Karpaltunnel*, vervollständigt wird. Durch diesen Kanal verlaufen die Sehnen der langen Fingerbeuger (und der N. medianus). Von der Fascia antebrachii ziehen im proximalen Bereich des Unterarms Bindegewebssepten zwischen die einzelnen Muskelgruppen und bilden *Gruppenfaszien* für die Beuger und Strecker.

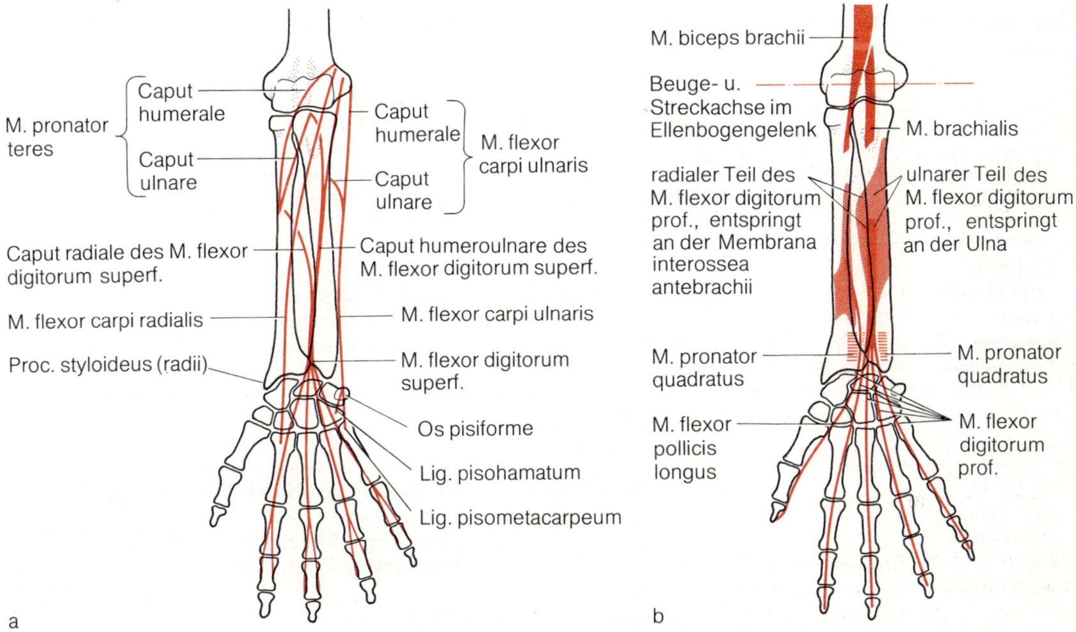

Abb. 9-35a, b. Oberflächliche (**a**) und tiefe (**b**) Flexoren am Unterarm. Ansicht auf die palmare (volare) Fläche des rechten Unterarms

Flexoren, Beuger

Oberflächliche Schicht (Abb. 9-**35**, Tabelle 9-**25**)

Die Muskeln dieser Schicht entspringen zum Großteil am Epicondylus medialis (s. humeri).

- **M. pronator teres**. Mit dem ***Caput humerale***, das den Hauptanteil bildet, entspringt er am Epicondylus medialis und am Septum intermusculare brachii mediale, mit dem schwächeren ***Caput ulnare*** vom Processus coronoideus. Zwischen beiden senkt sich der N. medianus ein. Der Muskelbauch überquert dann schräg die Längsachse des Vorderarmes und setzt an der Facies lateralis radii im mittleren Drittel distal vom M. supinator an. In seinem Verlauf kreuzt er die Pro- und Supinationsachse.
- **M. flexor carpi radialis**. Sein Muskelbauch überquert gleichfalls die Pro- und Supinationsachse. Die Endsehne ist bei leicht gebeugter Hand im distalen Bereich des Unterarms am weitesten lateral zu tasten. Sie läuft dann unter dem Retinaculum flexor im Carpaltunnel in einem eigenen Kanal und inseriert am Os metacarpale II. Der M. flexor carpi radialis ist mehrgelenkig. Er wirkt auf Ellenbogengelenk, Radioulnargelenke und Handgelenke.
- **M. palmaris longus**. In 20% der Fälle fehlt er auf einer Seite; gelegentlich auch beidseitig. Seine lange Sehne, die unter der Haut gut tastbar ist, verläuft in der Längsachse des Unterarms, zieht dann über das Retinaculum flexorum hinweg und verbreitert sich in der Hohlhand fächerförmig zur Aponeurosis palmaris. Selbst wenn der Muskel fehlt, ist die Palmaraponeurose als ein wesentlicher Bestandteil der Hohlhandkonstruktion vorhanden.

Tabelle 9-25. Unterarmmuskeln: Oberflächliche Schicht der Flexoren

Muskel	Ursprung	Ansatz	Funktion	Innervation
M. pronator teres				
Caput humerale	Epicondylus medialis (humeri)	Laterale und dorsale Fläche des mittleren Radiusdrittels	Beugung im Ellenbogengelenk, Pronation	N. medianus
Caput ulnare	Processus coronoideus der Ulna	Laterale und dorsale Fläche des mittleren Radiusdrittels	Pronation	N. medianus
M. flexor carpi radialis	Epicondylus medialis	Palmar an der Basis des Os metacarpale II	Beugung in den Handgelenken, Pronation aus extremer Supination, Radialabduktion	N. medianus
M. palmaris longus	Epicondylus medialis	Aponeurosis palmaris	Beugt im Handgelenk, spannt die Palmaraponeurose	N. medianus
M. flexor carpi ulnaris,		Os pisiforme, von ihm aus über das Lig. pisohamatum am Hamulus ossis hamati und über das Lig. pisometacarpeum palmar an der Basis des Os metacarpale V	Beugung in den Handgelenken; Ulnarabduktion zusammen mit dem M. extensor carpi ulnaris	N. ulnaris
Caput humerale	Epicondylus medialis			
Caput ulnare	Olecranon und obere ⅔ der Ulna			
M. flexor digitorum superficialis		Mittelphalangen des 2.-5. Fingers	Beugung in den Handgelenken sowie den Grund- und Mittelgelenken des 2.-5. Fingers	N. medianus
Caput humeroulnare	Epicondylus medialis, Processus coronoideus			
Caput radiale	Vorderfläche des Radius			

- **M. flexor carpi ulnaris.** Zwischen Caput ulnare und Caput humerale spannt sich ein Sehnenbogen aus, unter dem der N. ulnaris in die Tiefe tritt. Der Muskel liegt am weitesten medial von allen Beugern. Seine Endsehne ist proximal vom Os pisiforme durch die Haut gut tastbar, insbesondere wenn die Hand gegen Widerstand gebeugt wird. Die Sehne, die sich in das Lig. pisohamatum und Lig. pisometacarpeum fortsetzt, inseriert über diese beiden Züge am Hamulus ossis hamati und am Os metacarpale V. Der mehrgelenkige Muskel wirkt auf das Ellenbogengelenk (nicht das Caput ulnare) und auf die Karpalgelenke.
- **M. flexor digitorum superficialis.** Er liegt z.T. unter den bisher genannten Muskeln. Sein ***Caput humero-ulnare*** und sein ***Caput radiale*** verbindet ein arkadenförmiger Sehnenstreifen, unter dem der N. medianus und die A. ulnaris mit ihren Begleitvenen in die Tiefe treten. Die 4 Endsehnen ziehen durch den Karpalkanal und inserieren, nachdem sie sich gespalten haben, an der Mittelphalanx. Es handelt sich um einen vielgelenkigen Muskel, der durchwegs ventral der Beugeachsen der einzelnen Gelenke verläuft.

Tiefe Schicht (Abb. 9-**35b**, Tabelle 9-**26**)

Die Ursprünge der ventralen Unterarmmuskeln finden offensichtlich nicht mehr am Epicondylus medialis Platz. Deshalb verlagern sie sich weiter distal auf die Vorderseite der Ulna und auf die Membrana interossea antebrachii. Die Muskeln haben infolgedessen keinen Einfluß auf das Ellenbogengelenk.

- **M. flexor digitorum profundus.** Sein ***radialer Anteil*** entspringt von der Membrana interossea antebrachii, sein ***ulnarer*** von der Vorderfläche der Ulna. Die Endsehnen verlaufen im Canalis carpi in einer gemeinsamen Sehnenscheide mit den 4 Endsehnen des oberflächlichen Fingerbeugers, divergieren dann in der Hohlhand, durchbohren im Bereich der Grundphalanx die gespaltene Sehne des oberflächlichen Beugers und inserieren an der Basis der Endphalanx des 2.-5. Fingers. Sie sind hier in Sehnenscheiden eingelagert und durch osteofibröse Kanäle an den Phalangealknochen befestigt. Auch bei diesem Muskel handelt es sich um einen vielgelenkigen Muskel, der auf die von ihm übersprungenen Gelenke als Flexor wirkt.
- **M. flexor pollicis longus.** Sein Ursprungsfeld (Abb. 9-**35b**) an der Facies anterior radii und an der Membrana interossea antebrachii liegt lateral vom M. flexor digitorum profundus, von dem er sich in der Stammesgeschichte abspaltete. Die Ansatzsehne biegt nach Verlassen des Canalis carpi nach lateral und läuft im Bereich des 1. Mittelhandknochens zwischen oberflächlichem und tiefem Kopf des M. fle-

Tabelle 9-**26.** Unterarmmuskeln: Tiefe Schicht der Flexoren

Muskel	Ursprung	Ansatz	Funktion	Innervation
M. flexor digitorum profundus				
ulnarer Teil	Vorderfläche der Elle	Palmar an der Basis der Endphalangen des 2.-5. Fingers	Beugung in den Handgelenken und allen Fingergelenken des 2.-5. Fingers, der ulnare Teil ist an der Ulnarabduktion beteiligt	N. ulnaris
radialer Teil	Membrana interossea antebrachii			N. medianus
M. flexor pollicis longus	Vorderfläche des Radius, Membrana interossea antebrachii	Palmar an Basis der Endphalanx des Daumens	Beugung in den Hand- und Daumengelenken, Beugung u. Adduktion im Sattelgelenk, geringe Radialabduktion im proximalen Handgelenk	N. medianus
M. pronator quadratus	Distal an der Vorderfläche der Ulna	Distal an der Vorderkante des Radius	Pronation	N. interosseus (antebrachii) anterior aus dem N. medianus

xor pollicis brevis in einem osteofibrösen Kanal zur Basis der Endphalanx des Daumens. Ein vielgelenkiger Muskel, der nicht nur beugend in den Daumengelenken wirkt, sondern auch an der Oppositionsbewegung beteiligt ist.

- **M. pronator quadratus.** Er verbindet im distalen Abschnitt die beiden Ossa antebrachii auf der Facies anterior miteinander (Abb. 9-**32**).

Extensoren, Strecker

Die Gruppe entspringt am Epicondylus lateralis (humeri) und seiner Umgebung. Sie liegt dorsal von der Flexions-Extensionsachse.

Dorsalaponeurose. Die Sehnen der Extensoren 2-5 enden gemeinsam mit den Sehnen der kurzen Fingermuskeln der Hohlhand in einer an der Dorsalseite der Phalangen gelegenen, bis zur Endphalanx reichenden Sehnenplatte (Abb. 9-**43**), der Dorsalaponeurose. Sie fehlt am Daumen.

Oberflächliche Schicht (Tabelle 9-**27**, Abb. 9-**36**)

- **M. extensor digitorum** (früher M. extensor digitorum communis). Der Fingerstrecker entspringt zwischen M. extensor carpi ulnaris und M. extensor carpi radialis brevis. Seine

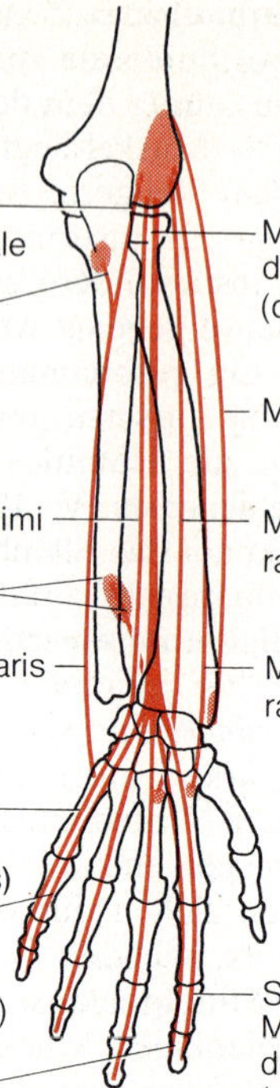

Abb. 9-36. Unterarmmuskeln: Streckergruppe. Ansicht von dorsal, rechter Arm

Tabelle 9-27. Unterarmmuskeln: Oberflächliche Schicht der Extensoren

Muskel	Ursprung	Ansatz	Funktion	Innervation
M. extensor digitorum (communis)	Epicondylus lateralis	Dorsalaponeurose des 2.–5. Fingers	Streckung in den Handgelenken und den Fingergelenken des 2.–5. Fingers, Spreizung des 2., 4. und 5. Fingers	R. profundus des N. radialis
M. extensor digiti minimi	Epicondylus lateralis	Dorsalaponeurose des 5. Fingers	Streckung in den Handgelenken und den Gelenken des 5. Fingers, Ulnarabduktion, Abspreizen des 5. Fingers	R. profundus des N. radialis
M. extensor carpi ulnaris		Dorsal an der Basis des Os metacarpale V	Streckung und Ulnarabduktion im Handgelenk	R. profundus des N. radialis
Caput humerale	Epicondylus lateralis			
Caput ulnare	Olecranon sowie proximal an der Facies posterior und dem Margo posterior der Ulna			

Sehnen ziehen durch das 4. Sehnenfach unter dem Retinaculum extensorum und divergieren dann im Bereich des Handrückens. Hier treten die 4 Sehnen besonders bei Überstrekkung der Finger deutlich hervor. Sie werden durch sehnige Querzüge, *Connexus intertendinei*, untereinander verbunden, wodurch die unabhängige Beweglichkeit der einzelnen Finger eingeschränkt wird. Die Sehnen, die zum 2., 3. und 5. Finger ziehen, können auf Grund ihres divergierenden Verlaufes die Finger geringfügig spreizen. Alle Sehnen gehen in die Dorsalaponeurose über.

Hinweis. Die Faust kann mit Gewalt geöffnet werden, wenn man die Handgelenke in eine maximale Beugestellung drückt, da in dieser Stellung die Sehnen des Fingerstreckers zu „kurz" sind *(passive Insuffizienz)*. Sie verhindern deshalb einen wirkungsvollen Faustschluß, indem sie die Finger etwas strecken.

- **M. extensor digiti minimi (proprius)**. Seine Sehne zieht durch das 5. Fach des Retinaculum extensorum und strahlt dann gemeinsam mit der 4. Sehne des M. extensor digitorum in die Dorsalaponeurose des kleinen Fingers ein.
- **M. extensor carpi ulnaris**. Er liegt von den Muskeln der oberflächlichen Schicht am weitesten lateral und entspringt mit einem ***Caput humerale*** und einem ***Caput ulnare***. Die Ansatzsehne zieht durch das 6. Fach des Retinaculum extensorum und inseriert dorsal an der Basis ossis metacarpalis V. Der mehrgelenkige Muskel wirkt nur in geringem Ausmaß auf das Ellenbogengelenk. Seine Hauptfunktion besteht in der Dorsalextension und Ulnarabduktion der Hand.

Tiefe Schicht (Abb. 9-**37**, Tabelle 9-**28**)

- **M. supinator**. Er liegt versteckt in der Tiefe der Muskelmasse auf der Gelenkkapsel. Mit einer ***oberflächlichen Portion*** entspringt er am Epicondylus lateralis humeri, am Lig. collaterale radiale und am Lig. anulare radii, mit einer ***tiefen*** an der Crista m. supinatoris (ulnae). Der abgeplattete Muskelbauch windet sich dann

Tabelle 9-28. Unterarmmuskeln: Tiefe Schicht der Extensoren

Muskel	Ursprung	Ansatz	Funktion	Innervation
M. supinator	Epicondylus lateralis, Lig. collaterale radiale, Lig. anulare radii, Crista m. supinatoris	Proximal an der Vorder- und Seitenfläche des Radius	Supination	R. profundus des N. radialis
M. abductor pollicis longus	Membrana interossea antebrachii, dorsale Fläche von Ulna und Radius	Radial an der Basis des Os metacarpale I und Os trapezium	Abspreizung des 1. Mittelhandknochens, Radialabduktion im proximalen Handgelenk	R. profundus des N. radialis
M. extensor pollicis brevis	Dorsale Fläche des Radius unterhalb des vorigen, Membrana interossea antebrachii	Dorsal an der Basis der Grundphalanx des Daumens	Streckung im Daumengrundgelenk, Radialabduktion im proximalen Handgelenk und 1. Karpometakarpalgelenk	R. profundus des N. radialis
M. extensor pollicis longus	Facies posterior der Ulna, Membrana interossea antebrachii	Dorsal an der Basis der Endphalanx des Daumens	Streckung im Grund- und Endgelenk des Daumens Adduktion und Reposition im Sattelgelenk Streckung in den Handgelenken	R. profundus des N. radialis
M. extensor indicis	Distal an der dorsalen Fläche der Ulna und der Membrana interossea antebrachii	Dorsalaponeurose des 2. Fingers	Streckung in den Zeigefingergelenken, Adduktionsbewegung des Zeigefingers an den Mittelfinger, Streckung in den Handgelenken	R. profundus des N. radialis

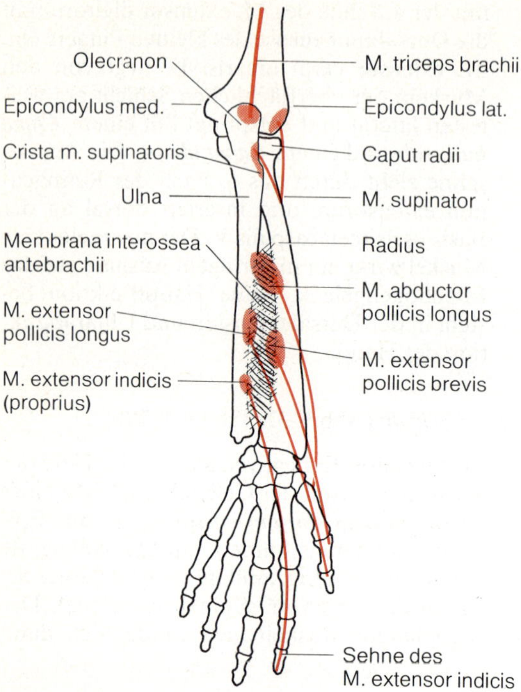

Abb. 9-**37**. Unterarmmuskeln: Tiefe Schicht der Streckergruppe. *Rot*, Muskelursprünge und -ansätze. Rechter Arm von dorsal aus gesehen

von lateral dorsal um den Radius und setzt mittels einer kurzen Endsehne an der Vorder-Seitenfläche des Radius zwischen Tuberositas radii und dem Ansatz des M. pronator teres an. Zwischen der oberflächlichen und tiefen Portion durchsetzt der R. profundus des N. radialis den Muskel (*Supinatorenschlitz*). Bei der Pronation wird der Muskel um den Schaft des Radius gewickelt. Kontrahiert er sich, dann rollt er sich wieder ab und dreht dabei den Radius in seine Ausgangsstellung zurück.

- **M. abductor pollicis longus** und
- **M. extensor pollicis brevis.**
  Oft sind beide Muskeln miteinander verwachsen. Der Extensor entspringt distal vom Abduktor an der dorsalen Fläche des Radius und der Membrana interossea antebrachii. Die Sehnen beider Muskeln überkreuzen die Sehnen des M. extensor carpi radialis brevis et longus und die A. radialis mit ihren Begleitvenen und ziehen durch das 1. Fach unter dem Retinaculum extensorum. Bei Abduktion des Daumens, die sie mitbewirken, sind beide Sehnen im ventralen Bereich der Unterarmkante distal vom Processus styloideus (radii) zu tasten. Sie verlaufen ventral von der Flexions-Extensionsachse der Handgelenke.
- **M. extensor pollicis longus**. Der Muskel verläuft von der ulnaren Seite des Unterarms auf die radiale. Seine Ansatzsehne zieht durch das 3. Fach, überkreuzt dann die Sehnen der Mm. extensor carpi radialis brevis et longus und zieht zur Endphalanx I. Sie springt bei maximaler Streckung des Daumens deutlich durch die Haut vor.
- **M. extensor indicis**. Sein Ursprungsfeld liegt von den Muskeln dieser Gruppe am weitesten distal an der Facies posterior ulnae. Die Sehne läuft durch das 4. Fach unter dem Retinaculum extensorum und dann gemeinsam mit der 1. Sehne des M. extensor digitorum zur Dorsalaponeurose des Zeigefingers.

Radiale Muskelgruppe (Tabelle 9-**29**, Abb. 9-**36**)

Sie spaltete sich während der Entwicklung von der oberflächlichen Schicht der dorsalen Unterarmmuskeln ab und schob sich z. T. mit ihren Ursprüngen nach oben bis auf die laterale Kante des Humerus vor. Die Muskeln ziehen direkt vor der Flexions-Extensionsachse nach distal und wurden somit zu Flexoren im Ellenbogengelenk.

- **M. brachioradialis** (Abb. 9-**38**). Sein Ursprung liegt am Humerus von der ganzen Gruppe am weitesten proximal am Margo lateralis und am Septum intermusculare brachii laterale. Der Muskel verläuft dann an der seitlichen Fläche des Radius bis zum Processus styloideus (radii). Er gilt als Leitmuskel für die unter ihm gelegene Gefäß-Nervenstraße. Seine wichtigste Aufgabe ist die Flexion im Ellenbogengelenk.
- **M. extensor carpi radialis longus**. Seine Endsehne zieht unter dem Retinaculum extensorum im 2. Sehnenfach und inseriert an der Basis ossis metacarpalis II.
- **M. extensor carpi radialis brevis**. Der Muskelursprung liegt am Epicondylus lateralis und am Lig. anulare radii. Seine Sehne zieht mit der des Extensor longus im 2. Fach zum Processus styloideus ossis metacarpalis III. Beide Muskeln wirken entsprechend ihrem Verlauf insbesondere auf die Handgelenke.

Pronation und Supinationsbewegung
(Abb. 9-**38**, Tabelle 9-**30**)

Die Bewegungen werden im proximalen und im distalen Radioulnargelenk ausgeführt. Unterarmmuskeln, die in ihrem Verlauf die Pro- und Supinationsachse (Abb. 9-**38**) kreuzen, sind an dieser Bewegung beteiligt, sowohl aus der Gruppe der Flexoren wie auch der Extensoren. Wesentlich beteiligt an der Bewegung ist außer den

Tabelle 9-29. Unterarmmuskeln: Radiale Muskelgruppe

Muskel	Ursprung	Ansatz	Funktion	Innervation
M. brachioradialis	Crista supraepicondylaris lateralis und am Margo lateralis des Humerus, Septum intermusculare brachii laterale	Distal an der seitlichen Fläche des Radius oberhalb der Basis des Processus styloideus	Beugung im Ellenbogengelenk, je nach Stellung Pro- oder Supination	N. radialis
M. extensor carpi radialis longus	Crista supraepicondylaris lateralis am Übergang zum Epicondylus lateralis	Dorsal an der Basis des 2. Mittelhandknochens	Beugung im Ellenbogengelenk, Streckung in den Handgelenken, zusammen mit dem M. flexor carpi radialis Radialabduktion, Pronation aus extremer Supination	N. radialis
M. extensor carpi radialis brevis	Epicondylus lateralis	Dorsal an der Basis des 3. Mittelhandknochens	Streckung in den Handgelenken	R. profundus des N. radialis

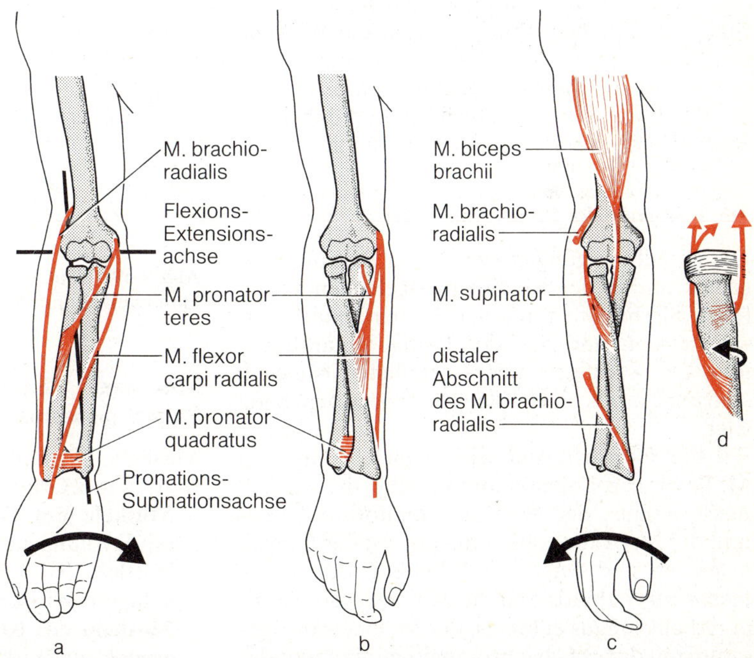

Abb. 9-38 a–d. Supination und Pronation des Unterarms. **a** Supinationsstellung des Unterarms: Ulna und Radius liegen nebeneinander. Eingezeichnet sind die quere Achse durch das Humeroulnar- und Humeroradialgelenk, um die die Flexion und Extension im Ellenbogengelenk erfolgen, und die Pronations-Supinationsachse, die durch das Caput radii zum Caput ulnae verläuft, sowie die der Pronation dienenden Beuger der Unterarmmuskeln. **b** Pronationsstellung. Der Radius überkreuzt die Ulna. **c** Supinationsbewegung *(Pfeilrichtung)*. Eingezeichnet sind bei der Supination aus der Pronationsstellung mitwirkende Muskeln. **d** Der *Pfeil* gibt die Richtung an, in der sich der Radius beim Wechsel von der Pronationsstellung in die Supinationsstellung dreht. Dabei wirken mit der M. supinator *(links)* und M. biceps brachii *(rechts)*

Tabelle 9-30. Muskeln mit pro- und supinatorischer Wirkung

Supination aus extremer Pronation	Pronation aus extremer Supination
M. biceps brachii	M. pronator teres
M. supinator	M. pronator quadratus
M. brachioradialis	M. brachioradialis
M. extensor indicis	M. flexor carpi radialis
M. extensor pollicis longus	M. palmaris longus
M. extensor pollicis brevis	M. extensor carpi radialis longus
M. abductor pollicis longus	

Bemerkung: Der M. brachioradialis kann je nach Stellung entweder pronieren oder supinieren

Mm. pronatores teres et quadratus der M. biceps brachii, dessen Endsehne bei der Pronation um den Hals des Radius gewickelt wird. Sie beginnt sich dann bei Kontraktion des Muskels wieder abzuwickeln und dreht dabei den Knochen zurück. Auf gleichem Prinzip beruht die Wirkung des M. supinator, der gleichfalls bei der Pronation um den Schaft des Radius gewickelt, sich bei Kontraktion wieder abwickelt und dabei den Radius in die Supinationsstellung dreht.

Die Bewegung der Hand (Abb. 9-**39**)

Die Handbewegungen werden im Radiokarpalgelenk und in den Mediokarpalgelenken ausgeführt. Sie bestehen aus der Palmarflexion-Dorsalextension und aus der Radial-Ulnarabduktion. Die wichtigen hieran beteiligten Muskeln sind am Carpus und an den Ossa metacarpi befestigt.

Bei der Palmarflexion wirken gleichsinnig der M. flexor carpi ulnaris und radialis, der M. palmaris longus, der M. flexor digitorum longus und der M. flexor pollicis longus. An der Dorsalextension sind synergistisch beteiligt der M. extensor carpi ulnaris und die Mm. extensores carpi radialis longus et brevis, der M. extensor digitorum mit dem M. extensor digiti minimi und der M. extensor indicis.

Über das Zusammenspiel der Muskel bei der Ulnar-Radialabduktion der Hand gibt Abb. 9-**39** und das Diagramm Auskunft. Im entspannten Zustand steht die Hand leicht ulnar abduziert.

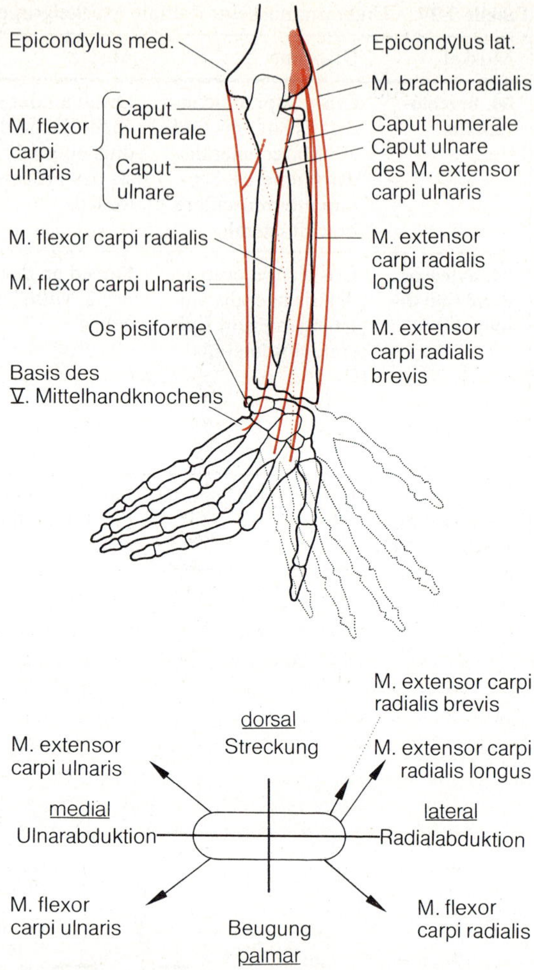

Abb. 9-39. Unterarmmuskeln mit Ansätzen an den Handwurzel- und Mittelhandknochen

Mm. manus, Handmuskeln, Handfaszie und Palmaraponeurose

Muskeln. Die kurzen Hand- und Fingermuskeln werden in 3 Gruppen eingeteilt:

- **Muskeln des Daumenballens**, **Thenargruppe**, mit Wirkung auf den Daumen
- **Mittlere Muskelgruppe**, **tiefe Hohlhandmuskeln**, mit Wirkung auf die Finger 2–5
- **Muskeln des Kleinfingerballens**, **Hypothenargruppe**, mit Wirkung auf den kleinen Finger.

Alle kurzen Handmuskeln stammen von ventralen Muskeln der oberen Extremität ab, auch wenn sie an der Streckung beteiligt sind. Sie werden infolgedessen sämtlich vom ***N. medianus*** und vom ***N. ulnaris*** versorgt.

Faszie und Aponeurose. Über dem Dorsum manus ist die Faszie dünn. Auf der Palmarseite überzieht sie gesondert die Muskulatur von Thenar und Hypothenar. Zwischen beiden wird sie zu der annähernd dreieckigen Aponeurosis palmaris verstärkt. Die Verstärkung erfolgt durch straffe längsverlaufende Faserzüge, die proximal am Retinaculum flexorum befestigt sind, dann distal fächerförmig divergieren und sich an den osteofibrösen Führungsröhren für die Sehnen und an den Köpfen der Ossa metacarpalia II bis V anheften. Quer verlaufende Faserzüge, *Fasciculi transversi*, verspannen die Palmaraponeurose zur Seite hin. Weiter distal liegt das Lig. metacarpale transversum superficiale, das die bindegewebige Grundlage der interdigitalen Hautfalten („Schwimmhäute") bildet. Am medialen Rand der Palmaraponeurose ist der M. palmaris brevis befestigt, der in die Subkutis des Kleinfingerballens einstrahlt und zur Spannung der Palmaraponeurose beiträgt. Hingegen scheint der M. palmaris longus, dessen Endsehne in die Palmaraponeurose übergeht, nur sehr bedingt mit ihrer Spannung im Zusammenhang zu stehen. Die Haut der Hohlhandfläche ist durch straffe Bindegewebszüge (Retinacula cutis) mit ihr nahezu unverschieblich verbunden. Die Palmaraponeurose schützt die unter ihr in der Hohlhand gelegenen Gefäße, Nerven und Sehnen. Sie könnten bei einem kraftvollen Faustschluß sonst leicht gequetscht werden.

In der Hohlhand werden durch Bindegewebssepten, die von der Faszie ausgehen, drei, den 3 Muskelgruppen entsprechende Kammern voneinander abgegrenzt:

- *Thenarloge* für die Daumenballenmuskeln,
- *Hypothenarloge* für die Kleinfingerballenmuskeln, und eine
- *mittlere Loge* für die Sehnen der langen Fingerbeuger und für die tiefen Hohlhandmuskeln.

Klinischer Hinweis. Eine Schrumpfung der Palmaraponeurose führt zur *Dupuytren-Beugekontraktur* der Finger.

Thenargruppe (Tabelle 9-**31**, Abb. 9-**40**, 9-**41**)

Die Muskeln dieser Gruppe stehen im Dienste einer abgestuft-feinen Oppositionsbewegung des 1. Mittelhandknochens mit dem Daumen. Die Bewegung findet im 1. Karpometakarpalgelenk statt.

- **M. abductor pollicis brevis**. Er ist der oberflächlich gelegene Daumenballenmuskel. Am Ansatz bildet er mit dem M. flexor pollicis brevis eine gemeinsame Endsehne.

Tabelle 9-**31**. Handmuskeln: Thenargruppe

Muskel	Ursprung	Ansatz	Funktion	Innervation
M. abductor pollicis brevis	Retinaculum flexorum, Tuberculum ossis scaphoidei	Grundphalanx des Daumens, laterales Sesambein	Abduktion, Innenkreiselung während der Oppositionsbewegung	N. medianus
M. flexor pollicis brevis				
Caput superficiale	Retinaculum flexorum	Grundphalanx des Daumens, laterales Sesambein	Abduktion, Innenkreiselung während der Oppositionsbewegung	N. medianus
Caput profundum	Os trapezium, Os trapezoideum Os capitatum	Grundphalanx des Daumens, laterales Sesambein	Beugung im Grundgelenk, Adduktion, Opposition	N. ulnaris
M. opponens pollicis	Retinaculum flexorum, Tuberculum ossis trapezii	Vorderfläche und radiale Kante des 1. Mittelhandknochens	Beugung, Opposition und Einwärtskreiselung im Sattelgelenk	N. medianus
M. adductor pollicis				
Caput obliquum	Basis des Os metacarpale II, Os capitatum, Os hamatum	Mediales Sesambein, Grundphalanx des Daumens	Adduktion, Opposition Beugung im Daumengrundgelenk	N. ulnaris (R. profundus)
Caput transversum	Palmare Fläche des 3. Mittelhandknochens	Mediales Sesambein, Grundphalanx des Daumens	Adduktion, Opposition	N. ulnaris (R. profundus)

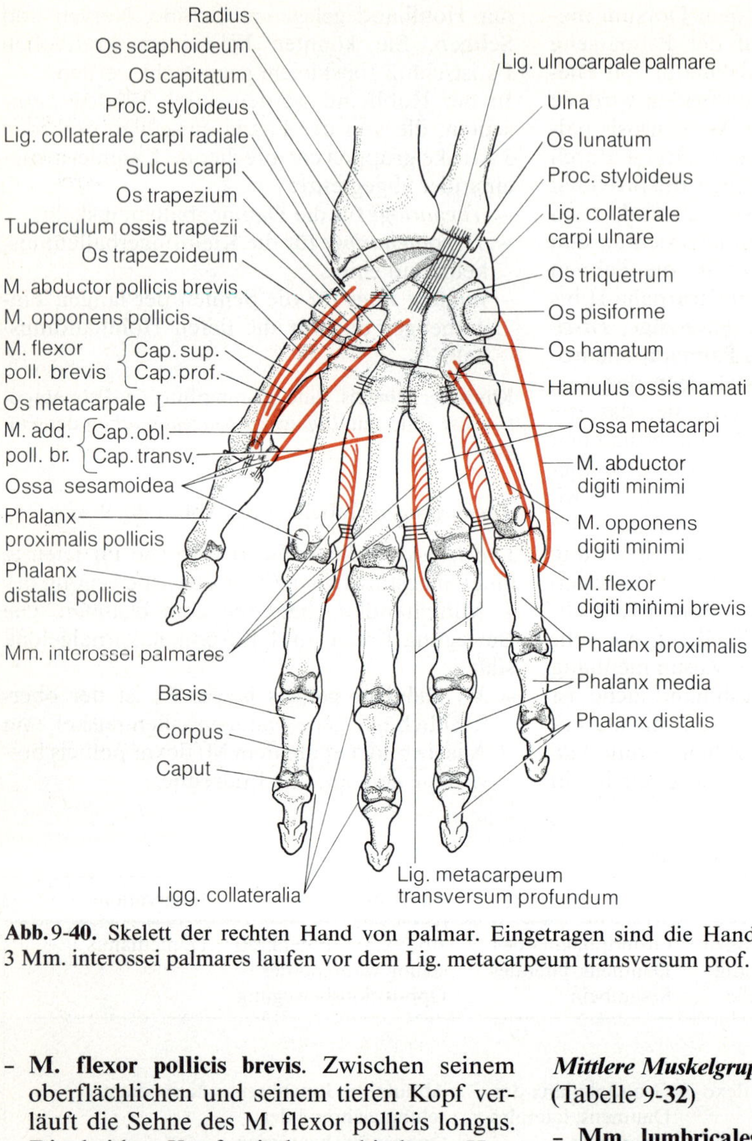

Abb. 9-40. Skelett der rechten Hand von palmar. Eingetragen sind die Handmuskeln. Die Ansatzsehnen der 3 Mm. interossei palmares laufen vor dem Lig. metacarpeum transversum prof.

- **M. flexor pollicis brevis**. Zwischen seinem oberflächlichen und seinem tiefen Kopf verläuft die Sehne des M. flexor pollicis longus. Die beiden Köpfe sind verschiedener Herkunft; sie weisen unterschiedliche Innervationen auf (s. Tabelle 9-**31**).
- **M. opponens pollicis**. Er liegt in der Tiefe des Daumenballens unter dem M. abductor pollicis brevis.
- **M. adductor pollicis**. Er entspringt unter der Palmaraponeurose mit einem Caput transversum und einem Caput obliquum.

An der Oppositionsbewegung des Daumens beteiligt sich außer den Thenarmuskeln auch noch der M. flexor pollicis longus. Die Reposition wird durch den Mm. extensor pollicis longus et brevis und durch den M. abductor pollicis longus herbeigeführt.

Mittlere Muskelgruppe, tiefe Hohlhandmuskeln (Tabelle 9-**32**)

- **Mm. lumbricales**. Durch ihren Ursprung an der lateralen Seite der Sehnen des M. flexor digitorum profundus haben die 4 im Querschnitt runden Muskeln keine starren Ursprünge. Ihre Sehnen verlaufen palmar von der Flexions-Extensionsachse der Metakarpophalangealgelenke (Abb. 9-**42**) und strahlen dann von der Seite her in die Dorsalaponeurose des 2.–5. Fingers ein. Dieser Verlauf erklärt, weshalb sie im Grundgelenk beugen und mittels der Dorsalaponeurose im Mittel- und Endgelenk strecken können. Die große Zahl von Muskelspindeln läßt den Schluß zu, daß die Mm. lumbricales mit der Feineinstellung bei der Fingerbewegung betraut sind.

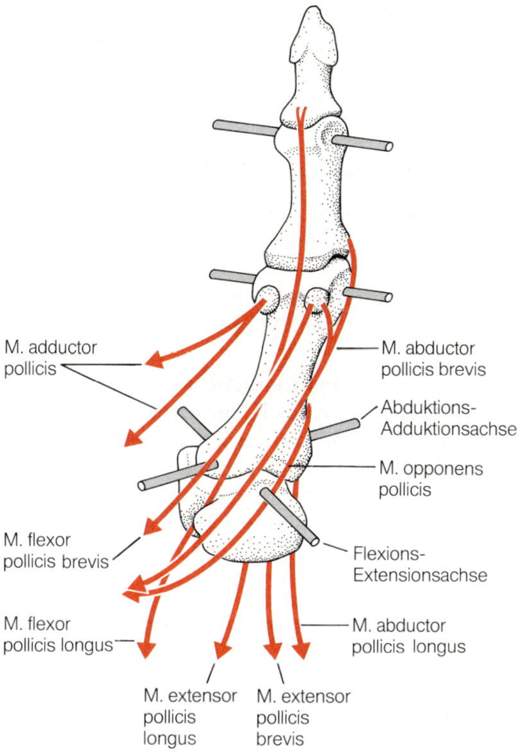

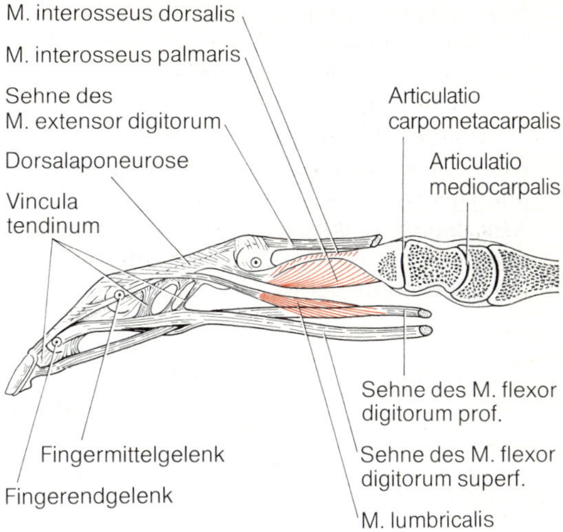

Abb. 9-42. Mm. lumbricales, Mm. interossei dorsales und Mm. interossei palmares beugen im Fingergrundgelenk und strecken im Mittel- und Endgelenk des 2.–5. Fingers. Die Achsen der Fingergelenke stehen senkrecht auf der Papierebene. Sie sind durch einen *Punkt mit Kreis* gekennzeichnet. (Nach Lippert, 1975)

◀ **Abb. 9-41.** Daumengelenke und ihre Achsen. Verlauf der Thenarmuskeln zu den Achsen. Ursprünge der Extensoren nicht sichtbar; sie liegen auf der Dorsalseite. (In Anlehnung an Benninghoff, 1985)

Tabelle 9-32. Handmuskeln: Mittlere Gruppe

Muskel	Ursprung	Ansatz	Funktion	Innervation
Mm. lumbricales I–IV *(Nr. I und II einköpfig Nr. III u. IV zweiköpfig)*	radial an den Sehnen des M. flexor digitorum profundus	Dorsalaponeurose des 2.–5. Fingers	***Beugen*** in den Grundgelenken, ***strecken*** in den Mittel- und Endgelenken der Langfinger	I und II vom *N. medianus,* III und IV vom *N. ulnaris* (R. profundus)
Mm. interossei palmares I–III *(einköpfig)*	Ulnare Seite des 2. sowie radiale Seite des 4. und 5. Mittelhandknochens	Dorsalaponeurose des 2., 4. und 5. Fingers	***Beugen*** in den Grundgelenken, ***strecken*** in den Mittel- und Endgelenken der entsprechenden Finger, ***adduzieren*** in Richtung auf den Mittelfinger	N. ulnaris (R. profundus)
Mm. interossei dorsales I–IV *(zweiköpfig)*	Einander zugekehrten Flächen des 1.–5. Mittelhandknochens	Dorsalaponeurose des 2., 3. und 4. Fingers	***Beugen*** in den Grundgelenken, ***strecken*** in den Mittel- und Endgelenken des 2., 3. und 4. Fingers; Abduktion des Zeigefingers nach radial, des Ringfingers nach ulnar; des Mittelfingers nach radial und ulnar	N. ulnaris (R. profundus)

- **Mm. interossei palmares** (Abb. 9-**40**). Die Sehnen der 3 Muskeln verlaufen zunächst palmar von der Beugeachse und strahlen dann in die Dorsalaponeurose ein. Damit ergibt sich eine gleichartige Wirkung wie bei den Mm. lumbricales. Sie können außerdem gespreizte Finger adduzieren.
- **Mm. interossei dorsales** (Abb. 9-**43**). Die Sehnen der 4 zweiköpfigen Muskeln inserieren an der Dorsaloponeurose des 2., 3. und 4. Fingers. Entsprechend ihrer Lage vermögen sie jedoch den 2. und 4. Finger abzuspreizen. Für den kleinen Finger ist hierfür der M. abductor digiti minimi verantwortlich.

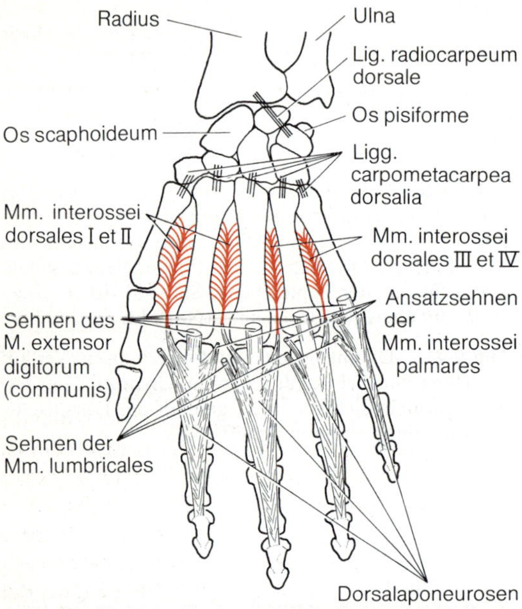

Abb. 9-43. Linke Hand von dorsal. Eingetragen sind die Mm. interossei dorsales und die Dorsalaponeurosen. Die Mm. interossei dorsales sind zweiköpfig und entspringen an den einander zugewandten Flächen der Mittelhandknochen

Hpothenargruppe (Abb. 9-**40**, Tabelle 9-**33**)

- **M. abductor digiti minimi**. Er liegt oberflächlich im palmar-ulnaren Bereich des Kleinfingerballens.
- **M. flexor digiti minimi brevis**. Er ist an seinem Ursprung mit dem M. adductor digiti minimi verwachsen.
- **M. opponens digiti minimi**. Er liegt am weitesten in der Tiefe des Kleinfingerballens.
- **M. palmaris brevis**, dessen einzelne Muskelbündel in das Corium seitlich über dem Kleinfingerballen einstrahlen. Sie erzeugen bei Ulnarabduktion der Hand dort eine deutliche Runzelung der Haut.

Sehnenscheiden der Hand (Abb. 9-**44**)

Die Sehnen der langen Fingermuskeln werden durch die Retinacula wie mit einer Binde im Bereich des proximalen Handgelenks verschieblich an den Skeletteilen fixiert, andernfalls würden die Sehnen bei der Flexion oder Extension die Tendenz haben, sich entsprechend einer Bogensehne zu verhalten. Vergleichbare Befestigungen sind für die Sehnen der Fingerbeuger in der digitalen Verlaufsstrecke notwendig. Hier sind es die an den Phalangen befestigten Führungsröhren, *Vaginae fibrosae digitorum manus.* Man nennt sie auch osteofibröse Kanäle, da sie am Knochen befestigt sind. Über den Gelenken sind ihre Kollagenfasern kreuzförmig, *Pars cruciformis,* über die Diaphyse halbringförmig angeordnet, *Pars*

Tabelle 9-33. Handmuskeln: Hypothenargruppe

Muskel	Ursprung	Ansatz	Funktion	Innervation
M. abductor digiti minimi	Retinaculum flexorum, Os pisiforme	Mediale Basis der Grundphalanx des 5. Fingers	Abduktion im Grundgelenk des 5. Fingers	R. profundus des N. ulnaris
M. flexor digiti minimi brevis	Retinaculum flexorum, Hamulus ossis hamati	Basis der Grundphalanx des 5. Fingers	Beugt im Grundgelenk des Kleinfingers	R. profundus des N. ulnaris
M. opponens digiti minimi	Retinaculum flexorum, Hamulus ossis hamati	5. Mittelhandknochen	Zieht den 5. Mittelhandknochen nach vorn (palmar)	R. profundus des N. ulnaris
M. palmaris brevis	Palmaraponeurose	Haut über dem Kleinfingerballen	Schützt die ulnaren Leitungsbahnen, spannt die Haut	R. superficialis des N. ulnaris

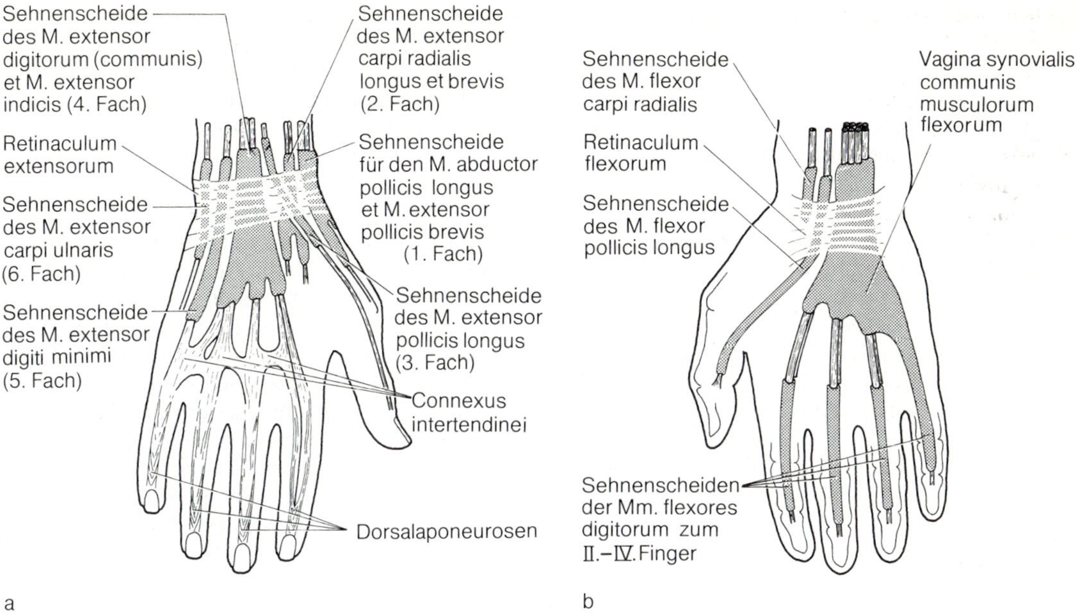

Abb. 9-44. (**a**) Sehnenscheiden der Streck- und (**b**) Beugeseite der Hand

anularis. Damit sich die Sehnen bei den Fingerbewegungen ohne Reibung verschieben können, werden sie im Bereich der Retinacula und der osteofibrösen Kanäle in Sehnenscheiden, *Vaginae synoviales,* geführt. Innerhalb der Sehnenscheide sind die Sehnen durch Aufhängevorrichtungen, *Vincula tendinum,* in denen auch die zuführenden Gefäße verlaufen, am Periost befestigt.

Palmarseite. Auf der Palmarseite der Hand liegen im Canalis carpi folgende Sehnenscheiden:

- **Vagina synovialis communis mm. flexorum.** Eine gemeinsame Sehnenscheide für die Sehnen des tiefen und des oberflächlichen Fingerbeugers. Die Sehnenscheide umhüllt nur eine Strecke weit die Sehnen für den 2., 3. und 4. Finger, jedoch vollständig die Sehne für den 5. Finger.
- **Vagina tendinis m. flexoris pollicis longi.** Sie umhüllt die Sehne des langen Daumenbeugers und verläuft ohne Unterbrechung durch den Karpalkanal bis zur Anheftungsstelle der Sehne an der Basis des Daumenendgliedes.
- **Vagina tendinum digitorum manus,** sind eigene Sehnenscheiden für den 2., 3. und 4. Finger im Bereich der digitalen Verlaufsstrecke.
- **Vagina tendinis m. flexoris carpi radialis.** Eine kurze Sehnenscheide für den Endabschnitt der Sehne des M. flexor carpi radialis.

Dorsalseite. Das Retinaculum extensorum ist eine bandähnliche Verstärkung am Übergang von der Fascia antebrachii zur Fascia dorsalis manus. Durch senkrecht verlaufende Faserzüge heftet sie sich am Radius, an der Ulna und an den Ossa metacarpi der proximalen Reihe an. Durch diese Faserzüge werden 6 Sehnenfächer abgegrenzt. In ihnen liegen in Sehnenscheiden eingelagert die Sehnen folgender Muskeln:

- **1. Fach**: M. abductor pollicis longus, M. extensor pollicis brevis in einer gemeinsamen Vagina tendinum.
- **2. Fach**: M. extensor carpi radialis longus, M. extensor carpi radialis brevis in der Vagina tendinum mm. extensorum carpi radialium.
- **3. Fach**: M. extensor pollicis longus in der Vagina tendinis m. extensoris pollicis longi.
- **4. Fach**: M. extensor digitorum (4 Sehnen) und M. extensor indicis in der gemeinsamen Vagina tendinum m. extensoris digitorum et extensoris indicis.
- **5. Fach**: M. extensor digiti minimi in der Vagina tendinis m. extensoris minimi.
- **6. Fach**: M. extensor carpi ulnaris in der Vagina tendinis m. extensoris carpi ulnaris.

Klinischer Hinweis. Bei einer Sehnenscheidenentzündung der Strecksehnen kann man über dem Retinaculum extensorum ein „Knirschen und Reiben" wahrnehmen. In den palmaren Sehnenscheiden des 1. und 5. Fingers können sich Entzündungen über die gesamte Länge des Fingers ausbreiten. Kommt es zu einer

Durchwanderung der dünnen Trennwand im karpalen Abschnitt, dann tritt das Bild der *V-Phlegmone* auf (vgl. Topographie).

4. Die obere Extremität in Ruhe und Bewegung

Durch den aufrechten Gang wird die vordere Extremität in der stammesgeschichtlichen Entwicklung des Menschen zur oberen Extremität und damit zum Träger des sich zunehmend spezialisierenden Greiforgans Hand. Für diese Aufgabe erhält sie eine außerordentliche Vergrößerung ihres Bewegungsumfanges mit der Fähigkeit, schwerste oder subtilste Arbeit im Raum auszuführen. Dies beruht auf einer Auflösung des starren Schultergürtelringes, der Ausbildung der Clavicula und der Schaffung einer Kette vielfältiger Gelenkskombinationen: Schlüsselbeingelenke (3 Freiheitsgrade), Schultergelenk (3 Freiheitsgrade), Ellenbogengelenk (2 Freiheitsgrade), distales Radioulnargelenk (1 Freiheitsgrad), Radiokarpalgelenk (2 Freiheitsgrade), Medio- und Interkarpalgelenke dazu Metakarpophalangealgelenke (2 Freiheitsgrade, beim Daumen 1 Freiheitsgrad) und Fingergelenke (je 1 Freiheitsgrad). Diese variable Kombinierbarkeit einer Gelenkgliederkette wird noch erweitert durch die Verschiebbarkeit der Scapula, die mit einer Stellungsänderung der Gelenkpfanne einhergeht. Man bedenke, daß die Scapula nur über 2 sehr kleinflächige Articulationen der Clavicula am Thorax abgestützt ist und im wesentlichen in synergistisch wirkenden Muskelzügen hängt. Die Muskulatur spielt überhaupt für das Funktionieren der oberen Extremität eine eminente Rolle und steht mit der Entwicklung ihres großen Bewegungsumfanges in kausalem Zusammenhang.

Das Funktionieren des **Schultergelenks** beruht so gut wie ausschließlich auf der *Muskelführung* durch die mantelförmig angeordnete Muskulatur. Zur Sicherung der Funktion wanderten über die autochthone Schultermuskulatur Muskeln aus der ventrolateralen Leibeswand und hefteten sich z.T. dorsal (M. rhomboideus, M. serratus anterior, M. levator scapulae, M. latisimus dorsi) oder ventral (M. subclavius) am Schultergürtel und/oder Humerus an. Die Muskulatur ist nicht nur für die Aufhängung des Schultergürtels im aufrechten Stand notwendig, sondern sie bewirkt auch eine Verschiebung der Scapula auf ihrer Unterlage im Sinne einer Hebung oder Senkung bzw. einer Vor- oder Zurücknahme der Schulter. (Das Vorschieben der Schulter bewirken die Mm. pectorales und der M. serratus anterior; das Rückführen die Pars transversa des M. trapezius, die Mm. rhomboidei und der M. latissimus dorsi.) Damit kombiniert werden die auf die Articulatio humeri wirkenden Muskeln (Tabelle 9-**17**). Sie führen in diesem Gelenk zur Abduktion-Adduktion, Innen- und Außenrotation, Anteversion-Retroversion und als Kombination zur Zirkumduktion. Zu bedenken ist, daß bei der Rückführung des Armes in die Ausgangslage auch die Schwerkraft eine Rolle spielt.

Die *Elevation des Arms* zur Seite ist die Kombination von Abduktion und Schulterblattdrehung, wobei die Drehung schon bei 60° einsetzt, also noch bevor der am Bänderpräparat ermittelte theoretische Grenzwert von 90° für die Abduktionsmöglichkeit im Schultergelenk erreicht ist. Durch die Drehung der Scapula infolge der synergistischen Wirkung der Pars descendens und der Pars ascendens des M. trapezius und der Wirkung der Rhomboideus-Serratusschlinge wird eine Elevation von ungefähr 120° möglich (Abb. 9-**45**). Auch die Anteversion und Retroversion des Arms sind bereits im physiologischen Ausmaß mit einer Stellungsänderung des Schulterblatts verbunden. Man überzeuge sich davon, indem man den Angulus inferior der Scapula mit den Fingern der anderen Extremität berührt und den Arm bewegt.

Bei der *Zirkumduktion* beschreiben die Fingerspitzen annähernd eine Kreisbahn, der Arm einen Kegelmantel, durch den der Verkehrsraum begrenzt wird. Er stimmt ungefähr mit dem Sehfeld überein. Eine genaue Beobachtung der Zirkumduktionsbewegung zeigt, daß hierbei auto-

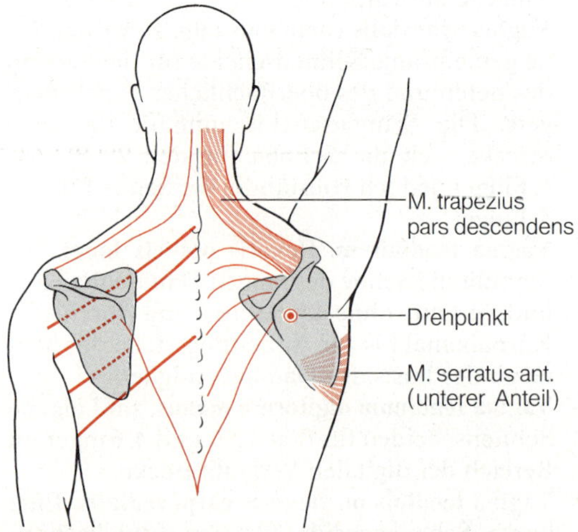

Abb. 9-45. Elevation des Arms *(rechte Seite)* und Serratus-Rhomboideus-Schlinge *(linke Seite)*. (Nach Benninghoff, 1985)

matisch der Arm um seine Längsachse etwas rotiert wird (sog. *Zwangsrotation*). Durch drehen und neigen des Rumpfes kann der Aktionsradius des Arms noch beträchtlich erweitert werden. Einige Muskeln (M. latissimus dorsi, M. pectoralis major) setzen in einem größeren Abstand vom Drehpunkt des Humerus an. Dadurch wird ein günstigeres Drehmoment erreicht. Dies ist bei einer kraftvollen Rückholbewegungen nach „Ausholen" (z.B. beim Axthieb, Steinwurf) von Bedeutung.

Das **Ellenbogengelenk** erlaubt durch seine Beweglichkeit eine weitere Präzisierung der Handführung. Dadurch wird es möglich, innerhalb des großen Verkehrsraums einen jeden Punkt zu erreichen. Im Sichtbereich spielt hierfür das stereoskopische Sehen eine wichtige Rolle und ganz allgemein das Raumgefühl, das uns durch unwillkürlich-motorische Systeme (S.833) vermittelt wird. Die Pro- und Supinationsbewegung erlangte in diesem Zusammenhang Bedeutung für die *Umwendebewegungen der Hand*, durch die Gegenstände oder Nahrung von oben her (in Pronation) ergriffen oder mit der Hohlhand (in Supination) aufgefangen werden können. Sie spielt darüber hinaus beim Werkzeuggebrauch (z.B. Schraubenzieher) eine zentrale Rolle. Durch zusätzliche Rotation des Humerus kann die Umwendebewegung in ihrem Umfang bis auf 360° erweitert werden. Die Kombination von Beugung und Pronation ermöglicht, Gegenstände zur Prüfung zum Auge oder bei der Nahrungsaufnahme zum Mund zu führen. Durch die Mitbewegung des Schultergürtels kann man den Umfang noch so erweitern, daß jede Stelle der Körperoberfläche mit der Hand erreichbar ist (Körperhygiene). Die Gelenkkette des Unterarms ermöglicht, Bewegungen mit der Hand auszuführen, als ob sie mit dem Unterarm durch ein Gelenk mit 3 Freiheitsgraden verbunden sei. Die Verkehrsfläche der Handgelenke, die bei der Zirkumduktionsbewegung bei festgestelltem Radius erfaßt wird, hat einen längsovalen Umriß. Wie beim Schultergelenk tritt auch bei den Handgelenken bei der Zirkumduktion das Phänomen der Zwangskreiselung auf.

Die Gestalt der **Hand** ist typisch für den Menschen. Sie wurde zu einem *akzessorischen „Sinnesorgan"*, mit dem wir tasten und unsere Umwelt „begreifen". Mit der Gestik (Drohgebärden, Abwehrhaltung) wird sie in Ausdrucksbewegungen des menschlichen Verhaltens einbezogen. Um die Finger *zum Greifen* so schlank wie möglich zu halten, sind die Muskelbäuche zum Großteil auf den Unterarm verlagert. Sie erreichen ihren Ansatz über lange Sehnen, die streckenweise in Sehnenscheiden geführt und von Retinacula gehalten werden. Die Ausbildung eines differenzierten Fingerspitzengefühls ging mit einer außerordentlichen Ausdehnung des sensiblen Rindenfeldes wie auch die Entwicklung unserer Fingerfertigkeit mit einer entsprechenden Ausbildung der motorischen Felder in der Gehirnentwicklung einher; dies betrifft ganz besonders den Daumen. Er nimmt eine Sonderstellung ein. Durch das Herauslösen aus der straffen Verbindung der Karpometakarpalgelenke unter Ausbildung eines Sattelgelenks wird er zur *Oppositionsbewegung* befähigt. Sie, kombiniert mit der Beugung des gegenüberstehenden Fingers, erlaubt, feinste Arbeiten auszuführen (z.B. Einfädeln einer Nadel, Schreiben). Wesentlich für den Gebrauch der Hand wurde der Faustschluß, an dem allerdings der Daumen nicht zwingend beteiligt ist, zur Benützung von Geräten (z.B. Faustkeil, Beil).

Die obere Extremität erhält durch den aufrechten Gang noch eine besondere Funktion: Sie wird beim Gehen im Sinne einer *Gleichgewichtssteuerung* pendelnd mitbewegt. Außerdem dient sie auch zum Abfangen des aus dem Gleichgewicht geratenen Organismus. Beim Klettern, Hangeln oder Turnen wird die Arm-Schulter-Rumpfmuskulatur in Umkehrung der üblichen Vorstellung von der Wirkungskette Ursprung – Ansatz am bewegten Skeletteil dazu eingesetzt, den Körper zu bewegen: d.h. das „punctum fixum" liegt jetzt in der Extremität.

In der **Ruhehaltung** hängt der Arm nach unten; der Oberarm ist leicht innenrotiert und das Ellenbogengelenk infolge des Überwiegens der Flexoren leicht gebeugt; der Unterarm befindet sich in einer Mittelstellung zwischen Pro- und Supination; die Finger sind ebenfalls leicht gebeugt und die Hand geringfügig ulnarabduziert.

5. Leitungsbahnen

Im folgenden Abschnitt werden die peripheren Leitungsbahnen, Arterien, Venen, Lymphgefäße und Nerven im Schulter-Armbereich besprochen.

Arterien

A. subclavia

Schultergürtel und obere Extremität gehören zum Versorgungsgebiet der A. subclavia (Abb.9-**46**). Die **A. subclavia dextra** geht hinter dem rechten Sternoklavikulargelenk aus dem Truncus brachiocephalicus hervor, die **A. subcla-**

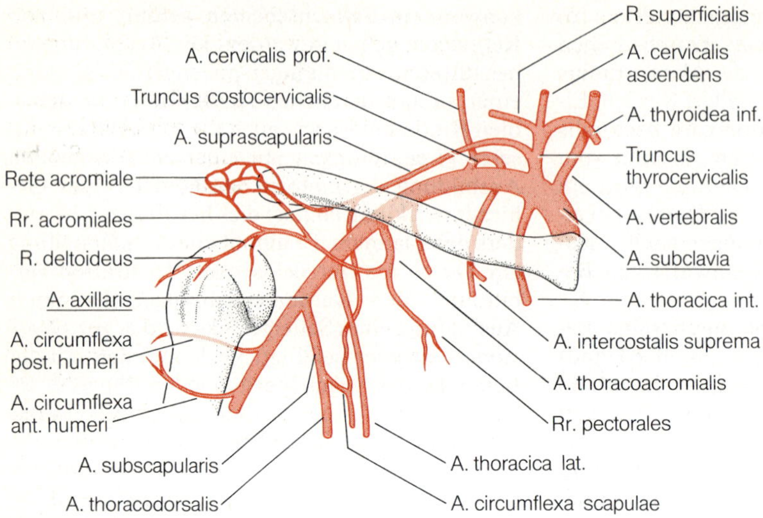

Abb.9-46. A. subclavia und A. axillaris mit ihren Ästen. Nicht eingezeichnet ist die A. transversa cervicis. Sie entspringt zwischen Truncus thyrocervicalis und Truncus costocervicalis an der Rückseite aus der A. subclavia. Nicht bezeichnet A. thoracica superior (entspringt hinter der Clavicula)

via sinistra direkt aus dem Aortenbogen (vgl. S.548). Unterhalb des Plexus brachialis läuft die A. subclavia im Sulcus a. subclaviae der 1. Rippe (Abb.9-**50**) zwischen M. scalenus anterior und M. scalenus medius durch die Skalenuslücke. Unter der Clavicula gelangt sie dann in das Trigonum clavipectorale.

Äste der A. subclavia

- **A. vertebralis**, die vom 6. Halswirbel an durch die Foramina der Querfortsätze zum Hals und Schädel verläuft. Äste der A. vertebralis S.479.
- **A. thoracica interna.** Sie zieht auf der Hinterfläche der Rippenknorpel etwa 1 cm seitlich vom Sternum nach unten (S.248) zur vorderen Brust- und Bauchwand. Äste der A. thoracica interna S.248.
- **Truncus thyrocervicalis.** Er spaltet sich in folgende Arterien zum Hals und zur Schulter:
  - ***A. thyroidea inferior*** zur Schilddrüse und zu den Halsorganen (S.479).
  - ***A. cervicalis ascendens***, ein dünnes Gefäß, das auf dem M. scalenus anterior medial vom N. phrenicus kranialwärts zieht. Sie gibt *Rr. musculares* zu den Mm. scaleni und zu den tiefen Nackenmuskeln, außerdem *Rr. spinales* zum Rückenmark und den Rükkenmarkshäuten ab.
  - ***R. superficialis*** (A. cervicalis superficialis), der auf dem M. scalenus anterior und dann über den Plexus brachialis hinweg durch das seitliche Halsdreieck zieht und *Rr. musculares* zu M. trapezius und zur Nackenmuskulatur abgibt. Das Gefäß kann auch aus der A. transversa colli abgehen.
  - ***A. suprascapularis.*** Direkt hinter der Clavicula entsendet sie einen *R. acromialis* zum Rete acromiale. Sie zieht dann über dem Lig. transversum scapulae in die Fossa supraspinata und bildet am seitlichen Rand der Spina scapulae eine Anastomose mit der A. circumflexa scapulae aus der A. subscapularis. Die A. suprascapularis kann auch direkt aus der A. subclavia entspringen.
- **A. transversa cervicis** (früher A. transversa colli). Sie entspringt unmittelbar lateral vom M. scalenus anterior aus der A. subclavia oder zweigt aus dem Truncus thyrocervicalis ab. Dann zieht sie durch den Plexus brachialis hindurch. Am oberen Schulterblattwinkel teilt sie sich in einen *R. superficialis* zur Nackenmuskulatur und in einen *R. profundus* (*A. scapularis descendens*), der am medialen Rand des Schulterblatts nach unten zu den Mm. rhomboidei läuft. Der R. profundus anastomosiert in der Fossa supraspinata mit den Ästen der A. circumflexa scapulae. Die Äste des Truncus thyrocervicalis und die A. transversa cervicis sind sehr variabel. Sie können sich gegenseitig ersetzen.

Die *A. scapularis descendens* kann auch direkt aus der A. subclavia entspringen. Als A. scapularis dorsalis bezeichnet man auch den R.

profundus (A. scapularis descendens) der A. transversa cervicis oder eine direkt aus der A. subclavia abzweigende A. scapularis descendens.

- **Truncus costocervicalis**. Er entspringt hinter dem M. scalenus anterior und teilt sich sofort in zwei Äste:
  - ***A. cervicalis profunda***, die zu den tiefen Hals- und Nackenmuskeln (S. 480) zieht, und in die
  - ***A. intercostalis suprema***. Sie teilt sich in die *A. intercostalis posterior I et II* (vgl. S. 480).

Klinischer Hinweis. Durch kräftigen Zug am Arm nach hinten unten kann die A. subclavia zwischen 1. Rippe und Clavicula bei lebensbedrohlichen Blutungen komprimiert werden.

A. axillaris (Abb. 9-**46**)

Die Fortsetzung der A. subclavia wird vom Unterrand der Clavicula bis zum Unterrand des M. pectoralis major als A. axillaris bezeichnet. Sie verläuft entlang dem M. coracobrachialis unter den Mm. pectorales vorn in der Achselhöhle. Dabei fügt sie sich zwischen die beiden Zinken der Medianusgabel (Abb. 9-**50**) ein.

Äste der A. axillaris

- **Rr. subscapulares**. Sie versorgen den M. subscapularis,
- **A. thoracica superior**, ein variables Gefäß zu Muskeln der vorderen Thoraxwand,
- **A. thoracoacromialis**. Sie entspringt unter dem M. pectoralis minor und verzweigt sich im Trigonum clavipectorale unter Abgabe folgender Äste:
  - ***R. acromialis*** zum Rete acromiale, einem arteriellen Gefäßnetz am Acromion,
  - ***R. clavicularis*** zum Schlüsselbein und zum M. subclavius,
  - ***R. deltoideus*** zum M. deltoideus,
  - ***Rr. pectorales*** für den M. pectoralis major et minor und zur Haut.
- **A. thoracica lateralis**. Sie läuft am Seitenrand des M. pectoralis minor im Bereich der vorderen Achsellinie auf dem M. serratus anterior, den sie versorgt, nach unten. Ihre *Rr. mammarii laterales* ziehen zur Brustdrüse.
- **A. subscapularis**. Das kurze, starke Gefäß läuft hinter der V. axillaris und spaltet sich in die
  - ***A. thoracodorsalis***, die die Richtung der A. subscapularis fortsetzt und sich zur Versorgung des M. latissimus dorsi, M. teres major und M. serratus anterior verzweigt. Die A. thoracodorsalis liegt dorsal vom N. thoracicus longus. Ihre distalen Zweige können den Nerv begleiten
  - ***A. circumflexa scapulae***, die durch die mediale Achsellücke zusammen mit begleitenden Venen zur Fossa infraspinata zieht. Sie bildet eine wichtige Anastomose mit der A. suprascapularis.
- **A. circumflexa anterior humeri**, ein dünnes Gefäß, das vorn um das Collum chirurgicum zum Schultergelenk und zum M. deltoideus zieht.
- **A. circumflexa posterior humeri**. Gemeinsam mit den begleitenden Vv. circumflexae humeri posteriores und dem N. axillaris läuft sie durch die laterale Achsellücke. Sie entsendet Zweige an den M. deltoideus, zum Caput longum des M. triceps brachii und zur Gelenkkapsel.

Anastomosen im Bereich der Schulter bestehen zwischen A. suprascapularis und R. profundus der A. transversa cervicis zwischen der A. circumflexa scapulae und A. suprascapularis, zwischen A. thoracoacromialis und A. suprascapularis sowie zwischen A. circumflexa humeri anterior und A. circumflexa humeri posterior.

Klinischer Hinweis. Gefäßunterbindungen der A. axillaris sollten, wenn sie sich nicht vermeiden lassen, proximal der Abzweigung der A. subscapularis vorgenommen werden, da dann das Blut auf dem Weg über die A. suprascapularis→A. circumflexa scapulae→A. subscapularis in die A. axillaris und weiter in die A. brachialis fließt. Distal der Abzweigung der A. subscapularis bis vor die Abzweigung der A. profunda brachii (s. unten) dürfen A. axillaris und A. brachialis nicht ligiert werden. Kurzfristig kann der Blutstrom in der A. brachialis durch Anpressen an den Humerus im Sulcus bicipitalis medialis unterbrochen werden.

A. brachialis

Als A. brachialis (Abb. 9-**47**) wird die Gefäßstrekke vom unteren Rand des M. pectoralis major bis zur Aufzweigung in A. radialis und A. ulnaris in der Ellenbeuge bezeichnet. Die A. brachialis läuft im Sulcus bicipitalis medialis von Haut und Oberarmfaszie bedeckt, begleitet vom N. medianus, von den Vv. brachiales und von Lymphgefäßen. Knapp oberhalb der Ellenbeuge liegt sie oberflächlich direkt unter der Oberarmfaszie.

Varianten. In der Achselhöhle und am Oberarm gibt es zahlreiche Varianten der Arterien. Zwei davon sind besonders wichtig:

- In der Embryonalperiode wird eine oberflächliche und eine tiefe A. brachialis angelegt. Die oberflächliche bildet sich normalerweise zurück. Bleibt sie erhalten, so spricht man von ei-

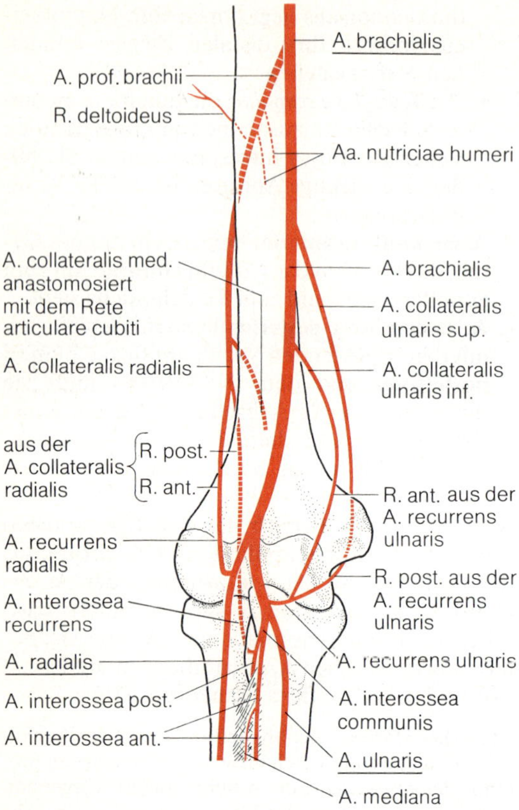

Abb. 9-**47**. Arterien am Oberarm und Anastomosen in der Ellenbogengegend

ner *persistierenden A. brachialis superficialis*. Dieses Gefäß liegt vor der Medianusgabel, am Oberarm ventral vom N. medianus und geht meistens in die A. radialis über. Da die Arterie in der Ellenbeuge oberflächlich liegt, kann sie bei einer Venenpunktion versehentlich getroffen werden.

- Bei der *hohen Teilung der A. brachialis* handelt es sich um einen Sonderfall der erstgenannten Variante.
  Der Abgang der A. radialis befindet sich bereits am Oberarm. Entwicklungsgeschichtlich ist dabei der distale Abschnitt der A. brachialis superficialis erhalten geblieben.

Äste der A. brachialis

- **A. profunda brachii**. Sie läuft gemeinsam mit dem N. radialis und Begleitvenen zwischen Caput mediale et laterale des M. triceps brachii dorsal um den Humerusschaft (Abb. 9-**47**) am Sulcus n. radialis und verzweigt sich in folgende Äste:
  - ***Aa. nutriciae humeri*** zum Humerus und zum Knochemark,
  - ***R. deltoideus*** zum Deltamuskel,
  - ***A. collateralis media*** zum Rete articulare cubiti, einem arteriellen Gefäßnetz am Olecranon,
  - ***A. collateralis radialis***. Sie ist der Endast der A. profunda brachii. Er teilt sich in einen R. anterior und R. posterior. Der *R. anterior* durchbricht das Septum intermusculare brachii laterale und verbindet sich mit der A. recurrens radialis. Der *R. posterior* anastomosiert mit der A. interossea recurrens.
- **A. collateralis ulnaris superior**. Sie entspringt distal vom Abgang der A. profunda brachii aus der A. brachialis, begleitet den N. ulnaris, anastomosiert mit dem R. posterior der A. recurrens ulnaris und steht mit dem Rete articulare cubiti in Verbindung.
- **A. collateralis ulnaris inferior**. Sie bildet eine *Anastomose* mit dem R. anterior der A. recurrens ulnaris (Abb. 9-**47**). Ein *dorsaler Ast* durchbricht das Septum intermusculare brachii mediale und nimmt Verbindung mit dem Rete articulare cubiti auf.

A. radialis (Abb. 9-**47**, 9-**48**)

Die A. brachialis teilt sich in der Ellenbeuge unter der Aponeurosis m. bicipitis in die A. radialis und A. ulnaris. Die A. radialis setzt die Verlaufsrichtung der A. brachialis fort. Sie zieht zunächst über den M. pronator teres hinweg und gelangt dann in den Raum zwischen M. flexor carpi radialis und M. brachioradialis (radiale Gefäß-Nervenstraße). Zwischen den Endsehnen der beiden Muskeln unmittelbar oberhalb des Radiokarpalgelenks liegt sie dann so oberflächlich, daß hier der Puls getastet werden kann. Dann biegt sie von der radialen Seite der Handwurzel nach dorsal in die „Tabatière" und gelangt unter der Sehne des M. extensor pollicis longus zwischen 1. und 2. Mittelhandknochen wieder auf die Palmarseite der Hand, wo sie in den tiefen Hohlhandbogen übergeht.
Versorgungsgebiet der A. radialis: Radiale Muskelgruppe des Unterarms, die radial gelegenen Flexoren, Daumenballen, Handrücken und über die Hohlhandbögen die Finger.

Äste der A. radialis

- **A. recurrens radialis**. Das rückläufige Gefäß bildet eine Anastomose mit dem R. anterior der A. collateralis radialis und gibt Muskeläste und Äste zum Rete articulare cubiti ab

- **R. carpalis palmaris** zum *Rete carpi palmare*, einem Gefäßnetz vorn auf den Handwurzelknochen
- **R. palmaris superficialis** zum oberflächlichen Hohlhandbogen, indem der Ast durch die Thenarmuskulatur hindurchzieht
- **R. carpalis dorsalis** zum *Rete carpale dorsale*, einem Gefäßnetz dorsal auf der Handwurzel unter den Extensorsehnen gelegen
- **Aa. metacarpales dorsales**. Nr. I zweigt dorsal aus der A. radialis ab, Nr. II-V auf dem Rete carpi dorsale
- **Aa. digitales dorsales**. Sie gehen aus den Aa. metacarpales hervor, am Daumen aus der A. radialis
- **A. princeps pollicis**. Sie kommt als kurzer Ast aus der A. radialis zwischen M. interosseus dorsalis I und M. adductor pollicis und spaltet sich in die beiden *Aa. digitales palmares* für die mediale und laterale Seite des Daumens
- **A. radialis indicis**. Sie stammt aus der A. princeps pollicis oder aus dem tiefen Hohlhandbogen und geht zur Speichenseite des Zeigefingers.
- **Arcus palmaris profundus**, *tiefer Hohlhandbogen*. Er entsteht aus der Fortsetzung der A. radialis und der Anastomose mit dem schwächeren R. palmaris profundus aus der A. ulnaris. Der tiefe Hohlhandbogen liegt in Begleitung des tiefen Astes des N. ulnaris unter den langen Flexorsehnen auf den Basen der Ossa metacarpalia. Von ihm gehen ab die
  - ***Aa. metacarpales palmares***, 3-4 dünne Gefäße aus dem tiefen Hohlhandbogen zur Muskulatur zwischen den Mittelhandknochen
  - ***Rr. perforantes***, Verbindung der Aa. metacarpales palmares mit den Aa. metacarpales dorsales.

A. ulnaris (Abb. 9-**47**, 9-**48**)

Leitmuskel ist der M. flexor carpi ulnaris, unter dem sie gemeinsam mit Begleitvenen und dem N. ulnaris verläuft. Sie überquert dann das Retinaculum flexorum. Unter der Palmaraponeurose geht sie in den oberflächlichen Hohlhandbogen über, der durch eine Anastomose mit dem R. palmaris superficialis der A. radialis entsteht.

Versorgungsgebiet der A. ulnaris: Ulnare Seite der oberflächlichen Beuger, tiefe Beuger und über die A. interossea posterior die Strecker; Kleinfingerballen und über den Hohlhandbogen die Finger.

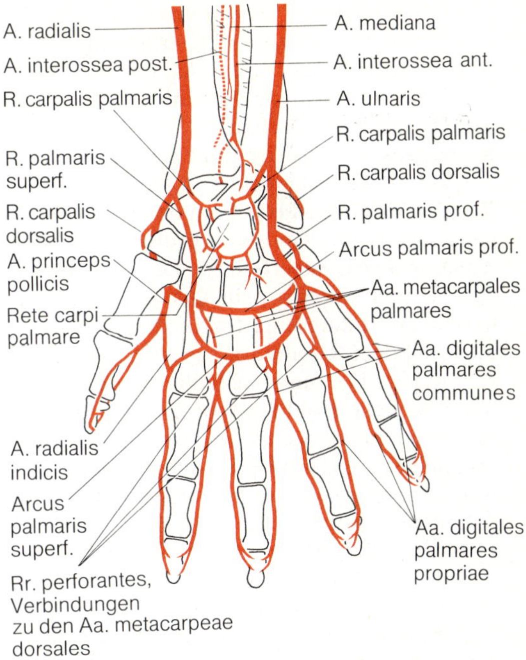

Abb. 9-48. Arterien der Hand, palmare Seite

Äste der A. ulnaris

- **A. recurrens ulnaris**. Sie spaltet sich unter dem M. pronator teres in einen vorderen und in einen hinteren Zweig. Der
  - ***R. anterior*** bildet eine Anastomose mit der A. collateralis ulnaris inferior. Der
  - ***R. posterior*** gewinnt Anschluß an das Rete articulare cubiti und die A. collateralis ulnaris superior.
- **A. interossea communis**. Das kurze Gefäß spaltet sich in die A. interossea anterior et posterior. Die
  - ***A. interossea anterior*** läuft auf der Membrana interossea antebrachii zwischen M. flexor digitorum profundus und M. flexor pollicis longus nach distal und versorgt den M. pronator quadratus. Ihr *Endast* zieht zum Rete carpi palmare, ein anderer *distaler Ast* läuft durch die Membrana interossea antebrachi zum Rete carpi dorsale. Ein längerer *dünner Seitenast* begleitet den N. medianus (*A. comitans n. mediani*). Die
  - ***A. interossea posterior*** läuft durch eine proximale Lücke zwischen der Membrana interossea antebrachii und der Chorda obliqua, dann zwischen oberflächlicher und tiefer Streckerschicht, die sie auch mit Blut versorgt. Ein rückläufiger Seitenast, die *A. in-*

terossea recurrens, zieht unter dem M. anconaeus nach oben zum Rete articulare cubiti.
- **R. carpalis palmaris** ist ein Ast der A. ulnaris zum Rete carpi palmare, einem Gefäßnetz auf den Handwurzelknochen.
- **R. carpalis dorsalis**. Er führt zum Rete carpi dorsale auf dem Handrücken. Der
- **R. palmaris profundus** geht in den tiefen Hohlhandbogen (Arcus palmaris profundus) über.
- **Arcus palmaris superficialis**. Der oberflächliche Hohlhandbogen geht aus der A. ulnaris hervor und bildet eine (inkonstante) Anastomose mit dem R. palmaris superficialis aus der A. radialis. Der unterschiedlich ausgebildete oberflächliche Hohlhandbogen liegt zwischen Palmaraponeurose und den langen Flexorsehnen auf den Nn. digitales palmare communes etwas weiter distal als der tiefe Bogen. Der Arcus palmaris superficialis gibt folgende Äste ab:
  - ***A. digitalis propria*** für die ulnar-palmare Kante des 5. Fingers und
  - ***3 Aa. digitales palmares communes.***
- **Aa. digitales palmares propriae**. Sie laufen zu radialen und ulnaren Kanten der palmaren Fingerflächen.

Rete articulare cubiti

Es handelt sich um ein arterielles Gefäßnetz an der Dorsalseite des Ellenbogengelenks. Hier besteht die Möglichkeit der Ausbildung von Kollateralkreisläufen, die wichtig werden nach einer Notfallunterbindung der A. brachialis distal vom Abgang der A. profunda brachii. Das Netz wird gebildet von:
- *Absteigenden Ästen*: A. collateralis radialis, A. collateralis media, A. collateralis ulnaris superior und inferior.
- *Rückläufig aufsteigenden Ästen*: A. recurrens radialis, A. recurrens ulnaris und A. interossea recurrens.

Rete carpale dorsale

Es liegt auf der Dorsalseite des Carpus. Kollateralkreisläufe sind möglich durch die Zuflüsse aus der A. interossea anterior und posterior, aus dem R. carpalis dorsalis, aus der A. radialis und dem R. carpalis dorsalis, aus der A. ulnaris. Die Unterbindung einer der beiden Unterarmarterien bleibt deshalb meist ohne Folgen.

Venen

Am Arm sind 2 durch ihr Einströmungsgebiet verschiedene Venensysteme zu unterscheiden:
- **Oberflächliche Venen** (Hautvenen)
- **Tiefe Venen** (Begleitvenen)

Die oberflächlichen Venen liegen vorwiegend epifaszial, d. h. über den Armfaszien im subkutanen Bindegewebe. Sie bilden Netze, verlaufen unabhängig von den Arterien und stehen mit den tiefen Venen durch zahlreiche Anastomosen in Verbindung. Im Gegensatz zu den oberflächlichen Venen laufen die tiefen zusammen mit den Arterien (Vv. comitantes). Größere Arterien werden von 2 Venen flankiert. Die beiden Begleitvenen stehen untereinander durch quere oder schräge Anastomosen in Verbindung. Der Zufluß erfolgt aus Muskeln, Bindegewebe und aus Skeletteilen.

Oberflächliche Venen (Abb. 9-**49**)

- **Rete venosum dorsale manus**, venöses Netz auf der Streckseite des Handrückens mit zahlreichen Verbindungen zu tiefen und anderen oberflächlichen Armvenen, insbesondere zur V. cephalica und V. basilica.
- **V. cephalica**. Sie beginnt an der Dorsalfläche des Daumens, gelangt dann auf die radiale Seite des Unterarms, durchläuft die Ellenbeuge auf der lateralen Seite, zieht im Sulcus bicipitalis lateralis und anschließend im Sulcus deltoideopectoralis zum Trigonum clavipectorale, wo sie in die V. axillaris mündet. Die V. cephalica steht mit tiefen Armvenen sowie mit anderen oberflächlichen Venen und venösen Netzen an vielen Stellen in Verbindung. Eine inkonstante V. cephalica accessoria kann vom Rete venosum über die Streckseite des Unterarms proximal Anschluß an die V. cephalica gewinnen.
- **V. basilica**. Sie beginnt in der ulnaren Gegend des Handrückens, läuft auf der medialen Beugeseite des Unterarms zur Ellenbeuge, durchbricht am Hiatus basilicus die Fascia brachii etwa am Übergang vom distalen zum mittleren Oberarmdrittel und mündet in die mediale V. brachialis.
- **V. intermedia cubiti** (früher V. mediana cubiti). Sie verbindet die V. cephalica mit der V. basilica in der Ellenbeuge.
- **V. intermedia antebrachii**, eine inkonstante Vene am Unterarm zwischen V. cephalica und V. basilica.
- **V. intermedia basilica**, inkonstante Vene in der Ellenbeuge.
- **V. intermedia cephalica**, inkonstanter Zufluß zur V. cephalica.

Im übrigen verlaufen die oberflächlichen Venen in der Ellenbeuge sehr variabel.

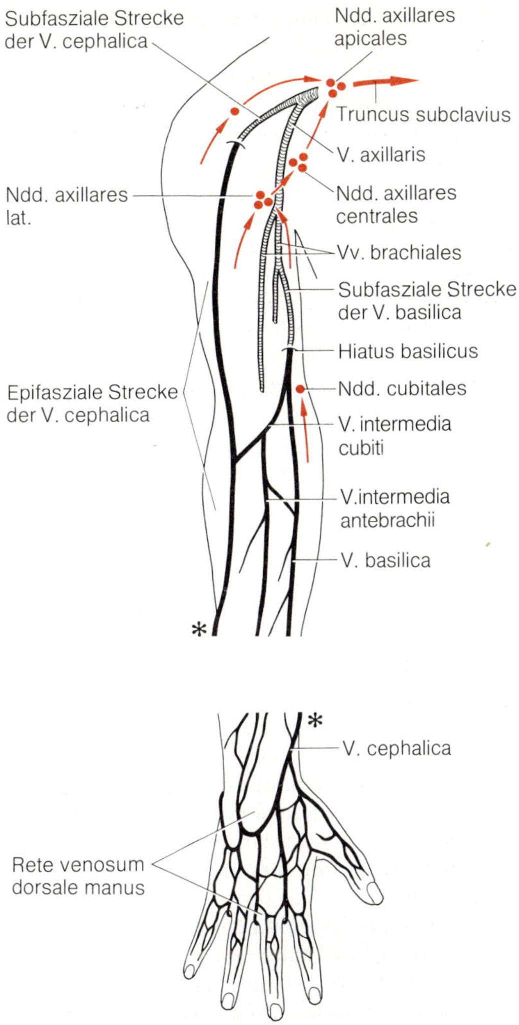

Abb. 9-49. Oberflächliche Venen am Handrücken und an der Vorderseite von Unter- und Oberarm. Die *schraffierten* Verlaufsstrecken liegen subfaszial. *Sterne,* Anschlußstellen der V. cephalica. Am Oberarm sind die wichtigsten Lymphknotengruppen dargestellt

Tiefe Venen

Ihr Verlauf und ihre Bezeichnungen entsprechen den Arterien. Dem oberflächlichen und tiefen arteriellen Hohlhandbogen entspricht ein **Arcus venosus palmaris superficialis et profundus**.
Die **Vv. radiales** und die **Vv. ulnares** sind im Vergleich zu den Arterien auffallend dünne Gefäße. Sie münden in die **Vv. brachiales**, die sich weiter proximal in unterschiedlicher Höhe zur **V. axillaris** vereinigen.
In die *V. axillaris* mündet außer den Begleitvenen die *V. thoracoepigastrica.* Sie steht netzartig mit den epigastrischen Venen in Verbindung. Hierdurch bestehen Anastomosen zwischen oberer und unterer Hohlvene. Bei portaler Hypertension können sie sich zu einem Umgehungskreislauf ausbilden (Abb. 13-**60**).
Die **V. subclavia** läuft als Fortsetzung der V. axillaris unter der Clavicula und dem M. subclavius auf der 1. Rippe vor dem M. scalenus anterior. Etwa hinter den Sternoklavikulargelenken vereinigen sich auf beiden Seiten V. jugularis interna und V. subclavia zur V. brachiocephalica. Rechte und linke V. brachiocephalica münden in die obere Hohlvene, V. cava superior (Abb. 6-**9**).

Klinischer Hinweis. Die oberflächlichen Armvenen eignen sich zur *Venenpunktion* und *Venae sectio.* Da die oberflächlichen Venen hinsichtlich Stärke, Verlauf und Anordnung sehr variabel sind, muß die Venenpunktion für Blutabnahmen und Injektionen mit großer Sorgfalt nach Maßgabe der individuellen Situation vorgenommen werden. Bei Injektionen in der Ellenbogengegend ist an den „hohen Abgang" der A. brachialis und eine oberflächliche Lage der A. brachialis superficialis bzw. A. radialis an atypischer Stelle auf der Aponeurosis m. bicipitis brachii zu achten.

Lymphgefäße und regionäre Lymphknoten

Lymphbahnen und Lymphknoten lassen sich ähnlich wie die Venen in ein *oberflächliches* und *tiefes System* einteilen, die untereinander in Verbindung stehen, und die in der Achselhöhle den *Plexus lymphaticus axillaris* bilden.

Lymphgefäße

Die Lymphgefäße laufen vorwiegend in Begleitung der oberflächlichen Venen (V. cephalica und V. basilica) und tiefen Gefäßstraßen. Sie bilden Bahnen und Netze.

Regionäre Lymphknoten (Abb. 9-**49**)

Nodi lymphatici cubitales. 1 bis 2 Lymphknoten liegen entlang der V. basilica im Sulcus bicipitalis medialis distal vom Hiatus basilicus. Einzugsgebiet: ulnare Seite des Arms.

Nodi lymphatici axillares. Im Fett- und Bindegewebe der Achselhöhle liegen 20–30 Lymphknoten. Einige Gruppen sind hintereinander in den Lymphstrom eingeschaltet. Man teilt sie in *oberflächlich* und *tief gelegene* Lymphknoten ein.
- ***Nodi lymphatici axillaris superficiales***, die in der Fascie oder direkt unter ihr liegen, verfügen über

- *Nodi lymphatici axillares laterales.* Sie sind seitlich entlang der V. axillaris angeordnet. Zuflußgebiet: Arm.
- *Nodi lymphatici axillares pectorales.* Eine Reihe von Lymphknoten, die am unteren Rand des M. pectoralis minor und entlang den Vasa thoracica lateralia liegen. Zufluß: Seitliche und vordere Thoraxwand einschließlich Mamma und aus dem Gebiet der vorderen Bauchwand oberhalb des Nabels. Zwischen den beiden Gruppen bestehen Verbindungen.
- *Nodi lymphatici axillares subscapulares* entlang den Vasa subscapularia angeordnet. Zuflußgebiet: dorsale Thoraxwand, Schulter und Nacken.

- ***Nodi lymphatici axillares profundi.*** Sie bilden die 2. Filterstation und gruppieren sich zu den
  - *Nodi lymphatici axillares centrales* an der Rückfläche des M. pectoralis minor. Zufluß: aus dem Arm und aus anderen oberflächlichen Lymphknoten.
  - *Nodi lymphatici axillares apicales.* Sie liegen oberhalb des Ansatzes des M. pectoralis minor und hinter der Clavicula. Sie haben Verbindung zu den supraklavikulären Lymphknoten. Zufluß: aus dem Arm entlang der V. cephalica und aus der Mamma.
  - *subskapulare Lymphknoten* an der A. et V. subscapularis. Zufluß: hintere Thoraxwand.

Die Lymphe aus den Achsellymphknoten fließt in den **Truncus subclavius**, dessen Einstromgebiet allgemein aus der Arm- Achsel- und Schulterregion stammt. Vor der Einmündung in den Ductus lymphaticus dexter und in den Ductus thoracicus auf der linken Seite vereinigt er sich mit dem Truncus jugularis und Truncus bronchomediastinalis (S. 166).

Nerven

Plexus brachialis, Armgeflecht (Abb. 9-**50**)

Die Rr. ventrales der Spinalnerven aus den Segmenten C5 bis T1 mit kleineren Bündeln aus C4 und T2 bilden den Plexus brachialis.

Zunächst formieren sich die Rr. ventrales der Spinalnerven zu den 3 Trunci plexus:

- Der **Truncus superior** entsteht aus C5 und C6 mit kleinen Bündeln aus C4
- Der **Truncus medius** entsteht aus C7
- Der **Truncus inferior** entsteht aus C8 und T1 mit kleinen Bündeln aus T2.

Die Trunci gelangen durch die Skalenuslücke (S. 478) oberhalb der A. subclavia in den Bereich der Clavicula. Hier schließen sie sich zu 3 Fasciculi zusammen:

- Der **Fasciculus lateralis** entsteht aus dem Truncus superior und Truncus medius
- Der **Fasciculus medialis** entsteht aus dem Truncus inferior
- Der **Fasciculus posterior** entsteht aus den dorsalen Anteilen (Divisiones dorsales) aller 3 Trunci.

Nach **topographischen Gesichtspunkten,** denen wir in unserer Darstellung folgen werden, läßt sich der Plexus brachialis in einen *supraklavikulären* und einen *infraklavikulären Teil* gliedern. Aus beiden Abschnitten gehen Nerven für Schulter und Arm hervor.

- Die **Pars supraclavicularis** erstreckt sich von der Wirbelsäule bis zur unteren Fläche der Clavicula,
- die **Pars infraclavicularis** von hier bis in die Achselhöhle (S. 318).

Pars supraclavicularis

Aus der Pars supraclavicularis zweigen folgende Nerven ab:

- **N. dorsalis scapulae**. Er durchbohrt den M. scalenus medius, versorgt den *M. levator scapulae, M. rhomboideus major* und *M. rhomboideus minor.*
- **N. thoracicus longus.** Er durchsetzt den M. scalenus medius unterhalb vom N. dorsalis scapulae, läuft dann in der mittleren Achsellinie auf dem *M. serratus anterior,* den er innerviert, nach unten.
- **N. subclavius.** Er zieht zum *M. subclavius.* Gelegentlich gibt er einen Ast an den N. phrenicus ab (Nebenphrenicus).
- **N. suprascapularis.** Er läuft durch die Incisura scapulae unterhalb des Lig. transversum scapulae zum *M. supraspinatus* und *M. infraspinatus.*
- **N. pectoralis medialis** und **N. pectoralis lateralis**. Sie laufen ventralwärts und versorgen den *M. pectoralis major et minor.*
- **N. subscapularis**. Er besteht meistens aus mehreren Ästen und versorgt den *M. subscapularis,* gelegentlich auch den *M. teres major.*
- **N. thoracodorsalis**. Er geht bisweilen auch aus dem Fasciculus posterior hervor. In seinem weiteren Verlauf zieht er am seitlichen Rand der Scapula entlang und versorgt den *M. latissimus dorsi* und den *M. teres major* (der M. teres major wird gelegentlich auch vom N. subscapularis innerviert).

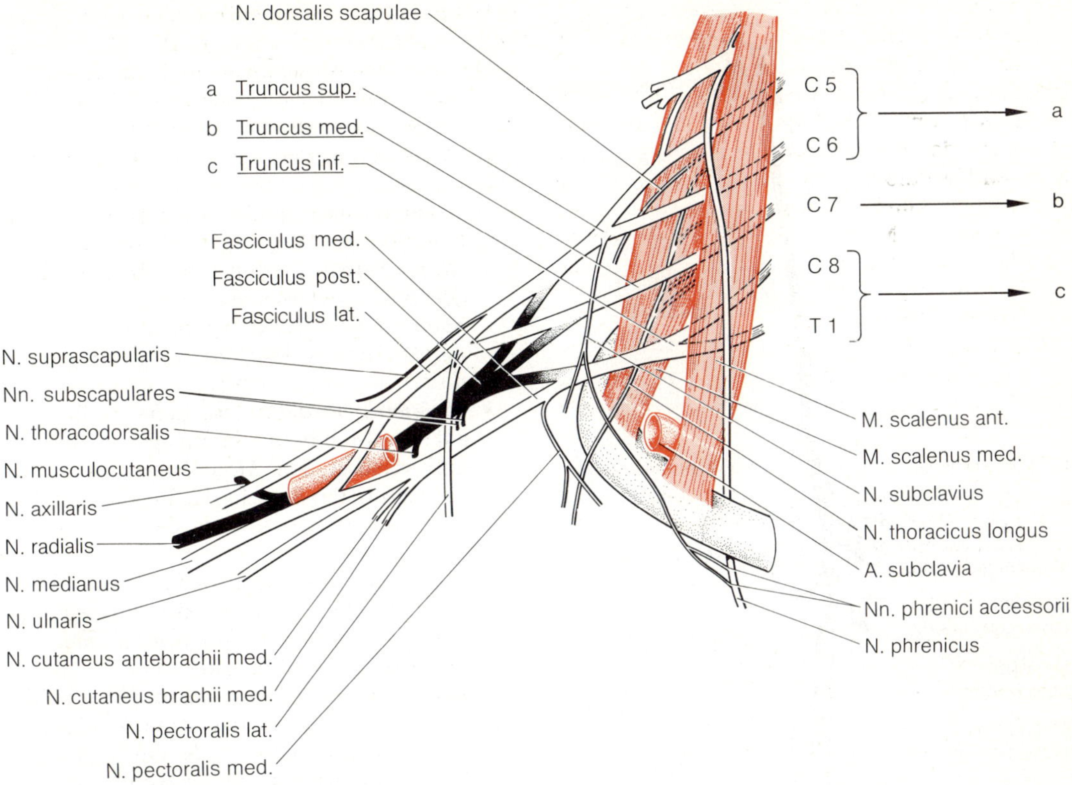

Abb. 9-50. Der Plexus brachialis bildet sich aus den ventralen Ästen von C5-T1. Aus dem Truncus superior und medius entsteht der Fasciculus lateralis aus dem Truncus inferior der Fasciculus medialis. Der Fasciculus posterior erhält Zuflüsse aus allen 3 Trunci. (In Anlehnung an Feneis, 1982)

Pars infraclavicularis

Die Pars infraclavicularis beginnt mit 3 starken Faszikeln für den Arm und einem Teil der Schulter. Hinsichtlich der Innervation der Armmuskulatur gilt, daß der *Fasciculus posterior* Fasern für die Strecker, die *Fasciculi medialis und lateralis* Fasern für die Beuger führen. Die Fasciculi geben folgende Hauptäste ab:

Fasciculus lateralis:
- ***N. musculocutaneus***
- ***Radix lateralis des N. medianus***

Fasciculus medialis:
- ***N. cutaneus brachii medialis***
- ***N. cutaneus antebrachii medialis***
- ***N. ulnaris***
- ***Radix medialis des N. medianus***

Fasciculus posterior:
- ***N. axillaris***
- ***N. radialis***

Fasciculus lateralis

- **N. musculocutaneus** (aus C5 und C7). Er durchbohrt den M. coracobrachialis. Mit seinen
  - ***Rr. musculares*** innerviert er *alle Flexoren des Oberarms.* Sein Endast
  - ***N. cutaneus antebrachii lateralis***, läuft zwischen M. biceps brachii und M. brachialis nach distal-lateral, erscheint dann oberhalb des Ellenbogengelenks an den seitlichen Rändern beider Muskeln und versorgt die *radiale Unterarmgegend sensibel* (Abb. 9-**46**).

Lähmungen. Nach Ausfall des N. musculocutaneus ist die Beugefähigkeit im Ellenbogengelenk merklich eingeschränkt, aber nicht vollständig aufgehoben, da der M. brachialis auch vom N. radialis kleine Zuflüsse erhält und eine Reihe von Unterarmmuskeln im Ellenbogengelenk beugen können.

- **N. medianus** (aus C6-T1, Abb. 9-**50**, 9-**51**). Er entsteht mit einer lateralen Wurzel, ***Radix lateralis***, aus dem Fasciculus lateralis, und einer medialen Wurzel, ***Radix medialis***, aus dem Fasciculus medialis.

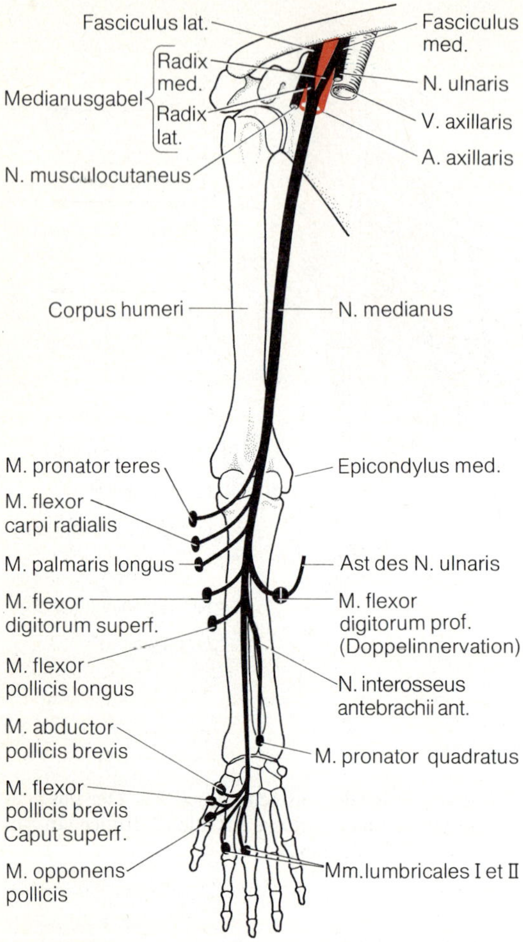

Abb. 9-51. N. medianus und sein motorisches Innervationsgebiet

Die beiden Wurzeln oder ***Medianuszinken*** liegen lateral und medial an der A. axillaris und vereinigen sich vor ihr zum N. medianus. Man spricht daher auch von ***Medianusschlinge*** oder ***Medianusgabel***. Die laterale Medianuszinke kann dünn sein, ein Teil der Medianusfasern läuft dann zunächst mit dem N. musculocutaneus, spaltet sich später von ihm ab und schließt sich in Oberarmmitte dem N. medianus an. Im anderen Fall können für den N. musculocutaneus bestimmte Fasern zunächst in der Radix lateralis und dann im N. medianus laufen. Sie spalten sich erst am Oberarm vom N. medianus ab und erreichen nun den N. musculocutaneus. Auch kann eine der Medianuszinken gespalten sein, so daß eine doppelte Gabelung auftritt. Die Variationsbreite des Plexus brachialis ist also erheblich.

Gemeinsam mit der A. brachialis läuft dann der N. medianus im lockeren Bindegewebe am Septum intermusculare brachii mediale entlang (mediale Gefäßnervenstraße) in die Ellenbeuge, dann unter der Aponeurosis m. bicipitis brachii zum Unterarm. Hier durchbohrt er den M. pronator teres, läuft zwischen oberflächlichen und tiefen Flexoren medial der Sehne des M. flexor carpi radialis, dann unter dem Retinaculum flexorum durch den Canalis carpi zur Hohlhand. Er gibt auf diesem Weg folgende Äste ab:

- ***Rr. musculares.*** Sie innervieren die Muskeln der *Beugergruppen am Unterarm* mit *Ausnahme des M. flexor carpi ulnaris und des ulnaren Teils des M. flexor digitorum profundus.*
- ***N. interosseus antebrachii anterior.*** Er läuft auf der Membrana interossea antebrachii und versorgt den *M. pronator quadratus*; Äste zur tiefen Schicht der Beuger, sensible Äste zum Periost und zu den Handgelenken.
- ***R. palmaris n. mediani***, kleiner sensibler Ast aus dem unteren Drittel des N. medianus zur *Haut über der Handwurzel und dem Daumenballen* (Abb. 9-**46**).
- ***R. communicans cum n. ulnari.*** Er verbindet den N. medianus oder seine Zweige mit dem R. superficialis des N. ulnaris auf den langen Beugesehnen in der Hohlhand.
- ***Nn. digitales palmares communes I–III.*** Aus dem N. medianus oder dem ersten (radialen) N. digitalis palmaris communis zweigen motorische Äste ab für einen *Teil der Daumenballen- und Lumbrikalmuskeln 1 und 2.* Die Nn. digitales palmares communes spalten sich in die sensiblen Fingernerven auf:
- ***Nn. digitales palmares proprii.*** Sie versorgen *palmar die Haut der radialen 3 ½ Finger* und *dorsal die Haut der 2 ½ radialen Fingerendglieder.*

Zusammenfassung. Am Unterarm versorgt der N. medianus alle Flexoren mit Ausnahme des M. flexor carpi ulnaris und des ulnaren Teils des M. flexor digitorum profundus, an der Hand die Mm. lumbricales I et II sowie von den Thenarmuskeln den M. abductor pollicis brevis, M. opponens pollicis und den oberflächlichen Kopf des M. flexor pollicis brevis (Abb. 9-**51**).

Sensible Autonomgebiete des N. medianus an der Hand sind die Endglieder des Zeige- und Mittelfingers (Abb. 9-**54a** und **b**).

Lähmungen. ***Schädigungen des N. medianus*** unterschiedlichen Grades kommen u.a. nach suprakondylären Humerusfrakturen, Schnittverletzungen oberhalb des Handgelenks und durch Kompression im Canalis carpi (vgl. Karpaltunnelsyndrom, S. 321) vor.

Symptome. Infolge des Ausfalls der oben aufgeführten Muskeln, ist der *Faustschluß unvollständig*; Zeigefinger und zum Teil auch der Mittelfinger können im Mittel- und Endgelenk nicht mehr gebeugt werden; die Beugefähigkeit des Daumens im Grund- und Endgelenk ist aufgehoben (*„Schwurhand"*). Hingegen besteht noch die Möglichkeit Ring- und Kleinfinger zu beugen, da die Sehnen dieser Finger aus dem ulnaren Teil des M. flexor digitorum profundus hervorgehen, der vom N. ulnaris versorgt wird. Der *Daumen steht in Adduktionsstellung* (*„Affenhand"*), da der M. adductor pollicis vom N. ulnaris motorisch innerviert wird. Die Daumengelenke sind überstreckt, weil die Extensoren vom N. radialis versorgt werden und die Beuger, inbesondere der M. flexor pollicis longus, gelähmt sind. Da der M. opponens pollicis ausfällt, können Daumen- und Kleinfingerkuppe nicht zur Berührung gebracht werden (*Daumen-Kleinfingerprobe nicht möglich)*. Die Thenarmuskeln atrophieren.
Sensible Ausfälle (Abb. 9-**46**). Die Sensibilität in den hier bezeichneten Hautgebieten ist herabgesetzt oder aufgehoben.

Fasciculus medialis

- **N. cutaneus brachii medialis** (Abb. 9-**50**). Er zieht mit den Vv. brachiales nach distal, durchbricht die Oberarmfaszie und versorgt sensibel die *Haut an der medialen Seite des Oberarms*. Er bildet Anastomosen mit den N. intercostobrachialis aus dem 2. und 3. Interkostalnerven (Abb. 9-**54**).
- **N. cutaneus antebrachii medialis**. Er schließt sich der V. basilica an, teilt sich am Hiatus basilicus in 2 Äste. Der *R. anterior* versorgt *sensibel die mediale Hälfte der Beugeseite des Unterarms,* der *R. ulnaris* die *ventral-ulnare Hautzone des Unterarms* (Abb. 9-**54**).
- **N. ulnaris** (aus C8 und T1, Abb. 9-**50**, 9-**52**). Er läuft auf der medialen Seite des Oberarms hinter dem Septum intermusculare brachii mediale zum Sulcus n. ulnaris an der Unterseite des Epicondylus medialis, wo er dicht unter der Haut liegt. Anschließend dringt er zwischen Caput humerale und Caput ulnare des M. flexor carpi ulnaris zur Beugeseite des Unterarms vor und zieht unter diesem Muskel mit der A. ulnaris zur Hand (ulnare Gefäßnervenstraße). Er gibt folgende Äste ab:
  - ***Rr. musculares*** für den *M. flexor carpi ulnaris* und den *ulnaren Teil des M. flexor digitorum profundus.*
  - ***R. dorsalis n. ulnaris.*** Er zweigt etwa am Übergang vom mittleren zum distalen Unterarmdrittel ab, läuft unter dem M. flexor carpi ulnaris zum Handrücken, anastomosiert mit dem R. superficialis des N. radialis und gibt die *Nn. digitales dorsales zur sensiblen Innervation der ulnaren 2½ Finger im Bereich des jeweiligen Grund- und Mittelgliedes* ab; die Endglieder werden von palmar aus versorgt (Abb. 9-**54**).

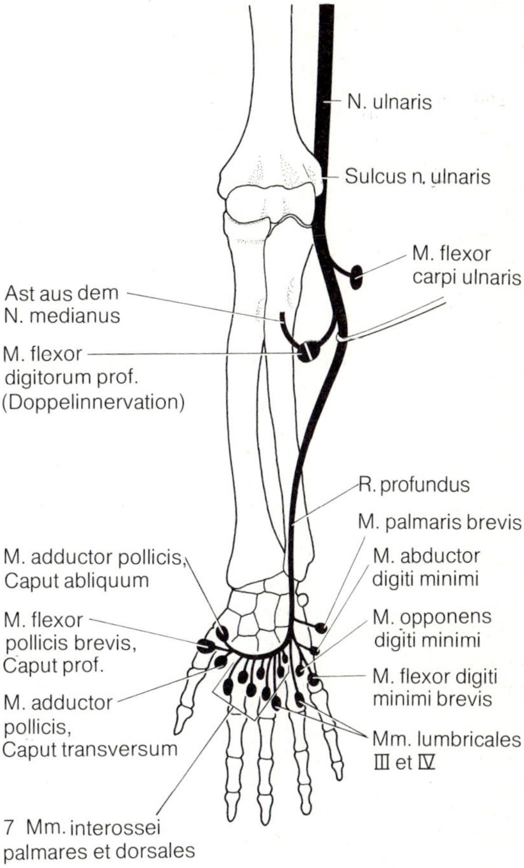

Abb. 9-52. N. ulnaris und sein motorisches Innervationsgebiet

  - ***R. palmaris n. ulnaris.*** Er zweigt am Unterarm ab und versorgt die *Haut an der ulnaren Seite der Hohlhand* (Kleinfingerballen).
  - ***R. superficialis.*** Er liegt unter der Palmaraponeurose, anastomosiert mit dem N. medianus, gibt einen Ast für den *M. palmaris brevis* ab und spaltet sich in die folgenden Nerven:
  - *Nn. digitales palmares communes,* aus dem N. ulnaris, meistens nur in der Einzahl, und
  - *Nn. digitales palmares proprii* für die Haut der *ulnaren 1½ Finger* einschließlich der der Dorsalseite der Endglieder.
  - ***R. profundus.*** Er ist der motorische Ast für *alle Hypothenarmuskeln* (M. flexor digiti minimi brevis, M. abductor digiti minimi, M. opponens digiti minimi), für *alle Mm. inter-*

ossei palmares et dorsales, die *Mm. lumbricales III et IV* sowie für den *M. adductor pollicis* und das *Caput profundum des M. flexor pollicis brevis.*
- **Radix medialis des N. medianus** (s. oben).

Zusammenfassung. Der N. ulnaris versorgt motorisch den M. flexor carpi ulnaris und den ulnaren Teil des M. flexor digitorum profundus, der R. profundus alle Hypothenarmuskeln, einen Teil der Thenarmuskeln, alle Mm. interossei und die Mm. lumbricales III et IV (Abb. 9-**47**), sensibel palmar 1½, dorsal 2½ Finger (Abb. 9-**46a** und **b**).

Das **Autonomgebiet** des N. ulnaris liegt am Endglied des Kleinfingers.

Lähmungen des ***N. ulnaris*** entstehen durch Druckschädigung am Sulcus n. ulnaris (z. B. unzureichende Polsterung des Arms, wenn der Patient in Narkose auf dem Operationstisch liegt) sowie bei Schnittverletzungen und Brüchen des Epicondylus medialis.
Symptome. Kennzeichnend ist die *„Krallenhand"*. Sie läßt sich wie folgt erklären: Die Mm. lumbricales und Mm. interossei beugen in der Grundphalanx und strekken in der Mittel- und Endphalanx des 2.–5. Fingers. Da sie mit Ausnahme der Mm. lumbricales I et II (N. medianus) vom N. ulnaris innerviert werden, beobachtet man beim Ausfall des N. ulnaris (R. profundus) das folgende Bild: *Überstreckung in den Fingergrundgelenken bei gleichzeitiger Beugung in den Mittel- und Endgelenken,* insbesondere des 4. und 5. Fingers.
Die Fähigkeit, die Finger in den Grundgelenken zu abduzieren und zu adduzieren, ist weitgehend aufgehoben. Die Muskulatur des *Daumen- und Kleinfingerballens atrophiert* und die *Zwischenräume zwischen den Ossa metacarpalia sinken ein.* Die Ulnarabduktion der Hand ist eingeschränkt; der Faustschluß unvollständig. 4. und 5. Finger können kaum gebeugt werden durch Ausfall des ulnaren Teils des M. flexor digitorum profundus. Da auch das Caput transversum des M. adductor pollicis ausfällt, kann der Daumen nicht mehr adduziert werden. Damit ist auch die *Daumen-Kleinfingerprobe negativ*, bei der versucht wird, mit dem Daumen das Endglied des kleinen Fingers zu erreichen.

Fasciculus posterior (Abb. 9-**50**)

- **N. axillaris.** Er läuft durch die laterale Achsellücke, dann um das Collum chirurgicum des Humerus begleitet von der A. circumflexa humeri posterior und 2 gleichnamigen Venen unter dem M. deltoideus. Seine Äste sind:
  - ***Rr. musculares*** für den *M. deltoideus* und *M. teres minor.*
  - ***N. cutaneus brachii lateralis superior***, der Endast erscheint am hinteren Rand des Deltamuskels, versorgt *sensibel die oberen seitlichen und dorsalen Hautgebiete des Oberarms.*

Lähmungen. Ursache für motorische Lähmungen des ***N. axillaris*** s. Topographie S. 319.
Symptome. Die Abduktionsfähigkeit im Schultergelenk ist herabgesetzt. Wenn auch der sensible Ast des N. axillaris betroffen ist, dann entstehen *Sensibilitätsstörungen seitlich über dem Deltamuskel.*

- **N. radialis** (aus C5-T1, Abb. 9-**53**). Er läuft dorsal am Humerus in einer steilen Schraubentour im Sulcus n. radialis mit der A. profunda brachii zwischen Caput mediale et laterale des M. triceps brachii nach unten. Zwischen Nerv und Knochen befindet sich nur eine 1–3 mm dicke Bindegewebsschicht. Distal durchbricht er das Septum intermusculare brachii laterale und gelangt in der Tiefe zwischen M. brachioradialis und M. brachialis in die Ellenbeuge. Hier spaltet er sich vor dem Speichenkopf in einen oberflächlichen und einen tiefen Ast. Vom N. radialis gehen folgende Äste ab:

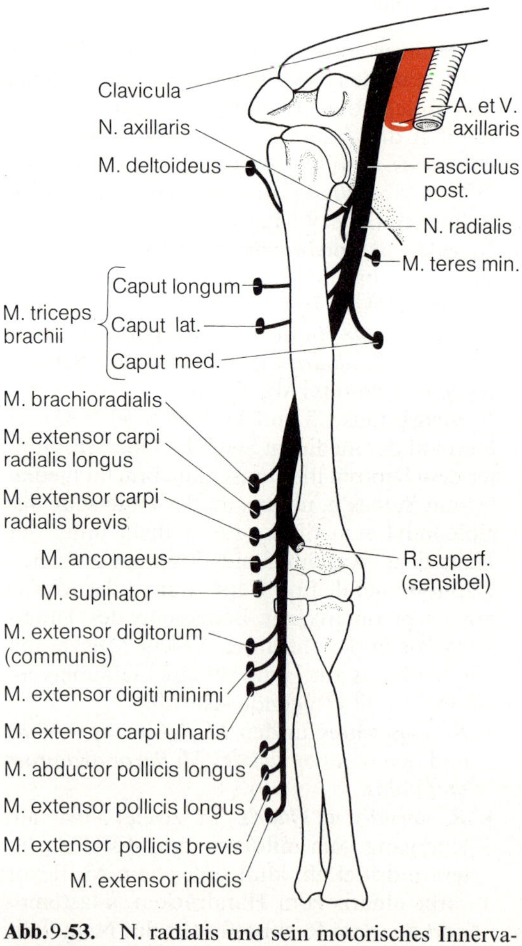

Abb. 9-53. N. radialis und sein motorisches Innervationsgebiet

- ***N. cutaneus brachii posterior*** zur *Haut der Dorsalseite des Oberarms* (Abb. 9-**46a** und **b**).
- ***N. cutaneus brachii lateralis inferior*** für den *unteren seitlichen Hautbezirk am Oberarm* (Abb. 9-**46**).
- ***N. cutaneus antebrachii posterior*** zur *Haut der Unterarmstreckseite.*
- ***Rr. musculares*** zum *M. triceps brachii, M. anconaeus, M. articularis cubiti, M. brachioradialis* und *M. extensor carpi radialis longus.*
- ***R. profundus.*** Er durchbohrt den M. supinator, läuft dann zwischen oberflächlicher und tiefer Schicht der Streckergruppe; versorgt die *Streckergruppe des Unterarms.*
- ***N. interosseus antebrachii posterior.*** Als Endast des R. profundus erreicht er auf der Membrana interossea antebrachii die *Handgelenke, die er sensibel versorgt.*
- ***R. superficialis.*** Er begleitet die A. radialis (radiale Gefäß-Nervenstraße), läuft am Übergang des mittleren zum unteren Radiusdrittel unter dem M. brachioradialis zur Streckseite und zum *Handrücken* und innerviert dort die *Haut* (Abb. 9-**54**). Der
- ***R. communicans cum n. ulnaris*** verbindet den R. superficialis mit dem R. dorsalis n. ulnaris. Die
- ***N. digitales dorsales,*** sind *sensible Endäste* des R. superficialis für die *Grund- und Mittelglieder der radialen 2½ Finger* im dorsalen Bereich (Abb. 9-**46a** und **b**). Die Endglieder werden von palmar aus erreicht.

Zusammenfassung. Der N. radialis versorgt motorisch die Streckergruppe des Ober- und Unterarms, sensibel die Haut über der Streckseite des Ober- und Unterarms sowie dorsal die Haut der Grund- und Mittelglieder der radialen 2½ Finger.
An der Hand besitzt der N. radialis kein Autonomgebiet.
Lähmungen des ***N. radialis*** können auftreten bei Oberarmschaftbrüchen, Frakturen und Luxationen des proximalen Speichenendes, auch nach Bleivergiftungen.

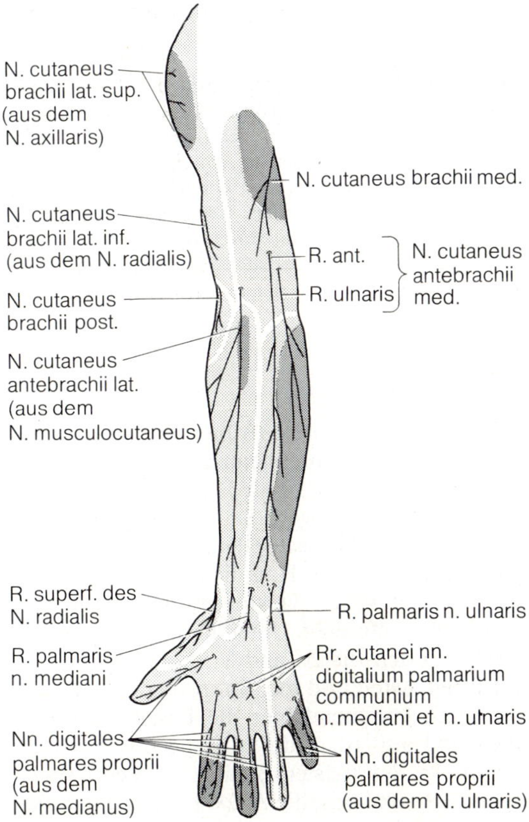

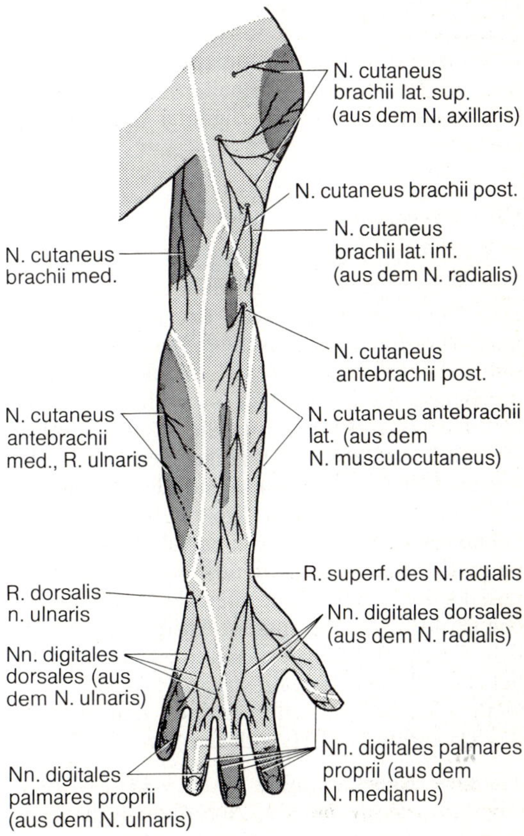

Abb. 9-54 a, b. Sensible Innervation des Arms. **a** Beugeseite, **b** Streckseite, sensible Autonomgebiete dunkel. (Nach Lanz u. Wachsmuth, 1959)

Symptome: Wenn die Streckergruppe des Unterarms ausfällt, kann die Dorsalextension im Handgelenk nicht mehr aktiv ausgeführt werden. Es entsteht eine *„Fallhand"* durch das Überwiegen der Flexoren.
Beim Ausfall des M. triceps brachii ist der Patient nicht mehr in der Lage, im Ellenbogengelenk aktiv zu strekken. *Bei gestrecktem Arm* kann infolge der Lähmung des M. supinator *nicht mehr supiniert* werden (der M. biceps brachii kann nur bei gebeugtem Ellenbogengelenk supinieren).
Segmentzuordnung. Über die Zuordnung der Dermatome S.757.

6. Topographische und angewandte Anatomie

Regionale Gliederung (Abb. 9-**55**, 9-**19**)

Die Gliederung der oberen Extremität, die auf S.266 vorgenommen wurde, impliziert auch die regional-topographische Einteilung in Regio axillaris mit Fossa axillaris, Fossa infraclavicularis (Trigonum clavipectorale) und Regio deltoidea, Regio brachialis anterior und posterior, Regio cubitalis anterior und posterior, Regio antebrachialis anterior und posterior, Regio carpalis anterior und posterior, Dorsum und Palma manus mit Thenar (Daumenballen) und Hypothenar, Digiti I-V mit Facies digitales ventrales und dorsales.

Oberflächenrelief

Unterhalb der Clavicula zwischen M. deltoideus und M. pectoralis major senkt sich das Relief zum **Trigonum clavipectorale** ein (Abb. 9-**19**). Bei muskelkräftigen, athletischen Typen markieren sich an der Oberfläche der M. deltoideus und auf der Beugeseite der M. biceps brachii. An seiner medialen Begrenzung sinkt die Haut als **Sulcus bicipitalis medialis** ein. Weniger deutlich ist der Sulcus bicipitalis lateralis. Auf der Beugeseite liegt die **Fossa cubitalis**. Weiter distal sind die Sehnen des M. flexor carpi radialis und des M. palmaris longus (kann fehlen) tastbar, Foveola radialis S.321. Die Haut über der Hohlhandfläche ist nur in sehr geringem Ausmaß verschieblich. Furchenbildungen bestimmen hier das Relief (Handlinien: Linea restricta, Rascetta, Linea vitalis). Zu beiden Seiten wölben sich auffällig das **Thenar** und das **Hypothenar** vor.

Tastbare Knochenpunkte (Abb. 9-**55**). Vorder-Oberseite der Clavicula, Acromion und Spina scapulae, Processus coracoideus, Margo medialis scapulae; Margo medialis und lateralis des Humerusschaftes, Epicondylus medialis und lateralis; Margo posterior, laterale Zirkumferenz des Caput ulnae mit Processus styloideus (ulnae); Caput radii, Processus styloideus (radii) und distal laterale Fläche, Margo anterior und posterior des Radius. Os pisiforme, Hamulus ossis hamati, Tuberculum ossis scaphoidei und Tuberculum ossis trapezii; von dorsal Os hamatum, Os trapezium und capitatum. Von den Metakarpal- und Phalangealknochen: Die Dorsalseite mit Ausnahme der distalen Enden der distalen Fingerknochen; von palmar die Köpfe der Ossa metacarpalia, Basen, Köpfe und seitliche Ränder der Phalangen.

Regio supraclavicularis

Skalenuslücke. M. scalenus medius, M. scalenus anterior und 1. Rippe begrenzen die dreieckige Skalenuslücke, durch die oben der *Plexus brachialis* und unten die *A. subclavia* (im Sulcus a. subclaviae der 1. Rippe) hindurchziehen. Die V. subclavia verläuft vor dem M. scalenus anterior und hinter dem M. sternocleidomastoideus in einem Raum, den man früher im Gegensatz zur „hinteren" als „vordere Skalenuslücke" bezeichnete.

Klinischer Hinweis. Beim Durchtritt durch die Skalenuslücke kann durch Muskelwirkung oder Bindegewebsstränge Druck auf den Plexus brachialis ausgeübt werden, was zu Schmerzen im Arm führt: *Skalenussyndrom.* Ähnliche Beschwerden können auch von einer Halsrippe ausgelöst werden. Bei dieser Fehlbildung läuft der Plexus brachialis durchwegs über die unterschiedlich lange akzessorische Rippe hinweg. Beim Tragen von Lasten wird der Plexus auf die Halsrippe gedrückt.

Regio infraclavicularis

Trigonum clavipectorale (früher Trigonum deltoideopectorale, Mohrenheim-Grube). Über dem dreieckigen Feld ist oft die Haut zur Fossa infraclavicularis eingezogen. Sie wird begrenzt vom M. deltoideus, M. pectoralis major und von der Clavicula. Unter der Haut liegt die V. cephalica, die hier die Fascia clavipectoralis durchbricht und in die Tiefe zieht. Unter ihr in einer mittleren Schicht liegen die A. und V. thoracoacromialis mit ihren Ästen und die Nn. pectorales, die aus der Tiefe kommend hier die Faszie durchbrechen und außerdem die Mm. pectorales innervieren. In der tiefsten Schicht (4-5 cm) findet man die V. axillaris, die A. axillaris und den Plexus brachialis. Die Leitungsbahnen werden bei ihrem Verlauf unter der Clavicula hindurch vom M. subclavius so gut gepolstert, daß sie bei Schlüsselbeinbrüchen nur sehr selten verletzt

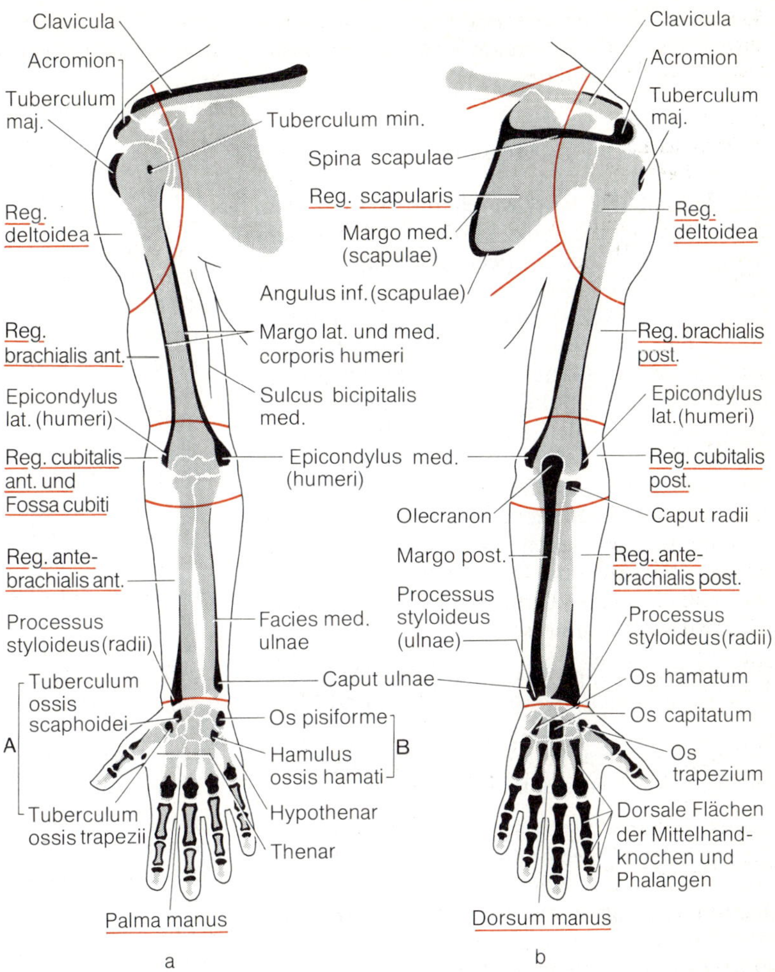

Abb. 9-55a, b. Schultergürtel und obere Extremität; **a** von ventral, **b** von dorsal. In die Umrisse sind die oberflächlich gelegenen Regionen sowie die Knochen eingezeichnet. Die *dunkel gehaltenen* Skelettabschnitte sind unter der Haut tastbar bzw. sichtbar; zusätzlich ist bei herabhängendem Arm der Proc. coracoideus tastbar. *A,* Eminentia carpi radialis; *B,* Eminentia carpi ulnaris. (Nach Lanz u. Wachsmuth, 1959)

werden. Die V. cephalica ist an der unteren Spitze des Dreiecks, das sich in den Sulcus deltoideopectoralis fortsetzt, leicht aufzufinden.

Punktionswege zur V. subclavia. Etwa hinter dem Sternoklavikulargelenk vereinigt sich die V. subclavia mit der V. jugularis zur V. brachiocephalica. Die V. subclavia ist in diesem Abschnitt am Periost der Clavicula befestigt und in die Fascia clavipectoralis so eingebaut, daß sie nicht kollabieren und der Blutrückfluß ungehindert stattfinden kann. Bei Verletzungen droht deshalb die Gefahr der Luftembolie (Saugwirkung des Herzens reicht bis hierher). Andererseits nützt man die Situation dazu aus, daß man im Notfall in dieses Gefäß auch im Kollaps injizieren oder auch einen Gefäßkatheter zur Infusionstherapie einführen kann. Man geht hierzu an der Grenze vom medialen und mittleren Drittel an der Unterseite der Clavicula ein.

Spatium subdeltoideum

Unter dem Acromion, dem Lig. coracoacromiale und dem Processus coracoideus liegt die Bursa subacromialis. Unter ihr verläuft die Sehne des M. supraspinatus, die mit der Kapsel verbunden ist. Oft kommuniziert die Bursa subacromialis mit der Bursa subdeltoidea. Diese ausgedehnte Verschiebeeinrichtung, die bei allen Bewegungen im Schultergelenk beansprucht wird, bezeichnet man auch als subacromiales Nebengelenk. Das seitlich von den Bursen gelegene lockere Bindegewebe des Spatium subdeltoideum steht mit den Bindegewebsräumen der Axilla und entlang den Sehnen der Muskeln mit der Fossa supraspinata und infraspinata in Verbindung. Im Bindegewebe des Spatium subdeltoideum liegen die A. circumflexa humeri posterior und der N. axillaris.

Fossa axillaris, Axilla, Achselhöhle

Die Achselhöhle wird durch die Achselfalten, *Plicae axillares*, begrenzt. In der vorderen Achselfalte verläuft der M. pectoralis major, in der hinteren der M. latissimus dorsi. Die Fossa axillaris ist der Verkehrsraum für die peripheren Leitungsbahnen zwischen dem seitlichen Halsdreieck und dem Gefäßnervenstrang des Oberarms. Der Einbau der Leitungsbahnen muß dergestalt sein, daß sie bei den ausgiebigen Bewegungen des Arms weder komprimiert noch gezerrt werden. Sie sind in einen plastisch verformbaren visko-elastischen Bindegewebs-Fettkörper (Baufett) gelagert und durch ihn an den Wänden befestigt. Die Haut mit Reservefalten ist behaart und enthält an der Grenze zur Subkutis kleine und große Schweißdrüsen.

Begrenzung der Fossa axillaris: Vorne M. pectoralis major, hinten M. latissimus dorsi und M. teres major, oben Schultergelenk, medial M. serratus anterior, lateral Humerus und M. coracobrachialis, unten Fascia axillaris mit Haut.

Fascia axillaris. Sie spannt sich zwischen den Rändern des M. pectoralis major und des M. latissimus dorsi aus. Vorne geht sie in die Fascia pectoralis, hinten in die Rückenfaszie und unten lateral in die Fascia brachii über. Medial oben steht sie in der Tiefe mit der Fascia clavipectoris in Verbindung. Die Fascia axillaris ist mit zahlreichen kleinen Öffnungen für den Durchtritt von Lymph- und Blutgefäßen und Nerven durchsetzt. Bogenförmige Bindegewebszüge verstärken sie (sog. Achselbögen). Bei Abduktion des Arms ist sie gespannt, bei Adduktion entspannt. Sie bietet dann dem Untersucher die Möglichkeit, palpatorisch den Inhalt der Axillarhöhle (Lymphknoten, s. unten) zu untersuchen.

Der Bindegewebsfettkörper. Entsprechend den Begrenzungen der Fossa axillaris gleicht der Bindegewebsfettkörper einer Pyramide, deren Basis von der Fascia axillaris gebildet wird. Das Bindegewebe setzt sich fort nach oben entlang Venen und Plexus brachialis bis in den Hals, nach unten medial in das gefäßbegleitende Bindegewebe im Sulcus bicipitalis medialis und in das der vorderen und seitlichen Brustwand. Durch die seitliche Achsellücke besteht eine Verbindung zum Spatium subdeltoideum und durch die mediale Achsellücke zum Bindegewebsraum unter der Scapula. Auf diesen Wegen können sich Blutungen und eitrige Entzündungen ausbreiten.

Der axilläre Bindegewebskörper birgt folgende Gebilde:

- ***Nodi lymphatici axillares superficiales et profundi*** (S. 309, 310) und ihre zuführenden Gefäße aus dem Arm, aus der vorderen Brustwand (Mamma) und aus der seitlichen und hinteren Rumpfwand.
- ***Gefäßnervenstrang***. Er setzt sich zusammen aus der A. axillaris, V. axillaris, großen Lymphgefäßen und dem infraklavikulären Abschnitt des Plexus brachialis mit den abzweigenden großen Nerven. Leitmuskel zum Aufsuchen des Strangs ist der M. coracobrachialis. Der Strang liegt in der Nähe der vorderen Wand der Fossa axillaris. Die einzelnen Anteile erfahren während des Verlaufs eine Umordnung. Ventromedial kommt die V. axillaris zu liegen, in die die beiden Vv. brachiales einmünden. Auch diese venöse Gefäßstrecke wird durch verspannende Bindegewebsfasern offengehalten. Die A. axillaris, die am weitesten lateral im Gefäßnervenstrang liegt, gibt auf dieser Verlaufsstrecke folgende Äste ab (vgl. S. 305): A. thoracica superior, A. thoracoacromialis, A. thoracica lateralis, A. subscapularis, A. circumflexa humeri anterior und A. circumflexa humeri posterior.

Der infraklavikuläre Anteil des Plexus brachialis (vgl. S. 311) formiert sich unterhalb der Clavicula zu den 3 Faszikeln, die sich dann der Arterie von 3 Seiten anlagern und die weiter distal die Medianusgabel bilden. In der Fossa axillaris erfolgt die Bildung der Armnerven, wobei bereits eine Zuordnung zu den ventralen und dorsalen Muskelgruppen erfolgt. Äste: Nn. pectorales, N. subscapularis, N. thoracodorsalis, N. musculocutaneus (der M. coracobrachialis wird von ihm durchbohrt), N. cutaneus brachii medialis und N. cutaneus antebrachii medialis. Die Faszikel lassen sich am leichtesten aufsuchen, wenn man den Anteilen der Medianusgabel folgt (Abb. 9-**44**) oder dem N. musculocutaneus, der den M. coracobrachialis durchbohrt. Geht man diesem Nerven entlang nach oben, so gelangt man zum Fasciculus lateralis.

Achsellücken

Durch das Caput longum des M. triceps brachii, das zwischen M. teres minor und M. teres major hindurchzieht, wird nach lateral durch den Humerus die annähernd viereckige ***laterale Achsellücke*** begrenzt. Durch sie verlaufen der N. axillaris, die A. und die Vv. circumflexae humeri posteriores. Die mehr dreieckige ***mediale Achsellücke*** dient der A. und den Vv. circumflexae scapulae als Durchtrittsstelle.

Hinweis. Von klinischem Interesse ist die *Beziehung des Schultergelenks zum N. axillaris*, der sich nach Verlassen der Achsellücke um das Collum chirurgicum des Humerus schlingt. Bei Frakturen mit Verschiebungen der Knochenbruchstücke oder bei Luxationen im Schultergelenk kann es zur Schädigung des Nerven kommen, der hinter und etwas unterhalb der Gelenkkapsel liegt. Anhaltspunkte über eine Schädigung gibt die Prüfung seines Autonomgebiets mit Sensibilitätsausfall seines Hautastes (N. cutaneus brachii lateralis superior) über dem M. deltoideus (Abb. 9-**46**).

Regio brachialis (Abb. 9-**56**)

Von der Fascia brachii ziehen die beiden Septa intermuscularia zu den seitlichen Rändern des Humerus und zu den Cristae supraepicondylares. Durch sie wird die Flexoren- von der Extensorenlogen getrennt.
Vor dem Septum intermusculare brachii mediale liegt in Fett- und lockeres Bindegewebe eingebettet eine wichtige *Gefäß-Nerven-Straße*. Der gemeinsame Strang besteht aus der A. brachialis mit den Vv. brachiales (medialis und lateralis), aus dem N. medianus, dem proximalen Abschnitt des N. musculocutaneus und aus dem N. cutaneus antebrachii medialis. Während des Verlaufs kommt es zu einer Umlagerung: Im oberen Abschnitt der Gefäßnervenstraße liegt der N. medianus vor der Arterie, überkreuzt sie und liegt dann weiter distal hinter ihr. Oberflächlich liegt die V. basilica.
Dorsal vom Septum intermusculare brachii mediale verlaufen der N. ulnaris und die A. collateralis ulnaris superior mit Begleitvenen. Leitmuskel ist das Caput mediale des M. triceps brachii.
An der Dorsalseite des Humerus zwischen Caput mediale und laterale des M. triceps brachii am Sulcus N. radialis verläuft schraubig der N. radialis mit der A. profunda brachii begleitet von der A. collateralis radialis und ihrem R. anterior; dazu Begleitvenen.
Epifaszial am Oberarm liegen die V. cephalica und Hautäste von Nerven (N. cutaneus brachii medialis, N. cutaneus brachii posterior, N. cutaneus brachii lateralis superior und N. cutaneus brachii lateralis inferior).

Klinischer Hinweis. Bei Humerusschaftbrüchen kann es wegen der engen Lagebeziehung von N. radialis und Knochen zu Verletzungen des Nerven und auch der Gefäße kommen.

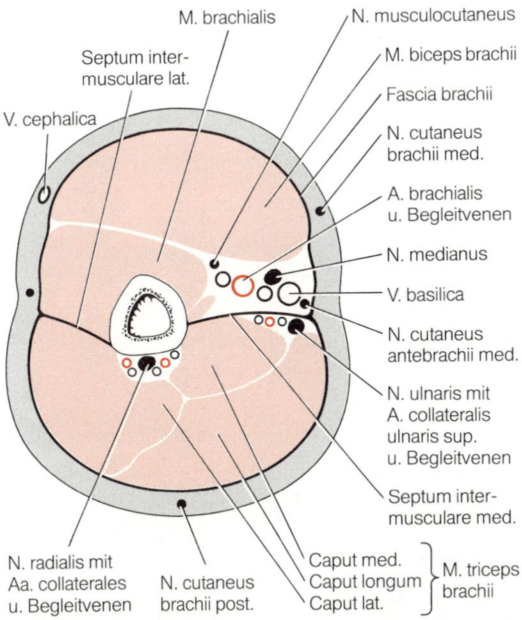

Abb. 9-56. Querschnitt durch den rechten Oberarm im mittleren Drittel, Ansicht von distal. *Oben* Flexorenloge, *unten* Extensorenloge. Beachte die Gefäß-Nerven-Straßen

Regio cubitalis (Regio cubiti)

Die im Oberflächenrelief Y-förmige Fossa cubitalis wird proximal begrenzt vom M. biceps brachii, lateral vom M. brachioradialis und medial vom M. pronator teres. Den Boden bilden der M. brachialis und weiter distal der M. supinator. Bedeckt wird die Grube von der Fascia brachii-antebrachii, die durch die Aponeurosis m. bicipitis verstärkt wird. Dieser derbe Sehnenstreifen ist durch die Haut palpabel und kann u. U. mit einer Vene verwechselt werden. Epifaszial liegen die oberflächlichen Hautvenen (Abb. 9-**43**), der R. anterior und der R. ulnaris des N. cutaneus antebrachii medialis sowie der N. cutaneus antebrachii lateralis.
In der Fossa cubitalis ordnen sich die peripheren Leitungsbahnen aus der Oberarmgefäß-Nervenstraße *zu den 5 Strängen des Unterarms* um. Sie sind so zwischen Muskel und in Bindegewebe eingelagert, daß sie bei normalen Bewegungen im Ellenbogengelenk keinen Schaden erleiden und dennoch führt eine maximale Flexion zum Verschwinden des Radialispulses, da die A. radialis zusammengedrückt wird. Die A. brachialis zieht nach Eintritt in die Fossa cubitalis schräg zur Mitte dieser Grube und teilt sich unter der Aponeurosis m. bicipitis in die A. radialis und A.

ulnaris. Die A. radialis gibt die A. recurrens radialis ab, zieht dann über den M. pronator teres hinweg und gelangt in die radiale Gefäßnervenstraße unter dem M. brachioradialis. Die A. ulnaris gibt die A. recurrens ulnaris ab und zieht unter dem M. pronator teres in die ulnare Gefäßnervenstraße. Die gleichnamigen Begleitvenen vereinigen sich in der Grube zu den Vv. brachiales. Der N. medianus, zunächst medial von A. brachialis und A. ulnaris gelegen, senkte sich dann meist zwischen humeralen und ulnaren Kopf des M. pronator teres in die Tiefe und erreicht dann am Unterarm die mittlere Gefäßnervenstraße. Der N. radialis ist in der Reg. cubitalis aufzufinden, wenn man in die Bindegewebsschicht zwischen M. brachioradialis und M. brachialis vordringt. Man trifft dann auf den Stamm des N. radialis und etwas weiter distal auf seine Teilung in R. superficialis und R. profundus.

Klinische Bezugspunkte an der Regio cubitalis (Hueter-Dreieck). Wird der Arm im Ellenbogengelenk rechtwinklig gebeugt, dann bilden die Verbindungslinien zwischen den beiden Epikondylen und dem Olecranon ein gleichschenkliges Dreieck. Wird der Arm gestreckt, dann liegen die 3 Punkte auf einer Linie. Bei Frakturen mit Dislokation der Frakturteile kommt es zur Abweichung von dieser Dreipunktanordnung. An der Unterseite des Epicondylus medialis (humeri) liegt im Sulcus n. ulnaris der Nerv so oberflächlich, daß bei Krafteinwirkungen (Anstoßen) unangenehme Schmerzempfindungen entstehen können (sog. Musikantenknochen).

Regio antebrachialis (Abb. 9-**57**)

Jede Muskelgruppe (Beuger und Strecker mit radialer Gruppe) liegt im proximalen Abschnitt des Unterarmes in einer eigenen Muskelloge. Die Logen werden von Septen begrenzt, die sich von der Fascia antebrachii abspalten und mit der Membrana interossea antebrachii oder dem Periost der Unterarmknochen in Verbindung stehen. Weiter distal fehlt eine solche bindegewebige Trennung. Gefäße und Nerven haben nach Verlassen der Fossa cubitalis folgende Gruppierung erfahren (Tabelle 9-**34**):
Im distalen Bereich der Regio antebrachialis ist an der lateralen Seite der Endsehne des M. flexor carpi radialis auf der Vorderfläche des Radius das Pulsieren der A. radialis zu tasten. Zwischen der Sehne des M. flexor carpi radialis und der Sehne des M. palmaris longus liegt knapp oberhalb des Handgelenks in nur geringer Tiefe der N. medianus, der hier bei Schnittverletzungen leicht getroffen werden kann.

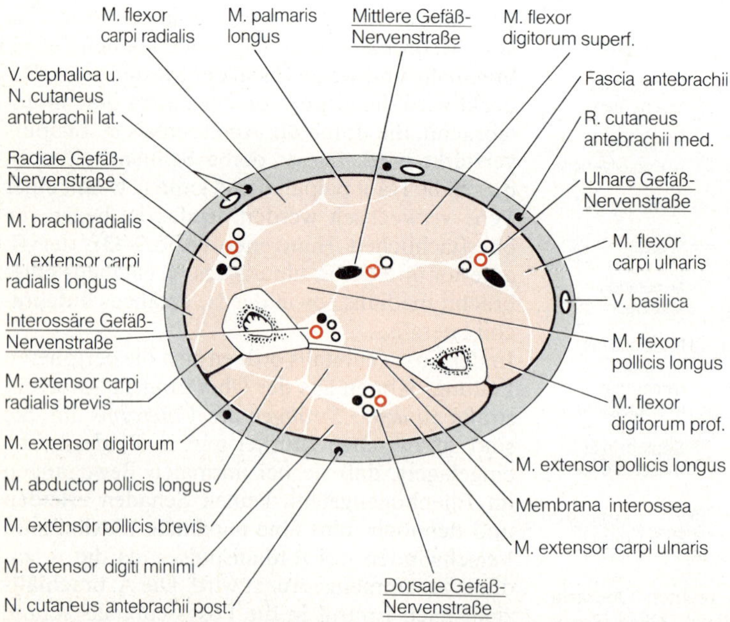

Abb. 9-57. Querschnitt durch den rechten Unterarm, mittleres Drittel, Ansicht von distal. Anordnung der Flexoren, Extensoren und der radialen Muskelgruppe mit den 5 Gefäß-Nerven-Straßen (vgl. hierzu Tabelle 9-**34**)

Regio carpalis anterior

Hier treten vom Unterarm Nerven, Gefäße und Sehnen der Flexoren in die Hand über. Sie müssen auf engstem Raum so gelagert und angeordnet sein, daß sie auch bei ausgedehnten Bewegungen der Hand nicht geschädigt werden. Dies trifft ganz besonders für den Canalis carpi zu, der durch das Retinaculum flexorum überbrückt wird. Seinen Boden bilden die Handwurzelknochen, die seitlichen Wände die Eminentia carpi ulnaris (medialis) und die Eminentia carpi radialis (lateralis).
Im **Canalis carpi**, *Karpaltunnel*, liegen der N. medianus, in einer gemeinsamen Sehnenscheide die Sehnen der Mm. flexores digitorum superficiales et profundi und in einer eigenen Sehnenscheide die Sehne des M. flexor pollicis longus. Im Karpaltunnel läuft in einer eigenen Sehnenscheide innerhalb eines eigenen osteofibrösen Kanals die Sehne des M. flexor carpi radialis.
Über das Retinaculum flexorum hinweg, jedoch unter einer eigenen Bindegewebsbrücke, ziehen der N. ulnaris und die A. ulnaris mit ihren Begleitvenen (sog. Ulnariskanal). Außerdem liegen über dem Retinaculum die Sehne des M. palmaris longus, der R. palmaris des N. medianus und der R. palmaris des N. ulnaris.

Klinischer Hinweis. Durch rheumatisch bedingte Sehnenscheidenschwellungen, nach Frakturen oder durch Bindegewebsveränderungen, kann es zu einer Einengung des Canalis carpi kommen und dadurch zu Druckschädigungen des N. medianus (*Karpaltunnelsyndrom*).

Foveola radialis, Anatomische Tabatière

Wenn man den Daumen maximal streckt, dann entsteht zwischen der auffällig vorspringenden Sehne des M. extensor pollicis longus und der lateral von ihr gelegenen Sehne des M. extensor pollicis brevis ein Grübchen, Foveola radialis (anatomische Tabatière), das proximal vom Retinaculum extensorum begrenzt wird. In der Foveola radialis verläuft die A. radialis mit ihren Begleitvenen. Hier zweigt der R. carpalis dorsalis von der Arterie ab. Ihre oberflächliche Lage ermöglicht es, auch an dieser Stelle den Radialispuls zu tasten. Die Endverzweigung des R. superficialis des N. radialis überqueren hier die beiden das Grübchen flankierenden Sehnen.

Tabelle 9-34. Gefäß-Nerven-Straßen des Unterarms

Gefäß-Nerven-Straßen	Leitmuskeln	Leitungsbahnen
Radiale Gefäß-Nerven-Straße	M. brachioradialis	R. superficialis des N. radialis (proximale ⅔ des Unterarms) A. radialis Vv. radiales
Ulnare Gefäß-Nerven-Straße	M. flexor carpi ulnaris	N. ulnaris A. ulnaris Vv. ulnares
Mittlere Gefäß-Nerven-Straße	Zwischen oberflächlicher und tiefer Beugerschicht; am distalen Unterarmende zwischen den Sehnen des M. flexor carpi radialis und M. palmaris longus bzw. M. flexor digitorum superficialis (M. palmaris longus kann fehlen)	N. medianus A. comitans n. mediani und Begleitvene
Interossäre Gefäß-Nerven-Straße	Auf der Membrana interossea antebrachii zwischen M. flexor digitorum profundus und M. flexor pollicis longus	N. interosseus antebrachii anterior A. interossea antebrachii anterior Vv. interosseae antebrachii anteriores
Dorsale Gefäß-Nerven-Straße	Zwischen oberflächlicher und tiefer Schicht der Streckergruppe; distal auf der Membrana interossea antebrachii	R. profundus des N. radialis, distaler Endast; N. interosseus antebrachii posterior A. interossea antebrachii posterior Vv. interosseae antebrachii posteriores

Den Boden der Foveola radialis bildet das Os scaphoideum und Os trapezium. Bei einer Fraktur des Os scaphoideum (früher Os naviculare) läßt sich an dieser Stelle gezielt ein Druckschmerz auslösen.

Palma manus

Die straff gespannte Palmaraponeurose dient dem Schutz der darunterliegenden Leitungsbahnen. Der Arcus palmaris superficialis, die ihn speisende A. ulnaris und der R. superficialis der A. radialis liegen auf den Sehnen der langen Fingerbeuger. Lateral von der A. ulnaris verläuft der R. superficialis n. ulnaris und direkt unter dem Arcus superficialis der N. medianus mit den Nn. digitales palmares communes. Etwas tiefer, direkt auf den kurzen Fingermuskeln und mehr proximal, liegt der Arcus palmaris profundus (gespeist aus A. radialis und R. palmaris profundus der A. ulnaris). Muskeln und Leitungsbahnen sind in die mittlere Loge eingelagert.

Klinischer Hinweis. Bei einer Entzündung der Hand bildet sich das Ödem oft auf dem Handrücken, da die Haut der Hohlhand mit der Palmaraponeurose fest verbunden ist und deshalb kein Anschwellen möglich ist. Die dünne Trennwand zwischen den Sehnenscheiden für die Flexoren und für den M. flexor pollicis longus kann bei einer Eiterung durchwandert und zerstört werden. Dies führt zu einer V-Phlegmone, bei der die Eiteransammlung beim kleinen Finger und beim Daumen bis zum Endglied reicht.

Gefäß-Nerven-Stränge an den Fingern

An jedem Finger liegen 4 Gefäßnervenstränge. Jede besteht aus je einer Arterie, einem Nerv und einer Vene. Die beiden palmar zu beiden Seiten der Finger verlaufenden Stränge reichen bis zur Nagelphalanx und versorgen auch deren Dorsalseite, da die beiden dorsalen Gefäßnervenbündel bereits an der Mittelphalanx enden. Bei einer Anästhesie der Finger injiziert man das Anästhetikum im Bereich der Grundphalanx, so daß sowohl der palmare wie der dorsale Strang umflossen werden.

Röntgenanatomie des Schultergürtels und der oberen Extremitäten

Einen Anhalt für die Deutung gibt die Abb. 9-**55**, in der entsprechend Röntgenbildern die Skeletteile eingetragen sind. Zur Beurteilung von fraglichen Frakturspalten ist die Kenntnis der Verknöcherung und vor allem der Schluß von Epiphysenfugen (Tabelle 9-**16**) wichtig. Knorpel ist strahlendurchlässig und kann eventuell Frakturspalten (beim Kind) vortäuschen. Im Bereich des Carpus können überzählige Handwurzelknochen (Os centrale) und atypische Sesambeine die Beurteilung erschweren.

C. Becken und untere Extremität

I. Entwicklung

1. Anlage von Beckengürtel und unteren Extremitäten sowie Bildung des knorpeligen Skeletts

Die Anlage der unteren Extremität erfolgt wie bei der oberen (S. 262) gegen Ende der 4. Entwicklungswoche, jedoch mit einer Verzögerung von 1–2 Tagen (Abb. 3-**19**). Zuerst entstehen an der kaudalen seitlichen Rumpfwand falten-, dann paddelförmige **Extremitätenknospen**. Ihr Mesenchymkern, der aus der Somatopleura hervorging, ist mit Oberflächenektoderm überzogen. An der distalen Kante der Anlage verdickt es sich zur Randleiste. Sie wirkt auf das darunterliegende Mesenchym induzierend und steuert das Längenwachstum der Knospe.

- **Aus dem proximalen Abschnitt** des mesenchymalen Blastems entsteht der **Beckengürtel**,
- **aus dem distalen freien Abschnitt** die **untere Extremität**.

Die beiden unteren Extremitätenknospen nehmen schnell an Länge zu. An ihrem distalen Ende entsteht Mitte der 6. Woche die spitz zulaufende *Fußplatte*. Bald darauf erfolgt – äußerlich durch Bildung des *Knies* erkennbar – die Unterteilung in *Ober-* und *Unterschenkel*. Die Fußplatte, in der sich unterdessen durch Mesenchymverdichtungen die *Zehen* ausbildeten, bleibt in Supinationsstellung (Fußsohlen einander zugekehrt im Gegensatz zur Hand, die sich in Pronationsstellung gedreht hat).

In der 6. Entwicklungswoche differenziert sich aus der mesenchymalen Anlage das Knorpelskelett. Hierbei bleibt im Bereich des Beckengürtels der ventrale Abschnitt gegenüber dem dorsalen etwas zurück, so daß das Foramen obturatum zunächst ventral noch offen ist.

2. Verknöcherung der knorpeligen Anlage (Tabelle 9-**35**)

Die Verknöcherung des Beckengürtels erfolgt enchondral. Knochenkerne treten im 2.–3. Entwicklungsmonat im Os ilii, im 4. im Os ischii und

Tabelle 9-35. Ossifikationstermine der unteren Extremität

	Beginn der Ossifikation		Schluß der Epiphysenfugen
Os coxae	Os ilii 2.-3. Entw. Mo. Os ischii 4. Entw. Mo. Os pubis 5.-6. Entw. Mo.	Nebenkerne 10.-13. Leb. Jahr	14.-18. Leb. Jahr Nebenkerne 20.-24.
Femur	Diaphyse 7.-8. Entw. Wo.	Epiphysen 1. Leb. Jahr 10. Entw. Mo.	17.-19. Leb. Jahr 19.-20. Leb. Jahr
Tibia	Diaphyse 7.-8. Entw. Wo.	Epiphysen 10. Entw. Mo. 2. Leb. Jahr	19.-21. Leb. Jahr 17.-20. Leb. Jahr
Fibula	Diaphyse 8. Entw. Wo.	Epiphysen 4.-5. Leb. Jahr 2. Leb. Jahr	17.-20. Leb. Jahr
Ossa tarsi	Knochenkerne im Talus, Calcaneus, Os cuboideum 5.-7. Entw. Mo. Naviculare und Cuneiformia 2.-3. Leb. Jahr		
Ossa metatarsi	Diaphyse 2.-3. Entw. Mo.	Epiphysen 3.-4. Leb. Jahr	15.-20. Leb. Jahr
Grundphal. **Mittelphal.** **Endphalanx**	Diaphyse 5. Entw. Mo. Diaphyse 8. Entw. Mo. Diaphyse 9. Entw. Mo.	Epiphysen 1.-5. Leb. Jahr	15.-20. Leb. Jahr

Entw. Wo. und *Entw. Mo.*, Entwicklungswoche oder -monat; *Leb. Jahr*, Lebensjahr; *Leb. Wo.*, Lebenswoche nach der Geburt. Bei den Terminangaben zum Schluß der Epiphysenfugen beziehen sich die ersten beiden Zahlenwerte auf die proximale, die folgenden auf die distale Epiphyse.

im 5.-6. im Os pubis auf. Von diesen 3 Zentren aus schreitet die Ossifikation fort, macht jedoch im Bereich der Hüftgelenkspfanne unter Bildung einer breiten *Y-förmigen Knorpelfuge* halt. In ihr treten im 10.-13. Lebensjahr und zu gleicher Zeit auch in der knorpeligen Crista iliaca sowie in den Apophysen (14.-16. Lebensjahr) Nebenkerne auf. Erst kurz vor oder zum Zeitpunkt der Pubertät vereinigen sich Os ilii, Os pubis und Os ischii zu einem einheitlichen Knochen.

Femur, Tibia, Fibula und **Patella**. Die Verknöcherung der 3 Röhrenknochen erfolgt nach dem auf S. 65 geschilderten Mechanismus. Die perichondrale Knochenmanschette bildet sich in der 7.-8. Embryonalwoche. Über das Auftreten der epiphysären Knochenkerne informiert Tabelle 9-**35**. Bemerkenswert ist das Vorhandensein von je 1 *Knochenkern in der distalen Femurepiphyse* und (meist) in der *proximalen Tibiaepiphyse* zum Zeitpunkt der Geburt. Ihr Auftreten ist so konstant, daß sie als *Reifezeichen* (S. 129) gewertet werden. Akzessorische Knochenkerne bilden sich im Oberschenkelknochen im Trochanter major (3. Lebensjahr) und im Trochanter minor (10.-12. Lebensjahr). Das Collum ossis femoris verfügt über kein eigenes Knochenbildungszentrum. Es verknöchert als Anteil der Diaphyse vom Schaft aus.

Die Ossifikation der Patella beginnt mit der Bildung eines zentralen Knochenkerns erst im 3.-4. Lebensjahr.

Ossa tarsi. Im Calcaneus und im Talus treten die ersten Knochenkerne im 5.-7. Fetalmonat auf. Die übrigen bilden sich zu verschiedenen Zeiten, die in Tabelle 9-**35** angegeben sind.

Ossa metatarsi und Zehenknochen. Für die Ossa metatarsi und Phalanges digitorum pedis gilt hinsichtlich der Reihenfolge des Auftretens und der Anzahl der Knochenkerne das gleiche wie für die Hand. Jedoch findet der Verknöcherungsprozeß zeitlich später statt. Die perichondrale Knochenmanschette bildet sich im 2.-3. Fetalmonat. Die Epiphysenkerne der Metatarsalia erscheinen im 3.-4. Lebensjahr. In den Phalangen sind Knochenkerne ab dem 1.-5. Lebensjahr nachweisbar.

3. Entwicklung und Innervation der Muskulatur

Die Muskulatur der unteren Extremität geht aus Myoblasten der Somiten hervor, die mit den Rr. ventrales von Spinalnerven der Segmente L2 bis S3 in Beziehung treten. Auch hier kommt es zur Plexusbildung. Doch fehlen ausgedehnte Überwanderungen von Muskelblastemen. Frühzeitig ordnen sich in der Beinanlage die Muskelblasteme in Beuger, Adduktoren und Strecker. Am Oberschenkel spaltet sich von den Streckern die Glutaealmuskulatur und am Unterschenkel die Peronaeusgruppe ab.

Hinweis. Aus den Somiten wandern die prospektiven Myoblasten in undifferenziertem Zustand aus, vermehren sich und wandeln sich, nachdem sie sich um die Knorpelanlage gruppierten, zu Myoblasten und diese dann durch Konflux zu Muskelfasern um.

An der unteren Extremität ist primär wie an der oberen die Beugeseite der Leibeswand zugekehrt. Sie ist somit die Ventralseite der Anlage. Dementsprechend ist die Streckseite mit den Extensoren nach dorsal gerichtet. Durch die unterschiedliche Drehung der oberen und der unteren Extremität kommt es bei der unteren oft zu verwirrenden Bezeichnungen. Die Drehung führt nämlich dazu, daß die Streckseite (ursprüngliche Dorsalseite) nach vorne sieht. Sie wird in der folgenden Darstellung nach der üblichen topographischen Orientierung als „Vorderseite" und die gegenüberliegende als „Rückseite" bezeichnet.

4. Die Extremitäten beim Kind

Bei Neugeborenen sind die Füße noch supiniert. Erst allmählich dreht sich der Fuß in die Normalstellung. Erst beim Laufenlernen kommt dieser Vorgang zum Abschluß. Der Reklinationswinkel der Tibia ist beim Kleinkind noch so groß, daß es die Kniegelenke nicht durchdrükken kann. Auch erfolgte noch nicht die Torsion von Femur und Tibia (s. Torsionswinkel), weshalb die Füße gerade nach vorne gerichtet sind. Erst allmählich stellt sich eine Auswärtsrichtung der Fußspitzen ein.
Über den Schluß der Epiphysenfugen s. Tabelle 9-**35**.

5. Mißbildungen

Bei der **Sympodie** (Sirenenbildung) sind infolge einer Blastemstörung am kaudalen Ende des Embryo (sog. Rumpfschwanzknospe) die unteren Extremitäten miteinander verwachsen. - Eine Verschmelzung mehrerer Zehen wird als **Syndaktylie** bezeichnet. Beim **Spaltfuß** besteht eine Spaltbildung zwischen den Metatarsalknochen, wodurch der Fuß zweigeteilt ist. - Auch überzählige Zehen, **Polydaktylie**, werden beobachtet. Die (angeborene) **Hüftgelenksluxation** entwikkelt sich in den ersten Lebensmonaten, indem sich der dysplastische (zu klein angelegte) Femurkopf auf der zu flach angelegten Hüftgelenkspfanne nach oben verschiebt. Unbehandelt tritt er dann beim Stehen- und Laufenlernen des Kindes vollends aus der Pfanne heraus. Diese Mißbildung kommt 6mal häufiger beim weiblichen als beim männlichen Geschlecht vor. - Der sog. angeborene **Klumpfuß**, **Pes equinovarus**, ist auf eine Deformation der Tarsalknochen zurückzuführen, die eine normale Pronation des Fußes verhindern. Das Kind läuft auf der lateralen Fußkante. Von dieser Mißbildung ist bevorzugt das männliche Geschlecht betroffen. - **Amelie**, das völlige Fehlen, und **Meromelie** das Fehlen bestimmter Abschnitte der freien Gliedmaße, ist im Gefolge von chemischen Schädigungen (Thalidomid-Embryopathie) gehäuft beobachtet worden.

II. Pelvis, Becken, und Cingulum membri inferioris, Beckengürtel

Das Becken stellt die Verbindung zwischen der beweglichen Wirbelsäule und den beiden unteren Extremitäten her, auf die es die Last des Körpers überträgt. Dementsprechend ist das Becken in sich sehr stabil und kaum beweglich. Für die Verknüpfung des Beckens mit der unteren Extremität sorgt das Hüftgelenk, an dessen Aufbau das Becken beteiligt ist. Außerdem dient das Becken der Befestigung von Teilen der Rumpf- und Oberschenkelmuskulatur; und schließlich entspringt am Becken die Beckenbodenmuskulatur (S. 628), die durch den aufrechten Gang des Menschen besondere Bedeutung erlangte.

1. Skelettelemente

Das knöcherne Becken, **Pelvis**, ist ein aus 3 großen Knochen zusammengesetzter Ring, der gebildet wird von den
- **beiden Hüftbeinen**, **Ossa coxae**, und dem
- **Kreuzbein**, **Os sacrum** mit **Os coccygis**.

Die beiden Ossa coxae sind vorne durch die **Symphyse** fest miteinander verbunden. Sie bilden den Anteil des Skeletts, den man in Homologie zum Schultergürtel als Beckengürtel, **Cingulum membri inferioris**, bezeichnet. Dorsal ist zur Vervollständigung der Ringkonstruktion der untere Abschnitt der Wirbelsäule, das Os sacrum, eingelassen und durch *straffe Gelenke* nahezu unbeweglich mit dem Hüftbein verbunden.

Os coxae, Hüftbein (Abb. 9-**58**)

Zum Verständnis des Hüftbeins ist zu berücksichtigen, daß es

- **entwicklungsgeschichtlich** begründet aus 3 Anteilen besteht:
  - **Os ilii, Darmbein**
  - **Os ischii, Sitzbein**
  - **Os pubis, Schambein**
- **funktionell** wie ein Rahmen aufgebaut ist. Der Rahmen hat die Form einer räumlich komplizierten 8, der an allen mechanisch besonders beanspruchten Stellen verstärkt ist. Ausgefüllt wird der Rahmen von knöchernen oder bindegewebigen Anteilen.

Beide Betrachtungsweisen lenken die Aufmerksamkeit auf die Hüftgelenkspfanne, *Acetabulum*. Hier treffen die Corpora der 3 Knochen des Hüftbeins zusammen und hier liegt der Knotenpunkt der achterförmigen Rahmenkonstruktion.

Das **Acetabulum** wird an seiner äußeren Zirkumferenz durch einen fast ringförmigen Knochenwulst, *Limbus acetabuli*, verstärkt. In der Tiefe der Pfanne liegt die *Fossa acetabuli*, die sich nach unten-vorn in der *Incisura acetabuli* öffnet. Ein sichelförmiger Bereich des Acetabulums wird durch die hyalinknorpelige *Facies lunata* ausgekleidet. Die Druckkräfte, die vom Femur auf sie übertragen werden, nimmt die kranial von ihr gelegene Knochenmasse des *Corpus ossis ilii* auf. Der Boden der Fossa acetabuli dagegen ist dünnwandig und wird von Fettgewebe ausgefüllt.

Das Gebiet der geringsten Belastung des Hüftbeins liegt im Bereich des **Foramen obturatum**, das von Anteilen des Os pubis und Os ischii umgeben wird. Es ist mit einer bindegewebigen Membran, *Membrana obturatoria*, verschlossen, deren Faserzüge eine Fortsetzung des Periosts der umgebenden Knochen sind und sich durchflechten. Ventro-kranial besitzt die Membrana obturatoria eine Öffnung, *Canalis obturatorius* (Durchtritte: Vasa obturatoria, N. obturatorius). An der Außenseite der Membrana obturatoria befestigen sich der M. obturator externus, an der Innenseite dem M. obturator internus.

Os ilii (früher Os ilium). Das *Corpus ossis ilii* verbreitert sich nach oben zur Darmbeinschaufel, *Ala ossis ilii*. Ihre Innenfläche, *Fossa iliaca*, wird durch die wulstartige *Linea arcuata* vom Corpus abgegrenzt. Dorsal am Os ilii liegt die *Facies sacropelvina*, die oben für die Befestigung von Bändern zur *Tuberositas iliaca* aufgerauht ist. Unterhalb von ihr liegt die *Facies auricularis* zur Ge-

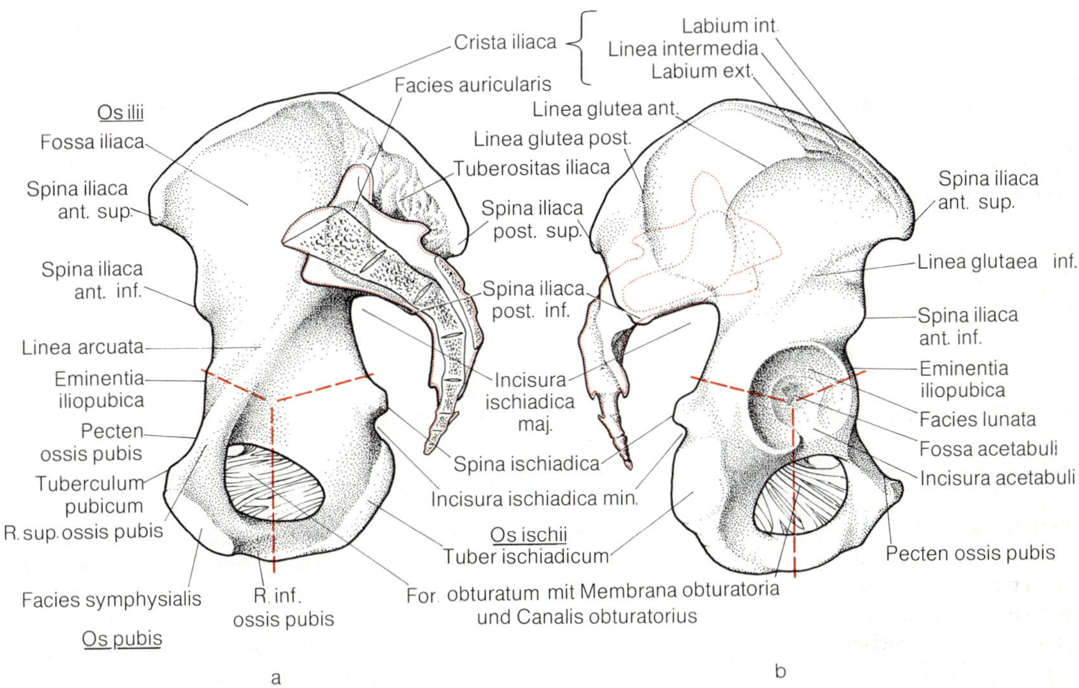

Abb. 9-58 a, b. Rechtes Hüftbein von innen (**a**) und außen (**b**). Das Kreuzbein ist median geschnitten. Die *gestrichelten roten Linien*, die sich in der Fossa acetabuli treffen, deuten die Verlaufslinien an, wo sich Os ilii, Os pubis und Os ischii treffen lenkverbindung mit der gleichnamigen Gelenkfläche des Os sacrum. An der Ventralseite des Os ilii beginnt oberhalb der *Spina iliaca anterior inferior* der Darmbeinkamm, *Crista iliaca*, mit der *Spina iliaca anterior superior* (Befestigungsstelle von Lig. inguinale, M. sartorius, M. tensor fasciae latae). Die Crista iliaca endet dorsal mit der Spina iliaca posterior superior. Wenig unterhalb von ihr springt die *Spina iliaca posterior inferior* vor. Die Crista iliaca läßt leistenförmige Erhebungen erkennen, an denen die 3 seitlichen Bauchmuskeln befestigt sind: das *Labium externum*, die *Linea intermedia* und das *Labium internum*. Auf der Außenseite der Darmbeinschaufel, *Facies glutaeae*, verlaufen linienförmige Erhebungen, *Linea glutaea anterior, posterior et inferior*, durch die Ursprungsflächen für die Glutäalmuskeln voneinander abgegrenzt werden.

Os ischii. Das *Corpus ossis ischii* ist am Aufbau der Hüftgelenkpfanne beteiligt (s. oben). Im bogenförmigen Verlauf setzt es sich nach unten in den Schambeinast, *Ramus ossis ischii*, fort. Noch am Corpus springt nach dorsal die *Spina ischiadica* vor. Oberhalb von ihr liegt als tiefe Einziehung (bis zur Spina iliaca posterior inferior), die *Incisura ischiadica major*, unterhalb von ihr die wesentlich seichtere *Incisura ischiadica minor*. Sie grenzt an den Sitzbeinhöcker, *Tuber ischiadicum*, von dem die ischiokruralen Muskeln entspringen.

Os pubis. Der *Ramus inferior ossis pubis* verbindet sich mit dem Ramus ossis ischii. Am Übergang zum *Ramus superior ossis pubis* bildet sich vorne medial die *Facies symphysialis*. Etwas lateral von ihr liegt auf der Oberseite das *Tuberculum pubicum*, von dem eine scharfe Kante, *Pecten ossis pubis*, zur *Eminentia iliopubica* und nach der anderen Seite die *Crista pubica* zur *Facies symphysialis* hinführt. Zum Acetabulum verläuft vom Tuberculum pubicum außen die *Crista obturatoria*, unter der der *Sulcus obturatorius* liegt. Vorne am Sulcus obturatorius befindet sich das *Tuberculum obturatorium anterius*. Das Corpus ossis pubis trifft sich mit den Corpora der anderen beteiligten Knochen im Acetabulum.
Taststellen: Crista iliaca, Spina iliaca anterior superior und Spina iliaca posterior superior, Tuberculum pubicum, Tuber ischiadicum, Spina ischiadica (nur vaginal zu tasten).

Os sacrum (Abb. 9-**4**, 9-**58**)

Die Besprechung erfolgt im Zusammenhang der Wirbelsäule (S. 220).

2. Gelenke und Bänder

Untereinander sind die Hüftbeine ventral durch eine Knorpelhaft, die **Symphysis pubica** (Abb. 9-**63**), verbunden. Der Beckenring entsteht jedoch erst dadurch, daß Kreuzbein und beide Hüftbeine durch straffe gelenkige Verbindungen, **Articulatio sacroiliaca**, zusammengefügt sind.

Symphysis pubica, Schambeinfuge

Die Schambeinfuge ist durch eine Faserknorpelplatte, *Discus interpubicus*, verschlossen, die zwischen den mit hyalinem Knorpel überzogenen Gelenkflächen, *Facies symphysiales*, der beiden Hüftbeine liegt. Beim Erwachsenen tritt im Inneren des Discus konstant ein mit Synovia ausgefüllter Spaltraum auf. Zu einer Synarthrose wird die Symphyse dadurch, daß Fasern des Bindegewebsknorpels in den hyalinen Knorpel der Gelenkflächen einstrahlen. Am oberen Rand der Symphyse ist das *Lig. pubicum superius* fest mit dem Discus interpubicus verwachsen und erstreckt sich weit nach der Seite bis zum Tuberculum pubicum. Das am unteren Rande gelegene *Lig. arcuatum pubis* besteht aus derben sehnigen Faserzügen, die auf den Ramus inferior ossis pubis übergehen und damit den *Angulus* bzw. *Arcus pubis* (s. unten) ausrunden. Auf der Vorderseite verstärken mehrere Faserzüge den Discus interpubicus.
Auf die Symphyse wirken beim Stehen und Gehen abwechselnd Zug- und Schubkräfte. Diese unterschiedliche Beanspruchung wird durch das Faserknorpelmaterial, aus dem der Discus interpubicus besteht, kompensiert.

Articulatio sacroiliaca, Kreuz-Darmbeingelenk (Abb. 9-**59**)

Die Articulatio sacroiliaca ist eine ***Amphiarthrose***. Sie wird von der Facies auricularis ossis sacri und der Facies auricularis ossis ilii gebildet. Die geringe Beweglichkeit (Federung) des Gelenks beruht auf einer Verzahnung der korrespondierenden knorpelüberzogenen Gelenkflächen sowie auf der Ausbildung extra- und intraartikulärer Bänder. Zur Sicherung der Verbindung wird die straffe Gelenkkapsel durch äußerst kräftige Bänder ergänzt (Abb. 9-**60**):
- **Ligg. sacroiliaca ventralia** an der Vorderseite
- **Ligg. sacroiliaca interossea**, die sich zwischen den beiden Knochen, zwischen Tuberositas sacralis und Tuberositas iliaca, ausspannen
- **Ligg. sacroiliaca dorsalia**. Sie liegen am oberflächlichsten auf der Rückseite des Beckens

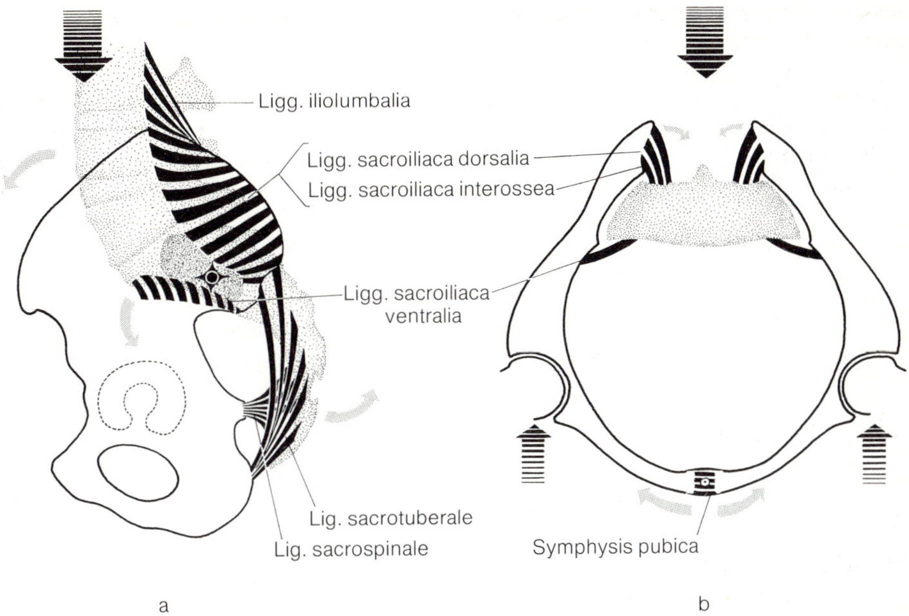

Abb. 9-59 a, b. Der Bandapparat des Sakroiliacalgelenks. **a** Absicherung gegen Drehbewegungen; **b** Absicherung des Beckenrings gegen die Körperlast

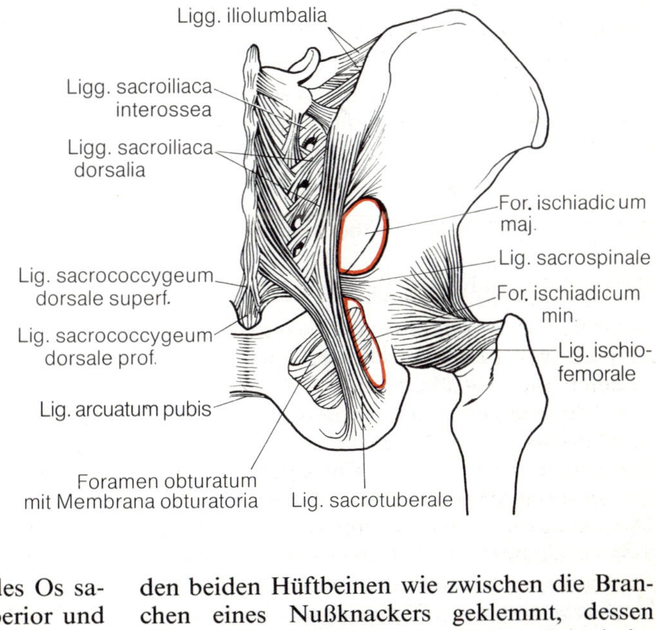

Abb. 9-60. Bandapparat des rechten Sacroiliacalgelenks von dorsal. *Rot umrandet,* Foramen ischiadicum majus und Foramen ischiadicum minus

und reichen von der Seitenfläche des Os sacrum zur Spina iliaca posterior superior und inferior.

Besondere Bedeutung kommt den Ligg. sacroiliaca dorsalia et interossea insofern zu, als durch sie das Kreuzbein in den Oberrand des Beckenrings eingehängt und verankert ist (Abb. 9-**59**). Bei Druck auf den kranialen Teil des Kreuzbeins ziehen sie die beiden Hüftbeine auf das Os sacrum zu. Damit wird das Os sacrum zwischen den beiden Hüftbeinen wie zwischen die Branchen eines Nußknackers geklemmt, dessen Scharnier in der Symphyse liegt. Das Gelenk der Symphyse wird belastet und seine Bandzüge unter Spannung gesetzt.

Bänder zwischen Kreuzbein und Sitzbein (Abb. 9-**59**, 9-**60**)

Zwischen dem Seitenrand des Os sacrum und dem Beckengürtel spannen sich 2 straffe Kollagenfaserzüge aus, die Drehbewegungen in der Articulatio sacroiliaca und vor allem das nach Ventralkippen des Os sacrum verhindern, nämlich das

- **Lig. sacrospinale** - diese fast dreieckige Faserplatte zieht seitlich vom Os sacrum und Os coccygis zur Spina ischiadica - und das
- **Lig. sacrotuberale.** Es spannt sich zwischen Os sacrum und Tuber ischiadicum aus. Das Lig. sacrotuberale überdeckt von außen teilweise das Lig. sacrospinale und ist mit diesem verwoben.

Beide Bänder gemeinsam ergänzen die Incisura ischiadica major zum **Foramen ischiadicum majus** und die Incisura ischiadica minor zum **Foramen ischiadicum minus**.

Klinischer Hinweis. Während der Schwangerschaft erfahren unter dem Einfluß der Östrogene Symphyse und Bandverbindungen des Kreuzbeins eine gewisse Auflockerung. Dadurch kann es unter der Geburt zu geringen Bewegungen im Sakroiliakalgelenk kommen und bei der nachgeburtlichen Straffung des Bandapparats dazu, daß nichtkongruente Teile des Gelenks schmerzhaft aufeinandergepreßt werden.

- **Lig. iliolumbale.** Es stellt die Verbindung zwischen dem Processus costalis des 5. Lendenwirbels und dem Darmbeinkamm her.

3. Becken als Ganzes (Bänderbecken)

Beckenmaße (Abb. 9-**61**, Tabelle 9-**36**)

Sie spielen insbesondere in der Geburtshilfe eine wichtige Rolle. Zu unterscheiden sind

- **äußere Beckenmaße**, deren Abstände als
  - ***Distantiae*** bezeichnet werden, und
- **innere Beckenmaße**, mit
  - ***geraden Durchmessern, Conjugatae***, sowie
  - ***queren und schrägen Durchmessern, Diameter.***

Die Beckenmaße im einzelnen sind in Tabelle 9-**36** zusammengestellt. Dabei ist das wichtigste Beckenmaß die **Conjugata vera** (*obstetrica*), der kleinste sagittale Durchmesser des Beckens. Er kann nicht direkt gemessen werden, sondern wird bestimmt, indem man vom Meßwert der Conjugata diagonalis 1,5 cm abzieht.

Hinweis. Die äußeren Beckenmaße lassen nur sehr indirekte Schlüsse auf die Maße des kleinen Beckens zu. Sie geben aber zusammen mit der Gestaltung der Michaelis-Raute Auskunft über die Konfiguration des Beckens.

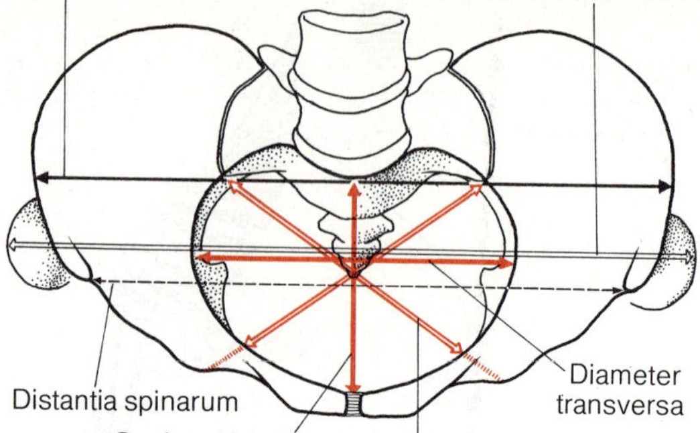

a

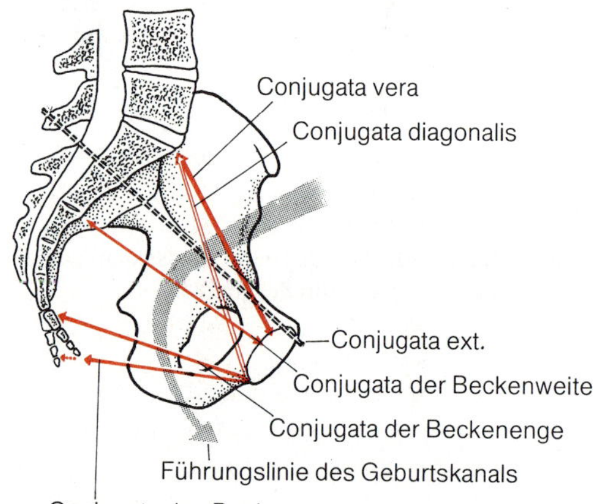

b

Abb. 9-61 a, b. Beckenmaße. In der Aufsicht (**a**) sind die Distantiae und die Maße des Beckeneingangs, im Sagittalschnitt (**b**) die wichtigsten Conjugatae und die „Führungslinie" des Geburtskanals angegeben

Michaelis-Raute. Hierbei handelt es sich um eine rautenförmige Oberflächenfigur im Sakralbereich der Frau. Sie kommt dadurch zustande, daß die Haut über dem letzten Steißbeinwirbel, den beidseitigen Spinae iliacae posteriores superiores und dem 5. Lendenwirbeldorn, eingezogen ist.

Beckenräume und Beckenebenen (Abb. 9-**62**)

Außer den Maßen spielt auch der Innenraum des Beckens eine praktisch wichtige Rolle. So kann der von den beiden Hüftbeinen und dem Os sacrum gebildete Beckenring auch als ein knöcherner Trichter aufgefaßt werden. Das

- **große Becken, Pelvis major**, ist dabei die Trichterweite, das
- **kleine Becken, Pelvis minor**, die Trichterhülle.

Tabelle 9-36. Beckenmaße

		Regelentfernung	Orientierungspunkte	Bemerkungen
Äußere Beckenmaße	Distantia trochanterica	31-32 cm	Trochanter major	Differenz zwischen Distantia trochanterica und Distantia cristarum ca. 3 cm
	Distantia cristarum	28-29 cm	Crista iliaca, größte Entfernung	
	Distantia spinarum	25-26 cm	Spina iliaca anterior superior	
	Äußerer schräger Durchmesser	21-22 cm	Spina iliaca anterior superior der Gegenseite	
	Conjugata externe	21 cm	Symphysenoberrand - Dornfortsatz 5. Lumbalwirbel	Durch Abzug von 10 cm Schätzung der Conjugata vera
Innere Beckenmaße Beckeneingang	Conjugata diagonalis	12,5 cm	Unterrand Symphyse - Promontorium	Intravaginale Messung; durch Abzug von 1,5 cm Schätzung Conjugata vera
	Conjugata vera (obstetrica)	11 cm	Symphysenhinterfläche - Promontorium	Kleinster sagittaler Durchmesser des Beckeneingangs
	Conjugata (vera) anatomica		Oberrand Symphyse - Promontorium	Klinisch ohne Bedeutung
	Diameter transversa	13,5 cm	Linea terminalis	
	Diameter obliqua	12,5 cm	Articulatio sacroiliaca - Eminentia iliopubica der Gegenseite	1. schräger Durchmesser von rechts hinten nach links vorn, 2. schräger Durchmesser von links hinten nach rechts vorn
Beckenweite (untere Schamfugenrandebene, „parallele Beckenweite")	Conjugata	12,5 cm	Hinterrand der Symphyse - Linea transversa zwischen 2. und 3. Sacralwirbel	
	Diameter transversa	12,5 cm		
	Diameter obliqua	13,5 cm		
(Interspinalebene, „parallele Beckenenge") (nach ventral nicht begrenzt)	Diameter transversa „Interspinallinie"	10,5 cm	Spina ischiadica	
Beckenausgang	Conjugata	9(-11,5) cm)	Unterrand Symphyse - Spitze Steißbein	Beckenenge in sagittaler Richtung, Steißbein kann im Sacrococcygealgelenk ausweichen
	Diameter transversa	11 cm	Tuber ischiadicum	

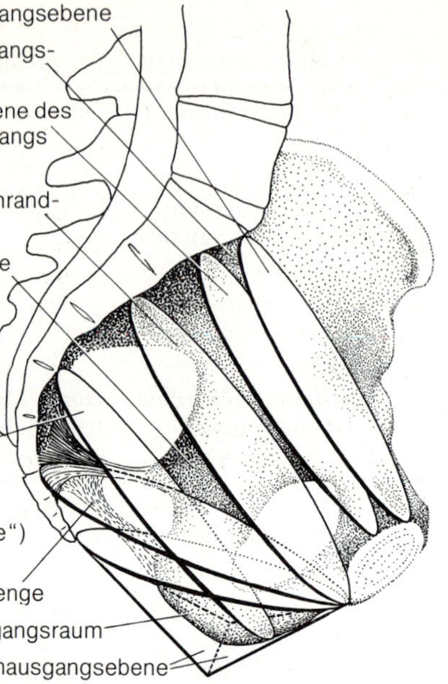

Abb. 9-62. Sagittalschnitt des weiblichen Beckens mit Darstellung der für die Geburtshilfe wesentlichen Ebenen und Räume. (Nach v. Massenbach u. Martius, 1956)

Die Grenzlinie, ***Linea terminalis***, beginnt am Oberrand der Symphyse, verläuft entlang dem *Pecten ossis pubis*, geht in die *Linea arcuata* des Os ischii über und erreicht das *Promontorium.*

Canalis pelvis, Beckenkanal. Das kleine Becken wird auch als Beckenkanal definiert. Er bildet bei der Frau den Geburtskanal mit einer kranialen Öffnung, *Apertura pelvis superior.* Sie wird von der Linea terminalis einschließlich dem Promontorium begrenzt und stellt zugleich die

- ***Beckeneingangsebene*** (Abb. 9-**62**) dar. Ihr entspricht distal die
- ***Beckenausgangs„ebene"*** (Abb. 9-**62**). Die Begrenzung dieser kaudalen Öffnung, *Apertura pelvis inferior*, wird von 2 gegeneinander geneigten Dreiecken gebildet, deren gemeinsame Basis in der Verbindungslinie der Tubera ischiadica, deren Spitzen vorne an der Symphyse und hinten an der Steißbeinspitze liegt. Der Beckenkanal ist um die Hinterwand der Symphyse gebogen. Seine knöcherne Wand wird durch die Membrana obturatoria und die Bandzüge der Ligg. sacrotuberale und sacrospinale vervollständigt.

Hinweis. Da die wichtigen und oftmals einengenden Knochenpunkte des Beckens nicht immer in einer Ebene liegen, wird für die Geburtshilfe der Beckenkanal in Räume unterteilt. Man unterscheidet einen

- ***Beckeneingangsraum***, die
- ***Beckenhöhle*** und den
- ***Beckenausgangsraum*** (Abb. 9-**62**).

Der ***Beckeneingangsraum*** wird von der Beckeneingangsebene nach oben und einer parallel dazu gedachten sog. Terminalebene des Beckeneingangsraums nach unten begrenzt. Seine Maße bestimmen die *Conjugata vera* sowie die *Diameter transversa* und *obliqua.* Eine wesentliche Einengung durch Weichteile ist hier nicht zu erwarten.

Die ***Beckenhöhle*** zeigt sehr einheitliche und verhältnismäßig große Entfernungen zwischen den umgebenden Knochen (Tabelle 9-**36**, Maße der *„parallelen Beckenweite"*). Allerdings kann der Raum durch die parietalen Beckenmuskeln sowie die Beckenbodenmuskulatur geringfügig eingeengt sein.

Der ***Beckenausgangsraum*** wird nach oben durch eine Ebene zwischen Unterrand der Symphyse und Steißbeinspitze, nach unten durch die Anteile der sog. *Beckenausgangsebene* begrenzt. In ihm finden sich mehrere knöcherne Engstellen. Die wesentlichste Einengung ist durch die beiden Tubera ischiadica gegeben. Hinzu kommen die Raumanforderungen der Weichteile des Geburtskanals, vor allem durch die Beckenbodenmuskulatur, die das nach ventral gerichtete Ansatzrohr des Geburtskanals bildet.

Die geschilderten Umstände bestimmen das Verhalten der Frucht beim Durchtritt durch den mütterlichen Geburtskanal. Der vorangehende Teil des Kindes folgt unter der Geburt der *„Führungslinie"* des Geburtskanals (Abb. 9-**61**), die durch den Beckeneingangsraum bis in die Beckenhöhle zunächst gestreckt verläuft. Kurz unterhalb der unteren Schamfugenrandebene beginnt sie im sog. Knie des Geburtskanals mit einem nach vorn gerichteten flachen Bogen. Notwendige Drehbewegungen der Frucht finden in der Beckenhöhle statt, die dafür genügend Raum bietet.

Öffnungen der Beckenwand (Abb. 9-63)

Öffnungen in der Beckenwand dienen dem Durchtritt von Nerven und Gefäßen (S. 634 ff.). Hinzu kommen Öffnungen im Beckenboden für Anus und Urogenitalsysteme einschließlich einiger Gefäßen (S. 627).

Geschlechtsunterschiede

Männliches und weibliches Becken unterscheiden sich vor allem in folgenden Merkmalen:

- Die beiden *Rami inferiores ossis pubis* treffen sich beim weiblichen Geschlecht in Form eines Bogens, *Arcus pubis*, beim männlichen Geschlecht in Form eines Winkels, *Angulus pubis.*
- Der *Beckeneingang* ist beim weiblichen Geschlecht queroval, beim männlichen kartenherzförmig, da das Promontorium weiter nach ventral vorspringt.

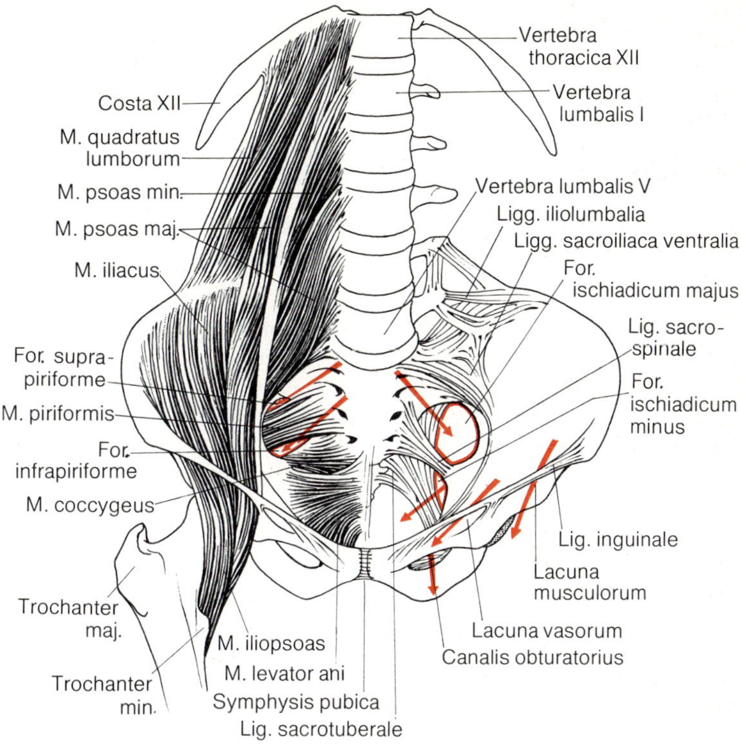

Abb. 9-63. Die Öffnungen der Beckenwand (Einsicht in das Becken von vorne). In der rechten Beckenhälfte sind der M. quadratus lumborum, die parietalen Beckenmuskeln und das Diaphragma pelvis eingezeichnet, in der linken Beckenhälfte sind die durch Bandzüge begrenzten Öffnungen dargestellt. Die *Pfeile* geben die Verlaufsrichtung der durchtretenden Strukturen an

- Der *Abstand zwischen den beiden Tubera ischiadica* ist bei der Frau größer als beim Mann.
- *Foramen obturatum.* Die längere Achse der fast ovalen Öffnung ist beim männlichen Becken vertikal, beim weiblichen quer eingestellt.
- Die *Darmbeinschaufeln* laden beim weiblichen Geschlecht weiter aus als beim männlichen.
- Der *Beckenneigungswinkel* (s. unten) ist in der Regel bei Frauen größer als bei Männern.

Stellung des Beckens

Stehen. Der Beckenring ist gegen die Horizontale stark *nach vorn geneigt.* Das Tuberculum pubicum und die Spinae iliacae anteriores superiores als Markierungspunkte des Oberrandes des großen Beckens sind beim Stehen annähernd in einer Frontalebene angeordnet, die Incisura acetabuli ist nach vorne unten gerichtet. Der **Beckenneigungswinkel** zur Horizontalen beträgt für die ***Beckeneingangsebene*** etwa 50°-60°. Die ***Beckenausgangsebene*** bildet einen Winkel von 15° zur Horizontalen. Der Beckenneigungswinkel ist geschlechtsdifferent (s. oben) und außerdem abhängig von der Körperhaltung. In allen Fällen ist beim Stehen oder Gehen das Widerlager des Beckens das Hüftgelenk. Dabei ruht die Hauptlast des Körpers auf der Facies lunata des Acetabulum (s. oben).

Sitzen. Im Gegensatz dazu ist das Becken beim Sitzen *nach vorne gekippt.* Dadurch wird unter diesen Umständen die Körperlast im wesentlichen vom Tuber ischiadicum aufgefangen und von hier über Knochenpfeiler zum Acetabulum und weiter zur Facies auricularis abgeleitet. Der geringere Druck wird über den unteren Schambeinast zur Symphyse weitergegeben.

III. Membrum inferius, freie untere Extremität

Man teilt die untere Extremität in folgende Gliedmaßenabschnitte ein: *Oberschenkel,* **Femur**, *Knie,* **Genu**, *Unterschenkel,* **Crus**, *Wade,* **Sura**, *Fuß,* **Pes**, *Fußwurzel,* **Tarsus**, *Mittelfuß,* **Metatarsus**, *Zehen,* **Phalanges oder Ossa digitorum pedis**, *große Zehe,* **Halux**. Die *Fußsohle* ist **Planta pedis**, der *Fußrücken* der **Dorsum pedis**.

1. Skelettelemente

Femur, Os femoris, Oberschenkelknochen
(Abb. 9-**64**)

Das Femur besteht aus *Kopf*, **Caput**, *Hals*, **Collum**, *Schaft*, **Corpus**, und *Gelenkknorren*, **Condyli**.

Hinweis. Die Bezeichnung „Femur" wird sowohl für den Oberschenkel als auch für den Oberschenkelknochen benützt.

Caput. In das kugelförmige Caput ossis femoris senkt sich die *Fovea capitis ossis femoris* ein, in der das Lig. capitis femoris befestigt ist. An den Kopf schließt sich das *Collum ossis femoris* an. Am Übergang vom Caput zum Collum liegt die proximale Epiphysenfuge. Infolgedessen ist der Schenkelhals ein Anteil der Diaphyse (vgl. hierzu Entwicklung des Femur, S. 323).

Corpus ossis femoris, **Schaft**. Am *großen Rollhügel*, *Trochanter major*, setzen Hüftmuskeln und in der medial gelegenen *Fossa trochanterica* die Mm. obturatorii et gemelli an. Am *kleinen Rollhügel*, *Trochanter minor*, inseriert der M. iliopsoas. Die beiden Trochanteren verbindet auf der Ventralseite eine flache Knochenleiste, *Linea intertrochanterica* und auf der Dorsalseite ein kräftiger Knochenkamm, *Crista intertrochanterica*. Vom Trochanter minor zieht nach dorsal-distal die *Linea pectinea*, an der der gleichnamige Muskel befestigt ist.
Das Corpus ossis femoris ist nach ventral leicht konvex gebogen. Es wird an seiner *Dorsalseite*

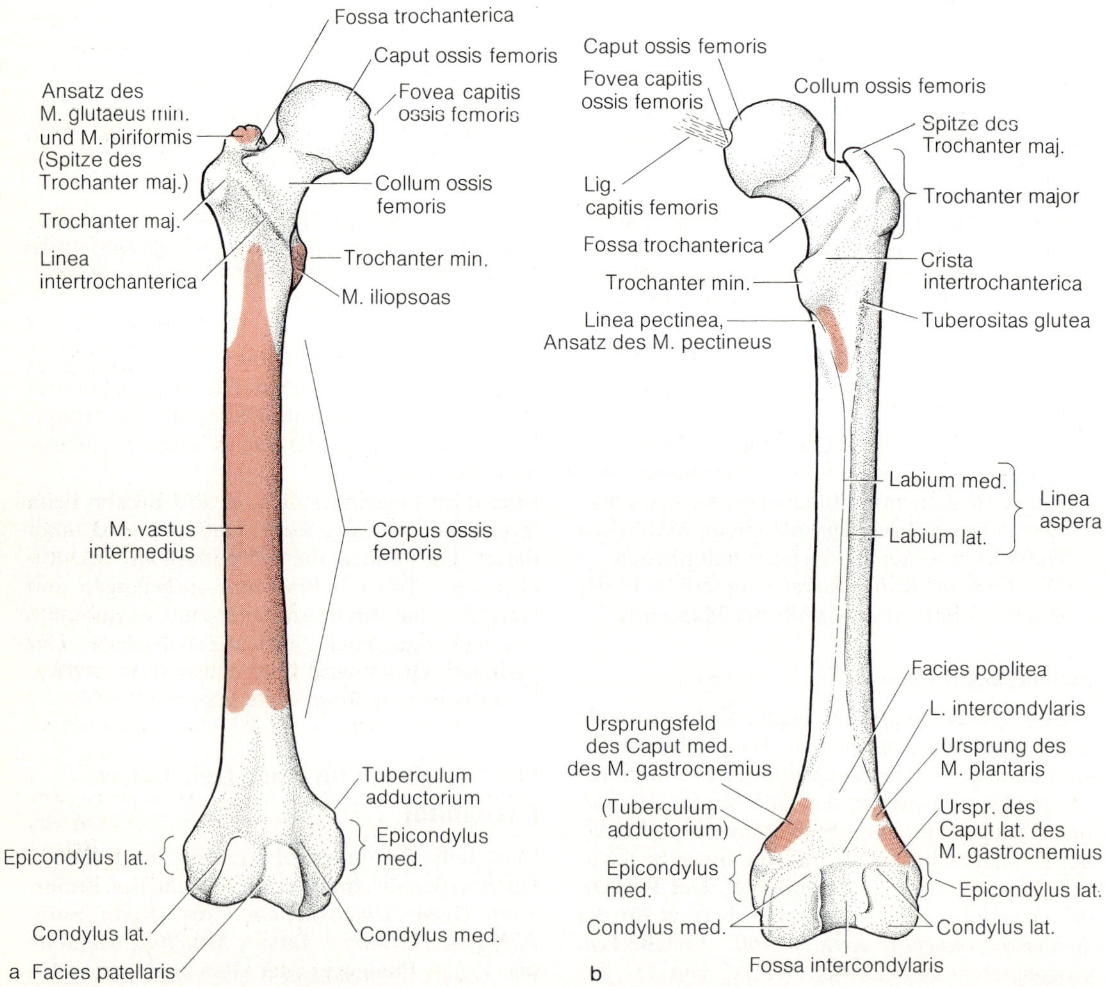

Abb. 9-64a, b. Rechtes Femur Ansicht von vorne (**a**) und Ansicht von hinten (**b**). *Rot*, Muskelursprünge und Ansätze durch eine Knochenleiste, *Linea aspera*, verstärkt. Sie erhöht nicht nur die Tragfähigkeit des Knochens, sondern dient auch Muskeln als Ansatz. An der Leiste werden ein *Labium mediale* und ein *Labium laterale* unterschieden. Das Labium laterale verbreitert sich proximal zur *Tuberositas glutaeae* (gelegentlich bildet sich hier ein *Trochanter tertius*) an der der große Gesäßmuskel inseriert. Distal weichen Labium mediale und laterale auseinander. Zwischen ihnen liegt die dreieckige *Facies poplitea.*

Condyli. Die Femurkondylen sind nur auf den artikulierenden Flächen mit Gelenkknorpel überzogen. Zwischen dem etwas größeren lateralen Condylus und dem kleineren medialen befindet sich auf der Rückseite die knorpelfreie *Fossa intercondylaris*, die durch die *Linea intercondylaris* nach oben begrenzt wird. Ihr gegenüber auf der Vorderseite liegt die knorpelüberzogene Gleitfläche für die Kniescheibe, *Facies patellaris.* Die Gelenkflächen beider Kondylen sind dorsal stärker gekrümmt als ventral. *Epicondylus medialis et lateralis* sind die auf beiden Seiten am weitesten vorspringenden Erhebungen der Kondylen. Oberhalb des Epicondylus medialis kann als Variante ein Tuberculum adductorium ausgebildet sein. Vasa nutricia versorgen Compacta, Spongiosa und Knochenmark. Sie verlaufen durch *Canales nutricii* (Foramina nutricia).

Die **Achse des Schenkelhalses** und die Achse des Schaftes bilden den Kollodiaphysenwinkel, besser *Kollum-Korpuswinkel* (Abb. 9-**65**). Er beträgt beim Erwachsenen durchschnittlich 127° (Schwankungen s. unten). Ist der Kollodiaphysenwinkel wesentlich größer als dieser Wert, dann besteht eine ***Coxa valga*** (Abb. 9-**65b**) mit der Tendenz zur X-Beinstellung, ist er wesentlich kleiner, dann kommt es zur ***Coxa vara*** mit der Tendenz zur O-Beinstellung. Das Femur ist in sich um ungefähr 14° torquiert, d.h. die Kollumachse ist zur Querachse, die durch die Kondylen verläuft, um diesen Betrag nach vorne gedreht (Antetorsionswinkel).

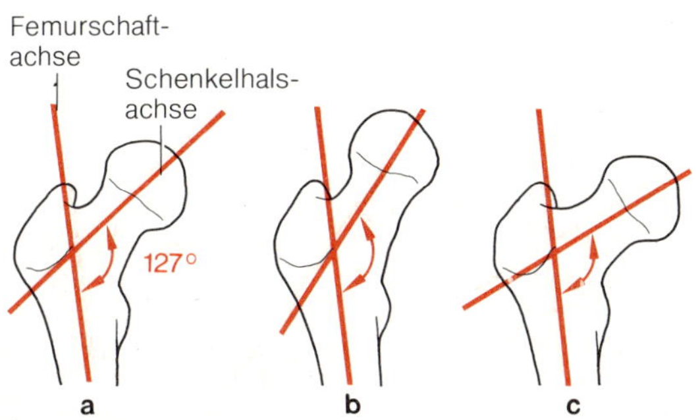

Abb. 9-65 a–c. Kollodiaphysenwinkel. **a** Normal; **b** Coxa valga; **c** Coxa vara

Klinischer Hinweis. Wichtig für den Orthopäden ist die Schwankungsbreite des Kollodiaphysenwinkels beim Erwachsenen. Als Grenzen der Norm können gelten 115°–140°. Beim Neugeborenen beträgt der Winkel im Mittel 150°, beim Kleinkind 140°, beim Jugendlichen 133°. Der Antetorsionswinkel beim Neugeborenen liegt bei 31°.

Stellung des Femurs. Das Femur steht im Körper nicht so, wie es als Einzelknochen (Abb. 9-**64**) durchwegs abgebildet wird, sondern schräg. Stellt man den Knochen mit seinen beiden Kondylen auf eine Ebene, dann stimmt die Stellung des Schaftes mit der innerhalb des Weichteilmantels überein. Die Traglinie (Abb. 9-**73**; mechanische Achse, Rotationsachse) verbindet bei dieser Einstellung den Mittelpunkt des Caput femoris mit der Eminentia intercondylaris und mit der Mitte der Sprungbeinrolle. Im Unterschenkel verläuft also die Traglinie parallel mit der Schienbeinschaftachse.
Das Femur ist der längste Knochen des Körpers. Die individuelle Körpergröße wird weitgehend von seiner Länge bestimmt.

Taststellen. Trochanter major, Epicondylus medialis und lateralis; Knochenkanten medial und lateral am Kniegelenkspalt.

Klinischer Hinweis. Beim älteren Menschen kann es aufgrund eines altersbedingten Abbaus der Spongiosa spontan oder nach Stürzen zu einem *Schenkelhalsbruch* kommen.

Patella, Kniescheibe

Die Patella ist das größte Sesambein des Körpers. Der dreiseitige Knochen ist in die Quadrizepssehne so eingefügt, daß die *Basis patellae* nach oben, die *Apex* nach unten gerichtet ist. Die dorsale Seite, *Facies articularis*, ist mit hyalinem Knorpel überzogen. Sie zeigt entsprechend den beiden Femurkondylen, auf denen sie gleitet, 2 durch einen vertikal verlaufenden First geteilte Flächen, eine kleinere mediale und eine größere laterale.

Taststellen. Sind die Oberschenkelmuskeln entspannt, dann läßt sich die Kniescheibe unschwer nach medial und lateral verschieben. Vorderfläche, seitliche Ränder und z.T. die Basis patellae sind gut tastbar.

Skelettelemente des Unterschenkels

Der Unterschenkel besteht aus
- **Tibia, Schienbein**, und
- **Fibula, Wadenbein.**

Nur das Schienbein artikuliert mit dem Femur. Hingegen werden zur Bildung der Gelenkgabel für die Aufnahme der Sprungbeinrolle beide Knochen herangezogen.

Tibia, Schienbein (Abb. 9-**66**)

Die Tibia besteht aus dem *Schaft*, **Corpus tibiae**, der sich am proximalen Ende zum *Tibiakopf*, **Caput tibiae**, und am distalen Ende zum *medialen Knöchel*, **Malleolus medialis**, verbreitert.

Caput tibiae. Es wird von den beiden Gelenkknorren, *Condylus medialis* und *Condylus lateralis*, gebildet. Ihre an der Oberseite des Tibiakopfes gelegene Gelenkflächen bilden die zweigeteilte *Facies articularis superior*. Zwischen beiden Teilflächen erhebt sich die nicht überknorpelte *Eminentia intercondylaris* mit einem *Tuberculum intercondylare mediale et laterale*. Vor den Tubercula liegt die *Area intercondylaris anterior*, hinter ihnen die *Area intercondylaris posterior*. Lateraldorsal am Tibiakopf befindet sich die *Facies articularis fibularis*.

Das **Corpus tibiae** ist auf dem Querschnitt dreieckig. Dementsprechend unterscheidet man den *Margo anterior*, die *Facies lateralis*, den *Margo interosseus* für die *Membrana interossea*, die *Facies posterior*, den *Margo medialis* und die *Facies medialis*. Die vordere Schienbeinkante, Margo anterior, verbreitert sich proximal zu der dicht unter dem Tibiakopf etwas lateral von der Mitte gelegenen *Tuberositas tibiae*, an der das Lig. patellae befestigt ist. An der Facies posterior liegt die *Linea m. solei*, wo der gleichnamige Muskel entspringt.

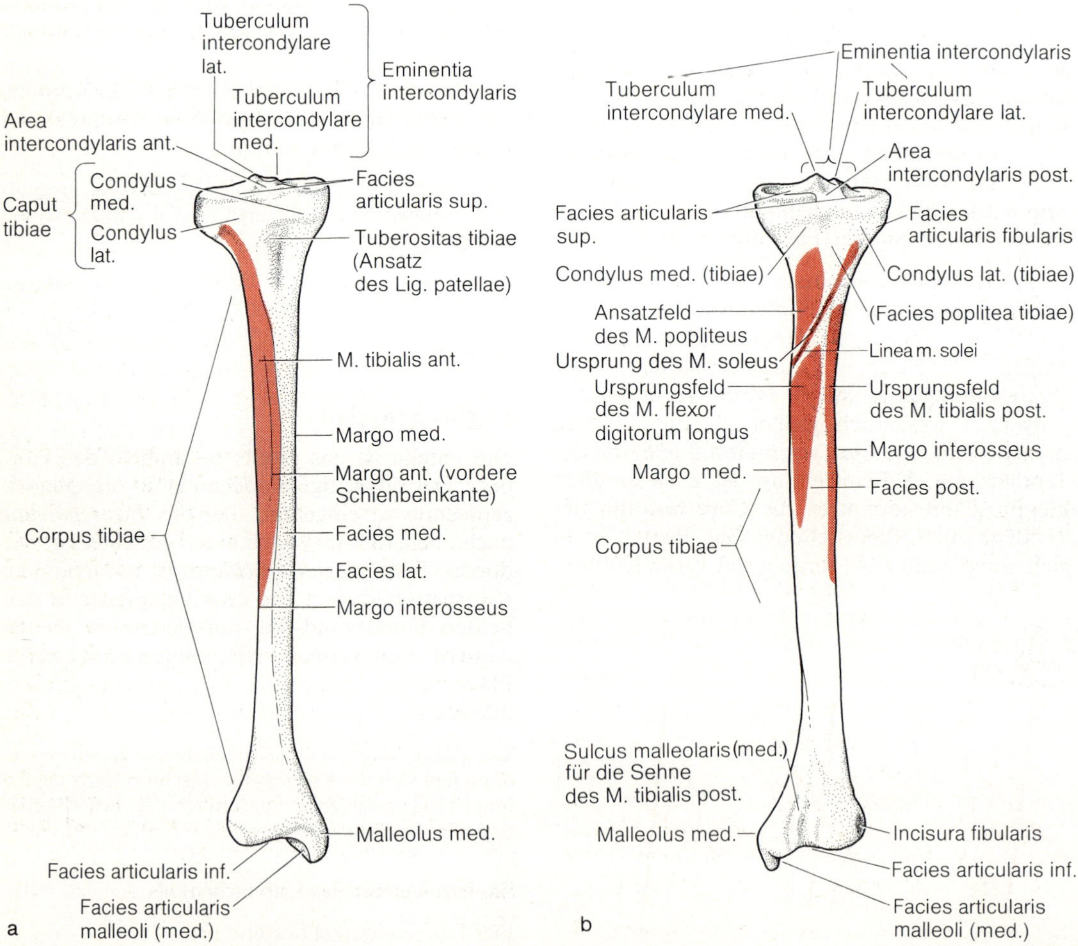

Abb. 9-66 a, b. Rechte Tibia Ansicht von vorne (**a**) und Ansicht von hinten (**b**). *Rot*, Muskelursprünge und Ansätze

Der **Malleolus medialis** läßt an seiner Innenseite die *Facies articularis malleoli* und der Schaft an der Unterseite die *Facies articularis inferior* erkennen. Beide Gelenkflächen, die sich an der Bildung des oberen Sprunggelenks beteiligen, gehen kontinuierlich ineinander über. Die rinnenförmige *Incisura fibularis* dient der Anlagerung der Fibula. *Sulcus malleolaris* ist eine an der Dorsalseite des Knöchels gelegene Furche zur Führung der Sehne des M. tibialis posterior und M. flexor digitorum longus.

Retroversion und Torsion. Die Gelenkfläche des Schienbeinkopfes ist etwas nach dorsal verschoben und nach hinten geneigt. Man spricht deshalb von einer *Retroversio tibiae.* Der Neigungswinkel der Gelenkfläche beträgt beim Erwachsenen 3-7°, beim Neugeborenen zwischen 24° und 35°. Die Tibia weist außerdem eine *Torsion* auf: Die Achse der Malleolengabel ist um etwa 15-20° gegen die Transversalachse des Kniegelenks nach außen gedreht.

Taststellen. Margo anterior bis zur Tuberositas tibiae; Facies medialis und Malleolus medialis; Seitenflächen der Condyli lateralis et medialis.

Fibula, Wadenbein (Abb. 9-**73**)

Das Wadenbein besteht aus *Kopf, Hals, Schaft* und *Außenknöchel.*

Caput fibulae. Der kleine Fortsatz an seiner Oberseite wird als *Apex capitis fibulae* bezeichnet, an dem das seitliche Kollateralband des Kniegelenks befestigt ist. An der medialen Seite des Fibulakopfes liegt die *Facies articularis capitis fibulae* und unterhalb des Kopfes das *Collum fibulae.*

Corpus fibulae. Am 4-kantigen, etwas biegbaren Corpus fibulae unterscheidet man eine *Facies lateralis, medialis et posterior.* Die 3 Flächen werden durch 4 Kanten unterteilt: *Margo anterior, posterior, Margo interosseus* und zwischen Facies posterior und medialis die *Crista medialis.*

Malleolus lateralis. Das distale Ende der Fibula verbreitert sich zum Außenknöchel. An seiner Unterseite liegt der *Sulcus malleolaris,* in dem die Sehnen der Peronaeus-Muskeln gleiten. In die medial gelegene *Facies articularis malleoli* fügt sich die Sprungbeinrolle ein und an der dorsalen liegt eine Vertiefung, *Fossa maleoli lateralis.* Hier ist das Lig. talofibulare posterius befestigt.

Taststellen. Caput fibulae und Malleolus lateralis. Der übrige Abschnitt liegt unter der Muskulatur der Wade verborgen.

Ossa tarsi (Tarsalia), Fußwurzelknochen (Abb. 9-**67**)

Der Tarsus setzt sich zusammen aus dem (den)
- **Talus**, *Sprungbein*
- **Calcaneus**, *Fersenbein*
- **Os naviculare**, *Kahnbein*
- **Ossa cuneiformia**, *3 Keilbeinen*
- **Os cuboideum**, *Würfelbein.*

Es läßt sich eine **proximale Gruppe** von Fußwurzelknochen, die nur aus dem *Talus* und *Calcaneus* besteht, von einer **distalen Gruppe** (*Os naviculare, Ossa cuneiformia* und *Os cuboideum*) abgrenzen. Im Gegensatz zur Hand übernimmt aber nur ein Knochen, der Talus, die gelenkige Verbindung mit den jeweiligen proximalen Skeletteilen.

Talus, Sprungbein

Die wichtigsten Abschnitte des Sprungbeins sind *Sprungbeinkörper,* **Corpus tali** mit der **Trochlea tali** (Abb. 9-**67**, 9-**76**), **Collum tali** und **Caput tali**.

Die **Trochlea tali** ist hinten schmäler als vorne und fast vollständig mit hyalinem Knorpel überzogen. Ihre *Facies superior* ist der unteren Gelenkfläche des Schienbeins zugewandt, die *Facies malleolaris medialis et lateralis* den entsprechenden Gelenkflächen des Innen- und Außenknöchels.

Das **Corpus tali** bildet einen *Processus lateralis tali* unterhalb der Facies malleolaris lateralis und einen *Processus posterior tali* mit einer Rinne, *Sulcus tendinis m. flexoris hallucis longi,* für die Sehne des langen Großzehen-Beugers. Sie wird vom *Tuberculum mediale et laterale* begrenzt. An der Unterseite des Talus liegen außerdem 3 dem Calcaneus zugewandte Gelenkflächen, *Facies articularis calcanea anterior, media* und *posterior.* Hintere und mittlere sind durch den *Sulcus tali* getrennt. Dieser bildet zusammen mit dem Sulcus calcanei den schräg zwischen Sprung- und Fersenbein verlaufenden *Canalis tarsi.* Seine seitliche trichterförmige Öffnung nennt man *Sinus tarsi.*

Durch das **Collum tali** wird das Corpus vom Caput tali abgegrenzt.

Das **Caput tali** ist überknorpelt und dient vor allem als Facies articularis navicularis dem Gelenkkontakt zwischen Os naviculare und dem Lig. calcaneonaviculare plantare.

Taststellen. Ränder des Sinus tarsi, bei Plantarflexion Teile des Caput tali, Collum tali und Trochlea tali.

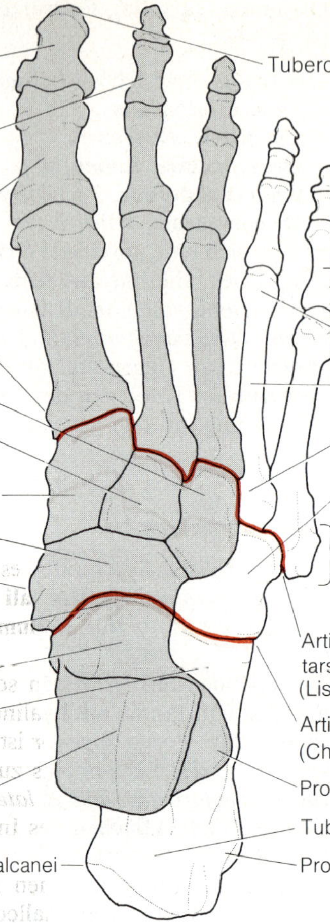

Abb. 9-67. Fußskelett *(rechts)*, Ansicht von dorsal. Die tibiale Hauptstrebe ist durch *hellgrauen Raster* hervorgehoben

Calcaneus, Fersenbein

Gelenkflächen. Das Fersenbein besitzt *4* mit Knorpel überzogene *Gelenkflächen*: die

- *Facies articularis cuboidea*, die dem Würfelbein zugewandt ist, und die
- *Facies articularis talaris posterior, media* und *anterior*, den Gelenkverbindungen zwischen Fersenbein und Sprungbein (Abb. 9-76). Sie beteiligen sich an der Bildung der vorderen Kammer des unteren Sprunggelenks. *Sulcus calcanei* wird die Rinne zwischen hinterer und medialer Gelenkfläche genannt (s. oben).

Tuber calcanei. Der nach hinten gerichtete *Fersenbeinhöcker*, dient der Achillessehne als Ansatz und Hebelarm. Am Tuber calcanei unterscheidet man an der Stelle, an der er dem Boden aufsitzt, einen *Processus medialis et lateralis tuberis calcanei.* Am Tuberculum calcanei an der Unterseite des Knochens befestigt sich das Lig. calcaneocuboideum.

Mediale Seite. Unter dem Sustentaculum tali an der Medialseite des Knochens befindet sich der *Sulcus tendinis m. flexoris hallucis longi.*

Laterale Seite. Ein kleiner Vorsprung an der lateralen Fläche des Fersenbeins, *Trochlea peronaealis*, dient der Sehne des M. peroneus longus als Hypomochlion. Unter der Trochlea peronaealis liegt der *Sulcus tendinis m. peronaei longi.*

Taststellen. Tuber calcanei, medialer Rand des Sustentaculum tali, Trochlea peronaealis.

Os naviculare, Kahnbein (Abb. 9-67)

An der deutlich vorspringenden *Tuberositas ossis navicularis* und ihrer Umgebung setzt der M. tibialis posterior an. Proximal senkt sich die Gelenkpfanne für den Taluskopf ein und distal liegen die 3 Gelenkflächen für die Ossa cuneiformia.

Taststellen. Tuberositas ossis navicularis.

Os cuneiforme mediale, mediales Keilbein

Das mediale Keilbein steht durch Gelenkflächen in Verbindung mit dem Kahnbein, mit der Basis des 1. Mittelfußknochens, mit der medialen Fläche der Basis des 2. Mittelfußknochens und mit dem mittleren Keilbein.

Os cuneiforme intermedium, mittleres Keilbein

Das mittlere Keilbein besitzt überknorpelte Gelenkflächen für die benachbarten Fußwurzelknochen (Os naviculare, Ossa cuneiformia laterale et mediale, Os metatarsale II).

Os cuneiforme laterale, seitliches Keilbein

Das seitliche Keilbein steht in Gelenkverbindung mit dem Kahnbein, mit dem 3. Mittelfußknochen und mit dem Würfelbein.

Os cuboideum, Würfelbein

Im *Sulcus tendinis m. peronei longi* läuft an der Unterseite des Knochens die Sehne des M. peronaeus longus. Gelenkverbindungen bestehen zu benachbarten Fußwurzel- und Mittelfußknochen. Die Tuberositas ossis cuboidei ist ein Knochenwulst an der Unterseite.

Ossa metatarsi I-V (Metatarsalia), Mittelfußknochen (Abb. 9-**67**)

An jedem Mittelfußknochen sind zu unterscheiden *Basis*, *Corpus* und *Caput*.
An der *Tuberositas ossis metatarsalis I*, die auf der Unterseite des Knochens liegt, ist die Sehne des M. peronaeus longus befestigt. An der *Tuberositas ossis metatarsalis V* inseriert der M. peronaeus brevis.

Taststellen. Teilbereiche aller Mittelfußknochen, insbesondere die Tuberositas ossis metatarsalis V, Dorsalflächen und Caput ossis metatarsalis I.

Ossa digitorum (pedis), Zehenknochen (Abb. 9-**67**)

Die Zehenknochen werden eingeteilt in *Grund-*, *Mittel-* und *Endgliedknochen*, **Phalanx proximalis, media** et **distalis**.
An jedem Zehenknochen unterscheidet man *Basis phalangis*, *Corpus phalangis* und *Caput phalangis*, an der Endphalanx die *Tuberositas phalangis distalis*.

Die **Großzehe, Hallux**, besitzt nur einen Mittel- und Endgliedknochen. An der *Tuberositas phalangis distalis* fixieren Bindegewebszüge, *Retinacula cutis*, das Corium der Haut. Ein mediales und ein laterales *Sesambein* sind am Großzehengrundgelenk in die Gelenkkapsel und in die Sehnen von Muskeln des Großzehenballens (mediale Gruppe S. 370) eingebaut.

Taststellen. Dorsal- und Seitenfläche der Phalangen.

2. Verbindung der Skeletteile der unteren Extremität

Die Verbindung der Skeletteile erfolgt über Gelenke, durch die die Bewegungen der unteren Extremität am Beckengürtel und innerhalb ihrer verschiedenen Gliedmaßenabschnitte ermöglicht werden. Zur Definition der Bewegungen werden ähnliche Bezeichnungen wie bei der oberen Extremität benützt: *Beugung*, ***Flexion***, *Streckung*, ***Extension***; *Innen-* und *Außen****rotation***; *Heranführen* zur Medianebene, ***Adduktion***, und *Abspreizen*, ***Abduktion*** .

Einer besonderen Erläuterung bedürfen folgende Begriffe:

- **Im Hüftgelenk** wird bei der
  - ***Flexion*** der Oberschenkel, z.B. aus dem Stand, dem Bauch genähert. Hierfür ist auch die Bezeichnung ***Anteversion*** gebräuchlich.
  - ***Extension*** der Oberschenkel nach hinten geführt. Diese Bewegung wird auch als ***Retroversion*** bezeichnet.
- **Im Kniegelenk** bedeutet
  - ***Flexion***, daß der Unterschenkel gegen den Oberschenkel aus der Streckstellung abgewinkelt wird.
- **Im oberen Sprunggelenk** bedeutet
  - ***Flexion***, auch als *Plantarflexion* bezeichnet, das Senken der Fußspitze, und
  - ***Extension***, auch als *Dorsalextension* bezeichnet, das Heben der Fußspitze.
- **Im unteren Sprunggelenk** können Pro- und Supinationsbewegungen ausgeführt werden.
  - ***Supination*** nennt man das Heben des medialen Fußrandes,
  - ***Pronation*** das Heben des lateralen Fußrandes. Die Supination ist kombiniert mit einer
  - ***Adduktion***. Dies bedeutet, daß die Fußspitze zur Medianebene hin gedreht wird.
  - ***Abduktion*** ist mit der Pronation verbunden. Dabei wird die Fußspitze von der Medianebene weggedreht.

- **Die Zehengelenke** lassen eine
  - ***Flexion*** (Krümmen der Zehen) und ***Extension*** und
  - ***Abduktion*** (Spreizen) und ***Adduktion*** (Heranführen) zu.

Articulatio coxae, Hüftgelenk

Das Hüftgelenk vermittelt die Bewegungen zwischen freier unterer Extremität und Rumpf. Im Stehen und Gehen ruht die Körperlast auf dem Hüftgelenk des *Standbeins* (S. 375). Bewegt wird das *Spielbein.*

Gelenkkörper (Abb. 9-**68**)

Das Hüftgelenk ist ein Kugelgelenk mit 3 Freiheitsgraden. Das Caput femoris bildet den Gelenkkopf, die Gelenkpfanne das Acetabulum mit der Facies lunata und dem Lig. transversum acetabuli, durch das die Incisura acetabuli ausgefüllt wird.
Allein die knorpelüberzogene Facies lunata artikuliert mit dem Caput ossis femoris. Eine ringförmige Gelenklippe aus Faserknorpel, *Labrum acetabulare,* ist am Rand des Acetabulum und am Lig. transversum acetabuli befestigt. Mehr als die Hälfte des Oberschenkelkopfes liegt innerhalb der knöchern-bindegewebigen Pfanne. Diese Sonderform eines Kugelgelenks nennt man *Nußgelenk, Articulatio cotylica.* Das **Lig. capitis femoris,** das von der Incisura acetabuli zur Fovea capitis ossis femoris zieht und sich dort anheftet, ist in Fettgewebe eingelagert, das die Fossa acetabuli ausfüllt. Das Band hat keine mechanischen Aufgaben, sondern ist zumindest in der Jugend die Führungseinrichtung für Blutgefäße (R. acetabularis aus der A. circumflexa femoris medialis und A. obturatoria), die zur Ernährung des Oberschenkelkopfes beitragen können.

Gelenkkapsel und -bänder
(Abb. 9-**69**, Tabelle 9-**37**)

Die Gelenkkapsel entspringt am Pfannenrand, ohne eine feste Verbindung mit dem Labrum acetabulare einzugehen. Am Femur ist sie vorne an der Linea intertrochanterica, hinten etwa 1,5 cm proximal von der Crista intertrochanterica am Schenkelhals befestigt (Abb. 9-**60**). Die Epiphysenfuge liegt stets intrakapsulär.
Das Hüftgelenk besitzt die widerstandsfähigsten Bänder des Körpers:
- **Lig. iliofemorale**
- **Lig. ischiofemorale**
- **Lig. pubofemorale**.

Sie entspringen an den durch die Namen bereits bezeichneten Anteilen des Os coxae und heften sich an der Linea intertrochanterica an. Die Bänder sind in die Gelenkkapsel eingewebt. Sie umfassen den Femurkopf und -hals (Abb. 9-**60**, Abb. 9-**69**) in einer mehr oder weniger ausgeprägten Schraubentur. Alle 3 Bänder werden durch die ringförmig um den Schenkelhals gelegte **Zona orbicularis** zusammengehalten. Mit ihr sind sie fest verwachsen. Einzelheiten über die Bänder vermittelt die Tabelle 9-**37**.

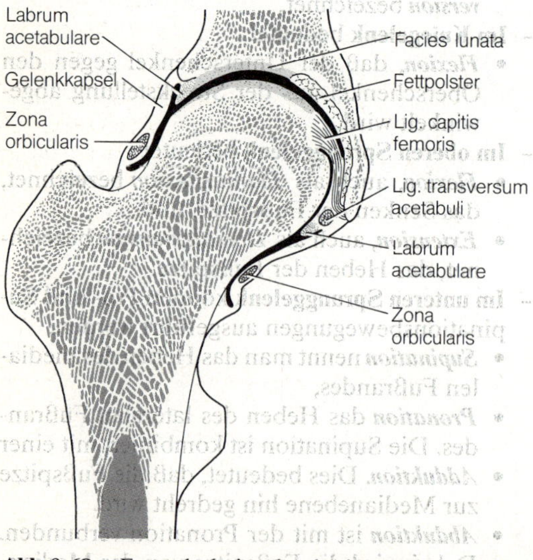

Abb. 9-68. Frontalschnitt durch das rechte Hüftgelenk

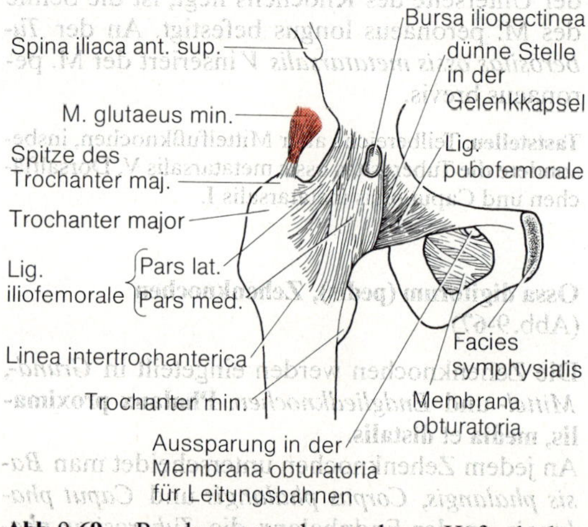

Abb. 9-69. Bandapparat des rechten Hüftgelenks; Ansicht von vorne (Ansicht von hinten, Abb. 9-**60**)

Tabelle 9-37. Bänder des Hüftgelenkes

Band	Ursprung	Verlauf	Ansatz	Funktion
Lig. iliofemorale	Spina iliaca anterior inferior	Fächerförmig mit verstärkten Flanken; Pars medialis et lateralis (umgekehrtes „V"), schraubenförmiger Verlauf	Linea intertrochanterica, Trochanter major	Verhindert die Streckung bzw. das Zurückkippen des Beckens über 10–15 Grad hinaus; der starke laterale Teil hemmt die Außenrotation und Adduktion, der mediale Teil die übermäßige Innenrotation
Lig. ischiofemorale	Corpus ossis ischii	Schraubenförmig dorsal und cranial um das Caput et Collum femoris	Seitlich oben an der Linea intertrochanterica, Fossa trochanterica, Zona orbicularis	Verstärkt die dorsale Kapselwand, hemmt die Innenrotation und Streckung sowie geringfügig die Adduktion
Lig. pubofemorale	Ramus superior ossis pubis	Ventral-medial	Zona orbicularis, unten medial an der Linea intertrochanterica und dem Trochanter minor	Verstärkt die mediale Kapselwand, hemmt die Abduktion und Außenrotation
Zona orbicularis	Bindegewebsfasern, die aus den 3 erstgenannten Bändern abzweigen	Zirkulär die Gelenkkapsel verstärkend um den Schenkelhals und -kopf	In sich geschlossener Faserring	Hält den Kopf in der Pfanne; ist mit der Gelenkkapsel verwachsen
Lig. capitis femoris	Rand der Incisura acetabuli, Lig. transversum acetabuli	Läuft intraartikulär, Anfangsteil eingebettet in das Fett- u. Bindegewebe der Fossa acetabuli	Fovea capitis femoris	Enthält den R. acetabularis aus der A. obturatoria. Angespannt nur bei extremer Adduktion und Außenrotation
Lig. transversum acetabuli	Rand der Incisura acetabuli	In der Incisura acetabuli	Rand der Incisura acetabuli	Verschließt die Incisura acetabuli bis auf Lücken für Gefäße; Mitbeteiligung an der Gelenkfläche
Labrum acetabulare	Rand des Acetabulums und Lig. transversum acetabuli	Kreisförmig, mit der Gelenkkapsel größtenteils nicht verwachsen	–	Vergrößert die Gelenkfläche

Schwache Stellen der Gelenkkapsel liegen zwischen dem Lig. pubofemorale und Lig. ischiofemorale, außerdem unter der Bursa iliopectinea.
Die Gelenkkapsel ist entspannt, wenn der Oberschenkel leicht gebeugt, geringfügig abduziert und etwas außenrotiert ist.

Klinischer Hinweis. Ein Patient mit krankhaft *vermehrter Flüssigkeitsansammlung* im Hüftgelenk nimmt automatisch die im letzten Absatz geschilderte Beinhaltung ein. Zugleich verstärkt sich reflektorisch die Lendenlordose, ein Effekt, der besonders im Liegen durch Bildung eines Hohlkreuzes auffällt. - *Schenkelhalsbrüche* liegen aufgrund des Verlaufs des Kapselansatzes vorne intra- und hinten eventuell extrakapsulär. - *Hüftgelenksluxationen* im Säuglingsalter beruhen auf einer Dysplasie der Gelenkkörper. - *Traumatische Luxationen* treten nach massiver Gewalteinwirkung (Verkehrsunfällen) mit gleichzeitigem Ausbruch eines Knochenstücks aus der dorsalen Begrenzung des Acetabulums auf.

Bewegungsmöglichkeiten

Achsen. Als typisches Kugelgelenk besitzt das Hüftgelenk unendlich viele Achsen, von denen 3 als Hauptachsen für die Bewegungen festgelegt sind. Sie schneiden sich im Mittelpunkt des Caput ossis femoris. Das Gelenk besitzt 3 Freiheitsgrade.
Die ***Transversalachse*** (*quere Hüftgelenkachse*, Abb. 9-**73**) läuft quer durch den Mittelpunkt beider Femurköpfe. Um diese Achse werden *Beugung* (*Anteversion*) und *Streckung* (*Retroversion*) ausgeführt. Im Stand erfolgt um die Transversalachse aber auch das Beugen des Rumpfes nach vorne oder hinten.
Um die ***Sagittalachse*** erfolgt die *Abduktions- und Adduktionsbewegung* des Beins, außerdem in einem geringen Umfang auf der Seite des Standbeins eine *Seitneigung* des Rumpfes.
Die ***Vertikalachse*** (Abb. 9-**73**) geht senkrecht durch den Mittelpunkt des Femurkopfes und durch die Eminentia intercondylaris des Schienbeinkopfes. Sie ist identisch mit der Traglinie des Beins (Abb. 9-**74**). Um diese Achse erfolgen *Innen- und Außenrotation* des Beins.

Bewegungsumfang. Der normale Bewegungsumfang im Hüftgelenk beträgt aus der Normalstellung (Neutral-Nullstellung) für die Retroversion (Extension) 10–15°, Anteversion (Flexion) 120°, Abduktion 45°, Adduktion 15°, Außenrotation 15° und Innenrotation 35°. Durch Flexion im Hüftgelenk, d.h. durch Kippen des Beckens nach vorne, kann infolge der Entspannung des Lig. iliofemorale der Bewegungsumfang für die Rotation und Abduktion vergrößert werden (Abduktion bis 90°).

Bei der ***Retroversion*** des Beins werden alle 3 Bänder gespannt. Sie verhindern damit eine Überstreckung im Hüftgelenk. Andererseits wird durch sie vermieden, daß im Stehen das Becken nach hinten kippt. Je ausgedehnter das Bein retrovertiert wird, desto mehr tritt die „*Bänderschraube*" in Funktion und preßt den Oberschenkelkopf in das Acetabulum.
Bei der ***Innenrotation*** des Beins werden das Lig. ischiofemorale und der mediale Anteil des Lig. iliofemorale gespannt.
Bei der ***Außenrotation*** begrenzen der laterale Anteil des Lig. iliofemorale und das Lig. pubofemorale die Bewegung.
Die ***Abduktion*** wird vor allem durch das Lig. pubofemorale begrenzt, die ***Adduktion*** z.B. beim Überkreuzen der Beine durch den lateralen Anteil des Lig. iliofemorale und durch das Lig. ischiofemorale.
Bei der ***Anteversion*** wirken bremsend die Weichteilhemmung (bei gebeugtem Knie) oder die passive Insuffizienz der dorsal gelegenen Muskeln (bei gestrecktem Knie).

Bursen. Die *Bursa iliopectinea* steht gelegentlich mit der Gelenkhöhle in Verbindung. Sie liegt zwischen M. iliopsoas und der Gelenkkapsel. Mehrere andere kleine Schleimbeutel sind ohne nennenswerte Bedeutung.

Articulatio genus, Kniegelenk

Gelenkkörper

Die beiden Femurkondylen artikulieren mit den Gelenkflächen des Tibiakopfes. Zwischengeschaltet sind die **Menisci** (Gelenkringe). Sie unterteilen, wenn auch unvollständig, die Gelenkhöhle. Vorne ist außerdem am Kniegelenk die Patella beteiligt. Sie gleitet mit ihrer Facies articularis auf der Facies patellaris femoris. Man gliedert das Kniegelenk in folgende Teilgelenke:
- **Articulatio femoro-patellaris**
- **Articulatio femoro-tibialis** und diese in eine
  - ***Articulatio meniscofemoralis*** und
  - ***Articulatio meniscotibialis.***

Alle Anteile werden von einer gemeinsamen Kapsel mit Ausbuchtungen, *Recessus*, umschlossen und durch außerordentlich kräftige Bänder gesichert.

Menisci (Abb. 9-**70**)

Die Menisci vergrößern die druckübertragende Kontaktfläche zwischen den stark gekrümmten Femurkondylen und der flachen Gelenkpfanne des Tibiakopfes. Im Querschnitt sind die Menis-

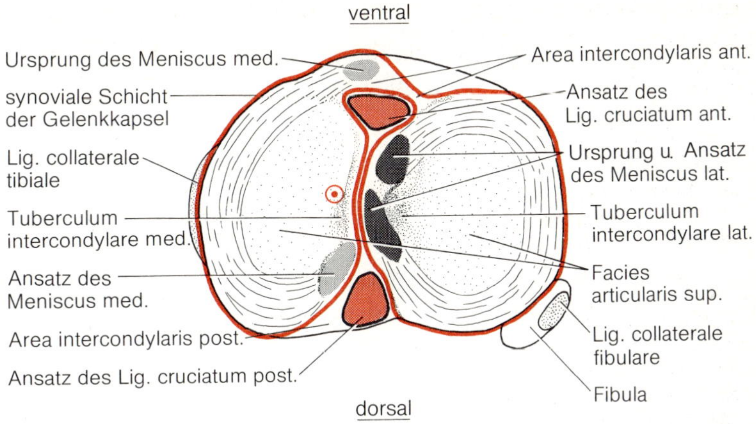

Abb. 9-70. Aufsicht auf die Kniegelenksfläche der rechten Tibia. Menisci angedeutet. *Rot*, Befestigungsstellen der Kreuzbänder; *Punkt* markiert die Rotationsachse

ci keilförmig. Sie bestehen aus Faserknorpel und besitzen eine obere und untere Gelenkfläche. Der **Meniscus medialis** sieht in der Flächenansicht C-förmig aus. Er ist *mit der Gelenkkapsel und dem medialen Kollateralband verwachsen*. Dagegen ist der dreiviertelringförmige **Meniscus lateralis** nur mit der Kapsel, nicht aber mit dem lateralen Kollateralband verbunden. Außerdem sind die Befestigungsstellen an der Area intercondylaris anterior und posterior beim medialen Meniskus weiter voneinander entfernt als beim lateralen. Bei den Bewegungen im Kniegelenk verformen und verschieben sich die Menisken auf dem Tibiakopf. Dabei ist der laterale aufgrund der andersartigen Befestigung in einem höheren Ausmaß verschieblich als der mediale. Er kann infolgedessen besser ausweichen. Wegen ihrer funktionsabhängigen Verschieblichkeit nennt man die Menisci auch „transportable Gelenkflächen".

Klinischer Hinweis. Bei Verletzungen des Kniegelenks reißt wegen der geringeren Verschieblichkeit häufiger der mediale Meniskus als der laterale. Nach Entfernung der Menisken treten vorzeitig Gelenkveränderungen mit Knorpeldestruktion auf.

Gelenkkapsel und Recessus

Die **Gelenkkapsel** entspringt vorne am Femur 1-2 cm oberhalb der Knorpelknochengrenze hinten an der Linea intercondylaris und am Knorpelrand der Kondylen. Die Epikondylen bleiben extrakapsulär. Vorne ist in die Gelenkkapsel die Kniescheibe eingelassen. Distal liegt der Kapselansatz an der Knorpelknochengrenze am Tibiakopf.

Die beiden Schichten der Kapsel (S. 144), *Membrana fibrosa* und *Membrana synovialis*, spalten sich stellenweise. Sie umschließen die plastisch verformbaren Fettkörper und die Kreuzbänder (s. unten). Zwischen den beiden Membranen liegt unterhalb der Patella das *Corpus adiposum infrapatellare*. Dieser Fettkörper füllt den Raum zwischen Lig. patellae und Gelenkhöhle aus. Er setzt sich fort in faltenartige Anhänge, in die gleichfalls von der Synovialmembran überzogenen *Plicae alares*. Sie ragen von vorne frei in den Raum zwischen den beiden Kondylen hinein. Vom infrapatellaren Fettkörper geht außerdem in der Medianebene die dünne *Plica synovialis infrapatellaris* aus, die sich bis zur Fossa intercondylaris ausdehnt. Alle diese Oberflächenvergrößerungen dienen dazu, die Stoffaustauschfläche in der Gelenkhöhle zu vergrößern und bei den Bewegungen als verformbare Füllmasse die unterschiedlich weiten Gelenkräume auszufüllen.

Recessus. Die Gelenkhöhle setzt sich in Aussackungen fort. Der

- ***Recessus superior*** (*Recessus suprapatellaris*) liegt oberhalb der Kniescheibe. Er entsteht kurz nach der Geburt durch eine Kommunikation der Gelenkhöhle mit der Bursa suprapatellaris (s. unten). Beim Erwachsenen reicht der Recessus in Streckstellung zwischen Quadrizepssehne und Femur meist 5-6 cm über die Basis der Patella hinaus. Der
- ***Recessus subpopliteus***, wesentlich kleiner als der Recessus superior und an der Rückseite gelegen, entsteht durch eine Verbindung mit der Bursa m. poplitei. Er kann auch mit dem Gelenk zwischen Schein- und Wadenbein kommunizieren.

Gelenkbänder (Abb. 9-**71**)

Die Bänder des Kniegelenks, die für die Sicherung der Gelenkfunktion von größter Bedeutung sind, werden eingeteilt in
- **Außenbänder** und
- **Binnenbänder**.

Außenbänder

Sie liegen außerhalb der Gelenkkapsel:
- **Lig. collaterale tibiale**. Das mediale Seitenband verbindet den Epicondylus medialis (femoris) mit dem Condylus medialis (tibiae). Am Femur liegt seine Befestigungsstelle oberhalb und hinter dem Krümmungsmittelpunkt. Es läuft dann schräg nach unten vorne. Das breite Band ist mit der Gelenkkapsel verwachsen und verstärkt sie. Über ihr Stratum fibrosum und durch zusätzliche Faserzüge ist es *mit dem Meniscus medialis fest verbunden*. In Streckstellung und bei Außenrotation sind alle Anteile des Bandes angespannt. Hierdurch wird eine Abduktion im Kniegelenk verhindert (die rote Farbgebung des tibialen und fibularen Seitenbandes auf Abb. 9-**72** soll kennzeichnen, daß beide Bänder in Streckstellung gespannt sind).
- **Lig. collaterale fibulare**. Das laterale Seitenband besitzt einen runden Querschnitt. Es ist *nicht mit der Gelenkkapsel verwachsen*. Das Band verbindet Epicondylus lateralis und Caput fibulae. Seine Verlaufsrichtung ist entgegengesetzt der des Innenbandes. In Streck- und Außenrotationsstellung (s. unten) ist es gespannt.

Beide Kollateralbänder dienen bei gestrecktem Knie der Stabilisierung des Gelenks, bei gebeugtem begrenzen sie die Außenrotation.
- **Retinaculum patellae mediale** und
- **Retinaculum patellae laterale**. Diese Faserzüge liegen zu beiden Seiten der Patella und strahlen in das Periost des Tibiakopfes ein. Beide Retinacula patellae verstärken vorne seitlich die Kniegelenkkapsel. Sie enthalten längs (oberflächlich) und quer (tief) verlaufende Faserzüge. Außerdem strahlen in das Retinaculum patellae laterale Fasern des Tractus iliotibialis ein.

Klinischer Hinweis. Wenn die Kniescheibe quer gebrochen ist und die Retinacula unversehrt bleiben, kann der Verletzte - sofern die Schmerzen dies zulassen - im Gelenk noch etwas strecken. Daher nennt man die *Retinacula auch Reservestreckapparat.* Sind die Kollateralbänder (häufiger das mediale als das laterale) durchrissen (Sportverletzungen), dann läßt sich bei gestrecktem Kniegelenk der Unterschenkel gegen den Oberschenkel zur unverletzten Seite hin ad- oder abduzieren. Bei einem unbehandelten Kollateralbandschaden kommt es zum „*Wackelknie*".

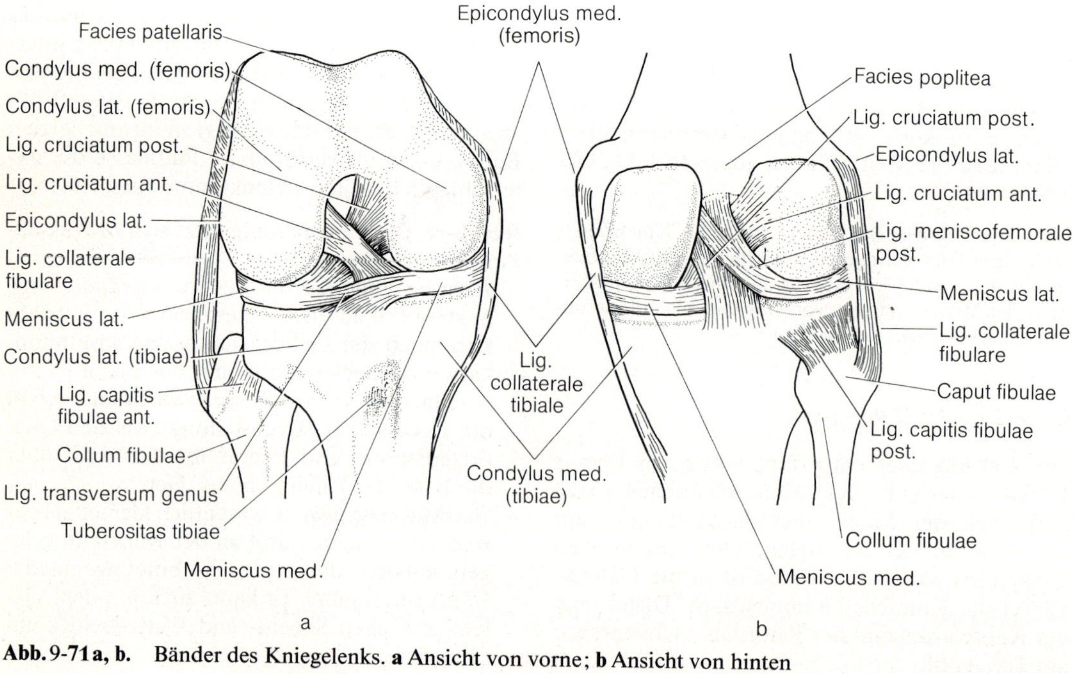

Abb. 9-71 a, b. Bänder des Kniegelenks. **a** Ansicht von vorne; **b** Ansicht von hinten

- **Lig. patellae**. Das Kniescheibenband zieht von der Patella zur Tuberositas tibiae (vgl. Quadrizepssehne, S. 357).
- **Lig. popliteum obliquum**. Das Band, eine rückläufige Abspaltung der Sehne des M. semimembranosus verstärkt die Kapselwand auf der Rückseite. Seine Verlaufsrichtung ist ähnlich wie die des Lig. cruciatum anterius.
- **Lig. popliteum arcuatum**. Das Band überbrückt bogenförmig den M. popliteus. Es verstärkt ebenfalls die rückseitige Kapselwand.

Binnenbänder (Abb. 9-**71**, 9-**72**)

Zwischen den beiden Schichten der Gelenkkapsel liegen die **Kreuzbänder, Ligg. cruciata**. Sie befinden sich also *innerhalb* der Gelenkkapsel, vorne und seitlich überzogen vom Stratum synoviale zwischen den Femurkondylen. Die beiden Bänder haben unterschiedlichen Verlauf.

- **Lig. cruciatum anterius**. Das vordere Kreuzband zieht von der medialen Fläche des Condylus lateralis (Abb. 9-**71**) zur Area intercondylaris anterior der Tibia (Verlaufsrichtung gleich den Mm. intercostales externi). Der vordere mediale Teil des Bandes spannt sich bei Streckung und Innenrotation, der hintere laterale bei der Beugung im Kniegelenk. Auf Abb. 9-**72a** ist der in Streckstellung angespannte vordere mediale Teil des Bandes rot markiert, auf Abb. 9-**72b** der in Beugestellung unter Spannung stehende hintere laterale Teil des Bandes.
- **Lig. cruciatum posterius**. Das hintere Kreuzband nimmt einen entgegengesetzten Verlauf, nämlich von der lateralen Fläche des Condylus medialis zur Area intercondylaris posterior. Der hintere mediale Teil des Bandes spannt sich bei maximaler Beugung und extremer Streckung. Beide Teile des hinteren Kreuzbandes stehen bei Innenrotation unter Spannung.

Die Kreuzbänder verhindern das Abgleiten der Oberschenkelkondylen von den flachen Gelenkpfannen des Schienbeinkopfes und dienen dem Zusammenhalt der Gelenkkörper. Bei *Außenrotation* haben sie die Tendenz, sich voneinander *abzuwickeln*. Bei *Innenrotation wickeln sie sich umeinander* und begrenzen dadurch diese Bewegung.

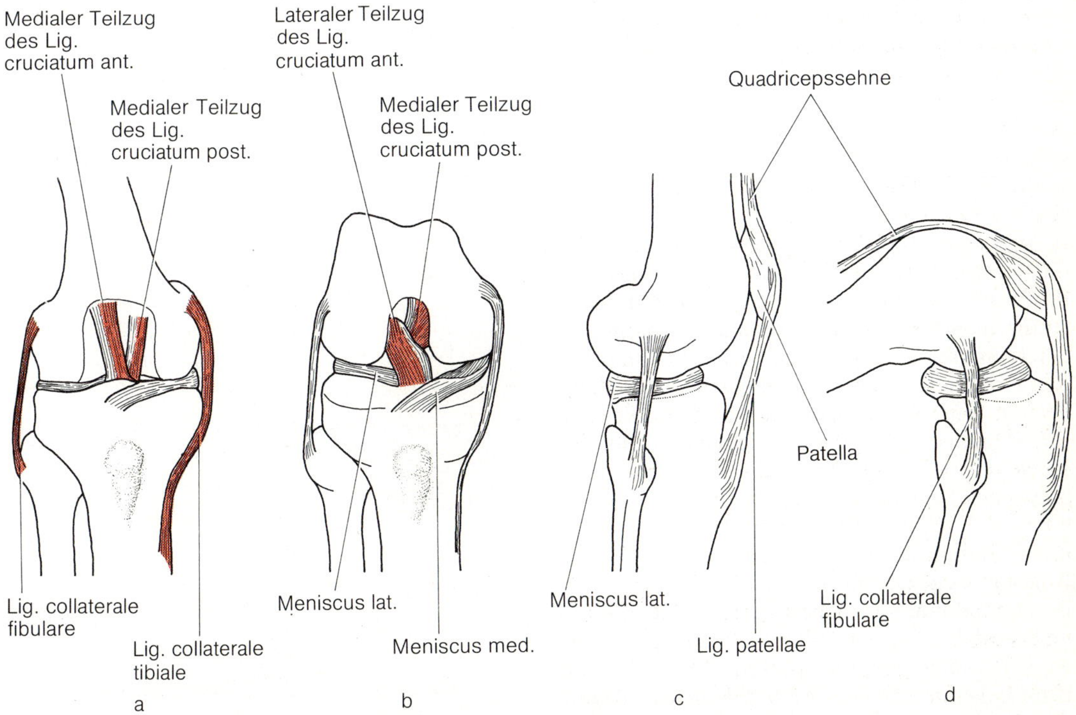

Abb. 9-72a–d. Bänder des rechten Kniegelenks bei Streckung und Beugung. **a, b** Ansicht von vorne. *Rot* gezeichnet sind die in der jeweiligen Stellung gespannten Bänder bzw. Bandanteile. **c, d** Ansicht von lateral. Veranschaulicht werden die Gleitbewegungen der Patella auf den Femurcondylen und die Verschiebung des Meniscus lateralis bei Beugung des Kniegelenks. (Nach v. Lanz u. Wachsmuth, 1972)

Klinischer Hinweis. Kreuzbandverletzungen führen zum sog. *Schubladenphänomen*, d. h. der Unterschenkel kann bei rechtwinklig gebeugtem Knie gegen den Oberschenkel in dorsoventraler Richtung hin und herverschoben werden.

- **Lig. transversum genus**. Das Band verbindet vorne den medialen mit dem lateralen Meniskus.
- **Lig. meniscofemorale anterius**. Dieses inkonstante Band zieht von der Dorsalseite des Meniscus lateralis zum vorderen Kreuzband.
- **Lig. meniscofemorale posterius**. Es läuft vom Meniscus lateralis dorsal vom hinteren Kreuzband zur Innenfläche des Condylus medialis (femoris).

Gelenktyp und Achsen

Die geometrische Form der Gelenkkörper und der Bandapparat lassen im Kniegelenk folgende Bewegungen zu:
- **Streckung und Beugung**
- **Innen- und Außenrotation**, die jedoch *nur in Beugestellung* ausgeführt werden können.

Es handelt sich beim Kniegelenk um ein sog. Bikondylengelenk, bei vereinfachter Betrachtungsweise um ein Drehscharniergelenk (Trochoginglymus) mit 2 Freiheitsgraden. Alle Bewegungen sind mit einem Gleiten der Femurkondylen auf dem Tibiakopf verbunden.
Von lateral betrachtet haben die Femurkondylen die Form einer logarithmischen Spirale, d. h. sie sind vorne nur leicht und hinten zunehmend stärker gekrümmt; der Krümmungsradius ist also hinten kleiner als vorne.
In Streckstellung ist infolgedessen die Kontaktfläche zwischen Gelenkpfanne und Kondylenfläche am größten. Außerdem sind die Lig. collateralia in dieser Stellung maximal gespannt, da der Krümmungsradius vorne größer ist und dadurch die Befestigungsstellen der Kollateralbänder am weitesten voneinander entfernt werden. Bei Beugung nähern sich die beiden Befestigungsstellen immer mehr; die Bänder werden zunehmend entspannt. Außerdem wird die Kontaktfläche kleiner. Die Stabilität des Gelenks nimmt damit ab und die Voraussetzung für die Rotation ist gegeben.
Bewegungsanalysen haben gezeigt, daß die Femurkondylen auf der tibialen Gelenkfläche eine *Roll-Gleit-Bewegung* ausführen. Deshalb sind beim Lebenden *keine starren Achsen* festzulegen. Das Drehzentrum und die Achse wandern während der Bewegung auf Bahnkurven. Außerdem verschieben sich während der Beugebewegung die Femurkondylen samt den Menisci auf dem Tibiakopf nach hinten und bei Streckung nach vorne (Abb. 9-**72c** u. **d**). Vereinfachend nimmt man jedoch für eine elementare Betrachtung eine feste Achse an, die ungefähr der statistischen mittleren Lage der tatsächlichen wandernden Achsen entspricht. Eine solche „Kompromißachse" ist die hier weiterhin als transversale Beuge-Streckachse bezeichnende Linie. Sie läuft quer durch die Femurkondylen.
Die Rotationsachse steht senkrecht auf der medialen Gelenkfläche des Schienbeinkopfes am Abhang des Tuberculum intercondylare mediale (Abb. 9-**70**). Im Stehen ist die Rotationsachse mit der Tragachse identisch (Abb. 9-**73**).

Knieaußenwinkel. Die Längsachse des Femurschaftes bildet mit der Längsachse des Tibiaschaftes infolge der Schrägstellung des Femurs im Kniegelenk einen Winkel (Abb. 9-**73**). Er beträgt bei normal zueinander stehenden Skeletteilen, *Genu rectum*, ungefähr 174°.

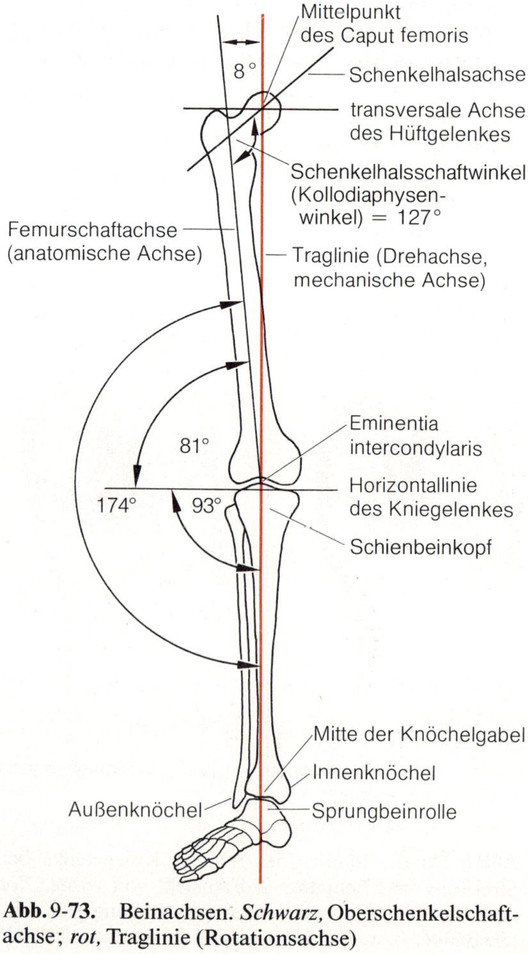

Abb. 9-73. Beinachsen. *Schwarz*, Oberschenkelschaftachse; *rot*, Traglinie (Rotationsachse)

Gelenkmechanik und Bewegungsausmaß

Streckung. Das Kniegelenk kann bis 180° gestreckt werden. Die letzten 10° sind nur bei gleichzeitiger und zwangsläufiger Außenrotation der Tibia um einen Betrag von 5° möglich. Dieser als ***Schlußrotation*** bezeichnete Mechanismus wird dadurch hervorgerufen, daß das vordere Kreuzband bereits angespannt ist, noch bevor alle Seitenbänder ihre maximale Spannung erreicht haben. Durch Abwicklung der Kreuzbänder (s. oben) wird der Vorgang beendet, wenn alle Bänder maximal angespannt sind. Die Form der Gelenkflächen und die Verlaufsrichtung der aus dem Tractus iliotibialis einstrahlenden Fasern wirken hierbei mit.
Eine *Überstreckung im Kniegelenk* verhindern die Bänder der hinteren Kapselwand, die Ligg. collateralia und das hintere Kreuzband.

Hinweis. Wenn das Kniegelenk mehr als 10° überstreckbar ist, spricht man von *Genu recurvatum.*

Beugung. Aktiv kann man (bei gestrecktem Hüftgelenk) das Kniegelenk bis ungefähr 130° beugen. Dann werden die Beugemuskeln (aktiv) insuffizient. Unter Zuhilfenahme der Hände gelingt es dann, passiv das Kniegelenk um noch weitere 30° zu beugen bis zum Anschlag der Ferse am Gesäß. Die ersten 20° bei der Beugebewegung beruhen auf einem Abrollvorgang zwischen Kondylen und Tibiakopf. Anschließend folgt die Gleitbewegung. Dabei werden die Menisci passiv nach hinten mitverschoben (Abb. 9-**72**). Es wirken mit das Lig. meniscofemorale posterius, Sehnenzüge, die sich vom M. semimembranosus und vom M. popliteus abspalten. Die Patella gleitet auf der Facies patellaris (femoris).

Rotation. Bei rechtwinklig gebeugtem Kniegelenk läßt der Bandapparat eine Außenrotation von 40° und eine Innenrotation von 30° zu. Sie erfolgt vorwiegend durch Verschiebung der Menisci auf dem Tibiakopf. Die Innenrotation wird vor allem durch die Kreuzbänder, die Außenrotation durch die Kollateralbänder begrenzt.

Die **Stabilität des Kniegelenks** in Streckstellung gewährleisten Bänder, Endsehnen von Oberschenkelmuskeln und in einem nur geringen Ausmaß direkt anliegende Muskeln. Folgende Einrichtungen sind wichtig:
- *vorne:* Quadrizepsgruppe mit Patella und Lig. patellae
- *hinten:* Lig. popliteum obliquum et arcuatum, Caput mediale und laterale des M. gastrocnemius, M. popliteus
- *medial:* Lig. collaterale tibiale, Retinaculum patellae mediale, Sehnen des M. semitendinosus, M. gracilis und M. sartorius (Pes anserinus, S. 359) und Sehne des M. semimembranosus
- *lateral:* Tractus iliotibialis, Lig. collaterale fibulare, Retinaculum patellae laterale, Sehne des M. biceps femoris
- *innen:* Ligg. cruciata

Da die Stabilität des Kniegelenks in Beugestellung geringer ist als in Streckstellung, besteht die erhöhte Gefahr von Meniskus- und Bandschädigungen (Sportverletzungen).

Stellungsanomalien. Vom normalen Verlauf der Tragachse bei normaler Stellung der Skeletteile zueinander, *Genu rectum*, gibt es Abweichungen unterschiedlichen Ausmaßes:
- ***Genu valgum*** nennt man eine Stellung, bei der die Achse nach lateral verschoben ist. Sie geht mit der X-Beinstellung einher (Abb. 9-**74b**). Der Knieaußenwinkel ist kleiner als 175°
- ***Genu varum*** nennt man eine Stellungsanomalie, bei der die Tragachse nach medial verschoben ist. Sie führt zur O-Beinstellung (Abb. 9-**74c**). Der Knieaußenwinkel ist größer als 175°.

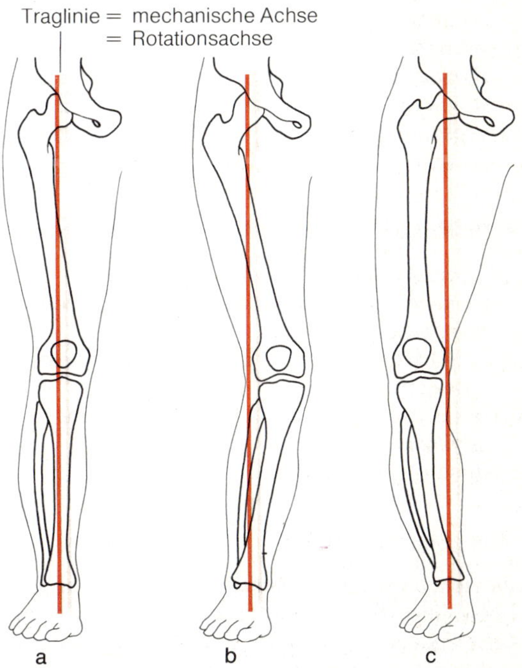

Abb. 9-74a–c. Traglinie des Beins. **a** Normal, **b** bei Genu valgum, **c** bei Genu varum. Die Traglinie ist mit der mechanischen Achse = Rotationsachse des Beins identisch. Um die Rotationsachse erfolgt die Drehung des Beins im Hüftgelenk. (Nach Frick et al., 1980)

Bursae

In der Umgebung des Kniegelenks werden bis zu 30 Bursen gezählt. Einige von ihnen sind von klinisch-praktischem Interesse. Zu ihnen gehören:
- *Bursa suprapatellaris.* Sie ist von besonderer Bedeutung, da sie mit dem Kniegelenk kommuniziert (s. oben „Recessus superior").
- *Bursa subcutanea praepatellaris.* Sie liegt vor der Patella im subkutanen Bindegewebe.
- *Bursa subfascialis praepatellaris.* Diese inkonstante Bursa befindet sich zwischen einer faszienartigen Bindegewebsverdichtung und einer festen Bindegewebsfaserplatte vor der Patella.
- *Bursa subtendinea praepatellaris* (ebenfalls inkonstant). Sie liegt zwischen dieser Faserplatte und dem Periost der Kniescheibe. Alle 3 Bursen können miteinander kommunizieren.
- *Bursa infrapatellaris profunda.* Sie liegt zwischen Schienbeinkopf und Lig. patellae.
- *Bursa subcutanea infrapatellaris*, an gleicher Stelle gelegen jedoch unter der Haut.
- *Bursa subcutanea tuberositatis tibiae.* Sie liegt ebenfalls unter der Haut, jedoch direkt vor der Tuberositas tibiae.
- *Bursae m. poplitei.* Unter dem gleichnamigen Muskel gelegen, steht sie oft mit der Gelenkhöhle in Verbindung und bildet den Recessus subpopliteus.
- *Bursae subtendineae m. gastrocnemii medialis et lateralis.* Schleimbeutel zwischen Gelenkkapsel und den beiden Köpfen des M. gastrocnemius.

Verbindungen zwischen Schien- und Wadenbein

Die beiden Unterschenkelknochen sind
- **proximal** durch eine ***Amphiarthrose, Articulatio tibiofibularis,***
- **in Schaftmitte** durch die ***Membrana interossea cruris*** und
- **distal** durch eine *Syndesmose*, ***Syndesmosis tibiofibularis***

miteinander verbunden.

Articulatio tibiofibularis

Zwischen Condylus lateralis tibiae und Caput fibulae liegt die Articulatio tibiofibularis. In ihre Gelenkkapsel eingebaute Bänder, *Lig. capitis fibulae anterius et posterius*, lassen keine nennenswerten Bewegungen zu.

Membrana interossea cruris

Die Membran spannt sich zwischen den Margines interosseae der Tibia und der Fibula aus. Sie dient vor allem der straffen Verbindung der beiden Unterschenkelknochen. Außerdem bietet sie Unterschenkelmuskeln zusätzliche Ursprungsflächen. Durch eine proximale und eine distale Lücke in der Membran ziehen Blutgefäße.

Syndesmosis tibiofibularis

Die distalen Enden des Schien- und Wadenbeins werden durch die Syndesmosis tibiofibularis verbunden. Den festen Zusammenhalt der beiden Knochen sichern zusätzlich die Membrana interossea cruris und an der Vorder- und Rückseite der Verbindungsstelle gelegene Bänder:
- **Lig. tibiofibulare anterius**
- **Lig. tibiofibulare posterius.**

Malleolengabel

Ihre Gelenkfläche, die den proximalen Anteil des oberen Sprunggelenks bildet, setzt sich zusammen aus der *Facies articularis medialis malleoli*, der *Facies articularis inferior tibiae* und der *Facies articularis malleoli fibulae.* Die beiden Zinken der Gabel sind nicht gleich lang. Der laterale Zinken, der Malleolus fibularis, reicht etwas weiter nach distal als der mediale.

Articulationes pedis, Fußgelenke

Die Fußgelenke bestehen aus den beiden Sprunggelenken (*Diarthrosen*) und im Bereich des Tarsus aus zahlreichen straffen Gelenken (*Amphiarthrosen*). Durch sie werden die einzelnen Fußwurzelknochen untereinander und mit den Mittelfußknochen zu einer fast starren Einheit (*subtalare Fußplatte*) zusammengeschlossen. Das obere Sprunggelenk stellt die Verbindung zum Unterschenkel her.
Im Bereich der Fußwurzelknochen sind zu unterscheiden:
- **oberes Sprunggelenk, Articulatio talocruralis**
- **unteres Sprunggelenk**. Es setzt sich aus 2 Teilgelenken zusammen
  - ***Articulatio subtalaris*** (hintere Kammer des unteren Sprunggelenks
  - ***Articulatio talocalcaneonavicularis*** (vordere Kammer des unteren Sprunggelenks)
- **Articulatio calcaneocuboidea**
- **Articulatio cuneonavicularis**
- **Articulatio cuneocuboidea**
- **Articulationes intercuneiformes**

Straffe Gelenke zwischen den Knochen der Fußwurzel und Mittelfuß sowie zwischen den einzelnen Mittelfußknochen:
- **Articulationes tarsometatarsales**
- **Articulationes intermetatarsales**

Gelenkverbindungen (Diarthrosen) zwischen Mittelfuß und Zehen
- **Articulationes metatarsophalangeales**, Zehengrundgelenke.

Gelenkverbindungen (Diarthrosen) zwischen den einzelnen Zehengliedern:
- **Articulationes interphalangeales pedis** (Mittel- und Endgelenke der Zehen)

Articulatio talocruralis, oberes Sprunggelenk

Gelenkkörper

Im oberen Sprunggelenk artikulieren die Rolle des Talus und die Gelenkflächen der Malleolengabel. Sie umfaßt von beiden Seiten und von oben die Trochlea tali und bildet die Gelenkpfanne.

Gelenkkapsel und Bänder (Abb. 9-**75**)

Die Gelenkkapsel ist an der Knorpelknochengrenze der beiden Unterschenkelknochen und des Talus befestigt. Nur am Collum tali reicht sie etwas weiter nach distal. Vorder- und Rückseite sind dünn und weit. Seitlich ist die Kapsel durch Kollateralbänder verstärkt. Außen- und Innenknöchel liegen, abgesehen von ihren Gelenkflächen, extrakapsulär. Eine sichere Gelenkführung wird durch folgende Bänder erreicht:

Auf der **medialen** Seite:
- **Lig. mediale** (*deltoideum*). Es ist etwa dreieckig. Vom Innenknöchel aus strahlt es mit seinen 4 Anteilen fächerförmig in Fußwurzelknochen ein (Abb. 9-77):
  - ***Pars tibionavicularis***
  - ***Pars tibiotalaris anterior***
  - ***Pars tibiotalaris posterior***
  - ***Pars tibiocalcanea***, zum Sustentaculum tali

Auf der **lateralen** Seite liegen 3 einzelne Bänder.
- **Lig. talofibulare anterius**
- **Lig. talofibulare posterius**
- **Lig. calcaneofibulare**

Die starken Bänder sichern das obere Sprunggelenk, indem sie u. a. den Rückschub der Tibia gegen den Talus bei der Fortbewegung verhindern. Außerdem verhüten sie ein seitliches Verkanten des Fußes.

Gelenktyp und -achsen

Im oberen Sprunggelenk erfolgt das *Heben und Senken der Fußspitze* (Dorsalextension und Plantarflexion). Das obere Sprunggelenk ist ein Scharniergelenk mit 1 Freiheitsgrad. Seine Achse

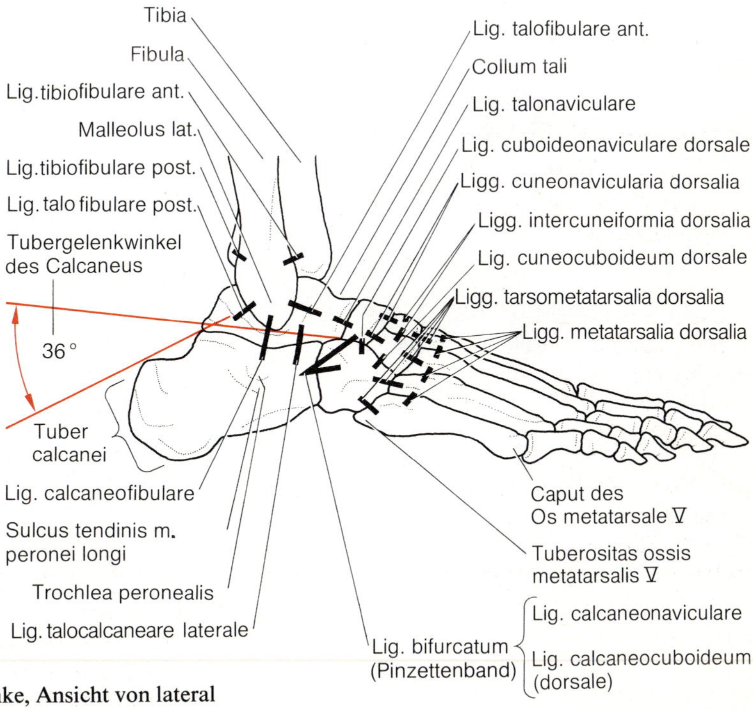

Abb. 9-75. Bänder der Fußgelenke, Ansicht von lateral

läuft quer durch Malleolengabel und Sprungbeinrolle (s. Abb. 9-**83**, 9-**85**). Auf der Innenseite des Fußes liegt die Achse unmittelbar vor und unterhalb des Malleolus medialis, auf der Außenseite zieht sie durch die Spitze des Malleolus lateralis.

Bewegungsmöglichkeiten

Das Bewegungsausmaß im oberen Sprunggelenk beträgt für die Dorsalextension 20°-30° und für die Plantarflexion 30°-50°. Da die Trochlea tali vorne breiter als hinten ist, ist der Gelenkschluß bei maximaler Dorsalextension besonders fest. Hierbei weichen Tibia und Fibula in ihrer amphiarthrotischen Verbindung 2-3 mm auseinander.

Klinischer Hinweis. Beim Umknicken des Fußes im Knöchel kann es zu einem Zerreißen von Bändern kommen; nicht selten erfolgt beim Umknicken nach außen durch die Hebelwirkung ein Bruch der Fibula.

Unteres Sprunggelenk (Abb. 9-**76**)

Das untere Sprunggelenk besteht aus 2 in sich geschlossenen Kammern, die durch das *Lig. talocalcaneum interosseum* (s. unten) getrennt werden. Funktionell sind beide Anteile miteinander gekoppelt. Sie werden im folgenden als einzelne Gelenke besprochen. Es handelt sich um die

- **Articulatio subtalaris**, hintere Kammer des unteren Sprunggelenks,
- **Articulatio talocalcaneonavicularis**, vordere Kammer des unteren Sprunggelenks.

Articulatio subtalaris

Gelenkkörper. Die konvexe Gelenkfläche ist die Facies articularis talaris posterior des Calcaneus, die konkave Gelenkfläche die Facies articularis calcanea posterior des Talus.

Gelenkkapsel und Bänder. Die Gelenkkapsel ist an den Rändern der Gelenkflächen befestigt. In sie sind folgende Verstärkungsbänder eingewebt, die sich zwischen Talus und Calcaneus ausspannen:

- **Lig. talocalcaneare mediale**
- **Lig. talocalcaneare laterale**
- **Lig talocalcaneare interosseum**. Dieses kräftige, schräg eingestellte Band befindet sich im Sinus und Canalis tarsi, verbindet die beiden Knochen und trennt die beiden Kammern des unteren Sprunggelenks.
- **Lig. calcaneofibulare** und
- **Pars tibiocalcanea** des **Lig. mediale** (deltoideum) überspringen den Talus und befestigen sich am Calcaneus. Sie sichern damit das obere wie auch das untere Sprunggelenk (Abb. 9-**77**).

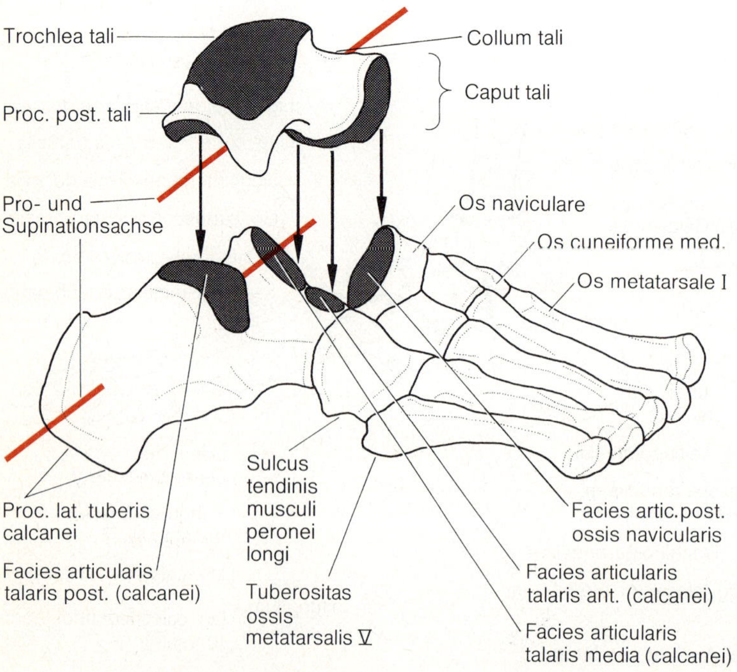

Abb. 9-76. Fußwurzelknochen. Darstellung der Gelenkfläche und der Bewegungsachse des unteren Sprunggelenks. (Nach v. Lanz u. Wachsmuth, 1972)

Articulatio talocalcaneonavicularis

Gelenkkörper (Abb. 9-**76**). Der Talus einerseits und Os naviculare mit Calcaneus andererseits bilden den vorderen Anteil des unteren Sprunggelenks. Die Lücke zwischen Os naviculare und Calcaneus füllt das *Pfannenband* (s. unten) aus. Dadurch wird die Konstruktion zu einer geschlossenen Gelenkpfanne vervollständigt. Den Gelenkkopf bildet das Caput tali. An ihm lassen sich 4 Kontaktflächen (Facetten) entsprechend den Bauteilen der Pfanne unterscheiden. Es artikulieren

- *die untere Facette* des Taluskopfes mit dem Faserknorpelüberzug des Pfannenbandes
- *die vordere Facette*, Facies articularis navicularis (tali) mit der Facies articularis talaris des Os naviculare
- *die seitlichen Facetten* Facies articularis calcanea anterior et media (tali) mit der Facies articularis talaris anterior et media des Calcaneus.

Gelenkkapsel und Bänder. Die Befestigungsstellen der Gelenkkapsel liegen an den Knorpel-Knochen-Grenzen. Sie wird durch Bänder verstärkt und die Gesamtkonstruktion durch kräftige Bänder gehalten. Hierzu gehören:

- **Lig. calcaneonaviculare plantare** (Abb. 9-**77**). Es ist das wichtigste Band des Fußes. Es zieht vom Sustentaculum tali des Calcaneus und dem Corpus tali zur plantaren und medialen Fläche des Kahnbeins. Da das Band einen Teil der Gelenkpfanne für den Taluskopf bildet, nennt man es auch **Pfannenband**. Der am Gelenk beteiligte mediale Teil des Bandes besteht aus Faserknorpel, **Fibrocartilago calcaneonavicularis**. Das Lig. calcaneonaviculare plantare trägt zusammen mit dem Sustentaculum tali den Kopf-Hals-Anteil des Talus. Es verhindert, daß der Talus nach medial-unten abgleitet. Gemeinsam mit den Sehnen der tiefen Flexorengruppe bildet es eine wichtige Stütze des Fußlängsbogens. Die Sehne des M. tibialis posterior unterfängt das Band. Sie ist deshalb maßgeblich an der Dauerbelastbarkeit der Konstruktion beteiligt. Im Stehen und beim Abrollen des Fußes während des Gehens wird das etwa 7 mm dicke Pfannenband sowohl auf Zug als auch auf Druck von oben durch den Taluskopf beansprucht.
- **Lig. talonaviculare**. Das Band ist eine Verstärkung der fibrösen Schicht der Gelenkkapsel. Es läuft dorsal vom Taluskopf zum Os naviculare.

Bewegungsmöglichkeiten

Im unteren Sprunggelenk kann der Fuß supiniert und proniert werden. Die **Supination** (He-

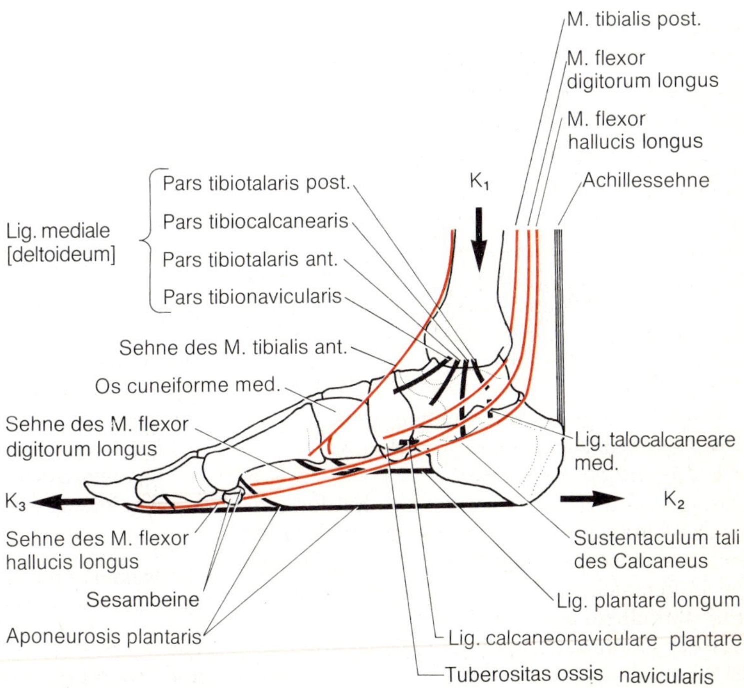

Abb. 9-77. Ansicht des rechten Fußes von medial mit Bändern und Muskeln (Endsehnen) als Verspannungseinrichtung für den Fußlängsbogen

ben des medialen Fußrandes) ist mit einer Adduktion und die **Pronation** (Heben des lateralen Fußrandes) mit einer Abduktion des Fußes verbunden. An diesen Bewegungen sind in geringem Ausmaß auch die übrigen Fußgelenke (s. unten) beteiligt. Der Bewegungsumfang ist somit ein Summationseffekt. Er beträgt in Abhängigkeit von Alter und Übung für die Supination 50°-60°, für die Pronation bis zu 30°.

Die gemeinsame *Achse* für den hinteren und vorderen Anteil des unteren Sprunggelenks verändert sich während der Bewegungen. Vereinfachend hat man sich auf eine mittlere Pro- und Supinationsachse geeinigt. Sie läuft schräg von medial-vorn-oben nach lateral-hinten-unten; sie tritt an der medial-oberen Kante des Caput tali ein und unten-hinten an der seitlichen Fläche des Tuber calcanei aus (Abb. 9-**76**, Abb. 9-**85**).

Das untere Sprunggelenk faßt man als ein atypisches einachsiges Drehgelenk auf. Bisweilen wird es auch ein Kegelgelenk genannt.

Kombinierte Bewegung des oberen und unteren Sprunggelenks

Aus der Kombination der Bewegungsmöglichkeit im oberen und unteren Sprunggelenk resultiert die Zirkumduktionsbewegung des Fußes. Dabei beschreibt die Fußspitze eine kreis- bis ellipsenförmige Bahn (*Fußkreisen*).

Sonstige intertarsale Verbindungen

Articulatio calcaneocuboidea, Fersenbein-Würfelbeingelenk

Das Gelenk liegt zwischen Fersenbein und Würfelbein. Es handelt sich um eine Amphiarthrose mit einer eigenen an der Knorpelknochengrenze befestigten Gelenkkapsel. Wenn auch der Bewegungsumfang gering ist, so spielt er doch für die Pro- und Supinationsbewegung (s. Summation) eine Rolle. Die Amphiarthrose wird verstärkt durch folgende Bänder:

- **Lig. bifurcatum** (Pinzettenband, Abb. 9-**75**). Das V-förmige Band besteht aus dem
  - ***Lig. calcaneonaviculare*** (*dorsale*) und
  - ***Lig. calcaneocuboideum***

Das Lig. bifurcatum entspringt auf der dorso-lateralen Seite des Fußes versteckt in der Tiefe des Sinus tarsi am Calcaneus. Seine beiden Teilbänder heften sich an der Dorsalfläche von Kahn- und Würfelbein an.

Auf der Plantarseite wird die Gelenkkapsel verstärkt durch das

- **Lig. calcaneocuboideum plantare** und
- **Lig. plantare longum** (Abb. 9-**77**). Es zieht von der plantaren Fläche des Calcaneus zur Tuberositas ossis cuboidei und zu den Basen der Ossa metatarsalia II-V. Die Mehrzahl der Fasern des Bandes überbrückt den Sulcus tendinis m. peronei longi. Das Band ist für die Verspannung des Fuß-Längsbogens (s. dort) von größter Bedeutung.

Articulatio tarsi transversa

Unter dieser Bezeichnung oder *Chopart-Gelenklinie* versteht man den flach-S-förmig geschwungenen, quer zur Fußlängsachse verlaufenden Spalt zwischen Talus und Os naviculare einerseits und Calcaneus und Os cuboideum (Abb. 9-**67**) andererseits. Die Articulatio tarsi transversa besitzt keine einheitliche Gelenkhöhle.

Klinischer Hinweis. Die Chopartgelenklinie spielt für Fußamputationen eine wichtige Rolle.

Articulatio cuneonavicularis

Die Gelenkflächen der 3 Keilbeine artikulieren mit dem Kahnbein. Es handelt sich um eine sehr *straffe Amphiarthrose.* Sie wird verstärkt (Abb. 9-**75**) durch die

- **Ligg. cuneonavicularia dorsalia** und durch die
- **Ligg. cuneonavicularia plantaria**.

Articulatio cuneocuboidea

Die Verbindung liegt zwischen Os cuneiforme laterale und Würfelbein. Sie ist als *Syndesmose* ausgebildet und wird durch folgende Bänder verstärkt:

- **Lig. cuneocuboideum dorsale**
- **Lig. cuneocuboideum interoseum**
- **Lig. cuneocuboideum plantare**

Articulationes intercuneiformes

Die Articulationes intercuneiformes sind *straffe Verbindungen* zwischen den Ossa cuneiformia verstärkt durch

- **Ligg. intercuneiformia dorsalis**
- **Ligg. intercuneiformia interossea**
- **Ligg. intercuneiformia plantaria**.

Articulationes tarsometatarsales, Fußwurzel-Mittelfuß-Gelenke

Diese *straffen Gelenke* verbinden Fußwurzel- und Mittelfußknochen. Über eine geringfügige

Beweglichkeit verfügen nur die beiden lateralen Tarsometatarsalgelenke. Die Gelenkhöhlen stehen stellenweise untereinander und mit den Höhlen der Articulationes intermetatarsales (s. unten) in Verbindung. Die Amphiarthrosen werden verstärkt (Abb. 9-**75**) durch

- **Ligg. tarsometatarsalia dorsalia**
- **Ligg. tarsometatarsalia interossea**
- **Ligg. tarsometatarsalia plantaria**

Klinischer Hinweis. Die Reihe der Gelenkspalten der Tarsometatarsalgelenke bildet die *Lisfranc-Gelenklinie*, die für Mittelfußamputationen von Bedeutung ist. Zum Aufsuchen dieser Linie orientiert man sich an der Tuberositas ossis metatarsalis V und der Tuberositas ossis navicularis (Abb. 9-**67**).

Articulationes intermetatarsales, Zwischenmittelfußgelenke

Sie liegen zwischen den Basen der 2.-5. Mittelfußknochen und stehen mit den benachbarten Gelenken in Verbindung. Es handelt sich ebenfalls um Amphiarthrosen. Durch Bänder werden die Basen der Ossa metatarsalia fest verbunden:

- **Ligg. metatarsalia dorsalia**
- **Ligg. metatarsalia interossea**
- **Ligg. metatarsalia plantaria**

Die Köpfe der Mittelfußknochen werden verbunden durch das

- **Lig. metatarsale transversum profundum.**

Articulationes metatarsophalangeales, Zehengrundgelenke

Die Zehengrundgelenke sind *Kugelgelenke*, deren Bewegungsspielraum durch Bänder auf 2 Freiheitsgrade *eingeschränkt* ist. In den Zehengrundgelenken sind Plantarflexion und vor allem Dorsalextension, Abduktions- und Adduktionsbewegungen jedoch nur in geringem Ausmaß durchführbar. Die Möglichkeit, passiv die Zehen zu rotieren, wird mit zunehmender Plantarflexion aufgrund der Hemmwirkung der exzentrisch angeordneten **Ligg. collateralia** verringert und schließlich unmöglich. Unten verstärken die **Ligg. plantaria** die Gelenkkapsel. Sie bilden zusammen mit den **Vaginae synoviales digitorum pedis** rinnenförmige Gleitlager für die Sehnen des M. flexor hallucis longus und M. flexor digitorum longus. Am Großzehen-Grundgelenk sind in das Lig. plantare medial und lateral je 1 **Sesambein** eingebaut, die mit dem Kopf des 1. Mittelfußknochens eigene Gelenke bilden.

Klinischer Hinweis. Wenn sich der Kopf des 1. Mittelfußknochens und die Basis der Grundphalanx nach medial verlagern, sprechen wir von **Hallux valgus**. Durch den Zug der Sehnen zur Großzehe wird das Krankheitsbild verstärkt.

Articulationes interphalangeales, Mittel- und Endgelenke der Zehen

Um ihre transversale Achse sind Beugung und Streckung möglich (Scharniergelenke). Die **Ligg. collateralia** sind exzentrisch angeordnet. Diese Anordnung führt zu einer Festigung der Gelenke bei Plantarflexion. **Ligg. plantaria** verstärken die Gelenkkapsel.

Klinischer Hinweis. Bei der *Hammerzehe*, einer erworbenen Deformität, ist das Zehengrundgelenk überstreckt, Mittel- und Endgelenk befinden sich in fixierter Beugestellung.

Tibiale Hauptstrebe und fibulare Nebenstrebe

Entsprechend der besonderen mechanischen Beanspruchung bei der Fortbewegung ist der mediale Teil des Fußskeletts besonders kräftig und zur tibialen Hauptstrebe (Ossa metatarsalia I-III, Ossa cuneiformia und Os naviculare) entwickelt. Sie setzt sich direkt in den Talus fort, während die fibulare Nebenstrebe (fibularer Strahl) an den daruntergeschobenen Calcaneus angrenzt (Abb. 9-**67**). Beim normalen Fuß setzt sich die Vertikalachse des Calcaneus in die Tragachse des Beins direkt fort: *Pes rectus.*

Fußgewölbe

Tarsus und Metatarsus bilden eine Gewölbekonstruktion. Sie besteht aus einem Längsbogen (*Längswölbung*) und einem Querbogen (*Querwölbung*). Diese Einrichtung, die mit der dämpfenden Federwirkung beim Gehen im Zusammenhang steht, liegt an 3 Punkten der Standfläche auf: am Tuber calcanei, am Kopf des Os metatarsale I und am Kopf des Os metatarsale V. Nicht nur die straffen Bänder, wie das Lig. plantare longum und die Plantaraponeurose (S. 372) garantieren den Bestand der Gewölbekonstruktion, sondern auch die Endsehnen langer Unterschenkelmuskeln (Abb. 9-**77**).

Klinischer Hinweis. Veränderungen des Fußgewölbes S. 396

3. Muskulatur des Beckens und der unteren Extremität

Hüftmuskulatur

Auf das Hüftgelenk wirken Muskeln, die am Becken einschließlich der Wirbelsäule entspringen und mit wenigen Ausnahmen am Femur ansetzen. Die gesamte Hüftmuskulatur legt sich medial, dorsal und lateral wie ein dicker Mantel um das Gelenk. Die Muskelmasse ist von zentraler Bedeutung für Statik und Dynamik im Zusammenhang mit dem aufrechten Gang.

Die **Funktion** der einzelnen Muskeln läßt sich aus ihrem Verlauf zu den 3 Hauptbewegungsachsen des Hüftgelenks ableiten:

- *Vor der Transversalachse* gelegene Muskeln *beugen* im Hüftgelenk (antevertieren das Bein),
- *dorsal von ihr* gelegene *strecken* (retrovertieren das Bein);
- *lateral von der Sagittalachse* gelegene *abduzieren*,
- *medial davon* gelegene *adduzieren* das Bein.
- *Vor der Rotationsachse* gelegene Muskeln *drehen das Bein nach innen*,
- *hinter der Achse* gelegene *nach außen*.

Die Vielfalt der einzelnen Funktionen in Abhängigkeit von der Ausgangsstellung aber auch die Vielfalt der Teilfunktionen ein und desselben Muskels können sogar zu antagonistischen Funktionen führen.

Die eben geschilderten Bewegungen beziehen sich auf das *Spielbein*, d.h. auf das Bein, das bewegt wird. Auf der Seite des *Standbeins* und ganz besonders, wenn beide Beine als Träger der Körperlast benützt werden, dienen die Muskeln zur Stabilisierung des Beckens. Sie bewirken außerdem über das Hüftgelenk Stellungsänderungen des Beckens und damit Haltungsänderungen des Rumpfes.

Nach **topographischen Gesichtspunkten** werden unterschieden:

- **innere Hüftmuskeln**, die an der inneren Bekkenwand
- **äußere Hüftmuskeln**, die an der äußeren Bekkenwand

entspringen.

Beide Gruppen setzen am proximalen Ende des Femur an. Beide sind autochthone Extremitätenmuskeln. Sie werden deshalb von Rr. ventrales über den Plexus lumbosacralis (S.382) innerviert.

Innere Hüftmuskeln (Tabelle 9-**38**)

Zu dieser Gruppe gehören der

- **M. iliopsoas** (Abb. 9-**63**). Er besteht aus dem M. iliacus und dem M. psoas, die sich erst oberhalb des Leistenbandes zu einem gemeinsamen Muskel vereinigen.
  - ***M. psoas major***. Der langgestreckte, auf dem Querschnitt fast ovale Muskel (Abb. 9-**13**) entspringt mit einer ventralen und einer dorsalen, tiefen Portion an der Wirbelsäule. Zwischen beiden verläuft der Plexus lumbalis.
  - ***M. psoas minor***. Der inkonstante, kleine Muskel liegt auf der Vorderseite des Psoas major und strahlt mit einer schmalen, langen Endsehne in die Fascia iliaca und in den Arcus iliopectineus ein.
  - ***M. iliacus***. Dieser platte Muskel entspringt großflächig an der Innenseite der Darmbeinschaufel.

Der *M. iliopsoas* zieht unter dem Leistenband durch die *Lacuna musculorum* (Abb. 9-**101**, S.391). Danach liegt er vor dem Hüftgelenk vor der Transversalachse. Infolgedessen beugt er das Bein. Er ist (mit dem M. rectus femoris) der effizienteste *Beuger*, da die langfaserige Psoaskomponente mit großer Hubhöhe gemeinsam mit der breitflächigen Iliakuskomponente mit ihrem großen physiologischen Querschnitt einen optimalen Wirkungsgrad ermöglicht. Ist das Bein so eingestellt, daß die Fußspitzen nach vorne gerichtet sind, die Füße also parallel stehen, dann verläuft die wirksame Endstrecke zu dem dorsal gelegenen Trochanter minor, dreht bei Kontraktion diesen nach vorne und *rotiert* damit das Bein *nach außen*. In Normalstellung läuft die wirksame Endstrecke lateral von der Rotationsachse. Infolgedessen kann aus dieser Ausgangsstellung das Bein *nach innen rotiert* werden. Da der M. psoas an der Wirbelsäule entspringt, wirkt er auf der Seite des Standbeins auf die Lendenwirbelsäule im Sinne einer Lateral-Ventral-Flexion. Die *Bursa iliopectinea* (s. dort) ermöglicht ein reibungsloses Gleiten des Muskels auf dem Lig. iliofemorale und über dem knöchernen Beckenrand.

Faszien des M. iliopsoas. M. psoas major und M. iliacus sind von der gemeinsamen *Fascia iliopsoica* bedeckt. Über dem M. psoas ist sie besonders derb. Der Faszienabschnitt über dem M. iliacus, *Fascia iliaca*, ist hingegen dünn. Die Fascia iliopsoica bildet den gemeinsamen Faszienschlauch, der sich auch am Aufbau des Arcus ileopectineus zur Abgrenzung der Lacuna musculorum beteiligt (s. Topographie).

Tabelle 9-38. Gruppe der inneren Hüftmuskeln

Muskel	Ursprung	Ansatz	Funktion	Innervation
M. psoas major	*Ventrale Schicht:* 12. Brust- und 1.–4. LWK sowie den zugehörigen Zwischenwirbelscheiben *dorsale Schicht:* Processus costales aller Lendenwirbel	Trochanter minor	Lateralflexion der LWS, Beugung im Hüftgelenk, Innenrotation aus Normalstellung, sonst Außenrotation	Plexus lumbalis (N. femoralis)
M. psoas minor (inkonstant)	12. BWK und 1. LWK	Fascia iliaca Arcus iliopectineus	Lateralflexion der Wirbelsäule	Plexus lumbalis
M. iliacus	Fossa iliaca	Trochanter minor	Beugung und Rotation im Hüftgelenk, Innenrotation aus Normalstellung, sonst Außenrotation	Plexus lumbalis (N. femoralis)
M. piriformis	Facies pelvica des Os sacrum	Spitze des Trochanter major	Abduktion, Außenrotation	Plexus sacralis (N. piriformis)
M. obturator internus	Membrana obturatoria, knöcherner Rand des Foramen obturatum	Fossa trochanterica	Außenrotation	Plexus sacralis

Klinischer Hinweis. Bei *Lähmungen des M. iliopsoas* kann der Körper nicht mehr aus der Rückenlage aufgerichtet werden. Im Stehen ist jedoch durch andere Muskeln noch eine Anteversion des Beins möglich. *Entzündliche Reizung* des Muskels führt zu einer Entlastungsstellung, bei der das Bein im Hüftgelenk leicht gebeugt und außenrotiert ist.

- **M. piriformis** (Abb. 9-**81**). Er verläßt das kleine Becken durch das Foramen ischiadicum majus und unterteilt es in das Foramen suprapiriforme und infrapiriforme. Gemeinsam mit dem M. glutaeus minimus inseriert er an der Spitze des Trochanter major (Abb. 9-**64a**).
- **M. obturator internus** (früher M. obturatorius internus, Abb. 9-**81**). Er verläßt das kleine Becken durch das Foramen ischiadicum minus, biegt dann am Sitzbeinkörper, der ihm als Hypomochlion dient, scharf um und setzt gemeinsam mit dem M. obturator externus in der Fossa trochanterica an. Im Bereich des Hypomochlions liegt zur Herabsetzung der Reibung die Bursa ischiadica m. obturatorii interni. Innerhalb des kleinen Beckens wird der Muskel von der Fascia obturatoria bedeckt.

Äußere Hüftmuskeln (Tabelle 9-**39**)

Zu dieser Gruppe werden die
- **Glutäalmuskeln** und
- **kleine Muskeln** an der dorsalen Außenseite des Beckens gerechnet.

Die Muskulatur gruppiert sich fächerartig in Schichten hinten und seitlich um das Hüftgelenk. Sie inseriert am Trochanter major oder seiner Umgebung.

- **M. glutaeus maximus** (Abb. 9-**78**). Der große und außerordentlich kräftige Muskel bestimmt die Kontur des Gesäßes beim Menschen. Der untere Muskelrand verläuft im *Stehen* schräg nach lateral unten und bedeckt das Tuber ischiadicum. Im *Sitzen* rutscht der Rand nach oben und der Sitzbeinhöcker liegt nur von subkutanem Fettgewebe gepolstert direkt unter der Haut. Die groben Muskelfasern werden durch Bindegewebssepten, die aus der Muskelfaszie abzweigen, unterteilt.

Zwischen dem Muskelfleisch und dem Tuber ischiadicum liegt die *Bursa ischiadica m. glutaei maximi* und zwischen seiner Endsehne und dem Trochanter major die *Bursa trochanterica m. glutaei maximi.* Die *Bursa subcutanea trochanterica* befindet sich zwischen der Sehne und der Haut über dem Trochanter major.

Tabelle 9-**39**. Gruppe der äußeren Hüftmuskeln

Muskel	Ursprung	Ansatz	Funktion	Innervation
M. glutaeus maximus	Dorsale Fläche des Kreuzbeins; an einem kleinen Bezirk des Darmbeins dorsal von der Linea glutea posterior; Fascia thoracolumbalis, Lig. sacrotuberale	Tuberositas glutaea, Fascia lata, Septum intermusculare femoris laterale, Tractus iliotibialis	Streckung, Außenrotation; der obere Teil abduziert, der untere adduziert	N. glutaeus inferior
M. glutaeus medius	Dreieckiges Feld zwischen Labium externum der Crista iliaca, Linea glutaea anterior und Linea glutaea posterior	Lateraler Umfang des Trochanter major	Abduktion, Innenrotation, Außenrotation, Beugung und Streckung	N. glutaeus superior
M. glutaeus minimus	Zwichen Linea glutaea anterior und inferior	Innen an der Spitze des Trochanter major	Wie M. glutaeus medius	N. glutaeus superior
M. tensor fasciae latae	Spina iliaca anterior superior	Tractus iliotibialis	Beugung und Innenrotation im Hüftgelenk, spannt die Fascia lata	N. glutaeus superior
M. gemellus superior	Spina ischiadica	Sehne des M. obturator internus	Außenrotation	Plexus sacralis
M. gemellus inferior	Tuber ischiadicum	Sehne des M. obturator internus	Außenrotation	Plexus sacralis
M. quadratus femoris	Tuber ischiadicum	Crista intertrochanterica	Außenrotation, Adduktion	N. m. quadrati femoris oder N. ischiadicus
M. obturator externus	Außen am knöchernen Rahmen des Foramen obturatum und an der Membrana obturatoria	Fossa trochanterica	Außenrotation, Adduktion	N. obturatorius

Der M. glutaeus maximus ist der *kräftigste Strekker im Hüftgelenk*. Er entfaltet seinen höchsten Wirkungsgrad, wenn das Hüftgelenk etwas gebeugt ist (z. B. beim Aufstehen aus dem Sitzen). Vorwiegend hat er *Haltefunktion*, indem er das Vornüberkippen des Beckens im Stehen verhindert.

Klinischer Hinweis. Bei *doppelseitiger Lähmung* des M. glutaeus maximus wird durch Verlagerung des Körperschwerpunktes nach hinten die Lendenlordose verstärkt, um das Vornüberkippen zu vermeiden. Treppensteigen ist unmöglich.

- **M. glutaeus medius** (Abb. 9-**79**) (Ursprungsfeld Abb. 9-**78**). Der fächerförmige Muskel wird in seinem dorsalen Abschnitt vom M. glutaeus maximus bedeckt. Der
- **M. glutaeus minimus** (Abb. 9-**78**) liegt fast vollständig verdeckt unter dem M. glutaeus medius. Beide Muskeln sind an ihrem ventralen Rand miteinander verschmolzen.

Mm. glutaeus medius et minimus verhindern das Absinken des Beckens zur Seite des Spielbeins beim Gehen. Auf der Spielbeinseite ergeben sich, je nachdem welche Anteile der Muskeln innerviert werden, entsprechend ihrer Lage zu den

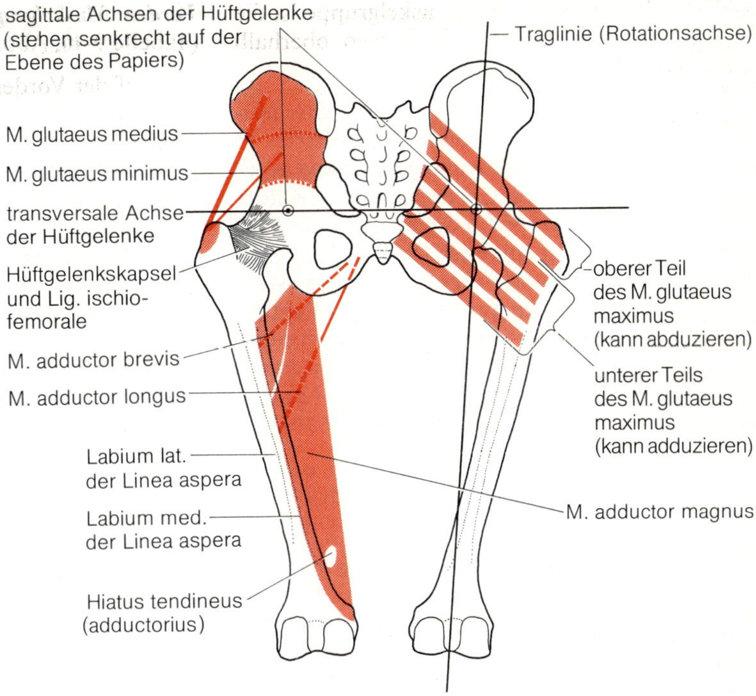

Abb. 9-**78.** Adduktoren und Mm. glutaei

Bewegungsachsen unterschiedliche Funktionen (s. Tabelle 9-**39**): Die dorsal gelegenen Partien strecken und rotieren nach außen, die ventralen beugen und rotieren nach innen; die mittleren abduzieren das Spielbein.

Klinischer Hinweis. Sind die beiden Muskeln insuffizient, dann tritt das Phänomen des „*Watschelganges*" auf, d.h. das Becken kippt bei jedem Schritt auf die Seite des Spielbeins (*Trendelenburg-Zeichen*). Intramuskuläre Injektion (S. 354).

- **M. gemellus superior**. Er ist mit dem Oberrand der Ansatzsehne des M. obturator internus verbunden und der
- **M. gemellus inferior** mit dessen Unterrand. Beide Mm. gemelli und der M. obturator internus sind eine genetische Einheit.
- **M. quadratus femoris**
- **M. obturator externus**. Der Muskel entspringt an der Außenseite der Membrana obturatoria (Abb. 9-**101**) nur durch sie getrennt vom Ursprung des M. obturator internus. Er verläuft dann dorsal um den Schenkelhals und erreicht die Fossa trochanterica, wo er neben dem M. obturator internus ansetzt. Der Muskel liegt versteckt unter dem M. quadratus femoris und dem M. gemellus inferior.

Musculi femoris, Oberschenkelmuskulatur, und Faszien

Die Oberschenkelmuskeln besitzen Ursprungsfelder am Beckengürtel und am Femur. Sie setzen am Femur oder an den Ossa cruris an. Nach topographisch-funktionellen Gesichtspunkten werden sie in folgende Gruppen unterteilt:
- **Vordere Muskelgruppe, Extensoren**
- **Mediale Muskelgruppe, Adduktoren**
- **Hintere Muskelgruppe, Flexoren.**

Die **Nervenversorgung** erfolgt nach folgendem Schema: Die
- **Extensoren** werden vom **N. femoralis**, die
- **Adduktoren** vom **N. obturatorius** (einige Muskeln weisen eine Doppelinnervation auf) und die
- **Flexoren** (ausgenommen Caput breve des M. biceps femoris) vom **N. tibialis** versorgt.

Fascia lata und M. tensor fasciae latae

Die Oberschenkelmuskulatur ist von einer derben Hülle, **Fascia lata**, umgeben, die oben am Leistenband und am Labium externum der Crista iliaca befestigt ist. Distal heftet sie sich am Condylus lateralis femoris an der Patella und am Caput fibulae an und setzt sich in die Fascia cruris fort. Über der medialen Muskelgruppe ist die Faszie vergleichsweise dünn, ebenso oberhalb der Patella (bes. medial).

Von der Fascia lata ziehen das **Septum intermusculare femoris laterale**, **mediale** und **posterius** in die Tiefe. Sie heften sich entlang der Linea aspera an. Dadurch werden Gruppenfaszien gebildet und die 3 Muskelgruppen, die in den einzelnen Logen liegen, voneinander geschieden. Die Scheidewände dienen außerdem einigen Muskeln als zusätzliche Ursprungsorte. Das Septum intermusculare femoris mediale, das die vordere Muskelgruppe von der medialen trennt, begrenzt zugleich die *Bindegewebsstraße für die Vasa femoralia und für den N. saphenus*. (Abb. 9-**102**)

Über eine **eigene Faszienloge** verfügen der M. sartorius, M. gracilis und der M. tensor fasciae latae.

Tractus iliotibialis. Hierbei handelt es sich um einen aponeurotischen Sehnenstreifen, der die Fascia lata am seitlichen Umfang verstärkt. Oben strahlen in ihn Sehnenfasern des M. glutaeus maximus und des M. tensor fasciae latae ein. Distal befestigt er sich am Condylus lateralis tibiae. Mit einigen Faserzügen setzt er sich in das Retinaculum patellae laterale fort.
Der Tractus iliotibialis sichert das Kniegelenk und erhöht die Belastbarkeit des Femur, indem er im Sinne einer Zuggurtung auf der Seite des Standbeins wirkt (S. 375). Dadurch werden bei Belastung lateral am Femurschaft infolge der Verbiegung auftretende Zugspannungen herabgesetzt.

Hiatus saphenus. In der Fascia lata liegt knapp unterhalb des Leistenbandes eine große ovale Öffnung. Sie dient als Durchtrittsstelle für die V. saphena magna, für Lymphgefäße und kleine Nerven. Der laterale Rand des Hiatus ist der durch Kollagenfaserzüge scharf begrenzte *Margo falciformis*. Am oberen und unteren Umfang der Öffnung setzt sich der Margo in ein bogenförmiges Cornu superius und inferius fort. An der Oberfläche wird der Hiatus saphenus durch eine dünne Bindegewebsplatte, *Fascia cribrosa* (früher Lamina cribrosa) verschlossen.

- **M. tensor fasciae latae**. Er ist in eine eigene Loge in der Fascia lata eingelassen. Seine Endsehne strahlt in den Tractus iliotibialis ein und spannt ihn. Da der Muskel bei Leichtathleten oft hypertrophiert, wird er auch als „Sprintermuskel" bezeichnet. In der Evolution spaltet er sich von den kleinen Glutaealmuskeln ab (Tabelle 9-**39**).

Vordere Muskelgruppe (Extensoren)
(Tabelle 9-**40**, Abb. 9-**79**)

Die auf der Vorderseite des Oberschenkels gelegene Muskelgruppe besteht aus 5 einzelnen Muskeln:
- **M. sartorius**
- **M. quadriceps femoris**, der sich zusammensetzt aus
  - ***M. rectus femoris***
  - ***M. vastus lateralis***
  - ***M. vastus intermedius***
  - ***M. vastus medialis***

M. sartorius. Er läuft in einer eigenen Loge der Fascia lata diagonal über die Oberschenkelmuskeln hinweg. Der zweigelenkige Muskel überquert Hüft- und Kniegelenk und wirkt infolge-

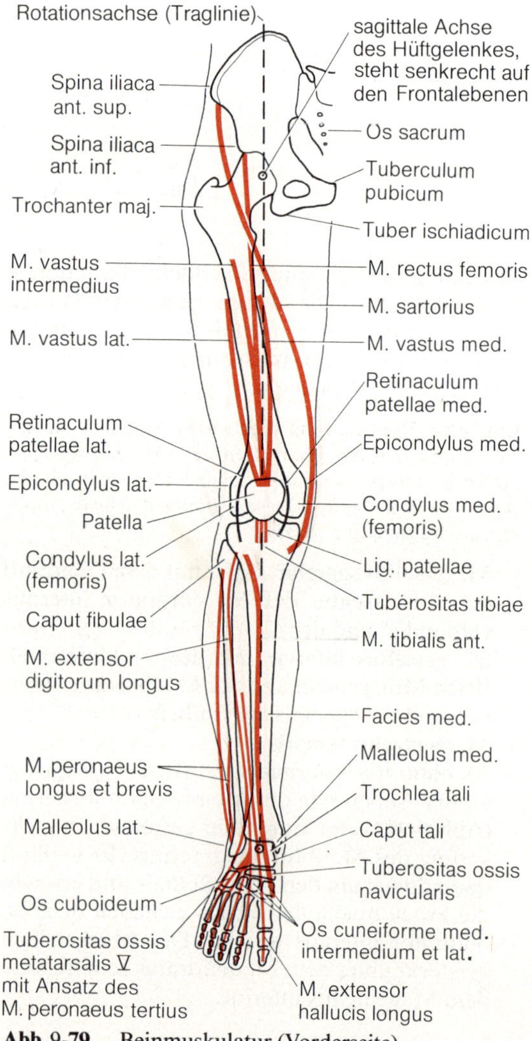

Abb. 9-79. Beinmuskulatur (Vorderseite)

Tabelle 9-40. Vordere Oberschenkelmuskeln; Extensorengruppe

Muskel	Ursprung	Ansatz	Funktion	Innervation
M. sartorius	Spina iliaca anterior superior	Pes anserinus, Condylus medialis der Tibia, proximaler Teil der medialen Tibiafläche	*Hüftgelenk:* Beugung, Außenrotation und Abduktion *Kniegelenk:* Je nach Stellung Beugung und Innenrotation	N. femoralis
M. rectus femoris	Spina iliaca anterior inferior und oben am Acetabulum	Patella, Lig. patellae, Tuberositas tibiae	Beugt im Hüftgelenk, streckt im Kniegelenk	N. femoralis
M. vastus lateralis	Basis des Trochanter major, Labium laterale der Linea aspera	Patella, Lig. patellae, Tuberositas tibiae	Streckt im Kniegelenk	N. femoralis
M. vastus intermedius	Oberschenkelschaft Vorderseite	Patella, Lig. patellae, Tuberositas tibiae	Streckt im Kniegelenk	N. femoralis
M. vastus medialis	Labium mediale der Linea aspera	Patella, Lig. patellae, Tuberositas tibiae	Streckt im Kniegelenk	N. femoralis
M. articularis genus	Distal an der Vorderfläche des Femur	Kniegelenkskapsel	Spannt die Kniegelenkskapsel	N. femoralis

dessen auf beide ein. (Als einziger der Gruppe beugend im Kniegelenk).

M. rectus femoris. Der in der Tabelle 9-**40** aufgeführte Ursprung an der Spina iliaca anterior inferior wird auch als *Caput rectum,* und der am Acetabulum entspringende als *Caput reflexum* bezeichnet. Der M. rectus femoris ist der einzige zweigelenkige der Quadrizepsgruppe und wirkt deshalb auf das Hüft- und auf das Kniegelenk.

M. vastus lateralis und ***medialis.*** Sie bilden die von außen sichtbare Hauptmuskelmasse am Oberschenkel. Unter ihnen liegt bedeckt vom M. rectus femoris der

M. vastus intermedius (Ursprungsfeld Abb. 9-**64**). Die Mm. vasti umhüllen fast vollständig den Femurschaft. Sie lassen auf seiner Rückseite nur die Linea aspera frei.

M. articularis genus. Dieser kleine Muskel spaltet sich von der Quadrizepsgruppe ab, strahlt in die Gelenkkapsel ein und schützt sie vor Einklemmung bei den Streckbewegungen des Kniegelenks.

Endsehne. In die *gemeinsame Endsehne des M. quadriceps* ist als Sesambein die *Patella* eingefügt. Vom Unterrand des Apex patellae bis zur Befestigungsstelle an der Tuberositas tibiae heißt die Fortsetzung der Quadrizepssehne **Lig. patellae.** Über diese Endstrecke, die vor der Transversalachse liegt, wird die Muskelkraft auf die Tibia übertragen. Faserzüge aus der Quadrizepssehne, vor allem vom distalen Ende der Mm. vasti medialis et lateralis, laufen an den Rändern der Patella vorbei. Man bezeichnet sie als **Retinaculum patellae mediale** und **laterale.** Sie strahlen distal in das Lig. patellae und in das Periost der Tibiaepikondylen ein. Das Retinaculum patellae laterale erhält außerdem Kollagenfaserbündel aus dem Tractus iliotibialis (Reservestreckapparat S. 342). Die Aufgabe der Patella besteht darin, daß durch sie der virtuelle Hebelarm und damit das Drehmoment des M. quadriceps vergrößert wird.

Mediale Muskelgruppe (Adduktoren)
(Tabelle 9-**41**, Abb. 9-**78**, 9-**80**)

Diese am weitesten medial am Oberschenkel gelegene Muskelgruppe entspringt in der Reihenfolge der Aufzählung an dem Knochenrahmen, der das Foramen obturatum begrenzt (Ursprungsfelder Abb. 9-**101**):

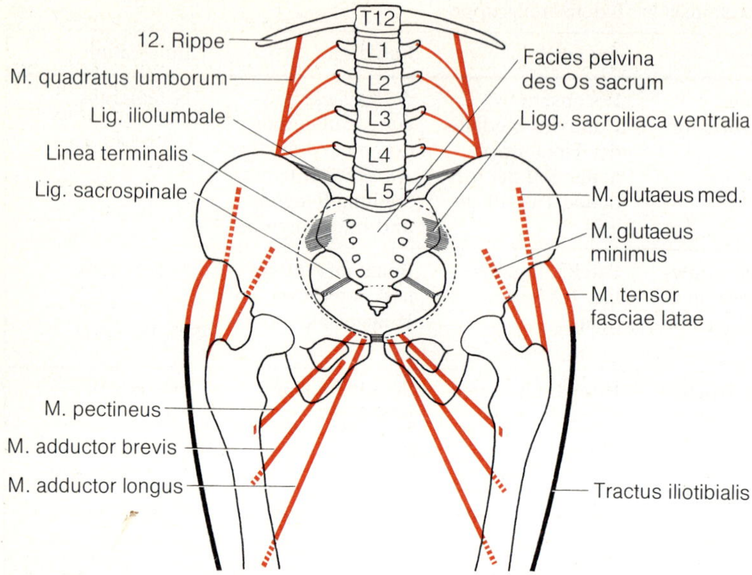

Abb. 9-80. Darstellung einiger Muskeln, die am Becken entspringen

- **M. pectineus**
- **M. adductor longus**
- **M. gracilis**
- **M. adductor brevis**
- **M. adductor magnus**

Die Adduktorengruppe wirkt auf das Hüftgelenk. Nur der M. gracilis (Abb. 9-**81**) beeinflußt als zweigelenkiger Muskel auch das Kniegelenk. M. pectineus, M. adductor longus und M. gracilis liegen oberflächlich. Sie bilden die Hinterwand des *Trigonum femorale* (s. Topographie), eines dreieckigen Feldes, das oben vom Lig. inguinale, lateral vom M. sartorius und medial vom M. gracilis begrenzt wird. Tiefer liegt der M. adductor brevis. Er wird erst nach Abtragen der oberflächlichen Muskelschicht sichtbar. Am weitesten dorsal liegt der M. adductor magnus (Abb. 9-**78**). Er setzt am Labium mediale der Linea aspera und mit einer kräftigen Endsehne am Epicondylus medialis an. An dieser Stelle läßt er eine schlitz- bis bogenförmige Öffnung, *Hiatus tendineus (adductorius),* für den Durchtritt von Leitungsbahnen frei.

Die *Bedeutung der Adduktorengruppe* liegt in der Fähigkeit, die Beine zusammenzuhalten, z. B. zu verhindern, daß das Spielbein beim Aufsetzen auf den Boden nach außen wegrutscht. Da die einzelnen Muskeln z. T. vor oder hinter der Longitudinal- und Transversalachse liegen, haben sie noch zusätzliche Funktionen im Hüftgelenk, z. B. Flexion, Extension und Rotation, je nachdem, welcher Muskel in einen Bewegungsablauf eingeschaltet wird (vgl. hierzu Tabelle 9-**41**). Nicht minder wichtig ist ihre Wirkung auf der Seite des Standbeins zur Einstellung des Beckens im Zusammenhang mit der Aufrechterhaltung des Körpergleichgewichts. Außerdem wirken sie einer Verbiegung des Femurschaftes nach außen entgegen.

Canalis adductorius, Adduktorenkanal

M. adductor longus, M. adductor magnus und M. vastus medialis begrenzen den Canalis adductorius, in dem Leitungsbahnen verlaufen (S. 392). Die vordere Wand des Kanals wird gebildet von einer bindegewebigen Membran, die sich zwischen M. vastus medialis und M. adductor longus ausspannt, *Membrana vastoadductoria.* Die distale Öffnung des Canalis adductorius wird begrenzt vom *Hiatus tendineus adductorius* des M. adductor magnus und medial vom Os femoris.

Hintere Muskelgruppe (Flexoren)
(Tabelle 9-**42**, Abb. 9-**81**)

Der Ursprungsort der an der Rückseite des Oberschenkels gelegenen Muskelgruppe ist mit Ausnahme des Caput breve m. bicipitis femoris das Tuber ischiadicum. Alle Muskeln inserieren an den Ossa cruris. Man faßt diese Gruppe des-

Tabelle 9-41. Mediale Oberschenkelmuskeln: Adduktorengruppe

Muskel	Ursprung	Ansatz	Funktion	Innervation
M. pectineus	Pecten ossis pubis	Linea pectinea	Beugung, Außenrotation, Adduktion	N. femoralis und N. obturatorius (Doppelinnervation)
M. adductor longus	Corpus ossis pubis, Symphysis pubica	Labium mediale der Linea aspera des mittleren Femurdrittels	Adduktion, Außenrotation, Beugung	N. obturatorius
M. gracilis	Ramus inferior ossis pubis	Mittels Pes anserinus am Condylus medialis der Tibia	*Hüftgelenk:* Adduktion *Kniegelenk:* Beugung und Innenrotation	N. obturatorius
M. adductor brevis	Ramus inferior ossis pubis	Labium mediale der Linea aspera des oberen Femurdrittels	Adduktion, Außenrotation	N. obturatorius
M. adductor magnus	Ramus ossis ischii, und Ramus inferior ossis pubis, Tuber ischiadicum	Labium mediale der Linea aspera des oberen und mittleren Femurdrittels, Epicondylus medialis des Femurs und Membrana vastoadductoria	Adduktion, Außenrotation, Innenrotation des nach außen rotierten Beines (über Membrana vastoadductoria, Epicondylus medialis), Streckung	N. obturatorius und N. tibialis bzw. Tibialisteil des N. ischiadicus (Doppelinnervation)

halb auch unter der Bezeichnung **ischiokrurale Muskelgruppe** zusammen. Zu ihr gehören:
- **M. biceps femoris**, ***Caput longum,***
- **M. semitendinosus**
- **M. semimembranosus**

M. biceps femoris (Abb. 9-**81**). Der am weitesten lateral gelegene Muskel der Gruppe entspringt mit einem Caput longum und einem Caput breve. Distal begrenzt er und seine Ansatzsehne den seitlichen Rand der Kniekehle. Zwischen Caput longum und der Ursprungssehne des M. semimembranosus liegt die *Bursa m. bicipitis femoris superior.* Die *Bursa subtendinea m. bicipitis femoris inferior* befindet sich zwischen seiner Ansatzsehne und dem Lig. collaterale fibulare.

M. semitendinosus (Abb. 9-**81**). Der oberflächlich medial gelegene Muskel verfügt über eine sehr lange Endsehne, die in den Pes anserinus einstrahlt.

***Pes anserinus** (Gänsefuß).* Hierunter wird eine flächenhafte, fächerförmig divergierende *Sehnenplatte* am Condylus medialis tibiae verstanden. In ihr vereinigen sich die Endsehnen des M. sartorius, M. semitendinosus und M. gracilis, bevor sie in die Tibia einstrahlen. Zwischen Pes anserinus und Lig. collaterale tibiale liegt die *Bursa anserina.* Sie und die Bursa subtendinea m. sartorii setzen Scherkräfte und Reibung, die zwischen Sehne und Stützskelett auftreten, herab.

M. semimembranosus (Abb. 9-**81**). Er liegt unter dem M. semitendinosus. Die lange flache Ursprungssehne verlieh ihm den Namen. Seine Ansatzsehne gabelt sich in 3 Zinken, von denen einer am Condylus medialis tibiae, einer am Lig. popliteum obliquum (seine Fortsetzung) und einer an der Faszie des M. popliteus befestigt ist. Zwischen den Endsehnen und dem Condylus medialis tibiae liegt die *Bursa m. semimembranosi.* M. semimembranosus und M. semitendinosus begrenzen auf der medialen Seite die Kniekehle.

Tabelle 9-42. Hintere Oberschenkelmuskeln: Flexorengruppe

Muskel	Ursprung	Ansatz	Funktion	Innervation
M. biceps femoris **Caput longum** (zweigelenkig)	Tuber ischiadicum	Caput fibulae	*Hüftgelenk:* Streckung, Außenrotation, Adduktion *Kniegelenk:* Beugung, Außenrotation	N. tibialis bzw. Tibialisanteil des N. ischiadicus
Caput breve (eingelenkig)	Labium laterale der Linea aspera des mittleren Femurdrittels	Caput fibulae	*Kniegelenk:* Beugung, Außenrotation	N. peroneus communis bzw. Peronaeusanteil des N. ischiadicus
M. semitendinosus	Tuber ischiadicum	Mittels Pes anserinus am Condylus medialis der Tibia	*Hüftgelenk:* Streckung, Adduktion, *Kniegelenk:* Beugung, Innenrotation	N. tibialis
M. semimembranosus	Tuber ischiadicum	Condylus medialis der Tibia, Lig. popliteum obliquum Fascie des M. popliteus	*Hüftgelenk:* Streckung, Adduktion *Kniegelenk:* Beugung, Innenrotation	N. tibialis

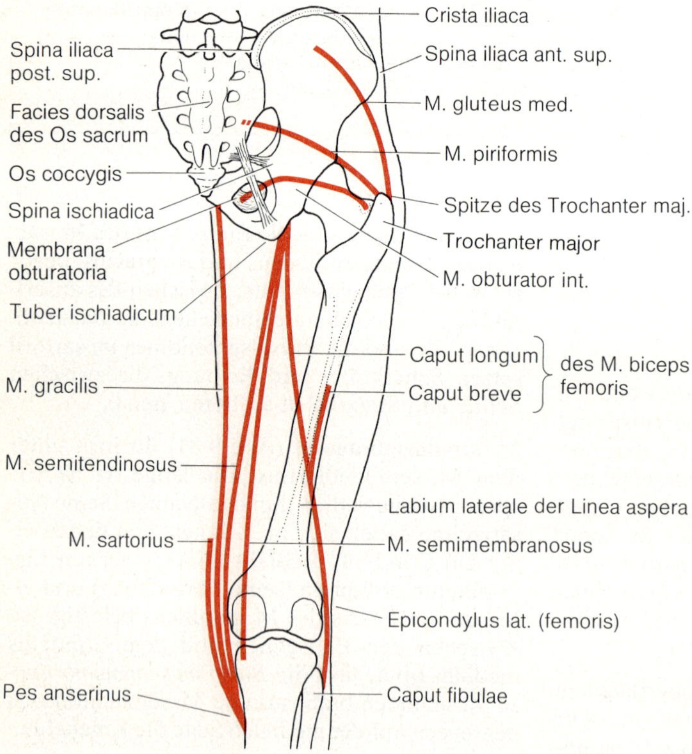

Abb. 9-81. Muskeln der Rückseite von Hüfte und Oberschenkel

Tabelle 9-43. Wirkung von Muskeln auf das Hüftgelenk aus der Normalstellung. Muskeln mit hohem Drehmoment stehen jeweils am Anfang. (Nach v. Lanz u. Wachsmuth, 1972)

Anteversion (Flexion) (120 Grad)	Retroversion (Extension) (12 Grad)
M. rectus femoris M. iliopsoas M. tensor fasciae latae M. sartorius M. glutaeus medius, vorderer Teil M. glutaeus minimus, vorderer Teil M. pectineus	M. glutaeus maximus M. adductor magnus M. semimembranosus M. glutaeus medius, dorsaler Teil M. semitendinosus M. biceps femoris, Caput longum M. quadratus femoris M. glutaeus minimus, dorsaler Teil
Abduktion (40-45 Grad)	Adduktion (-15 Grad)
M. glutaeus medius M. tensor fasciae latae M. glutaeus maximus, oberer Teil M. rectus femoris M. glutaeus minimus M. piriformis M. sartorius	M. adductor magnus M. glutaeus maximus, unterer Teil M. adductor longus M. adductor brevis M. semimembranosus M. iliopsoas M. biceps femoris, Caput longum M. semitendinosus M. pectineus M. obturatorius externus M. gracilis
Innenrotation (35 Grad)	Außenrotation (15 Grad)
M. tensor fasciae latae M. glutaeus minimus, vorderer Teil M. glutaeus medius, vorderer Teil M. adductor magnus, am Epicondylus medialis und an der Membrana vastoadductoria ansetzender Teil M. iliopsoas (s. Text)	M. glutaeus maximus M. glutaeus medius, dorsaler Teil M. obturator internus gemeinsam mit Mm. gemelli M. iliopsoas (siehe Text)* M. glutaeus minimus, dorsaler Teil M. piriformis M. rectus femoris M. obturator externus M. adductor brevis M. pectineus M. biceps femoris, Caput longum M. quadratus femoris M. adductor longus M. sartorius

* Funktion stellungsabhängig.

Funktion. Die zweigelenkigen Muskeln der ischiokruralen Gruppe liegen hinter der Transversalachse des Hüft- und Kniegelenks. Infolgedessen können sie *im Hüftgelenk strecken* und *im Kniegelenk beugen*. Muskeln dieser Gruppe, die mit ihren Sehnen medial an der Tibia ansetzen, können bei gebeugtem Knie nach innen, die lateral ansetzen, nach außen *rotieren* (Tabelle 9-**44**). Weitere Einzelfunktionen s. Tabelle 9-**42**.

Wirkung der Hüft-Oberschenkel- und Unterschenkelmuskulatur auf Hüft- und Kniegelenk

Die synergistische Tätigkeit der bisher systematisch abgehandelten Muskeln oder Muskelgruppen bei Bewegungen im Hüft- und Kniegelenk werden in Tabelle 9-**43** und in Tabelle 9-**44** zusammengefaßt.

Tabelle 9-44. Wirkung von Muskeln auf das Kniegelenk, geordnet nach Bewegungsrichtung und Stärke (Größe ihres Drehmomentes). Nach v. Lanz u. Wachsmuth, 1972

Bewegung	Muskel
Streckung (Extension)	M. quadriceps femoris (Quadricepsgruppe) M. tensor fasciae latae
Beugung (Flexion)	M. semimembranosus M. semitendinosus M. biceps femoris Caput longum Caput breve M. gracilis M. sartorius M. gastrocnemius M. popliteus M. plantaris
Innenrotation (nur bei gebeugtem Kniegelenk möglich)	M. semimembranosus M. semitendinosus M. popliteus M. sartorius M. gastrocnemius Caput laterale M. gracilis
Außenrotation (nur bei gebeugtem Kniegelenk möglich)	M. biceps femoris Caput longum Caput breve M. gastrocnemius Caput mediale M. tensor fasciae latae

Mm. cruris, Unterschenkelmuskulatur, und Faszien (Abb. 9-**103**)

Die Muskulatur des Unterschenkels teilt man entsprechend ihrer Lage und Wirkung auf die Sprunggelenke in folgende Gruppen ein:
- **Extensoren** - *vordere* Muskelgruppe
- **Flexoren, oberflächliche Schicht** } *hintere* Muskelgruppe
- **Flexoren, tiefe Schicht** } *hintere* Muskelgruppe
- **Peronaeusgruppe** - *seitliche* Muskelgruppe

Die Extensoren liegen auf der Vorderseite des Unterschenkels, die Flexoren auf der Rückseite und die Peronaeusgruppe auf der lateralen Seite. Genetisch spaltet sich die Peronaeusgruppe von den Extensoren ab, wie auch noch die gemeinsame Innervation durch den N. peronaeus erkennen läßt. Im einzelnen werden die Extensoren vom N. peronaeus profundus und die Muskeln der Peronaeusgruppe vom N. peronaeus superficialis innerviert. Die Flexoren versorgt der N. tibialis.

Faszien und Muskellogen (Abb. 9-**103**)

Die Unterschenkelmuskulatur wird von der gemeinsamen **Fascia cruris** umhüllt. Von ihr gehen Septen aus, die am Periost befestigt sind. Das **Septum intermusculare cruris anterius** liegt zwischen Extensoren und Peroneusgruppe. Das **Septum intermusculare cruris posterius** trennt die Peronaeusgruppe von den Flexoren. Zwischen oberflächlichen und tiefen Flexoren schiebt sich eine weitere Abspaltung der Fascia cruris ein, sog. **tiefes Blatt der Fascia cruris**. Die durch die Septierung gebildeten osteofibrösen Kammern nennt man auch Muskellogen, im einzelnen Flexoren- Extensoren- und Peronaeusloge.

Klinischer Hinweis. In den Faszienlogen können sich Entzündungen, Blutungen oder ödematöse Schwellungen bis in den Fuß ausbreiten. Durch den erhöhten Druck in der Loge kann die Blutversorgung der Muskulatur unterbrochen werden. Verbindungen bestehen auch zum Bindegewebsfettkörper der Kniekehle.

Am Übergang vom Unterschenkel zum Fuß ist die Fascia cruris durch den Einbau von Faserzügen verstärkt (Abb. 9-**84**): *Retinaculum mm. flexorum, Retinaculum mm. extensorum superius* und *inferius, Retinaculum mm. peronaeorum superius* und *inferius* für die entsprechenden Muskelgruppen. Das Retinaculum mm. extensorum inferius ist X- oder Y-förmig und dehnt sich mit seinem unteren Schenkel bereits auf den Fußrükken aus. Die Retinacula verhindern eine Dislokation der Sehnen und erzwingen damit eine funktionsgerechte Führung der Sehne. Im Bereich der Retinacula sind die Sehnen durch *Sehnenscheiden* geschützt.

Extensoren (vordere Muskelgruppe) (Tabelle 9-**45**, Abb. 9-**80**)

Zu ihr werden gerechnet:
- **M. tibialis anterior**
- **M. extensor hallucis longus**
- **M. extensor digitorum longus**
- **M. peronaeus tertius**

M. tibialis anterior (Ursprungsfeld Abb. 9-**66a**). Der Bauch des Muskels liegt lateral von der vorderen Schienbeinkante und ist dort zu tasten. Seine Endsehne läuft durch das 1. Fach des Retinaculum mm. extensorum. Der Muskel bewirkt im oberen Sprunggelenk, da er vor der Bewegungsachse liegt, eine Dorsalextension des Fußes. Im unteren Sprunggelenk vermag er, da er die Pro- und Supinationsachse überquert, aus der Mittelstellung und aus geringer Supinationsstellung heraus zu supinieren, aus der Prona-

Tabelle 9-45. Unterschenkelmuskeln: Extensorengruppe

Muskel	Ursprung	Ansatz	Funktion	Innervation
M. tibialis anterior	Condylus lateralis und Facies lateralis der Tibia, Membrana interossea cruris, Fascia cruris	Mediale und plantare Fläche des Os cuneiforme mediale und Basis des Os metatarsale I	Dorsalextension; Supination, hebt den medialen Fußrand; aus pronierter Stellung geringe Pronationswirkung	N. peroneus profundus
M. extensor hallucis longus	Facies medialis der Fibula, Membrana interossea cruris	Dorsal an der Basis der Phalanx distalis	Dorsalextension im oberen Sprunggelenk sowie dem Grund- und Endgelenk der Großzehe, geringe Pronationswirkung	N. peroneus profundus
M. extensor digitorum longus	Condylus lateralis der Tibia, Margo anterior der Fibula, Membrana interossea cruris	Dorsalaponeurose der 2.–5. Zehe	Dorsalextension im oberen Sprunggelenk sowie in den Gelenken der 2.–5. Zehe; Pronation	N. peroneus profundus
M. peroneus tertius	Margo anterior der Fibula	Basis und seitliche Fläche des 5. Mittelfußknochens	Dorsalextension im oberen Sprunggelenk; Pronation, hebt den seitlichen Fußrand	N. peroneus profundus

tionsstellung heraus etwas zu pronieren (Ansatzstellen Abb. 9-**85**, 9-**86**).

M. extensor hallucis longus. Sein Ursprung liegt in der Tiefe zwischen M. tibialis anterior und M. extensor digitorum longus. Seine Endsehne geht durch das 2. (mittlere) Fach des Retinaculum mm. extensorum. Er setzt an der Phalanx distalis an. Eine Dorsalaponeurose fehlt der großen Zehe.

M. extensor digitorum longus. Die Endsehne spaltet sich nach Verlassen des 3. (lateralen) Faches des Retinaculum Mm. extensorum in 4 Einzelsehnen auf (Abb. 9-**85**), die in die Dorsalaponeurose der 2.–5. Zehe einstrahlen (Dorsalaponeurose s. Finger S. 299).
Die Sehnen der Zehenstrecker liegen am Sprunggelenk vor, am Fuß oberhalb der Bewegungsachse. Deshalb wirken diese mehrgelenkigen Muskel in allen Gelenken, über die sie hinwegziehen, im Sinne einer Dorsalextension (zusätzliche Funktion s. Tabelle 9-**45**).

M. peronaeus tertius. Er ist eine variable seitliche Abspaltung aus dem M. extensorum digitorum longus.

Flexoren (hintere Muskelgruppe)

Oberflächliche Schicht (Tabelle 9-**46**, Abb. 9-**82**)

Sie bestehen aus dem
- **M. triceps surae** und seinen beiden Anteilen
  - ***M. gastrocnemius***
  - ***M. soleus***
- **M. plantaris**

Triceps surae heißt die auf der Rückseite des Unterschenkels gelegene Muskelgruppe, weil der M. gastrocnemius zweiköpfig entspringt. Den 3. Kopf bildet der M. soleus. Ursprungsfelder der Muskelköpfe Abb. 9-**82**.
Der ***M. gastrocnemius*** bestimmt das Relief der Wade durch seinen kräftigen Muskelbauch. Unter ihm liegt der flache ***M. soleus*** (Schollenmuskel). Er bildet zwischen seinen beiden Ursprüngen an Tibia und Fibula einen bogenförmigen Sehnenstreifen, ***Arcus tendineus***, durch den eine Durchtrittsstelle für Leitungsbahnen begrenzt wird. Die Endsehne aller 3 Muskeln vereinigt sich zur ***Achillessehne***, ***Tendo calcaneus***. Sie ist am Tuber calcanei befestigt. Ihr Verlauf ist auch von außen deutlich sichtbar. Der M. triceps surae wirkt auf das obere Sprunggelenk, da er hinter der Bewegungsachse verläuft, als Plantarflektor,

Tabelle 9-46. Unterschenkelmuskeln: Oberflächliche Flexorengruppe

Muskel	Ursprung	Ansatz	Funktion	Innervation
M. gastrocnemius, Caput mediale	Oben medial am Condylus medialis (femoris)	Mit der Achillessehne am Tuber calcanei	Beugung im Kniegelenk, Plantarflexion im oberen Sprunggelenk, Supination im unteren Sprunggelenk	N. tibialis
Caput laterale	Seitlich am Condylus lateralis (femoris)	Mit der Achillessehne am Tuber calcanei	Beugung im Kniegelenk, Plantarflexion im oberen Sprunggelenk, Supination im unteren Sprunggelenk	N. tibialis
M. soleus	Caput et Collum fibulae, Linea m. solei tibiae	Mit der Achillessehne am Tuber calcanei	Plantarflexion im oberen Sprunggelenk, Supination im unteren Sprunggelenk	N. tibialis
M. plantaris	Proximaler Bereich des Condylus lateralis (femoris)	Medial am Tuber calcanei meistens zusammen mit der Achillessehne	Innenrotation und Beugung im Kniegelenk, Plantarflexion im oberen Sprunggelenk, Supination im unteren Sprunggelenk	N. tibialis

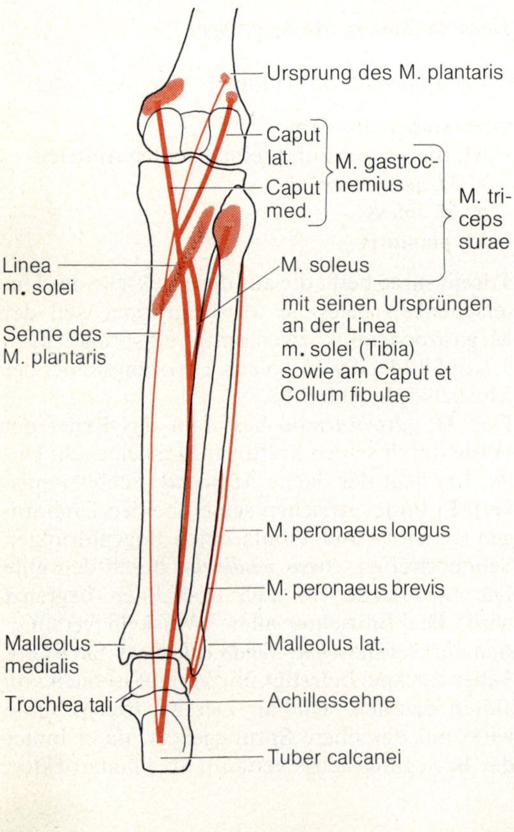

◀ **Abb. 9-82.** Unterschenkelmuskulatur, oberflächliche Schicht der Flexoren

auf das untere Sprunggelenk, da die Achillessehne medial von der Pro- und Supinationsachse ansetzt (Abb. 9-**85**), als Supinator. Auf der Seite des Standbeins verhindert er das Einknicken im oberen Sprunggelenk beim Gehen (s. dort).

M. plantaris. Ursprungsfeld Abb. 9-**64**. Der kleine, inkonstante Muskel liegt versteckt unter dem Caput laterale m. gastrocnemii. Seine lange, dünne Endsehne verläuft zwischen den beiden Muskeln des Triceps surae und schließt sich distal der Achillessehne an.

Klinischer Hinweis. Plötzliche maximale Anspannung des M. triceps surae kann zu einem Durchreißen der Achillessehne oberhalb ihrer Befestigung am Tuber calcanei führen. Degenerative Vorschädigungen der Sehne wurden dabei häufig beobachtet. Ausrisse der Sehne mit einem Knochenstück aus dem Tuber calcanei sind seltener.

Tabelle 9-47. Unterschenkelmuskeln: Tiefe Flexorengruppe

Muskel	Ursprung	Ansatz	Funktion	Innervation
M. flexor digitorum longus	Facies posterior der Tibia und mit einem Sehnenbogen von der Fibula	Basis der Endphalangen II-V	Plantarflexion im oberen Sprunggelenk, Supination im unteren Sprunggelenk, Verspannung des Fußlängsbogens, Beugung in den Zehengelenken 2-5	N. tibialis
M. tibialis posterior	Tibia, Fibula, Membrana interossea cruris	Tuberositas ossis navicularis, zusätzlich plantar an den Keilbeinen und 2.-4. Mittelfußknochen	Plantarflexion im oberen Sprunggelenk, Supination im unteren Sprunggelenk, Verspannung des Fußlängs- und Querbogens, Antivalguswirkung	N. tibialis
M. flexor hallucis longus	Distale zwei Drittel der Facies posterior der Fibula, Membrana interossea cruris	Endphalanx der Großzehe, über abzweigende Faserbündel zu Sehnen des M. flexor digitorum longus an den Endphalangen der 2. und 3. Zehe	Plantarflexion im oberen Sprunggelenk, Supination im unteren Sprunggelenk, Verspannung des Fußlängsbogens, Beugung in den Großzehengelenken, zusätzlich Beugung der 2. und 3. Zehe	N. tibialis
M. popliteus	Am Übergang des Condylus lateralis zum Epicondylus lateralis und Hinterhorn des Außenmeniscus sowie der Gelenkkapsel	An der Tibia oberhalb der Linea m. solei	Beugung und Innenrotation im Kniegelenk, verhindert die Einklemmung der Kniegelenkkapsel bei Beugung, zieht das Hinterhorn des Meniscus lateralis aus der mittleren Beugestellung nach hinten	N. tibialis

Tiefe Schicht (Tabelle 9-**47**, Abb. 9-**83**)

Diese Muskelgruppe besteht aus den folgenden 4 Muskeln:
- **M. flexor digitorum longus**
- **M. tibialis posterior**
- **M. flexor hallucis longus**
- **M. popliteus**

M. flexor digitorum longus. Ursprungsfeld Abb. 9-**66**. Der lange Zehenbeuger bildet an seinem Ursprung eine kleine *Sehnenarkade* (unter der der N. tibialis posterior verläuft). Seine Sehne überkreuzt (Ansicht von dorsal) am Unterschenkel die des M. tibialis posterior im ***Chiasma crurale*** (Abb. 9-**83**) und läuft dann in einer *eigenen Sehnenscheide* durch das 2. Fach des Retinaculum mm. flexorum. Auf der plantaren Seite des Fußes zieht sie (von plantar aus gesehen) über die Sehne des M. flexor hallucis longus hinweg. Diese Überkreuzung bezeichnet man als ***Chiasma plantare*** (Abb. 9-**86**). Kurz danach teilt sie sich in die 4 Endsehnen. Diese *durchdringen* die Mm. flexores digitorum breves in den Schlitzen ihrer Ansatzsehnen. (Früher Mm. perforantes).

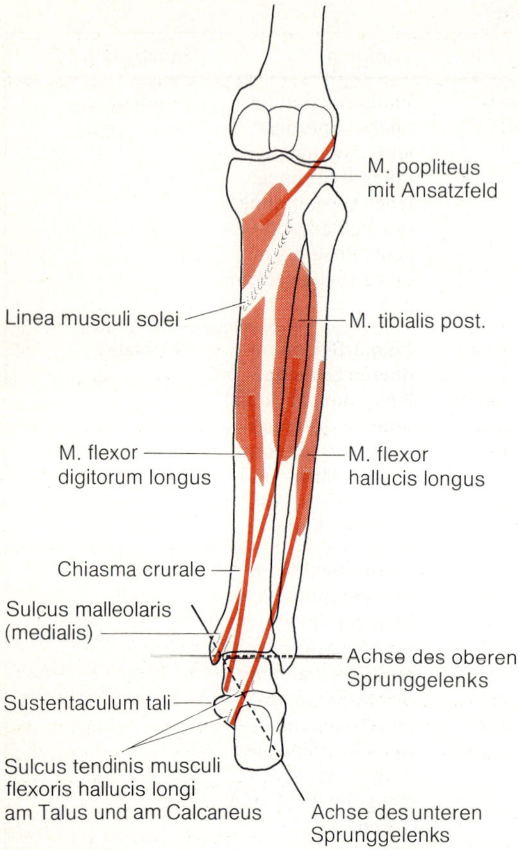

Abb. 9-83. Unterschenkelmuskulatur, tiefe Schicht der Flexoren

M. tibialis posterior. Ursprungsfeld Abb. 9-**66**. Der Muskel liegt im proximalen und mittleren Drittel des Unterschenkels zwischen dem M. flexor digitorum longus und dem M. flexor hallucis longus. Seine Sehne durchzieht das 1. Fach des Retinaculum mm. flexorum. Sie wendet sich dann um den medialen Knöchel im Sulcus malleoli auf die Planta pedis. Hier unterfängt sie das Lig. calcaneonaviculare plantare und trägt dadurch bei, den *Fuß-Längsbogen zu stabilisieren*. Die Endsehne teilt sich in einen medialen starken Sehnenstrang zur Tuberositas ossis navicularis und einen lateralen Strang zu den Ossa cuneiformia.

M. flexor hallucis longus. Von den 3 langen Muskeln der tiefen Flexorengruppe liegt der M. flexor hallucis longus am weitesten lateral, gelangt im weiteren Verlauf aber ganz nach medial. An der Dorsalseite des Talus läuft seine Sehne unter dem Retinaculum mm. flexorum im Sulcus tendinis m. flexoris hallucis longi, dann im gleichnamigen Sulcus unterm Sustentaculum tali, gelangt auf die Plantarseite und setzt an der Endphalanx der Großzehe an. Aus seiner Sehne zweigen Faserbündel ab, die sich den Sehnen des M. flexor digitorum longus zur 2. und 3. Zehe anschließen. Der Muskel trägt zur Aufrechterhaltung des *Fußlängsbogens* bei und ist maßgeblich am *Abrollvorgang* beim Gehen und Laufen (S. 376) beteiligt.

M. popliteus. Der Kniekehlenmuskel entspringt am Epicondylus lateralis (femoris) (Abb. 9-**83**). Ein zusätzlicher Ursprung befindet sich am Hinterhorn des Meniscus lateralis, das er beim Beugen, wenn die mittlere Beugestellung überschritten ist, etwas nach medial zieht. Unter dem Winkel liegt der Recessus popliteus, über ihn hinweg zieht das Lig. popliteum arcuatum.

Funktion der tiefen Beuger. Die Sehnen der tiefen Beugemuskeln am Unterschenkel, ausgenommen der M. popliteus, liegen hinter der Bewegungsachse des oberen Sprunggelenks und medial der Pro-Supinationsachse des unteren Sprunggelenks (Abb. 9-**85**). Hieraus sind die in Tabelle 9-**47** genannten Funktionen zu erklären. Bedeutungsvoll ist außerdem die Verspannung des Fußlängsbogens (s. unten).

Peronaeusgruppe (seitliche Muskelgruppe)
(Tabelle 9-**48**, Abb. 9-**82**)

Die seitlich an der Wade (Perone) gelegene Muskelgruppe wird auch Fibularis- oder laterale Muskelgruppe genannt. Sie entspringt im wesentlichen am Wadenbein und besteht nur aus den beiden Muskeln
- **M. peronaeus longus**
- **M. peronaeus brevis**

M. peronaeus longus. Der lange Wadenbeinmuskel liegt über dem kurzen und verdeckt diesen fast völlig. Die Sehnen beider Muskeln laufen zunächst in einer gemeinsamen Sehnenscheide in einer Rinne am distalen Ende des Malleolus lateralis, in der sie durch die Retinacula mm. peroneorum superius et inferius gehalten werden. An der Seitenfläche der Calcaneus trennen sie sich. Der Sehne des M. peroneus longus dient die kleine Trochlea peronaealis als Hypomochlion. Die Sehne biegt dann distal vom Retinaculum mm. peroneorum um den seitlichen Fußrand nach medial (Abb. 9-**84**) und läuft in einer Knochenrinne des Würfelbeins (Sulcus tendinis m. peronaei longi) schräg durch die Tiefe der Fußsohle zum medialen Fußrand. Hier inseriert sie an der Basis des Os metatarsale I und dem Os cuneiforme mediale (Abb. 9-**86**). Im Bereich des

Tabelle 9-**48**. Unterschenkelmuskeln: Peronaeusgruppe

Muskel	Ursprung	Ansatz	Funktion	Innervation
M. peronaeus longus	Oberes (und mittleres) Drittel der Seitenfläche des Wadenbeins, Caput fibulae, Septum intermusculare anterius et posterius cruris, Fascia cruris	Os cuneiforme mediale, Basis des 1. Mittelfußknochens;	Plantarflexion, Pronation, Verspannung des Fußlängs- und Querbogens	N. peronaeus superficialis
M. peronaeus brevis	Mittleres und unteres Drittel (untere Hälfte) der seitlichen Fläche des Wadenbeins, Septum intermusculare anterius et posterius cruris	Tuberositas ossis metatarsalis V	Plantarflexion, Pronation	N. peronaeus superficialis

Os cuboideum ist die Sehne durch Faserknorpel verstärkt. Auch die synoviale Sehnenscheide wird in der Planta pedis durch eine fibröse Umhüllung verstärkt, die mit dem überbrückenden Lig. plantare longum in Verbindung steht. Die Einrichtung ist mit dem Os cuboideum durch weitere Sehnenfaserzüge verbunden, damit sie bei den Bewegungen sicher in der Knochenrinne geführt wird.

M. peronaeus brevis. Er setzt am 5. Mittelfußknochen an der weit vorspringenden Tuberositas ossis metatarsi V an. Hierdurch verfügt er über ein günstiges Drehmoment.

Funktion der Peronaeusgruppe. Die Mm. peronaei liegen hinter der transversalen Achse des oberen Sprunggelenks (Abb. 9-**85**). Sie wirken deshalb *plantarflektierend*. Die Pro- und Supinationsachse des unteren Sprunggelenks schneiden sie und wirken deshalb auch *pronierend*. Der M. peronaeus longus trägt außerdem ganz wesentlich zur *Verspannung des Fußquerbogens* (Querwölbung) bei.

Klinischer Hinweis. Bei einer Lähmung der Mm. peronaei überwiegen die Supinatoren, außerdem fällt die unterstützende Wirkung für das Fußgewölbe weg (vgl. hierzu Symptome der Peronaeus-Lähmung).

Retinacula und Sehnenscheiden der Extensoren (Abb. 9-**84a**)

Retinaculum mm. extensorum superius und *inferius* spannen sich an der Vorderseite über den Fußrücken und über den Unterschenkel aus. Sie halten auch Leitungsbahnen wie z. B. den Übergang der A. tibialis anterior in die A. dorsalis pedis in ihrer Lage. Von den Retinacula strahlen Bindegewebssepten in die Tiefe, die sich am Periost anheften und einzelne Fächer voneinander abgrenzen. In diese osteofibrösen Fächer sind *Vaginae synoviales* eingebaut. Es enthält das

1. Fach: die Sehne des *M. tibialis anterior*
2. Fach: die Sehne des *M. extensor hallucis longus*
3. Fach: die Sehne des *M. extensor digitorum communis*

Retinacula und Sehnenscheiden der Flexoren (Abb. 9-**84b**)

Vom Innenknöchel zum Fersenbein zieht das *Retinaculum mm. flexorum.* Seine Führungskanäle enthalten die *Vaginae synoviales* für die tiefen Flexoren in der Reihenfolge von vorne-medial nach dorsal:

1. Fach: die Sehne des *M. tibialis posterior*
2. Fach: die Sehne des *M. flexor digitorum longus*
3. Fach: die Sehne des *M. flexor hallucis longus*

Retinacula und Sehnenscheiden der Peronaeusgruppe (Abb. 9-**84a**)

Das *Retinaculum mm. peronaeorum superius* und *inferius* halten die Sehnen der Mm. peronaei am Calcaneus fest. Die Vagina synoviales der beiden Muskeln kommunizieren miteinander.

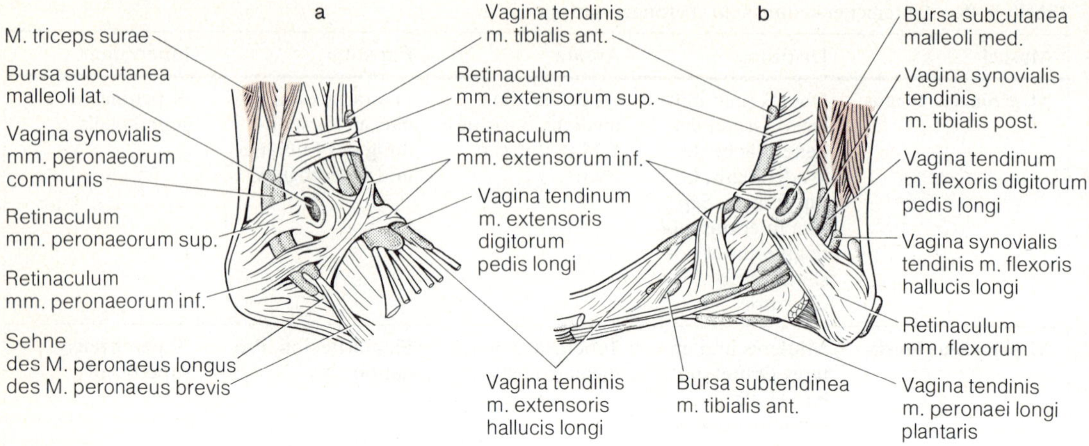

Abb. 9-84a, b. Retinacula und Sehnenscheiden im Bereich der Sprunggelenke. **a** Ansicht von lateral; **b** Ansicht von medial

Wirkung der Unterschenkelmuskeln auf die Sprunggelenke

Die bisher systematisch in Gruppen besprochenen Muskeln haben z.T. synergistische Funktionen bei der Bewegung der Sprunggelenke (Tabelle 9-**49**; vgl. hierzu Abb. 9-**85**). Verallgemeinernd kann man feststellen, daß die Muskeln der *oberflächlichen und tiefen Beugergruppe des Unterschenkels supinieren,* die Muskeln der *Extensoren- und Peroneusgruppe pronieren.* Der *M. tibialis anterior* nimmt eine *Sonderstellung* ein. In Abhängigkeit von der Stellung der unteren Sprunggelenke kann er supinieren oder pronieren. Seine Supinationswirkung überwiegt. Insgesamt ist die Wirkung der Supinatoren größer als die der Pronatoren.

Tabelle 9-49. Wirkung der Muskeln auf die Sprunggelenke

Bewegung	Muskel
Oberes Sprunggelenk: Plantarflexion	M. gastrocnemius M. soleus M. flexor hallucis longus M. tibialis posterior M. flexor digitorum longus M. peronaeus longus M. peronaeus brevis
Oberes Sprunggelenk: Dorsalextension	M. tibialis anterior M. extensor digitorum longus M. extensor hallucis longus M. peronaeus tertius
Untere Sprunggelenke: Supination	M. gastrocnemius M. soleus M. tibialis posterior M. tibialis anterior M. flexor digitorum longus M. flexor hallucis longus
Untere Sprunggelenke: Pronation	M. peronaeus longus M. peronaeus brevis M. extensor digitorum longus M. peronaeus tertius M. tibialis anterior* M. extensor hallucis longus

* Der M. tibialis anterior kann in Abhängigkeit von der Stellung supinieren und pronieren. Seine Supinationswirkung überwiegt.

Mm. pedis, Fußmuskeln, und Faszien

Hinsichtlich ihrer Lage sind zu unterscheiden die
- **Muskeln des Fußrückens, Extensoren** und der
- **Fußsohle**. Die kurzen Muskeln der Fußsohle haben vorwiegend Haltefunktion. Gemeinsam mit Bändern und den Sehnen der Flexoren verspannen sie den Fußlängs- und Querbogen. Sie werden in 3 Gruppen (s. unten) unterteilt.

Muskeln des Fußrückens (Tabelle 9-**50**, Abb. 9-**85**)

- **M. extensor hallucis brevis**
- **M. extensor digitorum brevis**

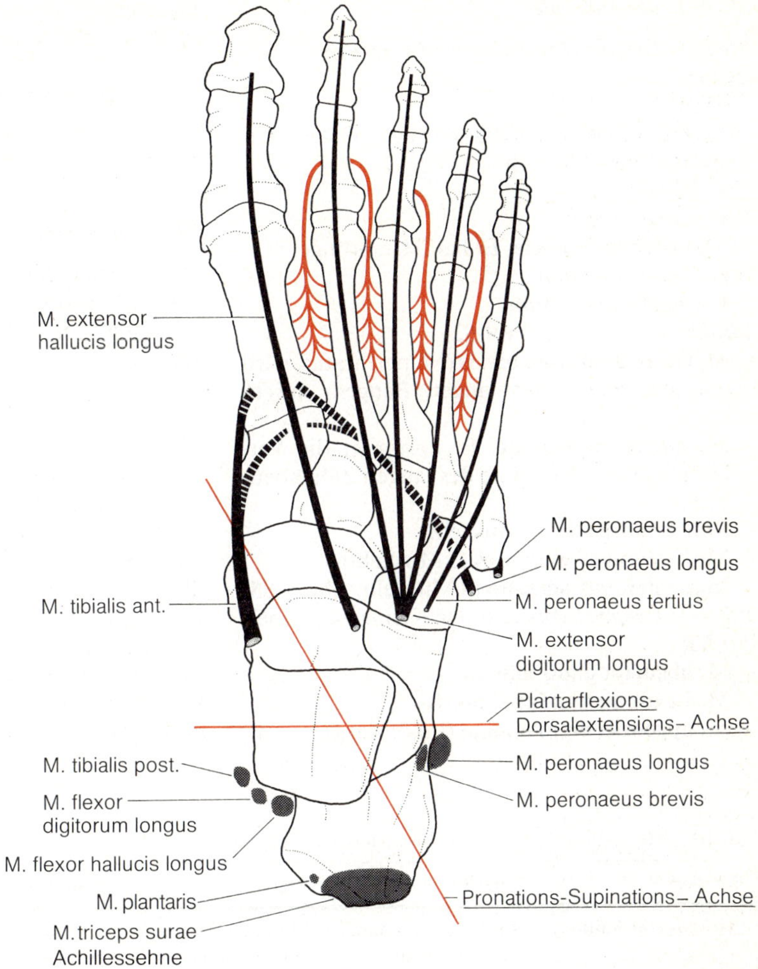

Abb. 9-85. Ansicht des Fußes von dorsal mit Sehnen. Eingezeichnet sind außerdem die Mm. interossei dorsales. (Nach v. Lanz und Wachsmuth, 1972)

Tabelle 9-50. Muskeln des Fußrückens

Muskeln	Ursprung	Ansatz	Funktion	Innervation
M. extensor hallucis brevis	Dorsale Fläche des Fersenbeins, Lig. talocalcaneum interosseum	Grundphalanx der Großzehe	Dorsalextension im Großzehengrundgelenk	N. peronaeus profundus
M. extensor digitorum brevis	Dorsale Fläche des Fersenbeins	Dorsalaponeurose der 2.–4. Zehe	Dorsalextension der 2.–4. Zehe	N. peronaeus profundus

Muskeln der Fußsohle

Mediale Gruppe (Muskeln der Großzehe, Tabelle 9-**51**)
- **M. abductor hallucis**
- **M. flexor hallucis brevis**, der gemeinsame Ursprung spaltet sich in
  - *Caput mediale*
  - *Caput laterale*
- **M. adductor hallucis**. Er hat 2 Ursprünge
  - *Caput obliquum*
  - *Caput transversum*

Mittlere Gruppe (Tabelle 9-**52**)
- **M. flexor digitorum brevis** (M. perforatus, wird von der Sehne des langen Beugers durchbohrt).
- **M. quadratus plantae**. Er korrigiert die Verlaufsrichtung der Sehne des langen Zehenbeugers.
- **Mm. lumbricales** (4 Muskeln)
- **Mm. interossei plantares** (3 Muskeln)
- **Mm. interossei dorsales** (4 Muskeln, Abb. 9-**85**)

Laterale Gruppe (Muskeln der Kleinzehe, Tabelle 9-**53**)
- **M. abductor digiti minimi**
- **M. flexor digiti minimi brevis**
- **M. opponens digiti minimi** (inkonstant)

Innervation. Die kurzen Muskeln des Fußrückens innerviert der N. peronaeus profundus, die Muskeln der Fußsohle der N. plantaris medialis et lateralis aus dem N. tibialis. Dem N. plantaris medialis entspricht an der Hand der N. medianus und dem N. plantaris lateralis der N. ulnaris.

Chiasma plantare (Abb. 9-**86**)

Im Chiasma plantare überkreuzt (in der Aufsicht auf die Fußsohle) die Sehne des M. flexor digitorum longus die Sehne des M. flexor hallucis longus.

Sehnenscheiden auf der Planta pedis

Die langen Sehnen des M. flexor hallucis longus und M. flexor digitorum longus sind im Bereich des Chiasma plantare und distal im Bereich der digitalen Verlaufsstrecke innerhalb der Vaginae fibrosae in Sehnenscheiden eingelagert. Jede der 4 Endsehnen des M. flexor digitorum longus läuft gemeinsam mit einer der 4 Endsehnen des M. flexor digitorum brevis in einer gemeinsamen Vagina synovialis. Eine eigene Sehnenscheide umhüllt die Endsehne des M. peronaeus longus.

Tabelle 9-**51**. Muskeln der Fußsohle: Mediale Gruppe

Muskel	Ursprung	Ansatz	Funktion	Innervation
M. abductor hallucis	Processus medialis tuberis calcanei, Aponeurosis plantaris	Mediales Sesambein, Gelenkkapsel des Großzehengrundgelenkes, Grundphalanx I	Plantarflexion und Abduktion im Großzehengrundgelenk	N. plantaris medialis
M. flexor hallucis brevis, Caput mediale	Ossa cuneiformia, Lig. calcaneocuboideum plantare	Über das mediale Sesambein an der Grundphalanx der Großzehe	Beugt im Großzehengrundgelenk	N. plantaris medialis
Caput laterale	Ossa cuneiformia, Lig. calcaneocuboideum plantare	Über das laterale Sesambein an der Grundphalanx der Großzehe	Beugt im Großzehengrundgelenk	N. plantaris lateralis
M. adductor hallucis, Caput obliquum	Os cuneiforme laterale, Os cuboideum, plantare Bänder	Laterales Sesambein, Großzehengrundphalanx	Adduktion und Beugung im Großzehengrundgelenk, verspannt den Fußlängsbogen	N. plantaris lateralis
Caput transversum	Gelenkkapseln des 2.–5. Zehengrundgelenkes, Lig. metatarsale transversum profundum	Laterales Sesambein und Großzehengrundphalanx	Adduktion im Großzehengrundgelenk, verspannt den Fußquerbogen	N. plantaris lateralis

Tabelle 9-52. Muskeln der Fußsohle: Mittlere Gruppe

Muskel	Ursprung	Ansatz	Funktion	Innervation
M. flexor digitorum brevis	Tuber calcanei, proximal an der Aponeurosis plantaris	Plantare Basis der Mittelphalanx der 2.–5. Zehe	Plantarflexion in den Grund- und Mittelgelenken der 2.–5. Zehe, Verspannung des Fußlängsbogens	N. plantaris medialis
M. quadratus plantae	Calcaneus, Lig. plantare longum	Seitlich an der Sehne des M. flexor digitorum longus	Unterstützt die Wirkung des M. flexor digitorum longus, zieht dessen Sehne etwas nach lateral	N. plantaris lateralis
Mm. lumbricales (4 Muskeln)	Sehnen des M. flexor digitorum longus	Ziehen von medial her zur medialen Fläche der Grundphalangen 2–5 bzw. zur Dorsalaponeurose der 2.–5. Zehe	Beugung im Grundgelenk der 2.–5. Zehe bzw. Streckung im Mittel- und Endgelenk der 2.–5. Zehe, Medialadduktion der 2.–5. Zehe	Nr. 1 u. 2 vom N. plant. medialis, Nr. 3 u. 4 vom N. plantaris lateralis
Mm. interossei plantares (3 Muskeln, einköpfig)	Medial-plantare Fläche des 3.–5. Mittelfußknochens, Lig. plantare longum	Mediale Fläche der Grundphalangen 3–5 bzw. Dorsalaponeurose 3–5	Beugung im Grundgelenk der 3.–5. Zehe bzw. Streckung im Mittel- und Endgelenk der 3.–5. Zehe, Medialadduktion im Grundgelenk der 3.–5. Zehe	N. plantaris lateralis
Mm. interossei dorsales (4 Muskeln, zweiköpfig)	Einander zugekehrte Flächen der Mittelfußknochen 1–5	Nr. 1 inseriert medial an der Grundphalanx bzw. Dorsalaponeurose der 2. Zehe, Nr. 2, 3 und 4 lat. an der Grundphalanx bzw. Dorsalaponeurose der 2., 3. und 4. Zehe	Beugung im Grundgelenk sowie Streckung im Mittel- und Endgelenk der 2.–4. Zehe, je nach Verlauf Lateralabduktion (Nr. 2, 3 u. 4) oder Medialadduktion (Nr. 1)	N. plantaris lateralis

Tabelle 9-53. Muskeln der Fußsohle: Laterale Gruppe

Muskeln	Ursprung	Ansatz	Funktion	Innervation
M. abductor digiti minimi	Processus lateralis tuberis calcanei, Plantaraponeurose	Tuberositas ossis metatarsalis V, Grundphalanx der Kleinzehe,	Beugung und Abduktion im Grundgelenk der Kleinzehe, Verspannung des Fußlängsbogens	N. plantaris lateralis
M. flexor digiti minimi brevis	Basis des 5. Mittelfußknochens, Lig. plantare longum	Plantare Basis der Grundphalanx der Kleinzehe	Beugung im Grundgelenk der Kleinzehe, Verspannung des Fußlängsbogens	N. plantaris lateralis
M. opponens digiti minimi (inkonstant)	Lig. plantare longum, am Ursprung mit dem vorigen verwachsen	Plantare und seitliche Fläche des 5. Mittelfußknochens	Verspannung des Fußlängsbogens	N. plantaris lateralis

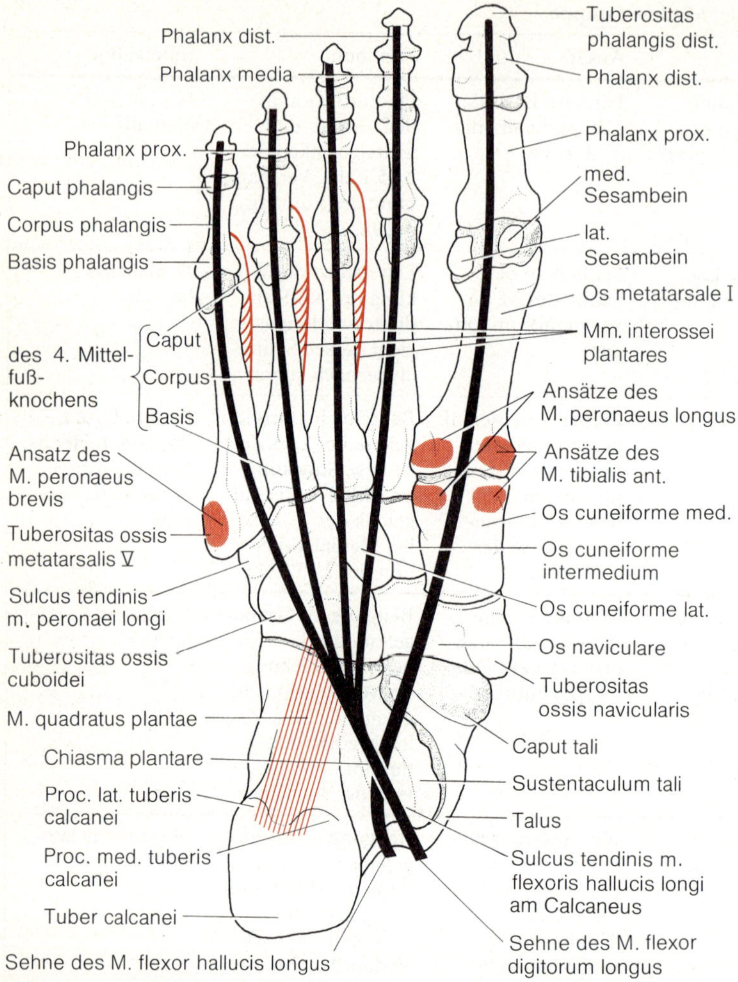

Abb. 9-86. Ansicht des Fußes von plantar mit Sehnen *(schwarz)* und Insertionsstellen *(rot)*; Chiasma plantare

Faszien des Fußes

Die Faszien des Fußes sind die Fortsetzung der Unterschenkelfaszie. Sie bestehen aus einem dorsalen, über dem Fußrücken gelegenen Blatt, *Fascia dorsalis pedis*, und einem plantaren, auf der Fußsohle gelegenen Blatt. Im dorsalen ist der distale Anteil des *Retinaculum mm. extensorum* eingefügt. Das plantare Blatt wird zur *Aponeurosis plantaris* verstärkt.

Aponeurosis plantaris, Plantaraponeurose
(Abb. 9-77)

Unter der Cutis und Subcutis liegt zur Verstärkung der Fascia pedis plantaris eine derbe Bindegewebsplatte, *Aponeurosis plantaris*. Sie ist am Calcaneus befestigt und distal mit 5 Zipfeln an den Kapseln der Zehengrundgelenke 1–5, an den Ligg. plantaria und an den Vaginae fibrosae digitorum pedis angeheftet. Die Aponeurose besteht aus den längsverlaufenden Fasciculi longitudinales und den quer dazu verlaufenden Fasciculi transversi.

Von der Plantaraponeurose strahlen *Retinacula cutis* in das Corium ein. Sie verhindern Verschiebungen zwischen Haut und Aponeurose beim Gehen. Zwischen den Retinacula liegt Fettgewebe, das als dämpfend-elastisches Druckpolster beim Abrollen des Fußes wirkt. Von der anderen Seite der Bindegewebsplatte senken sich Bindegewebssepten bis zu den Skeletteilen ein, heften sich dort an und grenzen für die 3 Muskelgruppen (s. oben) einzelne Räume ab.

Die wesentliche Bedeutung der Plantaraponeurose liegt in der Verspannung des Längs- und Querbogens des Fußgewölbes. Außerdem schützt sie die unter ihr gelegenen Muskeln und Leitungsbahnen und dient dem kurzen Zehenbeuger als Ursprung.

Bursen in der Fersengegend

- *Bursa subcutanea calcanea.* Sie liegt zwischen Haut und dorsaler Oberfläche des Tuber calcanei.
- *Bursa tendinis calcanei.* Sie befindet sich zwischen Achillessehne und oberem Teil des Fersenbeinhöckers.

4. Das Bein in Ruhe und Bewegung

Durch den Erwerb des aufrechten Ganges wird in der stammesgeschichtlichen Entwicklung des Menschen die hintere Extremität zur unteren und damit zum Träger des Körpers. Sie wird alleiniges Fortbewegungsorgan des sich im labilen Gleichgewicht befindlichen Organismus. Die Verbindung zwischen unterer Extremität und Stamm mußte so konstruiert und gesichert werden, daß Statik und Dynamik bei der bestehenden Labilität optimiert sind. Dies wird durch die Bildung des relativ starren Beckengürtels, der im Gegensatz zum Schultergürtel mit der Wirbelsäule in Form einer Ringkonstruktion fest verbunden ist. Der Schwerpunkt des Organismus liegt im Stehen unterhalb vom Promontorium vor dem 2./3. Sakralwirbel. Als Gegensteuerung gegen das „aus-dem-Gleichgewicht-geraten" wurde das extrapyramidalmotorische System (S.833) besonders ausgebaut. Von zentraler Bedeutung war außerdem in der Evolution die Umgestaltung des Greiffußes zum Gehfuß und damit im Zusammenhang die Ausbildung von kraftvoll wirkenden Halte- und Bewegungsmuskeln besonders auf der Streckseite (Mm. glutaei, M. quadriceps femoris, M. triceps surae). Bei dieser Entwicklung des aktiven Bewegungsapparates der unteren Extremität kam der Körper mit den autochthonen Muskeln aus.

Statik der unteren Extremität. Im Stehen wirkt das Körpergewicht als statische Kraft. Dynamische Kräfte entstehen bei der Fortbewegung, beim Laufen, Gehen, Springen. Sie sind entsprechend dem 2. Newtonschen Axiom (Kraftvektor = Masse × Beschleunigungsvektor) von der Masse und von der Geschwindigkeitsänderung abhängig. Das Skelett von Ober- und Unterschenkel wird bei diesen Belastungen auf Druck und Biegung beansprucht. Am Femur ist die Verwirklichung des Maximum-Minimum-Prinzips, durch das der Knochen bei möglichst geringem Gewicht den hohen Anforderungen gerecht wird, besonders deutlich. Es spiegelt sich in der trajektoriellen Anordnung der Knochenbälkchen im Schenkelhals (Abb. 5-**3**) wieder. Die Biegungskräfte, die auf den Femurschaft einwirken, werden durch die Adduktoren und durch den Tractus iliotibialis gemindert. Das bedeutet, daß für die Beanspruchbarkeit des Knochens auch der Weichteilmantel von Bedeutung ist.

Statik des Fußskeletts. Die Ossa tarsi und Ossa metatarsi bilden zusammen mit ihren Bändern und Knorpelüberzügen eine federnd-dämpfende Gewölbekonstruktion. Sie besteht aus einem Längs- und einem Querbogen. Da sie in sich verdreht sind, spricht man auch von einer Verwindungskonstruktion. Bei der Gestaltung des Fußlängsbogens spielt die Entwicklung des hinteren Abschnitts des Calcaneus zum Hebelarm für die Muskulatur, aber auch zur Bildung eines natürlichen „Absatzes" eine wichtige Rolle, indem sich die tibiale Hauptstrebe (S. 351) über die laterale Nebenstrebe schob. In der Hauptstrebe bildete sich dabei für das Abrollen des Fußes beim Gehen die große Zehe als kräftiges Widerlager aus. Mittelfuß- und Fußwurzelknochen sind im Gesamtplan dieser Konstruktion durch Amphiarthrosen mit geringer Nachgiebigkeit untereinander verbunden. Die Last des Körpers wirkt über den Unterschenkel auf das Fußgewölbe. Es hat deshalb die Neigung sich abzuflachen.

Folgende Einrichtungen *wirken der Abflachung des Längsbogens* (Abb. 9-**77**) entgegen:

Aktive Verspannung durch Sehnen des
M. flexor hallucis longus
M. flexor digitorum longus
M. tibialis posterior
Kurze Muskeln der Fußsohle
M. abductor hallucis
Passive Verspannung durch Bänder
Lig. plantare longum
Lig. calcaneonaviculare plantare (Pfannenband)
Lig. calcaneocuboideum plantare
Interossäre Bänder
Aponeurosis plantaris

Der *Fußquerbogen wird verspannt* durch die Sehne des M. peroneus longus, M. tibialis anterior (Abb. 9-**87**) und durch kurze Muskeln der Fußsohle (M. adductor hallucis, Mm. interossei), außerdem durch das Lig. metatarsale transversum profundum und durch andere plantare Bänder.

Die *Verspannung beider Bögen* erfolgt also durch Bänder und durch die langen Fußmuskeln. Die Muskeln bilden das aktive Verspannungssystem. Ohne sie würde die Bandkonstruktion alleine nicht dauerhaft halten, wie der allmählich sich einstellende Plattfuß nach einer Lähmung des M. peroneus longus beweist (S. 351, 366). Bänder geben nämlich bei Dauerbelastung nach. Die schräg verlaufenden Sehnen und Bänder dienen

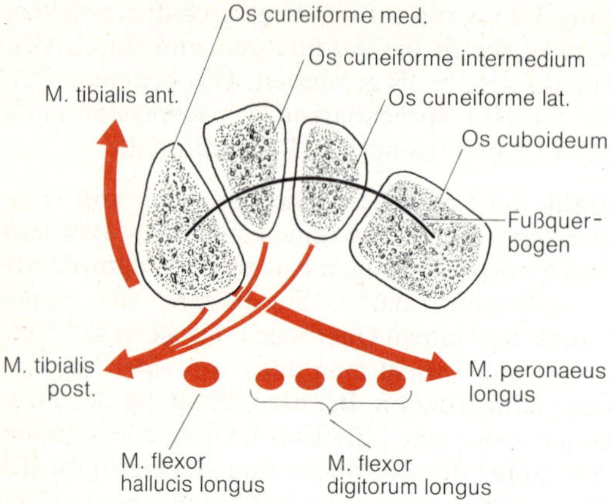

Abb. 9-87. Querschnitt durch das Fußskelett im Bereich der distalen Fußwurzelknochen. Eingetragen ist der Verlauf und die Wirkungsrichtung von Muskeln. (Nach v. Lanz u. Wachsmuth, 1972)

entsprechend dem Gesetz der vektoriellen Zerlegung von Kräften der Verspannung beider Bögen (z. B. Sehne des M. peroneus longus).

Das *Fußgewölbe liegt an 3 Punkten auf der Standfläche auf:* Tuber calcanei, Kopf des 1. und des 5. Os metatarsi. Besonders wird das Tuber calcanei belastet, weshalb hier ein dickes Druckpolster aus Baufett unterlagert ist. Im Fußabdruck auf der Standfläche wird der mediale Abschnitt der Fußsohle zur Sohlennische ausgespart.

Gelenkkette der unteren Gliedmaße. Sie ist weniger komplex als die der oberen, denn im Vordergrund stehen Gelenkfunktionen, die der Vorwärtsbewegung dienen.

Sprunggelenke. Das obere Sprunggelenk läßt eine Dorsalextension und Plantarflexion (1 Freiheitsgrad) zu, das untere, dessen Bewegungsumfang einem Ausschnitt aus einem Kegelmantel entspricht, die Pro- und Supination (1 Freiheitsgrad). Diese Bewegung ist also etwas völlig anderes als die gleichnamige Bewegung, dic mit der Hand ausgeführt werden kann. Die Verkehrsfläche, die mit der Fußspitze bei der Zirkumduktion unter Inanspruchnahme beider Gelenke beschrieben wird, ist eine Ellipse. Das obere Sprunggelenk alleine dient vorwiegend dem Abrollvorgang des Fußes beim Gehen. Oberes und unteres Sprunggelenk zusammen sind wichtig für die Einstellung des Fußes beim Gehen in unwegsamem Gelände oder auf abschüssigem Untergrund, außerdem für das Ausbalancieren des Körpers, wenn die subtalare Fußplatte (die durch Amphiarthrosen miteinander verbundene Skeletteile von Tarsus und Metatarsus) auf dem Boden aufgesetzt ist.

Kniegelenk (2 Freiheitsgrade). Es ist das komplizierteste und auch das anfälligste Gelenk unseres Körpers. Beugung und Streckung für die Fortbewegung stehen im Vordergrund. Dementsprechend sind auch die Muskeln in 2 Gruppen angeordnet. Die Streckmuskeln überwiegen. Ihr Drehmoment ist etwa 3mal größer als das der Beuger. Durch sie (Quadrizepsgruppe) wird das Einknicken im Kniegelenk beim Gehen (s. unten) verhindert. Die Rotationsbewegung begleitet die Beugung. Sie ist nur in Flexionsstellung möglich, z. B. dann, wenn der Fuß beim Klettern festen Tritt sucht. Der Vorgang ist verbunden mit einer Adduktions- bzw. Abduktionsbewegung im unteren Sprunggelenk.

Hüftgelenk (3 Freiheitsgrade). Die Übertragung der Druckkräfte erfolgt im Hüftgelenk auf das Femur. Die Kontaktfläche am Hüftbein ist allein die Facies semilunaris. Für die Statik unseres Körpers ist von Bedeutung, daß im Stehen und Gehen das Hintenüberkippen des Rumpfes im Hüftgelenk durch äußerst kräftige Bandzüge auf der Vorderseite (S. 338), das Vornüberkippen durch die beim Menschen besonders ausgebildete Gesäßmuskulatur (vor allem M. glutaeus maximus) verhindert wird. Sie entspringt breitflächig an der für den Menschen typisch weit ausladenden Beckenschaufel. Die Muskelmasse wiegt ungefähr 2 kg und ist damit doppelt so groß wie die der Schultermuskeln.

Die Verkehrsfläche, die mit dem Oberschenkel bei der Zirkumduktion beschrieben werden kann, ist eine Ellipse. Durch Training läßt sich der physiologische Bewegungsumfang noch beträchtlich erweitern (Artisten).

Bei der Funktionsanalyse des Hüftgelenks wird im allgemeinen die Situation im Stehen und im Hinblick auf die Bewegung des Spielbeins dargestellt (z. B. Tabelle 9-**43**). Nicht zu übersehen ist aber andererseits, daß das Hüftgelenk auch beim Beugen des Rumpfes nach vorne in Anspruch gcnommen wird. Die relativ geringe Fähigkeit zur Ventralflexion in der Lendenwirbelsäule (Tabelle 9-**2**) wird durch die Drehung im Hüftgelenk beträchtlich erweitert (wenn wir z. B. etwas vom Boden aufheben). Im Liegen ändert sich die Situation insofern, als jetzt entweder die untere Extremität oder der Rumpf aus der Horizontalen angehoben werden kann. Zum Aufrichten des Rumpfes werden die beiden geraden Bauchmuskeln und der kräftig entwickelte M. iliopsoas eingesetzt.

Stehen. Beim Stehen auf beiden Beinen mit „durchgedrückten" Knien fällt dem aktiven Bewegungsapparat eine nur untergeordnete Rolle zu. Er ist entlastet („amuskulärer Stand"). Die Füße bilden einen Winkel von ungefähr 45°, wodurch die Standfläche gegenüber der bei parallel gestellten Füßen vergrößert wird. Jeder der beiden Füße ruht auf 3 Punkten (s. oben). Man unterscheidet verschiedene Arten des Stehens:

Normalstellung. Beide Beine sind gleichmäßig belastet. Das Lot durch den Schwerpunkt des Körpers schneidet die Mitte der transversalen Achsen des Hüft-, Knie- und oberen Sprunggelenks. Der Körper befindet sich im labilen Gleichgewicht. Die Muskulatur ist nur mäßig gespannt, aber bereit, bei der geringsten Änderung der Gleichgewichtslage regulierend einzuspringen, vor allem der M. glutaeus maximus (Abb. 9-**88**).

Entspannte Haltung. Der Körperschwerpunkt hat sich nach hinten verlagert. Das Lot durch den Körperschwerpunkt verläuft jetzt hinter der Transversalachse des Hüftgelenks. Der gesamte Beckengürtel ist etwas nach hinten gekippt. Die Muskulatur, insbesondere der M. glutaeus maximus, ist fast völlig entspannt („amuskulärer Stand"). Hingegen sind die Bänder (Lig. iliofemorale, Kollateral- und Kreuzbänder) angespannt. In entspannter Stellung nimmt der Körper eine lässige, bequeme Haltung ein; seine Muskeln ermüden weniger als in anderen Körperhaltungen und dennoch verfügt er über eine hohe Standfestigkeit.

Straffe Haltung. Der Körperschwerpunkt wird jetzt nach vorne verlagert. Das Lot durch den Schwerpunkt verläuft vor der Transversalachse von Hüft- und Kniegelenk. Der M. glutaeus maximus und die anderen im Hüftgelenk streckenden Muskeln, die oberflächlichen und die tiefen Flexoren des Unterschenkels sowie die Rückenmuskeln sind angespannt („stramme Haltung"), um ein Vornüberfallen des Körpers zu verhindern.

Kontrapoststellung. Bei der Wahl eines Beins als Standbein und beim Wechsel des Standbeins zum entlasteten Spielbein droht der Körper im Hüftgelenk zur Spielbeinseite abzukippen. Durch Kontraktion der seitlichen Hüftmuskeln (M. glutaeus medius et minimus und M. tensor fasciae latae) wird dies automatisch verhindert. Auf der Seite des Standbeins ist das Kniegelenk maximal gestreckt; die Bänder sind angespannt; das Gelenk hält sich selbst.

Gehen. Beim Gehen wird abwechselnd jedes der beiden Beine einmal zum Standbein, dann zum Spiel- oder Schwungbein. Ein Schrittzyklus setzt sich aus *2 Standphasen* (des einen dann des anderen Beins) und aus *2 Schwungphasen* zusammen.

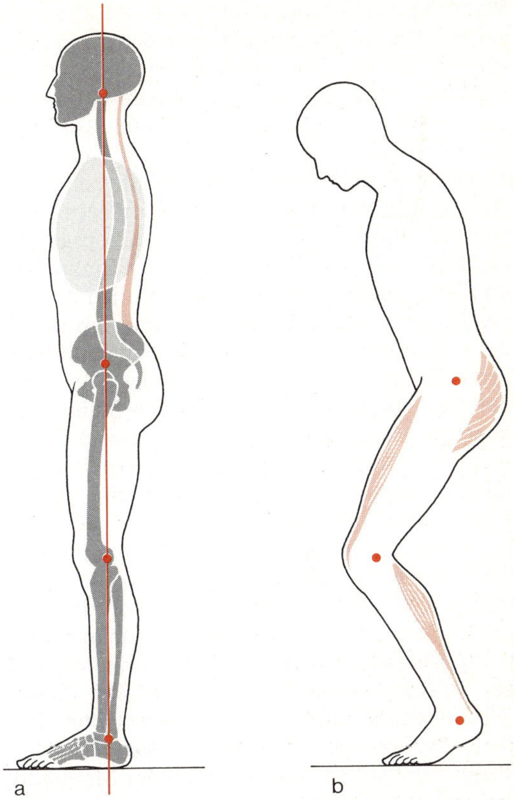

Abb. 9-88 a, b. Bedeutung der Muskulatur für die Statik und Dynamik der unteren Extremität. **a** Normalstellung; **b** Muskelgruppen, die das Vornüberkippen (M. glutaeus maximus), das Einknicken im Kniegelenk (Quadricepsgruppe) und das Einknicken im oberen Sprunggelenk (M. triceps surae) verhindern

In der ***Schwungphase*** wird das Bein nach vorne bewegt (M. rectus femoris); die Fußspitze ist leicht angehoben (M. tibialis anterior) und das Kniegelenk etwas gebeugt (M. semitendinosus, M. semimembranosus, Caput longum m. bicipitis), damit der Boden nicht gestreift wird. Das Schwungbein sucht jetzt neuen Stand, setzt mit der Ferse auf und wird zum Standbein, während der Schwerpunkt des Körpers nach vorne verlagert wird. Das Kniegelenk wird gestreckt (M. quadriceps femoris). Der Fuß rollt dann über den seitlichen Fußrand und über die große Zehe ab. Er löst sich als letzter vom Boden; das Bein ist wieder zum Schwungbein geworden.

In der ***Standphase*** wird das Körpergewicht vollständig auf das Standbein verlagert, während das Knie gestreckt ist. In diesem Moment muß durch die kleinen Glutäalmuskeln und durch den M. tensor fasciae latae verhindert werden, daß das Becken zur Seite des Schwungbeins absinkt. Zur

Wahrung des Gleichgewichts wird durch sie sogar der Rumpf geringfügig über dem Standbein zur Seite geneigt. Im Übergang von der Spiel- zur Standbeinphase setzen auch die Adduktoren ein und verhindern, daß das Bein beim Aufsetzen zur Seite wegrutscht. Menschen mit einer Lähmung der Adduktoren gehen deshalb sehr unsicher. Ist die Körperlast auf das Standbein verlagert, verhindert die kräftige Quadrizepsgruppe das Einknicken im Kniegelenk. Das Einknicken im oberen Sprunggelenk beim Abrollen des Fußes wird durch den M. triceps surae verhindert, der mittels der Achillessehne an dem relativ langen Hebelarm des Calcaneus ansetzt. Wenn sich der Fuß im letzten Abschnitt der Standphase über die große Zehe vom Boden abwickelt, leistet der kräftig ausgebildete M. flexor hallucis longus Widerstand und verhindert ein passives Überstrecken. Mit der Beugung der großen Zehe hat er also nur wenig zu tun. Ermüdung des M. tibialis anterior (z.B. nach langdauernden Märschen) führt zu häufigem Stolpern, da die Fußspitze nicht mehr ausreichend angehoben wird.
Beim ***schnellen Laufen***, *Rennen*, verändert sich der Bewegungsablauf insofern, als jetzt Phasen ohne Bodenberührung zwischengeschaltet sind.
Beim ***Treppensteigen*** oder beim ***Aufstehen*** aus dem Sitzen werden fast ausschließlich der M. quadriceps und der M. glutaeus maximus eingesetzt, um die Körperlast in die Höhe zu stemmen. Menschen mit einer Lähmung dieser Muskeln sind ohne Zuhilfenahme der oberen Extremität nicht mehr dazu in der Lage.

Hinweis. Die Art des Gangs, wozu auch die pendelnde Mitbewegung der Arme gehört, ist individuell auffallend verschieden. Viele Menschen sind an ihrem charakteristischen Gang erkennbar. Gang und Haltung sind in einem nicht geringen Umfang Ausdruck der Persönlichkeit. Welch hoher Grad an Spezialisierung andererseits durch Übung erreicht werden kann, beweisen Tänzer und Akrobaten.

5. Leitungsbahnen der unteren Extremität

Arterien

A. femoralis (Abb. 9-**89**)

Die Fortsetzung der A. iliaca externa auf den Oberschenkel ist die A. femoralis. Sie erreicht den Oberschenkel durch die *Lacuna vasorum* unter dem Leistenband in der Mitte einer Verbindungslinie zwischen Spina iliaca anterior superior und Tuberculum pubicum (Abb. 9-**101**). Anschließend läuft sie medial am Hüftgelenk vorbei in die *Fossa iliopectinea* bedeckt von der Fascia lata und der Oberhaut. Hinter dem M. sartorius

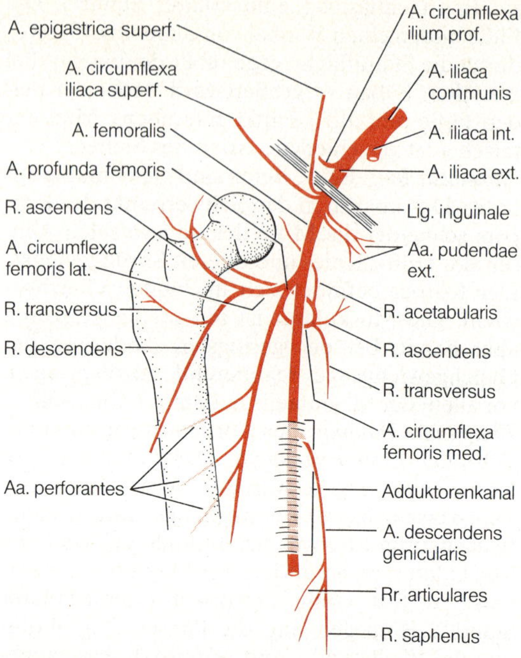

Abb. 9-89. A. femoralis mit Verzweigungen

tritt sie in den *Adduktorenkanal* ein und gelangt durch den *Hiatus tendineus* in die *Fossa poplitea*, wo sie dann als A. poplitea bezeichnet wird.
Das Versorgungsgebiet der A. femoralis sind Bein, Hüft- und Genitalregion sowie tiefe Schichten der Gesäßregion. Sie gibt folgende Äste ab:

- **A. epigastrica superficialis.** Diese zieht über das Leistenband hinweg zur Haut des Unterbauchs.
- **A. circumflexa iliaca superficialis.** Das Gefäß verläuft parallel zum Leistenband in die Gegend der Spina anterior superior und anastomosiert hier mit der A. circumflexa iliaca profunda.
- **Aa. pudendae externae.** Sie ziehen nach medial zur Haut und geben ab:
  - ***Rr. scrotales anteriores*** zum Scrotum bzw. ***Rr. labiales anteriores*** zu den Labia majora.
  - ***Rr. inguinales*** zur Haut der Leistengegend.
- **A. profunda femoris.** Die tiefe Oberschenkelschlagader verläßt 3–6 cm unterhalb des Leistenbandes nach lateral-dorsal die A. femoralis. Sie ist ihr stärkster Ast. Ihr Versorgungsgebiet ist die Oberschenkelmuskulatur. Abgang und Verzweigungen sind variabel. Sie entsendet folgende Äste:
  - ***A. circumflexa femoris medialis.*** Sie wendet sich zunächst nach medial, dann nach dorsal. Von ihr zweigen 4 Äste ab:

Der *R. profundus* dringt in die Tiefe zur Adduktorengruppe und zur ischiokruralen Muskulatur und anastomosiert mit der A. glutaea superior et inferior. Ein Endast gelangt an die Rückseite des Schenkelhalses und anastomosiert in der Fossa trochanterica mit der A. circumflexa femoris lateralis.

Der *R. ascendens* läuft nach oben zur Adduktorengruppe und bildet Anastomosen mit Ästen der A. obturatoria.

Der *R. transversus* geht zur ischiokruralen Muskulatur und hat Verbindung zur A. perforans I.

Der *R. acetabularis* durchdringt das Lig. transversum acetabuli, läuft im Lig. capitis femoris zur proximalen Femurepiphyse und bildet Anastomosen mit dem gleichnamigen Ast der A. obturatoria.

- **A. circumflexa femoris lateralis**. Das Gefäß wendet sich nach seinem Abgang aus der A. profunda femoris nach lateral und durchdringt den M. vastus lateralis. Sie teilt sich dann in einen
  - ***R. ascendens*** zum M. tensor fasciae latae und zum Hüftgelenk
  - ***R. transversus*** zum Trochanter major
  - ***R. descendens*** zur Quadrizepsgruppe
- **Aa. perforantes**. Aus dem Stamm der A. profunda femoris zweigen 3–5 Aa. perforantes ab. Sie durchbohren die Adduktoren in Nähe ihrer Ansätze und versorgen die dorsalen Muskeln einschließlich der Adduktorengruppe. Aus den Aa. perforantes gehen die *Aa. nutriciae femoris* hervor. Der Endast der A. profunda femoris kann als letzte A. perforans aufgefaßt werden.
- **A. descendens genicularis**. Das Gefäß zweigt im Adduktorenkanal aus der A. femoralis ab, durchbricht dann gemeinsam mit der zugehörigen Vene und dem N. saphenus die Membrana vastoadductoria und teilt sich anschließend in einen
  - ***R. saphenus***, der gemeinsam mit dem N. saphenus zur medialen Seite der Tibia zieht und in
  - ***Rr. articulares*** zum Rete articulare genus.

Blutversorgung von Collum und Caput femoris. Femurkopf und Hüftgelenk erhalten ihre Blutgefäße aus:

- ***A. circumflexa femoris medialis***. Ihr R. profundus läuft an der Rückseite des Schenkelhalses und entsendet kleine Äste in das Periost.
- ***A. circumflexa femoris lateralis***. Ihr R. ascendens läuft an der Vorderseite des Schenkelhalses und gibt kleine Äste ans Periost ab. Anastomosenbildung mit dem Endast aus der A. circumflexa femoris medialis.
- ***R. acetabularis*** aus dem *R. posterior der A. obturatoria* und
- ***R. acetabularis*** aus der *A. circumflexa femoris medialis*. Beide gehen Anastomosen miteinander ein. Beim Erwachsenen sind die Gefäße oft obliteriert.

Klinischer Hinweis. Nach intraartikulären Schenkelhalsfrakturen, bei denen die im Periost verlaufenden Gefäße durchrissen sind, oder nach Epiphysenlösung des coxalen Femurendes im Kindesalter kann es infolge mangelhafter Blutversorgung zu einer Nekrose des Femurkopfes kommen.

A. poplitea (Abb. 9-**90**)

Sie ist die Fortsetzung der A. femoralis in der Kniekehle und wird so bezeichnet, nachdem sie den Adduktorenkanal im Hiatus tendineus verließ. Sie reicht bis zum unteren Rand des M. popliteus bzw. zum Oberrand des M. soleus. Sie liegt in der Tiefe der Fossa poplitea (Topographie S. 393) in unmittelbarer Nähe der Gelenkkapsel.

Die A. poplitea gibt folgende Äste ab:

- **Rr. musculares** zu den umliegenden Muskeln.
- **A. superior lateralis genus**. Sie zieht oberhalb des Condylus lateralis femoris unter der Sehne des M. biceps femoris nach vorne zum Rete articulare genus.

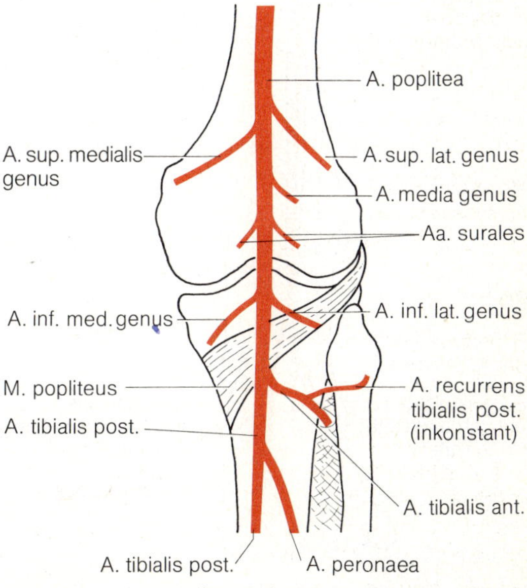

Abb. 9-90. A. poplitea mit Verzweigungen. (Nach Lippert, 1975)

- **A. superior medialis genus.** Sie zieht oberhalb des Condylus medialis femoris nach vorne zum Rete articulare genus.
- **A. media genus.** Sie entspringt in Höhe der Fossa intercondylaris und läuft zum Kniegelenk zur Versorgung von Kapsel und Kreuzbändern.
- **Aa. surales** zur Versorgung der Wadenmuskulatur.
- **A. inferior lateralis genus.** Sie läuft unter dem seitlichen Ursprungskopf des M. gastrocnemius und oberhalb des Fibulakopfes nach vorne zum Rete articulare genus.
- **A. inferior medialis genus.** Sie gelangt unter dem medialen Ursprungskopf des M. gastrocnemius um den Condylus medialis (tibiae) nach vorne zum Rete articulare genus.
- **Rete articulare genus.** Es ist ein feines arterielles Gefäßnetz auf der Vorderseite des Kniegelenks mit vielen kleinen Zu- und Abflüssen. Sie reichen jedoch meist nicht aus, um einen Verschluß der A. poplitea zu überbrücken. Vom Rete articulare genus zweigen Äste zur Haut und zur Kniegelenkskapsel ab. *Rete patellae* ist ein arterielles Netz auf der Vorderfläche der Kniescheibe.

Am Unterrand des M. popliteus, meist oberhalb des Arcus tendineus m. solei, teilt sich die A. poplitea in die *A. tibialis anterior* und *A. tibialis posterior*, die etwas weiter distal das 3. große Gefäß am Unterschenkel, die *A. peronaea*, abgibt (s. unten).

A. tibialis anterior (Abb. 9-**91a**)

Sie läuft gemeinsam mit ihren beiden Begleitvenen nach proximal durch eine Öffnung in der Membrana interossea cruris in die Extensorenloge. Distal wird sie von der Sehne des M. extensor hallucis longus überkreuzt. In ihrem weiteren Verlauf erhält sie am Fuß den Namen A. dorsalis pedis (s. unten).

Die A. tibialis anterior gibt außer *Rr. musculares* zu den Extensoren am Unterschenkel folgende Gefäße an die Umgebung ab:
- **A. recurrens tibialis posterior**, ein kleines inkonstantes Gefäß, das unter dem M. popliteus zur Kniekehle zieht.
- **A. recurrens tibialis anterior.** Sie verläßt die A. tibialis anterior kurz nachdem diese die Membrana interossea cruris durchquerte und mündet in das Rete articulare genus.

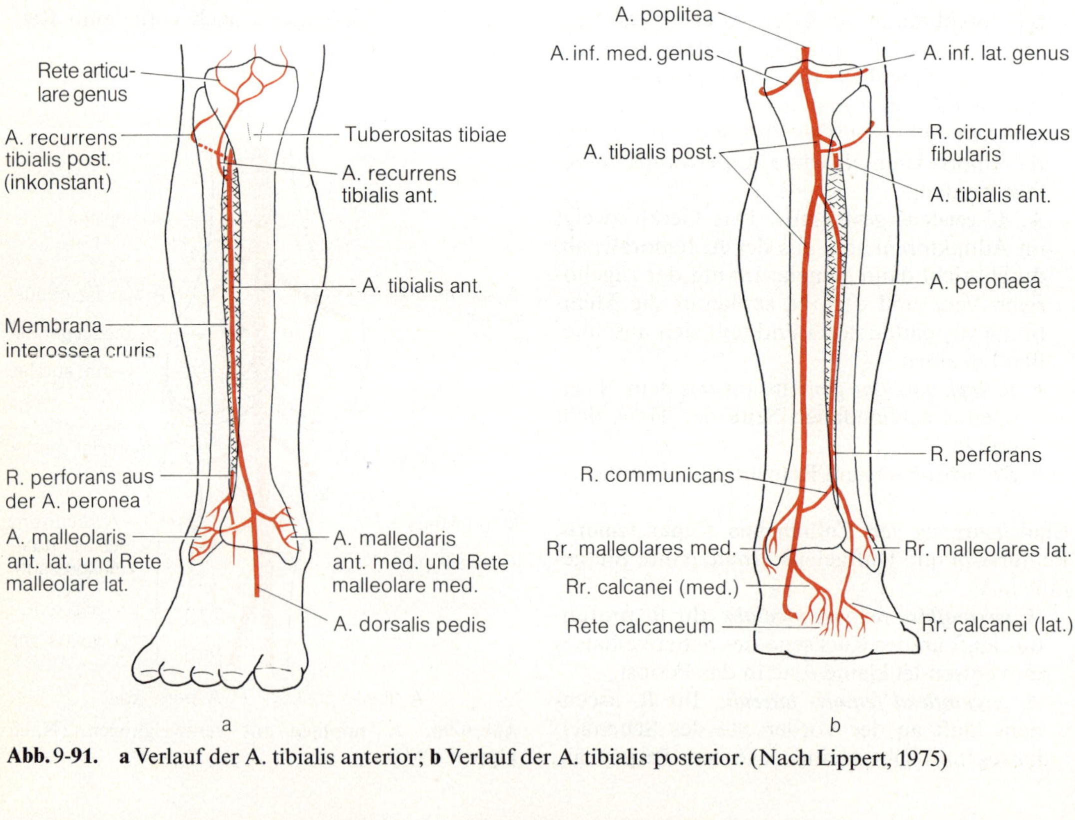

Abb. 9-91. **a** Verlauf der A. tibialis anterior; **b** Verlauf der A. tibialis posterior. (Nach Lippert, 1975)

- **A. malleolaris anterior lateralis.** Sie zieht unter der Sehne des M. extensor digitorum longus auf den Außenknöchel zum Rete malleolare laterale.
- **A. malleolaris anterior medialis.** Sie läuft unter der Sehne des M. tibialis anterior und mündet in das Rete malleolare mediale.

Rete malleolare laterale und *mediale* sind arterielle Gefäßnetze auf den Knöcheln, die von den Aa. malleolares anteriores medialis und lateralis und von Rr. malleolares gespeist werden.

A. dorsalis pedis (Abb. 9-**92a**)

Sie ist die Fortsetzung der A. tibialis anterior auf dem Fußrücken. Die Grenze liegt am Übergang des Unterschenkels zum Fuß in Höhe des Gelenkspaltes des oberen Sprunggelenks. Das Gefäß liegt oberflächlich. Es ist *zwischen der Sehne des M. extensor hallucis longus und M. extensor digitorum longus proximal zu tasten* (Arterienpuls). Abweichende Verläufe sind nicht selten. Von der A. dorsalis pedis zweigen ab:

- **A. tarsalis lateralis.** Sie zieht unter den Sehnen der langen und kurzen Extensoren in die Gegend des Os cuboideum und anastomosiert mit der A. arcuata.
- **Aa. tarsales mediales**, 2–3 kleine Äste, die zum medialen Fußrand ziehen
- **A. arcuata.** Sie zieht bogenförmig auf den Basen des 2.–5. Mittelfußknochens unter den Sehnen des M. extensor digitorum longus et brevis zum lateralen Fußrand, wo sie mit der A. tarsalis lateralis anastomosiert. Aus der A. arcuata zweigen ab die
  - ***Aa. metatarsales dorsales II–IV.*** Sie verlaufen auf den Mm. interossei dorsales II–IV. Seitlich am 5. Mittelfußknochen liegt die A. metatarsalis dorsalis V. Die A. metatarsalis I ist die direkte Fortsetzung der A. dorsalis pedis. Sie entsendet einen starken Ast, den
  - ***R. plantaris profundus*** durch den 1. Intermetatarsalraum. Dieser starke Ast anastomosiert auf der Fußsohle mit dem Arcus plantaris.
  - ***Rr. perforantes*** (proximale und distale). Sie zweigen von den dorsalen Metatarsalarterien ab, durchdringen die Mm. interossei und stehen mit den entsprechenden Aa. metatarsales plantares in Verbindung.
  - ***Aa. digitales dorsales.*** Die A. metatarsalis I spaltet sich distal in die beiden Aa. digitales dorsales (propriae). Sie versorgen die einander zugekehrten Seiten der 1. und 2. Zehe. Die Aa. metatarsales II–IV spalten ebenfalls je 2 Aa. digitales dorsales (propriae) ab. Sie versorgen von dorsal aus die Seitenflächen der übrigen einander gegenüberliegender Zehen.

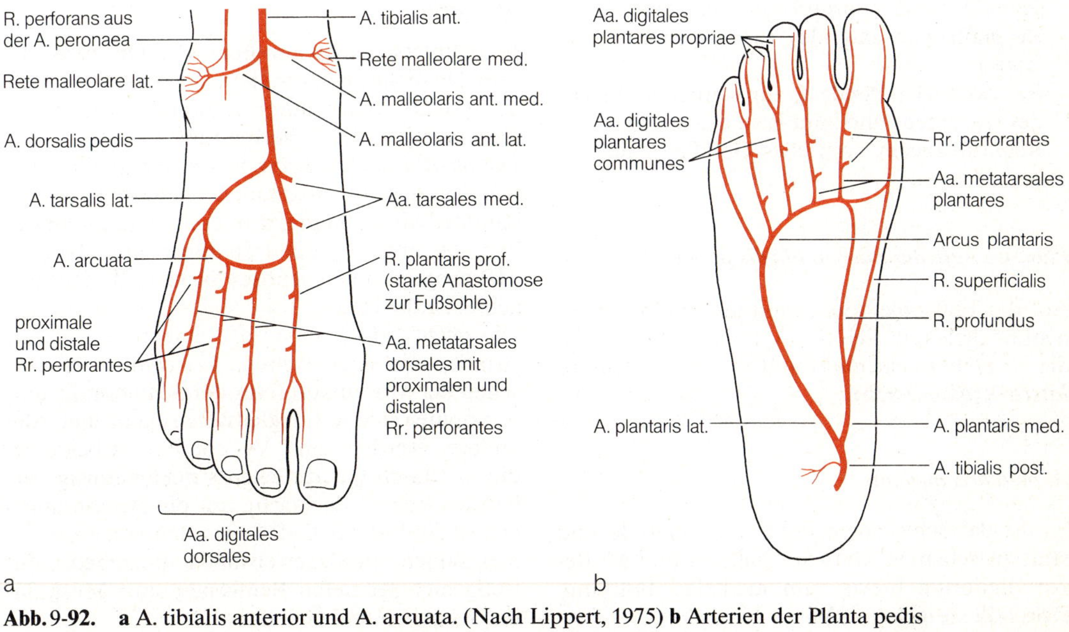

Abb. 9-92. **a** A. tibialis anterior und A. arcuata. (Nach Lippert, 1975) **b** Arterien der Planta pedis

A. tibialis posterior (Abb. 9-**91b**)

Sie läuft in direkter Fortsetzung der A. poplitea durch den Arcus tendineus m. solei zusammen mit den beiden Begleitvenen und dem N. tibialis in die tiefe Flexorenloge. Sie gibt außer Rr. musculares zu den Flexoren folgende Äste ab:
- **R. circumflexus fibularis**, einen kleinen Ast um das Caput fibulae herum zum Rete articulare genus.
- **A. peronaea** (s. unten)
- **Rr. malleolares mediales**, die von hinten her zum Rete malleolare mediale ziehen
- **Rr. calcanei** zum Rete calcaneum, einem Gefäßnetz über dem Tuber calcanei
- **A. nutricia tibiae**

A. peronaea (fibularis) (Abb. 9-**91b**)

Die A. peronaea zweigt dicht unterhalb des Arcus tendineus m. solei aus der A. tibialis posterior ab und läuft an der medialen Kante der Fibula auf der Rückseite der Membrana interossea cruris zum lateralen Knöchel. Sie versorgt durch Rr. musculares die tiefen Flexoren und die Mm. peronaei. Sie entsendet außerdem folgende Äste:
- **R. perforans**, der oberhalb vom oberen Sprunggelenk durch eine Öffnung in der Membrana interossea cruris zum Rete malleolare laterale und zum Fußrücken gelangt. Als Variante kann die A. dorsalis pedis aus ihr stammen.
- **R. communicans**, distaler Verbindungsast zwischen A. tibialis posterior und A. peronaea.
- **Rr. malleolares laterales**, zum Rete malleolare laterale.
- **Rr. calcanei** (laterales), zur seitlichen Fläche des Calcaneus und zum Rete calcaneum.
- **Rete calcaneum**, arterielles Gefäßnetz am Tuber calcanei.

Plantare Aufteilung der A. tibialis posterior

Auf der Fußsohle oder schon unterhalb des Innenknöchels teilt sich die A. tibialis posterior in die *A. plantaris medialis* und in die *A. plantaris lateralis* (Abb. 9-**92b**).

A. plantaris medialis

Sie ist das schwächere der beiden Gefäße und läuft zwischen M. abductor hallucis und M. flexor digitorum brevis zum medialen Fußrand. Dort teilt sie sich in 2 Äste:
- **R. profundus**. Er anastomosiert meist distal mit dem Arcus plantaris.
- **R. superficialis**. Er läuft oberflächlicher und verbindet sich distal mit der A. metatarsalis plantaris I.

A. plantaris lateralis

Sie läuft zwischen M. flexor digitorum brevis und M. quadratus plantae in die Tiefe der seitlichen Fußregion und bildet den
- **Arcus plantaris**, indem sie bogenförmig von lateral zwischen dem Caput obliquum des M. adductor hallucis und den Mm. interossei nach medial zieht. Vom Arcus plantaris zweigen ab die
  - ***Aa. metatarsales plantares I-IV.*** Sie entsenden die *Rr. perforantes*, die mit den entsprechenden Rr. perforantes aus den dorsalen Metatarsalarterien anastomosieren.
  - ***Aa. digitales plantares communes***, Bezeichnung für die Gefäßabschnitte distal vom Abgang der Rr. perforantes aus den Aa. metatarseae plantares bis zur Aufzweigung in die Aa. digitales plantares propriae.
  - ***Aa. digitales plantares propriae.*** Sie laufen medial und lateral im plantaren Bereich der Zehen, ihre Versorgungsgebiete entsprechen den Aa. digitales palmares propriae an der Hand.

Venen

Allgemein

Man unterscheidet am Bein wie am Arm ein oberflächliches und ein tiefes Venensystem. Beide Systeme stehen durch zahlreiche Anastomosen untereinander in Verbindung.
Die *oberflächlichen Beinvenen* laufen unabhängig von Arterien im subkutanen Fettgewebe außerhalb der Muskelfaszie, d.h. epifaszial. Sie bestehen aus einigen großen Stämmen und flächenhaft ausgebreiteten venösen Netzen. Ihr Zuflußgebiet ist die Haut.
Die *tiefen Beinvenen* laufen gemeinsam mit den Arterien als Begleitvenen, *Vv. comitantes* zwischen der Muskulatur. Nur der A. femoralis und A. poplitea sind je 1 Begleitvene zugeordnet. Alle anderen werden von 2 Vv. comitantes begleitet, die oft durch Querbrücken strickleiterartig verbunden oder geflechtartig um die Arterie angeordnet sind. Beide Gefäße werden von einer gemeinsamen Bindegewebshülle umgeben. Zuflußgebiet der tiefen Beinvenen sind Muskulatur, Knochen und Gelenke.

Oberflächliches Venensystem (Abb. 9-**93**)

- **V. saphena magna**. Sie beginnt am medialen Rand des Fußrückens, wo sie aus dem *Rete venosum dorsale* und aus dem *Arcus venosus dorsalis pedis* ihre Zuflüsse erhält. Die V. saphena magna läuft dann vor dem Innenknöchel zur medialen Seite des Unterschenkels. Hier steht sie durch Seitenäste, die die Fascia cruris durchbrechen, mit den tiefen Beinvenen in Verbindung. Sie zieht dann mit dem N. saphenus hinter dem medialen Kondylus zur Vorderseitenfläche des Oberschenkels. Weiter proximal tritt sie durch den Hiatus saphenus in ihre kurze subfasziale Verlaufsstrecke ein und mündet in der Fossa iliopectinea in die V. femoralis.
- **Venensystem**. In der *Gegend des Hiatus saphenus* (s. Topographie, S. 392) münden außerdem Hautvenen aus verschiedenen Regionen in die V. saphena magna oder auch direkt in die V. femoralis. Sie bilden einen „Venenstern". Es sind dies die
  - ***Vv. pudendae externae*** aus dem Genitalbereich (*V. dorsalis penis* bzw. *clitoridis*, *Vv. scrotales* bzw. *labiales anteriores*; s. unten)
  - ***V. circumflexa superficialis ilium*** (Zuflußgebiet aus der Haut unterhalb der Spina iliaca anterior superior) und
  - ***V. epigastrica superficialis*** (Zuflußgebiet Haut ventral oberhalb des Leistenbandes).
- **V. saphena accessoria**. Ein inkonstanter Seitenast der V. saphena magna an der Vorderseitenfläche des Oberschenkels, der gelegentlich mit der V. saphena parva anastomosiert.
- **V. saphena parva**. Die Vene steht am seitlichen Fußrand mit dem Arcus venosus dorsalis pedis und dem Rete venosum dorsale pedis in Verbindung. Sie läuft hinter dem Außenknöchel zur Beugeseite des Unterschenkels, durchbricht in der Kniekehle die Faszie und mündet zwischen den beiden Ursprungsköpfen des M. gastrocnemius in die V. poplitea. Die V. saphena parva steht am Unterschenkel mit tiefen Beinvenen in Verbindung. Sie bildet oberflächliche netzartige Anastomosen mit der V. saphena magna.

Klinischer Hinweis. Die oberflächlichen Beinvenen, insbesondere die V. saphena magna et parva, können erweitert und geschlängelt sein (*Varizen*). Ihre Klappen schließen dann nicht mehr; es kommt zum Rückstau des Blutes. Gelegentlich bilden sich Thrombosen (wandständige Blutgerinnsel).

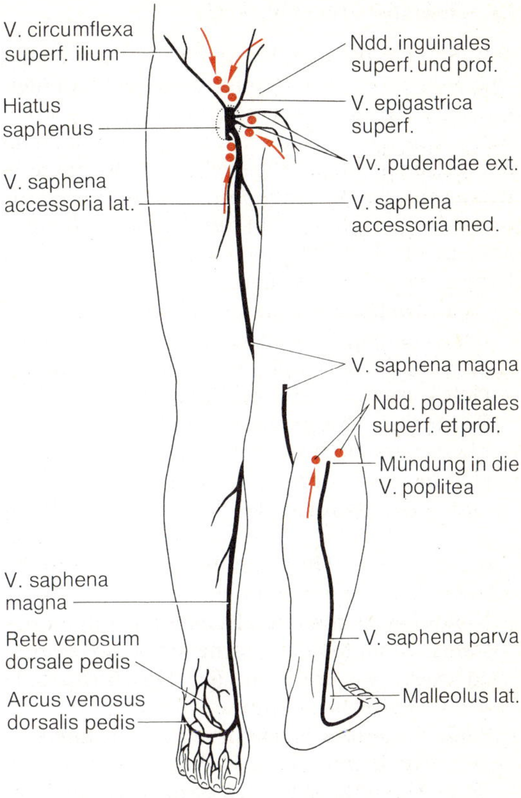

Abb. 9-93. Oberflächliche Venen und oberflächliche Lymphknoten der unteren Extremität

Tiefe Beinvenen

Das venöse Blut aus dem Gebiet des *Fußes* und des *Unterschenkels* wird in den

- **Vv. tibiales anteriores, Vv. tibiales posteriores** und **Vv. peronaeales**, die alle die gleichnamigen Arterien begleiten, gesammelt und zur
- **V. poplitea** in der Tiefe der Kniekehle geleitet. Sie nimmt außerdem die V. saphena parva (s. oben) und *Vv. geniculares* aus dem Bereich des Kniegelenks auf. Die V. poplitea setzt sich im Hiatus tendineus des Adduktorenkanals fort in die
- **V. femoralis**. Dieses große Gefäß ist die Begleitvene der gleichnamigen Arterie. Im Hiatus saphenus mündet in sie die V. saphena magna (s. oben) und knapp unterhalb die
  - ***V. profunda femoris***. Sie nimmt zuvor die *Vv. circumflexae mediales* und *laterales femoris* und die *Vv. perforantes* auf, die Blut aus der ischiokruralen Muskulatur führen.

In der *Lacuna vasorum*, wo die V. femoralis medial von der Arterie liegt, setzt sie sich in die *V. iliaca externa* fort.

Lymphgefäßsystem (Abb. 9-**93**)

Ähnlich wie bei den Venen ist ein oberflächliches und ein tiefes Lymphgefäßsystem zu unterscheiden. Beide stehen miteinander in Verbindung. Die *oberflächlichen Lymphbahnen* verlaufen im subkutanen Fettgewebe, insbesondere in Begleitung der V. saphena magna et parva, die *tiefen Bahnen* gemeinsam mit den tiefen Beinvenen. In die Lymphbahnen sind die regionären Lymphknoten eingeschaltet.

- **Nodi lymphatici popliteales.** Im Fettgewebe der Fossa poplitea liegen bis zu 6 Lymphknoten. Die Nodi lymphatici popliteales superficiales erhalten ihre Zuflüsse aus den oberflächlichen Lymphbahnen entlang der V. saphena parva und aus den tiefen Bahnen in Begleitung der Vv. tibiales anteriores, posteriores und der Vv. peronaeales. Ihr Abfluß erfolgt in die *Nodi lymphatici popliteales profundi* (neben der A. poplitea) und von hier aus weiter in die tiefen Leistenlymphknoten.
- **Nodus lymphaticus tibialis anterior.** Ein inkonstanter Lymphknoten vorne auf der Membrana interossea cruris an der Durchtrittsstelle der Vasa tibialia anteriora.
- **Nodi lymphatici inguinales** (*Leistenlymphknoten*). Sie setzen sich aus einer oberflächlich und einer tiefer gelegenen Gruppe zusammen:
  - ***Nodi lymphatici inguinales superficiales.*** Sie liegen epifaszial. Die längsangeordnete Gruppe entlang der V. saphena magna wird als *Nodi lymphatici superficiales inferiores* bezeichnet. Oberhalb von ihnen liegt entlang dem Leistenband eine mediale Gruppe, *Nodi lymphatici superficialis superomediales,* und eine lateral gelegene Gruppe, *Nodi lymphatici superficiales superolaterales.* Einzugsgebiet der oberflächlichen Leistenlymphknoten ist die vordere Bauchwand, der Damm, das äußere Genitale und die Oberfläche des Beins. Der Abfluß erfolgt in die *Nodi lymphatici iliaci externi.*
  - ***Nodi lymphatici inguinales profundi.*** Sie breiten sich entlang der V. femoralis im Hiatus saphenus der Fascia lata aus. Zu ihnen wird auch der *Rosenmüller-Lymphknoten* (*Nodus lymphaticus anuli femoralis*) im Canalis femoralis gerechnet. Bisweilen fehlt er. Einzugsgebiet: tiefe Lymphbahnen der unteren Extremität. Abfluß in die *Nodi lymphatici iliaci externi.*

Klinischer Hinweis. Bei entzündlichen Prozessen am Bein oder Genitale kann es zur *Lymphangitis* (rötlicher Streifen) und Schwellung der regionalen Lymphknoten kommen.

Nerven

Nn. lumbales, Nn. sacrales, N. coccygeus

Die Bildung von Nerven und Nervengeflechten erfolgt im Lumbosakralbereich nach den gleichen Gesetzmäßigkeiten wie im Hals-Arm-Bereich.

Nn. lumbales. Die 5 lumbalen Spinalnerven aus den Segmenten L1–L5 teilen sich in einen R. dorsalis und in einen R. ventralis. Die *Rr. dorsales* spalten sich in einen motorischen *R. medialis* für die autochthone Rückenmuskulatur (S. 230) und in einen überwiegend sensiblen *R. lateralis* für die Rückenhaut. Einige Rr. laterales (aus L1 bis L3) ziehen als sensible *Nn. clunium superiores* über die Crista iliaca hinweg zur Gesäßhaut (Abb. 9-**98**). Die Rr. ventrales beteiligen sich an der Bildung des Plexus lumbosacralis.

Nn. sacrales. Sie teilen sich gleich den Nn. lumbales in *Rr. dorsales* mit je einem *R. medialis* und *R. lateralis* und in die Rr. ventrales. Einige Rr. laterales (aus den Segmenten S1 bis S3) durchdringen den M. glutaeus maximus und versorgen sensibel als *Nn. clunium medii* die Haut der medialen Gesäßgegend (Abb. 9-**98**).

N. coccygei. Sie sind vorwiegend sensibel und geben Zweige an den Plexus coccygeus ab.

Plexus lumbosacralis (Abb. 9-**94**)

Wie im Armbereich bildet sich auch für die untere Extremität aus *Rr. ventrales* ein Plexus. Seine Äste versorgen das Bein. Das Lumbosakralgeflecht unterteilt man künstlich in den kranial gelegenen *Plexus lumbalis* und in den weiter kaudal gelegenen *Plexus sacralis.*

Plexus lumbalis, Lendengeflecht

Rr. ventrales aus *L1 bis L3* mit kleinen Bündeln aus *T12* und *L4* bilden den Plexus lumbalis. Er liegt vorwiegend zwischen der ventralen und dorsalen Ursprungsschicht des M. psoas major. Von L4 und L5 zieht ein kräftiger Stamm, *Truncus lumbosacralis,* zu S1 und stellt die Verbindung zwischen den beiden Plexus her. Aus dem Plexus lumbalis gehen folgende Nerven hervor:

- **Rr. musculares** (sie können auch direkt aus den Rr. ventrales abzweigen) zur Versorgung des *M. quadratus lumborum, M. psoas major et minor.*
- **N. iliohypogastricus** (S. 252)
- **N. ilioinguinalis** (S. 252)
- **N. genitofemoralis.** Er durchbohrt den M. psoas major, läuft auf seiner Vorderfläche nach

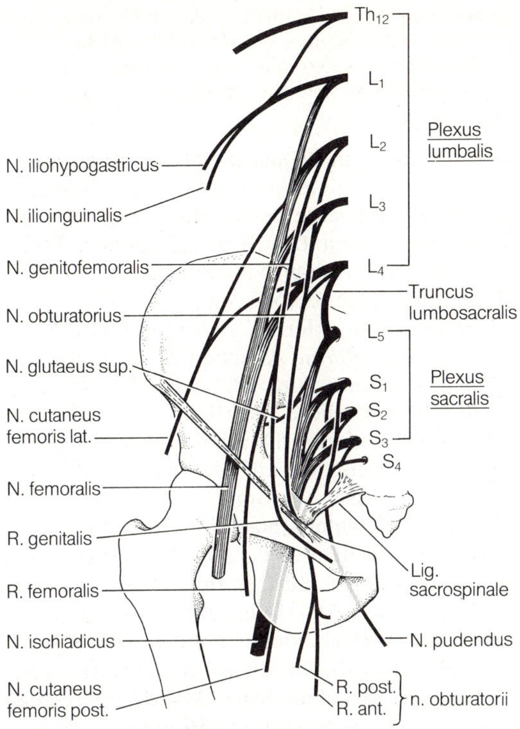

Abb. 9-94. Plexus lumbosacralis. Nicht eingezeichnet Rr. musculares und der N. glutaeus inferior (Abb. 9-**100**; in Anlehnung an Lanz und Wachsmuth, 1972)

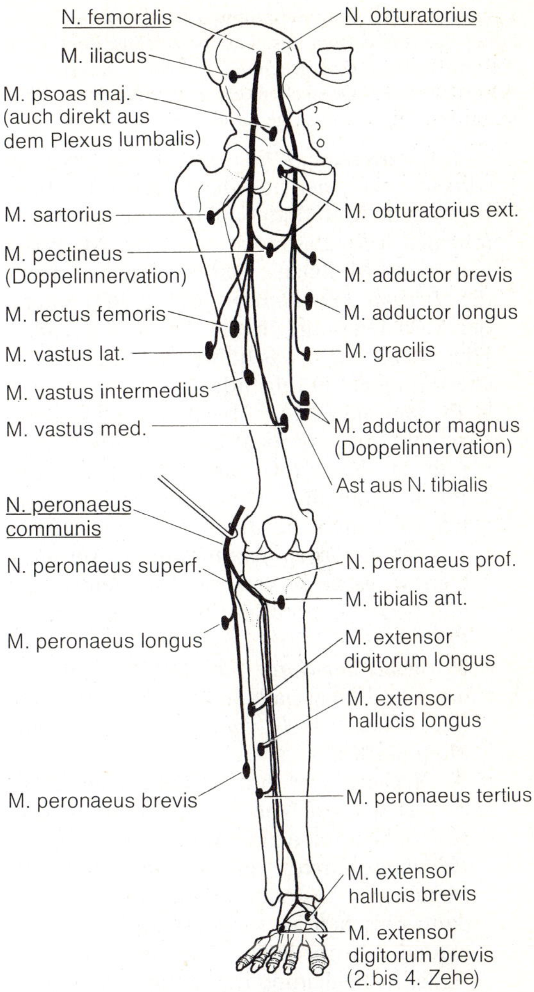

Abb. 9-95. Motorische Innervationsgebiete des N. femoralis, N. obturatorius und N. peronaeus communis

unten und spaltet sich in 2 Äste. Der Stamm oder die Äste unterkreuzen den Ureter (Schmerzausstrahlungen bei Uretersteinkoliken). Der eine Ast

- ***R. genitalis***, läuft im Funiculus spermaticus durch den Leistenkanal, versorgt motorisch den *M. cremaster*, die *Tunica dartos* und sensibel die *Haut des Scrotums* bzw. der *Labia majora*. Der andere Ast
- ***R. femoralis***, zieht lateral von der A. femoralis durch die Lacuna vasorum und versorgt die *Oberschenkelhaut in der Umgebung des Hiatus saphenus*.

- **N. cutaneus femoris lateralis** (Abb. 9-**94**). Er liegt in der Fossa iliaca auf dem M. iliacus, zieht dann etwa 1 cm medial von der Spina iliaca anterior superior durch die *Lacuna musculorum* zur *Haut seitlich am Oberschenkel*.
- **N. obturatorius** (Abb. 9-**95**) (aus L2–L4). Er verläuft am medialen Rand des M. psoas major seitlich vom Ureter nach unten, unterkreuzt die Vasa iliaca communia und gelangt dann durch den Canalis obturatorius *zur medialen Gruppe der Oberschenkelmuskeln*. Oberhalb des M. adductor brevis teilt er sich in einen R. anterior und R. posterior.

- ***R. anterior***. Er versorgt den *M. adductor brevis*, *M. adductor longus*, *M. gracilis* und gemeinsam mit Muskelästen aus dem N. femoralis den *M. pectineus* (*Doppelinnervation*). Sein Endast, der ***R. cutaneus***, gelangt zur *Haut der Innenfläche des Oberschenkels und Kniegelenks* (Schmerzausstrahlungen bei Prozessen am Ovar und bei Obturatorihernien). Der
- ***R. posterior*** versorgt den *M. obturator externus* und den *M. adductor magnus* gemeinsam mit dem N. tibialis (*Doppelinnervation*). Er gibt einen Ast an die Kniegelenkskapsel ab.

Autonomgebiet: medial oberhalb des Kniegelenks.

Lähmungen. Bei einer Schädigung des N. obturatorius fallen die *Adduktoren* aus. Das betroffene Bein kann nicht über das andere geschlagen werden. Auf der medialen Seite des Oberschenkels und medial am Knie treten Sensibilitätsstörungen auf.

- **N. femoralis** (Abb. 9-**95**). *(aus L1-L4)* Er ist der stärkste Nerv, der aus dem Plexus lumbalis hervorgeht. Man findet ihn in seiner retroperitonealen Verlaufsstrecke zwischen M. psoas major und M. iliacus. Dann gelangt er durch die *Lacuna musculorum* (Abb. 9-**101**) lateral der Vasa femoralia in die *Fossa iliopectinea.* Hier oder schon etwas höher spaltet er sich fächerförmig auf in folgende Äste:
  - ***Rr. musculares.*** Die oberen Rr. musculares ziehen retroperitoneal zum *M. psoas major* und *M. iliacus* (evtl. auch direkt aus dem Plexus lumbalis). Unterhalb des Leistenbandes laufen die unteren Rr. musculares zum *M. quadriceps femoris* und *M. sartorius.* Den *M. pectineus* versorgen sie gemeinsam mit dem N. obturatorius *(Doppelinnervation).*
  - ***R. cutanei anteriores*** (Abb. 9-**97**). Sie durchbrechen die Fascia lata, versorgen die *Haut des Oberschenkels vorne medial* und die *Haut des Knies.*
  - ***N. saphenus.*** Der einzige Unterschenkelast ist *rein sensibel.* Vor der A. femoralis gelegen, zieht er mit den Femoralgefäßen in den *Adduktorenkanal,* verläßt ihn durch die Membrana vastoadductoria und gelangt dann zwischen M. sartorius und M. vastus medialis zur medialen Gegend des Kniegelenks. In Begleitung der V. saphena magna erreicht er den medialen Rand des Fußes. Der ***R. infrapatellaris*** des N. saphenus durchsetzt den M. sartorius, läuft dann bogenförmig unterhalb der Kniescheibe (Abb. 9-**97**) und versorgt hier die Haut. Weitere Äste des N. saphenus sind die ***Rr. cutanei cruris mediales*** zur medialen Fläche des Unterschenkels und Fußes.

Lähmungen. Infolge Schädigungen des N. femoralis entstehen auf der Beugeseite des Oberschenkels und Innenseite des Unterschenkels *Sensibilitätsstörungen.* Im Kniegelenk kann nicht mehr aktiv gestreckt werden, da die *Extensoren* ausfallen. Der *Patellarsehnenreflex fehlt.*

Plexus sacralis

Die Rr. ventrales aus den Segmenten *L5-S3* mit Zuflüssen aus *L4* (über den Truncus lumbosacralis) und *S4* bilden den Plexus sacralis. Er liegt bedeckt von der Fascia pelvis auf dem M. piriformis im kleinen Becken.

Hinweis. Von einigen Autoren wird vom Plexus sacralis der *Plexus pudendus* (aus S2-S4) und der *Plexus coccygeus* (aus S4-Co) abgetrennt. In der folgenden Darstellung werden beide unter der Bezeichnung „Plexus sacralis" subsumiert.

Die Äste, die vom Plexus sacralis abgehen, wenden sich konvergierend zum Foramen ischiadicum majus und seine beiden durch den M. piriformis unterteilten Durchtrittsöffnungen, Foramen suprapiriforme und infrapiriforme. Es handelt sich um folgende Nerven:

- **N. glutaeus superior.** Er zieht durch das *Foramen suprapiriforme* zwischen *M. glutaeus medius* et *minimus* zum *M. tensor fasciae latae* und innerviert diese 3 Muskeln.
- **N. glutaeus inferior.** Durch das *Foramen infrapiriforme* gelangt er zum *M. glutaeus maximus,* den er motorisch versorgt.
- **N. cutaneus femoris posterior** (Abb. 9-**98**). Gemeinsam mit dem N. ischiadicus und anderen Leitungsbahnen läuft er durch das *Foramen infrapiriforme.* Am Unterrand des M. glutaeus maximus tritt er wieder zutage. Der Stamm des N. cutaneus femoris posterior läuft weiter unter der Fascia lata. Seine Äste durchbrechen sie dann und versorgen die *Haut auf der Rückseite des Oberschenkels* und in der *Kniekehle.* Weitere Äste des Plexus sacralis sind:
  - ***Nn. clunium inferiores*** (Abb. 9-**98**), die um den kaudalen Rand des M. glutaeus maximus zur *Gesäßhaut* ziehen, und
  - ***Rr. perineales,*** die die *Haut der Dammgegend* innervieren.

*N. ischiadicus (Abb. 9-**96**)*

Der stärkste Nerv des Organismus *(aus L4-S3)* verläßt das kleine Becken durch das *Foramen infrapiriforme* und läuft anschließend bedeckt vom M. glutaeus maximus über den M. obturatorius internus, über die Mm. gemelli und über den M. quadratus femoris hinweg. Zwischen den tibialen und den fibularen Flexoren des Oberschenkels unter dem langen Kopf des M. biceps femoris zieht er distalwärts. Am Übergang vom mittleren zum distalen Drittel des Oberschenkels spaltet er sich in den *N. tibialis* und in den *N. peronaeus communis.* Die Höhe der Teilungsstelle unterliegt großen Schwankungen (bei einer Teilung im kleinen Becken verläßt nur der N. tibialis das Foramen infrapiriforme, während der N. peronaeus communis den M. piriformis durchsetzt).

Klinischer Hinweis. Der *Druckpunkt* des N. ischiadicus liegt etwas medial vom Mittelpunkt der Verbindungslinie zwischen Trochanter major und Tuber ischiadicum.

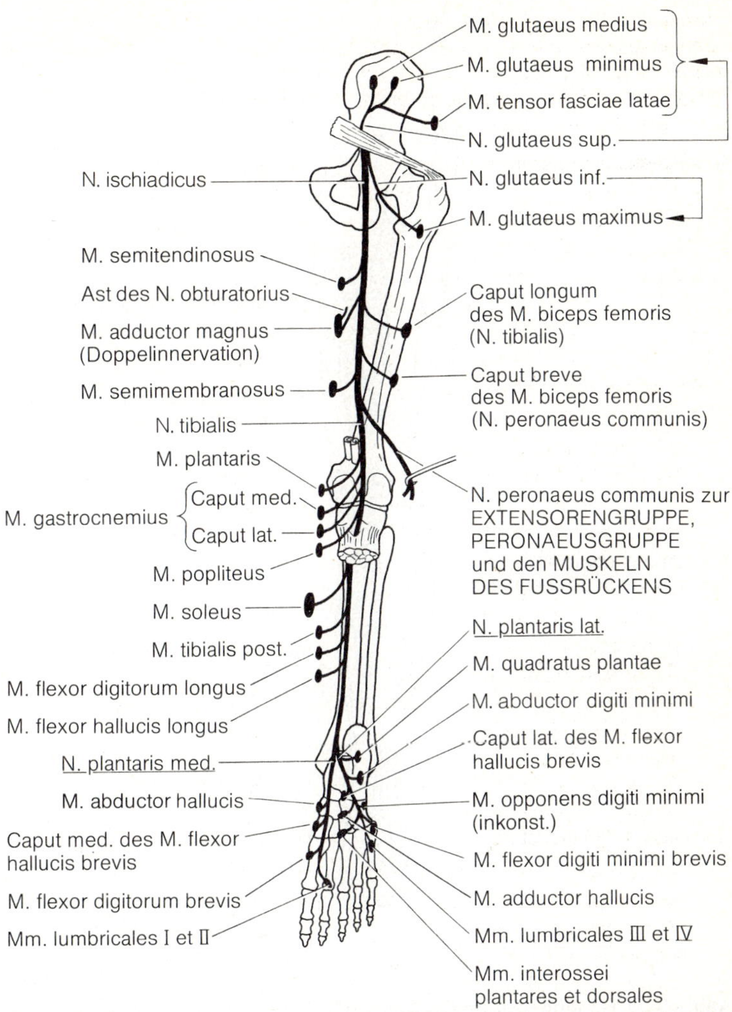

Abb.9-96. Motorische Innervationsgebiete des N. ischiadicus und N. tibialis

Lähmungen. Das gesamte Bein ist mit Ausnahme der Adduktoren (N. obturatorius) und der Strecker (N. femoralis) gelähmt. Die Berührungsempfindlichkeit fehlt auf der Dorsalseite des Unterschenkels und an der Fußsohle.

- **N. peronaeus communis** (N. fibularis) (Abb.9-**95**). Am Oberschenkel liegt er lateral vom N. tibialis unter dem M. biceps femoris. In der Kniekehle befindet er sich an der medialen Seite der Bizepssehne. Nachdem er das Caput laterale des M. gastrocnemius überkreuzt hat, wendet er sich um das Wadenbein knapp unterhalb oder in Höhe des Caput fibulae nach vorne und tritt in die Peronaeusloge ein. Hier teilt er sich in den *N. peronaeus superficialis* und in den *N. peronaeus profundus.* Der N. peronaeus communis gibt in seinem Verlauf folgende Äste ab:
  - ***R. muscularis*** zum *Caput breve des M. biceps femoris*
  - ***N. cutaneus surae lateralis*** (Abb.9-**98**). Er versorgt *sensibel* die proximalen ⅔ der Haut der dorso-lateralen Seite am Unterschenkel.
  - ***R. communicans peronaeus.*** Er spaltet sich vom vorigen oder vom Stamm des N. peronaeus communis ab. Der variable Ast verbindet sich mit dem N. cutaneus surae medialis aus dem N. tibialis zum N. suralis. Fehlt der R. communicans peronaeus, dann bezeichnet man den N. cutaneus surae medialis vom distalen Unterschenkeldrittel an als ***N. suralis.***

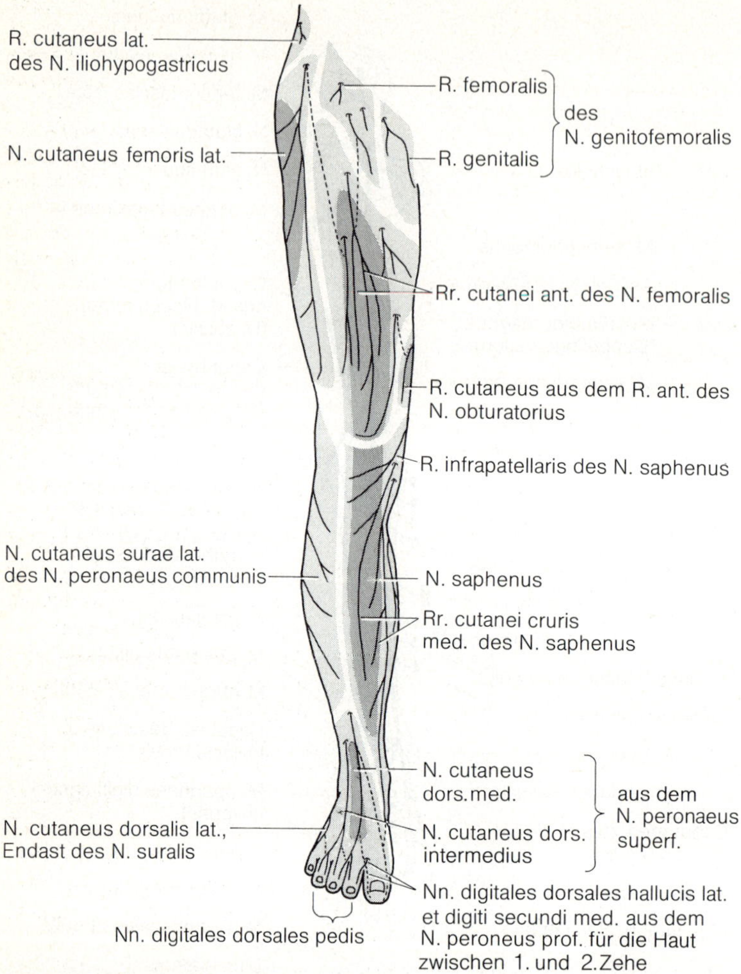

Abb. 9-97. Hautinnervation des Beins (Vorderseite). (Nach v. Lanz u. Wachsmuth, 1972)

- **N. peronaeus superficialis**. Der Stamm des Nerven liegt in der Peronaeusloge. Seine Äste sind:
  - ***Rr. musculares.*** Sie versorgen den *M. peroneus longus et brevis.*
  - ***N. cutaneus dorsalis medialis.*** Er durchbricht die Fascia cruris meistens gemeinsam mit dem N. cutaneus dorsalis intermedius als einheitlicher Stamm. Distal versorgt er die Haut des *Fußrückens* einschließlich des medialen Fußrandes und durch seine Endäste, ***Nn. digitales dorsales,*** die *mediale Seite der Großzehe* und die *einander zugekehrten Seiten der 2. und 3. Zehe* (Abb. 9-**97**).
  - ***N. cutaneus dorsalis intermedius.*** Dieser sensible Endast geht zum *Fußrücken* und versorgt lateral vom vorigen die Haut. Seine Endverzweigungen, ***Nn. digitales dorsales,*** versorgen sensibel die Haut der *einander zugekehrten Seiten der 3. und 4.* sowie der *4. und 5. Zehe* (Abb. 9-**97**).
- **N. peronaeus profundus**. Dieser Ast des N. peronaeus communis durchbricht das Septum intermusculare anterius cruris und gelangt in die Extensorenloge, wo er dann unmittelbar lateral vom M. tibialis anterior zu finden ist. Er gibt folgende Äste ab:
  - ***Rr. musculares.*** Sie versorgen die *Extensorengruppe* (M. tibialis anterior, Mm. extensores hallucis longus et digitorum longus, M. peronaeus tertius) und die *Muskeln des Fußrückens* (Mm. extensores hallucis brevis et digitorum brevis).
  - ***Nn. digitales dorsales, hallucis lateralis et digiti secundi medialis.*** Sie versorgen die *einander zugekehrten Seiten der 1. und 2. Zehe.*

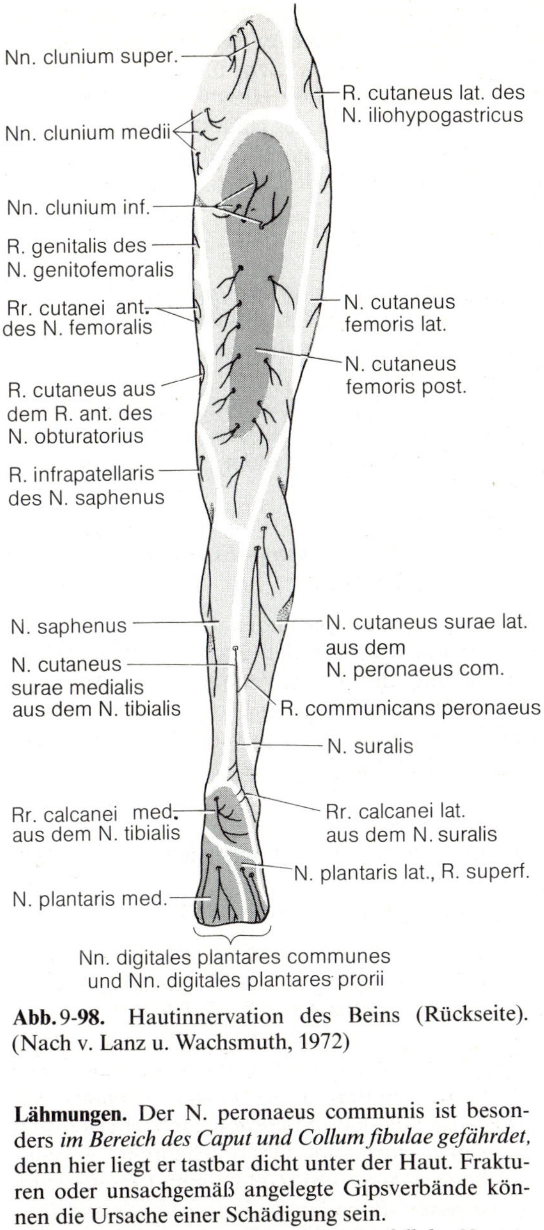

Abb. 9-98. Hautinnervation des Beins (Rückseite). (Nach v. Lanz u. Wachsmuth, 1972)

Lähmungen. Der N. peronaeus communis ist besonders *im Bereich des Caput und Collum fibulae gefährdet*, denn hier liegt er tastbar dicht unter der Haut. Frakturen oder unsachgemäß angelegte Gipsverbände können die Ursache einer Schädigung sein.
Symptome: Bei einem *vollständigen Ausfall des N. peronaeus communis* ist die Dorsalextension des Fußes unmöglich; die Fußspitze kann also nicht mehr gehoben werden. Außerdem ist der Patient nicht mehr in der Lage, die Zehen zu strecken. Der Fuß gerät in Plantarflexion und Supinationsstellung. Es entwickelt sich ein Spitzfuß in Varusstellung (*Pes equinovarus*). Beim Gehen schleift die Fußspitze am Boden, was der Patient durch übermäßiges Anheben des Fußes beim Gehen auszugleichen sucht (*Steppergang*). Die Haut des Unterschenkels und des Fußrückens, ausgenommen äußerer Fußrand (versorgt vom N. suralis) und der medialen Seite des Unterschenkels (N. saphenus), sind unempfindlich.

Ist *nur der N. peronaeus superficialis* betroffen, dann fallen M. peronaeus longus und M. peronaeus brevis aus. Der Fuß steht in *Supinationsstellung*. Die Extensoren sind noch funktionsfähig, da sie vom N. peronaeus profundus versorgt werden.
Eine isolierte *Schädigung des N. pronaeus profundus* hat den Ausfall der *Extensoren* zur Folge. In der Haut der einander *zugekehrten Seiten der 1. und 2. Zehe treten Sensibilitätsausfälle* auf. Sie sind ein zuverlässiges Unterscheidungsmerkmal zur Diagnostik, ob der N. peronaeus profundus oder der N. peronaeus superficialis (Haut zwischen 2. und 3. sowie zwischen 4. und 5. Zehe) betroffen ist.

- **N. tibialis** (Abb. 9-**96**). Er ist die Fortsetzung des N. ischiadicus. Aus der Kniekehle gelangt er unter dem Arcus m. solei zwischen die oberflächliche und tiefe Flexorengruppe des Unterschenkels. Dann zieht er hinter dem Malleolus medialis und unter dem Retinaculum Mm. flexorum im Malleolarkanal (S. 395) auf die Fußsohle. Hier oder etwas oberhalb teilt er sich in den *N. plantaris medialis* und in den *N. plantaris lateralis*. Äste der N. tibialis sind:
  - ***Rr. musculares.*** M. gemelus superior et inferior, M. quadratus femoris und M. obturator internus werden von Ästen aus dem Plexus sacralis oder aus dem Tibialisteil des N. ischiadicus versorgt. Am *Oberschenkel* innerviert der N. tibialis die *dorsale Muskelgruppe mit Ausnahme des Caput breve des M. biceps femoris* (N. peronaeus communis). Der *M. adductor magnus* wird vom N. obturatorius und nur zusätzlich vom N. tibialis versorgt (*Doppelinnervation*).
  - ***N. interosseus cruris.*** Sensibler Ast für das Periost der Ossa cruris, für die Syndesmosis tibiofibularis und für das obere Sprunggelenk. Er läuft streckenweise innerhalb der Membrana interossea cruris oder auf ihrer Rückseite.
  - ***N. cutaneus surae medialis***, der vom N. tibialis in der Kniekehle abzweigt. Nach der Vereinigung mit dem R. communicans peroneus heißt er N. suralis.
  - ***N. suralis.*** Er verläuft distal lateral der V. saphena parva und gibt an die seitliche Fersenhaut die *Rr. calcanei laterales* ab. Dann setzt er sich fort als *N. cutaneus dorsalis lateralis* auf die seitliche Gegend des Fußrükkens und auf die Außenkante des Fußes.
  - ***Rr. calcanei mediales***, sind Äste aus dem N. tibialis zur medialen Fersengegend.
  - ***Rr. musculares*** am Unterschenkel zu den *M. gastrocnemius, M. plantaris, M. soleus, M. popliteus, M. tibialis posterior, M. flexor digitorum longus, M. flexor hallucis longus.*

- **N. plantaris medialis** (Abb. 9-**96**). Hiermit bezeichnet man den medialen Endast des N. tibialis auf der Fußsohle. Er hat die beiden folgenden Endäste:
  - ***Rr. musculares***, die den *M. abductor hallucis*, das *Caput mediale des M. flexor hallucis brevis*, den *M. flexor digitorum brevis* und die *Mm. lumbricales I et II* innervieren.
  - ***Nn. digitales plantares communes et plantares proprii***. Sensible Äste für die *medialen 3 ½ Zehen* (entsprechend dem N. medianus an der Hand). Sie versorgen die plantaren Flächen dieser Zehen und die Dorsalseite ihre Endglieder.
- **N. plantaris lateralis** (Abb. 9-**96**). Diese Bezeichnung trägt der schwächere fibulare Endast des N. tibialis. Er entspricht an der Hand dem N. ulnaris. Folgende Endverzweigungen bilden sich: Der
  - ***R. superficialis*** spaltet sich in die *Nn. digitales plantares communes* und dann in die *Nn. digitales plantares proprii* für die sensible Versorgung der *lateralen 1 ½ Zehen* (kleine Zehe und laterale Seite der 4. Zehe).
  - ***R. profundus*** innerviert die *Mm. interossei, Mm. lumbricales III und IV* und den *M. adductor hallucis*.

Lähmungen. Bei einer Schädigung des N. tibialis fallen die Wadenmuskeln und Zehenbeuger aus.
Symptome: Der Zehenstand ist nicht mehr möglich. Es entwickelt sich ein *Krallen-* und *Hackenfuß*, d.h. der Fuß ist stark dorsal extendiert. Die Sensibilität fehlt auf der Innenseite des Unterschenkels und an der Fußsohle.

- **N. pudendus** *(aus S2–S4)*. Er zieht in Begleitung der Vasa pudenda interna durch das Foramen infrapiriforme, dann bogenförmig um die Spina ischiadica und das Lig. sacrospinale durch das Foramen ischiadicum minus hindurch in die *Fossa ischiorectalis*. Hier liegt das Gefäß-Nerven-Bündel in einer Duplikatur der Fascia obturatoria auf dem M. obturator internus. Die Faszienduplikatur begrenzt den *Canalis pudendalis* oder Alcock-Kanal. Äste des N. pudendus sind:
  - ***Nn. rectales inferiores***. Sie versorgen sensibel die *Haut um den Anus* und motorisch den quergestreiften *M. sphincter ani externus*.
  - ***Nn. perineales***. Sie versorgen *Haut und Muskulatur des Damms* (nicht M. levator ani). Von ihnen zweigen ab
    Nn. scrotales posteriores zur sensiblen Innervation der *Skrotalhaut* von dorsal
    Nn. labiales posteriores zur Innervation der *Labia majora* von dorsal
  - ***N. dorsalis penis*** ist der Endast des N. pudendus, nachdem er den M. transversus perinei profundus dicht unter der Symphyse durchbohrte. Der Nerv versorgt die dorsalen Abschnitte der Haut des *Penis*.
  - ***N. dorsalis clitoridis***, der entsprechende Hautnerv für die *Clitoris*.

Plexus coccygeus

Er entsteht aus den *Rr. ventrales von S4 und S5* sowie aus den vorderen Ästen einer variablen Anzahl von Coccygealnerven (meist nur 1 Coccygealsegment).

- **Nn. anococcygei**. Diese dünnen Nerven durchbrechen das Lig. anococcygeum und versorgen die Haut über dem Steißbein bis zum Anus.

Hautsensibilität der unteren Extremität und Segmentzuordung

Einen zusammenfassenden Überblick über die Innervationsgebiete der Haut im Bereich der Hüfte und des Beins vermitteln die Abb. 9-**97** und 9-**98**. Auskunft über die **segmentale Zuordnung** der sensiblen Hautgebiete (Dermatome) gibt die Abb. 16-**14**.

6. Topographische und angewandte Anatomie

Regionale Gliederung (Abb. 9-99)

Beckengegend und untere Extremität werden in folgende Regionen eingeteilt: *Regio glutaealis* über dem Gesäßbacken; *Regio femoralis anterior* und *posterior*; auf der Vorderseite des Oberschenkels das *Trigonum femorale* (s. unten) und innerhalb von ihm die *Regio infrainguinalis*; *Regio genus anterior* und *posterior*, letztere ist durch die *Fossa poplitea* im Oberflächenrelief gekennzeichnet; *Regio cruralis anterior* und *Regio cruralis posterior*; *Regio malleolaris medialis* und *lateralis* sind die seitlichen Bereiche der *Regio talocruralis*. Am Fuß werden *Regio calcanea*, *Dorsum* und *Planta pedis*, *Margo medialis* und *lateralis pedis* unterschieden; außerdem die *Digiti pedis*.

Oberflächenrelief

Das Gesäß (*Nates*) wird nach unten durch die Gesäßfalte, *Sulcus glutaealis*, vom Oberschenkel abgegrenzt. Die Falte ist jedoch nicht mit dem unteren Rand des M. glutaeus maximus identisch, sondern überquert ihn. Auf der Vorderseite des Oberschenkels sind als obere Grenze des Tri-

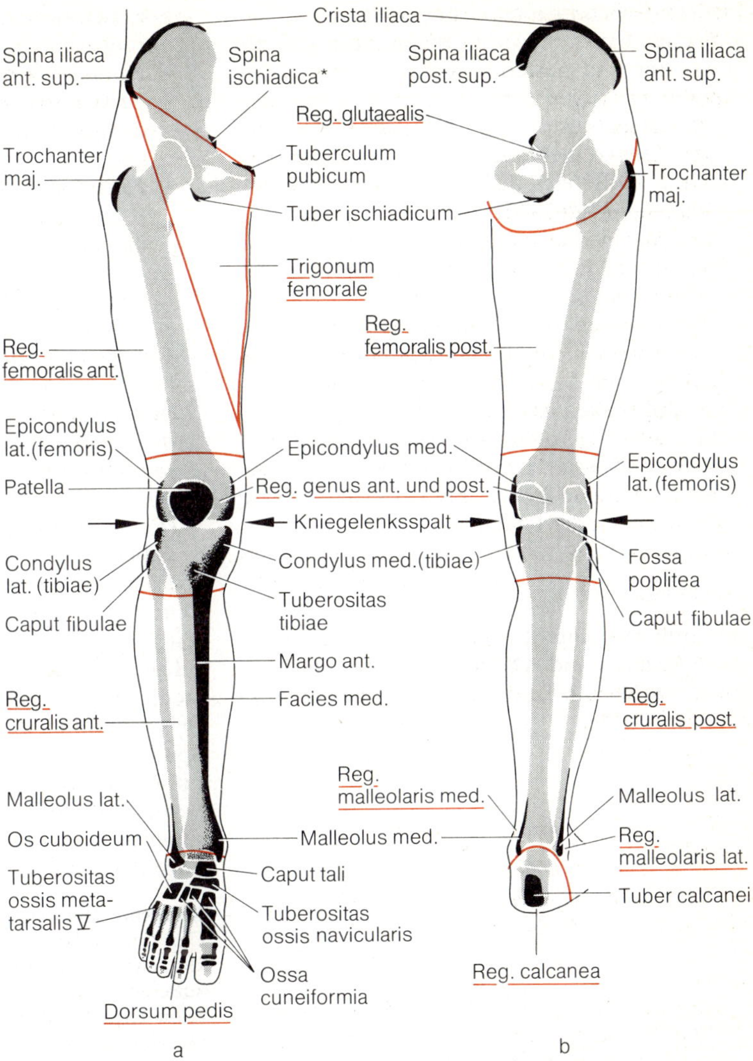

Abb. 9-99a, b. Rechtes Hüftbein und untere Extremität (**a**) von vorne (**b**) von hinten. In die Umrisse sind die oberflächlich gelegenen Regionen sowie die Knochen eingezeichnet. Die *dunkel gehaltenen* Skeletteile sind unter der Haut tastbar.* Die Spina ischiadica ist nur vaginal tastbar. (Nach v. Lanz u. Wachsmuth, 1972)

gonum femorale und zugleich als Grenze zum Unterbauch der *Sulcus inguinalis*, und als laterale Begrenzung des Trigonum femorale der *M. sartorius* sicht- und tastbar. Deutlich heben sich die *Patella*, das *Lig. patellae* und die *Tuberositas tibiae* ab. Oberhalb der Patella wölbt sich im Stehen bei entspannter Muskulatur der *M. vastus medialis*, weniger deutlich der M. vastus lateralis vor.

Die *Fossa poplitea, Kniekehle*, entsteht durch die grubenförmige Einsenkung der Haut. Die Sehnen der sie begrenzenden Muskeln (s. Fossa poplitea, S. 393) sind besonders bei gebeugtem Knie durch die Haut gut tastbar.

Unterhalb von der Kniekehle liegt die *Wade, Sura*. Sie wird durch den mächtig entwickelten *M. gastrocnemius* ausgeworfen, der in die *Achillessehne* ausläuft. Das Relief des Unterschenkels wird vorne durch die *Schienbeinkante* und von dem seitlich von ihr liegenden Muskelbauch des *M. tibialis anterior* bestimmt. Unter der Haut verlaufen *Hautvenen*, die sich mehr oder weniger deutlich abzeichnen. Die Sehne des *M. peroneus longus* ist am hinteren Rand des *Malleolus lateralis* und der Sehne des *M. tibialis anterior* an der *Vorderseite* des Fußes sicht- und tastbar, weiter die *Sehnen der Zehenstrecker* und vor allem die *Endsehne des M. extensor hallucis longus.*

Tastbare Knochenpunkte (Abb. 9-**99**):
- ***Becken***: Crista iliaca mit Spina iliaca anterior superior und posterior superior, Tuberculum pubicum, Tuber ischiadicum von dorsal (besonders im Sitzen), Spina ischiadica (vaginal).
- ***Oberschenkel und Knie***: Seitlich der Trochanter major. Im Bereich der Regio genus Vorderfläche, Seiten- und Oberkante der Patella; Epicondylus medialis und lateralis von Tibia und Femur; medial und lateral die Grenzen des Gelenkspaltes.
- ***Unterschenkel***: Am Tibiakopf Tuberositas tibiae, Facies medialis und Margo anterior tibiae bis zum Malleolus medialis. Caput fibulae und Malleolus lateralis.
- ***Fuß***: Tuber calcanei. Auf der Dorsalseite des Fußes Caput tali, Dorsalseiten der Ossa metatarsi, deutlich Tuberositas ossis navicularis; Dorsalseiten der Phalangen.

Regio glutaealis

Durch Bänder und Muskeln werden in der seitlichen Beckenwand **Öffnungen** (Abb. 9-**60**) begrenzt, durch die Leitungsbahnen hindurchziehen (Abb. 9-**100**):

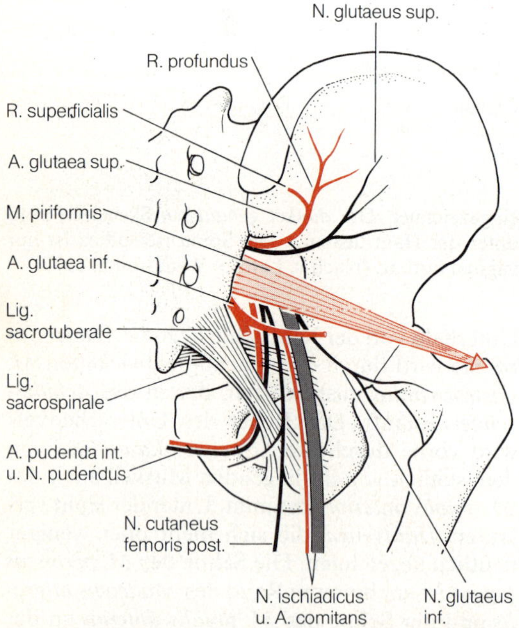

Abb. 9-100. Regio glutaealis, tiefe Schicht, in der die Leitungsbahnen das Foramen suprapiriforme und das Foramen infrapiriforme verlassen

- **Foramen ischiadicum majus.** Es wird vom hindurchtretenden *M. piriformis* unterteilt in
  - ***Foramen suprapiriforme***, durch das *A.* und *V. glutaea superior* und *N. glutaeus superior* aus dem Becken zur Glutaealmuskulatur gelangen und
  - ***Foramen infrapiriforme*** für *N. ischiadicus* mit *A. comitans n. ischiadici*, *A.* und *V. glutaea inferior*, *N. glutaeus inferior*, *N. cutaneus femoris posterior*, *Rr. musculares aus dem Plexus sacralis* sowie der *N. pudendus* und die *A.* und *V. pudenda interna.*
- **Foramen ischiadicum minus**, durch das, auf einem Schleimbeutel gleitend, der *M. obturator internus* hindurchtritt. Durch den freibleibenden Spalt zwischen Lig. sacrospinale und Lig. sacrotuberale ziehen *A.* und *V. pudenda interna* mit dem *N. pudendus* wieder ins Becken (Fossa ischiorectalis) hinein. Sie schlingen sich dabei um das Lig. sacrospinale.
- **Canalis obturatorius** (s. unten).

Durch eine topographische Linienführung lassen sich an der Körperoberfläche die in der Tiefe gelegenen Durchtrittsstellen angeben: Auf dem medialen Drittelpunkt einer Verbindungslinie zwischen Spina iliaca posterior superior und der Spitze des Trochanter major projiziert sich das Foramen suprapiriforme. Der Mittelpunkt einer Verbindungslinie zwischen Spina iliaca posterior superior und Tuber ischiadicum entspricht der Lage des Foramen infrapiriforme.

Klinischer Hinweis. *Intramuskuläre Injektionen* in die Gesäßmuskulatur erfolgen am sichersten in den M. glutaeus medius. Sie werden aber auch in den oberen äußeren Quadranten des M. glutaeus maximus im lateralen Drittelpunkt einer Linie zwischen Spina iliaca anterior superior und Os coccygis vorgenommen (Gefahr: N. glutaeus superior kann geschädigt werden. Bei unsachgemäßem Vorgehen oder bei Varianten kann sogar der N. ischiadicus in Mitleidenschaft gezogen werden).

Roser-Nélaton-Linie. Bei leichter Beugung des Oberschenkels im Hüftgelenk liegen Spina iliaca anterior superior, Trochanter major und Tuber ischiadicum auf einer Linie. Bei Frakturen u. U. Abweichungen von dieser Hilfslinie.

Canalis obturatorius und **mediale Gefäß-Nerven-Straße.** Der nur 2–3 cm lange Kanal liegt im Sulcus obturatorius und reicht bis zu der ovalen *Öffnung in der Membrana obturatoria* (Abb. 9-**58**). Er stellt die Verbindung zwischen dem Spatium subperitoneale des kleinen Beckens und den Bindegewebsräumen zwischen der medialen Oberschenkelmuskulatur her. Durch den Kanal laufen die *A. obturatoria*, die *Vv. obturatoriae* mit

Lymphgefäßen und der *N. obturatorius.* Im Canalis obturatorius teilt sich die A. obturatoria in einen R. anterior, der zu den Mm. adductorii und zur Haut in der Genitalregion zieht und in einen R. posterior (s. Versorgung Hüftgelenk).

Klinischer Hinweis. Bei einer *Obturatoriushernie* schiebt sich der Bruchsack neben den Vasa obturatoria im Canalis obturatorius vor. Durch Druck auf den N. obturatorius können Sensibilitätsstörungen und Schmerzen medial am Oberschenkel und am Knie auftreten (sensibles Endgebiet des N. obturatorius).
Reithosenanaesthesie. Druck auf den Conus medullaris des Rückenmarks oder raumfordernde Prozesse im Bereich von S4, S5 und C1 können zu Sensibilitätsausfällen der zugehörigen Dermatome am Oberschenkel führen.

Regio subinguinalis

In ihr liegen der M. iliopsoas und Leitungsbahnen, die an dieser Stelle aus der Tiefe des Rumpfes an die Oberfläche gelangen und in das Bein übertreten. Sie benützen hierzu Öffnungen unterhalb des Leistenbandes, die
- *Lacuna musculorum, lateral,* und die
- *Lacuna vasorum, medial.*

Lacuna musculorum

Ihre *Begrenzungen* sind das Leistenband, der Arcus ileopectineus und der Oberrand des Beckens (Abb. 9-**101**). *Durch die Lacuna musculorum ziehen* am weitesten lateral neben der Spina iliaca anterior superior der N. cutaneus femoris lateralis und weiter medial der M. iliopsoas mit dem N. femoralis. Gelegentlich durchsetzt der N. cutaneus femoris lateralis auch direkt das Leistenband.

Lacuna vasorum und Anulus femoralis

Die *Begrenzungen* der Lacuna vasorum sind das Leistenband, das Lig. lacunare, der Pecten ossis pubis mit dem Lig. pectineale und der Arcus iliopectineus. Das Lig. lacunare (Gimbernati) begrenzt bogenförmig den medialen Winkel der Lacuna vasorum zwischen Leistenband und oberem Schambeinast, wo es in das Lig. pectineale einstrahlt (Abb. 9-**101**).
Durch die Lacuna vasorum läuft die A. femoralis und medial von ihr die V. femoralis. Beide Gefäße sind von einer gemeinsamen bindegewebigen Gefäßscheide umhüllt. Zwischen A. femoralis und Arcus iliopectineus zieht der R. femoralis

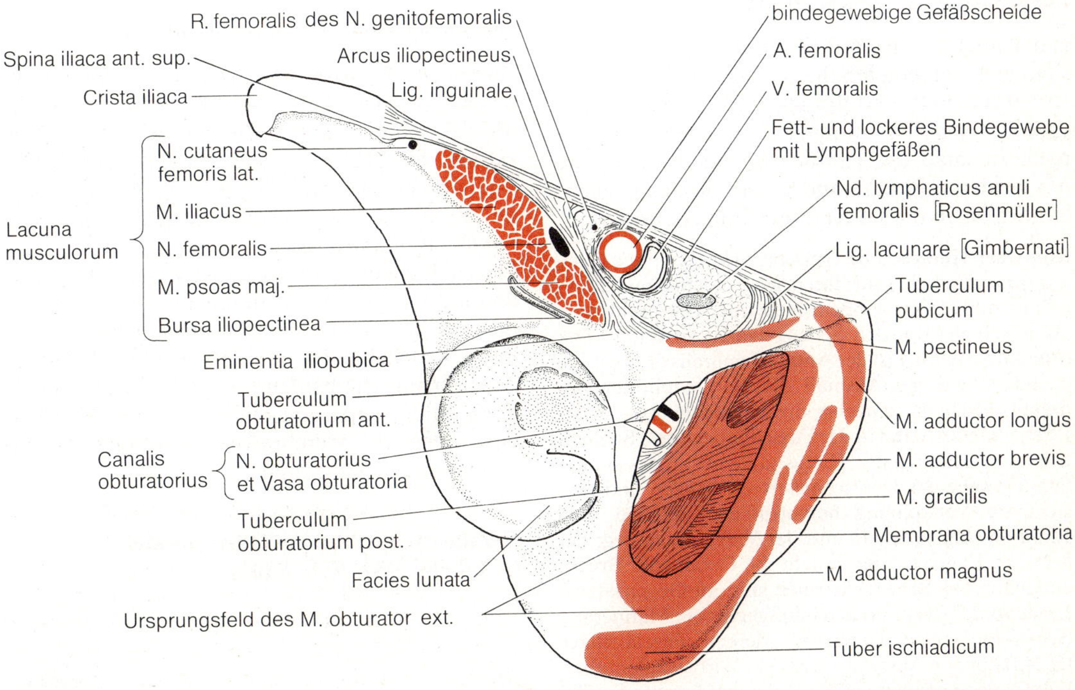

Abb. 9-101. Teilansicht des rechten Hüftbeins mit Bändern von vorn-seitlich. *Rot,* Muskelquerschnitte und Muskelursprünge

des N. genitofemoralis durch die Lacuna vasorum zum Oberschenkel und versorgt, nachdem er den Hiatus saphenus durchsetzte, die Haut am Oberschenkel. Zwischen V. femoralis und dem Lig. lacunare befindet sich ein Bereich der Lakune, der mit Fettgewebe ausgefüllt und an der Vorderseite durch das bindegewebige Septum femorale (Cloqueti) verschlossen ist. Durch das Septum ziehen Lymphbahnen zum Rosenmüller-Lympknoten (Nodus lymphaticus anuli femoralis), der in das Fettgewebe eingelagert ist. Dieser Abschnitt der Lacuna vasorum ist von geringer Widerstandsfähigkeit. Er entspricht nach dem Auftreten einer Schenkelhernie (s. unten) dem *Anulus femoralis*, Schenkelring. Seine Begrenzungen sind infolgedessen medial das Lig. lacunare, lateral die V. femoralis, oben das Leistenband und unten der Ramus superior ossis pubis.

Klinischer Hinweis. A. und V. femoralis werden in der Leistenbeuge gelegentlich punktiert. Zur Orientierung dient der Femoralispuls. Er fehlt bei Gefäßverschluß, z. B. infolge einer arteriellen Embolie oder arteriellen Verschlußkrankheit. - Bei lebensbedrohlichen Blutungen aus der A. femoralis muß man mit dem Daumen oder der Faust mit großer Kraft die A. femoralis gegen den oberen Schambeinast oder die Oberschenkelmuskeln drücken.

Canalis femoralis, Schenkelkanal

Ein Kanal im engeren Sinne des Wortes bildet sich erst bei einer Schenkelhernie, indem der Bruchsack Fett- und Bindegewebe in der Lacuna vasorum beiseite drängte. Er erstreckt sich je nach Ausmaß der Hernie von der Innenfläche der vorderen Bauchwand unterhalb des Leistenbandes bis in die Fossa iliopectinea (s. unten).

Klinischer Hinweis. Die typische *Schenkelhernie* (*Hernia femoralis*) bahnt sich ihren Weg, indem eine Bauchfellausstülpung mit großem Netz oder Darmschlingen als Bruchinhalt in den Schenkelkanal vordringt. Der (innere) Bruchring ist der Anulus femoralis (s. oben). Je nachdem, welches Ausmaß die Hernienbildung annimmt, erscheint zunächst die Hernie unterhalb des Leistenbandes, dann in der Fossa iliopectinea. Schließlich kann sie durch den Hiatus saphenus in das subkutane Gewebe des Oberschenkels vordringen und eine sichtbare Vorwölbung hervorrufen. Zwischen dem Rand des Lig. lacunare und der V. femoralis liegt der kritische Engpaß. Hier besteht die Gefahr der Brucheinklemmung. Schenkelhernien sind im Gegensatz zu Leistenbrüchen bei Frauen häufiger als bei Männern.
Senkungsabszesse. Unter der derben Fascia iliaca (S. 243) können Abszesse (meist bei Wirbelsäulentuberkulose) nach unten wandern und in der Lacuna musculorum als sog. Senkungsabszesse zutagetreten.

Trigonum femorale (Abb. 9-**99**)

Das Lig. inguinale und die einander zugewandten Ränder des M. sartorius und des M. gracilis begrenzen das Trigonum femorale. Direkt unterhalb des Leistenbandes liegt im proximalen Abschnitt des Trigonum femorale die *Fossa iliopectinea.*

Fossa iliopectinea (Fossa subinguinalis) und ventrale Gefäß-Nerven-Straße

M. iliopsoas und M. pectineus bilden die Hinterwand der Grube, der M. adductor magnus die mediale Begrenzung. Bedeckt wird sie von der Fascia lata. In der Fossa iliopectinea liegen in Fett- und Bindegewebe eingebettet in der Reihenfolge von medial nach lateral: V. femoralis, A. femoralis und der sich hier fächerartig aufzweigende N. femoralis; außerdem Lymphknoten und Lymphgefäße.
Hiatus saphenus. Die ovale dünne Stelle in der Fascia lata (S. 356) liegt über der Fossa iliopectinea. Durch die zahlreichen kleinen Öffnungen in der dünnen *Lamina cribrosa* laufen Lymphgefäße und Hautnerven. Durch den Hiatus saphenus tritt die V. saphena magna aus ihrer epifaszialen Verlaufsstrecke in die Tiefe, wo sie in die V. femoralis einmündet.

Canalis adductorius, Adduktorenkanal

Zwischen M. vastus medialis (lateral), M. adductor magnus (medial) und M. adductor longus (dorsal) spannt sich die *Membrana vastoadductoria* aus. Sie begrenzt vorne gemeinsam mit den 3 genannten Muskeln den etwa 7 cm langen Adduktorenkanal. Sein distales Ende ist der *Hiatus tendineus (adductorius).*
Durch den Adduktorenkanal gelangen A. und V. femoralis aus der Fossa iliopectinea von der Vorderseite des Oberschenkels auf seine Rückseite in die Kniekehle. Im oberen Drittel begleitet der N. saphenus die beiden Gefäße, durchbricht jedoch bald gemeinsam mit der A. und V. genus descendens die Membrana vastoadductoria und verläßt damit den Kanal.

Gefäßnervenstraßen am Oberschenkel

(s. Tabelle 9-**54**, Abb. 9-**102**)

Tabelle 9-54. Gefäß-Nerven-Straße des Oberschenkels (Auswahl)

Gefäß-Nerven-Straße	Leitmuskeln	Leitungsbahnen
A. femoralis	M. iliopsoas M. pectineus *Vordere Muskelgruppe* *Mediale Muskelgruppe*	A. femoralis V. femoralis N. saphenus R. muscularis des N. femoralis zum M. vastus medialis Tiefe Lymphgefäße
A. profunda femoris	*Hintere Muskelgruppe* *Mediale Muskelgruppe*	A. profunda femoris V. profunda femoris Lymphgefäße
A. obturatoria	*Mediale Muskelgruppe*	A. obturatoria V. obturatoria N. obturatorius Lymphgefäße
N. ischiadicus	Caput longum m. bicipitis femoris M. adductor magnus	N. ischiadicus A. comitans n. ischiadici Lymphgefäße

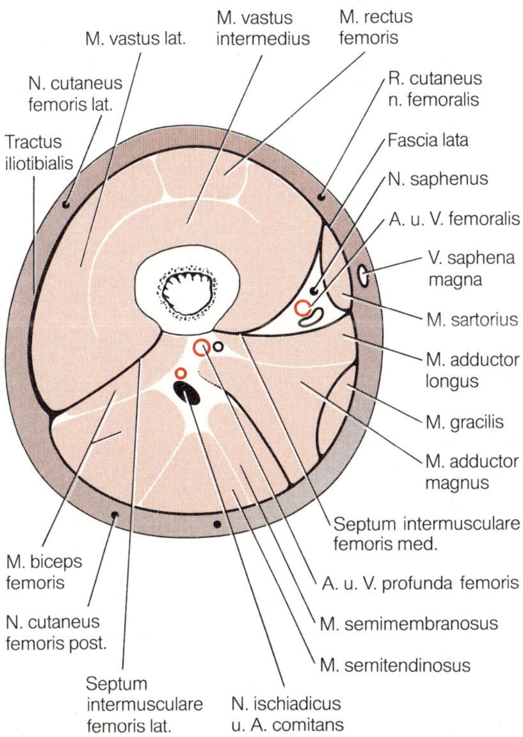

Abb. 9-102. Querschnitt durch den rechten Oberschenkel, Ansicht von distal. Durch die Septa intermuscularia femoris werden die Extensorenloge *(oben)*, die Flexorenloge *(unten)* und die Adduktorenloge (*rechts-unten* im Bild) abgegrenzt. Zu beachten sind die Gefäß-Nervenstraßen

Regio genus anterior

Klinischer Hinweis. Im Kniegelenk des Gesunden überzieht ein Film von Synovialflüssigkeit die Gelenkflächen und die Kapselinnenseite. Ist die Flüssigkeitsmenge pathologisch vermehrt, dann verstreichen die Konturen des Kniegelenks. Die Patella „tanzt" auf der Flüssigkeit, wenn man den Recessus superior komprimiert und ein Ausweichen der Flüssigkeit nach distal verhindert. Der Gelenkserguß kann durch Punktieren entfernt werden.
Bei einer Patellarfraktur ist der Hauptstreckapparat, die Sehne des M. quadriceps femoris, in ihrer Kontinuität unterbrochen. Wenn aber der Reservestreckapparat (Nebenstreckapparat), die Retinacula patellae noch intakt sind, ist der Patient in der Lage, noch in einem geringen Umfang im Kniegelenk zu strecken.

Regio genus posterior, Fossa poplitea

Als Fossa poplitea wird ein rhombenförmiges Feld der Regio genus posterior (Kniekehle) bezeichnet, das oben medial durch den M. semimembranosus und lateral durch den M. biceps femoris, unten medial durch das Caput mediale und lateral durch das Caput laterale des M. gastrocnemius begrenzt wird. Bedeckung der Fossa ist die Fascia poplitea (Kniekehlenfaszie), wie der Abschnitt zwischen Fascia lata und Fascia cruris bezeichnet wird. Alle wichtigen Leitungsbahnen, die vom Oberschenkel zum Unterschenkel ziehen, durchlaufen diesen Raum. Sie sind hier in einen verformbaren Bindegewebsfettkörper in typischer Reihenfolge eingebaut.
A. und V. femoralis gelangen aus dem Canalis adductorius in die Fossa poplitea, wo sie als A.

und V. poplitea bezeichnet werden. Der N. tibialis zieht entlang seinem Leitmuskel, Caput longum m. bicipitis femoris, in die Kniekehle. Er verläßt sie gemeinsam mit der A. poplitea zwischen Caput mediale und laterale des M. gastrocnemius und gelangt mit ihr unter dem Arcus tendineus m. solei in die Beugerloge. Der N. peroneus communis tritt am posteromedialen Rand des Caput longum m. bicipitis femoris in die Kniekehle ein, verläßt sie am Caput fibulae und senkt sich dann in die Peronaeusloge ein.
In der Fossa poplitea haben *Nerven und Gefäße folgende Lagebeziehungen* zueinander: Der N. peronaeus communis läuft am dorso-medialen Rand des M. biceps femoris und seiner Endsehne. Es folgen nach medial und etwas tiefer gelegen der N. tibialis, dann die V. poplitea und schließlich am tiefsten und am weitesten medial in unmittelbarer Nachbarschaft der Kniegelenkskapsel die A. poplitea. Sie ist in der Tiefe der Kniekehle zu tasten. Zwischen den beiden Ursprungsköpfen des M. gastrocnemius mündet außerdem die V. saphena parva in die V. poplitea.

Klinischer Hinweis. Entlang den Leitungsbahnen können sich entzündliche Prozesse aus der Kniekehle in den Ober- oder Unterschenkel ausbreiten. Bei Frakturen des distalen Femurendes ist die A. poplitea besonders gefährdet.

Regio cruralis anterior (Abb. 9-**103**)

Leitmuskel für die Gefäße ist der M. tibialis anterior. Im proximalen Drittel des Unterschenkels liegt die A. tibialis anterior mit ihren Begleitvenen zwischen M. tibialis anterior und M. extensor digitorum longus auf der Membrana interossea cruris. Im distalen Drittel gelangen die Gefäße und der Endast des N. peroneus profundus allmählich in die oberflächliche Schicht. Zur Darstellung des Gefäß-Nerven-Stranges geht man zwischen M. tibialis anterior und M. extensor hallucis longus ein (Tabelle 9-**55**).

Regio cruralis posterior (Abb. 9-**103**)

Epifaszial liegen die V. saphena parva und der N. cutaneus surae medialis. Der subfasziale Bereich wird nach den in 2 Muskellogen verlaufenden Flexoren in eine oberflächliche und eine tiefe Schicht unterteilt. A. tibialis posterior mit Begleitvenen, N. tibialis und die Vasa lymphatica tibialia posteriora bilden das starke Gefäß-Nerven-Bündel des Unterschenkels (Tabelle 9-**55**). Es liegt in einer Rinne zwischen den tiefen Flexoren und dem tiefen Blatt der Unterschenkelfaszie bedeckt vom M. triceps surae. Distal läuft das Gefäß-Nerven-Bündel hinter und unterhalb des Innenknöchels zur Fußsohle. Die A. peronea zieht in der tiefen Flexorenloge zwischen M. ti-

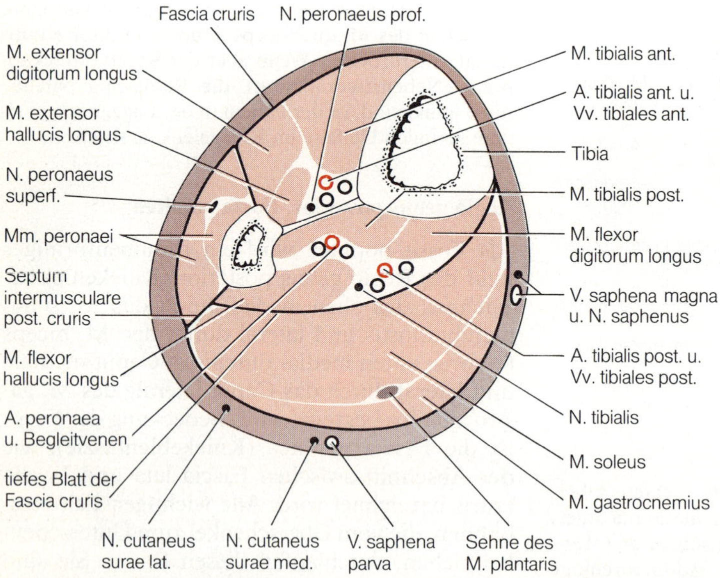

Abb. 9-103. Querschnitt durch den rechten Unterschenkel, Ansicht von distal. Durch die Septa intermuscularia cruris werden die Extensorenloge *(oben)*, die Peronaeusloge (*links* von der Fibula) und die tiefe und oberflächliche Flexorenloge abgegrenzt. Zu beachten sind die Gefäß-Nervenstraßen (hierzu Tabelle 9-**55**)

bialis posterior und M. flexor hallucis longus distalwärts.

Regio malleolaris medialis

Vorn am Innenknöchel liegen die Endverzweigungen des N. saphenus und die V. saphena magna. Hinter dem Knöchel sind Leitungsbahnen und Sehnen in einer bestimmten Schichten- und Reihenfolge angeordnet: Das Retinaculum Mm. flexorum überbrückt in einem oberflächlich gelegenen Fach die A. tibialis posterior flankiert von ihren beiden Begleitvenen und dorsal davon den N. tibialis. Unter der tiefen Schicht des Retinaculum (früher Lig. laciniatum) liegen in einem gemeinsamen Raum (früher *Canalis malleolaris, Malleolarkanal*) in je einer eigenen Sehnenscheide die Sehne des M. tibialis posterior (vorne), dann die Sehne des M. flexor digitorum longus und am weitesten dorsal die Sehne des M. flexor hallucis longus. Der Puls der A. tibialis posterior ist etwa 2 cm dorsokaudal des Malleolus medialis zu tasten. Hier teilt sich die Arterie in die A. plantaris medialis et lateralis.

Regio malleolaris lateralis

Hinter dem Außenknöchel läuft bogenförmig auf der Faszie die V. saphena parva in Begleitung des N. cutaneus dorsalis lateralis (Endstrekke des N. suralis). Unter dem Retinaculum Mm. peroneorum superius et inferius liegen in einer gemeinsamen Sehnenscheide die Sehnen beider Mm. peronaei.

Dorsum pedis, Fußrücken

Epifaszial liegen das Rete venosum dorsale pedis und der Arcus venosus dorsalis pedis, die durch die Haut durchschimmern. Unter dem Venengeflecht breiten sich die Endverzweigungen des N. cutaneus dorsalis medialis, intermedius und lateralis aus. In der nächst tieferen Schicht folgen die Sehnen der Extensoren des Unterschenkels und die Muskeln des Fußrückens, die das Oberflächenrelief mitbestimmen. Die A. dorsalis pedis liegt lateral von der Sehne des M. extensor hallucis longus. Ihr Puls ist hier zu tasten. Gleichfalls getastet werden kann der Puls der A. metatarsalis dorsalis I zwischen dem 1. und 2. Mittelfußknochen.

Klinischer Hinweis. Bei arteriellen Verschlußkrankheiten der A. femoralis fehlt der Arterienpuls an den genannten Stellen.

Fußsohle, Planta pedis

Gefäße und Nerven in der Tiefe der Fußsohle teilen sich in einen medialen und in einen lateralen Strang. Über die beiden Gefäß-Nerven-Straßen gibt Tabelle 9-**56** Auskunft.

Tabelle 9-55. Gefäß-Nerven-Straßen des Unterschenkels

Gefäß-Nerven-Straße	Topographie	Leitungsbahnen
A. tibialis posterior	Zwischen *oberflächlicher* und *tiefer Flexorengruppe* innerhalb der Fascia cruris profunda	A. tibialis posterior Vv. tibiales posteriores N. tibialis
A. tibialis anterior	In der *Extensorenloge*	A. tibialis anterior Vv. tibiales anteriores N. peronaeus profundus N. interosseus cruris
A. peronaea	Zwischen den Muskeln der *tiefen Flexorengruppe* der distalen ⅔ des Unterschenkels	A. peronaea Vv. peronaeae
N. peronaeus superficialis	In der *Peronaeusgruppe*	N. peronaeus superficialis
V. saphena magna	Epifaszial (außerhalb der Muskellogen)	V. saphena magna N. saphenus
V. saphena parva	Hinten und lateral epifaszial (außerhalb der Muskellogen)	V. saphena parva N. cutaneus surae medialis bzw. N. suralis

Tabelle 9-56. Gefäß-Nerven-Straßen am Fuß

Gefäß-Nerven-Straße	Leitungsbahnen	Lage, Verlauf
Dorsale Gefäß-Nerven-Straße	A. dorsalis pedis Vv. dorsales pedis N. peronaeus profundus Lymphgefäße	Die A. dorsalis pedis liegt am Fußrücken meistens unmittelbar seitlich neben der Sehne des M. extensor hallucis longus, sie läuft subfaszial
Plantare mediale Gefäß-Nerven-Straße	A. plantaris medialis Vv. plantares mediales N. plantaris medialis Lymphgefäße	Anfangs zwischen M. abductor hallucis brevis und M. flexor brevis, später trennt sich der Nerv von den Gefäßen
Plantare laterale Gefäß-Nerven-Straße	A. plantaris lateralis Vv. plantares laterales N. plantaris lateralis Lymphgefäße	Das Gefäß-Nerven-Bündel läuft anfangs zwischen M. flexor digitorum brevis und M. quadratus plantae, später begleitet der R. prof. des Nerven den Arcus plantaris, beide liegen zwischen dem Caput obliquum des M. adductor hallucis und den Mm. interossei

Klinische Hinweise. Fußdeformitäten und Fehlstellungen Aufgrund erhöhter Belastungen, infolge von Lähmungen oder aus anderen Gründen kann die normale Konstruktion des Fußskeletts und ihr Verspannungssystem verändert sein. Es entstehen dann verschiedene Fehlstellungen des Fußes.

Pes calcaneus, Hackenfuß. Wenn die oberflächliche und tiefe Flexorengruppe des Unterschenkels ausfällt, dann überwiegen die Extensoren. Die Ferse ist nach unten, die Fußspitze nach oben gerichtet. Der Zehenstand ist nicht möglich.

Pes valgus, Knickfuß. Der Talus verschiebt sich gegen den Calcaneus nach medial und das Fersenbein steht in Valgusstellung. Beim Kind, das Laufen lernt, ist der Valgusstellung physiologisch.

Pes equinus, Spitzfuß. Der Fuß steht in Plantarflexion und kann nicht in die Mittelstellung bewegt werden. Ursache ist oft eine Lähmung des N. peroneus profundus (s. dort).

Pes planus, Plattfuß. Der Fußlängsbogen flacht ab, weil die Bänder nachgaben oder der M. tibialis posterior gelähmt ist.

Pes plano-valgus, Knick-Plattfuß. Er ist die Folge einer Kombination des Pes valgus mit einer Abflachung des Fußlängsbogens unter Belastung. Os naviculare und Taluskopf treten nach medial und plantar vor. Die Ferse ist nach außen geknickt.

Pes varus, Klumpfuß. Der Fuß befindet sich in Varusstellung, d. h. die seitliche Fußkante sieht nach unten, die mediale nach oben (Pes equinovarus excavatus et adductus). Ein Klumpfuß kann angeboren oder erworben sein.

Pes transversus, Spreizfuß. Der Querbogen des Fußgewölbes flacht sich ab. Dadurch vergrößern sich die Abstände zwischen den Mittelfußköpfen. Oft ist er mit einem Hallux valgus kombiniert.

Pes excavatus, Hohlfuß. Eine Form, bei der der Fußlängsbogen verstärkt ist.

Röntgenanatomie der unteren Extremität

Einen Anhaltspunkt für die Deutung von Röntgenbildern im a.-p.-Strahlengang vermittelt Abb. 9-**99**, in der entsprechend Röntgenaufnahmen die Skeletteile in den Weichteilmantel eingetragen sind. Für die Beurteilung von Frakturlinien ist vor allem beim Jugendlichen die Kenntnis der Verköcherungstermine und des Zeitpunktes des Schlusses der Epiphysenfugen (Tabelle 9-**36**) wichtig. Gelegentlich ist lateral vom Trochanter minor ein Trochanter tertius zu sehen. Eine angeborene Patella bipartita kann mit einer Fraktur verwechselt werden. Im Caput laterale des M. gastrocnemius liegt bisweilen ein Sesambein (Fabella). Die Beurteilung der Ossa tarsalia ist wegen der Überlagerung nur auf Aufnahmen in 2 Ebenen möglich. Inkonstante Fußknochen sind anatomische Varianten, die nicht als Fraktur fehlgedeutet werden dürfen. (Hierzu gehören z. B. das Os trigonum tali, eine Verselbständigung des Tuberculum laterale des Processus posterior tali oder das Os tibiale externum, ein isolierter Knochen an der Medialseite des Os naviculare im Einstrahlungsgebiet der Sehne des M. tibialis posterior, s. Lehrbücher der Orthopädie).

Kapitel 10

Kopf und Hals

Funktionell und vor allem entwicklungsgeschichtlich müssen Kopf und Hals als Einheit gesehen werden. So wird z. B. Material der Branchialbögen (S. 401) sowohl für die Ausbildung von Teilen des Schädels als auch für die des Halses (z. B. Kehlkopfskelett) verwendet; oder Gewebe, das sonst der Wirbelentwicklung dient (Mesenchym der oberen Sklerotome, S. 215), wird in die Anlage von Teilen der Schädelbasis (Pars basilaris ossis occipitalis) einbezogen. Für die Muskulatur gilt, daß sie im Kopfbereich nur teilweise somatischer Herkunft ist (aus Somiten entstanden, z. B. Zungenmuskulatur, S. 406), im übrigen aber auf Branchialbögen zurückgeht (z. B. Kaumuskulatur, S. 434, mimische Muskulatur, S. 435). Andererseits ist die Muskulatur des Halses nicht nur ortsständig entstanden, sondern stammt teilweise aus dem Rumpfbereich. Und dann wieder hat Rumpfmuskulatur branchiogenen Ursprung (M. trapezius, S. 279).

Betrachtet man jedoch Kopf und Hals topographisch, so ist es sehr wohl möglich, diese gegeneinander abzugrenzen. Ein weiterer Teilaspekt ist, daß der Hals das Verbindungsstück zwischen Kopf und Rumpf ist.

Unter Berücksichtigung der verschiedenen Gesichtspunkte werden im folgenden die Entwicklung von Kopf und Hals gemeinsam, dann aber Kopf und Hals getrennt als topographische Einheiten besprochen. Abschließend folgt ein Kapitel über die Systematik der Leitungsbahnen (einschließlich der Hirnnerven) von Kopf und Hals gemeinsam.

Hinweis. Am Kopf werden teilweise eigene Richtungsbezeichnungen verwendet, S. 137.

A. Entwicklung und Wachstum

Um Zugang zu den komplizierten, ineinander verschachtelten Entwicklungsvorgängen im Kopf- und Halsbereich zu bekommen, wird mit der Besprechung der Entwicklung des Schädels, das ist der knöcherne Anteil des Kopfes, begonnen.

I. Schädel

Für das Verständnis der Schädelentwicklungen sind 3 Aussagen grundlegend:

- *Das Material, aus dem sich die Schädelknochen entwickeln, hat unterschiedlichen Ursprung.* Es stammt jeweils z. T. aus dem (den)
  - *Kopfmesenchym* (*Mesektoderm*),
  - *kranialen (okzipitalen) Somiten* und
  - *Branchialbbögen 1 und 2.*
- *Die Knochenbildung erfolgt beim Schädel* (Abb. 10-**1c**) *aus der blastematös-mesenchymalen Anlage* teilweise durch
  - ***desmale Ossifikation.*** Die hierbei entstandenen Knochen werden als Deckknochen bezeichnet - sie bilden das ***Desmocranium*** -; teilweise durch
  - ***chondrale Ossifikation.*** Die knorpelig präformierten Schädelknochen sind *Ersatzknochen* und bilden das ***Chondrocranium***; teilweise
  - ***gemischt,*** d. h. einige Knochen ossifizieren teilweise desmal, teilweise auf knorpeliger Grundlage. Die so entstandenen Knochen werden als ***Mischknochen*** bezeichnet.

    In Tabelle 10-**1** ist die Entstehungsweise der einzelnen Schädelknochen zusammengestellt.
- *Am Schädel lassen sich entwicklungsgeschichtlich sowie beim Erwachsenen 2 Anteile unterscheiden, das*
  - ***Neurocranium,*** *Hirnschädel,* der das Gehirn sowie das Nasen- und Labyrinthsystem umfaßt, und das
  - ***Viscerocranium*** mit den Eingängen zum Verdauungs- und Atmungstrakt.

1. Neurocranium

Das Neurocranium gliedert sich in

- **Schädelbasis, Basis cranii**, die überwiegend enchondral verknöchert (*Chondrocranium*), und
- **Schädeldach**, **Calvaria**, das desmal verknöchert.

Tabelle 10-1. Entstehungsweisen der Schädelknochen

Ausschließlich auf knorpeliger Grundlage entstehen:	
Im Bereich des Neurocraniums: Os ethmoidale, Siebbein Concha nasalis inferior, untere Nasenmuschel	*Im Bereich des Viscerocraniums:* Incus, Amboß Stapes, Steigbügel Os hyoideum, Zungenbein
Ausschließlich auf bindegewebiger Grundlage entstehen:	
Im Bereich des Neurocraniums: Os parietale, Scheitelbein Os frontale, Stirnbein Os nasale, Nasenbein Os lacrimale, Tränenbein	*Im Bereich des Viscerocraniums:* Maxilla, Oberkiefer Os zygomaticum, Jochbein Os palatinum, Gaumenbein Vomer, Pflugscharbein Mandibula, Unterkiefer
Gemischter Herkunft sind:	
Im Bereich des Neurocraniums: Os occipitale, Hinterhauptsbein Os temporale, Schläfenbein Os sphenoidale, Keilbein	*Im Bereich des Viscerocraniums:* Malleus, Hammer

Schädelbasis

Die Entwicklung der Schädelbasis steht in enger Beziehung zur *Anlage der Hirnhäute.* Als erstes ist nämlich in der 5. und 6. Embryonalwoche im Kopfbereich eine Mesenchymverdichtung sichtbar, die *Meninx primitiva,* die das sich entwikkelnde Gehirn umhüllt. Später unterteilt sich diese in eine innere Schicht, *Endomeninx,* und eine äußere *Ektomeninx.* Die Endomeninx differenziert sich zur Pia mater und Arachnoidea (S. 845), die Ektomeninx zur Dura mater (S. 843) und in ihrem äußeren Bereich zu den *knorpeligen Anteilen der Schädelbasis.* Knorpel an der Schädelbasis (Abb. 10-**1a, b**) treten auf

- in einem **parachordalen Gebiet**, das in enger Beziehung zum Kopfanteil der Chorda dorsalis steht
- in einer **prächordalen** und **trabekulären Region** vor der Chorda dorsalis
- lateral und rostral als **knorpelige Sinnesorgankapseln**, für Hörorgan, Geruchsorgan und möglicherweise Sehorgan.

Parachordales Gebiet (Abb. 10-**1a**). Um den kranialen Anteil der Chorda dorsalis - zunächst zwischen Chorda dorsalis und Hirnstamm - entsteht in der Ektomeninx ein unpaarer plattenartiger Knorpel, der ***parachordale Knorpel, Cartilago parachordalis*** (Basalplatte). Unmittelbar kaudal von diesem Gebiet befinden sich die 4 am weitesten kranial gelegenen ***okzipitalen Somiten.*** Von diesen verschwindet der oberste, die restlichen bleiben erhalten, verlieren jedoch ihre Segmentierung. Ihr Mesenchym verschmilzt mit den parachordalen Zentren und verknorpelt, so daß ein einheitliches Knorpelgebiet von der Spitze der Chorda dorsalis bis ans spätere Foramen magnum reicht. Es ist dies die Anlage der ***Pars basilaris ossis occipitalis.*** Zur *Entstehung des Foramen magnum* kommt es dadurch, daß die Basalplatte Fortsätze erhält, die das obere Ende der Rückenmarksanlage umwachsen. Durch die Knorpelbildung werden die kranialen Anlagen der Rückenmarksnerven zum Nervus hypoglossus verschmolzen, der zu einem Hirnnerven wird. Er verläßt den Schädel durch den Canalis hypoglossus des Os occipitale (S. 416).

Prächordales Gebiet (Abb. 10-**1a**). Vor dem vorderen Ende der Chorda dorsalis (prächordal) entstehen 2 Paare von später ossifizierenden Zentren, die ***Cartilago hypophysialis*** und davor die ***Cartilago trabecularis.*** Diese 4 Anlagen verschmelzen miteinander und bilden die Körper von Keilbein und Siebbein. Jedoch verbleibt median ein breiter Spalt, die spätere ***Hypophysengrube.*** Dort befindet sich die Hypophysentasche (Rathke-Tasche, aus deren Epithel der Hypophysenvorderlappen hervorgeht, S. 810). Die Knorpel der prächordalen Region verschmelzen mit der parachordalen Region, wobei die Spitze der Chorda dorsalis etwa dem Hinterrand der Hypophysengrube entspricht.

Klinischer Hinweis. Selten können im Bereich der ehemaligen Spitze der Chorda dorsalis Tumoren entstehen, die auf nicht vollständig zurückgebildete Anteile der Chorda dorsalis zurückgehen, *Chordome.*

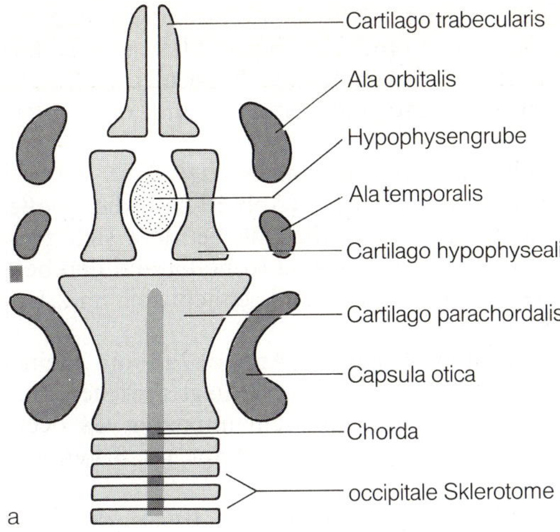

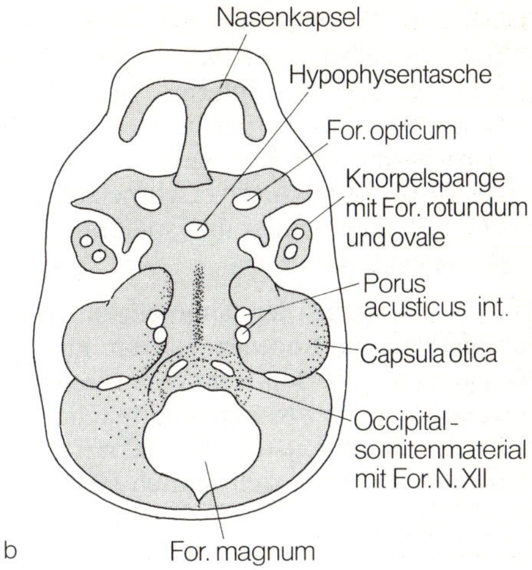

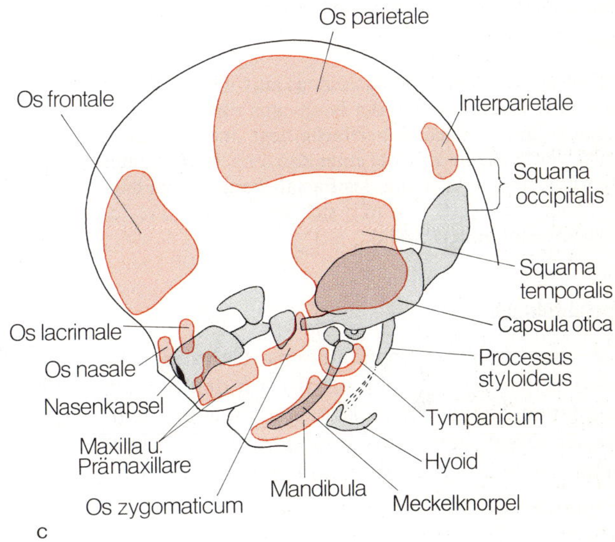

Abb. 10-1. **a** Chondrocranium. Anfang des 2. Embryonalmonats. Blick auf die Schädelbasis von oben. **b** Chondrocranium. Mitte des 2. Embryonalmonats. Blick auf die Schädelbasis von oben. **c** Chondrocranium mit Deckknochen. Gleiches Stadium wie **b**. Blick auf die linke Kopfseite. *Roter Raster,* desmaler Ossifikation; *grauer Raster,* Ersatzknochenbildung; *Mischraster,* Knochengebiete gemischter Herkunft. (**a** Nach Langman, 1985)

Insgesamt entsteht auf die geschilderte Weise eine längliche, bizzar geformte Knorpelplatte, die von der Vorderseite des Schädels bis zum vorderen Rand des Foramen magnum reicht. Auf dieser Knorpelplatte ruht das sich bildende Gehirn wie in einer Mulde.

In der Folgezeit treten in der Ektomeninx an jeder Seite des vorderen Teils der Gehirnanlage 2 Knorpel in Erscheinung, Ala orbitalis und Ala temporalis (Abb. 10-**1a**); sie verschmelzen bald mit der basalen Knorpelplatte. Die *Ala orbitalis* umgreift dabei den Nervus opticus und es entsteht das *Foramen opticum* (Abb. 10-**1b**). Aus der Ala orbitalis wird letztlich der *kleine Keilbeinflügel.* Das Material für die *Ala temporalis* stammt vermutlich aus dem 1. Branchialbogen. Dies mag erklären, warum der Boden der mittleren Schädelgrube, dessen Hauptanteil der aus der Ala temporalis hervorgegangene *große Keilbeinflügel* ist, tiefer liegt als der der vorderen. Bei der späteren Verknöcherung bleibt zwischen großem und kleinem Keilbeinflügel die *Fissura orbitalis superior* für Gefäße und Nerven frei, wie auch die Anlage des großen Keilbeinflügels mehrere Gehirnnerven umwächst und dadurch Öffnungen aufweist (z. B. *Foramen rotundum, Foramen ovale,* Abb. 10-**1b**).

Kapsel für Sinnesorgane. Beiderseits der Basalplatte entstehen als eigenständige Gebilde knorpelige ***Ohrkapseln, Capsula otica*** (Abb. 10-**1b**), die später mit dem lateralen Rand der Basalplatte verschmelzen. Diese Verschmelzung ist jedoch unvollständig; dadurch kommt es zur Entstehung des *Foramen jugulare.* Aber auch die Ohrkapsel selbst weist Öffnungen für Hirnnerven (Porus acusticus internus für N. VII, VIII, Abb. 10-**1b**) auf. - Ferner bildet sich eine Knorpelkapsel um jede Riechgrube, ***Capsula nasalis*** (Abb. 10-**1b**). Auch hier verschmelzen die Knorpelkapseln miteinander und später mit der Cartilago trabecularis.

Die Umwandlung der knorpeligen Anlage der Schädelbasis in Knochen ist ein komplizierter Vorgang (Abb. 10-**1c**). Zum einen treten an zahlreichen Stellen der Knorpelplatte Knochenkerne auf - hierdurch entsteht Ersatzknochen -, zum anderen entwickeln sich seitlich Hartsubstanzen durch desmale Ossifikation. Dabei verschmelzen teilweise Gebiete, die auf chondraler Grundlage entstanden sind, mit solchen, die desmal verknöchert sind. Dadurch sind manche Knochen Mischknochen.

Hinweis. Der Processus mastoideus entwickelt sich erst nach der Geburt, so daß der N. facialis zunächst ungeschützt an der Schädeloberfläche liegt und leicht verletzt werden kann (z. B. bei einer Zangengeburt). Später wird die äußere Öffnung des Facialiskanals nach laterokaudal verlagert, wodurch sich das Foramen stylomastoideum bildet (S. 414).

Schädeldach

Die Knochen des Schädeldachs, **Calvaria**, entstehen rein desmal (Abb. 10-**1b**). An den Stellen, an denen 2 benachbarte Knochenanlagen aneinanderstoßen, bildet das Bindegewebe **Knochennähte, Suturae** (Abb. 10-**2**), und an den Stellen, an denen mehrere Knochen zusammenkommen, größere, von bindegewebigen Platten bedeckte Lücken, die als **Fontanellen, Fonticuli cranii**, auch beim Kleinkind noch eine Zeitlang offen bleiben.

Es gibt 4 größere Fontanellen:
- **Fonticulus anterior** (Abb. 10-**2a**), die große viereckige Fontanelle. Sie befindet sich zwischen den beiden Ossa frontalia und den beiden Ossa parietalia und schließt sich im 2. Lebens*jahr.*
- **Fonticulus posterior** (Abb. 10-**2a**), die kleine dreieckige Fontanelle. Sie liegt zwischen den Ossa parietalia und dem unpaaren Os occipitale. Der Verschluß erfolgt im 3. Lebens*monat.*
- **Fonticulus sphenoidalis** (Abb. 10-**2b**), zwischen Stirnbein, Scheitelbein, Schläfenbein und Keilbein und
- **Fonticulus mastoideus** (Abb. 10-**2b**), zwischen Scheitelbein, Hinterhauptsbein und Schläfenbein. Es handelt sich um paarig ausgebildete, seitlich gelegene Lücken.

Hinweis. Bei der Geburt können sich die Schädelknochen in Nähten und Fontanellen zusammenschieben, so daß sich der Kopf bis zu einem gewissen Grade den Raumverhältnissen des Geburtskanals anpassen kann.

Mißbildungen. Die ausgedehnteste Mißbildung während der Schädelentwicklung ist das Fehlen der Schädelkalotte (***Akranie***), verbunden ist hiermit in der Regel eine schwere Mißbildung des Gehirns (***Anencephalie***). Oftmals fehlen bei diesen Mißbildungen auch Teile der Schädelbasisknochen. - Weitere Fehlentwicklungen kommen

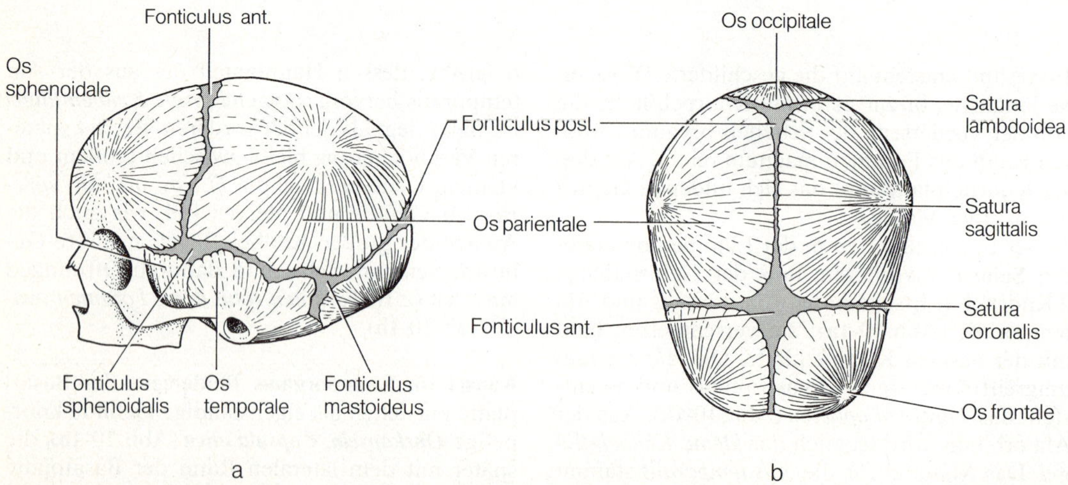

Abb. 10-2 a, b. Fontanellen des kindlichen Schädels. **a** Ansicht der kindlichen Calvaria von oben; **b** kindlicher Schädel von der linken Seite

dann zustande, wenn sich Schädelnähte vorzeitig schließen (***Kraniosynostosen***).

2. Viscerocranium, Gehörknöchelchen, Zungenbein und Kehlkopfskelett

Das Viscerocranium umschließt die Eingänge für den Verdauungskanal und Atmungstrakt und dient gleichzeitig einem Teil des Gesichts als knöcherne Grundlage. Die Entwicklung des Viscerocraniums ist untrennbar mit der Entwicklung der Gehörknöchelchen, des Zungenbeins und des Kehlkopfskeletts verbunden.
Das Ausgangsmaterial für die Entwicklung der genannten Strukturen stellen die **Branchialbögen** zur Verfügung.

Nomenklatorischer Hinweis. Synonym werden gebraucht: Branchialbogen (in diesem Buch) Visceralbogen, Kiemenbogen, Schlundbogen.

Bei den Branchialbögen (Abb. 10-**3**) handelt es sich um 6 Wulstbildungen im späteren Kopf-Hals-Bereich, die durch regionale Mesenchymverdichtungen entstehen. Sie werden außen von Ektoderm und innen von Entoderm überzogen. Zwischen den Wülsten befinden sich von außen und von innen Einbuchtungen (*Kiemenfurchen* bzw. *Schlundtaschen*, s. unten).
Im Mesenchym der Branchialbögen bilden sich Knorpel - wohl teilweise aus Neuralleistenmaterial -, die auf jeder Seite halbbogenförmig von vorne nach hinten verlaufen, sowie Muskulatur (Tabelle 10-**2**). Außerdem wachsen Nerven (*Branchialnerven*, Tabelle 10-**2**) und Gefäße (*Branchialgefäße Kiemenbogenarterien*, *Aortenbögen*, S. 524, Tabelle 10-**2**) ein.

Das Material, das für die Entwicklung des Viscerocraniums verwendet wird, stammt im wesentlichen aus dem 1. Branchialbogen und nur zum sehr kleinen Teil aus dem 2. (Teile des Processus styloideus ossis temporalis, s. unten). Die Gehörknöchelchen bauen sich teilweise aus Material des 1., teilweise des 2. Branchialbogens auf. 2. und 3. Branchialbogen liefern das Material für das Zungenbein und 4.-6. Branchialbogen für die Knorpel des Kehlkopfskeletts.

1. Branchialbogen

Der 1. Branchialbogen wird häufig auch als **Mandibularbogen** bezeichnet, obgleich sich in seinem Bereich sowohl Unterkiefer, Mandibula, als auch Oberkiefer, Maxilla, entwickeln.
Der knorpelige Anteil des 1. Branchialbogens besteht aus 2 Abschnitten, nämlich einem hinteren - wichtig für die Entwicklung der Maxilla, phy-

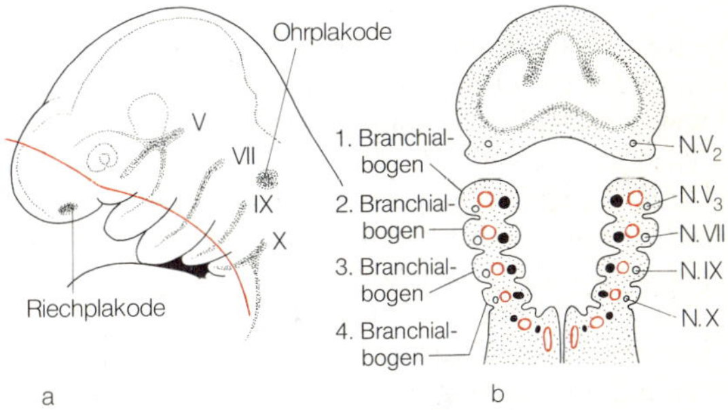

Abb. 10-3 a, b. Branchialbögen eines ca. 5 mm langen menschlichen Embryos. **a** Blick von der Seite. Die *römischen Zahlen* geben die Branchialbogennerven an. Die *gebogene Linie* zeigt die Schnittführung, deren Frontalansicht in **b** dargestellt ist

Tabelle 10-2. Entwicklung der Branchialbögen

Branchialbögen	Skeletanteil	Muskulatur	Nerv	Arterie: Äste der A. carotis ext.
1. Branchialbogen Mandibularbogen	Meckelscher Knorpel, Malleus, Incus	Kaumuskulatur	N. mandibularis ($N. V_3$)	A. maxillaris
2. Branchialbogen Hyoidbogen	Stapes, Anulus stapedialis foraminis ovalis, Proc. styloideus, Cornu minus ossis hyoidei, Lig. stylohyoideum	Mimische Gesichtsmuskulatur	N. facialis (N. VII)	A. facialis
3. Branchialbogen Phyryngobranchialbogen	Corpus ossis hyoidei, Cornu majus ossis hyoidei	Pharynxmuskulatur	N. glossopharyngeus (N. IX)	A. pharyngea ascendens
4.-6. Branchialbogen	Cartilagines laryngei	Larynxmuskulatur	N. vagus (N. X)	Aa. thyroideae sup. et inf.

logenetisch dem Palato-quadratum niederer Tiere vergleichbar - und einem vorderen Anteil, **Meckel-Knorpel** (Abb. 10-**1c**, 10-**4**). Der hintere Anteil bildet einen nach vorne offenen spitzen Bogen, der mit dem vorderen Anteil derselben Seite gelenkig verbunden ist. Bei dieser Gelenkanlage handelt es sich um das **primäre Kiefergelenk**. Es befindet sich im Bereich der späteren Paukenhöhle (S. 727). Der Gelenkbereich erfährt im Laufe der Entwicklung vielfältige Umgestaltung, bis schließlich aus dem Ende des Quadratum der **Amboß**, **Incus**, aus dem des Meckel-Knorpels der **Hammer**, **Malleus**, als Gehörknöchelchen hervorgehen (Abb. 10-**4**). Der lange Fortsatz des Hammers, *Processus anterior mallei*, bleibt noch längere Zeit mit dem Meckel-Knorpel in Verbindung. Das spätere ***Hammer-Amboß-Gelenk*** *entspricht also dem primären Kiefergelenk*.
Die Umgestaltungsvorgänge, die sich bei fortschreitender Entwicklung abspielen, führen dazu, daß das Palato-quadratum vollständig ersetzt wird. Durch desmale Ossifikation entstehen hier u. anderem **Oberkiefer**, **Gaumenbein**, **Jochbein und Schläfenbeinschuppe**. An der Außenseite des Meckel-Knorpels bilden sich auf desmaler Grundlage die Anlagen des **Os mandibulare**. Dabei kommt es zur Entstehung des ***sekundären Kiefergelenks*** als Verbindung zwischen Mandibula und Os temporale. Vom Meckel-Knorpel, der sich weitgehend zurückbildet, verbleibt als Rest vor allem das **Ligamentum sphenomandibulare** (S. 433).

2. Branchialbogen

Der Knorpel, der im Mesenchym des 2. Branchialbogens, **Hyoidbogen**, erscheint, ist der **Reichert-Knorpel**. An der Bildung von Knochen im Schädelbereich ist er insofern beteiligt, als sein dorsaler knorpeliger Anteil die Anlage des 3. Gehörknöchelchens, des **Steigbügels**, **Stapes**, sowie den Knorpelring der Fenestra vestibuli liefert (Abb. 10-**4**). Der ventrale knorpelige Anteil des Hyoidbogens wird im wesentlichen zum **Processus styloideus**, der nach Verknöcherung des Os temporale mit diesem verschmilzt, ferner zum **Lig. stylohyoideum** und **Cornu minus ossis hyoidei**.

3. bis 6. Branchialbogen (Abb. 10-4)

Vom **3. Branchialbogen**, **Pharyngobranchialbogen**, bleibt nur der vordere Abschnitt erhalten und liefert das **Cornu majus ossis hyoidei**. Die Verschmelzungsbrücke zwischen 2. und 3. Branchialbogen wird zum **Corpus ossis hyoidei**.
Der **4. und 5. Branchialbogen**, die beim Menschen nicht mehr als Knorpelspangen angelegt werden, liefern Material für die **Cartilago thyroidea**, **Schildknorpel**.
Aus dem **6. Branchialbogen** entsteht wahrscheinlich die **Cartilago cricoidea**, **Ringknorpel**.

II. Gesicht, Nasenhöhle, Mundhöhle, Gaumen

Die Entwicklung von Gesicht sowie Nasenhöhle, Mundhöhle und Gaumen hängen eng mitein-

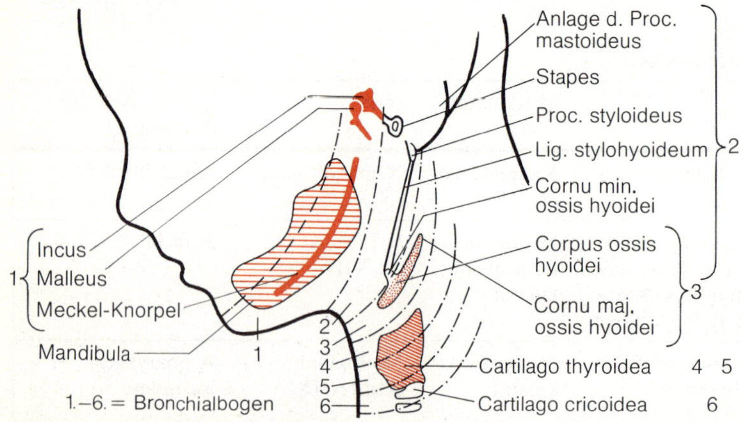

Abb. 10-4. Entwicklung der Branchialbögen. Die Abkömmlinge des 1. Branchialbogens sind *rot*, die des 2. Branchialbogens *transparent*, die des 3. Branchialbogens *rot punktiert*, die des 4. und 5. Branchialbogens *rot schraffiert*, die des 6. Branchialbogens *transparent*. (Nach Tuchmann-Duplessis et al., 1972)

ander zusammen. Eingeleitet werden die Vorgänge im 10-Somitenstadium (Anfang des 2. Monats nach der Befruchtung) durch Ausbildung des **Stomatodeum, Mundbucht** (vgl. S. 124). Hierbei handelt es sich um eine Einsenkung des Ektoderms zwischen den Vorwölbungen der kranialen Anteile der Hirnanlage, der Herzanlage und dem 1. der sich seitlich entwickelnden Branchialbögen.

Das Stomatodeum wird von verschiedenen Mesenchymverdichtungen begrenzt (Abb. 10-**5**), nämlich vom

- **Stirnfortsatz** kranial, von den
- **paarigen Oberkieferwülsten** lateral und von den
- **paarigen Unterkieferwülsten** kaudal.

In der Tiefe des Stomatodeums befindet sich die **Oropharyngealmembran** (*Buccopharyngealmembran*, S. 124).

Weiter spielen für die Entwicklung dieser Region die Ausbildung der **Riechplakoden** an beiden Seiten des Stirnfortsatzes eine wichtige Rolle. Bei den Riechplakoden handelt es sich um Epithelverdickungen, aus denen in der Folgezeit in jeder Nasenhöhle die Regio olfactoria (S. 439) hervorgeht. Die Riechplakoden werden von Mesenchymverdickungen umschlossen, nämlich den

- **medialen Nasenwülsten** und
- **lateralen Nasenwülsten.**

Die Wulstbildungen in der Umgebung der Riechplakoden und unterschiedliche Wachstumsvorgänge führen dazu, daß die Riechplakoden im Laufe der Entwicklung von der Oberfläche abgesenkt werden und Riechgruben entstehen.

1. Gesicht (Abb. 10-5)

Für die Entwicklung des Gesichts spielt vor allem die Umgestaltung der verschiedenen Wülste, die nur durch seichte Furchen voneinander getrennt sind, eine Rolle. Dies kommt durch Mesenchymproliferationen und sich daraus ergebenden Änderungen des Oberflächenprofils zustande.

Lippen und Wangen. Wie oben dargelegt, wird der Eingang ins Stomatodeum unten vom Unterkieferwulst und oben seitlich von Oberkieferwülsten begrenzt. Mit fortschreitender Entwicklung kommen unter Zusammenrücken der Riechgruben die medialen Nasenwülste zwischen die beiden Oberkieferwülste zu liegen. Später stoßen die medialen Nasenwülste aneinander und bilden das *Philtrum* der fertigen Oberlippe. Die seitlichen Nasenwülste sind dagegen nicht unmittelbar an der Begrenzung des Einganges ins Stomatodeum beteiligt; sie setzen sich jedoch vom Oberrand des Oberkieferwulstes durch eine Furche, *Tränennasenfurche*, ab (Abb. 10-**5a**).

Bewegung kommt in die Gesichtsentwicklung durch weiteres starkes Proliferieren des Mesenchyms; dadurch werden vorhandene Furchen nivelliert und die Grenzen zwischen den Wülsten verwischt. Es verbleibt aber das für das Verständnis von Hemmungsmißbildungen wichtige Faktum, daß die Oberlippe aus Anteilen der Oberkiefer- und mittleren Nasenwülste entstanden ist.

Zur seitlichen Einengung des Stomatodeums kommt es durch eine beiderseits nach medial fortschreitende Verschmelzung von Oberkiefer- und Unterkieferwulst.

Lippen und Wangen entstehen schließlich dadurch, daß vor den sich ausbildenden Alveolarfortsätzen (s. unten) Epithelleisten in das daruntergelegene Mesenchym einwachsen und durch Auseinanderweichen der Zellen einen Spaltraum, das *Vestibulum oris* (S. 440), bilden.

Wichtig ist noch, daß das Mesenchym von Lippen und Wangen aus dem 2. Branchialbogen stammt. Dies erklärt die Innervation der sich in diesem Gebiet bildenden (Gesichts)Muskulatur

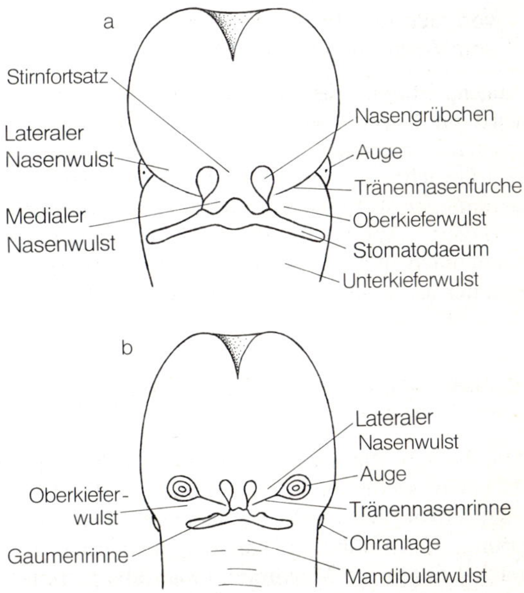

Abb. 10-5 a, b. Gesichtsentwicklung. **a** Ventralansicht am Ende der 5. Embryonalwoche. Die Augenanlagen liegen lateral. Die Öffnung der primären Mundhöhle ist weit. **b** Ventralansicht am Ende der 6. Embryonalwoche. Oberkiefer- und Nasenwülste sind zur Mittelachse vorgewachsen, die Mundöffnung wird eingeengt durch den N. facialis, den 2. Branchialnerven (Tabelle 10-2).

Nase. Die Ausbildung der Nase, die eng mit der Entstehung der Nasenhöhle (s. unten) verknüpft ist, nimmt längere Zeit in Anspruch. Folgende Vorgänge sind dabei wichtig:
- Die Orte der durch unterschiedliche Wachstumsvorgänge in die Tiefe verlagerten Riechplakoden entsprechen den äußeren Nasenöffnungen. Sie rücken im Laufe der Entwicklung aus einer mehr seitlichen Position zur Mitte hin zusammen (s. oben).
- Die Nasenwülste sind so angeordnet, daß sie zwar gemeinsam die Riechplakode umgeben, daß aber der *mediale Nasenwulst* weiter nach unten reicht. An ihn tritt von der Seite her der laterale Nasenwulst heran. Am Unterrand des Riechknötchens verkleben die Epithelzellen des lateralen und medialen Nasenwulstes und bilden eine Epithelmauer, die sich vom Boden der Riechgrübchen bis zum Dach des Stomatodaeum erstreckt. Die Epithelmauer wird später durch Bindegewebe ersetzt. Im Mesenchym der Nasenwülste bilden sich Knochen und Knorpel und gestalten die äußere Nase.
- Die Furche zwischen dem seitlichen Nasenwulst und dem Oberkieferwulst vertieft sich. Dabei löst sich das Epithel der Furchentiefe von der Oberfläche ab, kanaliert und wird zum *Ductus nasolacrimalis.*

Augen, Ohren. Die Entwicklung dieser Organe wird im Kapitel Sinnesorgane ausführlich besprochen. Sie spielt aber auch für die Gestaltung des Gesichts eine große Rolle. Die beiden Organanlagen werden im Laufe der Zeit erheblich verlagert (Abb. 10-**3**, 10-**5**): die Augenanlage mehr nach medial, die des äußeren Gehörganges, der im Bereich der 1. Kiemenfurche entsteht (s. unten), nach lateral oben.

2. Nasenhöhle, Mundhöhle, Gaumen
(Abb. 10-**6**, 10-**7**, 10-**8**)

Die beiden **Riechgruben** beginnen sich in der 7. Woche unabhängig voneinander in die Tiefe abzusenken. Sie erreichen dabei das Dach der primären Mundhöhle, von der sie jedoch zunächst durch die **Membrana oronasalis** getrennt bleiben (Abb. 10-**6**).
Zwischen den beiden Riechgruben befinden sich die *medialen Nasenwülste*, die sich in der Tiefe in einen mesenchymalen Gewebssockel fortsetzen. Er liefert den *Bereich des Oberkiefers, der die 4 Schneidezähne enthält*, und einen unmittelbar anschließenden dreieckigen Gaumenabschnitt,

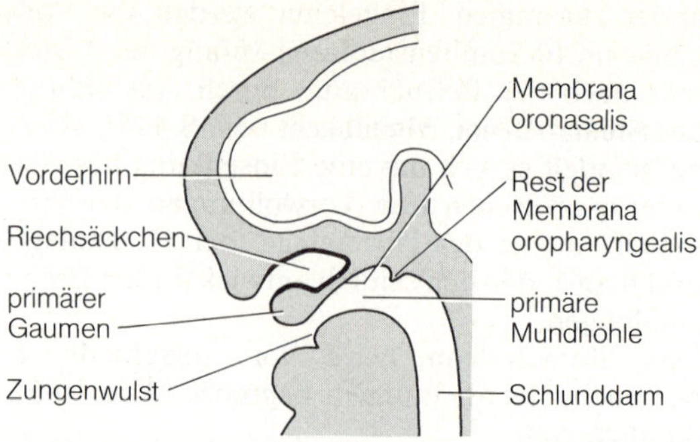

Abb. 10-6. Paramedianschnitt durch die sich entwickelnde Mund- und Nasenhöhle in der 5. Embryonalwoche. Die Membrana oronasalis reißt occipital unter Bildung der primitiven Choanen ein

den **primären Gaumen**. Es handelt sich um das *Zwischenkiefersegment* (Abb. 10-**7**).
Die primären Nasenhöhlen weiten sich rachenwärts aus. Sie bleiben jedoch durch die Ausbildung der Nasenscheidewand (ventral aus den mittleren Nasenwülsten) getrennt. Anders verhält es sich mit der Membrana oronasalis. Hier kommt es zu einer Verdrängung des Mesenchyms und anschließend zur Auflösung der Membran. Dadurch entsteht, beginnend hinter dem primären Gaumen, eine Verbindung zwischen primärer Mundhöhle und den aus den Riechgrübchen hervorgegangenen primären Nasenhöhlen. Die Verbindungen werden als **primäre Choanen** bezeichnet. Die so entstandene gemeinsame Höhle wird als Mund-Nasenhöhle bezeichnet.
Die Umgestaltung der primären Mundhöhle in die definitive Mundhöhle *und die beiden bleibenden Nasenhöhlen* setzt nach dem Durchreißen der Membrana oronasalis ein. Sie beginnt mit dem Vorwachsen der Gaumenfortsätze von der Innenseite der Oberkieferwülste nach unten, wobei beiderseits der Zungenwulst umfaßt wird (Abb. 10-**8**). Mit der Ausweitung der Mundhöhle und einem Absenken der Zungenanlage (s. unten) erfolgt eine Umlagerung der Gaumenfortsätze in die Horizontale. Die beiden Gaumenfortsätze verschmelzen dann miteinander sowie kranial mit dem sich nach unten verlängernden Nasenseptum und rostral mit dem dreieckigen primären Gaumen. An dieser Stelle liegt das Foramen incisivum (S. 418). Damit ist der **sekundäre Gaumen** entstanden. Die Nasenhöhle entwickelt sich demnach ohne Zuteilung eines Mundhöhlenanteils.
Die nach Umlagerung horizontal stehenden Gaumenfortsätze lassen an der späteren Grenze

zwischen hartem und weichem Gaumen eine Abknickung in der Sagittalebene erkennen. Diese Abknickung ist entscheidend für die Bildung der **definitiven Choanen**. Die definitiven Choanen öffnen sich in den hinteren Teil der primären Mundhöhle, der durch die Entwicklung der Gaumenbögen, Isthmus faucium, zum Epipharynx, Pars nasalis pharyngis, wird.

Nasennebenhöhlen. Sie entstehen erst am Ende der Fetalzeit und nach der Geburt als Schleimhautdivertikel der lateralen Nasenwand, die sich zunehmend ausweiten (S. 431).

Mißbildungen

Nicht selten ist die Entwicklung im Lippen-Kiefer-Gaumen-Bereich unvollständig oder gestört. Unterbleibt nämlich - infolge endogener oder exogener Faktoren - die Mesenchymeinwanderung im Bereich der Epithelmauer zwischen den

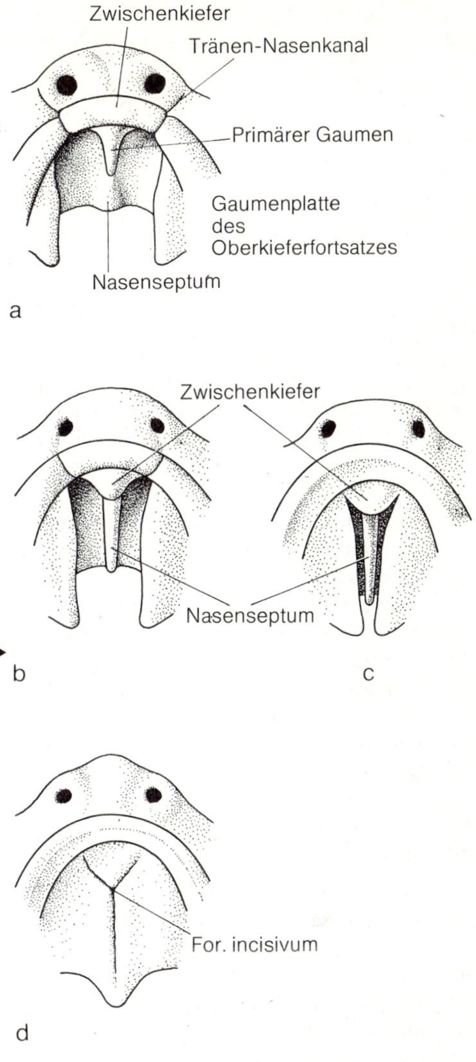

Abb. 10-7 a–d. Bildung des Gaumens. **a** In der 7. Embryonalwoche besteht eine breite Verbindung zwischen Mundhöhle und Nasenhöhle; **b** am Ende der 7. Embryonalwoche wachsen die horizontal gestellten Gaumenplatten des Oberkieferfortsatzes aufeinander zu, vom Nasendach senkt sich das sagittal gestellte Nasenseptum in Richtung auf die Mundhöhle; **c** in der 9. Embryonalwoche besteht nur noch eine spaltförmige Verbindung zwischen Nasenhöhle und Mundhöhle; **d** in der 10. Embryonalwoche ist die Gaumenbildung abgeschlossen. Die beiden Gaumenfortsätze sind untereinander und mit dem Zwischenkiefersegment verwachsen. Am Y-förmigen Treffpunkt der 3 Platten entsteht das Foramen incisivum. In der Nasenhöhle ist auch das Nasenseptum mit der Berührungsstelle der beiden Oberkieferfortsätze verwachsen

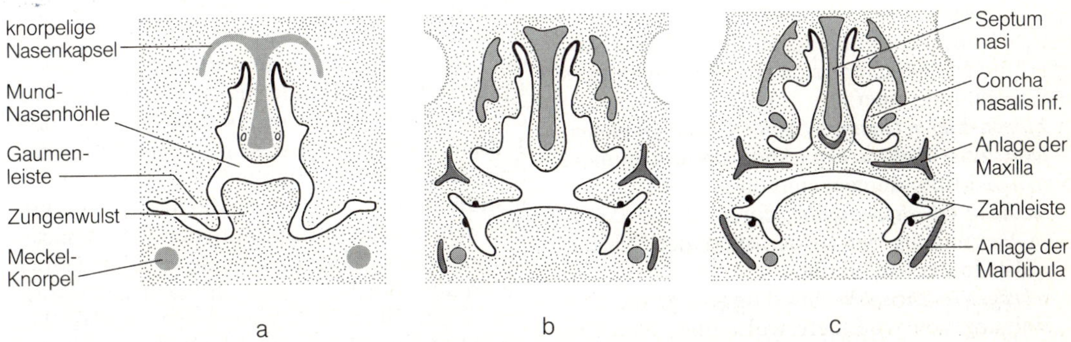

Abb. 10-8 a–c. Schema über die Entwicklung des Gaumens; Frontalschnitte. **a** Die Gaumenfortsätze ziehen schräg nach abwärts. **b** Bei Entfaltung der Mundhöhle erfolgt eine Umlagerung der Gaumenfortsätze in die Horizontale. **c** Nach Verwachsung der Gaumenfortsätze mit dem Nasenseptum sind Mund- und Nasenhöhle vollständig voneinander getrennt

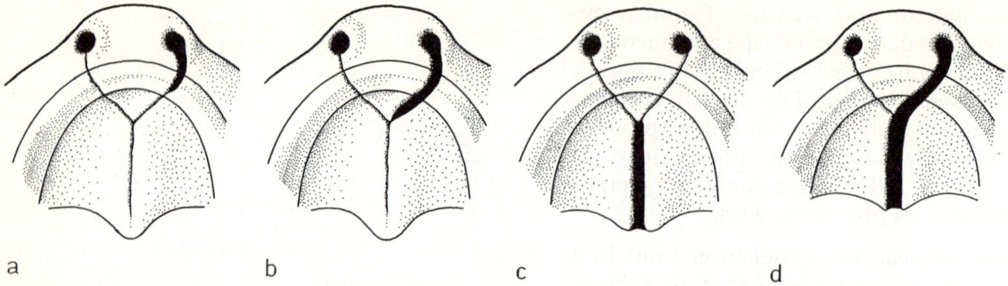

Abb. 10-9 a–d. Die häufigsten genetisch bedingten Mißbildungen im Gesichts- und Gaumenbereich. **a** Cheiloschisis = Lippenspalte (Hasenscharte), kann einseitig oder doppelseitig auftreten. **b** Cheilo-gnathoschisis = Lippen-Kiefer-Spalte. Diese ein- oder doppelseitige Spalte reicht bis zum Foramen incisivum. **c** Palatoschisis = Gaumenspalte, tritt auf, wenn die beiden Gaumenfortsätze nicht miteinander verschmelzen. **d** Cheilo-gnatho-palatoschisis = Lippen-Kiefer-Gaumen-Spalte. Doppelseitig wird diese Mißbildung Wolfsrachen genannt

Wülsten oder erfolgt gar ein Gewebsabbau, so entstehen Spalten. Ausdehnung und Tiefe der Spalten können sehr unterschiedlich sein.
Die häufigsten Spaltbildungen sind (Abb. 10-**9**)

- ***laterale Lippenspalte, Cheiloschisis, Hasenscharte*** (Abb. 10-**9a**). Sie liegt oberflächlich zwischen medialen Nasenwülsten und Oberkieferwulst. In der Regel tritt sie einseitig auf, kann aber auch beidseitig vorliegen. Im Extremfall reicht sie bis in die Nase.
- ***Lippen-Kiefer-Spalte, Cheilo-gnathoschisis*** (Abb. 10-**9b**). Die Spaltbildung verläuft im Oberkieferbereich zwischen der Anlage des primären und sekundären Gaumens, d. h. zwischen lateralem Schneidezahn und Eckzahn. Ist sie sehr tief, erreicht sie das Foramen incisivum am Hinterrand des primären Gaumens.

Anderer Art ist eine Mißbildung, die dadurch entsteht, daß die Vereinigung der beiden Gaumenfortsätze unterbleibt. Es resultiert die

- ***Gaumenspalte, Palatoschisis*** (Abb. 10-**9c**). Sie kann bis zur Uvula fortgeführt sein, die dann gespalten ist.

Durch Kombination beider in ihrem Mechanismus unterschiedlicher Arten von Spalten kann es zur Ausbildung einer

- ***Lippen-Kiefer-Gaumen-Spalte, Cheilo-gnathopalatoschisis, Wolfsrachen*** (Abb. 10-**9d**) kommen.

Seltenere Mißbildungen sind die

- ***mediane Oberlippenspalte***, durch unvollständige Vereinigung der beiden medialen Nasenwülste in der Mittellinie
- ***schräge Gesichtsspalte*** durch ungenügende Vereinigung von Oberkieferwulst und lateralem Nasenwulst
- ***Makro-*** bzw. ***Mikrostomie*** infolge ungenügender oder zu weit fortgeschrittener Vereinigung von Oberkiefer- und Unterkieferwulst.

III. Zunge und Schilddrüse

Die Entwicklung von Zunge und Schilddrüse hängen eng miteinander zusammen, da die Anlage der Schilddrüse ein Derivat des Zungenepithels ist.

1. Zunge (Abb. 10-**10**)

An der Entwicklung der Zunge sind der ventrale Anteil des 1.–4. Branchialbogen beteiligt (Abb. 10-**3c**). Dabei liefert der 1. Branchialbogen das Material für die vorderen ⅔ der Zunge, Corpus linguae, der 2.–4. das für das hintere Drittel, Radix linguae.

Corpus linguae. In der 4. Embryonalwoche bilden sich aus dem Mesenchym des Mandibularbogens ein ***unpaarer Zungenwulst, Tuberculum impar***, und ***2 seitliche Zungenwülste***. Diese 3 Zungenwülste verschmelzen während der weiteren Entwicklung und bilden den einheitlichen Zungenkörper. Bedeckt wird das Corpus linguae bis in die Gegend des Sulcus terminalis (s. unten) von Epithelzellen der ektodermalen Mundbucht. Auf die Herkunft des Corpus linguae aus dem 1. Branchialbogen weist seine sensible Innervation durch den N. lingualis aus dem Nervus mandibularis (N. V_3, 1. Branchialbogennerv) hin. Die sensorische Innervation der Geschmacksknospen des Corpus linguae erfolgt jedoch durch die Chorda tympani, die zur Fazialisgruppe, einem Branchialbogennerven, gehört. Die Chorda tympani erreicht jedoch die Zunge zusammen mit dem N. lingualis.

Radix linguae. Der Zungengrund erhält sein Material aus dem 2. und 3. sowie teilweise aus dem

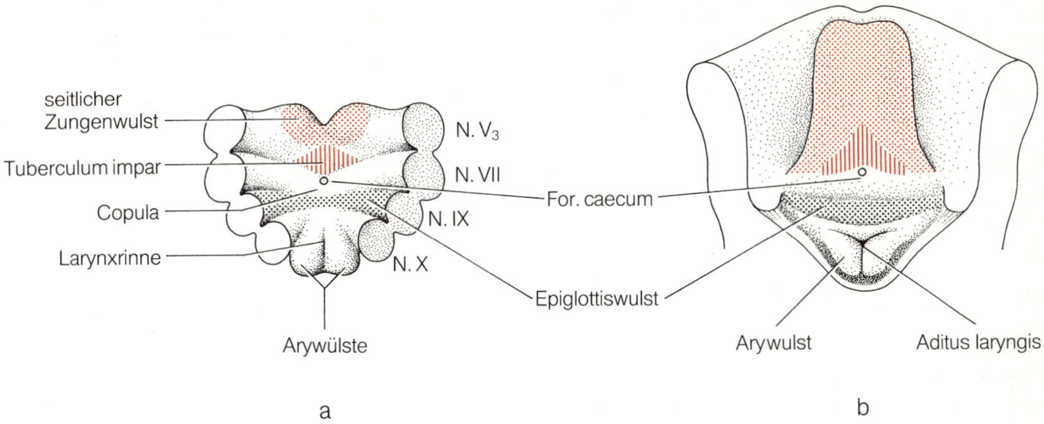

Abb. 10-10 a, b. Zungenentwicklung. **a** Boden der primitiven Mundhöhle (hinterer Teil) und des Kiemendarms. **b** Zunge, frühes Stadium

4. Branchialbogen. Da das aus dem 2. Branchialbogen zur Verfügung gestellte Mesenchym von dem des 3. überwachsen wird, kommt im Grenzbereich zwischen Corpus und Radix linguae das Mesenchym des 3. Branchialbogens mit dem des 1. Branchialbogens in Berührung. Der 3. Branchialbogen liefert auch das Material für einen hinteren Medianwulst, ***Copula*** oder ***Hypobranchialhöcker***. Überdeckt wird die Radix linguae von Epithelzellen entodermaler Herkunft.

Später verschmelzen die verschiedenen Zungenanteile zu einem einheitlichen Organ (Abb. 10-**10 b**). Dabei kommt es im Rahmen der Schädelentwicklung zu einem relativen Absenken der Zunge. Die Verschmelzungsgrenze zwischen Zungenkörper und Zungengrund ist an dem V-förmigen ***Sulcus terminalis*** zu erkennen, an dessen nach dorsal gekehrten Spitze das ***Foramen caecum*** liegt. Die sensorische Innervation der Radix linguae erfolgt durch Äste des N. glossopharyngeus und N. vagus, den Nerven des 3. bzw. 4. Branchialbogens. Die Grenze zwischen den Innervationsgebieten ist jedoch nicht scharf.

2. Epiglottis

Der 4. Schlundbogen liefert auch noch Material für einen 3. medialen Wulst, dessen Material zur Anlage der Epiglottis verwendet wird (Abb. 10-**10 b**).

3. Schilddrüse

Die Anlage der Schilddrüse geht auf eine Epithelknospe zwischen Tuberculum impar und Copula zurück. Der Anlageort entspricht dem auch später zu erkennenden **Foramen caecum**. Von hier aus wächst ein Epithelstrang in das daruntergelegene Mesenchymlager ein. Bald wird aus dem Strang ein Schlauch, der **Ductus thyroglossus**. Das solide Ende des Ductus wächst weiter kaudal und bildet 2 Lappen, die durch einen Isthmus verbunden sind. Wenn schließlich in der 7. Embryonalwoche die Schilddrüsenanlage ihre endgültige Position vor dem 3. Luftröhrenknorpel erreicht hat, bildet sich der Ductus thyroglossus zurück. Allerdings kann gelegentlich auch noch beim Erwachsenen ein **Lobus pyramidalis** *als Rest des Ductus thyroglossus* erhalten sein.

Mißbildungen. Reste des Ductus thyroglossus können Zysten oder Fisteln bilden, ***Thyroglossus-Zysten***, ***Thyroglossusfisteln***, die immer in der Mittellinie des Halses auftreten. - Gelegentlich können auch Reste von Schilddrüsengewebe am Zungengrund vorkommen.

IV. Schlundtaschen und Kiemen(Schlund)furchen (Abb. 10-**11**)

Durch die Mesenchymproliferation im Gebiet der Branchialbögen entstehen auf jeder Seite zwischen den Bögen sowohl innen - entodermale Seite, Gebiet des Schlunddarms - als auch außen - ektodermale Seite 5 Rinnen. Die der Innenseite vertiefen sich und werden zu **Schlundtaschen, Sacci pharyngeales**. Dabei wird die 5. Schlundtasche zum Anhang der 4. Schlundtasche. In der Tiefe der Sacci kommt das Entoderm mit dem gegenüberliegenden Ektoderm in Kontakt. Beide Epithelien verkleben und bilden jeweils eine *Membrana branchialis*. Durch Vertie-

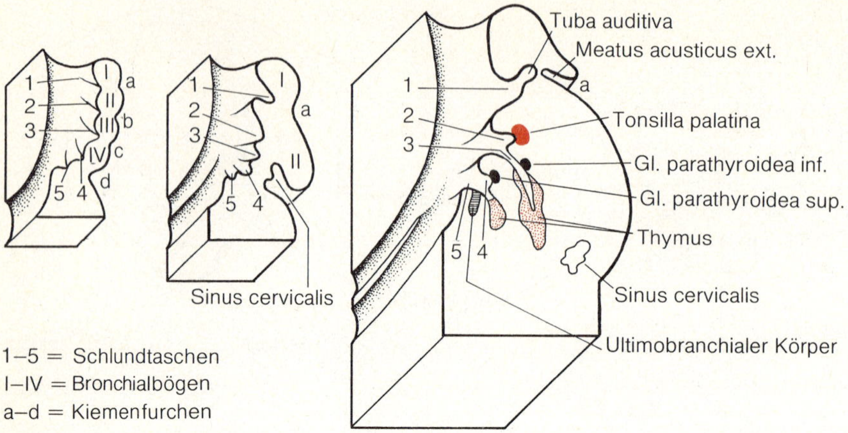

Abb. 10-11. Schema über die Entwicklung der Schlundtaschen und Kiemenfurchen. Aus der *1. Kiemenfurche (a)* entsteht der Meatus acusticus externus. Die *Kiemenfurchen (b–d)* vereinigen sich zum Sinus cervicalis, der normalerweise nur temporär besteht und sich vollständig zurückbildet. Die *1. Schlundtasche* vertieft sich zur Tuba auditiva. An der Bildung der *übrigen Schlundtaschenabkömmlinge* ist vor allem das Epithel der entsprechenden Tasche beteiligt. (Nach Tuchmann-Duplessis et al., 1972)

fung der Rinne auch auf der ektodermalen Seite entstehen dort **Kiemenfurchen, Sulci branchiales.** Dadurch, daß die 5. Schlundtasche rudimentär als Anhängsel der 4. Schlundtasche entsteht, stehen den 5 entodermalen Schlundtaschen 4 ektodermale Schlundfurchen gegenüber.

1. Entodermale Schlundtaschen

Die **1. Schlundtasche** (zwischen 1. und 3. Branchialbogen) bewahrt den Charakter einer Tasche, *Recessus tubotympanicus.* Sie bildet sich zur ***Tuba auditiva*** (*Eustachi-Röhre*) um. Ihr lateraler Endabschnitt erweitert sich zur ***Cavitas tympanica einschließlich des Antrum mastoideum.*** Die Membrana branchialis wird zum ***Trommelfell, Membrana tympani.***

Die **2. Schlundtasche** wird zum größeren Teil zurückgebildet. Der verbleibende Rest wird zur ***Fossa supratonsillaris.*** Ein Teil des Entoderms proliferiert jedoch und liefert Oberflächen- und Krypten***epithel der Tonsilla palatina.*** Das tonsilläre Lymphgewebe entsteht durch Differenzierung des umgebenden Mesenchyms und durch einwandernde Lymphozyten.

Das Epithel der **3.–5. Schlundtasche** bildet den Mutterboden für die **branchiogenen Organe**.

Die **3. Schlundtasche** läßt eine ventrale und eine dorsale Ausstülpung erkennen. Aus dem Entoderm der ventralen Anlage entsteht durch Zellproliferation der epitheliale Anteil des *Thymus* (S. 542), aus dem der dorsalen Anlage die *Gl. parathyroidea inferior.* Beide Anlagen wandern in mediokaudaler Richtung abwärts und verlieren dabei ihre Verbindung zum Mutterboden.

Die **Gll. parathyroideae inferiores** finden ihren endgültigen Platz an der Hinterfläche der Gl. thyroidea, nahe dem unteren Pol der beiden Schilddrüsenlappen.

Die **Thymusanlage** zieht sich jedoch lang aus. Die Schwanzanteile bilden sich in der Regel zurück. – Reste können in der Gl. thyroidea persistieren –, der übrige Teil verschmilzt mit dem der Gegenseite zu einem einheitlichen Organ, das im oberen Mediastinum seine endgültige Lage findet (S. 542).

Die **4. Schlundtasche** läßt auch eine ventrale und eine dorsale Ausstülpung erkennen. Aus dem Epithel der dorsalen Ausstülpung geht die **Gl. parathyroidea superior** hervor. Sie wandert zum dorsalen oberen Pol der Schilddrüsenlappen ab. Offen ist, ob sich die ventrale Vorwölbung auch an der Bildung des **Thymus** beteiligt.

5. Schlundtasche. Ihr Epithel liefert den **ultimobranchialen Körper**. Dieser wandert in die Gl. thyroidea ein und löst sich dort auf.

Mißbildungen. Bei angeborenem Fehlen der Schilddrüse (*Athyreose*) kann der ultimobranchiale Körper als kompaktes Organ bestehen bleiben.

2. Ektodermale Kiemenfurchen

Die **1.** der 4 Kiemenfurchen wird zum **Meatus acusticus externus.**

Die **übrigen Kiemenfurchen** bilden sich im Laufe der Entwicklung zurück. Zunächst kommt es jedoch durch Proliferation des Mesenchyms des 2. Kiemenbogens und durch die beengten räumlichen Verhältnisse infolge der Nackenkrümmung zur Ausbildung einer **Halsbucht, Sinus cervicalis**, in die hinein sich die 2.–4. Schlundfurche öffnen. In der weiteren Entwicklung schiebt sich der untere Rand des 2. Branchialbogens wie ein **Operculum** über den Sinus cervicalis und engt den Eingang zum **Ductus cervicalis** ein. Der Ductus wird schließlich verschlossen und es entsteht ein von ektodermalem Epithel ausgekleidetes Halsbläschen, **Vesicula cervicalis**. Auch die Vesicula cervicalis wird im Laufe der Entwicklung vollständig abgebaut.

Mißbildungen. Reste des Sinus cervicalis können als *seitliche Halsfisteln, branchiogene Fistel*, bestehen bleiben. Verbleibt eine Vesicula cervicalis, so ist diese häufig zystisch erweitert, *laterale, branchiogene Halszyste*. Sie kann sich bis zur Aufteilungsstelle der A. carotis communis erstrecken.

B. Kopf

I. Ossa cranii, Schädelknochen

Der Schädel setzt sich aus *18 Knochen* zusammen.

Zum **Neurocranium** gehören:
- ***Os frontale***, *Stirnbein*
- ***Os sphenoidale***, *Keilbein, Wespenbein*
- ***Os temporale***, *Schläfenbein*
- ***Os parietale***, *Scheitelbein*
- ***Os occipitale***, *Hinterhauptbein*

Zum **Viscerocranium** gehören:
- ***Maxilla***, *Oberkiefer*
- ***Os palatinum***, *Gaumenbein*
- ***Os zygomaticum***, *Jochbein*
- ***Os lacrimale***, *Tränenbein*
- ***Os nasale***, *Nasenbein*
- ***Os ethmoidale***, *Siebbein*
- ***Concha nasalis inferior***, *untere Nasenmuschel*
- ***Vomer***, *Pflugscharbein*
- ***Mandibula***, *Unterkiefer*
- ***Os hyoideum***, *Zungenbein*
- ***3 Ossicula auditiva***, *Gehörknöchelchen* (S. 730):
  - ***Malleus***, *Hammer*
  - ***Incus***, *Ambos*
  - ***Stapes***, *Steigbügel*

1. Neurocranium

Os frontale, Stirnbein (Abb. 10-**12**)

Das Os frontale bildet mit seiner
- *Pars orbitalis* das Dach der Augenhöhle, mit seiner
- *Pars nasalis* einen Teil der Begrenzung der Nasenhöhle und grenzt mit der
- *Squama frontalis* die vordere Schädelgrube ab.

Das Os frontale ist aus einem paarigen Deckknochen hervorgegangen. Die ursprünglich zwischen den beiden Knochenanlagen gelegene *Sutura frontalis* verknöchert jedoch im 2. Lebensjahr zu einer Synostose.

Mißbildung und klinischer Hinweis. Bleibt die Sutura frontalis bestehen, so spricht man von *Metopismus*. Dieser entsteht regelmäßig bei einem frühzeitigen bzw. angeborenen Hydrozephalus (äußerer oder innerer Wasserkopf).

Pars orbitalis (Abb. 10-**20**)

Die paarige Pars orbitalis bildet das Dach der Augenhöhle. An ihrem medialen Rand liegt die *Incisura ethmoidalis*, in die das Os ethmoidale mit seiner Lamina cribrosa eingefügt ist.

Lateral läßt sich an der Pars orbitalis des Os frontale eine seichte Mulde erkennen, die *Fossa glandulae lacrimalis*, in der die Tränendrüse liegt. Vorne medial findet sich die kleine *Fovea trochlearis*, in der die Sehne des M. obliquus bulbi superior gleitet (S. 710).

Dort, wo die Pars orbitalis ossis frontalis mit dem Os ethmoidale eine Sutur bildet, liegen 2 kleine Foramina, nämlich das:
- *Foramen ethmoidale anterius* für den N. ethmoidalis anterior (aus dem N. nasociliaris, einem Ast des N. ophthalmicus, N. V_1), und die A. und V. ethmoidalis anterior (aus der A. bzw. V. ophthalmica) sowie
- *Foramen ethmoidale posterius* für den N. ethmoidalis posterior (ebenfalls aus dem N. nasociliaris) und die Vasa ethmoidalia posteriora.

Sinus frontalis. Die Pars orbitalis ist durch eine mit Schleimhaut ausgekleidete Nebenhöhle der Nase, den Sinus frontalis (S. 431), pneumatisiert.

Pars nasalis

Die Pars nasalis verbindet die beiden Partes orbitales miteinander. Sie steht in syndesmalem Kontakt mit dem Os nasale und dem Processus frontalis maxillae. Ein unpaarer Mittelsteg ist die *Spina nasalis ossis frontalis.*

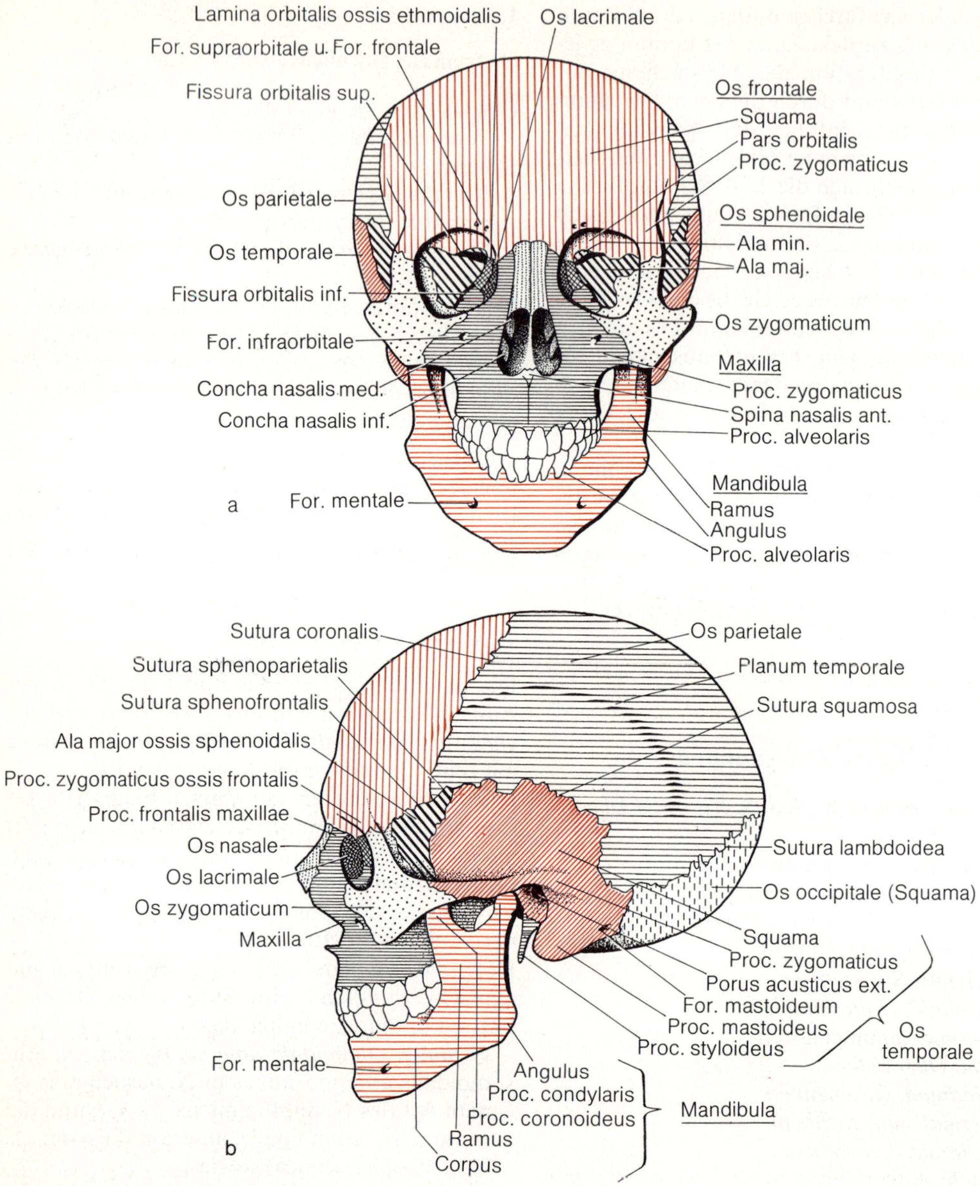

Abb. 10-**12 a, b.** Knöcherner Schädel (**a**) von vorne und (**b**) von der Seite

Squama frontalis

Facies externa. Die Außenfläche der Squama frontalis läßt beiderseits je einen Stirnbeinhökker, *Tuber frontale*, und unterhalb davon einen *Arcus superciliaris*, Augenbrauenbogen, erkennen. Zwischen den beiden Augenbrauenbögen liegt die *Glabella*, Stirnglatze, ein abgeflachtes Knochenfeld. Die Grenze zur Pars orbitalis bildet der obere Augenhöhlenrand, *Margo supraorbitalis.* In der medialen Hälfte dieses Randes finden sich 2 Einschnitte (Incisurae) bzw. Löcher (Foramina):

- *Foramen supraorbitale/Incisura supraorbitalis* - mehr lateral und kleiner - für den R. lateralis n. supraorbitalis und die gleichnamigen Gefäße,
- *Incisura frontalis/Foramen frontale* - mehr medial und größer - für den Durchtritt des R. medialis n. supraorbitalis sowie des R. medialis a. supraorbitalis (beide Nervenäste stammen aus dem N. frontalis, einem Ast des N.

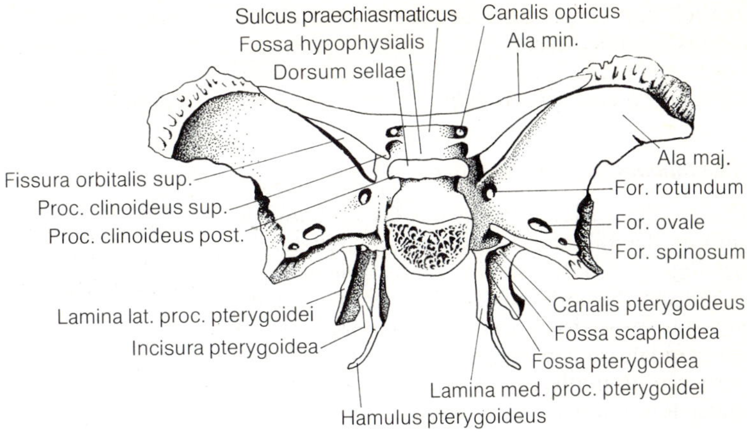

Abb. 10-13. Os sphenoidale. Blick von dorsokranial auf den isolierten Knochen

ophthalmicus = N. V_1; die Arterien sind Äste der A. ophthalmica).

Facies temporalis. Der Arcus superciliaris geht nach lateral in den *Processus zygomaticus ossis frontalis* über. Dieser steht in syndesmalem Kontakt mit dem Os zygomaticum (*Sutura frontozygomatica*). Die Facies temporalis trägt die *Linea temporalis*, die sich in die Linea temporalis inferior des Os parietale fortsetzt.

Facies interna. Die Innenfläche der Squama frontalis läßt im oberen Teil in der Gegend der Sutura frontalis den *Sulcus sinus sagittalis superior* erkennen. Dieser Sulcus verstreicht nach kaudal und geht in eine Leiste, *Crista frontalis*, über, an der die Hirnsichel, Falx cerebri, befestigt ist. Am unteren Ende der Crista frontalis liegt das *Foramen caecum*, das ebenfalls der Verzapfung der Falx cerebri dient. Im kindlichen Schädel tritt ein venöses Emissarium in das Foramen caecum ein.

Os sphenoidale, Keilbein (Abb. 10-13)

Das Os sphenoidale ist zwischen Os frontale, Os occipitale und Os temporale verkeilt. Das Os sphenoidale ist entscheidend am Aufbau der *mittleren Schädelgrube* beteiligt.
Früher wurde das Os sphenoidale auch *Wespenbein* genannt. Der Vergleich mit diesem Insekt dient dem Verständnis des Aufbaues beim isolierten Knochen. Der Körper der Wespe bildet das

- *Corpus ossis sphenoidalis.* Von diesem ragen nach oben 2 „Flügelpaare", die
- *Alae minores, kleine Keilbeinflügel*, die am Aufbau der vorderen Schädelgrube, und die
- *Alae majores, große Keilbeinflügel*, die am Aufbau der mittleren Schädelgrube beteiligt sind.

Zwischen beiden Flügelpaaren bleibt eine Spalte, die *Fissura orbitalis superior* (s. unten).
Vom Rumpf der Wespe hängen nach unten die beiden paarigen „Beine", die

- *Processus pterygoidei*, jeweils mit einer
  - *Lamina medialis* und einer
  - *Lamina lateralis.*

Corpus

Das Corpus ossis sphenoidalis ist würfelförmig und enthält einen mit Schleimhaut ausgekleideten Hohlraum sehr variabler Ausdehnung. Der Hohlraum wird durch ein *Septum sinuum sphenoidalium* in 2 *Sinus sphenoidales* unterteilt. Es handelt sich um 2 Nasennebenhöhlen, deren Öffnungen, *Aperturae sinus sphenoidales*, in eine Aussackung des oberen Nasenganges, den *Recessus sphenoethmoidalis*, münden.
Die dem Schädelinneren zugewandte Seite des Corpus zeigt den sog. Türkensattel, *Sella turcica*, der eine tiefe Grube, *Fossa hypophysialis*, zur Aufnahme der Hirnanhangsdrüse (Hypophyse) aufweist. Die Fossa hypophysialis wird vorne durch das *Tuberculum sellae*, hinten durch das *Dorsum sellae* begrenzt.

Klinischer Hinweis. Der Umfang der Fossa hypophysialis ist für die röntgen-diagnostische Erkennung verschiedener Tumoren der Hypophyse von großer Bedeutung.

Vor dem Tuberculum sellae befindet sich ein schwacher *Sulcus praechiasmatis*, der zum *Canalis opticus* (s. unten) führt.
Das *Dorsum sellae* läuft auf jeder Seite seitlich in einen *Processus clinoideus posterior* aus. Am Dorsum sellae befestigt sich das Diaphragma sellae; die Processus clinoidei dienen dem Ansatz des Kleinhirnzeltes, Tentorium cerebelli (S. 844).

Seitlich am Türkensattel liegt der durch die A. carotis interna hervorgerufene *Sulcus caroticus*. Unten seitlich befindet sich ein spitzer Knochenfortsatz, *Lingula sphenoidalis*.

Alae minores (Abb. 10-**12**, 10-**13**)

Die paarigen Alae minores des Os sphenoidale sind an der Bildung der vorderen Schädelgrube beteiligt und im Bereich der *Sutura sphenofrontalis* mit der Pars orbitalis des Os frontale syndesmotisch verwachsen. Die Alae minores des Os sphenoidale stellen gleichzeitig die Grenze der vorderen zur mittleren Schädelgrube dar. Ihr medialer Rand bildet den *Processus clinoideus anterior* aus, an dem die Dura mater, das Tentorium cerebelli und das Diaphragma sellae befestigt sind. Die Wurzel jedes kleinen Keilbeinflügels wird vom ***Canalis opticus*** durchbrochen, der die Schädelgrube mit der Orbita verbindet. Durch ihn ziehen der Sehnerv, N. opticus (II. Hirnnerv) und die A. ophthalmica (ein Ast der A. carotis interna).
Ala minor und Ala major des Os sphenoidale sind stufenartig gegeneinander abgesetzt. Dadurch entsteht eine breite, nach lateral ausgezipfelte Spalte, die ***Fissura orbitalis superior*** (Abb. 10-**13**). Sie verbindet mittlere Schädelgrube und Orbita. Durch die Fissur ziehen die Hirnnerven III, IV, V_1, VI sowie die V. ophthalmica superior und inkonstant die V. ophthalmica inferior.

Alae majores (Abb. 10-**12**, 10-**13**)

Die Alae majores des Os sphenoidale sind gleich den kleinen Keilbeinflügeln paarig. Sie bilden zum Schädelinneren konkave Knochenplatten. Man unterscheidet an jeder Ala major folgende Flächen:
- *Facies cerebralis*, Innenfläche
- *Facies temporalis*, laterale Außenfläche. An dieser ist außen die *Crista infratemporalis* zu erkennen, an der die vertikale Facies temporalis in die weiter basal gelegene, annähernd horizontale *Facies infratemporalis* übergeht.
- *Facies maxillaris*, nach vorne unten dem Oberkiefer zugekehrte Fläche. Sie begrenzt dorsal die Flügelgaumengrube, *Fossa pterygopalatina* (S. 427).
- *Facies orbitalis*, nach vorne oben der Augenhöhle zugekehrte Fläche; sie bildet einen Teil der lateralen Wand der Orbita. Zusammen mit der Facies orbitalis maxillae begrenzt sie die *Fissura orbitalis inferior*, eine Spalte, durch die die A. und V. infraorbitalis, V. ophthalmica inferior, der N. zygomaticus, N. infraorbitalis (beides Zweige des 2. Trigeminusastes, N. maxillaris), sowie die Rr. orbitales (aus dem Ganglion pterygopalatinum) ziehen.

In der Ala major des Os sphenoidale finden sich folgende Foramina:
- ***Foramen rotundum***. Es verbindet die mittlere Schädelgrube mit der Flügelgaumengrube, Fossa pterygopalatina. Hindurch treten der N. maxillaris (2. Trigeminusast = N. V_2) sowie kleinere Blutgefäße.
- ***Foramen ovale***. Das Foramen ovale befindet sich im laterodorsalen Abschnitt des großen Flügels und dient dem Durchtritt des N. mandibularis (3. Trigeminusast, N. V_3).
- ***Foramen spinosum***, laterodorsal vom Foramen ovale gelegen. Es dient dem Durchtritt der A. meningea media (aus der A. maxillaris) und der V. meningea media. Das Foramen spinosum befindet sich an der Basis der *Spina ossis sphenoidalis*.

An der hinteren Kante der Ala major des Os sphenoidale, am *Margo squamosus*, bleibt eine Spalte zwischen dem großen Flügel und der Pars petrosa des Os temporale bestehen, das *Foramen lacerum*. Es ist unvollständig mit Faserknorpel gefüllt und wird vom N. petrosus major und N. petrosus profundus durchzogen.

Processus pterygoideus

Von der Unterfläche des Corpus ossis sphenoidalis geht auf jeder Seite nach unten ein Processus pterygoideus aus (Abb. 10-**13**). Jeder Fortsatz wird an seiner Wurzel von einem horizontal verlaufenden Kanal, *Canalis pterygoideus* (Canalis Vidii), durchbohrt. Durch ihn laufen der N. petrosus major und der N. petrosus profundus zur Flügelgaumengrube (S. 428). Jeder Processus pterygoideus läßt 2 spitzwinkelig abstehende Knochenplatten, *Lamina lateralis* und *Lamina medialis*, erkennen. Zwischen beiden Laminae liegt die *Fossa pterygoidea* (Ursprung des M. pterygoideus medialis).
Die *Lamina lateralis* ist Ursprungsstelle eines Teiles des M. pterygoideus lateralis.
Die *Lamina medialis* weist an der Wurzel die längliche *Fossa scaphoidea* auf, in der der M. tensor veli palatini entspringt. Die Sehne dieses Muskels läuft um einen kleinen, hakenförmigen Fortsatz der Lamina medialis, *Hamulus pterygoideus*, herum (Abb. 10-**13**, S. 446).

Os temporale, Schläfenbein (Abb. 10-**14**)

Das Schläfenbein liegt zwischen Os occipitale, Os sphenoidale und Os parietale. Es gliedert sich in 3 große Abschnitte, die sich um den knöchernen Teil des äußeren Gehörganges, ***Meatus acusticus externus***, gruppieren:

- *Pars squamosa*, die am Aufbau der mittleren Schädelgrube und der Schädelseitenwand beteiligt ist,
- *Pars petrosa*, die vor allem dem Schädelinnenraum zugewandt ist und Mittel- und Innenohr enthält.
- *Pars tympanica*, die den vorderen unteren Teil des äußeren Gehörganges bildet.

Pars squamosa, Schläfenbeinschuppe (Abb. 10-**12**, 10-**14**)

Die *äußere Oberfläche* des oberen Teils der Pars squamosa, *Facies temporalis*, ist mehr oder weniger glatt. Dort befestigt sich teilweise der M. temporalis. Als seichte Knochenrinne kann der *Sulcus arteriae temporalis mediae* zu erkennen sein. Die *Innenseite* der Schläfenbeinschuppe, *Facies cerebralis* (Abb. 10-**14 b**), zeigt tiefe, durch Äste der A. meningea media hervorgerufene Sulci.
Der untere Teil der Pars squamosa (Abb. 10-**14 a**) trägt den *Processus zygomaticus*, der sich mit dem Jochbein, Os zygomaticum, verbindet und damit an der Bildung des Jochbogens, *Arcus zygomaticus*, beteiligt ist. Auf der Unterseite des Processus zygomaticus liegt die *Fossa mandibularis*, eine Grube, die die *Facies articularis*, die Gelenkfläche für das Kiefergelenk, bildet (S. 433). Die Fossa mandibularis wird nach vorne durch das *Tuberculum articulare* begrenzt.
In der Fossa mandibularis verbindet sich die Pars squamosa mit der Pars petrosa ossis temporalis. An dieser Stelle entsteht die *Fissura petrotympanica* (*Glaser-Spalte*, s. unten), durch die die Chorda tympani aus dem Schädel austritt (S. 494).

Pars petrosa, Felsenbein (Abb. 10-**14 b**)

Die Pars petrosa ist zwischen Körper des Keilbeins und großem Keilbeinflügel einerseits und Os occipitale andererseits in die Schädelbasis eingefügt (S. 427). Sie spielt für deren formale Gliederung eine wichtige Rolle. Die Pars petrosa ragt nämlich pyramidenförmig in das Schädelinnere vor und bildet mit einer oberen Kante, die dem Knochenverlauf von lateral hinten nach medial vorne folgt, die Grenze zwischen mittlerer und hinterer Schädelgrube (Abb. 10-**17**). Ein Teil der Pars petrosa, der Processus mastoideus, ist an der Außenseite des Schädels sichtbar. Im einzelnen lassen sich an der Pars petrosa unterscheiden

- *Apex partis petrosae*
- *Facies posterior partis petrosae*
- *Facies anterior partis petrosae*
- *Facies inferior partis petrosae*
- *Processus mastoideus.*

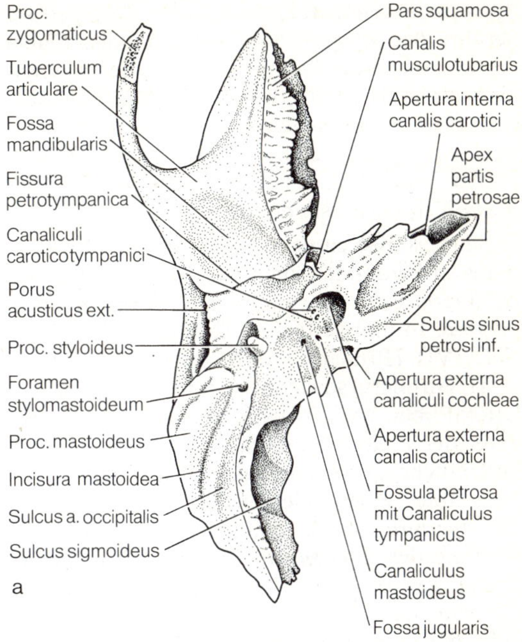

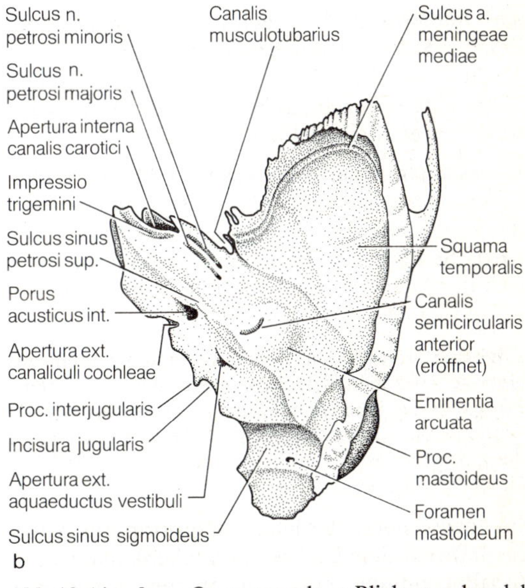

Abb. 10-14 a, b. Os temporale. **a** Blick von kaudal auf den isolierten linken Knochen; **b** Blick auf die Innenseite des isolierten rechten Knochens

Apex partis petrosae. Die Spitze der Pars petrosa berührt das Corpus ossis sphenoidalis. Dabei liegt zwischen der Pars petrosa und der Ala major ossis sphenoidalis das mit Faserknorpel ausgekleidete ***Foramen lacerum*** (s. oben), das sich lateralwärts in die *Fissura sphenopetrosa* fortsetzt. Ferner mündet an der Apex partis petrosae der *Canalis caroticus* (s. unten).

Facies posterior partis petrosae. In der Mitte der hinteren Pyramidenfläche liegt der *Porus acusticus internus*, der Eingang in den ***Meatus acusticus internus***. In ihm verlaufen Abschnitte des N. facialis (VII. Hirnnerv) und N. vestibulocochlearis (VIII. Hirnnerv) sowie die A. und V. labyrinthi.
Lateral oben vom Porus acusticus internus liegt unter der Pyramidenoberkante eine kleine, evtl. undeutliche *Fossa subarcuata* sowie lateral von ihm, unter einem kleinen Knochenvorsprung, die *Apertura externa aquaeductus vestibuli*, die Öffnung des *Aquaeductus vestibuli*. Der Aquaeductus vestibuli enthält den Ductus endolymphaticus, der mit dem Saccus endolymphaticus unter der Dura mater endet (S. 736).
Am Hinterrand der Facies posterior befindet sich der *Sulcus sinus petrosi inferioris*. An der Verbindung zwischen Pars petrosa und Os occipitale bleibt eine unregelmäßige Spalte offen: das ***Foramen jugulare*** (Einzelheiten s. unten).

Facies anterior partis petrosae. Sie läßt eine kleine Vorwölbung erkennen, die *Eminentia arcuata*, die durch den oberen Bogengang hervorgerufen wird. Seitlich der Eminentia arcuata befindet sich das Dach der Paukenhöhle, *Tegmen tympani*.

Klinischer Hinweis. Das Tegmen tympani besteht aus einer sehr dünnen Knochenlamelle, die von eitrigen Prozessen der Paukenhöhle relativ leicht überwunden werden kann. Dadurch besteht an dieser Stelle Gefahr des Übergreifens entzündlicher Vorgänge auf die Hirnhäute (*Meningitis*).

Im vorderen Teil der Facies anterior partis petrosae öffnen sich 2 kleine Knochenkanäle zu 2 parallel auf das Foramen lacerum zulaufende seichte Furchen:
- *Hiatus canalis n. petrosi majoris* mit Fortsetzung in den *Sulcus n. petrosi majoris* (weiter oben gelegen). Hier liegt der N. petrosus major, der präganglionäre sekretorische Fasern aus dem N. intermedius zum Ganglion pterygopalatinum führt.
- *Hiatus canalis n. petrosi minoris* mit Fortsetzung in den *Sulcus n. petrosi minoris* (weiter unten gelegen). Er beinhaltet sekretorische Fasern aus dem Plexus tympanicus (N. IX), die zum Ganglion oticum ziehen.

Schließlich befindet sich nahe der Apex partis petrosae die *Impressio trigemini*, eine kleine Vertiefung, die durch das *Cavum trigeminale (Mekkeli)* und das darin gelegene *Ganglion trigeminale* (früher: *Ganglion semilunare Gasseri*) hervorgerufen wird.
Die Oberkante der Pars petrosa bildet der *Margo superior partis petrosae*. In diesem Bereich liegt der *Sulcus sinus petrosi superioris*, der einen gleichnamigen venösen Blutleiter enthält.

Facies inferior partis petrosae. Die untere Fläche der Pars petrosa ist sehr unregelmäßig gestaltet. Sie kann an der Schädelbasis von unten her untersucht werden. Am lateralen Rand ragt nach kaudal der *Processus styloideus*. Dieser ist ein Relikt des 2. Branchialbogens (S. 402) und sekundär mit dem Os temporale verwachsen. Vom Processus styloideus entspringt das/der
- *Lig. stylomandibulare* (zum Angulus mandibulae),
- *Lig. stylohyoideum* (zum Cornu minus ossis hyoidei),
- *M. stylohyoideus* (Tabelle 10-**11**),
- *M. styloglossus* (Tabelle 10-**12**),
  M. stylopharyngeus (Tabelle 10-**15**).

Unmittelbar dorsal des Processus styloideus, bzw. zwischen dem Processus styloideus und dem Processus mastoideus (s. unten), liegt das *Foramen stylomastoideum*, aus dem der N. facialis (VII. Hirnnerv) und die Vasa stylomastoideae aus- bzw. eintreten.
Ventromedial des Processus styloideus befindet sich die *Fossa jugularis*, eine große Grube, die den *Bulbus superior v. jugularis internae* beherbergt. Am Boden dieser Grube liegt der kleine *Canaliculus mastoideus*, durch den der sensible R. auricularis des N. vagus (X. Hirnnerv) zum äußeren Gehörgang zieht.
Die Fossa jugularis setzt sich nach ventral in das *Foramen jugulare* fort (zwischen Pars petrosa ossis temporalis und Pars lateralis ossis occipitalis, s. oben). Das Foramen jugulare wird durch 2 *Processus intrajugulares*, die von den beiden das Foramen begrenzenden Knochen gebildet werden, in 2 unterschiedlich große Abschnitte unterteilt, den
- *vorderen kleineren Abschnitt* für den Durchtritt des Sinus petrosus inferior und N. glossopharyngeus (IX. Hirnnerv), und den
- *hinteren größeren* Abschnitt für die V. jugularis interna, N. vagus (X. Hirnnerv) und N. accessorius (XI. Hirnnerv).

Ventromedial der Fossa jugularis findet sich der Eingang in den gebogenen *Canalis caroticus* für die A. carotis interna und den begleitenden sympathischen Plexus caroticus. Der Canalis caroticus zieht in einem Bogen nach medial aufwärts und öffnet sich nahe der Spitze der Pars petrosa in die mittlere Schädelgrube (s. oben).

Innerhalb des Canalis caroticus gehen 2 kleine Kanäle nach hinten ab, die *Canaliculi caroticotympanici*, die sich in die Paukenhöhle hinein öffnen. Sie führen Nn. caroticotympanici vom sympathischen Plexus caroticus zum Plexus tympanicus.

Zwischen der Fossa jugularis und der äußeren Öffnung des Canalis caroticus befindet sich eine kleine Knochenleiste, die sich jeweils am lateralen und medialen Rand zu einer kleinen Grube verbreitert.

- Die *laterale* Grube ist die *Fossula petrosa*. In ihr liegt das Ganglion inferius des N. glossopharyngeus (IX. Hirnnerv). Am Grunde dieser Fossula petrosa zieht der vom Ganglion inferius n. glossopharyngei ausgehende N. tympanicus in den *Canaliculus tympanicus*. Der Canaliculus tympanicus öffnet sich in die Paukenhöhle. Durch den Kanal zieht der N. tympanicus aus dem N. glossopharyngeus (N. IX). Der N. tympanicus bildet zusammen mit den Nn. caroticotympanici den Plexus tympanicus auf dem Promontorium der Paukenhöhle (Abb. 10-**62**).
- In der *medialen* Grube liegt die *Apertura externa canaliculi cochleae*. Hier endet der *Ductus perilymphaticus* aus dem Innenohr.

Vor dem Canalis caroticus, von diesem nur durch eine schmale Knochenlamelle getrennt, liegt der *Canalis musculotubarius*. Dieser Kanal verbindet den Pharynx mit dem vorderen Teil der Paukenhöhle. Der Kanal wird durch ein Septum unvollständig in 2 Abschnitte unterteilt, in den kranial gelegenen *Semicanalis m. tensoris tympani*, und in den darunter gelegenen Abschnitt, den *Semicanalis tubae auditivae* (S. 727).

Processus mastoideus, Warzenfortsatz (Abb. 10-**12b**, 10-**14a**). Der Processus mastoideus ist ein Teil der Pars petrosa. Er liegt hinter dem äußeren Gehörgang und ist von außen hinter der Ohrmuschel tastbar. Seine Außenfläche dient den M. sternocleidomastoideus, M. splenius capitis und M. longissimus capitis zum Ansatz. Nach medial setzt sich der Processus mastoideus von der Pars squamosa durch eine tiefe Rinne, die *Incisura mastoidea*, ab, an der der M. digastricus entspringt. Noch weiter medial liegt dicht an der Naht zum Os occipitale der *Sulcus a. occipitalis*.

Dorsal vom Warzenfortsatz befindet sich das *Foramen mastoideum*, ein venöses Emissarium, das den Sinus sigmoideus (S. 855) mit äußeren Kopfvenen verbindet.

Auf der cerebralen (Innen)Seite des Processus mastoideus verläuft der tiefe *Sulcus sinus sigmoidei*, in dem der Sinus sigmoideus liegt.

Das Innere des Processus mastoideus ist beim Erwachsenen pneumatisiert. Es enthält zahlreiche mit Schleimhaut ausgekleidete *Cellulae mastoideae* (Abb. 10-**62**), die über einen größeren Hohlraum, *Antrum mastoideum*, mit der Paukenhöhle, *Cavitas* (Cavum) *tympani*, verbunden sind (S. 727).

Klinischer Hinweis. Mittelohrentzündungen können sich in die Cellulae mastoideae ausbreiten (*Mastoiditis*) und dann leicht auf den Sinus sigmoideus übergreifen. Die Cellulae mastoideae sind nämlich nur durch eine dünne Knochenlamelle vom Sulcus sinus sigmoideus getrennt.

Ein operativer Zugang zum Cavum tympani besteht über den Processus mastoideus. Bei diesem Vorgehen muß auf die enge Nachbarschaft der Cellulae mastoideae zum Sinus sigmoideus, lateralen Bogengang und N. facialis geachtet werden.

Inhalt der Pars petrosa. Im lateralen Teil der Pars petrosa befindet sich der mit Schleimhaut ausgekleidete Mittelohrraum, *Tympanon*, *Paukenhöhle*, mit dem Trommelfell, den Gehörknöchelchen, dem M. stapedius und dem M. tensor tympani und dem Beginn der Tuba auditiva. Weiter innen ist in der Pars petrosa das Gehör- und Gleichgewichtsorgan untergebracht. Die Pars petrosa bildet dabei das *knöcherne Labyrinth* aus, dessen Wand mit Schleimhaut ausgekleidet ist. Über die Innenräume des Os temporale S. 727.

Pars tympanica

Die Pars tympanica ist von unten und vorne her an der knöchernen Umfassung des äußeren Gehörganges, *Meatus acusticus externus*, und seiner äußeren Öffnung, *Porus acusticus externus*, beteiligt. Ferner umgreift sie mit der *Vagina processus styloidei* die Basis des Processus styloideus (s. oben). Wichtig sind schließlich noch Fissuren, mit denen die Pars tympanica von der Umgebung abgesetzt ist. Die *Fissura petrosquamosa* und *Fissura petrotympanica* kommen dadurch zustande, daß das Tegmen tympani einen abwärts gerichteten Fortsatz besitzt, der sich zwischen Pars squamosa und Pars tympanica schiebt. Die Fissura petrotympanica dient dem Durchtritt der Chorda tympani (S. 494). Die Fissura tympanosquamosa ist die seitliche Fortsetzung der genannten Fissuren nach ihrer Vereinigung. Die *Fissura tympanomastoidea* grenzt die Pars tympanica vom Processus mastoideus ab.

Hinweis. Die im Schädelinneren gelegenen Teile der Pars petrosa zusammen mit der Pars tympanica und dem Processus styloideus werden auch als *Schläfenbeinpyramide* bezeichnet.

Os parietale, Scheitelbein (Abb. 10-12)

Das Os parietale ist eine viereckige, außen konvexe Knochenplatte, die 4 Ränder aufweist. Der

- *Margo sagittalis* bildet mit dem Os parietale der Gegenseite die *Sutura sagittalis* aus
- *Margo frontalis* verbindet sich mit der Squama ossis frontalis zur *Sutura coronalis*
- *Margo occipitalis* steht mit der Squama occipitalis über die *Sutura lambdoidea* in Verbindung
- *Margo squamosus* steht über die *Sutura squamosa* mit der Squama ossis temporalis in Verbindung (Schädelnähte S. 422).

Ähnlich den 4 Rändern bestehen 4 Winkel: *Angulus frontalis, Angulus sphenoidalis, Angulus occipitalis* und *Angulus mastoideus.*

An der *Außenfläche, Facies externa,* ruft der Ansatz der Fascia temporalis eine gebogene Linie, *Linea temporalis superior,* und der Ursprung des M. temporalis die *Linea temporalis inferior* hervor. Das *Foramen parietale* (für die V. emissaria parietalis, Tabelle 10-**20**, S. 484) befindet sich in der Nähe der Margo sagittalis. Schließlich weist etwa die Mitte der äußeren Oberfläche noch eine Vorbuchtung, *Tuber parietale,* auf.

An der *Innenfläche, Facies interna,* des Os parietale entsteht durch den venösen Sinus sagittalis superior nahe der Margo sagittalis ein *Sulcus sinus sagittalis superioris.* Seitlich dieses Sulcus befinden sich zahlreiche, unterschiedlich große, bis in die Diploë (S. 421) ragende Gruben, *Foveolae granulares,* in denen Ausstülpungen der weichen Hirnhaut, *Granulationes arachnoideales* (S. 846), verankert sind. In der Nähe des Angulus mastoideus verläuft der *Sulcus sinus sigmoidei.*

Os occipitale, Hinterhauptsbein (Abb. 10-12, 10-15)

Das Os occipitale besteht aus der

- *Pars basilaris,* den
- *Partes laterales,* die paarig sind, und der
- *Squama occipitalis.*

Alle Teile gemeinsam umgreifen das ***Foramen magnum.***

Pars basilaris

Die Pars basilaris vereinigt sich mit dem Corpus des Os sphenoidale zum *Clivus.* Seitlich besteht

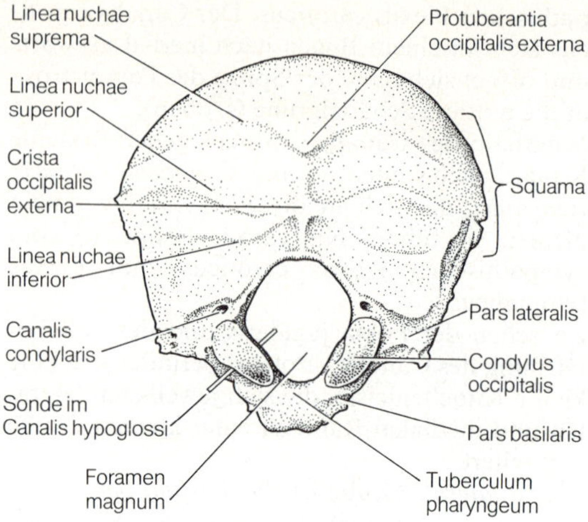

Abb. 10-15. Os occipitale von unten

eine Verbindung der Pars basilaris mit der Pars petrosa ossis temporalis. An der Außenfläche der Pars basilaris findet sich ein kleiner Höcker, das *Tuberculum pharyngeum,* das dem Ansatz der Raphe pharyngis für die Schlundmuskulatur dient.

Partes laterales

Die Partes laterales des Os occipitale begrenzen lateral das *Foramen magnum.* Sie bilden auf der Außenseite die kräftigen *Condyli occipitales* aus. Diese Condylen stellen den Gelenkkopf für das Atlantooccipitalgelenk dar (S. 223), das den Nickbewegungen des Kopfes dient. Hinter den Condylen liegt die *Fossa condylaris,* in die inkonstant ein Emissarium, *Canalis condylaris,* mündet (Tabelle 10-**20**).

In Höhe der Condylen wird die Pars lateralis vom *Canalis hypoglossi* (für den XII. Hirnnerv) durchbohrt. Darüber liegt auf der Innenseite das *Tuberculum jugulare.*

Die Verbindung der Pars lateralis ossis occipitalis mit der Pars petrosa des Os temporale ist in etwa der Mitte der Berührungsstellen unvollständig.

In dieser Aussparung entsteht das *Foramen jugulare* (S. 426), das gelegentlich durch einen *Processus interjugularis* in einen vorderen und hinteren Teil untergliedert ist (s. oben).

Squama occipitalis

Die Squama occipitalis ist über die *Sutura lambdoidea* mit dem Os parietale und mit dem Processus mastoideus syndesmotisch verbunden.

Varietät. Gelegentlich kommt an der Spitze der Squama eine querverlaufende Knochennaht vor, die das *Inkabein, Os interparietale*, abgliedert.

An der *Außenseite* der Squama wölbt sich die beim Lebenden tastbare *Protuberantia occipitales externa* vor.

Vom oberen Rand der Protuberantia occipitalis externa zieht nach beiden Seiten die *Linea nuchae suprema* über die Außenfläche der Squama occipitalis. Sie dient dem Ansatz des M. trapezius. Parallel zu dieser Linie zieht etwas tiefer die *Linea nuchae superior* ebenfalls zur Protuberantia occipitalis externa. Es handelt sich um die Ansatzstelle des M. semispinalis capitis. Die unterste Querleiste, die *Linea nuchae inferior*, liegt zwischen Linea nuchae superior und Foramen magnum und dient dem Ansatz der tiefen Nakkenmuskeln.

Die *Innenseite* zeigt die *Protuberantia occipitalis interna*, die dem äußeren Höcker gegenüberliegt. An der Protuberantia occipitalis interna treffen von jeder Seite her ein *Sulcus sinus transversi* und der *Sulcus sinus sagittalis superioris* senkrecht aufeinander. Die Sulci enthalten die entsprechenden venösen Blutleiter. Im Bereich des Sulcus sinus transversi befestigen sich das Tentorium cerebelli und in der Gegend des Sulcus sinus sagittalis superioris die Falx cerebri am Knochen. Zwischen Protuberantia occipitalis interna und Foramen occipitale magnum verläuft die *Crista occipitalis interna*, an der die Falx cerebelli angeheftet ist.

Formal entspricht der Verlauf des Sulcus sinus transversi der hinteren Grenze zwischen Schädelbasis und Schädelkalotte. In den Gruben beiderseits der Crista occipitalis interna liegen Teile des Kleinhirns, in den Gruben beiderseits des Sulcus sinus sagittalis superioris die Hinterhauptslappen des Großhirns.

2. Viscerocranium

Maxilla, Oberkieferbein (Abb. 10-12)

Die Maxilla gehört mit allen folgenden Knochen zu den Gesichtsknochen. Sie ist paarig, pneumatisiert (*Sinus maxillaris, Kieferhöhle*), trägt die Oberkieferzähne und ist an der Begrenzung von Nasenhöhle, Augenhöhle und Mundhöhle beteiligt.

Die Maxilla besteht aus dem

- *Corpus maxillae* mit 4 Fortsätzen
  - *Processus frontalis*
  - *Processus zygomaticus*
  - *Processus alveolaris*
  - *Processus palatinus.*

Corpus maxillae

Das Corpus maxillae ist der zentrale Teil der Maxilla. Es enthält die größte Nebenhöhle der Nase, den *Sinus maxillaris* (S. 431). Im einzelnen lassen sich an der Oberfläche des Corpus maxillae 4 Flächen unterscheiden: *Facies nasalis, Facies orbitalis, Facies anterior, Facies infratemporalis.*

Facies nasalis. Sie bildet einen Teil der lateralen Nasenwand. In ihrem mittleren Abschnitt liegt die Öffnung der Kieferhöhle, *Hiatus maxillaris.* Davor liegt der *Sulcus lacrimalis*, eine Rinne für den Tränennasengang, und noch weiter vorne die etwa horizontal verlaufende, nach vorne etwas abfallende *Crista conchalis*, an der sich die untere Nasenmuschel befestigt.

Facies orbitalis. Diese Fläche nimmt den größeren Teil des Bodens der Augenhöhle ein. Der mediale Rand verbindet sich mit dem Processus orbitalis des Os palatinum sowie mit der Lamina orbitalis des Os ethmoidale und dem Os lacrimale. Am lateralen Rand bleibt eine freie Kante, die mit der Ala major des Os sphenoidale die *Fissura orbitalis inferior* begrenzt. Von dort verläuft der *Sulcus infraorbitalis* nach vorne, der sich in den Canalis infraorbitalis - in einer dünnen Knochenlamelle zwischen Orbita und Sinus maxillaris gelegen - fortsetzt. Fissura orbitalis inferior und Canalis infraorbitalis beinhalten N., A. und V. infraorbitalis (der N. infraorbitalis stammt aus dem N. maxillaris, = N. V_2; die A. infraorbitalis ist Endast der A. maxillaris). Der Canalis infraorbitalis öffnet sich an der Facies anterior mit dem *Foramen infraorbitale* (s. unten).

Klinischer Hinweis. Entzündung der Kieferhöhle (*Sinusitis*) können oft zu einer schmerzhaften Reizung des N. infraorbitalis führen (Druckempfindlichkeit am Foramen infraorbitale).

Facies anterior. Etwa 0,5 cm unter dem unteren Rand der Orbita liegt das *Foramen infraorbitale.* Ferner lassen sich auf der Vorderseite der Maxilla die *Fossa canina*, eine unterhalb des Foramen infraorbitalis gelegene Grube, mit dem Ursprungsfeld des M. levator anguli oris erkennen. Der Rand der knöchernen Nasenöffnung wird von der *Incisura nasalis* gebildet, die unten vorne in die *Spina nasalis anterior* ausläuft. In der Mittellinie unter der Nasenöffnung findet sich die Naht zur Verbindung der Maxilla der Gegenseite.

Facies infratemporalis. Es handelt sich um die unter dem Processus zygomaticus gelegene Fläche des Corpus maxillae. Hier befindet sich als dünnwandige Auftreibung der hinteren Wand des Sinus maxillaris das *Tuber maxillae.* Es läßt

2-3 *Foramina alveolaria* erkennen. Dies sind Öffnungen in die *Canales alveolares*, durch die die hinteren Oberkiefernerven (Rr. alveolares superiores posteriores aus dem N. maxillaris = N. V_2) zu den Molaren und Prämolaren des Oberkiefers ziehen.
Der *mediale freie Rand* der Facies infratemporalis bildet zusammen mit der Lamina lateralis des Processus pterygoideus die *Fissura pterygomaxillaris*, die ein Zugang zur Fossa pterygopalatina darstellt.
Oberhalb der Fissur zeigt die Hinterkante des Oberkiefers eine Rinne, *Sulcus palatinus major*, die sich nach unten durch das sich anlagernde Os palatinum zum *Canalis palatinus major* ergänzt. In dem Kanal verlaufen der N. palatinus major (Ast der Nn. pterygopalatini mit sensiblen und sensorischen Fasern, S. 491) und der A. palatina descendens.

Processus frontalis

Der Processus frontalis verbindet sich vorne mit dem Nasenbein, hinten mit dem Tränenbein und oben mit der Pars nasalis des Os frontale.
Am lateralen Rand des Processus frontalis liegt der *Sulcus lacrimalis*, der nach vorn durch die *Crista lacrimalis anterior* (Teil des Augenhöhlenrandes, *Margo orbitalis*) begrenzt wird. Der Sulcus lacrimalis wird durch das Os lacrimale zum *Canalis nasolacrimalis* ergänzt (für die tränenabführenden Wege: Saccus lacrimalis und Ductus nasolacrimalis S. 708).
Auf der medialen Seite dient die *Crista ethmoidalis* der Befestigung der mittleren Nasenmuschel.

Processus zygomaticus

Der Processus zygomaticus maxillae bildet zusammen mit dem Os zygomaticum und dem Processus zygomaticus ossis temporalis den Jochbogen.

Processus alveolaris (maxillae)

Der Processus alveolaris maxillae verläuft bogenförmig, *Arcus alveolaris*, und trägt 8 *Alveoli dentales* für die Zähne des Oberkiefers. Die einzelnen Alveoli werden durch *Septa interalveolaria* und die einzelnen Wurzeln mehrwurzeliger Zähne durch *Septa interradicularia* getrennt. Die Zahnwurzeln rufen kleine Aufwulstungen auf der Außenseite des Kiefers, *Juga alveolaria*, hervor.

Processus palatinus

Die Processus palatini beider Seiten stehen horizontal. Sie sind miteinander durch die *Sutura palatina mediana* und dorsal mit dem Os palatinum durch die *Sutura palatina transversa* syndesmotisch verbunden. Die Processus palatini bilden den größeren Teil des knöchernen Gaumens. Zwischen Processus palatinus maxillae und Lamina horizontalis ossis palatini (s. unten) befindet sich auf jeder Seite lateral ein *Foramen palatinum majus* (s. unten). Von hier aus ziehen *Sulci palatini* mit Nerven und Gefäßen nach vorne.
An der Stelle, an der das unpaare *Os incisivum* (Zwischenkiefersegment, S. 404) mit dem Processus palatinus maxillae verwachsen ist, liegt das *Foramen incisivum*, die äußere Öffnung des paarigen *Canalis incisivus*. Der Kanal dient dem Durchtritt des N. nasopalatinus (aus dem N. maxillaris = N. V_2). Beim Erwachsenen sind die Kanäle oft rudimentär und verschlossen. Bei einigen Wirbeltieren ist das Foramen incisivum der Eingang zum Organon vomeronasale (Jacobson-Organ), einem Spezialorgan im Dienste des Geruchsinns.
Auf der der Nasenhöhle zugewandten Seite liegt die *Crista nasales*, an der sich die Nasenscheidewand befestigt. Die Crista nasales setzt sich nach vorne in die *Spina nasalis anterior* fort.

Os palatinum, Gaumenbein (Abb. 10-**16**)

Das Os palatinum ist ein paariger Deckknochen in Form eines Winkeleisens. Zu unterscheiden sind eine
- *Lamina horizontalis* und eine
- *Lamina perpendicularis*.

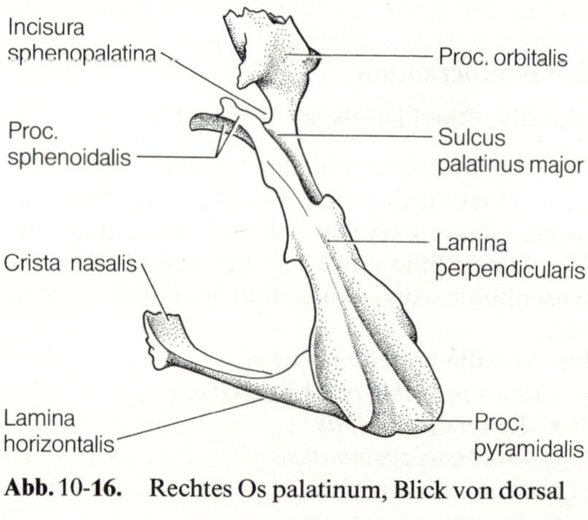

Abb. 10-16. Rechtes Os palatinum, Blick von dorsal

Lamina horizontalis

Die horizontale Platte beider Ossa palatina bilden das hintere Drittel des knöchernen Gaumens. An der Naht, an der die Processus horizontales syndesmotisch verwachsen sind, bildet sich nasenwärts (*Facies nasalis*) die *Crista nasalis* (Fortsetzung der Crista nasalis proc. palatina maxillae) aus. Sie endet hinten mit der *Spina nasalis posterior.* In der Leiste ist der Vomer verzapft. Mundhöhlenwärts (*Facies palatina*) verläuft häufig eine quere *Crista palatina.* An der Übergangsstelle zwischen Lamina horizontalis und Lamina perpendicularis liegt das *Foramen palatinum minus.* Dieses ist die Öffnung des *Canalis palatinus minor,* durch den sekretorische Fasern aus dem Ganglion pterygopalatinum und sensible Fasern aus dem N. maxillaris zum Gaumen ziehen.

Lamina perpendicularis

Sie steht senkrecht und beteiligt sich mit der Facies nasalis an der Bildung des hinteren Abschnitts der lateralen Nasenwand. Sie weist die *Crista conchalis* zur Befestigung der unteren Nasenmuschel und die *Crista ethmoidalis* zur Befestigung der lateralen Nasenmuschel auf. An ihrem oberen Ende spaltet sie sich in 2 Fortsätze, den vorderen *Processus orbitalis,* der sich am Aufbau der knöchernen Orbita beteiligt, und den hinteren *Processus sphenoidalis.* Die Incisur zwischen beiden Fortsätzen, *Incisura sphenopalatina,* wird vom Corpus des Os sphenoidale überbrückt, so daß das *Foramen sphenopalatinum* entsteht, das die Fossa pterygopalatina mit der Nasenhöhle verbindet. Durch das Foramen sphenopalatinum ziehen die Nn. nasales superiores posteriores (die sekretorische Fasern aus dem Ganglion pterygopalatinum und sensible Fasern des N. maxillaris, = N. V_2 enthalten) und die gleichnamigen Arterien (aus der A. maxillaris).

Die Außenfläche, *Facies maxillaris,* der Lamina perpendicularis beteiligt sich an der Begrenzung der Fossa pterygopalatina, die sie nach unten mit dem *Processus pyramidalis* begrenzt. Ferner ist die Lamina perpendicularis über den *Sulcus palatinus major* gemeinsam mit der Maxilla an der Begrenzung des *Canalis palatinus major* beteiligt. Durch diesen Kanal ziehen der N. palatinus major, sowie die A. und V. palatina descendens. Der N. palatinus major führt sensible Fasern aus dem N. maxillaris (N. V_2) und sekretorische Fasern aus dem Ganglion pterygopalatinum. Die A. palatina descendens ist eine der Endäste der A. maxillaris.

Os zygomaticum, Jochbein (Abb. 10-**12**)

Das Os zygomaticum ergänzt den Processus zygomaticus maxillae und Processus zygomaticus ossis temporalis zum *Jochbogen.* Mit seiner *Facies orbitalis* bildet das Os zygomaticum einen Teil der unteren und lateralen Augenhöhlenwandung. Die *Facies temporalis* begrenzt die Fossa temporalis nach vorne. Der *Processus frontalis* verbindet sich mit dem Processus zygomaticus ossis frontalis und mit der Ala major des Os sphenoidale.

Das Corpus des Os zygomaticum wird von feinen Knochenkanälchen durchzogen. Diese öffnen sich mit dem

- *Foramen zygomatico-orbitale,* auf der Facies orbitalis, dem
- *Foramen zygomaticotemporale* auf der Facies temporalis und dem
- *Foramen zygomaticofaciale* auf der Facies lateralis des Jochbeins.

Durch die Foramina und die Kanälchen verlaufen Äste des N. zygomaticus (Ast des N. maxillaris = N. V_2), nämlich Ramus zygomaticotemporalis und Ramus zygomaticofacialis für die Innervation der Haut in der Schläfengegend.

Os lacrimale, Tränenbein (Abb. 10-**12**, 10-**20**)

Das kleine viereckige Os lacrimale liegt an der medialen Wand der Augenhöhle und beteiligt sich auch an der Bildung der lateralen Nasenwand.

Das Os lacrimale verbindet sich oben mit der Pars orbitalis des Os frontale, vorne mit dem Processus frontalis der Maxilla, hinten mit der Lamina orbitalis des Os ethmoidale, unten mit der Facies orbitalis der Maxilla und medial mit den vorderen Cellulae ethmoidales.

Mit dem Processus frontalis der Maxilla ist das Tränenbein an der Bildung der *Fossa sacci lacrimalis* beteiligt, in der der Saccus lacrimalis liegt, den er von lateral und vorn mit dem *Hamulus lacrimalis* umfaßt. Die Fossa wird dorsal durch die *Crista lacrimalis posterior* abgegrenzt. Ferner vervollständigt das Os lacrimale mit dem Corpus der Maxilla und der Concha nasalis inferior (Processus lacrimalis) den *Canalis nasolacrimalis,* in dem der Ductus nasolacrimalis bis zum Meatus nasi inferior verläuft.

Os nasale, Nasenbein (Abb. 10-**12**)

Das Os nasale bildet das Dach der Nasenhöhle und verbindet sich mit dem Processus frontalis maxillae und der Pars nasalis des Os frontale.

Os ethmoidale, Siebbein (Abb. 10-**17**)

Das Os ethmoidale ist unpaar. Es beteiligt sich an der Begrenzung der Nasenhöhle, Augenhöhle und vorderen Schädelgrube. Im einzelnen gliedert sich der Knochen in
- *Lamina cribrosa*, eine horizontalstehende, durchlöcherte Platte
- *Lamina perpendicularis*, eine mittelständige, senkrecht verlaufende Knochenlamelle
- *Labyrinthus ethmoidalis* zwischen Augen- und Nasenhöhle.

Lamina cribrosa (Abb. 10-**17**)

Die Lamina cribrosa bildet einen Teil des Nasendachs und steht mit der Pars orbitalis des Os frontale in Verbindung. Von der Mitte der Lamina cribrosa ragt die *Crista galli* (Hahnenkamm) in die vordere Schädelgrube hinein. Sie dient der Befestigung der Falx cerebri. Die Lamina cribrosa wird von zahlreichen Fasern des N. olfactorius (Riechnerv) durchzogen.

Lamina perpendicularis

Es handelt sich um eine dünne Knochenlamelle, die am Aufbau des knöchernen Nasenseptums beteiligt ist.

Labyrinthus ethmoidalis

Dieser Teil des Siebbeins ist pneumatisiert und enthält zahlreiche mit Schleimhaut ausgekleidete Hohlräume, *Cellulae ethmoidales, Siebbeinzellen*, die mit der Nasenhöhle in Verbindung stehen. Unterschieden werden Cellulae ethmoidales *anteriores, mediae* et *posteriores*. Die größte dieser Zellen ist die *Bulla ethmoidalis*, die sich in den mittleren Nasengang (S. 430) vorbuchtet.
Die mediale Seite dieses Knochenteils ist ein wichtiger Bestandteil der lateralen Wand der Nasenhöhle. Er trägt 2 der vorhandenen 3 Nasenmuscheln, nämlich die *Conchae nasales superior* et *media*. Unter den Muscheln verlaufen jeweils Nasengänge: *Meatus nasi superior* unter der oberen Muschel, *Meatus nasi medius* unter der mittleren Muschel. Unter der mittleren Nasenmuschel befindet sich ferner der *Hiatus semilunaris*, die Öffnung einer schmalen, länglichen Grube, *Infundibulum ethmoidale*, in den Stirn- und Kieferhöhle sowie vordere Siebbeinzellen einmünden. Die Einengung des Infundibulum ethmoidale erfolgt durch die Bulla ethmoidalis und den *Processus uncinatus*, einen hakenförmigen, nach unten gerichteten Fortsatz des Os ethmoidale.

Die der Augenhöhle zugewandte Labyrinthwand ist die *Lamina orbitalis*. Sie ist papierdünn und wird von einem *Foramen ethmoidale anterius* und *Foramen ethmoidale posterius* für gleichnamige Nerven (aus dem N. nasociliaris, Äste von N. V_1) durchbrochen.

Concha nasalis inferior, untere Nasenmuschel (Abb. 10-**21**)

Die Concha nasalis inferior hat sich bereits zu einem frühen Zeitpunkt der Embryonalentwicklung vom Os ethmoidale abgespalten und stellt einen selbständigen Knochen dar. Diese untere Nasenmuschel besitzt 3 Fortsätze, einen *Processus lacrimalis, Processus maxillaris* und *Processus ethmoidalis*. Der Processus ethmoidalis verbindet sich mit dem Processus uncinatus des Os ethmoidale. Der Processus lacrimalis verbindet sich nach oben mit dem Tränenbein. Der Processus maxillaris engt die Öffnung der Kieferhöhle ein. Die untere Nasenmuschel umfaßt den *Meatus nasi inferior*. In dessen vorderen Abschnitt mündet der Tränennasenkanal, *Canalis nasolacrimalis*, ein, der den Ductus nasolacrimalis enthält.

Vomer, Pflugscharbein (Abb. 10-**18**)

Der Vomer ist eine dünne unpaare Knochenlamelle, die am oberen Rand in die *Alae vomeris* gespalten ist. Seitlich weist der Vomer den *Sulcus vomeris* für den N. nasopalatinus auf.
Der Vomer bildet mit der Lamina perpendicularis des Os ethmoidale und der Crista nasalis der Maxilla sowie der Crista nasalis des Os palatinum das *Septum nasi osseum*. Der hintere freie Rand begrenzt medial die hintere Nasenöffnung, die *Choanen*.

Mandibula, Unterkiefer (Abb. 10-**12**)

Die Mandibula gliedert sich in
- *Corpus mandibulae* und
- *Ramus mandibulae*.

Corpus und Ramus sind durch den *Angulus mandibulae* gegeneinander abgeknickt. Dieser Winkel beträgt beim Erwachsenen etwa 120°; beim Neugeborenen ist er größer (150°) und nähert sich diesem Wert wieder im Greisenalter.
Angelegt wird der Unterkiefer als paariger Belegknochen. Er liegt den Resten des 1. Branchialbogens, dem Meckel-Knorpel lateral auf (S. 402). Die beiden Unterkieferkörper verschmelzen im Kinnbereich und bilden eine Symphyse aus. Diese synostiert am Ende des 1. Lebensjahres. Die Verschmelzungsstelle, Symphysis mentalis, bil-

det den Kinnvorsprung, die *Protuberantia mentalis.* Hierbei handelt es sich um ein dreieckiges Feld, dessen untere Ecken jederseits ein *Tuberculum mentale* bilden.

Klinischer Hinweis. Eine Vergrößerung des Unterkiefers mit Vortreten des Kinnes (*Progenie*) ist ein Kardinalsymptom der Akromegalie. Bei dieser Erkrankung wird trotz Abschluß der Wachstumsperiode vermehrt Wachstumshormon gebildet, z. B. bei einem Hypophysenvorderlappentumor.

Corpus mandibulae

Das Corpus mandibulae besteht aus der *Basis mandibulae* und der *Pars alveolaris.* Die Alveolen, Zahnfächer, sind wie in der Maxilla bogenförmig angeordnet, *Arcus alveolares*, und zeigen auch sonst dieselben Strukturen wie beim Oberkiefer (S. 418). Im Alter werden die Septa interalveolaria abgebaut, wodurch sich die Alveoli dentalis abflachen und die Zähne lockern.

An der *Außenfläche* öffnet sich unter den Alveoli dentales des 1. oder 2. Prämolaren das *Foramen mentale.* Aus diesem Foramen treten der N. mentalis (Endast des N. alveolaris inferior, aus N. V_3) und die A. mentalis (Ast der A. alveolaris inferior aus der A. maxillaris) aus. Vom Corpus zieht die *Linea obliqua* zum Ramus mandibulae.

An der *Innenfläche des Corpus mandibulae* befinden sich median 2 kleine Knochenvorsprünge, *Spinae mentales*; die obere dient der Befestigung des M. genioglossus, an der unteren entspringt der M. geniohyoideus.

Seitlich der Spina liegt die *Fossa digastrica*, die Ursprungsstelle des Venter anterius des M. digastricus.

Seitlich verläuft schräg aufsteigend die *Linea mylohyoidea*, an der der M. mylohyoideus entspringt. Oberhalb der Linea mylohyoidea befindet sich vorn die *Fovea sublingualis* für die Gl. sublingualis und unterhalb der Linea weiter hinten die *Fovea submandibularis* für die Gl. submandibularis.

Ramus mandibulae

Der Ramus mandibulae weist außen an seinem *Angulus* eine Rauhigkeit, die *Tuberositas masseterica* für den Ansatz des M. masseter auf. Der Tuberositas masseterica entspricht auf der Innenseite des Angulus die *Tuberositas pterygoidea* für den Ansatz des M. pterygoideus medialis.

In der Mitte des Ramus mandibulae findet sich auf der Innenseite das *Foramen mandibulae* (Eingang in den *Canalis mandibulae*) mit der *Lingula mandibulae.* In diesen Kanal treten der N. alveolaris inferior (aus dem N. mandibularis, = N. V_3) und die Vasa alveolaria inferiora ein. Der Canalis mandibulae zieht von medial nach lateral durch Ramus und Corpus mandibulae. Er nimmt die sensiblen Nerven aus den Pulpahöhlen aller Unterkieferzähne auf und außerdem die der Unterkieferhaut, die durch das Foramen mentale in den Canalis mandibulae eintreten. Die A. alveolaris inferior stammt aus der A. maxillaris.

Klinischer Hinweis. Da der N. alveolaris inferior für eine Leitungsanästhesie bei Eingriffen an den Unterkieferzähnen aufgesucht werden muß, ist es wichtig, die Lage des Foramen mandibulae genau zu kennen. *Das Foramen mandibulae liegt ca. 2 cm hinter und 1 cm oberhalb der Krone des 3. Dens molaris.*

An der Innenseite des Ramus mandibulae, vom Canalis mandibulae bis in das Corpus mandibulae, erstreckt sich eine gebogene Rinne, der *Sulcus mylohyoideus*, in dem der N. mylohyoideus liegt (aus der Radix motorica des N. trigeminus stammend innerviert er den M. mylohyoideus und Venter anterior des M. digastricus).

Der Ramus läßt am kranialen Ende 2 Fortsätze erkennen, den *Processus coronoideus* und den *Processus condylaris.* Beide Fortsätze sind durch die *Incisura mandibulae* voneinander getrennt.

Der *Processus coronoideus*, der vordere Fortsatz, dient dem Ansatz des M. temporalis.

Der *Processus condylaris* ist der Gelenkfortsatz, der auf einem schlanken Hals, *Collum mandibulae*, den walzenförmigen Gelenkkopf, *Caput mandibulae*, trägt. Die laterale Kante des Caput mandibulae liegt weiter vorne als die mittlere Kante, so daß das Caput mandibulae etwas schräg steht.

Am Collum mandibulae ist medial eine kleine Grube ausgebildet, die *Fovea pterygoidea*, in der zum Teil der M. pterygoideus lateralis inseriert.

II. Schädel als Ganzes

Die Knochen des Schädels sind platte Knochen (z. B. Os occipitale, Os parietale) oder pneumatisierte Knochen (z. B. Os frontale, Os temporale, Os sphenoidale, Maxilla). Wie jeder andere Knochen besitzt auch jeder Schädelknochen außen und innen eine Compacta und dazwischen Spongiosa mit rotem Knochenmark zur Blutbildung. Die äußere Compacta wird *Tabula externa* genannt, die innere Compacta *Tabula interna* und die Spongiosa *Diploë.* Die Tabula externa ist von Periost, *Pericranium*, bedeckt. An der Tabula interna übernimmt die harte Hirnhaut (Dura mater, S. 843) Periostfunktion.

An der Innenseite des Schädels hinterlassen die Gefäße der Dura mater seichte Rinnen, *Sulci*, in der Tabula interna, z. B. beim Os parietale die Gefäßverzweigungen der A. meningea media. Deutlicher sind die Einkerbungen der weiten Hirnblutleiter, *Sinus durae matris*, z. B. im Bereich der Sutura sagittalis der *Sulcus sinus sagittalis superioris* (S. 416). Im Bereich der Sulci finden sich Foramina, als *Emissarien* bezeichnet, die alle 3 Schichten der Schädelknochen durchbrechen. Sie enthalten Venen, die die Sinus durae matris mit Venen der Kopfschwarte verbinden (S. 484).

1. Calvaria, Schädeldach, Kalotte

Eine scharfe oder festgelegte Grenze zwischen Schädeldach und Schädelbasis besteht nicht. Dennoch werden beide Anteile unterschieden. Die Trennlinie entspricht etwa einem Sägeschnitt durch die Squama ossis frontalis, Squama ossis occipitalis und dem unteren Teil des Os parietale. Dementsprechend sind die genannten Knochen (*Os occipitale*, die beiden *Ossa parietalia* sowie die beiden *Ossa frontalia*) an der Bildung der Schädelkalotte beteiligt.
Zwischen den Knochen der Calvaria sind beim Erwachsenen folgende Nähte zu erkennen:
- **Sutura coronalis**, *Kranznaht*. Sie liegt zwischen dem einheitlichen Os frontale und den beiden Ossa parietalia.
- **Sutura sagittalis**, *Pfeilnaht*. Die Pfeilnaht liegt median zwischen den beiden Ossa parietalia. Sie kann sich bei ausgebliebener Synostose des Os frontale bis in das Nasenbein erstrekken (*Sutura frontalis* oder *Sutura metopica*).
- **Sutura lambdoidea**, *Lambdanaht*. Diese Naht bildet sich zwischen dem einheitlichen Os occipitale und den beiden Ossa parietalia aus.

Schädelnähte beim Kind und Fontanellen Abb. 10-2, S. 400.

2. Basis cranii interna, Innenfläche der Schädelbasis (Abb. 10-17)

Die Innenfläche der Schädelbasis besteht aus drei stufenförmig abgesetzten Abschnitten: *vordere, mittlere* und *hintere Schädelgrube*.

Hinweis. Die Schilderungen der verschiedenen Schädelflächen dienen dem zusammenfassenden Überblick. Die zahlreichen wichtigen Einzelheiten sind anhand der Besprechung der einzelnen Schädelknochen zu erarbeiten.

Fossa cranii anterior, vordere Schädelgrube

An der Bildung der vorderen Schädelgrube sind beteiligt:
- **Partes orbitales ossis frontalis**.
- **Lamina cribrosa ossis ethmoidalis**.
- **Corpus ossis sphenoidalis**, *Keilbeinkörper*.

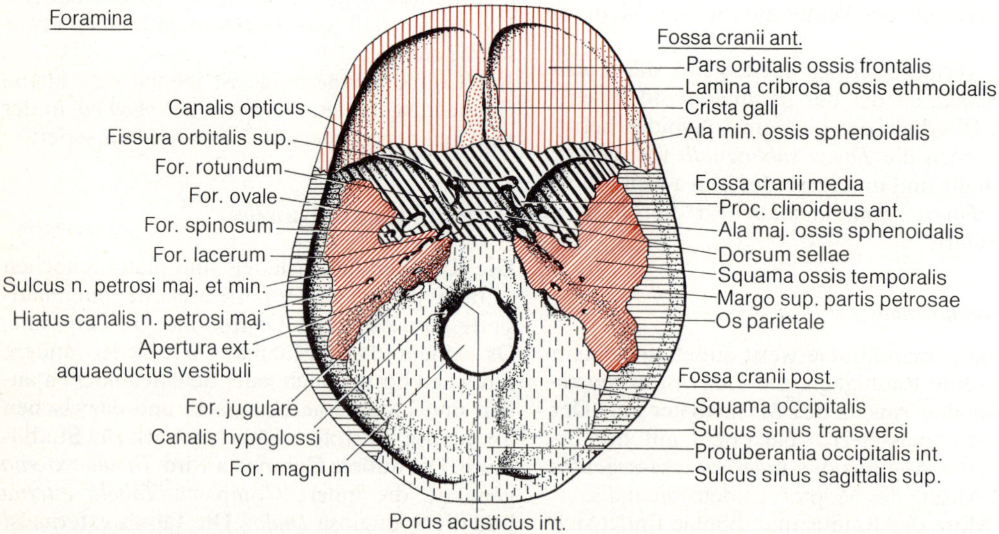

Abb. 10-17. Schädelbasis von innen. Das Os frontale ist *längsschraffiert*, das Os ethmoidale *punktiert*. Das Os sphenoidale *grob schrägschraffiert*, das Os temporale *fein schrägschraffiert*, das Os parietale *querschraffiert* und das Os occipitale *gestrichelt* dargestellt

Die Grenze zur mittleren Schädelgrube wird durch die kleinen Keilbeinflügel gebildet.
Der Schädelbasis liegt im Bereich der vorderen Schädelgrube der Lobus frontalis des Großhirns auf. Seine Gyri orbitales modellieren am Knochen Einkerbungen, *Impressiones gyrorum*, die durch Leisten, *Juga cerebralia*, getrennt sind. In der Mitte der Lamina cribrosa steht eine solide Leiste, die **Crista galli**, an der sich die Durasichel, Falx cerebri, befestigt.
Die Crista galli des Os ethmoidale setzt sich als *Crista frontalis* auf das Os frontale fort. Am Übergang der Crista galli zur Crista frontalis liegt das kleine *Foramen caecum*. Beim Kind ist es ein venöses Emissarium (S. 484), beim Erwachsenen dagegen blind verschlossen.

Öffnungen der vorderen Schädelgrube (Tabelle 10-**3**)
- **Lamina cribrosa**,
- **Canalis opticus**.

Fossa cranii media, mittlere Schädelgrube

An der Bildung der mittleren Schädelgrube sind beteiligt:
- **Os sphenoidale**
- **Os temporale**

Die mittlere Schädelgrube ist paarig. Auf jeder Seite bildet eine *Ala minor* des Keilbeins die Grenze zur vorderen Schädelgrube und die obere Kante der *Pars petrosa* des Schläfenbeins zur hinteren Schädelgrube. Getrennt werden die bei-

Tabelle 10-**3**. Foramina des Schädels

Foramen	Lokalisation	Verbindung zwischen	Hindurchtretende Strukturen
Lamina cribrosa	Os ethmoidale	Vordere Schädelgrube - Nasenhöhle	Fila olfactoria (N. I)
Canalis opticus	Os sphenoidale	Mittlere Schädelgrube - Orbita	N. opticus (N. II), A. ophthalmica, (aus A. carotis int.)
Fissura orbitalis superior	Zwischen Ala major und Ala minor ossis sphenoidalis	Mittlere Schädelgrube - Orbita	N. oculomotorius (N. III), N. trochlearis (N. IV), N. ophthalmicus (N. V_1), N. abducens (N. VI), V. ophthalmica superior
For. rotundum	Ala major ossis sphenoidalis	Mittlere Schädelgrube - Fossa pterygopalatina	N. maxillaris (N. V_2)
For. ovale	Ala major ossis sphenoidalis	Mittlere Schädelgrube - Fossa intratemporalis	N. mandibularis (N. V_3), Plexus venosus foraminis ovalis
For. spinosum	Ala major ossis sphenoidalis	Mittlere Schädelgrube - Fossa infratemporalis	A. meningea media (aus A. maxillaris), R. meningeus n. mandibularis (N. V_3)
For. lacerum	Spalte zwischen Ala major ossis sphenoidalis und Spitze der Pars petrosa ossis temporalis	Das mit Faserknorpel verschlossene Foramen in der mittleren Schädelgrube gewährt den Zugang zum Canalis pterygoideus	N. petrosus major und N. petrosus prof. durchziehen den Faserknorpel und gelangen in den Canalis pterygoideus
Canalis caroticus	Gebogener Kanal durch die Pars petrosa ossis temporalis	Apertura externa vor der Fossa jugularis - Apertura interna an der Spitze der Pars petrosa	A. carotis interna, Plexus caroticus
Canaliculi caroticotympanici	Pars petrosa ossis temporalis	Vom Genu des Canalis caroticus zum Cavum tympani	Sympathische Nn. caroticotympanici
Porus acusticus internus - Meatus acusticus internus	Facies posterior partis petrosae ossis temporalis	Hintere Schädelgrube - Innenohr bzw. For. stylomastoideum	N. intermediofacialis (N. VII) N. vestibulocochlearis (N. VIII) A + V. labyrinthi

Tabelle 10-3 *(Fortsetzung)*

Foramen	Lokalisation	Verbindung zwischen	Hindurchtretende Strukturen
Apertura externa aquaeductus vestibuli	Lateral des Porus acusticus internus unter einem knöchernen Dach	Hintere Schädelgrube – Innenohr	Unter dem Dach liegt der Saccus endolymphaticus, das subdurale Ende des Ductus endolymphaticus
For. jugulare	Spalte zwischen Pars petrosa ossis temporalis und der Pars lateralis ossis occipitalis	Hintere Schädelgrube – Fossa jugularis	Im vorderen, kleineren Abschnitt Sinus petrosus inf. und N. glossopharyngeus (N. IX), im hinteren, größeren Abschnitt V. jugularis interna, N. vagus (N. X) und N. accessorius (N. XI), A. pharyngea ascendens
Canaliculus mastoideus	Am Boden der Fossa jugularis in der Pars petrosa ossis temporalis	Fossa jugularis – Meatus acusticus externus	R. auricularis n. vagi (sensibler Ast des N. X)
Canaliculus tympanicus	Beginnt in der Fossula petrosa am lateralen Rand der Knochenleiste zwischen Fossa jugularis und Apertura externa canalis carotici	Äußere Schädelbasis mit Cavum tympani	N. tympanicus (sekretorischer Ast des N. glossopharyngeus (N. IX) (s. Jacobson-Anastomose Abb. 10-**33**, S. 378)
Apertura externa canaliculi cochleae	Am medialen Rand der Knochenleiste zwischen Fossa jugularis und äußerer Öffnung des Canalis caroticus	Äußere Schädelbasis – Innenohr	Ductus perilymphaticus
Canalis musculotubarius	Horizontal verlaufender Kanal, dessen knöcherner Anteil vor der Apertura externa canalis carotici beginnt	Pharynx – Cavum tympani	M. tensor tympani im cranial gelegenen Semicanalis m. tensoris tympani, Tuba auditiva im caudal gelegenen Semicanalis tubae auditivae
Canalis hypoglossi	Durchzieht die Basis der Condylen	Hintere Schädelgrube – äußere Schädelbasis	N. hypoglossus (N. XII)
For. magnum	Os occipitale	Hintere Schädelgrube – Rückenmarkskanal	Medulla oblongata, Radix spinalis n. accessorii (N. XI), Aa. vertebrales, A. spinalis ant., Aa. spinales post., R. meningeus der A. vertebralis
For. (Canalis) incisivum	Zw. Os incisivum und Proc. palatinus maxillae	Nasenhöhle mit Gaumen	Nn. nasopalatini (aus N. maxillaris = N. V_2)
For. palatinum majus (et minus)	Zw. Proc. palatinus maxillae und Lamina horizontalis ossis palatini	Flügelgaumengrube mit Gaumen	N. palatinus major et minor (aus N. maxillaris = N. V_2) und gleichnamige Gefäße
Canalis pterygoideus	Zieht horizontal durch die Wurzel des Proc. pterygoideus	Vom Foramen lacerum zur Fossa pterygopalatina	sekretorischer Nerv aus dem N. intermediofacialis), N. petrosus profundus (sympathische Fasern aus dem Plexus caroticus)
For. stylomastoideum	Os temporale zw. Proc. mastoideus und Proc. styloideus	Äußere Öffnung des Canalis n. facialis, der am Porus acusticus internus beginnt	N. facialis (N. VII)
For. sphenopalatinum	Zwischen Lamina perpendicularis ossis palatini und os sphenoidale	Fossa pterygopalatina – Nasenhöhle	Aa. nasales post. (aus A. maxillaris), Rr. nasales post. sup. et inf. (aus N. V_2)

Tabelle 10-3 *(Fortsetzung)*

Foramen	Lokalisation	Verbindung zwischen	Hindurchtretende Strukturen
Fissura orbitalis inf.	Zwischen Ala major ossis sphenoidalis und pars orbitalis maxillae	Fossa pterygopalatina - Orbita	A. + V. infraorbitalis (aus A. maxillaris), V. ophthalmica inf., N. infraorbitalis, N. zygomaticus (beide aus N. V_2)
For. (Canalis) infraorbitale	Corpus maxillae	Orbita - Haut der Maxilla	A. + V. infraorbitalis, N. infraorbitalis
Sulcus lacrimalis (Canalis nasolacrimalis)	Os lacrimale	Orbita - Meatus nasi inferior	Tränenkanal
Fissura sphenopetrosa	Am Hintergrund des For. lacerum, mediale Fortsetzung der Fissura petrosquamosa	Mittlere Schädelgrube - Fossa infratemporalis	N. petrosus minor (sekretorischer Ast des N. glossopharyngeus (N. IX), s. (Jacobson-Anastomose Abb. 10-**35**, S. 500)
Fissura petrotympanica	Am Hinterrand der Fossa mandibularis	Cavum tympani - Regio infratemporalis	Chorda tympani (sekretorischer Ast des N. intermediofacialis) zur Innervation der Gll. submandibularis et sublingualis, Geschmacksfasern der vorderen ⅔ Zunge
For. ethmoidale ant.	Zwischen Facies orbitalis ossis frontalis u. Lamina orbitalis ossis ethmoidalis	Orbita - vordere Schädelgrube	N. ethmoidalis ant. (aus N. V_1) zieht extradural durch vordere Schädelgrube und durch Lamina cribrosa zur Nasenhöhle
For. ethmoidale post.	Zwischen Facies orbitalis ossis frontalis und Lamina orbitalis ossis ethmoidalis	Orbita - hintere Siebbeinzellen u. Sinus sphenoidalis	N. ethmoidalis post. (aus N. V_1) zieht zu hinteren Siebbeinzellen und Sinus sphenoidalis
For. zygomaticofaciale	Os zygomaticum	Laterale Orbitalwand - äußere Gesichtsregion	R. zygomaticofacialis des N. zygomaticus (aus N. V_2)
For. zygomaticotemporale	Os zygomaticum	Laterale Orbitalwand - Schläfengegend	R. zygomaticotemporalis des N. zygomaticus (aus N. V_2)
Forr. (Canales) alveolares	Facies infratemporalis maxillae	Fossa infratemporalis - hintere Oberkieferzähne	Rr. alveolares sup. post. aus N. infraorbitalis (Ast des N. V_2), Vasa alveolares sup. post.
For. (Canalis) mandibulae For. mentale	Unterkiefer	Von Mitte des Ramus mandibulae bis zu den Schneidezähnen verlaufender Kanal mit Öffnung zur Haut des Unterkiefers	N. alveolaris inf. (aus N. V_3), für Unterkieferzähne u. Haut des Unterkiefers; Vasa alveolares inf.
Fissura pterygomaxillaris	Zwischen Proc. pterygoideus ossis sphenoidalis und Tuber maxillare	Fossa infratemporalis - Fossa pterygopalatina	A. maxillaris; Nn. alveolares sup. post. treten aus der Fissur in die Canales alveolares maxillae ein
Hiatus semilunaris	Meatus nasi med.	Sinus maxillaris - Meatus nasi medius	Verbindung der Kieferhöhle mit der Nasenhöhle

den Schädelgruben durch das Corpus ossis sphenoidalis mit dem Türkensattel, **Sella turcica**, in dessen Vertiefung, **Fossa hypophysialis**, die Hirnanhangsdrüse, Hypophyse, liegt. Den Boden der mittleren Schädelgrube bilden die *Ala major ossis sphenoidalis* und die Schläfenbeinschuppe, *Pars squamosa ossis temporalis.*
Öffnungen der mittleren Schädelgrube (Tabelle 10-**3**):
- **Fissura orbitalis superior**,
- **Foramen rotundum**,
- **Foramen ovale**,
- **Foramen lacerum**,
- **Foramen spinosum**.

Fossa cranii posterior, hintere Schädelgrube

An der Bildung der hinteren Schädelgrube sind beteiligt:
- **Pars petrosa ossis temporalis**,
- **Corpus ossis sphenoidalis** und
- **Os occipitale**.

Der dorsale Teil des Keilbeinkörpers, *Dorsum sellae turcicae*, verbindet sich mit der *Pars basalis des Os occipitale* zum **Clivus**.
Öffnungen der hinteren Schädelgrube (Tabelle 10-**3**, S. 423):
- **Porus acusticus internus**,
- **Apertura externa aquaeductus vestibuli**,
- **Foramen jugulare**,
- **Foramen mastoideum** (ein Emissarium, Tabelle 10-**20**, S. 484),
- **Foramen magnum**,
- **Canalis hypoglossi**,
- **Canalis condylaris** (ein Emissarium, Tabelle 10-**20**)

3. Basis cranii externa, Außenfläche der Schädelbasis (Abb. 10-**18**)

Auch die Außenfläche der Schädelbasis läßt sich in einen *vorderen, mittleren* und *hinteren* Abschnitt gliedern.

Vorderer Abschnitt

Der vordere Abschnitt der Außenfläche der Schädelbasis wird vom knöchernen Teil des Gaumens gebildet. Beteiligt sind hieran
- **Processus palatinus maxillae**, zu etwa ¾, und
- **Lamina horizontalis ossis palatini**, zu etwa ¼.

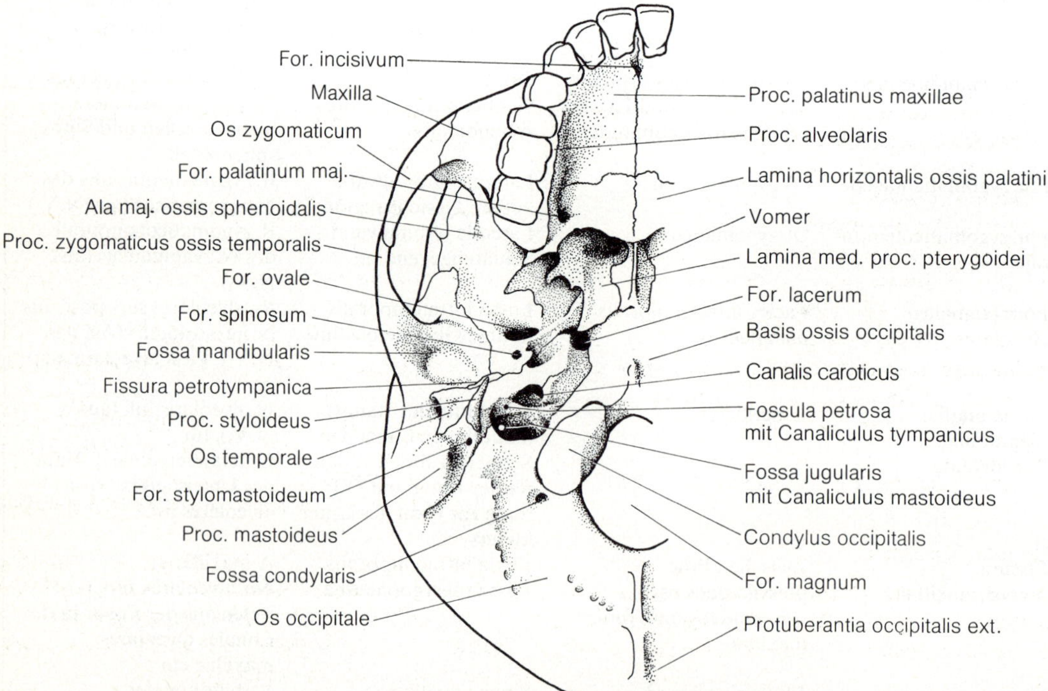

Abb. 10-18. Schädelbasis von außen. Die linke Schädelhälfte ist weggelassen, die Suturen sind nicht bezeichnet

Während der Entwicklung des Gaumens spielt noch das Zwischenkiefersegment, *Os incisivum*, eine Rolle, das im Säuglingsalter mit dem Processus palatinus maxillae zur Synostose verwächst.
Öffnungen im harten Gaumen (Tabelle 10-**3**, S. 423):
- **Fossa incisiva**, in die sich der Canalis incisivus mit mehreren Foramina incisiva öffnet,
- **Foramen palatinum majus**,
- 2 kleine **Foramina palatina minora**.

Mittlerer Abschnitt

Der mittlere Abschnitt umfaßt:
- **Teile des Keilbeins** (Corpus, Processus pterygoideus und Ala major) und
- **große Teile des Os temporale** (basaler Teil der Pars petrosa, Processus mastoideus, Pars squamosa, Pars tympanica).

Der *Processus pterygoideus* des Os sphenoidale spaltet sich bereits kurz nach seinem Ursprung in 2 dünne Lamellen: *Lamina medialis* und *Lamina lateralis*. Zwischen beiden Laminae befindet sich die *Fossa pterygoidea*.
Öffnungen im mittleren Abschnitt der äußeren Schädelbasis (Tabelle 10-**3**):
- **Choanae**, hintere Öffnungen der Nasenhöhlen,
- **Canalis pterygoideus**,
- **Foramen ovale**,
- **Foramen spinosum**,
- **Foramen lacerum**,
- **Canalis caroticus**,
- **Canaliculi caroticotympanici**,
- **Canalis musculotubarius**,
- **Foramen jugulare**
- **Canaliculus mastoideus**,
- **Canaliculus tympanicus**,
- **Apertura externa canaliculi cochleae**,
- **Foramen stylomastoideum**.

Von den *Nähten*, *Fissurae*, die die Knochen untereinander verbinden, spielt die **Fissura petrotympanica** (*Glaser-Spalte*, Abb. 10-**14a**) insofern eine Rolle, als sie dem Durchtritt der Chorda tympani dient. Diese Fuge liegt hinter der Fossa articularis des Kiefergelenkes (Abb. 10-**18**).

Hinterer Abschnitt

Den hinteren Abschnitt der äußeren Schädelbasis bildet das **Os occipitale** mit seiner *Pars basilaris*, den *Partes laterales* und der *Squama occipitalis*.
Öffnungen des hinteren Abschnitts der äußeren Schädelbasis (Tabelle 10-**4**):
- **Foramen magnum**,
- **Canalis hypoglossi**,
- **Canalis condylaris** (ein Emissarium, Tabelle 10-**20**).

4. Norma lateralis, Schädel von der Seite

Bei Betrachtung der Schädelbasis von der Seite sind vor allem Teile des Os frontale und Os zygomaticum, der Ala major des Os sphenoidale, des Os temporale und Os parietale sowie der Squama ossis occipitalis zu erkennen.
Auffälligste Struktur ist der Jochbogen, **Arcus zygomaticus**, der sich aus den Processus zygomatici von Os temporale, Os frontale und der Maxilla sowie den Processus temporalis und frontalis des Os zygomaticum zusammensetzt.
Medial des Jochbogens befindet sich die
- *Fossa temporalis*,
- *Fossa infratemporalis*,
- *Fossa pterygopalatina*.

Fossa temporalis

Die Fossa temporalis erstreckt sich zwischen Linea temporalis oben und Crista infratemporalis unten. Einzelheiten S. 412.

Fossa infratemporalis

Die Fossa infratemporalis ist die Fortsetzung der Fossa temporalis nach unten. Die Grenze bildet die *Crista infratemporalis*. Sie liegt zwischen Ramus mandibulare und Processus pterygoideus. Einzelheiten S. 412.

Fossa pterygopalatina, Flügelgaumengrube
(Abb. 10-**19**)

Die knöchernen Wände der Flügelgaumengrube sind:
- **Dach**: ***Corpus ossis sphenoidalis***
- **Mediale Wand**: ***Lamina perpendicularis*** des Os palatinum.
- **Hintere Wand**: ***Processus pterygoideus*** des Os sphenoidale, die ***Facies maxillaris alae majoris ossis sphenoidalis***.
- **Vordere Wand**: ***Processus orbitalis ossis palatini***, ***Corpus maxillae***.
- **Nach lateral** steht die Flügelgaumengrube über die ***Fissura pterygomaxillaris*** in offener Verbindung mit der ***Fossa infratemporalis***.

Inhalt: *Ganglion pterygopalatinum*, sowie *Endäste der A. und V. maxillaris*.
Das Ganglion pterygopalatinum ist ein parasympathisches Ganglion (Umschaltung sekretori-

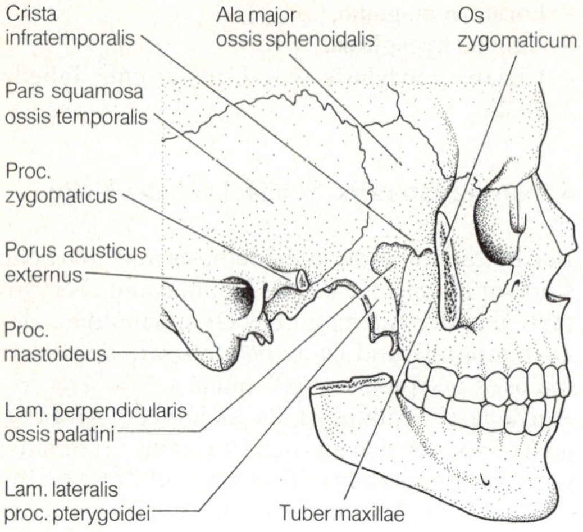

Abb. 10-19. Fossa pterygopalatina der rechten Seite

scher Fasern von prä- auf postganglionär) des N. intermedius (S. 494). Vom Ganglion pterygopalatinum aus ziehen Nerven in die Nasenschleimhaut, zur Gaumenschleimhaut sowie zur Tränendrüse.

Öffnungen der Fossa pterygopalatina:

- **Foramen rotundum** (in der Ala major des Os sphenoidale). Es ist Durchtrittsstelle für den *N. maxillaris* (2. Ast des N. trigeminus = N. V_2, S. 490). Der Nerv legt sich dem Ganglion pterygopalatinum von dorsal an.
- **Canalis pterygoideus** (Abb. 10-**13**), ein von dorsal durch die Wurzel des Processus pterygoideus ziehender Kanal für den *N. petrosus major* und *N. petrosus profundus*. Der N. petrosus major stammt aus dem N. intermedius und führt sekretorische Fasern in das Ganglion pterygopalatinum. Der N. petrosus profundus führt sympathische Fasern aus dem Plexus caroticus internus zum Ganglion pterygopalatinum (keine Umschaltung der sympathischen Fasern im Ganglion pterygopalatinum).
- **Foramen sphenopalatinum**, diese Lücke zwischen der Lamina perpendicularis des Os palatinum und dem Os sphenoidale verbindet die Fossa pterygopalatina mit der Nasenhöhle. Hindurch ziehen die *Aa. nasales posteriores* (Äste der A. maxillaris, S. 482), ferner *Rr. nasales posteriores superiores* (mediales et laterales, S. 492) und *Rr. nasales posteriores inferiores* (S. 492). Die Nerven enthalten sensible Fasern aus dem N. maxillaris, sekretorische postganglionäre Fasern aus dem Ganglion pterygopalatinum und sympathische Fasern aus dem N. petrosus profundus.
- **Canalis palatinus major**, er ist ein nach abwärts führender Kanal, der sich am Foramen palatinum majus öffnet. Er enthält die *A. palatina descendens* und die *Nn. palatini* (letztere leiten sekretorische, sympathische und sensible Fasern zur Gaumenschleimhaut).
- **Fissura orbitalis inferior**, eine Spalte zwischen der Ala major des Os sphenoidale und der Pars orbitalis der Maxilla. Hindurch zieht der *N. infraorbitalis*, ein sensibler Nerv des 2. Trigeminusastes (N. maxillaris), der *N. zygomaticus*, der neben sensiblen Fasern (aus N. V_2) auch parasympathische Fasern aus dem Ganglion pterygopalatinum für die Tränendrüse enthält, und die *A. infraorbitalis*, ein Endast der A. maxillaris.
- **Fissura pterygomaxillaris**, eine breite Spalte zwischen Tuber maxillae und Lamina lateralis des Processus pterygoideus. Durch die Spalte tritt die A. maxillaris aus der Fossa infratemporalis in die Flügelgaumengrube ein.

Klinischer Hinweis. Die Fissura pterygomaxillaris wird als Eingang für eine Lokalanästhesie des N. maxillaris benutzt.

5. Norma facialis, Vorderseite des Schädels

Am Aufbau der Vorderfläche des Gesichtsschädels beteiligen sich das Os frontale, Os nasale, Os zygomaticum sowie Maxilla und Mandibula. Ferner zeigt die Oberfläche den

- **Aditus orbitae**, Öffnungen der Augenhöhlen, und die
- **Apertura piriformis** (*nasalis anterior*), vordere Öffnung der Nasenhöhle.

Orbita, Augenhöhle (Abb. 10-**20**)

Die Augenhöhle ähnelt einer ungleichmäßigen Pyramide, deren Basis nach vorn und deren Spitze nach hinten medial gerichtet ist. Entsprechend verläuft die Achse; sie passiert den Canalis opticus und schneidet sich mit der der Gegenseite hinter dem Dorsum sellae.

Den vorderen Zugang zur Orbita bildet der *Aditus orbitae*. Diese Öffnung wird am Oberrand durch eine scharfe Kante, *Margo supraorbitalis*, am Unterrand durch einen weniger ausgeprägten Rand, *Margo infraorbitalis*, markiert. Den Margo supraorbitalis bildet das Stirnbein, den Margo infraorbitalis bilden Maxilla und Os zygomaticum.

Folgende Knochen beteiligen sich am Aufbau der Orbitawände:

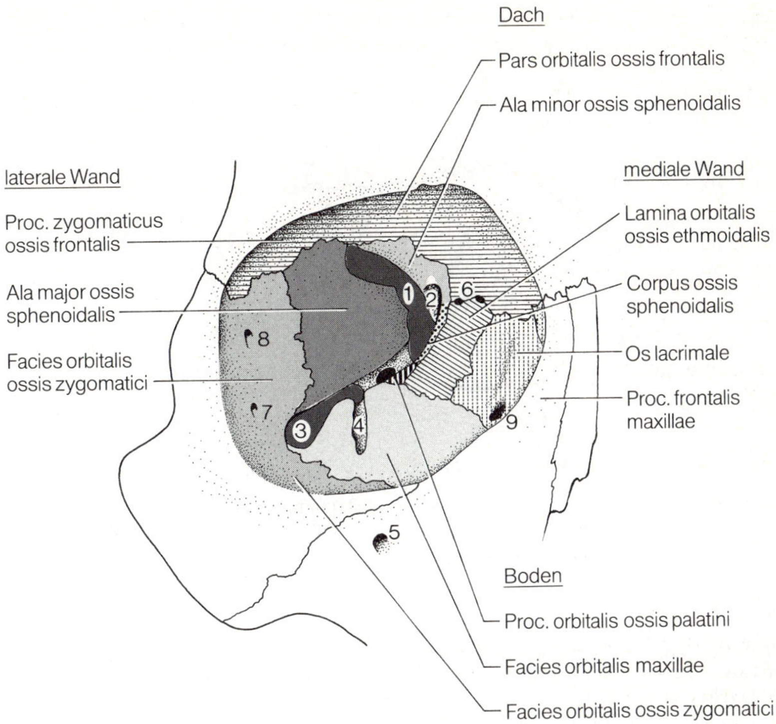

Abb. 10-20. Rechte Orbita, Blick von vorne. Foramina: *1,* Fissura orbitalis superior; *2,* Canalis opticus; *3,* Fissura orbitalis inferior; *4,* Canalis infraorbitalis; *5,* Foramen infraorbitale; *6,* Foramen ethmoidale ant. et post.; *7,* Foramen zygomaticofaciale; *8,* Foramen zygomaticotemporale

- **Os frontale**: Orbita-Dach,
- **Os zygomaticum**: laterale Wand,
- **Os zygomaticum** und **Os maxillare**: Boden der Orbita,
- **Os lacrimale** und **Os ethmoidale**: mediale Wand,
- **Os palatinum** und **Os sphenoidale** (mit großem und kleinem Keilbeinflügel): die stumpfe Spitze der Orbita-Pyramide.

Die mediale Wand ist besonders dünn und wird deshalb auch als *Lamina papyracea* bezeichnet.

Klinischer Hinweis. Im Bereich der Lamina papyracea sind Knochenbrüche - meist Impressionsfrakturen - und von Siebbeinzellen ausgehende, auf die Orbita übergreifende Entzündungen nicht selten.

Öffnungen der Orbita (S. 705). Sie sind in Tabelle 10-**3** mit aufgeführt: Canalis opticus, Fissura orbitalis superior, Fissura orbitalis inferior, Foramen (canalis) infraorbitale, Foramen ethmoidale anterius et posterius, Foramen zygomatico-orbitale, Canalis nasolacrimalis.

Nasenhöhle, Cavitas nasi
(Tabelle 10-**4**, Abb. 10-**21**)

Die Nasenhöhlen sind paarig. Gemeinsam ist der Zugang von vorne durch die *Apertura piriformis* (nasalis anterior), die die beiden Maxillae und Ossa nasalia begrenzen. Die hinteren Öffnungen, *Choanae*, zwischen Nasenhöhle und Rachenraum, sind dagegen getrennt.

Nasenscheidewand. Zwischen den beiden Nasenhöhlen liegt das *Septum nasi*, Nasenscheidewand. Das Septum nasi setzt sich aus dem *Vomer* (S. 420), der *Lamina perpendicularis ossis ethmoidalis* (S. 420) und dem *Cartilago septi nasi* zusammen. Der Vomer ist am Boden der Nasenhöhle mit der Crista nasalis des Processus palatinus der Maxilla und der Lamina horizontalis des Os palatinum verbunden.

Klinischer Hinweis. Bei über 70% der Menschen steht das Nasenseptum nicht in der Medianebene, sondern ist häufiger nach links als nach rechts verbogen. Diese *Septumdeviation* kann Ursache einer chronischen Entzündung der Nasenhöhle oder der Nebenhöhlen sein.

Dach. Das Dach der Nasenhöhle wird von der *Lamina cribrosa* des Siebbeins, sowie vorne von

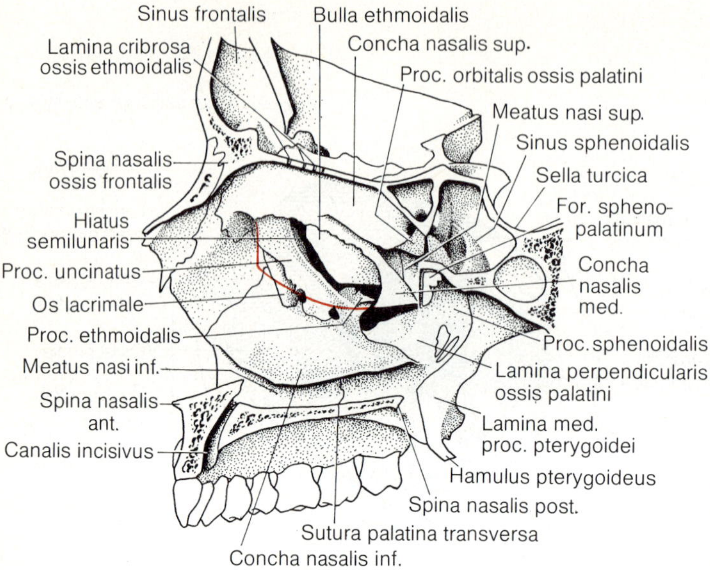

Abb. 10-21. Die knöcherne laterale Nasenwand, Concha nasalis media, ist z. T. abgetragen, ihre natürliche Grenze mit einer *roten Linie* markiert. (Nach Braus u. Elze, 1956)

Tabelle 10-4. Knöcherne Nasenwände

Dach: Lamina cribrosa ossis ethmoidalis Os nasale Pars nasalis ossis frontalis Teil des Corpus ossis sphenoidalis	**Boden** (= Gaumen): Proc. palatinus maxillae Lamina horizontalis ossis palatini
Laterale Wand: Processus frontalis maxillae Os lacrimale Labyrinth des Os ethmoidale Lamina perpendicularis ossis palatini Concha nasalis inf.	**Mediale Wand** (= Nasenseptum): Lamina perpendicularis ossis ethmoidalis Vomer Crista nasalis des Proc. palatinus maxillae Crista nasalis der Lamina horizontalis ossis palatini

der *Pars nasalis* des Stirnbeins und des Nasenbeins und hinten durch die abfallende Vorderfläche des *Corpus ossis sphenoidalis* gebildet.

Boden. Der Boden der Nasenhöhle besteht vorne aus den *Processus palatini* der Maxillae, hinten aus den *Laminae horizontales* der Gaumenbeine. Vorne durchbricht der *Canalis incisivus* den Boden der Nasenhöhle.

Seitenwand. Die knöcherne Seitenwand jeder Nasenhöhle wird von der *medialen Wand des Labyrinthus ethmoidalis* mit der *oberen und mittleren Nasenmuschel* aufgebaut. Außerdem beteiligen sich die *Facies nasalis der Maxilla* und die *Lamina perpendicularis des Os palatinum* sowie das *Tränenbein* und als eigener Knochen die *untere Nasenmuschel* daran. Oberhalb der oberen Nasenmuschel befindet sich der spaltförmige

- *Recessus spheno-ethmoidalis* sowie unter jeder Nasenmuschel ein Meatus nasi, Nasengang:
- *Meatus nasi superior, oberer Nasengang*, unter der oberen Nasenmuschel
- *Meatus nasi medius*, mittlerer Nasengang, unter der mittleren Muschel
- *Meatus nasi inferior*, unterer Nasengang, unter der unteren Nasenmuschel.

Das Gebiet vom Hinterrand der Nasenmuschel bis zu den Choanen wird als *Meatus nasopharyngeus* bezeichnet. In seinem oberen Bereich, hinter der mittleren Nasenmuschel, liegt das *Foramen sphenopalatinum*, eine Öffnung zwischen Nasenhöhle und Flügelgaumengrube (Durchtritt der A. sphenopalatina sowie der Rr. nasales posteriores superiores (vom N. maxillaris)).
Kompliziert sind die Verhältnisse unter der mittleren Nasenmuschel, dort, wo durch den *Hiatus semilunaris* die Verbindung zum Sinus frontalis,

Sinus maxillaris und zu den Cellulae ethmoidales anteriores hergestellt wird. Der Hiatus semilunaris wird durch den Processus uncinatus des Os ethmoidale, der mit dem Processus ethmoidalis der unteren Nasenmuschel verbunden ist, und der Knochenwand der Bulla ethmoidalis eingeengt (s. unten). Unter dem Processus uncinatus befindet sich die Verbindung von Os lacrimale, Maxilla und Processus lacrimalis ossis conchae nasalis inferioris zum *Tränennasengang*, der unter der unteren Nasenmuschel mündet.

Nasennebenhöhlen, Sinus paranasales (Abb. 10-**22**)

Nasennebenhöhlen sind der
- **Sinus maxillaris**, *Kieferhöhle*,
- **Sinus sphenoidalis**, *Keilbeinhöhle*,
- **Sinus frontalis**, *Stirnhöhle*,
- **Sinus ethmoidalis**
  - **anteriores**, *vordere Siebbeinzellen*,
  - **medii**, *mittlere Siebbeinzellen*,
  - **posteriores**, *hintere Siebbeinzellen*.

Alle Nasennebenhöhlen sind paarig vorhanden und stehen mit der Nasenhöhle in Verbindung. Die Ausdehnung der Nebenhöhlen unterliegt starken individuellen Schwankungen und ist oft seitenungleich.

Entwicklung. Die Entwicklung der am Ende der Fetalzeit angelegten Nebenhöhlen vollzieht sich durch Ausstülpung des Nasenepithels nach der Geburt. Ein stärkeres Wachstum setzt im Anschluß an das Durchbrechen der bleibenden Zähne ein. Die endgültige Ausdehnung erreichen die Nebenhöhlen jedoch erst nach der Pubertät.

Sinus maxillaris, Kieferhöhle

Die Kieferhöhle ist die geräumigste Nebenhöhle der Nase. Sie grenzt, nur durch eine dünne Knochenlamelle getrennt, oben an die Orbita, medial an die Nasenhöhle, unten an die Oberkieferzähne bzw. an den harten Gaumen und dorsal an die Fossa pterygopalatina. Der tiefste Punkt der Kieferhöhle liegt über dem 2. Prämolaren und 1. Molaren jedoch unter dem Niveau des Nasenbodens. Die Öffnung der Kieferhöhle zur Nasenhöhle liegt nahe ihrem Dach und befindet sich im mittleren Nasengang im sichelförmigen Hiatus semilunaris (s. oben).

Sinus ethmoidales, Siebbeinzellen

Sie grenzen medial an die Nasenhöhle, lateral an die Augenhöhle, kaudal an die Kieferhöhle, kranial an die vordere Schädelgrube bzw. die Stirnbeinhöhle. Im einzelnen handelt es sich bei den Siebbeinzellen um ein differenziertes System unvollständig getrennter Kammern, die sich nach ihrer Lage in vordere, mittlere und hintere Sinus untergliedern. Die größte Siebbeinzelle ist die *Bulla ethmoidalis*. Ihre Wand bildet den hinteren Abschluß des Hiatus semilunaris. Die vorderen und hinteren Siebbeinzellen münden in den Hiatus semilunaris des mittleren Nasengangs, die hinteren Siebbeinzellen in den Meatus nasi superior.

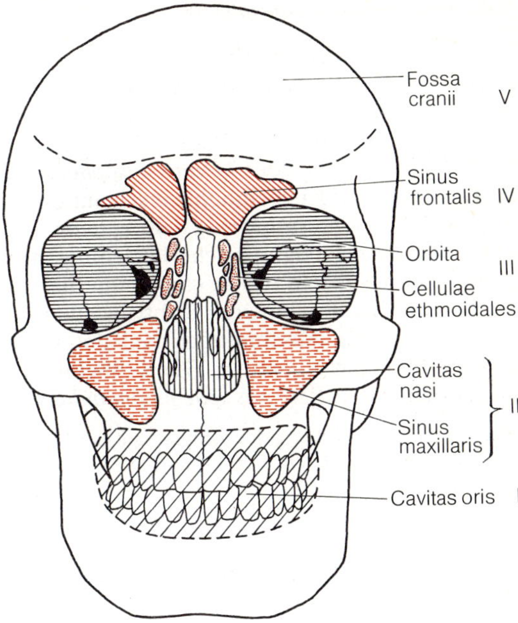

Abb. 10-22. Nasennebenhöhlen und Etagengliederung des Schädels. Das Dach der Mundhöhle ist Boden der Kieferhöhle, das Dach der Kieferhöhle ist Boden der Orbita, das Dach der Orbita ist Boden der Stirnbeinhöhle, das Dach der Stirnbeinhöhle ist z.T. Boden der vorderen Schädelgrube

Sinus frontalis, Stirnbeinhöhle

Die Stirnbeinhöhle ruft den individuell unterschiedlich stark ausgeprägten Augenwulst, *Arcus superciliaris*, hervor. Der Boden des Sinus frontalis ist nur durch eine dünne Knochenlamelle von der Orbita getrennt, sein Dach bildet einen großen Teil des Bodens der vorderen Schädelgrube. Die Trennwand zwischen beiden Sinus, das *Septum sinuum frontalium*, steht in der Regel paramedian, so daß sich der Sinus frontalis einer Seite weit auf die Gegenseite ausdehnen kann. Der Sinus frontalis mündet im Bereich des Hiatus semilunaris in den mittleren Nasengang.

Sinus sphenoidalis, Keilbeinhöhle

Die Keilbeinhöhle liegt im Corpus ossis sphenoidalis. Das *Septum sinuum sphenoidalium* trennt paramedian 2 ungleich große Höhlen voneinander. Der knöcherne Boden der Keilbeinhöhle bildet das Dach des *Meatus nasopharyngeus.* Das Dach der Keilbeinhöhle erscheint durch Ausbildung der *Fossa hypophysialis* konvex. Die Seitenwand hat topographische Beziehung zum Sinus cavernosus und der A. carotis interna, die Vorderwand zu den hinteren Siebbeinzellen sowie dem hinteren Abschnitt der medialen Orbitalwand und zum N. opticus. Die Keilbeinhöhle öffnet sich in den *Recessus sphenoethmoidalis.*

Hinweis. Die Besprechung der Schleimhaut der Nasennebenhöhlen und deren Gefäß- und Nervenversorgung erfolgt auf S. 438 ff.

6. Mechanik des knöchernen Schädels

Der Schädel weist, obgleich er aus platten, teilweise pneumatisierten Knochen aufgebaut ist, eine bemerkenswerte Stabilität auf. Erreicht wird dies durch Verstrebungen, die sich mit der Spaltlinienmethode nachweisen lassen. Hinzu kommt ein inneres Verspannungssystems durch die Falx cerebri und das Tentorium cerebelli (S. 844).

Gesichtsschädel. Im Bereich des Gesichtsschädels bestehen 3 Pfeiler, der
- **Stirnnasenpfeiler** für die Ableitung des Kaudrucks von den Schneide- und Eckzähnen über den Processus frontalis maxillae zur Glabella des Os frontale, ein
- **senkrechter Jochpfeiler** für die Ableitung des Kaudrucks der Prämolaren über den Processus zygomaticus des Os frontale in die seitliche Stirnregion, ein
- **horizontaler Jochpfeiler** für die Ableitung des Kaudrucks aus den Molaren über das Corpus maxillae und den Processus zygomaticus maxillae.

Schädelbasis. Im Bereich der Schädelbasis lassen sich Längs- und Querverstrebungen erkennen. Die
- **Längsverstrebung** der Schädelbasis beginnt an der Wurzel der Ala minor ossis sphenoidalis, zieht durch das Corpus ossis sphenoidalis und den Clivus um das Foramen magnum herum, die
- **Querverstrebungen** an den Begrenzungen der Schädelgruben: Im Bereich der Ala minor ossis sphenoidalis und Pars petrosa ossis temporalis.

Schwache Stellen des Schädels bilden die Squamae (Squama occipitalis, Pars squamosa ossis temporalis), sowie die Lamina orbitalis ossis frontalis.

Klinischer Hinweis. Typische Schädelbrüche sind *Berstungsbrüche* oder *Impressionsfrakturen.*
Berstungsbrüche kommen durch breitflächige Gewalteinflüsse auf den Schädel (Sturz auf den Kopf) zustande und betreffen in der Regel die Schädelbasis: je nach Richtung der Einwirkung die Schädelgruben einzeln oder in Mehrzahl. Bei Brüchen im Bereich der *vorderen Schädelgrube* kommt es zu Liquor- und Blutaustritt aus der Nasenhöhle, sowie Blutungen in die Orbita (Brillenhämatom). Die *mittlere Schädelgrube* wird besonders bei stärkeren Gewalteinwirkungen betroffen, wobei die Verstrebepfeiler der Ala minor ossis sphenoidalis zum Bersten gebracht werden. Meist sind dann auch die Foramina der mittleren Schädelgrube in Bruchlinien einbezogen. Dabei kommt es zu Verletzungen der durchtretenden Nerven. Bei Frakturen in der *hinteren Schädelgrube* kommt es oft zu subkutanen Blutungen im Bereich des Processus mastoideus.
Impressionsfrakturen entstehen durch umschriebene Gewalteinwirkung. Sie entstehen häufig an der Schädelkalotte. Dabei kann es unter Umständen nur zu Frakturen der Tabula interna kommen, die leicht übersehen werden, jedoch zu Epiduralblutungen mit Hirnsymptomen führen können.

III. Kauapparat

Zum Kauapparat gehören das
- **Kiefergelenk, Articulatio temporomandibularis,** und die
- **Kaumuskulatur, Mm. masticatorii.**

1. Articulatio temporomandibularis, Kiefergelenk (Abb. 10-23)

Aufbau des Gelenkes

Im Kiefergelenk artikulieren das *Caput mandibulae* des Processus condylaris (S. 421) mit der *Facies articularis der Fossa mandibularis* und dem *Tuberculum articulare* (S. 413) des Os temporale. Außerdem weist das Gelenk einen *Discus articularis* auf, der ringsum mit der Gelenkkapsel verwachsen ist. Dadurch wird das Kiefergelenk in 2 getrennte Kammern unterteilt, nämlich in eine
- *obere discotemporale Kammer* und eine
- *untere discomandibulare Kammer.*

Die obere Kammer kann isoliert als Schiebegelenk oder gemeinsam mit der unteren benutzt werden, die als Scharniergelenk wirkt.

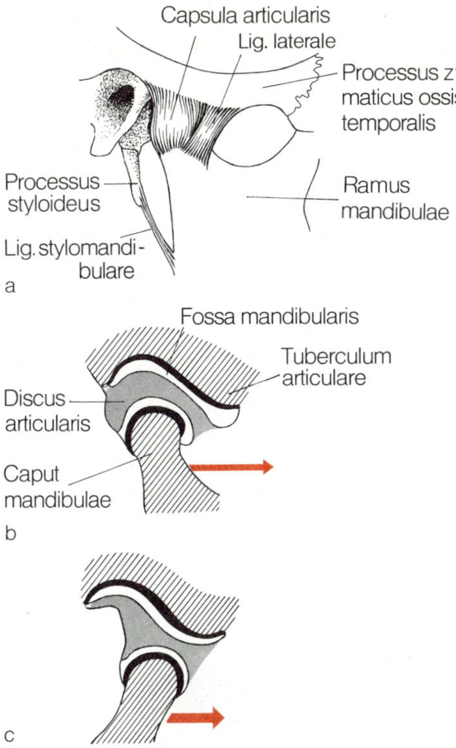

Abb. 10-23 a–c. Rechtes Kiefergelenk. **a** Kapsel und Bandapparat. **b** Bei Kieferschluß liegen Caput mandibulae und der Discus articularis in der Fossa mandibularis. **c** Die Kieferöffnung wird eingeleitet durch eine Kontraktion des M. pterygoideus lateralis in Pfeilrichtung. Die Kontraktion des Muskels führt zu einer Verschiebung des Discus articularis und des Caput mandibulae auf das Tuberculum articulare, wodurch die Kieferöffnung ermöglicht wird

Caput mandibulae. Es hat die Form einer länglichen Walze (ca. 7 × 20 mm). Die zugehörige Achse verläuft schräg von lateral nach medial und schneidet sich mit der der Gegenseite am vorderen Rand des Foramen magnum. Dort entsteht ein nach ventral offener stumpfer Winkel.

Fossa mandibularis (11 × 21 mm). Sie ist außergewöhnlich geräumig, in antero-posteriorer Richtung mehr als in der Frontalebene. Zum Kiefergelenk gehört aber nur der vordere Teil der Grube. Er trägt Gelenkknorpel, der sich auf das Tuberculum articulare fortsetzt. Hinten ist die Fossa mandibularis von straffem Bindegewebe bedeckt.

Discus articularis. Ein funktionell wesentlicher Teil des Kiefergelenks ist der Discus articularis. Er ermöglicht, daß bei Bewegungen im Kiefergelenk das Corpus mandibulae ein- oder beidseitig aus der jeweiligen Fossa mandibularis auf das Tuberculum articulare vorverlagert wird (s. unten).
Discus articularis sowie die Gelenkknorpel der Fossa mandibularis, des Tuberculum articulare und des Caput mandibulae bestehen aus Faserknorpel. Hierauf geht u. a. die ungewöhnliche Anpassungsfähigkeit des Kiefergelenks an veränderte Beanspruchung zurück.

Gelenkkapsel. Die Gelenkkapsel ist relativ weit und trichterförmig. Sie entspringt in der Fossa mandibularis vor der Fissura petrotympanica und schließt ventral das Tuberculum articulare ein. Sie setzt oberhalb der Fovea pterygoidea am Collum mandibulae an.

Bänder. Folgende Bänder lassen sich am Kiefergelenk unterscheiden:
- **Lig. laterale** (Abb. 10-**23 a**), vom Processus zygomaticus zum Collum mandibulae. Es hemmt die Verschiebung des Caput mandibulae nach dorsal und lateral. Teile des Bandes gehören zur Gelenkkapsel.
- **Lig. stylomandibulare**, vom Processus styloideus zum Angulus mandibulae. Dieses und die folgenden Bänder haben keine Verbindung zur Gelenkkapsel.
- **Lig. sphenomandibulare**, von der Spina ossis sphenoidalis (lateral des Foramen spinosum) zur Innenseite des Ramus mandibulae. Es liegt zwischen dem M. pterygoideus lateralis und M. pterygoideus medialis.
- **Raphe pterygomandibularis**. Sie zieht vom Hamulus des Processus pterygoideus zum Ramus mandibulae. An der Naht inseriert von lateral kommend der M. buccinator; die Naht ist gleichzeitig Ursprung des M. constrictor pharyngis superior. Beide Muskeln bilden mit dem Ligament die ventrale Begrenzung des Spatium retro- und lateropharyngeum (Abb. 10-**52**, S. 478).

Gelenkmechanik

Die Bewegungen des Kiefergelenks lassen sich zu 3 Hauptformen zusammenfassen:
- **Öffnungs- und Schließbewegung** (Abb. 10-**23 b,c**). Beim Öffnen treten die beiden Gelenkköpfe mit dem Discus articularis nach ventrokaudal auf das Tuberculum articulare. Die Scharnierbewegung ist also mit einer Gleitbewegung kombiniert. Hieraus erklärt sich auch die Erweiterung des äußeren Gehörganges beim Öffnen des Mundes. Die Rotationsachse dieser kombinierten Bewegung verläuft durch die Foramina mandibulae.

Klinischer Hinweis. Bei übermäßigem Öffnen des Mundes (z.B. beim Gähnen, Singen oder beim Zahnarzt) kann das Caput mandibulae vor das Tuberculum articulare rücken und dort von der Kaumuskulatur in eine Grube hineingepreßt werden (*Maulsperre*).

- **Schiebebewegung nach vor- und rückwärts.** Sie findet ausschließlich im oberen, discotemporalen Gelenk statt und ist stets mit einer geringgradigen Senkung der Mandibula und einem Gleiten des Discus articularis verbunden: nach vorne auf das Tuberculum articulare, zurück in die Fossa mandibularis. Da die Zahnreihen eine Führungsrolle in dieser Bewegung besitzen, beeinflussen Form und Stellung der Zähne den Ablauf der Bewegung und die anatomische Konstruktion des Tuberculum articulare.
- **Mahlbewegung.** Hierbei kommt es zu einer Seitwärtsverschiebung der Mandibula. Da die Capites mandibulae bei Mahlbewegungen nie zur gleichen Phase in gleicher Höhe stehen, tritt bei der seitlichen Verschiebung eine Schräglagerung des Unterkiefers ein. Das Caput der Seite, nach der der Unterkiefer verschoben wird, dreht sich dabei um die vertikale Achse, während das Köpfchen der Gegenseite gleichzeitig eine Bewegung nach ventrocaudal erfährt und dabei auf das Tuberculum articulare rückt.

Beziehung zwischen Gebiß und Kiefergelenk

Die *Beschaffenheit des Gebisses* sowie die *Gebißform* haben entscheidenden Einfluß auf die Ausbildung des Kiefergelenkes. Diese Beziehung zwischen Gebiß und Kiefergelenk wird besonders beim Jugendlichen und im Alter deutlich. Dem Neugeborenen fehlt noch ein Tuberculum articulare, dieses bildet sich erst mit dem Zahndurchbruch. Umgekehrt flacht bei länger bestehender Zahnlosigkeit das Tuberculum articulare ab.

Eine Beziehung besteht auch zwischen den *Bißarten* und dem Kiefergelenk:

Bei einem Gebiß, bei dem die Schneidekanten der Zähne senkrecht aufeinander stehen, findet sich eine flache Gelenkpfanne, der Kieferhals ist gerade nach oben gerichtet und das Tuberculum articulare weist einen flachen Neigungswinkel auf. Es werden vorwiegend Seitenbewegungen ausgeführt (*Gleitgelenk*).

Bei deutlichem *Überbiß* ist das Kiefergelenk stark gekrümmt, das Tuberculum articulare besitzt einen steilen Neigungswinkel, die Seitenbewegungen sind eingeschränkt, Drehbewegungen herrschen vor.

Klinischer Hinweis. Auch bei lückenhaftem Gebiß oder bei kieferorthopädischen Maßnahmen kann es zu Umbauvorgängen am Kiefergelenk kommen.

2. Kaumuskulatur (Tabelle 10-5, Abb. 10-24)

- **M. temporalis.** Der Muskel verläuft wie ein Fächer (*Temporalisfächer*). Er füllt die Schläfengrube und gestaltet damit die Oberfläche des Kopfes. Der M. temporalis ist der Kaumuskel mit der größten Kraftentfaltung. Beim festen Zubeißen wölbt sich der Muskelbauch kräftig vor. Seine hinteren Fasern sind reine Rückwärtszieher des Unterkiefers.
- **M. masseter.** Er ist der auffälligste Kaumuskel. Er besteht aus *2 Portionen*, eine oberflächlich schräge und eine tiefe, senkrecht abstei-

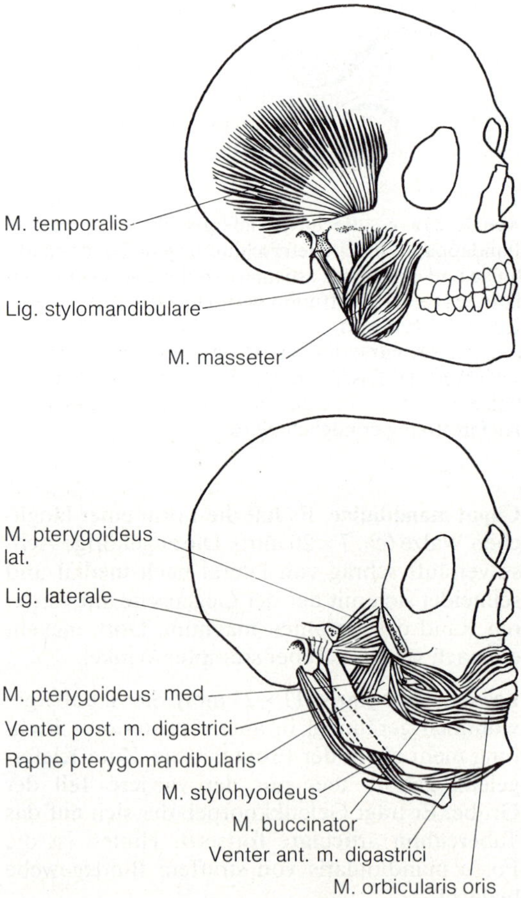

Abb. 10-24. Kaumuskulatur und Muskeln des Lippen-Wangen-Bereiches. Darstellung von vorne rechts. *Im unteren Bild* ist der Arcus zygomaticus mit dem M. masseter und der Proc. coronoideus mit dem M. temporalis entfernt. (Nach Benninghoff, 1980)

gende. Er wirkt stets mit M. temporalis und M. pterygoideus medialis zusammen.

- **M. pterygoideus medialis**. Er liegt dem Ramus mandibulae von innen an und bildet zusammen mit dem M. masseter (dem Ramus mandibulae von außen angelegen) eine *Muskelschlinge*, die den Kieferwinkel umgreift. Die Kontraktionskraft von M. temporalis, M. masseter und M. pterygoideus medialis zusammen ist gewaltig, so daß Kauleistungen mit einem Druck von mehreren Zentnern erbracht werden können.
- **M. pterygoideus lateralis**. Er befindet sich in der Fossa infratemporalis. Zwischen ihm und dem M. pterygoideus medialis verlaufen N. lingualis und N. alveolaris inferior, zwischen den beiden Köpfen der N. buccalis. Der M. pterygoideus lateralis schafft dadurch, daß er den Unterkiefer nach vorne zieht, die Voraussetzung für das Öffnen des Mundes bzw. bewirkt die Mahlbewegungen.

Außer den Kaumuskeln im engeren Sinne wirken weitere Muskeln beim Kauen mit, insbesondere die Muskeln von Zunge (S. 449), Lippen und Wangen (S. 439).

3. Kauakt

Der Kauakt ist an aktive Bewegungen im Kiefergelenk gebunden (Abb. 10-**23**, Tabelle 10-**4**). Dabei kommt es zum

- **Heben** des Unterkiefers durch *M. temporalis, M. masseter, M. pterygoideus medialis*
- **Senken** des Unterkiefers durch die *Mundbodenmuskulatur* (*M. digastricus, M. mylohyoideus, M. geniohyoideus*) und (vor allem) durch das Nachlassen des Tonus der Kaumuskeln.
- **Vorschieben** des Unterkiefers durch den *M. pterygoideus lateralis* und den vorderen Anteil des *M. masseter.*
- **Rückschieben** des Unterkiefers durch den *M. temporalis*, hinterer Anteil.
- **Seitwärtsverschiebung** des Unterkiefers vor allem durch den *M. pterygoideus lateralis.*

IV. Mimische Muskulatur

(Tabelle 10-**6**, Abb. 10-**25**)

Anders als alle übrigen Skelettmuskulatur inseriert die Gesichtsmuskulatur direkt in der Haut.

Tabelle 10-**5**. Kaumuskulatur. Alle Kaumuskeln bis auf den M. pterygoideus lat. sind Schließmuskeln. Die motorische Innervation aller Kaumuskeln erfolgt durch Äste der Radix motoria n. trigemini

Muskel	Ursprung	Ansatz	Funktion	Nerv (Radix motoria n. trigemini)
M. masseter	Arcus zygomaticus	Tuberositas masseterica am Angulus mandibulae	Kieferschluß	N. massetericus
M. temporalis	Linea temporalis der Squama ossis temporalis u. des Os parietale	Proc. coronoideus mandibulae	Kieferschluß, der dorsale Teil zieht vorgeschobenen Unterkiefer zurück	Nn. temporales prof.
M. pterygoideus med.	Fossa pterygoidea	Tuberositas pterygoidea am Angulus mandibulae	Kieferschluß	N. pterygoideus med.
M. pterygoideus lat.				
Caput med.	Crista infratemporalis ossis sphenoidalis	Discus articularis	Zieht Discus articularis nach vorn, leitet damit Kieferöffnung ein	N. pterygoideus lat.
Caput lat.	Lamina lat. des Proc. pterygoideus	Proc. condylaris mandibulae	*Einseitig:* Verschieben des Unterkiefers zur Gegenseite *doppelseitig:* Vorschieben des Unterkiefers	N. pterygoideus lat.

Dadurch kommt es bei ihrer Kontraktion zu Hautverschiebungen oder -falten. Hierauf beruht die menschliche Mimik und deswegen wird diese Muskulatur als *mimische Muskulatur* bezeichnet.

Im einzelnen ist die mimische Muskulatur, bei der es sich ursprünglich um Schließmuskeln handelt, um Mund, Nase, Orbita und den äußeren Gehörgang angeordnet. Hinzu kommen die *Mm. epicranii*, die gemeinsam an der Galea aponeurotica, einem Sehnenspiegel über der Schädelkalotte, ansetzen.

Einzelheiten über die mimische Muskulatur sind der Tabelle 10-**5** zu entnehmen. Da die mimische Gesichtsmuskulatur dem 2. Kiemenbogen entstammt, wird sie einheitlich vom Nervus facialis (N. VII) innerviert.

V. Faszien des Kopfes (Abb. 10-**52**, S. 477)

In der vorderen Gesichtsregion gibt es keine Faszien, denn als Hautmuskeln sind die mimischen Muskeln faszienfrei. Anders verhält es sich lateral. Hier finden sich die *Fascia parotidea*, *Fascia masseterica* und *Fascia temporalis*, die alle eine *Lamina superficialis* und eine *Lamina profunda* besitzen.

1. Fascia parotidea

Die Fascia parotidea bildet eine Faszienhülle um die Glandula parotidea. Das *oberflächliche Blatt* ist eine Fortsetzung der Lamina superficialis fas-

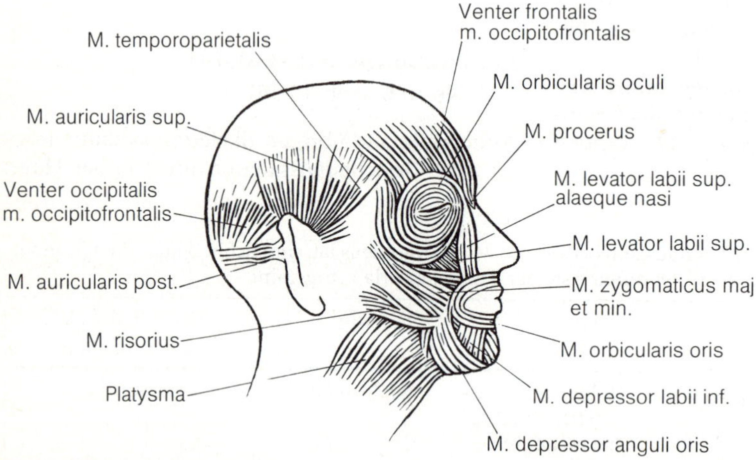

Abb. 10-25. Mimische Muskulatur. Die Ohrmuschel ist zur besseren Darstellung des M. auricularis posterior nach vorne gezogen. (Nach Feneis, 1982)

Tabelle 10-6. Gesichtsmuskulatur

Muskel	Ursprung	Ansatz	Funktion
Mm. epicranii, Muskeln des Schädeldaches			
Venter frontalis m. occipitofrontalis	Haut d. Augenbraue	Galea aponeurotica	Stirnrunzeln „Erstaunen", zieht Augenbraue aufwärts
Venter occipitalis m. occipitofrontalis	Linea nuchae suprema	Galea aponeurotica	Zieht Galea aponeurotica nach dorsal
M. temporoparietalis	Craniale Wurzel d. Ohrmuschel	Galea aponeurotica	Hochziehen d. Ohren (bedeutungslos)
M. corrugator supercilii	Pars nasalis d. Os frontale	Haut über d. Glabella	Senkrechte Stirnfalten (Zornesfalten)
M. orbicularis oculi, Muskeln der Lidspalte			
Pars palpebralis	Lig. palpebrale mediale	Lig. palpebrale laterale	Lidschlag u. Lidschluß
Pars orbitalis	Crista lacrimalis anterior	Konzentrisch um Orbitalrand	„Zukneifen" des Auges

Tabelle 10-6 *(Fortsetzung)*

Muskel	Ursprung	Ansatz	Funktion
Pars lacrimalis	Crista lacrimalis posterior, Saccus lacrimalis	Pars palpebralis	Erweiterung des Tränensackes
Muskeln der Nase			
M. procerus	Os nasale	Haut zwischen Augenbrauen	Querfalten des Nasenrückens „Nasenrümpfen"
M. nasalis			
Pars transversa	Haut über Eckzahn	Nasenrücken	Verengung d. Nasenloches
Pars alaris	Haut über Schneidezahn	Nasenflügelrand	Verengung d. Nasenloches
Muskeln des Mundes			
M. orbicularis oris			
Pars marginalis			
Pars labialis	Umschließt ringförmig die Mundöffnung		Schließen, Zuspitzen d. Mundes
M. levator labii superioris	Über For. infraorbitale	M. orbicularis oris	Heben des Mundwinkels
M. levator labii superioris alaeque nasi	Medial d. Orbitalwand	Nasenflügel Oberlippe	Heben d. Mundwinkels, Erweiterung d. Nasenöffnung, („Nasenflügelatmen" b. Pneumonie)
M. zygomaticus major **M. zygomaticus minor**	Außenseite d. Os zygomaticum	Mundwinkel	Heben v. Oberlippe u. Mundwinkel „Lachmuskel"
M. levator anguli oris	Fossa canina corporis maxillae	Mundwinkel	Zieht Mundwinkel aufwärts
M. risorius	Fascia parotidea	Mundwinkel	Zieht Mundwinkel zur Seite „Lächeln"
M. buccinator	Raphe pterygomandibularis, Maxilla, Mandibula	M. orbicularis oris	„Backenblaser" „Trompetermuskel" „Saugmuskel"
M. depressor anguli oris	Unterrand d. Mandibula	Mundwinkel	Zieht Mundwinkel nach abwärts „Trauermuskel"
M. depressor labii inferioris	Unterrand d. Mandibula, Platysma	Unterlippe	Zieht Unterlippe abwärts „Trinkmuskel"
M. mentalis	Alveolenwand d. Unterkieferschneidezähne	Haut d. Kinnes	Runzeln der Kinnhaut
Muskeln des äußeren Ohres (beim Menschen rudimentär)			
M. auricularis anterior	Fascia temporalis	Spina helicis	Zieht Ohr nach vorne
M. auricularis superior	Galea aponeurotica	Ohrmuschelwurzel	Zieht Ohr nach aufwärts
M. auricularis posterior	Proc. mastoideus	Ohrmuschelwurzel	Zieht Ohr nach hinten

ciae cervicalis (s. unten). Es ist unten an der Mandibula und oben am Arcus zygomaticus befestigt, ventral vereinigt es sich mit der Fascia masseterica. Dorsal heftet sich die Fascia parotidea an der ventralen Wand des Meatus acusticus externus an und geht hier, indem sie die *Fossa retromandibularis* auskleidet, in das tiefe Blatt über.
Das *tiefe Blatt* der Fascia parotidea überzieht ventral den Processus styloideus mit den hier entspringenden Muskeln (M. stylohyoideus, M. styloglossus, M. stylopharyngeus = „*Bouquet de Riolan*“) und geht dann mit der derben, annähernd frontal gestellten *Aponeurosis stylopharyngea* in die *Fascia pharyngobasilaris* über. Die Fascia pharyngobasilaris befestigt sich an der Schädelbasis.

2. Fascia masseterica

Auch die Fascia masseterica läßt eine Lamina superficialis und eine Lamina profunda erkennen. Die *Lamina superficialis* bedeckt den *M. masseter* bis zum Arcus zygomaticus und gelangt dorsal mit dem M. masseter unter die Gl. parotis. Um den dorsalen Rand des Ramus mandibulae und um den unteren Rand des Angulus mandibulae geht die Lamina superficialis in die *Lamina profunda* über und bedeckt hier die mediale Fläche des *M. pterygoideus medialis.*
Während die Lamina profunda fasciae massetericae kaudal am Übergang zur Lamina superficialis, zusammen mit der Fascia parotidea und der Lamina superficialis fasciae cervicales am Angulus mandibulae befestigt ist, reicht sie kranial bis an die Schädelbasis.

3. Fascia temporalis

Die Fascia temporalis bedeckt mit 2 Blättern den *M. temporalis.* Beide Blätter liegen an der oberen Anheftungsstelle, der *Linea temporalis superior,* dicht aneinander, weichen jedoch kaudal auseinander. Die *Lamina superficialis* befestigt sich an der Außenseite des Arcus zygomaticus, die *Lamina profunda* an der Innenseite des Jochbogens. Zwischen beiden Blättern findet sich lockeres Bindegewebe und Fettgewebe, ferner die A. und V. temporalis media.

VI. Viscera des Kopfes

1. Nase und Nasenhöhle

Gliederung

An der äußeren Nase lassen sich *Nasenwurzel, Radix nasi, Nasenrücken, Dorsum nasi, Nasenspitze, Apex nasi,* und *Nasenflügel, Alae nasi,* unterscheiden. Die Nasenwurzel (Abb. 10-**11**) wird von Knochen getragen (Os nasale, Pars nasalis ossis frontalis, Processus frontalis maxillae), die übrigen Teile von einer Reihe kleiner hyaliner Knorpel, *Cartilagines nasi,* die verformbar und gegeneinander verschieblich sind.
Der Zugang zu den paarigen Nasenhöhlen erfolgt von außen durch die *Nasenlöcher, Nares,* die hintere Öffnung in die Pars nasalis des Pharynx bilden die *Choanae.* Getrennt werden die beiden Nasenhöhlen durch die Nasenscheidewand, *Septum nasi* (S. 429), mit einem knöchernen, knorpeligen und ganz vorne einem häutigen Anteil.

Mikroskopische Anatomie

Vom Aufbau der Schleimhaut her gliedert sich die Nase in
- **Regio cutanea**,
- **Regio respiratoria**,
- **Regio olfactoria**.

Regio cutanea. Sie umfaßt im wesentlichen den Nasenvorhof, *Vestibulum nasi.* Seitlich befindet sich eine Epithelleiste, *Limen nasi,* die etwa dem Übergang in die eigentliche Nasenhöhle entspricht. In der Pars cutanea finden sich besonders dicke Haare, *Vibrissen,* sowie zahlreiche, z. T. freie Talgdrüsen und apokrine Knäueldrüsen. Im hinteren Teil des Vestibulums verliert das Epithel der äußeren Haut seine Hornschicht und geht in respiratorisches Epithel über.

Regio respiratoria. Den größten Teil der Nasenhöhle nimmt die Regio respiratoria ein. Sie bedeckt vor allem die mittlere und untere Nasenmuschel und die entsprechenden Abschnitte der Nasenscheidewand. Das typische *respiratorische Epithel* (mehrreihiges Flimmerepithel mit Becherzellen) liegt einer breiten Basalmembran auf. Diese grenzt an eine *Lamina propria,* die vorwiegend aus retikulärem Bindegewebe besteht. In die Lamina propria sind *mukoseröse Gll. nasales* eingelagert (vermehrte Sekretabsonderung bei Schnupfen). In der Lamina propria breitet sich ein weitlumiger Venenplexus aus (*Plexus cavernosus concharum*), der arteriovenöse Anastomosen besitzt und im Bereich des knorpeligen Nasenseptums besonders dicht ist. Dieser *Locus Kiesselbachii* kann zu starkem Nasenbluten führen.

Regio olfactoria. Die Regio olfactoria (Riechzone) besteht aus 4 je pfenniggroßen Feldern, die im mittleren Teil der oberen Nasenmuschel und den gegenüberliegenden Abschnitten des Septum nasi liegen. Die aus Sinneszellen und Stützzellen aufgebaute hohe mehrreihige Regio olfactoria wird auf S. 738 besprochen (Abb. 15-**35**). In der Lamina propria dehnen sich verzweigte *Gll. olfactoriae* (Bowman-Drüsen) aus.

Histophysiologischer Hinweis. In der Nasenhöhle kann eingeatmete Luft gereinigt, angefeuchtet, angewärmt und auf das Vorkommen von Riechstoffen geprüft werden. Die Reinigung erfolgt teilweise mechanisch durch die Vibrissen, teilweise durch Bindung von Partikel an den Oberflächenschleim. Die Zilien des respiratorischen Epithels schlagen pharynxwärts. Der Schwellungszustand der Nasenschleimhaut beeinflußt den Luftdurchlaß.

Gefäße und Nerven

Arterien. An der arteriellen Versorgung der Nasenschleimhaut beteiligen sich 3 Arterien: *A. ethmoidalis anterior* und *A. ethmoidalis posterior*, beides Äste der A. ophthalmica, sowie die *A. nasalis posterior lateralis et septi*, aus der A. sphenopalatina, einem Ast der A. maxillaris (S. 483).

Venen. Die venösen Abflüsse erfolgen sowohl über die *Vv. ethmoidales* und *V. ophthalmica superior* in den Sinus cavernosus, als auch über den *Plexus pterygoideus* in die äußeren Gesichtsvenen. Beim Kind ist das Foramen caecum der vorderen Schädelhöhle noch offen und enthält ein venöses Emissarium, über das die Venen der Nase mit dem Sinus sagittalis superior (S. 855, Tabelle 16-**15**) verbunden sind.

Lymphbahnen. Die Lymphe der vorderen Nasenabschnitte wird in die *Ndd. submandibulares*, die der hinteren Nasenabschnitte in die *Ndd. retropharyngei* drainiert. Überregionale Lymphknoten von allen Nasenabschnitten sind die *Ndd. cervicales profundi*.

Nerven. Die Innervation der Nase ist der Tabelle 10-**7** zu entnehmen.

2. Nasennebenhöhlen

Zur Osteologie und Topographie der Nasennebenhöhlen siehe S. 431. Ausgekleidet sind die Nasennebenhöhlen mit respiratorischem Epithel. Sie dienen der Oberflächenvergrößerung der Nasenhöhle und sind daher in deren Funktion eingeschaltet.

Sinus maxillaris, Kieferhöhle

Arterien. An der arteriellen Versorgung der Kieferhöhlenschleimhaut beteiligen sich die *A. infraorbitalis*, *A. alveolaris superior posterior* und *A. nasalis posterior* (alles Äste der A. maxillaris).

Nerven. Die sensible und sekretorische Innervation der Schleimhaut erfolgt über den *Plexus dentalis superior* aus den Rr. alveolares superiores anteriores, aus Ästen der *Rr. alveolares superiores posteriores* und den *Rr. nasales posteriores inferiores* des N. palatinus majus (aus N. maxillaris, N. V_2).

Tabelle 10-7. Innervation der Nasenschleimhaut

Bezeichnung	Herkunft	Stammnerv	Funktion
Rr. nasales interni laterales	N. ethmoidalis ant.	N. nasociliaris aus N. ophthalmicus (N. V_1)	Sensibel, vordere laterale Nasenwand
Rr. nasales anteriores laterales	N. infraorbitalis	N. maxillaris (N. V_2)	Sensibel + sekretorisch vordere lat. Nasenwand
Rr. nasales posteriores sup. lat.	Ggln. pterygopalatinum	N. maxillaris (N. V_2)	Sensibel + sekretorisch hintere lat. Nasenwand
Rr. nasales posteriores inf. lat.	N. palatinus major	N. maxillaris (N. V_2)	Sensibel + sekretorisch hintere lat. Nasenwand
Rr. nasales posteriores sup. med.	Ggln. pterygopalatinum	N. maxillaris (N. V_2)	Sensibel + sekretorisch hint. Anteil Nasenseptum
Rr. nasales mediales	N. ethmoidalis anterior	N. nasociliaris aus N. ophthalmicus (N. V_1)	Sensibel, vorderer Anteil Nasenseptum

Klinische Hinweise. Granulome an den Wurzeln des 2. Prämolaren und 1. Molaren können leicht zu einer Entzündung der Kieferhöhle, *Sinusitis*, führen. Ferner kann wegen der hochgelegenen Öffnung der Sekretabfluß aus der Kieferhöhle leicht behindert werden; dadurch kann es zur Sekretstauung mit folgender Infektion kommen. Schließlich kann sich wegen der engen topographischen Nachbarschaft eine Entzündung des Sinus maxillaris über die Cellulae ethmoidales bis zum Sinus frontalis ausbreiten (aufsteigende Infektion).

Sinus ethmoidales, Siebbeinzellen

Arterien. Die Gefäße der vorderen Siebbeinzellen stammen aus der *A. ethmoidalis anterior*, die der hinteren Siebbeinzellen aus der *A. ethmoidalis posterior* (beides Äste der A. ophthalmica).

Nerven. Die sensible und sekretorische Innervation erfolgt über die *Nn. nasales posteriores* und *Rr. orbitales*, beide aus dem Ganglion pterygopalatinum und über die *Nn. ethmoidales anteriores et posteriores* (Äste des N. nasociliaris, aus N. ophthalmicus, N. V_1).

Klinischer Hinweis. Wegen der engen topographischen Beziehung zur Schädelhöhle und zur Orbita kann eine Entzündung der Siebbeinzellen auf die Nachbarhöhlen übergreifen (*Meningitis, retrobulbäre Abszesse*).

Sinus frontalis, Stirnbeinhöhle

Arterien. Die arterielle Versorgung der Schleimhaut der Stirnbeinhöhle übernehmen die *A. ethmoidalis anterior* (aus A. ophthalmica) und die *Aa. nasales posteriores laterales* (aus A. maxillaris).

Nerven. Die sensible Innervation der Schleimhaut erfolgt über den *N. ethmoidalis anterior* (Ast des N. nasociliaris, aus dem N. ophthalmicus, N. V_1).

Sinus sphenoidalis, Keilbeinhöhle

Arterien. Die arterielle Versorgung der Keilbeinhöhle übernehmen die *A. ethmoidalis posterior* (aus A. ophthalmica) und kleinere Äste der *A. meningea media.*

Nerven. Die sensible und sekretorische Innervation erfolgt über den *N. ethmoidalis posterior* (aus dem N. nasociliaris des N. ophthalmicus, N. V_1) und *Rr. orbitales* aus dem Ganglion pterygopalatinum.

Lymphbahnen. Die Lymphe aus allen Sinus paranasales wird in die *Ndd. submandibulares, retropharyngei* und schließlich in die *Ndd. cervicales profundi* drainiert.

3. Mundhöhle, Cavum oris

Die Mundhöhle ist der Eingang in den Apparatus digestorius. Sie beginnt an der *Rima oris, Mundspalte*, und endet am *Isthmus faucium, Schlundenge*. Die Mundhöhle gliedert sich in das
- **Vestibulum oris**, Vorhof der Mundhöhle, und die
- **Cavitas oris propria**, eigentliche Mundhöhle.

Vestibulum oris, Vorhof der Mundhöhle

Der Vorhof der Mundhöhle ist der Raum zwischen Lippen und Wangen einerseits und den Zahnbögen des Ober- und Unterkiefers andererseits. Muskuläre Grundlage der Lippen- und Wangenweichteile sind der *M. orbicularis oris* und der paarige *M. buccinator* (Tabelle 10-**5**). Diese Muskeln spielen beim Saugen und Schlukken eine wichtige Rolle und wirken beim Kauen dadurch mit, daß sie die Nahrung zwischen die Zähne pressen.

Die Wangenmuskulatur wird außen von *Cutis* und *Subcutis*, innen von der Mundschleimhaut - *mehrschichtiges unverhorntes Plattenepithel* - bedeckt. Die Mundschleimhaut ist unverschieblich mit ihrer Unterlage verbunden.

In Cutis bzw. Subcutis finden sich *Schweiß- und Talgdrüsen*, in der Schleimhaut *gemischte Speicheldrüsen*, **Gll. labiales** und **Gll. buccales**.

In das Vestibulum oris mündet in Höhe des 2. oberen Molaren auf einer kleinen Papille der **Ductus parotideus**.

Das **Lippenrot** befindet sich an der Rima oris im Übergangsgebiet zwischen Oberhaut und Schleimhaut. Es kommt dadurch zustande, daß hier Pigmentzellen und Pigmenteinlagerungen fehlen und die Bindegewebspapillen der Cutis auffällig tief sowie sehr kapillarreich sind. Dadurch schimmert die Farbe des Blutes durch. Außerdem fehlen im Bereich des Lippenrots Haare und Schweidrüsen und die Verhornung ist gering. Am Lippenrand kommen jedoch frei endende Talgdrüsen - Talgdrüsen ohne Bindung an Haarfollikel - vor.

Die Schleimhaut von Wange und Lippe geht über eine obere und untere Aussackung, **Fornix vestibuli**, auf die Alveolarfortsätze des Ober- und Unterkiefers über und wird hier **Gingiva**, *Zahnfleisch*, genannt. Die Gingiva besteht aus mehrschichtigem Plattenepithel (äußeres Saumepithel, das nur oral verhornt sonst aber unverhornt ist) mit tiefen, eng stehenden Bindegewebspapillen und einer Lamina propria, die fest mit dem Periost des Kiefers verwachsen ist. Sie reicht bis an den Zahnhals und verbindet sich dort mit dem Saumepithel des Zahns (inneres Saumepithel, Abb. 10-**26**). In diesem Bereich besteht ein schmaler, rinnenförmiger *Sulcus gingivalis*. Zwischen benachbarten Zähnen schiebt die Gingiva *Interdentalpapillen* vor.

Klinischer Hinweis. Durch Schwund des marginalen Zahnhalteapparates, *Parodontose*, kann es am Zahnhals zur Taschenbildung und in den Taschen zur Ansammlung von Speiseresten und Bakterien mit folgender Entzündung kommen.

Dentes, Zähne

Das menschliche Gebiß ist *heterodont* (verschiedene Zahnformen) und *diphydont* (einmaliger Zahnwechsel). Dementsprechend unterscheiden sich Zähne nach Form und Aufgabe voneinander (s. unten) und es treten 2 Zahngenerationen auf. Die Zähne vor dem Zahnwechsel (ab 5. Lebensjahr) werden als Milchzähne, **Dentes decidui**, die späteren als bleibende Zähne, **Dentes permanentes**, bezeichnet.

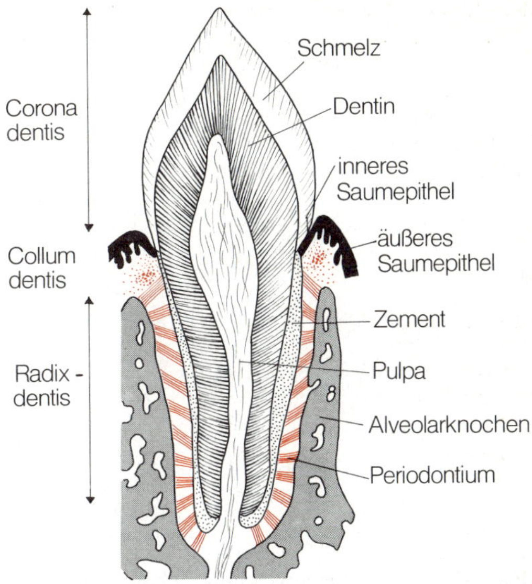

Abb. 10-26. Zahn und Zahnhalteapparat am Beispiel eines Eckzahns

Gliederungen (Abb. 10-**26**)

Gemeinsam sind allen Zähnen 3 Abschnitte, nämlich dic
- **Corona dentis**, *Zahnkrone* - das ist der sichtbare Teil des Zahns mit seiner Schneidekante bzw. Kaufläche - das
- **Collum dentis**, *Zahnhals*, das von innerem Saumepithel bedeckt ist und erst bei Parodontose sichtbar wird, und die
- **Radix dentis**, *Zahnwurzel*, die in der Alveole liegt und durch den Zahnhalteapparat mit dem Kiefer verbunden ist.

Jede Zahnkrone läßt mehrere Flächen erkennen:
- **Facies occlusialis**, Kaufläche,
- **Facies vestibularis** (buccalis, labialis), Außenfläche,
- **Facies lingualis**, Innenfläche,
- **Facies contactus**, die dem Nachbarzahn zugekehrte Fläche, unterteilt in
  - **Facies mesialis**, vordere vertikale Kontaktfläche,
  - **Facies distalis**, hintere vertikale Kontaktfläche.

Im Innern des Zahns befindet sich das **Cavum dentis, Pulpahöhle**, das sich in den **Canalis radicis dentis**, **Wurzelkanal**, fortsetzt. Beide beinhalten Pulpa (s. unten). Der Wurzelkanal öffnet sich an der **Apex radicis dentis** mit dem **Foramen apicis dentis**, durch das Nerven und Gefäße ins Zahninnere gelangen.
Umschlossen wird die Pulpa von 3 mineralisierten Anteilen, dem
- **Schmelz**, Enamelum, nur im Bereich der Zahnkrone vorhanden,
- **Dentin**, Dentinum,
- **Zement**, Cementum, nur an der Zahnwurzel vorhanden.

Zahnentwicklung (Abb. 10-**27**)

Frühstadien

An der Bildung des Zahns beteiligen sich das **ektodermale Epithel der Mundbucht**, das den *Schmelz, Enamelum*, liefert, und das **Kopf-Mesenchym** (Abkömmlinge der Neuralleiste), aus dem die übrigen Hartsubstanzen des Zahns, das *Zahnbein, Dentin*, und das *Zement, Cementum*, entstehen.
Vom mehrschichtigen unverhornten Plattenepithel der Mundbucht senken sich im 2. Embryonalmonat im Bereich des zukünftigen Ober- und Unterkiefers bogenförmige primäre **Zahnleisten** ins Corium ab. Wenig später entstehen an der labialen Fläche jeder Leiste 10 knotenförmige epitheliale Verdichtungen, **Zahnknospen** (Abb. 10-**27a**). Es handelt sich um die Anlage der **Schmelzorgane**, die später Schmelz bilden und die Gestalt der Zahnkrone prägen werden. Durch schnelleres Wachstum der Ränder bekommen die Zahnknospen Kappenform, dann Glockenform (Abb. 10-**27b**). Die Höhlung der **Zahnkappe** bzw. **Zahnglocke** enthält verdichtetes Mesenchym, das die **Zahnpapille** (Abb. 10-**27b**),

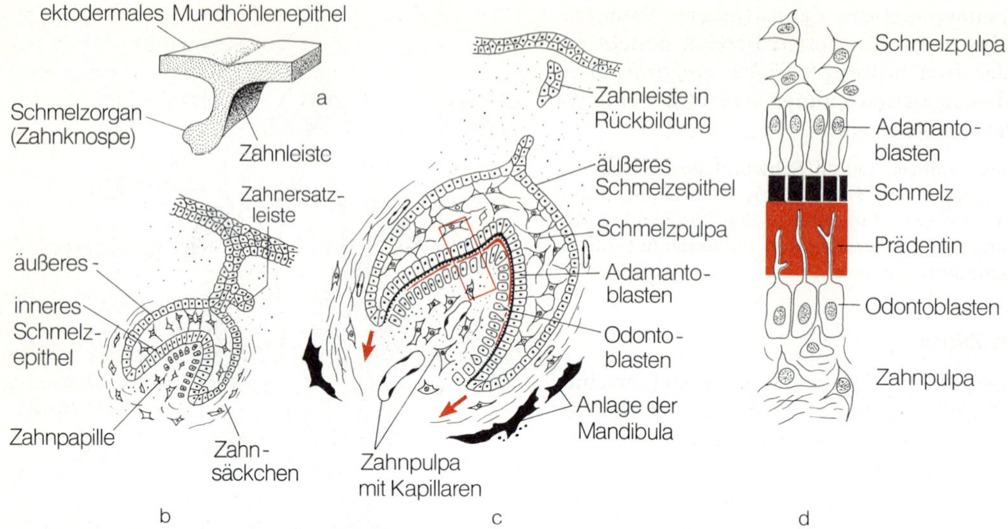

Abb. 10-27a-d. Zahnentwicklung. **a** Zahnleiste. Mitte des 2. Embryonalmonats. An der Zahnleiste bilden sich knospenartige Zahnanlagen. **b** Zahnglocke. 3. Embryonalmonat. Die basale Einstülpung der Zahnknospe durch die mesenchymale Zahnpapille läßt bereits die Zahnform erkennen. **c** Entwicklung im 4. Embryonalmonat. Es beginnt die Bildung der Hartsubstanzen des Zahnes. Das *Rechteck* gibt einen Ausschnitt an, der in **d** stärker vergrößert dargestellt ist. **d** Bildung der Hartsubstanzen des Zahnes. Das Prädentin (Dentin) wird von den mesenchymalen Odontoblasten, der Schmelz von den ektodermalen Adamantoblasten gebildet

den Vorläufer der **Zahnpulpa** (s. unten), ausmacht. Der Innenraum der Zahnglocke ist zunächst lippenwärts gerichtet, kippt aber mit Vergrößerung des Schmelzorgans mundbodenwärts ab, so daß die Achse der Zahnanlage später parallel zur Zahnleiste verläuft. Die Verbindung zur Zahnleiste geht etwa Mitte des 4. Embryonalmonats verloren. In der Umgebung des Schmelzorgans verdichtet sich das Mesenchym zum **Zahnsäckchen** (Abb. 10-**27b**). Die Zahnleiste bildet sich allmählich zurück. Nur ihr unterer Rand bleibt als **Ersatzleiste** erhalten, von der die Bildung der Dentes permanentes ausgeht. Reste der Zahnleiste werden gelegentlich als *Malassesche Epithelreste* beim Erwachsenen gefunden.

Bei der weiteren Entwicklung der Zahnanlage laufen zahlreiche Vorgänge parallel zueinander oder geringfügig zeitlich versetzt ab. Sie nehmen induktiven Einfluß aufeinander. Zunächst ist das Schmelzorgan führend.

Schmelzorgan. Das Schmelzorgan erfährt durch Ansammlung eiweißreicher Interzellularflüssigkeit eine Gliederung in (Abb. 10-**27c**)

- **äußeres Schmelzepithel**, das die Grenze zum Zahnsäckchen bildet, die
- **Schmelzpulpa**, in der die Zellen durch Ansammlung der Interzellularflüssigkeit sternförmig sind, und
- **inneres Schmelzepithel**, das der Zahnpapille zugewandt ist.

An der Grenze zwischen innerem Schmelzepithel und Zahnpapille entsteht eine dicke Basalmembran mit retikulären Fasern, **Membrana praeformativa**.

Durch weitere Induktionsvorgänge wandeln sich die Zellen des inneren Schmelzepithels in **Präameloblasten** und die, die der Membrana praeformativa auf der Seite der Zahnpulpa anliegen, zu **Odontoblasten**, Dentinbildnern, um. Die Odontoblasten beginnen mit der Sekretion der Dentinmatrix und, etwas verzögert, werden aus den Praeameloblasten **Ameloblasten**, Schmelzbildner, die anfangen Schmelzmatrix abzuscheiden.

Schmelzbildung (Abb. 10-**27d**)

Sie ist an die Tätigkeit der Ameloblasten gebunden. **Ameloblasten** sind schmale 60-70μm hohe Zellen, die zunächst organische Schmelzmatrix und dann auch Kalzium und Phosphat sezernieren. Sehr bald bekommen die Ameloblasten lange apikale auch lichtmikroskopisch erkennbare Fortsätze, *Tomes-Fortsätze*, unter deren Mitwirkung sich **Schmelzprismen** (Apatitkristalle) bilden. Diese gewinnen im Laufe der Zeit eine charakteristische Anordnung.

Die Schmelzbildung beginnt im Bereich der späteren Kaufläche des Zahns - dort bereits entsprechend der späteren Gestalt - und schreitet langsam seitlich bis in das Gebiet des zukünftigen Zahnhalses fort. Das Schmelzorgan selbst wächst aber weiter und bildet eine Epithelscheide, *Vagina radicularis epithelialis*, die bis in den Bereich der späteren Zahnwurzel nach unten reicht.
Im Laufe der weiteren Entwicklung wird das Schmelzorgan nahezu vollständig zurückgebildet. Lediglich das innere Saumepithel im Bereich des Zahnhalses (s. oben) verbleibt als Rest.

Dentinbildung (Abb. 10-**27d**)

Die Dentinbildung beginnt am Ende des 4. Embryonalmonats. Verantwortlich sind die **Odontoblasten**, umgestaltete Mesenchymzellen der Zahnpapille. Odontoblasten können - im Gegensatz zu Adamantoblasten - während des ganzen Lebens *unverkalktes Prädentin* bilden.
Dentin geht durch Mineralisation aus Praedentin hervor. Eingeleitet wird die Dentinbildung durch Sekretion von Dentingrundsubstanz an dem dem inneren Schmelzepithel zugewandten apikalen Pol junger Odontoblasten. Charakteristisch für die weitere Entwicklung ist die Ausbildung eines langen apikalen, sich begrenzt verzweigenden *Odontoblastenfortsatzes, Tomes-Faser*, sowie eine fortschreitende Prädentinsekretion. Dabei bleibt aber der Zelleib der Odontoblasten stets *außerhalb* des Dentins; lediglich die Odontoblastenfortsätze werden von Dentin umgeben. Das zunächst gebildete, dem Schmelz anliegende Dentin wird als **Manteldentin** - es zeichnet sich durch das Vorkommen dicker Kollagenbündel, *v. Korff-Fasern*, aus -, die Hauptmasse als **circumpulpäres Dentin** bezeichnet.

Entwicklung von Zement, Periodontium und Alveolarknochen

Diese Strukturen zusammen bilden den **Zahnhalteapparat**. Sie befinden sich im Bereich der Zahnwurzel. Gemeinsam gehen sie aus dem Zahnsäckchen (s. oben) hervor. Beendet wird die Entwicklung erst nach Abschluß des Zahndurchbruchs.
Die Bildung von **Zement** erfolgt in der der Zahnanlage zugewandten Schicht des Zahnsäckchens nach Art der *desmalen Ossifikation*. Die zementbildenden Zellen sind die *Cementoblasten;* sie werden von Zement umschlossen und liegen daher *im* Zement. - Für die *Entstehung des* **Alveolarknochens** ist die äußere Schicht des Zahnsäckchens verantwortlich; die Ossifikation erfolgt chondral. - Der verbleibende intermediäre Teil des Zahnsäckchens schließlich wird zum **Periodontium** *(Desmodont)*, das aus Kollagenfaserbündeln besteht.

Zahndurchbruch, Zahnwechsel (Tabelle 10-**8**)

Der **Durchbruch der Milchzähne** beginnt etwa im *8. Lebensmonat* mit den Schneidezähnen. Es folgen „1. Milchmolar", Eckzahn, „2. Milchmolar". Bei der 1. Dendition entsteht nie eine Wunde. Der Abschluß der Zahnoberfläche gegenüber der Umgebung wird dadurch gewährleistet, daß sich das Schmelzepithel zunächst nicht vollständig zurückbildet, sondern einerseits über eine innere Basalmembran mit der Schmelzoberfläche und andererseits mit dem Gingivaepithel verbunden ist. Beim Zahndurchbruch wirken zahlreiche Faktoren mit, u. a. die Entstehung der Zahnwurzel und ihres Halteapparates, Knochenwachstum.
Der **Zahnwechsel** - ab 5. Lebensjahr in der *Reihenfolge*: 1. Molar, 1. Schneidezahn, 2. Schneidezahn, 1. Prämolar, Eckzahn, 2. Prämolar, 2.-3. Molar - wird dadurch eingeleitet, daß die Zahnwurzeln der Milchzähne resorbiert werden, so daß die bleibenden Zähne die Kronen der Milchzähne hinausschieben. Abgeschlossen ist die 2. Dendition in der Regel nicht vor dem 16. Lebensjahr.

Der bleibende Zahn

Schmelz

Der Schmelz ist die härteste Substanz des menschlichen Körpers und enthält über 97% anorganische Substanzen, vorwiegend Hydroxylapatit. Schmelz kann nur an nicht-entkalkten Zähnen durch Herstellung von Zahnschliffen untersucht werden.

Tabelle 10-**8**. Tabelle über den Zahndurchbruch

Zahn	Milchgebiß (Monate)	Definitives Gebiß (Jahre)
Dens incisivus 1	6- 8	7- 8
Dens incisivus 2	8-12	8- 9
Dens caninus	16-20	11-13
Dens praemolaris 1	12-16	9-11
Dens praemolaris 2	20-24	11-13
Dens molaris 1	-	6- 7
Dens molaris 2	-	12-14
Dens molaris 3	-	17-40

Schmelz ist zellfrei und besteht aus **Schmelzprismen**, die durch interprismatische Kittsubstanz zusammengefügt sind. Ihr Verlauf ist kompliziert und ruft vor allem polarisationsmikroskopisch nachweisbare *Schräger-Hunter-Streifen* hervor. Quer hierzu lassen sich zirkulär das Dentin umgreifende Linien, *Retzius-Streifen*, erkennen, die auf rhythmisches Verkalken des Schmelzes während der Entwicklung zurückgehen.

Dentin

Dentin ist härter als Knochen, aber weniger hart als Schmelz; es besteht zu etwa 70% aus anorganischen Bestandteilen, 20% organischer Matrix, 10% Wasser. Unter den anorganischen Bestandteilen überwiegen Hydroxylapatitkristalle.
Charakteristisch für den histologischen Aufbau des Dentins sind **Dentinkanälchen**. Sie verlaufen radiär und enthalten Odontoblastenfortsätze, *Tomes-Fasern.* Der Zelleib der Odontoblasten liegt außerhalb des Dentins an der Pulpa-Dentingrenze.
Umgeben werden die Dentinkanälchen von **peritubulärem Dentin**, das sehr dicht und fest ist (*Neumann-Scheide*). Dazwischen liegt weniger dichtes **intertubuläres Dentin** mit kollagenen Fibrillen, die vorwiegend in Längsrichtung des Zahns verlaufen. Die dem Schmelz zugewandte Oberfläche des Dentins besteht aus **Manteldentin**, das relativ wenig dicht mineralisiert ist.

Zement

Zement gleicht teilweise dem Geflechtknochen. Wichtigste Bestandteile sind Zementozyten, Kollagenfibrillen und verkalkte Grundsubstanz.

Pulpa dentis

Die Pulpa dentis füllt das Cavum dentis einschließlich der Wurzelkanäle und besteht aus *lockerem Bindegewebe*, dessen Fibrozyten ein dreidimensionales Netzwerk bilden. Außerdem kommen undifferenzierte Mesenchymzellen und freie Bindegewebszellen vor. An der Dentingrenze liegen die palisadenförmig ineinander verschachtelten **Odontoblasten** (s. oben) mit ihrem langen apikalen Fortsatz, *Tomes-Faser*, der in einen der benachbarten Dentinkanälchen eindringt. Die Pulpa ist reich *vaskularisiert* und *innerviert.* Vereinzelt können marklose Nervenfasern in Dentinkanälchen eindringen.

Zahnhalteapparat (Abb. 10-**26**)

Zum Zahnhalteapparat gehören
- **Zement** (s. oben),
- **Periodontium**,
- **Alveolarknochen**.

Periodontium. Hierbei handelt es sich um den Bindegewebsapparat, der die Zähne befestigt und den Kaudruck auffängt. Das Periodontium füllt den Raum zwischen der Oberfläche des Zements und den umgebenden Alveolarfortsätzen. Die Kollagenfasern, *Sharpey-Fasern*, verlaufen von der Alveolarwand zum Zement hin absteigend, im Bereich des Zahnhalses jedoch horizontal bzw. aufsteigend. Zwischen den kollagenen Faserbündeln liegen zahlreiche knäuelartige Gefäßschlingen und mit Flüssigkeit gefüllte Gewebsspalten, die bei Belastung des Zahns eine Art hydraulische Pufferwirkung ausüben.
Alveolarknochen. Es handelt sich um die *Processus alveolares maxillae* bzw. *mandibulae.* Sie bestehen aus Lamellenknochen und dienen der Befestigung der Sharpey-Fasern.

Gebiß (Tabelle 10-**8**)

Die Zähne sind sowohl von der Form als auch von ihrer Aufgabe her unterschiedlich, wobei jeder Zahntyp mehrfach auftritt. Zu unterscheiden sind
- **Schneidezähne, Dentes incisivi**,
- **Eckzähne, Dentes canini**,
- **Backenzähne, Dentes praemolares**,
- **Mahlzähne, Dentes molares**.

Schneidezähne sind meißelförmig konstruiert und besitzen eine einfache konische Wurzel.
Eckzähne tragen eine abgewinkelte dreikantige Schneidekrone. Die Zahnwurzel ist länger als die aller übrigen Zähne.

Prämolaren. Die Krone der Prämolaren weist 2 Höcker auf (Wangen- und Zungenhöcker). Die Wurzel der oberen Prämolaren ist gefurcht, die der unteren einwurzelig.

Molaren. Die Krone der Molaren zeigt eine 4- bis 5-höckrige Oberfläche. Die ersten beiden Molaren des Oberkiefers besitzen 3 divergierende Wurzeln, die des Unterkiefers haben nur 2 Wurzeln.

Gebiß. Das Gebiß des Kindes, **Milchgebiß**, besteht aus 20 Milchzähnen, das des Erwachsenen aus 32 **bleibenden Zähnen**. In beiden Fällen bilden die Zähne Zahnbögen, nämlich je einen in der Maxilla und in der Mandibula. Der Zahnbogen in der Maxilla verläuft beim Erwachsenen wie eine halbe Ellipse, der der Mandibula wie eine Parabel. Dadurch kommt es dazu, daß in der Regel bei Okklusion die Frontzähne des Oberkiefers etwas die des Unterkiefers überragen, *Überbiß*.

Hinweis. Ein überweites Vorspringen der Oberkieferzähne gegenüber den Unterkieferzähnen wird als *Protrusion* bezeichnet.

Die Oberkieferzähne sind gegen die Unterkieferzähne in der Regel um *eine halbe Zahnbreite* verschoben. Dadurch arbeiten beim Kauen stets 3 Zähne zusammen.

Milchgebiß. Im einzelnen besteht das *Milchgebiß* in jeder Kieferhälfte aus 2 Schneidezähnen, 1 Eckzahn und 2 Milchmolaren auf. Die Formel für das Milchgebiß lautet:

$$\frac{212}{212}=\frac{5}{5}\times 2=20 \text{ Zähne}$$

Bleibendes Gebiß. Das bleibende Gebiß besteht in jeder Kieferhälfte aus 2 Schneidezähnen, 1 Eckzahn, 2 Prämolaren und 3 Molaren.
Die Zahnformel lautet

$$\frac{2123}{2123}=\frac{8}{8}\times 2=32 \text{ Zähne}$$

Hinweis. Es gibt verschiedene Systeme zur Bezeichnung der Zähne; das gebräuchlichste war die Bezeichnung einzelner Zähne in einem Winkelzeichen unter Verwendung von römischen Zahlen (I–V) für die Milchzähne und von arabischen Zahlen (1–8) für die bleibenden Zähne.
Beispiele für die Bezeichnung bleibender Zähne: 1⌋ = rechter oberer Schneidezahn, ⌈3 = linker unterer Eckzahn.
FDI- System. Von der FDI (Federation dentaire internationale) wurde ein neues, für den Computer lesbares System der Zahnbezeichnung eingeführt. Es beginnt mit der

rechten Oberkieferreihe:	11, 12, 13, 14, 15, 16, 17, 18		
linke Oberkieferreihe:	21	-	28
linke Unterkieferreihe:	31	-	38
rechte Unterkieferreihe:	41	-	48

Gefäß- und Nervenversorgung der Zähne

Arterien. Die arterielle Versorgung der oberen Mahlzähne erfolgt über die *Rr. dentales* der A. alveolaris superior posterior; die entsprechenden Äste für die übrigen Oberkieferzähne stammen aus den *Aa. alveolares superiores anteriores*, die aus der A. infraorbitalis abzweigen. Beide Versorgungsäste haben als Stammgefäß die A. maxillaris (S. 482).
Die Unterkieferzähne werden von den *Rr. dentales* der A. alveolaris inferior versorgt, die ebenfalls aus der A. maxillaris entspringt.

Lymphgefäße. Die Zahnpulpa enthält zarte Lymphgefäße. Die Lymphe der Unterkieferzähne soll über ein zentrales Gefäß im Canalis mandibulae direkt in die *Ndd. cervicales profundi* gelangen. Die dentalen Lymphgefäße des Oberkiefers laufen in den Canales alveolares superiores bzw. im Canalis infraorbitalis zu den Ndd. submandibulares.
Die Lymphe der palatinalen Gingiva wird teilweise in die *Ndd. lateropharyngei* (parapharyngei), die der vestibulären Gingiva in die Ndd. submandibulares et submentales drainiert. Überregionale Lymphknoten sind die *Ndd. cervicales profundi*.

Nerven, Oberkieferzähne. Die sensible Innervation der Oberkieferzähne ist, wie die arterielle Versorgung, in ein hinteres und vorderes Versorgungsgebiet geteilt. Die *Nn. alveolares superiores posteriores* erreichen die oberen Molarzähne direkt aus dem N. maxillaris (N. V_2). Die übrigen Zähne des Oberkiefers werden von Ästen des N. infraorbitalis (aus N. V_2) über den *R. alveolaris superior medius* und die *Rr. alveolares superiores anteriores* innerviert. Hinzu kommt für die Schneide- und Eckzähne eine sensible Innervation durch *Äste des N. ethmoidalis anterior* (aus dem N. nasociliaris, N. V_1). Die Rr. dentales aller Rr. alveolares superiores stehen über den *Plexus dentalis superior* miteinander in Verbindung.

Unterkieferzähne. Die Rr. dentales inferiores der Unterkieferzähne entstammen dem *N. alveolaris inferior* (stärkster Ast des N. mandibularis, N. V_3).

Gingiva. An der Innervation der Gingiva beteiligen sich alle bei der Innervation der Zähne genannten Nerven. Außerdem wird die linguale Gingiva des Unterkiefers von Endästen des N. lingualis erreicht. Die palatine Schleimhaut der oberen Schneidezähne innervieren Endäste des N. nasopalatinus, diejenigen der oberen Prämolaren und Molaren solche des N. palatinus major.

Cavitas oris propria

Gaumen und Isthmus faucium (Abb. 10-41)

Gliederung und Aufbau

Der Gaumen gliedert sich in
- **Palatum durum**, *harter Gaumen*, und
- **Palatum molle**, *weicher Gaumen*.

Palatum durum. Das Palatum durum nimmt die vorderen ⅔ des Gaumens ein. Die Bezeichnung geht auf seine knöcherne Grundlage durch den Processus palatinus (maxillae) und die Lamina horizontalis der Ossa palatina zurück (Abb. 10-**18**).

Palatum molle. Dies ist das hintere, bewegliche Drittel des Gaumens, das deswegen auch als **Velum palatinum**, *Gaumensegel*, bezeichnet wird. Die Grundlage ist die **Aponeurosis palatina**. Hierbei handelt es sich um eine derbe Bindegewebsplatte, die am hinteren Rand des Palatum durum ansetzt und sich seitlich bis zu den Hamuli pterygoidei ausspannt. Nach hinten läuft das Gaumensegel ins *Zäpfchen*, **Uvula**, aus.
In die Aponeurosis palatina strahlen Sehnen von 4 paarigen Muskeln und 1 unpaaren Muskel ein (Abb. 10-**28**, Tabelle 10-**9**):

- **M. levator veli palatini**, der beim Spannen des weichen Gaumens mitwirkt. Der distale Teil beider Muskeln spannt sich zwischen den Hamuli pterygoidei aus und zieht (hebt) dadurch den weichen Gaumen nach oben.
- **M. tensor veli palatini.** Er verläuft um den Hamulus pterygoideus herum, der als Hypomochlion wirkt. Dadurch strahlt der Muskel horizontal in die Aponeurose ein und spannt sie. Mm. levator und tensor veli palatini wirken außerdem auf die Tuba auditiva (S. 732).
- **M. palatoglossus**,
- **M. palatopharyngeus**,
- **M. uvulae** (unpaar).

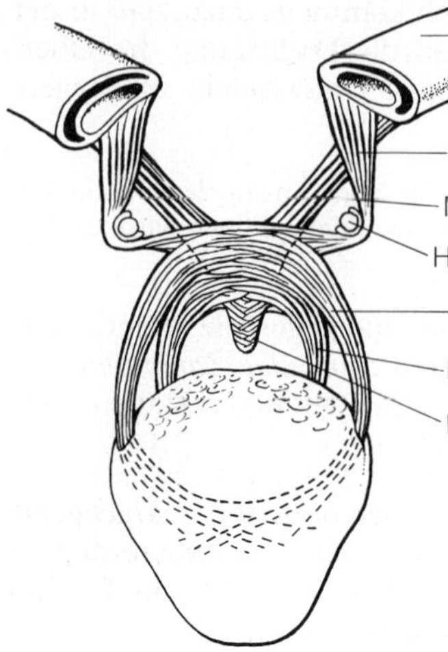

Abb. 10-28. Schema über die Muskeln des weichen Gaumens und ihre Beziehung zur Tuba auditiva. Sowohl der M. tensor veli palatini als auch der M. levator veli palatini wirken öffnend auf die Tuba auditiva – trotz unterschiedlicher Befestigung dort (s. Tabelle 10-**9**). Beide Muskeln spannen und heben den weichen Gaumen, der M. tensor veli palatini jedoch nur bis zur Höhe des Hamulus pterygoideus

Tabelle 10-**9**. Muskeln des weichen Gaumens

Muskel	Ursprung	Ansatz	Funktion	Innervation
M. levator veli palatini	Knorpel der Tuba auditiva, Facies inferior partis petrosae	Die Sehnen der Muskeln beider Seiten durchflechten sich u. bilden Muskelschlingen zur Aponeurosis palatina	Hebt Gaumensegel und drückt es gegen hintere Pharynxwand, öffnet das Ostium pharyngeum tubae auditivae	Plexus pharyngeus (N. IX, N. X, möglicherweise auch N. VII und Truncus sympathicus)
M. tensor veli palatini	Fossa scaphoidea der Ala major ossis sphenoidalis u. Lamina membranacea tubae auditivae	Zieht um Hamulus pterygoideus herum zur Aponeurosis palatina	Spannt Gaumensegel, öffnet Tuba auditiva	N. tensoris veli palatini (aus N. V_3)
M. uvulae	Aponeurosis palatina	Spitze der Uvula	Abschluß des Isthmus faucium	Plexus pharyngeus
M. palatoglossus	Aponeurosis palatina	Seitenrand der Rădix linguae	Verengung des Isthmus faucium	N. IX
M. palatopharyngeus	Aponeurosis palatina, Hamulus pterygoideus, Lam. med. proc. pterygoidei	Seitliche Pharynxwand u. Seitenfläche der Cartilago thyroidea	Verengung des Isthmus faucium	N. IX

Die 3 letztgenannten Muskeln sind am Aufbau des **Isthmus faucium, Schlundbogen**, dem Übergang von der Mundhöhle in den Rachen beteiligt. Der M. uvulae ist die wichtigste Grundlage der Uvula. Der M. palatoglossus wirft am Isthmus faucium den **Arcus palatoglossus**, der weiter dorsal gelegene M. palatopharyngeus den **Arcus palatopharyngeus** auf. Zwischen den beiden Gaumenbögen liegt die **Tonsilla palatina, Gaumenmandel** (s. unten).
Gaumenbögen und Uvula gemeinsam verschließen die Mundhöhle nach hinten, z. B. bei der Nasenatmung. Bei der Mundatmung und beim Schlucken öffnet sich das Isthmus faucium, wobei die Uvula verkürzt (M. uvulae) und nach oben geschlagen wird und das Gaumensegel mit der vorgewölbten hinteren Pharynxwand (*Passavant-Wulst*, S. 464) in Kontakt kommt.
Zu einer fast gewaltsamen Öffnung des Isthmus faucium kommt es beim *Würgen*. Verbunden ist dies mit einer Erweiterung des Pharynx nach der Seite (Wirkung des M. palatopharyngeus und M. stylopharyngeus, S. 464).

Mikroskopische Anatomie

Am harten Gaumen hat das mehrschichtige Epithel ein Stratum corneum. Die Schleimhaut ist unverschieblich mit dem Periost verbunden. Velum palatinum und Uvula werden dagegen oral von mehrschichtigem unverhorntem Plattenepithel, pharyngeal von mehrreihigem Flimmerepithel (respiratorisches Epithel) bedeckt. Die Grenze zwischen den beiden Epithelien ist scharf. In der Schleimhaut des Gaumens einschließlich des Zäpfchens kommen zahlreiche muköse bzw. auf der pharyngealen Seite des Gaumensegels seromuköse *Gll. palatinae* vor.

Gefäße und Nerven des Gaumens

Arterien. Die arterielle Versorgung erfolgt durch
- **A. palatina ascendens** aus A. facialis
- **A. palatina descendens** aus A. maxillaris
- **A. pharyngea ascendens** aus A. carotis externa

Venen. Das venöse Blut wird in den **Plexus pterygoideus** abgeleitet.

Lymphbahnen. Regionale Lymphknoten sind die **Ndd. submandibulares**.

Nerven. Die Innervation der Gaumenschleimhaut, sensibel und sekretorisch, erfolgt durch die **Nn. palatinus major et minor** (aus N. maxillaris, N. V_2) und Äste des **N. glossopharyngeus** (N. IX).

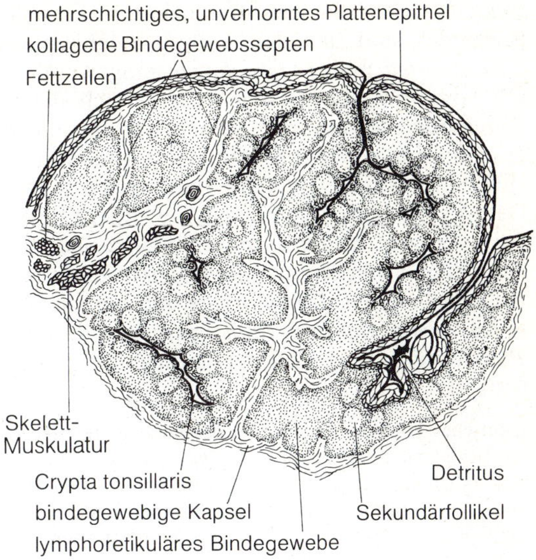

Abb. 10-29. Histologischer Schnitt durch die Tonsilla palatina

Tonsilla palatina, Gaumenmandel

Die Tonsilla palatina liegt in der **Fossa tonsillaris**, die ventral vom Arcus palatoglossus, dorsal vom Arcus palatopharyngeus begrenzt wird. Die muskuläre Grundlage der Fossa tonsillaris bilden Teile des M. constrictor pharyngis superior sowie der M. styloglossus und M. stylopharyngeus. Die Gaumenmandel füllt die Nische zwischen den Gaumenbögen nicht vollständig aus, es verbleibt oberhalb eine kleine **Fossa supratonsillaris**.

Entwicklung. Das Gewebe der Gaumenmandel ist teilweise entodermaler, teilweise mesodermaler Herkunft. Die entodermalen Anteile leiten sich vom Epithel der 2. Schlundtasche ab (S. 408). Sekundär wandern Lymphozyten ein.

Mikroskopische Anatomie (Abb. 10-**29**). Die Tonsilla palatina setzt sich durch eine zarte Bindegewebskapsel vom Gewebe der Fossa palatina ab. Die Oberfläche zeigt zahlreiche Öffnungen, **Fossulae tonsillares**, von denen tiefe, verzweigte, mit mehrschichtigem unverhorntem Plattenepithel ausgekleidete **Cryptae tonsillares** ausgehen. Unter dem Epithel und um die Krypten liegt lymphoretikuläres Bindegewebe mit zahlreichen **Folliculi lymphatici** mit Reaktionszentren (Primär- und Sekundärfollikel). Sekundärfollikel zeigen auf der dem Oberflächenepithel zugewandten Seite eine kappenartige Verstärkung des Lymphozytenwalls, **Lymphozytenkappen**.
Das Epithel ist in der Tiefe der Krypten durch Abbau der Desmosomen netzartig aufgelockert.

In die Maschen des „entdifferenzierten“ Epithelverbandes sind aus den Lymphozytenkappen *Lymphozyten* und *Makrophagen* eingewandert. Die Makrophagen gelangen im Bereich dieser **Durchdringungszone** mit Bakterienantigenen in Kontakt und geben ihre Antigeninformation an antigen-sensitive T- oder B-Lymphozyten weiter. Derart stimulierte Lymphozyten wandern in die Reaktionszentren der Lymphfollikel zurück, teilen sich und werden zu *immunologisch kompetenten Lymphozyten, Lymphozyten mit immunologischem Gedächtnis* bzw. *antikörperproduzierenden Plasmazellen.* Zur Differentialdiagnose Tabelle 10-**10**.

Klinischer Hinweis. Im Lumen der verzweigten Krypten findet man regelmäßig *Detritus* (Pfröpfe), die aus Speiseresten, abgeschilferten Epithelzellen, Bakterien und Lymphozyten bestehen. Bei übermäßigem Keimbefall kann es von hier aus zur *Tonsillitis* kommen.

Arterien. Die arterielle Gefäßversorgung der Tonsilla palatina ist sehr variabel. Am konstantesten und stärksten ist der Blutzufluß durch den *R. tonsillaris,* einem Ast der *A. palatina ascendens,* der gelegentlich aus der *A. facialis* hervorgehen kann. Das Gefäß tritt meist kaudal, seltener lateral an die Tonsille heran und kann sich schon vor der Kapsel in zahlreiche Äste aufspalten. Weitere an der Gefäßversorgung der Tonsille beteiligte Äste stammen aus der *A. lingualis* und der *A. pharyngea ascendens.*

Venen. Die Venen leiten ihr Blut in den Plexus pharyngeus.

Lymphbahnen. Die Lymphgefäße fließen zu den Nodi lymphatici submandibulares, von dort in die Nodi lymphatici cervicales profundi ab, von denen der oberste, *Nodus jugulodigastricus,* bei Entzündungen der Tonsille von außen getastet werden kann.

Mundboden

Der Boden der Mundhöhle ist muskulär (Abb. 10-**30**, Tabelle 10-**11**). Tragend ist der

- **M. mylohyoideus**, der zusammen mit dem der Gegenseite eine Muskelplatte bildet, die jeweils an der Linea mylohyoidea der Mandibula entspringt. Sie bildet das **Diaphragma oris**.

Ferner gehören zu den Mundbodenmuskeln der

- **M. geniohyoideus**, der mundhöhlenwärts vom M. mylohyoideus liegt, und der
- **M. digastricus**, der durch die gespaltene Ansatzsehne des M. stylohyoideus verläuft und an dieser Stelle in enge Nachbarschaft zum Zungenbein kommt.

Innervation. Insgesamt handelt es sich bei der Zungenbodenmuskulatur um Derivate der beiden oberen Kiemenbögen und um somatische Muskulatur. Dies bedingt die unterschiedliche Innervation. Der

- **N. mylohyoideus** aus dem N. mandibularis des N. trigeminus innerviert die *Derivate des Mandibularbogens* (M. mylohyoideus, Venter anterior des M. digastricus). Der
- **N. facialis** mit seinen Ästen versorgt *Abkömmlinge des Hyalbogens* (Venter posterior des M. digastricus, M. stylohyoideus). Der
- **2. Zervikalnerv**, dessen Fasern sich dem N. hypoglossus anlagern, innervieren *somatische Muskulatur* (M. geniohyoideus).

Lingua, Zunge

Gliederung

Die Zunge ist ein von Schleimhaut bedeckter Muskelkörper (Skelettmuskulatur). Sie gliedert sich in

Tabelle 10-**10**. Differentialdiagnose der Tonsillen

Charakteristika	**Tonsilla lingualis**	**Tonsilla palatina**	**Tonsilla pharyngea**
Epithel	Mehrschichtiges unverhorntes Plattenepithel	Mehrschichtiges unverhorntes Plattenepithel	Mehrreihiges Flimmerepithel mit Becherzellen
Epitheleinsenkungen	Flache Krypten	Tiefe verzweigte Krypten	Rinnen und Buchten
Drüsen	Am Boden der Krypten münden die Ausführungsgänge rein muköser Drüsen	Keine	Am Boden der Buchten münden die Ausführungsgänge seromuköser Drüsen
Detritus	Keine	Regelmäßig	Selten
Bindegewebskapsel	Keine	Gut ausgeprägt	Schwach ausgeprägt

- **Radix linguae**, *Zungenwurzel*, oberhalb des Kehldeckels,
- **Corpus linguae**, *Zungenkörper*, und
- **Apex linguae**, *Zungenspitze*.

Am **Zungenrücken, Dorsum linguae**, ist die Grenze zwischen Wurzel und Körper durch den *Sulcus terminalis* gekennzeichnet, eine V-förmige Furche, deren Spitze nach hinten gerichtet ist. Dorsal an der Spitze des Sulcus terminalis liegt eine kleine Einsenkung, das *Foramen caecum*. Dieses kennzeichnet den Ort, an dem sich die *Gl. thyroidea* aus dem ektodermalen Mundboden abgesenkt hat (Abgangsstelle des Ductus thyroglossus).

Am *Zungenrand*, *Margo linguae*, geht der Zungenrücken in die Unterfläche der Zunge, *Facies inferior*, über. Die glatte Zungenunterseite läßt eine mediale Schleimhautfalte, das *Frenulum linguae*, erkennen.

Muskulatur

Die Zunge ist außerordentlich beweglich und verformbar. Bewirkt wird dies durch die Zungenmuskulatur, die teilweise aus der Umgebung in die Zunge einstrahlt, **Außenmuskulatur**, teilweise auf die Zunge beschränkt ist, **Binnenmuskulatur**. Überwiegend inseriert die Zungenmus-

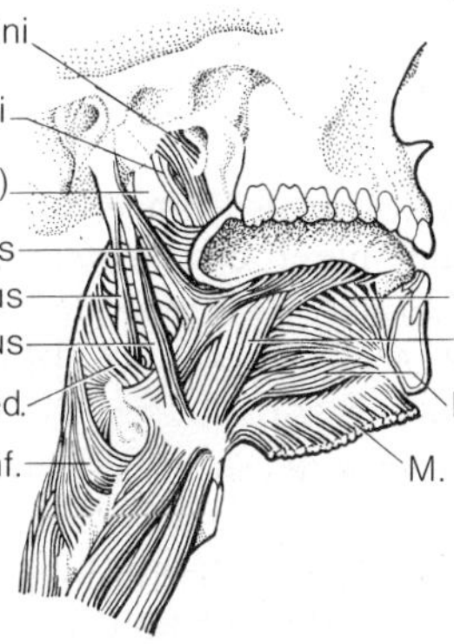

Abb. 10-30. Zungen- und Schlundmuskulatur. Darstellung von rechts unter Wegnahme der rechten Hälfte der Mandibula. Der M. mylohyoideus der rechten Seite ist nach unten geklappt. (Nach Benninghoff, 1979)

Tabelle 10-11. Mundbodenmuskulatur (suprahyale Muskeln)

Muskel	Ursprung	Ansatz	Funktion	Nerv
M. mylohyoideus (bildet Diaphragma oris)	Linea mylohyoidea der Mandibula	Raphe mylohyoidea u. Os hyoideum	Kieferöffnung, Hebung des Zungenbeins beim Schluckakt	N. mylohyoideus (aus N. V_3)
M. geniohyoideus	Spina geniohyoidei der Mandibula (unter M. mylohyoideus)	Corpus ossis hyoidei	Zieht Zungenbein nach vorne	N. C_2
M. digastricus				
Venter post.	Incisura mastoidea ossis temporalis		Hebung des Zungenbeins beim Schluckakt	N. VII
Venter ant.	Zwischensehne ist mit dem Cornu min. ossis hyoidei verbunden	Fossa digastrica	Kieferöffnung	N. mylohyoideus (aus N. V_3)
M. stylohyoideus	Proc. styloideus	Cornu min. ossis hyoidei (Der gespaltene Muskelbauch umfaßt die Sehne des M. digastricus)	Hebung des Zungenbeins beim Schluckakt	N. VII

Tabelle 10-12. Außenmuskulatur der Zunge

Muskel	Ursprung	Ansatz	Funktion	Nerv
M. genioglossus	Spina mentalis mandibulae	Aponeurosis linguae	Zieht Zunge nach vorne u. unten	N. XII
M. hyoglossus	Cornu majus et corpus ossis hyoidei	Aponeurosis linguae am Zungenrand	Zieht Zunge nach hinten u. unten, senkt Zunge zur gleichen Seite bei einseitiger Kontraktion	N. XII
M. styloglossus	Proc. styloideus	Am Zungenrand bis zur Spitze	Zieht Zunge nach hinten, oben und zur gleichen Seite bei einseitiger Kontraktion	N. XII

kulatur an der **Aponeurosis linguae**, einer derben Bindegewebsplatte unter der Schleimhaut des Zungenrückens. In der Medianebene trennt das **Septum linguae** die Zunge unvollständig in 2 Hälften.

Außenmuskulatur (Tabelle 10-**12**, Abb. 10-**30**). Sie besteht aus

- **M. genioglossus**. Sein fächerförmiger Aufbau (Ursprung an der Spina mentalis mandibulae) ist auf Sagittalschnitten deutlich zu erkennen. Die vorderen Fasern verlaufen nahezu senkrecht in die Zungenspitze, die hinteren nahezu horizontal zum Zungengrund.
- **M. hyoglossus**. Er strahlt vor allem in den seitlichen hinteren Zungenrand ein.
- **M. styloglossus**. Er verläuft im wesentlichen am Zungenrand bis zur Zungenspitze.

Binnenmuskulatur. Die Binnenmuskulatur der Zunge besteht aus

- **M. verticalis,**
- **M. longitudinalis superior,**
- **M. longitudinalis inferior,**
- **M. transversus linguae.**

Die Fasern der Binnenmuskeln stehen in den 3 Raumebenen senkrecht aufeinander und durchflechten sich. Sie bewirken die starke Verformung der Zunge beim Kauen, Saugen, Singen, Sprechen und Pfeifen. Lang und schmal wird die Zunge bei Kontraktion der transversalen und vertikalen Muskelbündel, kurz und dick der longitudinalen und transversalen, kurz, breit und niedrig der longitudinalen und vertikalen.

Papillae linguales, Zungenpapillen, mikroskopische Anatomie

Am Dorsum linguae bzw. an der Margo linguae kommen 5 verschiedene Arten von Zungenpapillen vor:

- **Papillae filiformes** (Abb. 10-**31**). Sie sind zahlenmäßig am häufigsten und bedecken den ganzen *Zungenrücken.* Grundlage der Papille ist eine Aufwerfung der Lamina propria zur ***Primärpapille, Papillenstock,*** die sich in ***Sekundärpapillen*** aufteilt. Das Papillenepithel zeigt lokalisierte Verhornungsprozesse, wobei die fadenförmigen Hornschuppen rachenwärts geneigt sind. Papillae filiformes haben mechanische und taktile Aufgaben. Ihr Nervenapparat vermittelt eine um den Faktor 1,6 vergrößerte Wahrnehmung ertasteter Gegenstände.
- **Papillae conicae**. Hierbei handelt es sich um eine größere und längere Sonderform der Papillae filiformes.

Hinweis. Bei manchen Tieren sind die Papillae filiformes stark verhornt. Beim Menschen rufen lange Hornschuppen, z. B. bei Aufnahme vorwiegend flüssiger Nahrung, das Bild der *„belegten" Zunge* hervor.

- **Papillae fungiformes** (Abb. 10-**31**) liegen ebenfalls am *Dorsum linguae,* vermehrt an *Zungenspitze und -rand.* Sie sind viel spärlicher als die Papillae filiformes und stellen wegen der fehlenden Verhornung rötliche Erhabenheiten dar. Die Papillae fungiformes sind pilzartig geformt, d. h. ihre Oberfläche ist breiter als ihre Basis. Der Bindegewebsstock der Papillae fungiformes trägt seitlich Sekundärpapillen (Differentialdiagnose zur Papilla vallata). Bei Kindern und Jugendlichen enthält das mehr-

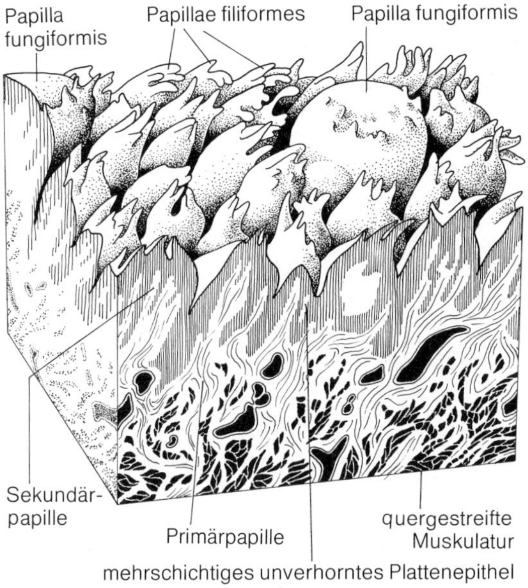

Abb. 10-31. Ausschnitt des Zungenrückens in der Lupenbetrachtung. Das Präparat wurde so entnommen, daß die Zungenspitze *links*, der Zungengrund *rechts* gelegen wäre. (Nach Braus u. Elze, 1956)

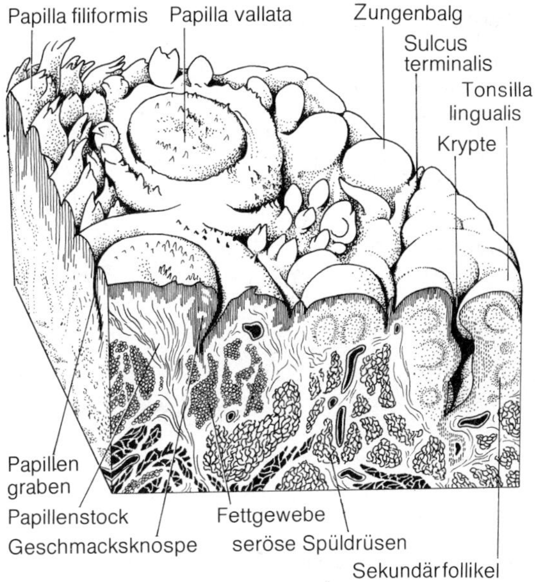

Abb. 10-32. Zungenoberfläche an der Grenze zwischen Zungenrücken *(links)* und Zungengrund *(rechts)*. (Nach Braus u. Elze, 1956)

schichtige Plattenepithel der Papillenoberfläche ***Geschmacksknospen*** (S. 738).

- **Papillae foliatae**. Beim Menschen sind sie nur undeutlich ausgebildet. Sie liegen am hinteren Abschnitt der *Margo linguae* (Abb. 10-**33**). In der seitlichen Wandung der Papillen sind zahlreiche *Geschmacksknospen* eingelagert. In den Graben, der benachbarte Papillae foliatae trennt, münden Ausführungsgänge *seröser Spüldrüsen.*
- **Papillae vallatae** (Abb. 10-**32**). Die 6-12 Papillae vallatae liegen unmittelbar *vor dem Sulcus terminalis* und sind mit 1-3 mm Durchmesser die größten Zungenpapillen. In den Boden der tiefen Gräben der Wallpapillen münden Ausführungsgänge *seröser Spüldrüsen.* In der seitlichen Papillenwand fehlen Sekundärpapillen. Im Epithel beiderseits des Papillengrabens sind zahlreiche ***Geschmacksknospen*** eingelagert.

Übersicht über die quantitative Verteilung der Geschmacksrezeptoren auf der Zungenoberfläche sowie deren Innervation Abb. 10-**33**.

Zungengrund, Tonsilla lingualis (Abb. 10-**41**)

Der Zungengrund zeigt eine höckrige Oberfläche mit zahlreichen, flachen, weit auseinanderliegenden **Krypten**. Die epithelialen Einbuchtungen werden von einem lymphoretikulären Bindegewebe mit vielen **Folliculi lymphatici** (mit und ohne Reaktionszentrum) umgeben. In die Krypten münden Ausführungsgänge von *Gll. linguales.* In ihrer Gesamtheit bilden Krypten und lymphoretikuläres Bindegewebe die *Tonsilla lingualis*, einen Teil des *Waldeyer-Rachenrings* (Differentialdiagnose der Tonsillen Tabelle 10-**10**).

Zungendrüsen

Die Zunge besitzt zahlreiche seröse und muköse Drüsen:

- **Gl. lingualis anterior**, *Nuhn-Drüse*, zwischen der Zungenmuskulatur in der Apex linguae, ist *gemischt.* Ihre Ausführungsgänge münden im Bereich des Frenulum.
- **Gll. gustatoriae**, *von Ebner-Spüldrüsen*, die mit ihren Ausführungsgängen in die Gräben der Papillae vallatae und foliatae münden und *serös* sind.
- **Gl. radicis linguae**, *rein muköse Drüsen*, die teilweise in die Krypten der Zungentonsillen münden und teilweise am Zungenrand liegen.

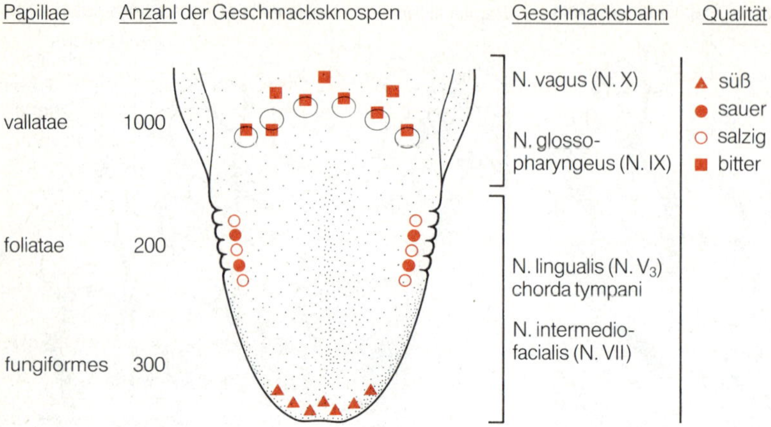

Abb. 10-33. Übersicht über die Geschmacksrezeptoren der Zunge und deren Innervation. (Nach Weibel)

Gefäße und Nerven

Arterien. Die arterielle Versorgung der Zunge erfolgt durch die *A. lingualis*, dem 2. Ast der A. carotis externa.

Venen. Dem Blutabfluß dient die *V. lingualis*, die dem M. hyoglossus außen aufliegt und das Blut der Zunge in die V. jugularis interna leitet.

Lymphbahnen. Regionale Lymphknoten der Zunge sind die *Ndd. submandibulares*, überregionale Lymphknoten die *Ndd. cervicales profundi.*

Innervation:
- **motorisch** einheitlich durch den **N. hypoglossus** (N. XII)
- **sensibel** im Bereich des Apex linguae durch den **N. lingualis** (Ast des N. mandibularis, = N. V_3), im Bereich beiderseits des Sulcus terminalis durch den **N. glossopharyngeus** (N. IX), am Zungengrund durch den **N. vagus** (N. X).
- **sensorisch** durch Geschmacksfasern (Abb. 10-**33**) und zwar von den
  - **Papillae fungiformes** aus über die **Chorda tympani** und den N. intermedius (parasympathischer Teil des N. facialis, N. VII) zum oberen Teil des Tractus solitarius; die Perikarya dieser Nerven liegen im *Ganglion geniculi.*
  - **Papillae vallatae et foliatae** aus über den **N. glossopharyngeus** (N. IX) zum unteren Teil des Tractus solitarius; die Perikarya dieser Nerven befinden sich im Ganglion inferius des N. glossopharyngeus (Abb. 10-**33**).
  - **Zungengrund** und **Pharynx** aus über den **N. vagus** (N. X) zum unteren Abschnitt des Tractus solitarius; die Perikarya dieser Nervenbahnen liegen im Ganglion inferius des N. vagus (Abb. 10-**33**).

Physiologischer Hinweis. Durch Berühren des Zungengrundes, aber auch der Gaumenbögen und der Rachenhinterwand werden Schluck- bzw. Würgereflexe ausgelöst, an dem die Muskulatur der Zunge, des Rachens, Kehlkopfs und des Ösophagus beteiligt sind.

Mundspeicheldrüsen

In der Umgebung der Mundhöhle kommen zahlreiche Speicheldrüsen vor. Zu unterscheiden sind
- **Glandulae salivariae minores**, *kleine Mundspeicheldrüsen*, die in der Mundschleimhaut liegen:
  - ***Glandulae labiales*** in der Schleimhaut der Lippen, seromukös,
  - ***Glandulae buccales*** in der Wangenschleimhaut, seromukös,
  - ***Glandulae palatinae*** in der Schleimhaut des Gaumens (S. 447), vorwiegend mukös,
  - ***Glandulae linguales*** (s. oben)
- **Glandulae salivariae majores**, *große Speicheldrüsen*
  - ***Glandula parotidea***
  - ***Glandula sublingualis***
  - ***Glandula submandibularis.***

Große Mundspeicheldrüsen, mikroskopische Anatomie. Jede der großen Mundspeicheldrüsen wird von einer Bindegewebskapsel umgeben, von der Bindegewebssepten ins Innere ziehen und das Drüsenparenchym in Lappen und Läppchen untergliedern. Gemeinsam ist den großen Mundspeicheldrüsen ferner ihr Aufbau aus Endstücken mit sezernierenden Drüsenzellen, in denen Primärspeichel gebildet wird, und ableitenden Drüsengängen: intralobulär gelegenen Schaltstücken und Streifenstücken, sowie interlobulären Ductus interlobulares und interlobares, die sich schließlich in einen Ductus excretorius fortsetzen (s. allgemeiner Bau der großen Speicheldrüsen S. 42). Im einzelnen bestehen zwischen den großen Speicheldrüsen bemerkenswerte Unterschiede (s. unten). Während des Transportes durch die Ausführungsgänge wird der in den Endstücken gebildete Primärspeichel verändert, insbesondere im Streifenstück in seiner Elektrolytzusammensetzung.

Glandula parotidea, Ohrspeicheldrüse

Die Drüse (früher: Glandula parotis) breitet sich auf dem M. masseter aus, reicht kranial fast bis an den Arcus zygomaticus und dorsal bis an den Meatus acusticus externus. Kaudal überschreitet sie mit dem Lobus colli den Unterkieferrand und setzt sich mit ihrem größten Teil, einem faszienlosen Fortsatz, *Pars profunda*, tief in die Fossa retromandibularis fort; dort bildet sie die laterale Begrenzung des Spatium lateropharyngeum.

Klinischer Hinweis. Abszesse der Parotis können im Bereich der Pars profunda ins Spatium pharyngeum einbrechen (S. 477, Abb. 10-**52**).

Der größte Teil der Drüse wird jedoch kapselartig von der derben, undehnbaren *Fascia parotidea* umhüllt, einer Fortsetzung der Fascia colli superficialis. Auf der Unterseite der Drüse sind Fascia parotidea und Fascia masseterica identisch. Im Drüsenkörper verzweigt sich der N. facialis (N. VII) zum *Plexus parotideus*. Außerdem durchziehen die Gl. parotidea die *V. retromandibularis* und im oberen Drüsenteil (oberhalb des Lig. stylomandibulare) die *A. carotis externa* mit dem Beginn ihrer Endäste (*A. maxillaris*, *A. temporalis superficialis*) sowie der *N. auriculotemporalis*. Nirgends kommt dagegen die A. carotis interna und V. jugularis interna mit der Drüse in Kontakt.

Klinischer Hinweis. Bei *Mumps*, *Parotitis epidemica*, kommt es zur Schwellung der Drüse, die zu heftigen Schmerzen durch Spannung der undehnbaren Bindegewebskapsel der Gl. parotidea und dadurch Reizung des N. auriculotemporalis führt.

Der Ausführungsgang der Gl. parotidea ist der **Ductus parotideus**. Er überquert den M. masseter, durchbohrt den M. buccinator und mündet in der Papilla parotidea seitlich des 2. oberen Molaren in das Vestibulum oris.

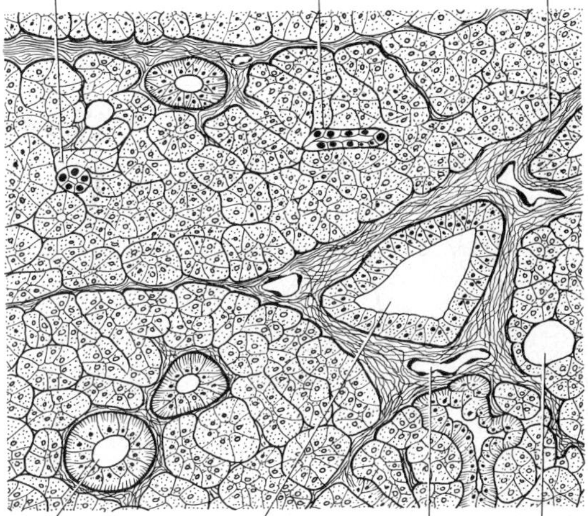

Abb. 10-34. Histologischer Schnitt durch die Gl. parotidea

Mikroskopische Anatomie (Abb. 10-**34**, Tabelle 10-**13**) **und Histophysiologie**. Die Glandula parotidea ist eine rein seröse, azinöse Drüse. Dementsprechend ist der Feinbau der Drüsenzellen (S. 41). Das Ausführungsgangsystem zeigt alle oben aufgeführten Abschnitte. Der Speichel der Gl. parotidea ist dünnflüssig, protein- und enzymreich. Außerdem enthält er *Immunglobuline*, die von Plasmazellen im interstitiellen Bindegewebe gebildet und als Immunglobulin-Sekretkomplexe von den Drüsenzellen sezerniert werden; sie dienen der immunologischen Abwehr von Keimen in der Mundhöhle.

Arterien. Die arterielle Versorgung erfolgt durch die *A. transversa faciei* und anderen Ästen der A. temporalis superficialis.

Venen. Dem venösen Abfluß dient die *V. retromandibularis*.

Lymphbahnen. Die Lymphe gelangt über die *Nodi lymphatici parotidei superficialis et profundi* in die Ndd. cervicales superficiales.

Parasympathische Innervation (Abb. 10-**35**). Die präganglionären Fasern nehmen ihren Ursprung im Nucleus salivatorius caudalis (S. 779) und gelangen über den N. glossopharyngeus (N. IX), N. tympanicus, Plexus tympanicus, N. petrosus minor zum ***Ganglion oticum***. Hier beginnen die postganglionären Fasern, die sich dem ***N. auriculotemporalis*** anschließen und zur Glandula parotis ziehen.

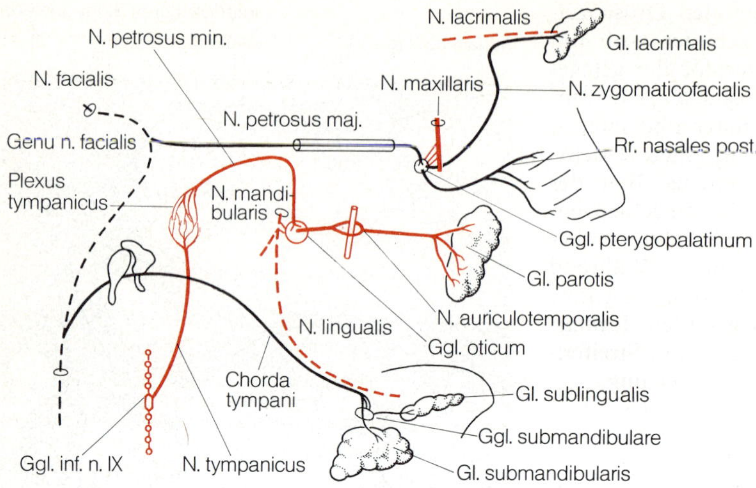

Abb. 10-35. Schema über die sekretorische Innervation der Kopfdrüsen. *Innervation der Gl. lacrimalis*: Nucl. salivatorius sup. - Pars intermedia n. facialis - N. petrosus major - Ggl. pterygopalatinum - N. zygomaticofacialis - N. lacrimalis - Gl. lacrimalis. *Innervation der Gl. parotis*: Nucl. salivatorius inf. - N. glossopharyngeus - N. tympanicus - Plexus tympanicus - N. petrosus minor - Ggl. oticum - N. auriculotemporalis - Gl. parotis. *Innervation der Gl. submandibularis und Gl. sublingualis*: Nucl. salivatoris sup. - N. intermedius n. facialis - Chorda tympani - N. lingualis - Ggl. submandibulare - Gl. submandibularis und Gl. sublingualis

Sympathische Fasern. Sie stammen aus dem Ganglion cervicale superius, verlaufen im Plexus der A. carotis externa und der A. maxillaris, sie verbinden sich mit den parasympathischen Fasern dort, wo der N. auriculotemporalis die A. meningea beiderseits umgreift.

Glandula submandibularis, Unterkieferdrüse

Die Gl. submandibularis liegt in einer Loge zwischen Innenseite der Mandibula (oben lateral), M. mylohyoideus, dem sie von unten anliegt, M. hyoglossus (oben medial) und Lamina superficialis fasciae cervicalis (unten lateral) in enger Nachbarschaft zur A. und V. facialis und V. lingualis sowie zum N. hypoglossus. Mit einem hakenförmigen Fortsatz umgreift die Gl. submandibularis den hinteren Rand des M. mylohyoideus und setzt sich oberhalb des Muskels in den Ductus submandibularis fort. Dieser vereinigt sich auf dem M. hyoglossus mit dem Ductus sublingualis major (s. unten) und mündet auf der **Caruncula sublingualis** unmittelbar neben dem Frenulum linguae in das Cavum oris.

Mikroskopische Anatomie (Abb. 10-**36**, Tabelle 10-**13**). Die Glandula submandibularis ist eine *gemischte, seromuköse Drüse.* Insgesamt überwiegen die serösen Endstücke. Sofern muköse Tubuli vorliegen, sitzen diesen halbmondförmige, seröse Endstücke, *von Ebner-Halbmonde*, auf.

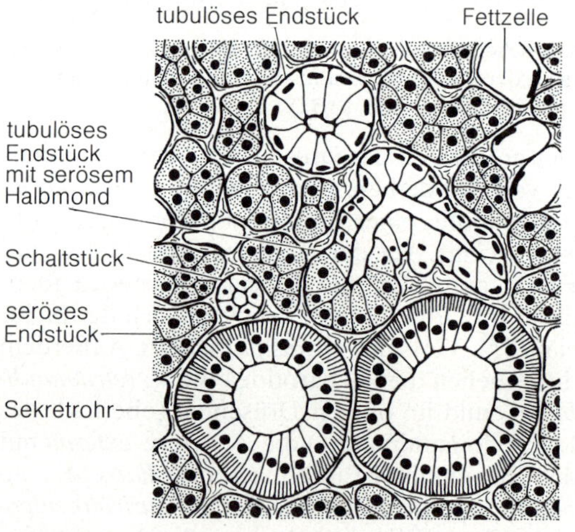

Abb. 10-36. Histologischer Schnitt durch die Gl. submandibularis

Glandula sublingualis, Unterzungendrüse

Die Drüse liegt lateral vom M. genioglossus auf dem M. mylohyoideus. Sie ist nicht selten in zahlreiche kleinere Drüsen aufgeteilt. Der Drüsenkörper wölbt die Schleimhaut des Mundbodens als **Plica sublingualis** vor, auf der mehrere **Ductus sublingualis minores** eigene Öffnungen besitzen. Der Hauptausführungsgang ist der **Ductus sublingualis major**, der gemeinsam mit

Tabelle 10-13. Differentialdiagnose der Speicheldrüsen

Drüse	Endstück	Schaltstück	Sekretrohr
Gl. parotidea	Rein serös (acinös)	+++	+++
Gl. submandibularis	Überwiegend serös (tubuloacinös)	++	+
Gl. sublingualis	Überwiegend mukös (tubuloacinös)	(+)	(+)–∅

dem Ductus submandibularis auf der **Caruncula sublingualis** mündet (s. oben).

Mikroskopische Anatomie (Tabelle 10-**13**). Die Gl. sublingualis ist eine *gemischte, tubulo-azinöse Drüse.* Es überwiegen tubulöse Endstücke mit mukösen Zellen (Gleitspeichel). Seröse Zellen kommen fast nur als seröse Halbmonde vor. Schalt- und Streifenstücke fehlen fast vollständig.

Gefäße und Nerven der Glandula submandibularis und Glandula sublingualis

Arterien. Die arterielle Versorgung beider Drüsen übernehmen die *A. facialis* und *A. submentalis,* die beide durch das Drüsengewebe der Gl. submandibularis ziehen.

Venen. Das venöse Blut fließt über die *V. sublingualis* und *V. submentalis* in die V. facialis oder direkt in die V. jugularis interna ab.

Lymphbahnen. Regionale Lymphknoten sind die *Ndd. submentales et submandibulares.*

Innervation (Abb. 10-**35**). Sie erfolgt für beide identisch.
- Die **parasympathische Bahn** zieht vom Nucleus salivatorius superior über den N. intermedius (parasympathischer Anteil des N. facialis, N. VII), *Chorda tympani, N. lingualis* (Ast des N. mandibularis, N. V_3) zum *Ganglion submandibulare,* in dem die Umschaltung auf die nur kurze postganglionäre Strekke erfolgt.
- Die **sympathischen Fasern** stammen aus dem *Plexus der A. facialis* bzw. der *A. lingualis.*

VII. Topographie des Kopfes

Im folgenden werden besprochen die
- *Innervationsgebiete der Kopfhaut,* die
- *Regiones capitis* und die
- *Regiones faciales.*

Den beiden Regionen entsprechen in der Tiefe teilweise topographisch wichtige Gruben.

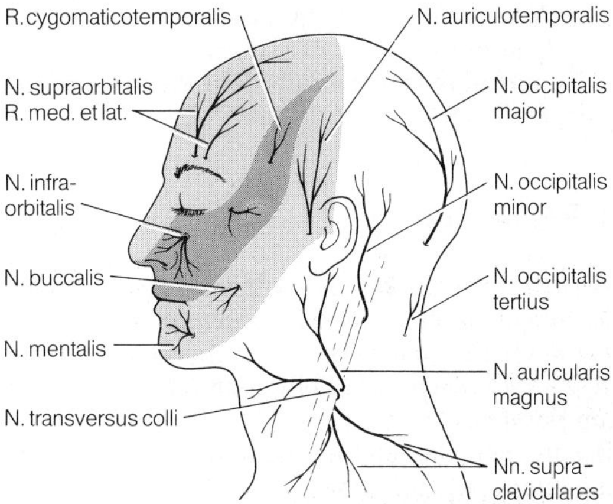

Abb. 10-37. Innervationsfelder der Kopf- und Gesichtshaut *(grau unterlegt).* Versorgungsgebiet des N. trigeminus (*von oben nach unten* 1., 2., 3. Ast)

1. Innervationsgebiete der Kopfhaut (Abb. 10-37)

Die Innervation der Gesichtshaut und eines Teils der Kopfhaut erfolgt durch Äste des **Nervus trigeminus.** Hinzu kommen für die Haut über dem Kieferwinkel Endäste des **N. auricularis magnus.** Dies führt zu einem charakteristischen Innervationsmuster im Gesicht (Abb. 10-**37**). Die Haut der Regio retroauricularis wird vom **N. occipitalis minor** (S. 498) und die der Regio occipitalis vom **N. occipitalis major** (S. 499) versorgt.

An der **Gesichtsinnervation** sind beteiligt: vom
- **Nervus ophthalmicus** (N. V_1) der
  - ***N. supraorbitalis*** (aus dem N. frontalis), der mit einem *R. lateralis* und *R. medialis* die Haut der Stirn und etwa die Hälfte des Schädeldaches versorgt,
  - ***N. supratrochlearis*** und ***N. infratrochlearis*** für den inneren Augenwinkel,
  - ***R. nasalis externus*** des N. ethmoidalis anterior für den Nasenrücken,
  - ***N. lacrimalis*** für den lateralen Augenwinkel und das Oberlid, vom

- **N. maxillaris** (N. V_2) der
  - ***N. infraorbitalis*** für das Unterlid, die Außenseite der Nasenflügel *(Rr. nasales externi)* und die Oberlippe *(Rr. labiales superiores)*
  - ***R. zygomaticofacialis*** und ***R. zygomaticotemporalis*** aus dem N. zygomaticus, vom
- **N. mandibularis** (N. V_3) der
  - ***N. auriculotemporalis*** für die Haut vor dem Ohr und die Schläfe (*Rr. temporales superficiales*),
  - ***N. buccalis*** für die Haut über der Wange,
  - ***N. mentalis*** für die Haut am Kinn und an der Unterlippe,
- **N. auricularis magnus** aus dem Plexus cervicalis am Kieferwinkel.

2. Regiones capitis

Zu den Regiones capitis zählen die *Regio frontalis, Regio parietalis, Regio occipitalis, Regio temporalis* (Feld über dem M. temporalis) und die *Regio infratemporalis* (Feld über der Fossa infratemporalis).
Besprochen werden hier die in der Tiefe der Regio temporalis gelegene
- **Fossa temporalis**

und die in der Tiefe der Regio infratemporalis gelegene
- **Fossa infratemporalis.**

Fossa temporalis

Wände
- *lateral:* Fascia temporalis mit Lamina superficialis und Lamina profunda,
- *medial*: Pars squamosa ossis temporalis, Ala major ossis sphenoidalis, Os parietale, Os frontale,
- *unten:* Übergang in die Fossa infratemporalis,
- *vorne:* Processus zygomaticus ossis frontalis, Processus frontalis ossis zygomatici,
- *oben und hinten:* Ansatz der Fascia temporalis an dem Periost der Schädelkalotte in Höhe der Linea temporalis superior.

Klinischer Hinweis. Die Fossa temporalis stellt eine osteofibröse Kammer dar, die sich lediglich in die Fossa infratemporalis hinein öffnet. Eiterungen in dieser Kammer dehnen sich ausschließlich in die Fossa infratemporalis aus und kommen erst am Vorderrand des M. masseter in die Subcutis. Eiterungen der Kopfschwarte können dagegen nicht in die Fossa temporalis eindringen.

Die Fossa temporalis enthält den M. temporalis mit seinen Faszien, seiner Gefäß- und Nervenversorgung sowie Fettgewebe. Subkutan, über der Fascia temporalis superficialis, verläuft die A. temporalis superficialis (Endast der A. carotis externa; Äste: A. temporalis media zum M. temporalis, R. frontalis, R. parietalis für die Kopfschwarte), V. temporalis superficialis und N. auriculotemporalis. Die V. temporalis media verläuft zwischen den beiden Blätter der Fascia temporalis (S. 438) und kreuzt hier den N. zygomaticotemporalis.

Fossa infratemporalis (Abb. 10-**38**)

Die Fossa infratemporalis dehnt sich kaudal bis an die mediale Seite des Ramus mandibulae aus und kommt damit in der Tiefe der Regio parotideomasseterica zu liegen; dadurch stellt sie den Hauptraum der *Regio faciei lateralis profunda* dar.

Wände
- *lateral:* Arcus zygomaticus und Ramus mandibulae,
- *medial:* Lamina lateralis processus pterygoidei, Eingang in die Fossa pterygopalatina,
- *unten:* Ansatz des M. pterygoideus medialis und tiefes Blatt der Fascia masseterica,
- *oben:* Planum infratemporale der Ala major ossis sphenoidalis, Öffnung in die Fossa temporalis,
- *vorne:* Corpus maxillae,
- *hinten:* Übergang in die Fossa retromandibularis.

Zugänge. Die Fossa infratemporalis besitzt Zugang zu allen übrigen Räumen der Regio faciei lateralis profunda:
- *nach oben* in die *Fossa temporalis*,
- *nach medial* in die *Fossa pterygopalatina* (über diese in die Orbita, Nasenhöhle, mittlere Schädelgrube),
- *nach hinten* in die *Fossa retromandibularis,*
- *nach ventrolateral* stößt sie bis in die Subcutis der *Regio buccalis* am vorderen Rand des M. masseter vor.

Inhalt. Der Raum wird im wesentlichen vom *M. pterygoideus lateralis* ausgefüllt. Außerdem beherbergt er den *M. pterygoideus medialis* und das *Corpus adiposum buccae* (*Bichat Fettpfropf*, in der Tasche zwischen M. buccinator und Ramus mandibulae). Von der Fossa retromandibularis her tritt die *A. maxillaris* in den Hauptraum der Fossa infratemporalis ein und durchzieht sie (Abb. 10-**38**). Sie verläuft zwischen M. pterygoideus lateralis und M. pterygoideus medialis. Nicht selten tritt die A. maxillaris zwischen beiden Köpfen des M. pterygoideus lateralis hindurch. Über die Fossa infratemporalis, wo sie

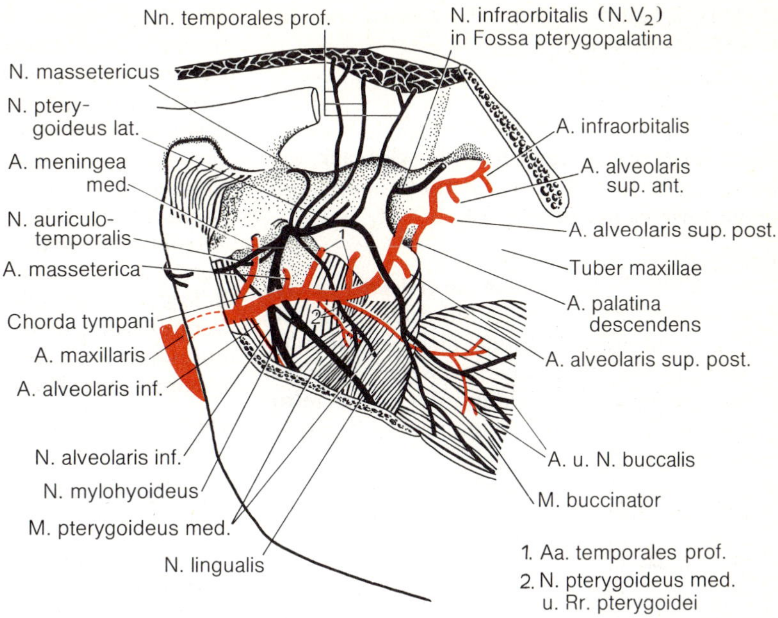

Abb. 10-38. Topographie der Fossa infratemporalis (Regio faciei lateralis profunda). Dargestellt sind die Verhältnisse auf der rechten Seite. Der M. temporalis und Arcus zygomaticus sind z.T., der Proc. coronoideus und der M. pterygoideus lat. sind vollständig abgetragen. In der tiefen Gesichtsregion verzweigt sich der N. mandibularis unmittelbar nach seinem Durchtritt durch das Foramen ovale. (Nach Grant, 1962)

zahlreiche Äste abgibt, gelangt die A. maxillaris in die Fossa pterygopalatina, wo sie sich in ihre 3 Endäste aufzweigt (S. 483).

Medial und lateral des M. pterygoideus lateralis dehnt sich der *Plexus pterygoideus* aus, ein Venengeflecht, das nach vorne und unten Verbindungen mit der V. facialis, nach dorsal einen Abfluß zur V. maxillaris und V. retromandibularis, von oben einen Zufluß aus der V. meningea media und V. ophthalmica inferior hat.

In der Fossa infratemporalis verzweigt sich auch der *N. mandibularis* (*N.* V_3; Abb. 10-**38**). Von den Ästen des N. mandibularis verlaufen der *N. buccalis*, *N. lingualis* und *N. alveolaris inferior* in dieser Reihenfolge von ventral nach dorsal auf dem M. pterygoideus medialis abwärts. Die Nerven werden in der Regel lateral von der A. maxillaris überkreuzt.

Medial hinter dem N. alveolaris inferior zieht die *Chorda tympani*, von der Fissura petrotympanica her, zum N. lingualis, mit dem sie in einer gemeinsamen Bindegewebsscheide in die Regio sublingualis gelangt.

Von der Fossa infratemporalis aus tritt der *N. auriculotemporalis* (aus N. V_3) dorsal in die Fossa retromandibularis ein und umschlingt dabei mit seinen beiden Ursprungsarmen die A. meningea media.

Über die Crista infratemporalis der Ala major ossis sphenoidalis ziehen die beiden *Nn. temporales profundi* und die *Aa. und Vv. temporales profundae* zum M. temporalis.

Der *N. massetericus* gelangt durch die Incisura mandibulae aus der Fossa infratemporalis in den M. masseter.

Das *Ganglion oticum* (S. 500) liegt in der Fossa infratemporalis medial des Hauptstammes des N. mandibularis, unmittelbar unter dem Foramen ovale.

Klinischer Hinweis. Bei der *Trigeminusneuralgie* des 3. Trigeminusastes kann man den Stamm des N. mandibularis anästhesieren, indem die Injektionskanüle über der Incisura mandibulae schräg nach dorsal bis zum Austritt des Nerven aus dem Foramen ovale geführt wird. Auch der Zugang zum Stamm des N. maxillaris in der Fossa pterygopalatina erfolgt über die Incisura mandibulae durch die Fossa infratemporalis hindurch.

2. Regiones faciei

Zu den Regiones faciales gehören die *Regio orbitalis*, *Regio nasalis*, *Regio oralis*, *Regio mentales*, *Regio infra-orbitalis* und *Regio zygomatica*. Von den in der Tiefe gelegenen Gebieten hat, abgesehen von der Nasenhöhle (S. 438), Mundhöhle

(S. 440), Orbita (S. 705), die Parotisloge besondere klinische Bedeutung.

Parotisloge

Diese Loge besteht aus einem Fasziensack, der, bis auf einen Zugang zum Spatium parapharyngeum, allseitig geschlossen ist.

Begrenzungen (Abb. 10-**52**):
- *lateral* durch die **Lamina superficialis fasciae parotideae**, die sie von der Subcutis trennt. Die Fascia parotidea verbindet sich ventral spitzwinkelig mit der Fascia masseterica, dorsal geht sie unter Auskleidung der Fossa retromandibularis in die Lamina profunda fasciae parotideae über.
- *vorne* durch die **Lamina profunda fasciae massetericae**, die sich um den Ramus mandibulae herum auf die Innenfläche des M. pterygoideus medialis fortsetzt.
- *oben* durch die Anheftung der Fascia parotidea am Arcus zygomaticus,
- *unten* durch die Befestigung der Fascia parotidea am Angulus mandibulae
- *medial;* zum Spatium lateropharyngeum hin fehlt eine begrenzende Faszie (S. 478).

Inhalt. Die Parotisloge enthält neben der *Gl. parotis* den *Plexus parotideus* des N. facialis (N. VII), Äste des *N. auriculotemporalis* (aus N. V_3), die *V. retromandibularis, A. carotis externa* und die *Nodi lymphatici parotidei.*
Von der A. carotis interna und der V. jugularis interna ist die Parotisloge durch das tiefe Blatt der *Fascia parotidea* und die *Aponeurosis stylopharyngea* getrennt.

C. Collum, Hals

Der Hals verbindet Kopf und Rumpf. Als *obere Grenze* gilt eine Linie, die vom Unterkieferwinkel zur Spitze des Processus mastoideus, dann entlang der Linea nuchae superior zur Protuberantia occipitalis externa verläuft. Die *untere Halsgrenze* folgt der Clavicula zum Acromion und der Spina scapulae zum Processus spinosus des 7. Halswirbels.

I. Gliederung

Die **Oberfläche** des Halses wird durch den schräg von lateral oben nach medial unten verlaufenden M. sternocleidomastoideus, der bei mageren Personen und bei Drehungen des Kopfes mehr oder weniger deutlich hervortritt, in eine unpaare *Regio cervicalis anterior, mittleres Halsdreieck,* und eine *Regio cervicalis lateralis, seitliches Halsdreieck,* unterteilt. Das Gebiet im Bereich des Muskels ist die *Regio sternocleidomastoidea.*
Im mittleren Halsdreieck treten beim Mann die *Prominentia laryngea, Adamsapfel,* deutlicher hervor als bei der Frau. Die Schilddrüse, unterhalb des Kehlkopfs gelegen, wölbt sich nur bei Vergrößerungen, Struma, vor. Oberhalb des Sternums liegt die Drosselgrube, Fossa jugularis, mit eingesunkener Haut.

Hinweis. Am Vorderrand des M. sternocleidomastoideus läßt sich der Puls der A. carotis communis tasten.

Auf **Querschnitten** zeigt der Hals einen Schichtenbau. Führend ist dabei die *Halswirbelsäule.* Alles, was dorsal davon liegt, gehört zum *Nacken* und ist bei der Rumpfwand besprochen. Der vordere Teil ist der *Hals im engeren Sinne.* Prävertebral befindet sich in der Mitte der *Eingeweideraum* mit Pharynx, Larynx, Glandula thyroidea und Glandulae parathyroideae. Dorsolateral verläuft der Gefäßnervenstrang mit den großen Leitungsbahnen zwischen Kopf und Rumpf (A. carotis communis, V. jugularis interna, N. vagus, Nodi lymphatici cervicales profundi). Umgeben wird der Eingeweideraum von *Muskulatur und Faszien,* die in mehreren Schichten angeordnet sind: Oberflächlich liegen die beiden Mm. sternocleidomastoidei (s. oben). Seitlich davon befinden sich in der gleichen Höhe die Vorderränder der Mm. trapezii. In der folgenden Schicht verlaufen vorne und teilweise seitlich die infrahyalen Muskeln. Hinten, in Verbindung mit der Wirbelsäule, befinden sich die langen prävertebralen Kopf- und Halsmuskeln, sowie seitlich die Mm. scaleni. Zwischen M. longus capitis und M. scalenus medius, dann weiter unten zwischen M. scalenus medius und M. scalenus anterior treten die Fasern des Plexus cervicalis in das seitliche Halsgebiet ein.

Der **Verbindung** aller Strukturen des Halses untereinander sowie der Beweglichkeit des Halses als Ganzes und den Bewegungen der Eingeweideteile beim Schluckakt gegeneinander - ohne die Leitungsbahnen zu beeinflussen - dient der Bindegewebsapparat des Halses. Zwischen seinen Verdichtungen, Laminae der Halsfaszie, läßt er „Räume", d. h. Gebiete lockeren Bindegewebes, frei.

Hinweis. Die Bewegungsmöglichkeiten des Halses sind auf S. 218–225 behandelt.

II. Zungenbein, Os hyoideum

Das Zungenbein ist der einzige Knochen im ventralen Bereich des Halses. Es ist hufeisenförmig und besteht aus einem vorderen unpaaren Abschnitt, *Corpus*, und auf jeder Seite einem nach hinten gerichteten großen Zungenbeinhorn, *Cornu majus.* Zwischen Corpus und großem Zungenbeinhorn ragt auf jeder Seite ein kleines Zungenbeinhorn, *Cornu minus*, nach hinten oben.
Das Zungenbein hat keinerlei gelenkige Verbindungen. An ihm befestigen sich aber zahlreiche Muskeln und Bindegewebsstrukturen, durch die es gehalten wird:
- *nach unten* die **infrahyale Muskulatur** (Tabelle 10-**6**) sowie die **Membrana thyrohyoidea** mit einer medialen und auf jeder Seite einer lateralen Verstärkung, *Lig. thyrohyoideum medianum*, *Lig. thyrohyoideum laterale*; im Lig. thyrohyoideum laterale ist die elastische *Cartilago triticea* eingelagert,
- *nach oben* die **suprahyale Muskulatur** (Tabelle 10-**5**) und das **Lig. stylohyoideum.**

Klinischer Hinweis. Da Lig. stylohyoideum, Processus styloideus und Cornu minus ossis hyoidei aus dem Mesenchym des 2. Branchialbogens entstehen, kann das Ligament teilweise oder ganz verknöchern. Ein teilweise verknöchertes Lig. stylohyoideum kann bei bestimmten Bewegungen des Kopfes die A. carotis interna einengen und dadurch die Durchblutung des Gehirns beeinträchtigen.

III. Halsmuskulatur

(Abb. 10-**39**, Tabelle 10-**14**)

Die Halsmuskulatur gliedert sich in
- **oberflächliche Muskeln,**
- **infrahyale Muskeln,**
- **suprahyale Muskeln**, die gleichzeitig Mundbodenmuskeln sind (S. 448),
- **Muskeln der Scalenusgruppe,**
- **prävertebrale Muskeln.**

1. Oberflächliche Halsmuskeln

Platysma. Das Platysma ist ein platter, dünner Hautmuskel. Er liegt der oberflächlichen Halsfaszie auf und bedeckt die V. jugularis externa (S. 485). Im Bereich des Kinns durchflechten sich Platysma und mimische Muskulatur. Nach unten breitet sich das Platysma bis zu den oberen Rippen aus.

M. sternocleidomastoideus. Der Muskel bestimmt das Halsprofil (s. oben). Er wird von der Lamina superficialis fasciae cervicalis umhüllt und nimmt Einfluß auf die Kopfhaltung. Zwischen seinen beiden Ursprüngen liegt die kleine *Fossa supraclavicularis minor.*

2. Mm. infrahyoidei (Tabelle 10-**14**) und Mm. suprahyoidei (Tabelle 10-**11**)

Die infrahyalen Muskeln nehmen direkt (M. sternohyoideus, M. omohyoideus) oder unter Einschaltung des Kehlkopfs indirekt (M. ster-

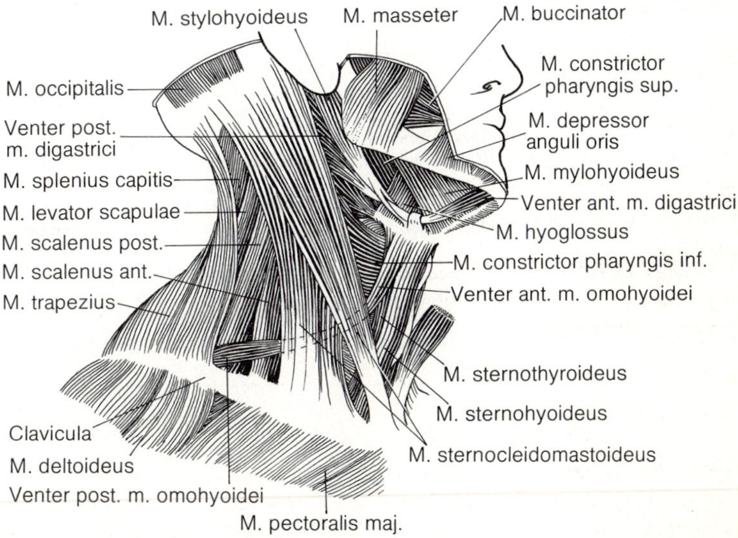

Abb. 10-39. Halsmuskulatur. Blick auf die rechte Halsseite. Das Platysma ist entfernt. Der M. omohyoideus ist unter dem M. sternocleidomastoideus *gestrichelt* eingezeichnet. (Nach Testut, 1949)

Tabelle 10-14. Muskeln des Halses

Muskel	Ursprung	Ansatz	Funktion	Nerv
Oberflächliche Halsmuskeln				
Platysma	Basis mandibulae, Fascia parotidea	Fascia pectoralis	Spannt die Haut des Halses	R. colli n. facialis (N. VII)
M. sternocleidomastoideus	Caput med.: Manubrium sterni Caput lat.: Clavicula	Proc. mastoideus, Linea nuchae sup.	*Einseitig:* Beugung der HWS zur gleichen Seite, Drehung des Gesichtes zur Gegenseite, Hebung des Gesichtes *Doppelseitig:* Beugung der HWS nach vorne, Hebung des Gesichtes, Atemhilfsmuskel	N. accessorius (N. XI), Plexus cervicalis
Infrahyale Muskulatur				
M. sternohyoideus	Manubrium sterni	Corpus ossis hyoidei	Senkung des Zungenbeins	Ansa cervicalis (Nervenschlinge C_1–C_3)
M. sternothyroideus	Manubrium sterni 1. Rippe	Linea obliqua der Cartilago thyroidea	Senkung des Kehlkopfs	Ansa cervicalis
M. thyrohyoideus	Linea obliqua der Cartilago thyroidea	Corpus ossis hyoidei	Senkung des Zungenbeins, Hebung des Kehlkopfs	Ansa cervicalis
M. omohyoideus	Venter sup.: Corpus ossis hyoidei Venter inf.: Lig. transversum scapulae	Über eine Zwischensehne sind beide Bäuche vereinigt, diese ist über die mittlere Halsfascie mit der Vagina carotica verbunden	Senkung des Zungenbeins, Anspannen der Lamina praetrachealis fasciae cervicalis	Ansa cervicalis
Scalenusgruppe				
M. scalenus ant.	Proc. transversus 3.–6. HW	Tuberculum m. scaleni der 1. Rippe	Hebung der 1. bzw. 2. Rippe (Atemhilfsmuskel) Neigung der HWS nach lateral	Rr. ventrales nn. cervicales
M. scalenus med.	Proc. transversus 1.–7. HW	1. Rippe	Hebung der 1. bzw. 2. Rippe (Atemhilfsmuskel) Neigung der HWS nach lateral	Rr. ventrales nn. cervicales
M. scalenus post.	Proc. transversus 5.–6. HW	2. Rippe	Hebung der 1. bzw. 2. Rippe (Atemhilfsmuskel) Neigung der HWS nach lateral	Rr. ventrales nn. cervicales
Prävertebrale Muskulatur				
M. longus colli	Körper der unteren Hals- u. oberen Brustwirbel, Tuberculum ant. Proc. transversi der oberen Halswirbel	Körper der oberen Halswirbel, Tuberculum ant. atlantis, Querfortsätze der unteren Halswirbel	Beugen der Halswirbelsäule bzw. des Kopfes nach ventral; einseitig: neigen und drehen des Kopfes zur gleichen Seite	Rr. ventrales nn. cervicales
M. longus capitis	Tuberculum ant. Proc. transversus des 3.–6. Halswirbels	Pars basilaris ossis occipitale	Beugen der Halswirbelsäule bzw. des Kopfes nach ventral; einseitig: neigen und drehen des Kopfes zur gleichen Seite	Rr. ventrales nn. cervicales
M. rectus capitis ant.	Proc. transversus atlantis	Pars basilaris ossis occipitale	Beugen der Halswirbelsäule bzw. des Kopfes nach ventral; einseitig: neigen und drehen des Kopfes zur gleichen Seite	Rr. ventrales nn. cervicales

nothyroideus, M. thyrohyoideus) Einfluß auf das Zungenbein. Sie wirken mit der oberen Zungenbeinmuskulatur zusammen.

IV. Fascia cervicalis, Halsfaszie

(Abb. 10-**40**)

Unter der Bezeichnung Fascia cervicalis werden die Verdichtungen des Bindegewebsapparates des Halses zusammengefaßt. Es lassen sich unterscheiden eine

- **Lamina superficialis**. Sie liegt unter dem Platysma, hüllt den M. sternocleidomastoideus ein und bedeckt als *Fascia nuchae* die dorsale Oberfläche des M. trapezius. Die Lamina superficialis (auch unkorrekt: oberflächliche Halsfaszie) ist an der Unterkante der Mandibula befestigt und setzt sich in die Fascia masseterica des Kopfes fort (S. 438). Kaudal verbindet sie sich mit der Clavicula und geht in die Fascia pectoralis über. Ferner befestigt sie sich am Zungenbein und bildet eine Faszientasche für die Gl. submandibularis.
- **Lamina praetrachealis** (unkorrekt: mittlere Halsfaszie). Dieses Blatt spannt sich zwischen den kranialen Bäuchen der beiden Mm. omohyoidei aus und hat dadurch die Form eines Dreiecks, dessen Spitze sich am Corpus ossis hyoidei und dessen Basis sich an der Clavicula und Innenseite des Sternums befindet. Sie umschließt die infrahyale Muskulatur und ist außerdem mit der *Vagina carotica*, einem Bindegewebsstrumpf um den Gefäßnervenstrang des Halses, verbunden. Kontraktion der Mm. omohyoidei führt zu einer Anspannung der „mittleren Halsfaszie" und damit zu einem Zug an den Vaginae caroticae. Hierdurch wird beidseits das Lumen der V. jugularis interna offengehalten, in der als herznahe Vene ein Unterdruck herrscht.
- **Lamina praevertebralis** (unkorrekt: tiefe Halsfaszie). Dieses Blatt überlagert die Mm. scaleni, den M. longus capitis und M. longus colli. Sie ist an der Halswirbelsäule fixiert. Die tiefe Halsfaszie erstreckt sich von der Schädelbasis bis in den Brustkorb, wo sie in die *Fascia endothoracica* übergeht. Sie bedeckt den Truncus sympathicus, den Plexus brachialis und die A. subclavia.

Zwischen den Blättern der Halsfaszie verbleiben Gebiete lockeren Bindegewebes, **Spatia**, die teilweise mit vergleichbaren Bindegewebsräumen des Kopfes bzw. des Thorax in Verbindung stehen. Besonders benannt sind

- **Spatium peripharyngeum**
- **Spatium retropharyngeum**
- **Spatium lateropharyngeum**.

Hierzu S. 478. Hinzu kommt ein abgeschlossenes, mit Fettgewebe gefülltes Gebiet über dem Sternum zwischen Laminae superficialis und praetrachealis (früher: Spatium suprasternale).

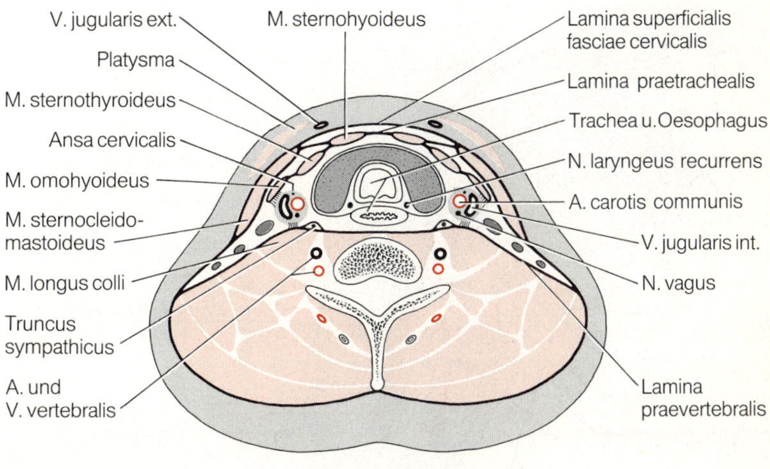

Abb. 10-40. Schematische Darstellung der Faszien des Halses. (In Anlehnung an Töndury, 1970)

Klinischer Hinweis. Entlang den Faszien können sich Entzündungsherde als *Senkungsabszesse* bis ins Mediastinum oder entlang den Mm. scaleni bis in die Achselhöhlen ausbreiten.

V. Organe des Halses

Die im folgenden besprochenen Organe des Halses sind der

- **Pharynx, Rachen,**
- **Larynx, Kehlkopf,**
- **Glandula thyroidea, Schilddrüse,**
- **Glandulae parathyroideae, Nebenschilddrüsen,**
- **Glomus caroticum** (S. 480).

1. Pharynx, Rachen

Der Rachen, Schlund (Abb. 10-**41**), ist ein 12–15 cm langer fibro-muskulärer Schlauch, der sich von der Schädelbasis bis zu Beginn des Ösophagus in Höhe des Ringknorpels (6. Halswirbel) erstreckt. Er verbindet gleichzeitig Mundhöhle und Ösophagus – Weg für Speise – sowie Nasenhöhle und Kehlkopf – Weg für die Atemluft. Gemeinsam wird der Pharynxteil zwischen Isthmus faucium und Larynxeingang für Speise und Atemluft benutzt (Abb. 10-**41**). Dort erfolgt auch die Weichenstellung, z. B. beim Schlucken. Bei Mundatmung kann Luft auch aus dem Mund in den Pharynx gelangen.

Während seitliche und hintere Pharynxwand geschlossen sind, hat die Vorderwand 3 große Öffnungen. Entsprechend gliedert sich der Pharynx in

- **Pars nasalis pharyngis, Epipharynx**, durch die Choanen in Verbindung mit der Nasenhöhle,
- **Pars oralis pharyngis, Mesopharynx**, über den Isthmus faucium in Kommunikation mit dem Cavum oris, und in
- **Pars laryngea pharyngis, Hypopharynx**, die ventral den Eingang in den Kehlkopf aufweist und sich nach kaudal zum Ösophagusmund (S. 543) verschmälert.

Pars nasalis pharyngis

Fornix pharyngis, Dach des Pharynx. Hier liegt die *unpaare Tonsilla pharyngea.* Sie ist bei Kindern und Jugendlichen groß und kann bei Hy-

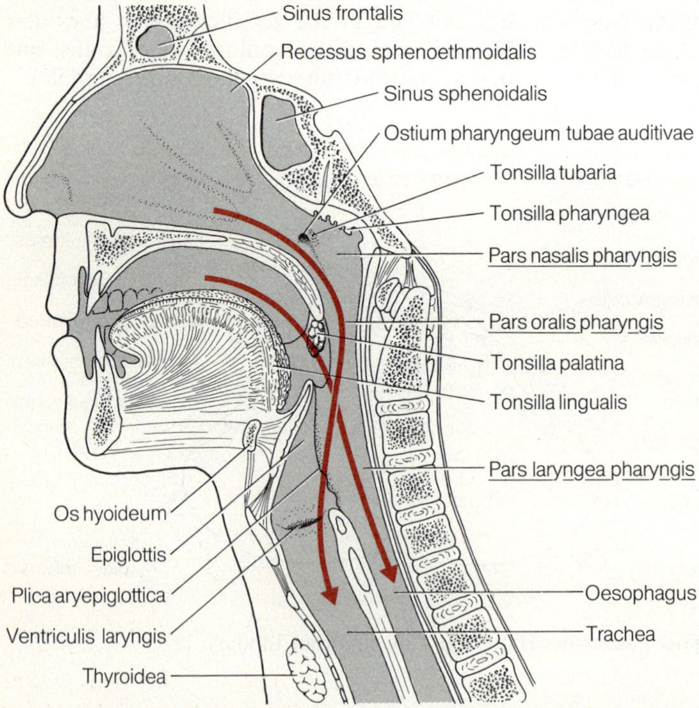

Abb. 10-41. Der Pharynx und seine topographischen Beziehungen. Rechte, ventrale Kopf-Halsregion, Blick auf einen medianen Sagittalschnitt. Die *roten Pfeile* markieren die Kreuzung von Luft- und Speisewegen. (In Anlehnung an Pernkopf)

pertrophie die Atmung behindern. Nach der Pubertät verkleinert sie sich.

Tonsilla pharyngea, mikroskopische Anatomie. Es handelt sich um ein lymphoepitheliales Organ mit zahlreichen Lymphfollikeln und flachen Buchten, in die gemischte Drüsen einmünden. Die Oberfläche der gesamten Pars nasalis pharyngis einschließlich der der Tonsilla pharyngea wird von mehrreihigem Flimmerepithel, respiratorisches Epithel, bedeckt (Tabelle 10-**10**, S. 448).

Laterale Wand. An der lateralen Kante der pharyngealen Vorderwand findet sich etwa in der Verlängerung der unteren Nasenmuschel das *Ostium pharyngeum tubae auditivae*, die Öffnung der Ohrtrompete, die den Pharynx mit dem Cavum tympani verbindet (S. 729). Der obere und hintere Rand des Ostium ist durch den freien Rand des Tubenknorpels zum *Torus tubarius*, *Tubenwulst*, aufgeworfen. Von hier setzt sich die Plica salpingopharyngea, die über dem M. salpingopharyngeus liegt, nach unten fort. Als *Torus levatorius*, Levatorwulst, wird der durch den M. levator veli palatini hervorgerufenen Schleimhautwulst am unteren Rand des Ostium pharyngeum bezeichnet.

Die Schleimhaut um die Tubenöffnung enthält lymphoretikuläres Bindegewebe, *Tonsilla tubaria*, das sich nach unten fortsetzt, „Seitenstrang".

Klinischer Hinweis. Bei Entzündung der Tonsilla tubaria und Schleimhautschwellung kann die Tubenöffnung verschlossen werden, so daß die Ventilation des Cavum tympani blockiert ist.

Pars oralis pharyngis

Die Pars oralis umfaßt den Teil des Pharynx, der den Isthmus faucium und den Zungengrund umgibt. Scharfe Grenzen gegenüber den beiden benachbarten Pharynxteilen bestehen nicht. Zwischen Oberrand des Kehldeckels und Unterrand des Zungengrundes liegt eine Grube, *Vallecula epiglottica*, die durch die *Plica glosso-epiglottica mediana* unterteilt und seitlich von der *Plica glosso-epiglottica lateralis* begrenzt wird.

Mikroskopische Anatomie. Die Schleimhaut der Pars oralis und Pars laryngea bedeckt mehrschichtiges unverhorntes Plattenepithel. Die Lamina propria weist reichlich lymphoretikuläres Gewebe auf, das zusammen mit den zu Tonsillen verdichteten Abschnitten den sogenannten *Waldeyer-Rachenring* bildet. In der Schleimhaut kommen zahlreiche muköse *Glandulae pharyngeae* vor. Eine Lamina muscularis mucosae (S. 544) gibt es nicht.

Pars laryngea pharyngis

Die Pars laryngea pharyngis weist den *Aditus laryngis* auf, der vom oberen Rand des Kehldeckels, *Epiglottis*, von *Plicae aryepiglotticae* und der *Incisura interarytaenoidea* umfaßt wird. Kehlkopfeingang und Rückseite des Kehlkopfs wölben sich ins Pharynxlumen vor. Dadurch entstehen im Hypopharynx seitlich Schleimhauttaschen, *Recessus piriformes* (Abb. 10-**43**). Die ventrale Wand des Recessus piriformis läßt eine kleine Falte, die *Plica n. laryngei*, erkennen, die durch den R. internus des N. laryngeus superior (aus dem N. vagus, N. X) hervorgerufen wird.

Klinischer Hinweis. Fremdkörper, die in den Recessus piriformis geraten, können den sensiblen N. laryngeus superior reizen und damit heftige Würgereflexe auslösen.

Muskeln (Abb. 10-42, Tabelle 10-15) und Faszien

Die hintere Pharynxwand wird oben von der *Fascia pharyngobasilaris*, einem muskelfreien Abschnitt, im übrigen von Muskeln gebildet. Befestigt ist der Pharynx an der Schädelbasis. Auffällig ist an der Hinterwand des Pharynx die *Raphe pharyngis*, eine Bindegewebsnaht, an der die Schlundschnürer ansetzen und die sich ihrerseits am Tuberculum pharyngeum des Os occipitale befestigt.

Die Muskulatur des Pharynx (Tabelle 10-**15**) gliedert sich in

- **Schlundschnürer**
  - ***M. constrictor pharyngis superior***
  - ***M. constrictor pharyngis medius***
  - ***M. constrictor pharyngis inferior***, und
- **Schlundheber**
  - ***M. palatopharyngeus***
  - ***M. stylopharyngeus.***

Alle Schlundmuskeln sind Skelettmuskeln.

Schlundschnürer. Bei Kontraktion verengern die Muskeln dieser Gruppe den Schlund, heben und verkürzen ihn aber auch. Erklärlich wird dies dadurch, daß die Schlundschnürer als Ganzes halbringartig von vorne nach hinten verlaufen, jeder einzelne Konstriktor jedoch von vorne (Ursprung) nach hinten (Ansatz an der Raphe pharyngis) fächerförmig angeordnet ist und dadurch verschiedene Verlaufsrichtungen hat. Dadurch überlagern sich die Schlundschnürer dachziegelförmig. Die zur Raphe pharyngis aufwärtsstrebenden Fasern der unteren Schlundschnürer führen bei Kontraktion zu einer Verkürzung des Pharynx und beteiligen sich am Heben von Zungenbein und Kehlkopf.

Tabelle 10-15. Muskulatur des Pharynx

Muskel	Ursprung	Ansatz	Funktion	Nerv
Schlundschnürer				
M. constrictor pharyngis sup.				
Pars pterygopharyngea	Lamina med. proc. pterygoidei u. Hamulus pterygoideus	Raphe pharyngis	Verengung des Pharynx beim Schluckakt	N. IX
Pars buccopharyngea	Raphe pterygomandibularis	Raphe pharyngis		
Pars mylopharyngea	Linea mylohyoidea mandibulae	Raphe pharyngis		
Pars glossopharyngea	Radix linguae	Raphe pharyngis		
M. constrictor pharyngis med.				
Pars chondropharyngea	Cornu min. ossis hyoidei	Raphe pharyngis	Verengung des Pharynx beim Schluckakt	Plexus pharyngeus (N. IX + X), Truncus sympathicus
Pars ceratopharyngea	Cornu maj. ossis hyoidei	Raphe pharyngis		
M. constrictor pharyngis inf.				
Pars thyropharyngea	Seitenfläche der Cartilago thyroidea	Durchflechten sich gegenseitig	Verengung des Pharynx beim Schluckakt	N. X
Pars cricopharyngea	Cartilago cricoidea	Durchflechten sich gegenseitig		
Schlundheber				
M. palatopharyngeus	Aponeurosis palatina, Hamulus pterygoideus	Cartilago thyroidea, Raphe pharyngis	Heben des Pharynx	N. IX
M. stylopharyngeus	Proc. styloideus	Cartilago thyroidea, Tunica submucosa pharyngis	Heben des Pharynx	N. IX

Besondere Bedeutung kommt dem oberen Konstriktor beim Schlucken zu. Er wölbt bei Kontraktion die Schleimhaut gegen das Rachenlumen vor, so daß ein Ringwulst, *Passavant-Wulst*, entsteht, der dem Gaumensegel zum Verschluß des Nasenrachenraums als Widerlager dient.

Schlundheber. Diese Muskeln sind ausschließlich Verkürzer und Heber des Schlundes. Der M. palatopharyngeus ruft eine Schleimhautfalte, *Plica palatopharyngea*, hervor. Beide Schlundheber befestigen sich am Kehlkopf und wirken deswegen auch als Kehlkopfheber.

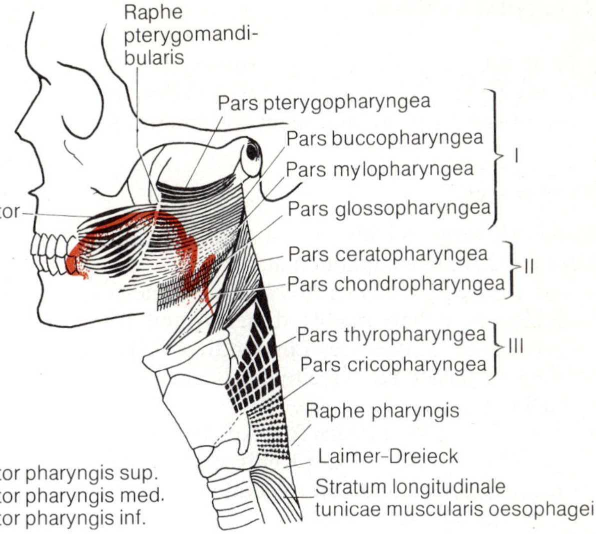

Abb. 10-42. Schema der Schlundmuskulatur

Gefäße und Nerven

Arterien. Die arterielle Versorgung des Pharynx erfolgt durch die *A. pharyngea ascendens*, dem einzigen medialen Ast der A. carotis externa, sowie durch *Rr. pharyngei* der Aa. thyroidea superior et inferior und der A. lingualis.

Venen. Das venöse Blut fließt in den dorsal der Mm. constrictores pharyngis gelegenen *Plexus pharyngeus* ab.

Lymphbahnen. Zwischen dem venösen Plexus pharyngeus liegen die regionalen Lymphknoten des Pharynx, *Ndd. retropharyngei*, die die Lymphe in die *Ndd. cervicales profundi* weiterleiten.

Nerven. Die Innervation erfolgt durch einen nervösen *Plexus pharyngeus*, der von Ästen des N. glossopharyngeus (N. IX), N. vagus (N. X), Truncus sympathicus und möglicherweise auch der N. facialis (N. VII) gebildet wird. Der Plexus enthält motorische (s. Tabelle 10-**15**), sensible, sekretorische und sympathische Fasern.

Schluckakt

Im Pharynx überkreuzen sich Luft- und Speisewege. Der Luftweg ist in der Regel offen und wird nur kurzfristig beim Schluckakt verschlossen. Umgekehrt verhält es sich mit dem Eingang in den Ösophagus.

Der Schluckakt vollzieht sich als ein kontinuierlicher Vorgang, der in zahlreiche Einzelteile zerlegt werden kann:

- **Heben des Gaumensegels**, dabei *Öffnen der Tuba auditiva*,
- **Kontraktion der Pars pterygopharyngea des M. constrictor pharyngis superior**; hierdurch entsteht der *Passavant-Ringwulst*.
  - Beide Vorgänge zusammen führen dazu, daß das hintere Gaumensegel fest an den Passavant-Wulst gepreßt und dadurch die Pars nasalis pharyngis von den übrigen Pharynxabschnitten abgeschlossen wird.
- **Kontraktion der Mundbodenmuskulatur**. Dadurch wird der Larynx angehoben und nach vorne gezogen, so daß sich die Epiglottis über den Aditus laryngis, Kehlkopfeingang, legt. Damit ist der Kehlkopfeingang und der Zugang zu den unteren Luftwegen verschlossen.
- **Kontraktion der Mm. styloglossi und Mm. hyoglossi**. Dies führt die Zunge nach hinten und drückt die Speise von der Mundhöhle über die Pars oralis pharyngis in den Ösophagus.
- **Kontraktion der hinteren Pharynxmuskulatur**. Nun verstärkt sich der Druck auf die zu transportierenden Speisen, wobei sich durch Kontraktion des M. constrictor pharyngis inferior die Rachenwand verkürzt und über die Speise kranialwärts hinweggezogen wird. Hinter dem Isthmus faucium unterliegt der Weitertransport der Speise einer reflektorischen, nicht mehr dem Willen unterworfenen *Peristaltik*.
- **Heben des Kehlkopfs**.

Hinweis. Verschlucken bedeutet, daß feste oder flüssige Bestandteile in den Larynx gelangt sind. Dies geschieht z. B. beim gleichzeitigen Atmen und Schlucken, besonders wenn gleichzeitig gelacht wird. In der Folge kommt es zum Husten oder Würgen.

2. Larynx, Kehlkopf

Der Kehlkopf gehört zu den Atmungsorganen (S. 506). Er beteiligt sich am Verschluß der unteren Luftwege (s. oben) und dient der Tonbildung.

Entwicklung

Entwicklungsgeschichtlich entsteht der Kehlkopf aus 2 Anteilen, nämlich aus
- *entodermal-epithelialen Anteilen*, aus denen die Schleimhaut hervorgeht; dieser Anteil leitet sich aus der Anlage des Lungendivertikels ab, der sich an der Vorderseite des Kiemendarms bildet, und aus
- *mesenchymalen Anteilen* für Skelett, Muskeln, Gefäßen und Nerven des Kehlkopfs; sie stammen aus dem 4. und den folgenden Branchialbögen (S. 402, Abb. 10-**4**).

Makroskopische Anatomie

Der Kehlkopf besteht aus einem
- **Knorpelskelett**, dessen Einzelteile durch
- **Gelenke** miteinander verbunden sind und durch
- **Muskeln** gegeneinander bewegt werden können, sowie
- **Bindegewebsstrukturen**, die u. a. Grundlage für die der Tonerzeugung dienenden Stimmlippen sind.

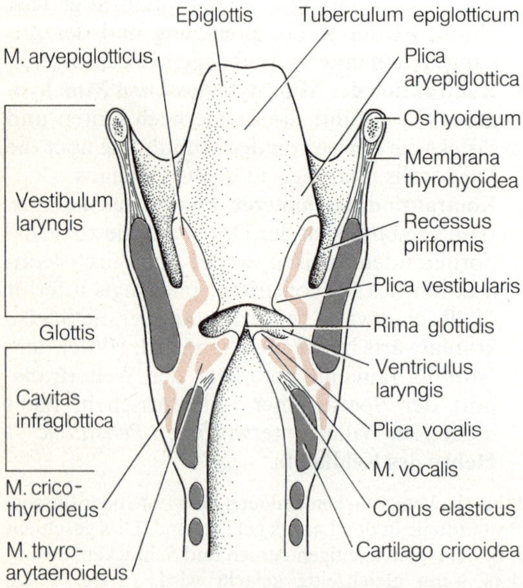

Abb. 10-43. Frontalschnitt durch den Kehlkopf. Blick von dorsal. (Nach Benninghoff, 1954)

Binnenraum des Kehlkopfs

Der Kehlkopf weist einen Binnenraum auf, der an 2 Stellen durch Schleimhautfalten, *Plicae vestibulares* und *Plicae vocales*, eingeengt ist. Dadurch ergibt sich eine Gliederung des Hohlraums des Kehlkopfs (Abb. 10-**43**) in
- **Vestibulum laryngis**, das vom Kehlkopfeingang, *Aditus laryngis*, bis zu den paarigen *Plicae vestibulares*, Taschenbändern, „falschen Stimmbändern", reicht (Abstand 4–5 cm); die Plicae vestibulares werden von den Ligg. vestibulares getragen und fassen die *Rima vestibularis* zwischen sich.
- **Glottis**, die sich von den Taschenbändern bis zu den „wahren" Stimmbändern, *Plicae vocales*, erstreckt (Abb. 10-**44**): von der Rima vestibuli bis zur *Rima glottidis*, Stimmritze (Abstand 0,5 cm–1 cm). Die Glottis besitzt auf jeder Seite eine tiefe Bucht, *Ventriculus laryngis*, Morgagni-Tasche, von der aus sich ein Blindsack, *Sacculus laryngis*, hinter die Plica vestibularis nach aufwärts erstrecken kann (phylogenetisches Relikt der seitlichen Kehlsäcke mancher Primaten).
- **Cavum infraglotticum**, das sich unter der Rima glottidis bis zum Exitus laryngis ausdehnt.

Der Kehlkopf als Ganzes projiziert sich beim Erwachsenen bei üblicher Kopfhaltung mit dem Oberrand des Schildknorpels auf den *Oberrand des 5. Halswirbels*. Seine untere Grenze liegt vor dem *unteren Rand des 6. Halswirbels*. Beim Schlucken, Sprechen usw., aber auch bei Bewegungen der Halswirbelsäule verschiebt sich der Kehlkopf nach oben bzw. unten, maximal in jede Richtung bis zu 2 cm.

Hinweis. Beim Neugeborenen steht der Kehlkopf höher (Oberrand 2., Unterrand 4. Halswirbel), im Alter tiefer als in mittleren Lebensjahren.

Kehlkopfskelett (Abb. 10-**45**)

Das Kehlkopfskelett besteht aus
- **Cartilago thyroidea, Schildknorpel**,
- **Cartilago cricoidea, Ringknorpel**,

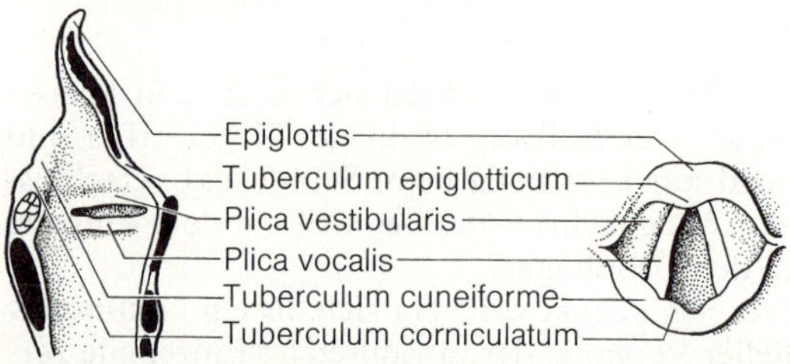

Abb. 10-44. Medianer Sagittalschnitt durch den Kehlkopf *(links)* zur Erläuterung des Bildes bei Einführen eines Kehlkopfspiegels *(rechts)*

- **Cartilagines arytaenoideae, Stell- oder Giesbeckenknorpel,**
- **Cartilago epiglotica, Kehldeckelknorpel.**

Cartilago thyroidea, Schildknorpel

Der Schildknorpel setzt sich aus 2 großen Platten zusammen, die winkelig in der Medianeben verbunden sind. Zwischen beiden Platten besteht kranial ein tiefer Einschnitt, *Incisura thyroidea superior*, der bis zu dem am weitesten vorspringenden Teil des Kehlkopfs, der *Prominentia laryngis, Adamsapfel*, reicht. Unten besteht nur eine kleine Einkerbung, *Incisura thyroidea inferior*. Der dorsale Rand beider Platten läßt je ein oberes und ein unteres Horn, *Cornu superius* zur Befestigung des Lig. thyroideum laterale und *Cornu inferius*, erkennen.

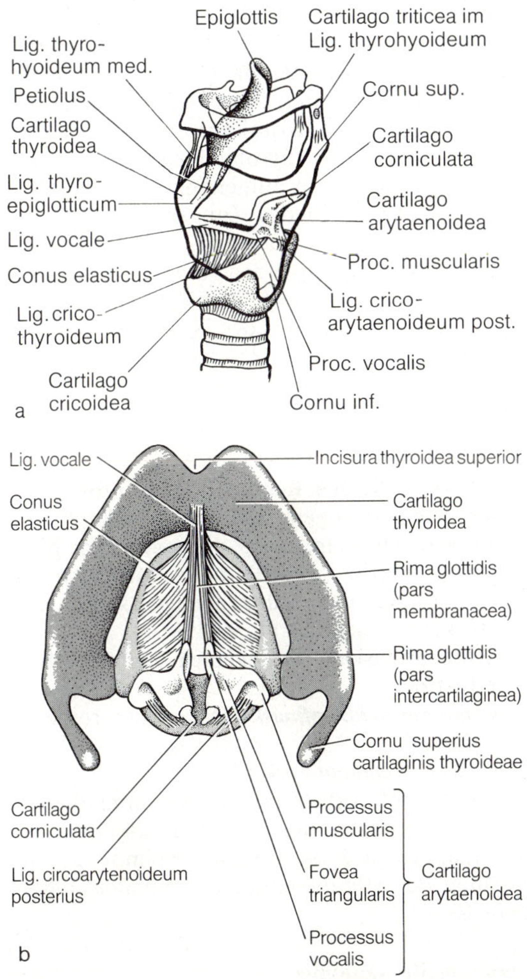

Abb. 10-**45 a, b.** Kehlkopfskelett mit Zungenbein und Bandapparat. **a** Die Cartilago thyroidea ist *transparent* gezeichnet. (Nach Benninghoff, 1979) **b** Ligamentum vocale und Conus elasticus von oben. (Sinelnikor, 1979)

Cartilago cricoidea, Ringknorpel

Er hat Siegelringform. Die dorsale „Siegelplatte", *Lamina cartilaginis cricoideae*, liegt in der dorsalen Öffnung des Schildknorpels. Der Bogen, *Arcus cartilaginis cricoideae*, befindet sich unter der Schildplatte der Cartilago thyroidea. Am Übergang von Lamina in Arcus cartilaginis cricoideae bildet sich eine paarige Gelenkpfanne, *Facies articularis thyroidea*, für die Artikulation mit dem Cornu inferius des Schildknorpels aus. Am seitlichen Rand der Lamina cartilaginis cricoideae findet sich eine ebenfalls paarige Gelenkfläche für die Artikulation mit der Basis der beiden Stellknorpel, *Facies articulares arytaenoideae*.

Cartilagines arytaenoideae, Stell- oder Giesbeckenknorpel

Die beiden Giesbeckenknorpel reiten und bewegen sich auf dem Oberrand des Ringknorpels, Lamina cartilaginis cricoideae. Ihre Form ähnelt einer dreikantigen Pyramide. Die mediane, plane Fläche steht sagittal. Die vordere Fläche zeigt 2 kleine Gruben, die obere *Fovea triangularis* und die untere *Fovea oblonga* (Ansatz des M. thyroarytaenoideus). Die mediane Fläche bildet mit ihrer unteren Kante den *Processus vocalis*, an dem das Ligamentum vocale, Stimmband, ansetzt. Nach lateral ragt von der Basis der *Processus muscularis* vor (Ansatz des M. cricoarytaenoideus lateralis und M. cricoarytaenoideus posterior). Die am weitesten kranial gelegene Spitze, *Apex cartilaginis arytaenoideae*, ist leicht nach dorsal umgebogen. Hier sitzt die *Cartilago corniculata* auf.

Epiglottis, Kehldeckel

Die Epiglottis besteht aus elatischem Knorpel und hat die Form eines Tischtennisschlägers, dessen „Stiel", *Petiolus*, nach unten gerichtet ist. Die Epiglottis hat keine gelenkigen Verbindungen, der Petiolus ist aber durch das *Lig. thyroepiglotticum* am Schildknorpel befestigt. An der rückwärtigen Schleimhaut des Kehldeckels ist beim Spiegeln des Kehlkopfes über dem Petiolus ein Höckerchen, *Tuberculum epiglotticum*, sichtbar.

Gelenke

Der Kehlkopf besitzt *2 einachsige Gelenke*, deren Achsen senkrecht aufeinanderstehen:
- **Articulatio cricothyroidea,**
- **Articulatio cricoarytaenoidea.**

Articulatio cricothyroidea

Dieses Gelenk befindet sich zwischen der Innenseite jedes *Cornu inferius* der Cartilago thyroidea und der jeweilig korrespondierenden *Facies articularis thyroidea* der Cartilago cricoidea. Die durch beide Gelenkflächen ziehende Achse steht horizontal transversal (frontal). In dem Gelenk kann die Cartilago thyroidea gegen die Einheit der Cartilago cricoidea und Cartilagines arytaenoideae gekippt werden.
Die Betätigung des Gelenkes führt zu einer *Anspannung bzw. Erschlaffung des Lig. vocale.*

Articulatio cricoarytaenoidea

Sie besteht zwischen der *Facies articularis cricoidea* beider Aryknorpel und den beiden *Facies articulares arytaenoideae* der Lamina cartilaginis cricoideae.
Es handelt sich um ein *Drehgelenk*, dessen Achse vertikal durch die Gelenkfläche zieht. An dem Gelenk sind auch *Schiebebewegungen* möglich, bei denen sich die beiden Aryknorpel aufeinander zu bewegen oder voneinander wegrücken.
Die Betätigung des Gelenkes ermöglicht eine *Erweiterung bzw. Verengerung der Stimmritze.*

Bindegewebsapparat

Zu unterscheiden sind
- **innere Kehlkopfbänder** und
- **äußere Kehlkopfbänder**. Die äußeren Kehlkopfbänder dienen der Befestigung des Kehlkopfs am Zungenbein bzw. am oberen Trachealknorpel.

Innere Kehlkopfbänder und Membranen

Die Tela submucosa der Kehlkopfschleimhaut (s. unten) enthält zahlreiche elastische Fasern, die in ihrer Gesamtheit die **Membrana fibroelastica laryngis** bilden. Eine Untergliederung ist möglich in
- **Conus elasticus** (Abb. 10-**45**), der an der Innenseite des Ringknorpels beginnt, sich dann als
  - ***Lig. cricothyroideum*** zwischen Arcus cartilaginis cricoideae und unterer Kante des Schildknorpels ausspannt und sich dann nach oben konisch derart verengt, daß ein sagittal stehender Schlitz übrigbleibt. Die freien Ränder des Schlitzes bilden die
  - ***Ligg. vocalia*** (Abb. 10-**45b**), die sich zwischen den Processus vocales der Aryknorpel und der Innenfläche der Cartilago thyroidea ausspannen. Die Ligg. vocalia begrenzen zusammen mit dem M. voccalis und der bedeckenden Schleimhaut die Stimmritze und beteiligen sich an der Tonerzeugung.
- **Membrana quadrangularis**, den oberen Teil der Membrana fibroelastica laryngis (im Bereich des Vestibulum laryngis). Die Verstärkung der Membran am unteren Rand bildet das
  - ***Lig. vestibulare, Taschenband*** in der Plica vestibularis.

Äußere Kehlkopfbänder

Membrana thyrohyoidea. Es handelt sich um ein flächenhaftes Band, das den oberen Rand der Cartilago thyroidea in seiner ganzen Ausdehnung mit dem Zungenbein verbindet. Es zeigt Verstärkungen in der Mitte, **Lig. thyrohyoideum mediale**, und an den freien lateralen Rändern, **Ligg. thyrohyoidea lateralia**. Oft ist in der seitlichen Verstärkung ein kleiner Faserknorpel, **Cartilago triticea**, Weizenkornknorpel, eingelagert.
Mit der Membrana thyrohyoidea ist der Kehlkopf am Zungenbein aufgehängt. Sie überträgt alle Verschiebungen des Zungenbeins auf den Larynx, z. B. beim Schlucken (S. 485).
Die Membran thyrohyoidea besitzt auf jeder Seite eine Öffnung für die A. und V. laryngea superior und den R. internus des N. laryngeus superior (aus dem N. vagus, N. X).

Muskulatur

Zu unterscheiden sind
- **Muskeln, die den Kehlkopf als Ganzes bewegen**; sie befestigen sich am Kehlkopf (infrahyale Muskeln, S. 459, M. constrictor pharyngis inferior, S. 463) oder wirken unter Vermittlung des Zungenbeins (suprahyale Muskeln, Tabelle 10-**11**, S. 449)
- **Kehlkopfmuskeln im engeren Sinne** (Tabelle 10-**16**):
  - ***äußerer Kehlkopfmuskel*** (M. cricothyroideus) und
  - ***innere Kehlkopfmuskeln.***

Die Kehlkopfmuskeln im engeren Sinne dienen den Bewegungen der Kehlkopfknorpel gegeneinander und beeinflussen Spannung und Stellung der Stimmbänder. Einzelheiten Tabelle 10-**16**.

Funktionelle Anatomie

Es kommt auf das Öffnen und Schließen der Stimmritze sowie das Einstellen der Stimmlippenspannung an (Abb. 10-**46**). Unter Berücksichtigung dieser Aufgaben lassen sich die Struktu-

Tabelle 10-16. Muskeln des Larynx. Die *Innervation* des äußeren Kehlkopfmuskels erfolgt durch den Ramus externus n. laryngei sup. (aus N. X). Die aller inneren Kehlkopfmuskeln durch den N. laryngeus inf. (aus N. X)

Muskel	Ursprung (U) Ansatz (A)	Funktion	Wirkung auf Stimmritze	Wirkung auf Stimmbänder
Äußerer Kehlkopfmuskel				
M. cricothyroideus	*U:* Lamina cartilaginis thyroideae *A:* Arcus cartilaginis cricoideae	Kippt Lamina cartilaginis cricoideae nach hinten	–	Anspannung
Innere Kehlkopfmuskeln				
M. cricoarytaenoideus post. („Posticus")	*U:* Lamina cartilaginis cricoideae *A:* Proc. muscularis cartilaginis arytaenoideae	Zieht Proc. muscularis nach dorsal und damit Proc. vocalis nach lateral	Erweiterung	Anspannung
M. cricoarytaenoideus lat.	*U:* Arcus cartilaginis cricoideae *A:* Proc. muscularis cartilaginis arytaenoideae	Zieht Proc. muscularis nach ventral und kaudal	Verschluß der Pars intermembranacea, Erweiterung der Pars intercartilaginea = Phonationsmuskel	Entspannung
M. thyroarytaenoideus	*U:* Innenfläche der Cartilago thyroidea *A:* Fovea oblonga der Cartilago arytaenoidea	Gegenspieler des „Posticus"	Verschluß der Pars intermembranacea	Anspannung
M. vocalis	*U:* Innenfläche der Cartilago thyroidea *A:* Proc. vocalis der Cartilago arytaenoidea	Nähert Cart. thyroidea dem Proc. vocalis des Aryknorpels	Vollständiger Verschluß	Feinregulation der Spannung, isometrische Kontraktion
M. arytaenoideus transversus	*U:* Proc. muscularis der Cartilago arytaenoidea einer Seite *A:* Proc. muscularis der Cartilago arytaenoidea der anderen Seite	Bringt beide Aryknorpel aneinander	Verschluß der Pars intercartilaginea	Anspannung
M. arytaenoideus obliquus	*U:* Proc. muscularis der Cartilago arytaenoidea einer Seite *A:* Apex der Cartilago arytaenoidea der anderen Seite	Kippt Aryknorpel, so daß sie auf die abfallende Kante der Lamina cricoidea gelangen	Beginnende Öffnung der Pars intercartilaginea	Anspannung
M. aryepiglotticus	*U:* Apex der Cartilago arytaenoidea *A:* Seitenrand der Epiglottis	Verengt Aditus laryngis und zieht Epiglottis nach dorsal	–	–
M. thyroepiglotticus	*U:* Innenseite der Cartilago thyroidea *A:* Seitenrand der Epiglottis	Erweitert den Aditus laryngis und zieht Epiglottis nach ventral	–	–

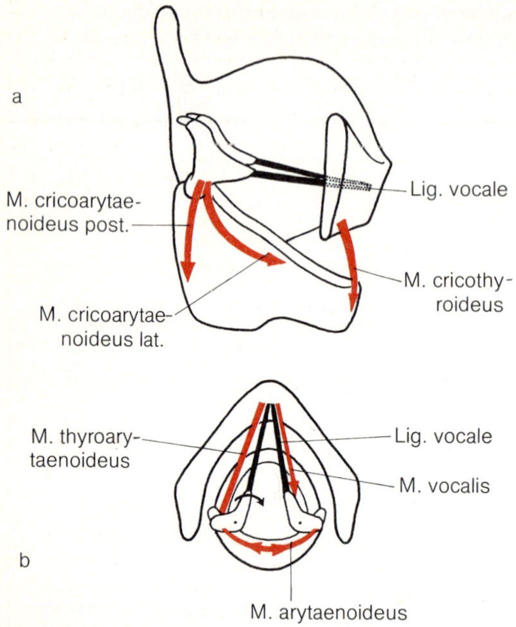

Abb. 10-46 a, b. Schema über die Wirkungsrichtung *(Pfeile)* der Kehlkopfmuskeln. **a** Blick von rechts, die Cartilago thyroidea ist teilweise entfernt. **b** Blick von oben auf das Kehlkopfskelett

ren des Kehlkopfs gliedern in **Stellapparat** und **Spannapparat**.

Stellapparat. Der Stellapparat umfaßt
- **passive Anteile**: ***Conus elasticus*** einschließlich ***Ligg. vocalia*** als verstärkter oberer Rand, beidseitig ***Lig. cricoarytaenoideum***, und
- **aktive Anteile**:
  - ***M. cricoarytaenoideus posterior***, *„Posticus"* der Kliniker, dem einzigen Öffner der Stimmritze; er bewirkt Respirationsbewegungen.

Klinischer Hinweis. Zur ein- oder beidseitigen, vollständigen oder teilweisen, *Recurrensparese*, Lähmung des M. cricoarytaenoideus posterior, kommt es bei Schädigung des N. laryngeus inferior, z. B. Druckschädigung bei Kropf, Operationsfolge. Dadurch werden Atmung und Stimmbildung beeinträchtigt (Heiserkeit).

  - ***M. cricoarytaenoideus lateralis***, ***M. thyroarytaenoideus***, ***M. arytaenoideus transversus*** und ***obliquus*** als Schließer, die beiden letzten auch für die Pars intercartilaginea (s. unten). Die Muskeln insgesamt bewirken Phonationsbewegungen.

Spannapparat. Wichtigste Bestandteile sind der
- **M. cricothyroideus**, der den Ringknorpel gegen den durch die vorderen Halsmuskeln festgestellten Schildknorpel bewegt, und
- **M. vocalis**, der die Dicke der Stimmlippe und deren Spannung bestimmt, die für die jeweilige Tonerzeugung erforderlich ist.

Weiter ist unter funktionellem Gesichtspunkt zu berücksichtigen, daß sich die **Rima glottidis** gliedert in eine
- **Pars intermembranacea**, vorderer Anteil der Stimmritze zwischen Ligg. vocalia, auch als *Rima phonetica* bezeichnet, und
- **Pars intercartilaginea**, hinterer Anteil zwischen beiden Procc. vocalia der Aryknorpel, *Rima respiratoria*.

Phonation. Bei der Tonerzeugung (nicht Bildung von Sprachlauten) kommt es zu Schwingungen der Stimmlippen als Ganzes. Eingeleitet wird die Phonation dadurch, daß nach vorangehender Inspiration die Stimmritze verschlossen und dann der Verschluß durch Exspiration gesprengt wird. Die Tonerzeugung selbst beginnt, sobald die Stimmlippen in Schwingung geraten. Ändert sich die Spannung des Stimmbandes – und zwar dadurch, daß sich die Innervation der Mm. vocales und Mm. cricothyroidei ändert – ändert sich auch die Schwingungszahl (Tonhöhe).

Atmung. Bei ruhiger Atmung ist nur die Pars intercartilaginea geöffnet; bei Forcierung der Atmung öffnen sich auch die vorderen Teile. Beim Husten erfolgt die Öffnung explosionsartig.

Schutz der Atmungsorgane. Beim Eindringen reizender Gase, kleiner Partikel, Flüssigkeiten oder fester Bestandteile in den Kehlkopf kommt es zu einem reflektorischen Glottisverschluß. Es folgt häufig reflektorisches Husten.

Mikroskopische Anatomie

Kehlkopfskelett. Die *größeren Kehlkopfknorpel* (Cartilago thyroidea, Cartilago cricoidea, Cartilagines arytaenoideae) bestehen aus *hyalinem Knorpel*. Im Alter haben diese die Tendenz Kalk einzulagern. Die *kleinen Knorpel* (Cartilago cuneiformis, Cartilago corniculata) und die Epiglottis sind dagegen *elastische Knorpel*.

Kehlkopfmuskulatur. Die Kehlkopfmuskulatur ist Skelettmuskulatur.

Schleimhaut. Die *Epiglottis* ist lingual von mehrschichtigem, unverhorntem Plattenepithel bedeckt, das durch tiefe Zapfen im papillären Bindegewebe verankert ist. *Laryngeal* liegt dagegen ein mehrschichtiges Flimmerepithel vor, das in mehrreihiges respiratorisches Epithel übergeht und sich weiter nach unten fortsetzt. Lediglich die *Plicae vocales* zeigen ein mehrschichtiges, stellenweise verhorntes Plattenepithel.

Im Bereich der Plicae vocales ist die Schleimhaut unverschieblich mit der Unterlage verwachsen. Die übrige Kehlkopfschleimhaut ist dagegen verschieblich. Dort besteht die Lamina propria aus lockerem, retikulärem Bindegewebe mit überwiegend gemischten Drüsen, *Glandulae laryngeae.*

Klinischer Hinweis. Eine ödematöse Schwellung der gefäßreichen Plica vestibularis bringt durch Ausbildung eines lebensbedrohlichen Glottisödems Erstikkungsgefahr mit sich.

Gefäße

Arterien. Die arterielle Versorgung des Larynx erfolgt durch die *A. laryngea superior* (aus der A. thyroidea superior) und der *A. laryngea inferior* (aus der A. thyroidea inferior). Die obere Arterie durchbohrt in Begleitung des R. internus des N. laryngeus superior die Membrana thyrohyoidea. Die A. thyroidea inferior zieht dorsal der Trachea aufwärts und erreicht den Larynx, nachdem sie den M. constrictor pharyngis inferior durchbrochen hat. Beide Arterien anastomosieren untereinander.

Venen. Die *V. laryngea superior* leitet das Blut des kranialen Larynxanteiles in die V. thyroidea superior ab. Das Blut der *V. laryngea inferior* ergießt sich in den Plexus thyroideus impar.

Lymphgefäße. Die Lymphe der oberen Larynxabschnitte wird in die *Ndd. cervicales profundi*, die der unteren Abschnitte in die *Ndd. tracheales* drainiert.

Nerven

Motorisch wird der einzige „äußere" Kehlkopfmuskel, M. cricothyroideus, vom *R. externus* des *N. laryngeus superior*, alle übrigen, „innere" Kehlkopfmuskeln, werden vom *N. laryngeus inferior* aus dem N. laryngeus recurrens innerviert. Beide Nn. laryngei sind Äste des N. vagus (N. X) und führen neben motorischen auch sensible und sekretorische Fasern.
Sensibel wird der Larynx bis zur Stimmritze vom *N. laryngeus superior*, unterhalb der Stimmritze vom *N. laryngeus inferior* innerviert. Die sekretorischen Fasern ziehen zu den Glandulae laryngeae.

3. Glandula thyroidea, Schilddrüse

Die Gl. thyroidea ist eine endokrine Drüse. Sie produziert die Hormone *Thyroxin, Trijodthyronin* und *Calcitonin.* Thyroxin und Trijodthyronin wirken bei der Regulierung von Stoffwechselprozessen mit; u.a. steigern sie bei stoffwechselaktiven Organen O_2-Aufnahme und O_2-Verbrauch - meßbar am Grundumsatz - und die Erregbarkeit des vegetativen Nervensystems. Calcitonin hemmt die Kalziumfreisetzung aus Knochen und senkt dadurch die Kalziumkonzentration des Blutplasmas.

Entwicklung S. 407

Makroskopie

Die Gl. thyroidea hat U-Form (Abb. 10-**47**). Sie besteht aus **Lobus dexter** und **sinister** sowie einem verbindenden **Isthmus**. Nicht selten ist ein **Lobus pyramidalis** vorhanden (S. 407). Ihr Isthmus bedeckt den 2.-4. Trachealknorpel. Die beiden Seitenlappen legen sich der Cartilago cricoidea und Cartilago thyroidea an. Die Schilddrüse wiegt 25-30 g. Umgeben wird die Schilddrüse von 2 **Bindegewebskapseln**:

- Die **innere Kapsel** ist äußerst zart und eng mit dem Bindegewebe im Drüseninneren verbunden; dadurch ist diese Kapsel fest mit der Drüse verwachsen.
- Die **äußere Kapsel** liegt der Lamina praetrachealis fasciae cervicalis an und steht vorn mit infrahyalen Muskeln und deren Faszien, dorsolateral mit der Gefäß-Nervenscheide und hinten mit der Trachea in Verbindung. Dadurch grenzt die A. carotis communis eng an die Schilddrüse. Außerdem steht der hintere mediale, kaudale Anteil der Drüse in Beziehung zum *N. laryngeus recurrens.*
- **Zwischen den Kapseln** befindet sich lockeres Bindegewebe und Verzweigungen zu- und abführender Blutgefäße sowie dorsal die Epithelkörperchen (s. unten).

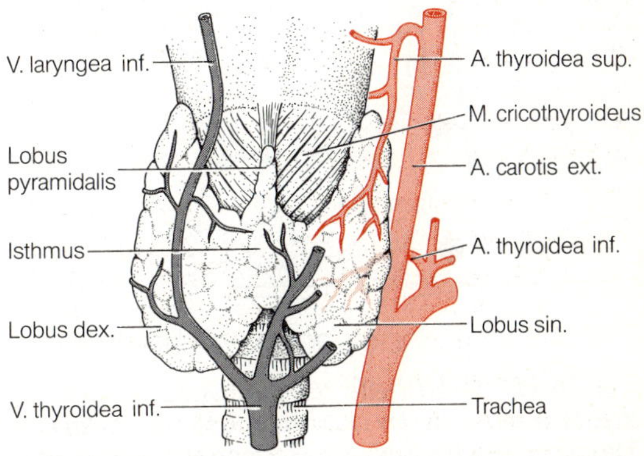

Abb. 10-47. Schilddrüse mit Blutgefäßen von vorne: *rechts* Arterien, *links* Venen

Klinischer Hinweis. Bei Vergrößerung der Schilddrüse, *Kropf, Struma,* dehnt sich das Drüsenparenchym wegen der engen Faszienräume vorwiegend nach kaudal aus, *Senkkropf,* und kann die Trachea einengen, *Säbelscheidentrachea.* Eine Struma kann ferner den N. laryngeus recurrens schädigen, so daß es zur Heiserkeit kommt, im Extremfall zur *Stimmbandlähmung.*

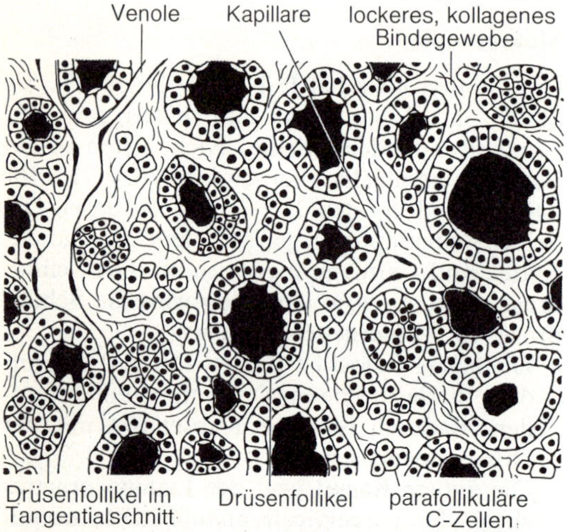

Abb. 10-48. Histologischer Schnitt durch die Gl. thyroidea des Hundes. Beim Menschen liegen die C-Zellen auch innerhalb des Follikelepithels, erreichen jedoch nicht das Follikellumen

Mikroskopische Anatomie (Abb. 10-**48**, 10-**49**)

Charakteristisch für den Feinbau der Schilddrüse sind rundliche oder langgestreckte **Schilddrüsenfollikel**, die erhebliche Größenunterschiede aufweisen (Durchmesser bis zu 0,9 mm). Sie werden von einem einschichtigen, in Abhängigkeit von der Funktion unterschiedlich hohem *Epithel* begrenzt (s. unten) und enthalten ein homogenes, bald eosinophiles, bald basophiles *Kolloid.*

Follikelepithelzellen. Sie zeigen elektronenmikroskopisch alle Charakteristika von Zellen, die synthetisieren, reabsorbieren und Eiweiß abbauen können. Es wird angenommen, daß bei der den Bedarf des Körpers deckenden Hormonproduktion das Epithel niedrig ist; bei Steigerung der Schilddrüsenaktivität wird das Epithel höher.

Kolloid. Es besteht chemisch hauptsächlich aus hochmolekularem Glykoprotein, *Thyroglobulin,* an das die Hormone *Thyroxin* und *Trijodthyronin* in inaktiver Form gebunden sind. Die Schilddrüse kann dadurch in großer Menge Hormon extrazellulär speichern (Stapel- oder Speicherdrüse).

C-Zellen. Zwischen den Follikelepithelzellen und interfollikulär kommen vereinzelt oder Haufen von hellen parafollikulären *C-Zellen,* „clear cells", vor. Diese Zellen produzieren *Calcitonin.* Selektiv können sie durch Silberimprägnation dargestellt werden. Die C-Zellen gehören zu den APUD-Zellen (S. 45) und sind aus der Neurallei-

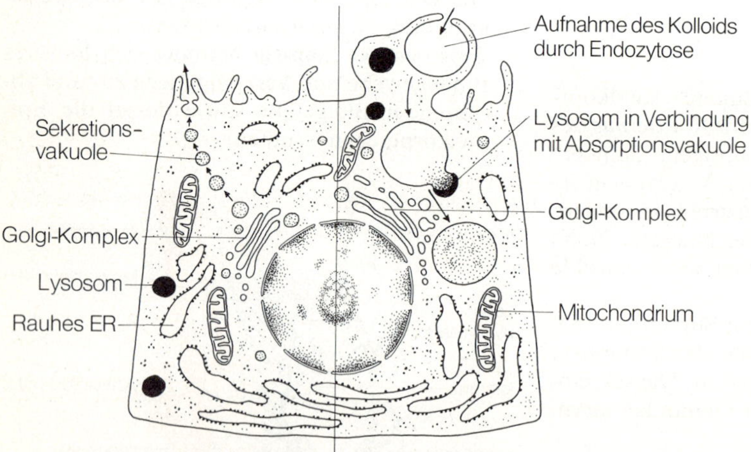

Abb. 10-49. Drüsenzelle der Gl. thyroidea. *Links* Sekretionsphase. *Rechts* Resorptionsphase. *Sekretion*: Das im rauhen ER gebildete Hormon erfährt im Golgi-Komplex seine Endsynthese und Kopplung an Globulin. Mittels Sekretvakuolen wird der Hormonkomplex ins Follikellumen ausgeschleust. *Resorption*: Unter TSH-Stimulation erfolgt die Wiederaufnahme des Kolloids über Pinozytose. Lysosomale Enzyme sind an der Verarbeitung für die Ausschleusung des Hormons in die Blutbahn beteiligt. (Nach Bloom u. Fawcett, 1975)

ste in die Schilddrüse eingewandert. Das Bindegewebe der Schilddrüse ist sehr gefäßreich und führt Nerven. Die Kapillaren haben ein gefenstertes Endothel.

Histophysiologie der Schilddrüsenfollikel

Synthese, Hormonspeicherung und Hormonbildung spielen sich vermutlich wie folgt ab:

- **Sekretionsphase** (Abb. 10-**49**). In den prismatischen Follikelepithelzellen wird auf dem für die Glyko-Proteinsynthese üblichen Weg Thyroglobulin im rauhen endoplasmatischen Retikulum und Golgi-Apparat synthetisiert und durch Sekretgranula ins Follikellumen abgegeben.
- Parallel wird von den Follikelepithelzellen aus dem Blut Jodid aufgenommen und durch eine Peroxidase zu J_2 oxidiert. J_2 wird zur Jodierung von Thyroglobulin verwendet, vermutlich in der apikalen Zellmembran der Follikelepithelzellen. Hier kommt es auch zur Bildung von Thyroxin und Trijodthyronin, die an Thyroglobulin gebunden in der Follikelhöhle gespeichert werden.
- **Speicherphase.** Das Epithel flacht in der Regel ab. Durch Wasserresorption findet eine Eindickung des Sekrets statt.
- **Resorptionsphase** (Abb. 10-**49**). Durch Endozytose erfolgt - offenbar gesteuert durch das thyrotrope Hormon des Hypophysenvorderlappens - Reabsorption des Hormon-Thyroglobulinkomplexes durch die Follikelepithelzellen. Nach Fusion der endozytotischen Bläschen mit Lysosomen werden Thyroxin und Trijodthyronin proteolytisch vom Thyroglobulin abgespalten, durch das basale Zytolemm ausgeschieden und in postkapilläre Venolen abgegeben.

Klinischer Hinweis. Eine **Überfunktion** der Gl. thyroidea findet man beim ***Morbus Basedow***, der durch die *Merseburger Trias* (Struma, Exophthalmus, Tachykardie) gekennzeichnet ist. - Eine *angeborene* **Unterfunktion** der Schilddrüse kann den Kretin (*hypothyreoter Zwergwuchs*) bedingen. - Die teigige Schwellung der Haut (*Myxödem*) bei geistiger und körperlicher Trägheit ist für die Unterfunktion der Gl. thyroidea im *Erwachsenenalter* charakteristisch.

Gefäße

Arterien. Die reiche Blutversorgung der Gl. thyroidea erfolgt durch die *A. thyroidea superior*, aus der A. carotis externa, und die *A. thyroidea inferior*, aus dem Truncus thyrocervicalis. Zu 10% besteht eine unpaare *A. thyroidea ima*, die entweder direkt aus der Aorta, oder aus dem Truncus brachiocephalicus entspringt.

Venen. Das venöse Blut fließt über die *V. thyroidea superior* und *Vv. thyroideae mediae* in die V. jugularis interna, über den *Plexus thyroideus impar* und die *V. thyroidea inferior* in die V. brachiocephalica sinistra.

Lymphbahnen. *Regionale* Lymphknoten sind die *Nodi lymphatici thyroideae*, *überregionale* die *Nodi lymphatici cervicales profundi.*

Nerven

Die Innervation erfolgt *parasympathisch und sensibel* über Zweige des *N. laryngeus superior* und *N. laryngeus inferior* (Äste des N. vagus, N. X), *sympathisch* über den Plexus der eintretenden Gefäße.

4. Glandulae parathyroideae, Nebenschilddrüsen, Epithelkörperchen

Auch die Nebenschilddrüsen sind endokrine Drüsen. Ihr Hormon ist das *Parathormon.* In der Regel handelt es sich um 4 je etwa linsengroße Organe auf der Rückseite der Schilddrüsenlappen. Sie befinden sich zwischen den beiden Bindegewebskapseln der Schilddrüse (s. oben) und haben eine sehr variable Lage. Häufig befinden sich die beiden

- **Gll. parathyroideae superiores** in Höhe des Unterrandes der Cartilago cricoidea, die
- **Gll. parathyroideae inferiores** in Höhe des 3.-4. Trachealknorpels.

Entwicklungsgeschichtlich entstammt das Epithel der oberen Epithelkörperchen der dorsalen 4. Schlundtaschenwand, das der unteren der dorsalen Wand der 3. Schlundtasche (S. 408). Da auch der Thymus aus dem Epithel der gleichen Schlundtaschen entsteht, finden sich nicht selten versprengte *Nebenschilddrüsen* im Thymus.

Mikroskopische Anatomie

Die von einer lockeren Bindegewebskapsel umgebenen Drüsenkörper bestehen aus Epithelsträngen, die durch anastomosierende Kapillarschlingen getrennt sind.
Unterscheiden lassen sich 2 Zelltypen:

- **Hauptzellen** und
- **oxyphile Zellen.**

Hauptzellen. Die Hauptzellen enthalten *basophile Granula*, die häufig in der Zellperipherie angereichert sind. Die Hauptzellen gelten als *Bildner* *des Hormons* der Nebenschilddrüse, Parathormon. Je nach Funktionszustand erscheinen die Hauptzellen im histologischen Präparat dunkel (aktiv) oder hell (glykogenreich, weniger aktiv).

Oxyphile Zellen. Die oxyphilen Zellen sind weniger zahlreich als die granulierten Hauptzellen. Sie enthalten nur wenig Glykogen, sind aber oft mit *Mitochondrien* prall gefüllt (daher hohe Aktivität oxydativer Enzyme). Ihre Funktion ist bisher unbekannt. - Im Alter nimmt die Zahl der oxyphilen Zellen zu. Degenerierende oxyphile Zellen gehören zu den *Onkozyten.*

Hinweis. Onkozyten sind etwas aufgeschwollene eosinophile Zellen unbekannter Funktion in exokrinen und endokrinen Drüsen.

Selten kommen in der Glandula parathyroidea *kolloidhaltige Follikel* vor. Beginnend im mittleren Lebensalter treten im Drüsengewebe vermehrt Fettzellen auf.

Histophysiologie

Die Nebenschilddrüsen produzieren *Parathormon*, ein Hormon, das sich an der Regulation des Ca^{++}- und Phosphathaushaltes beteiligt. Es erhöht den Kalziumspiegel im Blutplasma über 3 Mechanismen:
- **Mobilisierung von Kalzium und Phosphat** aus Knochen,
- **Steigerung der Kalziumresorption** im Darm in Gegenwart von Vitamin D,
- **Steigerung der Kalzium-Rückresorption** in der Niere.

Auf die Phosphat-Ionenkonzentration im Blutplasma wirkt Parathormon erniedrigend, weil es die Phosphatausscheidung in der Niere stimuliert.
Antagonist des Parathormons der Nebenschilddrüse ist hinsichtlich des Blutkalziumspiegels das Calcitonin der Schilddrüse (s. oben).

Klinischer Hinweis. Eine ***Hypofunktion*** der Epithelkörperchen führt durch Absinken des Kalziumspiegels im Blut zu einer Übererregbarkeit des Nervensystems bis zur *Tetanie.* - Bei ***Hyperfunktion*** finden sich *Knochenerweichungsherde* durch vermehrte Mobilisation des Kalziums aus dem Knochen sowie *Kalkabscheidungen im Nierenparenchym.*

VI. Topographie des Halses

Im folgenden werden besprochen die
- *subkutanen Leitungsbahnen* des Halses,
- *Regiones colli*,
- *Bindegewebsräume.*

1. Subkutane Leitungsbahnen (Abb. 50)

Es handelt sich um
- **2 große Venen**, die z. T. unter der Haut sichtbar sind, und
- **Nerven** für die Hautinnervation.

Venen. Gemeinsam liegen sie auf der Lamina superficialis fasciae cervicalis und werden weitgehend vom Platysma bedeckt. Es sind Sammelvenen, die durch Vereinigung kleinerer Venen entstehen. Gemeinsam ist ihnen ferner, daß sie durch die Halsfaszie in die Tiefe treten. Dadurch kann die Faszie Einfluß auf die Wandspannung der Venen nehmen, sie z. B. entgegen einem relativen Unterdruck offenhalten.

V. jugularis externa. Sie ist die größte äußere Halsvene und entsteht durch Vereinigung der V. auricularis posterior und V. retromandibularis. Sie überquert den M. sternocleidomastoideus und gelangt an dessen Hinterrand in das Trigonum colli laterale. Dann durchbohrt sie die Lamina superficialis fasciae cervicalis und mündet in die V. subclavia oder seltener in die V. jugularis interna.

V. jugularis anterior. Sie verläuft in der Regel am Vorderrand des M. sternocleidomastoideus, nachdem sie durch Vereinigung kleiner Kopfvenen, evtl. mit der V. facialis, entstanden ist. Distal steht sie mit der der Gegenseite in Verbindung, ***Arcus venosus jugularis***, tritt durch die Halsfaszie und mündet in die V. jugularis externa oder V. subclavia. Die V. jugularis anterior kann auch unpaar in der Mittellinie verlaufen.

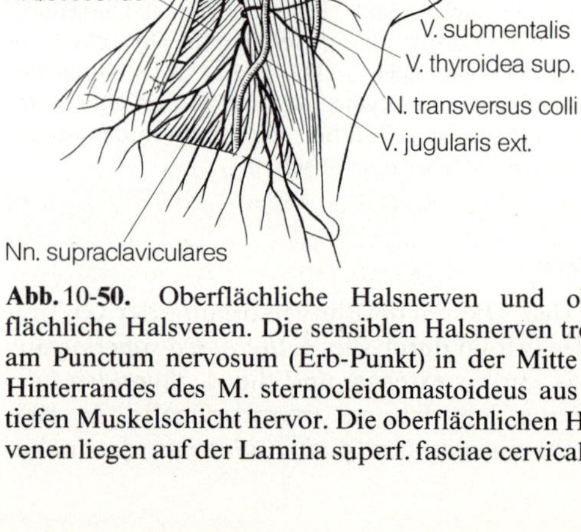

Abb. 10-50. Oberflächliche Halsnerven und oberflächliche Halsvenen. Die sensiblen Halsnerven treten am Punctum nervosum (Erb-Punkt) in der Mitte des Hinterrandes des M. sternocleidomastoideus aus der tiefen Muskelschicht hervor. Die oberflächlichen Halsvenen liegen auf der Lamina superf. fasciae cervicalis

Nerven. Die Hautnerven des Halses (Abb. 10-**50**) stammen aus dem Plexus cervicalis und erscheinen am Hinterrand des M. sternocleidomastoideus, **Punctum nervosum** (S. 498).

- *Nach vorne* verläuft der ***N. transversus colli***, der sich in einen *R. superior* und *R. inferior* teilt. Der R. superior tritt mit dem R. colli n. facialis in Verbindung.
- *Nach oben* zieht der ***N. auricularis magnus*** mit einem *R. posterior* und *R. anterior* zur Haut des Ohres.
- *Nach hinten* - am Hinterrand des M. sternocleidomastoideus entlang - verläuft der zarte ***N. occipitalis minor*** zur Haut des Hinterhaupts.
- *Nach unten* strahlen die ***Nn. supraclaviculares*** fächerförmig zur Haut im oberen Brustbereich aus.

2. Regiones colli

Es werden am Hals 8 Regiones colli unterschieden, von denen das Trigonum submandibulare und die Regio sublingualis gleichzeitig Regionen des Mundbodens sind.

Trigonum submandibulare

Das Trigonum submandibulare hat folgende Grenzen:

- *kranial:* Mandibula,
- *kaudal:* Os hyoideum,
- *ventral:* Venter anterior m. digastrici,
- *dorsal* M. stylohyoideus und Venter posterior m. digastrici,
- *medial,* M. mylohyoideus (Diaphragma oris).

Der M. mylohyoideus stellt gleichzeitig die Grenze zur Regio sublingualis dar. Am dorsalen Ende des M. mylohyoideus findet sich der Eingang in die Regio sublingualis.

Inhalt. Das Trigonum submandibulare enthält die ***Gl. submandibularis***, deren Ausführungsgang zwischen Diaphragma oris und M. hyoglossus in die Regio sublingualis zieht. Durch das Trigonum submandibulare verlaufen die ***A. und V. facialis*** (teilweise durch den Drüsenkörper der Gl. submandibularis) und der ***N. mylohyoideus*** (motorischer Ast aus N. V_3). Auch der ***N. hypoglossus*** verläuft unter dem M. stylohyoideus und Venter posterior m. digastrici eine kurze Strecke durch das Trigonum submandibulare, um dann kaudal des Ductus submandibularis in die Regio sublingualis einzutreten (s. unten).

Regio sublingualis

Die Regio sublingualis ist ein schmaler Raum zwischen M. mylohyoideus und M. hyoglossus. Nach *kranial* wird dieser Raum durch die Mundbodenschleimhaut, *kaudal* durch den M. mylohyoideus begrenzt.

Im oberen Teil dieser Muskelloge liegt die ***Gl. sublingualis***, die sich entlang dem ***Ductus submandibularis*** ausdehnt. Oberhalb der Gl. sublingualis findet sich die Schlinge des ***N. lingualis*** (aus N. V_3) und das dem Nerven anhängende parasympathische ***Ganglion submandibulare***. Der N. lingualis kreuzt in seinem Verlauf den Ductus submandibularis.

Der ***N. hypoglossus*** (N. XII) tritt am Hinterrand des M. mylohyoideus in die Regio sublingualis ein. Er liegt hier kaudal der Gl. sublingualis und spaltet sich in seine Endäste auf. - Durch die Regio sublingualis zieht ferner, überkreuzt vom N. hypoglossus, die ***V. lingualis*** sowie **A. u. V. sublingualis**. Die A. lingualis läuft dagegen nicht durch die Regio sublingualis, sondern dringt medial des M. hyoglossus in die Zungenmuskulatur ein.

Trigonum caroticum

Das Trigonum caroticum wird *kranial* vom Venter posterior m. digastrici, *dorsolateral* vom M. sternocleidomastoideus, *ventromedial* vom Venter superior m. omohyoidei begrenzt.

Das Trigonum caroticum enthält die Aufteilungsstelle der ***A. carotis communis*** in die ventromedial gelegene ***A. carotis externa*** und die ***A. carotis interna***. Noch innerhalb des Trigonum caroticum gehen aus der A. carotis externa 5 Äste hervor: *A. thyroidea superior, A. pharyngea ascendens, A. lingualis, A. facialis* und *A. sternocleidomastoidea.*

Hinweis. Die A. carotis externa kann im Trigonum caroticum getastet werden.

Am dorsalen Rand grenzt die ***V. jugularis interna***, größtenteils vom M. sternocleidomastoideus bedeckt, an das Trigonum caroticum. Sie nimmt in diesem Bereich meist die *V. thyroidea superior*, oft auch die *V. facialis* auf. Entlang der V. jugularis interna finden sich die ***Nodi lymphatici cervicales profundi***.

Die ***Radix superior ansae cervicalis*** läuft zwischen A. carotis interna und A. carotis externa durch das Trigonum caroticum.

Regio sternocleidomastoidea

Die Regio sternocleidomastoidea entspricht der Ausdehnung dieses Muskels. Der Muskel bedeckt zudem den ***Gefäß-Nerven-Strang*** des Halses. Im Gefäß-Nerven-Strang liegt die *A. carotis communis* medial, die *V. jugularis interna* lateral – wendet sich jedoch kaudal etwas vor die A. carotis communis – und zwischen beiden Gefäßen, eher dorsolateral der Arterien, der *N.vagus* (N. X). Die A. carotis communis liegt meist vor der Gl. thyroidea. Außer diesen 3 Gebilden zieht auch die *Radix superior ansae cervicalis* durch die ***Vagina carotica*** und legt sich der A. carotis communis ventral auf.

Regio cervicalis anterior

Unter der Regio cervicalis anterior versteht man ein unpaares Feld:
- dessen *laterale Begrenzung* durch die sternalen Ansätze der Mm. sternocleidomastoidei und die oberen Bäuche der Mm. omohyoidei gebildet wird,
- dessen *kaudal gerichtete Spitze* auf das Manubrium sterni zieht und
- das *kranial* am Os hyoideum endet.

Inhalt. Die Region enthält den ***Larynx*** (Regio laryngis), die ***Gl. thyroidea*** und die ***Gll. parathyroideae.***
Der Larynx, dessen vordere Kontur sich in der Regio colli anterior individuell unterschiedlich stark abzeichnet, *Prominentia laryngis*, ist gegen Haut und Subcutis durch die Lamina superficialis und Lamina praetrachealis fasciae cervicalis geschieden. Beide Faszienblätter liegen in der Medianebene bis auf einen kleinen Verschiebespalt dicht aufeinander, lateral entfernen sie sich mehr voneinander. Seitlich lagern sich dem Larynx die infrahyalen Muskeln und die beiden Schenkel des Platysma an.

Klinische Hinweise. Bei mechanischer Atembehinderung, bei Entzündungen und Tumoren des Larynx, bei Allergien und zur künstlichen Dauerbeatmung kann es notwendig werden, die Luftwege unterhalb der Rima glottidis zu eröffnen. Die zahlreichen Methoden leiten sich in ihrer Praktikabilität von den topographisch-anatomischen Gegebenheiten ab. Eine relativ leichte und rasch durchführbare „Nottracheotomie" ist die *Koniotomie.* Hierbei wird das Lig. cricothyroideum (früher: Lig. conicum) durchtrennt. Größere Gefäße können bei diesem Eingriff nicht verletzt werden.

Trigonum omoclaviculare (Abb. 10-**51**)

Das Trigonum omoclaviculare (Fossa supraclavicularis major, ein Teil der Regio colli lateralis) ist:
- *laterokranial* vom Venter inferior m. omohyoidei,
- *kaudal* von der Clavicula,
- *medial* vom hinteren Rand des M. sternocleidomastoideus begrenzt.

Durch die **Fascia omoclavicularis** wird das Trigonum in 2 Etagen gegliedert:
- Die **oberflächliche Etage** zwischen Lamina superficialis fasciae cervicalis und Fascia omoclavicularis (Spatium interaponeuroticum supraclaviculare) enthält neben Fett- und Bindegewebe vordere Äste der *Nn. supraclaviculares* und am medialen Rand die *V. jugularis externa.*
- In der **tiefen Etage**, zwischen Fascia omoclavicularis und Lamina praevertebralis fasciae cervicalis, liegen die *A. subclavia*, die *A. und V. cervicalis superficialis*, der *Truncus subclavius*, der *N. phrenicus* und am laterodorsalen Rand Teile des *Plexus brachialis.*

Die ***V. subclavia*** bleibt hinter der Clavicula verborgen.
Die ***A. subclavia*** ist in ihrem Abschnitt nach Durchtritt durch die Scalenuslücke sichtbar und gibt im Trigonum omoclaviculare die ***A. transversa cervicis*** (früher: A. transversa colli) ab, die durch den Plexus brachialis zieht. Der ***N. phrenicus*** liegt auf dem M. scalenus anterior. An

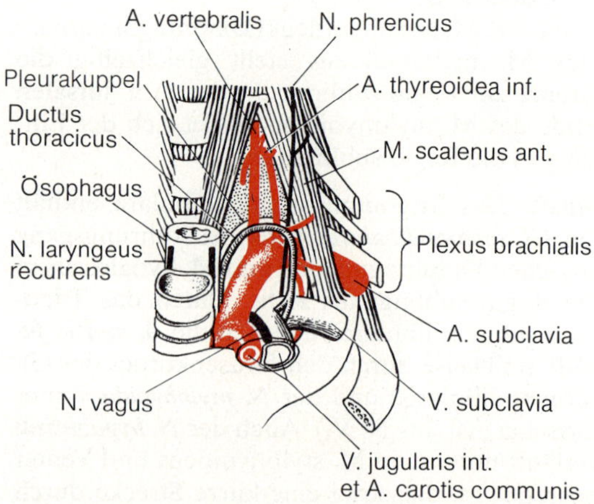

Abb. 10-51. Topographie des Trigonum omoclaviculare (Fossa supraclavicularis major). Die Pleurakuppel überragt die 1. Rippe. Zur besseren Übersicht ist die Vagina carotica mit A. carotis communis, V. jugularis int. und N. vagus über die 1. Rippe nach vorne gezogen. (Nach Grant, 1962)

Lymphgefäßen verläuft der ***Truncus subclavius*** kurz vor der Vereinigung mit dem *Truncus jugularis* und dem *Truncus bronchomediastinalis* (bzw. auf der linken Seite vor der Vereinigung mit dem *Ductus thoracicus*) über den M. scalenus anterior.

Der ***Ductus thoracicus*** steigt aus dem Mediastinum links der Trachea in das Trigonum omoclaviculare auf. Er zieht dann von dorsomedial bogenförmig um die A. subclavia und den N. vagus (N. X) herum, um am Zusammenfluß der V. jugularis interna mit der V. subclavia *(linker Venenwinkel)* deltaförmig in das Venensystem einzumünden. Kurz vor der Einmündung nimmt der Ductus thoracicus den *Truncus subclavius sinister, Truncus jugularis sinister* und *Truncus bronchomediastinalis sinister* auf.

In der Fossa supraclavicularis major liegen auch die ***Nodi lymphatici supraclaviculares*** (Tabelle 10-**21**). Linksseitig besitzen sie als Virchow-Drüsen klinische Bedeutung.

Regio cervicalis lateralis

Die Regio cervicalis lateralis (ausgenommen Trigonum omoclaviculare) ist:

- *ventral und kranial* durch den hinteren Rand des M. sternocleidomastoideus,
- *dorsal* durch den M. trapezius und
- *kaudal* durch den Venter inferior m. omohyoidei begrenzt.

Es handelt sich um eine mit Binde- und Fettgewebe ausgefüllte Loge zwischen der Lamina superficialis und Lamina praevertebralis fasciae cervicalis. In dieser Region findet sich am Hinterrand des M. sternocleidomastoideus das ***Punctum nervosum**, Erb-Punkt*. Nur die ***Nn. supraclaviculares*** ziehen durch die Faszienloge und dringen erst kurz vor ihrem Versorgungsgebiet durch die oberflächliche Faszie. Auf der tiefen Halsfaszie, über dem M. levator scapulae, durchläuft der ***N. accessorius*** (N. XI), zum M. trapezius ziehend, schräg die Regio colli lateralis. Auch die ***A. und V. cervicalis superficialis*** verzweigen sich in dieser Region.

Regio cervicalis posterior

Die Regio colli posterior umfaßt die *Nackengegend.* Der M. trapezius wird von der *Fascia nuchae* (Fortsetzung der Lamina superficialis fasciae cervicalis) bedeckt und bleibt vom M. splenius capitis, M. levator scapulae und dem M. erector spinae durch die Lamina praevertebralis fasciae cervicalis getrennt.

Der sensible Teil des ***N. occipitalis major*** durchzieht, aus C_2 unterhalb des tiefen Nackendreiecks kommend, den M. semispinalis capitis und die Ursprungssehne des M. trapezius, um sich erst in der Subcutis in seine Endäste aufzuteilen. Unmittelbar lateral des Nerven liegt die ***A. und V. occipitalis.*** Die Arterie zieht als Ast der A. carotis externa von ventral unter dem M. splenius capitis in ihr Versorgungsgebiet. Der ***N. suboccipitalis*** (aus C_1) tritt aus dem tiefen Nackendreieck in die Nackenmuskulatur ein, die er innerviert (s. Abb. 9-**11**, S. 251).

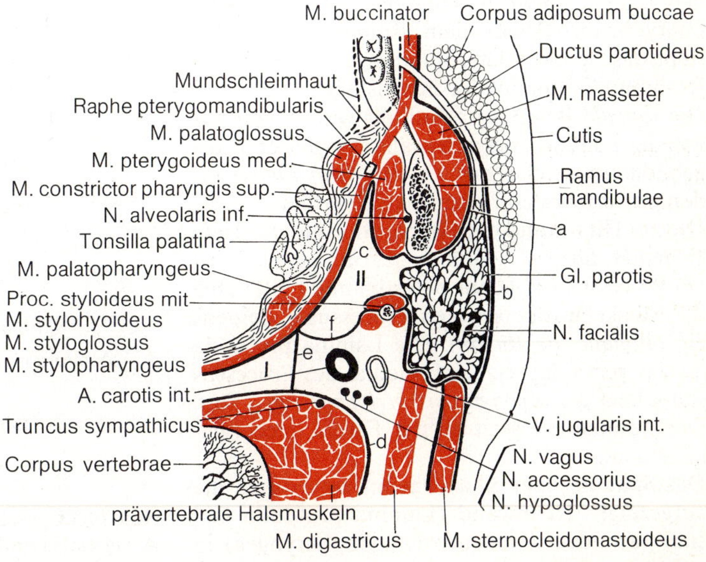

Abb. 10-52. Schema über die Ausbreitung des Spatium retro- und lateropharyngeum. Horizontalschnitt durch die rechte Kopfhälfte in Höhe des Axis. *Spatien: I,* Spatium retropharyngeum; *II,* Spatium lateropharyngeum. *Faszien: a,* Fascia masseterica; *b,* Fascia parotidea; *c,* Fascia buccopharyngea; *d,* Lamina praevertebralis fasciae cervicalis; *e,* Septum sagittale; *f,* Aponeurosis stylopharyngea

3. Bindegewebsräume (Abb. 10-**52**)

Zwischen der *Lamina praevertebralis fasciae cervicalis* und der *Fascia buccopharyngea* (die den Mm. contrictores pharyngis außen aufliegt) findet sich ein bindegewebiger Verschiebespalt, das

- **Spatium peripharyngeum**, das kaudal bis in das hintere Mediastinum hinunterreicht und sich kranial bis an die Schädelbasis ausdehnt. Im oberen Bereich wird das Spatium durch ein derbes **Septum sagittale** in ein
  - ***Spatium retropharyngeum*** und ein
  - ***Spatium lateropharyngeum*** unterteilt.

Spatium retropharyngeum

Das *unpaare* Spatium retropharyngeum hat als *ventrale* Begrenzung die Fascia buccopharyngea, als *dorsale* Wand die Lamina praevertebralis fasciae cervicalis und ist *lateral* durch das Septum sagittale begrenzt.

Spatium lateropharyngeum (früher: Spatium parapharyngeum)

Es ist paarig und klinisch von besonderer Bedeutung. *Ventral* endet das Spatium lateropharyngeum etwa in Höhe der *Raphe pterygomandibularis* (Ansatzsehne für den M. constrictor pharyngis superior und den M. buccinator) in Form eines spitzen Winkels. Im vorderen Bereich dieser ventralen Ausstülpung des Spatiums ist die Fascia peripharyngea mit dem tiefen Blatt der Fascia masseterica, die den M. pterygoideus medialis oralwärts bedeckt, verwachsen.

Das tiefe Blatt der Fascia masseterica bildet einen Teil der *lateralen Wand* des Spatium lateropharyngeum. Hinter dem Ramus mandibulae steht das Spatium lateropharyngeum in offener Kommunikation mit der Parotisloge.

Die *dorsale Wand* des Spatiums wird gleichfalls von der Lamina praevertebralis fasciae cervicalis gebildet, in welcher der *Truncus sympathicus* auf den prävertebralen Halsmuskeln verläuft.

Die am Hinterrand der Gl. parotidea in die Tiefe ziehende *Lamina profunda fasciae parotidei* ist am Processus styloideus befestigt und hüllt dabei die Muskelgruppe um den Processus styloideus ein (*Bouquet de Riolan*). Die Lamina profunda fasciae parotidei setzt sich medial des Processus styloideus als *Aponeurosis stylopharyngea* fort. Die Aponeurose setzt an der Fascia buccopharyngea an.

Das Spatium lateropharyngeum wird durch die aufgezeigte Trennwand (Lamina profunda fasciae parotidei, Aponeurosis stylopharyngea) in einen *dorsalen* und einen *ventralen Abschnitt* unterteilt:

- Der **dorsale Abschnitt** (Pars retrostyloidea spatii parapharyngei) enthält die *A. carotis interna, V. jugularis interna, N. glossopharyngeus* (N. IX), *N. vagus* (N. X), *N. accesssorius* (N. XI) und *N. hypoglossus* (N. XII).
- In den **ventralen Abschnitt** (Pars praestyloidea spatii lateropharyngei) stülpt sich der *Processus pharyngeus* (Pars profunda) der *Gl. parotidea* vor. Die Pars praestyloidea wird im kranialen Bereich von *N. lingualis, N. alveolaris inferior, N. auriculotemporalis* (alle aus N. V_3) und der *Chorda tympani* durchzogen. Auch das *Ganglion oticum* liegt in diesem Bereich.

D. Leitungsbahnen am Kopf und Hals, systematische Darstellung

I. Arterien

1. A. subclavia (Abb. 10-**53**)

Die A. subclavia entspringt auf der *linken* Körperseite aus dem *Arcus aortae*, auf der *rechten* Seite geht sie aus dem *Truncus brachiocephalicus* hervor. Sie tritt durch die („hintere") **Sralenuslücke** zwischen M. scalenus anterior und M. scalenus medius in den Bereich des Halses ein und liegt hier ventrokaudal der Wurzel des Plexus brachialis. Die Arterie zieht bogenförmig zwi-

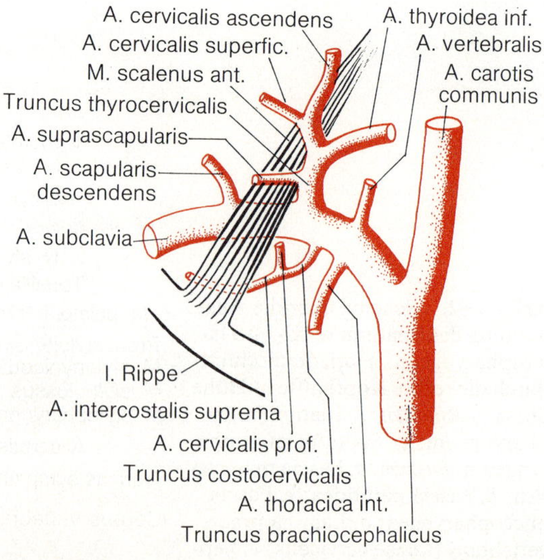

Abb. 10-53. Schema der Äste der A. subclavia. Rechte A. subclavia im Blick von vorne

schen Clavicula und 1. Rippe in die Tiefe des *Trigonum deltoideopectorale* weiter. Sie hinterläßt an der 1. Rippe eine flache Rinne, *Sulcus a. subclaviae*. Jenseits des Sulcus geht die A. subclavia in die *A. axillaris* über.

Äste der A. subclavia (Abb. 10-**53**, Tabelle 10-**17**):

- **A. thoracica interna**. Die A. thoracica interna entspringt an der konkaven Seite des Subclaviabogens und zieht ca. 1 cm vom Sternalrand entfernt auf den Rippenknorpeln durch das vordere Mediastinum (S. 248). Ihr Endast, die A. epigastrica superior (S. 249), beginnt oberhalb des Zwerchfells.
- **A. vertebralis**. Die A. vertebralis ist der 1. Ast der konvexen Seite. Ihr 1. Abschnitt ist die *Pars praevertebralis*. Dann tritt sie in das *Foramen processus transversi des 6. Halswirbels* ein und zieht durch die gleichnamigen Foramina der übrigen kranialen Halswirbel (*Pars transversaria*). Hinter der Massa lateralis des Atlas beschreibt sie einen Bogen (*Pars atlantis*, Abb. 9-**3**), dringt durch die *Membrana atlanto-occipitalis posterior* in das Cavum subarachnoidale ein und gelangt durch das Foramen magnum in die hintere Schädelgrube (*Pars intracranialis*). Auf dem *Clivus*, in Höhe des unteren Randes der Pons, vereinigen sich die Aa. vertebrales beider Seiten zur *A. basilaris* (S. 850).
- **Truncus thyrocervicalis** (Abb. 10-**53**). Der Truncus thyrocervicalis entspringt am *medialen Rand des M. scalenus anterior* und teilt sich in 4 Äste auf. Die
  - ***A. suprascapularis*** gelangt nach Abgabe des *R. acromialis* über das Lig. transversum scapulae in die Fossa supraspinata und anastomosiert in der Fossa infraspinata mit der A. circumflexa scapulae aus der A. subscapularis,
  - ***A. cervicalis superficialis*** überkreuzt den M. scalenus anterior und den Plexus brachialis und versorgt Teile der *Schultergürtel- und der tiefen Nackenmuskulatur*,
  - ***A. cervicalis ascendens*** zieht medial vom N. phrenicus auf dem M. scalenus anterior kranialwärts und versorgt mit *Rr. musculares* die *Mm. scaleni* sowie die *tiefe Nackenmuskulatur*, mit *Rr. spinales* Teile des Rückenmarks (Eintritt in den Wirbelkanal durch Foramina intervertebralia),
  - ***A. thyroidea inferior*** kreuzt unter der Lamina praevertebralis fasciae cervicalis die Gefäß-

Tabelle 10-**17**. Äste der A. subclavia

Hauptast	Verästelung
1. A. thoracica interna	Rr. mediastinales Rr. thymici A. pericardiacophrenica Rr. mammarii Rr. intercostales anteriores A. musculophrenica A. epigastrica superior
2. A. vertebralis	Rr. spinales R. meningeus Aa. spinales posteriores A. spinalis anterior A. cerebelli inferior posterior A. basilaris - A. cerebelli inferior anterior - Rr. ad pontem - A. cerebelli superior - A. cerebri posterior
3. Truncus thyrocervicalis	A. thyroidea inferior A. cervicalis ascendens A. cervicalis superficialis A. suprascapularis
4. Truncus costocervicalis	A. cervicalis profunda A. intercostalis suprema
5. A. transversa cervicis	R. superficialis R. profundus (A. scapularis descendens)

Nerven-Straße des Halses und durchbohrt die *Schilddrüsenkapsel* an deren unterem Pol; sie versorgt auch noch Teile des *Pharynx*, des *Ösophagus* und der *Trachea* mit gleichnamigen Ästen und gibt die *A. laryngea inferior* zum *Kehlkopf* ab.

- **Truncus costocervicalis.** Der Truncus costocervicalis entspringt hinter dem M. scalenus anterior aus der dorsalen Wand der A. subclavia und teilt sich in 2 Äste auf. Die
  - ***A. cervicalis profunda*** läuft zwischen den Querfortsätzen des 7. Halswirbels und des 1. Brustwirbels zur *tiefen Nackenmuskulatur*; sie gibt *Rr. spinales* zu den *Rückenmarkshäuten* ab,
  - ***A. intercostalis suprema*** teilt sich auf in die beiden 1. Interkostalarterien, *A. intercostalis posterior I und II.*
- **A. transversa cervicis.** Die A. transversa cervicis entspringt am weitesten lateral aus der A. subclavia, nicht selten ist sie ein Ast des Truncus thyrocervicalis. Sie zieht zwischen den Wurzeln des Plexus brachialis und teilt sich in einen *R. superficialis* (*A. cervicalis superficialis*), der vor dem Plexus brachialis in den M. trapezius zieht, und *R. profundus* (*A. scapularis descendens*), für die Versorgung der Mm. rhomboidei und des M. latissimus dorsi. Sie entsendet Äste zum Rete scapulae.

2. A. carotis communis (Abb. 10-**54**)

Die A. carotis communis entspringt *rechts* aus dem *Truncus brachiocephalicus*, *links* aus dem *Aortenbogen.*

Sie läuft in der Gefäß-Nerven-Straße des Halses medial der V. jugularis interna und des N. vagus, bedeckt vom M. sternocleidomastoideus. Sie tritt dann in das *Trigonum caroticum* ein (S. 475), wo sie tastbar ist. Innerhalb des Trigonum caroticum, in Höhe des oberen Randes der Cartilago thyroidea, teilt sie sich in die *A. carotis externa* und *A. carotis interna* auf.

Sinus caroticus, Glomus caroticum. An der Teilungsstelle ist die A. carotis zum **Sinus caroticus** erweitert. In der Wand des Sinus caroticus liegen *Pressorezeptoren.* In der dorsalen Wand der Aufteilungsstelle findet sich ferner das **Glomus caroticum**, ein Chemorezeptor, der durch Verminderung des O_2-Gehaltes des Blutes erregt wird. Die pressorezeptiven und chemorezeptiven Reize werden über die *Rr. sinus carotici des N. glossopharyngeus* (N. IX), *N. laryngeus superior* und *Truncus sympathicus* dem Kreislauf- und Atemzentrum der Formatio reticularis myelencephali zugeleitet.

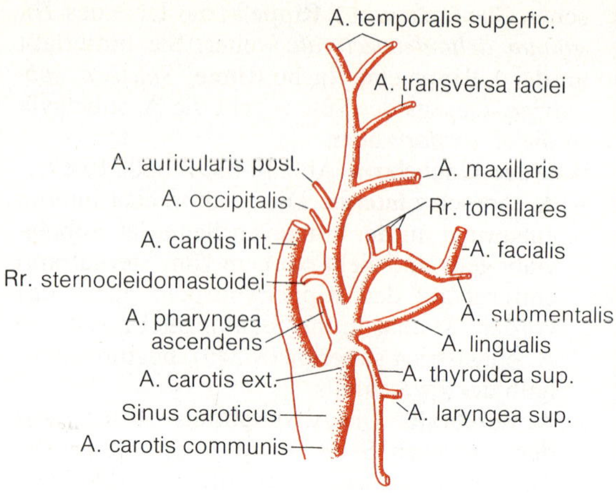

Abb. 10-54. Schema der Äste der A. carotis externa. Rechte Carotisaufzweigung im Blick von vorne-rechts

3. A. carotis externa (Abb. 10-**54**, Tabelle 10-**18**)

Die A. carotis externa versorgt den größten Teil des knöchernen Schädels, der Kopfweichteile, sowie der Dura mater. Sie liegt in ihrem Anfangsteil im oberen Abschnitt des *Trigonum caroticum* ventral der A. carotis interna. Auf dem M. stylopharyngeus, unter dem Venter posterior des M. digastricus und dem M. stylohyoideus, zieht die A. carotis externa dann in die Fossa retromandibularis. Sie wird vom N. hypoglossus überkreuzt, vom N. laryngeus superior unterkreuzt. Sie läuft durch das Drüsengewebe der Gl. parotidea, wo der Plexus parotideus des N. facialis (N. VII) über sie hinwegzieht. In Höhe des Collum mandibulae teilt sich die A. carotis externa in ihre beiden *Endäste*, *A. maxillaris* und *A. temporalis superficialis.*

An den Ästen der A. carotis externa unterscheidet man eine *vordere*, *mediale* und *hintere Gruppe* sowie die *Endäste.*

Vordere Gruppe

- **1.** Die **A. thyroidea superior** entspringt im *Trigonum caroticum.* Sie besitzt 2 Äste, von denen die
  - ***A. laryngea superior*** gemeinsam mit dem R. internus des N. laryngeus superior durch die *Membrana thyrohyoidea* tritt. Sie versorgt den *Larynx bis zur Rima glottidis.* Der
  - ***R. cricothyroideus*** zieht zum *M. cricothyroideus.*
- **2.** Die **A. lingualis** entspringt im *Trigonum caroticum*, zieht kranial-medial zwischen M. hyoglossus und M. genioglossus bis zur Zungenspitze. Wegen des Ausgleichs bei Zungenbewegungen hat sie zwischen beiden Muskeln

Tabelle 10-18. Äste der A. carotis externa

Hauptast	Verästelung
1. A. thyroidea superior	A. laryngea superior
	R. cricothyroideus
2. A. lingualis	A. sublingualis
	Rr. dorsales linguae
	A. profunda linguae
3. A. facialis	A. palatina ascendens
	Rr. tonsillares
	A. submentalis
	A. labialis inferior et superior
	A. angularis
4. Rr. sternocleidomastoidei	
5. A. pharyngea ascendens	Rr. pharyngei
	A. meningea posterior
	A. tympanica inferior
6. A. occipitalis	
7. A. auricularis posterior	A. tympanica posterior
	R. auricularis
	Rr. occipitales
8. A. maxillaris	A. auricularis profunda
	A. tympanica anterior
	A. alveolaris inferior
	- R. mylohyoideus
	- A. mentalis
	A. meningea media
	A. masseterica
	Rr. pterygoidei
	Aa. temporales profundae
	A. buccalis
	A. alveolaris superior posterior
	A. palatina descendens
	A. canalis pterygoidei
	A. sphenopalatina
	A. infraorbitalis
	- Aa. alveolares superiores medii et anteriores
9. A. tempralis superficialis	A. transversa faciei
	Rr. parotidei
	A. zygomaticoorbitalis
	Rr. auriculares anteriores
	R. frontalis
	R. parietalis

einen stark geschlängelten Verlauf. Ihre Äste sind die

- ***A. sublingualis***, vor Eintritt in die *Zungenmuskulatur*,
- ***Rr. dorsales linguae*** und
- ***A. profunda linguae*** als Endast.

- **3.** Die **A. facialis** entspringt auch noch im Bereich des *Trigonum caroticum.* Bedeckt vom M. stylohyoideus und vom Venter posterior des M. digastricus sowie der Gl. submandibularis erreicht sie den Unterkiefer an der Insertionsstelle des M. masseter. Im Bereich des Gesichtes ist sie vom Platysma sowie dem M. zygomaticus major bedeckt, zieht dicht am Mundwinkel und Nasenflügel vorbei und reicht mit ihrem Endast, *A. angularis,* in die Gegend des medialen Augenwinkels. - Die A. facialis hat 6 Äste: Die

- ***A. palatina ascendens*** zieht an der Seitenwand des Pharynx nach kranial; ihr Leitmuskel ist der M. stylopharyngeus. Es besteht eine Anastomose dieser Arterie mit der A. palatina descendens aus der A. maxillaris.
- ***Rr. tonsillares*** zu den *Gaumenmandel*
- ***A. submentalis*** zur *Gl. submandibularis* und den *suprahyalen Muskeln.* Sie verläuft an der Außenfläche des M. mylohyoideus und

wird von der V. submentalis und dem N. mylohyoideus begleitet.

- ***A. labialis inferior*** und ***A. labialis superior*** zur Versorgung von *Unter- und Oberlippe.* Beide Arterien anastomosieren im M. orbicularis oris mit Endästen der A. lingualis bzw. A. maxillaris, sowie mit den gleichnamigen Ästen der Gegenseite.
- ***A. angularis*** als Endast der A. facialis. Sie *anastomosiert mit der A. dorsalis nasi*, einem Endast der A. ophthalmica (aus der A. carotis interna).

Mediale Gruppe

- **4.** Die **A. pharyngea ascendens** liegt zunächst zwischen der A. carotis externa und interna, verläuft dann an der Seitenwand des Pharynx im Spatium lateropharyngeum und gibt ab:
  - ***Rr. pharyngeales*** in die *Pharynxmuskulatur*,
  - ***A. tympanica inferior*** durch den Canaliculus chordae tympani in die *Paukenhöhle*,
  - ***einen Endast***, der durch das Foramen jugulare in die hintere Schädelgrube zieht und dort die ***A. meningea posterior*** bildet; sie versorgt die Dura mater der hinteren Schädelgrube.

Hintere Gruppe

- **5.** Die **Rr. sternocleidomastoidei** entspringen ebenfalls im *Trigonum caroticum*, ziehen hakenförmig über den Arcus n. hypoglossi zur Innenfläche des M. sternocleidomastoideus.
- **6.** Die **A. occipitalis** verläuft hinter dem Venter posterius des M. digastricus über die V. jugularis interna, dann in einem Sulcus a. occipitalis des Os temporale, bedeckt vom M. sternocleidomastoideus, nach dorsal. Sie durchbohrt den Ansatz des M. trapezius lateral von der Protuberantia occipitalis externa und erstreckt sich mit ihren Endästen, begleitet von der gleichnamigen Vene und dem N. occipitalis major, bis in die Gegend der Sutura coronalis.
- **7.** Die **A. auricularis posterior** zieht über den M. stylohyoideus und splittert sich vor dem Processus mastoideus in die *Rr. auriculares* für die Ohrmuschel und die *Rr. occipitales* auf. Letztere ziehen in das Arteriennetz der Kopfschwarte ein. Paukenhöhle (*A. tympanica posterior*), Cellulae mastoideae und M. stapedius gehören ebenfalls zum Versorgungsgebiet dieser Arterie.

Endäste

- **8.** Die **A. maxillaris** versorgt als stärkerer Endast der A. carotis externa die tiefe Gesichtsregion (Abb. 10-**55**). Sie entsteht *innerhalb der Gl. parotis*, läuft zwischen dem Collum mandibulae und dem Lig. sphenomandibulare und dann zwischen den beiden Köpfen des M. pterygoideus lateralis zur *Fossa pterygopalatina.*
  Die *13 Äste* der A. maxillaris teilt man zweckmäßigerweise in *4 Gruppen* ein:
  Die *1.* ***Gruppe*** versorgt die *Dura mater der mittleren Schädelgrube* und den *Unterkiefer.*
  Die *2.* ***Gruppe*** sendet Äste in *sämtliche Kaumuskeln.*
  Die *3.* ***Gruppe*** versorgt *Wange und Oberkiefer.*
  Die *4.* ***Gruppe*** versorgt *Gaumen und Nasenhöhle.*
  Die Äste im einzelnen sind die
  - ***A. auricularis profunda*** zum *Kiefergelenk, äußeren Gehörgang* und *Cavum tympani*
  - ***A. tympanica anterior*** die gleichfalls einen Ast an das Kiefergelenk abgibt und durch die Fissura petrotympanica in die *Paukenhöhle* gelangt, wo sie mit der A. tympanica posterior anastomosiert
  - ***A. alveolaris inferior*** zu *Zähnen* und *Zahnfleisch des Unterkiefers.* Sie läuft gemeinsam mit dem N. alveolaris inferior durch den

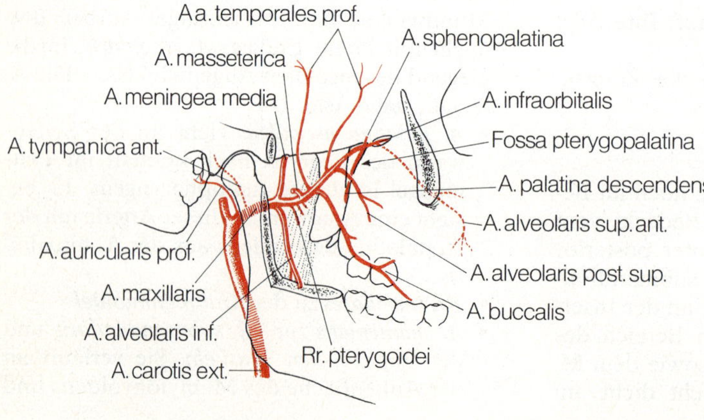

Abb. 10-55. Schema der A. maxillaris und ihrer Äste. Die A. maxillaris verzweigt sich in der Fossa infratemporalis. Ihr Hauptstamm verläuft meist zwischen M. pterygoideus lateralis und medialis

Canalis mandibulae. Vor dem Eintritt in den Canalis mandibulae gibt sie einen *R. mylohyoideus* zum gleichnamigen Muskel ab. Ihr Endast ist die *A. mentalis*, die durch das Foramen mentale zu *Kinn* und *Unterlippe* zieht.

- ***A. meningea media***. Sie gelangt, begleitet vom R. meningeus des N. mandibularis, durch das *Foramen spinosum* in die mittlere Schädelgrube und versorgt mit einem vorderen und einem hinteren Ast die *Dura mater* dieser Schädelgrube. Im Os parietale hinterläßt sie tiefe Sulci arteriosi.
  In ihrem Anfangsteil wird die Arterie von den beiden Wurzeln des N. auriculotemporalis umschlungen. Ein kleines Ästchen, das durch den *Porus acusticus internus* zieht, versorgt den *M. tensor tympani*.
- ***A. masseterica***, die durch die Incisura mandibulae zum *M. masseter* zieht
- ***Aa. temporales profundae***, die auf dem Planum temporale zum *M. temporalis* gelangen
- ***Rr. pterygoidei*** zu den beiden *Mm. pterygoidei*
- ***A. buccalis***, die mit dem N. buccalis auf dem M. buccinator verläuft und Muskeln, Schleimhaut und äußere Haut der *Wange* versorgt. Sie anastomosiert mit Ästen der A. facialis .
- ***A. alveolaris superior posterior***, die vor Eintritt in den Canalis infraorbitalis abzweigt und zu den *Molaren* und *Prämolaren*, zur *Gingiva des Oberkiefers* und zur *Schleimhaut der Kieferhöhlen* zieht.
- ***A. palatina descendens***. Dies Gefäß tritt von der Fossa pterygopalatina aus in den *Canalis palatinus major* ein und teilt sich hier in eine *A. palatina major*, die durch das Foramen palatinum majus zum harten Gaumen zieht, und die *Aa. palatinae minores*, die die Foramina palatina minora zum weichen Gaumen hin verlassen. Die Arterie bildet Anastomosen mit der A. palatina ascendens und der A. pharyngea ascendens.
- ***A. canalis pterygoidei*** nach Verlauf im *Canalis pterygoideus* zu den kranialen Abschnitten des *Pharynx*
- ***A. sphenopalatina***, die durch das *Foramen sphenopalatinum* in den hinteren Teil der *Nasenhöhle* gelangt und sich dort in Gefäße für die Schleimhaut der Nasenhöhle und Nasennebenhöhlen verzweigt: *Aa. nasales posteriores, mediales et laterales.*
- ***A. infraorbitalis***. Sie geht in der *Fossa pterygopalatina* aus der A. maxillaris hervor, verläuft durch die Fissura orbitalis inferior in den *Canalis infraorbitalis* und gelangt durch das *Foramen infraorbitale* in die Weichteile der Oberkieferregion. - Innerhalb des Canalis infraorbitalis gibt die A. infraorbitalis die *Aa. alveolares superiores medii et anteriores* ab, die die *vorderen Zähne* und die *Gingiva des Oberkiefers* versorgen.

- **9.** Die **A. temporalis superficialis** ist der schwächere Endast der A. carotis externa. Sie zieht zwischen Unterkieferköpfchen und äußerem Gehörgang über die Fascia temporalis in die Regio temporalis, wo sie sich aufteilt in
  - ***Rr. auriculares anteriores*** zur Versorgung der *Ohrmuschel* und des *äußeren Gehörgangs.*
  - ***A. transversa faciei***, einen relativ starken Ast. Er zieht durch die Gl. parotis quer über den M. masseter und versorgt einen großen Teil der *mimischen Gesichtsmuskulatur.*
  - ***A. zygomaticoorbitalis*** zum *lateralen Augenwinkel*
  - ***A. temporalis media*** zum *M. temporalis*
  - ***Rr. parotidei*** zur *Ohrspeicheldrüse*
  - ***R. frontalis***
  - ***R. parietalis.***

Die beiden letzten Äste beteiligen sich an der Bildung des Arteriennetzes der Kopfschwarte.

4. A. carotis interna (Abb. 16-**32**, S. 847)

Sie ist an der Bildung des Circulus arteriosus cerebri (Willisi) beteiligt. Mit der A. vertebralis übernimmt sie die Versorgung des Gehirns und der Orbita. Sie entspringt im *Trigonum caroticum* aus der A. carotis communis und gliedert sich in

- **Pars cervicalis**,
- **Pars petrosa** und
- **Pars cavernosa**.

Pars cervicalis. Im Anfang liegt die A. carotis interna dorsal der A. carotis externa, gelangt dann nach medial und zieht auf der Lamina praevertebralis fasciae cervicalis zur Schädelbasis. Sie wird kranial von der A. carotis externa durch den M. styloglossus, M. stylopharyngeus und den N. glossopharyngeus getrennt.

Pars petrosa. In den Schädel tritt die A. carotis interna durch den *Canalis caroticus* der Pars petrosa ossis temporalis ein. Im Kanal beschreibt sie einen nach frontomedial gerichteten Bogen. Innerhalb dieses Bogens gibt sie die *Rr. caroticotympanici* zur Paukenhöhle ab.

Pars cavernosa. Über die Fibrocartilago des Foramen lacerum hinweg gelangt die A. carotis interna in den Sulcus caroticus an der Seitenfläche des Corpus ossis sphenoidalis und zieht hier durch den Sinus cavernosus hindurch. Weiterer Verlauf S. 847.

II. Venen

1. Vv. diploicae

Vv. diploicae, deren Verlauf starken Schwankungen unterworfen ist, sind dünnwandige Venen in der *Spongiosa des Schädeldaches.* Sie stehen durch *Vv. emissariae* mit dem Sinus durae matris und mit den Venen der Schädelweichteile in Verbindung (Tabelle 10-**19**).

2. Vv. emissariae

Die Vv. emissariae verhindern einen Überdruck in den Sinus durae matris und können das Blut aus den Sinus in die äußeren Kopfvenen und in die Diploëvenen ableiten (Tabelle 10-**20**).

3. Venen der Schädelweichteile und des Halses

Das venöse Blut der äußeren Schädelweichteile sammelt sich in der V. facialis, V. retromandibularis und V. jugularis externa. Es wird entweder in die V. jugularis interna oder direkt in die V. subclavia abgeleitet.

- **V. facialis.** Die V. facialis beginnt am medialen Augenwinkel als
  - ***V. angularis.*** Diese hat eine *Anastomose zur V. ophthalmica superior* und über die *V. supraorbitalis* zur V. diploica frontalis.

Klinischer Hinweis. Beide Anastomosen können Entzündungen der äußeren Haut in die Sinus durae matris (*Sinus-cavernosus-Thrombose*) und in die Meningen (*Meningitis*) fortleiten. Voraussetzung ist, daß es zu einer Umkehr der Blutströmung (üblich zur V. facialis, dann zentripetal) kommt.

  - Die V. facialis zieht unter der mimischen Gesichtsmuskulatur schräg über die Wange zur Mitte der Unterkante des Corpus mandibulae (Abb. 10-**50**). Auf diesem Weg nimmt sie die Venen des Augenwinkels, ***Vv. palpebrales superiores et inferiores,*** der Nasenflügel, ***Vv. nasales externae,*** der Lippen, ***Vv. labiales superiores et inferiores,*** der Gl. parotis, ***Rr. parotidei*** und aus der Tonsilla palatina, ***V. palatina externa,*** auf.
  - In sie münden ferner die ***V. faciei profunda,*** die aus dem Plexus pterygoideus entsteht und die
  - ***V. submentalis*** (Abb. 10-**50**).
- **V. retromandibularis.** Sie entsteht durch Zusammenfluß der *Vv. temporales superficiales, V. temporalis media* und *V. transversa faciei.* Sie verläuft gemeinsam mit der A. carotis externa vor dem Meatus acusticus externus durch die Gl. parotis und mündet entweder über einen gemeinsamen Stamm mit der *V. facialis* oder direkt in die *V. jugularis interna.*
- **Plexus pterygoideus.** Er breitet sich als Venengeflecht in der Fossa infratemporalis, vorwiegend unter dem M. pterygoideus lateralis, aus.

Tabelle 10-19. Verbindungen der Diploëvenen zu intra- und extrakraniellen Abflüssen

V. diploica	Verbindung nach innen zum Sinus	Verbindung nach außen zur
V. diploica frontalis	S. sagittalis sup.	V. supraorbitalis
V. diploica temporalis ant.	S. sphenoparietalis	V. temporalis prof.
V. diploica temporalis post.	S. transversus	V. auricularis post.
V. diploica occipitalis	S. transversus	V. occipitalis

Tabelle 10-20. Verbindungen der Vv. emissariae zu intra- und extrakraniellen Abflüssen

V. emissaria	Innere Verbindung zum Sinus	Durchtrittstelle	Äußere Verbindung zur
V. emissaria parietalis	S. sagittalis sup.	For. parietale	V. temporalis superf.
V. emissaria mastoidea	S. sigmoideus	For. mastoideum	V. occipitalis
V. emissaria occipitalis	Confluens sinuum	Durch die Squama occipitalis	V. occipitalis
V. emissaria condylaris	S. sigmoideus	Canalis condylaris	Plexus venosi vertebrales ext.

Er hat ***Zuflüsse*** aus den *Vv. meningeae mediae*, den Venen des Gehörorgans, *Vv. auriculares anteriores*, und der Paukenhöhle, *Vv. tympanicae*, den Venen der Gl. parotis, *Vv. parotideae*, und des Kiefergelenkes, *Vv. articulares temporomandibulares*. Der Plexus hat ***Abflüsse*** zur *V. facialis*, *V. retromandibularis*, sowie Verbindungen zum Sinus cavernosus.

- **V. jugularis externa**. Sie entsteht durch Zusammenfluß der *V. occipitalis* und *V. auricularis posterior*. Sie verläuft auf der Lamina superficialis fasciae cervicalis und mündet gemeinsam mit der *V. transversa cervicis* (Begleitvene der gleichnamigen Arterie) und *V. jugularis anterior*, die das Blut der Haut des unteren Halsabschnittes und der unteren Zungenbeinmuskeln sammelt, in die *V. subclavia*. Zwischen rechter und linker V. jugularis anterior kann es durch den *Arcus venosus juguli* (im Spatium suprasternale gelegen) zu einer Verbindung kommen.
- **V. jugularis interna**. Sie geht aus dem *Sinus sigmoideus*, nach dessen Durchtritt durch das Foramen jugulare, hervor. Ihr Beginn ist durch eine Auftreibung, *Bulbus v. jugularis superior*, gekennzeichnet, der die Fossa jugularis des Os temporale ausfüllt. Der Bulbus soll strömungsmechanisch eine Wirbelbildung des Blutes erzeugen und damit verhindern, daß die in ihrer Weite nicht veränderbaren Sinus durae matris leerlaufen. Im Anfangsteil liegt die V. jugularis dorsal, dann lateral der A. carotis interna bzw. der A. carotis communis im Gefäß-Nerven-Strang des Halses. Zwischen beiden Gefäßen verläuft der N. vagus (N. X). Hinter der Articulatio sternoclavicularis vereinigt sich die *V. jugularis interna* im *Angulus venosus* mit der *V. subclavia* zur **V. brachiocephalica**. Kurz vor der Einmündung findet sich eine weitere Erweiterung, der **Bulbus v. jugularis inferior**, an dessen kranialem Ende die einzige Klappe der V. jugularis interna gelegen ist. Die Adventitia der V. jugularis interna ist über die Vagina carotica mit der Lamina praevertebralis fasciae cervicalis verbunden (S. 461).

III. Lymphgefäßsystem

(Abb. 10-**56**, Tabelle 10-**21**)

1. Lymphknoten des Kopfes

In der vorderen Gesichtsregion und im Bereich der Kopfschwarte liegen keine Lymphknoten. In einer Horizontalen, dicht oberhalb des Ramus mandibulae finden sich 4 Gruppen von Lymphknoten, die die Lymphe aus den genannten Gebieten sammeln, nämlich die

- **Nodi lymphatici buccales** auf dem M. buccinator. Ihr Einzugsgebiet ist das Gesicht.
- **Nodi lymphatici parotidei** superficiales et profundi, größtenteils unter der derben Fascia parotidea gelegen. Eine Anschwellung dieser Lymphknoten ist daher sehr schmerzhaft (Druck auf den N. auriculotemporalis). Ihr Einzugsgebiet liegt im Bereich der Wange und der vorderen Kopfschwarte bis in die Gegend des Ohres.

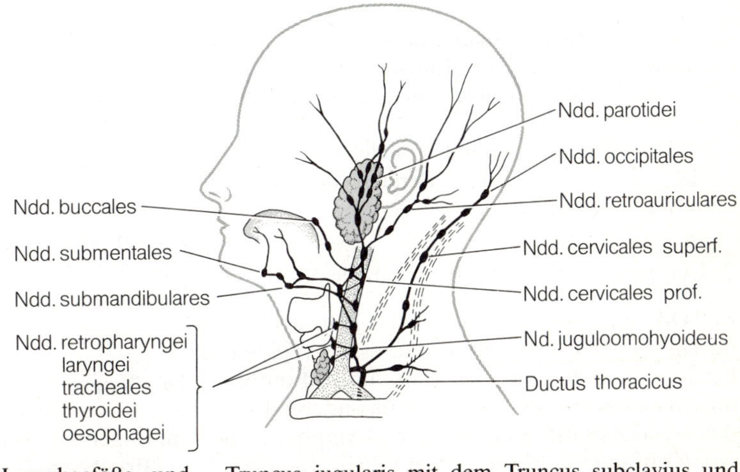

Abb. 10-56. Schema über die Lymphgefäße und Lymphknoten des Kopfes. Dargestellt ist die linke Seite, auf der der Truncus jugularis in den Ductus thoracicus einmündet. Auf der rechten Seite vereinigt sich der Truncus jugularis mit dem Truncus subclavius und dem Truncus bronchomediastinalis zum Ductus lymphaticus dexter, um dann in den Angulus venosus einzumünden

Tabelle 10-**21**. Lymphknoten des Kopf-Hals-Bereiches

Nodi lymphatici	Lokalisation	Zuflußregion	Abfluß
Ndd. occipitales (2–4)	In Höhe des Linea nuchae inf.	Kopfschwarte	Ndd. cervicales prof.
Ndd. retroauriculares	Auf dem Proc. mastoideus	Kopfschwarte, Mandibularregion	Ndd. cervicales prof.
Ndd. parotidei superf. et prof.	Vor dem äußeren Gehörgang	Wange, Parotis, Augenlider	Ndd. submandibulares
Ndd. buccales	Auf dem M. buccinator	Regio faciei	Ndd. submandibulares
Ndd. mandibulares	Um die V. facialis	Wange	Ndd. cervicales prof.
Ndd. submentales	Unter dem Kinn	Kinn und Unterlippe, Gingiva	Ndd. cervicales prof.
Ndd. submandibulares	Im Bereich der Gl. submandibularis	Gesicht, Zunge, Tonsillen	Ndd. cervicales prof.
Ndd. cervicales superf.	Entlang der V. jugularis ant.	Oberfläche des Halses, Parotis	Ndd. cervicales prof.
Ndd. tracheales, oesophagei, retropharyngei, thyroidea, linguales	Regionale Ndd. der entsprechenden Organe		Ndd. cervicales prof.
Ndd. cervicales prof.	Entlang der V. jugularis int.	Überregionale Lymphknotenkette der regionalen Ndd.	Die gesammelte Lymphe fließt über den Truncus jugularis in den Ductus lymphaticus dext, bzw. Ductus thoracicus und von dort in den Angulus venosus
[Nd. jugulodigastricus]	Unter dem M. digastricus		
[Nd. juguloomohyoideus]	In der Kreuzung des M. omohyoideus und der V. jugularis int.		
Nd. supraclavicularis	In der Fossa supraclavicularis		

- **Nodi lymphatici retroauriculares** auf dem Processus mastoideus. Ihr Einzugsgebiet ist der hintere Teil der Kopfschwarte und die Haut hinter dem Ohr.
- **Nodi lymphatici occipitales**, welche die Lymphe aus dem hinteren Bereich der Kopfschwarte sammeln.

2. Lymphknoten des Halses (Tabelle 10-**21**)

Ein Drittel aller Lymphknoten des Körpers liegt im Halsbereich. Zum einen sind es die regionalen Lymphknoten aller im Hals- und Mundbodenbereich gelegenen Organe, zum anderen handelt es sich um die überregionalen Lymphknoten von Kopf und Hals, die sich um die V. jugularis interna gruppieren, **Nodi lymphatici cervicales profundi**. Zu den Nodi lymphatici cervicales profundi zählen der ***Nodus lymphaticus jugulodigastricus*** und ***Nodus lymphaticus juguloomohyoideus***. Beide sind entsprechend ihrer topographischen Lage benannt und stellen wichtige überregionale Lymphknoten der Zunge dar.

Die Lymphe aus den überregionalen Lymphknoten des Halsbereiches fließt in den Truncus jugularis, der sich vor Einmündung in den Venenwinkel auf der linken Seite mit dem Ductus thoracicus, auf der rechten Seite mit dem Ductus lymphaticus dexter vereint.

IV. Nerven

Im folgenden werden besprochen
- **Hirnnerven, Nn. craniales**
- **Nerven des Halses, Nn. cervicales**, mit Ursprung in der Pars cervicalis des Rückenmarks
- **vegetative Nerven** im Kopf- und Halsbereich.

1. Nn. craniales, Hirnnerven (Tabelle 10-22)

Es gibt 12 Hirnnerven
- **N. olfactorius** (N. I)
- **N. opticus** (N. II)
- **N. oculomotorius** (N. III)
- **N. trochlearis** (N. IV)
- **N. trigeminus** (N. V)
- **N. abducens** (N. VI)
- **N. facialis** (N. VII)
- **N. vestibulocochlearis** (N. octavus, N. VIII)
- **N. glossopharyngeus** (N. IX)
- **N. vagus** (N. X)
- **N. accessorius** (N. XI)
- **N. hypoglossus** (N. XII)

Tabelle 10-22. Hirnnerven

Hirnnerv	Nr.	Verästelung	Faserqualität	Versorgungsgebiet
Nn. olfactorii	I		Geruchsnerven	s. S. 706
N. opticus	II		Sehnerv	s. S. 615
N. oculomotorius	III	R. superior	Motorisch	M. rectus superior M. levator palpebrae
		R. inferior	Motorisch	M. rectus inferior M. rectus medialis M. obliquus inferior
		Nn. ciliares breves	Parasympathisch	M. ciliaris M. sphincter pupillae
N. trochlearis	IV		Motorisch	M. obliquus superior
N. trigeminus	V	*N. ophthalmicus V_1*	Sensibel	
		– N. lacrimalis		Teil des Augenlides, Conjunctiva, Tränendrüse
		– N. frontalis		Stirnhaut, med. Augenwinkel
		– N. nasociliaris		Bulbus, Nasenhöhle, Schleimhaut der Siebbeinzellen und Keilbeinhöhle
		N. maxillaris V_2	Sensibel	
		– N. zygomaticus		Haut der Schläfengegend
		– Nn. pterygopalatini		Schleimhaut des Gaumens, Tonsillen, Oberkiefermolaren
		– Rr. nasales		Nasenschleimhaut
		– N. nasopalatinus		Vordere Gaumenschleimhaut, obere Schneidezähne
		– N. infraorbitalis		Prämolare, Eck- und Schneidezähne des Oberkiefers, Gesichtshaut seitlich der Nasenflügel

Tabelle 10-22 *(Fortsetzung)*

Hirnnerv	Nr.	Verästelung	Faserqualität	Versorgungsgebiet
N. trigeminus		*N. mandibularis V_3*	Sensibel (Radix sensoria)	
		- N. buccalis		Haut und Schleimhaut der Wange
		- N. auriculotemporalis		Gl. parotidea, äußerer Gehörgang, Haut der Schläfengegend
		- N. alveolaris inferior		Unterkieferzähne, Haut und Schleimhaut im Unterkieferbereich
		- N. lingualis		Zunge, Mundbodenschleimhaut
			Motorisch (Radix motoria)	Kaumuskulatur, M. tensor tympani, M. tensor veli palatini, M. mylohyoideus, Venter anterior m. digastrici
N. abducens	VI		Motorisch	M. rectus lateralis
N. facialis	VII	N. stapedius	Motorisch	M. stapedius
		N. auricularis posterior		M. occipitalis, hintere Ohrmuskeln
		R. digastricus		Venter posterior m. digastrici
		R. stylohyoideus		M. stylohyoideus
		Plexus parotideus		Mimische Gesichtsmuskulatur
		- Rr. temporales		
		- Rr. zygomatici		
		- Rr. buccales		
		- R. marginalis mandibulae		
		- R. colli		
		N. intermedius	Sekretorisch	
		- N. petrosus major		Gll. lacrimalis, nasales, palatinae
		- Chorda tympani		Gll. submandibularis, sublingualis, linguales anteriores
		- (Chorda tympani)	Geschmacksfasern	Geschmacksknospen der vorderen ⅔ der Zunge
N. vestibulocochlearis	VIII			Hör- und Gleichgewichtsbahn, S. 701, 702

Tabelle 10-22 *(Fortsetzung)*

Hirnnerv	Nr.	Verästelung	Faserqualität	Versorgungsgebiet
N. glossopharyngeus	IX	N. tympanicus	Sensibel Sekretorisch	Paukenhöhle Gl. parotis
		Rr. pharyngei	Motorisch	M. constrictor pharyngis sup.
		(Rr. pharyngei)	Sensibel Sekretorisch	Pharynxschleimhaut Gll. pharyngeae
		R. m. stylopharyngei	Motorisch	M. stylopharyngeus
		Rr. tonsillares	Sensibel	Tonsilla palatina
		R. sinus carotici	Sensibel	Glomus caroticum
		Rr. linguales	Sensibel	Hinteres Zungendrittel
		(Rr. linguales)	Geschmacksfasern	Aus Papillae vallatae und foliatae
N. vagus	X	R. auricularis	Sensibel	Äußerer Gehörgang
		Rr. pharyngei	Motorisch	M. constrictor pharyngis inferior
		(Rr. pharyngei)	Sekretorisch	Gll. pharyngeae
		R. lingualis	Geschmacksfasern	Von Geschmacksknospen der Radix linguae und Regio epiglottica
		N. laryngeus sup.		
		– R. externus	Motorisch	M. cricothyroideus
		– R. internus	Sensibel	Pharynxschleimhaut (oberhalb Rima glottidis)
		N. laryngeus recurrens	Motorisch	Innere Kehlkopfmuskeln
		(N. laryngeus recurrens)	Sensibel	Pharynxschleimhaut (unterhalb Rima glottidis)
		Rr. cardiaci	Parasympathisch-motorisch	Zu den Organen und zum Intestinaltrakt bis zum Cannon-Böhm-Punkt
		Rr. tracheales	Sensibel u. parasympathisch-motorisch	
		Rr. bronchiales	Sensibel, parasympathisch	
		Rr. oesophagei	Sekretorisch, parasympathisch	
		Rr. gastrici	Parasympathisch u. sensibel	
N. accessorius	XI		Motorisch	M. sternocleidomastoideus, Teile des M. trapazius
N. hypoglossus	XII		Motorisch	Zungenmuskulatur

Die Nerven *I und II sind zentrale Fasersysteme* (S. 830, S. 832); sie werden in diesem Kapitel nicht erörtert.
Die Nerven *V, VII, IX, X und XI sind Branchialnerven*, die phylogenetisch den Kiemenbögen zugeordnet waren (Tabelle 10-**2**, S. 401).
Die Nerven *III, IV, VI sind motorische Augenmuskelnerven*, der *N. VIII leitet die Afferenzen des Hör- und Gleichgewichtsorgans*, und der *N. XII innerviert die Zungenmuskulatur.*

Mikroskopische Anatomie. Die Nerven III bis XII sind histologisch periphere Nerven (S. 82).

N. oculomotorius (N. III)

Der N. oculomotorius verläßt den Hirnstamm in der *Fossa interpeduncularis* (Abb. 16-**18**, S. 790). Er führt *motorische* und *parasympathische Fasern.* Intrakranial verläuft der N. oculomotorius zwischen A. cerebri posterior und A. cerebelli superior, tritt im Bereich des Processus clinoideus posterior durch die Dura mater, zieht in der lateralen, oberen Wand des Sinus cavernosus und verläßt die mittlere Schädelgrube durch die Fissura orbitalis superior. Nach dem Durchtritt durch den Anulus tendineus communis der äußeren Augenmuskeln teilt er sich in seine Endäste auf (S. 712):

- **R. superior** zur Innervation des *M. rectus superior* und des *M. levator palpebrae superioris*;
- **R. inferior** zur Innervation des *M. rectus medialis, M. rectus inferior* und *M. obliquus inferior.* Der R. inferior führt
  - **präganglionäre parasympathische Fasern zum Ganglion ciliare**, das lateral am N. opticus liegt. Vom Ganglion ciliare ziehen postganglionäre Fasern zu den *Augenbinnenmuskeln* (S. 718).

N. trochlearis (N. IV)

Der N. trochlearis verläßt den Hirnstamm als einziger Nerv *dorsal*, und zwar kaudal der Colliculi inferiores laminae quadrigeminae (Abb. 16-**19**, S. 790). Der Nerv zieht innerhalb der Cisterna ambiens um die Crura cerebri (Abb. 16-**18**, S. 845) herum. Am vorderen Ansatz des Tentorium cerebelli durchdringt er die Dura mater, läuft in der lateralen Wand des Sinus cavernosus und gelangt durch die Fissura orbitalis superior oberhalb des Anulus tendineus communis in die Orbita (Abb. 15-**9**, S. 712), wo er den *M. obliquus superior* innerviert.

N. trigeminus (N. V) (Abb. 10-57)

Der N. trigeminus verläßt den Hirnstamm am lateralen Rand der Pons (Abb. 16-**18**, S. 775) mit einer

- **dicken sensiblen Portio major, Radix sensoria**, und einer
- **dünnen motorischen Portio minor, Radix motoria.**

Portio major. An der oberen Kante der Pars petrosa ossis temporalis zieht die Portio major in eine taschenförmige Aussackung von Dura mater und Arachnoidea, **Cavum trigeminale** *(Meckeli).* Hier befindet sich das breite, halbmondförmige **Ganglion trigeminale** *(Gasseri)* mit pseudounipolaren Nervenzellen; die Portio major dient der afferenten Erregungsleitung. Das Ganglion wird vollständig von Liquor umspült. Es hinterläßt an der Pars petrosa ossis temporalis eine seichte Grube *(Impressio trigemini).*
Topographisch liegt das Cavum trigeminale unter dem Ansatz des Tentorium cerebelli und ist von der hinteren Schädelgrube aus zugängig.
Hinter dem Ganglion teilt sich die Radix sensoria n. trigemini in ihre 3 Äste auf:
N. ophthalmicus (N. V_1), der in die *Orbita* eintritt,
N. maxillaris (N. V_2), der sich in der *Fossa pterygopalatina* aufzweigt und den
N. mandibularis (N. V_3), der in die *Fossa infratemporalis* gelangt.

Portio minor. Die Radix motoria unterkreuzt das Ganglion trigeminale und schließt sich in ihrem weiteren Verlauf dem N. mandibularis an.

N. ophthalmicus (N. V_1) (Abb. 10-57)

Der N. ophthalmicus ist rein **sensibel.** Er verläuft durch die laterale Wand des Sinus cavernosus und gelangt durch die Fissura orbitalis superior in die Orbita, wo er sich in 4 Äste aufspaltet (Einzelheiten S. 712):

- **Ramus tentorii** zum Tentorium cerebelli und zur Falx cerebri
- **N. lacrimalis** zum lateralen Teil der Augenlider und der Bindehaut des Auges
- **N. frontalis** zur Haut des medialen Augenwinkels und der Stirn
- **N. nasociliaris** zum Bulbus oculi, zur Haut des medialen Augenwinkels und der Nase sowie zur Schleimhaut der Nasenhöhle, Siebbeinzellen und Keilbeinhöhle.

N. maxillaris (N. V_2) (Abb. 10-57)

Auch der N. maxillaris ist ein rein **sensibler Nerv**. Er tritt durch das Foramen rotundum aus der

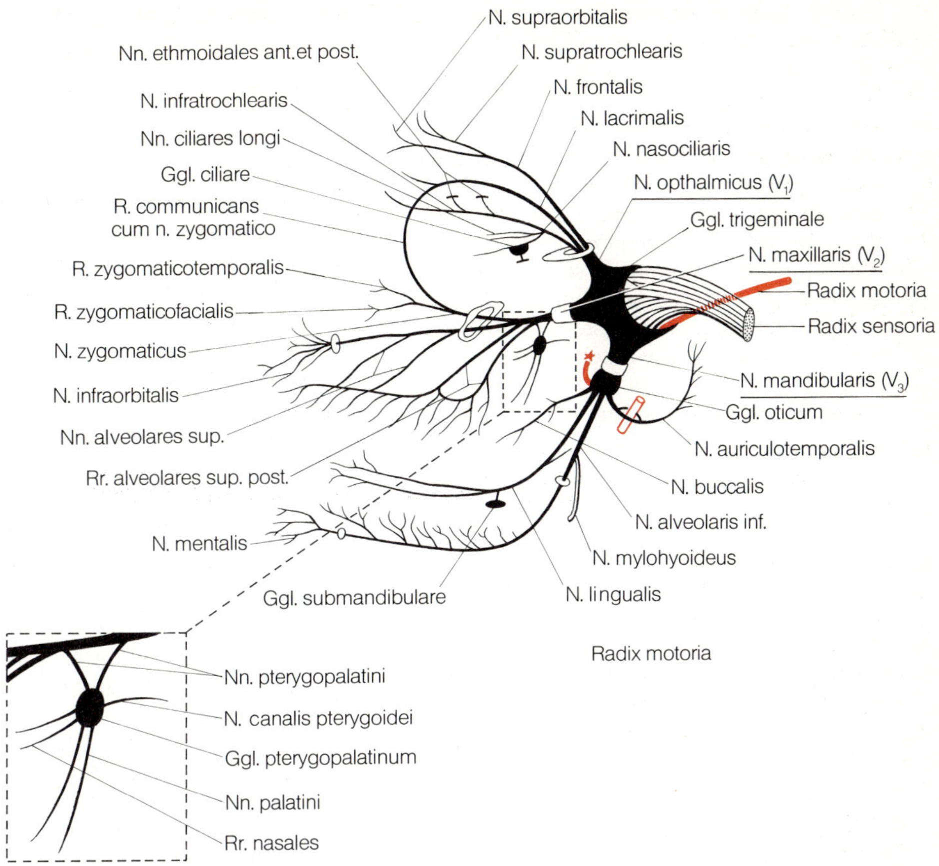

Abb. 10-57. Verästelung des N. trigeminus. Die motorischen Anteile des Nerven sind *rot* gezeichnet. Sie ziehen ohne Umschaltung am Ganglion vorbei (die 3 großen Nervenäste stellen die Durchtrittsforamina durch die Schädelbasis dar. Es ist ebenfalls eingezeichnet, an welcher Stelle der N. infraorbitalis in den gleichnamigen Kanal eintritt und ihn verläßt, ebenso die Stelle, an der der N. alveolaris inf. in den Canalis mandibulae eintritt und ihn verläßt. Der N. auriculotemporalis umgibt mit einer Schlinge die *rot* gezeichnete A. meningea med. (Nach Ferner, 1970)

mittleren Schädelgrube in die Fossa pterygopalatina, wo er sich in seine Endäste aufteilt. In der Fossa pterygopalatina lagert sich das parasympathische Ganglion pterygopalatinum des N. facialis (s. unten) mediokaudal dem Nerv an. Die sekretorischen postganglionären Fasern ziehen in Begleitung der sensiblen Äste des N. maxillaris zur Nasenschleimhaut, Mundschleimhaut und zur Tränendrüse.

Die Äste des N. maxillaris sind:

- **R. meningeus** *(medius)*, der vor dem Durchtritt durch das Foramen rotundum zur Dura mater der mittleren Schädelgrube abgegeben wird.
- **N. zygomaticus**; er tritt durch die Fissura orbitalis inferior in die Orbita ein. An der lateralen Wand der Orbita spaltet sich der Nerv in
  - ***R. zygomaticofacialis***, der durch das Foramen zygomaticoorbitale des Os zygomaticum zur *Haut über dem Jochbogen* zieht. Ihm lagern sich *postganglionäre parasympathische Fasern aus dem Ganglion pterygopalatinum* an, die über eine Anastomose mit dem N. lacrimalis (aus N. V_1) zur Tränendrüse gelangen.
  - ***R. zygomaticotemporalis***, der das Foramen zygomaticotemporale des Os temporale durchläuft und die *Haut der Schläfengegend* versorgt.
- **Nn. pterygopalatini**. Teile von ihnen passieren das Ganglion pterygopalatinum (ohne Umschaltung) und treten als
  - ***Nn. palatini*** in den Canalis palatinus major ein, ziehen abwärts und gelangen durch das Foramen palatinum majus, *N. palatinus major*, und Foramen palatinum minus, *Nn. palatini minores*, in den Bereich des Gaumens,

wo sie sensibel die *Schleimhaut des Gaumens*, der *Gaumenbögen*, der *Tonsillen* und der *Uvula* innervieren. *Sekretorische postganglionäre Fasern für die Glandulae palatinae* lagern sich ihnen an. Die

- ***Rr. alveolares superiores posteriores*** spalten sich vor Erreichen des Ganglion pterygopalatinum aus den Nn. pterygopalatini ab. Mit ihren *Rr. dentales superiores* und *Rr. gingivales superiores* versorgen sie die oberen Mahlzähne und die zugehörige Gingiva sensibel. Die genannten Äste sind über den *Plexus dentalis superior* miteinander verbunden.

- **Rr. nasales posteriores superiores mediales et laterales**; sie bringen *sensible* Fasern aus dem N. maxillaris und *sekretorische postganglionäre Fasern* aus dem Ganglion pterygopalatinum durch das Foramen sphenopalatinum zur *lateralen* und *septalen Nasenwand*.
- **Rr. nasales posteriores inferiores** versorgen den *mittleren* und *unteren Nasengang* sowie die *untere Nasenmuschel*.
- **N. nasopalatinus**; er zieht vom Ganglion pterygopalatinum kommend zwischen Periost und Schleimhaut des Nasenseptums in den Canalis incisivus. Er versorgt die *vordere Gaumenschleimhaut* und die *oberen Schneidezähne mit ihrer Gingiva*.
- **N. infraorbitalis**. Der Hauptstamm des N. maxillaris tritt als N. infraorbitalis mit den zugehörigen Gefäßen durch die Fissura orbitalis inferior, dann in den Canalis infraorbitalis ein und gelangt durch das *Foramen infraorbitale* zur *Gesichtshaut seitlich der Nasenflügel*. Innerhalb des Canalis infraorbitalis zweigen von dem Nerven der
  - ***R. alveolaris superior medius*** und die
  - ***Rr. alveolares superiores anteriores*** zu Backen-, Eck- und Schneidezähnen des Oberkiefers, *Rr. dentales superiores*, und die entsprechenden Regionen des Zahnfleisches, *Rr. gingivales superiores*, ab.

Klinischer Hinweis. Der Canalis infraorbitalis ist nur durch eine dünne Knochenlamelle von der Oberkieferhöhle getrennt. Eine Entzündung der Oberkieferhöhle kann daher zu einer schmerzhaften Reizung des N. infraorbitalis führen.

N. mandibularis (N. V_3) (Abb. 10-57)

Dem **sensiblen** N. mandibularis schließt sich die **motorische** *Portio minor, Radix motoria*, des N. trigeminus an. Beide verlassen die mittlere Schädelgrube durch das *Foramen ovale*. Unmittelbar unter dem Foramen ovale legt sich dem Nerv das parasympathische *Ganglion oticum* des N. glossopharyngeus (S. 495) medial an.

Portio major

Die **sensible Portio major, Radix sensoria**, hat 5 Äste:

- **R. meningeus**; er geht unmittelbar unter dem Foramen ovale aus dem Stamm des N. mandibularis hervor. Er zieht in Begleitung der A. meningea media durch das *Foramen spinosum* und innerviert sensibel die *Dura mater* der mittleren Schädelgrube, die Schleimhaut des *Sinus sphenoidalis* und der *Cellulae mastoideae*.
- **N. buccalis**; er zieht zwischen den beiden Köpfen des M. pterygoideus lateralis und dann auf der Außenfläche des M. buccinator zur äußeren *Wangenhaut*. Er gibt auch Äste zur Wangenschleimhaut und zur buccalen Gingiva des Unterkiefers ab.
- **N. auriculotemporalis**; er umschließt mit seinen beiden Wurzeln die A. meningea media, trifft hinter dem Collum mandibulae auf die A. temporalis superficialis, der er sich im weiteren Verlauf anlagert und die Haut in der *Schläfengegend* versorgt. Kleinere Äste des N. auriculotemporalis dienen der sensiblen Versorgung der *Gl. parotidea*, *Rr. parotidei*, ferner des *äußeren Gehörganges*, *N. meatus acustici externi*, sowie des *Trommelfells*, *Rr. membranae tympani*, und des *Kiefergelenkes*, *Rr. articulares*.
- **N. alveolaris inferior**; er verläuft zwischen den Mm. pterygoidei medialis et lateralis und tritt mit gleichnamigen Gefäßen durch das Foramen mandibulae in den Canalis mandibulae ein. Im Mandibularkanal zweigen aus dem Nerven *Rr. dentales inferiores* und *Rr. gingivales inferiores* für die Unterkieferzähne und die Gingiva des Unterkiefers ab. Die Äste für Zähne und Gingiva sind über den *Plexus dentalis inferior* miteinander verbunden. Die Endäste des N. alveolaris inferior gelangen als *N. mentalis* aus dem Foramen mentale zur Haut des Kinnes und der Unterlippe.

Klinischer Hinweis. Bei operativen Eingriffen an den Unterkieferzähnen kann der N. alveolaris inferior kurz vor Eintritt in den Canalis mandibulae horizontal über und hinter den Unterkiefermolaren anästhesiert werden.

- **N. lingualis**; er zieht bogenförmig ventral vor dem N. alveolaris inferior, zwischen M. pterygoideus medialis und lateralis, nach kaudal. Am Mundboden liegt er oberhalb der Gl. submandibularis unmittelbar unter der Mundbodenschleimhaut, überkreuzt lateral den Ductus submandibularis und dringt unterhalb des Zungenseitenrandes in den Zungenkörper ein. In seinem Verlauf gibt der Nerv Äste zum weichen Gaumen, *Rr. isthmi faucii*, und zur *Schleimhaut des Mundbodens, N. sublingualis*, ab. Der N. lingualis versorgt sensibel die *vorderen ⅔ des Zungenrückens*. Während seines Verlaufs zwischen M. pterygoideus medialis und M. pterygoideus lateralis lagert sich dem N. lingualis die Chorda tympani von dorsal kommend an, *R. communicans cum chorda tympani*. Sie enthält sekretorische und Geschmacksfasern (s. unten).

Portio minor

Die **motorische Portio minor**, **Radix motoria**, innerviert sämtliche Kaumuskeln:
- **N. massetericus**,
- **Nn. temporales profundi**,
- **N. pterygoideus lateralis**,
- **N. pterygoideus medialis**. Der N. pterygoideus medialis versorgt mit entsprechenden Ästen auch den *M. tensor veli palatini* und den *M. tensor tympani*, da sich beide Muskeln aus dem M. pterygoideus medialis abgespalten haben.
- **N. mylohyoideus**; er innerviert den *M. mylohyoideus* und den *Venter anterior des M. digastricus*. In seinem Verlauf lagert sich der Nerv streckenweise dem N. alveolaris inferior (s. oben) an. Vor dem Foramen mandibulae verläßt er diesen Leitnerven und liegt dann im Sulcus mylohyoideus mandibulae.

N. abducens (N. VI)

Der N. abducens tritt zwischen Pons und Pyramis der Medulla oblongata aus dem Hirnstamm (Abb. 16-**18**, S. 775) aus und verläuft durch eine Gefäßgabel, die von der A. labyrinthi und der A. cerebelli inferior anterior gebildet wird. Dann durchdringt der rein motorische Nerv die Dura mater am Clivus, mediokaudal der Spitze der Pars petrosa ossis temporalis. Der N. abducens hat von allen Hirnnerven den längsten intraduralen Verlauf, er durchzieht lateral der A. carotis interna den Sinus cavernosus und gelangt durch die Fissura orbitalis superior in die Orbita, wo er den *M. rectus lateralis* innerviert.

Klinischer Hinweis. Der N. abducens kann bei einer Commotio cerebri, Gehirnerschütterung, schon am Duraeintritt geschädigt werden. Dadurch kann es zum *Strabismus convergens*, Einwärtsschielen, kommen.

N. facialis (N. intermediofacialis) (N. VII) (Abb. 10-**58**)

Der N. facialis ist ein **gemischter Nerv**; er führt *branchiomotorische*, *sensible*, *sekretorische* und *Geschmacksfasern*. Er verläßt den Hirnstamm am *Kleinhirnbrückenwinkel*, zwischen Medulla oblongata und Pons (gemeinsam mit dem N. vestibulocochlearis, Abb. 16-**18**, S. 775). Dann tritt der N. facialis (mit dem N. vestibulocochlearis) durch den Porus und Meatus acusticus internus in das Os temporale ein. Dicht unter der vorderen Felsenbeinwand biegt er rechtwinkelig im *Genu externum nervi facialis* um und verläuft unter dem lateralen Bogengang, über dem Tympanon im *Canalis n. facialis* nach dorsal. Anschließend zieht der N. facialis bogenförmig um das Tympanon herum nach kaudal und kommt somit in nahe topographische Beziehung zum Sinus sigmoideus, den er lateral überkreuzt. Der Canalis n. facialis ist in seinem distalen, vertikal orientierten Teil sichelförmig von Cellulae mastoideae umgeben.
Der VII. Hirnnerv verläßt den Canalis n. facialis am *Foramen stylomastoideum* und tritt dann bogenförmig in die Gl. parotis ein. Innerhalb der Gl. parotis bildet er den *Plexus parotideus*. Seine Äste strahlen vom vorderen Rand der Gl. parotis fächerförmig in die mimische Gesichtsmuskulatur aus.

Motorischer Teil

Seine Äste sind
- **N. stapedius**; er verläßt den N. facialis noch innerhalb des Canalis n. facialis und innerviert den *M. stapedius*.
- **N. auricularis posterior**; er zweigt kurz nach Austritt des N. facialis aus dem Foramen stylomastoideum ab und zieht zwischen Processus mastoideus und Ohrmuschel zu den *Muskeln der Ohrmuschel* und zum *M. occipitalis*.
- **R. digastricus** zum *hinteren Bauch des M. digastricus*.
- **R. stylohyoideus** zum *M. stylohyoideus*.
- **Plexus parotideus** mit Ästen zur mimischen Gesichtsmuskulatur: ***Rr. temporales***, ***Rr. zygomatici***, ***Rr. buccales***, ***R. marginalis mandibulae***
- **R. colli**, der am weitesten kaudal gelegene Ast bildet mit einem Ast des N. transversus colli aus dem Plexus cervicalis eine Anastomose, über die er das Platysma versorgt.

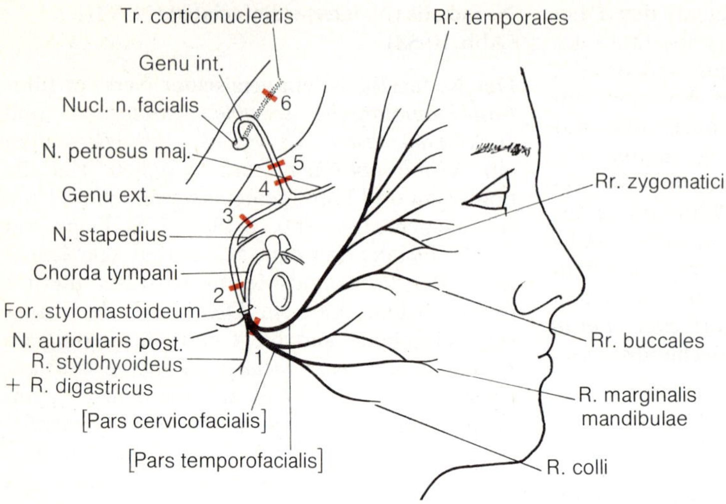

Abb. 10-58. Verlauf und Aufzweigung des N. facialis. Intrakranialer Verlauf *transparent* gezeichnet. Die bei 1-6 lokalisierten Schädigungen des Nerven führen zu charakteristischen Symptomen: *1,* Periphere Fazialislähmung. Ausfall der gesamten mimischen Muskulatur der betroffenen Seite; *2,* einseitige Lähmung der mimischen Gesichtsmuskulatur sowie Geschmacks- und Speichelsekretionsstörung; *3,* zusätzlich zu den unter *(2)* genannten Störungen eine Hyperakusis; *4,* zusätzlich zu den unter *(3)* genannten Störungen eine Verminderung der Tränendrüsensekretion; *5,* Kleinhirnbrükkenwinkelläsion, meist Akustikusneurinom, daher auch Störung des VIII. Hirnnerven; *6,* zentrale Fazialisschädigung (vgl. S. 833): Ausfall der Fibrae corticonucleares (Tractus corticobulbaris); in der Regel mit einer Hemiplegie verbunden. Der obere Fazialisast bleibt wegen der Versorgung seines Ursprungsgebietes aus beiden Hemisphären von der Lähmung verschont (Augenschluß, Stirnrunzeln intakt). (Nach Rohen, 1969)

Sensibler Teil

Bei den somato-sensiblen Anteilen handelt es sich um 2 kleine *Rr. communicantes,* die sensible Afferenzen aus dem R. auricularis n. vagi (s. unten) und aus dem Plexus tympanicus des N. glossopharyngeus (s. unten) übernehmen. Durch diese Äste ist der N. facialis an der sensiblen Innervation der *Haut des äußeren Gehörgangs* und der *Schleimhaut des Tympanons* beteiligt. Schließlich scheint auch die *Zungenspitze* sensible Fasern des N. facialis zu enthalten. Die *Perikarya* dieser somato-sensiblen Fasern liegen im *Ganglion geniculi.* Ungeklärt ist noch, ob der N. facialis auch proprioceptive Fasern besitzt.

N. intermedius

Der N. intermedius ist der nicht-motorische bzw. sensible Teil des N. facialis. Er besteht aus sekretorisch-parasympathischen Ästen und Geschmacksfasern. Die Aufteilung in seine beiden Endäste erfolgt im Geniculum n. facialis.

- **N. petrosus major.** Er verläuft als präganglionärer parasympathischer Ast im Sulcus n. petrosi majoris an der Facies anterior partis petrosae. Dann tritt er durch den Faserknorpel des Foramen lacerum. Vereinigt mit dem sympathischen N. petrosus profundus durchläuft der N. petrosus major den Canalis pterygoideus und endet in der Flügelgaumengrube im *Ganglion pterygopalatinum* (Abb. 10-**57**, Abb. 10-**61**), wo die Umschaltung auf das postganglionäre Neuron erfolgt. Die postganglionären Fasern ziehen dann in Begleitung des R. zygomaticofacialis und dessen Anastomose mit dem N. lacrimalis zur *Tränendrüse* (Abb. 10-**36**). Postganglionäre Neurone erreichen auch über die *Rr. nasales posteriores* die *Gll. nasales* und über die *Nn. palatini* die *Gll. palatinae.*
- **Chorda tympani**; sie enthält *parasympathische Fasern* und *Geschmacksfasern.* Die Chorda tympani verläuft durch die *Fissura petrotympanica* (*Glaser-Spalte*), zieht durch die Paukenhöhle, unter der Schleimhaut an der Grenze der Pars flaccida und Pars tensa der Membrana tympani zwischen Manubrium mallei und Crus longum incudis in den Canalis n. facialis zum Ganglion geniculi.

Hinweis. Bei dünnem Trommelfell kann man die Chorda tympani bei der otoskopischen Untersuchung durchschimmern sehen; daher die Bezeichnung „Paukensaite".

- ***Parasympathische Fasern.*** Hierbei handelt es sich um *präganglionäre Fasern.* Sie verlaufen am Ganglion geniculi vorbei, gelangen in die Chorda tympani und ziehen dann mit dem N. lingualis zum *Ganglion submandibulare,* das über kleine Nervenbrücken dem N. lingualis an seinem kaudalen Punkt anhängt. Die *postganglionären parasympathischen* Fasern erreichen die *Gl. submandibularis, Gl. sublingualis* und *Gll. linguales anteriores.*
- ***Geschmacksfasern.*** Sie sind afferent und leiten die Empfindungen aus den Geschmacksknospen der *vorderen ⅔ des Zungenrückens* über den N. lingualis der *Chorda tympani* zu. Sie besitzen im Bereich des Geniculum n. facialis ein Ganglion, *Ganglion geniculi,* das funktionell einem Spinalganglion vergleichbar ist. Zentral gelangen die Fasern zum Tractus solitarius.

N. vestibulocochlearis (N. VIII)

Der N. vestibulocochlearis setzt sich aus dem Gleichgewichtsnerven, *Radix superior (vestibularis),* und dem Gehörnerv, *Radix inferior (cochlearis),* zusammen. Die Perikarya der Nerven liegen im *Ganglion vestibulare* (S. 737) bzw. im *Ganglion spirale* (S. 736) in Nähe der Sinnesorgane.
In der Tiefe des Meatus acusticus internus vereinigen sich beide Nerven zum N. vestibulocochlearis. Dieser verläßt den Kanal am Porus acusticus internus. In den Hirnstamm tritt der Nerv im Kleinhirnbrückenwinkel, zwischen Pons und Medulla oblongata ein, lateral der Austrittsstelle des N. facialis (S. 775).

N. glossopharyngeus (N. IX)
(Abb. 10-**59**, 10-**62**)

Der N. glossopharyngeus führt *motorische, sekretorische, sensible* und *Geschmacksfasern.* Am Hirnstamm tritt er gemeinsam mit dem N. vagus (N. X) und N. accessorius (N. XI) im *Sulcus dorsolateralis* (Sulcus retroolivaris) aus (Abb. 16-**18**, S. 775). Die hintere Schädelgrube verläßt er durch den vorderen Teil des *Foramen jugulare.* Im Foramen jugulare bildet der N. glossopharyngeus das *Ganglion superius,* unmittelbar unter dem Foramen das *Ganglion inferius* (Abb. 10-**59**). Im Ganglion superius liegen die pseudounipolaren Perikaryen der sensiblen und Geschmacksneurone, im Ganglion inferius vorwiegend die Perikaryen der parasympathischen Neurone. Der Nerv verläuft zwischen A. carotis interna und V. jugularis interna und zieht zwischen M. stylopharyngeus und A. carotis interna weiter

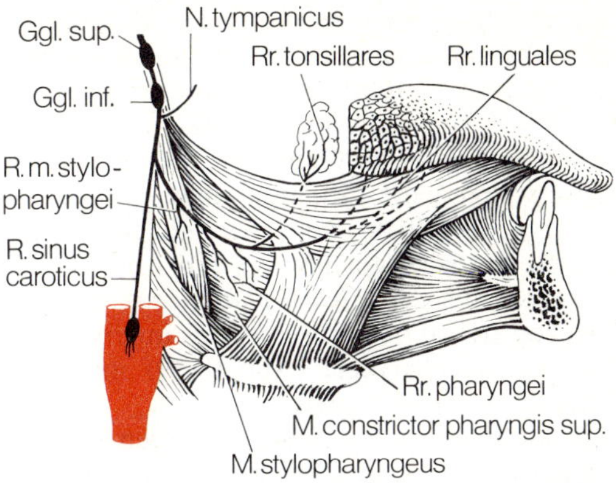

Abb. 10-59. Verlauf und Aufzweigung des N. glossopharyngeus. Sein Leitmuskel ist der M. stylopharyngeus

nach kaudal. Schließlich gelangt er zwischen M. stylopharyngeus und M. styloglossus zum Seitenrand der *Radix linguae* und zur *lateralen Pharynxwand.*
Seine Äste sind:
- **N. tympanicus** (Abb. 10-**62**) mit *sensiblen* Fasern für die *Paukenhöhle* und *parasympathische* Fasern für die *Gl. parotidea* und *Gll. tympanici.* Er verläßt den Stamm des N. glossopharyngeus unmittelbar unter dem Ganglion inferius, gelangt über den Canaliculus tympanicus, der in der *Fossula petrosa,* an der basalen Fläche der Pars petrosa ossis temporalis, beginnt, in das Cavum tympani.
  - ***Sensible Fasern.*** Sie bilden auf dem Promontorium der Paukenhöhle dicht unter der Schleimhaut gemeinsam mit den sympathischen Nn. caroticotympanici den *Plexus tympanicus* (Abb. 10-**62**). Aus dem Plexus tympanicus zweigt der *R. tubarius* ab, der sensibel und sekretorisch die Schleimhaut der Tuba auditiva innerviert.
  - ***Sekretorischen Fasern.*** Diese Fasern ziehen nach Passieren des Plexus tympanicus als *N. petrosus minor* zum *Ganglion oticum* (*Jacobson-Anastomose*; Abb. 10-**38**). Der N. petrosus minor verläuft in der mittleren Schädelgrube unter der Dura mater im Sulcus n. petrosi minoris der Pars petrosa ossis temporalis. Er durchzieht den Faserknorpel des Foramen lacerum (bzw. die Fissura sphenopetrosa). Die präganglionären parasympathischen Nervenfasern werden im *Ganglion oticum* umgeschaltet, die postganglionären Axone schließen sich dem N. auriculotemporalis (aus N. V_3) an und gelangen zur *Gl. parotidea.*

- **Rr. pharyngei**. Sie innervieren den M. constrictor pharyngis superior. Sie versorgen ferner *sensibel* die Pharynxschleimhaut und *sekretorisch* (mit Umschaltung von prä- auf postganglionäre Fasern im Ganglion inferius n. glossopharyngei) die Gll. pharyngei. - Die Rr. pharyngei bilden mit den gleichnamigen Ästen des N. vagus (N. X) und des Truncus sympathicus den *Plexus pharyngeus*, der den M. constrictor pharyngis medius innerviert.
- **R. m. stylopharyngei** (Abb. 10-**59**) innerviert den M. stylopharyngeus
- **Rr. tonsillares** (Abb. 10-**59**) versorgen sensibel Tonsilla palatina und das Palatum molle
- **Parasympathische** und **afferente** Fasern ziehen als *R. sinus carotici* (Abb. 10-**59**) mit sympathischen Fasern aus dem Plexus sympathicus der A. carotis interna und Fasern aus dem N. laryngeus superior (aus N. X) zum *Glomus caroticum* (Chemorezeptoren) und zum *Sinus caroticus* (Pressorezeptoren).
- **Rr. linguales** (Abb. 10-**59**) enthalten *sensible* und *Geschmacksfasern* des hinteren Zungendrittels. Die Neurone beider Faserqualitäten haben im Ganglion inferius bzw. superius n. glossopharyngei ihre Perikarya.

N. vagus (N. X) (Abb. **60**)

Der N. vagus führt *motorische*, *sekretorische*, *sensible* und *Geschmacksfasern.* Er verläßt die Medulla oblongata im *Sulcus dorsolateralis* zwischen den Austrittsstellen des N. glossopharyngeus und den Radices craniales des N. accessorius. Er tritt durch den hinteren Abschnitt des *Foramen jugulare* aus der hinteren Schädelgrube aus. Im Foramen jugulare bildet er ein kleineres, sensibles *Ganglion superius* (jugulare), unterhalb des Foramen ein spindelförmiges *Ganglion inferius* (nodosum). Der Nerv verläuft am Hals im Gefäß-Nerven-Strang zwischen A. carotis interna und V. jugularis interna. Er besitzt *Rr. communicantes* zu allen großen Hirnnerven (N. VII, IX, XI, XII und Truncus sympathicus).

Auf der **linken Seite** zieht er, nach Eintritt durch die obere Thoraxapertur, vor dem Arcus aortae und hinter dem Bronchus principalis sinister zur ventralen Fläche des Ösophagus, auf dem er mit dem rechten N. vagus den *Plexus oesophageus* bildet. Durch den Hiatus oesophageus des Zwerchfells gelangt er als *Truncus vagalis anterior* auf die Vorderfläche des Magens und gibt Äste in das linke *Ganglion coeliacum* ab.

Auf der **rechten Seite** zieht der N. vagus über die A. subclavia dextra durch die obere Thoraxapertur, dann zwischen V. brachiocephalica dextra

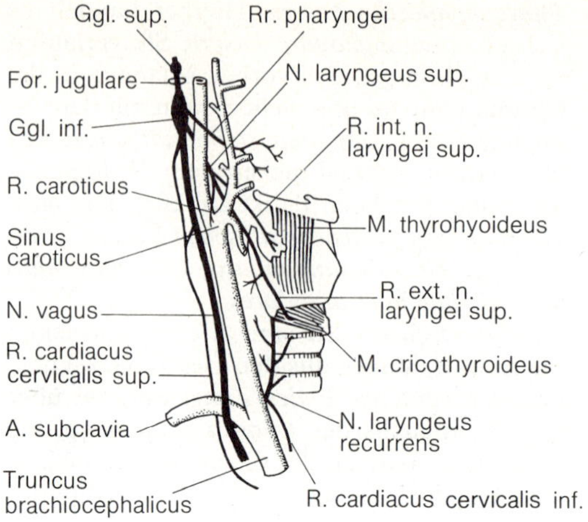

Abb. 10-60. Verlauf der Äste des N. vagus dexter im Halsbereich. Der Nerv läuft mit der A. carotis communis und der V. jugularis interna (nicht dargestellt) in der Vagina carotica

und Truncus brachiocephalicus, dicht an der Trachea hinter dem Bronchus principalis dexter zur dorsalen Fläche des Ösophagus. Nach dem Durchtritt durch den Hiatus oesophageus des Zwerchfells gelangt er als *Truncus vagalis posterior* auf die dorsale Magenfläche und gibt Äste in das *Ganglion coeliacum dextrum* ab.

Seine Äste sind:

- **R. meningeus**; er zieht durch das Foramen jugulare zurück und übernimmt die sensible Innervation der *Dura mater der hinteren Schädelgrube.*
- **R. auricularis**; er zweigt als sensibler Nerv vom Hauptstamm innerhalb des Ganglion superius ab. Er durchzieht den Canaliculus mastoideus, den er an der Fissura tympanomastoidea verläßt, um den *inneren Teil des äußeren Gehörganges* und einen *Teil des Trommelfells* zu innervieren.

Klinischer Hinweis. Berühren der Haut des Gehörganges kann durch Reizung des R. auricularis n. vagi Hustenreflexe auslösen. Das Spülen des äußeren Gehörganges mit kaltem Wasser kann zu einer vagotonen Reaktion führen.

- **Rr. pharyngei**. Sie führen *sensible*, *sekretorische* und *motorische* Fasern. Mit gleichnamigen Ästen des N. glossopharyngeus (N. IX), des Truncus sympathicus und möglicherweise des N. facialis (N. VII) bilden sie den *Plexus pharyngeus.* Über diesen Plexus werden motorisch der M. levator veli palatini, M. uvulae und M. constrictor pharyngis medius innerviert.

- **R. lingualis**; er enthält Geschmacksfasern aus der Radix linguae und der Regio epiglottica.
- **N. laryngeus superior**; er zweigt unmittelbar unterhalb des Ganglion inferius nervi vagi ab und verläuft medial der A. carotis interna und den Verästelungen der A. carotis externa. Schon bald danach teilt er sich in einen motorischen *R. externus* und einen sensiblen und sekretorischen *R. internus.*
  - ***R. externus***; er zieht mediokaudal der A. thyroidea superior zum M. cricothyroideus, den er innerviert. Kleinere Äste gehen an den M. constrictor pharyngis inferior ab.
  - ***R. internus***, er ist stärker und verläuft kraniomedial der A. thyroidea superior und durchbricht mit der A. laryngea superior die Membrana thyrohyoidea, um sensibel die Kehlkopfschleimhaut oberhalb der Rima glottidis zu versorgen. Am Boden des Recessus piriformis ruft der R. internus die *Plica n. laryngei* hervor.
- **Rr. cardiaci cervicales superiores**; sie sind parasympathisch und ziehen zum *Plexus cardiacus* auf dem Arcus aortae. Sie werden als *N. depressor* bezeichnet, weil sie eine negative (hemmende) chronotrope und inotrope Wirkung auf das Herz ausüben.
- **N. laryngeus recurrens**. Dieser umschlingt links den Aortenbogen lateral vom Lig. arteriosum, rechts die A. subclavia. Er zieht zwischen Trachea und Ösophagus aufwärts und liegt dorsal der Schilddrüse. Mit seinem Endast, *N. laryngeus inferior*, innerviert er *motorisch die inneren Kehlkopfmuskeln, sensibel* und *sekretorisch die Kehlkopfschleimhaut unterhalb der Rima glottidis.*
- **Rr. cardiaci cervicales inferiores**, parasympatische Fasern zum *Plexus cardiacus*, die teilweise vom N. laryngeus recurrens abgehen.
- **Rr. tracheales**, **Rr. bronchiales** und **Rr. oesophagei** enthalten für die genannten Organe sensible, viscero-motorische und sekretorische Fasern. Die Rr. tracheales und Rr. bronchiales bilden den *Plexus pulmonalis.*
- **Plexus oesophageus**. Unterhalb der Bifurcatio tracheae löst sich der N. vagus beider Seiten in den Plexus oesophageus auf. Im unteren Abschnitt des Ösophagus gruppiert sich der Plexus oesophageus in einen stärkeren
  - ***Truncus vagalis posterior*** auf der Rückseite der Speiseröhre und einen schwächeren
  - ***Truncus vagalis anterior*** auf der Vorderseite des Ösophagus (s. oben). Die beiden letztgenannten Äste führen sensible, viscero-motorische und sekretorische Fasern.
- **Rr. gastrici anteriores** werden vom Truncus vagalis anterior, die
- **Rr. gastrici posteriores** vom Truncus vagalis posterior gebildet. Über die Ganglia coeliaca und das Ganglion mesentericum superius reichen die Fasern des N. vagus im Eingeweidesystem bis zum *Cannon-Böhm-Punkt*, der an der Grenze zum linken Drittel des Colon transversum (an der primären Colonflexur) zu suchen ist.

N. accessorius (N. XI) (Abb. 10-**53**)

Der N. accessorius ist *motorisch*. Er hat *Radices spinales* und *Radices craniales*. Diese verlassen die Medulla spinalis (Abb. 16-**18**, S. 775) bzw. Medulla oblongata im Sulcus dorsolateralis. Die **Radices spinales** ziehen, in Höhe von C_6 beginnend, durch das Foramen occipitale magnum in die hintere Schädelgrube, um sich dort mit den **Radices craniales** zu vereinen. Der vereinheitlichte Nerv verläßt die Schädelhöhle durch das Foramen jugulare. Der Nerv tritt in die mediale Fläche des oberen Drittels des *M. sternocleidomastoideus* ein, den er mit *Rr. musculares* versorgt. In seinem weiteren Verlauf durchzieht der N. accessorius auf dem M. levator scapulae das seitliche Halsdreieck und gelangt an die Innenfläche des *M. trapezius*, den er gemeinsam mit Ästen des Plexus cervicalis motorisch innerviert (Tabelle 9-**18**).

N. hypoglossus (N. XII)

Der *somatomotorische* N. hypoglossus tritt aus der Medulla oblongata im *Sulcus ventrolateralis* (Sulcus praeolivaris), zwischen Pyramide und Olive, aus (Abb. 16-**18**, S. 775). Es handelt sich um einen zerebralisierten Spinalnerven, dessen Radices posteriores (sensible Wurzeln) sich zurückgebildet haben. Er verlässt die Schädelhöhle durch den *Canalis n. hypoglossi*, verläuft lateral über A. carotis interna und externa sowie V. jugularis interna, zieht bogenförmig unter den Venter posterior m. digastrici in eine Spalte zwischen M. mylohyoideus und M. hyoglossus zur Binnenmuskulatur der Zunge, die er innerviert. Von den äußeren Zungenmuskeln innerviert er über *Rr. linguales* die Mm. styloglossus, hyoglossus, genioglossus und palatoglossus. Der N. hypoglossus dient streckenweise als Leitbahn für Fasern aus C_1 und C_2.

Klinischer Hinweis. Eine Lähmung des N. hypoglossus führt zu Sprech- und Schluckstörungen, die herausgestreckte Zunge weicht dabei zur gelähmten Seite aus.

2. Nerven des Halses

Plexus cervicalis

Der Plexus cervicalis entsteht aus den *Rr. ventrales der Nn. spinales* C_1–C_4. Die Nerven treten zwischem dem M. scalenus anterior und M. scalenus medius in das seitliche Halsdreieck ein. Er hat eine **Radix sensoria** und **Radix motoria**.

Radix sensoria

Die Radix sensoria des Plexus cervicalis versorgt sensibel die *Haut hinter dem Ohr*, die Gegend des *Kieferwinkels*, ferner die *Haut des vorderen und seitlichen Halsdreiecks* bis unterhalb der Clavicula. Sie tritt an der Mitte des hinteren Randes des M. sternocleidomastoideus aus den tiefen Muskelschichten in die Subcutis. Von diesem **Punctum nervosum** (*Erb-Punkt*) aus streben die 4 sensiblen Hauptstämme fächerförmig auseinander in ihr Versorgungsgebiet (Abb. 10-**50**). Es handelt sich um den

- **N. occipitalis minor** ($C_{2,3}$); er steigt am hinteren Rand des M. sternocleidomastoideus auf dem N. splenius capitis aufwärts und versorgt die *Haut der seitlichen Hinterhauptsgegend.* Seine Endzweige stehen mit dem N. occipitalis major (dorsaler Ast aus $C_{2,3}$) und dem N. auricularis magnus in Verbindung.
- **N. auricularis magnus** (C_3); dies ist der stärkste Ast des Plexus cervicalis. Er steigt, anfangs vom Platysma bedeckt, auf dem M. sternocleidomastoideus aufwärts und überquert allmählich den Muskel. In Nähe des Kieferwinkels teilt er sich in einen *R. anterior* für die *Haut der unteren, lateralen Gesichtshälfte*, des *Ohrläppchens* und einen *Teil der Ohrmuschel* und einen *R. posterior* für den *hinteren Teil der Ohrmuschel.*
- **N. transversus colli** ($C_{2,3}$). Nach Überquerung des M. sternocleidomastoideus zieht er in die vordere Halsregion. Noch unter dem Platysma teilt er sich in seine zahlreichen Endäste auf. Sein Versorgungsgebiet reicht vom *Unterkieferrand bis zur Fossa jugularis.* Der R. colli n. facialis benutzt Aufsplitterungen des N. transversus colli, um in einer gemeinsamen Perineuralscheide mit diesen Ästen die unteren Abschnitte des Platysmas zu innervieren.
- **Nn. supraclaviculares** ($C_{3,4}$). Hierbei handelt es sich um zahlreiche kräftige Äste, die, bedeckt vom Platysma, abwärts in das seitliche Halsdreieck ziehen. Sie überkreuzen den Plexus brachialis und den M. omohyoideus. Die Endzweige überschreiten teilweise die Grenze des Halses und versorgen in 3 Gruppen, *Nn. supraclaviculares mediales, intermedii, laterales*, die *Haut über der Pars clavicularis des M. pectoralis*, die Gegend des *Schlüsselbeines und der Schulter.*

Radix motoria

Die Radix motoria des Plexus cervicalis innerviert die *prävertebrale Halsmuskulatur*, die *Mm. scaleni*, die *untere Zungenbeinmuskulatur*, das *Zwerchfell* und einen Teil des *M. trapezius*, des *M. sternocleidomastoideus* und des *M. levator scapulae.* Sie verfügt über **kurze** und **lange Äste**.

Kurze Äste. Sie dienen der Innervation des *M. rectus capitis anterior* ($C_{1,2}$), *M. longus capitis* ($C_{1\text{-}4}$), *M. longus colli* ($C_{3,4}$), *Mm. scaleni* ($C_{3,4}$), und *M. levator scapulae* (C_3).

Lange Äste
- **Ansa cervicalis.** Mit dieser Nervenbrücke verbinden sich *Fasern aus* C_1, die sich *streckenweise dem N. hypoglossus* (XII. Hirnnerv) anlagern, mit *Fasern aus* $C_{2\text{-}4}$ zur Innervation der *unteren Zungenbeinmuskeln.* Die Ansa läuft streckenweise innerhalb der Vagina carotica (S. 461).
- **R. sternocleidomastoideus** ($C_{2,3}$)
- **R. trapezius** ($C_{3,4}$)
- **N. phrenicus** (C_4). Dieser Nerv zieht auf dem M. scalenus anterior vor der Lamina praevertebralis fasciae cervicalis zwischen A. und V. subclavia ins Mediastinum. Im vorderen Mediastinum wird er von der *A. pericardiacophrenica* begleitet. Der
  - ***rechte N. phrenicus*** läuft lateral der V. brachiocephalica dextra und der V. cava superior, vor der Lungenwurzel, zwischen Pleura mediastinalis und Perikard zum Zwerchfell und tritt durch das *Foramen v. cavae* in die Bauchhöhle. Der
  - ***linke N. phrenicus*** unterkreuzt die V. subclavia sinistra und die Einmündungsstelle des Ductus thoracicus in den linken Venenwinkel, überkreuzt den N. vagus und zieht in Nähe der Herzspitze durch das Zwerchfell.

Der N. phrenicus enthält etwa zur Hälfte *sensible* Fasern für Perikard, *Ramus pericardiacus*, Pleura mediastinalis, Pleura diaphragmatica, Peritonaeum parietale (*Rami phrenico-abdominales*) und Plexus coeliacus. Der *motorische* Teil innerviert das *Zwerchfell.*

Klinischer Hinweis. Lähmung des N. phrenicus führt zum *Zwerchfellhochstand.*

Rr. dorsales

Die Rr. dorsales der Halsnerven sind *gemischte Nerven aus* C_1–C_8. Sie ziehen um die Processus articulares der Halswirbel nach dorsal und spalten sich in überwiegend *sensible Rr. mediales*, die die *Nackenhaut* und *Hinterhauptsregion* versorgen, und in die vorwiegend *motorischen Rr. laterales*, für die Innervation der *Nackenmuskulatur*. Drei Äste sind besonders benannt:

- **N. suboccipitalis** (C_1); er ist *überwiegend motorisch*. Er tritt unter der A. vertebralis zwischen Os occipitale und Atlas in das tiefe Nackendreieck (das vom M. rectus capitis posterior major und minor, vom M. obliquus capitis inferior und M. obliquus capitis superior gebildet wird) ein und innerviert einen großen Teil der *Nackenmuskulatur*.
- **N. occipitalis major** (C_2); dies ist ein starker *sensibler* R. medialis. Er zieht kaudal vom M. obliquus inferior durch den M. semispinalis capitis und die Ursprungssehne des M. trapezius hindurch. Anschließend begleitet er die A. und V. occipitalis in die *Kopfhaut*.
- **N. occipitalis tertius** (C_3), ebenfalls ein *sensibler* R. medialis, der den M. semispinalis capitis und den M. trapezius durchzieht und die *Haut der Nackengegend* versorgt.

3. Vegetative Nerven von Kopf und Hals

Die vegetative Innervation ist prinzipiell bineural. Das bedeutet, daß die vom ZNS weglaufenden präganglionären Fasern vor Erreichen des Erfolgsorganes in Ganglien außerhalb des ZNS auf postganglionäre Neurone umgeschaltet werden müssen.

Für den **Parasympathicus** gilt, daß die präganglionäre Strecke lang, die postganglionäre Strekke dagegen kurz ist (Abb. 7-**9**, S. 194). Parasympathische, periphere Ganglien finden sich also stets in der Nähe des Erfolgsorganes. Im Kopfbereich sind dies das *Ganglion ciliare*, *Ganglion pterygopalatinum*, *Ganglion oticum* und *Ganglion submandibulare*. Das Ganglion ciliare dient der Innervation zweier innerer Augenmuskeln, die übrigen Ganglien beeinflussen die Sekretion der Kopfdrüsen. Parasympathische, präganglionäre Fasern enthalten die Hirnnerven N. III, VII, IX und X.

Für den **Sympathicus** gilt, daß die präganglionäre Strecke kurz, die postganglionäre Strecke dagegen lang ist (Abb. 7-**9**, 7-**10**, S. 191). Die Umschaltung von prä- auf postganglionär erfolgt im Truncus sympathicus, der sich beidseits der Wirbelsäule vom 2. Halswirbel bis zum Os coccygis erstreckt (S. 192). Im Kopfbereich besteht kein Truncus sympathicus. Von den Halsganglien aus gelangen die meisten postganglionären Sympathicusfasern über den *Plexus caroticus internus* und *Plexus caroticus externus* zu den Erfolgsorganen am Kopf. Außerdem lagern sich den Hirnnerven N. IX und X postganglionäre Sympathicusfasern in Form des N. jugularis (Abb. 10-**62**) an.

Parasympathische Ganglien des Kopfes

Alle parasympathischen Kopfganglien besitzen 3 Wurzeln, nämlich je 1 parasympathische, sympathische und sensible. Im Gegensatz zur parasympathischen Afferenz werden die Fasern der sympathischen und sensiblen Wurzeln im Ganglion nicht umgeschaltet. Dennoch kann die Funktion des postganglionären parasympathischen Neurons über Synapsen seitens der sensiblen und sympathischen Wurzeln beeinflußt werden.

- **Ganglion ciliare**. Das Ganglion ciliare liegt im hinteren Teil der Orbita dem N. opticus lateral an. Die präganglionären, parasympathischen Fasern stammen aus dem *Nucleus oculomotorius accessorius* (Westphal-Edinger-Kern) und gelangen über den N. oculomotorius und die *Radix oculomotoria* (*Radix brevis*) zum Ganglion ciliare. Mit der *Radix nasociliaris* (*Radix longa*) durchlaufen sensible Fasern das Ganglion. Die *Radix sympathica* geht aus dem postganglionären, sympathischen Plexus ophthalmicus hervor. Die aus dem Ganglion heraustretenden *Nn. ciliares breves* führen neben postganglionären, parasympathischen Fasern auch sensible und sympathische Axone. Sie durchbrechen die Sclera in Nähe der Austrittsstelle des N. opticus. Die parasympathischen Fasern innervieren den M. ciliaris und M. sphincter pupillae, die sympathischen Fasern den M. dilatator pupillae.
- **Ganglion pterygopalatinum** (Abb. 10-**61**). Das Ganglion pterygopalatinum legt sich dem N. maxillaris (N. V_2) kurz nach seinem Durchtritt durch das Foramen rotundum an und liegt damit in der Fossa pterygopalatina (Abb. 10-**61**). Der N. maxillaris liefert auch die *sensible Wurzel* für das Ganglion, *Nn. pterygopalatini*. Die präganglionäre parasympathische Wurzel, N. petrosus major, ist ein Ast des *N. intermediofacialis* (N. VII). Der *N. petrosus major* zweigt am Ganglion geniculi aus dem N. facialis ab und zieht dann im Sulcus n. petrosi majoris des Os temporale auf das Foramen lacerum

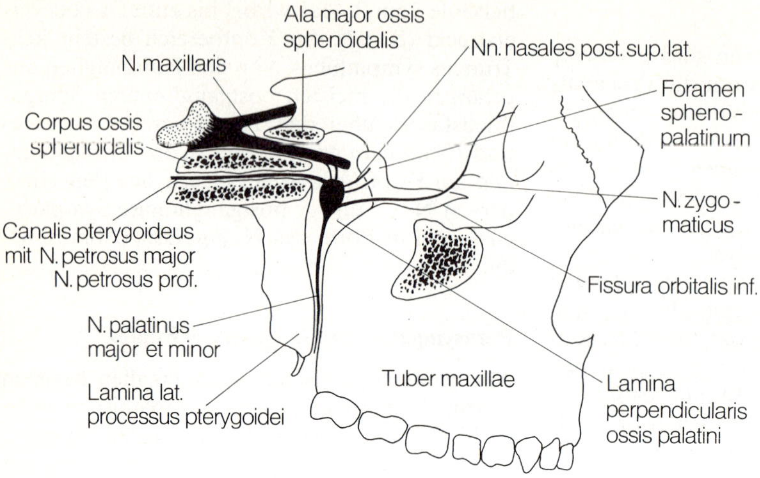

Abb. 10-61. Fossa pterygopalatina. Blick von der rechten Fossa infratemporalis durch die Fissura pterygomaxillaris (Eintrittsstelle der A. maxillaris) in die Flügelgaumengrube. In der Fossa pterygopalatina ist das Ganglion pterygopalatinum mit seinen Verbindungen dargestellt. Die Gefäße sind weggelassen

zu. In der Vorderwand des Foramen lacerum erreicht der Nerv den Canalis pterygoideus, den er durchzieht, um als *Radix facialis* im Ganglion pterygopalatinum zu enden. Durch den Canalis pterygoideus zieht auch der *N. petrosus profundus*, der postganglionäre *Sympathicusfasern* aus dem Plexus caroticus internus zum Ganglion pterygopalatinum führt. Die postganglionären parasympathischen Fasern dienen der Innervation der *Tränendrüse* (über N. zygomaticus, N. zygomaticofacialis, R. communicans cum n. lacrimalis), der *Nasendrüsen* (über die Rr. nasales posteriores superiores laterales et mediales und die Rr. nasales posteriores inferiores), sowie der *Gaumendrüsen* (über die N. nasopalatinus, N. palatinus major, Nn. palatini minores). Sympathische Fasern innervieren über *Rr. orbitales* den glatten M. orbitalis.

- **Ganglion oticum.** Das Ganglion oticum liegt unterhalb des Foramen ovale dem *N. mandibularis* (N. V_3) medial an. Der dritte Trigeminusast liefert denn auch die sensible Wurzel für das Ganglion. Die parasympathische Wurzel beschreibt den langen Weg der *Jacobsohn-Anastomose* (Abb. 10-**35**, S. 454): Vom *N. glossopharyngeus* (N. IX) zweigt der *N. tympanicus* ab. Er zieht durch den Canaliculus tympanicus und löst sich im *Plexus tympanicus* auf dem Promontorium ossis temporalis auf (Abb. 10-**62**). Ein Teil der präganglionären Fasern durchzieht den Plexus tympanicus und formiert sich zum *N. petrosus minor*, der im Sulcus petrosus minor der Pars petrosa ossis temporalis durch die mittlere Schädelgrube verläuft (Abb. 10-**62**). Das Ganglion oticum erreicht er nach Durchtritt durch die *Fissura sphenopetrosa*. Die sympathische Wurzel für das Ganglion oticum entstammt dem postganglionären, *sympathischen Plexus der A. meningea media*. Die postganglionären, parasympathischen Fasern sind vor allem für die Gl. parotidea bestimmt. Sie erreichen diese über die Rr. partotidei des N. auriculotemporalis.
- **Ganglion submandibulare** (et sublinguale). Das Ganglion submandibulare liegt am oberen Rand der Glandula submandibularis und ist über kleine *Rr. communicantes* mit dem *N. lingualis* (Ast des N. mandibularis, N. V_3) verbunden. Der N. lingualis liefert sowohl die sensible Wurzel, als auch die parasympathische präganglionäre Wurzel für das Ganglion. Die parasympathischen Fasern stammen aus dem *N. intermediofacialis* (N. VII). Sie verlassen als *Chorda tympani* den N. facialis im Canalis n. facialis, ziehen unter der Schleimhaut der Paukenhöhle durch die Fissura petrotympanica mediodorsal des Kiefergelenkes. Nach Austritt aus dieser Spalte lagert sich die Chorda tympani dem N. lingualis an. (Die Chorda tympani führt neben parasympathischen Fasern auch Geschmacksfasern, S. 494). Die *sympathische*, postganglionäre Wurzel entstammt dem sympathischen Plexus der A. facialis. Die postganglionären, parasympathischen Fasern erreichen über *Rr. glandulares* vorwiegend die Glandula submandibularis und Glandula sublingualis.

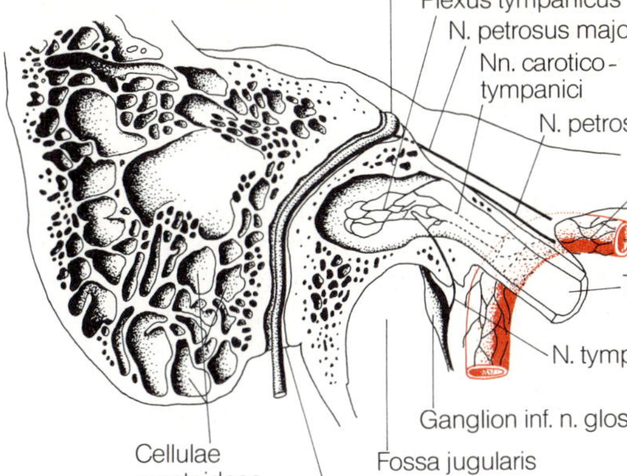

Abb. 10-62. Blick auf das Promontorium des Cavum tympani der rechten Seite. Auf dem Promontorium liegt der vegetative Plexus tympanicus. Der Plexus erhält sekretorische Fasern über den N. tympanicus aus dem N. glossopharyngeus und sympathische Fasern über die Nn. caroticotympanici aus dem Plexus caroticus. Präganglionäre, sekretorische Fasern durchlaufen den Plexus und ziehen als N. petrosus minor zum Ganglion oticum (Jacobson-Anastomose zur Innervation der Gl. parotis)

Parasympathische Ganglien des Halses

Die parasympathische Innervation der Halsorgane erfolgt über den *N. glossopharyngeus* (N. IX) und den *N. vagus* (N. X). Die Umschaltung der präganglionären Neurone in die postganglionäre Strecke findet größtenteils im *Ganglion inferius* der beiden Nerven statt. Ein kleiner Teil der Fasern läuft an diesen Ganglien vorbei und wird im *Plexus pharyngeus* auf die postganglionäre Strecke umgeschaltet. An der Bildung des Plexus pharyngeus, der sich dorsal der Mm. constrictores pharyngis ausbreitet, sind der N. vagus, N. glossopharyngeus, Fasern aus dem Ganglion cervicale superius des Truncus sympathicus und möglicherweise der N. facialis beteiligt. Neben parasympathischen, sensiblen und sympathischen Fasern enthält der Plexus pharyngeus auch motorische Anteile (S. 465). Parasympathische postganglionäre Neurone ziehen zu den Glandulae pharyngei, Glandulae laryngei, aber auch zur Glandula thyroidea und den Glandulae parathyroideae.

Pars cervicalis des Truncus sympathicus
(Abb. 10-**63**)

Der Halssympathicus erstreckt sich von der Schädelbasis bis zum 1. Brustwirbel. Er liegt eingeschlossen zwischen den Bindegewebslamellen *in der Lamina praevertebralis fasciae cervicalis* vor den Processus transversi der Halswirbel. In der Regel bilden sich 3 Ganglien aus, *Ganglion cervicale superius, medium* und *inferius.* Nicht selten fehlt das Ganglion cervicale medium; oft ist das Ganglion cervicale inferius mit dem 1. Brust-

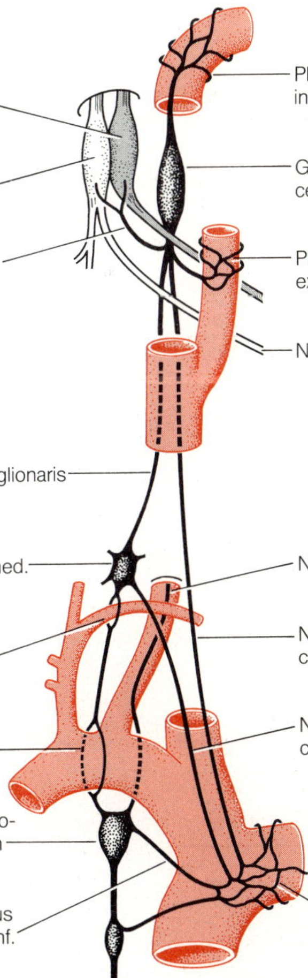

Abb. 10-63. Truncus sympathicus dexter, pars cervicalis. (In Anlehnung an Faller)

ganglion zum *Ganglion cervicothoracicum* verschmolzen. Die *Rami interganglionares* zwischen den Ganglien sind oft kein einheitlicher Strang, sondern Geflechte, die die A. thyroidea inferior in Form der *Ansa thyroidea* und die A. subclavia in Form der *Ansa subclavia* umgeben (Abb. 10-**63**).

- **Ganglion cervicale superius**; es liegt in Höhe des 2. und 3. Halswirbels und wird ventral von A. carotis interna und V. jugularis interna bedeckt. Ventrolateral verläuft der N. vagus (N. X). Das Ganglion verlassen 4 efferente Nerven:
  - ***N. jugularis***; er ist dem R. communicans griseus der thorakalen Ganglien vergleichbar. Er leitet postganglionäre Sympathicusfasern, die sich dem N. vagus und N. glossopharyngeus anschließen.
  - ***Rr. communicantes*** zur Verknüpfung mit den Nerven des Plexus cervicalis.
  - ***Plexus caroticus internus*** und ***externus.***
  - ***N. cardiacus cervicalis superior.*** Dieser Nerv enthält neben postganglionären auch präganglionäre Sympathicusfasern, die erst im Plexus aorticus umgeschaltet werden.
- **Ganglion cervicale medium**. Dieses Ganglion kann entweder ganz fehlen oder in mehrere kleine Ganglienzellgruppen aufgeteilt sein. Es liegt in Höhe des 6. Halswirbels in unmittelbarer Nachbarschaft zur A. thyroidea inferior. Auch dieses Ganglion entläßt einen *R. cardiacus.*
- **Ganglion cervicale inferius**; es ist meist mit dem 1. thorakalen Ganglion zum *Ganglion cervicothoracicum* (*Ganglion stellatum*) verschmolzen. Das Ganglion liegt auf dem Köpfchen der 1. Rippe und hat Kontakt zur Pleurakuppel. Außer dem *N. cardiacus cervicalis inferior* geht aus diesem Ganglion auch der *N. vertebralis* hervor, der postganglionäre Sympathicusfasern zur A. vertebralis und über den *Plexus vertebralis* zu den Gefäßen der Hirnbasis bringt.

Kapitel 11

Serosa, seröse Höhlen, Mucosa

Bei allen höheren Lebewesen liegen Organe, die ausgedehnten Volumensänderungen oder Lageverschiebungen unterworfen sind, in besonderen Räumen. Sie füllen diese beim fertigen Organismus vollständig aus, so daß die Bezeichnung Körper„höhlen“ eigentlich erst dann zutrifft, wenn die Organe entfernt sind. *In situ* verbleibt von der jeweiligen Höhle, **Cavitas**, nur ein kapillärer Spalt, der mit Flüssigkeit gefüllt ist. Die Spalten, die Flüssigkeit enthalten, sind mit den hier wirksamen kapillären Kräften für das reibungslose Gleiten der Organe von größter Wichtigkeit.

Die Oberflächen der Höhlen sind spiegelglatt. Sie werden von einer **Tunica serosa**, kurz **Serosa** - daher die Bezeichnung **seröse Höhlen** - gebildet. Die Flüssigkeit wird **seröse Flüssigkeit** genannt.

Beim Embryo sind die serösen Spalten noch weit (Abb. 4-**1**, S. 133). Auch die Lage der Organe ist noch übersichtlicher. Deswegen wird zur Erläuterung der Grundbegriffe vom embryonalen Zustand ausgegangen.

A. Entwicklung der Körperhöhlen

Die Körperhöhlen entstehen aus dem intraembryonalen Zölom (Abb. 3-**14**, S. 123). Aus dem *viszeralen Mesoderm, Splanchnopleura,* geht das Stroma der Organe hervor, also Bindegewebe, Gefäße, Muskulatur und der seröse Überzug. Das *parietale Mesoderm, Somatopleura,* liefert Anteile der Rumpfwand mit ihrer serösen Auskleidung. Das Zölom reicht beim frühen Embryo als gemeinsame Leibeshöhle vom Rumpfende bis zum Kiemendarm. Die den Raum begrenzenden Mesenchymzellen platten sich ab und bilden das einschichtige Zölomepithel. Im 2. Embryonalmonat wird das Zölom in die 3 definitiven Körperhöhlen unterteilt und zwar

- durch eine transversale Platte (*Zwerchfell= Diaphragma*) in Bauch- und Brusthöhle und
- die Brusthöhle wird durch eine frontale Platte, *Membrana pleuropericardialis,* in Perikard- und Pleurahöhle.
- Ein kleiner Abschnitt der Bauchhöhle wird beim Descensus testis sekundär abgegliedert, Cavum serosum testis.

Entwicklung des Zwerchfells

Das Material für diese Bindegewebs-Muskelplatte stammt aus folgenden Quellen:

- **Septum transversum**, eine Mesenchymplatte, die von der vorderen Rumpfwand bis etwa zur Mitte (bis zur Pleuroperikardialmembran) reicht. Seitlich des Splanchnopleuramantels des Oesophagus bleiben zunächst als Reste des gemeinsamen Zöloms bis zur Differenzierung der Lungen die *Hiatus pleuroperitoneales.* Sie werden verschlossen indem die
- **Membranae pleuroperitoneales** (Abb. 11-**1**), 2 sichelförmige Falten der seitlichen Rumpfwand, vorn an das Septum transversum Anschluß finden und dorsal sich nähern, um mit der
- **Splanchnopleura des Ösophagus** und seinem Mesenterium zu verwachsen. Aus diesem Bindegewebe entsteht Material für die lumbalen Abschnitte des Zwerchfells. Die Hiatus pleuroperitoneales sind damit verschlossen.
- Durch die Ausweitung der Pleurahöhlen wird noch Material der seitlichen Rumpfwand (mit Myoblasten?) dem Zwerchfell zugeschlagen.

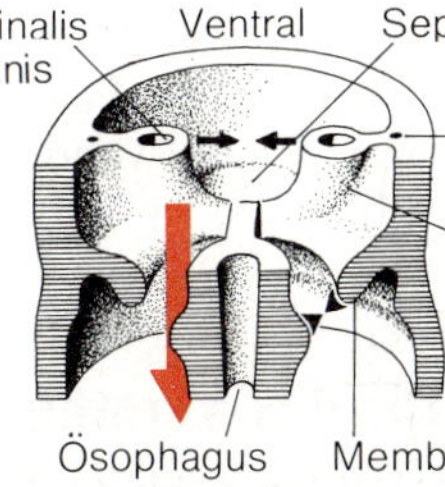

Abb. 11-1. Schematisierter Frontal- und Querschnitt durch den Rumpf eines Embryos, Ansicht von hinten; Herz und Lunge entfernt; Ösophagus *in situ* belassen. *Roter Pfeil* liegt im Hiatus pleuroperitonealis sinister; *schwarze Pfeile* bezeichnen Wachstumsrichtungen der Membranen

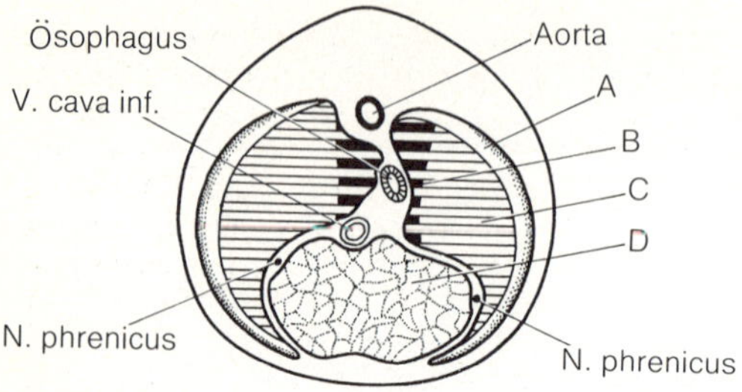

Abb. 11-2. Querschnitt durch einen Embryo, der die Herkunft der verschiedenen Komponenten des Zwerchfells zeigt. *A*, Anteil, der sich aus der Rumpfwand herausmodelliert, *B* der sich aus der Splanchnopleura des Ösophagus, *C* der sich aus der Membrana pleuroperitonealis und *D* der sich aus dem Septum transversum entwickelt. Die Wand des Herzbeutels entsteht aus der Membrana pleuropericardialis

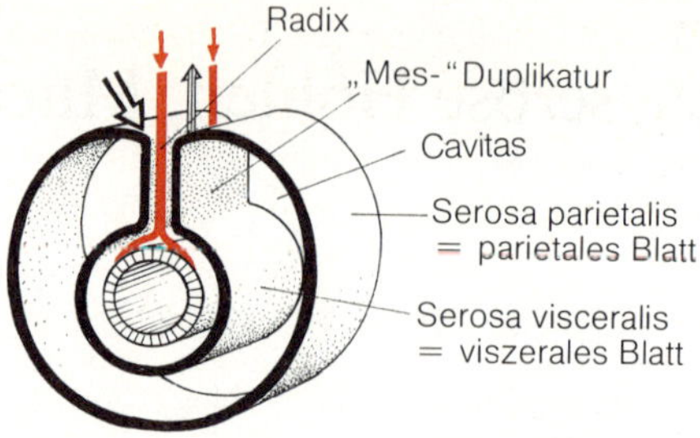

Abb. 11-3. Schema der Serosaverhältnisse. Bindegewebe herauspräpariert gedacht; erhalten das epitheliale Hohlorgan. *Rot,* arterielle Gefäßstrecke; *längsschraffiert,* venöse Gefäßstrecke. *Pfeil* bezeichnet die Umschlagstelle vom parietalen Blatt auf die Duplikatur

Über die Herkunft der verschiedenen Anteile des Zwerchfells gibt Abb. 11-**2** Auskunft. Die geschilderten Vorgänge sind mit einem Tiefertreten, *Descensus,* des Zwerchfells verbunden. Dabei werden die zugehörigen Rr. ventrales der Spinalnerven aus dem Segment C4, wo die Anlage der Zwerchfellmuskulatur entsteht, mit nach unten gezogen. Aus ihnen formiert sich dann der N. phrenicus (Abb. 11-**1**).

Entwicklung der Membrana pleuropericardialis

Die beiden frontal verlaufenden Leisten der seitlichen Rumpfwand mit dem Zwerchfellnerv, N. phrenicus, und der großen Hauptvene (V. cardinalis communis nähern sich der Medianebene (Abb. 11-**1**) und vereinigen sich mit dem prätrachealen Bindegewebe wie auch mit dem Mesocardium. Dadurch ist die Unterteilung in Pleura- und Perikardhöhle vollzogen. Die Membrana pleuropericardialis liefert den bindegewebigen und serösen Anteil des Herzbeutels (S. 538). Durch die Ausdehnung der Pleurahöhlen samt Lungen nach ventral wird der Herzbeutel zunehmend von der vorderen Rumpfwand separiert (vgl. Abb. 11-**2** und Abb. 12-**25**).

B. Grundlagen für das Verständnis der Serosaverhältnisse (Abb. 11-3)

In den großen „Höhlen" (Brusthöhle, Bauchhöhle), werden die Wände und ihr Inhalt (Organe) von Serosa bedeckt. Die in der Bauchhöhle gelegenen Organe erhalten über eine Bindegewebsplatte, die von beiden Seiten mit Serosa überzogen ist, Gefäße und Nerven. Wegen des beidseitigen Serosaüberzugs spricht man von **Duplikatur**. Solche Bindegewebs-Serosa-Platten werden mit der Vorsilbe ***„Mes-"*** oder ***„Meso-"*** und dem Namen des entsprechenden Abschnitts des Organsystems versehen (z. B. Mesenterium, Mesocolon, Mesovar). Seit alters ist auch noch die Bezeichnung *„Ligamentum"* für einige „Mesos" gebräuchlich (z. B. Lig. pulmonale, Lig. falciforme hepatis, Lig. hepatoduodenale), auch wenn die mechanische Bedeutung solcher Einrichtungen verglichen mit den Bändern des Bewegungsapparats gering ist. Selbst das Omentum (= Netz) ist eine modifizierte Bauchfellduplikatur. Die Entwicklung des Bauchsitus wird dies noch verdeutlichen (S. 559).

Besondere Bezeichnungen (Abb. 11-3)

Radix bezeichnet die Stelle der Befestigung der Duplikatur an der Rumpfwand. Das Adjektiv **viszeral** bezieht sich auf den dem Organ aufliegenden Abschnitt der Serosa, **parietal** auf den wandständigen. Oft wird hierfür auch der Terminus **viszerales** und **parietales Blatt** benützt. Umschlagstelle ist das Randgebiet, in dem der parietale in den viszeralen Abschnitt übergeht (Abb. 13-**10**, S. 569 und 13-**11**, S. 570). Serosaauskleidung und Organüberzug der Brusthöhle heißen **Pleura** (parietalis/visceralis), der Bauchhöhle **Peritoneum** (parietale/viscerale). Das Peritoneum, das die Duplikaturen bildet, wird zum viszeralen Blatt gerechnet. Die Bezeichnung der Serosa im Bereich der Herzbeutelhöhle ist nicht konsequent. Der dem Herzen aufliegende (viszerale) Abschnitt wird **Lamina visceralis pericar-**

dii serosi *(Epikard)*, der parietale **Pericardium serosum** genannt. **Situs** ist der Fachausdruck für Lage und Lagebeziehung der Organe zueinander unter besonderer Berücksichtigung der Lage zur Serosa (vgl. S. 563).

Mikroskopische Anatomie

Die Tunica serosa läßt einen Zweischichtenbau erkennen. Zu unterscheiden sind
- **Lamina epithelialis** und
- **Lamina propria**.

Lamina epithelialis. Sie besteht aus einem einschichtigen Plattenepithel. Die Zellen sind stark verzahnt und unterliegen einem Gestaltwechsel in Abhängigkeit von der Organfunktion (z. B. Lunge: inspiratorisch flach, exspiratorisch kubisch). Da das Epithel durch Differenzierung aus dem Mesenchym hervorgeht, nennt man es auch *Mesothel*. Das Zytoplasma der Zellen ist wenig spezialisiert. Einzelne Mikrovilli an ihrer Oberfläche und pinozytotische Einsenkungen stehen vermutlich mit Resorptionsvorgängen im Zusammenhang. Zwischen den Epithelzellen treten zeitweise Lücken, *Stomata*, auf, durch die Zellen hindurchwandern können.

Lamina propria. Die Lamina propria, die sich an der Grenze zum Epithel zur Basalmembran verdichtet, bildet die bindegewebige Unterlage mit Gefäßen und Nerven.

Subseröses Bindegewebe, Tela subserosa. Das subseröse Bindegewebe bildet für die Tunica serosa eine Unterlage. Stellenweise ist die Serosa hiermit fest, stellenweise nur locker verbunden; hier läßt sie sich leicht abziehen (deshalb die Bezeichnung *„seröse Haut"*).
Das parietale Blatt der Serosa ist sensibel gut versorgt und deshalb schmerzempfindlich, das viszerale hingegen frei von sensiblen Nervenendigungen. Die seröse Flüssigkeit ist ein **Transsudat**. Hierunter versteht man eine Flüssigkeit, die direkt aus den Blutgefäßen abfiltriert wird. Sie ist somit kein Sekretionsprodukt etwa von serösen Drüsen. Durch den Filtrationsprozeß enthält sie weniger Proteine als das Blutplasma.

Funktionelle Bedeutung und klinische Hinweise. Von großer Bedeutung ist das Gleitvermögen des Serosaüberzugs. Dies ermöglicht, daß das Herz im Herzbeutel sich ungehindert kontrahieren und dilatieren, die Lunge reibungslos den Stellungsänderungen des Thorax bei der Atmung folgen und der Darm zur Beförderung des Inhalts sich zusammenziehen und verkürzen kann. Wird die Serosa verletzt, kommt es zu Verwachsungen (*Adhäsionen*), die eine Beeinträchtigung der Organfunktion zur Folge haben kann. Die Gleitflüssigkeit wird von der Serosa erzeugt und wieder resorbiert. Sie kann aber auch Luft (z. B. beim *Pneumothorax*) oder Giftstoffe, z. B. Toxine von Erregern, resorbieren. Darin liegt die große Gefahr bei einer Bauchfellentzündung (*Peritonitis*). Eine Vermehrung der serösen Flüssigkeit nennt man *Erguß*, Vermehrung speziell der Peritonealflüssigkeit Bauchwassersucht (*Ascites*). Mesothelzellen können sich bei Entzündungen aus dem Verband lösen und mit Abwehrzellen des Blutes in den Erguß übertreten.

C. Mucosa, Schleimhaut

Das deutsche Wort besagt, daß es sich auch hier um eine „Haut" handelt. Ihre Oberfläche wird jedoch im Gegensatz zur äußeren Haut stets durch einen Schleimfilm feucht gehalten (Mucus = Schleim). Er ist das Sekret von Becherzellen und/oder mukösen oder seromukösen Drüsen. Der Bau einer Schleimhaut, *Tunica mucosa*, abgekürzt als Mucosa bezeichnet, ist organspezifisch; z. B. bestehen Unterschiede zwischen der resorbierenden Schleimhaut des Dünndarms und der transportierenden der Bronchien. Eine Sonderform ist die Auskleidung der Vagina, deren Befeuchtung durch Drüsen erfolgt, die im Halsteil des Uterus liegen. Ungeachtet der Unterschiede lassen sich histologisch eine *Lamina epithelialis* und als ihre bindegewebige Unterlage eine *Lamina propria* unterscheiden. Hinzu kommt im Verdauungsrohr die Lamina muscularis mucosae (vgl. S. 544).

Hinweis. Serosa und Schleimhäute begrenzen *innere Oberflächen* des Organismus. Hierunter sind die Körperhöhlen mit Serosaauskleidung aber auch die in den Organismus hineinverlagerten Oberflächen zu verstehen, z. B. des Darmrohrs oder der Atemwege. Während die Körperhöhlen dem inneren Milieu angehören, stehen die mit Schleimhaut bekleideten Oberflächen mit dem äußeren Milieu in Verbindung.

Kapitel 12

Brusteingeweide

Die Brusteingeweide liegen in der Brusthöhle, **Cavitas thoracis**. Der Raum wird vom knöchernmuskulären Thorax und dem Zwerchfell begrenzt. Durch eine in der Medianebene stehende Bindegewebsplatte, **Mediastinum**, wird die Brusthöhle in eine linke und rechte Hälfte unterteilt, in der die Lungen, **Pulmones**, mit Brustfell, **Pleura**, liegen.

A. Atmungsorgane

Die Atmungsorgane werden nach **topographischen** Gesichtspunkten eingeteilt in

- **obere Atemwege:** *Nasenhöhle, Pharynx, Kehlkopf*
- **untere Atemwege:** *Luftröhre, Lungen* (Abb. 12-**1**).

Im vorliegenden Kapitel werden nur die unteren Atemwege besprochen („Obere Atemwege" s. Kap. Kopf und Hals).

Nach **funktionellen** Gesichtspunkten unterscheidet man (Abb. 12-**1**)

- **luftleitende Abschnitte:** *Nasenhöhle, Luftröhre, Bronchien, Bronchiolen*
- **gasaustauschende, respiratorische Abschnitte:** *Bronchioli respiratorii, Alveolen.*

Luftleitende Abschnitte. Die luftleitenden Abschitte des Atmungstraktes dienen der Kontrolle, Anfeuchtung, Anwärmung und Reinigung der Atemluft. Sie stellen für die Atmung „toten Raum" dar.

Mikroskopische Anatomie. Ausgekleidet sind die luftleitenden Abschnitte mit ***respiratorischem Epithel.*** Dieses ist mehrreihig und besteht aus hochprismatischen kinozilientragenden Zellen (Flimmerzellen). Eingestreut sind Becherzellen, APUD-Zellen (S. 45) und Sinneszellen sowie basal gelegene undifferenzierte, der Regeneration dienende Zellen. Auffällig ist eine dicke Basalmembran, durch die das respiratorische Epithel mit der Lamina propria verbunden ist.

Hinweis. Der Ausdruck respiratorisches Epithel ist irreführend; es hat nichts mit dem Gasaustausch zu tun.

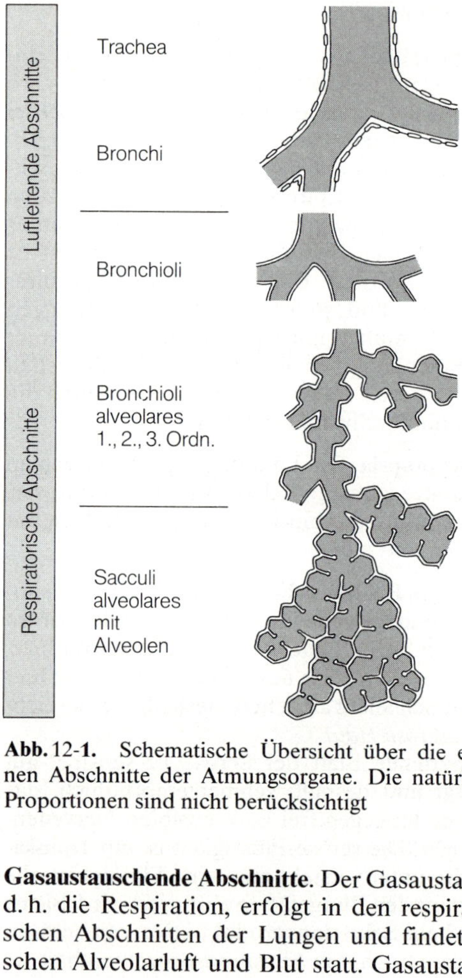

Abb. 12-1. Schematische Übersicht über die einzelnen Abschnitte der Atmungsorgane. Die natürlichen Proportionen sind nicht berücksichtigt

Gasaustauschende Abschnitte. Der Gasaustausch, d. h. die Respiration, erfolgt in den respiratorischen Abschnitten der Lungen und findet zwischen Alveolarluft und Blut statt. Gasaustausch ist für die Zellatmung erforderlich, denn jede der Milliarden Zellen des Organismus benötigt O_2 und gibt CO_2 ab.

Allgemeine Anforderungen. Die Atmungsorgane erfordern zur Erfüllung ihrer Aufgaben

- *große Austauschflächen für den Gaswechsel,*
- *eine die Diffusion der Gase wenig behindernde Barriere zwischen Blut und Luft,*
- *Atemwegegeringen Luftströmungswiderstandes,*
- *Atemmuskulatur zur Ventilation.*

I. Trachea, Luftröhre

1. Makroskopische Anatomie und Topographie

Die Trachea ist ein biegsames Rohr von 10–12 cm Länge. Sie beginnt am Ringknorpel und endet an der *Bifurcatio tracheae.*
Die Trachea gliedert sich in eine
- **Pars cervicalis** und eine
- **Pars thoracica.**

Die *Pars cervicalis tracheae* reicht vom 6./7. Halswirbel bis zur Apertura thoracis superior. Die *Pars thoracica* von hier bis zur Bifurcatio tracheae. Dort gabelt sich die Trachea in die beiden Hauptbronchien, *Bronchus prinicipalis sinister et dexter* (s. unten).
Die **Bifurcatio tracheae** projiziert sich im Stehen auf den 4. Brustwirbel (Interspinallinie) und vorne auf die Verbindungslinie zwischen linker und rechter 3. Rippe.

Wandbau. Die Wand der Trachea wird durch 16–20 hufeisenförmige Knorpelspangen, *Cartilagines tracheales*, versteift (Abb. 12-**28**). Sie sind durch die *Ligg. anularia* untereinander verbunden. Die Rückseite des Rohres bildet eine Bindegewebs-Muskel-Platte, *Paries membranaceus* mit dem *M. trachealis.* An der Teilungsstelle der Trachea ragt ein knorpelunterlegter Sporn, die *Carina tracheae*, in das Lumen vor.

Gefäßversorgung. Rr. tracheales aus der A. thyroidea inferior.

Innervation. Rr. tracheales aus dem N. laryngeus recurrens und aus dem Brustgrenzstrang.

Topographie. Von der Seite (Röntgenbild) zeigt sich, daß sich die Längsachse der Trachea kaudalwärts immer mehr von der vorderen Thoraxwand entfernt, also schräg nach hinten gerichtet ist. Der Aortenbogen zieht links an ihr vorbei (Abb. 12-**28d**) und drängt sie etwas nach rechts. Die Pulsationen der Aorta sind im Bronchoskop an dieser Stelle sichtbar. Vorne wird die Trachea vom Truncus brachiocephalicus gekreuzt. In der Rinne zwischen Trachea und Ösophagus zieht der N. laryngeus recurrens nach oben. *Nodi lymphatici paratracheales* begleiten die Trachea. Größere Lymphknotenpakete liegen im Bifurkationswinkel, *Nodi lymphatici tracheobronchiales superiores et inferiores* (Abb. 12-**28c**).

2. Mikroskopische Anatomie

Die Wand der Trachea weist ein Bauprinzip auf, das, wenn auch abgewandelt, bis zu den peripheren Verzweigungen der Bronchien und Bronchiolen beibehalten wird. Sie gliedert sich in
- **Tunica mucosa**
  - ***Lamina epithelialis*** *(respiratorisches Epithel)*
  - ***Lamina propria*** *mit gemischten Drüsen*
- **Tunica fibromusculocartilaginea**
  - ***M. trachealis*** bzw. ***M. bronchialis***
  - ***Tunica fibrocartilaginea***: hyaline Knorpelspangen mit Bindegewebe
- **Tunica adventitia**: lockeres Bindegewebe zur Verbindung mit der Umgebung.

Die **Lamina epithelialis** besteht aus respiratorischem Epithel (s. oben). Die Oberfläche wird von Schleim bedeckt, der von Becherzellen und Glandulae tracheales stammt. Durch den Schlag der Kinozilien wird der Schleim auf der Oberfläche verteilt und mit anhaftenden Staubpartikelchen rachenwärts befördert. – Die Carina ist von einem mehrschichtigen unverhornten Plattenepithel überzogen.

Die **Lamina propria** ist eine kollagenfaserige Bindegewebsschicht mit elastischen Fasernetzen und beherbergt die seromukösen **Glandulae tracheales**. Die elastischen Fasernetze schließen sich zu einer dichten Schicht, *Lamina fibrarum elasticarum*, zusammen. Insgesamt haftet die Schleimhaut fest und unverschieblich auf ihrer Unterlage.

Die **Tunica fibromusculocartilaginea** befindet sich unter der Tunica mucosa und enthält als charakteristische Bestandteile die hufeisenförmigen **Cartilagines tracheales** (s. oben) aus hyalinem Knorpel. Verbunden sind die Knorpelringe durch Kollagenfasergeflechte, **Ligg. anularia**, und elastische Geflechte, die in das Perichondrium einstrahlen. Der **M. trachealis**, im Paries membranaceus gelegen, verbindet die freien Enden der hufeisenförmigen Trachealringe und besteht aus glatten Muskelzellen.

Die **Tunica adventitia** setzt sich aus lockerem Bindegewebe zusammen, das die Verbindung zum Mediastinum herstellt. Es ermöglicht die funktionsbedingten Verschiebungen der Trachea beim Schlucken oder Husten.

3. Funktionelle Gesichtspunkte

Die Knorpelspangen der Trachea stehen intravital unter Spannung.

Querspannung. Diese entsteht dadurch, daß ihre freien Enden durch den Tonus der glatten Muskulatur des M. trachealis im Paries membranaceus einander genähert werden. Nach dem Tod läßt der Muskeltonus nach; das Lumen erweitert sich dann von 12 mm im queren Durchmesser auf 16 mm. Im Leben liegt die Tunica mucosa über dem Paries membranaceus in Längsfalten. Beim Schlingen größerer Bissen wird der Paries membranaceus durch die sich entfaltende Speiseröhre ins Lumen vorgedrängt.

Längsspannung. Die Trachea steht außerdem ständig unter Längsspannung, die die elastischen Fasernetze in den Ligg. anularia verursachen. Wird während des Schluckens der Kehlkopf gehoben (S. 465), so kehrt er anschließend infolge der Längsspannung der Trachea wieder in seine Ausgangslage zurück.

Veränderungen der Länge der Trachea. Das kaudale Ende der Trachea ist durch die **Membrana bronchopericardiaca** mit Perikard und Zwerchfell verbunden. Bei tiefer Inspiration wird durch diese Verbindung die Trachea um ungefähr 1,5 cm gedehnt. Eine Verlängerung der Trachea um 2,5 cm erfolgt dann, wenn der Kopf zur Vorspannung der Hilfsatemmuskeln des Halses in den Nacken genommen wird.

Husten. Beim Hustenstoß wird die Trachea durch die tiefe Inspiration zuerst ausgiebig gedehnt. Bei der folgenden durch Hilfsatemmuskeln unterstützten Exspiration verkürzt sie sich. Durch die Dehnung wird der anhaftende Schleim gelockert und durch den ausgestoßenen Luftstrom glottiswärts befördert.

II. Bronchus principalis dexter et sinister
(Abb. 12-**28**)

Die beiden Hauptbronchien sind die Fortsetzungen der Trachea bis zum Eintritt in die Lungenpforte. Sie setzen sich außerhalb der Lunge in den Bronchus lobaris für den jeweiligen Oberlappen fort. Der *rechte Bronchus* ist weitlumiger, steht steiler und setzt damit die Verlaufsrichtung der Trachea fort. Der *linke* ist englumiger, mit 4–5 cm fast doppelt so lang und verläuft mehr horizontal. Beide bilden einen Winkel von ungefähr 70°.

Klinischer Hinweis. Die Stellung der beiden Bronchien bringt es mit sich, daß Fremdkörper häufiger in den rechten Bronchus und damit in die rechte Lunge gelangen. Dies trifft auch für die Häufigkeit der Bronchopneumonie zu.

Mikroskopische Anatomie. Der Wandbau der Bronchi principales gleicht weitgehend dem der Trachea (s. oben).

III. Pulmo, Lunge

Die Lungen sind durch Bindegewebe zu geschlossenen Einheiten zusammengefaßte baumartige Aufteilungen der Bronchien und deren Endverzweigungen. Aus diesem Grund wird einerseits über die Lungen als makroskopische Einheiten, ihre Gestalt und Gliederung, andererseits über die Verästelungen des Bronchialbaums und seiner Enden einschließlich des jeweiligen Feinbaus berichtet. Den volumenmäßig größten Anteil am Aufbau der Lunge haben die Endabschnitte des Bronchialbaums, die jedoch nicht mehr mit bloßem Auge zu erkennen sind; in ihrer Gesamtheit bedingen sie aber die makroskopische Struktur. Deswegen überlappen und ergänzen sich die Darstellung der makroskopischen und mikroskopischen Anatomie der Lunge. Zugang zum Aufbau der Lunge wird über die Entwicklung gefunden.

1. Entwicklung

Die Lunge entsteht *wie eine Drüse* aus dem Darmrohr. Beteiligt sind ein
- **entodermal-epithelialer Anteil** und ein
- **mesenchymaler Anteil**.

Der epitheliale entwickelt sich beim 3 Wochen alten Keim knapp hinter dem Kiemendarm aus einem ventralen Divertikel. Der mesenchymale (mesodermale) differenziert sich aus der Splanchnopleura.

Differenzierung des entodermal-epithelialen Anteils. Bereits das Lungendivertikel ist paarig angelegt. Das Wachstum der rechten und linken Lungenanlage (*Lungenknospe*) geht mit einer Abtrennung vom Vorderdarm einher, indem sich auf beiden Seiten eine Rinne bildet (Abb. 12-**2a**), die sich mehr und mehr vertieft. Das Epithel der in das Lumen vorspringenden Leiste, *Crista tracheo-oesophagealis*, verwächst dann an der Berührungsstelle, wodurch eine Scheidewand entsteht, *Septum tracheo-oesophageale*. Hiermit sind Ösophagus und Trachea getrennt.

Klinischer Hinweis. Die unvollständige Trennung von Ösophagus und Trachea führt zur ***Ösophagotrachealfistel***. Durch diese aspiriert das Neugeborene beim Trinken Milch.

Die Lungenknospen machen bis zur Geburt 17–18 dichotome Teilungen (Zweiteilungen) durch. Dabei läßt die rechte Lungenknospe schon bald die Anlage von 3 Lappen, die linke von 2 erkennen (Abb. 12-**2b**).

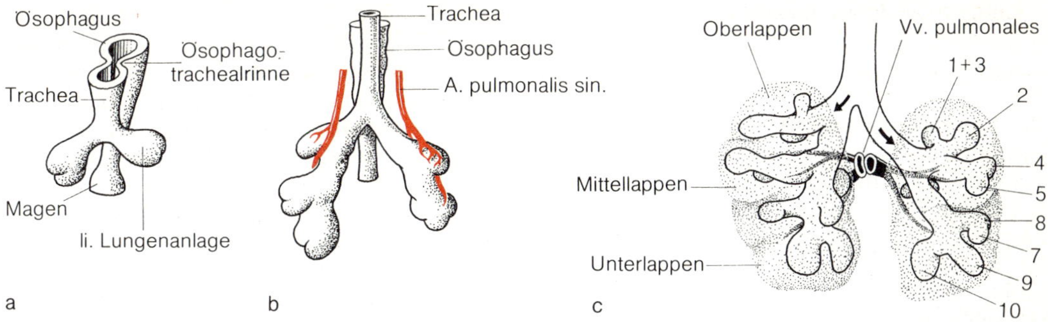

Abb. 12-2. **a** Rekonstruktion des epithelialen Anteils der Lungenanlage im Zustand der Abschnürung vom Verdauungsrohr. 5 mm SSL. **b** Die Abschnürung ist erfolgt; Trachea und Ösophagus sind getrennt. Rechts sind 3 Lungenknospen, links 2 entstanden. Sie beginnen sich bereits wieder zu teilen. 9 mm SSL. (Nach Heiss, 1922) **c** Entodermaler und mesenchymaler Anteil (durchsichtig gedacht) der Lunge eines Embryos von 14 mm SSL; Lappenbildung bereits erkennbar; bronchopulmonale Segmente angelegt *(arabische Ziffern)* Segment 6 z.T. verdeckt. *Pfeile* bezeichnen die Stelle, an der der Splanchnopleuramantel vom Mediastinum abgetrennt wurde, also die Stelle des Umschlags vom viszeralen auf das parietale Blatt der Pleura. Aa. pulmonales nicht gezeichnet

Differenzierung des mesenchymalen Anteils (Abb. 12-**2c**). Aus den mesenchymalen Anteilen der Lungenanlage geht das *Gefäßnetz der Lunge* und alle in der reifen Lunge vorhandenen *Binde- und Stützgewebe* sowie die *glatte Muskulatur* hervor. – Die ersten pulmonalen Gefäße differenzieren sich aus dem 6. Aortenbogen (Abb. 12-**12**, 3-**15b**), indem Kapillarsprosse mit der epithelialen Anlage der Lunge Kontakt aufnehmen. Mit zunehmender Reifung entsteht dann im Mesenchym zwischen den Epithelknospen ein verzweigtes Gefäßnetz. – Andere Mesenchymzellen differenzieren sich zu Fibroblasten und erzeugen argyrophile und elastische Fasern. Nerven wachsen ein. Durch die sukzessive Sprossung des epithelialen Anteils wird der bindegewebige zunehmend komprimiert, bis er nur noch dünne Lamellen zwischen den Alveolarknospen bildet. – Im Bereich der Bronchien und Bronchiolen entstehen aus dem Mesenchym glatte Muskulatur und als Wandverstärkung der Bronchien Knorpel. – An der Oberfläche bildet sich aus den Mesenchymzellen die Pleura visceralis.

Morphogenese. Während der Morphogenese der Lunge werden durchlaufen ein

- ***pseudoglanduläres Stadium*** (bis zum 4. Monat), das bereits die Ausbildung der Bronchien und Lungenlappen erkennen läßt;
- ***kanalikuläres Stadium*** (4.–6. Monat), das durch die Ausbildung der Bronchiolen charakterisiert ist;
- ***alveoläres Stadium*** (ab 7. Monat) mit der Bildung von Ductuli und Sacculi alveolares. Vom 7. Monat an sind bereits so viele Alveolen vorhanden, daß eine Frühgeburt überleben kann.

Während der Geburt müssen die z.T. noch mit Fruchtwasser gefüllten Alveolen zu weiten Räumen entfaltet werden. Das Fruchtwasser wird ausgehustet und über den Bronchialbaum resorbiert. Für die Aufweitung der Alveolen unter Abflachung des zunächst prismatischen Epithels wird ein die Oberflächenspannung herabsetzender Stoff (Surfactant) in das Lumen sezerniert. Er breitet sich als Film auf der Oberfläche des Alveolarepithels aus. Ferner wird der Lungenkreislauf eingeschaltet (S. 530) und Zwerchfell- und Thorakalatmung setzen ein.

Klinische Hinweise. Mangelhafte Ausbildung des Surfactants verhindert die vollständige Entfaltung der Lunge (***Atelektase***). – Aus der Lunge des Neugeborenen, das bereits geatmet hat, läßt sich die Luft nicht mehr vollständig entfernen (Minimalluft). Ein Stückchen dieser Lunge schwimmt auf dem Wasser (***Schwimmprobe***). Die Lunge eines Kindes, das noch nicht atmete, geht dagegen unter.

Nach der Geburt finden vermutlich noch 8 weitere Teilungsschritte der terminalen Alveolen statt.

Zusammenfassend ergibt sich, daß von den Geweben der fertigen Lunge aus dem

- *Entoderm* Bronchial- und Alveolarepithel mit Drüsen
- *Mesoderm* Bindegewebe, Knorpel, Muskulatur, Gefäße und Pleura entstehen.

Sekundär eingewandert sind Anteile des vegetativen Nervensystems.

2. Lungen des Erwachsenen

Gestalt (Abb. 12-3)

Die Lungen sind paarige Organe, *Pulmo dexter* und *sinister.* Nur nach Fixation in situ gleicht ihre äußere Form dem Negativ der Pleurahöhlen; andernfalls kollabieren sie aufgrund ihrer Eigenelastizität. Man unterscheidet die *Basis,* die mit der *Facies diaphragmatica* auf der Zwerchfellkuppel liegt. Die *Facies mediastinalis* weist zum Mittelfell, die *Facies costalis* zur Innenseite des mit Pleura parietalis ausgekleideten Brustkorbes. Beide gehen am *Margo anterior* ineinander über (Abb. 12-**25**). *Margo inferior* ist der scharfkantige, oft mehrmals eingekerbte Übergang von der Facies costalis in die *Facies diaphragmatica.* Die Lungenspitze, *Apex pulmonis,* setzt sich durch den *Sulcus arteriae subclaviae* ab. An der Facies mediastinalis treten im *Hilum pulmonis* Bronchien, Arterien und Nerven in das Organ ein, Venen und Lymphgefäße aus. Die Gesamtheit dieser Gebilde wird als *Radix pulmonis* bezeichnet. Hier findet auch der Überschlag der Pleura visceralis (pulmonalis), die die Oberfläche der Lunge überkleidet, auf das parietale Blatt, *Pleura parietalis,* statt (Abb. 12-**25**). Unten ist der Übergang zu einer Duplikatur ausgezogen, *Lig. pulmonale.*

Lunge im Röntgenbild

Röntgenologisch können Einzelheiten der Lungen nur mit Spezialaufnahmen sichtbar gemacht werden. Deutlich tritt dagegen immer eine *Hi-*

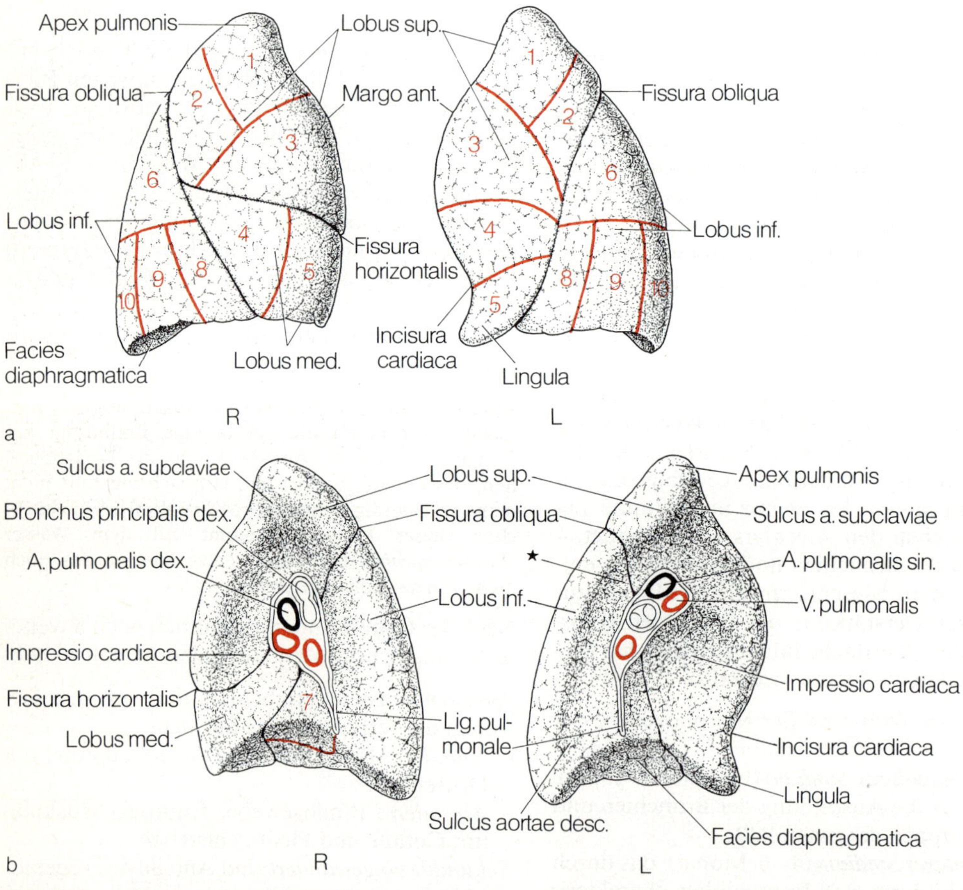

Abb. 12-**3.** **a** Rechte *(R)* und linke *(L)* Lunge von lateral, Ansicht der Facies costalis. Die Segmentgrenzen sind eingezeichnet *(rot)* und die Lungensegmente durch *Ziffern* gekennzeichnet (vgl. hierzu Abb. 12-**28d**). Die Felderung der Lungenoberfläche entspricht Lungenlobuli. **b** Rechte *(R)* und linke *(L)* Lunge von medial. Dargestellt ist das Lungenhilum mit Arterien *(schwarz),* Venen *(rot)* und Bronchien (Bronchus principalis sinister nicht bezeichnet). Das Lungensegment 7 ist nur auf der mediastinalen Seite der rechten Lunge zu sehen. *Impression, die durch die Aorta hervorgerufen wird. (Nach Feneis, 1982)

lumzeichnung (Abb. 12-**23**) hervor. Sie entsteht vorwiegend durch Abbildung der Gefäßschatten. Außerdem sind in der Regel im Bereich des Hilum verkalkte Lymphknoten sichtbar.

Gliederung

Jede Lunge gliedert sich in
- **Lobi pulmonales,** *Lappen* (s. oben)
- **Segmenta bronchopulmonalia,** *Segmente*
- **Lobuli pulmonales,** *Läppchen*
- **Azini.**

Die Untergliederung der Lunge kommt durch die Anordnung der verschiedenen Abschnitte des Bronchialbaums und der Gefäße sowie teilweise durch Bindegewebssepten zustande. Makroskopisch deutlich zu erkennen sind allerdings nur die Lappen und die Läppchen.

Lobi pulmonales. Die Lungenlappen sind durch *Fissurae interlobares* voneinander getrennt, die fast bis zum Hilum einschneiden. Bedeckt werden die Lappen von Pleura visceralis, die in der Tiefe der Fissuren auf den Nachbarlappen übergeht (Abb. 12-**25**). Die Anzahl der Lappen ist seitendifferent.

Linke Lunge. Sie besteht aus 2 Lappen, *Lobus superior* und *Lobus inferior.* Die Trennung erfolgt durch die *Fissura obliqua* (Verlauf der Fissura obliqua in Projektion auf die Oberfläche s. unten). Als Ganzes ist die linke Lunge weniger voluminös als die rechte; ihr Volumen beträgt ungefähr 1400 cm^2. Dies geht darauf zurück, daß das Herz die linke Lunge imprimiert; es fügt sich in die *Impressio cardiaca* ein. Außerdem ruft das Herz am Margo anterior im unteren Teil des *Lobus superior* die *Incisura cardiaca* hervor (Abb. 12-**3**). Unterhalb der Incisura cardiaca läuft der Lobus superior in einen Fortsatz, *Lingula pulmonis sinistri,* aus. An der Facies mediastinalis hinterlassen Ösophagus und Aorta entsprechende Impressionen, und außerdem befindet sich hier das zuständige *Hilum pulmonis.* Im Hilum der linken Lunge liegen vorne und unten die Vv. pulmonales, oben die A. pulmonalis und in der Mitte und hinten die Bronchi.

Rechte Lunge. Ihr Volumen beträgt ungefähr 1500 cm^2. Sie wird in 3 Lappen unterteilt, nämlich *Lobus superior, Lobus inferior* und *Lobus medius.* Während bei Betrachtung von dorsal (nur) Lobus superior und inferior sichtbar sind, schiebt sich seitlich der Lobus medius zwischen Lobus superior und Lobus inferior. Die Trennung der Lappen erfolgt durch die *Fissura obliqua* und *Fissura horizontalis* (Abb. 12-**3**). Die Fissura obliqua liegt hinten zwischen Ober- und Unterlappen, seitlich und vorne zwischen Mittel- und Unterlappen, die Fissura horizontalis seitlich und vorne zwischen Ober- und Unterlappen. An der mediastinalen Fläche bilden die V. cava superior, die V. azygos und der Ösophagus Impressionen. Ferner befindet sich hier das Hilum. Im Hilum der rechten Lunge liegen vorne und unten die Vv. pulmonales, etwa in der Mitte die A. pulmonalis und ihre Äste, hinten und oben die Bronchi; der Bronchus lobaris zum Oberlappen liegt „eparteriell".

Klinischer Hinweis. Es kann vorkommen, daß durch Bakterien oder Viren hervorgerufene Lungenentzündungen nur einen Lappen befallen, *Lobärpneumonie.*

Segmenta bronchopulmonalia. An der äußeren Oberfläche sind die Segmente nicht zu erkennen. Sie entstehen dadurch, daß Bindegewebe – allerdings nur unvollständig – Einheiten in der Lunge begrenzt, die von einem größeren, zentral gelegenen Bronchus (Segmentbronchus) und seinen Ästen sowie einem begleitenden Ast der A. pulmonalis gebildet werden. Deswegen werden sie auch als bronchoarterielle Segmente bezeichnet. Die Venen verlaufen im septierenden Bindegewebe. Die anatomische Bezeichnung der einzelnen Segmente und der zugehörigen Bronchien sind in Tabelle 12-**1** katalogisiert. In Abb. 12-**3** ist die Projektion der Segmentgrenzen auf die Lungenoberfläche eingezeichnet und durch Ziffern markiert. Die Gestalt eines Segmentes ist keil- bis pyramidenförmig, die Spitze hilumwärts gerichtet (Abb. 12-**4**).

Lobuli pulmonales. Auch die Lungenläppchen sind durch lockeres Bindegewebe abgegrenzt (*Septa interlobularia*). Allerdings sind Lobuli nur in der Mantelzone der Lungenlappen zu erken-

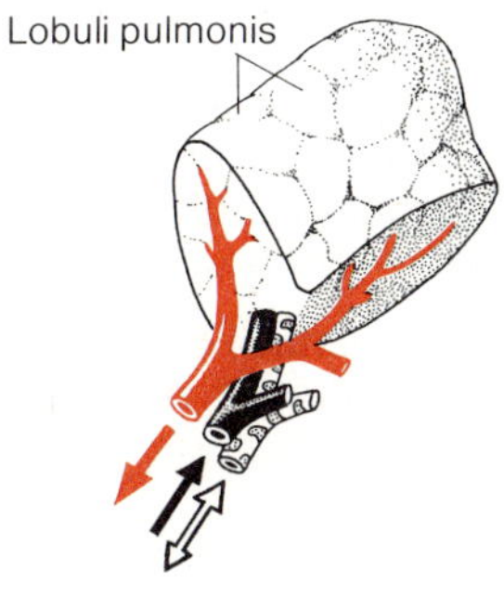

Abb. 12-4. Bronchopulmonales Segment. An der Kante des keilförmigen Segments treten A. und Bronchus segmentalis ein; intersegmental verläuft die Vene *(rot).* Durch Kohlenstaubeinlagerung sind die Lobuli scharf abgegrenzt

Tabelle 12-1. Lungensegmente und zugeordnete Bronchien

Rechte Lunge	
Lobus superior	**Bronchus lobaris superior dexter**
Segmentum apicale (1)	Bronchus segmentalis apicalis
Segmentum posterius (2)	Bronchus segmentalis posterior
Segmentum anterius (3)	Bronchus segmentalis anterior
Lobus medius	**Bronchus lobaris medius dexter**
Segmentum laterale (4)	Bronchus segmentalis lateralis
Segmentum mediale (5)	Bronchus segmentalis medialis
Lobus inferior	**Bronchus lobaris inferior dexter**
Segmentum apicale (6)	Bronchus segmentalis apicalis
Segmentum basale mediale (7)	Bronchus segmentalis basalis medialis
Segmentum basale anterius (8)	Bronchus segmentalis basalis anterior
Segmentum basale laterale (9)	Bronchus segmentalis basalis lateralis
Segmentum basale posterius (10)	Bronchus segmentalis basalis posterior
Linke Lunge	
Lobus superior	**Bronchus lobaris superior sinister**
Segmentum apicoposterius (1+2)	Bronchus segmentalis apicoposterior
Segmentum anterius (3)	Bronchus segmentalis anterior
Segmentum lingulare superius (4)	Bronchus lingularis superior
Segmentum lingulare inferius (5)	Bronchus lingularis inferior
Lobus inferior	**Bronchus lobaris inferior sinister**
Segmentum apicale (6)	Bronchus segmentalis apicalis
Segmentum basale mediale (7)	Bronchus segmentalis basalis medialis
Segmentum basale anterius (8)	Bronchus segmentalis basalis anterior
Segmentum basale laterale (9)	Bronchus segmentalis basalis lateralis
Segmentum basale posterius (10)	Bronchus segmentalis basalis posterior

nen, wo sie eine polygonale Felderung an der Oberfläche hervorrufen (Abb. 12-**3**, 12-**4**). Der Durchmesser der Felder beträgt 1-4 cm. Im Lappenkern fehlen die Lobuli.

Klinischer Hinweis. Bei Aspiration von infektiösem Material kann es zur Entzündung nur einzelner Läppchen kommen, *lobuläre oder Bronchopneumonie.*

Die Bedeutung der Läppchen wird in einer besseren Verformbarkeit der Lunge bei den Atemexkursionen gesehen. Da die Bindegewebsfasern der Alveolarwände (s. unten) in die Septa interalveolaria einstrahlen, kommt diesen für die Erweiterung der Alveolen während der Inspiration durch Übertragung der Dehnungskräfte eine gewisse Bedeutung zu.

Azini. Als Azinus wird die Gesamtheit der einem Bronchiolus terminalis zugeordneten Alveolen bezeichnet (s. unten).

Funktioneller Bau

Der funktionelle Bau der Lunge wird bestimmt von den
- **bronchialen Anteilen, Bronchialbaum.** Hierbei handelt es sich um ein *luftleitendes Röhrensystem*, das gleichzeitig als Stützapparat wirkt und von Gefäßen begleitet wird;
- **alveolären Anteilen**, den am *Gasaustausch* beteiligten Abschnitten.

Bronchialbaum (Abb. 12-5)

Der Bronchialbaum besteht aus
- **Bronchus principalis sinister et dexter** (s. oben), die die linke bzw. rechte Lunge mit Luft versorgen
- **Bronchi lobares**
- **Bronchi segmentales**
- **Bronchioli**
- **Bronchioli terminales.**

Bronchi lobares. Ihre Anzahl entspricht der der Lappen, also rechts 3, links 2. Der Bronchus für den jeweiligen Oberlappen verläßt bereits außerhalb der Lunge den Bronchus principalis, für den rechten Oberlappen etwa 1 cm hinter der Bifurcatio tracheae.

Bronchi segmentales. In der Regel weist jede der beiden Lungen 10 Segmentbronchi auf (Tabelle 12-**1**). Ihre Anzahl entspricht der der Lungensegmente (s. oben).

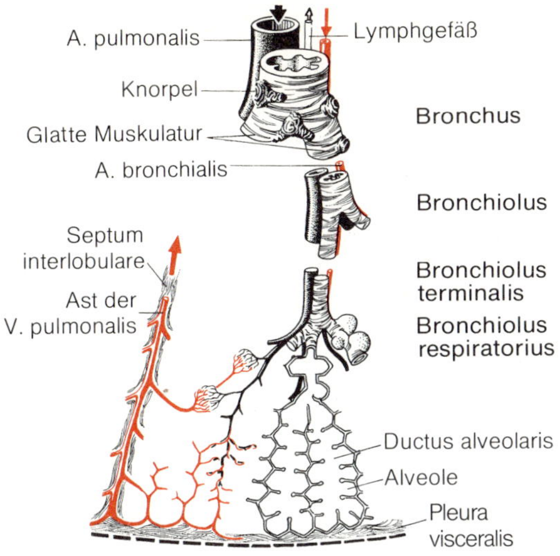

Abb. 12-5. Verlauf von Bronchus, Ästen der A. pulmonalis *(schwarz)*, R. bronchialis *(rot)* und Lymphgefäß. Der Bronchiolus respiratorius endet in 2 Sacculi mit zentralem Ductus alveolaris. Peribronchiales Bindegewebe entfernt. *Links im Bild* das von der A. pulmonalis gespeiste Kapillarnetz mit Abfluß über einen Ast der V. pulmonalis *(rot)* im Septum interlobulare. Kapillarnetz in den Wänden von 2 Alveolen flächenhaft dargestellt

Bronchioli. Bronchioli entstehen durch jeweils dichotome Teilung aus vorhergehenden. Insgesamt bestehen 6–12 Verzweigungen. Von Bronchioli wird gesprochen, solange ihr Durchmesser über 1 mm liegt.

Bronchioli terminales. Hierbei handelt es sich um Bronchioli mit einem Durchmesser von weniger als 1 mm.

Mikroskopische Anatomie

(Tabelle 12-**2**, Abb. 12-**6**)

Bronchi. Alle als Bronchi bezeichneten Abschnitte des Bronchialbaums haben im Prinzip den gleichen Aufbau wie die Trachea. Jedoch bestehen insofern Unterschiede, als in den Wänden der Bronchi lobares und segmentales statt der hufeisenförmigen Knorpelspangen nur noch unregelmäßig geformte und im Verlauf immer kleiner werdende Knorpelstückchen und Platten vorkommen.

Ferner bildet die glatte Muskulatur eine Tunica muscularis mit ringförmigem, in kleineren Bronchien mit schraubenförmigem Verlauf; nach distal hin lockert sich die Muskulatur immer weiter auf. In der Tunica propria liegen viele seromuköse **Glandulae bronchiales** sowie für die Abwehr wichtige **Folliculi lymphatici solitarii.**

Bronchioli. In der Wand der Bronchioli fehlen sowohl Knorpel als auch subepitheliale Drüsen. Nach distal wird das Flimmerepithel niedriger, schließlich mehrreihig kubisch und die Anzahl der Becherzellen nimmt ab. Dagegen nimmt die glatte Muskulatur zu.

Hinweis. In histologischen Schnitten zeichnen sich die Bronchioli durch sternförmiges Lumen aus. Dies kommt durch Kontraktion der Bronchialmuskulatur während der Fixierung zustande.

Bronchioli terminales haben schließlich nur noch ein einschichtiges kubisches Flimmerepithel mit eingestreuten sekretorischen Zellen (Clara-Zellen) mit apikalen Vorwölbungen.

Alveolärer, dem Luftaustausch dienender Anteil

Der alveoläre Anteil der Lunge besteht aus
- **Bronchioli respiratorii** (Bronchioli alveolares)
- **Ductus alveolares** mit ***Atria alveolaria*** und ***Sacculi alveolares***
- **Alveoli.**

Bronchioli respiratorii. Sie gehen aus den sich dichotom teilenden Bronchioli terminales hervor und teilen sich ihrerseits bis zu 3mal dichotom (Bronchioli respiratorii 1.–3. Ordnung). Ihr Durchmesser beträgt etwa 0,4 mm. Charakteristisch sind seitliche Vorwölbungen, **Alveolen,** deren Wände mit Alveolarepithel (s. unten) ausgekleidet sind und dem Gasaustausch dienen. Zunächst treten Alveolen einzeln, dann immer häufiger auf. Im übrigen gleicht der Wandbau der Bronchioli respiratorii dem der Bronchioli terminales, wobei nach distal die Anzahl der Flimmerzellen abnimmt. Unter dem Epithel liegen längsverlaufende elastische Fasern und spiralförmig angeordnete Bündel glatter Muskelzellen.

Klinischer Hinweis. Die anfallsweise Atemnot beim Asthma bronchiale beruht auf der krampfartigen Kontraktion der Muskulatur der Bronchiolen und einer vermehrten Sekretion zähen Schleims beim Überwiegen der Vagusfunktion.

Ductus alveolares. Ductus alveolares gehen aus den Bronchioli respiratorii dadurch hervor, daß sich diese 2- bis 10fach teilen (Abb. 12-**1**). Ductus alveolares sind „Gänge", deren Wände dicht nebeneinander liegende Alveolen bzw. Eingänge, **Atria alveolaria,** in Alveolengruppen, **Sacculi alveolares,** besitzen. Die wenigen verbleibenden Wandabschnitte der Ductus alveolares sind von einschichtigem kubischem Epithel mit vereinzelten Flimmerzellen bedeckt. Unter dem Epithel

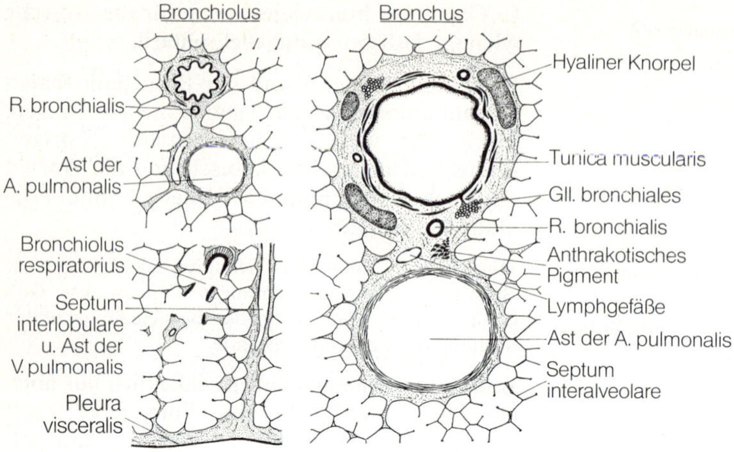

Abb. 12-6. Histologischer Feinbau der Lunge: Bronchus, Bronchiolus, Bronchiolus alveolaris, Ductus alveolares und Alveolen. Beachte die Lagebeziehungen von Bronchien und Gefäßen (A. pulmonalis, R. bronchialis, V. pulmonalis)

Tabelle 12-2. Differentialdiagnose des Feinbaues der verschiedenen Abschnitte des luftleitenden Rohrsystems

	Trachea und Hauptbronchien	Große Bronchien, Segmentbronchien	Bronchiolen und Bronchioli terminales	Bronchioli respiratorii
Epithel	Mehrreihiges Flimmerepithel, Becherzellen	Mehrreihiges Flimmerepithel, Becherzellen	Einschichtiges prismatisches Flimmerepithel, spärlich Becherzellen. Sie fehlen im Bronchiolus terminalis	Kubisches Epithel, distal ohne Zilien, Becherzellen fehlen
Knorpel	Hufeisenförmige Knorpelspangen	Einzelne Knorpelplättchen	Fehlt	Fehlt
Muskulatur	Nur im Paries membranaceus	Konzentrisch angeordnet	Schraubig, Scherengitterartig	Scherengitterartig
Drüsen	Glandulae tracheales u. bronchiales	Glandulae bronchiales in der Tunica fibrocartilaginea	Fehlen	Fehlen

liegt ein Netzwerk aus Kollagenfasern, retikulären und sehr auffälligen elastischen Fasern sowie von glatten Muskelzellen, die sphinkterartig die Eingänge in Alveolen bzw. Sacculi alveolares umgreifen. Die Eingänge in die Alveolen haben Ringform, **Alveolarringe**.

Alveolen. Die Alveolen sind die für den Gasaustausch entscheidenden Abschnitte der Lunge. Der Ausdruck „Alveole" vermittelt allerdings eine falsche Vorstellung. Es handelt sich nämlich beim Menschen nicht um ballonartige Bläschen, sondern um sechskantige Pyramidenstümpfe mit einem Durchmesser von 0,15-0,5 mm. Benachbarte Alveolen haben eine gemeinsame Wand, das **Septum interalveolare** (Abb. 12-**5**, 12-**7**). Es wird von einzelnen ***Poren*** durchsetzt (Durchmesser 10-15 µm). Jede Lunge enthält etwa 300 Millionen Alveoli. Sie rufen das typische histologische Schnittbild durch eine Lunge hervor (Abb. 12-**6**). Die Alveolen vergrößern die innere Oberfläche der Lunge bei mittlerer Atemtiefe auf 120-140 m^2.

Ausgekleidet werden die Alveolen von Alveolarepithel, das 2 Zelltypen aufweist, nämlich

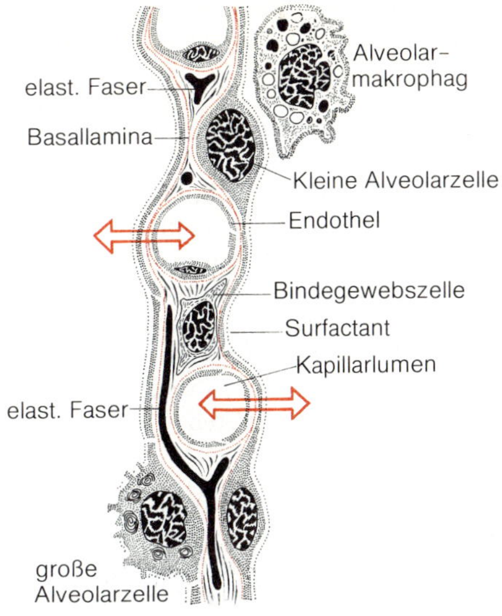

Abb. 12-7. Interalveolarseptum. Im Bindegewebe 3 Kapillarquerschnitte. Die Basallamina *(rot)* von Kapillaren und Alveolarepithelzellen verschmilzt an der Kontaktstelle zu einer Membran. Die *Pfeile* zeigen den Weg des Gasaustausches

- **Alveolarepithelzellen (*Pneumozyten*) Typ I**
- **Alveolarepithelzellen (*Pneumozyten*) Typ II**.

Alveolarepithelzellen Typ I. Sie überwiegen, sind flach ausgezogen, dünn (50–150 nm) und bilden eine kontinuierliche Lage; sie werden deswegen auch als *Deckzellen* bezeichnet. Ihre Oberfläche zeigt zahlreiche pinozytotische Einsenkungen. Basal befindet sich eine Basalmembran.

Alveolarepithelzellen Typ II. Sie sind sehr viel größer als die Alveolarepithelzellen Typ I und liegen häufig einzeln. Lediglich in den Ecken der Alveolarwände (Nischen) bilden sie kleine Gruppen. Sie werden auch als *große Alveolarzellen* oder *Nischenzellen* bezeichnet. Zytologisch handelt es sich um sezernierende Zellen mit zahlreichen Mitochondrien, rauhem endoplasmatischem Retikulum, gut entwickeltem Golgi Apparat und auffälligen multilamellären Körperchen (Sekretgranula). Ihr Sekret bildet innerhalb eines Flüssigkeitsfilms über der gesamten Oberfläche der Alveole einen monomolekularen Phospholipidfilm, **Surfactant**. Er trägt wesentlich zur Herabsetzung der Oberflächenspannung der Lungenalveolen bei. Der Surfactant wird laufend von Alveolarepithelzellen Typ I und Makrophagen resorbiert und entsprechend von Alveolarepithelzellen Typ II neu gebildet.

Septa interalveolaria. Sie bestehen aus kollagenen und retikulären Bindegewebsfasern mit einem dichten elastischen Fasernetz, das für die Elastizität des Lungengewebes verantwortlich ist (s. Atemmechanik, S. 520) und führen v. a. Kapillarverzweigungen der A. pulmonalis unmittelbar an das Alveolarepithel heran, wo der Gaswechsel erfolgt. Außerdem enthalten die Septa interalveolaria Makrophagen, Mastzellen und Leukozyten.

Klinischer Hinweis. Eine ausgedehnte Zerstörung von Interalveolarsepten (beim Lungenemphysem) führt zu einer Verminderung der respiratorischen Oberfläche. Sie äußert sich in chronischer Atemnot, Kurzatmigkeit und Hypertrophie des rechten Herzens.

Histophysiologie

Für die Funktion der Lunge sind u. a. wichtig die
- **Blut-Luft-Schranke** und
- **Schutzeinrichtungen** in den Atemwegen.

Blut-Luft-Schranke. Sie befindet sich dort, wo die Kapillaren dem Alveolarepithel angelagert sind. An dieser Stelle verschmelzen die Basalmembranen des Alveolarepithels und der Kapillaren, so daß die Entfernung zwischen Alveolarlichtung und Kapillarlumen auf eine kurze Diffusionsstrecke (im Mittel 2,2 µm) schwindet. Im einzelnen besteht die Blut-Luft-Schranke (Abb. 12-7) aus
- **Zytoplasma der dünn ausgezogenen Endothelzellen**
- **miteinander verschmolzene Basalmembranen der Kapillarwand und des Alveolarepithels**
- **Zytoplasma der Alveolarepithelzellen**
- **Surfactant.**

Schutzeinrichtungen der Lunge. Sie dienen dazu, mit der Atemluft aufgenommene pathogene Keime, v. a. Staub, abzufangen. Bis zu 5 µm große Partikelchen (ca. 50%) werden bereits in den oberen Atemwegen zurückgehalten. In den unteren Atemwegen fängt der **Schleimfilm** an der Oberfläche der Bronchi und Bronchioli weitere Partikel ab. Der Zilienschlag transportiert diese samt Schleim in Richtung Pharynx. Schwebeteilchen, die bis in die Alveolen gelangen, werden dort von **Alveolarmakrophagen** aufgenommen und gespeichert; sie werden deswegen auch als *Staubzellen* bezeichnet. Die Alveolarmakrophagen sind Blutmonozyten, die die Kapillaren verlassen haben und aus den Alveolarsepten durch das Alveolarepithel hindurch ins Alveolarlumen gelangt sind. Sie wandern dann ins Bronchialsystem und werden schließlich ausgehustet. Ein weiterer Teil des eingeatmeten Staubs gelangt transzellulär in das Bindegewebe der Alveolarwände. Von hier erfolgt der Abtransport in das peribronchiale, subpleurale und vor allem interlobuläre Bindegewebe. Histiozyten phagozytieren ihn und lagern ihn ab. Dies ruft die graue Verfärbung der beim Neugeborenen noch rosig aussehenden Lunge hervor. Die Ablagerung von Kohlenstaub im interlobulären Bindegewebe läßt die Läppchengrenzen deutlicher hervortreten. Schließlich wird zumindest ein Teil des aufgenommenen Staubs über Lymphgefäße zu den regionären Lymphknoten transportiert, die sich dadurch im Laufe des Lebens schwarz färben. Für die spezifische Abwehr sind die zahlreichen Lymphozyten verantwortlich.

Gefäßsystem

Grundsätzlich sind in der Lunge
- **Vasa publica**
- **Vasa privata**

zu unterscheiden.

Vasa publica. Sie stehen v. a. im Dienst des Gasaustausches zwischen Luft und Blut. Die Vasa publica transportieren das CO_2-reiche Blut aus dem Körperkreislauf zum Gasaustausch in die Lunge (Aa. pulmonales) und nach Oxigenierung zum Herzen zurück (Vv. pulmonales). Aa. und Vv. pulmonales bilden mit ihren Kapillaren den kleinen Kreislauf.

Funktioneller Hinweis. Der kleine Kreislauf ist ein Niederdrucksystem; der Druck beträgt ungefähr 20 mm Hg. Die Wanddicke der Gefäße ist dementsprechend gering.

Aa. pulmonales. Die beiden weitlumigen Gefäße gehen aus dem gemeinsamen Stamm des Truncus pulmonalis hervor. Eine jede tritt in das Hilum pulmonis ein und schließt sich im weiteren Verlauf den Bronchien und Bronchiolen an. Mit ihnen sind sie durch das peribronchiale Bindegewebe verbunden (Abb. 12-**6**). Bis zur kapillären Austauschstrecke in der Wand der Alveolen geben sie keine Äste ab. Nach ihrem Verzweigungstyp ist die A. pulmonalis eine **Endarterie**.

Klinischer Hinweis. Der Lungeninfarkt ist eine Folge dieser charakteristischen Verzweigung der A. pulmonalis (Endarterie). Verschließt ein verschleppter Blutpfropf (Embolus) das Gefäß, so wird das einem Segment oder Lobulus zugehörige Gebiet des Lungenparenchyms nicht mehr mit O_2 versorgt; es geht zugrunde. Das Gewebe des Versorgungsgebietes der A. bronchialis bleibt aber erhalten (s. unten).

Mikroskopische Anatomie. Die Aa. pulmonales gehören bis zu den kleinsten Ästen zu den Arterien des elastischen Typs. Die Adventitia steht im Zusammenhang mit dem peribronchialen Bindegewebe (Abb. 12-**6**), das Nerven, Lymphgefäße und die A. bronchialis enthält.

Vv. pulmonales. Der Abfluß des mit O_2 angereicherten Blutes erfolgt über die venösen Wegstrecken der Kapillarnetze. Sie sammeln sich in Venen, die in den Septa interlobularia verlaufen (Abb. 12-**5**). Durch Vereinigung mehrerer interlobulärer Venenstämme entstehen größere Venen, die intersegmental liegen (Abb. 12-**4**). Sie ermöglichen erst das Aufsuchen der bronchopulmonalen Segmente vom Hilum aus. Dort haben sie sich meist in 2 großen Stämmen vereinigt, bevor sie in das Mediastinum übertreten (Vv. pulmonales, S. 548; Abb. 12-**28c**).

Vasa privata. Sie dienen der Versorgung des überwiegenden Teils des Lungengewebes mit O_2. Zu ihnen gehören die *Rr. bronchiales*, die direkt aus der Aorta thoracica und für die rechte Lunge z. T. aus der 3. Interkostalarterie entspringen.
Die ***Rr. bronchiales*** und ihre Äste verlaufen im bronchialen Bindegewebe der Bronchien und Bronchioli (Abb. 12-**6**), die sie zusammen mit der Wand der großen Stämme der A. pulmonalis (als Vasa vasorum) mit Blut versorgen. Hingegen decken die Zellen der Septa interalveolaria ihren Sauerstoffbedarf direkt aus der Alveolarluft.
Die ***Vv. bronchiales*** entstehen aus der kapillären Endstrecke und erhalten z. T. auch Blut aus den Vv. pulmonales. Die Vv. bronchiales münden in die V. azygos und V. hemiazygos.

Anastomosen. Zwischen den Vasa privata und den Vasa publica bestehen Anastomosen, die durch Sperreinrichtungen bei Bedarf geöffnet oder geschlossen werden.

Funktioneller Hinweis. Täglich fließen beim ruhenden Menschen ungefähr 7000 l Blut durch die Lungen. In Körperruhe sind weder die arterio-venösen Anastomosen zwischen Aa. pulmonales und Vv. pulmonales geöffnet, noch werden alle Lungenkapillaren durchblutet. Bei erhöhter Körperbeanspruchung schließen sich die arteriovenösen Anastomosen und mit zunehmendem Herzminutenvolumen öffnen sich die „Reservekapillaren". Dadurch fließt mehr Blut durch das Organ, um den vermehrten Sauerstoffbedarf des Organismus zu decken; der Strömungswiderstand nimmt druckpassiv ab und ein Anstieg des Druckes in den Pulmonalarterien wird verhindert.

Lymphgefäße und Lymphknoten

Die Lymphgefäße beginnen im subpleuralen, interlobulären und peribronchialen Bindegewebe. Sie führen die Lymphe *Nodi lymphatici mediastinales posteriores* zu. Unter diesen sind besonders auffällig – besonders nach Verkalkung im Röntgenbild - die *Nodi lymphatici broncho- pulmonales* am Lungenhilum, sowie die *Nodi lymphatici tracheobronchiales inferiores* im Bifurkationswinkel der Trachea und die *Nodi lymphatici juxta-oesophageales pulmonales.* Von den Nodi tracheobronchiales inferiores fließt die Lymphe dann zu den *Nodi lymphatici tracheo- bronchiales superiores* und zum Großteil direkt in die *Trunci bronchomediastinales* (Abb. 12-**28c**).

Innervation

Efferente parasympathische Fasern aus dem N. vagus und sympathische aus dem Brustgrenzstrang bilden den *Plexus pulmonalis*, ein vor und hinter dem Lungenhilum gelegenes Nervengeflecht. Von ihm ziehen die Endäste im peribronchialen Bindegewebe zur Muskulatur, zu Blutgefäßen und Drüsen. Der Sympathikus erweitert, der Parasympathikus verengt die Bronchien. In den Verzweigungen des N. vagus sind auch afferente Fasern für Dehnungsrezeptoren enthalten.

IV. Pleura und Pleurahöhlen

1. Pleura, Brustfell

Die Pleura bedeckt die Lungen. Sie untergliedert sich in

- **Pleura parietalis**
  - ***Pleura diaphragmatica***
  - ***Pleura mediastinalis***
  - ***Pleura costalis***
- **Pleura visceralis.**

Pleura parietalis. Die Pleura parietalis ist die Auskleidung der Pleurahöhle. Unter Berücksichtigung ihrer Beziehungen zur Umgebung wird sie über dem Zwerchfell als *Pleura diaphragmatica*, über dem Mediastinum als *Pleura mediastinalis*, über Rippen, Wirbelsäule und Sternum als *Pleura costalis* bezeichnet (Abb. 12-**8**, 12-**25**). Die Stellen des Übergangs, Umschlagstellen, von der Pleura mediastinalis und Pleura diaphragmatica in die Pleura costalis sind die *Pleuragrenzen* (s. unten).

Pleura visceralis. Die Pleura visceralis überzieht die Lungen mit Ausnahme des Hilums. Übergang von Pleura visceralis in Pleura parietalis S. 510.

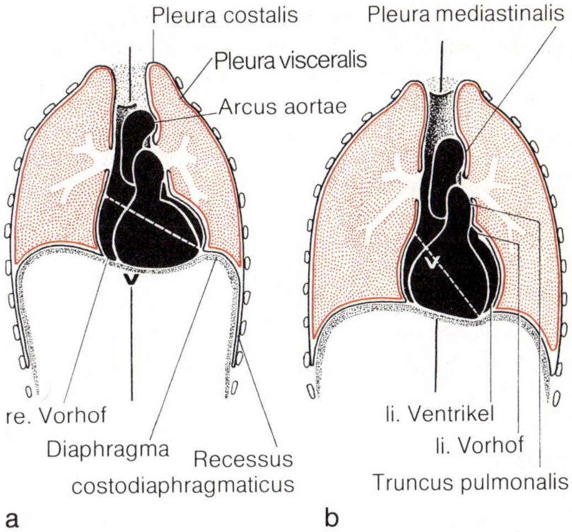

Abb. 12-8a, b. Zwerchfell, Lunge und Herz bei maximaler Exspiration (**a**) und maximaler Inspiration (**b**). Beachte die Volumensänderung der Lunge, die Verstellung der Herzachse *(gestrichelt)*, die Änderung des Zwerchfellstandes, die Öffnung des Recessus costodiaphragmaticus bei der Inspiration und das Eindringen der Lunge in den freigegebenen Raum sowie die Streckung der Bronchien bei der Inspiration. Lunge mit Pleura pulmonalis *(rot)*. *V*, Spitze des Processus xiphoideus. Um die Veränderung bei der Atmung zu erfassen, ist der Stand des Scheitels des Arcus aortae in **a** und **b** auf gleiche Höhe zu bringen. (Nach Hasselwander, 1954)

Mikroskopische Anatomie

Für die Pleura trifft auch das auf S. 505 Gesagte zu. Hinzuzufügen sind folgende Charakteristika: In die *Lamina propria* sind reichlich elastische Fasern eingelagert; dadurch wird es der Pleura möglich, sich den Volumensänderungen der Pleurahöhle und der Lungen anzupassen. Die *Tela subserosa* besteht teils aus lockerem, teils aus straffem Bindegewebe. Das lockere Bindegewebe verbindet die Pleura verschieblich (deshalb abziehbar) mit ihrer Unterlage. Straff ist das Bindegewebe im Bereich der Pleura costalis und des Zwerchfells. Im Rippenbereich wird es, wenn auch zu Unrecht, als *Fascia endothoracica* (S. 239), über der Zwerchfellmuskulatur als *Fascia phrenicopleuralis* bezeichnet. - Das subseröse Bindegewebe beider Pleurablätter enthält außerdem Blutgefäße, das des parietalen Blattes Nerven und Fettzellen.

Funktionelle Hinweise. Das subseröse Bindegewebe der Pleura visceralis (pulmonalis) steht mit dem interlobulären Bindegewebe der Lunge in kontinuierlicher Verbindung. Durch Flüssigkeitsverschiebungen, zu denen es infolge der periodischen Formveränderungen des

Lungenparenchyms bei der Atmung kommt, werden Partikelchen (z. B. Kohlenstaub) in das interlobuläre und weiter in das subpleurale Bindegewebe transportiert und dort abgelagert (vgl. Läppchenzeichnung der Lunge). Durch den gleichen „Pumpmechanismus" wird die Lymphe in gegenläufiger Richtung, also hilumwärts, befördert. Allein die Stellung der Klappen in den Lymphgefäßen ist hierfür verantwortlich.

Innervation

Nur die Pleura parietalis ist sensibel versorgt. Schmerzempfindungen (z. B. bei einer Entzündung) werden über die Nn. intercostales, Schmerzen aus dem Bereich der Pleura mediastinalis und diaphragmatica über den N. phrenicus geleitet.

2. Cavitas pleuralis, Pleurahöhle

Die Pleurahöhlen sind in sich geschlossene Räume ohne Verbindung zur Außenwelt. Sie bestehen aus dem kapillären Spalt zwischen Pleura visceralis und Pleura parietalis und beinhalten geringe Mengen seröser Flüssigkeit (Gleitflüssigkeit, ca. 5 ml pro Pleurahöhle), die vom Pleuraepithel gebildet und wieder resorbiert wird. Der Abtransport erfolgt über Blutgefäße.

Klinischer Hinweis. Lungenerkrankungen gehen oft mit einer Entzündung der Pleura einher (Pleuritis). Eine Begleiterscheinung kann die reaktive Vermehrung der serösen Flüssigkeit sein (feuchte Rippenfellentzündung im Gegensatz zur trockenen). Der Erguß wird, auch wenn er nicht durch Punktion abgezogen wurde, von der Pleura wieder resorbiert.

Besonderer Erwähnung bedürfen die **Recessus pleurales**, *Reserve- oder Komplementärräume.* Sie entstehen an den Übergängen von einem Abschnitt der Pleura parietales in einen anderen, z. B. der Pleura diaphragmatica in die Pleura mediastinalis. Bei einigen der Recessus liegen die Blätter über größere Strecken aufeinander (Abb. 12-**8**). Sie werden bei tiefer Einatmung voneinander abgehoben, um der sich erweiternden Lunge Raum zur Ausdehnung zu geben; deswegen werden sie auch als Reserve- oder Komplementärräume bezeichnet. Wichtig sind der

- **Recessus costodiaphragmaticus** (Sinus phrenicocostalis). Er ist in der Axillarlinie 6–7 cm tief (Abb. 12-**9**).
- **Recessus costomediastinalis** ist im Bereich der Incisura cardiaca besonders ausgebildet (Abb. 12-**25**).
- **Recessus phrenicomediastinalis** liegt dorsal zwischen Zwerchfell und Mediastinum.

Physikalische Bedingungen. In der Pleurahöhle herrscht ein Unterdruck (Donder-Druck), der in Abhängigkeit von der Ein- und Ausatmung zwischen −8 und −3 mm Hg schwankt. Er wird durch die Retraktionskraft der Lunge hervorgerufen, die durch die elastischen Strukturen im interalveolären und septalen Bindegewebe entstehen. Der Unterdruck im Pleuraraum hat zur Folge, daß der atmosphärische Luftdruck die Lunge an die Wand der Pleurahöhle preßt. Hinzu kommt, daß durch die seröse Flüssigkeit im kapillären Spalt des Pleuraraums Kapillarattraktion eine Verbindung zwischen Lungenoberfläche und Wand der Pleurahöhle herstellt, die jedoch eine gleitende Verschiebung bei den Volumensschwankungen zuläßt. Die Unversehrtheit der Pleura ist eine der Voraussetzungen für das Funktionieren der Atemmechanik (s. unten).

Klinischer Hinweis. Wenn Luft in den Pleuraraum eindringt (z. B. Messerstich), wird die Kapillarattraktion von Lunge/Pleura costalis gelöst. Infolge der Retraktionskraft kollabiert die Lunge auf ⅓ ihres ursprünglichen Volumens. Diesen Zustand nennt man Pneumothorax. Eine weitere Folge bei einseitigem Pneumothorax ist, daß der Unterdruck eine Verziehung des Mediastinum nach der gesunden Seite bewirkt.

V. Topographische Beziehung zwischen Lunge und Pleura

Lunge und Pleura stehen in engen topographischen Beziehungen. Dabei sind die Grenzen der Pleura parietalis stationär, die Lungengrenzen in Abhängigkeit von der Volumenzunahme bzw. -abnahme während der Atmung verschieblich. Zur Ermittlung der Lungen- und Pleuragrenzen von der Oberfläche her - eine wichtige ärztliche Untersuchung - wird von einem Koordinatensystem ausgegangen, das über die Brustwand gelegt wird; es ist nur geringen individuellen und funktionellen Schwankungen unterworfen. Die wichtigsten Linien sind die Linea sternalis, Linea medioclavicularis, Linea axillaris media, Linea scapularis und Linea paravertebralis (Abb. 12-**9**). Zur Bestimmung der Lungengrenzen wählt man die Schnittpunkte zwischen Lungen- rand, den genannten Linien und den Rippen. Der Bezug zur Pleuragrenze wird auf gleiche Weise festgestellt.

1. Lungengrenzen (Abb. 12-9)

Die Angaben gelten für Lungen in respiratorischer Mittelstellung.

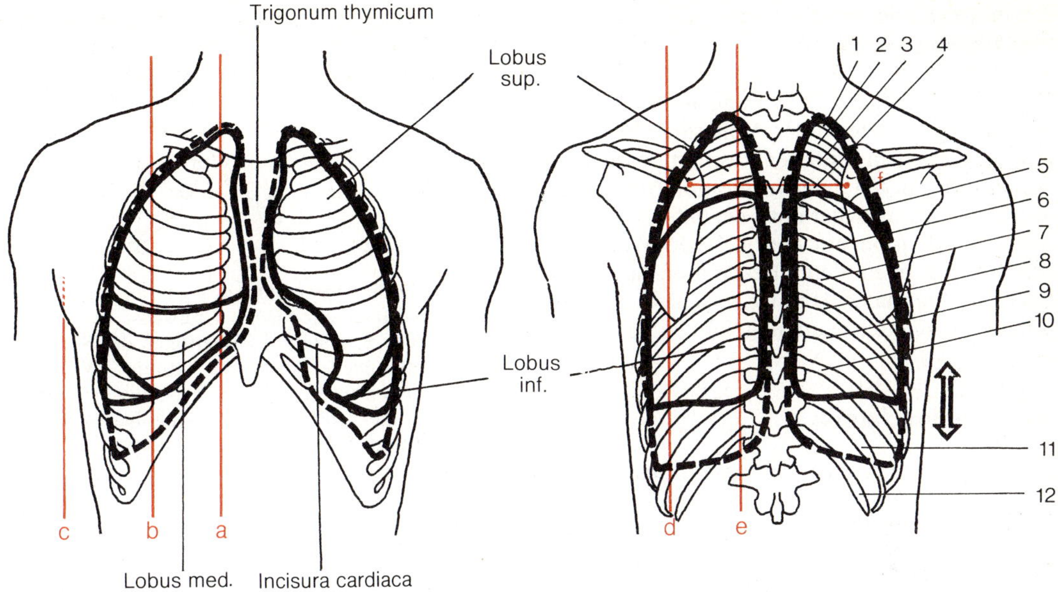

Abb. 12-9. Lungengrenzen *(durchgehende Kontur)* und Pleuragrenzen *(gestrichelt)* in der Ansicht von vorne *(links)* und von hinten *(rechts)*; außerdem sind eingetragen die Sternal- *(a)*, Medioklavikular- *(b)*, Axillar- *(c)*, Skapular- *(d)*, Paravertebral- *(e)* und Interspinallinie *(f)*. *Pfeil*, Verschiebung der Lungengrenze bei forcierter Atmung. Parallel zur 4. Rippe die Fissura horizontalis. Zwischen Lungen- und Pleuragrenzen die Komplementärräume (s. auch Abb. 12-**8**, 12-**25**)

Rechte Lunge. Die Lungenspitze befindet sich in Höhe des 1. Brustwirbels 3-5 cm über der Klavikula; hier Auskultation der Lungenspitze. Von dieser Stelle aus verläuft die Lungengrenze hinter dem Manubrium und Corpus sterni abwärts. In der Sternallinie schneidet sie die 6. Rippe und folgt ihr bis zur Medioklavikularlinie. In der mittleren Axillarlinie kreuzt sie die 8., in der Skapularlinie die 10. und in der Paravertebrallinie die 11. Rippe.

Linke Lunge. Die Grenzen verlaufen ähnlich wie rechts; sie weichen nur in der Incisura cardiaca ab. Nachdem die Lungengrenze links in der Sternallinie bis zur 4. Rippe gelangt ist, zieht sie bogenförmig nach unten. In der Medioklavikularlinie erreicht sie wieder die 6. Rippe und verläuft von hier ab wie auf der rechten Seite.

Lungenlappengrenzen. Der Verlauf der *Fissurae interlobares* (Abb. 12-**9**) schwankt. Die folgenden Angaben sind nur Richtwerte: auf beiden Seiten beginnt von hinten betrachtet die **Fissura obliqua** in Höhe des 4./5. Brustwirbels, folgt der 4. Rippe, verläuft dann schräg abwärts bis zur 6. Rippe, die sie in der Medioklavikularlinie im Bereich der Knorpel- knochengrenze erreicht. Auf der rechten Seite kommt die **Fissura horizontalis** hinzu. Sie kann nur von vorne und seitlich erfaßt werden, wo sie der 4. Rippe bis zur Axillarlinie folgt.

2. Pleuragrenzen (Abb. 12-9)

Sie weichen von den Lungengrenzen nur im Bereich der Komplementärräume auffällig ab. Von der Pleurakuppel läßt sich die Grenze an der Hinterfläche des Manubrium sterni bis zum Ansatz der 4. Rippe verfolgen. In der *rechten* Sternallinie treffen wir sie in Höhe der 7. Rippe, der sie bis zur Medioklavikularlinie folgt; in der Axillarlinie schneidet sie die 10., in der Skapularlinie die 11. Rippe und zieht dann mehr oder weniger steil zum 12. Brustwirbel. *Links* erfolgt im Bereich der Incisura cardiaca ab der 5. Rippe eine unterschiedlich stark gebogene Ausbuchtung. Die untere Pleuragrenze liegt beidseitig mindestens 2 cm höher als die untere Thoraxapertur.

Pleurafreie Dreiecke. Hinter dem Sternum weichen die Pleuragrenzen an 2 Stellen auseinander (Abb. 12-**9**). Dadurch entsteht ein oberer Raum, in dem der Thymus liegt (**Trigonum thymicum**) und ein unterer, in dessen Bereich der Herzbeutel direkt der vorderen Brustwand innen anliegt. Über die Beziehungen zwischen Lunge und Herz S. 540.

3. Unterschiede zwischen Lungen- und Pleuragrenzen

Der Unterschied zwischen Lungen- und Pleuragrenzen ist im Bereich der Axillarlinie am größten. Er beträgt in mittlerer Respirationsstellung ungefähr 8 cm. Bei tiefer Inspiration tritt die untere Lungengrenze hier um 4 cm tiefer, bei maximaler Exspiration um den gleichen Wert über die Stellung in mittlerer Respirationslage nach oben. Bei normaler Atmung verschiebt sich die untere Lungengrenze um ungefähr 3-4 cm.

VI. Atemmechanik

Zweck der Atmung ist der Gasaustausch; Voraussetzung hierfür sind Be- und Entlüftung der Lungenalveolen. Da die Lungen nur passiv den Volumenänderungen der Pleurahöhlen folgen können, sind die Stellungsänderungen von Thorax und Zwerchfell während der Atmung besonders wichtig (Abb. 12-**8**, 12-**10**). Deswegen erfolgen zunächst Vorbemerkungen über den aktiven und passiven Bewegungsapparat des Thorax. Anschließend werden Inspiration und Exspiration besprochen.

1. Bauteile des Thorax

Der **Bänderthorax** (passiver Bewegungsapparat) besteht aus 12 relativ starren Rippenpaaren, dem Sternum, der Brustwirbelsäule und den Bändern. Die gelenkigen Verbindungen der Rippen mit der Wirbelsäule (S. 228) lassen durch Zapfendrehung die Schwenkung der Rippenenden nach oben oder unten zu (auch Hebung oder Senkung der Rippen bezeichnet). Die Cartilagines costales werden hierbei auf Biegung oder Torsion beansprucht, da die Articulationes sternocostales funktionell straffe Gelenke sind. Von *entscheidender Bedeutung für die Art der Thoraxverstellung bei der Atmung ist die Form und die Länge der einzelnen Rippen und die Stellung der Achsen, um die die Schwenkbewegung ausgeführt wird.* Die Drehachse verläuft bei der 1. Rippe, die kurz und mit einem kleinen Krümmungsradius ausgezeichnet ist, fast transversal, bei der 7. Rippe dagegen, die sehr lang und mit einem großen Krümmungsradius ausgezeichnet ist, schräg (Abb. 12-**10**).
Im Alter vermindert sich die Viscoelastizität des Thorax. Eine merkliche Herabsetzung der Vitalkapazität ist damit erklärbar; „die Luft geht einem eher aus" als in der Jugend.

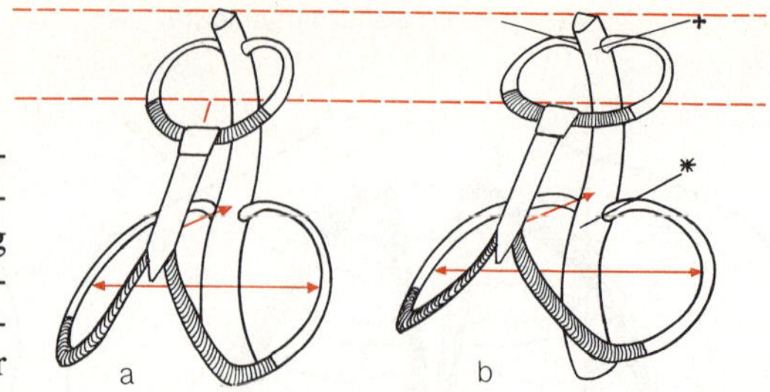

Abb. 12-10 a, b. Verstellung des Thorax bei Exspiration (**a**) und Inspiration (**b**). + Drehachse der 1. und * der 7. Rippe. Beachte das Höhertreten des Sternums, die Vergrößerung des Abstandes Sternum - Wirbelsäule, die transversale Erweiterung der unteren Thoraxapertur und die Veränderung des Angulus costalis bei der Inspiration. *Schraffiert*, Rippenknorpel

Tabelle 12-**3**. Funktionell am Bänderthorax direkt angreifende Muskulatur (vgl. Tabelle 9-**9**)

Inspiratorisch wirksam	Exspiratorisch wirksam
Mm. scaleni Mm. intercostales externi Mm. intercartilaginei Mm. serrati posteriores superiores Mm. serrati posteriores inferiores	Mm. intercostales interni M. transversus thoracis M. subcostalis

2. Bewegende Anteile (aktiver Bewegungsapparat)

Die Bewegung des Thorax erfolgt durch die Atemmuskulatur. Funktionell zu unterscheiden sind:
- die am Bänderthorax direkt angreifenden und ihn bewegenden Muskeln (Tabelle 12-**3**, 9-**9**, S. 238). Wenn diese Muskeln eine Bewegung ausführen, müssen sie zunächst die Federkraft des Bänderthorax überwinden.
- das Zwerchfell (S. 555); es ist der Atemmuskel von hervorragender Bedeutung (s. unten).

3. Inspiration (Abb. 12-**10 b**)

Die Kontraktion der inspiratorisch wirksamen Muskeln, die durch die Mm. scaleni eingeleitet wird, bedingt am Thorax:
- eine **Schwenkbewegung der Rippenringe** nach oben und damit eine Parallelverschiebung des Sternums nach vorne oben. Der Thorax wird vorwiegend in dorsoventraler Richtung erweitert: ***Sternokostale Form der kostalen Atmung.***

- **gleichzeitige Vergrößerung des Angulus infrasternalis** unter Torsion und Biegung der Cartilagines costales, während die unteren Rippen mit großem Krümmungsradius nach oben geschwenkt werden. Dieser Mechanismus führt zu einer seitlichen Erweiterung der unteren Thoraxapertur: ***Laterale Form der kostalen Atmung.***
  Beide Formen der kostalen Atmung werden unter der Bezeichnung ***Brustatmung*** zusammengefaßt.
- **ein Abflachen der Zwerchfellkuppen** durch Kontraktion des Diaphragma. Gleichzeitig gibt die Bauchmuskulatur nach, es liegt eine ***abdominale Atmung, Bauchatmung,*** vor.

Wirken alle Faktoren bei der Inspiration zusammen, werden die Cavitas thoracis und damit auch die Pleurahöhlen nach vorne, nach unten und zur Seite hin erweitert und tritt außerdem die Bauchatmung hinzu, dann liegt eine ***gemischte Atmung*** vor.

Bei vertiefter Inspiration setzt die Hilfsatemmuskulatur ein. Zunächst kommt es zu einer Streckung der Halswirbelsäule (Rücknehmen des Kopfes bei tiefer Inspiration), wodurch die Mm. sternocleidomastoidei eine günstigere Vorspannung bekommen. Die Mm. serrati posteriores inferiores vermögen die unteren Abschnitte des Thorax zu erweitern. Die Hilfsatemmuskeln des Schultergürtels (Mm. pectorales) können nur dann wirkungsvoll eingesetzt werden, wenn der Schultergürtel z. B. durch Aufstützen der Arme festgestellt wird (Tabelle 9-**20**, S. 284).

Hinweis auf die Physiologie der Inspiration. In respiratorischer Mittellage beträgt das Volumen beider Pleurahöhlen 4500 ml, bei tiefster Inspiration 7000-8000 ml. Die Werte sind auf Menschen mittlerer Körpergröße und mittleren Alters bezogen. Entsprechend werden die Lungen gedehnt, d. h. die Volumina der Alveolen vergrößert. Hierdurch entsteht ein Unterdruck im Alveolarraum. Aufgrund des entstandenen Druckgradienten nach außen, strömt durch das Bronchialsystem Luft bis zum Druckausgleich nach. Man hat berechnet, daß sich die Alveolaroberfläche hierbei von ca. 120 m^2 auf ca. 160 m^2 vergrößert. Eine derartige Zunahme des Lungenvolumens ist nur möglich, wenn sich die Lungen in die entfalteten Komplementärräume ausdehnen können. Doch selbst bei tiefster Inspiration werden diese nicht völlig entfaltet. Die Erweiterung der Lungenbläschen erfolgt bei der Inspiration gegen die *Retraktionskraft.* Sie ist die Summe der Elastizität der pulmonalen Fasernetze und der alveolären Oberflächenspannung, die an der Grenze von Alveolarepithel/Luft auftritt.

4. Exspiration (Abb. 12-**10a**)

Die Kontraktion der exspiratorisch wirksamen Muskeln (Tabelle 12-**3**) bedingt am Thorax ein Senken der Rippen. Die Zwerchfellkuppeln treten höher; damit wird insbesondere der untere Abschnitt des Brustraums verkleinert. Die Exspiration selbst erfolgt vorwiegend passiv, indem die inspiratorisch in elastischen Komponenten gespeicherte Energie (Dehnung der elastischen Fasern) zur Verkleinerung des Lungenvolumens ausgenutzt wird. Im gleichen Ausmaß, wie das Volumen der Brusthöhle verringert wird, nimmt das Alveolarlumen ab.
Bei forcierter Exspiration wird die Bauchpresse eingesetzt. Sie läßt sich durch Zusammenpressen der Bauchwand mit den Armen und Zusammenkrümmen des Rumpfes wirkungsvoll verstärken. Im Stehen beteiligen sich an der forcierten Exspiration auch der M. latissimus dorsi (Hustenmuskel).
Selbst bei extremer Exspiration enthält die Lunge noch Luft (Residualluft) und die elastischen Fasern befinden sich noch immer in gedehntem Zustand.

Hinweis. Bei Ruheatmung beträgt die mit einem Atemzug gewechselte Luftmenge ungefähr 500 ml.

5. Formveränderungen der Lunge

Bei den Atemexkursionen verändert die Lunge ihre Form entsprechend den Volumenänderungen des Thorax/Pleuraraumes (s. oben). Sie erfolgen nicht konzentrisch um das Hilum. Wenig verändert sich die Lungenspitze und der dorsomediale Abschnitt, denn hier fehlen die Komplementärräume. Auch das Hilum und der Lappenkern mit den relativ starren Bronchien und den blutgefüllten Gefäßen bleiben bei Ruheatmung fast unverändert. Bei tiefer und tiefster Inspiration gleitet der Oberlappen in der Fissura obliqua mit seinem vorderen Rand schraubig nach vorne medial-ventral, während sich der Unterlappen in den erweiterten Recessus costodiaphragmaticus schiebt. Er dehnt sich also nach unten, und wegen der Weiterstellung der unteren Thoraxapertur, auch seitlich aus. Das Hilum pulmonis wird nach vorne unten gezogen. Die Bronchien werden gedehnt, der Winkel an der Teilungsstelle vergrößert sich (Abb. 12-**8b**). Damit werden auch die im Lappenkern zwischen den Bronchien gelegenen Alveolen erweitert. Die inspiratorische Volumenzunahme betrifft ganz besonders die im Lappenmantel gelegenen Alveolen. Bei dem erwähnten Zuwachs der Alveolenoberfläche resultiert zwangsläufig eine beträchtliche Gewebeverschiebung. Sie wird durch die Konstruktion der Läppchen mit ihren Bindegewebssepten und durch die Aufteilung in einzelne, gegeneinander verschiebliche Lappen auf ein Mindestmaß reduziert.

Hinweis. Die Atemmechanik übt auch auf die Blutmotorik in den großen mediastinalen Gefäßen einen nicht zu unterschätzenden Einfluß auf. Der thorakale Unterdruck überträgt sich auf den intravasalen Druck in den intrathorakalen Venen. Hierdurch nimmt der Druckgradient zwischen extra/intrathorakalen Venenabschnitten zu. Dies steigert die Blutströmung in Richtung Herz (ganz besonders bei Inspiration).

6. Steuerung der Atmung

Die Atmung wird zentralnervös über das „Atemzentrum" in der Formatio reticularis (S. 782), über Chemorezeptoren (Karotissinus über N. glossopharyngeus, Aorta über N. vagus und im Hirnstamm gelegene Rezeptoren) und reflektorisch durch Dehnungsrezeptoren der Lunge (afferent N. vagus) gesteuert. Den letztgenannten Mechanismus bezeichnet man auch als Selbststeuerung der Atmung, denn auf der Höhe einer Inspiration wird diese reflektorisch gehemmt und die Exspiration eingeleitet. Willkürliche Einflußnahme auf den Atemmechanismus (z. B. Anhalten des Atems oder Hyperventilation des Schnelläufers vorm Start) ist möglich.

VII. Topographie

1. Apex pulmonis und Cupula pleurae

Die *Apex pulmonis* liegt in der *Pleurakuppel*, die mit der 1. Rippe und den wie ein Zeltdach angeordneten Mm. scaleni durch die **Membrana suprapleuralis** fest verbunden ist. Pleurakuppel und Apex pulmonis haben auf beiden Seiten Kontakt zur A. subclavia (Sulcus a. subclaviae). Außerdem liegen in nächster Nähe die Gebilde, die über die Pleurakuppel hinwegziehen: der Plexus brachialis, links der Ductus thoracicus und an der Vorderseite die A. thoracica interna mit dem N. phrenicus.

2. Facies mediastinalis pulmonis und Pleura mediastinalis

Die *Facies mediastinalis pulmonis* ist durch die Pleura mediastinalis vom Mediastinum getrennt. Hinten kommt ihre *Pars vertebralis* in Nachbarschaft zur Brustwirbelsäule. Durch die im Mediastinum gelegenen Organe und Leitungsbahnen werden entsprechende Impressionen am Oberflächenrelief der Lunge hervorgerufen.

Rechte Lunge. Die Facies mediastinalis der rechten Lunge grenzt - getrennt durch Pleura - oben an die V. cava superior mit dem N. phrenicus dexter und an den Bogen der V. azygos. Weiter unten bestehen Lagebeziehungen zum Atrium dextrum des Herzens sowie zur Aorta ascendens mit der abzweigenden A. subclavia dextra. Dorsal vom Hilum befinden sich in enger Nachbarschaft der Ösophagus mit dem Plexus vagalis.

Linke Lunge. Die Facies medialis der linken Lunge grenzt in der Impressio cardiaca nur durch Pleura und Perikard getrennt an den linken Vorhof und Ventrikel des Herzens. Über eine längere Strecke besteht hier Kontakt zum N. phrenicus sinister mit der begleitenden A. pericardiacophrenica, die beide direkt unter dem Pleuraüberzug des Mediastinums nach unten ziehen. Oberhalb und dorsal vom Hilum bestehen Lagebeziehungen zum Arcus aortae, zur A. subclavia sinistra und zur Pars thoracica aortae.

3. Facies diaphragmatica pulmonis und Pleura diaphragmatica

Unter der Facies diaphragmatica pulmonis, getrennt durch Pleura, Zwerchfell und Peritoneum, liegen der rechte Leberlappen und auf der linken Seite der linke Leberlappen, der Magen und die Milz. Die Nieren geraten auf beiden Seiten bei tiefer Inspiration, wenn sich der Unterlappen in den Sinus phrenicocostalis hineinschiebt, in die Nähe der Facies diaphragmatica pulmonis.

B. Organe des Kreislaufs

I. Entwicklung des Kreislaufs und der Kreislauforgane

Die Entwicklung des Kreislaufs beginnt extraembryonal etwa in der Mitte der 3. Woche aus Anhäufungen von Mesenchymzellen im Dottersack- und Haftstielmesenchym, vor und seitlich der Prächordalplatte (S. 118). Aus diesen zunächst massiven Inseln *angiogenetischen Materials* (**Blutinseln**) differenzieren sich außen Gefäßbildungszellen, **Angioblasten**, und innen Blutbildungszellen, **Hämozytoblasten** (Abb. 12-**11**).

Die Angioblasten benachbarter Inseln schließen sich zu Gefäßen zusammen. Durch Anastomosen entstehen Gefäßnetze. Ihre Wand (primäre Gefäßwand) besteht nur aus Endothel. Die sekundäre Gefäßwand mit ihren unterschiedlichen Schichten aus Muskulatur und Bindegewebe bildet sich entsprechend der funktionellen Beanspruchung. Zeitlebens bleibt diese Fähigkeit in gewissem Umfang erhalten (z. B. bei der Bildung von Kollateralkreisläufen).

Von der ersten Entstehung des symmetrisch angelegten embryonalen Kreislaufs bis zum Kreislauf des Erwachsenen mit seinen Kreislauforganen sind tiefgreifende Umgestaltungen notwendig. Sie sind im folgenden schematisch zu 4 Entwicklungsschritten zusammengefaßt, die sich in ihrem zeitlichen Ablauf überschneiden.

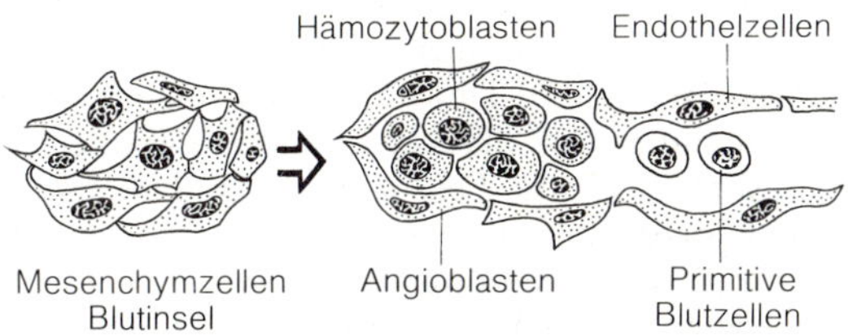

Abb. 12-11. Entstehung von Hämozytoblasten und Angioblasten aus Blutinseln im Dottersackmesenchym

1. Dottersackkreislauf, Vasa vitellina

Die im Dottersackmesenchym entstandenen Gefäßnetze finden über den Dottersackstiel Anschluß an die sich bildenden intraembryonalen Gefäße. Es entsteht damit der Dottersackkreislauf. Seine zu- und ableitenden Gefäße, die **Aa. und Vv. omphalomesentericae** sind paarig angelegt (Abb. 3-**15 b**, 12-**12**). Da der Dottersack beim Menschen keine Nahrungsreserven enthält, wird der Dottersackkreislauf bald zurückgebildet. Einige Abschnitten finden anderweitige Verwendung:

- Das Kapillarnetz, das sich zwischen den beiden Vv. omphalomesentericae unterhalb des Septum transversum ausbildet (Abb. 12-**22**, S. 538), wird in die Leberanlage einbezogen und bildet die Sinusoide, die V. revehens (Vv. hepaticae) und einen kleinen Abschnitt der V. cava inferior.
- Ein Anastomosenring um das Duodenum zwischen den Vv. omphalomesentericae bildet die V. portae (Abb. 12-**12 b**).

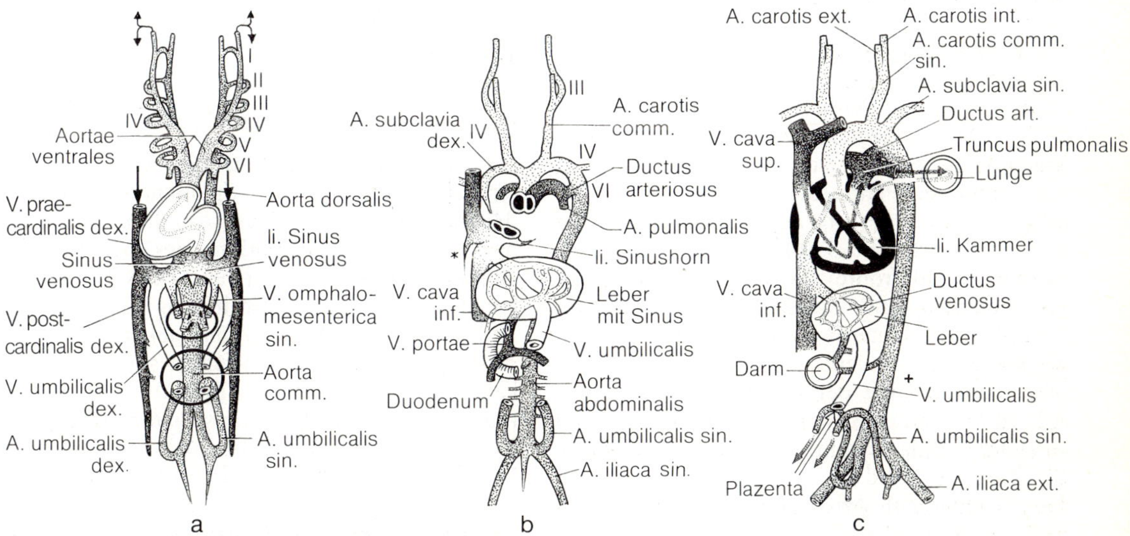

Abb. 12-12 a–c. Drei Entwicklungsstadien des Kreislaufs. **a** Symmetrisch angelegter Kreislauf des Embryos. Aortenbögen durch *römische Ziffern* gekennzeichnet; Herz aufgeschnitten, *Kreislinie* um Vv. und Aa. umbilicales: Kontur des Haftstiels. *Ovale Linie* um Vv. und Aa. omphalomesentericae (letzte nicht bezeichnet): Kontur des Dottersackstiels. **b** Umgestaltung des Kreislaufs und Derivate (entsprechende *römische Ziffern* wie in **a**). In die V. portae münden die V. mesenterica superior und V. splenica (nicht bezeichnet). Herz entfernt; Unterteilung der Porta venosa und arteriosa; *Rest der V. postcardinalis dextra. **c** Fetaler Kreislauf vor der Geburt. V. portae mit Zuflüssen nicht bezeichnet; + A. mesenterica. Die *Grautöne* entsprechen in **a–c** dem Kohlensäuregehalt des Blutes; *weiß*, sauerstoffreiches Blut (vgl. Abb. 12-**12 a** mit Abb. 3-**15 b**)

- Aus den Aa. omphalomesentericae entstehen die A. mesenterica superior, der Truncus coeliacus und die A. mesenterica inferior.

2. Plazentakreislauf, Vasa allantoica

Der Plazentakreislauf löst den Dottersackkreislauf ab. Die mit der Allantois im Haftstiel verlaufenden **Vasa allantoica** finden Anschluß an die Gefäße der Chorionzotten (s. Plazenta, S. 111), und an die sich ausbildenden intraembryonalen Gefäße. Von den zunächst paarig angelegten in den Venensinus einmündenden Venen (Abb. 12-**12a**, 12-**22**) bleibt nur die linke als **V. umbilicalis** (Nabelvene, Abb. 3-**18**) erhalten. Sie mündet zunächst über Anastomosen in die Lebersinus. Doch stellt das intrahepatische Kapillarnetz offenbar einen zu großen Strömungswiderstand dar, so daß sich ein Umgehungskreislauf über den **Ductus venosus** (Arantii) (Abb. 12-**12c**) zur V. cava inferior ausbildet. Die Nabelvene wird von den **Aa. umbilicales** begleitet (Abb. 3-**18**). Sie führen CO_2-reiches Blut aus dem Embryo bzw. Fetus zum Gasaustausch in die Plazenta.

3. Intraembryonaler Kreislauf

Die ersten Anlagen des embryonalen Kreislaufs entstehen ebenfalls im extraembryonalen Mesenchym vor und seitlich der Prächordalplatte (S. 117). Diese Verdichtungen angiogenetischen Materials bilden die ersten Anlage des Herzens, die **kardiogene Platte.** Sie wird bei der Abfaltung des Embryos in den Embryonalkörper hineinverlagert (Abb. 3-**16**). Aus ihr bilden sich paarige Kapillarrohre, die zum unpaaren, ungekammerten Endokardschlauch konfluieren (Abb. 12-**13a**). Unterdessen haben sich im Embryonalkörper andere Gefäßstrecken ausgebildet, die sich mit der Herzanlage vereinigen. Alle diese intraembryonalen Abschnitte sind zunächst völlig symmetrisch angelegt (Abb. 12-**12a**). Sie werden entsprechend der Strömungsrichtung als Arterien bzw. Venen bezeichnet.
Folgt man dem Blutstrom (Abb. 12-**12**), so besteht die arterielle **Ausströmungsbahn** des primitiven Herzens aus den beiden *ventralen Aorten.* Von diesen gelangt das Blut durch die *Aortenbögen* (Kiemenbogenarterien) in die *dorsalen Aorten* und durch Kapillarnetze (im Schema nicht gezeichnet) in die Venen. Die paarigen *Vv. praecardinales* (früher Vv. cardinales anteriores) leiten das sauerstoff- arme Blut aus der vorderen und die *Vv. postcardinales* (früher Vv. cardinales posteriores) aus der hinteren Körperhälfte über einen gemeinsamen Stamm auf beiden Seiten, *V. cardinalis communis*, in den weiten **Einströmungsraum** des Herzens, *Sinus venosus.*
Zum Gasaustausch führen die paarigen **Aa. umbilicales** im Nebenschluß aus den dorsalen Aorten das Blut zur Plazenta. Nach Passage der Plazenta erreicht das nun mit Sauerstoff und Nährstoffen angereicherte Blut durch die **V. umbilicalis** gleichfalls den **Sinus venosus**. Dort mischt es sich mit dem O_2-armen aus den Kardinalvenen und aus den sich zurückbildenden Dottersackvenen.
Das schnelle Wachstum des Keimes erfordert, daß zur ausreichenden Blutversorgung neue Strombahnen kanalisiert werden, wie z. B. Arterien für die Nieren, des Beckens, der Gonaden und Extremitäten. Dazu kommen neue venöse Strombahnen wie die *Vv. subcardinales* und *supracardinales* (alle diese Gefäße sind nicht im Schema gezeichnet).
Bevor die Umgestaltung des embryonalen Kreislaufs zum fetalen Kreislauf und schließlich zum Kreislauf des Neugeborenen dargestellt wird, soll die weiterführende Entwicklung des Herzens abgehandelt werden (vgl. oben).

4. Herzentwicklung

Herzschlauch, Cor tubulare simplex

An der Oberfläche des Endokardschlauches differenziert sich aus der Splanchnopleura der *Myoepikardmantel.* Bei der Abfaltung des Keimes und bei der Ausbildung des Zöloms (hier Abschnitt des prospektiven Perikardraumes) bleibt zunächst eine Verbindung zur dorsalen Leibeswand, das *Mesocardium dorsale.* Das *ventrale Mesokard* löst sich offenbar sofort auf. Die kaudale Begrenzung des primitiven Perikardraumes ist das Septum transversum. In seinem Mesenchym ist der *Sinus venosus* eingebaut (Abb. 12-**13**). Die kranialwärts folgenden Erweiterungen der Herzanlage (Abb. 12-**13b**) werden als *Atrium primitivum, Ventriculus primitivus* und *Bulbus cordis primitivus* bezeichnet. Die Ausströmungsbahn ist gekennzeichnet durch den *Truncus arteriosus*, der nach Durchtritt durch den kranialen Abschnitt des primitiven Perikards sich in die beiden *Aortae ventrales* teilt. Der Herzschlauch ist in diesem Stadium noch nicht gekammert; man spricht deshalb auch von Cor commune.

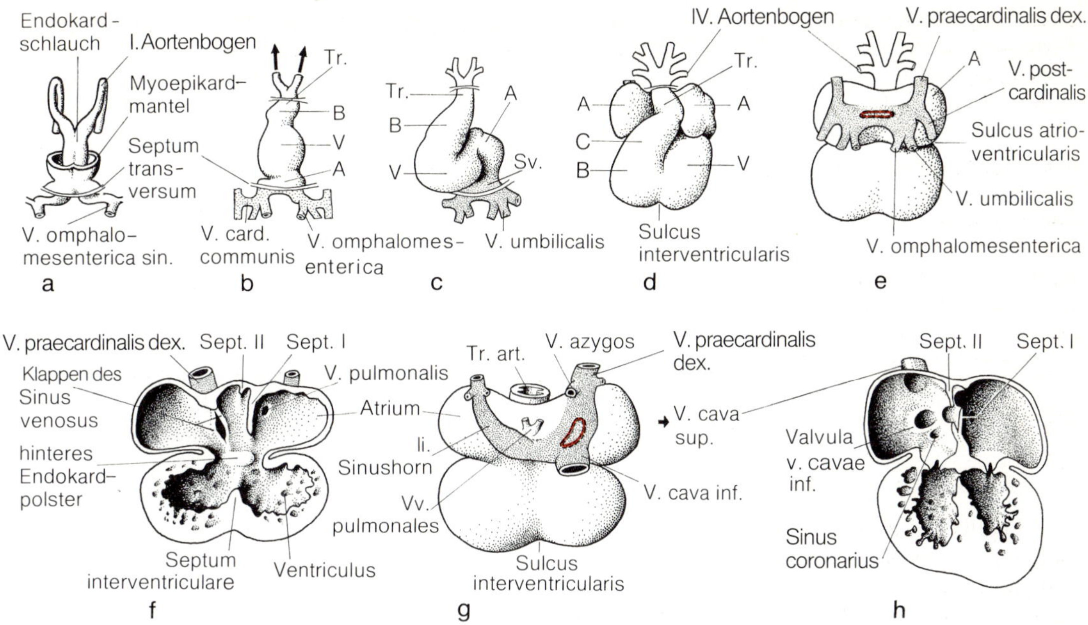

Abb. 12-13 a–h. Entwicklung der äußeren Gestalt des Herzens nach Vereinigung der Endokardschläuche zum Cor commune. *Sv,* Sinus venosus *(fein punktiert); A,* Atrium primitivum; *V,* Ventriculus primitivus; *B,* Bulbus; *C,* Conus cordis; *Tr,* Truncus arteriosus. **a–d** Ansicht von vorne, **e** und **g** Ansicht von hinten mit Sinus venosus, **f** und **h** Frontalschnitte. Beachte die Stellungsänderung der Einmündung des Sinus venosus in das Atrium *(gestrichelte Doppelkontur).* **g** *Tr. art.,* Truncus arteriosus mit Septum aorticopulmonale. *Pfeil,* aus dem oberen Teil des sinus venosus wird die V. cava superior. Die *Doppelkontur quer über den Truncus arteriosus* in **b–d** ist die kraniale Begrenzung des Herzbeutels, die kaudale fällt mit dem Septum transversum zusammen (s. Abb. 12-**22**). **h** Zustand nach der Septierung. Der Sinus venosus ist unterteilt in die Mündung der V. cava superior und inferior Außerdem entstand die Öffnung für die V. magna cordis (unter der Valvula venae cavae inferioris), Öffnungen im Septum I und Septum II bilden das Foramen ovale, Septum I die Klappe

Die Wand des Herzschlauches besteht aus einem Endothelrohr, *Endocardium primitivum,* einer Muskelschicht, *Myocardium primitivum* und dem *Epicardium primitivum.* Zwischen Endokardschlauch und Myoepikardmantel liegt ein lockeres Mesenchym, die *Herzgallerte.* Die Muskulatur beginnt bereits in diesem Stadium der Entwicklung (23.–24. Tag) sich rhythmisch zu kontrahieren.

Bildung der Herzschleife, Cor sigmoideum

Die weiteren Vorgänge werden durch das schnelle Längenwachstum des Herzschlauches bestimmt und sind mit Aufweitungen im Bereich des Ventriculus und des Atriums verbunden. Hierbei biegt sich der Herzschlauch S-förmig (Abb. 12-**12**, 12-**13c**). Da sich der Abstand zwischen Truncus arteriosus und Sinus venosus nicht wesentlich vergrößert und beide relative Fixpunkte darstellen, rückt der Sinus scheinbar kranialwärts. *Der Sinus venosus liegt jetzt hinter dem Atrium und etwas links* (Abb. 12-**13e**). Der absteigende Schenkel der Schleife besteht im wesentlichen aus der Ventrikelanlage, der aufsteigende Schenkel aus Bulbus cordis und Truncus arteriosus. Dann buchten sich die vorderen Abschnitte des Atriums vor und umfassen den Truncus arteriosus (Abb. 12-**13d**). Die Gestalt gleicht jetzt äußerlich bereits der des fertigen Herzens, wenn auch noch immer der Zustand eines Cor commune besteht.

Unterdessen wird der Bulbus cordis in seinem proximalen Abschnitt zum rechten Ventrikel und in seinem distalen zum Conus cordis, der in den Truncus arteriosus übergeht.

Für den Fortgang der Entwicklung sind nun sowohl Veränderungen am äußeren wie am inneren Relief des Herzens wichtig. Oberflächlich entstehen an der Herzanlage ein **Sulcus interventricularis,** der die Grenze zwischen linkem und rechtem Abschnitt der Kammer markiert, und ein **Sulcus atrioventricularis** an der Grenze zum Vorhof. Am Innenrelief wird der Beginn der

Scheidewandbildung durch das Auftreten sichelförmiger Leisten erkennbar (Abb. 12-**13f**). Dabei kommt es zur Einengung der Verbindungen zwischen Atrium primitivum und Ventriculus primitivus, dem **Atrioventrikularkanal** (Abb. 12-**13f**), und der breiten Verbindung zwischen Sinus venosus und Atrium, dem *Ostium sinuatriale.* Im Bereich des Atrioventrikularkanals bilden sich ein hinteres, vorderes und seitliches Endokardpolster. Dadurch bekommt die Öffnung des Kanals H-Form. Das Ostium sinuatriale gewinnt durch 2 flankierende Endokardfalten eine senkrecht stehende Öffnung (Abb. 12-**13f**); gleichzeitig rückt es weiter nach rechts (vergl. Abb. 12-**13e** mit **g**).

Umgestaltung des Sinus venosus

Die Situation, die in Abb. 12-**13e** wiedergegeben ist, erfährt durch die Rückbildung des linken Abschnitts des Sinus samt einmündenden Venen eine tiefgreifende Veränderung. Nur das linke Sinushorn bleibt als **Sinus coronarius**, und sein distaler Abschnitt als V. obliqua atrii sinistri erhalten. Das rechte Sinushorn wird in die Wand des Atrium einbezogen (in Abb. 12-**13g** durch die punktierte Linie dargestellt). An der Mündung der Venen in das Atrium bilden sich aus den Endokardfalten Klappen, die den Blutstrom in Richtung Vorhofscheidewand lenken, *Valvula venosa sinistra* und *dextra.* Aus der ursprünglich weiten Mündung des Sinus venosus entstehen 3: für die V. cava superior, die V. cava inferior und den Sinus coronarius (Abb. 12-**13h**).

Lungenvenen

Die Lungenvenen entstehen in der dorsalen Wand des linken Atrium primitivum (Abb. 12-**13f** links vom Septum I., s. unten). Sie wachsen durch das Mesenchym des Mesokards in den mesenchymalen Anteil der Lungenanlage ein und verbinden sich mit dem hier entstandenen Gefäßnetz. Die Abgangsstelle der Lungenvenen wird dann zunehmend in die hintere Vorhofwand einbezogen, während die Ostien immer weiter auseinander rücken, so daß schließlich die 4 Ostien der Lungenvenen das Relief des Atrium sinistrum bestimmen. Ihr Kaliber vergrößert sich bis zur Geburt so, daß beim Übergang zur Lungenatmung die notwendige Blutmenge sofort dem Herzen zugeführt werden kann.

Septierung des Cor commune

Die Septierung findet zwischen dem 27. und 37. Tag statt. Sie führt zum *Cor quadricameratum.*
Grundsätzlich spielen sich folgende Vorgänge ab:

- *Unterteilung in Vorhof und Kammer mit ventilartigen Durchlässen,* die nur eine bestimmte Strömungsrichtung gestatten.
- *Unterteilung in linke und rechte Herzhälfte.* Die Tatsache, daß der Lungenkreislauf noch nicht funktioniert, nach Unterbrechung des Plazentakreislaufs aber schlagartig in Betrieb genommen werden muß, hat eine Komplizierung der Vorhofscheidewand zur Folge (eine Öffnung mit Klappenmechanismus).
- *Unterteilung der Ausströmungsbahn* (Conus und Truncus arteriosus). Dadurch werden die dem Körper- und Lungenkreislauf zugehörigen Arterien geschaffen.

Auf die Septierung des Herzens nehmen in gleicher Weise Wachstumsvorgänge und Blutstrom Einfluß. Man kann davon ausgehen, daß schon vor der eigentlichen Septierung das Herz durch seine Gestalt bedingt von 2 Hauptblutströmen durchflossen und dadurch – wenn auch unvollkommen – unterteilt ist; zwischen den beiden Blutströmen liegt eine „Totwasserzone". In ihr entwickeln sich die Septen, nicht etwa wie es scheint, durch „Vorwachsen", sondern vor allem durch Ausweitung der Wand während der Größen- und Volumenzunahme des Herzens.

Unterteilung in Atrium und Ventrikel

Dorsales und ventrales Endokardpolster nähern sich und verwachsen in der Mitte (Abb. 12-**14a**). Seitlich bleiben zwei Öffnungen, *Ostien,* bestehen. Rings um die Ostien bilden sich durch Umgestaltung des Muskelschwammwerkes und durch Ausziehung der Endokardpolster die als Ventile funktionierenden Segelklappen. Das *Ostium atrioventriculare dextrum* wird von einer **dreizipfeligen Segelklappe**, das *Ostium atrioventriculare sinistrum* von einer **zweizipfeligen** begrenzt (s. Herzaktion, S. 536).

Unterteilung in linke und rechte Herzhälfte

Unterteilung des Atriums in linken und rechten Vorhof. Die Umgestaltung des Sinus venosus führte dazu, daß die Mündung der großen Venen nach rechts verschoben wurde. Die Öffnung wird von den Valvulae venosae flankiert. Die rechte differenziert sich zur Klappe der *V. cava*

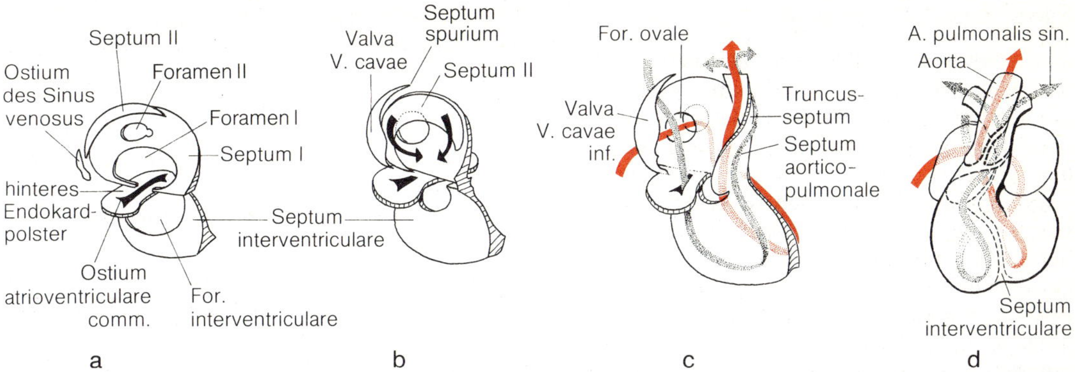

Abb. 12-**14 a–d.** Unterteilung des Cor commune durch Septenbildung. In **a–c** ist auf die Wiedergabe der Vorhofs- und Ventrikelwände verzichtet; nur die Septen sind isoliert dargestellt. Die *Pfeile* in **b** bezeichnen die Wachstumsrichtung des Septum II

inferior und zur *Klappe des Sinus coronarius* (Abb. 12-**13h**, 12-**14c**), während die linke in die Vorhofscheidewand nivelliert wird.

Die Septierung des Vorhofs beginnt mit der Bildung einer sichelförmigen Falte an der Hinterwand und am Dach des Atrium primitivum (Abb. 12-**13f**). Durch zunehmende Verbreiterung wird die Falte zum *Septum (I) primum.* Durch weiteres Wachstum wird die zunächst weite Verbindung zwischen den beiden primitiven Atrien, *Foramen (interatriale) primum* zunehmend eingeengt. Noch bevor das Septum primum an das hintere und vordere Endokardpolster Anschluß findet und damit das Foramen primum verschlossen wird, treten im Septum I Lücken auf, die zum *Foramen (interatriale) secundum* (II) konfluieren. Inzwischen entstand rechts vom Septum I eine zweite sichelförmige Falte als Anlage des *Septum II (secundum).* Seine Wachstumsrichtung wird aus den Pfeilen in Abb. 12-**14b** ersichtlich. Indem sich die beiden Septen aneinander vorbeischieben, bildet sich aus Septum I eine Klappe, die links vom Foramen ovale steht, wie man nach Abschluß der Wachstumsvorgänge die vom Septum II gebildete Öffnung nennt. Die weit ins Lumen vorspringende Klappe an der Einmündung der V. cava inferior lenkt den Blutstrom in Richtung Foramen ovale. Er biegt das Septum I zur Seite und gelangt in das Atrium sinistrum (Abb. 12-**14c**).

Als *Septum spurium* bezeichnet man die leistenförmige Fortsetzung der Valva v. cavae inferioris.

Unterteilung in rechte und linke Kammer. Die zunehmende Ausweitung der Ventrikelwand geht mit der Bildung eines **Septum interventriculare** einher. Das Septum interventriculare entsteht an der Stelle des Sulcus interventricularis. Das Septum verwächst *rechts* von der Medianebene mit dem hinteren Endokardpolster, läßt aber zunächst noch eine relativ weite Lücke offen, das *Foramen interventriculare* (Abb. 12-**14**). Angenommen, das Septum würde senkrecht auf die Endokardpolster zuwachsen und auf der ganzen Strecke sich mit ihm verbinden, dann würde die linke Kammer blind enden.

Unterteilung der Ausströmungsbahn

Es handelt sich um die Unterteilung von Conus und Truncus arteriosus. Dieser Septierungsvorgang ist verbunden mit der Bildung der notwendigen Ausströmungsventile (Taschenklappen). Die Scheidewand entsteht aus leistenförmigen Strukturen, die mit den Endokardpolstern vergleichbar sind, den *Conus-* und den *Truncuswülsten.* Sie wachsen aufeinander zu und vereinigen sich zum *Septum aorticopulmonale.* Dieses nimmt einen schraubigen Verlauf (Abb. 12-**14c**). Damit sind Aorta ascendens und Truncus pulmonalis entstanden.

Der Conus cordis wird z. T. in die Wand des rechten Ventrikels einbezogen und bildet den *Conus arteriosus.*

Schließlich muß zur vollständigen Trennung von Lungen- und Körperkreislauf der Anschluß an das Kammerseptum erfolgen und das Foramen interventriculare verschlossen werden. Am Verschluß beteiligen sich Material des vorderen und hinteren Conuswulstes und des hinteren Endokardpolsters. Die Vereinigungsstelle ist membranös und am fertigen Herzen als **Pars membranacea septi interventricularis** noch sichtbar.

Entwicklung der Herzklappen

Die **Atrioventrikularklappen** entstehen aus Mesenchymverdichtungen (Endokardpolster) rings um die Ostien an der Grenze des ventrikulären Muskelschwammwerkes. Das Größenwachstum des Herzens und die damit einhergehende Längsdehnung der mit den Mesenchymverdikkungen verbundenen Muskelbälkchen zu den Sehnenfäden (Chordae tendineae S. 531) führen zur Separierung der dünnwandigen *Segelklappen*. Die **Aorten-** und **Pulmonalklappen** entstehen in Höhe der Truncuswülste aus je 3 mesenchymunterfütterten, knötchenförmigen Wandverdikkungen. Nach Ausbildung des Septum aorticopulmonale und Trennung der beiden Gefäßrohre werden sie in die dünnwandigen *Semilunarklappen* (*Taschenklappen*) umgeformt. Bei der Ausgestaltung beider Klappenformen spielt die Wirkung des strömenden Blutes eine wichtige Rolle (Hämodynamik).

Descensus cordis

Die erste Anlage des Herzens entsteht vor und seitlich der Prächordalplatte im extraembryonalen Mesenchym. Die Embryonalentwicklung spielt sich im Halsbereich ab (Versorgung durch Halsnerven). In der Fetalperiode macht das Herz mit dem Zwerchfell und den großen Gefäßstämmen einen Deszensus in den Thorax durch, wobei Nerven „mitgezogen" werden (N. recurrens, Rr. cardiaci cervicales superiores).

Mißbildungen des Herzens

Vorhofscheidewanddefekte und offenes Foramen ovale. Ein Ostium primum-Defekt entsteht, wenn infolge einer Entwicklungsstörung des Endokardkissens das Foramen I nicht verschlossen wird. – Störungen bei der Bildung des Septum secundum mit seinem Ostium II führen zu einem meist ausgedehnten Defekt mit weit offenem Foramen ovale. – Bei einer Aplasie der Scheidewand resultiert ein Atrium commune. – Kleine sondendurchgängige Lücken im Bereich der Fossa ovalis finden sich bei 20% aller Menschen. Sie sind funktionell bedeutungslos.

Kammerscheidewanddefekt. Er beruht auf einem unvollständigen Verschluß des Foramen interventriculare (häufigste Herzmißbildung, Fehlen der Pars membranacea). Sehr selten kommt es dabei auch noch zu einer Reduktion des muskulösen Septums.

Mißbildungen der Semilunarklappen. Unterblieb die notwendige Ausweitung des Ostiums, dann resultiert eine Stenose (Einengung). Die *Pulmonalstenose* ist eine häufige angeborene Mißbildung. Sogar ein fast vollständiger Verschluß des Ostiums der Pulmonalklappe kann entstehen. Das angestaute venöse Blut gelangt dann aus dem rechten Vorhof durch das persistierende Foramen ovale in den linken Vorhof und durch den Ductus arteriosus, der gleichfalls offen bleibt, in die Lunge. Eine Einengung der Aortenklappe führt zur *Aortenstenose*.

Truncus-Konus-Defekte. Kommt es nicht zur Ausbildung eines spiraligen Verlaufs des Septum aorticopulmonale, dann entspringt die Aorta aus dem rechten Ventrikel und der Truncus pulmonalis aus dem linken. Eine derartige Mißbildung wird als Transposition der großen Gefäße bezeichnet. Sie ist oft vergesellschaftet mit einem Kammerscheidewanddefekt und offenem Ductus arteriosus, wodurch eine kurzzeitige Überlebenschance für das Kind besteht. – Vereinigen sich die Leisten an der Wand des Conus und Truncus überhaupt nicht oder nur im oberen Bereich, dann resultiert ein persistierender Truncus arteriosus: Aorta und Truncus pulmonalis haben einen gemeinsamen Gefäßstamm. Er geht mit einem Ventrikelseptumdefekt einher, weil das untere Ende des Bulbusseptums zum Verschluß des Foramen interventriculare notwendig ist.

Fallot-Tetralogie. Vier Phänomene bestimmen das relativ häufige Syndrom: *Pulmonalstenose*, *Ventrikelseptumdefekt*, *„reitende" Aorta* und *Hypertrophie des rechten Ventrikels*. Die Mißbildung beruht vermutlich auf einer Verschiebung des Septum aorticopulmonale nach ventral-lateral. Dadurch unterbleibt der Anschluß an das Ventrikelseptum, was zum Septumdefekt führt. Die Verschiebung nach rechts führt außerdem zur Ausbildung eines zu gering kalibrierten Truncus pulmonalis, was zur Pulmonalstenose führt. Die Strömungsbeeinträchtigung zieht eine Aktivitätshypertrophie der Muskulatur des rechten Ventrikels nach sich. Die relativ weite Aorta liegt über dem Septum interventriculare (reitet auf ihm) und empfängt Blut aus beiden Kammern.

Lageanomalien des Herzens. Ectopia cordis ist die Folge eines Sternumdefekts. Bei der Dextrokardie liegt das Herz auf der rechten Thoraxseite.

Tabelle 12-4. Schema der wichtigsten Vorgänge bei der Umgestaltung des embryonalen zum fetalen Kreislauf

Embryonal angelegt als	Wird beim Feten/Neugeborenen
Arcus aorticus I Arcus aorticus II Arcus aorticus III Arcus aorticus IV Arcus aorticus V Arcus aorticus VI	Zurückgebildet (kleiner Abschnitt der A. maxillaris) Zurückgebildet Gabelung von A. carotis interna et externa Arcus aortae, A. subclavia dextra, Truncus brachiocephalicus dexter Zurückgebildet A. pulmonalis sinistra et dextra, Ductus arteriosus, Lig. arteriosum
Aortae ventrales	A. carotis communis dextra et sinistra, A. carotis externa dextra et sinistra, Truncus brachiocephalicus
Aortae dorsales	A. carotis interna sinistra et dextra, Aorta descendens nach Verschmelzung der paarigen Anlage
Aa. omphalomesentericae	Truncus coeliacus, A. mesenterica superior et inferior
Aa. umbilicales	A. iliaca interna (Stamm) A. vesicalis superior, Lig. umbilicale mediale
Aa. segmentales laterales (hier Arterien der Urniere)	Aa. testiculares, Aa. ovaricae, Aa. suprarenales, Aa. renales
Kapillarplexus in Extremitätenanlagen	Arm- und Beingefäße
Vv. omphalomesentericae	V. portae, Lebersinusoide, Vv. hepaticae; Teilstück der V. cava inferior
V. umbilicalis	Ductus venosus; Lig. teres hepatis und Lig. venosum
Vv. praecardinales	V. brachiocephalica, Vv. subclaviae, V. cava superior (z. T.)
Vv. cardinales communes Vv. postcardinales	V. cava superior, Sinus coronarius Kaudaler Abschnitt der V. cava inferior und Vv. iliacae
Vv. subcardinales	Mittlerer Abschnitt der V. cava inferior
Vv. supracardinales	V. azygos et hemiazygos

5. Umgestaltung des embryonalen zum fetalen Kreislauf

Aus dem zunächst symmetrischen Gefäßsystem des Embryos differenziert sich durch Rückbildung primär angelegter Gefäßstrecken und Ausbildung neuer Strombahnen der fetale Kreislauf (Abb. 12-**12c**). Er stimmt mit dem des Erwachsenen bereits grundsätzlich überein. Die wichtigsten Vorgänge sind in Tabelle 12-**4** zusammengestellt.

6. Fetaler Kreislauf (Abb. 12-**12**)

Das in der Plazenta mit O_2 angereicherte Blut wird aus der **V. umbilicalis**, durch den **Ductus venosus** und zum geringeren Teil durch die Leber in die *V. cava inferior (untere Hohlvene)* geleitet. Hier mischt es sich mit dem CO_2-haltigen Blut aus der unteren Körperhälfte und gelangt in den rechten Vorhof. Die Klappe der V. cava inferior an der Einmündungsstelle lenkt den Blutstrom durch das Foramen ovale in den linken Vorhof. Nachdem es durch das Ostium atrioventriculare sinistrum in die linke Kammer floß, wird es bei der folgenden Kammerkontraktion durch die *Aorta ascendens* ausgetrieben und fließt durch die Aa. subclaviae in die Arme und Aa. carotis communes in den Hals/Kopfbereich.

Nach Passage der Kapillarstrecke im Gewebe wird das Blut über die *V. cava superior* wieder zum Herzen zurückgeleitet. Die V. cava superior führt also CO_2-reiches Blut. Es wird vom rechten Vorhof durch das Ostium atrioventriculare dextrum in die rechte Kammer geleitet, und bei der nächsten Kammerkontraktion in den *Truncus pulmonalis* und in die *Aa. pulmonales* ausgeworfen. Die Lungen funktionieren noch nicht; ihre Gefäße sind noch nicht erweitert. Deshalb wird ein Kurzschluß, der **Ductus arteriosus** (Tabelle 12-**4**), zur Aorta benutzt. Nach Einmündung des Ductus arteriosus mischen sich O_2-reiches und O_2-armes Blut, so daß sich der O_2-Gehalt in der *Aorta descendens* relativ verringert, aber für die Sauerstoffversorgung der unteren Körperhälfte ausreicht. Am Ende der *A. iliaca communis* (gemeinsame Beckenarterie) biegen die medial gelegenen Gefäßstrecken, die **Aa. umbilicales**, nach ventral und schließen sich nach Durchtritt durch den Nabelring in der Nabelschnur der V. umbilicalis an. Die Aa. umbilicales leiten zum Gasaustausch das CO_2-reiche Blut des Fetus zur Plazenta.

7. Umstellung des Fetalkreislaufs bei der Geburt

Nach Unterbrechung des Plazentakreislaufs steigt der CO_2-Druck im Blut des Kindes an. Das Atemzentrum wird angeregt; Atembewegungen setzen ein; die Lunge wird entfaltet und ihr Gefäßsystem durchströmt. Hierzu muß der Kurzschluß zwischen Pulmonalarterie und Aorta abgesperrt werden. Dies erfolgt durch Kontraktion der glatten Muskulatur in der Wand des Ductus arteriosus. Die jetzt durch die *Vv. pulmonales* zum linken Vorhof aus der Lunge zurückströmende Blutmenge führt zu einer Druckerhöhung im linken Vorhof bei einer Herabsetzung des Druckes im rechten Vorhof infolge der Unterbrechung des Plazentakreislaufs. Die Druckdifferenz führt zu einem funktionellen Verschluß des Foramen ovale, indem das Septum I an den verstärkten Rand des Septum II gepreßt wird; beide verwachsen erst später. Die Kontraktion der Muskulatur in der Wand der Nabelschnurgefäße verhindert einen Blutverlust durch Reflux nach Durchtrennung der Nabelschnur.

Rudimente der Gefäße des Fetalkreislaufs beim Erwachsenen

Vom Ductus venosus bleibt das **Lig. venosum** (Abb. 13-**34**, S. 597), von der intraabdominalen Verlaufsstrecke der V. umbilicalis das **Lig. teres hepatis** (Abb. 13-**34**, S. 561, 597). Aus den Aa. umbilicales leiten sich die **Ligg. umbilicalia medialia** ab (Abb. 9-**22**, S. 258). Der proximale Stamm der Nabelarterie wird zur **A. iliaca interna** und **A. vesicalis superior**, der Ductus arteriosus zum **Lig. arteriosum**.

Mißbildungen

Hemmungsmißbildungen entstehen, wenn der Ductus arteriosus nicht verschlossen wurde (vgl. Mißbildungen des Herzens). – Wurde der linke 4. Aortenbogen zurückgebildet, dann entwickelt sich ein rechtsseitiger *rechter Arcus aortae*. – Ein „*doppelter Aortenbogen*", der ringförmig Trachea und Ösophagus umschließt, wird auf eine mangelhafte Rückbildung der rechten dorsalen Aorta zurückgeführt. – Bei der *Aortenisthmusstenose* ist die Aorta oberhalb oder unterhalb der Mündung des Ductus arteriosus eingeengt. Die Ursache ist nicht geklärt. Sie hängt vielleicht mit einem Übergreifen des normalen Rückbildungsmechanismus der Ductus auf die Aortenwand zusammen.
Abnorme Gefäßabgänge werden bei der A. subclavia dextra beobachtet. Sie zweigt aus der Aorta direkt ab, oft nach dem Abgang der A. subclavia sinistra. Sie zieht meist hinter dem Ösophagus zur rechten Extremität und führt dann zur Kompression der Speiseröhre mit Schluckbeschwerden. – Eine linke V. cava superior oder eine Verdoppelung dieses Gefäßes ist eine Folge irregulärer Rückbildung der Kardinalvenen.

II. Cor, Herz

Das Herz ist ein muskuläres Hohlorgan, das zur Blutbeförderung in den Kreislauf eingeschaltet ist. Eine Scheidewand gliedert es in eine linke und eine rechte Hälfte. Die linke ist dem Körperkreislauf, die rechte dem Lungenkreislauf zugeordnet. Beide Hälften sind in Vorhof, **Atrium**, und Kammer, **Ventriculus**, unterteilt (Abb. 12-**15**). Die Richtung, in der das Herz von Blut durchströmt wird, wird von Ventilen, **Herzklappen**, bestimmt, die ungefähr in einer Ebene, der **Ventilebene** liegen (Abb. 12-**16**, 12-**19**).
Das Volumen des Herzens entspricht ungefähr der geschlossenen Faust des Menschen. Das Ge-

wicht beträgt 250–300 g. Es schlägt bei einer Pulsfrequenz von 70 Schlägen/min im Tag ungefähr 100000mal und transportiert dadurch annähernd 7500 l Blut durch den Körper. Das Schlagvolumen, d. h. die Blutmenge, die bei jedem Herzschlag ausgeworfen wird, beträgt in Ruhe ungefähr 80 ml.

1. Gestalt (Abb. 12-**15**)

Die Gestalt des Herzens wird mit einem aufgebauchten Kegel verglichen, dessen Grundfläche, *Herzbasis,* nach rechts hinten oben und dessen Spitze, *Apex cordis,* nach links unten gerichtet ist; die Achse verläuft also *in situ* schräg. Damit ergeben sich von selbst die Namen der Flächen: *Facies sternocostalis, Facies diaphragmatica* und *Facies pulmonalis.* Äußerlich erkennbar markieren sich die Grenzen zwischen **Ventriculus sinister** und **Ventriculus dexter** durch den *Sulcus interventricularis anterior* und *posterior,* die sich rechts seitlich der Herzspitze in der *Incisura apicis cordis* treffen. Die Herzspitze selbst wird von der Muskulatur der linken Kammer gebildet. Die Grenze zwischen Ventrikel und Atrien ist äußerlich durch den *Sulcus coronarius* gekennzeichnet. **Atrium sinistrum** und **dextrum** besitzen Blindsäcke, die *Herzohren, Auriculae cordis.* Sie umgreifen ventralwärts die großen Gefäßstämme. Der seichte *Sulcus terminalis* trennt die V. cava superior vom rechten Vorhof. Der Ventriculus dexter geht in Gestalt des *Conus arteriosus* in den Truncus pulmonalis über.
Die Lage der Gefäßstämme, Truncus pulmonalis und Aorta, V. cava inferior und superior und Vv. pulmonales erleichtern die Orientierung am Herzen. *In situ* liegt die Verlaufsrichtung der V. cava inferior und superior in einer vertikalen Achse; der Austritt des Truncus pulmonalis liegt ventral von der Aorta. Die (meist) 4 Vv. pulmonales erreichen von der Seite her das Atrium sinistrum (Abb. 12-**15**).

2. Binnenräume

Sie werden in der Strömungsrichtung des Blutes geschildert, zuerst für den Lungen-, dann für den Körperkreislauf (Abb. 12-**16a, b**).

Atrium dextrum

Das Atrium dextrum nimmt die Vv. cavae und die Herzvenen auf. An der Mündung der V. cava inferior (*Ostium v. cavae inferioris*) befindet sich

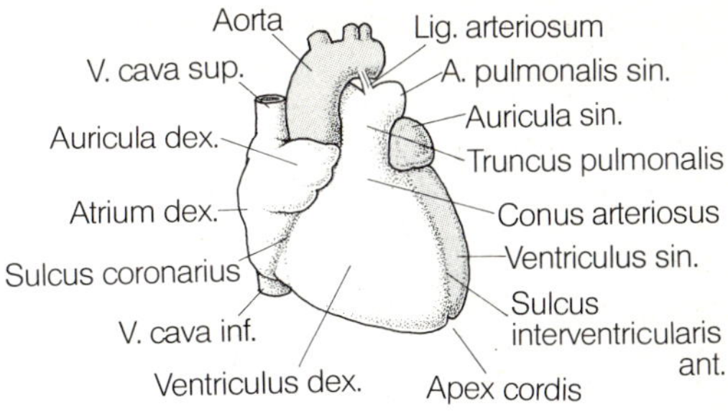

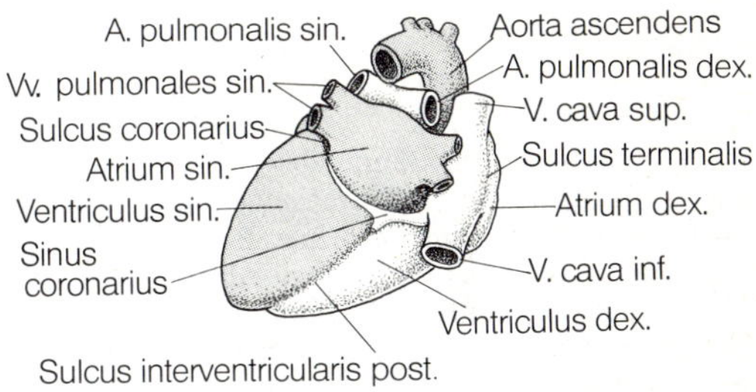

Abb. 12-15. Ansicht des Herzens und der großen Gefäßstämme von vorne *(oben)* und von hinten *(unten).* Das linke Herz mit zugehörigen Gefäßen ist durch *hellen Raster* hervorgehoben. In der unteren Abb. ist das Lig. arteriosum nicht gezeichnet

als Rest des embryonalen Herzens die sichelförmige *Valvula v. cavae inferioris* (Valvula Eustachii). Ein ähnliches Relikt, die *Valvula sinus coronarii* (Valvula Thebesii), liegt an der Mündung des Sinus coronarius, der das venöse Blut aus der Wand des Herzens in den Vorhof leitet. Die Vorhofwand zwischen den Ostien der beiden Hohlvenen ist glatt. An der *Crista terminalis* (ihr entspricht außen der *Sulcus terminalis*) beginnt die aus dem embryonalen Atrium hervorgegangene Herzmuskelwand. Sie ist charakterisiert durch das Relief „kammförmiger" Muskelbälkchen, *Mm. pectinati,* die bevorzugt in Richtung Spitze des Herzohres ausgerichtet sind. Mediale Begrenzung des Atriums ist das *Septum interatriale.* Hier liegt als Rest einer Einrichtung des Fetalkreislaufes (Foramen ovale, S. 527) die *Fossa ovalis.* Sie wird umrahmt von einem Muskelwulst, *Limbus fossae ovalis.* Nach ventral setzt sich das Atrium dextrum in das rechte Herzohr, *Auricula (atrialis) dextra* fort.

Valva atrioventricularis dextra. Sie bildet die Grenze zur rechten Kammer. Die Valva atrioventricularis dextra besteht aus dünnen Membranen, die von Sehnenfäden, *Chordae tendineae,* gehalten werden. Dieser Konstruktionstyp der Herzklappe wird als Segelklappe, *Valva cuspida-*

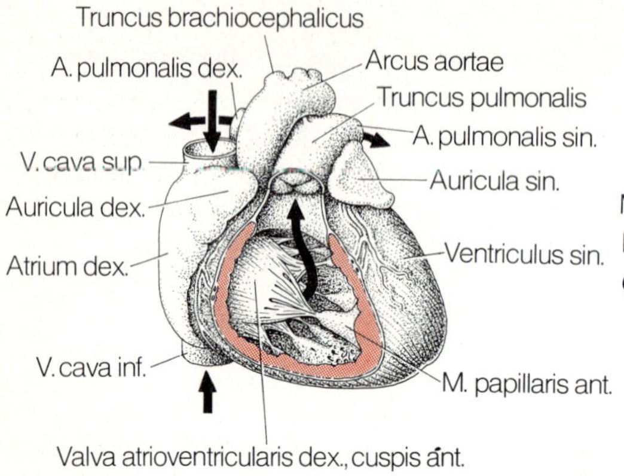

a

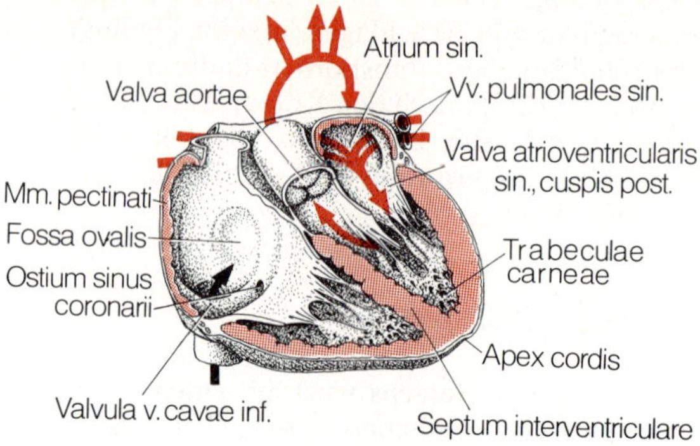

b

Abb. 12-16 a, b. Binnenräume des Herzens und Richtung des Blutstromes. **a** Durch einen Frontalschnitt wurde die rechte Kammer eröffnet. Beachte die Koronargefäße in den Sulci (vgl. hierzu Abb. 12-**17**, 12-**20**). **b** Durch einen weiter dorsal geführten Schnitt wurden noch der rechte Vorhof, die linke Kammer und der linke Vorhof eröffnet. Die Ausströmungsbahn und der Anfangsteil der Aorta (Pars ascendens) sind frei präpariert und so gedreht, daß die Aortenklappe sichtbar wird. Beachte, daß die Vorhof- und Kammermuskulatur *(roter Raster)* nicht ineinander übergehen. Im Sulcus coronarius Querschnitte durch die Koronargefäße. (Nach Kahle et al., 1986)

lis, bezeichnet. Die rechte Atrioventrikularklappe ist aus 3 Segeln zusammengesetzt, einer *Cuspis septalis, anterior* und *posterior* (Abb. 12-**17**). Vereinfachend spricht man von der *Trikuspidalklappe.* Die Cuspis septalis entspringt z. T. an der Pars membranacea des Septum interventriculare. Durch das *Ostium atrioventriculare* zwischen den freien Rändern der Segel gelangt das Blut in die rechte Kammer.

Ventriculus dexter

Seine Wand ist erheblich dünner als die des Ventriculus sinister (Abb. 12-**17**). Innen besteht sie aus einem Schwammwerk einzelner Muskelbälkchen, *Trabeculae carneae,* und den 3 Papillarmuskeln, *M. papillaris anterior, posterior* und *Mm. papillares septales.* An den Papillarmuskeln sind die Sehnenfäden, *Chordae tendineae,* der Segelklappen befestigt. Sie lassen eine bestimmte Zu- und Anordnung erkennen, die aus Abb. 12-**17** ersichtlich ist. Die Kammerscheidewand, das *Septum interventriculare,* buchtet sich in das Kammerlumen vor. Von der Scheidewand zieht die *Trabecula septomarginalis* zum M. papillaris anterior. Neben der Anheftungsstelle der Cuspis septalis hat sich als Relikt des embryonalen Herzens die *Pars membranacea septi interventricularis* erhalten. Die Fortsetzung des Ostium atrioventriculare bezeichnet man als Einströmungsbahn (Abb. 12-**18**) der rechten Kammer. Sie biegt spitzwinklig an der Herzspitze in die

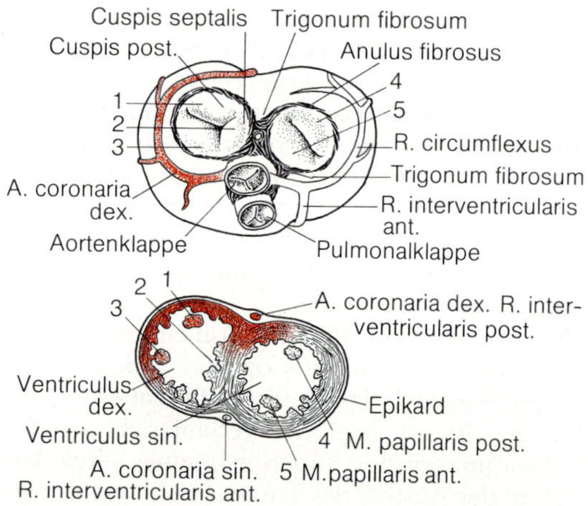

Abb. 12-17. *Oben* Ventilebene mit Herzskelett, Klappen und Koronargefäßen; Vorhofsmuskulatur abpräpariert, Ansicht von oben. *Rot,* A. coronaria dextra; *weiß,* A. coronaria sinistra; *2,* Cuspis septalis; *3,* Cuspis anterior der Trikuspidalklappe; *4,* Cuspis posterior; *5,* Cuspis anterior der Bikuspidalklappe. *Unten* Querschnitt durch die beiden Kammern. Die Zuordnung der Papillarmuskeln zu den Klappen ist aus der entsprechenden Bezifferung in beiden Abb. ersichtlich. *Rot unterlegt,* Versorgungsgebiet der A. coronaria dextra Die Stellung der beiden Abb. zueinander entspricht der Torsion des Herzens

glattwandige Ausströmungsbahn um und endet im *Conus arteriosus.* Er setzt sich fort in den *Truncus pulmonalis.*

Valva trunci pulmonalis. Am Übergang des rechten Ventrikels in den Truncus pulmonalis liegt eine Ventileinrichtung, die dem Bau nach die Bezeichnung *Taschen-* oder *Semilunarklappe* (*Valvula semilunaris*) führt. Die 3 halbmondförmigen membranartigen Bildungen (Abb. 12-**17**) entspringen aus der Wand des Truncus wie Schwalbennester. Die freien Ränder sehen nach oben. Sie sind in ihrer Mitte verstärkt durch sichelförmige Einlagerungen von Kollagenfasern, *Lunulae valvularum semilunarium,* und in der Mitte durch eine knötchenförmige Verdickung, *Nodulus valvulae semilunaris.* Der Lage nach werden eine Valvula semilunaris anterior, dextra und sinistra unterschieden. Die gesamte Einrichtung ist die *Pulmonalklappe, Valva trunci pulmonalis,* durch deren Ostium das CO_2-reiche Blut in den Truncus pulmonalis und dann weiter durch die beiden Aa. pulmonales in die Lunge gelangt.

Atrium sinistrum

In den linken Vorhof münden beiderseits die beiden Vv. pulmonales ein, *Ostia venarum pulmonalium.* Die Vorhofwand ist relativ dünn. Das Innenrelief besteht aus *Mm. pectinati.* Wie auf der rechten Seite endet auch hier der Vorhof in der *Auricula* (sinistra).

Valva atrioventricularis sinistra. Sie gleicht dem Bau nach der Valva atrioventricularis dextra. Sie besteht jedoch nur aus 2 Segeln, weshalb sie als *Valva bicuspidalis* oder *Mitralklappe* bezeichnet wird. Die Stellung der Cuspis anterior und posterior ist aus Abb. 12-**17** ersichtlich. Durch das *Ostium atrioventriculare sinistrum* strömt das O_2-reiche Blut in den linken Ventrikel.

Ventriculus sinister

Die linke Kammer ist, wie der Querschnitt zeigt (Abb. 12-**17**), außerordentlich muskelstark. Das Innenrelief bilden die *Trabeculae carneae* und der *M. papillaris anterior* und *posterior.* Beide dienen den Chordae tendineae der Mitralklappe als Befestigung. Die Einströmungsbahn biegt an der Herzspitze in die Ausströmungsbahn um und leitet das Blut zum *Ostium aortae* (Abb. 12-**16**).

Valva aortae. Am Übergang zur Aorta befindet sich die Aortenklappe, Valva aortae. Sie setzt sich aus 3 kräftig gebauten Taschenklappen (*Valvula semilunaris dextra, sinistra* und *posterior*) zusammen (Abb. 12-**17**). Kurz oberhalb der Anheftungsstelle der Taschenklappen buchtet sich die Aortenwand zu den *Sinus aortae* (Valsalvae) aus. Hier entspringen die *Aa. coronariae* (S. 537). Die den Sinus entsprechende, von außen sichtbare Anschwellung der Aorta bezeichnet man als *Bulbus aortae* (Abb. 12-**28 d**). An ihn schließt sich die Pars ascendens aortae an, durch die das Blut in den Körperkreislauf gepumpt wird.

3. Wandbau und mikroskopische Anatomie

Die Dreischichtung des Herzens ist bereits embryonal vorgezeichnet (s. oben). Der Endothelschlauch wird zum Endokard, der Myoepikardmantel zu Myokard und Epikard.

Endokard

Das Endokard kleidet die Hohlräume des Herzens vollständig aus, überzieht also auch Papillarmuskeln, Trabeculae carneae und Chordae tendineae. Das Endokard besteht aus einer einschichtigen Lage von **Endothelzellen**, die in der Systole kubisch gestaucht, in der Diastole flach abgeplattet werden. Der 2. Bestandteil ist die Basalmembran mit dem locker gebauten subendothelialen Bindegewebe. Das darauf folgende **subendokardiale Bindegewebe** stellt die Verbindung zur Muskulatur her. Das subendokardiale Bindegewebe enthält elastische Netze und verzweigte glatte Muskelzellen. Sie bilden ein elastisch-muskulöses System zur Anpassung an die Volumensänderungen. Eingebaut sind in das subendokardiale Bindegewebe die Verzweigungen des **Erregungsleitungssystems**. Blutgefäße fehlen.
Besondere Differenzierungen des Endokards sind die **Herzklappen**. Ihr subendokardiales Bindegewebe ist wegen der großen mechanischen Beanspruchung (S. 536) reich an kollagenen Fasern. Das Endothel überzieht Ober- und Unterseite. Eigene Blutgefäße fehlen auch ihnen. Dafür sind sie nervenfaserreich.

Myokard

Das Myokard ist aus typischem Herzmuskelgewebe (S. 73) aufgebaut; es stellt die Arbeitsmuskulatur des Herzens dar. Im Bereich der beiden Vorhöfe liegen Herzmuskelzellen, die über die Fähigkeit verfügen, Vorstufen eines Hormons, **Cardiodilatin,** zu bilden. In den Kammerwänden aggregieren die netzartig untereinander verbundenen Zellstränge zu makroskopisch sichtbaren Bündeln. Präparatorisch läßt sich ein schraubiger Verlauf feststellen (Abb. 12-**18**), in-

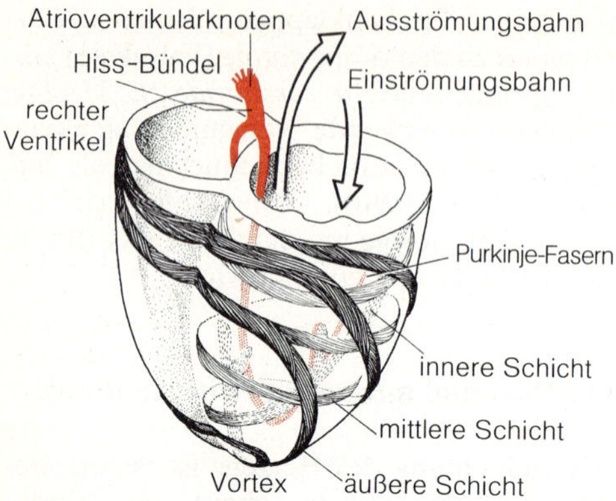

Abb. 12-18. Verlaufsrichtung der Herzmuskulatur. Die Schichtenbildung beruht auf dem unterschiedlichen Steigungswinkel spiralig verlaufender Bündel von Herzmuskelfasern. *Rot,* Erregungsleitungssystem. Sinusknoten nicht gezeichnet. (Nach Puff, 1960)

dem von einer äußeren, beide Kammern umgebenden Schicht Bündel ausscheren und im Gebiet einer jeden Herzhälfte in eine fast zirkuläre Verlaufsrichtung einbiegen. Sie bilden die mittlere Schicht der Kammermuskulatur, die bei der Systole bevorzugt tätig wird. Dann ziehen die Fasern steil aufwärts und erscheinen als innerste Schicht. Sie enden z. T. in den Papillarmuskeln und Trabeculae carneae. Der **Vortex cordis** kommt dadurch zustande, daß sehr steil verlaufende oberflächlich gelegene Bündel an der Spitze direkt in die entgegengesetzte Verlaufsrichtung in die Tiefe umbiegen. Die 3 „Schichten" sind durch lockeres Bindegewebe voneinander getrennt. Die Konstruktion ist am linken Ventrikel besonders deutlich. Die Wand des rechten Ventrikels und die der Vorhöfe besteht nur aus 2 sich überkreuzenden Schichten.

Hinweis. Unter Herzmuskelfasern versteht man zu Strängen aggregierte Herzmuskelzellen.

Unterschiede zwischen dem Myokard der rechten und linken Herzkammer bestehen außerdem hinsichtlich der Packungsdichte der Muskulatur und der O_2-Versorgung. Links verlaufen die Muskelzellen eng benachbart, rechts weiter voneinander entfernt. Obgleich sowohl rechts als auch links auf je 1 kontraktile Muskelzelle 1 Kapillare kommen, ist die Relation der Oberfläche der Kapillaren zur Oberfläche der Muskelfasern in der rechten Kammerwand deutlich günstiger (1:2) als links (1:2,9). Dies hat zur Folge, daß die rechte Kammer bezüglich der Anflutung von O_2 etwa um ⅓ besser gestellt ist als die linke. Aber auch Zellgifte und Medikamente erreichen die Muskulatur rechts besser als links.

Klinischer Hinweis. Wegen der ungünstigen O_2-Versorgung treten Infarkte häufiger links, wegen verbesserter Zuleitung von Giften toxische Schäden häufiger rechts auf.

Herzskelett

Es besteht im wesentlichen aus straffem Bindegewebe. Seine Bestandteile sind ein **Anulus fibrosus dexter** und **sinister** zwischen Vorhöfen und Kammern sowie je ein Faserring für die Wurzel des Truncus pulmonalis und der Aorta (Abb. 12-**17 a**). Die Zwickel zwischen den beiden Anuli fibrosi und dem Faserring um die Aortenwurzel (Abb. 12-**17 a**) werden von Faserknorpel gebildet und als **Trigona fibrosa** bezeichnet. Sie versteifen und verbinden die Faserringe. Eine Öffnung im Trigonum fibrosum dextrum bleibt für den Durchtritt des Stammes des His-Bündels (s. unten) ausgespart.
Am Herzskelett heften sich die Herzklappen und die Vorhof- und Kammermuskulatur an. Infolgedessen steht die Arbeitsmuskulatur des Vorhofs und der Kammer nicht in kontinuierlicher Verbindung (Abb. 12-**16 b**), sondern endet bzw. beginnt am Herzskelett. Auch das Bindegewebe zwischen den 3 „Schichten" des Myokards strahlt in die Anuli fibrosi ein. Ferner befestigt sich an seiner Unterseite die Pars membranacea septi interventricularis.
Topographisch entspricht das Herzskelett der Ventilebene. Sie projiziert sich am Herzen auf den Sulcus coronarius. Die Stellung der Aorten- und Pulmonalklappe ist aus Abb. 12-**17** zu entnehmen.

Epikard, Lamina visceralis pericardii serosi

Es läßt den charakteristischen Bau der Serosa erkennen, die starken Volumenschwankungen ausgesetzt ist. Die Blutgefäße des Herzens sind in das subepikardiale Fettgewebe eingelagert. Es nivelliert die Furchen, so daß eine geschlossene Oberfläche zustande kommt. Bei überreichlicher Fetteinlagerung resultiert eine Beeinträchtigung der Herzfunktion.

4. Herzmuskelautomatie Erregungsleitungssystem und Herznerven

Die Funktion des zentralen Kreislauforgans ist mehrfach gesichert und wird automatisch den jeweiligen Erfordernissen der Körpertätigkeit angepaßt. Verantwortlich für die Herzmuskelautomatie sind das

- **Erregungsbildung- und Erregungsleitungssystem** (kurz: Erregungsleitungssystem) und die
- **Herznerven**.

Erregungsleitungssystem

Das Erregungsbildungs- und -leitungssystem induziert und steuert die rhythmischen Kontraktionen der Arbeitsmuskulatur des Herzens. Es arbeitet autonom. Das System setzt sich aus einem Zentrum für die Erregungsbildung und aus eigenen Bahnen für die Erregungsleitung zusammen. Aufgebaut ist es aus modifiziertem, sog. spezifischem Herzmuskelgewebe, das sich präparatorisch bis zu seinen subendokardialen Verzweigungen darstellen läßt. Das System besteht aus (Abb. 12-**18**)
- **Sinusknoten**
- **Atrioventrikularknoten**
- **Atrioventrikularsystem**.

Sinusknoten (Nodus sinuatrialis, *Keith-Flack-Knoten*). Er liegt in der Wand des rechten Vorhofs im Sulcus terminalis, im Winkel zwischen V. cava superior und rechtem Herzohr. Er steht mit der Arbeitsmuskulatur des Vorhofs in Verbindung.
Zwischen Sinusknoten und dem folgenden Abschnitt des Erregungsleitungssystem, dem Atrioventrikularknoten, bestehen keine sicher nachweisbaren Verbindungen durch spezifisches Muskelgewebe. *Die Erregung, die im Sinusknoten gebildet wird, muß also über die Arbeitsmuskulatur zum AV-Knoten geleitet werden.*

Atrioventrikularknoten (Nodus atrioventricularis, *Aschoff-Tawara-Knoten*). Er liegt am Boden des rechten Vorhofs neben dem Septum interatriale auf dem Trigonum fibrosum dextrum dicht neben der Mündung des Sinus coronarius. Das spezifische Gewebe, aus dem er aufgebaut ist, setzt sich kontinuierlich fort in das

Atrioventrikularsystem (*AV-System*). Die Erregungsleitung erfolgt zuerst im **His-Bündel, Truncus fasciculi atrioventricularis**. Es durchsetzt das Trigonum fibrosum dextrum und teilt sich hinter der Pars membranacea septi in ein **Crus dextrum** und **sinistrum**. Man kann sagen, das His-Bündel „reitet auf dem Septum interventriculare". Die Crura (*Kammerschenkel*) ziehen zu beiden Seiten des Septum subendokardial herzspitzenwärts und zweigen sich auf. Einige Äste biegen in Richtung Herzbasis um. Diese und die Endverzweigungen des Kammerschenkels bilden das Netz der **Purkinje-Fasern**, die in der Arbeitsmuskulatur, bevorzugt in den Papillarmuskeln, enden. Eine Abzweigung des Crus dextrum zieht in der Trabecula septomarginalis (Moderatorband) zum vorderen Papillarmuskel. Das Crus sinistrum teilt sich in 2 Äste auf, die in ihren Verzweigungen dem Gebiet des vorderen und hinteren Papillarmuskels entsprechen.

Klinischer Hinweis. Zwar ist in der Regel das His-Bündel die einzige muskuläre Verbindung zwischen Vorhof und Kammer, gelegentlich kommen jedoch Nebenverbindungen vor, die das Herzskelett an verschiedenen Stellen überbrücken. Dies führt zu einer Doppelerregung der Kammermuskulatur (Wolff-Parkinson-White-Syndrom).

Mikroskopische Anatomie. Das Baumaterial des Erregungsleitungssystems sind sarkoplasmareiche fibrillenarme Herzmuskelzellen. Der Gehalt an Mitochondrien ist gering; gleichzeitig ist die Aktivität oxidativer Enzyme im Erregungsleitungssystem geringer als in der Arbeitsmuskulatur. Bei manchen Tieren zeichnen sich die Purkinje-Fasern durch besonderen Glykogenreichtum aus. Die Purkinje-Fasern stehen mit der Arbeitsmuskulatur durch Zellkontakt in Verbindung, ohne synapsenähnliche Strukturen auszubilden.

Funktioneller und klinischer Hinweis. Es hat sich gezeigt, daß die einzelnen Anteile des Reizleitungssystems funktionell nicht gleichwertig sind. Der Sinusknoten (auch **Schrittmacher** genannt, weil er die Herzfrequenz bestimmt) induziert eine Schlagfrequenz von 70/min. Im AV-Knoten erfolgt eine Verzögerung der Erregungsleitung von 0,1 s. Bei Ausfall des Sinusknotens übernimmt der AV-Knoten die Erregungsbildung. Die Schlagfrequenz des Herzens beträgt dann aber nur noch 50/min. Fällt auch noch der AV-Knoten aus, dann resultiert eine völlige Dissoziation zwischen Vorhof- und Kammersystole. Die Systole der Kammer erfolgt nur noch 20/min.

Herznerven

Die Herznerven passen die Herztätigkeit der Körpertätigkeit an. Die Steuerung erfolgt über das vegetative Nervensystem. Hierbei wirken die *Nn. cardiaci* des Sympathikus beschleunigend, die *Rr. cardiaci* des Parasympathikus (N. vagus) verlangsamend. Die Erregungsleitung erfolgt über Verzweigungen des
- **Sympathikus**
  - ***Nn. cardiaci cervicales superiores***
  - ***Nn. cardiaci cervicales medii***
  - ***Nn. cervicales inferiores***
  - ***Nn. cardiaci thoracici***
- **N. vagus**
  - ***Rr. cardiaci cervicales superiores***
  - ***Rr. cardiaci cervicales inferiores***
  - ***Rr. cardiaci thoracici***

Die Herzäste beider Anteile des vegetativen Nervensystems bilden zwischen Aorta und Truncus pulmonalis den **Plexus cardiacus**. Hier vermischen sich beide Faserarten. Während die Nerven des Sympathikus bereits postganglionäre Fasern führen, erfolgt die Umschaltung des N. vagus auf die postganglionäre Strecke durch Nervenzellen, die im Gebiet der Herzbasis und des Vorhofs liegen. Die Endverzweigungen des Plexus erreichen die Arbeitsmuskulatur, v. a. aber den Sinus- und AV-Knoten. Sie schließen sich in ihrem Verlauf den Herzkranzgefäßen an. Die Beeinflussung des Sinusknotens besteht in einer Beschleunigung oder Verlangsamung, die Beeinflussung des AV-Knotens dagegen in einer Veränderung der Verzögerungsdauer. Andere Verzweigungen des Plexus cardiacus erreichen das Epikard. Sie führen afferente sensible Fasern, die der Schmerzleitung dienen.

5. Herzaktion

Der Pumpmechanismus des Herzens (Abb. 12-**19**) beruht auf der koordiniert ablaufenden
- **Kontraktion und Erschlaffung der Arbeitsmuskulatur** sowie der
- **Tätigkeit der Herzklappen**.

Arbeitsmuskulatur. Die Kontraktion der Arbeitsmuskulatur wird als **Systole** bezeichnet. Sie alterniert mit einer Erschlaffung der Muskulatur, **Diastole**. Rechte und linke Herzhälfte arbeiten hierbei synchron.
Eingeleitet wird die Herztätigkeit mit einer Erregungsbildung im Sinusknoten, die innerhalb von 0,1 s zur Kontraktion der Vorhöfe führt (*Vorhofsystole*). Unterdessen läuft die Erregung über die Arbeitsmuskulatur des rechten Vorhofs zum AV-Knoten. Er sorgt bei normaler Herztätigkeit für eine Verzögerung von 0,1 s, bis die Erregungswelle im His-Bündel an die Kammermuskulatur weitergeleitet wird und die *Kammersystole* einsetzt. Zuerst kontrahiert sich der rechte vordere Papillarmuskel, dann folgen die anderen. Während die Ventilebene in Richtung Herzspitze verlagert wird, kontrahiert sich das Gebiet der Einströmungsbahn. Der entsprechend der Muskelanordnung (Abb. 12-**18**) fortschreitende Kontraktionsablauf drängt das Blut zur Ausströmungsbahn. Das Austreiben des Blutes bis auf eine Restmenge beruht also auf der *Kontraktion des Myokards mit Auspressen des Muskelschwammes und dem* **Tiefertreten der Ventilebene.**
Hierbei wird gleichzeitig das Volumen der in der Diastole befindlichen (durch den Unterdruck im

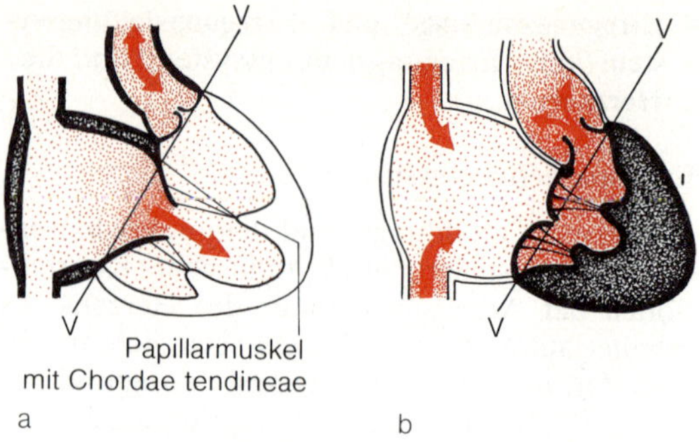

Abb. 12-**19 a, b.** Schema der Herzaktion. Abschnitte in der Systole sind *dunkel*, in der Diastole *hell*. *V*, Ventilebene. **a** In der Vorhofsystole strömt das Blut durch das Ostium zwischen den Segelklappen in die Kammer. **b** In der Kammersystole wird durch Tiefertreten der Ventilebene, Verschluß des Atrioventrikularostiums und Kontraktion der Kammermuskulatur das Blut in die Schlagader ausgeworfen, deren elastische Wand gedehnt wird. Es strömt wieder Blut in den Vorhof nach. **a** Kammerdiastole: das in die Schlagader ausgeworfene Blut schließt die Taschenklappen und wird dadurch am Rückstrom in den Ventrikel gehindert. (Nach Kahle et al., 1986)

Herzbeutel/Pleuraraum offengehaltenen) Vorhöfe vergrößert. Blut wird aus den Venen angesaugt, d. h. es strömt entsprechend der Druckdifferenz nach. Herznahe Venen stehen infolgedessen unter der „Saugwirkung" des Herzens, die durch die Atemmechanik unterstützt wird. Die Retraktionskraft der Lunge übt nämlich auf die Venenwände einen Sog aus (ganz besonders bei Inspiration) und hält sie offen.

Herzklappen. Erst durch den Einbau der Ventile wird das Herz voll funktionsfähig. Die Funktion der Atrioventrikularklappen beruht darauf, daß das Blut bei der Systole die Segel bläht, die sich mit ihren Rändern dicht aneinanderlegen. Die Sehnenfäden verhindern, daß sie in den Vorhof zurückschlagen. Der Schluß der Aorten- und Pulmonalklappe wird durch das in die beiden elastisch dehnbaren (Abb. 12-**19**) Schlagadern ausgeworfene Blut herbeigeführt.

Klinischer Hinweis. Störungen des Klappenmechanismus führen zur erheblichen Beeinträchtigung der Herztätigkeit. So strömt bei **Klappeninsuffizienz** (unvollständiger Klappenschluß) ein Teil des Blutes wieder in die Kammer zurück. Eine Einengung der Ostien, **Stenose**, bedingt eine erhöhte Muskeltätigkeit und führt zu einer **Hypertrophie der Arbeitsmuskulatur** des Herzens.

6. Blut- und Lymphgefäße

Ein Muskel, der zeitlebens in Tätigkeit ist und für körperliche Höchstleistungen über eine beträchtliche Reserve verfügen muß, bedarf einer optimal anpaßbaren Versorgung mit Sauerstoff. Sie wird von den den beiden Herzkranzgefäßen, **Aa. coronariae cordis** (Abb. 12-**20**), den Vasa privata des Herzens übernommen. Sie und die rückführenden Venenstämme fügen sich in die Sulci ein, sind in Fettgewebe eingebettet und werden von Epikard überzogen. Die folgende Darstellung bezieht sich auf den Normalfall (50%), **ausgeglichener Typ** (Abb. 12-**21 a**).

A. coronaria sinistra (Abb. 12-**20**)

Sie entspringt im Sinus aortae sinister oberhalb des freien Randes der linken Aortenklappe, zieht zwischen linkem Herzohr und Truncus pulmonalis nach vorn und teilt sich in den

- **R. circumflexus**, der im Sulcus coronarius sinister bis zur Facies diaphragmatica verläuft. Er gibt ab
  - ***R. atrialis*** an den Vorhof - auch als R. anastomoticus bezeichnet, da er mit einem entsprechenden Ast der rechten Koronararterie anastomosiert
  - ***R. marginalis sinister*** zur Kammer
  - ***R. atrialis intermedius*** an der Rückseite zum Vorhof
- **R. interventricularis anterior**, der im Sulcus interventricularis anterior bis zur Herzspitze zieht. Er gibt ab
  - ***einen Ast zum Conus arteriosus***
  - ***R. lateralis*** zur Vorderwandmuskulatur der linken Kammer
  - ***Rr. interventriculares septales***, die die vorderen ⅔ der Kammerscheidewand versorgen (Abb. 12-**21**).

Versorgungsgebiete. Linker Vorhof, Wand des linken Ventrikels einschließlich eines Großteils des Septum interventriculare und eines kleinen Anteils der Vorderwand der rechten Kammer (Abb. 12-**17**, 12-**21**).

A. coronaria dextra (Abb. 12-**20**)

Sie entspringt im Sinus aortae dexter, verläuft zunächst auf der Vorderseite unter dem rechten Herzohr fast senkrecht im Sulcus coronarius dexter nach unten und biegt in den Sulcus interventricularis posterior ab, dem sie als

- **R. interventricularis posterior** auf der Facies diaphragmatica bis zur Herzspitze folgt.

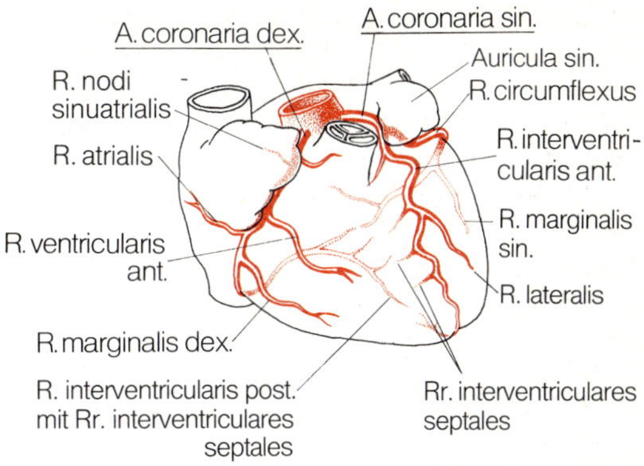

Abb. 12-20. Äste der A. coronaria sinistra und dextra. Anastomosen nicht gezeichnet z. B. zwischen den Rr. septales des R. interventricularis anterior und posterior, zwischen dem R. circumflexus und der A. coronaria dextra. Von der A. coronaria dextra zieht als 1. Ast der R. coni arteriosi (nicht bezeichnet) zum Conus arteriosus. Vom R. circumflexus zieht zur Seitenwand der linken Kammer der R. marginalis sinister (nicht bezeichnet)

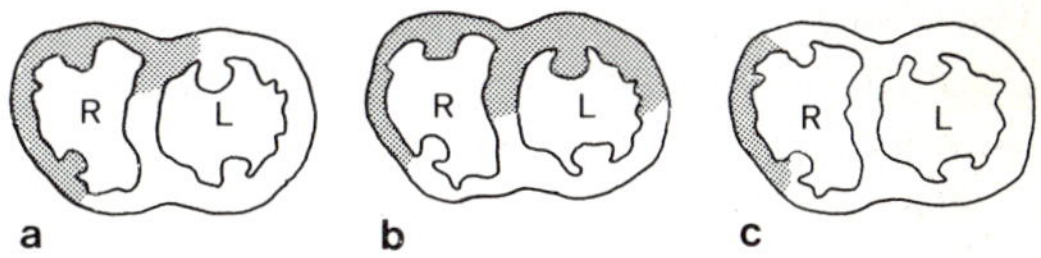

Abb. 12-21 a–c. Versorgungsgebiet der A. coronaria sinistra *(hell)* und der A. coronaria dextra *(dunkel)* im Bereich der Ventrikel. **a** Versorgungsgebiet beim ausgeglichenen Typ; **b** beim Überwiegen der A. coronaria dextra (Rechtstyp); **c** beim Überwiegen der A. coronaria sinistra (Linkstyp). *R*, rechter Ventrikel; *L*, linker Ventrikel. (Nach Töndury, 1970)

Auf der Vorderseite werden abgegeben

- ***R. coni arteriosi***
- ***Rr. atriales***
- ***R. ventricularis anterior***
- ***R. marginalis dexter*** (kräftiger Ast) zur Versorgung der Vorder- und Seitenwand der Kammer.

Auf der Rückseite des Herzens werden abgegeben

- ***R. atrialis intermedius*** zum Vorhof
- ***Rr. interventriculares septales*** als Endast zur Kammerscheidewand.

Zu den wichtigen Zentren des Erregungsleitungssystems ziehen der

- ***R. nodi sinuatrialis***
- ***R. nodi atrioventricularis.***

Versorgungsgebiet: Rechter Vorhof, rechte Kammer (Abb. 12-**17 b**), hinterer Abschnitt des Septum interventriculare, Sinus- und AV-Knoten.

Abweichungen von dem zunächst besprochenen ausgeglichenen Typ, der ungefähr 50% ausmacht, ist ein Überwiegen des Versorgungsgebietes der A. coronaria sinistra (**Linkstyp**, Abb. 12-**21c**) oder ein Überwiegen der A. coronaria dextra (**Rechtstyp**, Abb. 12-**21b**) zu beobachten.

Anastomosen. Obwohl zwischen den Endverzweigungen der beiden Koronararterien zahlreiche Anastomosen bestehen, reichen sie für einen funktionierenden Kollateralkreislauf nicht aus. Es handelt sich also um **funktionelle Endarterien**.

Klinischer Hinweis. Bei einer Einengung des Lumens der Koronararterien sind diese bei einer Leistungssteigerung nicht mehr in der Lage, sich zu erweitern und die notwendige Blutmenge dem Herzmuskel zur Verfügung zu stellen. Es tritt das Symptom der **Angina pectoris** auf. Stellt sich ein schwerwiegendes Mißverhältnis von Sauerstoffangebot und -bedarf ein, dann kommt es zum **Myokardinfarkt**, d. h. zu einem Untergang von Herzmuskelgewebe und eventuell von Anteilen des Erregungsleitungssystems (S. 535).

Herzvenen

Sammelgefäß des überwiegenden Teils des venösen Blutes ist der
- **Sinus coronarius.**
  Ihm fließt das Blut aus der Muskulatur der Facies sternocostalis cordis zu, das die
  - ***V. cardiaca magna*** gesammelt hat. Sie vereinigt sich mit der
  - ***V. cardiaca media*** aus dem Sulcus interventricularis posterior und mit den
  - ***Vv. posteriores ventriculi sinistri.***
  Vor seiner Einmündung in den rechten Vorhof nimmt er noch die
  - ***V. cardiaca parva*** aus dem Sulcus coronarius auf.

Direkt in den rechten Vorhof aber auch in andere Räume des Herzens münden zahlreiche
- **Vv. cardiacae parvae**
- **Vv. cardiacae minimae** ein.

Lymphgefäße

Aus einem subendokardialen, myokardialen und subepikardialen Netz wird die Lymphe den Nodi lymphatici mediastinales zugeleitet (Nodi lymphatici bifurcationis).

III. Perikard, Herzbeutel

Der Herzbeutel birgt das Herz. Es liegt, nur an seinen Gefäßen aufgehängt, in der serösen Herzbeutelhöhle. Grundsätzlich stimmen auch hier die Serosaverhältnisse mit dem auf S. 504 Dargelegten überein: es werden auch am Perikard ein
- *viszerales Blatt* und ein
- *parietales Blatt* unterschieden.

Zwischen den beiden Blättern befindet sich ein mit 15–20 ml seröser Flüssigkeit gefüllter Spaltraum, **Cavitas pericardialis**. Ausgekleidet wird die Cavitas pericardialis von einer Serosa
- **Pericardium serosum**. Der Teil der Serosa, der das Herz und die im Herzbeutel verlaufenden Gefäßabschnitte bedeckt, ist die
  - ***Lamina visceralis*** (auch als *Epikard* bezeichnet),

  der Teil, der dem parietalen Blatt anliegt, die
  - ***Lamina parietalis.***
- **Pericardium fibrosum** ist der bindegewebige Anteil des Herzbeutels. Im parietalen Blatt besteht er aus straffen, scherengitterartig angeordneten Kollagenfasern, im viszeralen Blatt aus wenig lockerem Bindegewebe.

Der Übergang vom viszeralen auf das parietale Blatt erfolgt auf der Oberfläche der großen Gefäße (Abb. 12-**28b**).

Aus der Entwicklungsgeschichte ergibt sich (Abb. 12-**22**), daß
- einerseits Aorta und Truncus pulmonalis – sie sind durch Septierung aus dem Truncus arte-

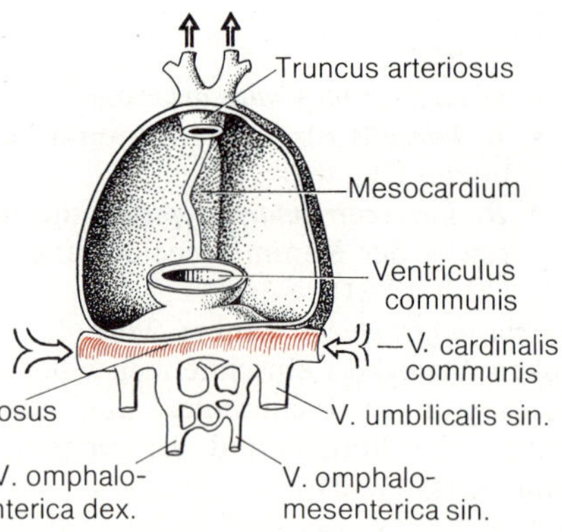

Abb. 12-22. Embryonaler Herzbeutel. Herz am Mesokardium abgeschnitten. *Unten* Porta venosa (Sinus venosus). *Oben* Porta arteriosa (Truncus arteriosus). *Pfeile,* Strömungsrichtung (vgl. mit Abb. 12-**12** – Portae unterteilt – und Abb. 12-**28**: Zustand beim Erwachsenen). *Rot schraffiert,* Anteil des Sinus venosus im Septum transversum. V. umbilicalis dextra in Rückbildung (nicht bezeichnet). Zwischen den Vv. omphalomesentericae bildet sich das Kapillarnetz der Lebersinusoide aus

riosus hervorgegangen (s. oben) und bilden die Porta arteriosa des Herzbeutels - gemeinsam von Perikard umschlossen sind, und
- andererseits die aus dem Sinus venosus (im weitesten Sinn) entstandenen Gefäße; sie bilden die Porta venosa.

Infolge des Wachstums des Herzens rücken beide Pforten zusammen, so daß zwischen ihnen nur ein schmaler Durchgang, der **Sinus transversus pericardii** (Abb. 12-**28b**) bleibt. Hier lag das Mesokard, das sich während der Ausgestaltung des Herzens zurückbildete. - Als **Sinus obliquus pericardii** wird der zwischen den Vv. pulmonales gelegene Raum bezeichnet.

Der Übergang vom viszeralen auf das parietale Blatt schiebt sich beim Erwachsenen auf der Aorta bis zum Anfang des Arcus und auf dem Truncus pulmonalis und der V. cava superior mindestens 1 cm weit vor (Abb. 12-**28a**); der innerhalb des Herzbeutels gelegene Teil der Aorta ist die Pars ascendens. Am linken Vorhof befindet sich der Übergang direkt an der Einmündung der Vv. pulmonales, so daß diesen Gefäßen die intraperikardiale Verlaufsstrecke fehlt.

Die Basis pericardii ist an ihrer vorderen Zirkumferenz und an der Durchtrittspforte für die V. cava inferior *mit dem Centrum tendineum* des Zwerchfells verwachsen. Vorne befestigen straffe Faserzüge das Perikard an der Rückseite des Sternums, *Ligg. sternopericardiaca.* Nach oben verbindet die *Membrana bronchopericardiaca* den Herzbeutel mit den Atemwegen (S. 508).

Funktionelle Bedeutung. Die spiegelglatten Serosaüberzüge ermöglichen ein reibungsloses Gleiten des Herzens bei seinen Pulsationen. Mit Ausnahme der Gefäßabgänge und der Sinus liegt der Herzbeutel direkt der Herzoberfläche an. Die Widerstandsfähigkeit des Stratum fibrosum verhindert eine zu starke Ausdehnung bei der Diastole, wie sie eintritt, wenn der Herzbeutel operativ eröffnet wird.

Innervation. R. pericardiacus des N. phrenici (s. unten).

Gefäßversorgung. A. pericardiacophrenica aus der A. thoracica interna.

Klinischer Hinweis. Bei einer Entzündung (Perikarditis) können Verwachsungen entstehen, die die Herzfunktion hemmen. - Punktion eines Ergusses im 5. Interkostalraum links dicht neben dem Sternum unter Beachtung der Pleuragrenzen. - Bei einer Stichverletzung des Herzens z. B. füllt das austretende Blut den Perikardialraum auf. Das Herz wird komprimiert: weitere Diastolen sind unmöglich. Man bezeichnet diesen Zustand als Herztamponade.

IV. Topographie von Herz und Herzbeutel

Herz und Perikard liegen im vorderen Mediastinum (s. unten). Zur Bestimmung der Lage des Herzens wird von der *Herzlängsachse* ausgegangen, die von der Herzspitze bis zur äußersten Begrenzung des rechten Vorhofs reicht (Abb. 12-**8a**) und beim herzgesunden Erwachsenen etwa 15 cm lang ist. Sie verläuft in situ schräg, da sie mit allen 3 Ebenen des Körpers - Transversal-, Longitudinal- und Sagittalebene - jeweils einen Winkel von 40° bildet (Abb. 12-**25**). Dies hat zur Folge, daß die Herzbasis nach rechts oben hinten, und die Herzspitze nach links unten vorne weist. Außerdem ist das Herz so gedreht, daß die *Facies sternocostalis cordis (Vorderseite des Herzens) fast ausschließlich vom rechten Ventrikel gebildet* wird (Abb. 12-**15**). Auf der Facies diaphragmatica treffen sich rechte und linke Herzkammer. Der linke Vorhof liegt am weitesten dorsal im Mediastinum, der rechte Vorhof dagegen teilweise vorne. Die *Herzspitze befindet sich bei mittlerer Respirationslage im 5. Interkostalraum in der Medioklavikularlinie.*

Hinweis. An der vorderen Rumpfwand ist im 5. Interkostalraum etwa 1 cm medial der Medioklavikularlinie der *Herzspitzenstoß* zu tasten. Er ist aber nicht identisch mit der Herzspitze, die vom linken Ventrikel gebildet wird, sondern wird durch den Anprall des Endes des rechten Ventrikels an die vordere Brustwand verursacht.

Herzkonturen. Ihre Kenntnis ist für jede klinische Herzuntersuchung wichtig. Sie lassen sich röntgenologisch und teilweise durch Perkussion ermitteln. Bei sagittalem Strahlengang wird der Herzschatten wie folgt gebildet (Abb. 12-**23**):
- **rechts** (rechter Herzrand) von der V. cava superior und vom rechten Vorhof,

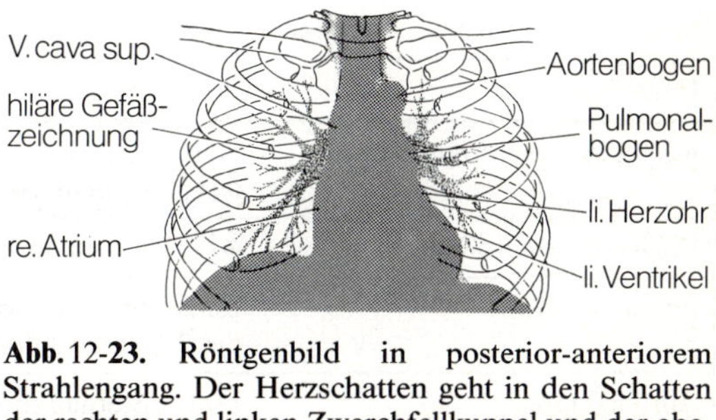

Abb. 12-23. Röntgenbild in posterior-anteriorem Strahlengang. Der Herzschatten geht in den Schatten der rechten und linken Zwerchfellkuppel und der oberen Mediastinalorgane über. In der Lunge fällt die Gefäßzeichnung besonders als „Hilumzeichnung" auf

- **links** (linker Herzrand) von Aortenbogen, Pulmonalisbogen, vom Bogen des linken Vorhofs (oft nur angedeutet) und ausgeprägt von der linken Kammer.

Über die Rückseite des Herzens sind Aussagen beim transversalen (seitlichen) Strahlengang möglich. Dabei kann das Gebiet zwischen Herz und Aorta descendens erfaßt werden; dadurch sind Schlüsse über die Erweiterung des Herzens in diese Richtung möglich.

Projektion des Herzens auf die Körperoberfläche. Bei der Projektion des Herzens auf die Körperoberfläche zeigt sich, daß ⅔ des Herzens links, ⅓ rechts von der Medianebene liegen.

Dabei befindet sich der **rechte Herzrand** 2 cm vom rechten Sternalrand (rechte Parasternallinie) und erstreckt sich vom 3. bis zum 6. Rippenknorpel.

Der **linke Herzrand** projiziert sich auf den Thorax im 2. Interkostalraum links parasternal beginnend in einem Bogen zum linken 5. Interkostalraum etwa 1 cm medial der Medioklavikularlinie (Herzspitze).

Der **untere Herzrand** bildet einen schmalen konvexen Bogen vom Projektionspunkt der Herzspitze bis zum Ansatz der 6. Rippe rechts.

Der **obere Herzrand** ergibt sich aus der Projektion der großen Gefäße. Er liegt etwa zwischen dem Oberrand des 3. Rippenknorpels rechts und dem 2. Interkostalraum links.

Hinweis. Die Projektionen des Herzens auf die vordere Brustwand unterliegen jedoch starken Schwankungen, weil u. a. Körperlage, Stellung des Zwerchfells, Konstitution und Lebensalter darauf Einfluß nehmen. So steht z. B. das Herz des Asthenikers mit seiner Längsachse mehr senkrecht (Tropfenherz) als das Herz des Pyknikers (quergestelltes Herz). Oder es liegt der Herzspitzenstoß beim Kind im 4., beim Greis infolge altersbedingter Senkung der Organe im 6. Intercostalraum.

Projektion Herzklappen und Auskultationsstellen. Die 4 Herzklappen bilden die Ventilebene. Entsprechend dem Verlauf der Herzachse stehen sie schräg im Körper. Die Projektionsstellen der Klappen auf die vordere Rumpfwand sind in Tabelle 12-**5** und Abb. 12-**24** dargestellt.

Die Auskultationsstellen, d. h. die Stellen, an denen die „Herztöne" optimal zu hören sind, stimmen nicht mit der anatomischen Lage der Klappen überein, da die Geräusche, die bei der Klappentätigkeit auftreten, durch den Blutstrom innerhalb des Herzens fortgeleitet werden. Die Auskultationsstellen (Tabelle 12-**5**) sind in Abb. 12-**24** rot punktiert.

Nachbarschaftsbeziehungen. Enge Beziehung weist das Herz zur Lunge auf. Dadurch, daß das Herz in der Incisura cardiaca der linken Lunge liegt, kommt es dazu, daß es auf der Vorderseite teilweise von lufthaltigem Lungengewebe mit

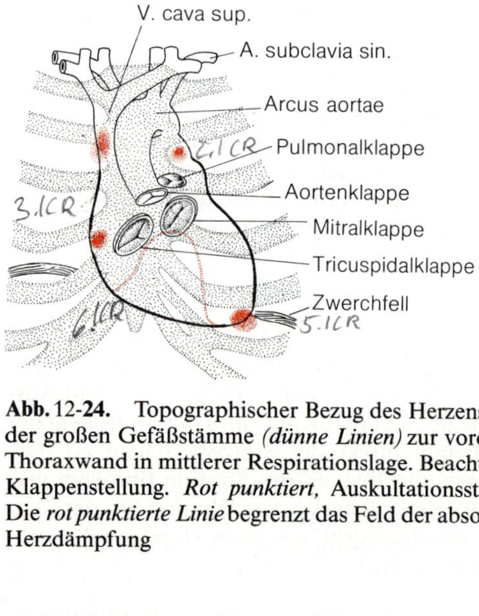

Abb. 12-24. Topographischer Bezug des Herzens und der großen Gefäßstämme *(dünne Linien)* zur vorderen Thoraxwand in mittlerer Respirationslage. Beachte die Klappenstellung. *Rot punktiert,* Auskultationsstellen. Die *rot punktierte Linie* begrenzt das Feld der absoluten Herzdämpfung

Tabelle 12-**5**. Projektion der Herzklappen auf die vordere Rumpfwand

Herzklappe	Projektion auf	Auskultationsstellen
Rechte Atrioventrikularklappe	Sternum in Höhe des 5. Rippenknorpels	4. ICR[a] rechts/5. Rippenknorpel
Linke Atrioventrikularklappe	4./5. Rippenknorpel	5. ICR[a] links/Herzspitze
Pulmonalklappe	Linker Sternalrand in Höhe des 3. Interkostalraums	2. ICR[a] links
Aortenklappe	Linker Sternalrand am Ansatz des 4. Rippenknorpels	2. ICR[a] rechts

[a] *ICR* = Abkürzung für Interkostalraum.

dazugehöriger Pleura bedeckt ist. In diesem Gebiet läßt sich bei der Perkussion zwar das überlagernde lufthaltige Lungengewebe akustisch „durchschlagen", aber es liegt doch nur eine „**relative Herzdämpfung**" vor. Dagegen besteht dort, wo Herz und Herzbeutel nur durch die beiden aufeinander liegenden Pleurablätter getrennt der vorderen Brustwand unmittelbar anliegt, eine „**absolute Herzdämpfung**" (Abb. 12-**24**). Dieses Gebiet liegt im wesentlichen über der Vorderwand des rechten Ventrikels.

Eine weitere wichtige Nachbarschaftsbeziehung für das Herz ist, daß sich der Ösophagus dem linken Vorhof von hinten, nur durch den Herzbeutel getrennt, anlagert.

Klinischer Hinweis. Durch eine Vergrößerung des linken Ventrikels kann es zu einer Einengung des Ösophagus kommen. Dies läßt sich röntgenologisch bei seitlichem Strahlengang durch Breischluck zur Darstellung des Ösophagus ermitteln.

Seitlich verlaufen über den Herzbeutel der N. phrenicus und die Vasa pericardiacophrenica.

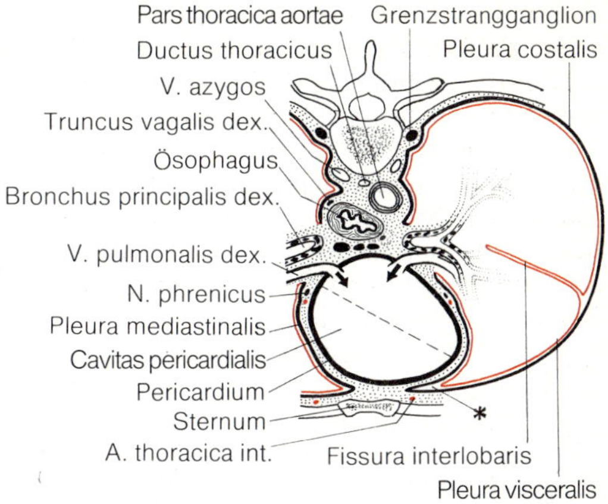

Abb. 12-25. Schematisierter Horizontalschnitt durch das Mediastinum. Herz entfernt. *Rot,* Pleura pulmonalis; Lungenparenchym nicht gezeichnet. Zwischen den beiden Hauptbronchien vor dem Ösophagus Lymphknoten; seitlich des Wirbelkörpers links hinter der Aorta die V. hemiazygos. *Pfeile,* Strömungsrichtung in den Vv. pulmonales. *Gestrichelte Linie,* Herzachse. Vor dem N. phrenicus die A. pericardiacophrenica. *Recessus costomediastinalis

C. Mediastinum, Mittelfell

Definition. Mediastinum („Was in der Mitte steht", deswegen auch Mittelfell) heißt das zwischen den beiden Pleurahöhlen gelegene Gebiet. Es handelt sich um eine Bindegewebsplatte, die verschiedene Organe (Herz und Herzbeutel, Thymus), Rohrverbindungen (Trachea, Bronchien, Ösophagus) und Leitungsbahnen (Gefäße und Nerven) sowie Lymphknoten einschließt.

I. Begrenzung und Einteilung

Das Mediastinum spannt sich zwischen Wirbelsäule (1.-10./11. Brustwirbel) und Sternum aus. Beiderseits bildet die Pleura mediastinalis den Abschluß (Abb. 12-**25**). Unten endet es am Zwerchfell, oben geht es an der oberen Thoraxapertur (topographische Grenze) kontinuierlich in den Bindegewebsraum des Halses über.

Klinischer Hinweis. Entzündungen in den Bindegewebsräumen des Halses können ungehindert in das Mediastinum übertreten.

Das Mittelfell wird unterteilt in ein

- **Mediastinum superius** (*oberes Mediastinum*) das sich oberhalb des Herzens befindet, und ein
- **Mediastinum inferius** (*unteres Mediastinum*) das unterhalb davon liegt.

Das **untere Mediastinum** gliedert sich in 3 hintereinander gelegene Abschnitte, nämlich

- ***Mediastinum anterius*** (*vorderes Mediastinum*) zwischen Perikard und Sternum
- ***Mediastinum medium*** (*mittleres Mediastinum*) das vor allem Perikard und Herz enthält, und
- ***Mediastinum posterius*** (*hinteres Mediastinum*) zwischen Herzbeutelhinterwand und Wirbelsäule.

Im folgenden werden zunächst die verschiedenen Gebilde des Mediastinum einzeln unter Berücksichtigung ihrer Lage besprochen (Ausnahme: Herz mit Herzbeutel, S. 530, Trachea, S. 507). Es folgt eine zusammenfassende topographische Darstellung.

II. Thymus, Bries

1. Makroskopische Anatomie und Topographie

Der Thymus befindet sich überwiegend im oberen Mediastinum vorne. Allerdings verschieben sich im Laufe der ersten 2 Lebensjahrzehnte die topographischen Verhältnisse, da der Thymus Größen- und Gewichtsveränderungen durchmacht. Beim Neugeborenen ist der Thymus relativ groß (15 g schwer), nimmt bis zur Pubertät noch an Gewicht zu (bis 40 g) und bildet sich nach der Pubertät zurück. Es verbleibt der Thymusrestkörper des Erwachsenen. Zur Zeit seiner größten Ausdehnung (beim Jugendlichen) liegt der Thymus mit seinen beiden meist nicht scharf voneinander abgrenzbaren Lappen direkt hinter dem Manubrium sterni in einem Raum zwischen den beiden Pleurasäcken (*Trigonom thymicum*; Abb. 12-**9**). Er bedeckt die V. brachiocephalica, den Aortenbogen und die oberen Abschnitte des Herzbeutels. Nach kranial kann der Thymus über die Incisura jugularis hinaus unter der Lamina praetrachealis bis zur Schilddrüse reichen. Beim Erwachsenen wird der Thymusrestkörper vorne z. T. vom Recessus costomediastinalis überlagert und erreicht kaum den Herzbeutel.

Gefäßversorgung. Rr. thymici aus der A. thoracica interna und aus der A. thyroidea inferior.

2. Mikroskopische Anatomie (Abb. 12-**26**, Tabelle 6-**2**) und Entwicklung (vgl. S. 408)

Das Organ zeichnet sich durch eine **oberflächliche Läppchengliederung** aus, die besonders beim Jugendlichen auffällt. Außerdem besteht eine Unterteilung in eine zellreiche **Rinde** und ein zellarmes **Mark**. Die Läppchengliederung kommt durch feine Bindegewebssepten zustande, die von einer zarten Organkapsel ausgehen, aber nicht sehr weit in die Tiefe reichen. Daraus ergibt sich eine strauchartige Bauweise des Organs; das Mark verzweigt sich und wird kappenartig von Rinde überlagert.

Hinweis. In histologischen Einzelschnitten kann der Eindruck von getrennten Lappen entstehen. Serienschnitte zeigen aber den kontinuierlichen Zusammenhang aller Organteile.

Entwicklungsgeschichtlich weist der Thymus
- ***epitheliale Anteile*** und
- ***mesenchymale Anteile*** auf.

Die ***epithelialen Anteile*** gehen auf das Entoderm der 3. (und teilweise der 4.) Schlundtasche zurück. Sie bilden ein weitmaschiges Retikulum aus sich verzweigenden Zellen mit langen, schmalen Fortsätzen, die untereinander durch Desmosomen in Kontakt stehen. Zu erkennen sind die Retikulumzellen an ihren großen chromatinarmen Zellkernen. Retikuläre Fasern fehlen. Die ***mesenchymalen Anteile*** stammen aus den Blutinseln des Dottersacks und wahrscheinlich auch aus dem hämatopoetischen Gewebe der Leber bzw. dem Knochenmark. Es handelt sich um Blutstammzellen, die in der Thymusrinde stark proliferieren und das epitheliale Zellgefüge auseinanderdrängen.

Jugendlicher Thymus. ***Rinde.*** Die Rinde weist vor allem viele kleine Lymphozyten auf. Überwiegend handelt es sich um T-Lymphozyten und deren Vorläufer. Im äußeren Teil der Rinde werden jeweils Lymphozytengruppen von Retikulumzellen und deren Fortsätzen umschlossen und damit vor zirkulierenden Antigenen geschützt. Außerdem bildet das Retikulum um die Blutgefäße der äußeren Thymusrinde eine geschlossene Zellscheide, die zusammen mit einer dicken Basalmembran die **Thymus-Blut-Schranke** entstehen läßt. Sie dient gleichfalls dem Schutz der reifenden Lymphozyten. Viele der Lymphozyten der Thymusrinde gehen zugrunde und werden von Makrophagen abgeräumt, andere gelangen ins Mark.

Mark. Das Mark ist weit weniger zellreich als die Rinde. Außer epithelialen Retikulumzellen kommen Lymphoblasten und Lymphozyten vor.

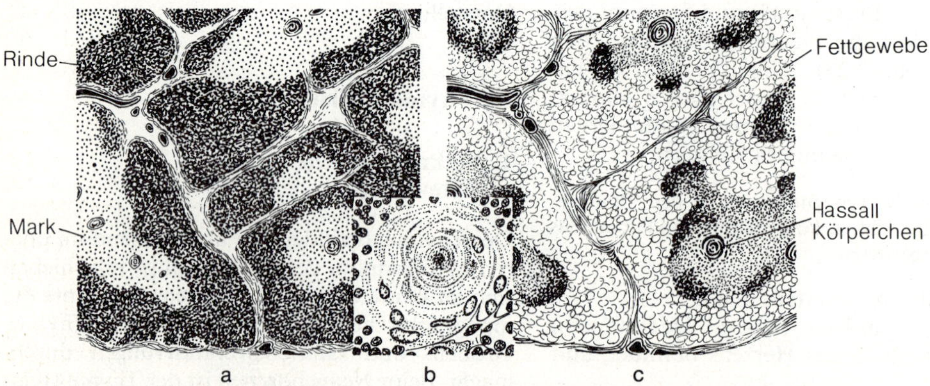

Abb. 12-26 a–c. Feinbau des Thymus. **a** Beim Neugeborenen; **c** beim Erwachsenen mit Reduktion vor allem der Rindenzone *(dunkel)* und Ersatz durch Fettgewebe; **b** Hassall-Körperchen bei stärkerer Vergrößerung

Eine Blut-Thymus-Schranke fehlt. Charakteristisch und differentialdiagnostisch wichtig sind die **Hassall-Körperchen** (Abb. 12-**26**). Es handelt sich um kugelige, azidophile Gebilde aus konzentrisch zusammengelagerten Epithelzellen. Sie erreichen oft eine beträchtliche Größe und enthalten im Inneren Detritus aus zugrundegegangenen Zellen.

Funktion. Der Thymus ist mit dem Knochenmark und dem Bursa-Äquivalent ein zentrales lymphatisches Organ. Die Prägung der Vorläuferzellen zu immunkompetenten T-Lymphozyten (vgl. S. 177) erfolgt offenbar im Mark, ihre Neubildung dagegen in der Rinde. Die Zellen gelangen schließlich durch Diapedese in die Kapillaren und werden durch die Markvenen abtransportiert. Im Thymus kommt außerdem ein Wirkstoff, *Thymopoetin*, vor, der möglicherweise in den Retikulumzellen produziert wird und der anscheinend in der Lage ist, den gesamten lymphatischen Apparat zu stimulieren.

Involution. Der Thymus bildet sich nach der Pubertät zurück, ohne jedoch ganz abgebaut zu werden. Die Rückbildung betrifft vor allem die Rinde, weniger das Mark. Anstelle des abgebauten Gewebes tritt Fettgewebe.

III. Ösophagus, Speiseröhre

1. Makroskopische Anatomie und Topographie

Der Ösophagus ist ein ca. 25 cm langer Muskelschlauch, der den Pharynx mit dem Magen verbindet.

Hinweis. Für klinische Belange ist wichtig, daß der Abstand von den Schneidezähnen bis zum Ösophagusende/Cardia etwa 40 cm beträgt. Danach gelangt eine Sonde z. B. bei einer diagnostischen Entnahme von Magensaft in den Magen.

Ösophagusabschnitte

Wenn der Ösophagus auch im Halsbereich beginnt und im Bauchraum endet, wird er doch hier als vorderster Abschnitt des Verdauungsrohres im Zusammenhang besprochen.
Man unterscheidet 3 Abschnitte (Abb. 12-**28**):
- **Pars cervicalis**
- **Pars thoracica**
- **Pars abdominalis**.

Pars cervicalis. Sie beginnt mit dem Ösophagusmund hinter dem Ringknorpel in Höhe des 6. oder 7. Halswirbels. Sie ist an der Ringknorpelplatte befestigt.

Hinweis. Bisweilen weist die Rückseite der Ösophaguswand an dieser Stelle ein dreieckiges muskelschwaches Gebiet (Laimer-Dreieck) auf, wo längsverlaufende Muskelfasern fehlen; dadurch besteht die Ösophaguswand hier nur aus Ringmuskulatur. An dieser Stelle können sich Aussackungen (Divertikel) bilden.

Mit der Halswirbelsäule ist die Pars cervicalis durch sehr lockeres Bindegewebe verschieblich verbunden (Spatium retropharyngeum). Direkt vor dem Ösophagus liegt die Trachea.

Pars thoracica. Sie beginnt mit Durchtritt des Ösophagus durch die obere Thoraxapertur. Die Pars thoracica ist mit ca. 16 cm der längste Abschnitt. Im oberen Mediastinum liegt der Ösophagus hinter der Trachea und hat nur einen geringen Abstand zur Brustwirbelsäule. In Höhe der Bifurcatio tracheae - vor dem 4. Brustwirbel - weicht er dann etwas nach links aus und entfernt sich in seinem weiteren Verlauf von der Wirbelsäule in gleichem Maße, wie die Aorta etwa in Höhe des 7.-8. Brustwirbels beginnt, sich von links her hinter den Ösophagus zu schieben. Im Hiatus oesophageus des Zwerchfells (S. 555) beträgt der Abstand von der Wirbelsäule bereits 4 cm. Der untere Abschnitt der Pars thoracica wölbt die dorsale Wand des Herzbeutels etwas vor und hat dort enge Lagebeziehung zum linken Vorhof des Herzens. Außerdem hat der Ösophagus auf seinem ganzen Verlauf durch die Brusthöhle engen Kontakt zur Pleura mediastinalis dextra und oberhalb des Zwerchfells zusätzlich zur Pleuralis mediastinalis sinistra. Die Pars thoracica des Ösophagus ist dem Unterdruck im Pleuraraum ausgesetzt; sein Lumen ist deshalb offen.

Klinischer Hinweis. Eine Erweiterung des linken Vorhofs führt oft durch Druck auf den Ösophagus zu Schluckbeschwerden. - Die enge nachbarliche Lage von Ösophagus und linkem Vorhof ermöglicht die Ableitung eines EKG durch den Ösophagus.

Pars abdominalis. Der Ösophagus tritt mit den beiden Vagusästen (Trunci vagales, Abb. 12-**28e**) in Höhe des 11. bis 12. Brustwirbels durch den Hiatus oesophageus in den Bauchraum. Je nach Körperlage und Funktion ist die intraabdominale Strecke nur 1-4 cm lang. Die Muskulatur des Zwerchfells (Pars lumbalis) legt sich in einer Schlinge (Hälfte der Achtertour) um das Rohr (s. unten). Sie vermag bei tiefer Einatmung durch Kontraktion den Ösophagus für kurze Zeit zu verschließen. Im übrigen ist der Ösophagus aber durch Bindegewebe verschieblich in den Hiatus eingebaut, so daß Formveränderungen des Zwerchfells bei den Atembewegungen problemlos sind. Abgedichtet wird der Hiatus durch Pleura und Peritoneum, die sich auf die Oberfläche des Ösophagus fortsetzen (Abb. 12-**28e**).

Klinischer Hinweis. Verliert das Bindegewebe im Hiatus oesophageus seine notwendige Festigkeit, können verschiedene Formen von *Ösophagushernien* entstehen. Dabei wird der Magen infolge der Längsspannung des Ösophagus ein Stück in das Mediastinum hineingezogen.

Der unterste Abschnitt der Pars abdominalis ist, wenn nicht Speisen transportiert werden, geschlossen. Dieser Abschnitt liegt als einziger intraperitoneal.

Engen

Der Ösophagus hat 3 Engen (Abb. 12-**28e**).
1. Enge. Die engste und am wenigsten erweiterungsfähige Stelle (Durchmesser 13 mm) liegt hinter der Cartilago cricoidea. Sie wird durch den Tonus der Ringmuskulatur im Ösophagusmund und der Pars cricopharyngea des M. constrictor pharyngis inferior bedingt. Die Öffnung ist ein quergestellter Spalt.
2. Enge, auch Aortenenge. Sie liegt in Höhe des 4. Brustwirbels und wird durch den Aortenbogen hervorgerufen, der mit dem Bronchus sinister den Ösophagus komprimiert.
3. Enge. Im Hiatus oesophageus kommt es durch den Tonus der Muskulatur des Ösophagus zu einer letzten Enge. Hier verlaufen die über die Länge des Ösophagus schraubig angeordneten Muskelzüge sehr steil und sorgen für einen Verschluß des Ösophagus in Ruhe. Zur vollständigen Abdichtung dienen außerdem Venenpolster. Sie bestehen aus zahlreichen Venenplexus. Hierdurch wird der Reflux von Magensaft in den Ösophagus verhindert.

Klinischer Hinweis. An den Engen des Ösophagus treten Verätzungen gravierend in Erscheinung. Fremdkörper können sich bevorzugt einspießen und außerdem sind die Engen Prädilektionsstellen für Karzinome.

2. Allgemeiner Wandbau des Verdauungsrohres

Dem gesamten Verdauungskanal liegt ein einheitlicher Wandbau zugrunde, der von Abschnitt zu Abschnitt modifiziert ist, je nachdem ob Sekretion, Resorption oder Transport im Vordergrund stehen. Die Schichtenfolge in den Wänden des Verdauungskanals ist in Tabelle 12-**6** von innen nach außen zusammenfassend dargestellt (Abb. 12-**27**).

Differentialdiagnostischer Hinweis. Für das Erkennen des Verdauungskanals im histologischen Präparat ist das Vorkommen einer ***Lamina muscularis mucosae*** besonders wichtig, weil sie nur hier vorkommt.

Alle Abschnitte des Verdauungsrohres haben die gemeinsame Aufgabe, Inhalt weiter zu transportieren. Hierzu und zur Durchmischung dienen lumenverengernde Kontraktionswellen, die mit einer Verkürzung des Rohres einhergehen. Man nennt diese Tätigkeit der Muskulatur *Peristaltik.*
Innervation des Verdauungsrohres. Die reichlich vorhandene Nervenversorgung der Wände des Verdauungsrohres dient der Koordination der Motorik. Zu unterscheiden sind Anteile des
- *vegetativen Nervensystems* und eines
- *autonomen, intramuralen Nervensystems.*

Beide Anteile zusammen bilden Geflechte, **Plexus**, die untereinander verbunden sind und Nervenzellen enthalten.
Im gesamten Verdauungskanal sind anzutreffen
- **Plexus myentericus** (*Auerbach-Plexus*), der sich flächenhaft in der Bindegewebslamelle zwischen Ring- und Längsmuskellage der Tunica muscularis ausbreitet und diese innerviert.

Tabelle 12-**6**. Schichtenfolge des Verdauungsrohres von innen nach außen

Tunica mucosa	- ***Lamina epithelialis mucosae*** (indifferent, resorbierend oder sezernierend) - ***Lamina propria mucosae***, eine Bindegewebsschicht - ***Lamina muscularis mucosae***, eine zirkulärschraubig angeordnete Schicht glatter Muskulatur zur Feinanpassung an den Inhalt
Tela submucosa	Eine locker gebaute Bindegewebsverschiebeschicht, die Blutgefäße und Nervengeflechte (Plexus submucosus) enthält.
Tunica muscularis	Dient der Motorik, aus 2 Schichten aufgebaut: - ringförmig verlaufende innere Schicht: *Stratum circulare* - in Bündeln längs verlaufende äußere Schicht: *Stratum longitudinale.* Zwischen beiden eine Bindegewebslamelle mit Nervengeflecht (Plexus myentericus)
Tunica adventitia **Tunica serosa**	Bindegewebe zum Einbau oder Serosaüberzug mit subserösem Bindegewebe an frei in der Bauchhöhle liegenden Abschnitten

- **Plexus submucosus** (*Meißner-Plexus*). Er liegt in der Tela submucosa und innerviert Drüsen und die Lamina muscularis mucosae.

3. Mikroskopische Anatomie des Ösophagus
(Abb. 12-**27**)

Die Speiseröhre ist ein Transportschlauch, der beim Schlucken mechanisch beansprucht wird und deshalb mit einem **mehrschichtigen unverhornten Plattenepithel** ausgekleidet ist. In den untersten Abschnitten des Ösophagus kommen häufiger Einsprengsel von Magenschleimhaut vor. Im übrigen ist der Übergang zwischen dem Epithel des Ösophagus und dem der Kardia des Magens scharf begrenzt.
Die innere Oberfläche des Ösophagus wird durch einen Schleimfilm gleitfähig gehalten. Erzeugt wird der Schleimüberzug durch muköse Drüsen der Tela submucosa, ***Glandulae oesophageae propriae***, und in der Nähe des Magens durch zusätzliche, dort in der Lamina propria mucosae gelegene ***Glandulae cardiacae oesophagi***. Die *Lamina propria* besteht aus lockerem Bindegewebe. Das Schleimhautrelief paßt sich beim Schlucken dem Inhalt an, indem die **Lamina muscularis mucosae** ihren Tonus entsprechend einstellt.

Hinweis. Spitze Gegenstände werden von der Lamina muscularis mucosae in die Passagerichtung gedreht und können mit dem nächsten Bissen in den Magen transportiert werden. So gelangen z. B. verschluckte Nadeln durch das ganze Verdauungsrohr hindurch und werden wieder ausgeschieden.

Die **Tela submucosa** besteht aus lockerem Bindegewebe und wirkt als ausgleichende Verschiebeschicht der Scherkräfte, die zwischen Lamina muscularis mucosae und Tunica muscularis (Abb. 12-**27**) bei Veränderungen des Lumens während des Transportes von Nahrung entstehen.

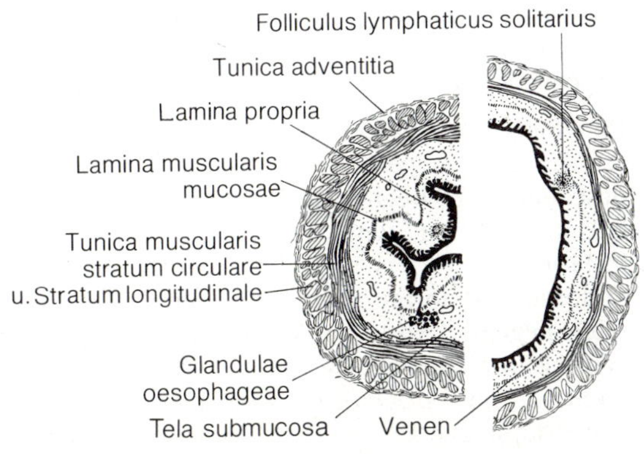

Abb. 12-**27.** Wandbau des Ösophagus in kontrahiertem *(links)* und dilatiertem Zustand *(rechts)*. Beachte den Ausgleich durch die Tela submucosa. *Schwarz*, Lamina epithelialis (nicht bezeichnet)

Tunica muscularis. Die Tunica muscularis besteht im oberen ⅔ aus quergestreifter Muskulatur; sie kontrahiert sich schnell. Das untere Drittel besteht dagegen aus glatter Muskulatur; sie kontrahiert sich langsam. - Beide Muskelgewebsarten kommen in einer Übergangszone nebeneinander vor.
Die Tunica muscularis gliedert sich in ein inneres
- ***Stratum circulare*** aus ringförmig schraubig angeordneter Muskulatur, das sich wellenförmig kontrahiert und Bissen aktiv in den Magen befördert, und ein äußeres
- ***Stratum longitudinale***, das durch Tonusänderungen für die Längsspannung und die abschnittsweise Verkürzung des Ösophagus sorgt.

Besonders ist die Muskelkonstruktion des Ösophagus im Hiatus oesophageus (3. Ösophagusenge, s. oben). Steht der Ösophagus, wie in Ruhe, nur unter Längsspannung, so wird das Lumen verschlossen gehalten (sog. Wringverschluß). Verkürzt sich beim Schlucken dieser Abschnitt durch Kontraktion der längsorientierten Muskulatur, dann öffnet sich das Lumen.

Adventitia. Die über den Ösophagus hinweglaufende Peristaltik wird durch das lockere Bindegewebe der Adventitia uneingeschränkt möglich.

Funktioneller und praktischer Hinweis. Beim Schlucken öffnet sich der spaltförmige Ösophagusmund für ungefähr 1 s und läßt den Bissen passieren. Er wird durch die Peristaltik in ca. 3 s in den Magen befördert. Flüssigkeiten werden in den Magen gespritzt. Die Steuerung dieses Abschnitts des Schluckaktes erfolgt reflektorisch (Schluckzentrum).

4. Gefäßversorgung

Die Gefäßversorgung der *Pars cervicalis* erfolgt aus der A. thyroidea inferior und aus der A. subclavia, die Versorgung der *Pars thoracica* aus 4–5 Rr. oesophagei der Aorta descendens, und die Versorgung der *Pars abdominalis* aus der A. phrenica inferior und A. gastrica sinistra. Das *venöse Blut* fließt durch die V. azygos und die V. hemiazygos ab.

Klinischer Hinweis. Bei Pfortaderstauung erweitern sich die Venenplexus des Ösophagus zu „Ösophagusvarizen".

5. Innervation

Die Innervation zur Steuerung der Peristaltik der Ösophagusmuskulatur und die der Glandulae oesophageae erfolgt durch das vegetative Nervensystem. Fasern des ***Parasympathikus*** (N. vagus) kommen als *Rr. oesophagei* aus dem N. laryngeus recurrens zur Pars cervicalis und für den übrigen Teil des Oesophagus aus dem *Plexus oesophageus.* Die Fasern werden offenbar im Plexus myentericus und submucosus auf das nächste Neuron umgeschaltet, das die Muskulatur innerviert und für den koordinierten Ablauf der Peristaltik verantwortlich ist. Die Versorgung mit ***Sympathikusfasern*** erfolgt aus dem Ganglion cervicothoracicum, Brustgrenzstrang und Plexus aorticus thoracicus. Der N. vagus beschleunigt, der Truncus sympathicus hemmt die Peristaltik.

Abb. 12-28 a–f. Schichtenweise Darstellung der Organe, Gefäße und Leitungsbahnen des Mediastinums und ihre Lagebeziehungen. In **e** und **f** sind die Zusammenhänge auch mit den Nachbarregionen wiedergegeben. **a** Vorderes Mediastinum. Herzbeutel eröffnet; Lunge am Lungenstiel abgetrennt; Zwerchfell nicht gezeichnet. *Rot punktiert,* der vom viszeralen Blatt überzogene Abschnitt der Aorta ascendens. **b** Das Herz wurde an seinem Gefäßstiel abgeschnitten, um Einblick in die Hinterwand des Herzbeutels zu geben. *Roter Pfeil* liegt im Sinus transversus pericardii. V. cava superior nur als Stumpf, V. brachiocephalica entfernt. Dargestellt sind nach Entfernung des Lungengewebes die großen Stämme der Bronchien und Pulmonalarterien. Zwerchfell im Frontalschnitt, um den Durchtritt der V. cava inferior zu zeigen. **c** Herzbeutel, V. cava superior und A. pulmonalis sind entfernt, um die Trachea mit großen Bronchien einschließlich der wichtigsten Lymphknoten und die Lungenvenen zu zeigen. **d** Lagebeziehung zwischen Aorta, Trachea mit Bronchien und Ösophagus. Eingetragen sind die bronchopulmonalen Segmente. Aus dem Bulbus aortae entspringen die beiden Stümpfe der Koronararterien. **e** Nach Wegnahme der Trachea verlaufen im hinteren Mediastinum der Ösophagus und der N. vagus mit seinen Ästen. Zur übersichtlicheren Darstellung wurden im kranialen Bereich die beiden Vagusäste nach lateral gezogen. **f** Nach Wegnahme des Ösophagus stellen sich der Ductus thoracicus mit Zuflüssen, die V. azygos und V. hemiazygos dar. Die Abflüsse und Anastomosen der Venen zur unteren und oberen Hohlvene sind eingetragen. *Rot gestrichelte Linie,* Grenze des Zuflußbereiches des Ductus thoracicus *(links)* und des Ductus lymphaticus dexter *(rechts)* ▶

IV. Gefäße

Zur Orientierung über die einzelnen Gefäße und ihre Lagebeziehungen vgl. Abb. 12-**24**, 12-**28**.

1. Aorta

Der im Thorax befindliche Teil der Aorta gliedert sich in
- **Pars ascendens aortae**
- **Arcus aortae**
- **Pars thoracica aortae descendentis.**

Pars ascendens aortae (Aorta ascendens, Abb. 12-**28 d**). Es handelt sich um den aufsteigenden Teil der Aorta, der innerhalb des Herzbeutels liegt (s. oben). Er verläßt das Herz an der Herzbasis zentral in der Ventilebene. Der Anfangsteil, **Bulbus aortae**, ist aufgetrieben.

Arcus aortae. Der Arcus aortae steht senkrecht bis leicht schräg im Körper. Er beginnt in Höhe der 2. Rippe hinter dem Manubrium sterni und erreicht die Wirbelsäule am linken Umfang des 4. Brustwirbelkörpers. Dann befindet sich die Aorta im hinteren Mediastinum. Der Scheitel des Arcus aortae reicht bis in die Höhe des 2. Brustwirbelkörpers. Durch seinen Verlauf drängt der Aortenbogen den unteren Teil der Trachea etwas nach rechts. Unter dem Aortenbogen liegt der linke Hauptbronchus. In Höhe des 3. Wirbels berührt die Aorta den linken Umfang des Ösophagus (mittlere Ösophagusenge). In seiner Konkavität befestigt sich am Aortenbogen das Lig. arteriosum (s. unten), durch das er mit der A. pulmonalis sinistra verbunden ist. Etwa gegenüber dem Ansatz des Lig. arteriosum befindet sich der Abgang der A. subclavia sinistra (s. unten). An der Befestigungsstelle des Lig. arteriosum ist das Aortenlumen geringfügig eingezogen (**Isthmus aortae**).

Klinischer Hinweis. Wird aus der Einziehung der Aorta eine Verengerung, kommt es zur Aortenisthmusstenose mit zahlreichen Krankheitserscheinungen.

Pars thoracica aortae. Hierbei handelt es sich um den im Thorax gelegenen Abschnitt der Aorta descendens. Er beginnt in Höhe des 4. Brustwirbels und geht im Hiatus aorticus des Zwerchfells in Höhe des 11. bis 12. Brustwirbels in die Pars abdominalis aortae über. Im oberen Brustbereich liegt die Aorta zunächst links seitlich der Wirbelsäule, gelangt in ihrem Verlauf immer mehr vor die Wirbelkörper, indem sie sich hinter den Ösophagus schiebt. Sie hat außerdem enge Lagebeziehungen zum Ductus thoracicus und zur linken Lunge.

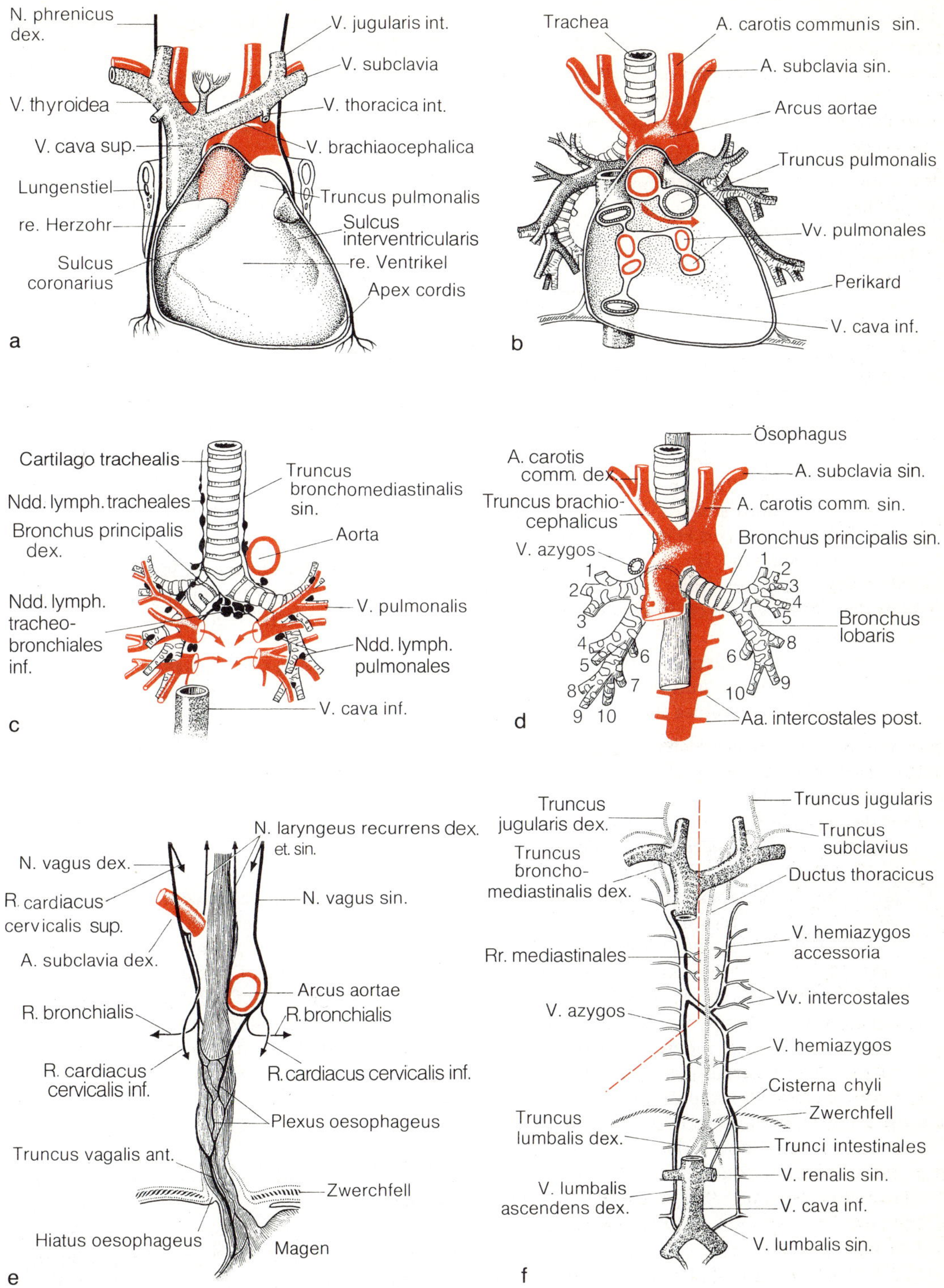
N. phrenicus dex.
V. jugularis int.
V. subclavia
V. thyroidea
V. thoracica int.
V. cava sup.
V. brachiaocephalica
Lungenstiel
Truncus pulmonalis
re. Herzohr
Sulcus interventricularis
Sulcus coronarius
re. Ventrikel
Apex cordis
a
Trachea
A. carotis communis sin.
A. subclavia sin.
Arcus aortae
Truncus pulmonalis
Vv. pulmonales
Perikard
V. cava inf.
b
Cartilago trachealis
Truncus bronchomediastinalis sin.
Ndd. lymph. tracheales
Bronchus principalis dex.
Aorta
Ndd. lymph. tracheo-bronchiales inf.
V. pulmonalis
Ndd. lymph. pulmonales
V. cava inf.
c
Ösophagus
A. carotis comm. dex.
A. subclavia sin.
Truncus brachiocephalicus
A. carotis comm. sin.
V. azygos
Bronchus principalis sin.
1 2 3 4 5 6 7 8 9 10
Bronchus lobaris
Aa. intercostales post.
d
N. laryngeus recurrens dex. et. sin.
N. vagus dex.
R. cardiacus cervicalis sup.
N. vagus sin.
A. subclavia dex.
Arcus aortae
R. bronchialis
R. bronchialis
R. cardiacus cervicalis inf.
R. cardiacus cervicalis inf.
Plexus oesophageus
Truncus vagalis ant.
Zwerchfell
Hiatus oesophageus
Magen
e
Truncus jugularis dex.
Truncus jugularis
Truncus subclavius
Truncus broncho-mediastinalis dex.
Ductus thoracicus
V. hemiazygos accessoria
Rr. mediastinales
Vv. intercostales
V. azygos
V. hemiazygos
Cisterna chyli
Zwerchfell
Truncus lumbalis dex.
Trunci intestinales
V. renalis sin.
V. lumbalis ascendens dex.
V. cava inf.
V. lumbalis sin.
f

Äste

Pars ascendens aortae. Aus der Aorta ascendens entspringen noch innerhalb des Bulbus, dem innen eine Erweiterung des Lumens (*Sinus aortae*) entspricht, dicht über den Aortenklappen die
- **Aa. coronariae** (S. 537).

Arcus aortae. Aus dem Aortenbogen zweigen in der Reihenfolge von rechts vorne nach links hinten ab (Abb. 12-**28d**):
- **Truncus brachiocephalicus**. Er ist ca. 3 cm lang, verläuft zunächst hinter der gleichnamigen Vene und teilt sich hinter dem rechten Sternoklavikulargelenk in die
  - ***A. subclavia dextra.*** Ihr Versorgungsgebiet: rechter Schultergürtel, rechte obere Extremität, Teile der rechten vorderen Brustwand und des Halses.
  - ***A. carotis communis dextra.*** Ihr Versorgungsgebiet: rechte Hälfte von Hals und Kopf.
- **A. carotis communis sinistra**. Ihr Versorgungsgebiet: linke Hälfte von Hals und Kopf.
- **A. subclavia sinistra**. Ihr Versorgungsgebiet: linker Schultergürtel, linke obere Extremität, Teile der linken vorderen Brustwand und des Halses.
- in seltenen Fällen entspringt zwischen Truncus brachiocephalicus und A. carotis communis sinistra die **A. thyroidea ima**.

Pars thoracica aortae descendentis (Aorta descendens). Zu unterscheiden sind paarige parietale und unpaare viszerale Äste.
- **Paarige parietale Äste**
  - ***Aa. intercostales posteriores.*** Die der rechten Seite ziehen wegen des linksseitigen Verlaufs der Aorta über die Wirbelsäule hinweg. Jede A. intercostalis posterior gibt einen R. dorsalis zur Versorgung von Haut und Muskulatur des Rückens sowie des Rückenmarks ab (vgl. S. 846). In ihrem Verlauf anastomosieren die dorsalen Interkostalarterien beider Seiten mit den entsprechenden Rr. intercostales anteriores (Abb. 9-**16**) aus der A. thoracica interna.

Da die letzte der Interkostalarterien nur an der Unterseite der 12. Rippe verläuft, wird sie als
- ***A. subcostalis*** bezeichnet.
- ***A. phrenicae superiores.*** Sie versorgen die Oberseite der Pars lumbalis des Zwerchfells.

- **Unpaare viszerale Äste.**
  - ***Rr. bronchiales*** für den nutritiven Kreislauf der Lunge (S. 516). Sie entspringen im oberen Teil der Pars thoracica aortae
  - ***Rr. mediastinales*** versorgen die Organe des Mediastinum
  - ***Rr. oesophageales***
  - ***Rr. pericardiaci*** für die Hinterwand des Herzbeutels.

2. Truncus pulmonalis und Aa. pulmonales

Der Truncus pulmonalis geht aus dem rechten Ventrikel hervor. Unter dem Aortenbogen, wenig unterhalb der Bifurcatio tracheae, teilt er sich in die
- **A. pulmonalis dextra** und
- **A. pulmonalis sinistra**.

Die **A. pulmonalis dextra** besitzt wegen der größeren Kapazität der rechten Lunge ein weiteres Lumen. Sie setzt die Verlaufsrichtung des Truncus fort und erreicht hinter der Aorta ascendens und hinter der V. cava superior das Lungenhilum.

Klinischer Hinweis. Lungenembolien treten wegen des typischen Verlaufs der A. pulmonalis dextra häufiger rechts auf.

Die **A. pulmonalis sinistra** ist kürzer, ihr Lumen enger (Abb. 12-**28b**). Die Teilungsstelle (Bifurcatio trunci pulmonalis) liegt bereits außerhalb des Herzbeutels.
Das **Lig. arteriosum** (Abb. 12-**15**) ist ein bindegewebiger Strang zwischen der linken Lungenarterie und der konkaven Seite des Arcus aortae (s. oben). Es ist ein Rest des Ductus arteriosus.

3. Vv. pulmonales

Das in der Lunge mit O_2 angereicherte Blut wird über die Vv. pulmonales wieder zum Herzen gebracht. Meist verlassen auf jeder Seite 2 Gefäße das Lungenhilum und treten in das Mediastinum ein. Sie gelangen nach Durchtritt durch das Perikard zum linken Vorhof (Abb. 12-**28**, 12-**15**). Genaue anatomische Bezeichnung: *V. pulmonalis superior dextra* und *V. pulmonalis inferior dextra*; *V. pulmonalis superior sinistra* und *V. pulmonalis inferior sinistra.*

4. Vv. brachiocephalicae, V. cava superior, V. cava inferior

Vv. brachiocephalicae (Abb. 12-**28a**). Sie entstehen auf beiden Seiten durch Vereinigung der V. jugularis interna mit der V. subclavia. Auf jeder Seite bilden die Vereinigungsstellen den **Venenwinkel (Angulus venosus)**.
Die ***V. brachiocephalica sinistra*** ist länger, verläuft zunächst über den Scheitel des Aortenbogens,

dann schräg abwärts hinter dem Manubrium sterni, nimmt den Plexus thyroideus impar über die V. thyroidea inferior und die V. thoracica interna auf und vereinigt sich im Bereich des 1. Interkostalraumes mit der ***V. brachiocephalica dextra.***

V. cava superior (Abb. 12-**28a**). Aus der Vereinigung der beiden Vv. brachiocephalicae geht die V. cava superior, obere Hohlvene, hervor. Das 4-5 cm lange Gefäß projiziert sich in seinem Verlauf auf den rechten Sternalrand. Vor Eintritt in den Herzbeutel nimmt die V. cava superior die V. azygos (s. unten) auf und mündet dann in den rechten Vorhof des Herzens.
Die herznahen Venen sind ohne Klappen. Der Blutstrom unterliegt der Saugwirkung des Herzens, die Wand der V. cava superior dem Unterdruck im Pleuraraum.
Übersicht über die Herkunft des Blutes der V. cava superior:
- aus dem Kopf-Hals-Gebiet: Vv. jugulares internae und Vv. jugulares externae
- aus den oberen Extremitäten: Vv. subclaviae
- aus der vorderen Brustwand: Vv. thoracicae internae
- aus der hinteren und seitlichen Brustwand und aus dem Mediastinum: V. azygos.

V. cava inferior, untere Hohlvene (Abb. 12-**28b**). Die Länge der Verlaufsstrecke der V. cava inferior im Thorax beträgt nicht mehr als 1 cm. Nach Durchtritt durch das Zwerchfell (im Foramen venae cavae, s. unten) legt sich der Vorderseite des Gefäßes Perikard, seitlich und dorsal Pleura mediastinalis an. Dann mündet die V. cava inferior in den rechten Vorhof (s. oben).

5. V. azygos und V. hemiazygos

Die beiden Venenstämme liegen der Brustwirbelsäule unmittelbar an (Abb. 12-**25**, 12-**28f**). Die V. azygos zieht als Hauptstamm rechts der Wirbelsäule nach oben, biegt dann nach vorne über den Bronchus principalis dexter und mündet in die V. cava superior. Die V. hemiazygos verläuft dagegen an der linken Seitenfläche der Wirbelsäule und gibt ihr Blut durch 1, manchmal 2 Anastomosen, die in Höhe des 7., 8. oder 9. Brustwirbels liegen, in die V. azygos ab.

Äste und Zuflüsse

- **Vv. (Rr.) mediastinales** sind venöse Abflüsse aus den Organen des Mediastinums. Einzeln bezeichnet werden, da von praktischer Bedeutung: Vv. oesophageales, Vv. bronchiales und Vv. pericardiales
- **Vv. intercostales posteriores**. Venen, die aus den Zwischenrippengefäßen das Blut sammeln. Sie nehmen auch die Rr. spinales auf.
- Zuflüsse aus den **Plexus venosi vertebrales internus et externus.**
- Zuflüsse, die entwicklungsgeschichtlich zum Gefäßstamm gehören, allgemein aber mit besonderen Namen versehen werden:
  - **V. intercostalis superior dextra**. Sie entsteht durch die Vereinigung der 2. und 3. Interkostalvene und mündet von oben in die V. azygos.
  - **V. hemiazygos accessoria**. Sie sammelt das Blut aus den Vv. intercostales I-V der linken Seite und mündet meist direkt in die V. hemiazygos.
  - **V. lumbalis ascendens sinistra und dextra**. Sie nehmen Blut aus den Venen des Retroperitonealraumes auf, treten dann durch das Crus mediale des Zwerchfells und setzen sich in die V. azygos/hemiazygos fort.

Klinischer Hinweis. Bei Verlegung oder Einengung der V. portae (Lebererkrankung) kann Blut über die V. azygos und V. hemiazygos aus dem Bauchraum zur V. cava superior abgeleitet werden (s. „Portokavale Anastomosen“, Abb. 13-**60**, S. 623).

V. Nerven

1. N. phrenicus

Der Zwerchfellnerv (Abb. 12-**28a**) entspringt als gemischter Nerv mit motorischen und sensiblen Anteilen aus dem Plexus cervicalis, im wesentlichen aus C4. Nach seiner Verlaufsstrecke im Halsbereich (S. 498) gelangt er rechts zwischen V. brachiocephalica dextra und Truncus brachiocephalicus, links zwischen V. brachiocephalica und A. subclavia sinistra in die obere Thoraxapertur und zieht am Vorderrand der Pleurakuppel vorbei in das Mediastinum. Zwischen Perikard und Pleura mediastinalis gelegen, folgt **der rechte** N. phrenicus der V. cava superior, dann der rechten Herzkontur; **der linke** N. phrenicus der linken Herzkontur. Auf beiden Seiten liegt er *vor* dem Lungenstiel. Der linke N. phrenicus erreicht das Zwerchfell meist etwas weiter ventral als der rechte. Ihre Endverzweigungen, **Rr. phrenicoabdominales**, lassen sich bis zur Zwerchfellunterseite verfolgen, wobei die des rechten N. phrenicus das Foramen venae cavae als Durchtrittsstelle benutzen.

Er versorgt *motorisch* die Zwerchfellmuskulatur, *sensibel* die Pleura mediastinalis und diaphragmatica, das Perikard und den Peritonealüberzug von Zwerchfell, Leber und Gallenblase.
Der N. phrenicus wird auf seiner thorakalen Verlaufsstrecke von der *A. pericardiocophrenica* (aus der A. thoracica interna) begleitet.

Klinischer Hinweis. Reizung des N. phrenicus ruft Schluckauf (Singultus) hervor – krankhafte Prozesse im Bereich des sensiblen Versorgungsgebietes des N. phrenicus äußern sich in Schmerzen, die oft in die Schulter ausstrahlen.

2. N. vagus, N. X

Er tritt nach seiner zervikalen Verlaufsstrecke an gleicher Stelle wie der N. phrenicus, jedoch etwas medial davon, ins Mediastinum ein, verläuft dann aber *hinter* dem Lungenstiel und schließt sich dem Ösophagus an (Abb. 12-**28e**). Dort bildet er in der Tunica adventitia oesophagi ein Geflecht, in dem es zu einem Austausch von Fasern der linken und rechten Seite kommt. Aus dem **Plexus oesophageus** entstehen die beiden **Trunci vagales**. Sie folgen dem Ösophagus durch den Hiatus oesophageus diaphragmatis. Infolge der Magendrehung und der dadurch bedingten Torquierung des Ösophagus liegt der Truncus vagalis posterior (früher rechter Vagus genannt) weiter dorsal als der Truncus vagalis anterior (früher linker Vagus).
Auf seiner mediastinalen Verlaufsstrecke gibt der N. vagus noch vor der Bildung des Plexus oesophageus folgende Äste ab:

- **N. laryngeus recurrens.** Der linke N. laryngeus recurrens biegt lateral vom Lig. arteriosum um den Aortenbogen nach dorsal, der rechte um die A. subclavia dextra. Beide ziehen dann in der Rinne zwischen Trachea und Oesophagus zum Kehlkopf. Der Endast wird als ***N. laryngeus inferior*** bezeichnet und versorgt die Schleimhaut und Muskeln des Kehlkopfs (S. 471).

Auf seinem Weg gibt er N. laryngeus superior ab

- ***Rr. tracheales*** zur Trachea
- ***Rr. oesophagei*** zur Versorgung der Muskulatur und Drüsen des oberen bis mittleren Ösophagusabschnittes.

- **Rr. cardiaci cervicales inferiores.** Sie bilden mit den Rr. cardiaci cervicales superiores und Rr. cardiaci thoracici (beide auch aus dem Halsteil des Vagus) und mit den Verzweigungen des Sympathikus den Plexus cardiacus superficialis und profundus.
- **Rr. bronchiales.** Sie zweigen meist an der Umbiegungsstelle des N. recurrens ab, verlaufen im peribronchialen Bindegewebe und bilden im Bereich des Lungenhilums mit Endverzweigungen des Truncus sympathicus den Plexus pulmonalis.

Zur Funktion der einzelnen Äste vgl. Gehirnnerven, S. 496.

3. Truncus sympathicus, Grenzstrang

(Abb. 7-**12**, S. 192)

Die 10–12 Ganglien im Brustbereich liegen auf den Rippenköpfchen zu beiden Seiten der Wirbelsäule in der Fascia endothoracica unter der Pleura (Abb. 12-**25**).
Das **Ganglion cervicothoracicum** (auch *Ganglion stellatum*) liegt auf dem Köpfchen der 1. Rippe hinter der Pleurakuppel zwischen A. vertebralis und A. carotis communis. Es entsteht durch Verschmelzung des 1. Brustganglion mit dem unteren Halsganglion.

Klinischer Hinweis. Blockade des Ganglion stellatum wird auf verschiedene Weise vorgenommen. Welche man auch immer wählt, stets breitet sich das Anästhetikum im lockeren Bindegewebe aus und umspült die Nervenzellen. Eine gelungene Blockade äußert sich im Auftreten des Horner-Syndroms (S. 719).

Untereinander sind die Grenzstrangganglien in Längsrichtung durch *Rr. interganglionares* verbunden. Die Verbindung mit den Spinalnerven erfolgt durch *Rr. communicantes* (S. 191). Die *Rr. viscerales* des Grenzstranges versorgen die Thorakalorgane Trachea, Lunge, Ösophagus, Herz und beteiligen sich am Aufbau der Plexus (Abb. 7-**10**, 7-**12**).
Zu den Baucheingeweiden ziehen:

N. splanchnicus thoracicus major. Seine präganglionären Fasern zweigen vom Brustganglion 5–9 ab, ziehen mit der V. azygos bzw. hemiazygos durchs Zwerchfell und werden im Ganglion coeliacum und mesentericum superius auf die postganglionäre Strecke synaptisch geschaltet. Die Nn. splanchnici enthalten auch afferente Fasern, die Schmerzen aus den Eingeweiden leiten.

N. splanchnicus thoracicus minor. Er zweigt vom Brustganglion 10 und 11 ab und zieht gleichfalls zu den prävertebralen Ganglien. Er hat die gleichen Funktionen wie der N. splanchnicus thoracicus major.

Plexus aorticus. Er wird als Geflecht in der Adventitia der Aorta abdominalis von Endverzweigungen des Sympathikus und der parasympathischen Anteile des N. vagus gebildet.

VI. Lymphknoten und Lymphgänge

(Abb. 12-**28**c)

1. Lymphknoten

Der Thorax ist reich an Lymphknoten. Die wichtigsten sind die

- *Nodi lymphatici parasternales* (Abb. 9-**20**), die in einer Kette entlang den Vasa thoracica interna liegen. Sie erhalten u. a. Zuflüsse aus den medialen Abschnitten der Mamma (S. 256) und den Interkostalräumen. Abgeleitet wird die Lymphe durch den Truncus parasternalis.
- *Nodi lymphatici praepericardiales*
- *Nodi lymphatici pericardiales laterales*
- *Nodi lymphatici praevertebrales*
- *Nodi lymphatici mediastinales anteriores*. Hierbei handelt es sich um Ansammlungen von Lymphknoten entlang aller großen Gefäßen, z. B. V. cava superior, Aorta, V. brachiocephalica.
- *Nodi lymphatici mediastinales posteriores* (S. 516). Ihr Zuflußgebiet sind vor allem Lungen, Bronchien, Trachea, Ösophagus, Perikard und Zwerchfell. Zu diesen Lymphknoten gehören
  - *Nodi lymphatici bronchopulmonales*
  - *Nodi lymphatici tracheobronchiales*
  - *Nodi lymphatici paratracheales.*

Ihr Abfluß erfolgt in den Ductus thoracicus bzw. in den Ductus bronchomediastinalis.

2. Lymphgänge

Die größten Lymphgänge des Körpers sind der

- **Ductus thoracicus**, Milchbrustgang
- **Ductus lymphaticus dexter**.

Ductus thoracicus. Der Ductus thoracicus (Abb. 12-**28**f, Abb. 6-**10**, S. 166) entsteht im Abdomen durch Vereinigung der beiden *Trunci lumbales* mit den *Trunci intestinales* etwas unterhalb des Hiatus aorticus (in Höhe von T 12, L 1 oder L 2). Die Vereinigungsstelle ist bisweilen zur **Cisterna chyli** erweitert. Gemeinsam mit der Aorta durchsetzt er das Zwerchfell. Rechts von ihr, und hinter dem Ösophagus gelegen, zieht er vor den Wirbelkörper über die Aa. intercostales posteriores dextrae (S. 548) hinweg, nimmt aus den Interkostalräumen kleine Lymphgefäße auf und verläßt gemeinsam mit der A. carotis communis sinistra die obere Thoraxapertur. Nach einer kurzen, bogenförmig gekrümmten Verlaufsstrekke über der Pleurakuppel vereinigt er sich mit dem *Truncus bronchomediastinalis sinister, Truncus jugularis sinister* und *Truncus subclavius sinister.* Er mündet dann hinter der Clavicula von hinten in den linken Venenwinkel. Kurz vor der Mündung gelegene Klappen verhindern den Rückfluß venösen Blutes in den Ductus thoracicus. Entsprechend seinem Verlauf wird eine topographische Einteilung der einzelnen Abschnitte vorgenommen: Pars abdominalis, Pars thoracica und Pars cervicalis ductus thoracici.

Mikroskopische Anatomie. Der histologische Bau des Ductus thoracicus ähnelt dem der großen Venen.

Tabelle 12-7. Herkunft und Zuflüsse der Lymphe

Untere Extremitäten, äußeres Genitale, Beckenwand und Beckeneingeweide	Truncus lumbalis sinister et dexter	Ductus thoracicus
Baucheingeweide	Truncus intestinalis	
Obere linke Extremität, linke seitliche Brustwand, linke Mammahälfte	Truncus subclavius sinister	
Linke vordere Brustwand, Mamma mediale Hälfte	Truncus parasternalis sinister	
Linke Hälfte des Kopfes und der Halseingeweide	Truncus jugularis sinister	
Linke Lunge, Trachea, Organe des linken hinteren Mediastinums	Truncus bronchomediastinalis sinister	
Organe des linken vorderen Mediastinums	Truncus mediastinalis anterior sinister	
Obere rechte Extremität mit seitlicher Brustwand, rechte Mammahälfte	Truncus subclavius dexter	Ductus lymphaticus dexter
Rechte vordere Brustwand, Mamma mediale Hälfte	Truncus parasternalis dexter	
Rechte Hälfte des Kopfes und der Halseingeweide	Truncus jugularis dexter	
Rechte Lunge, Trachea, Organe des rechten hinteren Mediastinums	Truncus bronchomediastinalis dexter	
Organe des rechten vorderen Mediastinums	Truncus mediastinalis anterior dexter	

Ductus lymphaticus dexter. Der kurze Stamm des Ductus lymphaticus dexter entsteht durch die Vereinigung der Trunci der rechten oberen Körperhälfte. Er mündet in den rechten Angulus venosus (Tabelle 12-7).

Funktionelle Bedeutung und klinischer Hinweis. Der Ductus thoracicus und der Ductus lymphaticus dexter sind die einzigen großen Lymphgefäßstämme, durch die die Lymphe wieder dem Blut zugeführt wird. Ihre Aufgabe ist nur im Zusammenhang mit dem Lymphgefäßsystem und dem lymphatischen Apparat (S. 172) zu verstehen. Der Transport der Lymphe erfolgt durch die in die Wand eingebaute Muskulatur; die Strömungsrichtung wird durch die Klappenstellung bestimmt. Die Bezeichnung Milchbrustgang rührt daher, daß nach Fettresorption im Darm die Chylomikronen, die aus den intestinalen Lymphgefäßen über den Truncus intestinalis antransportiert werden, dem Inhalt des Ductus eine milchige Färbung verleihen.

VII. Topographische und angewandte Anatomie

1. Obere Thoraxapertur

Die obere Thoraxapertur wird gebildet vom 1. Brustwirbel, von der 1. Rippe und vom Manubrium sterni. Die Skeletteile begrenzen die nach vorne geneigte Ebene des Verkehrsraumes zwischen Hals und Thorax. Hier werden die Leitungsbahnen und Organverbindungen, die vom Hals zum Brustraum ziehen, zu ihrer mediastinalen Verlaufsstrecke zusammengefaßt. Außerdem verlassen die Öffnung Blutgefäße, die unter der Clavicula hindurch zum Arm ziehen oder von ihm kommen. Lockeres Bindegewebe begleitet und verbindet alle diese Gebilde untereinander.
Pleurakuppel und *Lungenspitzen* überragen die obere Thoraxapertur um 2 Fingerbreiten. *Trachea* und *Ösophagus* senken sich ungefähr in der Mitte der Apertur in den Brustraum ein.
Die *V. brachiocephalica dextra* und die *V. brachiocephalica sinistra* durchsetzen die obere Thoraxapertur nachdem in sie kurz zuvor die entsprechenden Vv. jugulares internae und Vv. subclaviae mündeten. Der *Truncus brachiocephalicus* verläßt auf der rechten Seite die Apertur, auf der linken die *A. carotis communis sinistra* und dorsolateral von ihr die *A. subclavia sinistra.* Die A. subclavia dextra verläuft nach ihrer Abzweigung vor der Pleurakuppel, indem sie wie die linke eine Impression an der Lunge hervorruft (Sulcus arteriae subclaviae) und nimmt dann ihren subklavikulären Verlauf. Die *A. thoracica interna dextra* und *sinistra* ziehen nach ihrem Abgang an der konkaven Seite der A. subclavia vor der Pleurakuppel im vorderen Bereich der Apertur nach unten.
Der rechte *N. phrenicus* tritt zwischen V. brachiocephalica dextra und Truncus brachiocephalicus in den Thorax ein, der linke zwischen V. brachiocephalica sinistra und A. subclavia. Etwas weiter medial verlaufen beidseitig der N. vagus und die *Rr. cardiaci nervi vagi* nach unten. Die *Nn. laryngei recurrentes* steigen hingegen in der Ösophagotrachealrinne zum Kehlkopf auf. Der *Truncus sympathicus* mit seinen Ganglien liegt am weitesten dorsal in der Apertura thoracis superior vor der prävertebralen Muskulatur; das *Ganglion cervicothoracicum* direkt auf dem Köpfchen der 1. Rippe. Die *Nn. cardiaci* aus dem Grenzstrang schließen sich mit den Rr. cardiaci nervi vagi den großen Gefäßen an, um mit der Aorta das Herz zu erreichen.
Der *Ductus thoracicus* verläßt hinter der A. carotis communis sinistra und dem Vagus die obere Thoraxapertur, läuft dann gleich dem *Truncus lymphaticus dexter* über die Pleurakuppel hinweg und mündet in den linken, der Truncus lymphaticus dexter in den rechten Venenwinkel.

2. Oberes Mediastinum

Die folgenden Ausführungen berücksichtigen die Ergebnisse der Computertomographie. Hierbei muß man wissen, daß Computertomogramme jeweils die Querschnitte in der Ansicht von unten zeigen (Abb. 12-**29**).
Beherrscht wird das obere Mediastinum von den großen Gefäßen mit ihren Aufteilungen, der Trachea einschließlich der Bifurcatio tracheae, dem hindurchziehenden Ösophagus sowie verschiedenen Nerven und Anteilen des Lymphsystems. Unmittelbar unter dem Manubrium sterni liegt der Thymus.
Die Inhalte des oberen Mediastinums ändern in den verschiedenen Höhen ihre Lage zueinander.

In Höhe des 3. Brustwirbels (Abb. 12-**29 a**) - dies entspricht dem Ansatz der 1. Rippe am Sternum - liegt beim Erwachsenen in einem relativ kleinen dreieckigen Feld der Thymusrestkörper dem Manubrium sterni an. Seitlich kommt der Thymus mit der Pleura (Recessus costomediastinalis) in Berührung. Hinter dem Thymus befinden sich die beiden Vv. brachiocephalicae, wobei die kurze V. brachiocephalica dextra fast senkrecht an der medialen Seite der rechten Pleurakuppe, die viel längere V. brachiocephalica sinistra in der Medianebene vor dem Truncus brachiocephalicus verläuft. Der Truncus brachiocephali-

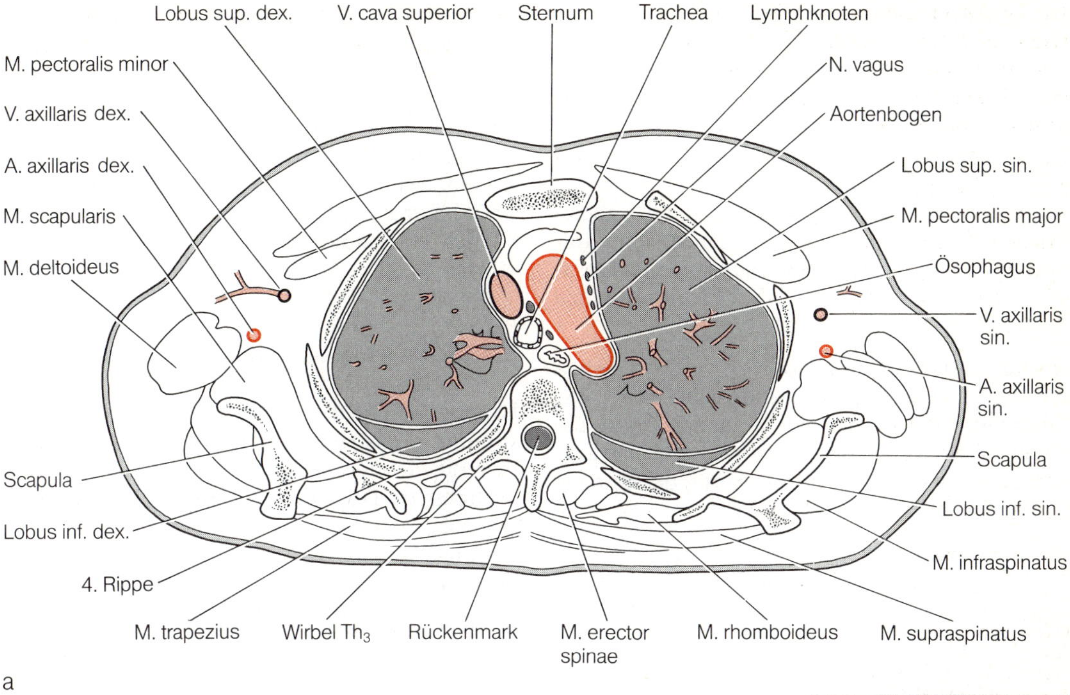

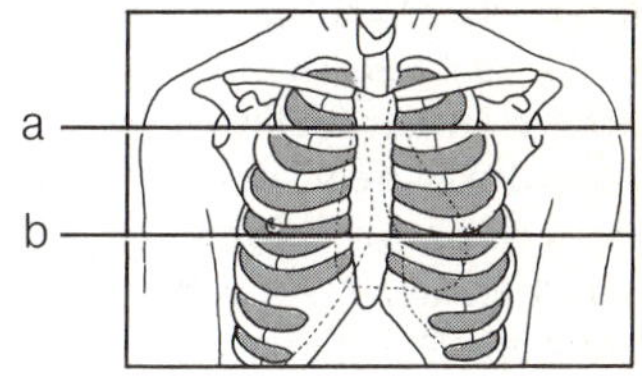

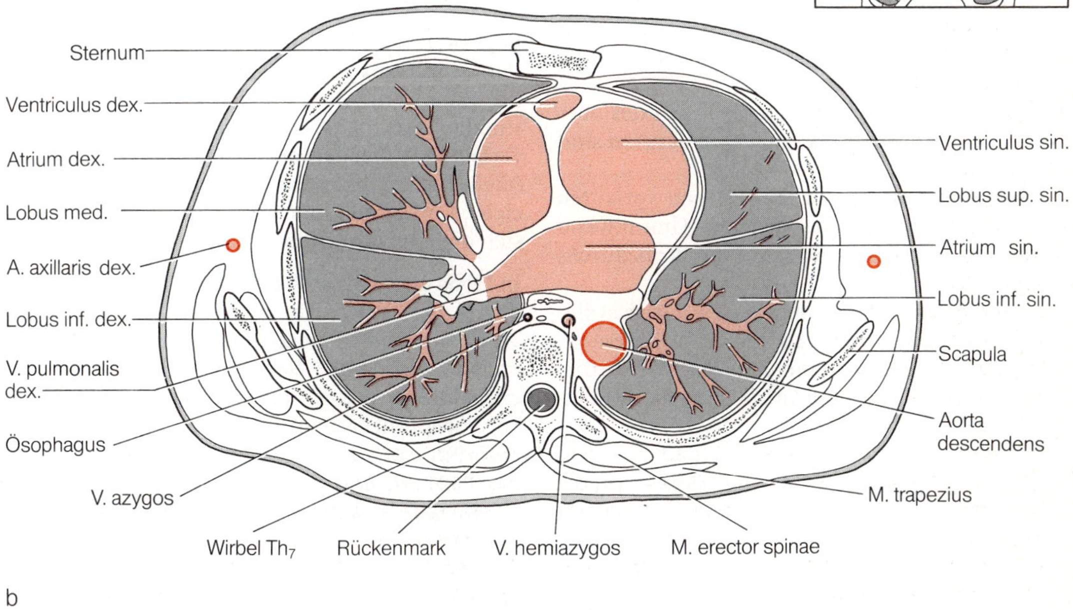

Abb. 12-29 a, b. Computertomographische Abbildung des Thorax in Höhe des 3. Brustwirbels (**a**) und in Höhe des 7. Brustwirbels (**b**). (Nach Takahashi, 1983)

cus seinerseits zieht ventral über die Trachea hinweg. Hinter der Trachea befindet sich der Ösophagus, der nur durch lockeres Bindegewebe von der Wirbelsäule getrennt ist. Links neben der Trachea steht der Aortenbogen fast senkrecht im Körper. Er entläßt, nachdem der Truncus brachiocephalicus abgezweigt ist, die A. carotis communis sinistra und ganz dorsal die A. subclavia sinistra. Rechts neben der Trachea geht parasternal hinter dem 1. Interkostalraum aus V. brachiocephalica sinistra und V. brachiocephalica dextra die V. cava superior hervor.

In Höhe des 4. Brustwirbels liegt vor der Trachea die Pars ascendens aortae und rechts neben ihr unterhalb des Knorpels der rechten 2. Rippe die V. cava superior mit der Einmündung der V. azygos; die Pars thoracica der Aorta descendens liegt links neben dem Ösophagus.

In Höhe des 4. bis 5. Brustwirbels befindet sich die Bifurcatio tracheae. Sie projiziert sich auf das Brustbein in Höhe des Sternalansatzes der rechten 3. Rippe. Vor ihr liegen die höchste Stelle des linken Vorhofs des Herzens und die großen kranialen Herzgefäße, nämlich der Truncus pulmonalis, der von den 3 großen an der Basis cordis austretenden Gefäßen am weitesten ventral und nach links liegt, die Aorta ascendens und Vena cava superior, hinter ihr etwas nach links verschoben der Ösophagus. Links neben und hinter dem Ösophagus verläuft die Pars thoracica aortae. Durch die Lage des Ösophagus zwischen Trachea, Bronchus und Aorta entsteht die 2. Ösophagusenge.

An weiteren, z. T. den großen Gebilden des oberen Mediastinums zugeordneten Strukturen sind zu erwähnen

- **Vasa thoracica interna** (S. 248); sie verlaufen parasternal zwischen vorderer Thoraxwand und Pleura costalis bis zum Durchtritt durchs Zwerchfell.
- **N. phrenicus** mit begleitenden **Vasa pericardiacophrenica**. Rechter und linker N. phrenicus legen sich zusammen mit den Vasa pericardiacophrenica der Pleura mediastinalis an (Einzelheiten, S. 549).
- **N. vagus**; er zieht, nachdem er den N. laryngeus recurrens abgegeben hat, links vor die Pars thoracica aortae und dann ebenso wie rechts neben den Ösophagus (S. 550).
  - Der ***rechte N. laryngeus recurrens*** verläuft unter der A. subclavia,
  - der ***linke N. laryngeus recurrens*** unter dem Aortenbogen nach dorsal.
- **Rr. cardiaci des N. vagus** und **Nn. cardiaci des Truncus sympathicus**, die über den Aortenbogen und zum Herzen gelangen und den Plexus cardiacus bilden.

Dem Wirbelkörper schmiegen sich an

- ventral der *Ductus thoracicus* (S. 551)
- rechts die *V. azygos* (S. 549)
- links die *V. hemiazygos* (S. 549)
- beiderseits vor den Rippenköpfchen der *Grenzstrang* (S. 550), der in gleicher Position auch im unteren Mediastinum angetroffen wird.

3. Unteres Mediastinum

Dominierender Bestandteil des unteren Mediastinums ist das Herz mit Herzbeutel. Hinzu kommen die Gebilde, die in die Lungenhila ein- bzw. austreten (in Höhe des 5.–7. Brustwirbels), sowie Ösophagus, Pars thoracica aortae und weitere Leitungsbahnen, die vor allem im hinteren Mediastinum verlaufen.

In Höhe des 7. Brustwirbels (Abb. 12-**29 b**) – dies entspricht dem Oberrand des Ansatzes der 4. Rippe am Sternum – wird das Herz ventral weitgehend von Lunge überdeckt. Im Bindegewebe zwischen Perikard und Pleura mediastinalis verlaufen seitlich am Herzen der N. phrenicus mit begleitenden Vasa pericardiacophrenica. Sie befinden sich vor dem Lungenhilum. Der Ösophagus ist – verglichen mit weiter oben – von der Vorderseite des Wirbelkörpers abgerückt und liegt breit dem linken Vorhof an. Begleitet wird der Ösophagus von Vagusästen. Nach rechts hat der Ösophagus Beziehungen zur Pleura mediastinalis. Zwischen Ösophagus und Wirbelkörper verlaufen V. hemiazygos (mehr links), V. azygos (mehr rechts) und dazwischen der Ductus thoracicus. Links und hinter dem Ösophagus befindet sich die Pars thoracica aortae.

In Höhe des 9. Brustwirbels – dies entspricht etwa dem Ansatz der 5. Rippe am Sternum – liegt die Wand der rechten Herzkammer der Thoraxwand breit an. Der linke Ventrikel füllt im wesentlichen die Incisura cardiaca pulmonis, und der linke Vorhof liegt hauptsächlich dorsal. An ihn grenzt dorsal der Ösophagus, nur getrennt durch das Perikard und die Cavitas pericardialis. Der Ösophagus ist weit vom Wirbelkörper abgerückt und etwas nach rechts verschoben. Er wird von den Nn. vagi begleitet. Hinter ihm liegt die Aorta descendens, die vom Ductus thoracicus begleitet wird, und links davon die V. azygos.

Untere Thoraxapertur s. Zwerchfell.

D. Diaphragma, Zwerchfell

Das Zwerchfell ist eine 3–5 mm dicke Muskelplatte aus quergestreifter Muskulatur. Es bildet die kuppelförmige muskulös-sehnige Trennwand zwischen Brust- und Bauchraum. Das Diaphragma ist der wichtigste Atemmuskel.
An der Oberseite wird das Zwerchfell von der *Fascia phrenicopleuralis* überzogen, der sich die *Pleura diaphragmatica* auflagert. Die Unterseite bedeckt das *Peritoneum* parietale mit Ausnahme der Anheftungsstelle der Leber.
Das Zwerchfell ist eine Besonderheit der Säugetiere. In der Phylogenese entwickelt es sich, wie die Innervation durch den N. phrenicus beweist, aus Muskelmaterial, das aus den 3.–5. Zervikalsomiten stammt. Es erfuhr samt Herz einen Deszensus und heftete sich an der Grenze von Brust- und Bauchhöhle an. Entwicklung des Zwerchfells, S. 503.

I. Gliederung

Entsprechend den Ursprüngen an der unteren Thoraxapertur unterscheidet man folgende Anteile des Zwerchfells (Abb. 12-**30**):

- **Pars sternalis**. Sie entspringt an der Rückseite des Processus xiphoideus und der Rektusscheide.
- **Pars costalis**. Sie entspringt auf beiden Seiten zackenförmig von den Knorpeln der 6 unteren Rippen alternierend mit den Zacken des M. transversus abdominis.
- **Pars lumbalis**. Sie besteht aus einem rechten und linken Anteil, *Crus dextrum* und *Crus sinistrum*. Jeder der beiden Hauptschenkel besteht wiederum aus 2 Anteilen, einem *Crus mediale* und einem *Crus laterale*.
  - ***Crus mediale***. Es entspringt sehnig in Höhe des 1.–4., links des 1.–3. Lendenwirbels am Lig. longitudinale anterius. Im Bereich des Aortenschlitzes (*Hiatus aorticus*) entspringen die Muskelfasern von einem Sehnenbogen, *Lig. arcuatum medianum*, der über die Aorta hinwegzieht. Die Muskelfasern des Crus mediale dextrum und sinistrum steigen steil auf und biegen in typischer Weise oft unter Überkreuzung um Aorta und Ösophagus, bevor sie das zentrale Sehnenfeld erreichen.
  - ***Crus laterale***. Dies entspringt seitlich an den ersten beiden Lendenwirbelkörpern und an 2 arkadenförmigen Sehnenstreifen. Sie sind Verstärkungen der Muskelfaszien. Der mittlere Bogen, *Lig. arcuatum mediale*, überspannt den M. psoas und reicht bis zum Processus costarius des 2. Lendenwirbels. Von hier zieht der seitliche Bogen, *Lig. arcuatum laterale*, über den M. quadratus lumborum zur 12. Rippe. Die beiden Bögen werden auch Psoas- und Quadratusarkade oder Haller-Bögen genannt.
- **Trigonum sternocostale** (Larrey-Spalte) und **Trigonum lumbocostale** (Bochdalek-Dreieck). In beiden Fällen handelt es sich um dreieckige, von Bindegewebe gefüllte, muskelfreie

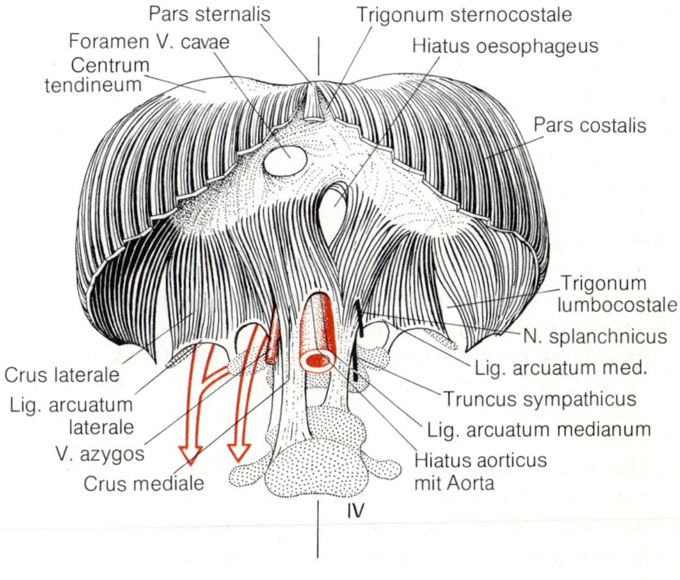

Abb. 12-30. Zwerchfell in der Ansicht von vorne unten. Der *Pfeil unter dem Lig. arcuatum laterale dextrum* bezeichnet die Verlaufsrichtung des M. quadratus lumborum, der *Pfeil unter dem Lig. arcuatum mediale dextrum* die Verlaufsrichtung des M. psoas

Dreiecke; ihre Ausdehnung ist unterschiedlich. Das *Trigonum sternocostale* liegt zwischen Pars sternalis und Pars costalis, das *Trigonum lumbocostale* zwischen Pars costalis und lumbalis. Bei beiden Trigona handelt es sich um Orte geringeren Widerstandes.

Klinischer Hinweis. Bei Erhöhung des intraabdominellen Druckes kann es zur Verlagerung von Baucheingeweiden durch das Trigonum lumbocostale in den Brustraum kommen (Zwerchfellhernien). Auch können Abszesse an dieser Stelle durchbrechen.

- **Centrum tendineum**. Das Centrum tendineum ist ein in der Ansicht von oben V-förmig gelapptes Sehnenfeld, zu dem die Muskelfasern des Zwerchfells bogenförmig hinziehen und konvergierend einstrahlen. Es wird vom **Foramen venae cavae** durchbrochen. Mit seiner Oberseite ist das Centrum tendineum mit dem Perikard (S. 539), auf seiner Unterseite mit der Area nuda der Leber verwachsen.

II. Gestalt

Die Gestalt des Zwerchfells ergibt sich aus seiner Befestigung im Rahmen der unteren Thoraxapertur und seiner Wölbung in den Thorax hinein. Dabei ist die Ausdehnung des Gewölbes in dorsoventraler Richtung geringer als in transversaler. Im Scheitel der Konvexität befindet sich das Centrum tendineum, das etwas nach vorne verschoben ist. Durch den *Herzsattel* wird eine rechte und eine linke (meist etwas niedrigere) *Zwerchfellkuppel* (Abb. 12-**8**, 12-**24**) gebildet.

III. Öffnungen und Durchtrittsstellen

Gefäße, Leitungsbahnen und Organverbindungen, die aus dem Mediastinum in den abdominalen Bereich übertreten, müssen das Zwerchfell durchsetzen, das zugleich den Abschluß der unteren Thoraxapertur bildet. Folgende Öffnungen sind vorhanden:

- **Foramen venae cavae**. Es befindet sich im Centrum tendineum. Hindurch treten die *V. cava inferior* gemeinsam mit dem *R. phrenicoabdominalis des rechten N. phrenicus*. Das Gefäß ist im Foramen venae cavae so eingebaut, daß es nicht kollabieren kann (Saugwirkung des Herzens).
- **Hiatus aorticus**. Es wird von den beiden Crura medialia gebildet und von der *Pars descendens aortae* gemeinsam mit dem *Ductus thoracicus* benutzt. Der Hiatus aorticus liegt in Höhe des 1. Lendenwirbels. Um den Hiatus legt sich ein verstärkender Kollagenfaserbogen (*Lig. arcuatum medianum*); dadurch wird das Gefäß bei der Zwerchfellkontraktion nicht eingeengt.
- **Hiatus oesophageus**. Er liegt kranioventral vom Aortenschlitz und wird vor allem vom Crus mediale dextrum (Abb. 12-**30**) gebildet. Hindurch ziehen *Ösophagus, Trunci vagales* und der *R. abdominalis des linken N. phrenicus*. Bei tiefster Inspiration kann die Kontraktion der Zwerchfellmuskulatur den Ösophagus komprimieren (S. 544).
- **Öffnung im medialen Zwerchfellschenkel** zum Durchtritt von *V. azygos, V. hemiazygos* und den *Nn. splanchnici*.
- **Öffnungen beiderseits zwischen medialem und lateralem Schenkel** für den *Grenzstrang des Sympathikus*.
- **Öffnung für die A. epigastrica superior** nahe dem Foramen sternocostale. Die A. epigastrica superior (Endast der A. thoracica interna, S. 249) verläuft ventral des M. transversus thoracis, tritt durch das Zwerchfell und gelangt auf die Rückseite der M. rectus abdominis.

IV. Innervation und Gefäßversorgung

Innervation. Sie erfolgt durch N. phrenicus und Nebenphrenici (S. 549). Die Rr. phrenicoabdominales führen sensible Fasern. Sie gelangen zum Peritoneum der Organe des Oberbauchraumes.

Gefäßversorgung. Der arterielle Zufluß kommt aus der A. thoracica interna über die A. pericardiacophrenica und A. musculophrenica. Hinzu kommen kleine Äste direkt aus der Aorta: die A. phrenica superior aus der unteren Brustaorta und die A. phrenica inferior aus der oberen Bauchaorta. Abfluß des Blutes durch gleichlautende Begleitvenen.

V. Topographie

Im Stehen und bei mittlerer Respirationslage projiziert sich die rechte Zwerchfellkuppel (Abb. 12-**24**) in der Medioklavikularlinie auf den 4. Interkostalraum. Die linke Zwerchfellkuppel steht in der Regel um einen halben Interkostalraum tiefer. Das Centrum tendineum projiziert sich auf die Grenze zwischen Processus xiphoideus und Corpus sterni.

Abweichungen. Von dieser Angabe weicht die Stellung des Zwerchfells bei der Leiche ab, da infolge des Wegfalls des Muskeltonus die Retraktionskraft der Lunge wirksam wird und bei üblicher Fixation in Rückenlage das Gewicht der Organe die Kuppel verformt. Es steht dann in Höhe der 4. Rippe.
Abweichungen sind auch in Abhängigkeit von der Konstitution, vom Alter (beim Kleinkind 3., beim Greis 5. Interkostalraum), vom Geschlecht (bei Frauen tiefer), von der Körperlage (im Liegen höher als im Stehen) und von der Füllung der Baucheingeweide (Gravidität, Meteorismus) zu registrieren.
Auffällig ändert sich der Zwerchfellstand bei forcierter Atmung. Auf den obigen Normalwert bezogen, steht die rechte Zwerchfellkuppel

- bei tiefster Inspiration in Höhe der 7. Rippe (= 10. Brustwirbel)
- bei tiefster Exspiration in Höhe der 4. Rippe (= 8. Brustwirbel).

Die Verschiebung beträgt also 6–7 cm. Bei tiefster Inspiration hat die Hebung des Thorax (S. 520) und das Tiefertreten des Herzsattels zur Folge, daß der vordere Abschnitt des Zwerchfells nach unten umschlägt (Abb. 12-**8**, S. 517) und die Pulsationen des Herzens im Epigastrium zu tasten sind.

Nachbarschaftsbeziehungen. Unter der *rechten* Zwerchfellkuppel befindet sich die Leber, die mit der Area nuda dorsal am Zwerchfell befestigt ist. Auf der rechten Kuppel liegt der Lobus inferior der rechten Lunge. An die Unterseite der *linken* Zwerchfellkuppel grenzen hinter dem linken Leberlappen der Magenfundus und die Milz. Aufgelagert ist der Lobus inferior der linken Lunge. Auf dem *Herzsattel* liegt das Herz. Das Pericardium fibrosum ist (Abb. 12-**27b**) mit dem Centrum tendineum ein Stück verwachsen. Im *Trigonum lumbocostale* erreicht die Niere mit ihrem oberen Pol das Diaphragma S. 610).

Klinischer Hinweis. Vermehrte Luftansammlung im Magen drängt die linke Zwerchfellkuppel nach oben und „drückt" aufs Herz. – Eine Erkrankung der Leber und Gallenblase äußert sich oft in Schmerzen, die in die *rechte* Schulter ausstrahlen, da das Peritoneum dieser Organe vom R. abdominalis des rechten N. phrenicus versorgt wird.

VI. Funktionelle Bezüge

Die Kontraktion der muskulären Anteile des Zwerchfells führt zu einer Abflachung der Kuppel und damit zu einer Vergrößerung des Pleuraraumes (s. Atemmechanik, S. 520).

Klinischer Hinweis. Lähmung des Zwerchfells (z. B. bei Kinderlähmung) führt ohne künstliche Beatmung meist zum Tod.

Im übrigen steht das Zwerchfell zeitlebens im Spiel verschiedener Kräfte. Im Stehen wirkt das Gewicht der Eingeweide abflachend. Bei Erschlaffung der Muskulatur setzt dagegen die Retraktionskraft der Lunge ein; das Zwerchfell wird nach oben gezogen. Gleichfalls drückt der Eingeweidezylinder die Zwerchfellkuppeln nach oben und trägt bei Bauchpresse zu einer verstärkten Exspiration bei. Wird nach tiefer Inspiration durch Glottisschluß der „Atem angehalten", dann dienen die mit Luft gefüllten Lungen bei Einsatz der Bauchpresse als Widerlager und die Druckerhöhung im Bauchraum wirkt auf die Hohlorgane, z. B. zur Entleerung.

Kapitel 13

Baucheingeweide

Die Baucheingeweide liegen in der Bauchhöhle, *Cavitas abdominalis*. Deswegen wird deren Besprechung vorangestellt.

A. Cavitas abdominalis, Bauchhöhle

Die Bauchhöhle, *Cavitas abdominalis*, wird oben durch das Zwerchfell (S. 555), hinten durch die Wirbelsäule und die hinteren Bauchmuskeln (S. 243) sowie seitlich und vorn durch seitliche und vordere Bauchmuskeln und ihre Sehnenplatten begrenzt (S. 239). Nach unten setzt sich die Bauchhöhle in die Beckenhöhle fort. Den kaudalen Abschluß bildet das *Diaphragma pelvis* (S. 627). Durch die Wölbung des Zwerchfells nach oben rücken Teile der Bauchhöhle in den Schutz der Thoraxflanken. Unten dienen die Darmbeinschaufeln gleichfalls dem Schutz der dort gelegenen Abdominalorgane. Die Ausdehnung der Bauchhöhle fällt also nicht mit den äußeren Grenzen des Bauches zusammen, und die Gestalt des Cavitas abdominalis wird wesentlich von den Größenverhältnissen der knöchernen Ringe, Thorax und Becken, beeinflußt.
Ausgekleidet wird die Bauchhöhle von **Peritoneum, Bauchfell**, das gleichzeitig für die Lage und Befestigung der Bauchorgane Bedeutung hat und zur Gliederung des Bauchraums beiträgt.
Durch die Anordnung des Bauchfells lassen sich unterscheiden die

- **Cavitas peritonealis** (Peritonealhöhle), die Bauchhöhle im engeren Sinne, und das
- **Spatium retroperitoneale**

Cavitas peritonealis im engeren Sinne. Sie ist allseitig von **Peritoneum parietale** ausgekleidet und beherbergt in unterschiedlicher Lage - mit Ausnahme des Rektums - alle Abschnitte des Magen-Darm-Kanals einschließlich der großen Anhangsdrüsen sowie die Milz - jeweils mit den zu- und abführenden Leitungsbahnen. Oberflächlich werden die genannten Organe von **Peritoneum viscerale** bekleidet. Verbindungen zwischen Peritoneum parietale und Peritoneum viscerale kommen durch **Bindegewebs-Serosa-Platten, Mesos - (Mesenterien, Gekröse)**, zustande.

Spatium retroperitoneale. Der Retroperitonealraum ist ein ausgedehnter und zusammenhängender Bindegewebsspalt, der sich zwischen dem dorsalen Peritoneum parietale und der hinteren Bauchwand von der Zwerchfellunterfläche bis zum Promontorium und der Linea terminalis erstreckt. Hier setzt er sich ohne Grenze in den Bindegewebsraum des Beckens (S. 631) fort. Im Retroperitonealraum liegen die Nieren, Nebennieren, Harnleiter, die großen Gefäßstämme und der Truncus sympathicus.

Peritonealverhältnisse der Baucheingeweide

Für die Baucheingeweide sind zu unterscheiden eine

- **intraperitoneale Lage**, eine
- **retroperitoneale Lage** und eine
- **extraperitoneale Lage**.

Intraperitoneal liegt ein Organ dann, wenn es vom Peritoneum viscerale umfaßt und durch Gekröse(Meso-) mit dem Peritoneum parietale verbunden ist (vgl. Abb. 13-**2a**).

Bei **retroperitonealer Lage** befindet sich das Organ mehr oder weniger vollständig hinter dem Peritoneum. Seine Oberfläche ist nur teilweise von Peritoneum parietale bedeckt. In der Regel sind retroperitoneal gelegene Baucheingeweide mit der hinteren Bauchwand „verwachsen", d. h. dort mit dichtem Bindegewebe angeheftet.

Als **sekundär retroperitoneal gelegen** bezeichnet man Organe, die während der Entwicklung zunächst intraperitoneal liegen, dann aber durch Umlagerungen und durch Abbau des Gekröses in eine retroperitoneale Position gelangen (vgl. Abb. 13-**2b**).

Extraperitoneal liegen Organe der Bauch- bzw. Beckenhöhle, die keine Beziehung zum Peritoneum haben, z. B. die Prostata.

B. Entwicklung der Lage der Baucheingeweide und der Peritonealverhältnisse

Verständnis für die Lage der Baucheingeweide, ihre topographischen Beziehungen und für die Peritonealverhältnisse ist nur durch Kenntnis der Entwicklungsgeschichte zu gewinnen.

I. Mesenterien

Am Beginn seiner Entwicklung bildet der Darmkanal ein annähernd gerade gestrecktes Rohr, das in der Medianebene des Körpers durch die Leibeshöhle verläuft. Dieses entodermale Darmrohr wird von einer *visceralen Mesodermschicht*, die der Splanchnopleura entstammt, umhüllt. Dorsal geht die Mesodermschicht in eine breite, sagittal gestellte Gewebsplatte, das **Mesenterium dorsale commune**, über und bindet das Darmrohr in seiner ganzen Ausdehnung (kaudaler Abschnitt des Vorderdarms, Mitteldarm und Enddarm) an die hintere Leibeswand. Hier geht es in die *parietale Mesodermschicht, Somatopleura*, über.

Das Mesenterium dorsale commune (Abb. 13-**1a**) stellt in diesem Entwicklungsstadium somit eine doppelschichtige Trennwand zwischen der rechten und linken intraembryonalen Zölomhälfte dar. Entsprechend der Bezeichnung der einzelnen Abschnitte des Verdauungsrohrs werden auch die zugehörigen Anteile des gemeinsamen dorsalen Mesenteriums benannt: *Mesoösophageum, Mesogastrium* (dorsale), *Mesoduodenum, Mensenterium* (im engeren Sinne als der dem Mitteldarm zugehörige Abschnitt) und *Mesocolon.*

Ein **Mesenterium ventrale** (Abb. 13-**1a**) findet sich nur oberhalb der V. umbilicalis, d.h. nur im Bereich des unteren Ösophagusabschnitts, des Magens und des oberen Duodenums. Als sagittal gestelltes Doppelblatt des viszeralen Mesoderms verbindet es demnach die genannten Darmabschnitte mit der vorderen Leibeswand.

Die weitere Entwicklung der Mesenterien wird weitgehend durch die Umbildungen des Darmrohrs selbst bestimmt, wobei es sekundär zu Verklebungen bestimmter Darmabschnitte mit der dorsalen Rumpfwand und somit zu deren **retroperitonealen Lage** kommt. Darmabschnitte, welche weiterhin durch ein Mesenterium mit der dorsalen Bauchwand frei beweglich aufgehängt bleiben, liegen **intraperitoneal.**

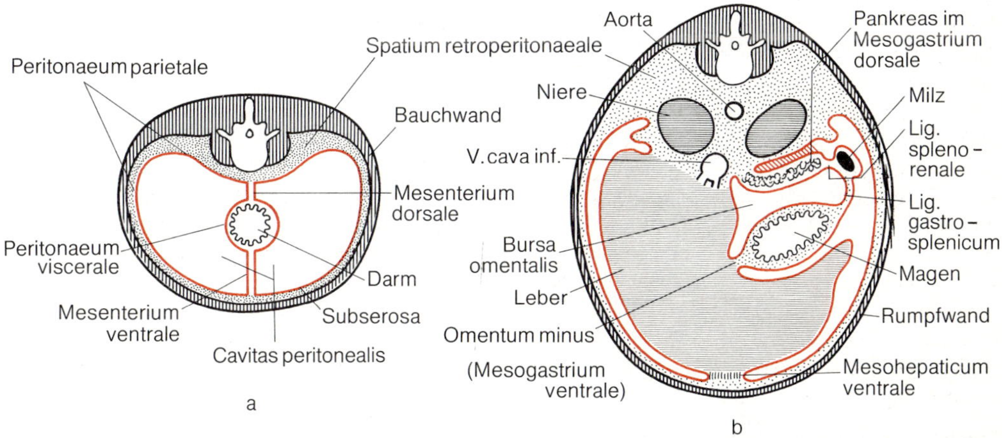

Abb. 13-1a, b. Erläuterung der Bauchfell- und Mesenterialverhältnisse im Oberbauch. **a** Querschnitt durch den Rumpf eines menschlichen Embryos oberhalb der Nabelschleife. Das in der Längsachse des Rumpfes gelegene und gerade gestreckte Darmrohr wird durch ein Mesenterium dorsale und ein Mesenterium ventral mit der Rumpfwand verbunden. **b** Im Stadium 18 mm Scheitel-Steiß-Länge steht die Leber bereits über das Mesohepaticum ventrale mit der vorderen Bauchwand in Verbindung. Der Magen ist nach links verlagert. Er steht mit der Leber durch das Mesogastrium ventrale (Lig. hepatogastricum des Omentum minus) in Verbindung. Im Mesogastrium dorsale sind Pankreas und Milz eingelagert. Der mesenteriale Spalt hinter dem Pankreas *(gestrichelt)* bildet sich zurück. Damit beginnt die retroperitoneale Fixation der Bauchspeicheldrüse

II. Magen

Im Anschluß an das kaudale Ende der Speiseröhre wird in der 5. Embryonalwoche der Magen als spindelförmige Erweiterung sichtbar. Danach verändern sich Form und Lage des Magens infolge unterschiedlicher Wachstumsgeschwindigkeiten seiner einzelnen Wandabschnitte beträchtlich. Die hinten gelegene Wand wächst schneller als die vordere, so daß es zur Ausbildung einer großen und kleinen Kurvatur kommt. Das ventrale Mesenterium wird in diesem Bereich zum **Mesogastrium ventrale** (Abb. 13-**1 b**).

Noch während dieser Wachstumsvorgänge erfolgt eine ***Drehung des Magens um seine Längsachse im Uhrzeigersinn*** um 90°, die dazu führt, daß seine linke Seite nach ventral, seine rechte Seite nach hinten zu liegen kommen (Abb. 13-**3**). Bei dieser Drehung, die mit einer Verlagerung des Magens aus der Medianebene nach links und der Leber nach rechts einhergeht, wird das Mesogastrium ventrale nach rechts gezogen. Gleichzeitig ist eine Kippung des Magens zu beobachten, wobei die Cardia nach links und der Pylorus nach rechts oben wandern. Auf diese Weise erlangt der Magen seine endgültige Gestalt. Die *Curvatura major* ist dann nach unten, die *Curvatura minor* nach oben und rechts gerichtet.

III. Bursa omentalis und Milz

Bereits in der 5. Embryonalwoche treten im Mesenterium hinter dem Magen Spalten auf, die miteinander verschmelzen und zur Bildung einer Höhle führen. Diese dehnt sich durch eine Aussackung des **Mesogastrium dorsale** nach links weiter aus, so daß eine Tasche, die **Bursa omentalis**, entsteht (Abb. 13-**1 b**).

Im dorsalen Mesogastrium entwickelt sich die **Milz** (Abb. 13-**1 b**), wodurch das Magengekröse in 2 Abschnitte zerlegt wird. Der eine verbindet die Milz mit der hinteren Bauchwand, **Ligamentum splenorenale** (S. 568), der andere stellt die Verbindung zwischen Magen und Milz her, **Ligamentum gastrosplenicum** (S. 567).

IV. Duodenum und Pankreas

Der auf die Magenanlage folgende Darmabschnitt, das **Duodenum**, wird vom Endabschnitt des Vorderdarms und vom oberen Teil des Mitteldarms gebildet. Mit der Drehung des Magens wird das Duodenum in Form einer *C-förmigen Schlinge* aus der Medianebene heraus nach rechts gezogen und rückt an die hintere Bauchwand (Abb. 13-**2**). Die konvexe Biegung der Duodenalschleife schaut nach rechts. Zwischenzeitlich haben sich im Duodenum **2 Pankreasanlagen** (S. 591) entwickelt. Durch die Bewegungen von Magen und Duodenum rücken die Anlagen der Bauchspeicheldrüsen an die dorsale Rumpfwand. Hier verschmilzt das dorsale Mesoduodenum mit dem Peritoneum parietale. Auf diese Weise werden Duodenum und Pankreas in **retroperitonealer Lage** fixiert (S. 558).

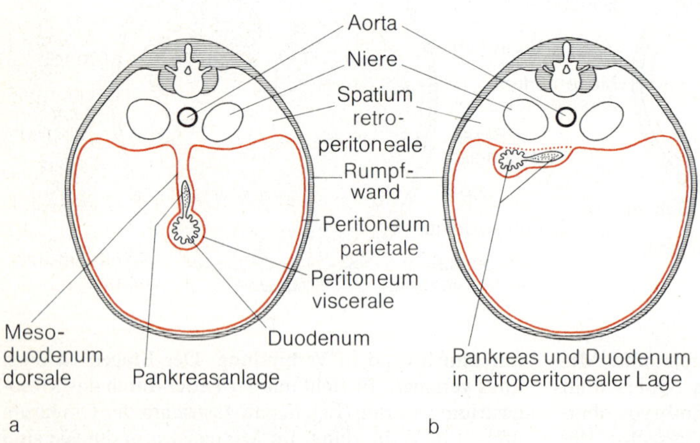

Abb. 13-2 a, b. Erläuterung zur Verlagerung von Pankreas und Duodenum. Ein Mesenterium ventrale ist in diesem Bereich nicht vorhanden. **a** Duodenum und Pankreas stehen noch in der Sagittalebene. Das Mesoduodenum dorsale enthält die Pankreasanlage und geht an der hinteren Bauchwand in das parietale Peritoneum über. **b** Duodenum und Pankreaskopf haben sich mit der Magendrehung nach rechts verlagert und werden retroperitoneal fixiert. (Nach Langman, 1985)

V. Leber, Mesohepaticum ventrale et Mesohepaticum dorsale

Im ventralen Mesogastrium entwickelt sich die **Leberanlage** (Abb. 13-**1b**). Das entodermale Leberdivertikel dringt in das **Septum transversum** ein und teilt sich dichotom in zahlreiche Sprosse. Dadurch wird zunehmend das Septum transversum aufgetrieben und separiert sich von der vorderen Leibeswand durch eine schmale Bindegewebsplatte, Mesohepaticum ventrale (Ligamentum falciforme), und bleibt mit dem Magen durch das Mesohepaticum dorsale verbunden.
Aus dem Mesohepaticum ventrale formt sich das als schmale Duplikatur bis zum Nabel reichende **Ligamentum falciforme hepatis**, in dessen freiem Rand die V. umbilicalis (S. 529) liegt. Sie obliteriert nach der Geburt zum **Ligamentum teres hepatis**. Das zwischen Leberpforte und kleiner Kurvatur des Magens liegende Mesohepaticum dorsale wird zum **Ligamentum hepatogastricum**, das rechts mit einem freien verdickten Rand, **Ligamentum hepatoduodenale**, endet. Es führt die Gebilde, welche die Leber mit dem Darm verbinden (S. 566). Ligamentum hepatogastricum und Ligamentum hepatoduodenale bilden das kleine Netz, **Omentum minus**.
Da die Leber später im Bereich der Area nuda mit dem Zwerchfell bzw. mit der hinteren Bauchwand verwächst, ist die hintere Magenwand vom rechten Oberbauchraum aus nicht mehr zu erreichen. Ein Zugang ist dann nur noch durch das **Foramen omentale** unterhalb des Ligamentum hepatoduodenale möglich. Dieser enge Weg führt in die inzwischen allseitig abgeschlossene Bursa omentalis.

VI. Darmdrehung (Abb. 13-**3a–e**)

Der auf das Duodenum folgende Darmabschnitt steht in der Sagittalebene und zeichnet sich durch rasches Längenwachstum aus: Bildung der **Nabelschleife**. Der Scheitelpunkt der Schleife bleibt zunächst durch den *Ductus omphaloentericus* mit dem Dottersack in Verbindung (S. 125).

Hinweis. Die unvollständige Rückbildung dieser Darm-Dottersack-Verbindung führt zum *Meckel Divertikel.*

Mit der Ausbildung der Nabelschleife wird das Mesenterium dorsale lang ausgezogen. Von dorsal her, aus der Aorta entspringend, wächst die *A. mesenterica superior* in das Mesenterium hinein und stellt gleichsam die Achse der Schleife dar, die einen oberen zuführenden und einen unteren abführenden Schenkel erkennen läßt. Aus dem **kranialen Schenkel** der Nabelschleife gehen der distale Anteil des Duodenums, das Jejunum und der größte Teil des Ileums hervor, während der **untere Schenkel** den distalen Abschnitt des Ileums, das Caecum mit der Appendix vermiformis, das Colon ascendens und das Colon transversum liefert. Die übrigen Dickdarmabschnitte entstehen aus dem Enddarm.
Die folgenden Entwicklungsvorgänge sind durch das fortschreitende Längenwachstum des Darms und durch asymmetrische Verlagerungen der einzelnen Darmabschnitte gekennzeichnet, die mit der Darmdrehung ihren Abschluß finden.
Die *Wachstumsbewegungen* des Dünndarms beginnen im oberen Schenkel der Nabelschleife und führen zu einer mächtigen Schlingenbildung, welche schließlich auch den unteren Schenkel ergreift (Abb. 13-**3**). Gleichzeitig vollführt die Nabelschleife mit der A. mesenterica superior als Achse von ventral gesehen, eine **Drehung gegen den Uhrzeigersinn** um 270°. Dabei wird der untere Schenkel der Nabelschleife emporgehoben, wobei die Anlage des *Caecums* unter die Leber verlagert wird. Das *Colon transversum* kreuzt dann von ventral das Duodenum. Durch weiteres Längenwachstum gelangt das Caecum in die rechte Fossa iliaca, und es bildet sich das *Colon ascendens* aus, dessen Mesenterium schließlich mit der hinteren Bauchwand verwächst. Durch den Descensus des Caecums entsteht zwichen Colon transversum und Colon ascendens die *Flexura coli dextra.* Schließlich verlötet auch das Mesocolon descendens in ganzer Ausdehnung mit der hinteren Bauchwand, während das Colon transversum, verbunden mit dem über ihm liegenden großen Netz, durch ein „Meso" frei beweglich bleibt.
Das Wachstum der Dünndarmschlingen erfolgt so schnell, daß das Volumen der Bauchhöhle nicht ausreicht und sie sich durch den Nabelring in den Zölomrest innerhalb der Nabelschnur vorschieben (physiologischer Nabelbruch). Ende des 3. Monats erfolgt ein Zurückziehen der Dünndarmschlingen in die Leibeshöhle.

VII. Omentum majus

Das Omentum majus ist durch Auswachsen einer Aussackung des Mesogastrium dorsale entstanden (Abb. 13-**4**), das sich wie eine Schürze vor alle Darmschlingen legt (Abb. 13-**3d**, 13-**4**, 13-**6**). Entsprechend der Entwicklung nimmt es seinen Ausgang von der großen Kurvatur des

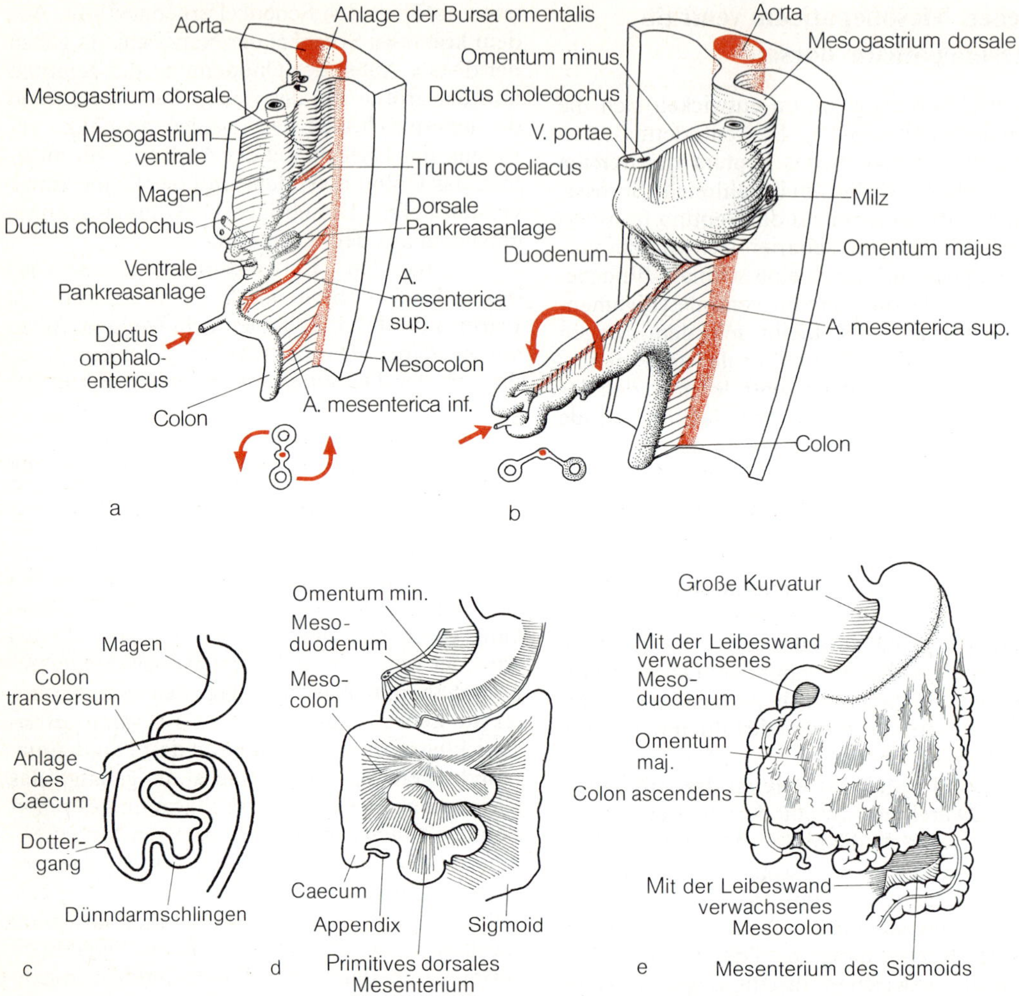

Abb. 13-3 a–e. Erläuterung der Form- und Lageentwicklung des menschlichen Darmkanals. **a** Der Darmkanal wird in seiner ganzen Länge mit der hinteren Rumpfwand durch ein Mesenterium dorsale verbunden. Bildung der primären Nabelschleife. Die A. mesenterica superior bildet die Achse der Darmschleife. **b** Die Nabelschleife ist zu einer langen, sagittal gestellten Schlinge ausgewachsen. Am Scheitel der Nabelschleife geht der Ductus omphaloentericus ab. Ungleiche Wachstumsprozesse führen nun zu Lageveränderungen des gesamten Magen-Darm-Traktes. Der *gebogene Pfeil* gibt die Richtung der Darmdrehung an. **c** Starkes Längenwachstum des Dünndarms, die Schlingenbildung ist angedeutet. **d** Zustand nach Drehung der Nabelschleife. Das Caecum hat einen Descensus durchgeführt und seine endgültige Lage in der Fossa iliaca dextra erreicht. **e** Situs nach Fixierung bestimmter Darmteile an der hinteren Bauchwand. Von der großen Curvatur des Magens breitet sich das Omentum majus aus und bedeckt die Dünndarmschlingen. (**c–e** Nach Langman, 1985)

Magens. Die vordere Wand des Omentum majus besteht aus 2 Peritonealblättern, die in der hinteren Wand zur dorsalen Bauchwand zurücklaufen und mit dem Mesocolon transversum verwachsen.

Das Netz stellt zunächst eine dünne, noch nicht durchbrochene Mesenterialplatte dar, an der erst allmählich an faserfreien Stellen Lücken auftreten. Alle Bestandteile des Netzes, d.h. stärkere und feinere Faserbündel, Blut- und Lymphgefäße, Fetteinlagerungen, ortsansässige und verschiedene freie Zellen, bleiben vom Peritonealepithel überzogen, so daß an keiner Stelle die genannten Bestandteile nackt an die Bauchhöhle grenzen.

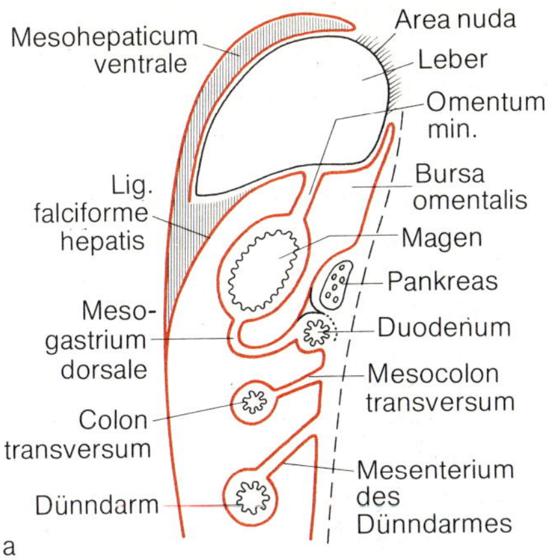

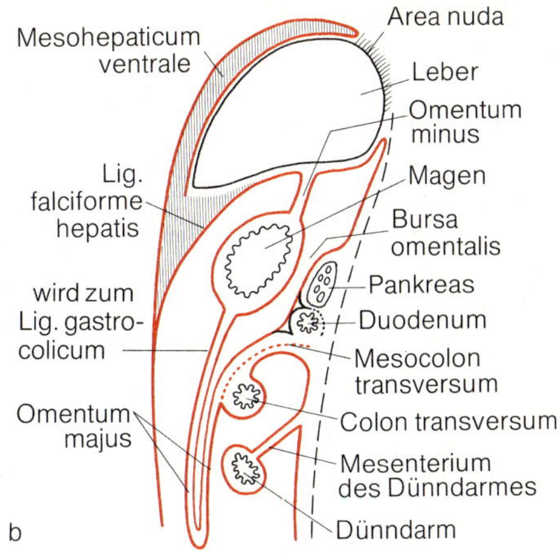

Abb. 13-**4 a, b**. Erläuterung der Bildung von Omentum majus und Bursa omentalis. **a** Pankreas und Duodenum befinden sich in retroperitonealer Position. Das Mesogastrium dorsale wölbt sich zur Bildung des Omentum majus vor. **b** Das Omentum majus ist ausgewachsen und hängt schürzenförmig vor den Dünndarmschlingen. Das rücklaufende Blatt des Omentum majus ist mit dem Quercolon und mit dem Mesocolon transversum verwachsen

C. Bauchsitus

Im folgenden werden die Lage der Bauchorgane und die Peritonealverhältnisse besprochen, wie sie sich an der eröffneten Leibeshöhle darstellen. Die meisten Einzelheiten sind bereits ohne Präparation zu erkennen, andere bedürfen einer speziellen Darstellung.

I. Projektionen und Gliederung

Projektionen. In der Projektion auf die Oberfläche lassen sich folgende *Regiones abdominales* unterscheiden (Abb. 13-**5**):

- *Regio epigastrica.* Dieses Gebiet entspricht den mittleren Abschnitten des Oberbauchs; die Regio epigastrica liegt zwischen den beiden Medioklavikularlinien unter den Rippenbögen.
- *Regiones hypochondriacae.* Die Gebiete schließen sich rechts und links der Regio epigastrica an.
- *Regio umbilicalis.* Sie folgt kaudal der Regio epigastrica und setzt sich nach unten in die
- *Regio pubica* fort.
- *Regiones laterales.* Sie liegen seitlich der Regio umbilicalis.
- *Regiones inguinales.* Diese Gebiete befinden sich seitlich der Regio pubica.

Nach Eröffnung der Bauchhöhle und nach Entfernung der vorderen Bauchwand (Abb. 13-**6**) blickt man in der Regio epigastrica auf jenen *Teil des Magens,* der beim Stehen der vorderen Bauchwand unmittelbar anliegt. Die Projektion dieses Gebietes auf die Körperoberfläche bildet das **Magenfeld**.

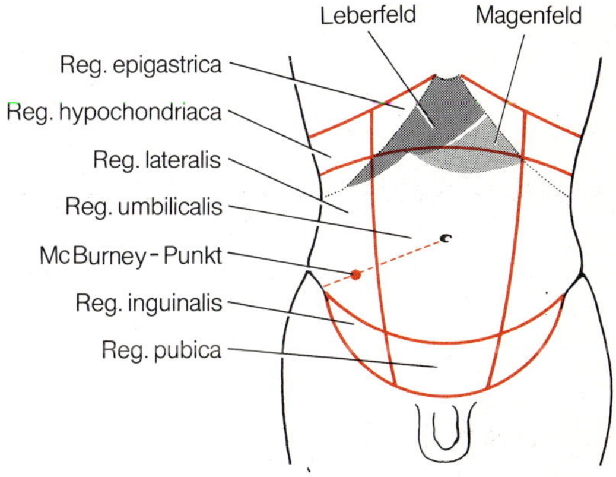

Abb. 13-**5.** Regiones abdominales. Im epigastrischen Winkel sind das Leber- und Magenfeld eingetragen, in der Regio lateralis der Mc Bourney-Punkt

Als **Leberfeld** bezeichnet man ein unmittelbar darüber im Angulus infrasternalis gelegenes Gebiet, auf das sich ein *Teil des linken Leberlappens* projiziert (s. unten). Schließlich liegt unter der Spitze der 9. Rippe noch der Fundus der Gallenblase. Alle übrigen Baucheingeweide werden nahezu vollständig vom **Omentum majus, großes Netz**, überdeckt (Abb. 13-**6**), das an der großen Magenkurvatur seinen Ausgang nimmt und wie eine Schürze herabhängt.

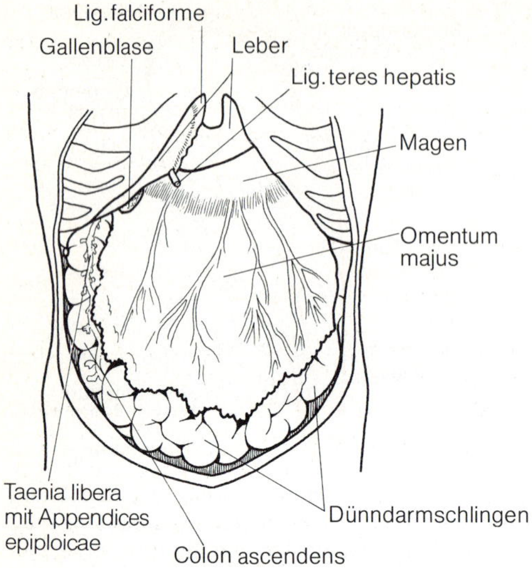

Abb. 13-6. Eröffnete Bauchhöhle. Man blickt auf das schürzenförmige Omentum majus

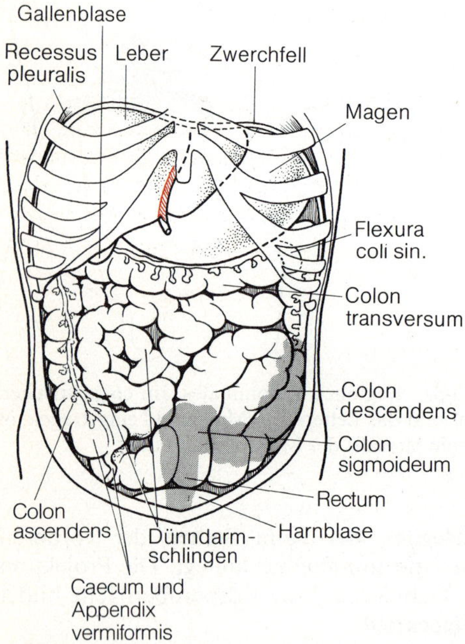

Abb. 13-7. Die Cavitas abdominalis ist durch das Colon transversum in eine Pars supracolica (Oberbauch) und eine Pars infracolica (Unterbauch) gegliedert. Das Omentum majus ist entfernt. Die Dünndarmschlingen sind teilweise nach rechts verlagert, sie überdecken das Colon ascendens. Zu beachten ist die Lage des Colon descendens, Colon sigmoideum und des Rektums

Gliederung. Die Cavitas peritonealis läßt sich in 2 Etagen gliedern. Dies kommt durch das **Querkolon, Colon transversum**, mit seinem *Mesocolon transversum* zustande (Abb. 13-7). Es lassen sich unterscheiden die

- **Pars supracolica, Oberbauch**, auch als **Drüsenbauch** bezeichnet, und die
- **Pars infracolica, Unterbauch** oder **Darmbauch**.

Hierbei handelt es sich nicht um abgeschlossene oder gar völlig voneinander getrennte Räume, vielmehr stehen beide Etagen breit miteinander in Verbindung. Aus entwicklungsgeschichtlichen, topographischen, funktionellen und nicht zuletzt praktischen Gründen hat sich jedoch eine solche Einteilung als nützlich erwiesen.

1. Oberbauch

Im Oberbauch liegen die

- **Leber, Hepar**, mit **Gallenblase, Vesica fellea**,
- **Magen, Gaster**, und in Fortsetzung der
- **Zwölffingerdarm, Duodenum**, sowie die
- **Bauchspeicheldrüse, Pankreas**, und die
- **Milz, Lien.**

Alle genannten Organe weisen enge topographische Beziehungen zueinander auf und werden als *obere Baucheingeweide* zusammengefaßt.

Leber

Die Leber füllt die rechte Regio hypochondriaca vollständig aus und ragt darüber hinaus in die Regio epigastrica und nach links bis in die Regio hypochondriaca sinistra vor. Der untere Rand der Leber folgt bis zur Medioklavikularlinie dem rechten Rippenbogen, verläuft dann durch den Rippenbogenwinkel und erreicht etwa die linke Parasternallinie. Dabei wird ein Teil des Magens überdeckt (Leberfeld, s. oben).

Nach oben legt sich die Leber mit ihrer **Facies diaphragmatica** in die rechte Zwerchfellkuppel. Dadurch entspricht die Projektion der Zwerchfellkuppel auf die Körperoberfläche dem Oberrand der Leber: je nach Stand der Atmung zwischen 4. und 7. Rippe (S. 519).

Die Unterseite der Leber wird als **Facies visceralis** bezeichnet. Sie verläuft nach hinten schräg aufwärts und besitzt zahlreiche Berührungsgebiete mit Nachbarorganen, nämlich Impressiones oesophagea, gastrica, duodenalis, colica, renalis und suprarenalis (S. 597).

Die Leber ist in mehrere Lappen unterteilt (S. 596). Davon sind an der Zwerchfellseite ein großer rechter und ein kleinerer linker Lappen zu erkennen. Die Trennung ruft die Befestigung des **Ligamentum falciforme hepatis** an der Leberoberfläche hervor. Das Ligamentum falciforme ist eine Bauchfellduplikatur zur vorderen Bauchwand. Besondere Verhältnisse liegen in einem Gebiet vor, wo die Leber am Zwerchfell „angewachsen" ist. Dort fehlt sowohl an der Leber als auch am Zwerchfell Peritoneum, **Area nuda**. Am Rande der Area nuda schlägt das Ligamentum falciforme auf das Peritoneum parietale des Zwerchfells um. Der Umschlag ist das **Ligamentum coronarium**. Seitlich setzt sich die Umschlagsfalte als **Ligamentum triangulare dextrum** bzw. als **Ligamentum triangulare sinistrum** fort. Ein Teil des Ligamentum coronarium befestigt sich an der rechten Niere und wird als **Ligamentum hepatorenale** bezeichnet. Die Spalten des Peritonealraums zwischen Leberoberfläche und Zwerchfell sind die *Recessus subphrenici*.

Das Ligamentum falciforme hepatis führt an seinem freien unteren Rand das **Ligamentum teres hepatis** (Abb. 13-7). Hierbei handelt es sich um den obliterierten Strang der ehemaligen V. umbilicalis sinistra (S. 595). Das Ligamentum teres hepatis setzt sich auf die viscerale Fläche der Leber in die **Fissura ligamenti teretis** fort.

An der Facies visceralis der Leber fassen linker und rechter Leberlappen einen **Lobus quadratus**, der sich an der Bildung des Margo inferior beteiligt, und einen nach dorsal weisenden **Lobus caudatus** zwischen sich. Zentral liegt die **Porta hepatis**, **Leberpforte**. Außerdem liegt der Unterfläche der Leber die **Gallenblase** in der *Fossa vesicae felleae* an. Der Fundus der Gallenblase überragt den vorderen Leberrand und projiziert sich auf die Spitze der rechten 9. Rippe. Der Gallenblasenhals weist jedoch nach dorsal oben. Unter der Leber, d.h. zwischen Leber und Colon transversum, finden sich schließlich noch als Peritonealspalten die *Recessus subhepatici*, die sich nach hinten in den *Recessus hepatorenalis* fortsetzen.

Magen

Vom Magen ist bei eröffneter Bauchhöhle nur ein kleines Gebiet zu sehen (s. oben). Dies kommt dadurch zustande, daß der rechte Magenrand, **Curvatura minor**, vom Lobus sinister hepatis überdeckt wird. Ferner befindet sich der größere Teil des **Fundus gastricus**, eine Aussakkung des Magens nach oben, in der Regio hypochondriaca sinistra und wird dort vom linken Rippenbogen bedeckt. Kranial liegt der Magen dem Zwerchfell im Bereich des Centrum tendineum an. Über dem Magen, dem Zwerchfell aufgelagert, befindet sich in der Brusthöhle das Herz. – Die nach links gewandte **Curvatura major** des Magens ist der Ansatz des **Ligamentum gastrocolicum**, einem Teil des Omentum majus, großes Netz (s. unten).

Omentum minus

Drängt man Leber und Magen auseinander, werden weitere Teile des Magens und das *Omentum minus, kleines Netz*, sichtbar (Abb. 13-**8**). Vom Magen ist nun vor allem der *Pylorus, Magenausgang*, zu erkennen, der durch seine feste Konsi-

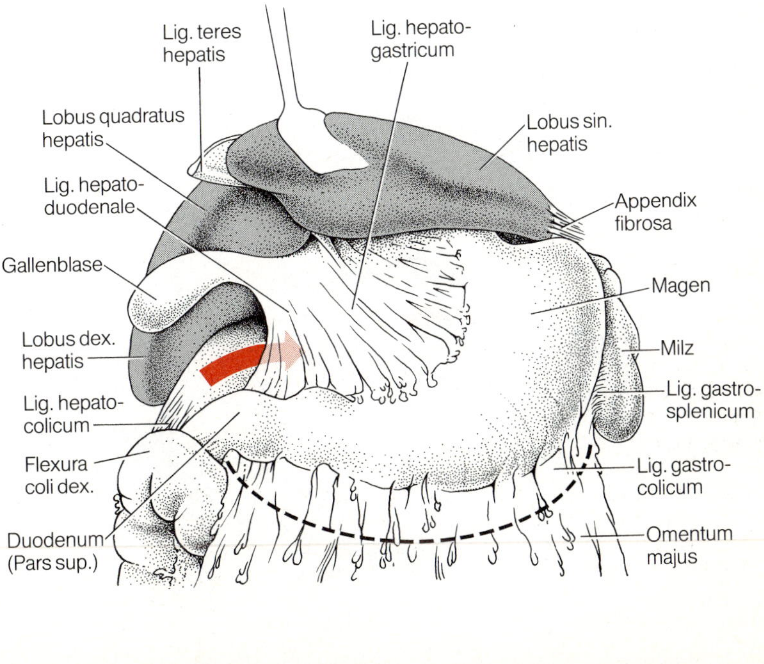

Abb. 13-8. Magen, Omentum minus und Leber von vorne. Leber und Magen sind auseinandergedrängt. (In Anlehnung an Platzer, 1982)

stenz auffällt. Er befindet sich in der Regel vor dem 1. Lendenwirbel oder an dessen rechtem Rand.
Beim **Omentum minus** (Abb. 13-**8**) handelt es sich um eine Peritonealduplikatur, die nahezu frontal steht und einerseits an der Eingeweidefläche der Leber (Fissura ligamenti teretis), andererseits an der kleinen Kurvatur des Magens und dem Anfangsteil des Duodenums befestigt ist. Es gliedert sich in

- **Ligamentum hepatogastricum** und
- **Ligamentum hepatoduodenale.**

Ligamentum hepatogastricum. Der obere Teil ist etwas dichter, ***Portio densa***, der untere sehr dünn, ***Portio flaccida***. Dort, wo das Bauchfell des Ligamentum hepatogastricum auf die Magenoberfläche übergeht, verlaufen größere Magengefäße (A. gastrica dextra und sinistra, S. 574).

Ligamentum hepatoduodenale. Es endet rechts mit einem verstärkten freien Rand, der den Ductus choledochus (Gallenausführungsgang, S. 602) enthält. Nach links folgen anschließend die V. portae und die A. hepatica propria. Dorsal des freien Randes des Ligamentum hepatoduodenale („darunter") liegt das ***Foramen omentale*** (früher: Foramen epiploicum), der Eingang in das Vestibulum der Bursa omentalis (s. unten).

Bursa omentalis, Netzbeutel

Die Bursa omentalis, Netzbeutel, ist ein spaltförmiger Nebenraum des Cavum peritoneale. Sie ist bei der Verlagerung der Bauchorgane und ihrer Mesenterien entstanden (s. oben). Zugängig ist die Bursa omentalis durch das **Foramen omentale**. Die Bursa omentalis gliedert sich in das

- **Vestibulum bursae omentalis**, einen
- **größeren Hauptraum** und
- **Recessus**.

Das **Foramen omentale** (*epiploicum*, Winslowi) ist für etwa 2 Finger durchgängig und liegt unter dem freien rechten Rand des *Ligamentum hepatoduodenale* des Omentum minus (Abb. 13-**11**). Umgeben wird es kaudal von der Pars superior duodeni, dorsal von der V. cava inferior und kranial von der Leber.

Vestibulum bursae omentalis. Schiebt man den Finger durch das Foramen omentale in das Vestibulum bursae omentalis, sind oben der Lobus caudatus der Leber, unten die Bauchspeicheldrüse, dorsal die V. cava inferior und ventral das Omentum minus zu tasten. Ferner steht mit dem Vorraum der **Recessus superior omentalis** in Verbindung, der eine Nische zwischen V. cava inferior und Ösophagus bzw. Cardia bildet.
Der Übergang vom Vor- zum Hauptraum wird von dorsal durch die *Plicae gastropancreaticae* (mit der A. gastrica sinsistra und A. hepatica communis) eingeengt.

Hauptraum der Bursa omentalis. Ein Überblick ist erst nach Durchtrennung des Ligamentum gastrocolicum zu gewinnen (Abb. 13-**9**). Der Hauptraum liegt hinter dem Magen und dem Omentum minus. Die dorsale Wand bildet im wesentlichen das Peritoneum über Teilen des Zwerchfells, der linken Nebenniere und dem

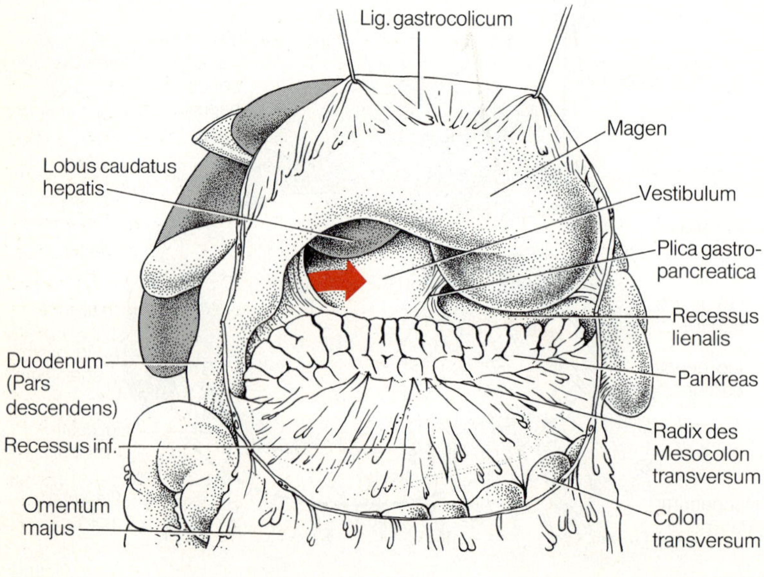

Abb. 13-9. Ansicht der Rückwand der Bursa omentalis nach Durchtrennung des Omentum majus. (In Anlehnung an Sobotta, 1972)

Pankreas. Ihr Ende findet die Bursa omentalis nach links im **Recessus splenicus** (lienalis), der durch die Milzbänder (Ligamentum splenorenale, Ligamentum gastrosplenicum, s. unten) begrenzt wird. Nach unten besteht ein **Recessus inferior omentalis** zwischen Magen und Colon transversum; gelegentlich kann sich der Recessus inferior zwischen die beiden Blätter des Omentum majus fortsetzen.

Klinischer Hinweis. Für operative Eingriffe in der Bursa omentalis und am Pankreas stehen verschiedene Zugangswege zur Verfügung. Das Vestibulum ist leicht suprakolisch durch das *Omentum minus* hindurch zu erreichen. Damit schafft man sich einen Zugang zum Truncus coeliacus. Für eine breite Eröffnung ist die Durchtrennung des *Ligamentum gastrocolicum* erforderlich, wobei auf die Gefäße an der Curvatura ventriculi major zu achten ist. Ein infrakolischer Zugang ist durch das *Mesocolon transversum* gegeben. Hierbei müssen die leicht verletzbaren Dickdarmgefäße geschont werden.

Omentum majus

Es handelt sich um Bauchfellduplikaturen, die aus dem Mesogastrium dorsale (s. oben) hervorgegangen sind. Das Omentum majus besteht aus dem

- **Ligamentum gastrocolicum**, einem
- **schürzenförmigen Teil** und setzt sich seitlich als
- **Ligamentum gastrosplenicum** zur Milz fort.

Das Ligamentum gastrocolicum befestigt sich an der Curvatura major des Magens und an der Taenia omentalis des Colon transversum. An der Umschlagstelle des Ligamentum gastrocolicum auf den Magen verlaufen die der großen Kurvatur des Magens folgenden großen Magengefäße (*A. V. gastroomentalis dextra et sinistra*). Die Fortsetzung des Ligamentum gastrocolicum macht den schürzenförmigen Teil des Omentum majus aus.

Duodenum

Das Duodenum schließt an den Magen an, es ist ein Teil des Dünndarms. Das Duodenum ist C-förmig und besteht aus einer

- **Pars superior**,
- **Pars descendens**,
- **Pars horizontalis** und
- **Pars ascendens.** An der
- **Flexura duodenojejunalis** setzt sich das Duodenum in das Jejunum fort.

Die **Pars superior** liegt in Höhe des 1. Lendenwirbels. Je nach Füllung des Magens steigt sie mehr oder weniger steil nach latero-dorsal in die rechte Paravertebralrinne ab. Sie wird vom *rechten Leberlappen* überlagert, berührt den *Lobus quadratus* der Leber und die *Gallenblase*. Dorsal der Pars superior verlaufen der *Ductus choledochus*, die *V. portae*, die *A. gastroduodenalis*. Der Anfang der Pars superior hat eine lockere Verbindung zur hinteren Leibeswand und ist dadurch noch beweglich. Anschließend werden die Verbindungen jedoch immer fester.

Pars descendens. Sie steigt von der Höhe des 1. bis zu der des 3.–4. Lendenwirbels ab. Sie befindet sich rechts der Wirbelsäule, *sekundär retroperitoneal*, vor der *rechten Nebenniere*, dem *Hilum der rechten Niere* mit dem *Ureter*. Medial mündet der *Ductus choledochus* gemeinsam mit dem *Ductus pancreaticus* in die Pars descendens duodeni ein. Außerdem liegt hier der Pankreaskopf (s. unten). Die ventrale Seite der Pars descendens steht in der Regel mit dem Anfangsteil des *Colon transversum* in Verbindung und außerdem wird sie breit von der Anheftung des *Mesocolon transversum* an der hinteren Bauchwand überquert.

Pars horizontalis. Sie verläuft nach medial, überkreuzt die V. cava inferior und gelangt wieder vor die Wirbelsäule. Sie ist dem *Pankreaskopf* von unten her angelagert. Ventral zieht über sie die *Radix mesenterii mit der A.* u. *V. mesenterica superior* hinweg.

Pars ascendens. Sie geht ohne scharfe Grenze aus der Pars horizontalis hervor und steigt nach links bis in die Höhe des 2. Lendenwirbels auf. Dort geht sie in das Jejunum über. Nach oben liegt sie der *Bauchspeicheldrüse* an. Dorsal von ihr befindet sich die *Aorta*. Auch dieser Teil des Duodenums liegt *sekundär retroperitoneal*.

Bauchspeicheldrüse, Pankreas

Die Bauchspeicheldrüse liegt mit ihrem Kopf in der Konkavität des Duodenums und quert etwa in Höhe des *2. Lendenwirbels* die Wirbelsäule. Dadurch ist die Bauchspeicheldrüse um die Lendenwirbelsäule abgebogen und bildet hier den *Tuber omentale*. Die Achse der Bauchspeicheldrüse insgesamt ist aber nach links oben gerichtet, da der Schwanz der Bauchspeicheldrüse das Hilum der Milz (s. unten) erreicht. Die Bauchspeicheldrüse liegt *sekundär retroperitoneal*. Ihr oberflächliches Peritoneum bildet die Rückwand der Bursa omentalis (s. oben). Insgesamt liegt die Bauchspeicheldrüse weit von der ventralen Oberfläche des Körpers entfernt. Sie wird ventral vom *Magen* überdeckt. Nach dorsal hat sie enge Beziehungen zu den *großen Gefäßen des Retroperitonealraums* (S. 621).

Milz, Lien, Splen

Die Milz projiziert sich zwischen der 9. und 11. Rippe auf die Oberfläche der linken Körperseite, wobei die Milzachse etwa dem Verlauf der 10. Rippe folgt. Ventral überragt die gesunde Milz den Rippenbogen nicht. - Ihr vorderer Pol befindet sich etwa in der Axillarlinie des 10. Intercostalraums.

Hinweis. Die Lage der Milz ändert sich beim Lebenden in Abhängigkeit von der Atmung, der Körperhaltung und Füllung der Nachbarorgane ständig. Beim Verstorbenen sinkt die Milz bei der Öffnung der Leibeshöhle weit nach hinten in den Abdominalraum ab. Der hintere Rand der Milz entspricht etwa der hinteren Axillarlinie.

Die Milz liegt intraperitoneal und ist durch das **Ligamentum gastrosplenicum** (früher Ligamentum gastrolienale) mit dem Magen und das **Ligamentum splenorenale** (synonym: Ligamentum lienorenale, Ligamentum phrenicosplenicum) mit der parietalen Bauchwand verbunden. Beide Bauchfellduplikaturen sind aus dem Mesogastrium dorsale (s. oben) hervorgegangen (S. 560) und ziehen zum Milzhilum.

Hinweis. Die verschiedenen Synonyma für das Ligamentum splenorenale kommen dadurch zustande, daß diese Bauchfellduplikatur eine breite Haftfläche an der Bauchwand hat und dadurch zur Oberfläche der Niere und zum Zwerchfell in Beziehung steht.

Die obere Fortsetzung des Ligamentum phrenicosplenicum und Ligamentum gastrosplenicum zwischen Magen und Zwerchfell ist das **Ligamentum gastrophrenicum.**

Für die Milzlage spielt noch eine Bauchfellduplikatur zwischen Zwerchfell und Colon descendens eine Rolle (auch als Ligamentum phrenicocolicum bezeichnet). Es bildet die sogenannte **Milznische.**

Die Milz liegt mit einer Facies phrenica dem *Zwerchfell* an. Mit ihrer Eingeweidefläche stehen der *Fundus des Magens*, das *Colon transversum* bzw. die *Flexura coli sinistra*, der *Schwanz des Pankreas* sowie die *linke Niere* in Verbindung (S. 605).

2. Darmbauch

Der Darmbauch beherbergt die unteren Baucheingeweide:

- **Dünndarm**,
- **Dickdarm** und
- **Enddarm**.

Sie liegen zwischen dem Mesocolon transversum und der Linea terminalis, dem Eingang in das kleine Becken.

Man übersieht die unteren Baucheingeweide an der eröffneten Bauchhöhle am besten, wenn das Omentum majus nach oben geschlagen wird. Dies ist möglich, weil das große Netz in der Regel lediglich kranial an der Taenia omentalis des Colon transversum befestigt ist. Nach Anheben des Omentum majus zeigt sich, daß der Dickdarm, Colon, mit seinen Anteilen die Dünndarmschlingen einrahmt (Abb. 13-7).

Dünndarm

Der Dünndarm besteht aus **Duodenum, Jejunum** und **Ileum.** Von diesen wurde das Duodenum bereits bei den Oberbauchorganen besprochen (s. oben). Wie dargelegt, liegt das Duodenum sekundär retroperitoneal und ist damit weniger beweglich als das *intraperitoneal befindliche Jejunum und Ileum.*

Die intraperitonealen Dünndarmteile beginnen an der **Flexura duodenojejunalis.** Diese liegt etwa 4–5 cm links der Medianebene in Höhe des *2. Lendenwirbels.* Links von der Flexur befinden sich 2 Falten: links oben am Übergang des Peritoneum parietale ins Mesocolon (s. unten), **Plica duodenalis superior**, und weiter unten die **Plica duodenalis inferior.** Durch die Falten entstehen Taschen, ***Recessus duodenales superior et inferior***, in denen im Extremfall Dünndarmschlingen eingeklemmt werden können (Treitz-Hernien). In der Plica duodenalis superior verläuft die V. mesenterica inferior.

Jejunum und Ileum sind in situ zusammen bis zu 5 m lang.

Hinweis. Die Länge des Dünndarms wird wesentlich vom Kontraktionszustand der glatten Darmwandmuskulatur beeinflußt. Beim Verstorbenen, wenn die Muskulatur entspannt ist, sind Jejunum und Ileum länger als in vivo oder nach Konservierung der Leiche.

Das Ileum ist etwas länger als das Jejunum, jedoch besteht keine deutlich erkennbare Grenze zwischen diesen beiden Dünndarmteilen. Die Schlingen des Jejunums liegen im wesentlichen im oberen und linken Teil des Unterbauchs, die des Ileum im rechten und unteren. Die Einmündung des Dünndarms in den Dickdarm befindet sich in der Fossa iliaca dextra.

Gemeinsam sind Jejunum und Ileum durch das **Mesenterium, Dünndarmgekröse**, an der hinteren Bauchwand befestigt (Abb. 13-**10**, 13-**11**). Die Radix mesenterii ist 15–18 cm lang und verläuft von der Flexura duodenojejunalis (s. oben)

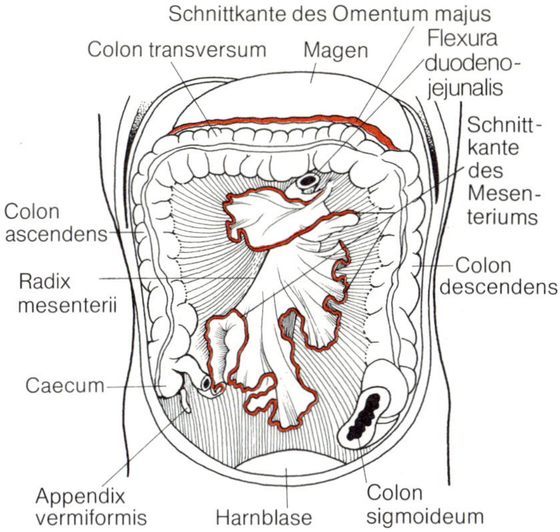

Abb. 13-10. Magen und Colon transversum sind in die Höhe geschlagen, der Dünndarm ist am Mesenterium abgeschnitten

schräg nach rechts unten in die Fossa iliaca dextra. Das Mesenterium ist „plissiert" (Abb. 13-**10**). Die Länge seines Ansatzes am Jejunum und Ileum entspricht der Länge dieser Darmteile. Dadurch ist genügend Spielraum für Dünndarmbewegungen vorhanden.

Hinweis. Die Gestaltung des distalen Abschnitts der Radix mesenterii wird wesentlich von den Peritonealverhältnissen am Caecum und Colon ascendens bestimmt (s. unten). Liegt ein *Colon ascendens mobile* vor, setzt sich das Mesenterium in ein Mesocolon ascendens fort, und das distale Ende der Radix befindet sich höher als üblich. Bei einem *Caecum fixum* liegt die entsprechende Stelle tiefer, bzw. wenn die letzten Ileumschlingen bereits an der hinteren Bauchwand befestigt sind, weiter medial.

An der Einmündung des Ileum in das Colon treten kleine Bauchfellfalten und -taschen auf. Die **Plica caecalis vascularis** (mit einem Ast der A. ileocolica) bedingt den ***Recessus ileocaecalis superior***, die **Plica ileocaecalis** zwischen Ileum und Appendix vermiformis den ***Recessus ileocaecalis inferior***.

Dickdarm, Colon

Der Dickdarm (Abb. 13-**10**) besteht aus
- **Caecum, Blinddarm**, mit
  - ***Appendix vermiformis, Wurmfortsatz***,
- **Colon ascendens**,
- **Colon transversum**,
- **Colon descendens**,
- **Colon sigmoideum**.

Caecum. Es liegt in der Fossa iliaca dextra unterhalb der Einmündungsstelle des Dünndarms in den Dickdarm auf dem M. iliacus.

Das Caecum weist unterschiedliche Peritonealverhältnisse auf. Es kann vorliegen als
- **Caecum fixum**, wenn es breit mit der Rückwand des Bauchraums verwachsen ist (sekundär retroperitoneale Lage), oder als
- **Caecum mobile**, wenn eine Verbindung zwischen Peritoneum viscerale des Caecum und dem Peritoneum parietale gering oder unvollständig ist, als
- **Caecum liberum**, wenn ein Gekröse fehlt.

Sowohl beim Caecum mobile als auch beim Caecum liberum befindet sich hinter dem Blinddarm ein ***Recessus retrocaecalis***, in den sich die Appendix vermiformis hineinlegen kann.

Appendix vermiformis. Die Appendix vermiformis ist durchschnittlich 8–9 cm lang und immer frei beweglich. Sie hat ein eigenes Mesenterium, **Mesoappendix**. Durch ihre Beweglichkeit kann die Appendix verschiedene Positionen einnehmen, z. B. retrocaecal liegen, nach unten, medial oder lateral weisen (S. 588).

Colon ascendens. Es liegt *sekundär retroperitoneal* und verläuft seitlich auf dem *M. quadratus lumborum* bzw. *M. transversus abdominis* bis zur Unterfläche des *rechten Leberlappens*. Dort ruft es die *Impressio colica* hervor. Vor dem *unteren Nierenpol* bzw. dem *Hilum der rechten Niere* befindet sich die **Flexura coli dextra**, der Übergang vom Colon ascendens ins Colon transversum. Vorn wird das Colon ascendens von *Dünndarmschlingen* überlagert.

Colon transversum. Das Colon transversum liegt *intraperitoneal* und ist durch ein unterschiedlich langes **Mesocolon transversum** beweglich befestigt. Dadurch ist die Lage des Colon transversum variabel; im Extremfall kann das Colon transversum bis ins kleine Becken durchhängen. In der Regel jedoch legt sich das Colon transversum der *Facies visceralis der Leber*, der *Gallenblase*, bei größerer Füllung dem *Magen* und der *Facies visceralis der Milz* an.

Peritoneale Verbindungen weist das Colon transversum durch das **Ligamentum hepatocolicum** (s. oben) mit der Leber, das **Ligamentum gastrocolicum** mit dem Magen, mit dem schürzenförmigen Teil des **Omentum majus**, durch eine Bauchfellfalte mit der linken Seite des Zwerchfells (**Ligamentum phrenicolicum**, s. oben), sowie vor allem durch das **Mesocolon transversum** mit der hinteren Bauchwand auf.

Die ***Haftlinie des Mesocolon transversum*** (Abb. 13-**11**) an der hinteren Bauchwand verläuft

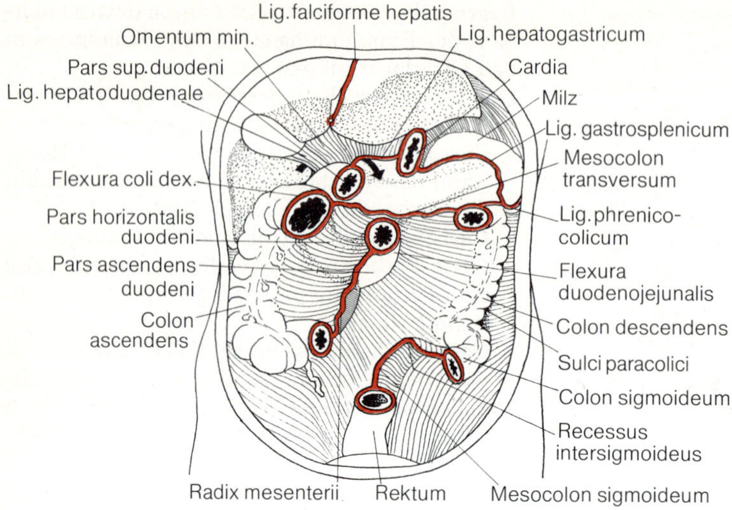

Abb. 13-11. Dorsale Wand der Bauchhöhle mit den Haftlinien der Mesenterien nach Entnahme der intraperitonealen Organe

leicht *schräg aufsteigend* von der Flexura coli dextra zur Flexura coli sinistra. Sie beginnt über dem *Duodenum descendens*, folgt dann dem *Unterrand des Pankreas* und erreicht in unterschiedlicher Höhe die *linke Niere*, an deren Fascia praerenalis das Colon ohne Bauchfellduplikatur fixiert ist.

Colon descendens. Es beginnt an der **Flexura coli sinistra**, die unter Umständen weit aufsteigen und sich dabei dem *Zwerchfell* anlegen kann. Im Extremfall kann die Flexura coli sinistra einen aufsteigenden und einen absteigenden Schenkel besitzen, *Doppelflintenform*. Das Colon descendens liegt *sekundär retroperitoneal* und ist unbeweglich mit der hinteren Bauchwand verwachsen. Es verläuft lateral der linken Niere bis in die Fossa iliaca sinistra, wo es sich in das Colon sigmoideum fortsetzt. Häufig befinden sich kleine ***Sulci (Recessus) paracolici*** seitlich an der Befestigung des Colon descendens, besonders wenn diese weniger breit ist.

Colon sigmoideum. Dieser Colonteil liegt wieder *intraperitoneal* und weist ein unterschiedlich langes **Mesocolon sigmoideum** auf. Das Colon sigmoideum ist etwa 45 cm lang und verläuft s-förmig. Durch seine Schleife gelangt es vor den *2.-3. Sakralwirbel*. Dort setzt es sich in den Mastdarm, Rectum, fort. Durch den gebogenen Verlauf der Haftlinie des Mesosigmoideum (Abb. 13-**11**) entsteht ein ***Recessus intersigmoideus***, in dessen Bereich retroperitoneal der *Ureter* verläuft. Ferner überquert die Wurzel des Mesocolon sigmoideum den *M. psoas* und die *Vasa iliaca*.

Hinweis. Die Besprechung der Beckenhöhle mit den dort gelegenen Organen und ihren Peritonealverhältnissen erfolgt im Zusammenhang der Beckenorgane (S. 638). In situ gehören jedoch Peritonealraum und Beckenhöhle unmittelbar zusammen.

II. Bauchfell, Peritoneum

Das Peritoneum, Bauchfell, hat für die Bauchhöhle und ihre Organe große Bedeutung (vgl. Kapitel 11, S. 503):

- es schließt die Bauchhöhle luftdicht ab,
- es gibt eine seröse Flüssigkeit ab, die die kapillären Spalten zwischen den Oberflächen des Peritoneums füllt,
- es ermöglicht Verschiebungen von intraperitoneal gelegenen Bauchorganen,
- es resorbiert,
- es trägt zur Abwehr bei,
- es beteiligt sich an der Befestigung der Baucheingeweide.

Luftdichter Abschluß. Der Bauchraum hat beim Mann keine Verbindung mit der Umwelt. Bei der Frau öffnen sich dagegen die Enden der Tubae uterinae frei in die Bauchhöhle (S. 668). Trotzdem ist auch bei der Frau der Bauchraum luftdicht abgeschlossen, da die Lumina der inneren weiblichen Geschlechtsorgane sehr eng und mit Flüssigkeit gefüllt sind.

Flüssigkeitabgabe und Gleiten der Bauchfellblätter. Die Oberfläche des Peritoneums beträgt etwa 2 m^2. Sie wird von Mesothelzellen (S. 36, 505) gebildet, ist spiegelnd glatt und feucht (seröse Haut, S. 505). Die vom Bauchfell abgegebene

Flüssigkeit ist ein Transudat aus den Blutgefäßen. Durch den Flüssigkeitsfilm auf der Oberfläche der Bauchfellblätter sind, obgleich der Bauchraum nur aus kapillären Spalten besteht, Verschiebungen zwischen den intraperitoneal gelegenen Baucheingeweiden mühelos möglich. – Unter dem Epithel liegt eine dünne Bindegewebsschicht, Lamina propria, die sich parietal in die Fascia transversalis der Bauchwand fortsetzt.

Hinweis. Geht Peritonealepithel verloren oder verkleben Oberflächen des Bauchfells miteinander, sind keine Verschiebungen zwischen Baucheingeweiden mehr möglich. Dies spielt während der Entwicklung eine Rolle, wenn sich intraperitoneal gelegene Organe der Bauchwand anlegen und in der Folgezeit eine sekundär retroperitoneale Lage bekommen, z. B. große Teile des Duodenums oder des Colons. Erhalten bleibt jedoch die peritoneale Bindegewebsschicht. Verklebungen und Verwachsungen treten aber auch bei Entzündungen auf, z. B. nach mechanischen, chemischen, bakteriellen oder thermischen Reizen. In der Folge veröden die Peritonealspalten und es kann bei Bewegungen des Darms zu Zerrungen kommen, die so schmerzhaft sein können, daß die Verwachsungen operativ gelöst werden müssen.

Abwehr. Es ist gesichert, daß Lymphozyten in die Bauchhöhle gelangen können, um sich dort an der Abwehr zu beteiligen. Besondere Bedeutung kommt den **Milchflecken, Maculae lacteae**, zu, bei denen es sich um Ansammlungen lymphatischen Gewebes im Omentum majus handelt. Die Milchflecken enthalten alle Arten von Lymphozyten und Granulozyten sowie Makrophagen und Mastzellen.

Resorption. Alle Substanzen, die in die Bauchhöhle gelangen, werden leicht resorbiert und gelangen schnell in den Kreislauf.

Klinischer Hinweis. Bei jeder Bauchoperation muß der Chirurg vorsichtig mit dem Peritoneum umgehen, es muß sorgfältig vernäht werden, weil es zu einer Einschleppung von Keimen und als Folge zu einer Entzündung, *Peritonitis*, kommen kann. Die Peritonitis ist gefürchtet, weil sich in der großen Bauchhöhle die Entzündung leichter und schneller als anderenorts ausbreiten kann. Von der großen resorbierenden Peritonealoberfläche aus kann der Körper mit Toxinen überschüttet werden, gegen die er sich nicht wehren kann.

Befestigungen. Zur Befestigung der Bauchorgane tragen die Gekröse bei, ohne wirklich tragfähig sein zu können. *Träger der Bauchorgane sind im wesentlichen die Bauchorgane selbst*; sie füllen den Bauchraum vollständig aus und halten sich dadurch gegenseitig in ihrer Lage, z. B. die etwa 1500 g schwere Leber.

Die Gekröse, Mesos-, werden von Peritonealepithel bedeckt und bestehen aus Bindegewebe, das viele elastische Fasernetze, Lymphknoten, Blut- und Lymphgefäße sowie Nerven und Fettgewebe enthält. Je nach den mechanischen Beanspruchungen sind die Gekröse unterschiedlich gebaut.

Innervation. Parietales Blatt und viszerales Blatt des Peritoneums werden unterschiedlich innerviert: Das

- *parietale Blatt* wird (sensibel) von Spinalnerven (Äste der Nn. intercostales, des N. ileohypogastricus und des N. ileoinguinalis), das
- *viszerale Blatt* von vegetativen Eingeweidenerven versorgt.

Dadurch ist das parietale Blatt des Bauchfells außerordentlich schmerzempfindlich, das viszerale Blatt dagegen kaum.

Klinischer Hinweis. Wegen dieser Innervationsverhältnisse ist das parietale Peritoneum ein feiner Indikator für entzündliche Prozesse in der Bauchhöhle. Dabei kann der Patient Schmerzen ziemlich genau lokalisieren. Außerdem führt die Reizung der sensiblen Nerven zur unwillkürlichen Dauerkontraktion der Bauchmuskulatur in der Umgebung der peritonealen Reizung. Dagegen kann der Chirurg an Magen und Darm schneiden und nähen, ohne daß unangenehme Sensationen ausgelöst werden. Als schmerzhaft wird aber ein Zug an Bauchorganen empfunden. In diesem Fall ist der Patient nicht in der Lage, den Ort der Einwirkung exakt anzugeben.

Peritonealverhältnisse. Im folgenden sind die verschiedenen Bauchfellfalten, -taschen und -buchten (s. oben) systematisch zusammengestellt.

Zu unterscheiden sind
an der Leber das

- Ligamentum falciforme – als ventrale Bauchfellduplikatur – mit seinem am Unterrand gelegenen Ligamentum teres hepatis.
- Ligamentum coronarium als Umschlag des Peritoneum viscerale der Leber auf das Peritoneum parietale in der Umgebung der Area nuda, und deren seitliche Fortsetzung als
- Ligamentum dextrum triangulare und Ligamentum triangulare sinistrum,
- Ligamentum hepatorenale,
- Recessus subphrenici,
- Recessus subhepatici,
- Recessus hepatorenalis,

am Omentum minus,

- Ligamentum hepatogastricum,
- Ligamentum hepatoduodenale, in dessen freiem Rand Ductus choledochus, V. portae und A. hepatica verlaufen und
- inkonstant Ligamentum hepatocolicum,

am Magen

- Teile des Omentum minus (s. oben), das
- Ligamentum gastrosplenicum und das
- Ligamentum gastrocolicum als Teile des Omentum majus,

an der Milz das
- Ligamentum gastrosplenicum und das
- Ligamentum splenorenale (synonym: Lig. phrenicosplenicum),

am Omentum majus, hervorgegangen aus dem Mesogastrium dorsale, das
- Ligamentum gastrocolicum,
- Ligamentum gastrosplenicum und ein
- freier schürzenförmiger Teil,

Die Bursa omentalis mit
- Vestibulum mit Recessus superior omentalis,
- Hauptraum und Recessus splenicus sowie
- Recessus inferior omentalis.

an der Flexura duodenojejunalis,
- Plica duodenalis superior,
- Plica duodenalis inferior,
- Recessus duodenalis superior und
- Recessus duodenalis inferior,

am Jejunum und Ileum das
- Mesenterium mit der Radix mesenterii,

an der Verbindung zwischen Ileum und Colon,
- Plica caecalis vascularis,
- Recessus ileocaecalis superior,
- Plica ileocaecalis,
- Recessus ileocaecalis inferior,

am Caecum ein
- Recessus retrocaecalis,

am Appendix vermiformis ein
- Mesoappendix,

am Colon transversum ein
- Mesocolon transversum, dessen Radix schräg aufwärts über das Duodenum descendens verläuft sowie ein
- Ligamentum hepatocolicum,
- Ligamentum gastrocolicum,
- freier Teil des Omentum majus,

am Colon descendens
- Sulci paracolici,

am Colon sigmoideum ein
- Mesocolon sigmoideum
- Recessus intersigmoideus.

III. Computertomographie

Überblick über die Bauchhöhle ohne Eingriffe von außen verschaffen heute bildgebende Verfahren. Den gewohnten anatomischen Querschnittsbildern am nächsten kommen dabei Computertomogramme. Als Beispiel zeigt Abb. 13-**12**) ein Computertomogramm (CT) in Höhe des 2. Lendenwirbels. Dort ist zu erkennen, wie die abdominalen Organe in situ zueinander liegen. Bei Betrachtung des Bildes ist zu berücksichtigen, daß CT-Bilder jeweils die Ansicht eines Querschnittes von unten wiedergeben.

D. Magen - Darm

In der Bauchhöhle befinden sich als Teile des Verdauungsapparates der Magen und die meisten Darmabschnitte. Lediglich der Mastdarm, Rectum, gehört zu den Beckenorganen (S. 638). Im einzelnen werden hier besprochen:

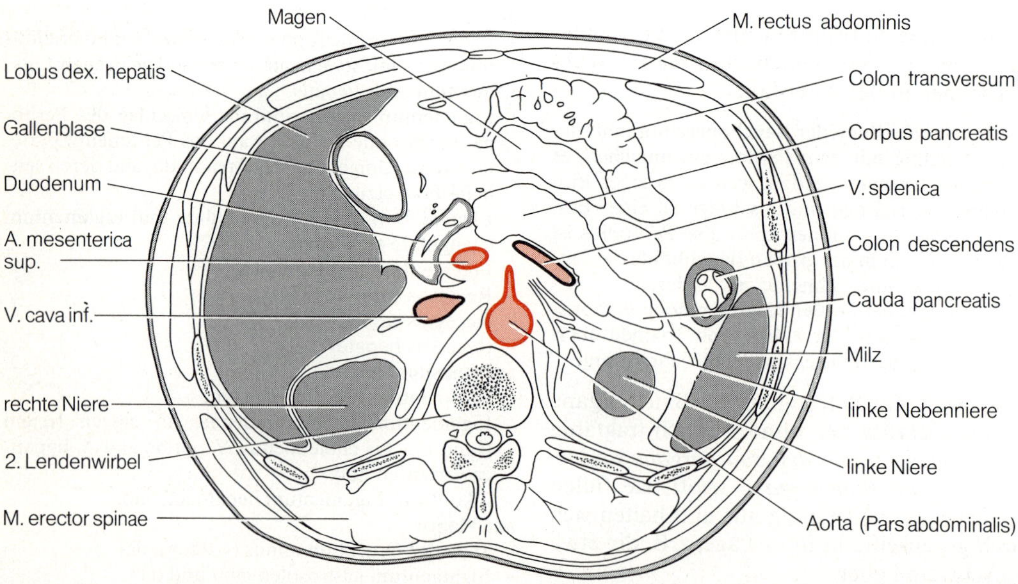

Abb. 13-12. Computertomogramm der Bauchhöhle in Höhe des Pankreas; dies entspricht dem 2. Lendenwirbel. (Nach Takahashi, 1983)

- **Magen, Gaster,**
- **Dünndarm, Intestinum tenue**, mit
  - ***Duodenum,***
  - ***Jejunum*** und
  - ***Ileum,***
- **Dickdarm, Intestinum crassum,**

sowie als große Anhangsdrüsen des Dünndarms
- **Bauchspeicheldrüse, Pankreas** und
- **Leber, Hepar.**

I. Magen, Gaster, Ventriculus

1. Makroskopische Anatomie

Der Magen ist ein weites, im gefüllten Zustand etwa birnenförmiges, muskulöses Hohlorgan, in dem die Rohbissen längere Zeit verweilen und chemisch aufgeschlossen werden. Für eine gründliche Durchmischung des so entstandenen Speisebreis oder Chymus sorgt die Magenmuskulatur.

Form und Größe (Abb. 13-**13**)

Form, Größe und Lage des menschlichen Magens sind Schwankungen unterworfen und hängen vom Füllungszustand, vom Muskeltonus, vom Lebensalter, vom Konstitutionstyp und von der Körperlage ab. Der Magen wird seiner Form nach mit einem *Füllhorn, Stierhorn* oder *Angelhaken* verglichen (Abb. 13-**13**). Seine mittlere Länge beträgt bei mäßiger Füllung 25-30 cm; er faßt etwa 1200-1600 cm^3.
Magenabschnitte (Abb. 13-**14**)
Den Eingang in den Magen bildet das **Ostium cardiacum**. Hier setzt sich das Epithel des abdominalen Teils des Ösophagus, Pars abdominalis oesophagi (S. 543) scharf von dem der **Pars cardiaca** des Magens ab (mit dem Gastroskop deutlich zu erkennen).
Die *Pars cardiaca* ist ein etwa 1-3 cm breiter, ringförmiger Schleimhautstreifen am Mageneingang.
Von der einfachen Schlauchform weicht der Magen dadurch ab, daß sich links von der Cardia kuppelförmig der **Fundus gastricus** (auch als Fornix gastricus bezeichnet) erhebt. Im Fundus als der höchsten Stelle des Magens sammelt sich die verschluckte Luft und bildet die *Magenblase*. Sie liegt dicht unter der linken Zwerchfellkuppel und ist ohne Anwendung eines Kontrastmittels bei der Röntgenuntersuchung sichtbar. Zwischen Fundus und Ösophagus liegt die ***Incisura cardiaca***, der innen eine Falte, ***Plica cardiaca***, entspricht.
Den Hauptteil des Magens bildet das **Corpus gastricum**, dem die **Pars pylorica** folgt. Sie bildet das **Antrum pyloricum**, setzt sich zum **Pylorus**, Magenpförtner, fort, der das **Ostium pyloricum** umfaßt. Die Magenwand besteht im Gebiet des Pylorus aus kräftiger Ringmuskulatur. Der dem Magen folgende Abschnitt ist die Pars superior duodeni (s. unten).
Der Magen besitzt eine Vorder- und eine Hinterfläche, *Paries anterior et posterior*. In der Ansicht von vorn bildet der linke Magenrand einen großen Bogen, **Curvatura gastrica major**, während der rechte obere Rand in direkter Fortsetzung der Speiseröhre einen kürzeren Bogen, die **Curvatura gastrica minor**, darstellt. Die kleine Kurvatur ist im unteren Drittel zur ***Incisura angularis*** eingeknickt. Ihr liegt das Magenknie, ***Genu gastrici***, an der großen Kurvatur gegenüber. Incisura angularis und Magenknie markieren die Grenze zwischen Corpus gastricum und Pars pylorica.

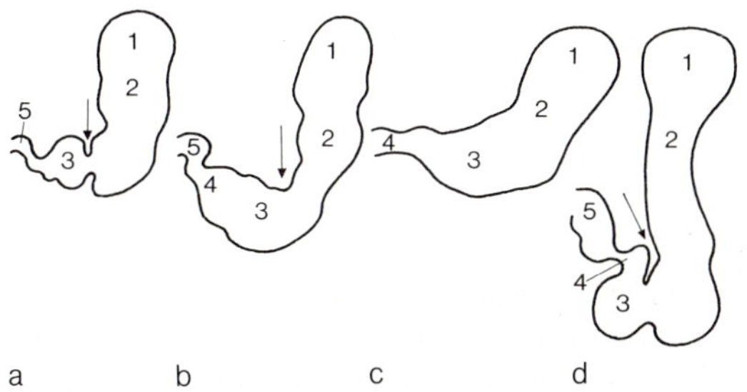

Abb. 13-13 a-d. Verschiedene Magenformen im Stehen. **a** Hakenmagen; **b** Langmagen; **c** Stierhornmagen; **d** hypotonischer Langmagen. *1*, Fundus gastricus; *2*, Corpus gastricum; *3*, Pars pylorica; *4*, Pylorus; *5*, Pars superior duodeni (Bulbus duodeni); Incisura angularis. (Nach Töndury, 1970)

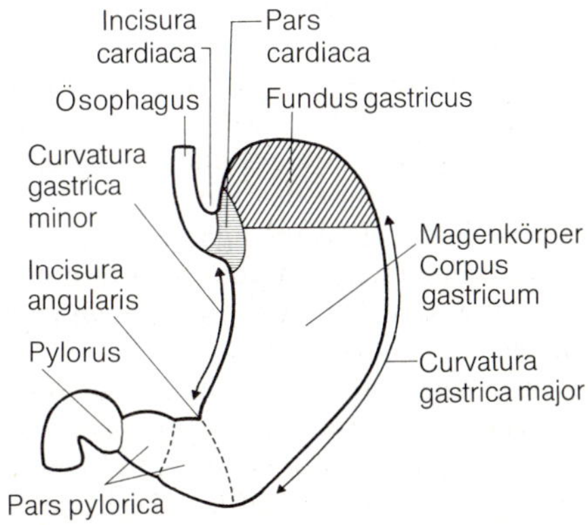

Abb. 13-14. Magen. Nomenklatur der verschiedenen Magenabschnitte

2. Lage und topographische Beziehungen

Der größte Teil des Magens liegt links von der Mittellinie in der Regio hypochondriaca sinistra. Die Pars pylorica reicht auf die rechte Seite herüber und befindet sich in der Regio epigastrica. Auf das Skelett bezogen liegt die Cardia in Höhe des 10. Brustwirbels, der Pylorus vor dem 1.-2. Lendenwirbel. Der tiefste Punkt des Magens wird jedoch von der Pars pylorica gebildet, die - in Abhängigkeit von der Magenform - beim Stehen bis in Höhe des 3.-4. Lendenwirbels absinken kann. Im übrigen nehmen die Füllung des Magens und der Nachbarorgane, die Körperhaltung, die Konstitution u.a. erheblichen Einfluß auf die Magenlage.

Hinweis. Die folgenden Absätze über die Topographie des Magens decken sich teilweise mit Ausführungen über den Oberbauchsitus (S. 564). Sie sind von großer praktischer Bedeutung.

Nach Eröffnung der Bauchhöhle wird nur ein kleiner Teil des Magenkörpers sichtbar (Abb. 13-**6**), weil der Großteil des Magens versteckt hinter dem linken Rippenbogen liegt und vorn von der Leber überlagert wird. Erst durch Hochheben des linken Leberlappens läßt sich die Curvatura gastrica minor überblicken (Abb. 13-**8**).

Die **Vorderwand des Corpus gastricum** liegt zwischen dem Leberrand und dem Rippenbogen der vorderen Brust- und Bauchwand unmittelbar an. Diese Pars abdominalis kann im sogenannten ***Magenfeld*** palpiert werden. Hier liegt links neben dem knorpeligen Ende der 8. Rippe ein Zugangsweg für chirurgische Eingriffe.

Die **Hinterwand des Magens** hat, getrennt durch die Bursa omentalis, ein Berührungsfeld mit dem *Pankreas.* Die große Kurvatur besitzt ein wechselnd großes Berührungsfeld mit dem *Colon transversum* und links schiebt sich die *Milz* zwischen Magen und Zwerchfell.

Von der **kleinen Kurvatur** entspringt das kleine Netz, **Omentum minus** (Abb. 13-**8**); hervorgegangen aus Teilen des Mesogastrium ventrale, S. 560), eine Peritonealplatte, welche den Magen und den oberen Abschnitt des Duodenums mit der Leberunterfläche (Fissura ligamenti teretis) verbindet. Man unterscheidet am Omentum minus 2 Abschnitte, das *Lig. hepatogastricum* und das *Lig. hepatoduodenale* (S. 566).

Von der **großen Kurvatur** nimmt das große Netz, **Omentum majus** (Abb. 13-**6**), hervorgegangen aus Teilen des Mesogastrium dorsale, S. 567), eine schürzenförmige, fettgewebshaltige Peritonealplatte seinen Ausgang, das sich normalerweise vor alle Darmschlingen legt. Die Rückwand des Omentum majus verwächst mit dem Colon transversum (an der Taenia omentalis, S. 588), so daß der Teil des Omentum majus, der zwischen Curvatura major des Magens und Colon transversum liegt, ***Ligamentum gastrocolicum***, mit die Vorderwand des Netzbeutels bildet (S. 567). Im oberen Bereich des Omentum majus verbindet das ***Lig. gastrophrenicum*** den Fundus des Magens mit dem Zwerchfell, das ***Lig. gastrosplenicum*** den Anfangsteil der Curvatura gastrica major mit der Milz.

3. Gefäße und Nerven

Arterien (Abb. 13-**15c**)

Die Arterien des Magens bilden an den Kurvaturen einen Gefäßkranz.

An der **Curvatura minor** liegen die
- **A. gastrica sinistra** aus dem Truncus coeliacus (S. 621) und die
- **A. gastrica dextra** aus der A. hepatica propria (S. 621).

Die *A. gastrica sinistra* tritt in Höhe der Cardia an den Magen heran, biegt nach abwärts um und läuft der kleinen Kurvatur entlang, wobei sie Äste an die Vorder- und Hinterfläche des Magens abgibt. Sie anastomosiert mit der *A. gastrica dextra*, die vom Pylorus her der A. gastrica sinistra entgegenkommt.

An der **Curvatura major** verlaufen die
- **A. gastroomentalis dextra** (bisher: A. gastroepiploica dextra) aus der A. gastroduodenalis und die
- **A. gastroomentalis sinistra** (bisher: A. gastroepiploica sinistra) aus der A. splenica.

Auch diese beiden Gefäße anastomosieren. Sie geben ***Rr. gastrici*** zu den beiden Flächen des Magens sowie ***Rr. omentales*** zum Omentum majus ab.

Der Magenfundus wird außerdem von mehreren
- **Aa. gastricae breves** versorgt, die Äste der A. splenica sind.

Venen

Die Venen des Magens fließen *in die V. portae.* Sie umkränzen den Magen, weswegen auch von V. coronaria ventriculi gesprochen wird. Sie verhalten sich wie die entsprechenden Magenarterien.

Lymphgefäße

Die Lymphgefäße beginnen in der Tunica propria der Magenwand. Der stärkste Lymphgefäß-

plexus liegt jedoch in der Tela submucosa. Von hier aus gelangt die Lymphe in ein dichtes Gefäßnetz, das die Magenoberfläche überzieht. Die größeren abführenden Lymphgefäße folgen im allgemeinen den großen Blutgefäßen, verlaufen also entlang den Kurvaturen, wo auch die regionären Lymphknoten liegen.
Folgende **3 Lymphabflußgebiete** der Magenwand lassen sich unterscheiden:

- *Pars cardiaca* und *große Teile der Vorder- und Rückseite des Magens an der Curvatura minor;* die Lymphe gelangt zu den ***Nodi lymphatici gastrici*** an der kleinen Kurvatur;
- *milznahe Gebiete der großen Kurvatur* einschließlich *Fundusteile*; der Abfluß erfolgt zu den ***Nodi lymphatici splenici***,
- *Pars pylorica* und *Pylorus*; die regionalen Lymphknoten sind die ***Nodi lymphatici pylorici gastroomentalis***.

Alle genannten Lymphknoten sind mit den ***Nodi lymphatici coeliaci*** als 2. Filterstation verbunden. Von hier aus gelangt die Lymphe in die *Trunci intestinales* und schließlich in den *Ductus thoracicus* (S. 551).

Nerven

Der Magen wird sowohl vom *Sympathicus* als auch vom *Parasympathicus* innerviert. Er verfügt über sensible afferente (Schmerzfasern) und über autonome efferente Fasern.

Die **sympathischen Fasern** entstammen dem **Plexus coeliacus** (S. 624) und gelangen mit den Gefäßen zum Magen. Der Sympathikus hemmt die peristaltische Bewegung des Magens.
Die **parasympathischen Fasern** sind Äste der **Nn. vagi**. Sie gelangen mit dem Ösophagus in die Bauchhöhle. Der *linke* N. vagus verteilt sich als *Plexus vagalis anterior* auf der Vorderfläche des Magens, der *rechte* auf der Hinterfläche, *Plexus vagalis posterior.* In beide Geflechte strahlen auch sympathische Fasern ein. Der N. vagus beschleunigt die Magenmotorik und fördert die Sekretion.
In der Magenwand bilden Parasympathikus und Sympathikus feine Geflechte, den **Plexus myentericus** *(Auerbach)* und den **Plexus submucosus** *(Meissner);* in beide Nervengeflechte sind Ganglienzellen eingelagert.

4. Magenschleimhaut (Abb. 13-**15 b**, 13-**16**)

Die innere sezernierende Oberfläche des Magens wird vergrößert durch

- **Plicae gastricae**,
- **Areae gastricae**,
- **Plicae villosae** und
- **Foveolae gastricae**.

Plicae gastricae. Hierbei handelt es sich um grobe Falten, die ein ***Hochrelief*** bilden. An der Curvatura minor verlaufen die Falten in Längsrich-

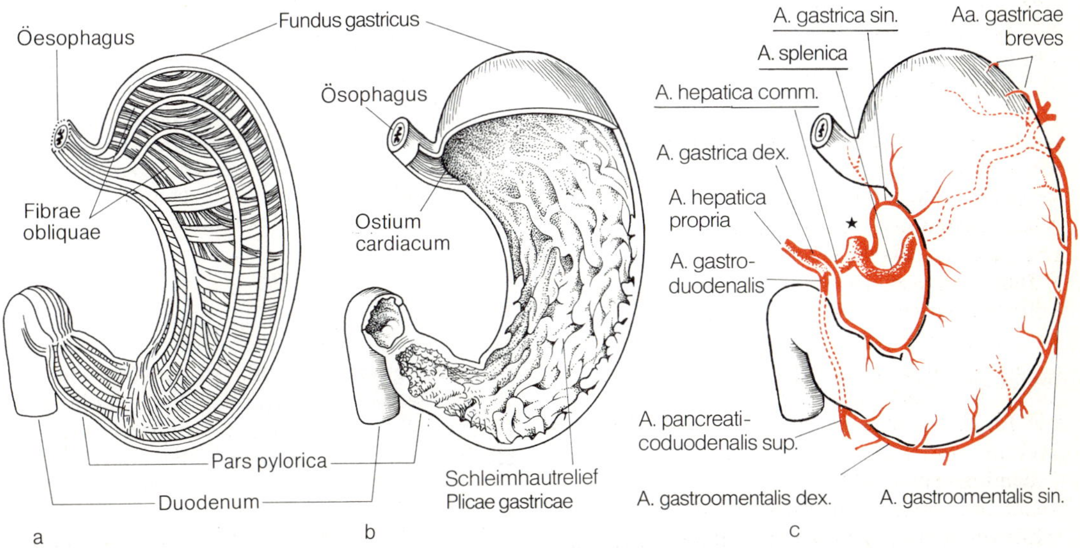

Abb. 13-15 a–c. Magen. **a** Schematische Darstellung der Magenmuskulatur mit Fibrae obliquae; **b** Schleimhautrelief des Magens; **c** Magenarterien. *Truncus coeliacus

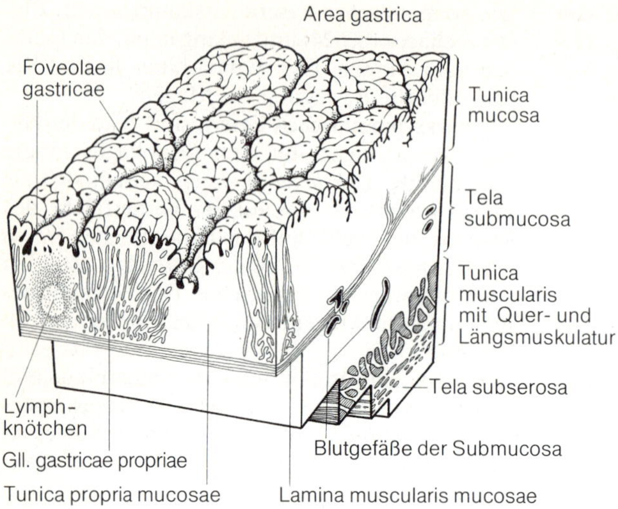

Abb. 13-16. Schleimhautrelief und Schichtung der Magenwand im Corpusbereich. Nicht berücksichtigt sind die Plicae gastricae, in die die Tela submucosa mit hineinzieht. (Nach Braus-Elze, 1956)

tung, *Magenstraße*; in den übrigen Abschnitten des Magens sind sie unregelmäßig angeordnet (Abb. 13-**15b**).

Areae gastricae (Abb. 13-**16**). Die Areae gastricae bilden das ***Flachrelief*** der Magenoberfläche. Es wird durch millimetergroße beetartige Felder hervorgerufen, die den Schleimhautfalten eine feinhöckrige Oberfläche geben.

Plicae villosae (Abb. 13-**16**). Sie sind nur bei Lupenvergrößerung als hirnwindungsartige Leistchen innerhalb der Areae gastricae zu erkennen. Sie rufen das ***Mikrorelief*** hervor.

Foveolae gastricae, Magengrübchen (Abb. 13-**16**), sind rundliche oder rinnenförmige Öffnungen zwischen den Plicae villosae.

5. Mikroskopische Anatomie

Die Wand des Magens besteht - wie die aller Abschnitte des Verdauungsrohrs (S. 544) - aus

- **Tunica mucosa,**
- **Tela submucosa,**
- **Tunica muscularis,**
- **Tela subserosa,**
- **Tunica serosa.**

Tunica mucosa (Abb. 13-**16**, 13-**17**)

Die Tunica mucosa gastrica gliedert sich histologisch in

- **Lamina epithelialis,**
- **Lamina propria mucosae** mit Magendrüsen, die in den verschiedenen Magenabschnitten unterschiedlich gebaut sind, und
- **Lamina muscularis mucosae.**

Lamina epithelialis

Die Oberfläche der Schleimhaut aller Magenabschnitte, einschließlich der Foveolae gastricae wird von einem *einschichtigen hochprismatischen Epithel* bekleidet. Es sezerniert einen *hochviskösen neutralen Schleim*, der reich an Kohlenhydraten, Eiweiß und Mukoitinschwefelsäure ist und nicht von der Magensalzsäure aufgelöst werden kann. Überlagert wird dieser Schleim von löslichem Schleim aus den Magendrüsen. Der Schleim schützt die Magenwand vor mechanischen, thermischen und enzymatischen Schädigungen. Außerdem beteiligt er sich an der Bildung einer Barriere gegen den Reflux von Magensaft in den Ösophagus.

Klinischer Hinweis. Mit dem Tod erlischt der Schutz der Magenwand durch den Schleim; die Schleimhaut wird angedaut. Umschriebene Andauungen der Schleimhaut können aber auch während des Lebens auftreten und zu *peptischen Geschwüren, Ulcus ventriculi*, führen. Ihre Prädilektionsstellen liegen entlang der Magenstraße im Bereich der Curvatura gastrica minor und an der Hinterwand des Magens.

Lamina propria mucosae

In der Lamina propria mucosae liegen die **Magendrüsen** (s. unten). Sie werden von Schleimhautbindegewebe umfaßt. In den Maschen des Bindegewebes kommen reichlich Lymphozyten, Plasmazellen, eosinophile Granulozyten und Histiozyten vor. An einzelnen Stellen, bevorzugt im Pylorusbereich, treten basal Lymphfollikel mit Reaktionszentren auf. Im Schleimhautbindegewebe finden sich ferner ein Kapillarnetz, das von Arteriolen eines submukösen Netzes gespeist wird, sowie Lymphgefäße und Nerven.

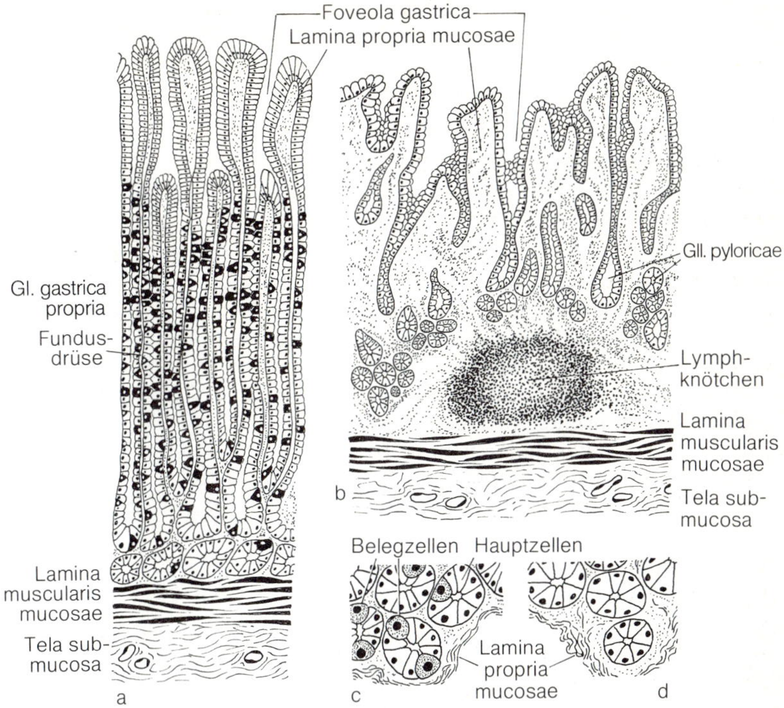

Abb. 13-17 a–d. Drüsen des menschlichen Magens. **a** Senkrechter Schnitt durch die Magenschleimhaut im Fundusgebiet. Die Belegzellen sind *schwarz* dargestellt. **b** Senkrechter Schnitt durch die Schleimhaut der Regio pylorica; **c** Querschnitte durch Fundusdrüsen; **d** Querschnitte durch Pylorusdrüsen

Lamina muscularis mucosae

Den Abschluß gegen die Tela submucosa bildet die Lamina muscularis mucosae, von der einzelne oder Bündel glatter Muskelzellen in das Schleimhautbindegewebe einstrahlen. Die Muskelzellen dieser Schicht können das Relief der Magenoberfläche verändern.

Magendrüsen

Zu unterscheiden sind nach Lage, Form, zellulärer Zusammensetzung und Funktion

- **Glandulae gastricae propriae**, *Hauptdrüsen, Fundusdrüsen*,
- **Glandulae cardiacae**, *Kardiadrüsen*,
- **Glandulae pyloricae**, *Pylorusdrüsen*.

Gemeinsam ist allen Drüsen, daß sie bis zur Lamina muscularis mucosae reichen.

Glandulae gastricae propriae (Abb. 13-**17**)

Sie liegen in der Schleimhaut von Fundus und Corpus. Ihre Drüsenschläuche sind etwa 6 mm lang und zweigen sich kurz vor dem Ende in 2–3 Endröhrchen auf. Mehrere Fundus-Korpus-Drüsen münden mit schmalen Halsstücken in die etwa 1,5 mm tiefen Foveolae gastricae. Auf 1 mm^2 Schleimhautoberfläche kommen etwa 100 Drüsenschläuche vor. In der Wand der Drüsenschläuche sind zu unterscheiden

- **Schleimzellen**,
- **Nebenzellen**,
- **Hauptzellen**,
- **Belegzellen**,
- **endokrine Zellen**.

Diese Zellen sind in charakteristischer Weise auf die verschiedenen Drüsenabschnitte verteilt. Der

- **Istmus** enthält nur Schleimzellen, die
- **Cervix**, grübchennaher Drüsenhals, vorzugsweise Nebenzellen, die
- **Pars principalis**, im Mittelstück viele Beleg- und Hauptzellen, im Drüsengrund vor allem Hauptzellen und enterochromaffine Zellen. Da sich diese Zellen unterschiedlich färben, fällt auf Querschnitten durch die Schleimhaut eine Zonierung auf.

Nebenzellen ähneln morphologisch den Zellen des Oberflächenepithels und denen der Pylorus- und Cardiadrüsen (s. unten). Sie produzieren jedoch *saure Mukosubstanzen*. Die Schleimeinschlüsse liegen in den stark ausgebildeten apikalen Zytoplasmaabschnitten, ihre Kerne sind an die Basis gedrängt und vielfach eingedellt. Die Nebenzellen zeigen häufig *Mitosen.* Von ihnen geht sowohl der Nachschub von Oberflächenepithel als auch von Hauptzellen aus.

Pathologisch-anatomischer Hinweis. Bei krankhaften Prozessen (Gastritis, Ulkus, Karzinom) kann umgekehrt eine schleimige Umwandlung von Haupt- in Nebenzellen erfolgen.

Hauptzellen sind reich an *Ergastoplasma*, das vorwiegend in den basalen Zytoplasmaarealen zu finden ist. Diese Regionen verhalten sich daher färberisch basophil, während das apikale Zytoplasma körnig oder wabig strukturiert erscheint. Die Hauptzellen produzieren das Proenzym *Pepsinogen*, das bei einem pH-Optimum von 1,5–2,0 durch Abspaltung eines Polypeptids in das aktive Enzym Pepsin überführt wird. Vermutlich wird in den Hauptzellen als weitere Proteinase auch *Kathepsin* gebildet.

Belegzellen sind größer, heller, von rundlicher oder eckiger Gestalt, dabei häufig vom Lumen abgedrängt und so geformt, daß sie mit einem Teil ihres Zelleibs den Hauptzellen außen aufliegen („Belegzellen"). Sie färben sich mit sauren Farbstoffen (Eosin, Kongorot) kräftig an, erscheinen deshalb gegenüber den anderen Zellen rot, enthalten zahlreiche große Mitochondrien vom Cristatyp und tiefe Einstülpungen des apikalen Plasmalemms, ***intrazelluläre Sekretkanälchen***, die mit dem Drüsenlumen in Verbindung stehen (Abb. 13-**18**). Die Belegzellen sondern *Wasserstoffionen* ab, die zur Bildung der im Magensaft vorhandenen Salzsäure notwendig sind. Die freie Salzsäure entsteht nicht intrazellulär, sondern erst an der Schleimhautoberfläche. Außerdem wird in den Belegzellen *„intrinsic factor"* gebildet, der die Resorption von Vitamin B_{12} ermöglicht. Vitamin B_{12} ist für die Blutbildung unentbehrlich.

Endokrine Zellen. Endokrine Zellen kommen nicht nur in den Glandulae gastricae propriae vor, sondern auch in anderen Magendrüsen und in der Darmschleimhaut (s. unten). In den Glandulae gastricae propriae treten vor allem ***enterochromaffine Zellen (EC-Zellen)*** auf, die zwischen den Hauptzellen in den basalen Drüsenabschnitten liegen, und ***D-Zellen.***

Glandulae cardiacae (Abb. 13-**17**)

Die Glandulae cardiacae liegen in der Pars cardiaca des Magens (s. oben). Wie die anderen Magendrüsen sind sie schlauchförmig, aber stärker verzweigt als die Glandulae gastricae propriae und unregelmäßig gestaltet. Vielfach weisen die *zystische Erweiterungen* auf. Die Zellen der Glandulae cardiacae produzieren Schleim und vermutlich das Enzym Lysozym.

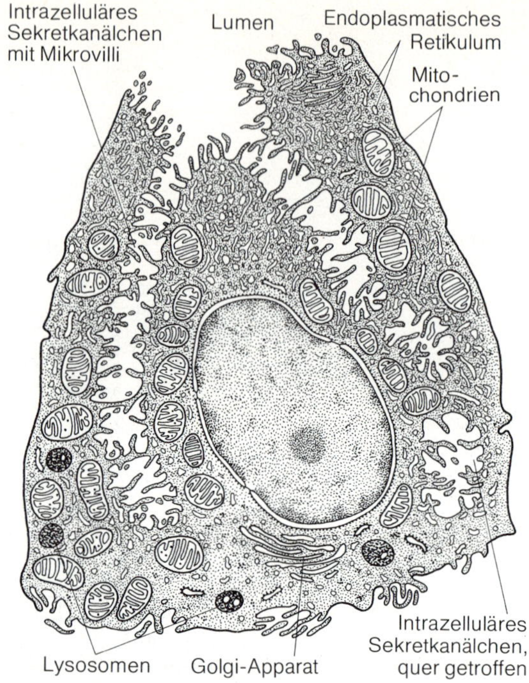

Abb. 13-18. Belegzelle, schematisierte Zeichnung aufgrund elektronenmikroskopischer Befunde. Zu beachten auch der Mitochondrienreichtum und der intrazellulären Sekretkanälchen

Glandulae pyloricae (Abb. 13-**17 b**)

In der Regio pylorica sind die tubulösen Drüsen kürzer, die Foveolae jedoch deutlich länger als im Korpusbereich. Die Glandulae pyloricae verzweigen sich erst in der Tiefe der Schleimhaut, wo sie sich aufknäueln. Die prismatischen Drüsenzellen bilden einen *neutralen Schleim.* Außerdem kommen als endokrine Zellen ***G-Zellen***, gastrinbildende Zellen, vor. Gastrin ist ein Polypeptidhormon, das auf dem Blutwege die Fundusdrüsen erreicht und dort die Sekretion der Salzsäure anregt. – Im Dünndarm wirkt Gastrin hemmend auf die Wasserresorption.

Tela submucosa

Auf die Magenschleimhaut folgt eine breite Tela submucosa, die aus lockerem Bindegewebe besteht. Sie ist eine Gefäß- und Verschiebeschicht. In der Tela submucosa befindet sich ein dichtes

Netz von Lymph- und Blutgefäßen, ferner Nervenfaserbündel und kleine Gruppen von Nervenzellen, Plexus submucosus, Meissner Plexus.

Tunica muscularis

Die Tunica muscularis besteht aus 3 Schichten glatter Muskulatur (Abb. 13-**15**):
- **Stratum longitudinale,**
- **Stratum circulare,**
- **Fibrae obliquae.**

Stratum longitudinale. Es handelt sich um die äußere Schicht, die mit der Längsfaserschicht der Speiseröhre zusammenhängt. Sie ist an den beiden Kurvaturen des Magens besonders kräftig ausgebildet. Im Bereich der Incisura angularis ist sie unterbrochen und beginnt erst wieder in der Pars pylorica.

Stratum circulare. Diese Schicht hängt gleichfalls mit der des Ösophagus zusammen. Sie ist die wesentliche Schicht der gesamten Magenwand und bildet den ***M. sphincter pylori***, der nach einwärts vorspringt, außen jedoch nur durch eine Ringfurche erkennbar wird.

Fibrae obliquae. Die glatten Muskelzellen der *3., innersten Schicht* verlaufen schräg. Sie lassen die kleine Kurvatur völlig frei, bleiben auf das Corpus gastricum ventriculi beschränkt und tauchen in die Ringmuskelschicht ein.

Plexus myentericus (s. unten). Zwischen Ring- und Längsmuskelschicht liegt der vegetative Plexus myentericus, Auerbach Plexus, dessen Nervenfasern mit den glatten Muskelzellen der Tunica muscularis Synapsen bilden.

II. Dünndarm, Intestinum tenue

Der Dünndarm folgt dem Magen. Er erstreckt sich vom Pylorus bis zur Fossa iliaca dextra, wo er in den Dickdarm einmündet. Insgesamt ist der Dünndarm je nach Zustand seiner Muskulatur etwa 5 m lang (S. 568).
Zum Dünndarm gehören
- **Duodenum, Zwölffingerdarm,**
- **Jejunum, Leerdarm,**
- **Ileum, Krummdarm.**

1. Duodenum

Das Duodenum ist ein hufeisenförmiger, nach links konkaver Darmabschnitt, der den Pankreaskopf umfaßt. Diese 25-30 cm lange Darm-

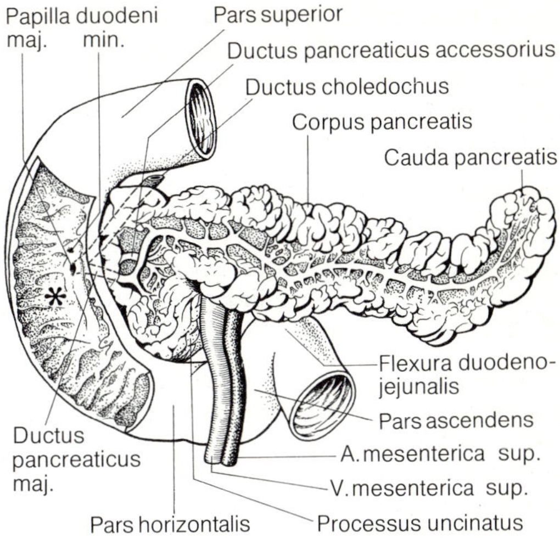

Abb. 13-19. Duodenum und Pankreas. Das Duodenum ist *gefenstert;* Blick auf die Schleimhautfalten und auf die Papilla duodeni major et minor. *Pars descendens. Vom Pankreas wurde zur Darstellung des Ductus pancreaticus Drüsengewebe teilweise entfernt. (Nach Benninghoff, 1979)

schlinge ist mit Ausnahme ihres Anfangsteils mit der dorsalen Bauchwand verwachsen; sie liegt überwiegend *sekundär retroperitoneal* und wird deswegen nur auf der Vorderseite von Peritoneum bedeckt.
Holotopisch liegt das Duodenum in der Regio umbilicalis (Abb. 13-**5**), skeletotopisch erstreckt es sich vom *1.-3. oder 4. Lendenwirbelkörper.* Das Duodenum umkreist also den 2. Lendenwirbel.
Am Duodenum lassen sich unterscheiden (Abb. 13-**19**)
- **Pars superior,**
  - ***Flexura duodeni superior,***
- **Pars descendens,**
  - ***Flexura duodeni inferior,***
- ***Pars horizontalis,***
- **Pars ascendens,**
  - ***Flexura duodenojejunalis.***

Pars superior duodeni. Sie ist 4-5 cm lang, beginnt am Pylorus, liegt in Höhe des 1. Lendenwirbels, ist nach dorsal gerichtet und verläuft leicht ansteigend. Der Anfangsteil ist beweglich (intraperitoneale Lage) und kann sich dadurch den Exkursionen des Pylorus anpassen. Unmittelbar bevor die Pars superior in die Flexura duodeni superior übergeht, wird sie an der hinteren Leibeswand fixiert. Durch das *Ligamentum hepatoduodenale* ist die Pars superior des Duodenums mit der Leber verbunden. Dieser erste

Duodenalabschnitt ist etwas erweitert und wird deshalb auch ***Ampulla***, im klinischen Sprachgebrauch ***Bulbus duodeni***, genannt. Nach Kontrastfüllung stellt sich die Pars superior im Röntgenbild haubenförmig dar.
Die Pars superior wird vom *rechten Leberlappen* überlagert und berührt den *Lobus quadratus der Leber* und den *Gallenblasenhals*. Hinter der Pars superior duodeni zieht der *Ductus choledochus* nach abwärts, ihm folgen links die *V. portae* und pylorusnahe die *A. gastroduodenalis*.

Pars descendens. Die Pars descendens duodeni, etwa 10 cm lang, beginnt mit der Flexura duodeni superior und verläuft rechts neben der Wirbelsäule bis in Höhe des 3. oder 4. Lendenwirbels abwärts. Sie ist der direkten Sicht entzogen, weil sie *sekundär retroperitoneal* liegt und zusätzlich von dem mit der hinteren Bauchwand verbundenen Anfangsteil des *Mesocolon transversum* bedeckt wird.
Die Pars descendens hat enge Beziehungen zum *Pankreas*, das sich in die Konkavität des Duodenums hineinlegt. Außerdem münden in die Pars descendens die Ausführungsgänge von Leber und Pankreas. Der Gallengang, *Ductus choledochus*, zieht von oben her kommend, wo er unter der Pars superior verläuft, in einer Rinne zwischen Pankreaskopf und Pars descendens nach unten und durchsetzt von hinten oben medial her zusammen mit dem Ductus pancreaticus allmählich die Wand des Duodenums. Dadurch wird in der Schleimhaut der Pars descendens eine etwa 2 cm lange Längsfalte, **Plica longitudinalis duodeni**, aufgeworfen, die mit einer ringförmigen warzenartigen Erhebung, der Mündung der Drüsenausführungsgänge, endet. Diese Mündung heißt **Papilla duodeni major** (Papilla Vateri, Abb. 13-**19**). Wenig oberhalb davon liegt die **Papilla duodeni minor**, die Mündung des Ductus pancreaticus minor.

Klinischer Hinweis. Die Pars descendens duodeni wird besonders bei Pankreaskopftumoren und bei Verschluß des Ductus choledochus in Mitleidenschaft gezogen.

Dorsal berührt die Pars descendens duodeni die *rechte Nebenniere* und bedeckt die *medialen Teile der rechten Niere* einschließlich *Nierenbecken* und Anfang des *Ureters*.

Pars horizontalis. Dieser Dünndarmteil beginnt mit der *Flexura duodeni inferior*, verläuft quer von rechts nach links über die Wirbelsäule. Er lagert sich dem Pankreaskopf von unten her an. Unter dem Pankreaskopf erscheinen die *A. und V. mesenterica superior*, die in der *Radix mesenterii* über die Vorderfläche der Pars horizontalis nach abwärts ziehen. Hinter der Pars horizontalis verläuft die *V. cava inferior*.

Pars ascendens. Sie geht ohne jede scharfe Grenze aus der Pars horizontalis hervor. Die Pars ascendens steigt an und erreicht etwa 5 cm links des 2. Lendenwirbels die Flexura duodenojejunalis, eine scharfe Biegung, an der das Jejunum beginnt. Die Pars ascendens ist durch den glatten *M. suspensorium duodeni* mit der *A. mesenterica superior* verbunden. Nach kranial legt sich die Pars ascendens dem *Pankreas* an. Dorsal von ihr liegt die *Aorta*.

2. Jejunum und Ileum

Jejunum und Ileum liegen in der Pars infracolica der Bauchhöhle (S. 564) und werden vom Dickdarm eingerahmt. Im Gegensatz zum Duodenum liegen Jejunum und Ileum intraperitoneal und sind durch das Mesenterium mit der Rückwand der Bauchhöhle verbunden. Länge, Form und Lage des Dünndarms hängen vom Füllungszustand und vom Kontraktionszustand seiner Wandmuskulatur ab.

Jejunum. Das Jejunum beginnt bei der **Flexura duodenojejunalis**. Hier erfolgt der Übergang von der retroperitoneal gelegenen und damit an der hinteren Bauchwand fixierten Pars ascendens duodeni in die intraperitoneal gelegenen Dünndarmteile. Die Flexur liegt links von der Wirbelsäule in Höhe des 2. Lendenwirbels.
In der unmittelbaren Umgebung der Flexur kommen variable Faltenbildungen des Bauchfells vor, die die Entstehung unterschiedlich tiefer Bauchfellnischen bedingen (S. 568).

Klinischer Hinweis. Die Flexura duodenojejunalis wird operativ aufgesucht, indem man das Omentum majus mit dem Colon transversum nach oben schlägt und das Konvolut der Dünndarmschlingen nach rechts verlagert. Unterhalb des Mesocolon transversum wird dann die Pars ascendens duodeni sichtbar, die in eine frei bewegliche Dünndarmschlinge übergeht.

Die Schlingen des Jejunums breiten sich hauptsächlich im oberen linken Bauchraum aus. Sie nehmen etwa ⅖ der Gesamtlänge der Dünndarmschlingen ein.

Ileum. Dem Jejunum folgt das Ileum, ohne daß äußerlich eine scharfe Grenze anzugeben wäre. Die Ileumschlingen nehmen etwa ⅗ der Dünndarmlänge ein. Sie finden sich rechts unten im Bauchraum und reichen häufig bis in die Bekkenhöhle hinein.

Klinischer Hinweis. In etwa 2% der Fälle bleiben Überreste des embryonalen *Ductus omphaloentericus* erhalten. Dieser blindsackartige Anhang, *Diverticulum ilei, Meckel-Divertikel,* liegt etwa 50-100 cm oberhalb der Valva ileocaecalis. Das Meckel-Divertikel ist wie der Dünndarm gebaut und klinisch wichtig, weil Entzündungen zu *Perforationen* und zu *Strangulationen* des Darms führen können.

In der **Fossa iliaca dextra** mündet das Ileum ins Colon. Oberhalb und unterhalb findet man je eine Bauchfellfalte, hinter denen sich Nischen verbergen (S. 569).

Mesenterium. Das Mesenterium beginnt an der *Flexura duodenojejunalis* und endet in der *Fossa iliaca dextra* mit der Mündung des Ileums in den Dickdarm. Am Anfang und am Ende des Dünndarms ist das Mesenterium sehr kurz, so daß diese Stellen als Fixierungspunkte aufgefaßt werden können, zwischen denen sich Jejunum- und Ileumschlingen verschieblich ausbreiten.
Das Mesenterium ist an der hinteren Wand der Bauchhöhle mit der **Radix mesenterii** befestigt (Abb. 13-**11**). Sie ist 15-18 cm lang, erstreckt sich von der Flexura duodenojejunalis, die links von der Wirbelsäule in Höhe von L2 liegt, schräg nach rechts abwärts in die Fossa iliaca (Iliosakralgelenk). Der Mesenterialansatz am Darm (Abb. 13-**10**) ist so lang wie der Dünndarm. Bei Verkürzungen des Dünndarms legt er sich in halskrausenartige Falten („*Gekröse*", abgeleitet von Krause). Die größte Entfernung von der Radix zum Darm beträgt etwa 15 cm. Darmabschnitte mit dem längsten Mesenterium sind stärker beweglich und erreichen die vordere Bauchwand, jene mit kürzerer Fesselung liegen mehr in der Tiefe.

3. Gefäße und Nerven des Dünndarms

Arterien

Bei der arteriellen Versorgung des Dünndarms ist zu beachten, daß in der Pars descendens duodeni die Grenze zwischen dem Versorgungsgebiet des Truncus coeliacus (S. 621) und der A. mesenterica superior (S. 621) liegt.
An der arteriellen Versorgung des Dünndarms sind beteiligt

- **Rr. duodenales** (Abb. 13-**31**) aus der A. pancreaticoduodenalis superior posterior und - sofern vorhanden - den Aa. supraduodenales. Beide Arterien gehen aus der A. gastroduodenalis hervor, die ihr Blut aus dem Truncus coeliacus erhält.
- **Aa. retroduodenales** zur Rückfläche des Duodenums als Äste der A. gastroduodenalis.
- **A. pancreaticoduodenalis inferior**, die hinter dem Pankreas als 1. Ast die A. mesenterica superior verläßt. Sie versorgt mit ihren Ästen die unteren Duodenalabschnitte und steht mit den Aa. supraduodenales (s. oben) in Verbindung.
- **Aa. jejunales et ilei.** Sie entspringen auf der linken Seite aus dem Stamm der A. mesenterica superior, aus denen die Endzweige an den Darm herantreten. Dort bilden sie *Arkaden,* die notwendig sind, damit bei wechselnder Lage und Länge des Dünndarms die Gefäße nicht gestaucht oder gedehnt werden. Die Darmarterien, die alle Schichten der Darmwand versorgen, sind ***funktionelle Endarterien.***

Klinischer Hinweis. Wenn ein Darmabschnitt infolge Abknickung seiner zugehörigen Arterie nicht mehr ernährt wird, bläht sich die Darmschlinge auf und wird brandig.

Venen

Die Venen des Dünndarms verhalten sich wie die Arterien. Der Stamm der **V. mesenterica superior** liegt rechts von der Arterie und vereinigt sich hinter dem Pankreaskopf mit der *V. mesenterica inferior* und der *V. splenica* zur *V. portae* (S. 622).

Lymphgefäße

Die Lympfgefäße des Dünndarms, die ihren Anfang als *Lymphkapillaren der Darmzotten* nehmen, ziehen mit den Arterien und durchlaufen zahlreiche Lymphknoten, die teils direkt am Mesenterialansatz, teils in der Nähe der Radix mesenterii gelegen sind, *Nodi lymphatici mesenterici superiores, ileocolici, colici dextri* und *colici medii.* Die Lymphgefäße vereinigen sich meist zu einem *Truncus intestinalis,* der in den *Truncus lumbalis sinister* oder direkt in die *Cisterna chyli* (S. 624) mündet.

Nerven

Die **sympathischen** Nervenfasern stammen aus dem ***Ganglion coeliacum superius*** bzw. dem ***Ganglion mesentericum superius.*** Sie gelangen als periarterielle Geflechte an den Darm und hemmen seine Bewegungen.
Der **parasympathische N. vagus** reicht bis zur Flexura coli sinistra, er beschleunigt die Darmbewegungen.

4. Mikroskopische Anatomie des Dünndarms

Die Wände des Dünndarms bestehen wie alle Abschnitte des Verdauungskanals (S. 544) aus
- **Tunica mucosa** mit
  - ***Lamina epithelialis mucosae,***
  - ***Lamina propria mucosae,***
  - ***Lamina muscularis mucosae,***
- **Tela submucosa,**
- **Tunica muscularis,**
- **Tela subserosa** und
- **Tunica serosa.**

Trotz prinzipiell gleichartigen Baus bestehen zwischen den verschiedenen Dünndarmabschnitten Unterschiede im Detail.

Der Feinbau des Dünndarms steht zu den Aufgaben dieses Darmabschnitts in Beziehung, nämlich
- den vom Magen vorbereiteten Chymus zu verdauen,
- den Darminhalt zu durchmischen und weiterzubefördern.,
- Nahrungsbestandteile zu resorbieren,
- Hormone zu bilden.

Zur Verbesserung der Resorption werden die Oberflächen des Dünndarms durch
- **Plicae circulares,** ***Kerckring Falten,*** um das 1,5-fache,
- **Villi intestinales,** ***Dünndarmzotten,*** um das 5-fache und
- **Mikrovilli** ***der Dünndarmepithelzellen*** um das 10-fache vergrößert.

Insgesamt stehen auf diese Weise mehr als 100 m^2 Dünndarmoberfläche zur Resorption zur Verfügung.

Plicae circulares, Kerckring Falten (Abb. 13-**20**), 13-**21**). Es handelt sich um Ringfalten, die in die Darmlichtung vorspringen. Sie entstehen durch Auffaltung der Tunica mucosa *gemeinsam mit der Tela submucosa.* Die höchsten Plicae ragen etwa 1 cm in die Darmlichtung vor und verstreichen auch bei starker Darmfüllung nie vollständig. Die Falten beginnen 2-5 cm vom Pylorus entfernt, stehen im Duodenum und im Anfangsteil des Jejunums sehr eng, rücken dann weiter auseinander, werden allmählich niedriger und hören etwa in der Mitte des Ileum ganz auf. Nur selten werden Kerckringsche Falten bis zur Mündung des Ileum in den Dickdarm beobachtet.

Villi intestinales, Dünndarmzotten (Abb. 13-**21**, 13-**22a**). In allen Abschnitten des Dünndarms zeigt die Schleimhaut 0,5-1,5 mm hohe, finger- oder blattförmige Fortsätze, Villi intestinales. Sie bestehen nur aus Oberflächenepithel und Lamina propria mucosae; die *Lamina muscularis mucosae folgt den Dünndarmzotten* ***nicht.*** Die Zotten stehen dicht wie ein Rasen, sind jedoch in den einzelnen Darmabschnitten unterschiedlich geformt.

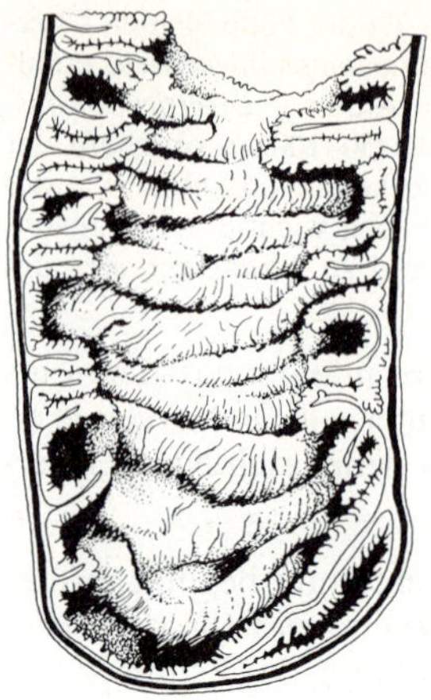

Abb. 13-20. Hohe Plicae circulares im oberen Jejunum. (Nach Benninghoff, 1979)

In den Tälern zwischen den Zotten senken sich schlauchförmige Kanälchen, **Glandulae intestinales, Lieberkühn Krypten** (Abb. 13-**22b**), bis zur Lamina muscularis in die Tiefe (s. unten).

Mikrovilli des Dünndarmepithels (s. unten).

Lamina epithelialis mucosae

Die Lamina epithelialis mucosae besteht aus einschichtigem hochprismatischen Epithel. Dies setzt sich zusammen aus
- **Enterozyten, Saumzellen,**
- **Becherzellen,**
- **Paneth-Zellen,**
- **endokrine Zellen.**

Enterozyten

Diese Zellen überwiegen im Oberflächenepithel des Dünndarms (Abb. 13-**22**). Sie sind etwa 20-25 µm hoch und dienen der Resorption. Untereinander sind die Enterozyten durch Schlußleisten (S. 34) verbunden. An ihrer Oberfläche kommen viele dichtstehende Mikrovilli vor, die in ihrer Gesamtheit einen **Bürstensaum** bilden. Sie sind eine besondere Resorptionseinrichtung.

Die Mikrovilli des Dünndarms haben eine mittlere Länge von 1,2-1,5 µm und einen Durchmesser von 0,08 µm. Bedeckt werden sie von einer Glykokalyx, die PAS-positiv reagiert. Die Ober-

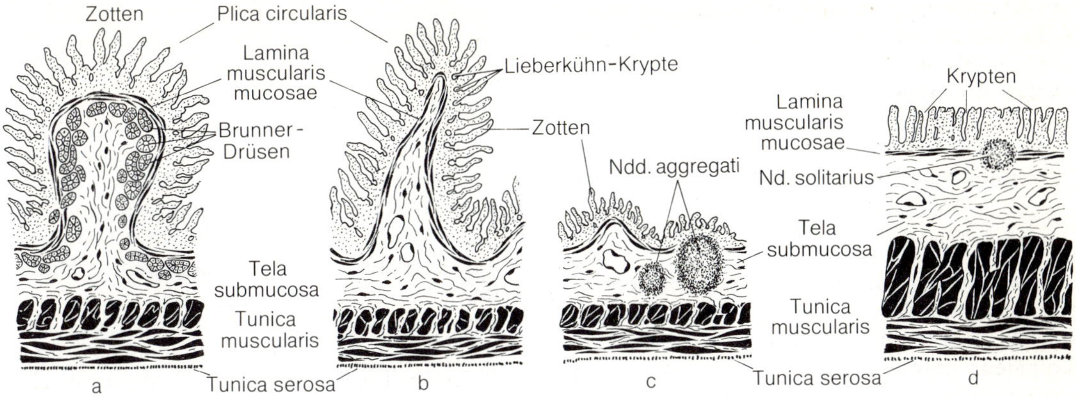

Abb. 13-21 a–d. Längsschnitt durch die Wand verschiedener Darmabschnitte. **a** Duodenum, breite Plica circularis mit charakteristischen Glandulae duodenales; **b** Jejunum, schlanke Ringfalte mit fingerförmigen Zotten; **c** Ileum, niedrige und flache Ringfalten; **d** Colon, Zotten fehlen, die Darmkrypten sind wesentlich tiefer

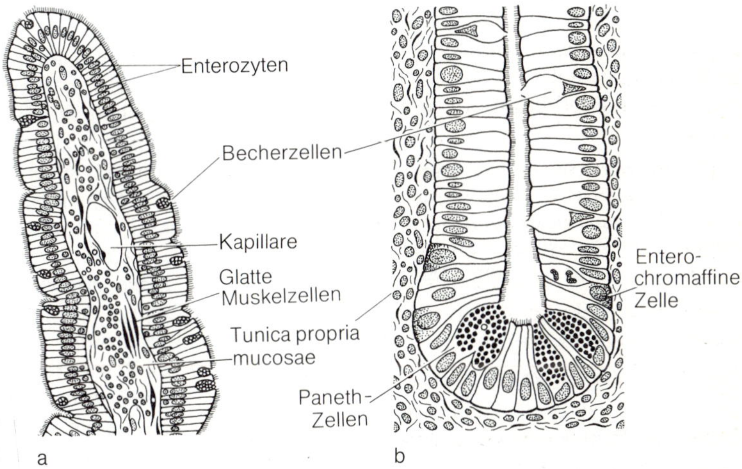

Abb. 13-22. **a** Längsschnitt durch eine Dünndarmzotte; **b** Lieberkühn-Krypte mit Paneth-Körnerzellen und gelben, basalgekörnten Zellen (enterochromaffine Zellen)

fläche der Mikrovilli ist reich an hydrolytischen Enzymen, Bürstensaumenzymen, die zur Verdauung beitragen und der Resorption dienen. Enzyme mit hoher Aktivität sind u. a. Disaccharidasen und Peptidasen.

Klinischer Hinweis. Mangel an Bürstensaumenzymen führen zu Resorptionsstörungen, z. B. ist das *Malabsorptions-Syndrom* Folge eines Disaccharidasenmangels.

Die Mikrovilli werden von längsgerichteten Aktinfilamenten durchzogen, die im sog. „terminal web" des Zytoskeletts des Enterozyten verankert sind.

Becherzellen

Zwischen den Saumzellen sind Becherzellen eingestreut (Abb. 13-**22**), die analwärts an Zahl zunehmen. Das Sekret der Becherzellen überzieht die Darmoberfläche mit einer *schützenden Schleimschicht*, erhöht die Gleitfähigkeit des Darminhalts und stellt das Bindemittel des Kots dar.

Klinischer Hinweis. Bei entzündlichen Reizungen der Darmschleimhaut können die Becherzellen große Mengen Schleim bilden, *Schleimstühle*.

Paneth-Zellen

Am Grunde der Darmkrypten, besonders reichlich im Jejunum und Ileum, treten Zellen auf, die apikal grobe oxyphile Granula enthalten (Abb. 13-**11b**), in denen histochemisch ein Polysaccarid-Protein-Komplex nachweisbar ist. Die Bedeutung dieser Zellen ist noch nicht abschließend geklärt, möglicherweise wirkt ihr Sekret antibakteriell und trägt deshalb zur Kontrolle der Darmflora bei.

Endokrine Zellen

Es handelt sich um eine Population verschiedener hormonbildender Zellen, die in der Regel einzeln, gelegentlich in kleinen Gruppen vorkommen. Teilweise erreichen sie das Darmlumen, teilweise nicht. Zu erkennen sind die endokrinen Zellen der Darmwand an Sekretgranula, die immer basal liegen. Dies hängt offenbar mit der basal gerichteten Sekretabgabe zusammen. Die hormonbildenden Epithelzellen des Dünndarms bilden zusammen mit entsprechenden Zellen des Magens (S. 578), der Langerhans Inseln (S. 594) und des Colons das *gastro-entero-pankreatische endokrine System.* Dies besteht beim Menschen aus ca. 20 verschiedenen Zelltypen, die 19 Peptidhormone und Serotonin bilden.

Hinweis. Zahlreiche in den endokrinen Zellen des Darms gebildeten Hormone werden auch an anderen Orten des Organismus gefunden, vor allem *im Zentralnervensystem.* Dort wirken sie teilweise als Neurotransmitter oder Neuromodulatoren (S. 88).

Folgende endokrine Zellen des Dünndarmepithels sind herauszustellen:

Enterochromaffine (EC) Zellen. Sie sind hochprismatisch, teils dreieckig und haben chromatinarme, rundliche Kerne, deren apikales Zytoplasma hell erscheint. Basal enthalten sie eine feine Granulierung (Abb. 13-**22b**), die sich mit Chromsalzen deutlich hervorheben und mit Silbernitrat schwärzen lassen. Die Sekretgranula enthalten *Serotonin* (5-Hydroxytryptamin). Sie kommen vor allem am Grund der Krypten des Dünn- und Dickdarms vor, am zahlreichsten im Duodenum und in der Appendix vermiformis.

Klinischer Hinweis. *Serotonin* gehört zu den *biogenen Aminen* und wirkt u.a. auf die glatte Muskulatur des Darms und der Blutgefäße kontrahierend. Aus den basalgekörnten Zellen können spezifische Tumoren, *Karzinoide,* entstehen.

Polypeptidhormonbildende Zellen. Diese Zellen können außer *Polypeptidhormonen* auch *biogene Amine* enthalten bzw. aus Vorstufen synthetisieren. Sie werden deshalb als ***APUD*** (***A***mine ***P***recursor ***U***ptake und ***D***ecarboxylation)-***Zellen*** bezeichnet (S. 45). Zu ihnen gehören

- **Gastrin(G)-Zellen.** Gastrinzellen, G-Zellen, sind verschieden geformt. Sie kommen in der Schleimhaut von *Duodenum* und *Jejunum* sowie der *Pars pylorica* des Magens (s. oben) und im *Pankreas* vor. - Gastrin regt die Magensaftsekretion in der Fundus- und Corpusregion des Magens an, wahrscheinlich auch die Sekretion der Duodenalschleimhaut und der Bauchspeicheldrüse. Gastrin wirkt hemmend auf die Wasserresorption im gesamten Dünndarm.
- ***Entero-Glukagon(A)-Zellen.*** Sie befinden sich *in der gesamten Magen-Darm-Schleimhaut.* Ursprünglich wurden sie im Pankreas als glukagonbildende Zellen beschrieben. Glukagon hat im Gegensatz zu Insulin blutzuckersteigende Wirkung.
- ***Sekretin(S)-Zellen.*** Sie sind besonders zahlreich im *Duodenum,* aber auch im *Jejunum.* Der Übertritt sauren Speisebreis aus dem Magen in das Duodenum löst die Freisetzung von Sekretin aus. Sekretin gelangt auf dem Blutweg zum Pankreas und fördert die Ausscheidung von Pankreassaft (Bauchspeichel). Außerdem stimuliert Sekretin die Abgabe von Pepsin bzw. Pepsinogen der Hauptzellen in der Magenschleimhaut und von Gallensekret.
- ***Cholezystokininbildende(I)-Zellen.*** Cholezystokinin ist ein Wirkstoff, der in der *Darmschleimhaut* freigesetzt wird und die Gallenblase zur rhythmischen Kontraktion anregt. Dabei kommt es zu einer maximalen Ausschüttung von Galle. Gleichzeitig wird die Gallensekretion der Leber angeregt. Im Pankreas stimuliert dieses Hormon die Abgabe eines enzymreichen Bauchspeichels und hemmt die gastrale Phase der Magensekretion. Cholezystokinin ist mit Pankreozymin identisch. Deshalb wird dieses Hormon auch Cholezystokinin-Pankreozymin (CCK-PZ) bezeichnet.
- ***K-Zellen.*** K-Zellen kommen im gesamten Dünndarm vor und bilden das gastroinhibitorische Peptid (GIP), ein Hormon, das hemmend auf Motilität und Sekretion des Magens wirkt.

Glandulae intestinales

Das Epithel der Zotten setzt sich an der Zottenbasis unmittelbar in das der etwa 200–400 μm tiefen **Glandulae intestinales, Lieberkühn Krypten** (Abb. 13-**22b**), fort. Das Epithel der Krypten flacht basalwärts ab und der Mikrovillisaum wird niedriger. Vor allem erfolgt in der Tiefe der Krypten, wo sich die Zellen lebhaft teilen, der Zellersatz. Die neugebildeten Zellen wandern innerhalb von 36 Stunden von der Kryptentiefe an die Zottenspitze, wo sie nach 48 Stunden abgestoßen werden.

Lamina propria mucosae

Das Zotteninnere wird von dem der Lamina propria mucosae angehörenden Zottenstroma eingenommen, das aus *retikulärem Bindegewebe* besteht. In den Bindegewebslücken liegen zahlreiche *freie Zellen*, u.a. Lymphozyten, Makrophagen und vereinzelt Mastzellen. Das Zottenstroma enthält ferner zahlreiche *glatte Muskelzellen*, die von der Lamina muscularis mucosae abzweigen und kuppenwärts ziehen.

Das engmaschige Netz der *Zottenkapillaren* wird von 1 oder 2 *Arteriolen* gespeist, die von der Zottenbasis ohne Astabgabe zur Zottenspitze verlaufen (Abb. 13-**23**). Andererseits stehen die Arteriolen direkt mit der meist zottenzentral verlaufenden *Vene*, welche die Kapillaren von allen Seiten her aufnimmt, in Verbindung. Die größere Dichte der Kapillaren an der Zottenspitze ist der Resorptionsleitung dieses Abschnitts angepaßt. Die besondere Bauweise des Gefäßnetzes ermöglicht während der Resorptionstätigkeit die Durchblutung aller Kapillarabschnitte, während in der Ruhepause das arterielle Blut über die Randschlinge unmittelbar der Vene zugeleitet wird.

Die Dünndarmzotten können sich durch *Kontraktion* ihrer *glatten Muskelzellen* rhythmisch verkürzen (Zottenpumpe).

Die *erneute Streckung* erfolgt durch die arterielle Blutfüllung der Zotten. Die Streckung der Zotten bringt die Schleimhautoberfläche in den für die

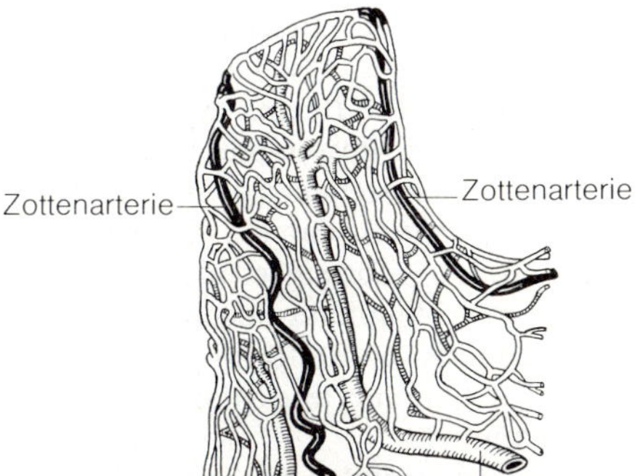

Abb. 13-23. Gefäßsystem in einer Dünndarmzotte. Die Arterien ziehen bis zur Zottenspitze empor und stehen über die sog. Randschlinge mit der Venenwurzel in direkter Verbindung. (Nach Ferner u. Staubesand, 1975)

Resorption von Eiweißkörpern, Kohlenhydraten und Fetten erforderlichen Kontakt mit dem Darminhalt:
- Die Bausteine der ***Kohlenhydrate und Proteine*** gelangen nach der Resorption in das Kapillarnetz und werden schließlich über die ***Pfortader*** der Leber zugeführt.
- Die ***Fette*** hingegen gelangen zu 60% in eine in der Zottenachse gelegene ***Lymphkapillare***, die als *zentrales Chylusgefäß* bezeichnet wird. Die Darmlymphe fließt von hier aus in ein submuköses Netz von Lymphgefäßen, das mit den mesenterialen Chylusgefäßen in Verbindung steht.

Die Lamina propria der Schleimhaut ist Sitz eines umfangreichen *lymphatischen Apparats*, der einen Abwehrwall gegen die im Darm vegetierenden Keime darstellt (Immunsystem S. 176). Zahlreiche Lymphozyten bevölkern das Zottenstroma und die unmittelbare Umgebung der Lieberkühn Krypten. Von hier aus können sie leicht durch das Epithel hindurch in die Darmlichtung einwandern.

Lamina muscularis mucosae

Die Motorik der Schleimhaut wird von der Lamina muscularis mucosae bestimmt. Diese besteht aus *mehreren Lagen glatter Muskelzellen*, welche in Links- und Rechtsspiralen das Darmrohr *schraubenförmig* umkreisen. Auf diese Weise entsteht ein Muskelgitter, dessen Maschenweite mit dem Kontraktionszustand des Darmes wechselt. Die Muscularis mucosae sorgt auch bei Dehnung des Darms für eine gleichmäßige Entfaltung der Schleimhaut.

Tela submucosa

Schleimhaut und Muskelmantel sind in der Tela submucosa gegeneinander verschieblich. Die Submucosa ist aus scherengitterartig angeordneten Kollagenfaserbündeln und elastischen Netzen gebaut. In den Lücken dieser bindegewebigen Textur finden sich zahlreiche Blutgefäße, Lymphgefäße und das Nervengeflecht des ***Plexus submucosus***. In der Submucosa kommen außerdem zahlreiche Lymphozyten vor, häufig in Form der Lymphfollikel, ***Noduli lymphatici solitarii***. - Als Besonderheit weist die Tela submucosa des Duodenums ***Glandulae duodenales, Brunner-Drüsen***, auf (s. unten).

Tunica muscularis

Das Muskelrohr des Darms, Tunica muscularis, besteht aus einer ***inneren Ring-*** und einer ***äußeren Längsschicht,*** glatter Muskulatur, zwischen denen eine dünne Bindegewebsschicht liegt. Sie enthält den ***Plexus myentericus.*** Das Stratum longitudinale ist wesentlich schwächer als die Ringschicht. Die letztere besteht aus flachen Rippen, die sich dachziegelartig überlappen.
Bei Kontraktion der Ringschicht wird die Darmlichtung enger, während eine Kontraktion des Stratum longitudinale zur Verkürzung und Erweiterung des Darmrohrs führt. Die beiden Schichten der Tunica muscularis führen die *peristaltischen Bewegungen* des Darms aus. Die peristaltischen Kontraktionswellen, die mit einer Geschwindigkeit von 2–15 cm/sec analwärts laufen, treiben den Darminhalt vorwärts.
Daneben treten *Pendelbewegungen* auf, d.h. rhythmisch hin- und hergehende Längenänderungen einzelner Darmabschnitte, wodurch der Inhalt hin- und hergetrieben wird.
Unter *Segmentationsbewegungen* versteht man dagegen Weitenänderungen des Darmrohrs, sie entstehen durch ringförmige Kontraktionen und Dilatationen einzelner Darmabschnitte.
Die Pendel- und Segmentationsbewegungen dienen weniger dem Transport des Chymus als vielmehr seiner *Durchmischung.*

Intramurales Nervensystem

Das intramurale Nervensystem des Darms, das aus autonomen Nervenfasern und Ganglienzellen besteht, wird in seiner Gesamtheit als *Plexus entericus* bezeichnet. Zwischen Ring- und Längsmuskelschicht liegt der **Plexus myentericus, Auerbach Plexus**. Dieser steht mit dem mehrschichtigen, etagenförmigen **Plexus submucosus, Meißner Plexus**, durch zahlreiche Fasern in Verbindung. An das intramurale Nervensystem treten sympatische und parasympathische Nervenäste heran. Die sympathischen Fasern wirken hemmend, die parasympathischen fördernd auf die Tätigkeit der Tunica muscularis. Der Plexus submucosus reguliert offenbar die Bewegungen der Schleimhaut und die Sekretion der Darmdrüsen.

Tunica adventitia und Tunica serosa

Auf die Tunica muscularis folgt eine kollagenfaserige Bindegewebsschicht, *Tunica adventitia,* welche das Peritoneum viscerale, *Tunica serosa,* mit der Muskelschicht verbindet. Die Tunica serosa selbst besteht aus einer dünnen feinfaserigen Bindegewebsschicht, Tunica propria serosae, und dem einschichtigen platten Peritonealepithel (Mesothel).

5. Differentialdiagnose der Mitteldarmabschnitte (Tabelle 13-1)

Duodenum. Der Zwölffingerdarm besitzt *sehr hohe Plicae circulares,* von denen sich *plumpe,* teilweise *blattförmige Zotten* erheben. Das kennzeichnende Merkmal jedoch sind die *Glandulae duodenales, Brunner Drüsen.* Sie bestehen aus gewundenen und verzweigten Schläuchen, die mit einer beeren-, teils bläschenförmigen Auftreibung enden. Sie münden entweder in Darmkrypten oder zwischen den Zotten. Die Drüsenschläuche durchbrechen die Lamina muscularis mucosae und nehmen in dichter Packung ausgedehnte Areale der Submucosa ein. Die Glandulae duodenales gehören zur Gruppe der mukösen Drüsen und beteiligen sich an der Bildung des Darmsaftes. Ihr schleimiges Sekret enthält *proteolytische Enzyme,* ferner *Maltase* und *Amylase.*

Jejunum. Im Jejunum werden die *Plicae circulares* etwa von der Mitte dieses Darmabschnittes an niedriger und stehen weiter auseinander. Die *Zotten sind lang und fingerförmig,* ihre Dichte nimmt ileumwärts ab. Brunner-Drüsen fehlen.

Ileum. Das Ileum unterscheidet sich von den oberen Dünndarmabschnitten durch *sehr niedrige Plicae circulares,* die in weiten Abständen voneinander auftreten und im unteren Ileum sogar ganz fehlen können. Auch die *Zotten* werden *allmählich kürzer,* ihre Dichte nimmt weiter ab. Die Krypten vertiefen sich gegen das Ende des Ileums und die Zahl der Becherzellen nimmt deutlich zu.
Die Tunica propria des Ileums ist auffallend reich an Lymphozyten. Besondere Ansammlungen von Lymphozyten stellen die *Solitärfollikel, Folliculi lymphatici solitarii,* dar, die in Gestalt unterschiedlich großer, eiförmiger oder kugeliger Knötchen in der Schleimhaut liegen und einerseits die Zottenbasis buckelförmig auftreiben, andererseits die Lamina muscularis mucosae durchbrechen können.
Wenn mehrere Solitärfollikel nebeneinander liegen oder durch ihre Vereinigung große lymphoretikuläre Organe entstehen, spricht man von *Folliculi lymphatici aggregati, Peyer Platten.* Diese können bis zu 400 Follikel enthalten, liegen stets *gegenüber* dem Mesenterialansatz und erreichen eine Länge von 2–12 cm bei einer Breite

Tabelle 13-1. Merkmale von Magen, Dünn- und Dickdarm für die histologische Diagnostik

	Tunica mucosa	Tunica mucosa und Tela submucosa	Tela submucosa	Tunica muscularis
Magen	Tubulöse Drüsen, Folliculi lymphatici solitarii			Drei Schichten: Fibrae obliquae, Stratum circulare, Stratum longitudinale (außen)
Dünndarm	Zotten und Krypten	Falten		Zwei Schichten: Stratum circulare, Stratum longitudinale (außen)
Duodenum	Plumpe, blattförmige Zotten, Folliculi lymphatici solitarii	Hohe Plicae circulares	Gll. duodenales	
Jejunum	Lange, fingerförmige Zotten, Folliculi lymphatici solitarii	Plicae circulares		
Ileum	Kürzer werdende Zotten	Niedrige Plicae circulares, Folliculi lymphatici solitarii et aggregati		
Dickdarm	Krypten	Folliculi lymphatici solitarii		Zwei Schichten: Stratum circulare, Stratum longitudinale als Taenien (außen)

von etwa 1 cm. Am zahlreichsten sind die Platten im Ileum ausgebildet, was in diesem Dünndarmabschnitt einerseits zu weitgehender Verdickung und Verkürzung der Zotten, andererseits zu ausgedehnter Durchbrechung der Muscularis mucosae führt.

Klinischer Hinweis. Bei Typhus und Ruhr zerfallen die Peyer Platten geschwürig.

III. Dickdarm, Colon

Der *Dickdarm, Colon, Intestinum crassum*, beginnt in der Fossa iliaca dextra mit der Einmündung des Ileums, bildet dann einen Rahmen um die Dünndarmschlingen (Abb. 13-**10**) und geht schließlich in Höhe des 3. Kreuzbeinwirbels in das Rektum über. Insgesamt ist das Colon 1,3-1,5 m lang. Die Anlage des Colons befindet sich intraperitoneal und hat dadurch ein Mesenterium dorsale. Später verwachsen Teile des Dickdarms mit der Bauchwand und liegen dann sekundär retroperitoneal.

Die Einmündung des Ileums in den Dickdarm, **Ostium ileocaecale**, ist quergestellt, schlitzförmig (Abb. 13-**24**). Hervorgerufen wird dies durch 2 Schleimhautfalten, Valvae ileocaecales, die sich seitlich in ein **Frenulum valvae ileocaecalis** fortsetzen. Durch diese Falten wird ein Reflux von

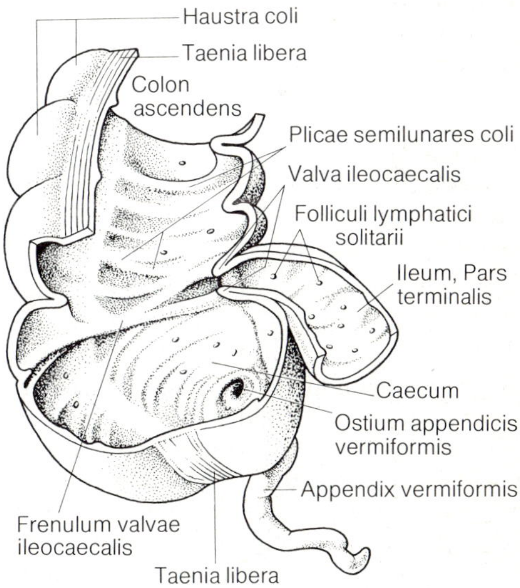

Abb. 13-24. Ileum, Caecum und Colon ascendens sind eröffnet. Beachte die Abgangsstelle des Wurmfortsatzes

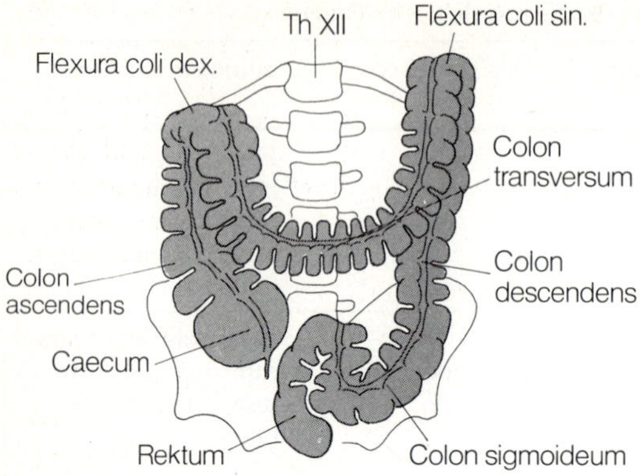

Abb. 13-25. Verlauf des Dickdarms von vorne gesehen. Die Flexura coli dexter liegt ventral, die Flexura coli sinister mit Colon descendens dorsal im Oberbauch. Darstellung nach Röntgenbild

Dickdarminhalt in den Dünndarm verhindert. Der Dickdarm (Abb. 13-**25**) gliedert sich in
- **Caecum, Blinddarm,** mit
    - ***Appendix vermiformis, Wurmfortsatz,***
- **Colon ascendens,**
- **Colon transversum,**
- **Colon descendens,**
- **Colon sigmoideum.**

Gemeinsames Kennzeichen aller Kolonabschnitte sind
- **Taenien,**
    - ***Taenia libera,***
    - ***Taenia mesocolica,***
    - ***Taenia omentalis,***
- **Haustrae coli,**
- **Appendices epiploicae.**

Taenien. Taenien sind etwa 1 cm breite Längsstreifen, auf die die äußere Längsmuskulatur zusammengedrängt ist. Zwischen den Taenien ist das Stratum longitudinale der Tunica muscularis nur sehr schwach ausgebildet. Am auf- und absteigenden Colon ist von vorn nur eine Taenie, **Taenia libera**, sichtbar, die beiden anderen liegen dem Verwachsungsfeld mit der hinteren Bauchwand zugekehrt. Am Colon transversum ist die eine von ihnen mit dem Mesocolon verwachsen, **Taenia mesocolica**, die 2. ist mit dem großen Netz verbunden, **Taenia omentalis**.

Haustrae coli. Haustren sind Aussackungen der Dickdarmwand, die durch quergestellte Einschnürungen der Darmwand zustande kommen. Es handelt sich um Kontraktionsfalten, die verstreichen können. Ihnen entsprechen **Plicae semilunares coli** auf der Innenseite der Dickdarmwand (Abb. 13-**24**). Sie springen ins Lumen vor und sehen halbmondförmig aus, weil die Einschnürungen durch die längsverlaufenden Taenien unterbrochen werden.

Appendices epiploicae. Es handelt sich um zipfelförmige Fettanhängsel des subserösen Bindegewebes an der Taenia libera.

1. Caecum und Appendix vermiformis

Caecum (Abb. 13-**24**). Das Caecum ist der Anfangsteil des Dickdarms. Es ist etwa 7 cm lang, liegt unterhalb der Valva ileocaecalis und befindet sich in der Fossa iliaca dextra auf dem M. iliacus.

Hinweis. In seltenen Fällen liegt das Caecum unter der Leber, Hochstand des Caecums. Dies ist dadurch zustande gekommen, daß das Caecum während der Entwicklung nicht nach kaudal gewandert ist (S. 561).

Auf die Lage des Caecums im einzelnen nehmen die peritonealen Verbindungen zwischen Caecum einschließlich Appendix und der Beckenwand bzw. hinteren Bauchwand Einfluß. Zu unterscheiden sind ein
- **Caecum fixum**, wenn das Caecum fest mit der Faszie des M. iliacus verwachsen ist; es liegt sekundär retroperitoneal; ein
- **Caecum mobile**, dann sind die Verbindungen zwischen Peritoneum viscerale des Caecums und Peritoneum parietale gering oder unvollständig; ein
- **Caecum liberum**, wenn ein Gerköse fehlt.

Appendix vermiformis (Abb. 13-**24**). Die Appendix vermiformis entwickelt sich mit dem Caecum und besitzt einen geschlossenen Bauchfellüberzug, der in eine Duplikatur übergeht, die als **Mesoappendix** (früher: Mesenteriolum) bezeichnet wird. Der etwa 9 cm lange Wurmfortsatz ist frei beweglich, seine topographische Lage hängt von der des Caecums ab. Die Abgangsstelle der Appendix aus dem Caecum projiziert sich normalerweise auf den ***MacBurney-Punkt*** der vorderen Bauchwand. Er liegt auf einer Linie, die vom *Nabel zur Spina iliaca anterior superior* verläuft, etwa 6 cm von der Spina entfernt.

Klinischer Hinweis. An diesem Punkt wird bei einer *Appendizitis* der heftigste Druckschmerz mit Abwehrspannung der Bauchdecke erwartet.

Lagevarianten der Appendix vermiformis. Folgende Lagevariationen kommen vor:
- *Kaudalposition* in etwa 30% der Fälle; der Wurmfortsatz ragt in das kleine Becken hinein. Dabei kann er bei der Frau in enge Nachbarschaft mit dem Ovar geraten;

- *Medialposition*; die Appendix ist nach medial verlagert und liegt zwischen den Dünndarmschlingen;
- *Lateralposition*; die Appendix liegt zwischen der lateralen Bauchwand und dem Caecum;
- *retrocaecale Kranialposition*; sie kommt in 65% vor; die Appendix ist hinter dem Caecum nach oben geschlagen und liegt im Recessus retrocaecalis;
- *anterocaecale Kranialposition*; die Appendix ist vor dem Caecum nach oben geschlagen.

2. Colonabschnitte

Die Beschreibung der Topographie der Colonabschnitte und ihrer Peritonealverhältnisse erfolgt auf S. 569).

3. Gefäße und Nerven

Arterien (Abb. 13-**26**)

Bis etwa zur Flexura coli sinistra wird der Dickdarm von Ästen der A. mesenterica superior, die anschließenden Abschnitte von Ästen der A. mesenterica inferior versorgt.

Caecum und **Appendix vermiformis**. Beide Darmabschnitte werden von der

- **A. ileocolica** aus der **A. mesenterica superior** versorgt. Für den Wurmfortsatz entläßt die A. ileocolica einen besonderen Ast, die

• ***A. appendicularis***, welche im Mesoappendix verläuft und bei einer Appendektomie unterbunden werden muß. Die
• ***A. caecalis anterior*** versorgt die vordere Wand des Blinddarms; sie wirft das Bauchfell zur Plica ileocaecalis auf, die sich über den Recessus ileocaecalis spannt. Die
• ***A. caecalis posterior*** breitet sich an der hinteren Wand des Caecum aus.

Colon ascendens und **Colon transversum**. Sie werden versorgt durch die

- **A. ileocolica** (s. oben),
- **A. colica dextra**, die in der Regel ein eigener Ast der A. mesenterica superior ist; sie kann aber auch als Ast der A. colica media auftreten (Abb. 13-**41**). Am Colon teilt sie sich in einen auf- und einen absteigenden Ast; und die
- **A. colica media**. Die A. colica media entspringt als erstes Gefäß aus der A. mesenterica superior oberhalb der A. colica dextra, breitet sich *innerhalb des Mesocolon transversum* aus und verbindet sich nach rechts mit einem Ast der A. colica dextra und nach links mit einem Ast der A. colica sinistra (s. unten).

Colon descendens und **Colon sigmoideum** und der größte Teil des Rektum erhalten ihr arterielles Blut durch Äste der **A. mesenterica inferior**,

- **A. colica sinistra**, die auch aus einem Ast hervorgehen kann, der die Arterien für das Colon sigmoideum entläßt;
- **2-3 Aa. sigmoideae**, die in das Mesosigmoideum eintreten und durch breite Arkaden mit

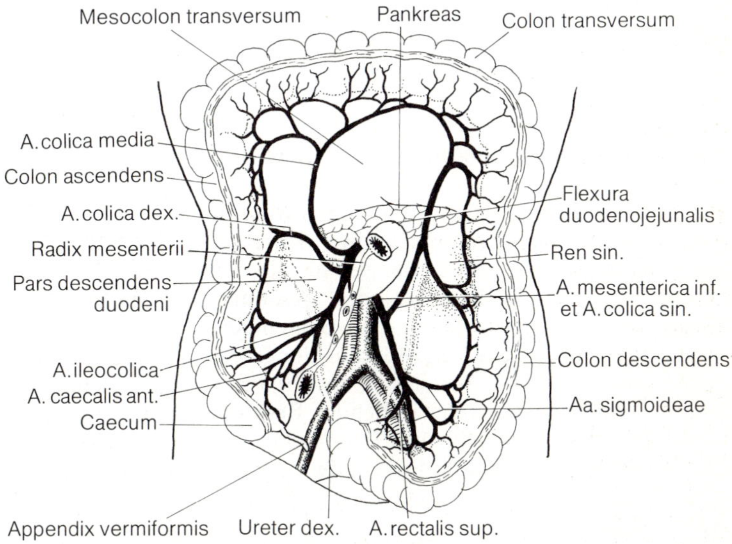

Abb. 13-26. Gefäßversorgung des Dickdarms. Das Querkolon ist nach oben geschlagen. (Nach Benninghoff, 1979)

dem Gefäßgebiet des linken Kolonschenkels in Verbindung stehen, und die

- **A. rectalis superior**, die in der Tiefe der Bekkenhöhle mit der *A. rectalis inferior* anastomosiert, die aus der *A. iliaca interna* entspringt (S. 634).

Venen

Die Venen verhalten sich in ihren peripheren Abschnitten wie die Arterien. Ihr Blut gelangt *zur V. portae* (S. 622).

Lymphgefäße

Die Lymphe aus Appendix vermiformis und Caecum fließt zu Lymphknoten, die unmittelbar neben und hinter dem Caecum liegen, von hier aus zu den *Nodi lymphatici ileocolici* im Winkel zwischen Ileum und Colon.
Die Lymphgefäße des Colons ziehen zu Lymphknoten, die unmittelbar entlang der einzelnen Kolonabschnitte liegen (Abb. 13-**61**). Von hier aus gelangt die Lymphe über die Mesenteriallymphknoten entlang der V. mesenterica inferior in die *Trunci intestinales.*

Nerven

Die nervöse Versorgung erfolgt durch den **Plexus mesentericus superior**, welcher sympathische Fasern aus den *Nn. splanchnici* und parasympathische Fasern des *N. vagus* enthält. Das Ausbreitungsgebiet des Plexus mesentericus reicht etwa *bis zur Flexura coli sinistra.*
Colon descendens et sigmoideum beziehen ihre *sympathischen* Nervenfasern aus dem **Plexus mesentericus inferior**, die *parasympathischen* Fasern stammen aus dem **Plexus pelvinus.**

4. Mikroskopische Anatomie des Colons

Der Dickdarm, dessen Hauptfunktionen *Resorption von Wasser und Elektrolyten* sowie *Sekretion von Schleim* ist, ist einheitlicher gebaut als der Dünndarm. Die Schleimhaut des gesamten Dickdarms ist *zottenlos.* Die für die Schleimabsonderung erforderliche Vergrößerung der Oberfläche wird durch die Ausbildung etwa 0,5 mm langer, dicht nebeneinander stehender **Krypten, Glandulae intestinales** (Abb. 13-**27**), erreicht.
Der Wandbau entspricht im Prinzip dem der anderen Teile des Verdauungskanals (S. 544; Abb. 13-**21**).

Lamina epithelialis mucosae. Das hochprismatische Epithel ist außerordentlich reich an Becher-

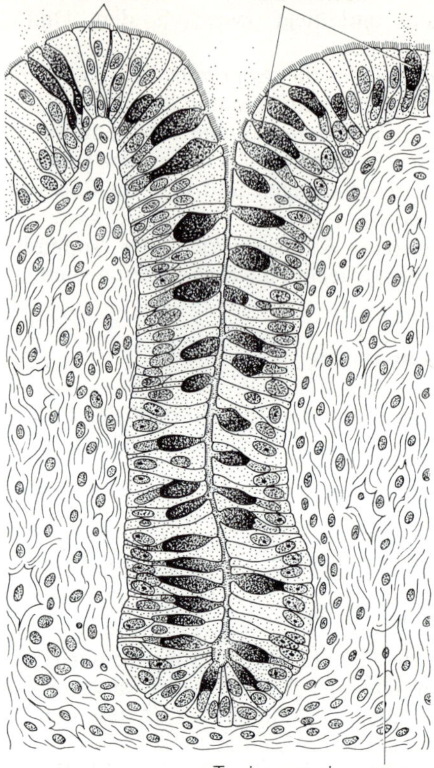

Abb. 13-27. Längsschnitt durch eine Dickdarmkrypte mit Saumzellen und zahlreichen Becherzellen

zellen, besonders in den **Krypten.** Die Saumzellen tragen längere Mikrovilli als die des Mitteldarms (Abb. 13-**27**).

Lamina propria mucosae. Sie zeigt zahlreiche Lymphozyten und stellenweise Lymphfollikel.

Lamina muscularis mucosae. Sie ist kräftig entwickelt und besteht im allgemeinen aus mehreren Muskelzellagen unterschiedlicher Verlaufsrichtungen.

Tela submucosa. In der breiten Submucosa kommen reichlich Fettzellen und Fettgewebsläppchen vor. Stellenweise sind Lymphfollikel ausgebildet.

Tunica muscularis. Die Ringmuskulatur ist überall gleichmäßig stark, ihre umschriebene Kontraktion führt zu quergestellten Falten, **Plicae semilunares** (s. oben). Die Längsmuskulatur ist auf **Taenien** zusammengedrängt (s. oben). Die Verkürzung der Taenien dient der Raffung des Darmrohrs.

Intramurales Nervensystem. Das intramurale Nervensystem des Dickdarms gliedert sich, wie in den anderen Darmabschnitten, in den *Plexus myentericus* und *Plexus submucosus* (s. oben).

5. Mikroskopische Anatomie der Appendix vermiformis

Der Wurmfortsatz zeigt den gleichen Aufbau wie der Dickdarm, jedoch sind seine Krypten unregelmäßig verteilt und kürzer. Für die Appendix ist die Massierung von **lymphatischem Gewebe** charakteristisch (Abb. 13-**28**). Zahlreiche Follikel, die rings um das Lumen angeordnet sind, durchbrechen vielfach die Schleimhautmuskulatur und nehmen große Gebiete der Submucosa ein.

Klinischer Hinweis. Der Wurmfortsatz ist häufig Sitz von Entzündungen, *Appendizitis* (von Laien fälschlich als „Blinddarmentzündung" bezeichnet). Eine Appendizitis kann sich leicht in die freie Bauchhöhle ausdehnen und dort eine folgenschwere *Peritonitis* hervorrufen.

IV. Bauchspeicheldrüse, Pankreas

Die Bauchspeicheldrüse hat exokrine und endokrine Anteile. Die endokrinen Anteile bestehen aus den Langerhans Inseln, die zusammen das Inselorgan bilden.

1. Entwicklung (Abb. 13-29 a-d)

Das Pankreas entwickelt sich aus dem Epithel des Duodenums, und zwar im ventralen und dorsalen Bezirk des **hepatopankreatischen Ringes** (Abb. 13-**29**). Aus der dorsalen Wand des Duodenums geht - der Leberanlage gegenüber - die **dorsale Pankreasanlage** hervor. Ventral von ihr faltet sich die epitheliale Duodenalwand zur Bildung der **ventralen Pankreasanlage** aus. Diese gelangt mit fortschreitender Entwicklung in die Nähe der dorsalen Anlage und verschmilzt mit ihr gegen Ende des 2. Embryonalmonats. Die ventrale Pankreasanlage liegt nun dicht neben der dorsalen. Der dorsale Pankreasgang mündet auf der Papilla min. in das Duodenum ein, der ventrale auf der Papilla maj. In **d** ist die Verschmelzung der Pankreasgänge dargestellt. (Nach Langman, 1985)

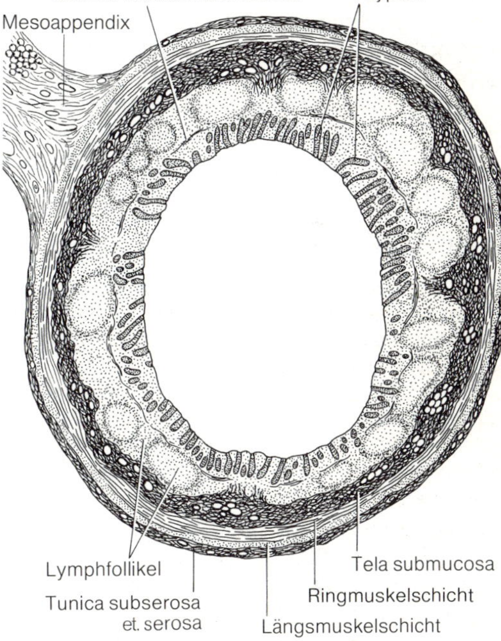

Abb. 13-28. Querschnitt durch die Appendix vermiformis. Schleimhaut und Krypten. Die Lymphfollikel liegen in der Submucosa

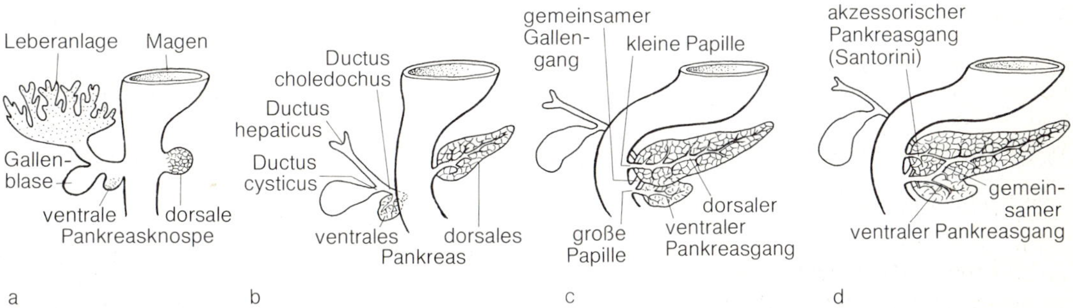

Abb. 13-29 a-d. Erläuterungen zur Entwicklung von Leber und Pankreas. **a** 30 Tage. **b** 35 Tage alter Embryo. Die ventrale Pankreasknospe liegt neben dem Leberdivertikel und wandert anschließend um das Duodenum herum nach dorsal auf die dorsale Pankreasanlage zu. **c** 40 Tage. **d** 45 Tage alter Embryo. Die ventrale Pankreasanlage liegt nun dicht neben der dorsalen. Der dorsale Pankreasgang mündet auf der Papilla min. in das Duodenum ein, der ventrale auf der Papilla maj. In **d** ist die Verschmelzung der Pankreasgänge dargestellt. (Nach Langman, 1985)

dorsale Anlage wächst zapfenförmig in das Mesoduodenum dorsale hinein und dringt hinter dem Magen an der dorsalen Bauchwand nach links hinüber vor. Die **dorsale Anlage** bildet ***Corpus*** und ***Cauda pancreatis***, aus der **ventralen Anlage** entsteht zusammen ***mit Teilen der dorsalen Anlage der Pankreaskopf***.

Der **Ductus pancreaticus** *(major)* entstammt im Körper und im Schwanz der dorsalen, im Kopf der ventralen Pankreasanlage. Der mündungsnahe Gangabschnitt der dorsalen Anlage findet nach der Verschmelzung Anschluß an den Gang der ventralen Anlage. Dieser wird damit zum Hauptabfluß für das Drüsensekret, er mündet auf der *Papilla duodeni major*. Die ursprünglich selbständige Mündung des dorsalen Gangs bildet sich zurück. Bleibt sie erhalten, mündet der dorsale Gang *(Ductus pancreaticus minor)* getrennt auf der Papilla duodeni minor, die immer kranial von der Papilla duodeni major liegt.

Variationen. Ursprünglich ist der ganze Mitteldarm zur Bildung von Pankreasgewebe befähigt, wodurch sich das Vorkommen *akzessorischer Pankreaskomplexe* an atypischen Stellen erklären läßt.
Gelegentlich kann sich im Bereich des hepatopankreatischen Rings ein *Pancreas anulare* ausbilden. Dabei ist das Duodenum durch das Pankreasgewebe ringförmig umwachsen, was zu Stenoseerscheinungen führen kann.

Histogenese. Die Ganganlagen entsenden im 2.-3. Embryonalmonat zahlreiche, verästelte Epithelsprossen, deren Anordnung den späteren Läppchenbau der Drüse andeutet. Die Epithelsprossen werden durch Auseinanderweichen ihrer Zellen kanalisiert. Am Ende der Kanälchen treten kugelige Knospen, die teilungsfähigen Drüseneinheiten des exokrinen Pankreas, auf.

Langerhans Inseln. Die Langerhans Inseln sind kleine Epithelkomplexe, die aus dem Epithel der embryonalen Ausführungsgänge und der Azini der dorsalen Anlage hervorgegangen sind. Sie verlieren die Verbindung mit ihrem Mutterboden und werden von Bindegewebe, das zahlreiche Kapillaren führt, umhüllt. Damit kommt es zu einer Trennung zwischen exokrinem und endokrinem Pankreasgewebe.

2. Makroskopische Anatomie

Das Pankreas ist 13-15 cm lang und wiegt etwa 70-90 g. Es erstreckt sich, leicht s-förmig von der Konkavität des Duodenums nach links aufsteigend bis zur Milz und liegt nach der Verschmelzung des Duodenums und seines Gekröses an der dorsalen Bauchwand *retroperitoneal*.

Man unterscheidet einen Kopf, **Caput pancreatis**, einen Körper, **Corpus pancreatis**, und einen Schwanz, **Cauda pancreatis**. Der Pankreaskopf liegt in der Konkavität der Duodenalschlinge. Der unterste Abschnitt des aufgetriebenen Kopfes heißt auch **Processus uncinatus**. Der Pankreaskörper zieht in Höhe von L1 und L2 über die Wirbelsäule nach links, überquert dabei die Aorta und geht allmählich in den schmächtigen Pankreasschwanz über, der das Milzhilum erreicht (Abb. 13-**31**). Der am weitesten ventralwärts vorspringende Teil des Pankreaskörpers ist das **Tuber omentale**, das die Hinterwand der Bursa omentalis (S. 566) vorwölbt.
Der **Ductus pancreaticus major** (Abb. 13-**19**) läuft, der Hinterfläche des Pankreas mehr genähert als der Vorderfläche, durch die ganze Länge der Drüse. Dabei sammelt er kleinere Zuflüsse. Er mündet schließlich zusammen mit dem Ductus choledochus auf der Papilla duodeni major der Pars descendens duodeni (S. 580).

Topographie. Von praktischer Bedeutung sind die nachbarlichen Beziehungen des Pankreas zu den großen Gefäßstämmen des Oberbauchs (Abb. 13-**30**). Hinter dem Pankreaskopf entsteht aus dem Zusammenfluß der V. mesenterica superior, der V. mesenterica inferior und der V. splenica die *V. portae* (Abb. 13-**30**).
Hinter der V. portae verlaufen im Retroperitonealraum rechts der Wirbelsäule die *V. cava inferior*, unmittelbar vor der Wirbelsäule die *Pars abdominalis aortae*. Die *A. splenica*, ein Ast des Truncus coeliacus, zieht am oberen Rand des Pankreas nach links, die *V. splenica* verläuft kaudal der A. splenica in einer Rinne hinter dem

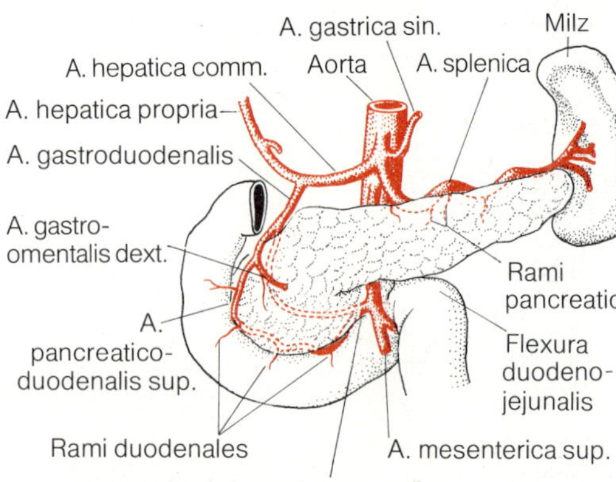

Abb. 13-30. Aorta mit Truncus coeliacus (Tripus Halleri). Gefäßversorgung des Pankreas. Der Magen ist entfernt; A. gastroomentalis dextra abgeschnitten

Pankreas. Die Cauda pancreatis hat ferner Beziehungen *zu den linken Nierengefäßen.* Die *A. mesenterica superior* steigt hinter dem Pankreas herab, gelangt zusammen mit der gleichnamigen Vene vor das Caput pancreatis und vor die Pars horizontalis duodeni und tritt dann in die Wurzel des Mesenteriums ein. Hinter dem Pankreaskopf verläuft auch der *Ductus choledochus,* häufig in einem eigenen Kanal aus Pankreasgewebe.

Klinischer Hinweis. Bei Pankreasentzündungen und Pankreaskopfkarzinomen kommt deshalb leicht ein Stauungsikterus zustande.

3. Gefäße und Nerven

Arterien

Die Arterien des Pankreas (Abb. 13-**31**) sind die
- **Rr. pancreatici** aus der *A. splenica* (lienalis), die
- **Aa. pancreaticoduodenalis superior posterior et anterior** aus der *A. gastroduodenalis* und die
- **Aa. pancreaticoduodenales inferiores** mit einem R. anterior und einem R. posterior aus der *A. mesenterica superior.*

Insgesamt bilden die Arterien einen doppelten Gefäßkranz. Zwischen den Arterien bestehen Anstomosen (Abb. 13-**15**).

Venen

Das venöse Blut des Pankreas wird von den Wurzeln der **V. portae** aufgenommen und gelangt somit in den Pfortaderkreislauf (Abb 13-**31**).

Lymphgefäße

Die Lymphgefäße verlassen die Drüse an verschiedenen Stellen ihrer Oberfläche und münden in benachbarte Lymphknoten. Sie können auch Verbindungen mit den Lymphgefäßen der Milz eingehen. Klinisch bedeutsam sind die Verbindungen zwischen den Lymphgefäßen von Pankreas und Duodenum.

Nerven

Die Innervation erfolgt durch **Äste des N. vagus** und des **Sympathikus**. Die Nervenfasern gelangen teils direkt vom *Plexus coeliacus* aus in das Drüsengewebe, teils über periarterielle Geflechte.

4. Mikroskopische Anatomie

Exokriner Anteil

Das Pankreas ist eine azinöse, rein seröse Drüse. Seine Architektur ähnelt jener der Gl. parotis. Das Organ ist in viele, schon äußerlich sichtbare **Läppchen** gegliedert, die von einem feinfaserigen lockeren Bindegewebe umhüllt werden, das sich an der Drüsenoberfläche zu einer dünnen Kapsel verdichtet. Das interlobuläre Bindegewebe führt Blutgefäße, Lymphgefäße und Nerven.
Jedes Läppchen enthält mehrere Gangverzweigungen mit ihren endständigen **Azini**, deren Zellen prismatisch sind oder Pyramidenform besitzen (Abb. 13-**32**). Den Azini liegen außen, aber innerhalb der Basalmembran, *verzweigte Myoepithelzellen* an. Der Basalmembran folgt ein Gitter-

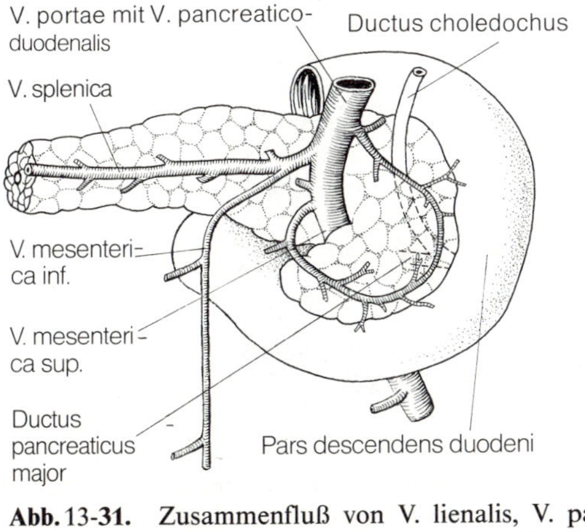

Abb. 13-31. Zusammenfluß von V. lienalis, V. pancreaticoduodenalis und Vv. mesentericae zur V. portae an der Hinterseite des Caput pancreatis. (In Anlehnung an Töndury, 1970)

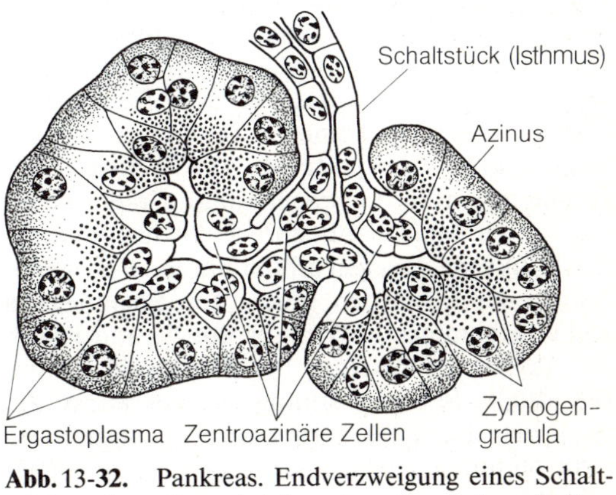

Abb. 13-32. Pankreas. Endverzweigung eines Schaltstücks mit serösen Azini und zentroazinären Zellen. (Nach Neubert, 1927)

fasernetz mit Kapillaren. Im interazinären Bindegewebe kommen reichlich freie Zellen vor.

Die **Drüsenzellen** sind *polar differenziert*: das basale Zytoplasma enthält den kugeligen Zellkern mit deutlichem Nukleus und dicht gepackte Membranen des *rauhen ER (Ergastoplasma)*. Dieses Zytoplasmaareal zeichnet sich deshalb durch *Basophilie* aus. Der apikale Zellteil enthält stark lichtbrechende, azidophile Körnchen, *Zymogengranula*. Diese enthalten die Enzymvorstufen, welche erst im Darm aktiviert werden. Der von den Pankreasdrüsenzellen sezernierte Bauchspeichel enthält Enzyme zur Eiweiß-, Kohlenhydrat- und Fettverdauung.

Die engen Lumina der Endstücke setzen sich in die Schaltstücke fort, deren Enden in die Lichtung der ungleichmäßig geformten Azini hineingeschoben erscheinen. Diese Schaltstückzellen werden auf Querschnitten durch Azini als helle, *zentroazinäre Zellen* sichtbar.

Die langen, aber engen **Schaltstücke** sind von einem einschichtigen platten bis isoprismatischen Epithel ausgekleidet, sie münden direkt in die Ausführungsgänge. *Sekretrohre (Streifenstücke)* fehlen. Die Wand der Ausführungsgänge, die noch intralobulär beginnen, besteht aus einem prismatischen Epithel mit Becherzellen und vereinzelten enterochromaffinen Zellen. Auch diese Gangepithelzellen sind sekretorisch aktiv *(Bikarbonatbildung)*.

Endokriner Anteil, Inselorgan

Die Langerhans Inseln, in ihrer Gesamtheit als **Inselorgan** bezeichnet, sind die endokrinen Anteile des Pankreas. Sie sondern die den Kohlenhydrathaushalt regulierenden Hormone, Insulin und Glukagon, ab. Das ***Insulin*** wird in den **B-Zellen** (Beta-Zellen), **das *Glukagon*** in den **A-Zellen** (Alpha-Zellen) der Langehans Inseln gebildet. Die als **D-Zellen** (Delta-Zellen) beschriebenen Elemente sollen das Hormon ***Somatostatin*** bilden. Außerdem kommen Zellen vor, die das ***pankreatische Polypeptid*** bilden, **PP-Zellen**.

Insulin fördert die Glykogenbildung in der Leber und in der Muskulatur und senkt den Blutzucker, **Glukagon** dagegen erhöht durch Glykogenolyse in der Leber den Blutzucker. **Somatostatin** soll eine hemmende Wirkung auf A- und B-Zellen ausüben. **Pankreatisches Polypeptid** hemmt die durch Sekretin stimulierte Sekretion des exokrinen Pankreas, ferner wird die durch Gastrin stimulierte Magensäureproduktion eingeschränkt.

Klinischer Hinweis. Der Mangel an Insulin führt zum *Diabetes mellitus, Zuckerkrankheit*, dessen Hauptsymptome Hyperglykämie, Glukosurie und Polyurie sind. Diabetiker müssen deshalb durch Injektionen mit Insulin substituiert, oder wie beim Altersdiabetes, mit Sulfonylharnstoffen (orale Antidiabetika) behandelt werden. Eine abnorm hohe Insulinzufuhr hat umgekehrt eine Blutzuckersenkung zur Folge, die im *hypoglykämischen Schock* enden kann. Hypoglykämische Attacken treten auch bei einer Überfunktion der Langerhans Inseln auf, die auf *Insulome* oder *Inseladenome* zurückzuführen sind. Durch operative Entfernung solcher Geschwülste kann eine Heilung erzielt werden.

Die **Langerhans Inseln** (Abb. 13-**33**) sind rundliche, seltener längliche Epithelkomplexe, die sich im Schnittpräparat als *hell gefärbte Bezirke* sehr deutlich vom exokrinen Pankreasgewebe abheben. Sie liegen inmitten der Drüsenläppchen, seltener im interlobulären Bindegewebe, gelegentlich auch in unmittelbarer Umgebung von Ausführungsgängen; ihre Zahl ist in den Schwanzabschnitten der Bauchspeicheldrüse am größten. Die Durchmesser der Inseln schwanken zwischen 50 und 500 μm.

Die Epithelstränge, eng an Kapillaren angeschmiegt, bestehen aus unregelmäßigen konturierten Elementen verschiedenen morphologischen und färberischen Verhaltens, den A-, B- und D-Zellen, von denen die A-Zellen mehr in der Peripherie der Inseln gefunden werden.

B-Zellen. Sie überwiegen zahlenmäßig (etwa 80%), zu erkennen sind sie an rundlichen, locker gebauten Zellkernen und einem zart gekörnten Zytoplasma. Elektronenmikroskopisch fallen zahlreiche stäbchenförmige Mitochondrien und Granula auf, die einen breiten hellen Saum zwischen ihrer Matrix und ihrer Membran aufwei-

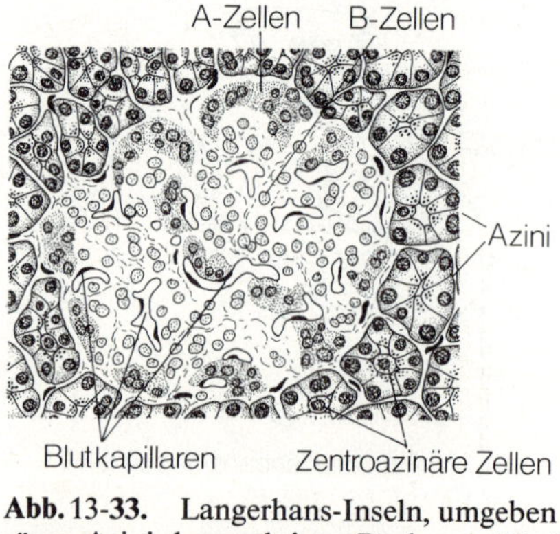

Abb. 13-33. Langerhans-Inseln, umgeben von den serösen Azini des exokrinen Pankreas. Die Relation der A-Zellen zu B-Zellen beträgt etwa 1:4. Zu beachten ist die starke Kapillarisierung der Insel. (Nach Leonhardt, 1977)

sen. Die Granula enthalten färberisch darstellbares Zink.

A-Zellen. Die oft zipfelartig ausgezogenen A-Zellen enthalten azidophile Granula, die sich mit Silbersalzen schwärzen und deshalb selektiv darstellen lassen. Elektronenmikroskopisch erweist sich die Matrix der Granula als dicht strukturiert. Sie ist nur durch einen schmalen hellen Randsaum von der Hüllmembran getrennt.

D-Zellen. Als D-Zellen schließlich werden Zellen mit dichtem Zellkern und fein granuliertem Zytoplasma bezeichnet. Die Körnelung des Zellleibs läßt sich mit Anilinblau färberisch hervorheben. Die Granula der D-Zellen sind homogen und von geringer Elektronendichte. Sie haben keinen hellen Hof.

PP-Zellen. Die das pankreatische Polypeptidbildenden Zellen enthalten kleine, runde oder ovale Granula von unterschiedlicher Osmiophilie. Ein heller Hof (Halo) fehlt ihnen.

Gefäß- und Nervenversorgung. Jede Insel wird vermutlich von mehreren Arteriolen gespeist, die sich in der Insel zu weiten Blutkapillaren *(Sinusoide)*entfalten und einen engen Kontakt zu den endokrinen Zellen haben. Die Hormone der Langerhans Inseln gelangen über die Venen des Pankreas in den Pfortaderkreislauf und in die Leber.
Auch *marklose* Nervenfasern dringen in die Inseln ein und enden mit Verdickungen an den Epithelzellen, ihre Wirkungsweise ist noch nicht aufgeklärt.

V. Leber, Hepar

Die Leber ist das größte *Stoffwechselorgan* des Körpers. Sie nimmt alle Stoffe auf, die ihr mit dem Pfortaderblut zugeleitet werden, verarbeitet oder speichert sie und gibt die Stoffwechselprodukte wieder an die Blutbahn ab. Dabei erfolgt auch eine *Entgiftung*. In der Fetalzeit ist sie auch an der *Blutbildung* beteiligt. Als *exokrine Drüse* bildet die Leber *Galle*, die über ein spezielles Gangsystem in das Duodenum abgeleitet wird.

1. Entwicklung

Die Leber entwickelt sich aus einer *ventralen Ausbuchtung des hepatopankreatischen Rings* (Abb. 13-**29**). Diese als **Leberbucht** bezeichnete entodermale Anlage teilt sich in eine
- **Pars hepatica, oberes Leberdivertikel** und eine
- **Pars cystica, unteres Leberdivertikel.**

Pars hepatica, oberes Leberdivertikel

Aus dem kranialen Divertikel gehen Epithelzellen hervor, die sich zu Zellplatten formieren. Diese dringen in das Mesenchym des ventralen Mesenteriums ein, das zwischen Perikardhöhle und Dottersackstiel liegt (Septum transversum, S. 503, Mesogastrium ventrale). In der Folgezeit entwickelt sich hier das **Lebergewebe**.
Zunächst vermehren sich die Leberzellen rasch, was zu einer Größenzunahme der Organanlage und zu einer Ausweitung des Mesogastrium ventrale führt. Das Mesenchym des ventralen Mesenteriums gelangt zwischen die auswachsenden Zellplatten; hieraus entwickelt sich der bindegewebige Anteil der Leber. Außerdem geraten frühzeitig die aussprossenden Leberzellmassen in enge Beziehung zu Ästen der Vv. omphalomesentericae.
Hieraus ergibt sich, daß von den Bestandteilen der Leber entstehen, die
- *Hepatozyten* aus dem Entoderm, das
- *Bindegewebe* aus dem ventralen Mesenterium und die
- *Lebersinusoide* aus den Dottersackvenen.

Die in die Leberanlage hineinführenden Abschnitte der Dottersackvenen bezeichnet man als **Vv. advehentes**. Diese bilden ein dichtes Maschenwerk sinusoider Bluträume zwischen den Epithelplatten der Leberanlage. Die das Blut abführenden Gefäße sind die **Vv. revehentes**. Bestimmte Abschnitte der Vv. advehentes obliterieren, wodurch ein einheitlicher Gefäßstamm, die spätere **V. portae**, entsteht. Auch bei den von der Leber wegführenden Gefäßen, den Vv. revehentes, kommt es zur Rückbildung. Es bleibt nur die rechte erhalten, sie wird zur **V. hepatica**, die somit die einzige aus der Leber herausführende Strombahn darstellt.
Auch die Nabelvenen, **Vv. umbilicales**, gehen mit den Vv. omphalomesentericae Verbindungen ein. Während sich die rechte Nebelvene frühzeitig zurückbildet, bleibt die linke erhalten und mündet zunächst in die Pfortader ein. Damit durchströmt das Plazentablut die Leber. Infolge des enormen Blutzuflusses zur Leber kommt es zur Ausbildung einer Strombahn zwischen V. umbilicalis sinistra und V. hepatica, des **Ductus venosus** (Arantii). Diese Verbindung ermöglicht den direkten Abfluß des Plazentabluts zum Herzen unter Umgehung der Leber. Nach der Geburt obliterieren sowohl die linke Nabelvene als auch der Ductus venosus Arantii. Beim Erwachsenen sind deren Reste als **Lig. teres hepatis** und als **Lig. venosum** erhalten.

Pars cystica, unteres Leberdivertikel

Von der Pars cystica wächst ein solider Epithelsproß in das ventrale Mesogastrium ein. Aus ihm geht der **epitheliale Anteil der Gallenblase** und des **Ductus cysticus** hervor. Die bindegewebigen und muskulären Anteile der Gallenblase werden vom Mesenchym des Mesogastrium ventrale gestellt.

2. Makroskopische Anatomie

Als größte Drüse unseres Körper erreicht die Leber ein Gewicht von 1500 g. Die Farbe der gesunden Leber ist dunkelrot-braun, ihre von Peritoneum viscerale bekleidete Oberfläche spiegelnd glatt. Das Organ selbst ist von einer Bindegewebskapsel, *Glisson Kapsel*, umschlossen. Lebensfrisch ist die Leber weich, verformbar und paßt sich den Nachbarorganen an. Die Beschreibung von Form und Lage geht daher von der *in situ* gehärteten, d.h. fixierten Leber aus.

Bei der Betrachtung von vorn erscheint die Leber dreiseitig. Sie nimmt den Raum unter der rechten Zwerchfellkuppel ein, verschmälert sich nach links hin in der Regio epigastrica und erreicht die Regio hypochondriaca sinistra in der Parasternallinie oberhalb der 6. linken Rippe. Der größte Teil der Leber liegt also im Schutze des rechten Rippenbogens. Hier folgt der untere Leberrand dem Rippenbogen bis zur Medioklavikularlinie. Wenn sie in dieser Linie bei Inspiration den Rippenbogen überragt und tastbar wird, ist sie vergrößert. Anders ist es beim Kind, dort ist die Leber größer und überragt deswegen den rechten Rippenbogen normalerweise um mehrere Zentimeter. Unterhalb des Brustbeins berührt im Epigastrium ein kleiner Teil ihrer vorderen Fläche die Bauchwand, *Leberfeld* (Abb. 13-**6**). In diesem Bereich kann die Leber durch auftreffende Gewalten verletzt werden. Unter dem Leberfeld liegt das *Magenfeld* (S. 563). Da die Leber alle Bewegungen des Zwerchfells mitmacht, ist ihre Lage stets von der jeweiligen Atmungsphase abhängig. Diese respiratorischen Verschiebungen, d.h. Absinken bei der Inspiration bzw. Höhersteigen bei der Exspiration, können durch Palpation, Perkussion und Durchleuchtung festgestellt werden.

Facies diaphragmatica

Die gewölbte Leberoberfläche schmiegt sich dem Zwerchfell an, Facies diaphragmatica (Abb. 13-**34a**), und ist in einem dreieckigen Areal mit der Pars lumbalis des Diaphragma verwachsen, **Area nuda**. In dieses Verwachsungsfeld bettet sich auch die V. cava inferior ein. Die Seiten der bauchfellfreien, im Zentrum breiten Area nuda werden von den Umschlagsfalten des viszeralen ins parietale Peritoneum, **Ligamentum coronarium hepatis**, gebildet. Es läuft nach rechts zum **Ligamentum triangulare dextrum**, nach links zum **Ligamentum triangulare sinistrum** aus, das in die **Appendix fibrosa hepatis** übergeht. Im vorderen Winkel laufen die beiden Schenkel des Ligamentum coronarium zum **Ligamentum falciforme hepatis** zusammen, das die Lebervorderseite in einen **Lobus sinister** und einen **Lobus dexter** teilt.

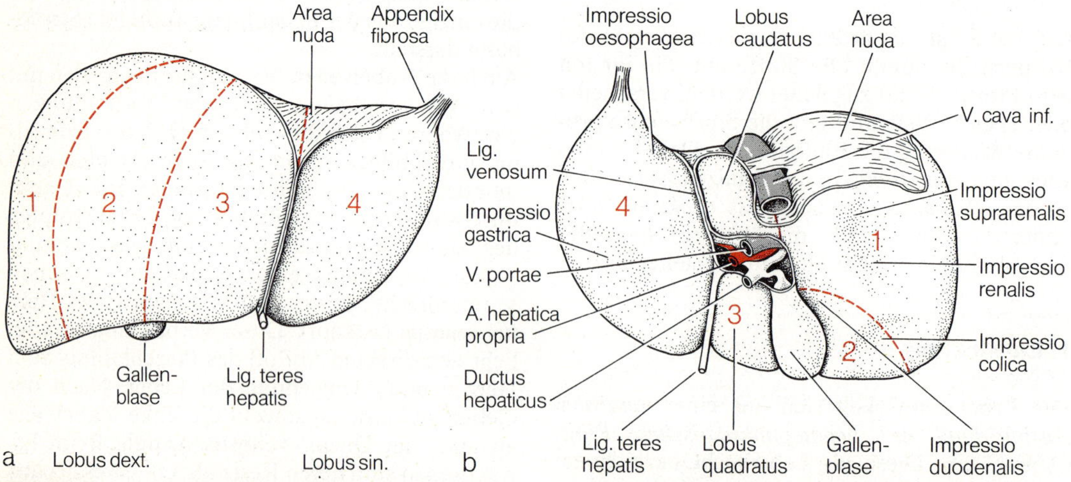

Abb. 13-34a, b. Oberflächenrelief der Leber und Darstellung der Lebersegmente. Facies visceralis mit Leberpforte und Teilstück der V. cava inferior. Es bedeuten: *1*, Segmentum posterius; *2*, Segmentum anterius; *3*, Segmentum medium; *4*, Segmentum laterale

Diese Ligamente stellen Reste des ehemaligen *Mesogastrium ventrale* dar, und zwar jener Abschnitte, die sich zwischen Leber und Leibeswand ausgespannt hatten. Sie befestigen die Leber am Zwerchfell, so daß sie dessen Bewegungen bei der Ein- und Ausatmung folgen muß.
Der übrige Teil der Leber ist von Peritoneum überzogen und heißt *Pars libera* (Ausnahmen: bauchfellfreie Stellen sind ferner die Leberpforte, die Fossa vesicae felleae und die Fossa v. cavae).

Facies visceralis

Die Unterfläche der Leber, Facies visceralis (Abb. 13-**34 b**), ist schräg von hinten oben nach vorne unten gerichtet, ruht auf den Eingeweiden und ist deshalb am stärksten modelliert. Mehrere furchenartige Einschnitte grenzen an der Eingeweidefläche einzelne Lappen voneinander ab. An den Enden einer querverlaufenden Furche schließt sich jederseits eine sagittale Furche an, so daß ein *annähernd H-förmiges Bild* zustandekommt. Der *quere Schenkel* des H bildet die Leberpforte, **Porta hepatis** (s. unten). Der **linke sagittale Einschnitt,** *Fissura ligamenti teretis*, der den linken Leberlappen von den übrigen trennt, enthält vorn das *Ligamentum teres hepatis* (obliterierte Nabelvene) und dorsal das *Ligamentum venosum* (obliterierter Ductus venosus Arantii). In der **rechten sagittalen Furche** liegt vorn die *Gallenblase*, hinten die *V. cava inferior*. Rechts davon befindet sich der Lobus dexter.
Vor der Leberpforte wölbt sich leicht der **Lobus quadratus** vor, hinter ihr der **Lobus caudatus**.
Auf der Eingeweidefläche hinterlassen Nachbarorgane unterschiedlich ausgeprägte Eindrücke, die am **Lobus sinister** als ***Impressiones gastrica*** und ***oesophagea***, am **Lobus dexter** mehr dorsal als ***Impressio suprarenalis*** und ***Impressio renalis*** und mehr ventral als ***Impressio colica*** und ***Inpressio duodenalis*** erscheinen (Abb. 13-**19 b**).

Leberpforte, Porta hepatis, und Omentum minus

Die **Leberpforte** (Abb. 13-**34**) befindet sich in der quergestellten Furche zwischen Lobus quadratus (ventral) und Lobus caudatus (dorsal, s. oben). Im Bereich der Leberpforte treten 2 Äste der A. hepatica propria, die V. portae und Nerven ein sowie der Ductus hepaticus dexter und sinister, der sich hier zum Ductus hepaticus communis vereinigt, aus. Die Lage der Gebilde zueinander variiert, in der Regel liegt die V. portae am meisten dorsal.

Omentum minus. Die Leberpforte und die anschließenden Abschnitte der Facies visceralis hepatis sind mit der kleinen Kurvatur des Magens und mit dem Bulbus duodeni durch das *kleine Netz, Omentum minus*, verbunden (Abb. 13-**8**). Es entstammt jenem Teil des Mesogastrium ventrale, der sich vom Magen und Duodenum zur Leber ausspannte. Es handelt sich um eine annähernd frontal gestellte Bauchfellduplikatur. Einzelheiten S. 565.

3. Gefäße und Nerven der Leber

Blutgefäße

Die Blutzufuhr der Leber erfolgt durch die
- **V. portae** und die
- **A. hepatica propria**,

der Blutabfluß durch
- **Vv. hepaticae**.

V. portae. Die Pfortader entsteht hinter dem Caput pancreatis (S. 622) durch den Zusammenfluß (Abb. 13-**30**) der
- **V. splenica** (lienalis), in die die
- **V. mesenterica inferior** einmündet, mit der
- **V. mesenterica superior**.

Der Stamm der V. portae verläuft hinter der *Pars superior duodeni* zum *Lig. hepatoduodenale* und zieht dann in diesem Leitband des Omentum minus zur Leberpforte. Einzelheiten S. 566.

Arteria hepatica propria. Es handelt sich um eine der beiden Endäste der A. hepatica communis aus dem Truncus coeliacus (S. 621). Sie teilt sich in der Leber in einen R. dexter und R. sinister.

Venae hepaticae. Es handelt sich um mehrere Venen, die das Blut aus der Leber in die V. cava inferior leiten.

Lymphgefäße

Die regionären Lymphknoten, *Nodi lymphatici hepatici*, liegen an der Leberpforte. Sie nehmen die Lymphgefäße der Leber und der Gallenblase auf. Lymphe aus der Leber kann aber auch zu Lymphknoten oberhalb des Zwerchfells gelangen, *Nodi lymphatici parasternales* bzw. *Nodi lymphatici phrenici* superiores.

Nerven

Sensible Nerven aus dem *Nervus phrenicus* versorgen das Peritoneum der Leber. In die Leber hinein gelangen in Begleitung der A. hepatica propria *vegetative Nerven aus dem Plexus coeliacus.*

4. Intrahepatische Gefäße

Die Gliederung der Leber und ihre Mikromorphologie werden vom Verlauf und der Anordnung der intrahepatischen Gefäße und Gallengänge bestimmt. Das Prinzip ist dabei, daß
- die Leber *venöses Blut durch die Vena portae* aus dem Magen-Darm einschließlich Pankreas und Milz sowie *arterielles Blut durch die A. hepatica propria* erhält,
- die intrahepatischen Äste der V. portae und A. hepatica propria stets gemeinsam mit Ästen der Gallengänge verlaufen; sie bilden eine *Trias*,
- die Aufzweigungen der größeren Äste einem Muster folgen, daß die *Segmentbildung* der Leber bedingt (s. unten),
- letztlich venöses und arterielles Blut gemeinsam in die Lebersinus (s. unten) gelangen und von dort über *V. centrales, sublobuläre Venen*, in
- *Vv. hepaticae* gelangen, die in die V. cava inferior münden.

Vena portae. Die V. portae ist ein Vas publicum; es steht im Dienst des Gesamtorganismus. Die V. portae bringt nährstoffreiches Blut aus dem Verdauungskanal in die Leber.

Hinweis. Das besondere am Pfortaderkreislauf ist, daß 2 Kapillargebiete hintereinandergeschaltet sind, nämlich das in der Darmwand, im Pankreas und in der Milz einerseits, das in der Leber andererseits. - Ein ähnlich gebautes „Pfortadersystem" gibt es noch in der Hypophyse (S. 810).

In der Leberpforte teilt sich die Pfortader in 2 Hauptäste
- ***Ramus dexter*** für den rechten Leberlappen und
- ***Ramus sinister*** für den linken Leberlappen und die Lobi caudatus und quadratus.

Jeder Ast teilt sich in weitere Rami auf, die schließlich zu ***Vv. interlobulares*** werden.

A. hepatica propria. Sie ist das Vas privatum der Leber und versorgt das Organ vor allem mit Sauerstoff. Ihre Äste begleiten die der V. portae und sind stets kleiner als diese.

Hinweis. Die intrahepatischen Verästelungen der Pfortader und der A. und V. hepatica lassen sich an Korrosionspräparaten gut studieren.

Gallengänge. Es handelt sich um Drüsenausführungsgänge. Sie leiten das von den Leberzellen produzierte Lebersekret, **Galle**, ab. Die
- *Gallengänge, Canaliculi biliferi*, beginnen zwischen den Leberzellen (s. unten), vereinigen sich zu
- *Ductus interlobulares*, die über
- *Ductus biliferi* mit dem
- *Ductus hepaticus dexter* bzw. *sinister* in Verbindung stehen. Schließlich entsteht in der Leberpforte aus ihnen der
- *Ductus hepaticus communis* (S. 602).

Vv. hepaticae. Ihre Äste nehmen einen anderen Verlauf als die zur Trias vereinigten Äste der V. portae, A. hepatica und Gallengänge. Sie durchziehen die Leber in sagittaler Richtung, beginnen an ihrem vorderen unteren Rand und vereinigen sich dorsal in unmittelbarer Nähe der Area nuda zur *V. hepatica*, welche in die untere Hohlvene einmündet. Der Gefäßbaum der Pfortader ist also mit dem der V. hepatica nicht zur Deckung zu bringen.

5. Lebersegmente

Die an der Oberfläche der Leber erkennbare Lappengliederung (S. 564) entspricht nicht dem inneren Aufbau. Dieser wird vielmehr durch die Anordnung der Gefäße bestimmt. Die gemeinsam verlaufenden Äste der *V. portae, A. hepatica* und des *Gallenausführungsgangs* verzweigen sich im Inneren der Leber und treten zu annähernd keilförmigen Bezirken, Lebersegmenten, in Beziehung. Lebersegmente sind also vor allem *Versorgungsgebiete* durch Gefäßäste. Erkennbare Grenzen bestehen zwischen den Segmenten nicht, aber doch ist es möglich, auf Grundlage der Segmentgliederung, Resektionen von Leberteilen durchzuführen. Allerdings unterliegt die Segmentanordnung großen individuellen Unterschieden. Einzelheiten zur Anordnung der Segmente Abb. 13-**34**.

6. Mikroskopische Anatomie

Die Leber wird von **Peritonealepithel** und einer Bindegewebskapsel, **Glisson Kapsel** (s. oben), umschlossen, deren Faserzüge mit dem intrahepatischen Bindegewebssystem zusammenhängen. Auch an der Leberpforte dringt das Bindegewebe mit den Blutgefäßen als **Capsula fibrosa perivascularis** in das Organinnere ein.

Leberläppchen und periportales Feld

Die *architektonische Baueinheit* der Leber ist das *Leberläppchen.*

Je nach Betrachtungsweise werden unterschieden (Abb. 13-**35**) das
- **klassische Läppchen**, das
- **portale Läppchen**, der
- **Leberazinus**.

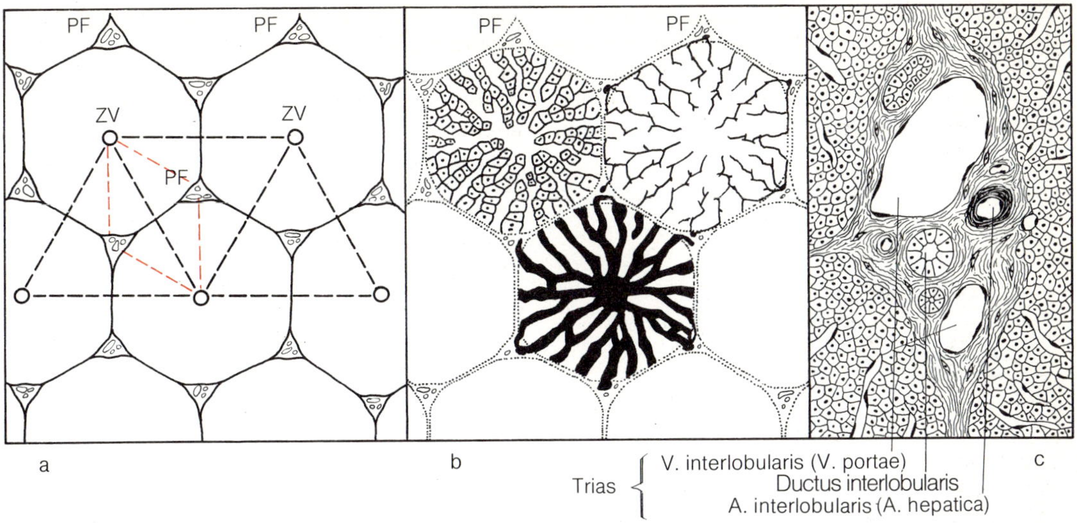

Abb. 13-35 a–c. Schematische Darstellung von Leberläppchen. **a** Die *polygonalen Felder* stellen die Zentralvenenläppchen, die *schwarz eingezeichneten Dreiecke* die Portalläppchen und der *rot eingezeichnete Rhombus* einen Leberazinus dar. Der Mittelpunkt des klassischen Leberläppchens ist die Zentralvene, der Mittelpunkt des portalen Leberläppchens des Periportalfeld. *PF*, Periportalfeld, Bindegewebszwickel mit Trias; *ZV*, Zentralvene. **b** Im Leberläppchen *links oben* sind die Leberzellplatten eingezeichnet, *rechts oben* die Gallenkapillaren, wie sie sich nach Silberimprägnation darstellen. Im Leberläppchen *unten* sind die Gefäße (Sinusoide) durch eine Farbstoffinjektion hervorgehoben. **c** Periportales Feld; Bindegewebszwickel mit Trias

Klassisches Läppchen (Abb. 13-**35 b**, 13-**36**, 13-**37**). Beim klassichen Läppchen wird die ***V. centralis im Läppchenmittelpunkt*** gesehen. Die Läppchen sind unregelmäßig geformte, meist längliche Gebilde mit Kanten und Flächen; ihr Durchmesser beträgt etwa 1 mm, ihre Länge 1,5–2 mm. Benachbarte Läppchen sind durch spärliche Bindegewebszüge voneinander getrennt. Nur dort, wo mehrere Läppchen mit ihren Kanten zusammenstoßen, verdichtet sich das Bindegewebe und bildet Bindegewebszwickel, **periportales Feld** (Abb. 13-**35 c**). Hier liegen die feineren Äste der zuführenden Blutgefäße - die ***Vv. interlobulares*** (V. portae) und die kleinen ***Aa. interlobulares*** (A. hepatica) - sowie die ableitenden Gallengänge, ***Ductuli interlobulares***. Sie bilden zusammen eine **Trias**.

Portales Läppchen. Beim periportalen Läppchen befindet sich das ***periportale Feld im Mittelpunkt*** eines im Schnitt dreieckigen Gebietes. Die Ecken bilden die umgebenden Vv. centrales (Abb. 13-**35 a**). In einem portalen Leberläppchen fließt die Galle jeweils in den zentral gelegenen Gallenausführungsgang. An der Bildung eines portalen Läppchens sind Teile von 3 angrenzenden „klassischen" Leberläppchen beteiligt.

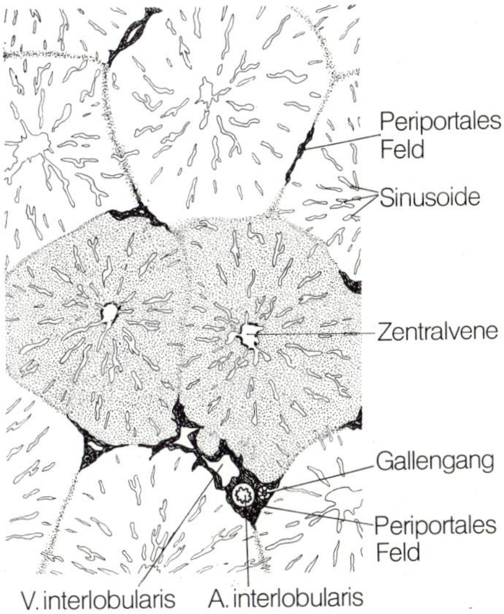

Abb. 13-36. Mikroskopischer Feinbau der Leber. 2 Läppchen hervorgehoben. Bindegewebe *dunkel*. (In Anlehnung an Bucher, 1980)

Leberazinus. Ein Leberazinus hat die Form eines ***Rhombus***, bei dem die Ecken jeweils *von 2 gegenüberliegenden Zentralvenen und 2 gegenüberliegenden periportalen Feldern gebildet* werden (Abb. 13-**35a**), rote Markierung). Eine ***Achse liegt an der Grenze zwischen 2 benachbarten klassischen Leberläppchen***; dort verlaufen Endäste der A. und V. interlobularis. Am Aufbau eines Leberazinus sind Teile von 2 benachbarten „klassischen" Läppchen beteiligt.

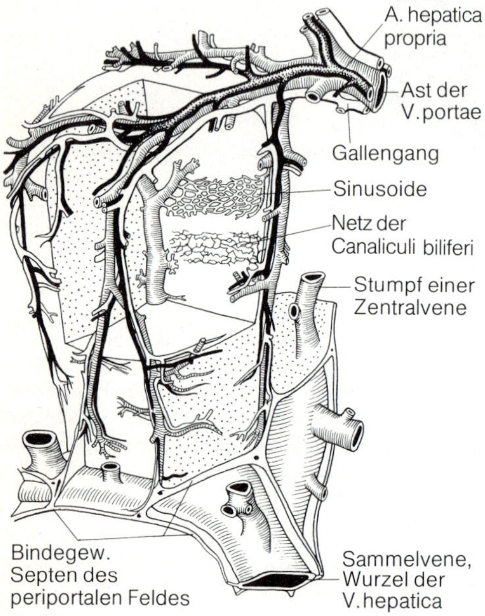

Abb. 13-37. Plastische Darstellung eines klassischen Leberläppchens. In dem keilförmigen Ausschnitt sind die Netze der Gallenkapillaren und der Blutkapillaren (Sinusoide) eingetragen. (Nach Braus u. Elze, 1956)

Hinweis. Bei allen Gliederungen der Leber ist zu berücksichtigen, daß innerhalb eines Läppchens verschiedene *Stoffwechselzonen* bestehen, die unterschiedlich auf Schädigungen reagieren. Immer ist die Sauerstoffkonzentration in der Umgebung der Äste der A. interlobularis am höchsten und nimmt zur Zentralvene hin ab.

Lebersinusoide

Von der Peripherie gegen das Zentrum des Leberläppchens sind die Leberzellen in Form von Platten mauerartig angeordnet. Untereinander stehen die Leberzellplatten durch einschichtige Zellsäulen in Verbindung. Zwischen den Leberzellplatten liegen die Leberkapillaren, *Sinusoide.*

In die Lebersinusoide **münden**

- **Äste der Venae interlobulares**, nämlich ***Venae terminales***, und
- **Äste der Arteriae interlobulares**.

Dies bedeutet, daß die Lebersinusoide **Mischblut** enthalten, das einerseits *Nährstoffe aus der V. portae* und andererseits *sauerstoffreiches Blut aus der A. hepatica* führt.

Die Lebersinusoide sind die funktionell wichtigsten Abschnitte des Gefäßsystems innerhalb der Leber. In ihrem Bereich kommt das mit resorbierten Nährstoffen beladene Pfortaderblut aus dem Magen-Darm-Kanal in enge Berührung mit

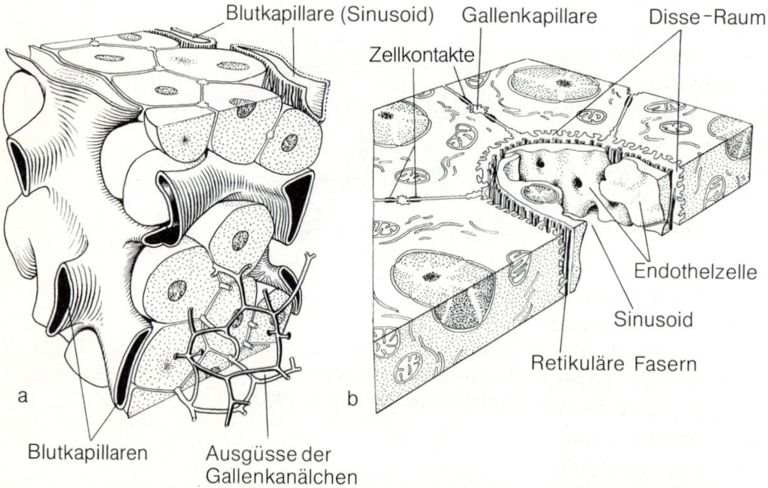

Abb. 13-38. **a** Plastische Rekonstruktion einer Leberzellplatte mit Blutkapillaren (Sinusoide) und Gallenkapillaren, die als Ausgüsse dargestellt sind. (Nach Braus u. Elze 1956) **b** Räumliches Schema eines Lebersinusoids mit Disse-Raum und angrenzenden Leberzellen. Die Gallenkapillaren sind durch Nexus gegen die Interzellularräume abgedichtet (Zeichnung nach elektronenmikroskopischen Befunden)

den Leberzellen. Hier erfolgt ein Stoffaustausch.
Die Lebersinusoide sind radiär angeordnet und streben den zartwandigen Vv. centrales zu (Abb. 13-**37**), die das Blut über Äste der Vv. hepaticae zur Vena cava inferior ableiten (s. oben).
Die Sinusoide (Abb. 13-**38b**) sind durchschnittlich etwa 0,5 mm lang, ihre lichte Weite dagegen variiert zwischen 5-16 μm. Lebersinusoide werden von einem sehr dünnen und lückenhaften Endothel ausgekleidet, d.h. zwischen den Endothelzellen kommen *interzelluläre Öffnungen* mit einem Durchmesser von 0.2-0,6 μm vor. Außerdem besitzen die Endothelzellen etwa 100 nm große *Poren* (Porenendothel). Das Endothel der Lebersinusoide hat keine Basalmembran. Im Endothelverband liegen **v. Kupffer Sternzellen**, Phagozyten, die Fremdkörper (Zelltrümmer, Bakterien, Vitalfarbstoffe) speichern und vermutlich beim Abbau von Blutfarbstoff beteiligt sind. Beladene Phagozyten können sich abrunden, aus dem Verband lösen und vom Blutstrom fort tragen lassen. Die v. Kupffer Sternzellen gehören zum mononukleären Phagozytosesystem (MPS, S. 51), das die Speicherzellen verschiedener Organe zusammenfassen.
Um die Lebersinusoide herum befindet sich ein schmaler **perikapillärer Raum, Disse Raum** (Durchmesser 0,5-3 nm), der von Leberzellen begrenzt wird. Der Dissé Raum wird von *Gitterfasern* durchzogen und enthält Blutplasma, das durch die Lücken des Sinusendothels aus den Lebersinusoiden eingetreten ist. Im perikapillären Raum kommen vereinzelt *fettspeichernde (Ito) Zellen* vor. Die Leberzellen, die zu Leberzellplatten vereinigt sind, haben an ihrer Oberfläche zur Vergrößerung der Resorptionsfläche zahlreiche Mikrovilli.

Leberzellen, Hepatozyten

Die Leberzellen bilden *einschichtige, leicht gekrümmte, in Richtung auf die V. centralis radiär orientierte Leberzellplatten.* Untereinander stehen die Leberzellen durch Nexus, die 4% der Zelloberfläche einnehmen können, sowie durch Desmosomen und durch Zonulae occludentes (tight junctions) in Verbindung. Um das periportale Bindegewebe herum bilden die Leberzellen Grenzplatten, die von Zugangsvenen zu den Lebersinusoiden, Arteriolen der A. hepatica communis und Gallenkanälchen durchbrochen werden.
Die Leberzellplatten weisen Lücken auf, so daß ineinander übergehende Räume entstehen, in denen sich die Sinusoide befinden. Die Leberzellen werden aufgrund dieser Bauart an mindestens 2 Seiten von Blut bespült.
Die Leberzellen (Abb. 13-**39**) sind polygonal. Ihre Durchmesser wechseln in Abhängigkeit vom tageszeitlichen Funktionswechsel. Leberzellen sind sehr organellenreich und enthalten einen, häufig auch 2 locker strukturierte Kerne mit deutlichen Nukleoli. Vor allem kommen im Le-

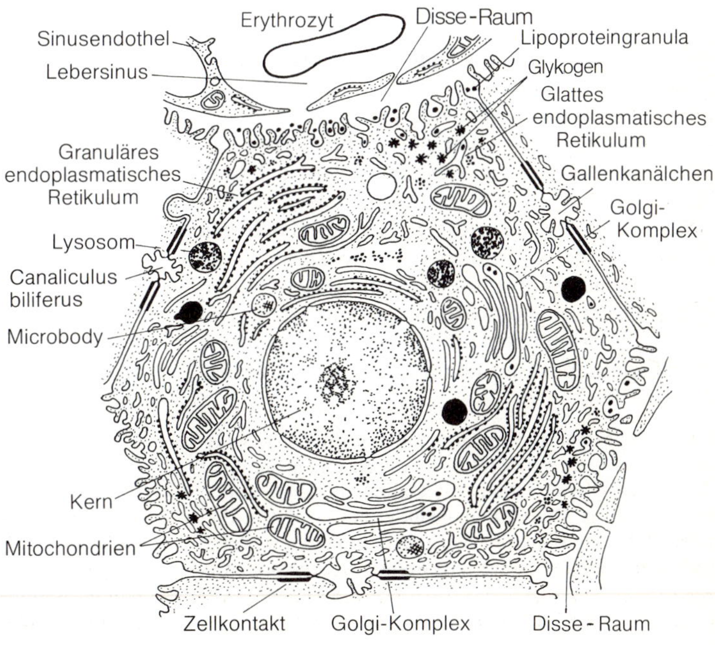

Abb. 13-39. Schema einer Leberzelle aufgrund elektronenmikroskopischer Befunde. Im Sinusbereich ist die Leberzelle mit Mikrovilli ausgestattet, die in den Dissé Raum hineinragen. Beachte den Reichtum des Zytoplasmas an Organellen

berzellzytoplasma viele *Mitochondrien* vom Cristatyp, die durch ihre Enzyme eine wichtige Rolle für die Energielieferung spielen, und viel rauhes und glattes endoplasmatisches Retikulum vor. Während das *glatte endoplasmatische Retikulum* diffus in der Leberzelle verteilt ist, tritt das *rauhe endoplasmatische Retikulum* eher schollenförmig auf. Der *Golgi-Apparat*, möglicherweise an der Produktion der Galle beteiligt, liegt stets zwischen Zellkern und Gallenkapillare. Unmittelbar benachbart findet man Lysosomen. Die vielseitige Tätigkeit der Leberzelle spiegelt sich auch in ihrem Gehalt an paraplasmatischen Einschlüssen wider. So kommen neben freien Ribosomen *schollige Glykogenablagerungen* vor. Das Zytoplasma enthält außerdem Lipide, Proteingranula und Pigmente.

Gallenkanälchen

Als exokrine Drüse produziert die Leber ein Sekret, **Galle**, die in einem gesonderten Röhrchensystem, den periportalen Gallengängen, zugeleitet wird. Die **Gallenkanälchen, Canaliculi biliferi**, werden von rinnenförmigen Einsenkungen zweier oder dreier Leberepithelzellen gebildet und von deren Plasmamebranen begrenzt. Sie besitzen also keine eigene epitheliale Wand, *ihre Wand ist das Plasmalemm benachbarter Leberzellen.* In die Lichtung ragen kurze Mikrovilli hinein, die u.a. reich an *ATPase* sind. Deshalb läßt sich das Netzwerk der Gallenkanälchen (Abb. 13-**38a**) mit Hilfe geeigneter histochemischer Reaktionen darstellen. Die Interzellularspalten benachbart liegender Leberzellen sind in unmittelbarer Nähe der Gallenkanälchen durch *tight junctions* abgedichtet, so daß sich die Gallenflüssigkeit nicht aus den Kanälchen in die Interzellularräume ergießen kann (Abb. 13-**24b**).
Die Fortsetzung der Gallenkanälchen bilden kurze, von einschichtigem Epithel ausgekleidete Schalt- oder Zwischenstücke, **Herring Kanälchen** (Durchmesser 15–25 µm), die die Grenzplatte durchbrechen und in die interlobulären Gallengänge, **Ductuli interlobulares**, einmünden. Die Ductuli interlobulares besitzen ein einschichtiges isoprismatisches Epithel und gehören zur Lebertrias (S. 599).

Klinischer Hinweis. Sind die Gallenabflußwege an irgendeiner Stelle verstopft, z.B. durch einen Stein, ist die Sekretion von Galle in die Gallenkanälchen hinein nicht möglich. Die Gallenabsonderung erfolgt in diesem Fall in die Blutbahn der Lebersinusoide, was eine Gelbfärbung aller Organe zur Folge hat, *Stauungsikterus.*

VI. Extrahepatische Gallenwege und Gallenblase

In der Leberpforte vereinigen sich die beiden Ductus hepatici zum **Ductus hepaticus communis**. Von hier gelangt die Galle über den Ductus choledochus zum Duodenum. Im Nebenschluß liegt die **Gallenblase**, die Galle speichert, aber auch eindickt und mit Schleimstoffen versieht. Verbindung hat die Gallenblase mit den Gallenausführungsgängen durch den **Ductus cysticus** (Abb. 13-**40**).

1. Extrahepatische Gallenwege

Der **Ductus choledochus** – so nach Zusammentreffen von Ductus hepaticus und Ductus cysticus bezeichnet – liegt im Ligamentum hepatoduodenale (s. oben). Er verläuft dorsal der Pars superior duodeni, dann zwischen Pankreaskopf und Duodenalschlinge und gelangt schließlich zur **Papilla duodeni major**, wo er ins Duodenum mündet (S. 580). Er besitzt am duodenalen Ende einen eigenen Verschlußapparat, den **M. sphincter ducuus choledochi,** Sphincter Oddi, der aus kräftigen, zirkulär angeordneten Bündeln glatter Muskulatur besteht. Kontrahiert sich der Sphincter, erfolgt ein Rückstau der Galle, die dadurch in die Gallenblase gelangt.

Hinweis. Die periodische Tätigkeit des Sphincters reicht aus, um auch nach operativer Entfernung der Gallenblase den Abfluß der Lebergalle zu regulieren.

Die Schleimhaut der extrahepatischen Gallengänge hat nur wenige Falten. Eine Ausnahme macht die 1. Hälfte des **Ductus cysticus**, wo kompliziert angeordnete Falten, **Plicae spirales** (Abb. 13-**40**), als Verschlußapparat dienen.
Histologisch sind die verschiedenen Gangabschnitte gleichartig gebaut. Ein
- **hochprismatisches Epithel**, dessen apikale Zytoplasmaareale außer Fetttröpfchen und Gallenpigment ein schleimiges Sekret enthalten, bildet die Oberfläche. Im Epithelverband kommen auch vereinzelt Becherzellen vor. Das
- **subepitheliale Bindegewebe** ist spärlich ausgebildet, ist aber reich an elastischen Fasern. Dieser Lamina propria folgt eine dünne Schicht von glatten Muskelzellen,
- **Tunica muscularis**. Sie geht in eine
- **Adventitia** über, welche gleichfalls glatte Muskelzellen und mehrere Schichten von elastischen Netzen enthält. Alle Gallengänge enthalten in der Adventitia *tubuloazinöse Drüsen*,

deren schleimiges Sekret der Galle beigemischt wird. Der Drüsenapparat ist im Ductus cysticus am stärksten ausgebildet.

2. Gallenblase, Vesica fellea

Makroskopische Anatomie

Die Gallenblase ist ein birnenförmiger, etwa 8-12 cm langer und 4-5 cm breiter, dünnwandiger Sack, der 40-50 ml Flüssigkeit faßt. Sie liegt in einer Mulde der viszeralen Leberfläche und ist mit ihr durch feine Bindewebeszüge verbunden. Die freie Fläche trägt einen Peritonealüberzug. Man unterscheidet einen Hals, **Collum**, einen Körper, **Corpus**, und einen Gallenblasengrund, **Fundus** (Abb. 13-**40**).

In der Medioklavikularlinie überragt der Fundus geringgradig den unteren Leberrand (Bereich der 9. Rippe) und berührt die *vordere Bauchwand.* Der Fundus ruht ferner auf der *Flexura coli dextra,* wo es nach abgelaufenen Entzündungen zu Verwachsungen beider Organe kommen kann. Der Gallenblasenhals steht mit der *Pars superior duodeni* in enger Beziehung.

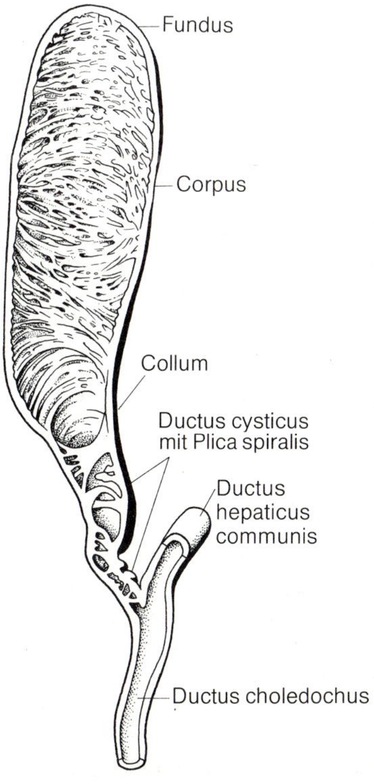

Abb. 13-40. Gallenblase und Gallengänge, durch einen Längsschnitt eröffnet. (Nach Benninghoff, 1979)

Klinischer Hinweis. Gallenblase und Gallengänge lassen sich nach Gabe eines jodhaltigen Kontrastmittels, das von der Leber mit der Galle ausgeschieden wird, im Röntgenbild darstellen.

Gefäße und Nerven

Arterien. Die Gallenblase wird von der **A. cystica** versorgt, die vom *R. dexter* der *A. hepatica propria* entspringt.

Venen. Die Venen münden im Lig. hepatoduodenale **direkt in die Pfortader.**

Lymphgefäße. Die Lymphgefäße der Gallenblasenwand gelangen über die Leberpforte zu Lymphknoten in unmittelbarer Umgebung des **Truncus coeliacus.**

Nerven. Die sympathischen Nervenfasern stammen vom **Plexus coeliacus** und erreichen die Gallenblase mit den Blutgefäßen. Der Bauchfellüberzug der Gallenblase und der Leber wird außerdem von sensiblen Zweigen des **N. phrenicus** versorgt.

Mikroskopische Anatomie

Die Gallenblasenwand (Abb. 13-**41**) besteht aus
- **Tunica mucosa**, Epithel und subepitheliale Bindegewebsschicht,
- **Tunica muscularis,**
- **Tunica serosa**, Peritonealepithel mit Lamina subserosa.

Tunica mucosa. Die Schleimhaut bildet Falten, die an ihren Kämmen häufig miteinander verschmelzen. Dadurch kommen Schleimhautnischen und tunnelartige Aushöhlungen zustande. Die Oberfläche bildet ein ***einschichtiges Epithel,*** das auf den Falten hochprismatisch, in den Nischen und Buchten meistens kubisch ist. Stellenweise dringt es in die Tunica propria vor, wodurch unterschiedlich lange Schläuche entstehen. Die Epithelzellen besitzen einen niedrigen

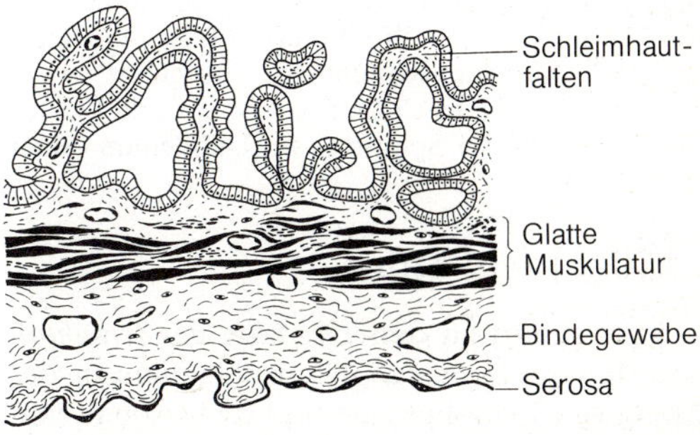

Abb. 13-41. Querschnitt durch die Gallenblasenwand mit der typischen Schleimhautfaltung

Saum von Mikrovilli, einen basalständigen längsovalen Kern und ein lockeres oder leicht granuliertes Zytoplasma. Die apikalen Abschnitte der seitlichen Zellmembranen werden durch Schlußleisten miteinander verbunden. Der Mikrovillisaum dürfte der *Resorption* dienen, denn das in die Gallenblase gelangte Sekret wird erheblich eingedickt; die Blasengalle kann 20-30 mal konzentrierter als die Lebergalle sein. Das Gallenblasenepithel ist ferner *sekretorisch* tätig; das Sekretionsprodukt ist ein Glykoprotein, das die Epitheloberfläche möglicherweise vor der mazerierenden Wirkung der Galle schützt. In der Nähe des Gallenblasenhalses kommen Becherzellen und muköse Drüsen vor.
Die *subepitheliale feinfaserige Bindegewebsschicht,* ***Lamina propria***, enthält neben Fibrozyten reichlich freie Zellen (Lymphozyten, Histiozyten und Mastzellen), elastische Fasern, zahlreiche sympathische und parasympathische Fasern und ein dichtes Gefäßnetz.

Tunica muscularis. Die aufgelockerte, von Bindegewebszügen durchsetzte Tunica muscularis ist nach Art eines *Scherengitters* angeordnet. Die oberflächliche Schicht enthält ein quergestelltes Gitter, das durch schraubig sich kreuzende Muskelzüge gebildet wird. Die Steighöhe dieser Schrauben ist am Blasenhals flach und wird zum Blasengrund hin steiler.

Tunica serosa. Die bindegewebsreiche Lamina subserosa verankert die Gallenblase im Bereich des Verwachsungsfeldes an der Leber mit der Glisson Kapsel. Auf der der Bauchhöhle zugewandten Seite ist die Gallenblase von Peritonealepithel (Serosa, Mesothel) bedeckt.

Klinischer Hinweis. Überdehnungen der Gallenblasenwand oder Spasmen der glatten Muskulatur führen zu heftigen krampfartigen Schmerzen im rechten Oberbauch, Kolik der Gallenblase. Im akuten Anfall werden auch Kreislauf, Atmung und Darmtätigkeit beeinträchtigt.

Physiologischer Hinweis. Zur Entleerung der Gallenblase kommt es durch Kontraktion der Muskulatur der Gallenblasenwand, die durch Cholecystokinin, ein Hormon der Dünndarmschleimhaut, ausgelöst wird. Gleichzeitig erweitert sich Ductus cysticus und Ductus choledochus und der Sphincter am Duodenum öffnet sich.

E. Milz, Lien, Splen

Die Milz gehört zu den *Organen des lymphatischen (Abwehr) Systems.* Gleichzeitig dient sie der Bildung von Lymphozyten und dem Abbau von Erythrozyten. Vom *2.-4. Fetalmonat* ist sie an der *Blutbildung* beteiligt (hepatolienale Phase).

I. Entwicklung

Die Milz entwickelt sich gegen Ende des 1. Embryonalmonats aus einer Mesenchymverdickung zwischen den Blättern des *Mesogastrium dorsale*, das sich später durch Verlagerung des Magens an der Bildung der Bursa omentalis beteiligt (S. 560). Mit der Vaskularisation der Milzanlage differenzieren sich die Mesenchymzellen zu retikulärem Grundgewebe der Milz und zu basophilen Rundzellen, welche zunächst Erythrozyten, Granulozyten, Megakaryozyten und Lymphozyten liefern. Die Milz behält ihre intraperitoneale Lage bei und steht nach Abschluß der Entwicklung mit der dorsalen Wand der Bauchhöhle durch das **Lig. splenorenale**, mit dem Magen durch das **Lig. gastrosplenicum** in Verbindung. Beide Ligamente, die am Milzhilus haften, begrenzen den Recessus splenicus der Bursa omentalis (S. 567). Die Milz selbst ragt in die freie Bauchhöhle hinein.

II. Form und Lage (Abb. 13-**42**)

Die lebensfrische Milz ist blaurot und weich, ihre äußere Form daher nicht stabil. Größe und Gewicht sind in Abhängigkeit vom Blutgehalt Schwankungen unterworfen. Die gehärtete Leichenmilz hat die Form einer Kaffeebohne, sie ist 10-12 cm lang, 6-8 cm breit, 3-4 cm dick und wiegt 150-200 g.

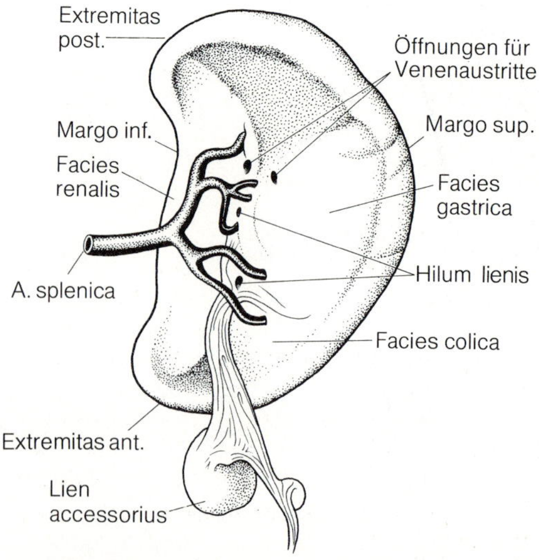

Abb. 13-42. Menschliche Milz mit Nebenmilz. Am Milzhilum sind nur die Verästelungen der A. splenica dargestellt. (Nach Benninghoff u. Goerttler, 1979)

Die Milz liegt verborgen in der *linken Regio hypochondriaca* unmittelbar unter dem Zwerchfell in Höhe der *9.–11. Rippe*, ihre Längsachse verläuft parallel zur 10. Rippe.
Die konvexe breite Außenfläche schmiegt sich dem Zwerchfell an, **Facies diaphragmatica**. Dadurch steht die Milz in unmittelbarer Nachbarschaft zur linken Pleurahöhle, zumal der Recessus costodiagphragmaticus sinister in der hinteren Axillarlinie die 10., in der Skapularlinie die 11. Rippe erreicht.
Die mediale Fläche ist konkav, sieht gegen die Eingeweide, **Facies visceralis**, und wird durch einen niedrigen, längs verlaufenden Wulst in 2 Fazetten geteilt. Das hintere Feld berührt die Niere, ***Facies renalis***, das vordere den Magen, ***Facies gastrica***, und das Colon, ***Facies colica***. Die Ein- und Austrittsstelle der Gefäße und Nerven, ***Hilum lienis***, liegt auf der konkaven Eingeweidefläche unmittelbar im Anschluß an den Längswulst im Bereich der Facies gastrica. An dieser Stelle kommt die ***Cauda pancreatis*** an die Milz heran.
An der länglichen Milz des Erwachsenen unterscheidet man ferner ein hinteres und ein vorderes stumpfes Ende, **Extremitas posterior, Extremitas anterior**, sowie einen scharfen, regelmäßig eingekerbten vorderen Rand, **Margo superior**. Der hintere Rand, *Margo inferior*, ist stumpf.
Die gesunde Milz überragt den Rippenbogen nicht. Nur bei krankhaften Vergrößerungen wird sie in der Axillarlinie tastbar. Bei *Inspiration* senkt sich die Milz und wird dabei gleichzeitig etwas nach vorn verlagert, bei *Exspiration* kehrt sie in ihre Ausgangslage zurück. Auch der Füllungsgrad der Nachbarorgane Magen und Colon beeinflußt ihre jeweilige Form und Lage. So kann beispielsweise eine stark geblähte Kolonflexur die Milz emporheben, wobei sie aus der schrägen in eine mehr horizontale Position gebracht wird.

III. Gefäße und Nerven

Arterie. Das zuführende Blutgefäß ist die **A. splenica** (lienalis), der voluminöse linke Ast des Truncus coeliacus (S. 621). Die A. splenica hält sich in ihrem auffällig geschlängelten Verlauf von rechts nach links an den *oberen Rand des Pankreas* und gelangt **im Ligamentum splenorenale** des Mesogastrium dorsale in die Nähe des Milzhilums, wo sie sich in mehrere Zweige aufteilt (Abb. 13-**28**).

Vene. Der Blutabfluß erfolgt durch die **V. splenica**. Sie entsteht in Hilumnähe aus mehreren Ästen, verläuft anfangs mit der Arterie, liegt dann aber *hinter dem Pankreas*. Sie stellt eine der großen Wurzelvenen der ***V. portae*** dar.

Lymphgefäße. Die Lymphgefäße verlassen die Milz am Hilum und gelangen zu Lymphknoten, die am oberen Rand des Pankreas liegen. Von hier aus gelangt die Lymphe **zu den Nodi lymphatici coeliaci**.

Nerven. Die Nerven gelangen als ***Äste der Ganglia coeliaca*** mit den Gefäßen zur Milz, **Plexus lienalis**.

IV. Mikroskopische Anatomie

1. Milzkapsel und Milztrabekel

Die Milz ist von einer dehnungsfähigen, von **Peritonealepithel überzogenen Kapsel** umhüllt (Abb. 13-**43**). Diese besteht aus einem Flechtwerk von Kollagenfasern, wenigen glatten Muskelzellen und einem dichten Netz elastischer Fasern. Von der Kapsel ausgehend durchsetzt ein grobes Gerüst, **Milzbalken** oder **Milztrabekel** (Abb. 13-**43**), das Organinnere. Dieses Balkenwerk unregelmäßig gestalteter Bindegewebsstränge und schmaler Platten ist in Hilumnähe am stärksten ausgebildet. Innerhalb der Trabekel verlaufen die größeren Blutgefäße der Milz.

2. Gliederung (Abb. 13-**44**)

Zwischen Milzkapsel und Milzbalken liegt das von zahlreichen Blutgefäßen durchsetzte retiku-

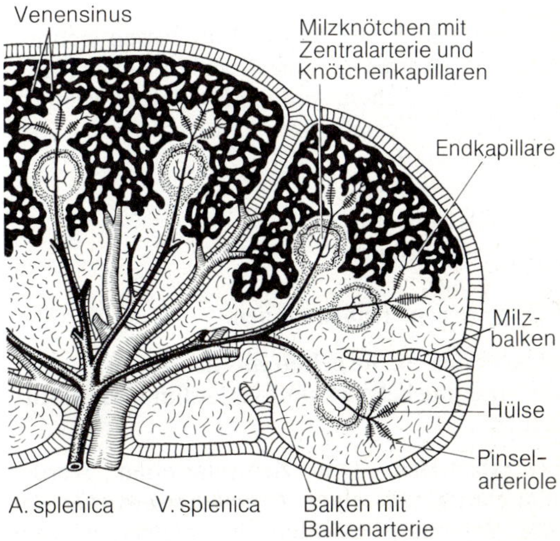

Abb. 13-43. Schema des Baus der menschlichen Milz. Die Milzsinus sind *dunkler* gehalten. (Nach Bargmann, 1977)

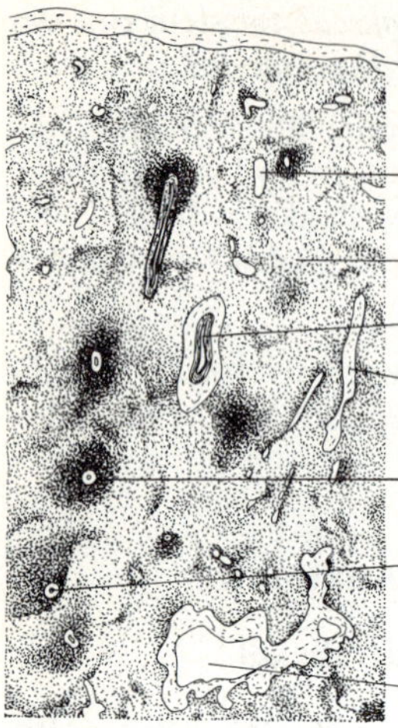

Abb. 13-44. Ausschnitt aus einer menschlichen Milz. Übersichtsbild. (In Anlehnung an Bucher, 1980)

läre Bindegewebe. Auf der Schnittfläche einer frischen unfixierten Milz erscheint dieses als dunkelrotes, weiches, mit dem Messer abstreifbares Gewebe, die **„rote Milzpulpa"**.
Innerhalb der roten Pulpa sind helle, stecknadelkopfgroße, etwas erhabene Punkte sichtbar, **Milzknötchen** *(Milzfollikel, Malpighi Körperchen)*. In ihrer Gesamtheit stellen sie zusammen mit den Lymphozytenscheiden um die Pulpaarterien die **weiße Milzpulpa** dar.

3. Anordnung der Blutgefäße
(Abb. 13-**43**, 13-**44**)

Struktur und Funktion der Milz lassen sich nur aus der Kenntnis der intralienalen Blutgefäßanordnung verstehen. Folgende Gefäßabschnitte lassen sich unterscheiden:
- **Balkenarterien,**
- **Zentralarterien,**
- **Pinselarteriolen,**
- **Hülsenkapillaren,**
- **Milzsinus,**
- **Pulpavenen, Trabekelvenen.**

Balkenarterien. Sie gehen *aus der A. splenica* hervor, sind muskelstark und verlaufen in den Milzbalken.

Zentralarterien. Die Zentralarterien werden mantelartig von einer ***Lymphozytenscheide*** umfaßt. Regional, besonders an Verzweigungsstellen der Arterien, verdickt sich die Lymphozytenscheide kugelförmig; diese Lymphozytenansammlungen sind die ***Milzknötchen***. Die im Milzknötchen verlaufenden Zentralarterien liegen häufig exzentrisch.

Pinselarteriolen. Im Lymphfollikel teilt sich jede Zentralarterie pinselförmig in etwa 50 Arteriolen, *Endarterien*, auf. Diagnostisch ist das Vorkommen von glatter Muskulatur in der Gefäßwand zu beachten.

Hülsenkapillaren. Die den Pinselarteriolen folgenden Kapillarabschnitte werden hülsenartig von dichtgelagerten Retikulumzellen und argyrophilen Fibrillen, die mit retikulären Fasern der umgebenden roten Pulpa zusammenhängen, umschlossen. Häufig fehlt eine Basalmembran, Endothel ist aber immer vorhanden. Offen ist, ob die Zellen der scheidenförmigen Hülse Kontraktionen ausführen und damit kreislaufregulatorische Funktionen ausüben können.

Milzsinus. Hierunter hat man sich ein ausgedehntes Netz teils langer und weiter, teils kurzer und enger, buchtenreicher Röhrchen vorzustellen, welche durch Verbindungskanäle miteinander kommunizieren und deren Konstruktion nur an der von Blut leergespülten Milz studiert werden kann (Abb. 13-**45**). Die Wandung der langgestreckten Sinus wird von länglichen oder spindelförmigen ***Retikulumzellen*** gebildet, die die Funktion von Endothelzellen haben. Ihre Kernbezirke buckeln sich in die Lichtung hinein vor. Die stabförmigen Sinusendothelzellen stehen durch querverlaufende Zytoplasmafortsätze in Verbindung (Abb. 13-**46**), so daß im Aufsichtsbild ein flächenhaftes Gitter, ***Netzendothel***, sichtbar wird.
Der Verband der Sinusendothelzellen besitzt keine präformierten Lücken. Ein aktiver Formwandel der Sinusendothelzellen kann jedoch zu Öffnungen in der Sinuswand führen, so daß Blutplasma und Blutzellen ins Milzretikulum übertreten können. Nach neueren Untersuchungen sollen ca. 90% des Blutes direkt in die Venen geleitet werden, der Rest gelangt ins perisinuöse Gewebe.
Auf der Außenfläche der Sinuswände liegen ringförmig angeordnete ***retikuläre Fäserchen***, Reifenfasern, die mit dem intersinuösen Retikulum in Verbindung stehen (Abb. 13-**45**, 13-**46**).

Pulpavenen, Trabekelvenen. Die Sinus setzen sich in die *Pulpavenen* fort, die schließlich in die Milztrabekel gelangen und nun *Balkenvenen* genannt werden. Sie streben dem *Milzhilum* zu.

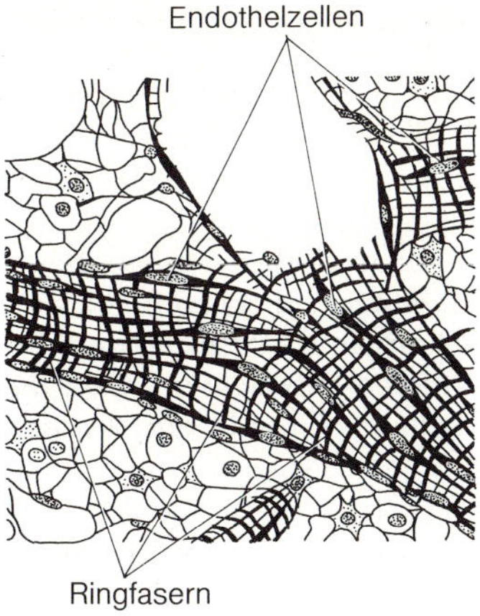

Abb. 13-45. Sinuswände einer leergespülten Milz. (Nach Bargmann, 1977)

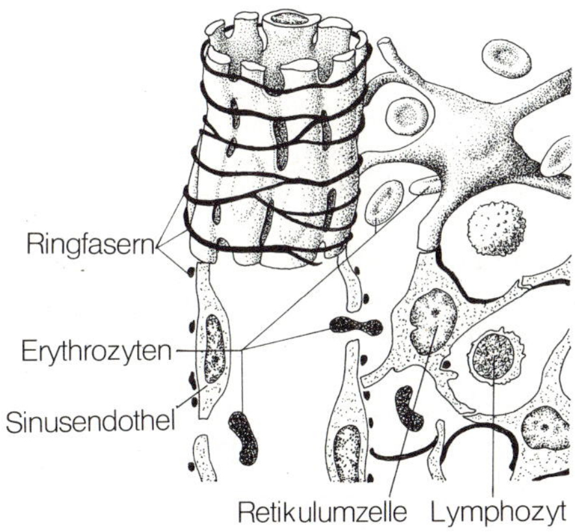

Abb. 13-46. Gefensterter Venensinus einer menschlichen Milz, der von Ringfasern umgeben ist (*oben räumliche Darstellung*). Im Milzretikulum (*rechte Bildhälfte*) liegen Blutzellen

4. Weiße Pulpa

Die weiße Pulpa (Abb. 13-**44**) besteht aus **Lymphozytenscheiden** und **Milzknötchen**, die die Zentralarterien der Milz umgeben (s. oben). Die Lymphozytenscheiden und Milzknötchen bestehen aus netzig angeordneten Retikulumzellen und argyrophilen Bindegewebsfäserchen. In das Maschenwerk dieses Netzes und in die Adventitia der Pulpa und Follikelarterie sind zahlreiche Lymphozyten eingelagert, und zwar in der periarteriellen Lymphozytenscheide überwiegend T-Lymphozyten, in den Milzknötchen überwiegend B-Lymphozyten.
Im gefärbten Schnittpräparat erkennt man in den **Milzknötchen** hellere Zentren, die als *Keim- oder Reaktionszentrum* bezeichnet werden, und dunklere *periphere Randzonen.* Die Randzonen entstehen durch die Zusammenlagerung kleiner dunkelkerniger Lymphozyten. Dagegen beruht die helle Färbung der Keimzentren auf der Anwesenheit großer, zur Phagozytose befähigten, verzweigten Makrophagen. Diese Randzone der Milzknötchen spielt für die immunologische Aktivität der Milz eine große Rolle.

5. Rote Pulpa

Die rote Pulpa besteht aus dem **Milzretikulum**, in dessen Maschenwerk freie Zellen verschiedenster Art vorkommen, nämlich Blutzellen, lymphatische Zellen und Makrophagen. Durch das überwiegen der Erythrozyten bekommt das Milzgewebe sein typisches Aussehen. Das Milzretikulum besteht vor allem aus *Retikulumzellen* und *retikulären Fasern.* Diese verdichten sich häufig um die Milzsinus, so daß dadurch lichtmikroskopisch strangartige Verdichtungen erscheinen, *Pulpastränge.*

6. Histophysiologie

In den Milzsinus werden überalterte *Blutkörperchen* festgehalten und von den Makrophagen *aufgenommen und abgebaut.* Der Blutfarbstoff der Erythrozyten wird als *Bilirubin* über die Pfortader der Leber zugeleitet und mit der Galle ausgeschieden. Das Eisen des Hämoglobins wird an Eiweiß gebunden und als *Transferrin* zum Knochenmark transportiert, wo es für die Erythroblasten erneut zur Verfügung steht. Ein Zuviel an Eisen führt zur Speicherung in der Milz und kann mikroskopisch als *Hämosiderin* nachgewiesen werden. Schließlich ist die Milz mit Abwehrfunktionen *(Immunisierungstyp)* betraut. In der weißen Pulpa der Milz werden außerdem Blutzellen (Lymphozyten) gebildet.

F. Spatium retroperitoneale, Retroperitonealraum

Retroperitoneal liegen in der Bauchhöhle die
- **Nieren**,
- **Harnleiter**,
- **Nebennieren**, die
- **großen Leitungsbahnen** und der
- **Grenzstrang**.

Umgeben werden alle retroperitoneal gelegenen Organe von fettreichem, lockerem Bindegewebe. Begrenzt wird der Retroperitonealraum nach dorsal durch die Faszie des M. psoas, die sich seitlich in die Fascia transversalis fortsetzt, nach ventral durch das dorsale Peritoneum parietale. Nach oben reicht der Retroperitonealraum bis an das Diaphragma, nach unten geht das retroperitoneale Bindegewebe des Abdomens in das des kleinen Beckens über (S. 631).

I. Niere, Ren

Entwicklung der Niere S. 639

1. Makroskopische Anatomie

Die Nieren (Abb. 13-**47**) sind bohnenförmig, ihre Längsachsen konvergieren nach hinten oben. Sie liegen in den Fossae lumbales. An der Niere beschreibt man einen *oberen* und einen *unteren Pol,* eine *vordere* und eine *hintere Fläche* und einen *medialen* und einen *lateralen Rand.* Der obere Nierenpol ist breit und etwas abgeplattet, der untere spitz. Die Vorderfläche ist leicht gewölbt, die hintere flach. Der laterale Nierenrand bildet einen konvexen Bogen und geht in die Pole über. Der mediale Rand setzt sich, von den Polen kommend, in eine Einziehung, **Hilum renale,** fort, der in den Sinus renalis führt. Im **Sinus renalis** liegt, von Fettgewebe umgeben, das Nierenbecken, **Pelvis renalis**. Der mediale Rand ist infolge dieser Einziehung längsgespalten, so daß 2 Lippen entstehen.

Die Niere des Erwachsenen wiegt 120-200 g, ist 10-12 cm lang, 5-6 cm breit und etwa 4 cm dick. Die rechte Niere ist im allgemeinen kleiner und leichter als die linke Niere.

Die Niere wird von einer derben bindegewebigen Kapsel, **Capsula fibrosa**, überzogen, die sich von einem gesunden Organ leicht abziehen läßt. Eine subkapsuläre dünne Faserschicht, **Capsula subfibrosa**, setzt sich in das Gitterfasergerüst des Parenchyms fort.

2. Lage der Nieren

Die Lage der Nieren ändert sich mit der Stellung des Körpers und bei der Atmung (Abb. 13-**48**). So steht der untere Nierenpol während der Einatmung und bei aufrechter Körperhaltung bis 3 cm tiefer als im Exspirium und im Liegen. Die folgenden Angaben sind Mittelwerte:

- Der **obere Nierenpol** reicht *links* bis zum Oberrand des 12. Brustwirbels.
- Das **Hilum renale** liegt in Höhe des 2. Lendenwirbels.
- Die **rechte Niere** steht wegen der mächtigen Entfaltung der Leber etwa *eine halbe Wirbelkörperhöhe tiefer als die linke.*
- Die **unteren Nierenpole** liegen beim Erwachsenen durchschnittlich 3 Querfinger von der Crista iliaca entfernt und liegt in Höhe des 3. Lendenwirbels.

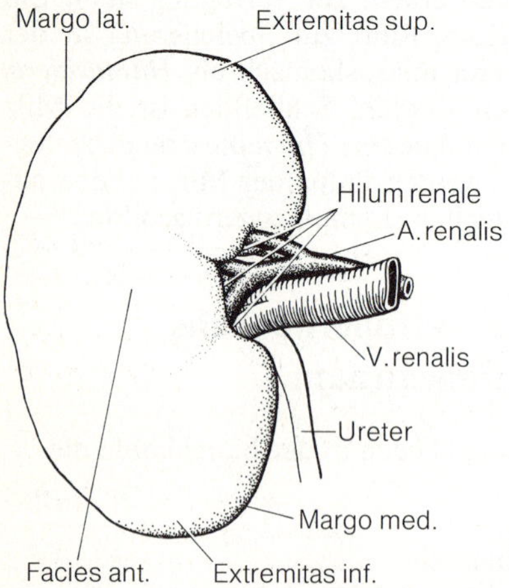

Abb. 13-47. Ventrale Fläche der rechten Niere

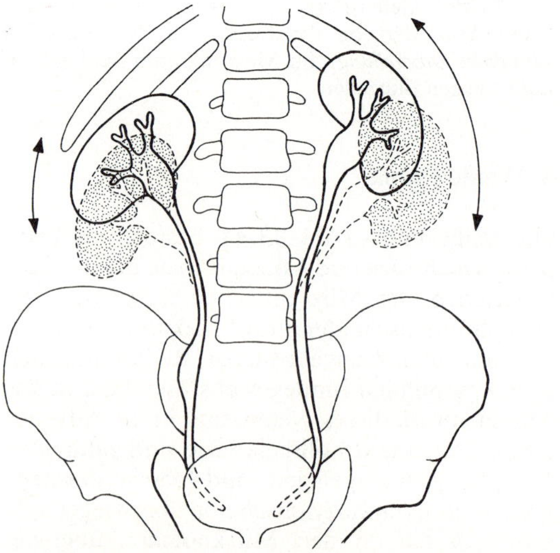

Abb. 13-48. Umfang der Verlagerung beider Nieren (*Pfeile*) bei tiefer Inspiration und Exspiration im Liegen. (Nach Benninghoff, 1979)

- Auf der **linken Seite** zieht die 12. Rippe an der Grenze zwischen oberem und mittlerem Drittel schräg über die Niere hinweg, die 11. Rippe gewinnt Beziehungen zum oberen Nierenpol. Auf der **rechten Seite** läuft nur die 12. Rippe im oberen Drittel über die Niere hinweg. Da der *Recessus costodiaphragmaticus* der Pleurahöhle bis zu dieser Höhe herabreicht, hat das obere Drittel der Nierenhinterfläche auch noch mit diesem topographische Beziehungen.
- Von praktischem Interesse sind auch die topographischen Verhältnisse am **medialen Nierenrand**. Hier treten die *Nierengefäße auf der ventralen Seite* in den Sinus renalis ein, das *Nierenbecken und der Ureter liegen dorsal.* Die Nischen zwischen Nierenbecken und Gefäßen sind von Fettgewebe ausgefüllt.

Klinischer Hinweis. Die geschilderten Verhältnisse sind für die Nierenchirurgie von großer Bedeutung. Zur Eröffnung des Nierenbeckens, etwa zur Entfernung von Steinen, wird die Niere von dorsal her freigelegt, wobei das Cavum peritonei nicht eröffnet wird. Dagegen wird bei einer Nephrektomie die Niere von ventral dargestellt, um schnell und sicher die Gefäße unterbinden zu können.

3. Fettkapsel, Capsula adiposa, und Nierenfaszien

Nieren und Nebennieren werden von Hüllen eingeschlossen, die zusammen mit den Gefäßen (s. unten) zur Erhaltung ihrer Lage beitragen. Beide Organe sind gemeinsam von einer
- **Capsula adiposa**, Fettkapsel, umschlossen, und liegen in einem
- **Fasziensack.**

Capsula adiposa. Das Fettgewebe ist hinter der Niere und entlang ihrer Seitenränder besonders mächtig entwickelt, während es an der Vorderfläche fast ganz fehlt. Am medialen Nierenrand füllt es die Lücken zwischen den Nierengefäßen und dem austretenden Ureter aus. Das Fettlager wechselt mit dem Ernährungszustand und kann bei starker Abmagerung völlig fehlen, was einen Descensus der Niere zur Folge haben kann.

Fasziensack. Der Fasziensack, der Niere und Nebenniere einschließlich Fettgewebe umgibt (Abb. 13-**49**), besteht aus 2 Blättern, der prärenalen und der retrorenalen Faszie. Bei beiden Faszien handelt es sich um Verdichtungen des subperitonealen Bindegewebes (Lamina propria). Die ***retrorenale Faszie*** ist derb, die ***prärenale Faszie*** vergleichsweise zart. Beide Faszien reichen nach oben bis an das Diaphragma und nach unten bis an den Darmbeinkamm. Nach medial erstrecken sich die Faszien bis an die Wirbelsäule. Nach lateral gehen beide Faszienblätter ineinander über. Wichtig ist, daß der **Fasziensack der Niere nach medial und unten offen** ist; medial haben Gefäße und Nerven freien Zutritt zur Niere. Dagegen ist der Fasziensack nach oben und lateral geschlossen.

Klinischer Hinweis. Die Niere kann sich in dem großen und weiten Fasziensack bewegen, z.B. bei der Aus- und Einatmung. Bei einem Schwund der Capsula adiposa verlagert sie sich beckenhöhlenwärts, *Senkniere.* Dabei stellt sich die Längsachse der Niere parallel zur Wirbelsäule, es kommt zu einer Drehung des Gefäßstiels und zur Abknickung des Harnleiters. Daraus resultiert eine Abflußbehinderung und ein Rückstau des Harns in das Nierenbecken. Die Senkniere kommt *häufiger rechts* als links und häufiger bei der *Frau* als beim Manne vor.

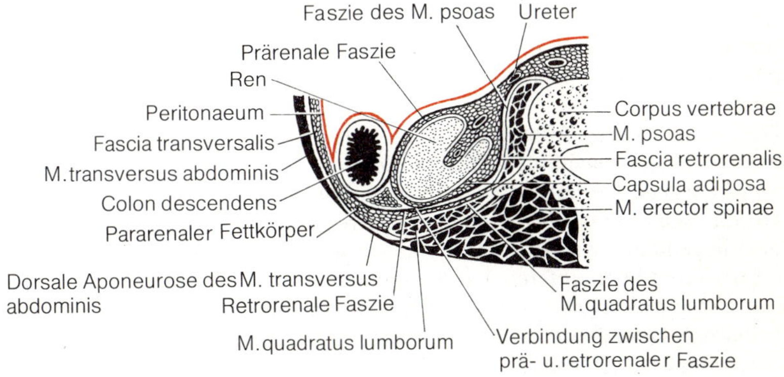

Abb. 13-49. Querschnitt durch die dorsale Rumpfwand in Höhe der linken Niere mit Darstellung der Nierenfaszien. Am lateralen Umfang der Rumpfwand ist nur der innerste Bauchmuskel gezeichnet

4. Gefäße der Niere

Die Nierengefäße treten am **Hilum renale** in das Organ ein. Jede Niere besitzt eine Arterie, **A. renalis**, die aus der Aorta entspringt, und eine Vene, **V. renalis**, die in die V. cava inferior einmündet. Bei einem typischen Gefäßverhalten entspringen die Aa. renalis dextra et sinistra in Höhe von L2 aus der Aorta, die rechte in der Regel etwas tiefer als die linke.
Die **A. renalis dextra** ist 3-5 cm lang und zieht hinter der V. cava inferior zum Nierenhilum. Die sie begleitende **V. renalis dextra** liegt vor und etwas unterhalb der Arterie. Beide Gefäße werden ventral vom Caput pancreatis und der Pars descendens duodeni überlagert.
Die **A. renalis sinistra** ist nur 1-3 cm lang, ihre topographischen Beziehungen zur Vene sind variabler. Die **V. renalis sinistra** ist 6-7 cm lang und kreuzt in ihrem Verlauf die Aorta unterhalb des Ursprungs der A. mesenterica superior.
Die Nierenarterien geben Äste zur Nebenniere ***(A. suprarenalis inferior)***, zum Ureter und zur Fettkapsel ab. Die Kapselarterien sind an der Bildung eines ausgedehnten Gefäßkranzes beteiligt, der hauptsächlich die Capsula adiposa versorgt.

Variationen. Die Nierenarterien weisen hinsichtlich Zahl, Ursprung und Verlauf *zahlreiche Varianten* auf. Am häufigsten sind überzählige Arterien, die nicht am Nierenhilum, sondern in der Nähe der beiden Pole in das Parenchym eindringen. *Untere akzessorische Arterien* können Ursache einer Harnleiterobstruktion sein.

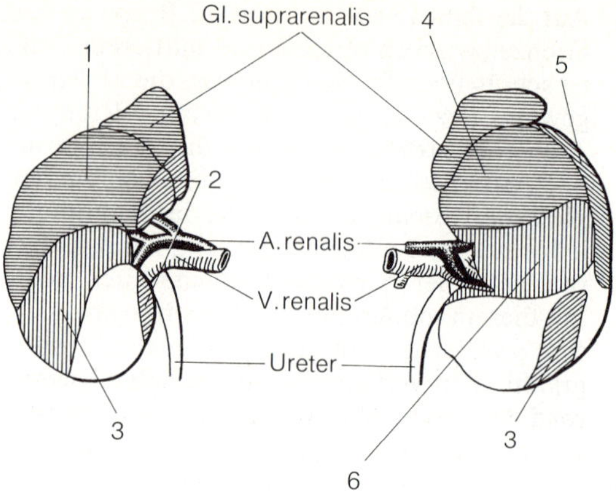

Abb. 13-50. Berührungsfelder der ventralen Fläche der rechten und linken Niere. Es bedeuten *1* Berührungsfeld mit der Leber, *2* mit dem Pankreas, *3* mit dem Colon bzw. Mesocolon, *4* mit dem Magen, *5* mit der Milz. (Nach Rauber-Kopsch, 1955)

5. Topographie der Nieren

Nach dorsal projiziert sich die Niere auf beiden Seiten auf den *M. psoas* (Nierenhilum) und den *M. quadratus lumborum*, lateral auf den *M. transversus abdominis* und oben auf das *Zwerchfell*. Im Kapselfett der Nierenrückseite verlaufen schräg abwärts der *N. subcostalis* (12. Interkostalnerv), der *N. iliohypogastricus* und der *N. ilioinguinalis*.
Die **rechte Niere** (Abb. 13-**50**) liegt unter dem *rechten Leberlappen* und ruft dort die *Impressio renalis* hervor. Der mediale Nierenrand mit dem Hilum renale steht mit der ebenfalls retroperitoneal liegenden *Pars descendens duodeni* in Kontakt, während den unteren Teil der rechten Niere das *Colon ascendens* und die *Flexura coli dextra* bedecken. Dem oberen Nierenpol sitzt die *rechte Nebenniere* kappenförmig auf.
Links bedeckt die längliche *linke Nebenniere* den medialen Nierenrand oberhalb des Hilums. Im übrigen sind die Beziehungen der linken Niere zu den Organen der Bauchhöhle mannigfaltig (Abb. 13-**50**). So besitzt die linke Niere und Nebenniere ein Berührungsfeld mit dem *Magen*. Seitlich kommt die Niere mit der *Milz* in Verbindung. Direkt vor dem linken Nierenhilum liegt der *Pankreasschwanz*, die untere Nierenhälfte tritt mit dem *Colon descendens* in Berührung. Diese vielfältigen nachbarschaftlichen Beziehungen bringen es mit sich, daß bei Erkrankungen der Niere die Nachbarorgane mitbefallen werden können.

6. Gliederung der Niere (Abb. 13-51)

Auf Längs- und Querschnitten durch die frische Niere ist bereits mit bloßem Auge eine Gliederung in 2 Zonen zu erkennen:
- **Medulla renalis,** *Nierenmark*,
- **Cortex renalis,** *Nierenrinde.*

Die beiden Zonen unterscheiden sich farblich und in ihrer Strukturierung deutlich.

Medulla renalis. Das Nierenmark besteht aus 12-18 Markpyramiden, **Pyramides renales** (Abb. 13-**51**), die in paralleler Lagerung Kanälchen enthalten und infolgedessen eine Längsstreifung aufweisen. Ferner sind eine rötlich gefärbte **Außenzone** und eine helle **Innenzone** auszumachen. Die Außenzone gliedert sich in einen ***Außen-*** und einen ***Innenstreifen*** (Abb. 13-**54**). Die Basis der Markpyramiden richtet sich gegen die Nierenoberfläche, während ihre zugespitzten Enden, die *Markpapillen*, **Papillae renales**, in die Kelche des Nierenbeckens hineinragen. Die Papille ist

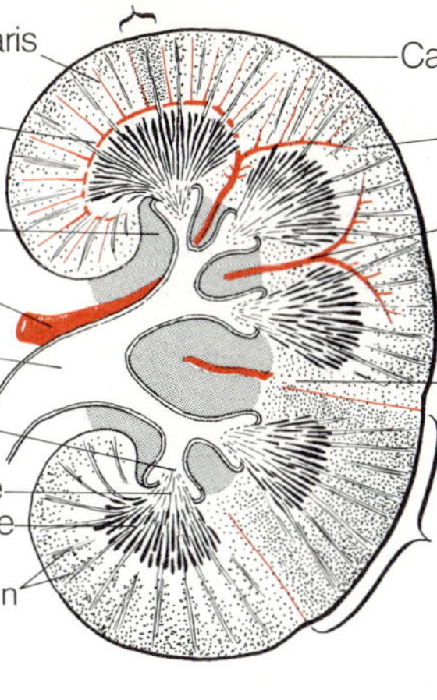

Abb. 13-51. Frontaler Längsschnitt durch eine Niere zur Erläuterung der Rinden- und Markzone, des Begriffs Lobus, der Nierenkelche, des Nierenbeckens und des Ureters. Der Sinus renalis ist mit Fettgewebe ausgefüllt *(graues Raster)*, in das sich die Aa. interlobares einlagern, bevor sie in die Columnae renales eintreten

stumpf kegelförmig und mit zahlreichen Öffnungen, **Foramina papillaria**, versehen, durch die der Harn aus den Sammelrohren, Ductus papillares, in die Nierenkelche gelangt. Die wie eine Siebplatte gelochte Oberfläche der Papillenspitze heißt deshalb auch **Area cribrosa.**

Cortex renalis. Die Rindensubstanz erscheint wie eine Kappe über die Basis der Markpyramiden gestülpt. So ist die feinkörnige Rindensubstanz nicht nur zwischen der Basis der Pyramiden und der Capsula fibrosa, sondern auch an der Pyramidenseite zu sehen, wo sie bis zum Nierenhilum reicht. Auf Längsschnitten durch die Niere erscheint die seitlich der Pyramiden gelegene Rindensubstanz säulenförmig, **Columnae renales**, Bertini Säulen.
Jede Markpyramide mit der mantelförmigen Rindenschicht stellt eine Einheit, **Lobus renalis** oder *Renculus*, dar. Alle Renculi gruppieren sich als keilförmige Bausteine um den Nierensinus. Über der Pyramidenbasis erkennt man in der Rindenzone kapselwärts ziehende Büschel von Längsstreifen, die eine radiäre Fortsetzung der Marksubstanz darstellen und aus Epithelrohren bestehen, **Markstrahlen, Pars radiata**. Die zwischen den Markstrahlen gelegene Rindensubstanz bezeichnet man als **Rindenlabyrinth, Pars convoluta.**

7. Mikroskopische Anatomie

Zu berücksichtigen sind vor allem die
- **Nephrone**, das
- **Sammelrohrsystem** und das
- **interstitielle Bindegewebe.**

Nephron

Die Nephrone sind die architektonischen und funktionellen Baueinheiten der Niere, die aus dem metanephrogenen Gewebe hervorgegangen sind. Beide Nieren zusammen enthalten etwa 2–2,5 Millionen Nephrone. Jedes Nephron besteht aus einem
- **Corpusculum renale, Nierenkörperchen**, und einem
- **Tubulus renalis; Nierenkanälchen**, mit verschiedenen Abschnitten (Tab. 13-**2**).

Hinweis. Die Sammelrohre werden aus entwicklungsgeschichtlicher Sicht nicht zum Nephron gerechnet, obgleich dies seitens der Physiologie häufig geschieht.

Corpusculum renale, Nierenkörperchen
(Abb. 13-**52**, 13-**53**)

Am Nierenkörperchen sind zu unterscheiden
- **Glomerulus,** *Gefäßknäuel,*
- **Capsula glomeruli,**
- **Polus vascularis, Gefäßpol,**
- **Polus tubularis, Harnpol.**

Beim **Glomerulus** handelt es sich um ein *Kapillarknäuel*, das zwischen einem Vas afferens und einem Vas efferens eingeschaltet ist. Zu- und abführende Arteriole liegen in der Regel dicht zusammen und bilden den **Gefäßpol** des Nierenkörperchens. Umschlossen wird der Glomerulus von einer **Kapsel**, dessen ***inneres Blatt*** den Kapillaren aufliegt, und dessen ***äußeres Blatt, Bowman Kapsel***, das Nierenkörperchen von der Umgebung absetzt. In den Raum zwischen den beiden Blättern der Nierenkapsel wird der Primärharn als eiweißfreies Ultrafiltrat des Blutplasmas abgegeben. Von hier gelangt der Primärharn am **Harnpol**, der dem Gefäßpol gegenüberliegt, in das Kanälchensystem.

Tabelle 13-2. Gliederung eines Nephrons

			Lokalisation
Corpusculum renale, Nierenkörperchen bestehend aus - *Glomerulus, Gefäßknäuel,* und - *Capsula glomeruli, Bowman Kapsel,*			Rindenlabyrinth
Tubulus nephroni, Nierenkanälchen, mit			
- *Hauptstück, proximaler Tubulus*	Pars convoluta		Rindenlabyrinth
	Pars recta	*Henle Schleife*	Außenstreifen
- *Überleitungsstück*		*Henle Schleife*	Innenstreifen und Innenzone
- *Mittelstück, distaler Tubulus*	Pars recta	*Henle Schleife*	Außenzone, Markstrahl
	Pars convoluta		Rindenlabyrinth
- *Verbindungsstück*[a]			
Sammelrohrsystem			Innenzone

[a] Die Verbindungsstücke schließen Nephrone an die Sammelrohre an.

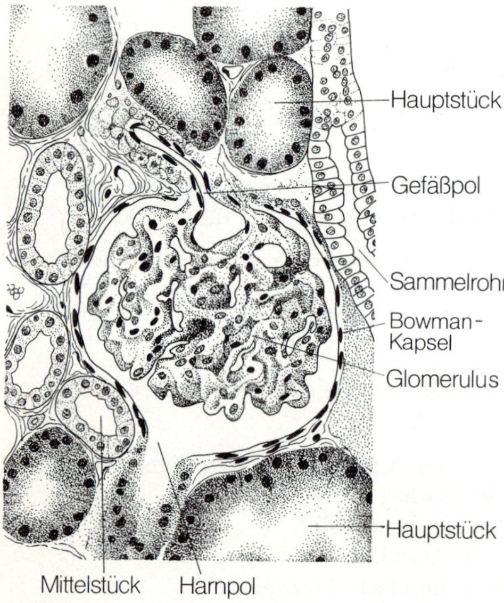

Abb. 13-52. Nierenkörperchen mit Gefäßpol und Harnpol mit anschließendem Hauptstück. Zeichnung nach lichtmikroskopischen Präparaten. (Nach Bucher, 1980)

Glomerulus (Abb. 13-**53**). Nach Eintritt der Arteriola afferens am Gefäßpol des Nierenkörperchens teilt sich das Gefäß in 2-5 Äste auf, aus denen etwa 30-40 Kapillarschlingen hervorgehen. Zwischen ihnen kommen Anastomosen vor. Außerdem gibt es direkte Kurzschlüsse (shunts) zwischen Arteriola afferens und Arteriola efferens, über die das Blut unter Umgehung der glomerulären Kapillarschlingen abfließen kann (Spareffekt).

Die Glomeruluskapillaren bestehen aus einer dünnen Endothelauskleidung mit elektronenmikroskopisch sichtbaren Poren ohne Diaphragmen, **Fenestrationen des Endothels**, und einer geschlossenen, relativ dicken (0,1-0,16 μm) **Basalmembran**. Sie verhindert den Durchtritt hochmolekularer Plasmabestandteile mit einem Molekulargewicht von über 400000. Die glomeruläre Basalmembran ist dreischichtig; sie besteht aus einer Lamina densa, die auf jeder Seite von einer Lamina rara flankiert wird. Die Lamina densa enthält Kollagen Typ IV, während in den hellen Laminae rarae Heparansulfat lokalisiert werden konnte. Die Lamina densa soll als mechanischer Filter wirken, dagegen dürften in den osmiophoben Schichten der Basalmembran elektrostatische Bindungskräfte eine Rolle spielen.

Die Basalmembran ist außen, gegen den Kapselraum, von stark verzweigten und fortsatzreichen Deckzellen, **Podozyten, Füßchenzellen**, bedeckt (Paries interna des Corpusculum renale). Die Podozyten besitzen primäre Fortsätze, von denen zahlreiche sekundäre Fortsätze ausgehen. Nur diese erreichen mit verbreiterten Füßchen die Basalmembran, bilden dort aber keinen geschlossenen Überzug. Vielmehr bestehen zwischen den Fußfortsätzen der Podozyten Lücken, Schlitze, deren Weite offenbar funktionsbedingt wechselt, im Mittel aber etwa 25 nm beträgt, **Filtrationsschlitze**. Diese Filtrationsschlitze, die die letzte Barriere für den Durchtritt harnpflichtiger Substanzen darstellen, werden von etwa 6 nm dünnen Membranen, **Schlitzmembranen**, überbrückt; sie ähneln den Diaphragmen von gefensterten Kapillaren.

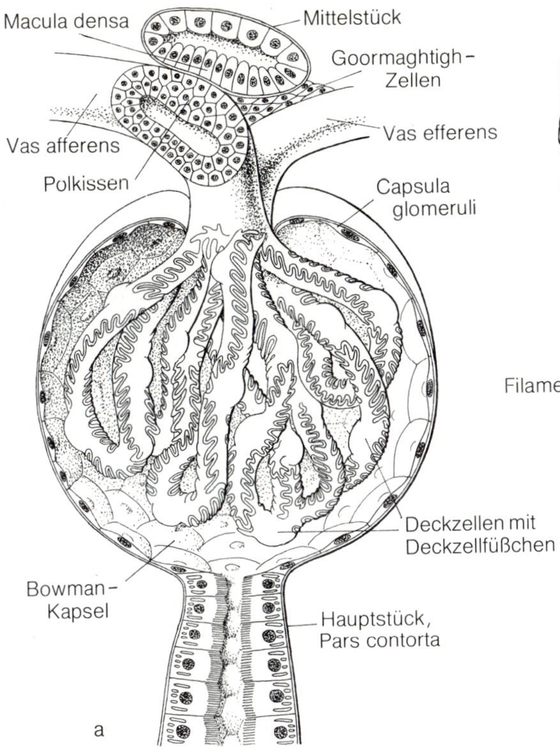

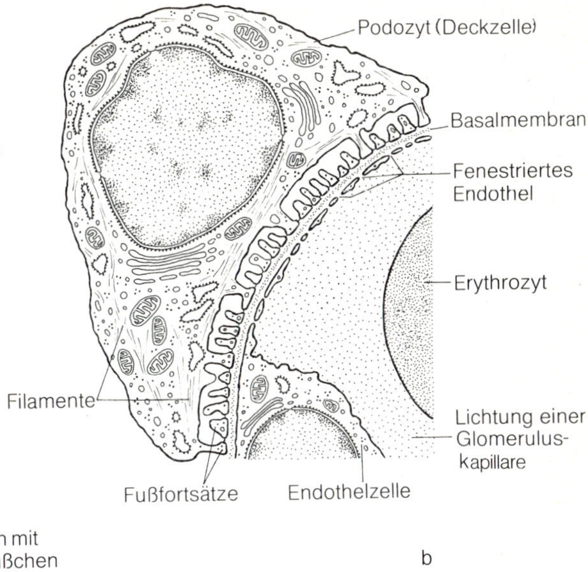

Abb. 13-53 a, b. Nierenkörperchen. **a** Plastische Rekonstruktion; **b** Wand eines Glomerulus nach elektronenmikroskopischen Aufnahmen

Zwischen Kapillaren, die unmittelbar benachbart liegen, kommen Zellen vor, die **Mesangiumzellen, Mesangiozyten**, genannt werden. Es handelt sich um verästelte Zellen mit vielen Fortsätzen, die von der Basalmembran der Kapillaren mit eingeschlossen sind. Sie legen sich der Basalmembran an und sollen als Makrophagen wirken. Sie sollen von den Podozyten laufend neugebildete Basalmembran abbauen. Außerdem wird ihnen Stützfunktion zugeschrieben. Vielleicht bilden sie auch das Hormon Erythropoitin.

Klinischer Hinweis. Bei der *Glomerulonephritis* lösen sich Deckzellen von der Kapillarwand ab und gelangen in den Kapselraum.

Bowmansche Kapsel. Am Gefäßpol gehen die Podozyten in das einschichtige Plattenepithel des äußeren Blatts des Corpusculum renale über. Außen wird das Nierenkörperchen von einer Gitterfaserhülle umgeben, die mit den retikulären Fasern der benachbarten Harnkanälchen in Verbindung steht. Am Harnpol wird das Kapselepithel durch das Epithel des anschließenden Hauptstücks abgelöst.

Histophysiologischer Hinweis. Im Glomerulus werden die harnpflichtigen Substanzen aus dem Blut abfiltriert. Die glomeruläre Filtrationsrate beträgt etwa 120-125 ml/min aus 1,2-1,3 l Blut. Pro Tag entstehen auf diese Weise etwa 180 l Primärharn, von denen etwa 178 l wieder reabsorbiert werden, so daß die Endharnmenge etwa 1,5-2 l pro Tag beträgt.

Juxtaglomerulärer Apparat

Am Gefäßpol der Nierenkörperchen liegt der juxtaglomeruläre Apparat, der der Autoregulation der Niere dient, aber auch extrarenale Vorgänge steuert. Der juxtaglomeruläre Apparat ist reich innerviert.

Zum juxtaglomerulären Apparat (Abb. 13-**53**) gehören

- **epitheloide, juxtaglomeruläre Zellen,** ***Polkissen***,
- **Macula densa**,
- **extraglomeruläre Mesangiumzellen,** *Lacis- oder Netzzellen, Goormaghtigh-Zellhaufen.*

Polkissen. Im präglomerulären Abschnitt des Vas afferens sind die glatten Muskelzellen der Tunica media teilweise durch relativ große epitheloide, leicht basophile Zellen, epitheloide, juxtaglomeruläre Myoepithelzellen, ersetzt. Diese Zellen enthalten Sekretgranula, in denen immunhistochemisch das Enzym **Renin** nachgewiesen wurde. Außerdem enthalten diese Zellen

Angiotensinase A. Renin wirkt auf das Angiotensinogen und beeinflußt über das Angiotensin-Aldosteron-System Blutdruck und Natriumhaushalt.

Macula densa. In der Gefäßgabel zwischen Vas afferens und Vas efferens legt sich das Mittelstück (s. unten) unmittelbar dem Nierenkörperchen an. An der Berührungsstelle, Macula densa, ist das Tubulusepithel höher und die Kerne stehen dichter. Die Zellen enthalten nur wenige kurze Mitochondrien, der Golgi-Apparat liegt basal.

Histophysiologischer Hinweis. In der Macula densa soll die Natrium-Konzentration des Tubulusharns ermittelt werden können. Erhöhung der Natrium-Konzentration im Tubulusharn soll eine Freisetzung von Renin und eine Verminderung der Glomerulusdurchblutung veranlassen können.

Extraglomeruläre Mesangiumzellen. Zwischen Macula densa und der Gefäßgabel liegen kleine spindelförmige modifizierte glatte Muskelzellen, die mit den Endothelzellen der Arteriola afferens in Verbindung stehen und sich ins Mesangium fortsetzen. Möglicherweise sind sie an der Regulation der Nierendurchblutung beteiligt.

Tubulus renalis, Nierenkanälchen (Abb. 13-**54**)

Die Nierenkanälchen bestehen aus verschiedenen Abschnitten, die sich aufgrund ihres Kalibers und morphologischer Kriterien voneinander unterscheiden lassen. Es handelt sich um das

- **Hauptstück** mit einem
  - ***gewundenen Teil, Tubulus contortus proximalis,*** und einem
  - ***gestreckten Teil, Tubulus rectus proximalis,***
- **Überleitungsstück, *dünner Teil der Henle Schleife, Tubulus attenuatus,***
- **Mittelstück**, mit einem
  - ***geraden Teil, dicker Teil der Henle Schleife, Tubulus rectus distalis,*** und einem
  - ***gewundenen Teil, Tubulus contortus distalis,***
- **Verbindungsstück, *Tubulus conjugens.***

Mehrere Tubuli münden schließlich in ein Sammelrohr (s. unten) ein.

Alle gewundenen Tubulusabschnitte liegen im Rindenlabyrinth, alle geraden Tubulusabschnitte im Mark und in den Markstrahlen.

Hauptstück

Am Harnpol beginnt das etwa 14 mm lange Hauptstück des Nierenkanälchens. Die Länge des Hauptstücks hängt davon ab, ob es zu einem

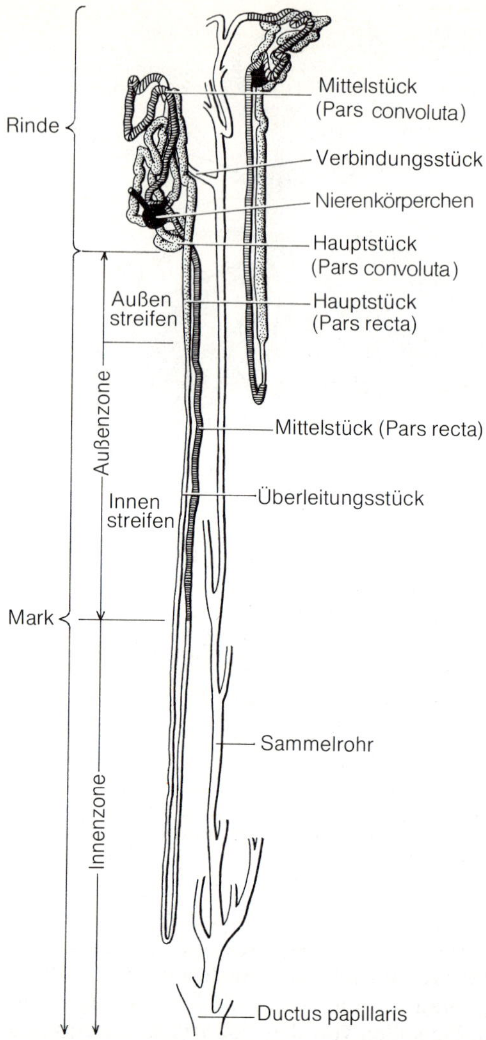

Abb. 13-54. Schematische Darstellung des feineren Baus der Niere. 2 Nephrone mit langer und kurzer Henle Schleife

kurzen, mittellangen oder langen Nephron gehört. In unmittelbarer Nachbarschaft des Glomerulus verläuft das Hauptstück zunächst geschlängelt, **Tubulus contortus proximalis**, dann gestreckt, **Tubulus rectus proximalis**. Der gestreckte Teil kann bis ins Nierenmark reichen.

Ausgekleidet wird der **gewundene Teil des Hauptstücks** von isoprismatischem bis hochprismatischem Epithel (Abb. 13-**55 a**), das sich mit sauren Farbstoffen färbt. Zellgrenzen lassen sich lichtmikroskopisch nur schwer darstellen. Die Epithelzellen besitzen an ihrer lumenseitigen Oberfläche einen *Bürstensaum* und an der entgegengesetzten Seite ein *basales Labyrinth* (Plasma-

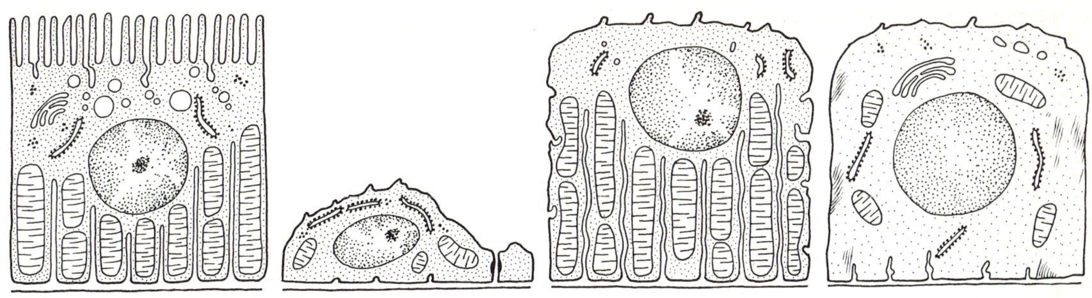

Abb. 13-55 a–d. Schematische Darstellung (elektronenmikroskopische Dimension) der Feinstruktur der Epithelzellen verschiedener Abschnitte eines Nierenkanälchens. **a** Hauptstück, Pars contorta; **b** Überleitungsstück; **c** Mittelstück, Pars contorta; **d** Sammelrohr, helle Zelle

lemmfaltungen und Mitochondriensäulen), das eine basale Streifung hervorruft. Der Mikrovillisaum ist von einer PAS-positiven Glykokalyx bedeckt. Hier sind auch Bürstensaumenzyme lokalisiert, u. a. Peptidasen, Gamma-Glutamyltransferase und alkalische Phosphatase. Im apikalen Teil des Zytoplasmas kommen zahlreiche Resorptionsvakuolen und Lysosomen vor. Untereinander sind die Epithelzellen basolateral durch zahlreiche Fortsätze verzahnt.
Im **Tubulus rectus proximalis** sind die Epithelzellen niedriger, die Mikrovilli dagegen häufig länger als im gewundenen Hauptstückteil.

Histophysiologischer Hinweis. Im Hauptstück werden Wasser, Glukose, Aminosäuren, Natrium, Chlorid, Kalium, Phosphat und Harnsäure *rückresorbiert* und harnfähige Stoffe von der Basis durch die Zelle hindurch zum Bürstensaum geschleust und aktiv in das Lumen *abgesondert*.

Überleitungsstück

Die Pars recta des Hauptstücks setzt sich in das Überleitungsstück, **dünner Teil der Henle Schleife**, fort.

Histophysiologischer Hinweis. *Henle Schleifen* sind gestreckte, haarnadelförmig umbiegende Tubulusabschnitte mit einem markwärts absteigenden und einem rindenwärts aufsteigenden Schenkel. Henle Schleifen bestehen aus dem Überleitungsstück und Teilen des Mittelstücks. Die in den Henle Schleifen vereinigten Tubulusabschnitte gehören funktionell zusammen und wirken bei der *Wasserreabsorption* und *Harnkonzentrierung* mit. Im dicken Teil der Schleifen werden Na^+- und Cl^--Ionen aktiv ins Interstitium transportiert, was einen Wasserausstrom im dünnen Teil zur Folge hat.

Die Epithelzellen der Überleitungsstücke (Abb. 13-**55 b**) sind stark abgeflacht, die kernhaltigen Bezirke buckeln sich in die relativ weite Lichtung (Durchmesser etwa 10–12 µm) vor. Den abgeplatteten Epithelzellen fehlt der Bürstensaum, es kommen lediglich vereinzelt kurze Mikrovilli vor. Im Alter speichert der helle Zellleib Lipofuszinpigmente.

Mittelstück

Tubulus rectus distalis. Dem Überleitungsstück folgt das Mittelstück, dessen Tubulus rectus distalis den **dicken Teil der Henle Schleife** bildet. Der gestreckte Teil des Mittelstücks zieht eng benachbart zu dem zugehörigen Überleitungsstück aufwärts in die Nierenrinde, wo es am Gefäßpol des eigenen Nierenkörperchens die *Macula densa* bildet. Die Epithelzellen des gestreckten Teils des Mittelstücks (Abb. 13-**55 c**) ähneln denen des Hauptstücks, jedoch färbt es sich heller an, ist niedriger, und hat zwar *Mikrovilli*, aber keinen Bürstensaum. Charakteristisch ist eine *basale Streifung*, die durch die tiefe Einfaltung des Plasmalemms und Mitochondriensäulen hervorgerufen wird, basales Labyrinth.

Hinweis. Die *Übergänge* zwischen Pars recta des Hauptstücks und Verbindungsstück sowie zwischen Verbindungsstück und Pars recta des Mittelstücks sind scharf. Hinsichtlich der Lokalisation der Übergänge bestehen zwischen kurzen und langen Nephronen Unterschiede (Abb. 13-**54**). Bei den kurzen Nephronen, die die Außenzone des Marks nicht überschreiten, gehört der Wendepunkt der Henle Schleifen zum dicken Abschnitt, bei langen Nephronen, deren Henle Schleifen in die Innenzone reichen, gehört der Pol zum dünnen Abschnitt. Ferner trägt die Anordnung der Henle Schleifen zur *Gliederung des Marks* bei (Abb. 13-**54**): Im Innenstreifen kommen vor allem gestreckte Abschnitte der Hauptstücke und dicke Teile der Henle Schleifen vor, im *Außenstreifen* dünne und dicke Abschnitte der Henle Schleifen (aber keine gestreckten Abschnitte der Hauptstücke) und in der *Innenzone* nur dünne Teile der Henle Schleife.

Tubulus contortus distalis. Der gewundene Teil des Mittelstücks setzt sich deutlich vom gestreckten Teil ab. Es handelt sich um einen verhältnismäßig kurzen Nephronabschnitt.

Histophysiologischer Hinweis. Im gewundenen Teil des Mittelstücks erfolgt Na^+ -und Cl^--Ionen-Resorption, was den Wasseraustritt fördert, und K^+-Sekretion. Hormonell werden diese Aufgaben durch *Aldosteron* gefördert.

Verbindungsstück

Das Verbindungsstück ist der Endabschnitt des Nephrons, ist vielfach geschlängelt und hat eine beträchtliche Länge. Es leitet den Harn in die Sammelrohre über.

Sammelrohrsystem

Die Sammelrohre sind aus den Endverzweigungen der Ureterknospe hervorgegangen (S. 640) und liegen zum großen Teil in den Markpyramiden. Sie überschreiten jedoch auch die Mark-Rindengrenze und tragen zur Bildung der Markstrahlen bei.
Die **Sammelrohre** sind verzweigte Epithelkanälchen (Durchmesser etwa 40 µm) und besitzen *helle Zellen* mit deutlichen Zellgrenzen (Abb. 13-**55d**). Hinzu kommen dunkler gefärbte *Schaltzellen*, die durch eine besondere Enzymausstattung auffallen. Die Epithelhöhe nimmt papillarwärts zu. Die Sammelrohre münden in die **Ductus papillares** (Durchmesser bis zu 200 µm), deren Epithel sich schließlich in das der Nierenpapille fortsetzt. Auf jeder Papille münden etwa 15–20 Ductus papillares, aus denen sich der Endharn in die Nierenkelche ergießt.

Histophysiologischer Hinweis. In den Sammelrohren erfolgt unter dem *Einfluß des antidiuretischen Hormons (ADH) des Hypothalamus* (S. 805) die fakultative Wasserrückresorption und damit die endgültige Konzentrierung des Harns. Die täglich ausgeschiedene Harnmenge beträgt bei üblicher Trinkmenge 1–2 l.

Interstitielles Bindegewebe

Das interstitielle Bindegewebe besteht im wesentlichen aus **Fibrozyten** sowie zarten Kollagenfasern und retikulären Fasern. Der **Bindegewebsraum** spielt vor allem für *Transportvorgänge im Rahmen der Harnbereitung* eine große Rolle. Als besondere Zellart – vor allem in der Innenzone des Nierenmarks – kommen **lipidhaltige interstitielle Zellen** vor, die mit der *Prostaglandinsynthese* in Zusammenhang gebracht werden.

8. Intrarenale Gefäße und Nerven (Abb. 13-**56**)

Blutgefäße

Für die geregelte Funktion der Niere ist das enge Zusammenwirken zwischen den intrarenalen Gefäßen und den Nephronen und Sammelrohren wesentlich. Die harnpflichtigen Substanzen werden der Niere mit der **A. renalis** (s. oben) zugeführt, intrarenal abfiltriert und durch die Nephrone und Sammelrohre ausgeschieden. Das von den harnpflichtigen Stoffen befreite venöse Blut verläßt die Niere durch die **V. renalis.** Die gesamte zirkulierende Blutmenge des Körpers durchströmt die Nieren alle 4–5 Minuten.
Die **A. renalis** (S. 622) teilt sich, noch bevor sie das Hilum renale erreicht, in einen
- **Ramus anterior**, der im Sinus renalis vor dem Nierenbecken, und einen
- **Ramus posterior**, der hinter dem Nierenbecken verläuft. Es kann ein
- **Ramus inferior** hinzukommen.

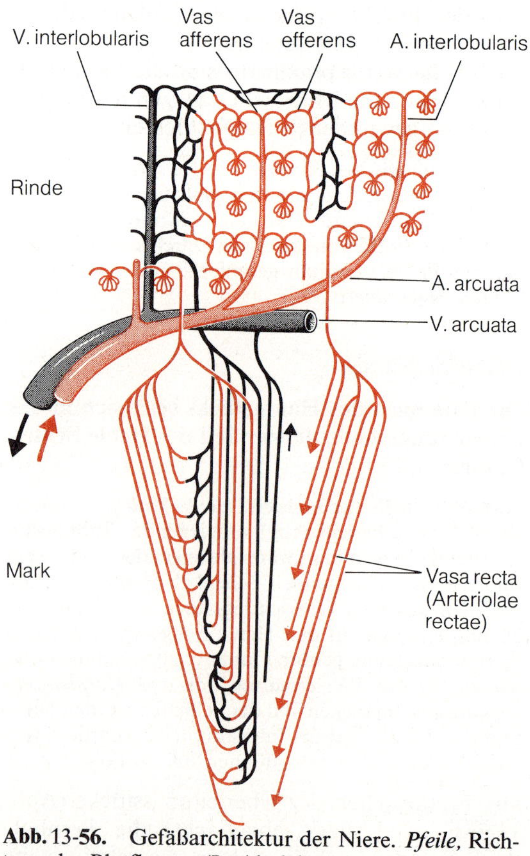

Abb. 13-56. Gefäßarchitektur der Niere. *Pfeile*, Richtung des Blutflusses. (In Ahnlehnung an Benninghoff, 1985)

Global gesprochen, versorgt der vordere Ast den vorderen Nierenteil, den unteren Pol - letzterer wird von einem eventuell vorhandenen R. inferior erreicht - und Teile der lateralen Rinde, der hintere Ast die Nierenhinterfläche. Im Detail teilt sich jeder Ramus in 4-5 Äste, die ins Nierenparenchym eintreten und zu etwa keilförmigen Parenchymbezirken, *Nierensegmenten*, in Beziehung treten.
Alle **Äste der A. renalis** sind Endarterien. Sie verlaufen zunächst als

- **Aa. interlobares** zwischen 2 Pyramiden rindenwärts. In Höhe der Rinden-Mark-Grenze biegen sie um, verzweigen sich strauchförmig und bilden
- **Aa. arcuatae**, die zwischen Rinde und Mark leicht bogenförmig verlaufen. Aus ihnen geht eine große Zahl von radiär gestellten
- **Aa. interlobulares** hervor, die kapselwärts ziehen und die
- **Arteriolae glomerulares afferentes, Vasa afferentia**, abgeben. Diese speisen die
- **Kapillarknäuel,** *Glomeruli*, der Nierenkörperchen. Nach Durchströmung der Glomeruli sammelt sich das noch sauerstoffhaltige Blut in den
- **Arteriolae glomerulares efferentes, Vasa efferentia.**
  - Die ***Vasa efferentia der Glomeruli, die nahe der Nierenoberfläche*** liegen, treten in das Kapillarnetz der *Rinde* ein, der Abfluß erfolgt in **Vv. interlobulares**. Diese setzen sich an der Mark-Rindengrenze in **Vv. arcuatae** und schließlich in **Vv. interlobares** fort, die mit den entsprechenden Arterien verlaufen und am Hilum die **V. renalis** bilden.
  - Die ***Vasa efferentia der marknahen Glomeruli*** versorgen das *Nierenmark*. Sie bilden nach Aufteilung lange **Vasa recta**, die absteigend ins Mark ziehen und dort in Kapillarplexus einmünden. Den *absteigenden Vasa recta* legen sich lange *aufsteigende venöse Vasa recta* an (wichtig für das *Gegenstromprinzip;* Lehrbücher der Physiologie). Letztlich gelangt auch das Blut aus dem Mark in die **Vv. arcuatae** und **Vv. interlobares**.

Die **Nierenkapsel** führt ein eigenes Gefäßnetz, das von Fettkapselarterien gespeist wird. Feine Äste dieses Gefäßnetzes dringen auch in die oberflächlichen Rindenschichten ein. - Die zur Oberfläche hin abfließenden Venen bilden unter der Kapsel *Venae stellatae.*

Klinischer Hinweis. Bei Unterbrechung eines Arterienastes, etwa durch Blutgerinnsel, kommt es zum Untergang des entsprechenden Versorgungsgebiets, *Niereninfarkt, Nekrose.*

Lymphgefäße

Lymphgefäße sind erst von einer gewissen Größe an zu erfassen. Sie verlaufen mit den größeren Blutgefäßen und treten am Hilum aus. Ferner sind in der Capsula fibrosa und in der Fettkapsel Lymphgefäße nachgewiesen worden.

Nerven

Die sympathischen Nerven stammen ***von den Ganglia coeliaca***, gelangen mit der A. renalis als **Plexus renalis** in die Niere und versorgen vornehmlich die Gefäße. Außerdem wird der juxtaglomeruläre Apparat reichlich sympathisch innerviert.

II. Nierenbecken, Pelvis renalis, und Harnleiter, Ureter

1. Makroskopische Anatomie

Nierenbecken, *Pelvis renalis*, und Harnleiter, *Ureter*, gehören zu den *ableitenden Harnwegen* und sind von einem Übergangsepithel ausgekleidet.

Nierenbecken

Das Nierenbecken kommt durch das Zusammentreffen von 8-12 trichterförmigen Schlauchstücken, **Nierenkelchen, Calices renales**, zustande, die die Nierenpapillen einzeln umfassen und den Endharn auffangen. Je nach Anordnung der Calices (Abb. 13-**57**) werden ein

- **ampulläres Kelchsystem** mit kurzen Schläuchen und weitem Nierenbecken und ein
- **dendritisches Kelchsystem** mit langen, eventuell verzweigten Schlauchstücken und kleinem Nierenbecken unterschieden.

Calices renales und Pelvis renalis liegen *im Nierensinus*. Sie werden von einer gefäßreichen Bindegewebsschicht umgeben, in der ein Geflecht glatter Muskelzellen eingebaut ist, das die Weite des Hohlraumsystems reguliert.

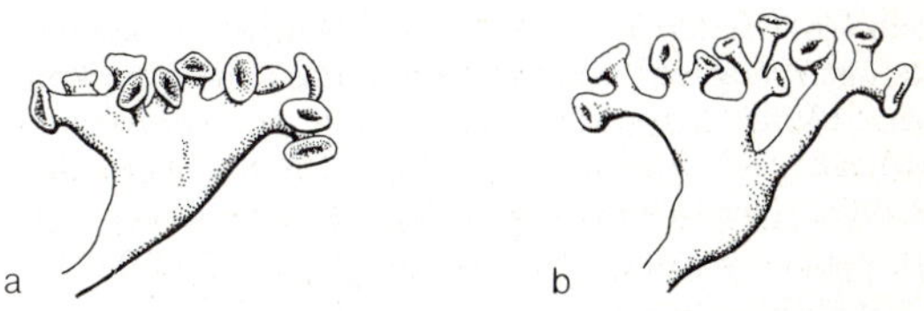

Abb. 13-57 a, b. Ausgüsse von Nierenbecken. **a** Ampullärer und **b** dendritischer Typ. (In Anlehnung an Benninghoff, 1979)

Ureter

Der Ureter leitet den Harn vom Nierenbecken in die Blase. Diese Strecke ist 25-30 cm lang. Man unterscheidet eine
- **Pars abdominalis** und eine
- **Pars pelvina.**

Pars abdominalis. Sie liegt auf der Psoasfaszie und wird vom Peritoneum parietale bedeckt. Nach dorsal hat der Ureter enge topographische Beziehung zum *N. genitofemoralis.* Über dem Ureter (ventral von ihm) verlaufen auf beiden Seiten die *A. u. V. testicularis* bzw. *ovarica.* Hinzu kommen auf der rechten Seite im *Anfangsteil das Duodenum* und weiter unten die *A. ileocolica* und die *Radix mesenterii* sowie *links die A. mesenterica inferior* sowie die *Anheftung des Mesosigmoideum* an der hinteren Bauchwand.

Pars pelvina. An der Grenze zum kleinen Becken, vor dem Ileosakralgelenk biegt der Ureter um und folgt der Wand des kleinen Beckens. Der *rechte* Ureter überkreuzt die *A. iliaca externa*, der *linke* die *Aufteilungsstelle der A. iliaca communis.* Im kleinen Becken der Frau unterkreuzt der Ureter die *A. uterina* und beim Mann den *Samenleiter.* Bei der Frau verläuft der Ureter 1-2 cm seitlich an der Cervix uteri vorbei. Beide Harnleiter durchsetzen in schrägem Verlauf die Harnblasenwand (S. 654).

Im Verlauf des Ureters sind **3 Engen** zu unterscheiden:
- am Übergang vom Nierenbecken in den Ureter,
- an der Überkreuzung der A. iliaca communis bzw. A. iliaca externa
- beim Durchtritt des Ureters durch die Blasenwand.

Klinische Hinweise. Gelegentlich wird ein *doppelter Harnleiter* beobachtet, der in wechselnder Höhe in einen einzelnen Harnleiter übergeht. Auch getrennte Einmündungen in die Harnblase sind möglich. Solchen Anomalien kommt in der Regel keine krankhafte Bedeutung zu. - Wohl aber können von der Harnblase Krankheitserreger in das Nierenbecken aufsteigen und eine Nierenbeckenentzündung, *Pyelitis,* hervorrufen. Dabei kann es zu starken Kontraktionen der glatten Muskulatur kommen, *Nierenkolik.* Ferner sind im gesamten Bereich der ableitenden Harnwege Steinbildungen möglich, die den Harnabfluß behindern können (*Kelch-* und *Nierenbeckensteine,* sog. *prävesikale Uretersteine*). Sie müssen operativ entfernt werden. - Ureter, Nierenbecken und Kelchsystem lassen sich röntgenologisch mit Hilfe von Kontrastmitteln darstellen (*intravenöses* und *retrogrades Pyelogramm*).

2. Gefäße und Nerven

Arterien. Die arterielle Blutversorgung des Harnleiters erfolgt durch Arterien seiner unmittelbaren retroperitonealen Umgebung, d. h. durch *Äste der A. renalis, A. testicularis* bzw. *ovarica, A. pudenda interna* und der *A. vesicalis superior.* Die Arterien bilden in der Ureterwand ein dichtes anastomosierendes Geflecht, das bei operativen Eingriffen wegen der Gefahr von Wandnekrosen nicht abgelöst werden darf.
Venen. Die Venen verlaufen mit den Arterien.
Lymphgefäße gelangen zu den *Ndd. lumbales.*
Nerven. In allen Schichten der Ureterwand kommen *autonome Nervengeflechte* vor.

3. Mikroskopische Anatomie

Die Wand des Ureters (Abb. 13-**58**) besteht aus
- **Tunica mucosa,**
  - ***Übergangsepithel,***
  - ***Lamina propria,***
- **Tunica muscularis,**
- **Tunica adventitia.**

Auf Querschnittsbildern weist der Ureter infolge Längsfaltung der breiten subepithelialen Bindegewebsschicht ein sternförmiges Lumen auf.

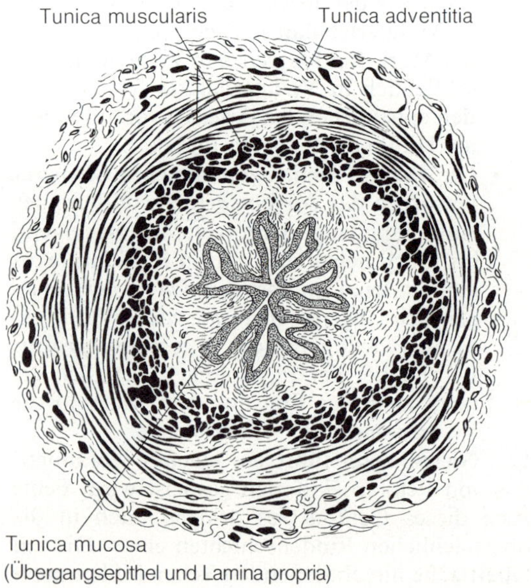

Abb. 13-58. Querschnitt durch den Ureter. Die Tunica muscularis besteht aus einer inneren longitudinalen und einer kräftigen, äußeren, annähernd kreisförmig angeordneten Schicht

Übergangsepithel (S. 37). Charakteristisch ist die Veränderung der Schichtenhöhe und -zahl bei Dehnung. Dem Schutz der Oberfläche des Epithels dienen eine gut ausgebildete *Glykokalyx*, die lichtmikroskopisch sichtbare *Crusta* unter der Zellmembran der Deckzellen sowie breite Nexus zwischen den Deckzellen.

Lamina propria. Unter dem Epithel ist die Bindegewebsschicht lamellär gebaut und besitzt ein engmaschiges Kapillarnetz, dessen Schlingen die Epithelbasis vorwölbt. Die größeren Gefäße verlaufen in einer weiter außen gelegenen, lockerer gebauten Faserschicht.

Tunica muscularis. Das Muskelsystem des Ureters stellt eine Schraube aus glatter Muskulatur dar, die am Harnleiterbeginn sphincterartig verstärkt ist. Es läßt sich eine undeutliche Schichtengliederung in ein *Stratum longitudinale internum* und ein *Stratum circulare* unterscheiden, das im distalen Drittel durch ein *Stratum longitudinale externum* verstärkt wird.

III. Nebenniere, Glandula suprarenalis

Die Nebenniere ist ein für das Leben unbedingt erforderliches endokrines Organ.

1. Makroskopische Anatomie, Gefäße und Nerven

Die Nebennieren liegen, von Fett umgeben, am oberen Pol der Niere (S. 610). Die *rechte Nebenniere* ist abgeplattet und dreieckig. Sie berührt die Facies visceralis der Leber. Die *linke Nebenniere* ist abgerundet. Beide Nebennieren legen sich nach oben der Pars lumbalis des Zwerchfells an. Im übrigen entspricht die Topographie der Nebennieren der der oberen Nierenpole (S. 608). Die Organe sind 4-6 cm lang, 1-2 cm breit und 4-6 cm dick. Jede Nebenniere ist von einer zellreichen gefäßführenden Kapsel umgeben, mit der ein zartes retikuläres Bindegewebsstroma im Organ zusammenhängt.
Werden die Nebennieren aufgeschnitten, ist bereits makroskopisch ihre Gliederung in
- **Rinde, Cortex** und
- **Mark, Medulla** zu erkennen.

Gefäße. Die arterielle Versorgung der Nebennieren erfolgt durch 3 Gefäße,
- **A. suprarenalis superior** aus der A. phrenica inferior,
- **A. suprarenalis media** aus der Aorta und
- **A. suprarenalis inferior** aus der A. renalis.

Die Arterien treten von verschiedenen Seiten an das Organ heran und bilden subkapsulär einen Gefäßplexus. Von hier aus ziehen Arterienäste in dünnen Septen ins Organinnere, die von Endothelzellen und Zellen des MPS ausgekleidete **Sinusoide** abgeben. Die venösen Abschnitte des Kapillarsystems sammeln sich dann im Nebennierenmark zu größeren muskelstarken Venen, Drosselvenen, aus denen schließlich die **V. suprarenalis** hervorgeht. Ins Nebennierenmark ziehen aber auch Arterienäste, die sich vorher nicht in Kapillaren aufgeteilt haben. Auf diese Weise verfügt das Nebennierenmark über eine doppelte Gefäßversorgung.
Nerven. Die Nebenniere erhält zahlreiche Nerven, die vom *N. splanchnicus, N. phrenicus* und vom *N. vagus* stammen.

2. Entwicklung

Die Gliederung in Mark und Rinde erklärt sich aus der Entwicklung des Organs.

Rinde. Die Rinde entsteht *aus einer Verdickung des Zölomepithels* beiderseits der Radix mesenterii in Nachbarschaft der Gonadenanlage. Die Rindenanlage löst sich frühzeitig von der Zölomwand und gelangt in das retroperitoneale Bindegewebe. Schließlich entstehen dort große azidophile Zellen, die ein kompaktes Organ bilden.

Mark. In die Anlage der Nebennierenrinde wandern *aus der benachbarten Sympathicusanlage* ektodermale Zellen, Sympathikoblasten, ein. Aus ihnen geht das Mark der Nebenniere hervor. Etwa im 3. Embryonalmonat beginnend entwickeln sich hier aus Sympathikoblasten spezifische Markzellen und sympathische Nervenzellen.

3. Mikroskopische Anatomie

Nebennierenrinde, Cortex glandulae suprarenalis

Das Parenchym der Nebennierenrinde besteht aus soliden, miteinander zusammenhängenden Epithelsträngen, die infolge ihres Lipidgehalts eine gelbliche Farbe haben. Nach der Anordnung der Epithelzellen sind 3 fließend ineinander übergehende Zonen zu unterscheiden (Abb. 13-**59**),
- **Zona glomerulosa,**
- **Zona fasciculata** und
- **Zona reticularis.**

Zona glomerulosa. In der unter der Kapsel gelegenen schmalen Zona glomerulosa sind die Epi-

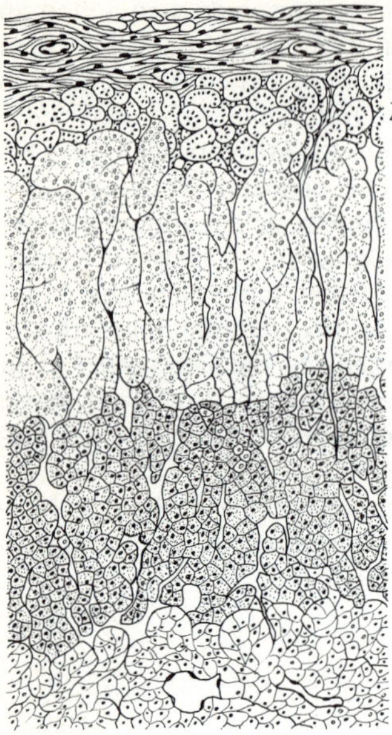

Abb. 13-59. Senkrechter Schnitt durch die Nebenniere

thelzellstränge *knäuelartig* gewunden oder in Form von unregelmäßigen, von zartem Bindegewebe umfaßten Nestern zusammengefaßt, deren azidophile Zellen chromatinreiche Kerne besitzen. In der Zona glomerulosa werden vor allem *Mineralocorticoide (Aldosteron)* gebildet, die bei der Steuerung des Elektrolyt- und Wasserhaushalts mitwirken.

Zona fasciculata. Diese Zone ist breit. Sie besteht aus parallel zueinander verlaufenden *Zellsäulen,* die senkrecht zur Organoberfläche orientiert sind. Meistens sind 2–3 Zellsäulen zusammengeschlossen. Die großen polygonalen Zellen dieser Schicht besitzen locker strukturierte Kerne. Ihr helles Zytoplasma ist reich an *Lipoiden.* Da bei der histologischen Technik die Lipoide herausgelöst werden, kommt die typische Wabenstruktur des Zytoplasmas der Faszikulatazellen zustande („Spongiozyten"). Die Faszikulatazellen sind mitochondrienreich (Tubulustyp) und haben viel glattes endoplasmatisches Retikulum. In der Zona fasciculata sowie der folgenden Zona reticularis werden *Glukokortikoide* (u. a. Cortison, Cortisol) sowie geringe Mengen weiblicher und männlicher *Geschlechtshormone* gebildet.

Zona reticularis. In der Zona reticularis sind schmale *Zellstränge netzartig* miteinander verbunden. Ihre Epithelzellen sind kleiner als die der Zona fasciculata und enthalten häufig Pigmentgranula, die mit dem Alter zunehmen.

Histophysiologie. Die zonale Gliederung der Nebennierenrinde ist nicht konstant, vielmehr führt die *wechselnde funktionelle Beanspruchung* zur Verbreiterung oder Verschmälerung der Zona fasciculata. In der äußeren und inneren Schicht der Rinde spielen sich bei solchen Anpassungsvorgängen Entfaltungs- und Rückbildungsprozesse ab. Deshalb bezeichnet man diese Rindenbezirke als *äußeres und inneres Transformationsfeld.*

Auch *ändern sich die Breiten der Rindenzonen während des Lebens.* Insgesamt ist fetal die Nebennierenrinde breiter als später. Nach der Geburt wird die Nebennierenrinde dann umgebaut. Bis zur Pubertät überwiegt die Zona fasciculata. Danach kommen etwa bis zum 50. Lebensjahr breite Zonae glomerulosa und reticularis hinzu, die sich später wieder verkleinern.

Die Tätigkeit der Nebennierenrinde steht unter dem Einfluß des *adrenokortikotropen Hormons (ACTH)* des Hypophysenvorderlappens. Zwischen den beiden endokrinen Organen besteht ein Feed-back-Mechanismus.

In die Funktion der Rinde greifen auch *sympathische Nerven* ein. Sie entstammen den Ganglia coeliaca, dem Plexus renalis und suprarenalis und bilden ein feines Geflecht, dessen Endverzweigungen mit Rindenzellen in Kontakt treten.

Nebennierenmark, Medulla glandulae suprarenalis

Das Mark enthält Nester und Stränge von polygonalen Zellen mit unterschiedlich großen chromatinarmen Kernen. Sie werden von weiten Kapillaren umgeben. Die Mehrzahl der Zellen (80%) zeigt in ihrem Zytoplasma kleine Granula, die **Adrenalin** enthalten. Die anderen Zellen *(N-Zellen)* verfügen über Granula mit **Noradrenalin.**

Hinweis. Die Unterscheidung zwischen den beiden Zellarten des Nebennierenmarks ist nur fluoreszenzmikroskopisch und histochemisch sowie elektronenmikroskopisch möglich. Das gesamte Nebennierenmark nimmt aber nach Behandlung mit Kaliumbichromat eine braune Farbe an. Deshalb werden die Markzellen auch *chromaffine* oder *phäochrome Zellen* genannt.

Zwischen den Epithelzellen, die von weiten Kapillaren umgeben sind, kommen vegetative Ganglienzellen vor, an denen präganglionäre Fasern des *N. splanchnicus* enden.

IV. Leitungsbahnen im Retroperitonealraum

1. Arterien

Die beherrschende Arterie des Retroperitonealraums ist der abdominale Teil der Aorta, **Pars abdominalis aortae** (Abb. 13-**58**). Sie setzt die Pars thoracica aortae fort. Die Pars abdominalis aortae beginnt in Höhe von Th12 nach Durchtritt der Aorta durch das Zwerchfell. Sie verläuft vor der Wirbelsäule. Ihr Anfangsteil wird vom Pankreas und von der Pars descendens duodeni überlagert. Am unteren Rand des 4. Lumbalwirbels teilt sich die Aorta in die beiden Aa. iliacae communes.

Während ihres Verlaufes entläßt die Bauchaorta
- **unpaare Äste**, die in die Mesenterien eintreten, und
- **paarige Äste**, die in die seitlichen Bindegewebsräume des Spatium retroperitoneale gelangen. Nach der Teilung der Bauchaorta in die gemeinsamen Beckenarterien setzt sie sich in die
- **A. sacralis mediana**, kleine Schwanzarterie, fort, deren Ende in das Steißknötchen, *Corpus coccygeum*, übergeht.

Unpaare Aortenäste

Die unpaaren ventralen viszeralen Aortenäste sind der
- **Truncus coeliacus** (Abb. 13-**15**), Tripus Halleri, der unmittelbar am *Hiatus aorticus* aus der Aorta hervorgeht, 1-2 cm lang ist und vom Peritoneum parietale der dorsalen Wand der Bursa omentalis bedeckt ist. Der Truncus coeliacus teilt sich in die
  - ***A. gastrica sinistra*** (S. 574), die *Rr. oesophageales* zu den abdominalen Ösophagusabschnitten abgibt, die
  - ***A. hepatica communis***, die sich in die
    A. hepatica propria fortsetzt und hinter dem Bulbus duodeni die
    A. gastroduodenalis abgibt.
    Äste der A. hepatica propria sind
    A. gastrica dextra (S. 574),
    Ramus dexter mit der *A. cystica* (S. 603) als Ast und
    Ramus sinister.
    Die wichtigsten **Äste der A. gastroduodenalis** sind die *Aa. pancreaticoduodenalis superior posterior et anterior* (S. 593) mit Rr. pancreatici und Rr. duodenales (S. 581),
    Aa. retroduodenales (S. 581),
    A. gastroomentalis dextra (früher: A. gastroepiploica dextra, S. 574).
  - ***A. splenica*** (lienalis). Sie verläuft hinter dem Oberrand des Pankreas durch das Ligamentum splenorenale zum Milzhilum. Ihre Äste sind
    Rami pancreatici (S. 593),
    A. gastroomentalis sinistra (früher: A. gastroepiploica sinistra) zur großen Kurvatur des Magens (S. 574),
    Aa. gastricae breves zum Magenfundus (S. 574).
- **A. mesenterica superior** (Abb. 13-**26**, 13-**21**). Sie ist das Gefäß der Nabelschleife (S. 561). Ihr Versorgungsgebiet reicht vom Duodenum bis zur linken Colonflexur. Die A. mesenterica superior entspringt unterhalb des Truncus coeliacus aus der Aorta, verläuft hinter dem Pankreas nach abwärts und tritt zwischen dessen unterem Rand und der Pars horizontalis duodeni in das Mesenterium ein. Ihre Äste sind:
  - ***A. pancreaticoduodenalis inferior*** (S. 593), die hinter der Bauchspeicheldrüse beginnt und mit der A. pancreaticoduodenalis superior einen Gefäßkranz bildet,
  - ***Aa. jejunales*** (S. 581),
  - ***Aa. ilei*** (S. 581),
  - ***A. ileocolica*** (S. 589) mit
    A. caecalis anterior,
    A. caecalis posterior,
    A. appendicularis,
  - ***A. colica dextra*** (S. 589) und
  - ***A. colica media*** (S. 589), die die A. mesenterica superior in ihrem Anfangsteil verläßt, im Mesocolon transversum zum Colon transversum verläuft und mit der A. colica sinistra (s. unten) in Verbindung steht. Die
- **A. mesenterica inferior** (Abb. 13-**26**, S. 589). Sie entspringt aus der Aorta, etwa 5 cm oberhalb ihrer Bifurkation und liegt völlig *retroperitoneal*. Die Äste der A. mesenterica inferior sind
  - ***A. colica sinistra***,
  - ***Aa. sigmoideae*** und
  - ***A. rectalis superior***.

Paarige Aortenäste

Die paarigen Aortenäste ziehen zu den paarigen Eingeweiden (Nebennieren, Nieren, Keimdrüsen) sowie als paarige dorsale Äste zur Bauchwand. Die
- **A. phrenica inferior** entspringt dicht unter dem Zwerchfell und versorgt dessen Unterfläche. Sie gibt die
  - ***A. suprarenalis superior*** zur Nebenniere ab. Die

- **A. suprarenalis media** geht tiefer aus der Bauchaorta hervor und verläuft lateralwärts zur Nebenniere. Die
- **A. renalis** entspringt zwischen dem 1. und 2. Lendenwirbel unterhalb der A. mesenterica superior rechtwinklig aus der Bauchaorta. Jede A. renalis gibt eine ***A. suprarenalis inferior*** (S. 619) ab. Die
- **A. testicularis** bzw. **ovarica** entspringt unterhalb der Nierenarterien vom vorderen Umfang der Bauchaorta. Bei beiden Geschlechtern zieht die Arterie auf dem M. psoas nach abwärts und überkreuzt den Ureter. Beim Mann tritt sie an den inneren Leistenring heran und zieht dann als Bestandteil des Samenstrangs (Tabelle 9-**14**, S. 660) zum Mediastinum des Hodens. Bei der Frau tritt sie am Rand des kleinen Beckens in das *Ligamentum suspensorium ovarii* ein (S. 667). Die
- **Aa. lumbales** sind paarige dorsale Äste der Bauchaorta und entsprechen den Interkostalarterien. Beiderseits entspringen 4 Lumbalarterien zur Versorgung der Bauchwand. Sie geben Äste zur Rückenmuskulatur und feine Zweige zur arteriellen Versorgung des Wirbelkanals ab. Sie *anastomosieren* mit anderen Bauchwandarterien, nämlich mit den *Aa. epigastricae superiores et inferiores*, den *Aa. iliolumbales* und mit den *Aa. circumflexae ilium profundae.*

2. Venen

Vena portae

Die Vena portae sammelt das mit Nährstoffen angereicherte Blut aus den unpaaren Bauchorganen und transportiert es zur Leber (S. 597). Die Pfortader entsteht hinter dem Pankreaskopf durch Zusammenfluß der

- **V. splenica** *(lienalis)*,
- **V. mesenterica inferior,**
- **V. mesenterica superior.**

V. splenica. Sie bildet sich aus mehreren Ästen am Milzhilum und verläuft kaudal der A. splenica an der Hinterfläche des Pankreas. Sie nimmt auf die

- ***Vv. pancreaticae*** aus der Bauchspeicheldrüse,
- ***Vv. gastricae breves*** vom Magenfundus (Verlauf im Ligamentum gastrosplenicum),
- ***V. gastro-omentalis sinistra*** von der großen Kurvatur des Magens.

V. mesenterica inferior. In sie münden

- ***V. colica sinistra*** vom Colon ascendens,
- ***Vv. sigmoideae*** vom Colon sigmoideum und die
- ***V. rectalis superior*** vom oberen Rectum.

V. mesenterica superior. Sie verläuft lateral von der gleichnamigen Arterie im Mesenterium und dann hinter dem Pankreaskopf. Sie erhält Zuflüsse durch die

- ***Vv. jejunales et ileales*** vom Jejunum und Ileum,
- ***V. gastro-omentalis dextra*** von der kleinen Kurvatur des Magens
- ***Vv. pancreaticae*** von der Bauchspeicheldrüse
- ***Vv. pancreaticoduodenales*** von Pankreaskopf und Duodenum,
- ***V. ileocolica*** vom Dünndarm-Dickdarmübergang, die die *V. appendicularis* aufnimmt,
- ***V. colica dextra*** vom Colon ascendens und
- ***V. colica media*** vom Colon transversum.

Nachdem sich die Vena portae gebildet hat, verläuft ihr Stamm hinter der Pars superior duodeni im Ligamentum hepatoduodenale und zieht zur Leberpforte. Während dieses Verlaufes treten in die V. portae ein

- ***V. praepylorica*** von der Vorderseite des Pylorus,
- ***V. gastrica dextra*** und ***V. gastrica sinistra*** von der kleinen Kurvatur des Magens,
- ***Vv. parumbilicales***, kleine Venen, die mit dem Ligamentum teres hepatis verlaufen und Verbindungen zu oberflächlichen Bauchwandvenen herstellen,
- ***V. cystica*** von der Gallenblase.

Portokavale Anastomosen

Von großer klinischer Bedeutung ist, daß *zwischen Pfortader und V. cava inferior* Verbindungen bestehen, die bei Stauungen in der V. portae bis zu einem gewissen Grad eine Ableitung des Blutes in die untere Hohlvene ermöglichen. Umgehungskreisläufe, portokavale Anastomosen (Abb. 13-**60**), bestehen über

- *Vv. parumbilicales* zu den Venen der Bauchwand,
- *V. coronaria ventriculi* (= V. gastrica dextra et sinistra, V. praepylorica) und die Vv. gastricae breves zu Ösophagusvenen,
- *Venen des Rektums,*
- *retroperitoneale Anastomosen.*

Klinischer Hinweis. In den Kapillargebieten bzw. in kleineren Venen der portokavalen Anastomosen kann es bei portaler Hypertension zu Varizenbildungen und auch zu Blutungen kommen. Besonders gefährlich und häufig sind bei portaler Hypertension *Ösophagusvarizen.* – Füllen sich die Venen der vorderen Bauchwand, Vv. parumbilicales, mit Blut und erweitern sich, bildet

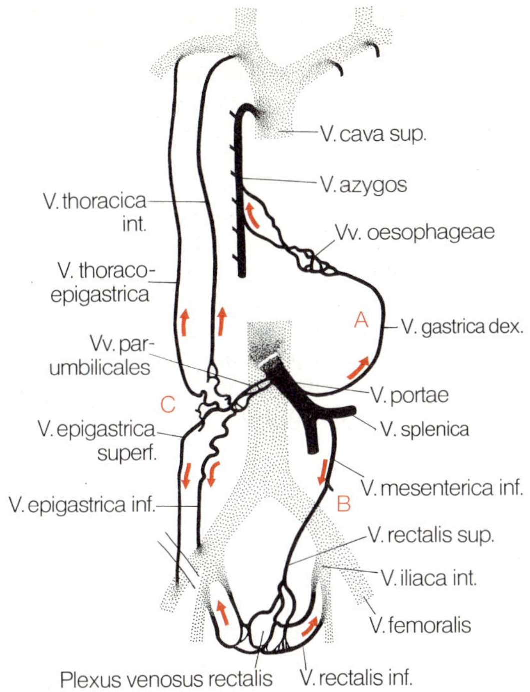

Abb. 13-60. Pfortader und portokavale Anastomosen. *Die Pfeile* geben die Strömungsrichtung des Pfortaderbluts bei einer Stauung in der V. portae an; *A* zu den Ösophagusvenen, *B* zu den Venen des Rektum, *C* zu den Beckenvenen und zur V. subclavia

sich im Umkreis des Nabels das *Caput medusae.* – Schließlich kann es zu Varizenbildungen im Gebiet des *Plexus venosus rectalis* (S. 653) kommen.

Vena cava inferior (Abb. 13-**62**)

Das große, dem Herzen das Blut aus den unteren Körperpartien zuleitende Gefäß des Abdomens ist die *V. cava inferior, untere Hohlvene.* Sie nimmt das Blut aus den Beinen, vom Becken, den Beckenorganen, der Bauchwand und den paarigen Organen der Bauchhöhle auf.
Die V. cava inferior entsteht rechts von der Wirbelsäule zwischen dem 4. und 5. Lendenwirbel durch Vereinigung der beiden *Vv. iliacae communes.* Der Zusammenfluß wird von der A. iliaca communis dextra überdeckt. Der Stamm steigt dann rechts von der Aorta an der hinteren Bauchwand aufwärts zum *Centrum tendineum* des Zwerchfells, um durch das *Foramen v. cavae* zum rechten Vorhof zu gelangen. Im sehnigen Anteil des Zwerchfells ist sie fest fixiert und hat einen Durchmesser von 3 cm. Die *Vorderfläche der V. cava inferior* wird im kaudalen Bereich vom Peritoneum bedeckt, kranial ist sie von der Radix mesenterii, von der Pars inferior duodeni und vom Pankreaskopf überlagert.
Dicht unterhalb des Zwerchfells nimmt die V. cava inferior die *Vv. hepaticae* auf. Im übrigen entsprechen ihre paarigen Wurzeln den paarigen Ästen der Aorta.
Zur Vena cava superior bestehen zahlreiche Verbindungen: *Cava-Cava-Anastomosen.*

Besonderheiten

Folgende Besonderheiten im venösen System des Retroperitonealraums sind zu beachten. Die
- **Vv. lumbales** sind vor den Rippenfortsätzen der Lumbalwirbel durch Längsanastomosen, ***V. lumbalis ascendens,*** verbunden. Diese die V. iliaca communis und die Vv. lumbales verbindende Anastomose mündet ***rechts*** in die ***V. azygos, links*** in die ***V. hemiazygos*** (S. 549). Da die V. azygos in die ***V. cava superior*** mündet, ist durch diese Anastomose eine seitlich von der Wirbelsäule gelegene Verbindung zwischen oberer und unterer Hohlvene hergestellt, ein Parallelkreislauf, der bei Obstruktionen der V. cava inferior große Bedeutung erlangt. Die
- **Vv. testiculares** gehen aus dem jederseitigen *Plexus pampiniformis* hervor. Die ***rechte*** V. testicularis mündet in die ***V. cava inferior,*** die ***linke*** gelangt unter dem Sigmoid ***zur V. renalis sinistra.*** Die
- **Vv. ovaricae** verhalten sich in ihrem Verlauf wie die Vv. testiculares. Die
- **Vv. renales** liegen vor den gleichnamigen Arterien und münden unterhalb des Ursprungs der A. mesenterica superior in die V. cava inferior. Die rechte ist nur kurz und wird von der Pars descendens duodeni bedeckt. Die linke ist länger und sehr viel dicker, verläuft ventral von der Bauchaorta nach rechts und ist vom Pankreas verdeckt.

3. Lymphgefäße und Lymphknoten

Im Spatium retroperitoneale sammeln sich die größeren abführenden Lymphstränge der unteren Extremitäten, der Beckenorgane, der Bauchhöhle und der Bauchwand. In den Verlauf der Lymphgefäße sind zahlreiche *Lymphknoten als Filterstationen* eingeschaltet.

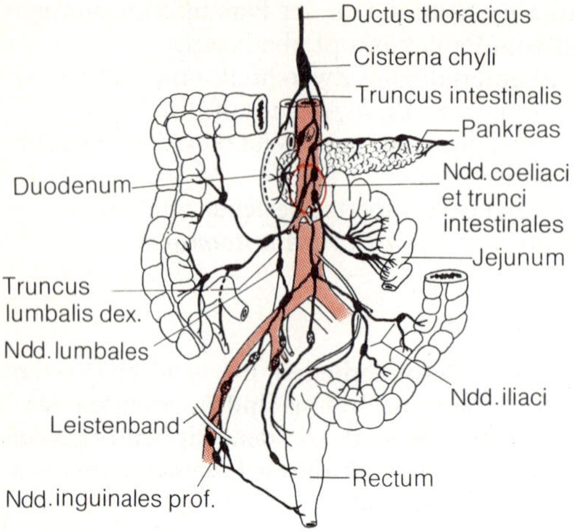

Abb. 13-61. Erläuterung zum Lymphabfluß aus dem Darmkanal. (Nach Töndury, 1970)

Lymphgefäße (Abb. 13-**61**)

Da bei den Lymphknoten die Zahl der zuführenden Lymphgefäße stets größer ist als die Zahl der wegführenden Gefäße, verringert sich die Zahl der Lymphgefäße, die von der unteren Körperhälfte aufsteigen. Sie sammeln sich zu den **Truncus lumbalis dexter et sinister**, die die Aorta begleiten.
In der Gekrösewurzel entsteht in der Umgebung des (arteriellen) Truncus coeliacus als 3. Lymphstrang der **Truncus intestinalis**, welcher die gesamte Darmlymphe und die Lymphe der anderen Baucheingeweide führt.
Alle 3 Stämme vereinigen sich hinter der Aorta in Höhe des Aortenschlitzes mit einer Erweiterung, **Cisterna chyli**, zum **Ductus thoracicus**, Milchbrustgang. Dieser stellt den unpaaren Hauptstamm des Lymphgefäßsystems dar und gelangt durch den **Hiatus aorticus** in das hintere Mediastinum.

Regionäre Lymphknoten (Abb. 13-**62**)

Die regionären Lymphknoten der unpaaren Bauchorgane werden bei den einzelnen Organen besprochen. Folgende Lymphknotenstationen der Bauchhöhle sind wichtig:

- **Nodi lymphatici iliaci externi** liegen entlang der Vasa iliaca externa. Ihre Vasa efferentia ziehen zu den
- **Nodi lymphatici lumbales**, die links und rechts von den großen Gefäßen kettenartig angeordnet sind und außerdem die Lymphe der paarigen Organe aufnehmen.
- **Nodi lymphatici mesenterici**, etwa 200–300 Lymphknoten, liegen im Mesenterium.
- **Nodi lymphatici mesenterici inferiores, ileocolici, colici dextri, colici medii et colici sinistri**, die in den mit dem Dickdarm verbundenen Bauchfellfalten liegen.
- **Nodi lymphatici gastrici dextri et sinistri** für den Lymphabfluß des Magens.
- **Nodi lymphatici pancreaticolienales** stellen eine Lymphknotenkette dar, die vom Hilum der Milz längs der Vasa lienalia am oberen Rand des Pankreas entlangziehen.
- **Nodi lymphatici hepatici** liegen *im Lig. hepatoduodenale* des Omentum minus. Sie stehen mit Lymphknoten der Brusthöhle in Verbindung.

4. Nerven

Spinalnerven

Der **Plexus lumbosacralis**, welcher aus den ventralen Ästen der Spinalnerven L1–S3 gebildet wird, ist in Abb. 13-**63** dargestellt.
Die Endverzweigungen der **Nn. phrenici** gelangen als **Rr. phrenicoabdominales** in die Bauchhöhle, ***rechts*** *durch das Foramen v. cavae,* ***links*** *durch den Hiatus oesophageus.* Sie versorgen das Peritoneum an der Unterfläche des Zwerchfells, auf der Facies visceralis der Leber, auf dem Duodenum und auf dem Pankreaskopf.

Vegetative Nerven

Truncus sympathicus. Der Brustteil des Grenzstrangs, Truncus sympathicus, tritt zwischen dem lateralen und medialen Schenkel der Pars lumbalis des Zwerchfells in das Spatium retroperitoneale über und setzt sich in den Bauchteil fort (Abb. 13-**64**). Dieser besteht auf jeder Seite aus einer Kette von etwa *4 Ganglien*, die jeweils am ventrolateralen Umfang der Lendenwirbelkörper liegen. Sie besitzen lange *Rr. communicantes,* die unter den sehnigen Ursprüngen des M. psoas hindurchziehen und den Spinalnerven Fasern zuführen. Die Grenzstrangganglien stehen ferner durch Rr. communicantes sowohl untereinander als auch mit prävertebralen Ganglien in Verbindung. Diese liegen auf der ventralen Fläche der Aorta und sind durch ein schwer entwirrbares Nervenfasergeflecht miteinander verbunden.

Plexus coeliacus und vegetative Ganglien. Der Plexus coeliacus ist ein mächtiges Geflecht vegetativer Nerven, das die Ursprünge des Truncus coeliacus, der A. mesenterica superior und der Nierenarterien umgibt. Nach kaudal setzt sich

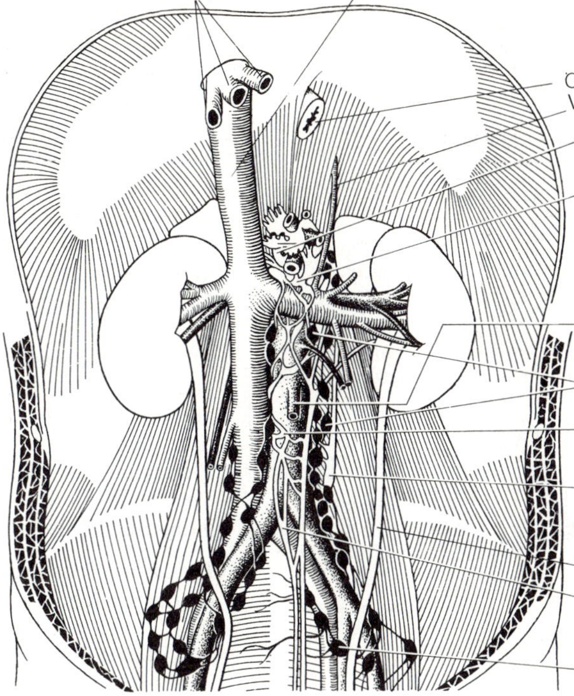

▲ **Abb.** 13-**62.** Topographie der Organe des Spatium retroperitoneale und der hinteren Bauchwand. Autonome Ganglien- und Nervengeflechte; Lymphknotenstationen entlang der Bauchaorta und ihrer Aufzweigungen

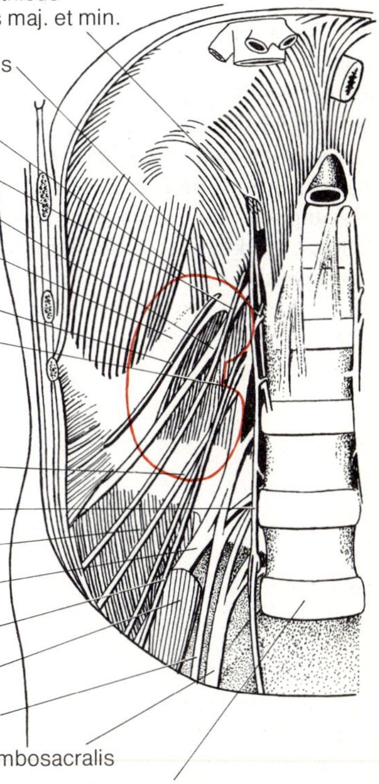

Abb. 13-**63.** Dorsale Bauchwand. Darstellung des Plexus lumbosacralis mit seinen Ästen. Der M. psoas ist zum größten Teil entfernt, um den Plexus lumbalis freizulegen

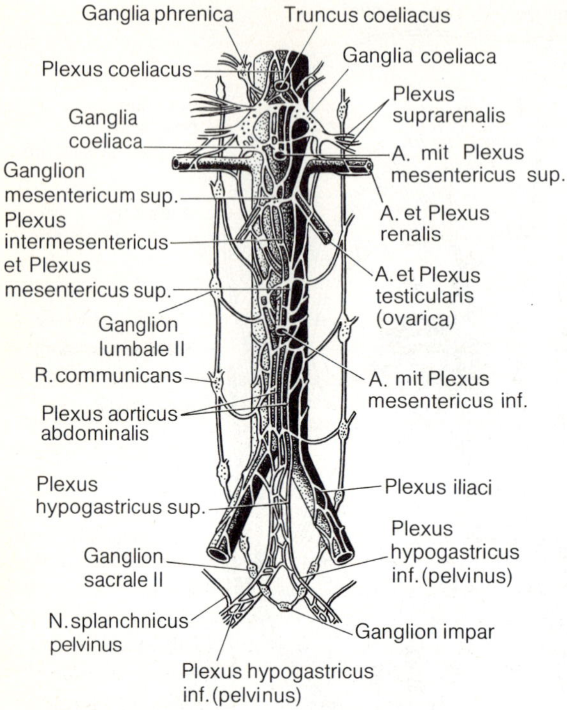

Abb. 13-64. Grenzstrang des Sympathikus und prävertebrale Ganglien. Die in den Plexus coeliacus einstrahlenden Nn. vagi sind nicht eingezeichnet

das Geflecht in den Plexus aorticus abdominalis fort.

Zu diesen Geflechten gehören in der Umgebung der großen Bauchgefäße das

- **Ganglion coeliacum dextrum** hinter der V. cava inferior und dem Pankreaskopf sowie das
- **Ganglion coeliacum sinistrum** oberhalb des Pankreaskörpers in der Hinterwand der Bursa omentalis,
- **Ganglion mesentericum superius** an der Wurzel der A. mesenterica superior sowie die
- **Ganglia aorticorenalia** jederseits auf der Aorta an der Abgangsstelle der Nierenarterien,
- **Ganglion mesentericum inferius** um den Anfang der A. mesenterica inferior.

Diese prävertebralen sympathischen Ganglien empfangen ***präganglionäre Fasern*** aus den Brustsegmenten 5–12 des Rückenmarks in Gestalt der *Nn. splanchnici major et minor.* Diese durchdringen das Zwerchfell, spalten sich in mehrere Äste auf und gelangen in die prävertebralen Ganglien.

Die ***postganglionären Fasern*** sind für die Bauchorgane bestimmt und erreichen ihre Versorgungsgebiete unter weiterer Geflechtbildung in Begleitung der Arterien, z. B. als Plexus suprarenalis, Plexus renalis, Plexus hepaticus, Plexus lienalis, Plexus gastricus. Aus ihnen gehen weitere Organgeflechte hervor.

Plexus aorticus abdominalis. Er teilt sich am Ende der Bauchaorta in 3 Geflechte auf, und zwar in

- **2 Plexus iliaci**, die mit den Aa. iliacae communes verlaufen, und den
- **Plexus hypogastricus superior.** Dieser setzt sich als breites Geflecht in das kleine Becken hinein fort, wo er sich in den paarigen *Plexus hypogastricus inferior* teilt.

Nervi vagi. Die Nn. vagi bilden am thorakalen Ösophagus (S. 546) den *Plexus oesophageus.* Dieser setzt sich als ***Truncus vagalis anterior et posterior*** in die Bauchhöhle hinein fort. Der dorsale Truncus führt seine Fasern zum Plexus coeliacus, der vordere endet im Plexus gastricus.

Kapitel 14

Becken und Beckeneingeweide

A. Pelvis, Becken

Das knöcherne Becken ist ausführlich auf S. 324, das Bänderbecken auf S. 328 und die Beckenwandmuskulatur auf S. 352 besprochen. Im vorliegenden Zusammenhang werden nun noch Beckenboden und Leitungsbahnen des Beckens behandelt.

I. Beckenboden (Abb. 14-1, 14-2)

1. Gliederung

Der Beckenboden gliedert sich in
- **Diaphragma pelvis** und
- **Diaphragma urogenitale.**

Diaphragma pelvis. Es besteht im wesentlichen aus einer muskulären, trichterförmigen Schlinge. Sie wird gebildet von
- ***M. levator ani*** und
- ***M. coccygeus***

Der Trichter, dessen Tülle den Anus bildet, ist von oben her in das kleine Becken eingehängt und weist vorne einen Spalt auf, *Levatorspalt.* Bedeckt wird die Muskulatur des Diaphragma pelvis an ihrer Ober- bzw. Unterseite von der
- ***Fascia diaphragmatis pelvis superior*** bzw. der
- ***Fascia diaphragmatis pelvis inferior.***

Diaphragma urogenitale. Es verschließt den Levatorspalt von kaudal. Wichtigste Bestandteile des Diaphragma urogenitale sind
- ***M. transversus perinei profundus,***
- ***M. transversus perinei superficialis,***
- ***Fascia diaphragmatica urogenitalis superior,***
- ***Fascia diaphragmatis urogenitalis inferior,***
- ***Lig. transversum perinei,*** das zwischen Lig. arcuatum pubis (S. 326) und Vorderrand des M. transversus perinei profundus liegt. In seinem Bereich sind Fascia diaphragmatica urogenitalis superior und inferior vereinigt.

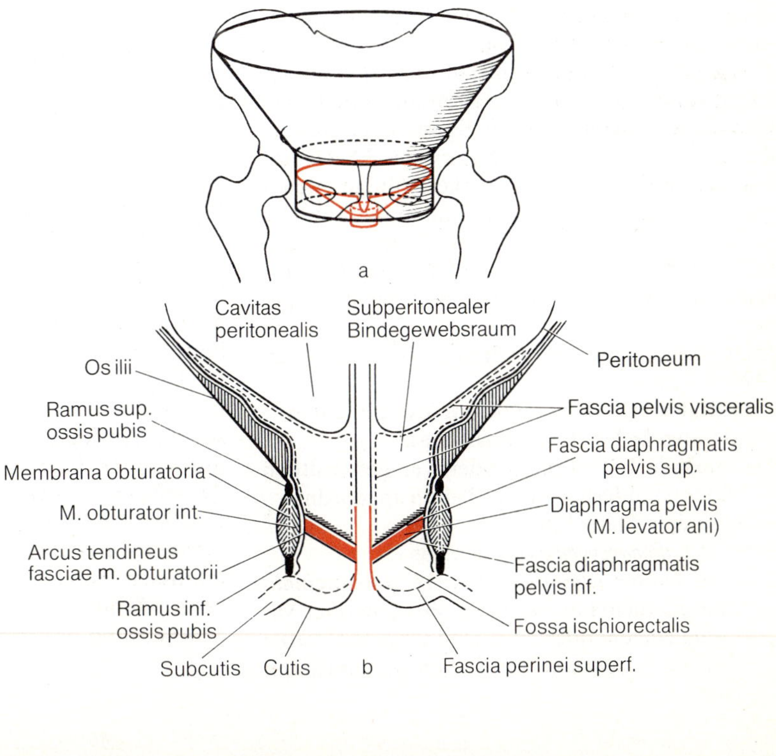

Abb. 14-1a, b. Schematische Darstellung der Schichten und Räume im Bereich des Beckenbodens

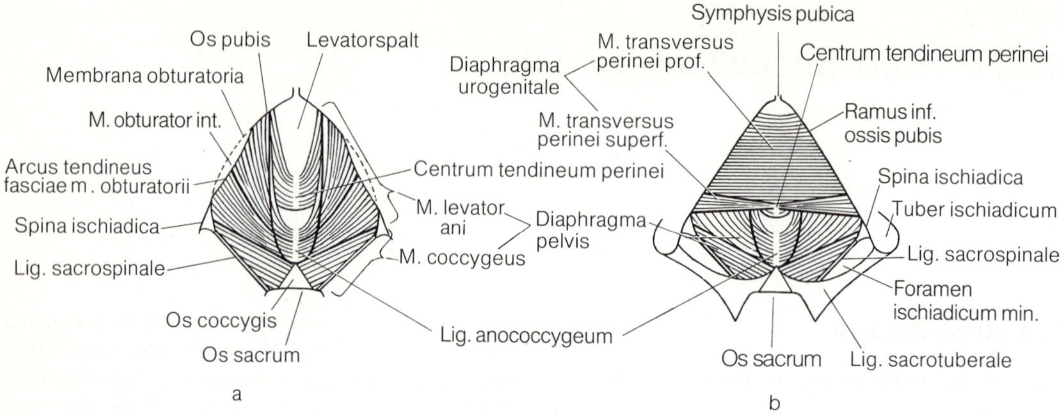

Abb. 14-2 a, b. Schematische Darstellung der Beckenbodenmuskulatur. **a** Das Diaphragma pelvis; **b** das Diaphragma urogenitale (Ansicht von unten)

Durch das Diaphragma urogenitale treten beim Mann die Urethra, bei der Frau Urethra und Vagina. Zwischen Ligamentum arcuatum und Ligamentum transversum perinei gelangen die V. dorsalis penis bzw. clitoridis ins Becken.

2. Beckenbodenmuskulatur (Abb. 14-**2**, 14-**4**)

M. levator ani. Dieser Muskel ist der wichtigste Bestandteil des Diaphragma pelvis.
Das **Ursprungsfeld** des M. levator ani (Abb. 14-**3**) beginnt unter dem Torus pubicus der Symphyse, an der *Hinterfläche des Os pubis*. Von dort setzt es sich seitlich über einen Verstärkungsstreifen der Faszie des M. obturator internus fort. Dieser *Arcus tendineus m. levatoris ani* verläuft unter dem Canalis obturatorius auf die Spina ischiadica zu. **Zur Mitte hin** bilden die Fasern des M. levator ani beider Seiten eine Muskelschlinge, deren größter Teil das Rectum von hinten umfaßt. Die medialen freien Ränder der Schlinge vereinigen sich vor dem Rectum und bilden den **Levatorspalt**, der für den Durchtritt von Urogenitalorganen genutzt wird.
Im einzelnen gliedert sich der M. levator ani (Abb. 14-**2 a**) in einen
- **medialen Teil** (früher Pars pubica) und einen
- **lateralen Teil** (früher Pars iliaca).

Der **mediale Teil** ist mehr oder weniger deutlich in 2 übereinanderliegenden Platten angeordnet.
Die kraniale Platte bildet der
- ***M. pubococcygeus***, von dem als
- ***M. levator prostatae*** bzw. ***M. pubovaginalis*** bezeichnete Faserzüge zur Prostata oder Vagina ziehen, oder an diesen Organen vorbei in das *Centrum tendineum* hineinführen (s. unten). Die übrigen Fasern des M. pubococcygeus ziehen zum Os coccygis.

Die kaudale Platte wird als
- ***M. puborectalis*** bezeichnet. Seine Fasern verlaufen am Rectum vorbei, verbinden sich dann hinter dem Rectum mit den Fasern der Gegenseite zu einer Muskelschlinge.

Der **laterale Teil** des M. levator ani ist der
- ***M. iliococcygeus***. Seine Fasern treffen sich mit denen der Gegenseite im *Lig. anococcygeum*, einem derben Bindegewebszug zwischen Anus und Os coccygis.

M. coccygeus (Abb. 14-**3**). Er ergänzt den Levator ani zum Diaphragma pelvis. **Ursprung**: Teilweise von der Spina ossis ischii, teilweise vom Lig. sacrospinale. **Ansatz**: Rand und Innenfläche des Os coccygis, unterster Sakralwirbel.

Hinweis. M. levator ani, M. coccygeus und M. piriformis (S. 353) beteiligen sich an der Bildung des Geburtskanals und sind dachziegelartig übereinander angeordnet. Dabei kommt ihrer nach vorne offenen Schlinge für die Belastungsfähigkeit des Damms unter der Geburt besondere Bedeutung zu (s. Abb. 14-**60**, S. 699).

M. transversus perinei profundus (Abb. 14-**2 b**). Es handelt sich um eine trapezförmige Muskelplatte, die sich im Schambogen vom Ramus inferior ossis pubis der einen Seite bis zur Gegenseite erstreckt. Aus dem M. transversus perinei profundus scheren Faserzüge aus, die beim Mann als ***M. sphincter urethrae*** die Pars membranacea der Urethra (S. 675) bzw. bei der Frau als ***M. sphincter urethrovaginalis*** Urethra und Vagina umfassen. Von hier aus ziehen weitere Faserzüge beim Mann zur Prostata, bei der Frau in die Muskelwand der Vagina.

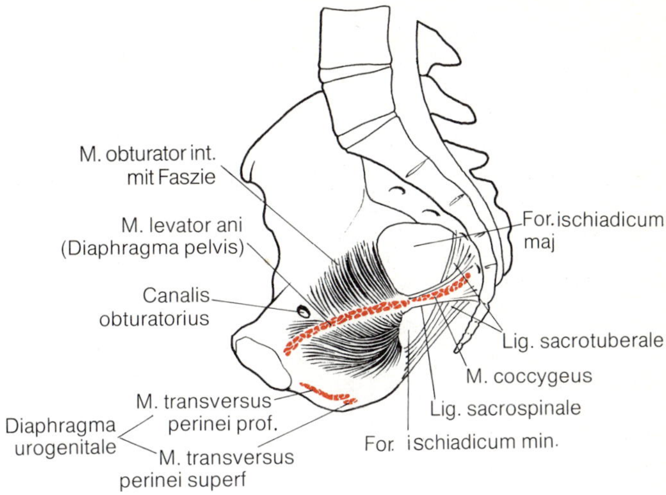

Abb. 14-3. Ursprungsfelder der Beckenbodenmuskulatur *(rot)* im kleinen Becken

M. transversus perinei superficialis. Er besteht aus einzelnen in Fettgewebe eingebettete Faserbündeln, die den Hinterrand der Muskelplatte des M. transversus perinei profundus ergänzen.

Centrum tendineum (Abb. 14-**2a**). Im Centrum tendineum grenzen Regio urogenitalis und Regio analis aneinander. Es besteht aus straffem kollagenem Bindegewebe und glatter Muskulatur. Das Centrum tendineum steht mit den Faszien des M. levator ani, M. transversus perinei profundus, dem M. bulbospongiosus (s. unten) und dem tiefen Teil des M. sphincter ani externus in Verbindung. Durch diese muskulären Verknüpfungen ist es nach allen Seiten gespannt und verleiht dem Damm seine typische Festigkeit. Auf der Innenseite sitzt dem Centrum tendineum das Septum rectovesicale bzw. rectovaginale (s. unten) auf. Es ist auch mit den Faszien um Prostata, Rectum, Urethra und Vagina verbunden.

M. sphincter ani externus, M. bulbospongiosus (Abb. 14-**4**). Beide Muskeln liegen der bisher besprochenen Beckenbodenmuskulatur von unten an und sind am Centrum tendineum befestigt. Oberflächliche Fasern gehen ineinander über und bilden zusammen eine 8 mit dem Knoten über dem Centrum tendineum.
Der ***M. sphincter ani externus***, besonders seine tiefe Schicht, gehört zum Verschlußapparat des Anus und wird deshalb in diesem Zusammenhang besprochen (S. 651).
Der ***M. bulbospongiosus*** umgreift ***beim Mann*** den Schwellkörper, von einer medianen Raphe auf dem Corpus spongiosus und vom Centrum tendineum aus. Seine Fasern erreichen teilweise den Penisrücken, teilweise treten sie an die Fascia diaphragmatis urogenitalis inferior heran. Durch reflektorische Kontraktion komprimieren sie den Bulbus penis und wirken auf die Harnröhre und deren Inhalt. - ***Bei der Frau*** umgreift der Muskel auf jeder Seite den Bulbus vestibuli (S. 679) und insgesamt das Vestibulum vaginae. Seine Fasern befestigen sich an der Clitoris und an der Fascia diaphragmatis urogenitalis inferior.

M. ischiocavernosus. Er liegt seitlich in der Regio urogenitalis. Vom Ramus ossis ischii zieht er über das Crus penis/clitoridis auf den Rücken des Penis bzw. der Clitoris, wo er sich mit dem der Gegenseite trifft. Er wirkt auf die Schwellkörper.

3. Faszien und Bindegewebsräume (Abb. 14-**1**)

Abdominalseite

Beckenwand und Beckenboden werden zur Bekkenhöhle hin von lockerem Bindegewebe bedeckt, dessen Grenzschichten als **Fascia pelvis** bezeichnet werden. Sie setzt sich nach oben in die Faszien des Abdominalraums fort, z. B. Fascia transversalis der Bauchmuskeln, und ist damit Teil der inneren Faszie der Leibeshöhle.
Die Fascia pelvis gliedert sich in

- **Fascia pelvis parietalis** und
- **Fascia pelvis visceralis.**

Fascia pelvis parietalis. Sie besteht aus verschiedenen Muskelfaszien, nämlich der

- ***Fascia obturatoria*** des M. obturator internus – allerdings nur bis zum Arcus tendineus m. levatoris ani (der kaudale Teil der Fascia obtura-

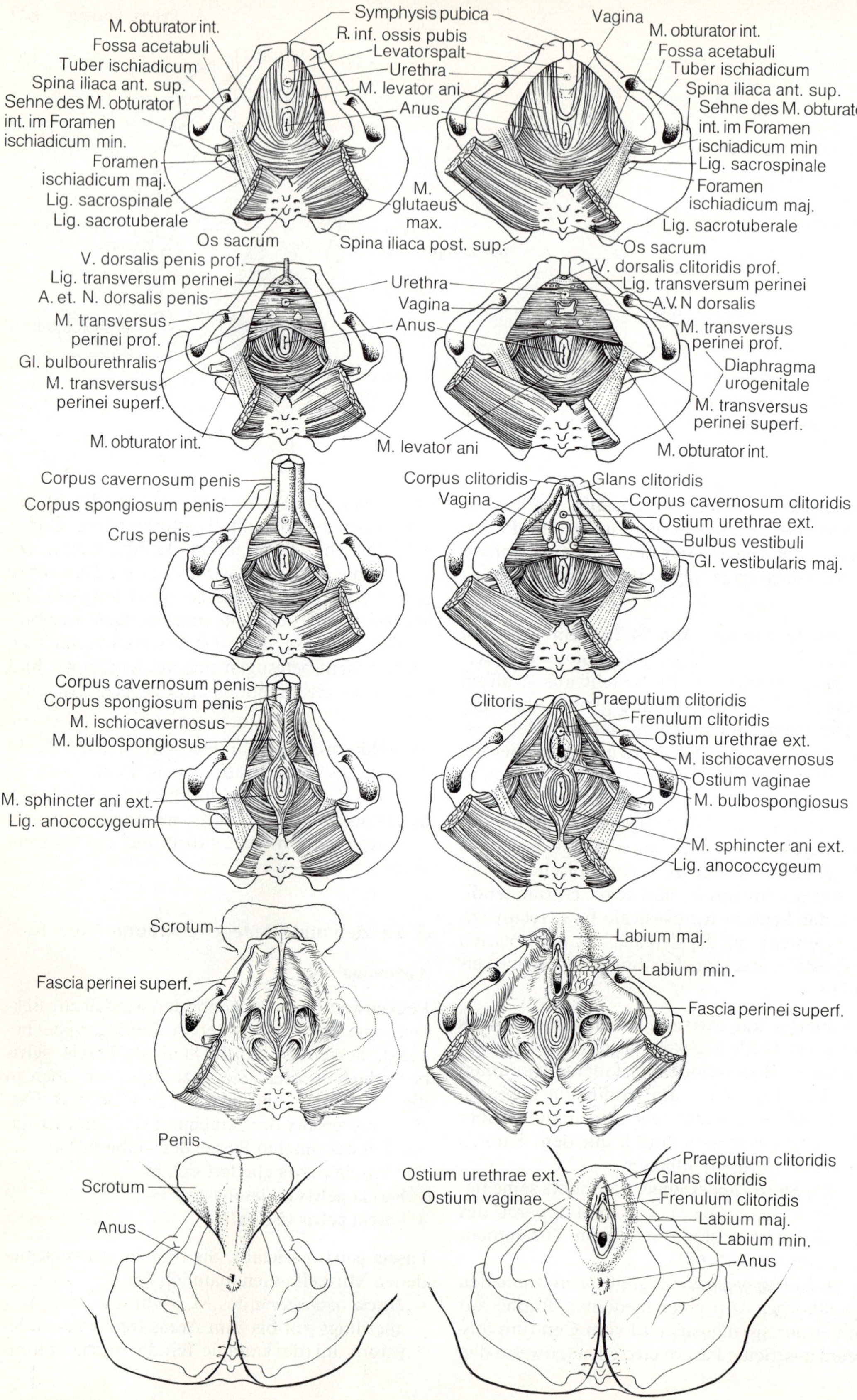

Symphysis pubica
M. obturator int.
Fossa acetabuli
Tuber ischiadicum
Spina iliaca ant. sup.
Sehne des M. obturator int. im Foramen ischiadicum min.
Foramen ischiadicum maj.
Lig. sacrospinale
Lig. sacrotuberale
Os sacrum
R. inf. ossis pubis
Levatorspalt
Urethra
M. levator ani
Anus
M. glutaeus max.
Spina iliaca post. sup.
Vagina
M. obturator int.
Fossa acetabuli
Tuber ischiadicum
Spina iliaca ant. sup.
Sehne des M. obturator int. im Foramen ischiadicum min
Lig. sacrospinale
Foramen ischiadicum maj.
Lig. sacrotuberale
Os sacrum
V. dorsalis penis prof.
Lig. transversum perinei
A. et. N. dorsalis penis
M. transversus perinei prof.
Gl. bulbourethralis
M. transversus perinei superf.
M. obturator int.
Urethra
Vagina
Anus
M. levator ani
V. dorsalis clitoridis prof.
Lig. transversum perinei
A.V. N dorsalis
M. transversus perinei prof.
Diaphragma urogenitale
M. transversus perinei superf.
M. obturator int.
Corpus cavernosum penis
Corpus spongiosum penis
Crus penis
Corpus clitoridis
Glans clitoridis
Vagina
Corpus cavernosum clitoridis
Ostium urethrae ext.
Bulbus vestibuli
Gl. vestibularis maj.
Corpus cavernosum penis
Corpus spongiosum penis
M. ischiocavernosus
M. bulbospongiosus
M. sphincter ani ext.
Lig. anococcygeum
Clitoris
Praeputium clitoridis
Frenulum clitoridis
Ostium urethrae ext.
M. ischiocavernosus
Ostium vaginae
M. bulbospongiosus
M. sphincter ani ext.
Lig. anococcygeum
Scrotum
Fascia perinei superf.
Labium maj.
Labium min.
Fascia perinei superf.
Penis
Scrotum
Anus
Ostium urethrae ext.
Ostium vaginae
Praeputium clitoridis
Glans clitoridis
Frenulum clitoridis
Labium maj.
Labium min.
Anus

◂ **Abb. 14-4.** Gegenüberstellung des Aufbaus des weiblichen *(rechts)* und männlichen *(links)* Beckenbodens. Die Darstellung erfolgt schichtenweise von kranial *(oben)* nach kaudal *(unten)*

toria hat nichts mit der Beckenhöhle zu tun) –, und der

- ***Fascia diaphragmatis pelvis superior*** des M. levator ani.

Fascia pelvis visceralis. Die Fascia pelvis parietalis setzt sich dort, wo Organe durch den Beckenboden hindurchtreten, in die Fascia pelvis visceralis fort. Die Fascia pelvis visceralis bekleidet alle Beckenorgane, jedoch in verschiedener Ausbildung. Besonders benannt ist lediglich die derbe ***Fascia prostatae.***

Peritoneum und subperitonealer Bindegewebsraum (Abb. 14-**5**). Das Peritoneum reicht weit in die Beckenhöhle hinein, ***Peritoneum urogenitale.*** Es bedeckt einige Beckenorgane, z. B. Harnblase, Rectum und bei der Frau den Uterus mit Adnexen. Stellenweise buchtet es sich zwischen den Beckeneingeweiden aus und bildet dadurch beim Mann die ***Excavatio rectovesicalis*** (Abb. 14-**6**), bei der Frau die ***Excavatio vesicouterina*** und hinter dem Uterus die ***Excavatio rectouterina,*** *Douglas-Raum* (Abb. 14-**40**). Außerdem wird das Peritoneum bei der Frau durch das Einschieben von Uterus mit Adnexen und Halteeinrichtungen zwischen Harnblase und Rectum zu einer großen Peritonealfalte aufgeworfen, ***Lig. latum uteri.***

Stellenweise ist das subperitoneale Bindegewebe verdichtet und läßt sich künstlich zu Fasersträngen, „Ligamenta", separieren (Abb. 14-7). Die sagittalen Faserzüge enthalten glatte Muskulatur. Es lassen sich Faserstränge in 2 Vorzugsrichtungen unterscheiden:

- **sagittale Bandzüge**, die die Eingeweide an die Vorder- bzw. Hinterwand des Beckens bzw. an die Nachbarorgane anbinden. Die Bänder werden entsprechend ihrem Ursprung und Ansatz benannt
  - ***Lig. pubovesicale***
  - ***Lig. puboprostaticum*** beim Mann.
- **transversale Bandzüge**, mit denen eine Befestigung der Organe an der lateralen Beckenwand erreicht wird; hier ist das ***Lig. cardinale*** hervorzuheben (S. 670).

Die **Masse des Bindegewebes** im subperitonealen Raum besteht jedoch im wesentlichen aus lockerem ungeformtem Bindegewebe. Darin quer verlaufende lamellenartige Faserzüge bilden beim Manne zwischen Rectum und Harnblase das frontal stehende ***Septum rectovesicale.*** Die kaudalen Anteile dieses Septums münden in das *Centrum tendineum* ein. Bei der Frau bilden gleichartig angeordnete Bindegewebslamellen zwischen Rectum und Vagina das ***Septum rectovaginale*** und Bindegewebszüge zwischen Harnblasenhals und Vagina das ***Septum urethrovaginale.***

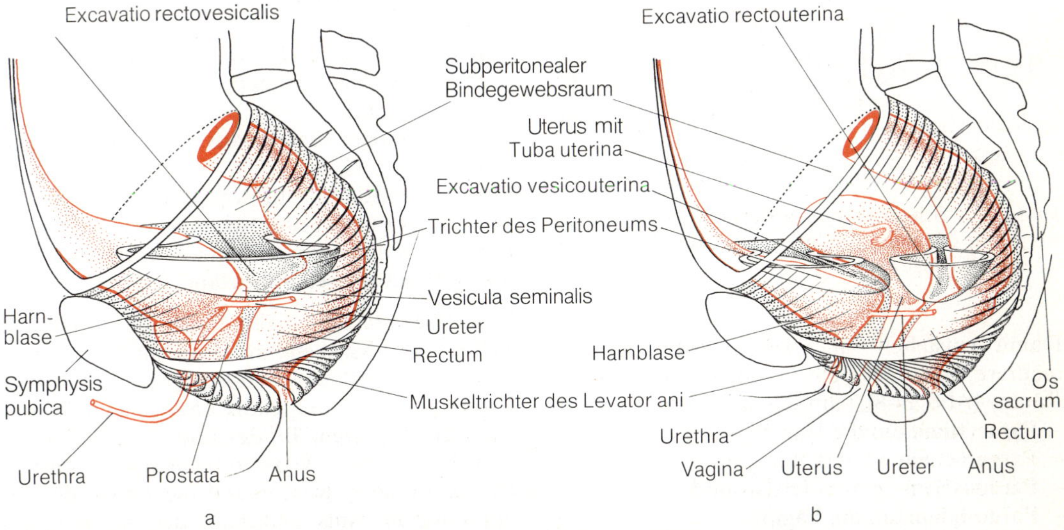

Abb. 14-5 a, b. Schema der ineinandersteckenden Trichter des Peritoneums des subperitonealen Bindegewebes des Diaphragma pelvis und des knöchernen Beckens, durch die die Beckeneingeweide hindurchziehen. Dabei ist das subperitoneale Bindegewebe Leitschicht für Gefäße, Nerven und Lymphbahnen und stellt den Halteapparat. **a** Männliches, **b** weibliches Becken

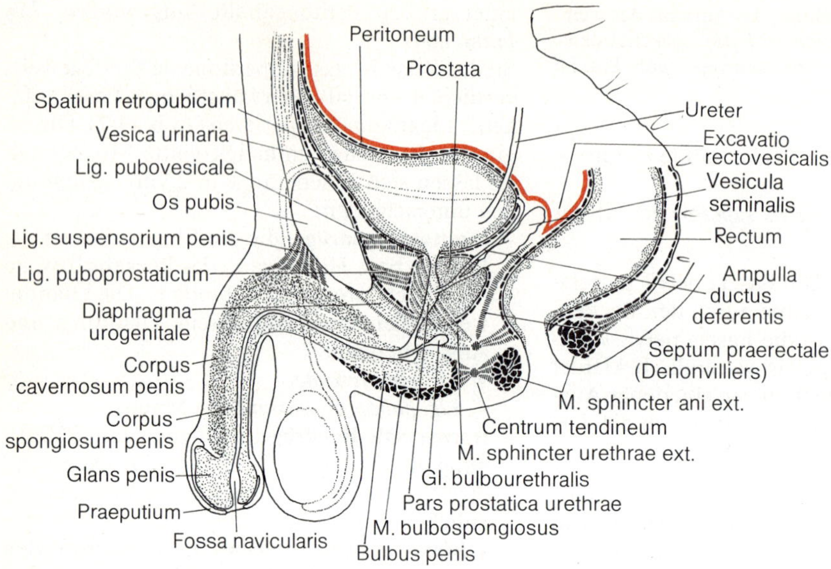

Abb. 14-6. Übersicht über die Peritonealverhältnisse im Becken des Mannes

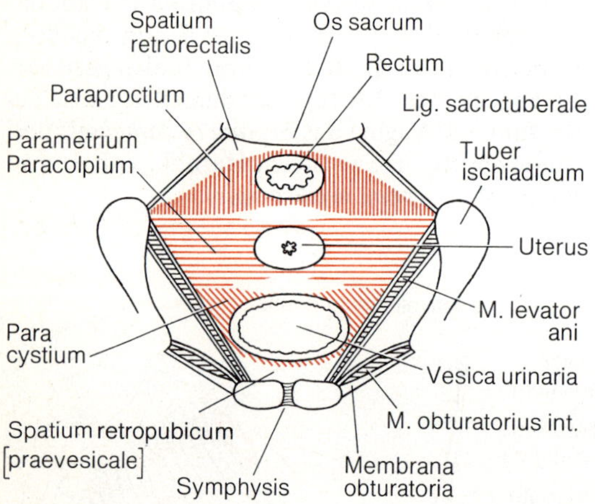

Abb. 14-7. Schematische Darstellung des Bandapparats für die Organe des weiblichen Beckens im subperitonealen Bindegewebe

Damit entstehen im Spatium subperitoneale mehrere mit lockerem Bindegewebe erfüllte Räume (Abb. 14-**8**), nämlich das
- **Paracystium** um die Harnblase,
- **Paraproctium** um das Rectum,
- **Parametrium** um den Uterus und
- **Paracolpium** um die Vagina.

Dieses Bindegewebe ermöglicht Verschiebungen der Beckeneingeweide gegeneinander.
Außerdem enthält das subperitoneale Bindegewebe Gefäß- und Nervenstraßen (s. unten), sowie vegetative Nervenplexus und dichte venöse Plexus.

Unterseite

Entsprechend den Faszien, die den Beckenboden oben bedecken, sind Faszien auch auf der Unterseite vorhanden (Abb. 14-**1 b**), nämlich
- **Fascia diaphragmatis pelvis inferior** am M. levator ani
- **Fascia diaphragmatis urogenitalis inferior** am M. transversus perinei profundus.

Hinzu kommt die
- **Fascia perinei superficialis**; sie folgt in ihrem Verlauf der Haut.

Der größte „Raum" auf der Außenseite des Beckenbodens ist die **Fossa ischiorectalis**. Weiter benannt sind das **Spatium perinei superficiale** und das **Spatium perinei profundum**.

Fossa ischiorectalis (Abb. 14-**2 b**). Sie erstreckt sich von der Muskelplatte des Diaphragma pelvis bis zur oberflächlichen Begrenzung durch die Fascia perinei superficialis und ist im wesentlichen mit lockerem Binde- und Fettgewebe gefüllt. Ihre laterale Begrenzung erfolgt durch den Ramus pubicus inferior und die Faszie des M. obturator internus unterhalb des Arcus tendineus m. levatoris ani. Eine Duplikatur der Fascia obturatoria bildet den ***Canalis pudendalis***, in dem der N. pudendus internus sowie A. und V. pudenda interna verlaufen (s. unten). Die Fascia

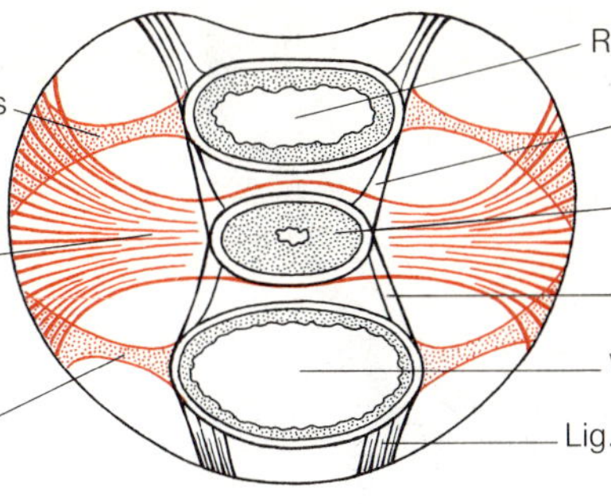

Abb. 14-8. Schematische Darstellung der subperitonealen Bindegewebsräume des weiblichen Beckens

obturatoria setzt sich nach hinten auf das Lig. sacrotuberale fort, das vom M. glutaeus maximus verdeckt wird. In die Fossa ischiorectalis ragt von vorne das von seiner oberflächlichen (Fascia diaphragmatis urogenitalis superior) und tiefen (Fascia diaphragmatis urogenitalis inferior) Eigenfaszie begrenzte Diaphragma urogenitale hinein. Es unterteilt im vorderen Bereich die Fossa ischiorectalis in ein

- **Spatium perinei superficiale** und
- **Spatium perinei profundum**.

Spatium perinei superficiale. Dieser Raum liegt zwischen Fascia perinei superficialis und Fascia diaphragmatica urogenitalis inferior. In ihm befindet sich der M. ischiocavernosus und M. bulbospongiosus sowie beim Mann die Peniswurzel.

Spatium perinei profundum. Hierunter wird der Raum zwischen Fascia diaphragmatica urogenitalis superior und Fascia diaphragmatis pelvis inferior verstanden. Er enthält Drüsen, Gefäße und Nerven (s. unten).

II. Leitungsbahnen

Sie verlaufen im lockeren subperitonealen Bindegewebsraum des Beckens (s. oben) und erhalten so die für die Anpassung an die unterschiedlichen Füllungszustände der Organe notwendige Verschieblichkeit. Nach Lage und Zielgebiet werden unterschieden

- **parietale Anteile** und
- **viszerale Anteile**.

Die **parietalen Anteile** liegen der seitlichen Beckenwand an, versorgen die wandbildende Muskulatur und verlassen z.T. den Beckenraum durch das Foramen ischiadicum majus bzw. den Canalis obturatorius. Einige kehren zur Versorgung der Regio perinealis durch das Foramen ischiadicum minus in die Fossa ischiorectalis zurück.

Das Zielgebiet der **viszeralen Anteile** sind die Beckeneingeweide.

1. Arterien

Die paarige **A. iliaca communis** (Abb. 14-**9**) teilt sich vor der Articulatio sacroiliaca in Höhe des präsakralen Discus intervertebralis in die

- **A. iliaca externa** und
- **A. iliaca interna**.

A. iliaca externa

Die A. iliaca externa verläuft im lockeren retroperitonealen Bindegewebe parallel zur Linea terminalis auf der medialen Seite des M. psoas zur Lacuna vasorum (S. 391). Hier unterkreuzt sie das Leistenband und wird zur versorgenden Arterie des Beins. Zuvor gibt sie im Beckenbereich die *A. circumflexa iliaca profunda* und *A. epigastria inferior* ab (Abb. 9-**22**, S. 633).

A. iliaca interna

Die A. iliaca interna dient der Gefäßversorgung des Beckens. Sie folgt der Gelenklinie der Articulatio sacroiliaca ins kleine Becken und gibt zahlreiche stark variierende Äste ab. Diese gliedern sich in parietale – überwiegend nach dorsal gerichtete – und viszerale Äste.

Parietale dorsale Äste (Abb. **9**)

- **A. iliolumbalis**. Sie gelangt nach einem Verlauf hinter der A. iliaca interna und unter dem M. psoas major in die Fossa iliaca. Äste:
  - ***R. lumbalis*** zum M. psoas und M. quadratus lumborum
  - ***R. iliacus*** in der Fossa iliaca
- **A. sacralis lateralis** (gelegentlich aus der A. glutaea superior). Sie zieht zu den Foramina sacralia pelvina und in den Sakralkanal.
- **A. glutaea superior**. Das Gefäß verläßt den Beckenraum durch das Foramen suprapiriforme. Dann versorgt es mit einem

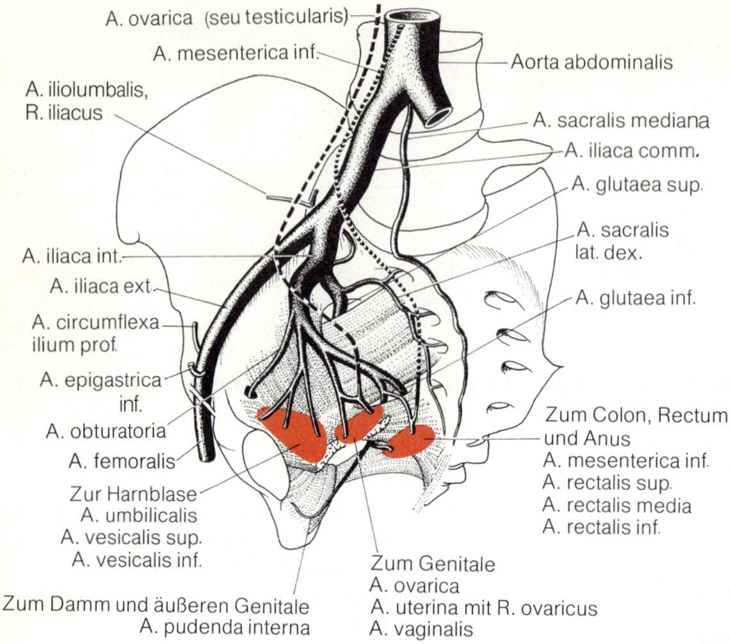

Abb. 14-9. Arterien im subperitonealen Bindegewebe des Beckens. Die *roten Felder* zeigen die terminalen Gefäßnetze an

- ***R. superficialis*** den M. glutaeus maximus (oberer Teil) und glutaeus medius sowie mit einem
- ***R. profundus*** die Mm. glutaeus medius (unterer Teil) et minimus

- **A. glutaea inferior**. Sie verläßt den Beckenraum durch das Foramen infrapiriforme. Sie beteiligt sich an der Versorgung des M. glutaeus maximus und der kleinen Hüftmuskeln. Sie bildet zahlreiche Anastomosen mit der A. glutaea superior, A. obturatoria und A. circumflexa femoris.
- **A. pudenda interna**. Sie tritt durch das Foramen infrapiriforme aus dem Beckenraum heraus, schlingt sich um das Lig. sacrospinosum und gelangt so durch das Foramen ischiadicum minus in die Fossa ischiorectalis. Dort legt sich das Gefäß eng dem unteren Schambeinast an und verläuft im ***Canalis pudendalis*** (Alcock-Kanal), einer Duplikatur der Faszie des M. obturator internus, zur Regio urogenitalis. Ihre wichtigsten Äste sind die
  - ***A. rectalis inferior*** zum Canalis analis,
  - ***A. perinealis,***
  - ***Rr. scrotales/labiales,***
  - ***tiefere Äste*** (Verlauf im Spatium perinei profundum), die ***beim Mann*** Penis und Harnröhre als *A. bulbi penis, A. urethralis, A. dorsalis penis* und *A. profunda penis,* ***bei der Frau*** die Vulva als *A. bulbi vestibuli, A. dorsalis clitoridis* und *A. profunda clitoridis* versorgen.

Parietaler ventraler Ast (Abb. **14-9**)

- **A. obturatoria**. Dieses Gefäß läuft nach ventral und gibt Äste an den M. obturator internus und M. iliopsoas ab. Sie verläßt das kleine Becken durch den Canalis obturatorius. Vorher gibt sie den
  - ***R. pubicus*** ab, der mit dem R. pubicus der A. epigastrica inferior anastomosiert (S. 249); danach
  - ***R. anterior***
  - ***R. posterior***
  - ***R. acetabularis,*** der im Lig. capitis femoris zum Oberschenkelkopf verläuft.

Viszerale Äste (Abb. **9**)

- **A. umbilicalis**. Hierbei handelt es sich um den proximalen Rest einer ursprünglich im Lig. umbilicale mediale und in der Nabelschnur bis zur Plazenta verlaufenden A. umbilicalis. Äste:
  - ***A. ductus deferentis,***
  - ***Aa. vesicales superiores*** zu den oberen und mittleren Teilen der Harnblase,
  - ***A. vesicalis inferior*** zum Harnblasengrund; sie gibt beim Mann Rami zur Prostata und zur Gl. vesiculosa, bei der Frau zur Vagina ab.
- **A. rectalis media** zum Rectum, wo sie mit der A. rectalis superior und A. rectalis inferior

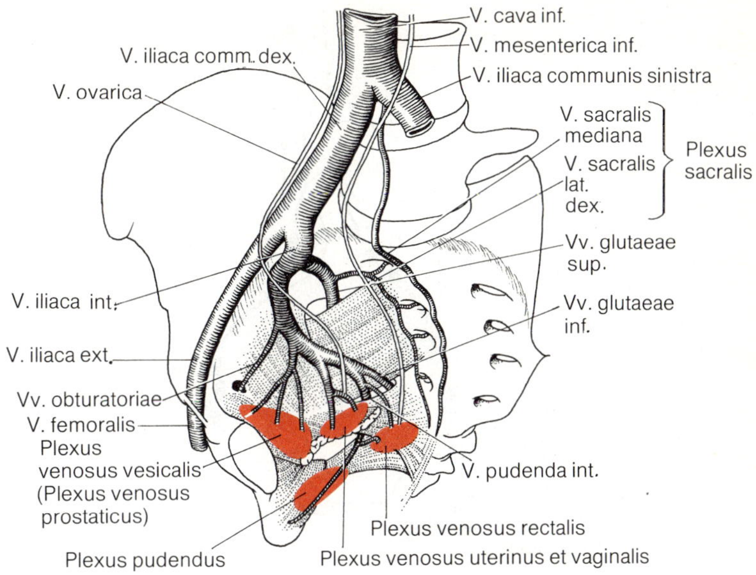

Abb. 14-10. Venen im subperitonealen Bindegewebe des Beckens. Die *roten Felder* zeigen die peripheren Gefäßnetze an

anastomosiert. Sie gibt beim Mann Äste zur Prostata und zur Gl. vesiculosa, bei der Frau zum unteren Scheidenabschnitt ab.

- **A. uterina**. Sie entspricht der A. ductus deferentis des Mannes. Das Gefäß verläuft im Ligamentum latum über den Ureter hinweg zur Cervix uteri und dann geschlängelt seitlich am Uterus aufwärts. Äste:
  - ***Rr. vaginales*** zur Scheide,
  - ***R. ovaricus*** im Lig. ovarii proprium (s. unten) zum Ovar,
  - ***R. tubarius*** zur Tuba uterina.
- **A. vaginalis** zum oberen Scheidenteil

2. Venen (Abb. 14-**10**)

Die Venen schließen sich in ihrem Verlauf den Arterien an.

Der venöse Abfluß aus der **Dammregion** erfolgt im wesentlichen durch Venen, die den Arterien gleichnamig sind, zur ***V. pudenda interna.*** Außerdem bilden oberflächliche Venen dieser Gegend durch ausgiebige Anastomosen einen Plexus aus, der über die ***Vv. pudendae externae*** zur V. femoralis abfließt und auch noch Verbindungen zur V. obturatoria hat. **Besonderheiten** liegen insofern vor, als der Blutrückfluß aus den *Vv. dorsales penis/clitoridis superficialis* zur V. femoralis, der *V. dorsalis penis profunda* zum Plexus prostaticus, der *V. dorsalis clitoridis profunda* teilweise zum Plexus vesicalis erfolgt.

Für die **viszeralen Äste**, die den Arterien entsprechen, ist charakteristisch, daß sie von ausgedehnten Geflechten, ***Plexus venosi***, um die Beckenorgane ausgehen: *Plexus venosus sacralis, rectalis, vesicalis, prostaticus, uterinus, vaginalis.*

Die **parietalen Äste** begleiten die entsprechenden Arterien.

Schließlich sammeln sich alle Venen in der **V. iliaca interna**, die dorsal von der A. iliaca interna und näher an der Beckenwand als diese gelegen ist. V. iliaca interna und externa bilden die V. iliaca communis.

3. Lymphgefäße (Abb. 14-**11**)

Der Verlauf der Lymphgefäße im kleinen Becken entspricht im wesentlichen dem der Venen. Dazwischengeschaltete Lymphknoten liegen vor allem an den großen Beckengefäßen als *Nodi lymphatici iliaci externi, interni et communes* und praesacral als *Nodi lymphatici sacrales.* Der weitere Abfluß erfolgt zu den **Trunci lumbales**.

4. Nerven (Abb. 14-**12**)

Somatisches System

Sie verlaufen im subperitonealen Bindegewebe und stammen aus dem

- **Plexus lumbalis** (L1-L4) und dem
- **Plexus sacralis** (L4-S5), die gemeinsam den *Plexus lumbosacralis* bilden, und dem
- **Plexus coccygeus** (S4-Co).

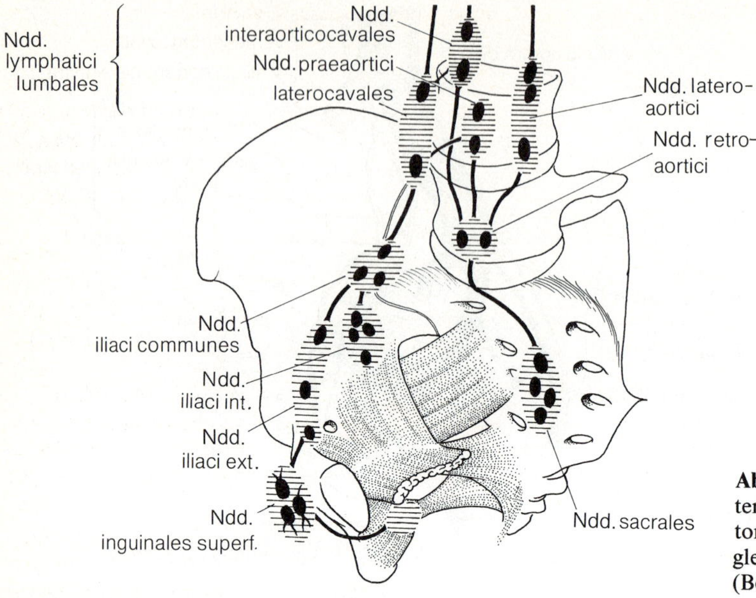

Abb. 14-11. Regionale Lymphknoten und Lymphbahnen im subperitonealen Bindegewebe. Zum Vergleich sind Abb. 14-9 und 14-10 (Beckengefäße) zu beachten

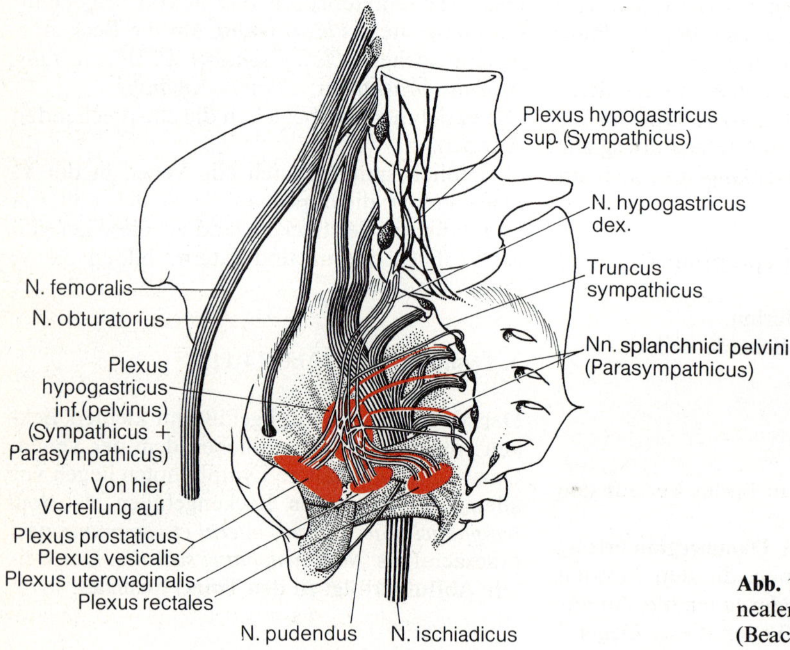

Abb. 14-12. Nerven im subperitonealen Bindegewebe des Beckens. (Beachte die Plexusbildung)

Plexus lumbalis. Die in ventraler Richtung verlaufenden Nerven des Plexus lumbalis liegen im wesentlichen der Rumpfwand und der Wand des großen Beckens an. Nur der *N. obturatorius* (L2-L4) gelangt ins kleine Becken. Er läuft parallel zur Linea terminalis, am medialen Rand des M. psoas entlang zum Canalis obturatorius.

Plexus sacralis. Die Wurzeln des Plexus sacralis und der Truncus lumbosacralis befinden sich im subperitonealen Bindegewebe vor dem M. piriformis. Die Fasern liegen der Beckenwand eng an. Die aus ihnen hervorgehenden Äste verlassen das kleine Becken überwiegend in dorsaler Richtung und zwar der

- **N. glutaeus superior** durch das Foramen suprapiriforme, der
- **N. glutaeus inferior, N. cutaneus femoris posterior** und **N. ischiadicus** durch das Foramen infrapiriforme. Der
- **N. pudendus** (S2-S4) schließt sich zunächst der letzten Gruppe an, zieht dann aber um das Lig. sacrospinale herum nach ventral in die Fossa ischiorectalis zur Versorgung der Dammregion und des äußeren Genitale.

Im subperitonealen Bindegewebe des kleinen Beckens verbleiben als parietale Äste die *Rr. musculares* für den M. levator ani und den M. coccygeus und die *Rr. viscerales* für die Beckeneingeweide.

Die Detailbeschreibungen der aufgeführten Nerven erfolgen auf S. 384, 388.

Autonomes Nervensystem

Auch die Fasern des autonomen Nervensystems gelangen im subperitonealen Bindegewebe zu den Beckeneingeweiden.

Die **Sympathicusanteile** erreichen entweder als
- ***Nn. hypogastrici dexter et sinister*** aus dem *Plexus hypogastricus superior* oder als
- ***Nn. splanchnici sacrales*** aus den jeweils 4 Ganglia sacralia der Trunci sympathici, die sich im *Ganglion impar* vereinen, den **Plexus hypogastricus inferior (Plexus pelvinus)**.

Die **parasympathischen Fasern** stammen aus S2-S5. Sie gelangen als
- ***Nn. splanchnici pelvini*** über den *N. pudendus* zum gleichen Beckengeflecht, **Plexus hypogastricus inferior** (*Plexus pelvinus*).
- Von hier werden weitere, nicht an den Verlauf der Blutgefäße gebundene sekundäre Gangliengeflechte gebildet, die entsprechend den von ihnen versorgten Organen als **Plexus vesicalis, Plexus rectalis, Plexus uterovaginalis, Plexus prostaticus** usw. bezeichnet werden.

Die *sympathischen und parasympathischen Nervenstränge* werden von den viszeroafferenten Fasern als Leitungsbahnen zu den Spinalganglien benutzt.

III. Topographie

Der rautenförmige Bereich zwischen der Symphyse und den unteren Schambeinästen, dem Tubera ischiadica, den Ligg. sacrotuberalia und dem Os coccygis wird als **Regio perinealis**, Dammgegend, bezeichnet. Der **Damm, Perineum**, ist jedoch nur der Abschnitt zwischen Anus und Genitale.

Sie wird untergliedert in die
- **Regio analis** und
- **Regio urogenitalis**.

Regio analis. Die Regio analis ist das Gebiet um den Anus und reicht von der Steißbeinspitze bis zu einer Querlinie, die die beiden Sitzbeinhöcker miteinander verbindet und dabei das Centrum tendineum quert.

Die Haut der Regio analis ist zart und weich und kann pigmentiert sein. In der Umgebung des Anus können Schweißdrüsen sowie apokrine Drüsen vorkommen, *Gll. circumanales* (S. 651).

Unterlagert wird die Haut von der *Fascia perinei superficialis*, unter der sich die Fossa ischiorectalis befindet (s. oben). Geschlechtsunterschiede bestehen im Aufbau der Regio analis und den ihr zugrunde liegenden Strukturen (vor allem Diaphragma pelvis) nicht.

Die ***arterielle Versorgung*** der Regio analis übernehmen Äste der *A. pudenda interna* (*Aa. perineales*), *A. rectalis inferior* und *A. glutaea inferior*. Dem venösen Abfluß des Blutes dienen *Vv. rectales inferiores* (zur V. pudenda interna) und innere und äußere Venenplexus des Canalis analis und des Rectums zur *V. rectalis superior*.

Die ***Innervation*** der Regio analis erfolgt durch Äste des N. pudendus (S. 388), nämlich durch *Nn. perineales* und in einem ringförmigen Bereich um den Anus durch die *Nn. rectales inferiores* (S III-IV), sowie durch Äste des *N. cutaneus femoris posterior* (*Rr. perineales*) und die *Nn. anococcygei* aus dem Plexus coccygeus.

Regio urogenitalis. Sie befindet sich vor der Regio analis (s. oben) zwischen Symphyse und Schambeinschenkeln. Bei gleicher Grundkonstruktion bestehen in dieser Region sehr deutliche Geschlechtsunterschiede (Abb. 14-**1**).
- **Oberflächlich** befinden sich die äußeren Geschlechtsorgane: ***beim Mann*** (S. 677) Scrotum und Penis (S. 673), ***bei der Frau*** große und kleine Schamlippen, Clitoris, Vestibulum vaginae mit Anhangsdrüsen.

Geschlechtsdifferent ist aber auch der Aufbau der einzelnen Schichten der Regio urogenitalis (Abb. 14-**1**).
- **Spatium perinei profundum**
  - ***beim Mann*** Durchtritt der Urethra, Gll. bulbourethrales
  - ***bei der Frau*** Durchtritt von Urethra und Vagina, Gll. vestibulares majores

Im Spatium perinei profundum verlaufen die A. urethralis, die A. bulbi penis bzw. clitoridis, die A. profunda penis bzw. clitoridis und die A. dorsalis penis bzw. clitoridis.

- **Spatium perinei superficiale**
  - ***beim Mann*** Bulbus penis und die beiden Crura penis mit Mm. ischiocavernosi und bulbospongiosi in geschlechtsspezifischer Anordnung
  - ***bei der Frau*** Venengeflechte des Bulbus vestibuli und die das Corpus clitoridis bildenden Corpora cavernosa clitoridis, die mit den Crura clitoridis am Schambein angeheftet sind, und die dazugehörigen Mm. ischiocavernosi und bulbospongiosi in geschlechtsspezifischer Anordnung.

Unter der Fascia perinei superficialis verlaufen im Spatium perinei superficiale die *Vasa scrotalia* bzw. *labia posteriora* sowie die *Nn. scrotales* bzw. *labiales posterior* und Äste der *Nn. perineales*.

Zusammenfassung. Abb. 14-**4** stellt zusammenfassend den Aufbau von weiblichem und männlichem Beckenboden gegenüber. Werden dabei gleichzeitig die äußeren Geschlechtsorgane berücksichtigt, so ergibt sich für den/das/die
- **Levatorspalt**, daß
  - *beim Mann* die *Urethra*
  - *bei der Frau Urethra* und *Vagina* hindurchtreten.
- **Diaphragma urogenitale**, daß ihm
  - *beim Mann* der *Bulbus penis* und die beiden *Crura penis*,
  - *bei der Frau* die äquivalenten Strukturen der Venengeflechte des *Bulbus vestibuli* und die das *Corpus clitoridis* bildenden *Corpora cavernosa clitoridis*, die mit den *Crura clitoridis* am Schambein angeheftet sind, kaudal anliegen.
- **Mm. ischiocavernosi**, daß durch sie
  - *beim Mann* die *Crura penis* und
  - *bei der Frau* die *Crura clitoridis* am Schambein und Diaphragma urogenitale befestigt sind.
- **Mm. bulbospongiosi**, daß mit ihnen
  - *beim Mann* der *Bulbus penis* und
  - *bei der Frau* die *Venenplexus des Bulbus vestibuli* am Diaphragma urogenitale befestigt sind.

Die genannten Muskeln umschlingen beim Mann den *Penis*, bei der Frau die *Clitoris* und fixieren beide Strukturen an der Schambeinfuge. Bei der Frau legen sich die Labia minora von medial her den Mm. bulbospongiosi an. Die Fasern der Mm. bulbospongiosi gehen in die Fasern des M. spincter ani externus über.

B. Beckeneingeweide

Als Beckenorgane werden allgemein diejenigen bezeichnet, die im kleinen Becken zu finden sind. Dünndarmschlingen und Colon sigmoideum sind zwar temporär im kleinen Becken anzutreffen, haben aber ihre Befestigung im Bauchraum und werden dementsprechend zu den Baucheingeweiden gerechnet. Beckenorgane im engeren Sinne und damit Beckeneingeweide sind dagegen im kleinen Becken befestigt und erhalten hier ihre Gefäße und Nervenversorgung. Es sind dies außer
- **Harnblase** und **Rectum**
- ***beim Mann***: **Ductus deferens, Vesiculae seminales** und **Prostata**,
- ***bei der Frau***: **Ovarien, Tuben, Uterus** und **Vagina**.

Diese Organe werden ganz oder teilweise von Peritoneum bedeckt.

I. Entwicklung

1. Rectum und Anus

Das **Rectum** und der obere Abschnitt des Analkanals entstehen aus dem distalen Anteil des Enddarms, der beim Embryo von der hinteren Darmpforte bis zur Kloakenmembran reicht. Bei der Abfaltung des Keimschildes vom Dottersack entsteht in der Schwanzfalte ein Blindsack, der Schwanzdarm.

Die **Kloake** (Abb. 14-**13**), in die ***Enddarm***, ***Schwanzdarm*** und ***Allantois*** einmünden, wird von Entoderm ausgekleidet, das in einem begrenzten Bereich direkt dem Oberflächenektoderm anliegt. Diese Berührungszone wird als *Kloakenmembran* bezeichnet. Sie bildet die Grenze zwischen Amnionhöhle und dem primitiven Darm.

Durch mesodermales Gewebe, das sich seitlich von der Kloake entwickelt, und eine frontal verlaufende Falte, ***Septum urorectale***, bildet, wird zwischen der 4. und 7. Embryonalwoche die Kloake in einen vorderen Abschnitt, **primitiver Sinus urogenitalis**, und einen hinteren Abschnitt, **Canalis anorectalis**, unterteilt. An der Verschmelzungsstelle von Kloakenmembran und proliferierendem Septum urorectale bildet sich das *primitive Perineum* aus. Die Reste der Kloakenmembran werden zu *Urogenitalmembran* und *Analmembran* (Abb. 14-**21**, S. 648).

Durch Mesenchymauffaltungen, *Analfalten*, um die Analmembran entsteht eine ektodermale Grube, **Proctodeum**, in deren Tiefe die Analmembran zu suchen ist. Im Laufe der weiteren Entwicklung wird die Verbindung zwischen Rectum und äußerer Oberfläche hergestellt.

Klinische Hinweise. Eine der häufigsten Fehlbildungen ist das Ausbleiben der Öffnung der Analmembran, *Atresia ani*. In zahlreichen Fällen ist dabei kein Proctodeum angelegt. Nichtausbildung der Pars ampullaris des Rectums wird als *Atresia recti* bezeichnet. In diesen Fällen können sog. Rektalfisteln in die Harnblase, Harnröhre, Vagina oder auf die Körperoberfläche im Analbereich münden.

2. Harnorgane

Bei der Entwicklung der Harnorgane ist zwischen der Bildung eines **harnbereitenden** und eines **harnableitenden** Anteils zu unterscheiden. Das *intraembryonale Mesoderm* läßt etwa in der 3. Embryonalwoche eine Gliederung in 3 Abschnitte erkennen. Man unterscheidet das *paraxiale Mesoderm*, das *Seitenplattenmesoderm* und als Verbindungsglied das *Intermediärmesoderm* (S. 123). Aus dem paraxialen Mesoderm entwickeln sich die Somiten. Das Seitenplattenmesoderm bildet durch Aufspaltung in eine parietale und eine viszerale Mesodermschicht die Begrenzung des intraembryonalen Zöloms. Das intermediäre Mesoderm verbindet zumindest vorübergehend als Somitenstiel, Ursegmentstiel, das Seitenplattenmesoderm mit dem paraxialen Mesodermanteil.

Niere

Die *exkretorischen* (harnbereitenden) *Anteile* des Harnsystems entstehen aus dem *intermediären Mesoderm*. Dieses ist im Zervikalbereich segmentiert, bildet aber im Thoraxbereich und weiter kaudal eine unsegmentierte solide Gewebsformation, den **nephrogenen Strang**. Bei den höheren Vertebraten entstehen, entsprechend dem kraniokaudalen Fortschreiten der Keimentwicklung, 3 regional begrenzte, sich zeitlich überlappende Nierensysteme (Abb. 14-**13**):
- **Pronephros, Vorniere**,
- **Mesonephros, Urniere** und
- **Metanephros, Nachniere**.

Pronephros, Vorniere

Die Vorniere erlangt bei den höheren Vertebraten keinerlei funktionelle Bedeutung. Beim menschlichen Embryo bilden sich im Zervikalbereich einige (7-10) solide Stränge oder Kanälchen aus, die als Pronephros aufgefaßt werden. Es ist nicht sicher, ob ein Vornierengang als longitudinales Sammelrohr überhaupt ausgebildet wird. Vor Ausbildung der letzten Nephrotome bilden sich die ersten rudimentären Anteile des Vornierensystems bereits zurück. Schon Ende der 4. Embryonalwoche sind von der Vorniere keine Reste mehr erhalten.

Mesonephros, Urniere

Das Blastem, Bildungsgewebe, aus dem die Urniere hervorgeht, ist kranial noch segmental angeordnet, kaudal aber bereits unsegmentiert, unsegmentiertes mesonephrogenes Blastem.

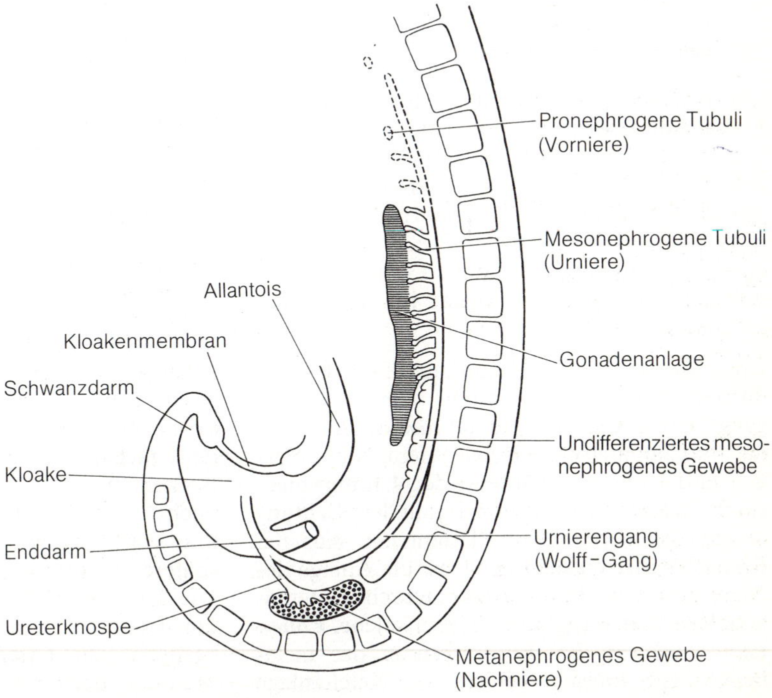

Abb. 14-13. Schematische Darstellung der Nierenentwicklung. Sagittalschnitt

Die ersten exkretorischen Anteile der Urniere treten schon während der Rückbildung der Vorniere auf. Die aus dem Gewebe des nephrogenen Strangs entstehenden Kanälchen haben keine Verbindung mit dem intraembryonalen Zölom. An ihrem medialen Ende entsteht aber ein Nierenkörperchen, zu dem die **Bowman-Kapsel** vom Kanälchengewebe gebildet wird. Während im oberen Thorakalbereich ein Nierentubulus pro Segment entsteht, nimmt diese Zahl mit Fortschreiten der Entwicklung zum Lumbalbereich hin bis auf 4 pro Segment zu. Mit dem lateralen Ende bilden die Nierenkanälchen über die Segmentgrenzen hinweg ein longitudinales Sammelrohr, das als **Urnierengang** oder *Wolff-Gang* bezeichnet wird.
Beim Menschen wurde bisher nicht nachgewiesen, daß die Urniere ein funktionstüchtiges System darstellt, jedoch wird aufgrund vergleichender Untersuchungen eine Tätigkeit beim menschlichen Embryo angenommen.
Die Entwicklung der Urniere überschreitet Mitte des 2. Embryonalmonats ihren Höhepunkt. Während kaudal neue Kanälchen entstehen, verfallen die kranialen Anteile schon der Degeneration. Ende des 2. Monats sind nur noch wenige Kanälchen erhalten, von denen ein Teil später zu der Keimdrüsenanlage Beziehung gewinnt. Über das Schicksal des Urnierengangs wird im Zusammenhang mit der Entwicklung der Geschlechtsorgane zu berichten sein.

Metanephros, Nachniere

Die Nachniere entsteht als 3. Generation der Ausscheidungsorgane schon während der Rückbildung der Urniere. In dem als **metanephrogenes Blastem** bezeichneten intermediären Mesoderm, das im Sakralbereich den nephrogenen Strang fortsetzt, wird durch das Gewebe der Ureterknospe die Bildung des harnbereitenden Anteils induziert. Das metanephrogene Blastem ist unsegmentiert.

Ureterknospe. Aus der Ureterknospe selbst, einer dorsomedialen Aussprossung des Urnierengangs, entwickeln sich die ***ableitenden Harnwege***, das sind Sammelrohre, Kelchsystem, Nierenbekken und Ureteren. Während der 4. Embryonalwoche wächst diese in dorsokranialer Richtung in das metanephrogene Blastem ein. Aus der Knospenspitze entsteht zunächst die Anlage des Nierenbeckens, ***Pelvis renalis.*** Durch Unterteilung entstehen insgesamt 4 Nierenkelche, ***Calices renales majores.*** Bei Eindringen in das metanephrogene Blastem bildet jede Kelchanlage 2 neue Knospen, sekundäre Sammelkanälchen. Durch weitere Teilung der Knospen entstehen bis Ende des 5. Monats bis zu 12 und mehr Kanälchengenerationen. Durch Erweiterung der sekundären Kanälchen erfolgt eine Einbeziehung der Kanälchen der 3. und 4. Generation in die Bildung der ***Calices renales minores***, von denen sich insgesamt 8 entwickeln. Da in den späteren Generationen der Sammelkanälchen mehr als 2 Knospen ausgebildet werden, entstehen insgesamt etwa 1-3 Millionen Sammelkanälchen mit ebensovielen Nephronen.

Entwicklung der Nephrone. Jede Knospe des Ausführungsgangsystems bekommt eine metanephrogene Blastemkappe, aus deren Zellen sich sog. ***Nierenbläschen*** bilden. Aus jedem Nierenbläschen entwickelt sich ein S-förmiger Gang (*S-shaped body*), dessen distaler Abschnitt Kontakt mit den Ausführungsgängen behält bzw. in diese einmündet. Sein proximales Ende wird dünn und löffelartig ausgezogen. An dieser Stelle wächst das Kapillarnetz des Glomerulus ein. Durch Längenwachstum entstehen aus dem Rest des S-förmigen Ganges die verschiedenen Abschnitte des Nephrons, proximaler Tubulus contortus, Henle-Schleife und distaler Tubulus contortus.

Lageveränderungen. Die primär im unteren Lumbal- und Sakralbereich gelegene Nachniere erreicht durch einen sog. ***Aszensus*** ihre endgültige Position. Dieser Aszensus soll durch Aufhebung der Körperkrümmung und Wachstum der Ureterknospe nach kranial hervorgerufen werden. Die Funktionsaufnahme der Nachniere fällt mit dem Ende der intrauterinen Entwicklung zusammen.

Harnblase und Urethra

Harnblase und Urethra entstehen aus dem **Sinus urogenitalis** (Abb. 14-**14**). Aus dem größeren oberen Abschnitt des primitiven Sinus urogenitalis bildet sich die Anlage der Harnblase. Diese steht zunächst mit der Allantois in Verbindung. Bei der Rückbildung der Allantois obliteriert dieser Gang. Zwischen Nabel und Apex vesicae bleibt der **Urachus** als fibröse Verbindung erhalten. Der Beckenanteil des Sinus urogenitalis bleibt zunächst nach außen durch die Urogenitalmembran verschlossen und wird zu einem Kanal der späteren Harnröhre eingeengt.
Die Urnierengänge werden durch die Wachstumsvorgänge weitgehend in die Harnblase einbezogen. Die **Ureteren**, die zunächst aus der Wandung der Urnierengänge aussprossen, mün-

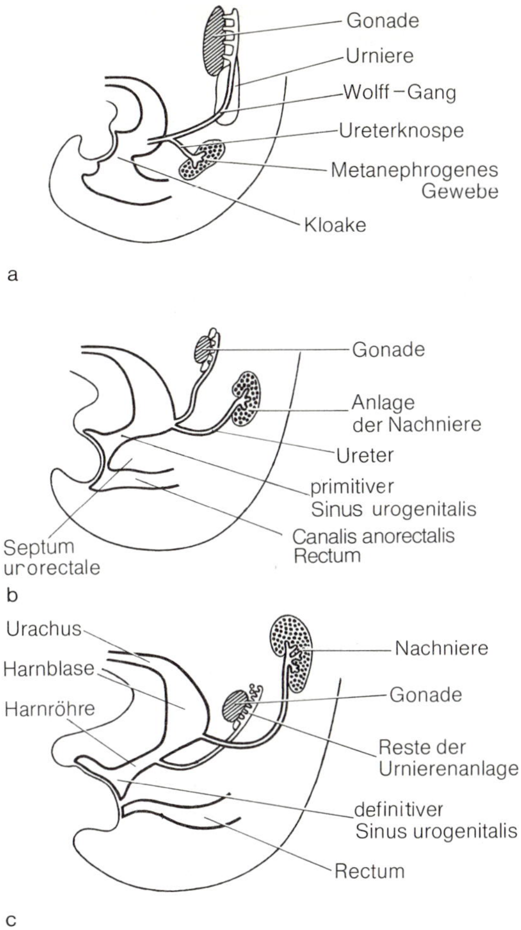

Abb. 14-14a-c. Trennung der Kloake in Sinus urogenitalis und Rectum. Aussprossen der Ureterknospe aus dem Wolff-Gang. Trennung von Wolff-Gang und Ureter, Aszensus der Niere, Differenzierung des Wolff-Ganges zum Ausführungsgang der Gonade, Descensus der Gonade. Sagittalschnitte. **a** Ende der 5. Woche; **b** mit 7 Wochen; **c** mit 8 Wochen. (Nach Langman, 1985)

den damit direkt in die Harnblase und rücken im weiteren Verlauf zu deren kaudalem Abschnitt vor.

Klinische Hinweise. Die ein- oder doppelseitige *Nierenaplasie* soll durch frühzeitige Degeneration der Ureterknospe zustande kommen. Bei Mädchen wurde, mit dieser Mißbildung gekoppelt, das Fehlen von Uterus und Vagina beschrieben.
Frühzeitige Aufteilung einer Ureterknospe soll zur *Ureterverdoppelung* führen. Daraus kann eine Teilung des metanephrogenen Blastems in 2 getrennte Anlagen resultieren, es können sich aber auch die beiden Sammelrohrsysteme im Parenchym der Niere durchdringen.
Die sog. *kongenitale Zystenniere* wurde lange Zeit damit erklärt, daß eine Verbindung zwischen dem Sammelrohrsystem und dem aus den Nierenbläschen gebildeten Nephronen ausbleibe. Neuerdings wird angenommen, daß lediglich Wandhyperplasien der Sammelrohre, die einen stauenden Effekt hatten, oder eine gestörte Entwicklung der Ureterknospe mit Lumenveränderungen der Sammelrohre zur Zystenbildung führen.
Durch unvollständige Rückbildung des Allantoisganges entsteht die *Urachusfistel* mit voll erhaltener Durchgängigkeit zwischen Blase und Nabel, bei teilweiser Erhaltung des Lumens und evtl. Sekretionstätigkeit der Schleimhaut die *Urachuszyste.*
Wird durch die Gefäßgabel der Umbilikalarterie der Aszensus der Niere behindert, dann findet man einseitig im kleinen Becken nahe der A. iliaca communis eine sog. *Beckenniere.* Beim Durchtritt durch die Arteriengabel können auch die unteren Pole der beiden Nieren zu nahe aneinanderrücken, eine Verwachsung zur sog. *Hufeisenniere* ist möglich. Ihre Lage im Bereich der unteren Lumbalwirbel wird damit erklärt, daß der weitere Aszensus durch die A. mesenterica inferior verhindert wird.

3. Geschlechtsorgane (Tabelle 14-1)

Während der Entwicklung männlicher und weiblicher Geschlechtsorgane treten bei der Gonadenbildung, der Ausprägung der leitenden Hohlorgane und der Entwicklung der äußeren Geschlechtsorgane zunächst **indifferente Anlagen** auf, die erst nach einer gewissen Übergangszeit in der einen oder anderen Richtung eine spezifische Differenzierung erfahren (Tabelle 14-**1**). Dies ist auch der Grund für die gemeinsame Abhandlung, die nur in Entwicklung der inneren bzw. äußeren Organe unterteilt wird.
Dabei muß man davon ausgehen, daß vom Zeitpunkt der Befruchtung an das Geschlecht des Embryo genetisch determiniert ist. Geschlechtscharakteristische morphologische Merkmale werden aber für alle Abschnitte erst ab der 7. Embryonalwoche ausgebildet.
Beim etwa 4 Wochen alten Embryo entwickeln sich beiderseits zwischen der Urnierenleiste und dem Mesenterialansatz des Darms im Gebiet der sog. **steroidogenen Zone** außer der Nebennierenanlage die paarigen Anlagen der **Genitalleisten** (Abb. 14-**15**). Diese bestehen zunächst aus einer Verdichtung des Mesenchyms und proliferiertem Zölomepithel. Keimzellen sind vor der 6. Embryonalwoche nicht zu finden.
Urkeimzellen werden beim Menschen wie bei anderen Säugetieren in frühen Entwicklungsstadien zunächst in der Wand des Dottersacks über dem Allantoisgang gefunden (Abb. 14-**16**). Sie

Tabelle 14-1. Homologe Organe des Genitalsystems, die sich aus dem zunächst indifferenten Stadium der Urogenitalanlage bei Mann und Frau entwickeln. (In Klammern sind persistierende Organanlagen aufgeführt; der Strich bedeutet, daß kein entsprechendes Organ nachweisbar ist)

Männlich	Indifferentes Stadium	Weiblich
Testis	**Gonadenanlage**	**Ovar**
–		Cortex
Tubuli seminiferi		Primäres Mark
Rete testis		[Rete ovarii]
	Genitalbänder	
Mesorchium		Mesovarium
–		Lig. suspensorium ovarii
[Lig. testis]		Lig. ovarii proprium
Gubernaculum testis (kaudaler Teil)		Lig. teres uteri
Gubernaculum testis (als Ganzes)		–
–		Lig. latum uteri
	Tubuli des Mesonephros	
Ductuli efferentes testis	Obere Gruppe	Epoöphoron
[Ductulus aberrans superior]		(aberrierende Gänge)
Paradidymis	Untere Gruppe	Paroöphoron
[Ductuli aberrantes inferiores]		
	Urnierengang (Wolff Gang)	
(Appendix epididymidis)		(Appendices vesiculosae)
Ductus epididymidis		(Ductus epoöphori longitudinalis)
Ductus deferens und Vesicula seminalis		Gartner Gang
Ductus ejaculatorius		Gartner Gang
Ureter, Pelvis renalis, Calices renales und Sammelrohre		Ureter, Pelvis renalis, Calices renales und Sammelrohre
	Müller Gang	
(Appendix testis)		Tuba uterina
–		Uterus
–		Vagina – oberer Teil?
	Primordium vesicourethrale	
Vesica urinaria		Vesica urinaria
Kranialer Abschnitt der Pars prostatica urethrae		Gesamte Urethra
	Sinus urogenitalis	
Kaudaler Abschnitt der Pars prostatica urethrae	Pars pelvina	Vestibulum (Introitus vaginae)
– (Utriculus prostaticus)		– Unterer Abschnitt der Vagina
– Prostata		– Urethraldrüsen (Ductus paraurethrales)
Pars membranacea urethrae	Pars pelvina	Mittelteil des Vestibulums
Corpus cavernosum urethrae	Pars phallica	Vestibulum zwischen Labia minora
– Gll. bulbourethrales (Cowper)		– Gll. vestibulares majores (Bartholini)
– Gll. urethrales (Littré)		– Gll. vestibulares minores
	Genitalhöcker, Urethralfalte, Genitalwülste	
Penis	Phallus	Clitoris
– Glans penis	– Glans	– Glans clitoridis
– Urethraanteil des Penis	– Urethralfalte	– Labia minora
– Corpora cavernosa penis	– Schaft	– Corpora cavernosa clitoridis
– Corpus spongiosum penis	– Schaft	– Bulbus vestibuli
Scrotum	Genitalwülste	Labia majora
Raphe scroti	Genitalwülste	Commissura posterior

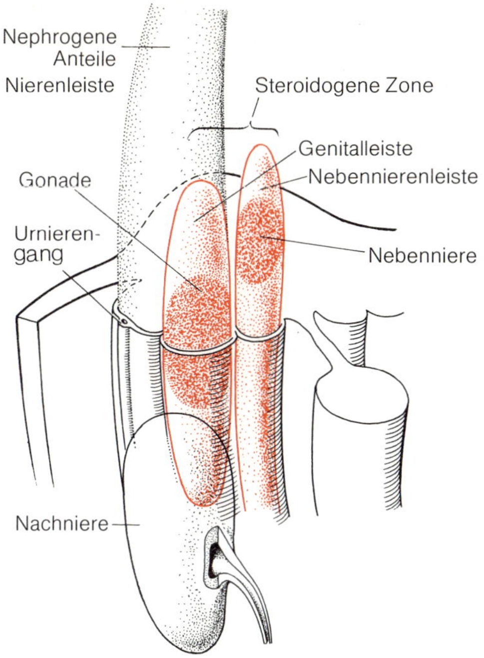

Abb. 14-15. Aus der „steroidogenen" Zone gehen als endokrine Organe Nebenniere und Gonade hervor, die beide Steroidbildner sind

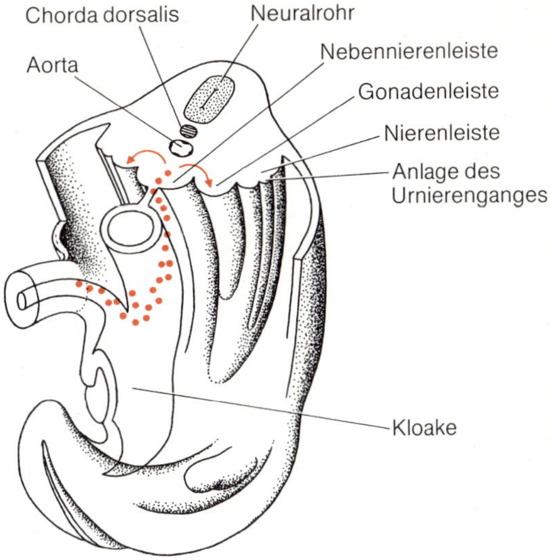

Abb. 14-16. Schematische Darstellung der Einwanderung der Urgeschlechtszellen in die Gonadenleiste über die Keimbahn. Etwa 6. Embryonalwoche. (Nach Langman, 1985)

wandern von dort über das dorsale Mesenterium des Enddarms in das Gewebe der Genitalleisten ein. Diese werden etwa in der 6. Entwicklungswoche erreicht. Die Urkeimzellen scheinen die Gonadenentwicklung zu induzieren. Bei Nichterreichen der Genitalleisten soll die Entwicklung von Hoden und Ovar ausbleiben.

Das Gewebe der Genitalleisten bildet kurz vor oder während des Einwanderns der Urkeimzellen sog. **primäre Keimstränge** aus (Abb. 14-17). Sie bestehen aus Epithelzellen des proliferierenden Zöloms, die in das Mesenchym der Genitalleiste einwachsen. Sie bleiben zunächst mit dem Oberflächenepithel in Verbindung. Die Urkeimzellen werden in diese Zellstränge eingebettet und liegen damit dicht gepackt unter dem Zölomepithel.

Da zu diesem Zeitpunkt eine morphologische Unterscheidung zwischen männlicher und weiblicher Gonade nicht möglich ist, spricht man von **indifferenten Gonaden**.

Etwa gegen Ende des 2. Monats sind die Anlagen von Hoden bzw. Ovar zusammen mit Resten der Urniere durch ein **Mesenterium urogenitale** mit der hinteren Leibeswand verbunden. Mit Rückbildung der Urnierenanlage werden aus diesen Mesenterien die Genitalbänder, zu denen das Mesorchium und Mesovar gehören (Tab. 14-1). Der kaudale Teil des Genitalbandes des Hodens setzt sich in einen Bindegewebsstrang fort, der bis in den Skrotalwulst reicht und zum **Gubernaculum testis** wird. Dieses spielt beim **Descensus testis** eine wichtige Rolle (S. 258).

Hoden (Abb. 14-17)

Zwischen der 6. und 8. Embryonalwoche wachsen die primären Keimstränge tiefer in das Mark der Keimdrüsenanlage vor. Es bildet sich zu den Tubuli des Urnierengangs hin ein feines Netzwerk, aus dem später das Kanälchennetz des **Rete testis** wird. Die gegen das Mesenchym abgegrenzten Zellsäulen anastomosieren miteinander. In dieses Gewebe, die sog. **Hodenstränge**, sind die Urkeimzellen eingebettet.

Mit dem Vordringen der Epithelstränge zum Mark ist die Ablösung ihres Gewebes vom Oberflächenepithel verbunden. Zwischen diesem und den Hodensträngen entwickelt sich eine Schicht dichten fibrösen Bindegewebes, **Tunica albuginea**, die zur Hodenkapsel wird.

Im 4. Fetalmonat bilden die Hodenstränge Schlingen, deren freie Enden mit dem Netzwerk

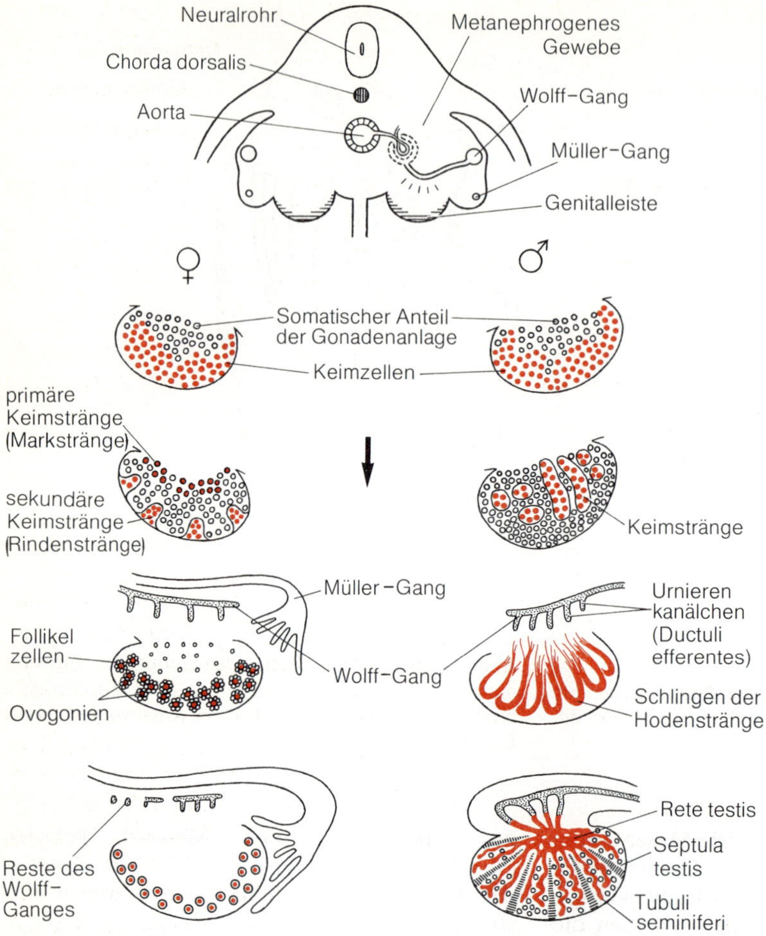

Abb. 14-17. Schematische Darstellung der Entwicklung männlicher und weiblicher Gonaden

der Zellstränge des Rete testis in Verbindung stehen. Jetzt lassen sich in diesen Strängen 2 Zellarten unterscheiden, die **Urkeimzellen** und die aus dem Epithel stammenden randbildenden Zellelemente, die späteren **Sertoli-Zellen**. Ein Lumen ist zu diesem Zeitpunkt noch nicht vorhanden. Dieses bildet sich erst in der postnatalen Periode aus. Dann spricht man von **Tubuli seminiferi**.

Auffallende Veränderungen machen die Zellen des Mesenchyms durch, die zwischen den Keimsträngen, den späteren Hodenkanälchen, gelegen sind. Man bezeichnet sie als **Leydig-Zwischenzellen**. Zwischen dem 3. und 5. Fetalmonat sind sie nicht nur sehr zahlreich, sondern erfahren auch eine starke Entfaltung von Zellkern und Zytoplasma. Diese 1. Zwischenzellgeneration unterstützt beim männlich determinierten Keim mit ihrer Hormonproduktion die Entwicklung des männlichen Genitale. Bleibt die **Testosteronproduktion** aus, werden die männlichen Merkmale ungenügend ausgebildet. Um den Zeitpunkt der Geburt stellen diese Zellen ihre Androgenproduktion weitgehend ein, sie werden zu unscheinbaren bindegewebsartigen Zellen, die sich erst zu Beginn der Pubertät wieder entfalten und ihre Funktion als Androgenbildner aufnehmen, 2. Zwischenzellgeneration.

Ein weiteres im embryonalen Hoden produzierte Hormon wird als **Anti-Müller-Hormon** (Müllerian regression factor, MRF) bezeichnet. Es bewirkt die Rückbildung der Müller-Gänge (s. unten).

Ovar (Abb. 14-17)

Die vom Zölomepithel in die Gonadenleiste einwachsenden Keimstränge werden beim weiblich determinierten Keim durch das Mesenchym in unregelmäßige Zellhaufen unterteilt, die Gruppen von Urkeimzellen enthalten. Diese Zellhaufen findet man hauptsächlich im Markanteil der Gonade.

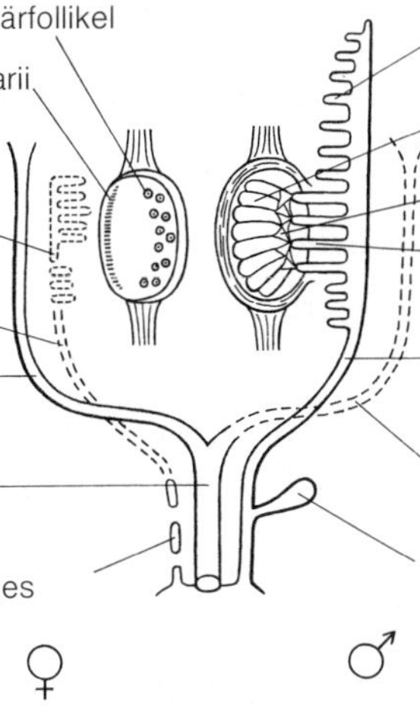

Abb. 14-18. Schematische Darstellung der geschlechtsspezifischen Ausbildung von Wolff- und Müller-Gang. (Nach Becker et al., 1971)

Das Oberflächenepithel der weiblichen Gonade proliferiert aber weiter und bildet eine 2. Generation von Keimsträngen aus (**sekundäre Keimstränge**, Rindenstränge). Diese bleiben in der Nähe der Organoberfläche, zerfallen ebenfalls in Zellhaufen, die dann jeweils eine oder mehrere Urkeimzellen einschließen (**Eiballen**).
Während die im Markbereich gelegenen Zellhaufen samt Urkeimzellen zerfallen und durch ein gefäßhaltiges bindegewebiges Stroma, **Medulla ovarii**, ersetzt werden, entwickeln sich aus den Keimzellen der in der Peripherie gelegenen Zellhaufen die **Ovogonien**. Die umgebenden Zellen epithelialer Herkunft werden zu **Follikelzellen**.
Der Zerfall der im Mark gelegenen Zellhaufen bedeutet, daß kein Kanälchensystem ausgebildet wird, das zur direkten Abgabe von Eizellen an die Genitalwege genützt werden kann. Als **Rete ovarii** wird das in der Medulla ovarii gelegene **Gefäßnetz** bezeichnet.

Genitalwege (Abb. 14-**18**)

Das Vorhandensein von 2 paarig angelegten Gangsystemen kennzeichnet das **indifferente** Stadium der Entwicklung der Genitalwege. Um die 6. Embryonalwoche findet man bei jedem Keim, gleich ob männlich oder weiblich determiniert, die beiden
- **Urnierengänge, Ductus mesonephridici, Wolff-Gänge** und die
- **Müller-Gänge, Ductus paramesonephridici.**

Die beiden Gangsysteme verlaufen praktisch parallel und münden beide in die Kloake ein.

Urnierengang, *Wolff-Gang.* Wolff-Gänge, deren kranialer Anfangsteil zunächst medial von den Müller-Gängen liegt, münden lateral von den Müller-Gängen und vom Müller-Hügel in den Sinus urogenitalis ein.
In Abhängigkeit von der genetisch determinierten Funktionsaufnahme der männlichen Gonade, nämlich **Androgenproduktion** durch die Leydig-Zwischenzellen, differenziert sich der Wolff-Gang **zum Ductus deferens** und damit *zum Ausführungsgang der männlichen Keimdrüse.* Voraussetzung für die Differenzierung der Wolff-Gänge ist allerdings die Rückbildung der Müller-Gänge. Für diese Rückbildung sorgt ein im embryonalen Hoden gebildetes **Anti-Müller-Hormon** (Müllerian regression factor, MRF).

Hinweis. Fehlen Androgene und MRF, werden die Differenzierung der Wolff-Gänge unterdrückt, die Differenzierung der Müller-Gänge weitergeführt; es entstehen normale weibliche Gangsysteme. Fehlen Androgene, aber MRF ist vorhanden, bleiben beide Gangsysteme rudimentär. Fehlt MRF, aber nicht Androgen, werden die Wolff-Gänge differenziert, aber die Müller-Gänge nicht unterdrückt; beide Gangsysteme sind vorhanden.

Müller-Gang, *Ductus paramesonephridicus.* Kranial liegt der Müller-Gang mit seinem trichterförmig geöffneten Anfangsteil lateral vom Wolff-Gang. Im weiteren Verlauf nach kaudal schwenkt aber die Mesenterialfalte, in deren Rand der Müller-Gang verläuft, nach medial vorne aus und vereinigt sich dann vor dem Enddarm und hinter der Wand des Sinus urogenitalis mit der Falte der Gegenseite zu einer Platte. Die beiden dann nur durch ein Septum getrennten Müller-Gänge vereinigen sich später zum **Canalis uterovaginalis**. Die gemeinsame Spitze der vereinigten Gänge induziert dort, wo sie auf die Hinterwand des Sinus urogenitalis trifft, den **Müller-Hügel**.

Aus dem Müller-Hügel entsteht die **Vagina**, aus der Vereinigung der Müller-Gänge der **Uterus**, während die freien kranialen Anteile die **Tuben** bilden.

Männlich determinierter Keim

Beim männlich determinierten Keim bleibt der **Wolff-Gang** bei der Rückbildung der Urniere erhalten und wird zum Ausführungsgang der Keimdrüse. Zwar werden die Urnierenkanälchen weitgehend zurückgebildet, im Bereich der sich differenzierenden Gonade verlieren sie jedoch ihre Glomeruli und werden kürzer (*Epigenitalis*). Diese Kanälchen bekommen dann in der weiteren Entwicklung Kontakt mit dem Rete testis. Aus ihnen werden die **Ductuli efferentes** des Hodens.
Die Urnierenkanälchen kranial und kaudal von der Keimdrüse bilden sich weitgehend zurück. Die kranialen Anteile mit dem Ende des Wolff-Ganges werden zur **Appendix epididymidis**. Die als *Paragenitalis* bezeichneten Reste der kaudalen Kanälchen bleiben ohne Bedeutung.

Der Wolff-Gang verlängert sich unterhalb der Einmündung der Ductuli efferentes stark und windet sich auf. Dieser Abschnitt wird zur **Epididymidis**. Im weiteren Verlauf erhält der Wolff-Gang eine dicke Muskelschicht und wird zum **Ductus deferens**. Kurz vor dem Eintritt in den Sinus urogenitalis bildet eine Epithelaussprossung die **Samenblase** (Abb. 14-**19**).
Parallel zur Ausgestaltung der Urnierengänge zum Ausführungsgangsystem der männlichen Keimdrüse vollzieht sich die Rückbildung des **Müller-Gangs**, die schon am Ende der 8. Embryonalwoche fast vollständig abgeschlossen ist. Erhalten bleibt nur ein kleiner kranialer Abschnitt als **Appendix testis**.
Nicht sicher ist, ob der *Utriculus prostaticus* (Uterus masculinus) als Rest des Müller-Gangs aufzufassen ist oder durch Ausstülpung des Sinus urogenitalis entsteht.

Weiblich determinierter Keim

Beim weiblich determinierten Keim wird der **Müller-Gang** zu **Tube** und **Uterus** und evtl. einem

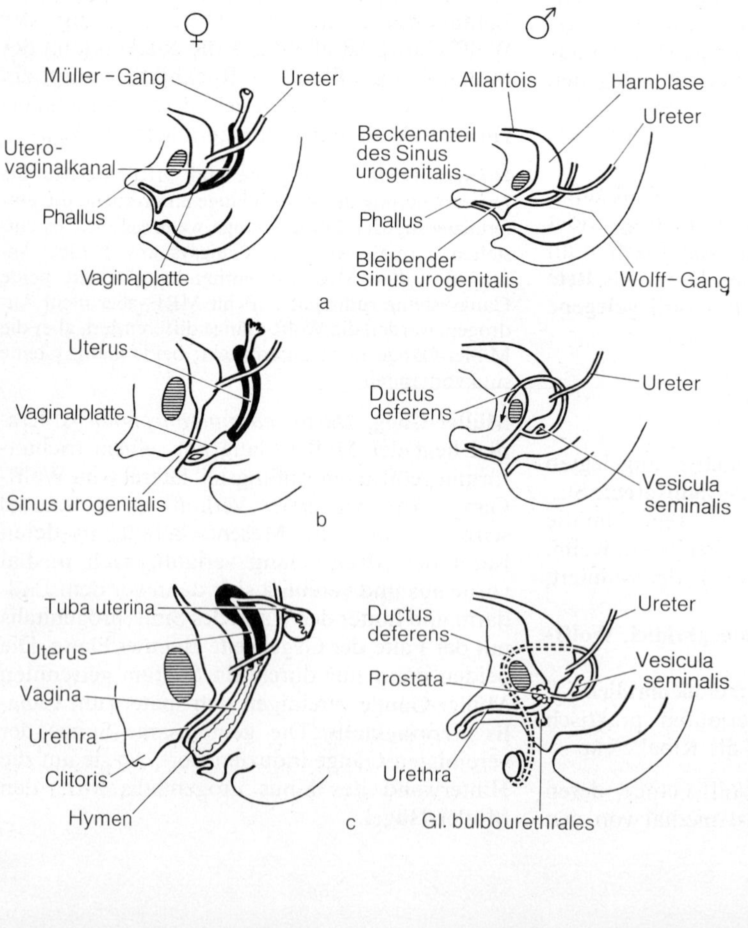

Abb. 14-19 a-c. Gegenüberstellung der Entwicklung des männlichen und weiblichen Genitale. **a** 9. Woche; **b** 11. Woche; **c** 5. Monat. (Nach Langman, 1985)

Teil der **Vagina**. Wie schon beschrieben, vereinigen sich die Müller-Gänge beider Seiten in ihrem kaudalen Abschnitt zum Canalis uterovaginalis. Damit bilden sie im kleinen Becken nicht nur gemeinsam das Hohlorgan Uterus, dessen Muskulatur sich aus der umgebenden Mesenchymschicht entwickelt, sondern auch mit ihrem Meso eine frontale Falte zur Beckenwand. Im Oberrand dieser Falte, **Lig. latum uteri**, verlaufen die Anteile des Gangsystems, die sich zum **Eileiter, Tuba uterina**, entwickeln. Ihre trichterförmigen Enden werden zur ***Pars ampullaris*** der Tube, deren freier Rand zu ***Fimbrien*** ausbildet. Die Gonade befestigt sich mit einem eigenen Meso an der Hinterfläche.

Nicht eindeutig geklärt ist die Herkunft der Vagina. Früher wurde angenommen, daß der untere Teil des Canalis uterovaginalis auch die Vagina bildet. Die jetzige Anschauung geht dahin, daß in der 9. Embryonalwoche aus der Hinterwand des Beckenanteils des Sinus urogenitalis, vermutlich durch die kaudale Spitze der vereinigten Müller-Gänge bei ihrer Annäherung an diesen induziert, 2 solide Knospen, Bulbi vaginae, auswachsen. Diese bilden die sog. Vaginalplatte, die zunächst kein Lumen aufweist und das untere Ende des Canalis uterovaginalis umfaßt. Etwa in der 11. Embryonalwoche bildet sich von kaudal her ein Lumen, während das Längenwachstum im soliden kranialen Abschnitt erfolgt. Die Vaginalanlage ist im 5. Monat voll durchgängig, der oberste Abschnitt umfaßt als Scheidengewölbe den Uterus. Während die Lumina von Vagina und Uterus kommunizieren, bleibt die Vagina zum Sinus urogenitalis hin durch eine dünne Gewebsplatte aus Sinusepithel und Mesoderm, **Hymen**, verschlossen.

Vom Ausführungsgangsystem der Urniere, **Wolff-Gänge**, bleiben beim weiblichen Embryo nur geringe Reste. Den in Höhe der sich ausbildenden Gonade entstandenen Urnierentubuli entspricht das *Epoöphoron* im Mesovarium, den kaudalen Abschnitten das *Paroöphoron*. Vom Wolff-Gang bleiben nur kleine Teile im Bereich des Epoöphoron oder aber neben der Vagina der sog. *Gartner-Gang* erhalten, der dort zur Zystenbildung Anlaß geben kann.

Akzessorische Geschlechtsdrüsen

Die Eintrittsstelle des Wolff-Ganges ist Markierungspunkt für die Unterteilung des primitiven Sinus urogenitalis in 2 Abschnitte, einen oberen, **Canalis vesicourethralis**, aus dem die Harnblase entsteht, und einen unteren, **definitiver Sinus urogenitalis**, der sich geschlechtsspezifisch zu Anteilen des äußeren Genitale entwickelt. Hier wird eine *Pars pelvina* (oberer Abschnitt) und eine *Pars phallica* (unterer Abschnitt) unterschieden.

Beim Mann bildet sich aus der Pars pelvina des definitiven Sinus urogenitalis die ***Pars prostatica*** und die ***Pars diaphragmatica der Urethra***.

Bei Embryonen von 55 mm Scheitel-Steiß-Länge entwickelt sich im Bereich der Einmündungsstelle des Urnierengangs die ***Prostata***, indem zahlreiche Epithelsprossen aus dem Lumen der primitiven Urethra in das umgebende Mesenchym vorwachsen (Abb. 14-**20**). Die Drüse entsteht aus 2 Zonen, einer inneren und einer äußeren. Die Drüsenanteile der inneren Zone umfassen die Drüsen der Sinuswand und schließen den Bereich des Utriculus ein, während die Außenzone aus den eigentlichen Prostatadrüsen besteht.

Der ***Innenanteil der Prostatadrüsen*** entsteht aus der Wand der Urethra oberhalb der Einmündung des Urnierengangs, enthält also Material, das bei jedem Keim angelegt ist. Die Drüsen der sog. ***Außenzone*** entstehen aber aus dem Wandanteil der Urethra, der Zellen aus den Urnierengängen enthält, also Ganganteilen, deren Ausbildung dem männlich determinierten Keim vorbehalten bleibt. In diesem Zusammenhang ist interessant, daß die Prostatahypertrophie in einer Zunahme des Parenchyms der inneren Drüsenanteile besteht, maligne Prozesse aber ihren Ausgang von den Zellen der Außenzone nehmen.

Bei der Frau entsteht aus der Pars pelvina des definitiven Sinus urogenitalis neben einer kurzen ***Urethra*** das sog. ***Vestibulum***, auf das auch die ***Va-***

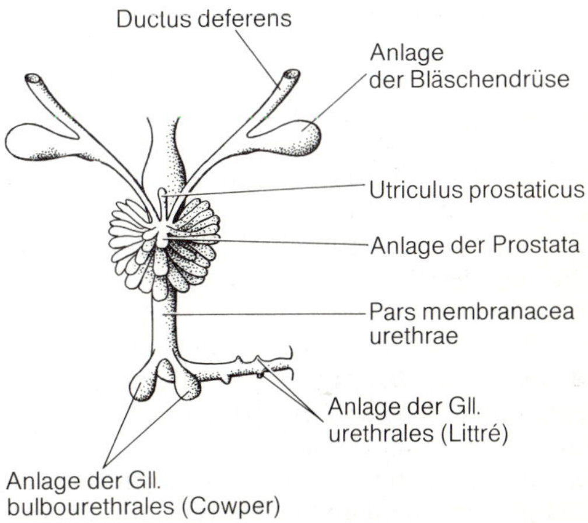

Abb. 14-20. Schematische Darstellung der Entwicklung der Drüsen in der Pars pelvina des Sinus urogenitalis beim Manne. (Nach Becker, Wilson u. Gehweiler, 1971)

gina mündet. Durch Aussprossung des Epithels der Urethra in das umgebende Gewebe entstehen ab Ende des 3. Monats die ***Urethral-*** und ***Paraurethraldrüsen.*** Die Ursprungsregion ist das Gebiet des Müller-Hügels, wo entodermale Zellen aus dem Sinus urogenitalis mit Zellen mesodermalen Ursprungs aus den Wolff- und Müller-Gängen zusammentreffen.

Äußeres Genitale

Auch bei der Entwicklung des äußeren Genitale ist ein indifferentes Stadium festzustellen, währenddessen sich die Ausbildung der Organe unabhängig vom determinierten Geschlecht vollzieht.
Etwa in der 3. Embryonalwoche bilden sich seitlich von der Kloakenmembran 2 Falten, die *Kloakenfalten.* Vor der Kloakenmembran entsteht durch Vereinigung der Falten der *Genitalhöcker* (Abb. 14-**21**). Durch Verschmelzung des Septum urorectale mit der Kloakenmembran kommt es in der 6. Embryonalwoche zur Bildung des *primitiven Sinus urogenitalis* und des *Anus.* Die verschließenden Membranen sind ventral die *Urogenital-* und dorsal die *Analmembran.* Die seitlich anliegenden Wülste werden dementsprechend als *Urethralfalten* und *Analfalten* bezeichnet. Inzwischen haben sich lateral davon die sog. *Genitalwülste* gebildet.

Männliches Genitale

Beim männlichen Genitale (Abb. 14-**22**) wächst der Genitalhöcker zum **Phallus** aus. Dabei wird auch die Urethralfalte nach ventral ausgezogen. Bei Wegfall der Urogenitalmembran begrenzen die Urethralfalten den tiefen *Urogenitalspalt,* dessen Epithel entodermaler Herkunft ist. Aus ihm entwickelt sich die *Urethralplatte,* über der sich am Ende des 3. Embryonalmonats die Urethralfalten schließen und so den *Urethraanteil des Penis* bilden.
Die Öffnung der Urethra befindet sich zunächst nicht auf der Spitze der *Glans penis.* Von der Spitze des Penis sproßt ein Strang ektodermalen Gewebes in die Tiefe, der mit dem Urethralumen Kontakt aufnimmt. Später wird dieser Epithelstrang kanalisiert, an der Spitze des Penis entsteht das definitive *Ostium urethrae.*
Die zunächst in der Leistengegend angeordneten *Genitalwülste* wandern im Laufe der Entwicklung nach kaudal. In die Wülste wandern beim **Descensus** die Hoden ein. Aus jedem Genitalwulst bildet sich eine **Scrotumhälfte** aus, die durch das *Scrotalseptum* getrennt bleiben.

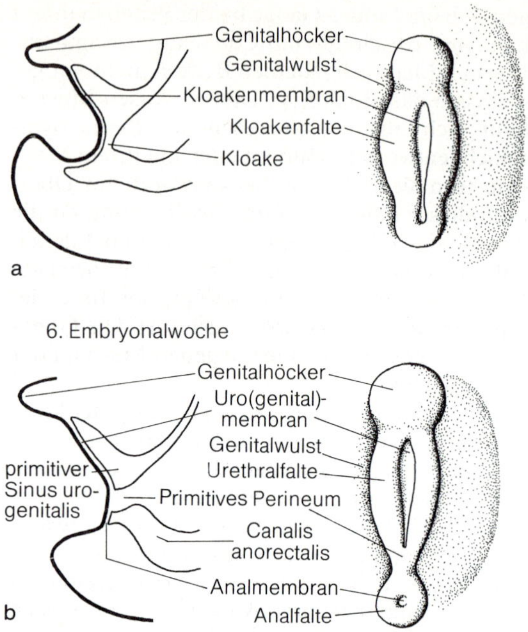

Abb. 14-21 a, b. Entwicklung des äußeren Genitale. **a** In der 3.–4. und **b** in der 6. Embryonalwoche. Phase der geschlechtsunspezifischen Entwicklung. (Nach Langman, 1985)

Weibliches Genitale

Beim weiblichen Genitale erfährt der Genitalhöcker keine so starke Größenzunahme. Aus ihm entwickelt sich die **Clitoris.** Die Urethralfalten bleiben getrennt. Sie werden zu den **Labia minora** und umrahmen die offene Urogenitalspalte, die zum *Vestibulum* wird. Eine erhebliche Größenzunahme erfahren die *Genitalwülste.* Sie bilden die **Labia majora**, die großen Schamlippen.

II. Rectum, Mastdarm, und Anus

1. Gliederung des Rectums

Der Endabschnitt des Darms, **Rectum** (Abb. 14-**23**), ist etwa 12-15 cm lang. Er beginnt kranial mit dem Übergang aus dem Colon sigmoideum in Höhe des Oberrandes des 3. Sakralwirbels und endet kaudal mit der **Analöffnung**, **Anus.** Das Rectum ist mehrfach gekrümmt. Sein kranialer Anteil, **Ampulla recti**, legt sich der Konkavität des Os sacrum an und verläuft mit seinem unteren Anteil oberhalb des Diaphragma pelvis nach vorne (*Flexura sacralis*).

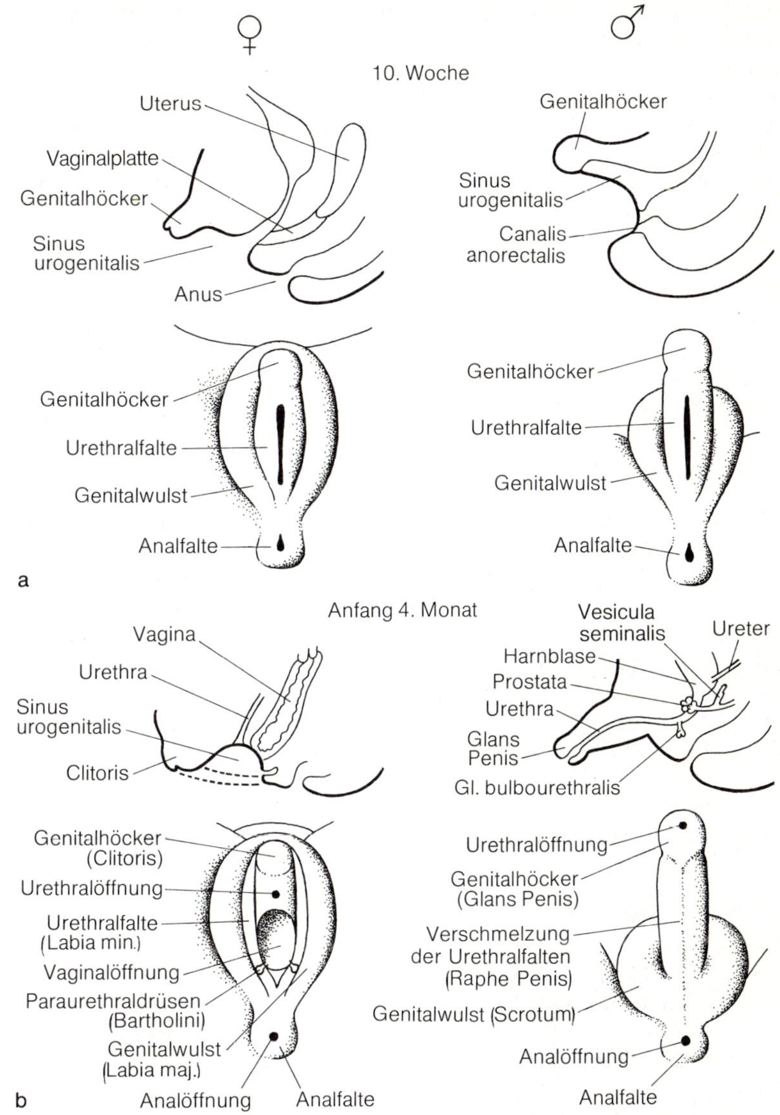

Abb. 14-22a, b. Entwicklung des äußeren Genitale. **a** In der 10. Schwangerschaftswoche und **b** zu Beginn des 4. Schwangerschaftsmonats. Phase der geschlechtsspezifischen Entwicklung. (Nach Langman, 1985)

Der kaudale Anteil, **Canalis analis**, biegt beim Durchtritt durch das Diaphragma pelvis nach hinten um (*Flexura perinealis*).

Ampulla recti

Die Ampulla recti zeigt eine leichte Ausbiegung nach rechts, die durch Bildung innerer Schleimhautfalten, **Plicae transversales recti**, zustandekommt. Die wesentlichste ist die *Kohlrausch-Falte*, ca. 6 cm von der Analöffnung entfernt, die sich von rechts in das Darmlumen hineinwölbt. Oberhalb und unterhalb davon befinden sich auf der linken Seite 2 andere, allerdings unbedeutendere Falten.

Canalis analis

Der Enddarm verliert sehr rasch die typischen Merkmale des Colon wie Haustren, Taenien und Appendices epiploicae. Auch das Epithel ändert sich. Unterhalb einer **Linea anorectalis** wird es unregelmäßig: streckenweise hochprismatisch oder mehrschichtig. Aus der sonst in 3 Bündeln angeordneten Längsmuskulatur wird wieder eine geschlossene Muskellage. Sie nimmt kaudalwärts dauernd an Stärke zu und wird in die Konstruktion des M. sphincter ani internus einbezogen (Abb. 14-**24**).

Dieser umgibt den 3-4 cm langen **Canalis analis**, den sich trichterförmig verjüngenden Anteil des Darmrohrs. Die Schleimhaut zeigt in diesem Bereich deutliche Längsfalten, **Columnae anales**, die durch Bündel glatter Muskulatur, Venenkonvolute und Lymphgefäße aufgeworfen werden. Zwischen den Columnae finden sich Vertiefungen, **Sinus anales**, die kaudal durch kleine Falten, **Valvulae anales**, die von einer Columna analis zur anderen reichen, abgeschlossen werden. Hinter diesen führen sog. **Analkrypten** in die Tiefe der seitlichen Rectumwand, welche als **Proktodealdrüsen** den M. sphincter ani internus durchdringen. Der kaudale Abschluß der Columnae anales erfolgt durch einen glatten Bereich der Schleimhaut, die hier dem Ringwulst der Sphinktermuskulatur aufliegt.

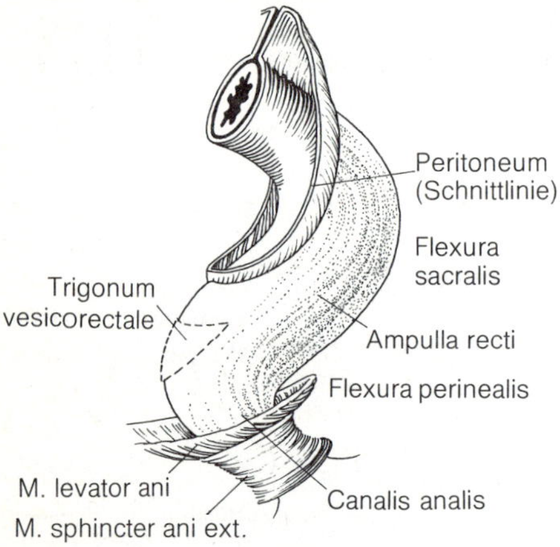

Abb. 14-23. Darstellung von Rectum und Analkanal mit Peritonealverhältnissen. (Nach Corning, 1949)

Aufgrund der Epithelverhältnisse, der entwicklungsgeschichtlichen Gegebenheiten und der klinischen Zweckmäßigkeit wird der Analkanal in 3 Abschnitte unterteilt:

- **Zona columnaris**. Sie entspricht dem Bereich der ***Columnae anales***. Hier wird vor allem in den Sinus anales noch das einschichtige hochprismatische Epithel des Rectum gefunden, während auf den Columnae anales schon Plattenepithel anzutreffen ist. Der Übergang dieser beiden Epithelarten ist also nicht abrupt.
- **Pecten analis** (früher: Zona intermedia). Die Schleimhautoberfläche erscheint glatt und das nichtverhornende Plattenepithel bildet eine zusammenhängende Schicht. In ihrem Bereich geht die Schleimhaut auf die äußere Haut über. Die kaudale Grenze wird durch ei-

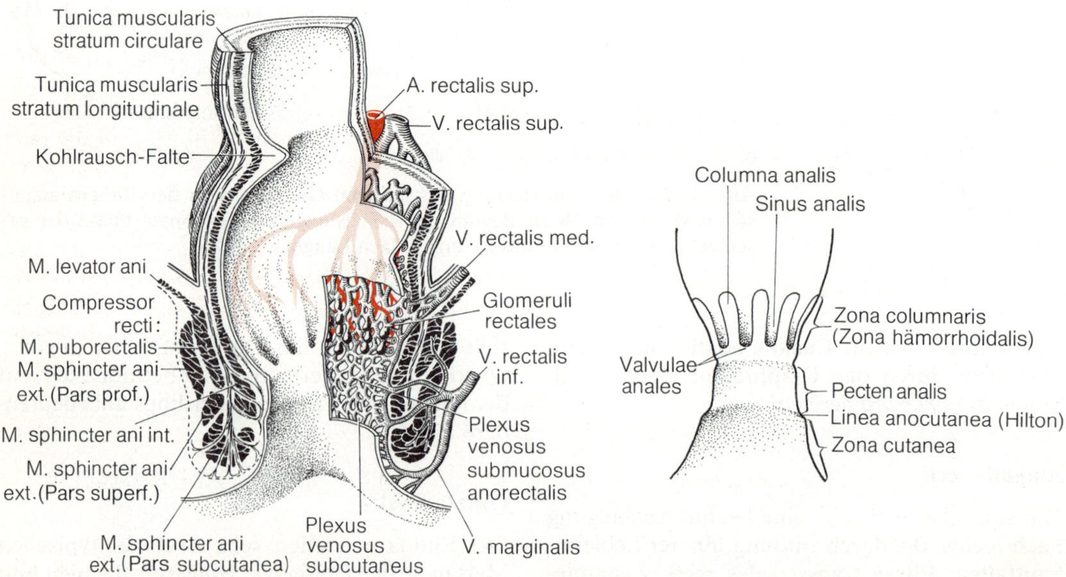

Abb. 14-24. Schema des Sphinkteraufbaus, der Zuflüsse aus der A. rectalis sup. *(rot)* und der venösen Geflechte. *Rechts* ist die Zonierung der Analschleimhaut dargestellt. (In Anlehnung an Töndury, 1970)

ne helle Linie, ***Linea anocutanea***, angedeutet. Dieser weißliche Ring entspricht der unteren Grenze des *M. sphincter ani internus.* Hier strahlen longitudinale Muskelfasern, die die Ringmuskelschicht durchbrochen haben, in die Darmschleimhaut ein.

- **Zona cutanea**. Sie umgreift den Anus. Hier findet man verhorntes Plattenepithel der äußeren Haut, es kommen Hautdrüsen hinzu, wobei sich außer *Schweißdrüsen* auch apokrine *Gll. circumanales* finden. Durch Bindegewebsfasern, die den *M. sphincter ani externus* durchdringen, wird die Haut in feine radiäre Falten gelegt. Am Rand des M. sphincter ani internus beginnen dann die Einlagerungen des subkutanen Fettes. Auffallend ist die starke Pigmentierung und gute sensible Innervation dieses Gebiets.

2. Verschlußapparat des Anus

Beteiligt sind
- **Muskulatur**,
- **Bindegewebsfasern** und ein
- **submuköser Venenplexus**.

Muskulatur

Der muskuläre Verschlußapparat des Anus besteht aus
- **M. sphincter ani internus**,
- **M. levator ani** und
- **M. sphincter ani externus**.

M. sphincter ani internus. Diese innerste Muskelschicht besteht aus glatter Muskulatur. Der M. sphincter ani internus liegt im Bereich des Canalis analis vom Diaphragma pelvis bis zur Linea anocutanea, an der sein unterer Rand als harter Ring tastbar ist. Er bildet sich aus der Ringschicht der Tunica muscularis der Darmwand sowie an der Innenseite aus zahlreichen Längsmuskelfasern, die durch die Ringschicht der Tunica muscularis hindurchgetreten sind und den Mastdarm mit der perianalen Haut verankern.

M. levator ani (S. 628). Seine Muskulatur ist quergestreift. Er umfaßt den Darm bei seinem Durchtritt durch das Diaphragma pelvis schlingenförmig. Der untere randbildende Anteil dieses Muskels, der als ***M. puborectalis*** isolierbar ist, kann daher den oberen Teil des Analkanals verschließen, indem er das Analrohr nach vorne zieht. Dadurch wird der Canalis analis abgeknickt und Vorder- und Hinterwand aufeinandergelegt.

M. sphincter ani externus. Dem Trichter des Levator ani liegt außen der M. sphincter ani externus auf. Er gliedert sich in eine
- ***Pars profunda***. Dies ist der funktionell wichtigste Teil des Muskels. Sie wird zusammen mit dem M. puborectalis als *„M. compressor recti"* bezeichnet.
- ***Pars superficialis***. Sie bildet eine Schlinge und liegt außerhalb der Pars profunda. Die Fasern der Pars superficialis ziehen vom Lig. anococcygeum zum Centrum tendineum und sind in der Lage, die Analöffnung von der Seite her abzuklemmen.
- ***Pars subcutanea***. Bei diesem oberflächlichsten Anteil handelt es sich um einen Ringmuskel, der dicht unter der Haut liegt und durch Bindegewebssepten und Züge glatter Muskulatur, die ihn durchdringen und zur Haut ziehen, in Lamellen gegliedert wird.

Die glatten Muskelfasern des M. sphincter ani internus und die quergestreiften Muskelfasern des subkutanen Teils des M. sphincter ani externus gehen etwa im Bereich der Linea anocutanea ineinander über. Zwischen beiden findet man Längsmuskelzüge, die sich aus der longitudinalen Schicht der Tunica muscularis des Rectum bilden, zum Teil durch die subkutanen Anteile des M. sphincter ani externus hindurchziehen und an der Analhaut ansetzen. Sie können die Haut durch Zug nach innen oben raffen und damit den Verschluß unterstützen (*„M. corrugator ani"*).

Bindegewebsfasern und submuköser Venenplexus

Der Verschluß des Canalis ani soll außer von diesen aktiven Anteilen auch *passiv durch Bindegewebsfasern* erfolgen können, die den M. sphincter ani externus durchbohren, in die perianale Haut inserieren und bei forcierter Kontraktion die Haut in den Analkanal einfalten. Unterstützend wirken die Venen, die im Bereich der Zona cutanea sehr zahlreich sind und den subkutanen Plexus bilden. Ferner werden die Venen des *submukösen Venenplexus* bei der Kontraktion des M. puborectalis gestaut, wodurch ein gasdichter Verschluß des Analkanals erzeugt wird.

3. Peritonealverhältnisse, Befestigung des Mastdarms

Peritonealverhältnisse. Während das Colon sigmoideum noch *intraperitoneal* gelegen ist, liegt der Anfangsabschnitt des Rectum *retroperitoneal*

(Abb. 14-**23**, 14-**25**). Ein großer Teil der Vorderfläche des Mastdarms ist damit von Peritoneum überzogen. Dieses buchtet sich zwischen Rectum und der Vesica urinaria beim Manne zur **Excavatio rectovesicalis**, bei der Frau zur **Excavatio rectouterina** (*Douglas-Raum*) zwischen Rectum und Uterus (Abb. 14-**5**) aus. Der tiefer gelegene Teil der Ampulla recti und der Canalis analis liegen *extraperitoneal*. Individuell ist die Ausdehnung des Periteonalüberzugs des Rectums sehr stark variabel.

Befestigung des Mastdarms. Sie erfolgt durch
- **Faszien** und
- **Bindegewebe des subperitonealen Raums.**

Faszien (S. 629). Umhüllt wird das Rectum von der *Fascia pelvis visceralis*, die mit der Adventitia des Mastdarms in Verbindung steht. Dort, wo das Rectum durch den M. levator ani hindurchtritt, steht sie mit der Fascia pelvis parietalis in direkter Verbindung, die mit der Fascia diaphragmatis pelvis superior verwachsen ist. Damit ist das Rectum fest in den Hiatus analis des M. levator ani eingefügt.

Bindegewebe im subperitonealen Raum. Hierbei handelt es sich um Bindegewebsverdichtungen in einem im übrigen lockeren Bindegewebe.
Bindegewebsverdichtungen liegen
- ***vor dem Rectum.*** Sie bilden zwischen Mastdarm und Prostata eine frontale Platte, **Septum rectovesicale**, die Rectum und Harnblase voneinander trennt. Dem entspricht bei der Frau ein **Septum rectovaginale**, das auf dem Centrum tendineum perinei steht.
- ***seitlich und hinten*** und verbinden den Mastdarm mit der Beckenwand. Sie werden als **Paraproctium** bezeichnet (Abb. 14-**6**) und leiten vor allem die Gefäße zum Rectum.

Lockeres Bindegewebe. Das lockere Bindegewebe in der Umgebung des Mastdarms füllt das sogenannte ***Spatium pararectale*** oder ***retrorectale***. Es ermöglicht, daß die Ampulla recti gegenüber ihrer Umgebung gut verschieblich befestigt ist. – Eine festere bindegewebige Anheftung erfährt das Rectum nur noch im Bereich des Übergangs zum Colon sigmoideum. Durch das lockere Bindegewebe ist gesichert, daß die Ampulla recti besonders dehnungsfähig ist und größere Kotmassen aufnehmen kann. Normalerweise tritt erst kurz vor der Defäkation der Kot aus dem Colon sigmoideum in das Rectum ein, dies ist dann ebenso wie die Dehnung durch Gaseintritt ein Defäkationsreiz. In der übrigen Zeit ist das Rectum gewöhnlich leer und zeigt keine besonderen Ausweitungen. Eine Ausdehnung der Ampulla recti ist nur nach vorne und nach den Seiten möglich. Bei starker Füllung kann die Ampulla recti etwa die Hälfte des Beckenraums einnehmen. Sie schiebt dann die übrigen Beckeneingeweide wie Harnblase und Prostata und auch den Uterus nach vorne oben aus dem Becken heraus.

4. Defäkation

Die Defäkation ist ein reflektorisch ausgelöster Vorgang. Werden durch die Colonbewegungen größere Kotmassen in den Mastdarm geschoben, so werden durch Dehnung der Rectumwand viszeroafferente Impulse zu dem sympathischen (Th11-L3) und dem parasympathischen (S2-S5) Reflexzentrum des Rückenmarks ausgelöst. Die viszeroefferenten Impulse aus S2-S5 bedingen, wie überhaupt der Parasympathicus im Bereich des Dickdarms, eine Kontraktion des Rectums. Gleichzeitig wird eine Erschlaffung des durch die sympathischen Fasern aus Th11-L3 versorgten M. sphincter ani internus bewirkt. Über den N. pudendus erhalten der M. sphincter ani externus und der M. levator ani keine Impulse und erschlaffen. Gleichzeitig wird bewußt die Bauchpresse in Gang gesetzt. Die Entleerung erfolgt dann im Sinne einer peristaltischen Welle, die über das Rectum hinwegläuft und den Kot austreibt.

Klinischer Hinweis. Erschlaffung des M. sphincter ani externus, des M. levator ani und Betätigen der Bauchpresse sind willkürliche Faktoren, die eine Zeitbestimmung des Defäkationsvorgangs ermöglichen. Auch bei Lähmung der Bauchmuskulatur kann der Mastdarm entleert werden. Ausfall der Sphinktermuskulatur macht dagegen eine willkürliche Beherrschung der Stuhlentleerung unmöglich. Jedoch wird auch bei der *Incontinentia alvi* das Rectum nur im Gefolge der periodisch auftretenden großen, den Kot vorantreibenden Colonbewegungen entleert.

5. Gefäße und Nerven

Arterien

Die arterielle Versorgung des Rectums erfolgt durch die
- **A. rectalis superior** (Abb. 14-**25**). Von diesem unpaaren Endast der A. mesenterica inferior werden fast die gesamte Schleimhaut des Rectums, die Schwellkörper der Zona columnaris und der kraniale Teil der Muskulatur versorgt. Sie ist nach dem Abgang der letzten Arkade zum Colon sigmoideum (*Sudeck-Punkt*) als Endarterie zu betrachten.

- **A. rectalis media** (aus der A. iliaca interna),
- **A. rectalis inferior** (aus der A. pudenda interna). Aa. rectalis media et inferior sind paarig und versorgen die Muskulatur des kaudalen Rectumabschnitts.

Venen

- Aus dem **Plexus venosus rectalis** sammelt sich das Blut in der unpaaren ***V. rectalis superior***, den paarigen ***Vv. rectales mediae et inferiores.*** Die erste führt ihr Blut dem Pfortaderkreislauf zu, mit den letzteren gelangt das Blut über die *Vv. iliacae interni* zur *V. cava inferior.*

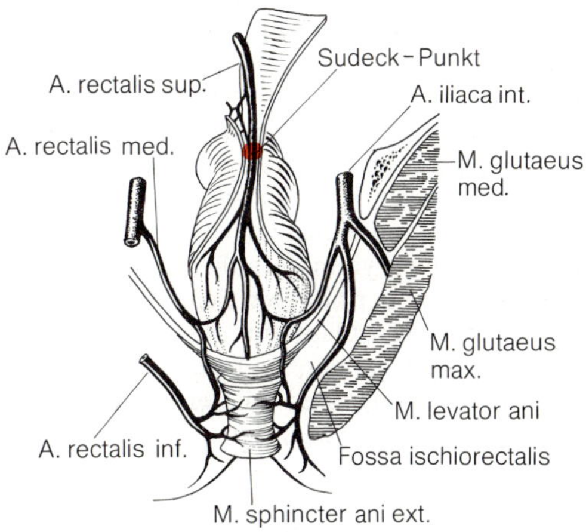

Abb. 14-25. Die arterielle Gefäßversorgung des Rectums von dorsal

- Im Bereich der Zona columnaris findet man neben weiten, meist dünnwandigen Bluträumen, die dem **submukösen Plexus venosus rectalis** zugerechnet werden, kleinere oder größere Gefäßkonvolute mit zahlreichen arteriovenösen Anastomosen, sog. *Glomeruli.* Zusammen bilden sie das „Corpus cavernosum recti".

Klinischer Hinweis. Die Bildung der sog. *Hämorrhoiden* soll auf der Grundlage der Glomeruli erfolgen. Somit führen die *inneren Hämorrhoiden,* die in der Zona columnaris (auch Zona hämorrhoidalis genannt) entstehen, hellrotes Blut. Nur bei den sog. *äußeren Hämorrhoiden,* die im Bereich der Zona cutanea auftreten, handelt es sich um variköse Bildungen auf venöser Grundlage.

Lymphgefäße

Aus der Ampulla recti erfolgt der Lymphabfluß (Abb. 14-**26**) entsprechend der V. rectalis superior zu den *Nodi lymphatici sacrales* und weiter zu den *Nodi lymphatici retroaortici,* oder über die *Nodi lymphatici mesenterici inferiores* zu den *Nodi lymphatici lateroaortici sinistri,* oder auch über die *Nodi lymphatici pararectales (anorectales)* zu den *Nodi lymphatici iliaci interni.*
Aus dem Canalis analis erreicht die Lymphe mit den Vv. rectales mediae die *Nodi lymphatici iliaci interni,* aus dem Bereich des **Afters** gelangt die Lymphe zu den *Nodi lymphatici inguinales superficiales.*

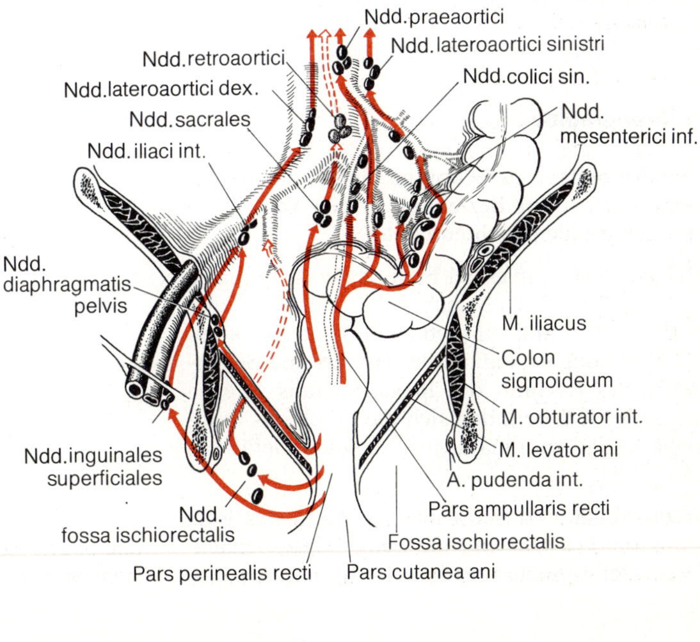

Abb. 14-26. Lymphabflüsse von Anus, Rectum und Colon sigmoideum. (Nach Töndury, 1970)

Nerven

- Die **viszeroefferenten Fasern** für das Rectum gelangen
  - als ***Nn. splanchnici pelvini*** aus dem sakralen Anteil des ***Parasympathicus*** (S2-S5) zu den Beckengeflechten.
  - ***Sympathische*** Zuflüsse stammen aus dem ***Plexus hypogastricus*** und dem ***sympathischen Reflexzentrum*** (Th11-L3).
- Gegenläufig gelangen in den Nn. splanchnici pelvini **viszeroafferente** (sensible) Fasern in den Bereich des Sakralmarks.
- Der M. sphincter ani externus erhält Fasern aus S4 über den **N. pudendus**.

Klinische Hinweise. Das Rectum ist der Palpation zugänglich. Von hier aus kann beim Mann die Hinterwand der Prostata, bei der Frau zwischen den Fingern in Vagina und Rectum die Excavatio rectouterina (Douglas-Raum), abgetastet werden.
Die Schleimhaut selbst ist der rektoskopischen Untersuchung zugänglich. Dabei muß auf die Plicae transversae, insbesondere auf die Kohlrausch-Falte, geachtet werden. Schwierig ist die Weiterführung des Rektoskops über die Grenze des Rectum zum Sigmoid, da das Colon sigmoideum in das Becken hinein abgeknickt ist.
Im Bindegewebe des Paraproctium können sich *peri- oder paraproktitische Abszesse* bilden.
Das venöse Gefäßnetz des Rectum und des Analkanals, insbesondere der Plexus venosus rectalis (Plexus hämorrhoidalis), soll für die Herstellung eines *Umgehungskreislaufs* zwischen V. portae und V. cava inferior Bedeutung gewinnen können.
Nicht selten kommen *Fisteln* vor, die von der Schleimhaut des Rectums und Analkanals ihren Ausgang nehmen und im perianalen Bereich, vorwiegend in der Dammregion, an die Körperoberfläche gelangen (*Analfistel*).

6. Topographie

Die Ampulla recti bekommt durch die Ausladung nach rechts Beziehung zu den Vasa iliaca interna und dem rechten Ureter.

Bei der Frau kann es bei Füllung der Ampulla zu recht engen Nachbarschaftsbeziehungen zum rechten Ovar und zur rechten Tuba uterina kommen. Wichtig ist, daß an der Hinter- und Seitenwand des Rectums der Plexus sacralis gelegen ist, außerdem befinden sich die durch das Foramen ischiadicum majus austretenden Gefäße in der Nähe.

Beim Mann sind der vorderen Wand des Rectums die Prostata und die Samenblase benachbart. Der Blasengrund hat im Trigonum rectovesicale enge Nachbarschaftsbeziehungen zum Rectum.

III. Vesica urinaria, Harnblase

1. Makroskopische Anatomie

Die Harnblase ist ein muskuläres Hohlorgan. Ihre Form variiert nach Entwicklungsstand und Füllungsgrad. Man kann sie in leicht gefülltem Zustand mit einer dreiseitigen Pyramide vergleichen (Abb. 14-**27**), deren Spitze nach vorn gekippt ist, so daß sie auf einer Ecke der Basis steht. Die vordere Kante liegt damit der Symphyse bzw. der vorderen Bauchwand auf. Vorne seitlich ist die Harnblase der seitlichen Beckenwand zugewendet und liegt den Fasern des M. levator ani an. Die nach vorn unten gerichtete Ecke des Blasenhalses ragt in den Levatorspalt hinein. Die Oberseite geht dorsal mit einer ziemlich deutlichen Kante, die der *Plica vesicalis transversa* entspricht, auf die hintere Seite der Harnblase über, die als Basis der Pyramide aufzufassen ist. An den Seitenkanten der hinteren Seite münden die *Ureteren* in die Harnblase ein, die *Urethra* führt an der nach unten gerichteten Ecke der Basis aus der Harnblase heraus. Der Teil der Facies posterior zwischen diesen 3 Mündungen wird als *Trigonum vesicae* bezeichnet.
Wir unterscheiden morphologisch an diesem Hohlorgan mehrere Abschnitte. Die Blasenspitze, *Apex vesicae*, entspricht auch der Pyramidenspitze. Der anschließende Teil der Harnblase wird als Blasenkörper, *Corpus vesicae*, bezeichnet. Der Blasengrund, *Fundus vesicae*, ist der Be-

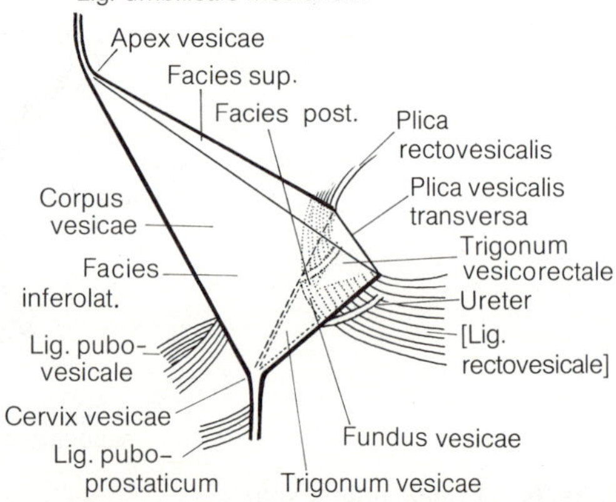

Abb. 14-27. Schematische Darstellung der Harnblase und ihres Halteapparats

reich der Facies posterior mit dem Umschlag zur Facies superior und den Mündungen der Ureteren. Von ihm wird der Blasenhals, *Cervix vesicae*, abgetrennt, der dem Trichter der nach unten gerichteten Ecke der Basis mit der Urethraöffnung entspricht.

2. Wand

Die Wand der Harnblase wird unterteilt in
- **Tunica serosa**,
- **Tunica muscularis** und
- **Tunica mucosa**.

Die Dicke der Wand kann zwischen 5-7 mm bei leerer und 1,5-2 mm bei gefüllter Harnblase schwanken.

Tunica serosa. Die Serosa ist der Peritonealüberzug im Bereich der Facies superior und dem Trigonum vesicorectale genannten Teil der Facies posterior, der den Bindegewebslagen des viszeralen Blattes der Fascia endopelvina, hier Fascia vesicalis genannt, aufliegt. Bei leerer Harnblase entsteht konstant eine Peritonealfalte an der Grenze zwischen Facies superior und Facies posterior, Plica vesicalis transversa, die seitlich in die *Plica rectovesicalis* übergeht. Die Plica rectovesicalis läßt dorsal die Vertiefung der *Excavatio rectovesicalis* bzw. *vesicouterina* und lateral von der Harnblase die *Excavationes paravesicales* entstehen (darunter liegt das Parazystium).

Tunica muscularis. Bei der Tunica muscularis unterscheiden wir 3 Lagen, von denen die äußere und innere longitudinal verlaufende, die mittlere Schicht zirkulär verlaufende glatte Muselfasern aufweisen. Die Faserzüge der verschiedenen Schichten gehen ineinander über und bilden eine funktionelle Einheit, *M. detrusor vesicae* (Abb. 14-**28**). Die Faserzüge der posterioren longitudinalen Detrusormuskulatur strahlen in die Schlingen des sog. *M. sphincter vesicae internus* (*Lissosphinkter*) ein. Fasern des anterioren longitudinalen Muskelzuges gehen in das *Lig. pubovesicale* (*puboprostaticum*) über. Um die Einmündungsstellen der Ureteren ist die Muskulatur in einer komplizierten Schlingenform angeordnet, die Öffnung und Verschluß der Ureteren gewährleistet und damit einen Rückfluß des Harns in die Uretern verhindert.

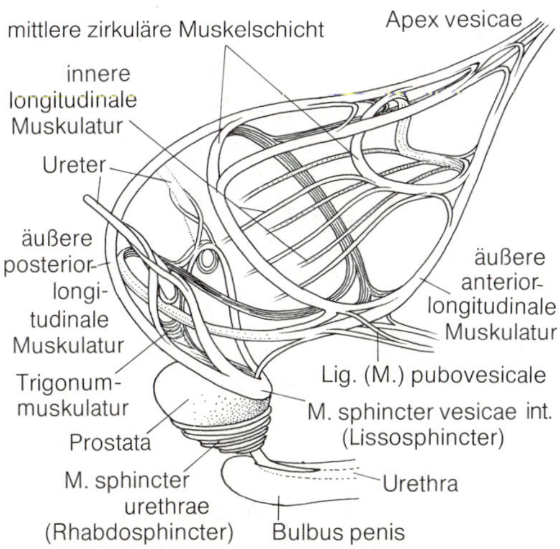

Abb. 14-28. Schema der Harnblasenmuskulatur. (Nach Benninghoff u. Goerttler, 1979)

Tunica mucosa. Die Tunica mucosa besitzt keine eigene Muscularis. Die bindegewebige *Lamina propria* ist locker gebaut und ermöglicht eine ausgeprägte Faltenbildung der Schleimhaut bei Entleerung der Blase. Nur im Bereich des Trigonum vesicae ist die Mucosa unverschieblich mit der Muskulatur verbunden. Die Epithelhöhe ist vom Füllungszustand des Organs abhängig. Das Übergangsepithel (S. 37) kann bis auf wenige Zellagen bei der Dehnung entfaltet werden. Schleimdrüsen sollen sich nur im Bereich der Harnröhrenmündung finden.

3. Befestigung

Da sich die Harnblase verschiedenen Füllungszuständen anpassen muß, ist sie nur im basalen Anteil, also im Bereich der Cervix und des Fundus vesicae unverschieblich befestigt. Die Befestigung erfolgt durch das Bindegewebe des Spatium subperitoneale, beim Manne zusätzlich über die Fixierungsbänder der Prostata.

Der Blasenhals ragt in den Levatorspalt hinein. Seine seitlichen Anteile sind durch die feste Verbindung zwischen der Fascia vesicalis und der Fascia diaphragmatis pelvis superior fest mit den Levatorfasern verbunden. Die vom vorderen Rand der Harnblase ausgehenden bindegewebigen Stränge, in denen auch glatte Muskelfasern zu finden sind, **Ligg. pubovesicalia** (M. pubovesicalis), verbinden den Blasenhals mit den Schambeinen beiderseits der Symphyse. Sie liegen in der Ebene der Levatorfasern und füllen praktisch den Levatorspalt aus. Ihnen ist wohl weniger eine Haltefunktion als eine Aufgabe bei der Entleerung der Harnblase zuzuweisen.

Die beiden seitlichen Kanten der Facies posterior werden durch Bandzüge, die nach lateral und hinten ziehen, Lig. rectovesicale und Lig. vesicosacrale, im Becken befestigt (Abb. 14-**15**). Ihre Fasern strahlen auch in die festeren Bindegewebszüge ein, die zwischen der Hinterfläche der Harnblase und dem Rectum die **Fascia transversalis pelvis** bilden und dem Centrum tendineum perinei aufsitzen. Über dem Lig. rectovesicale entsteht die Periteonealfalte der Plica rectovesicalis.

Zwischen den beiden vorderen seitlichen Flächen und der vorderen Becken- bzw. Rumpfwand findet sich ein mit lockerem Bindegewebe gefüllter Raum, **Spatium retropubicum** (Spatium praevesicale, Retzius-Raum), der sich vom Nabel bis zum Blasenhals erstreckt und die Verschieblichkeit der Harnblase bei der Füllung erlaubt. Dieser Bindegewebsraum ist vorn durch die Fascia transversalis der Bauchwand, hinten von der Fascia vesicalis, unten durch die Fascia diaphragmatis pelvis superior und seitlich durch die **Plicae umbilicales mediales** (obliterierte Aa. umbilicales) begrenzt. Das lateral und vor der Blase befindliche lockere Bindegewebe wird als **Paracystium** bezeichnet. Der Apex vesicae läuft entsprechend seiner Entstehung in die **Plica umbilicalis mediana** (obliterierter Urachus) aus.

4. Funktion

Harnblasenfüllung (Abb. 14-**29**)

Die Harnblase weitet sich bei zunehmender Füllung nach oben aus. Normalerweise ist eine maximale Füllung bei 1500 ml erreicht, nach Aufnahme von 250-500 ml tritt Harndrang ein. Die Ausdehnung ist durch die Verschieblichkeit des Beckenbindegewebes im Spatium retropubicum des subserösen Bindegewebes unter dem Peritoneum und des lockeren Bindegewebes zwischen Blasenkorpus und Fascia transversalis pelvis gewährleistet. Dabei tritt die Harnblase entlang der vorderen Bauchwand aus dem kleinen Becken heraus und schiebt gleichzeitig das Peritoneum von der vorderen Bauchwand ab. Bei stärkerer Füllung wird also die Symphysenlinie überschritten, die Blase steigt aber normalerweise nicht über Nabelhöhe an.

Harnblasenentleerung

Die Blasenentleerung, *Miktion*, erfolgt durch Kontraktion des Muskelsystems des M. detrusor vesicae. Dabei wird nicht nur der Blaseninhalt unter Druck gesetzt, sondern auch der Blasenhals eröffnet. Das Muskelgeflecht des Trigonum vesicae (Abb. 14-**30**) nähert die Mündungen von Harnröhre und Ureteren einander, wobei die beiden Ureteren verschlossen werden. Das Trigonum vesicae wird nach dorsal oben und damit die Uvula vesicae aus der Harnröhrenmündung (*M. retractor uvulae*) gezogen. Das Venengeflecht in der Uvula wird in den Plexus venosus vesicalis entleert. Gleichzeitig verschließen beim Manne

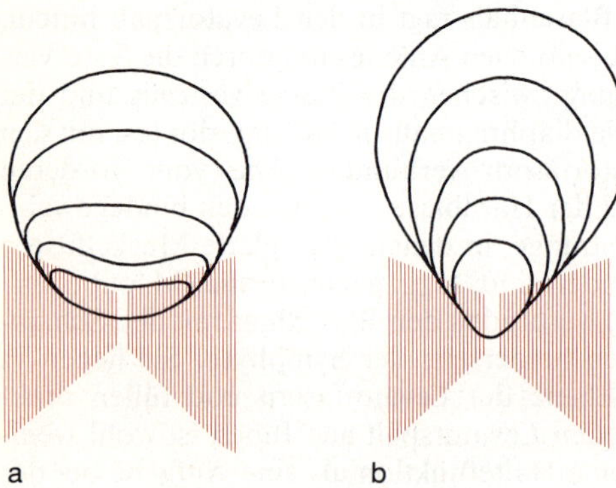

Abb. 14-29 a, b. Schematische Darstellung des Verhaltens der Harnblase bei Füllung (**a**) und bei Entleerung (**b**). (Nach Benninghoff u. Goerttler, 1979)

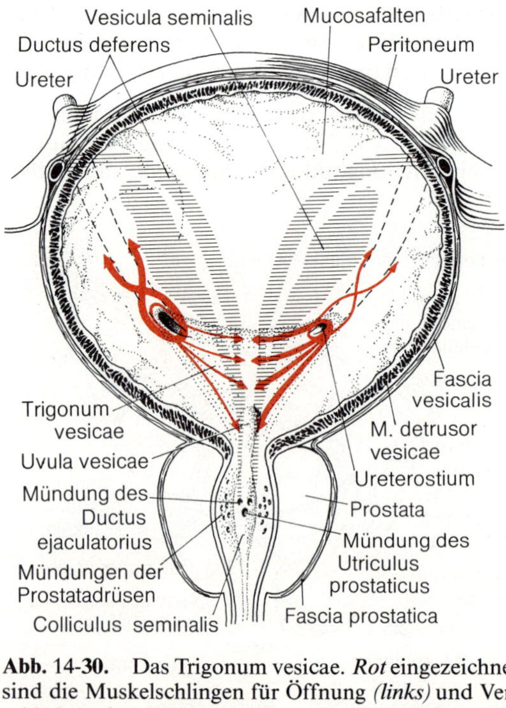

Abb. 14-30. Das Trigonum vesicae. *Rot* eingezeichnet sind die Muskelschlingen für Öffnung *(links)* und Verschluß *(rechts)* der Ureterostien. Als *grauer Schatten* ist die Lage von Ureter, Vesicula seminalis und Ductus deferens hinter der Harnblase angegeben

die Schlingen des M. retractor uvulae die Öffnungen der ableitenden Samenwege und akzessorischen Geschlechtsdrüsen im Bereich des Colliculus seminalis. Die Schenkel der Muskelschlinge des sog. *M. sphincter vesicae internus*, eines Teils des Detrusorsystems, weichen nach lateral aus. Die Fasern des *M. pubovesicalis* unterstützen die Öffnung des Ostium urethrae internum durch Zug nach vorne. Während der Anspannung des M. detrusor vesicae erschlafft der aus quergestreifter Muskulatur bestehende *M. sphincter urethrae* (*Rhabdosphinkter*), der jetzt keine Impulse aus dem N. pudendus erhält. Der Vorgang der Blasenentleerung kann beim Menschen nicht nur willkürlich eingeleitet, sondern auch willkürlich unterbrochen werden.
Entleert liegt die Harnblase breitflächig und schüsselförmig dem Beckenboden auf, die Facies superior ist eingedellt (Abb. 14-**29**). Bei Füllung wird diese breite Form zunächst beibehalten, erst bei starker Füllung wird die Facies superior aufgewölbt. Bei der Miktion nimmt die Blase Kugelform an, der M. detrusor vesicae schließt sich konzentrisch um den Inhalt.

Beim Neugeborenen ragt wegen räumlicher Enge die Harnblase aus dem Becken hervor. Das Septum rectovesicale reicht zunächst tief an den Blasenhals heran, vermutlich als Folge des erst kurz vorher beendeten Einsenkens der Plica urorectalis. Mit zunehmendem Alter nimmt der Platz im kleinen Becken zu, die Blase rutscht in den Bekkenring hinein (Descensus vesicae), die Excavatio rectovesicalis flacht sich ab.

5. Topographie

Beim Manne liegt unter dem Trigonum vesicae und um den blasennahen Anteil der Urethra die Prostata. Entlang den Seitenkanten der Facies posterior vesicae finden sich die Ureteren und jeweils medial davon Ductus deferens und Samenblase. Diese Organe lassen eine dreieckige Fläche frei, *Trigonum vesicorectale* (Abb. 14-**23**, 14-**27**), die in enger Nachbarschaft zum unteren Anteil der Ampulla recti steht. Starke Füllung des Rectums hat ein Heraustreten der Harnblase aus dem kleinen Becken zur Folge. Bei der Frau ist die Facies posterior der Harnblase weitgehend mit der Vorderwand der Vagina und der Cervix uteri verwachsen. Daher endet der Peritonealüberzug der Blasenoberfläche kurz hinter der Plica vesicalis transversa und schlägt sich unter Bildung der Excavatio vesicouterina in Höhe des inneren Muttermundes auf das Corpus uteri um. Infolge der Anteflexio-Anteversio-Stellung des Uterus liegt dieser der Blasenoberfläche auf und macht alle Bewegungen der Harnblase bei Füllung und Entleerung mit.

6. Gefäße und Nerven

Arterien

Die wesentlichen Zuflüsse erfolgen über die
- **A. vesicalis superior** (nicht obliterierter Anteil der A. umbilicalis) zur lateralen Blasenwand und zur Blasenoberfläche (Abb. 14-**31**), und die
- **A. vesicalis inferior** (aus der A. iliaca interna) zum Blasengrund. Dazu kommen

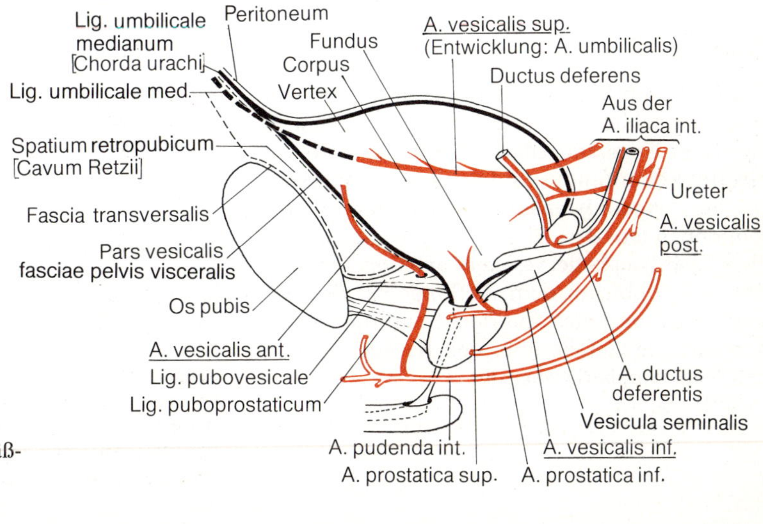

Abb. 14-31. Die arterielle Gefäßversorgung der Harnblase

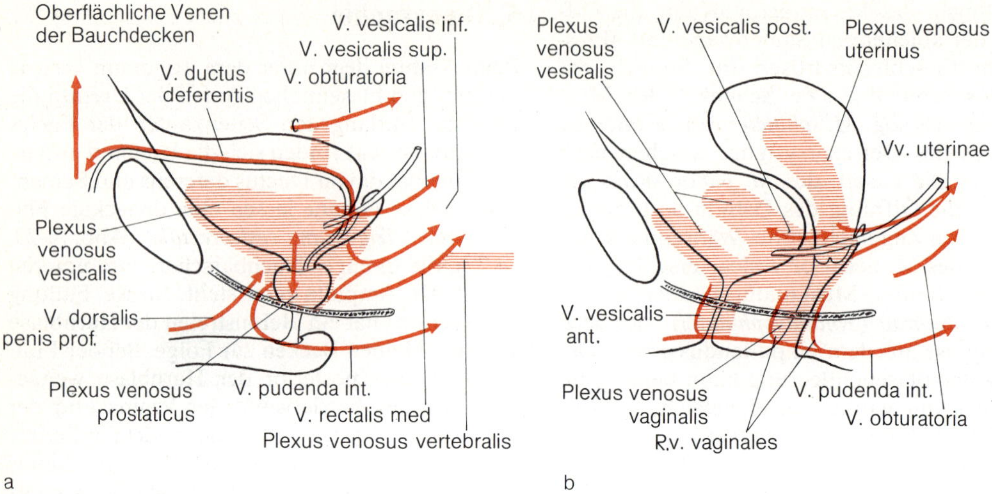

Abb. 14-32 a, b. Schematische Darstellung der venösen Gefäße der Harnblase (**a**) beim Mann und (**b**) bei der Frau

- **kleinere Äste** aus der *A. obturatoria*, der *A. rectalis media* und der *A. pudenda interna.*

Venen

Das Blut aus den submukösen und den intramuskulären Venennetzen (Abb. 14-**32**) wird im **Plexus venosus vesicalis**, der den Fundus der Harnblase umgibt, gesammelt. Er steht beim Manne mit dem **Plexus venosus prostaticus** in enger Verbindung (Plexus venosus vesicoprostaticus). In ersteren Plexus münden auch die **V. dorsalis penis profunda**, bei der Frau die **Vv. dorsales clitoridis profundae**, ein. Aus dem Plexus wird das Blut entweder direkt zu den Vv. iliaci interni, aber auch über die Vv. rectales, Vv. obturatoriae und Vv. pudendae internae abgeführt.

Lymphgefäße

Die Lymphabflüsse aus der oberen Blasenwand und den seitlichen Blasenpartien gelangen zu den **Nodi lymphatici iliaci externi**, aus dem Gebiet des Blasenfundus und des Trigonum vesicae zu den **Nodi lymphatici iliaci interni**. Die Lymphbahnen der Blasenvorderwand werden über **Nodi lymphatici vesicales anteriores** im Spatium retropubicum dem Abflußgebiet des Blasenfundus zugeleitet. Aus dem Fundusgebiet ziehen einzelne Gefäße über den Beckenboden zu den **Nodi lymphatici sacrales**.

Nerven

Die Nervenfasern von Symphaticus und Parasympathicus gelangen über den **Plexus hypogastricus inferior** (pelvinus) und die **Plexus vesicales** an die Harnblase, zahlreiche Ganglien sind innerhalb der Harnblasenwand verteilt. Die parasympathischen Fasern aus S2-S4 versorgen die Muskulatur des M. detrusor vesicae motorisch, rückläufig erreichen mit ihnen sensible Impulse das Reflexzentrum für die Entleerung im Sakralmark. Die sympathischen Fasern aus dem Plexus hypogastricus inferior beeinflussen den Tonus der Gefäße und die Muskulatur des Blasenhalses bei der Füllung. So wird vom Sympathicus bei der Ejakulation der Austritt von Harn aus der Blase verhindert. Sein Reflexzentrum liegt im Lumbalmark. Die quergestreifte Muskulatur des M. sphincter vesicae externus erhält ihre motorischen Impulse über den N. pudendus.

Klinische Hinweise. Gegen Ende der Gravidität hat nur noch die Cervix uteri Kontakt zur dorsalen Blasenoberfläche. Auch bei geringer Füllung steigt dann die Harnblase über den Symphysenrand auf. Unter der Geburt weicht die Harnblase nach seitwärts oben (meist nach rechts) aus, dadurch kommt aber der Sphinkterabschnitt in Gefahr, gegen die Symphyse gepreßt zu werden. Bei Inkontinenz durch Zerstörung des Blasensphinkter kann eine neue Muskelschlinge aus Fasern des M. pyramidalis geformt werden.
Aus der Nachbarschaft zum Os pubis ergibt sich auch die leichte Verletzbarkeit der Harnblase bei Beckenbrüchen. Auch Einrisse durch Bindegewebszug beim Auseinanderweichen der Beckenknochen sind möglich. Bei Austritt von Harn in das Bindegewebe des Spatium retropubicum und paravesicale, z. B. bei ex-

Tabelle 14-2. Vergleichende Gegenüberstellung der Organe des männlichen und weiblichen Genitale im Hinblick auf die Funktion

Männliches Organ	Funktion	Weibliches Organ
Testis	*Keimzellproduktion* *Inkretion*	Ovarium
Epididymis	Hilfsapparat *Speicherorgan*	-
Ductus deferens	*Ausführungsgangsystem* Samenleiter - Eileiter	Tuba uterina
Prostata Vesicula seminalis Gll. bulbourethrales	Hilfsapparat *Sekretbereitung*	-
-	*Brutraum* *Austreibungsorgan*	Uterus
Penis (mit Harnsamenröhre)	*Kopulationsorgan* *Geburtskanal*	Vagina

traperitonealer Blasenruptur, kann es zu Entzündungen des Beckenbindegewebes kommen, die auch auf das subseröse Bindegewebe des gesamten Bauchraums und der Beckenwand übergreifen können.
Bei Füllung ist die Eröffnung der Harnblase ohne Verletzung des Peritoneums über der Symphyse möglich (*Sectio alta*), ein Zugangsweg zur Prostata, die dann durch das Trigonum vesicae erreichbar wird.
Muß die Harnblase dauernd gegen Widerstand entleert werden, wie z. B. bei der Prostatahypertrophie, nimmt die Muskulatur an Masse zu, es bildet sich die sog. *Balkenblase*.

IV. Einteilung der Geschlechtsorgane

Für die topographische Beschreibung ist eine Einteilung der Geschlechtsorgane in
- **innere Geschlechtsorgane** und
- **äußere Geschlechtsorgane** zweckmäßig.

Dabei ist eine vergleichende Betrachtungsweise der männlichen und weiblichen Geschlechtsorgane angebracht. Sie hat ihre Grundlage nicht nur in der Organentwicklung (Tabelle 14-**1**, S. 641 f.), sondern ergibt sich auch aus der Zusammenstellung der Organfunktionen (Tabelle 14-**2**).

Innere Geschlechtsorgane. Dazu gehören neben den Keimdrüsen die keimzellenleitenden Gangabschnitte, die sich von den *Wolff-* und *Müller-Gängen* ableiten.

Äußere Geschlechtsorgane. Sie entwickeln sich aus dem *Sinus urogenitalis*, den *Urethralfalten, Geschlechtshöckern* und *-wülsten.*
Die **Grenze** zwischen außen und innen wird durch den Einmündungsort der Wolff- und Müller-Gänge in den Sinus urogenitalis festgelegt. So gesehen werden die inneren Geschlechtsorgane kranial vom Diaphragma pelvis in der Beckenhöhle angelegt. Die äußeren liegen kaudal von dieser Muskelplatte und bilden im wesentlichen die geschlechtsspezifische Form der Körperöffnungen.

V. Innere männliche Geschlechtsorgane (Abb. 14-**33**)

Zu den inneren männlichen Geschlechtsorganen werden gezählt
- **Testis**, *Hoden*,
- **Epididymis**, *Nebenhoden*,
- **Ductus deferens**, *Samenleiter*,
- **akzessorische Geschlechtsdrüsen**:
  - ***Prostata***, *Vorsteherdrüse*,
  - ***Vesicula seminalis***, *Bläschendrüse*,
  - ***Gll. bulbourethrales*** (*Cowper-Drüsen*).

Das männliche Glied, **Penis**, mit der Harnsamenröhre, *Urethra*, und der Hodensack, **Scrotum**, werden als äußere männliche Geschlechtsorgane bezeichnet (Abb. 14-**33**).

1. Testis, Hoden

Der Hoden ist ein paarig angelegtes, pflaumenförmiges Organ (Abb. 14-**35**). Sein durchschnittlicher Längsdurchmesser beträgt 4–5 cm, seine Breite 2,5–3,5 cm und seine Dicke 1,8–2,4 cm. Dabei ist der linke Hoden meist etwas größer als der rechte und reicht etwas tiefer in das Scrotum hinab.
Das Organ wird durch eine derbe Membran, **Tunica albuginea**, begrenzt. Diese ist nicht dehnbar

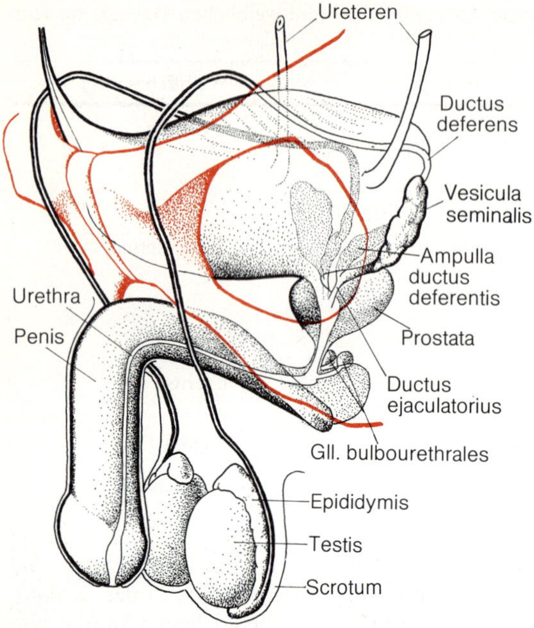

Abb. 14-33. Übersicht über die männlichen Geschlechtsorgane *(schwarz)* und ihre Lage zum knöchernen Becken

und ermöglicht so die Aufrechterhaltung des für die Spermiogenese notwendigen Binnendrucks.

Mikroskopische Anatomie

Das Innere des Hodens ist durch radiär von der Kapsel zum **Mediastinum testis** ziehende feine Scheidewände, **Septula testis**, gekammert. In den meist durchbrochenen Bindegewebsmembranen verlaufen Nerven sowie Blut- und Lymphgefäße. In den Kämmerchen findet man jeweils mehrere aufgeknäuelte Kanälchen, **Tubuli seminiferi contorti**, die zusammen die Hodenläppchen, **Lobuli testis**, bilden. Die Länge der miteinander anastomosierenden Tubuli wird mit 30–80 cm, ihre Gesamtlänge in einem Hoden mit 150–300 m angegeben. Im Bindegewebe zwischen den Tubuli findet man ein ausgeprägtes Gefäßnetz. In seinen Maschen sind zahlreiche epitheloide Zellelemente anzutreffen, die als **interstitielle Zellen** (***Leydig-Zwischenzellen***) bezeichnet werden. Samenkanälchen und intertubuläres Gewebe zusammen bilden das Hodenparenchym. Dabei übernehmen die Zellen der Wandauskleidung der Samenkanälchen, **Sertoli-Zellen**, die Produktion einer Flüssigkeit für Spermientransport und -ernährung. Zwischen den Sertoli-Zellen liegen die verschiedenen Stadien der **Keimzellen**. Die interstitiellen Zellen sind der endokrine Gewebsanteil. Sie bilden das **Testosteron**, das neben der unmittelbaren örtlichen Wirkung auf die Spermiogenese (Nah- oder Kontaktwirkung) für die Entwicklung und Erhaltung der Geschlechtsorgane und die geschlechtsspezifische Prägung des Körpers von ausschlaggebender Bedeutung ist.

Die Tubuli seminiferi contorti münden als **Tubuli seminiferi recti** in das **Rete testis**, ein im Mediastinum testis gelegenes Netzwerk von Kanälchen, die von dem umgebenden Bindegewebe offen gehalten werden. Im Anschluß daran beginnen mit den in den Nebenhoden führenden **Ductuli efferentes testis** die ableitenden Samenwege.

Gefäße und Nerven

Ihr Verlauf wird durch die entwicklungsgeschichtlichen Vorgänge bei der Bildung des Organs und seine Lageveränderungen bestimmt (Abb. 14-**34**).

Arterien. Die **A. testicularis** entspringt aus der Aorta abdominalis und erreicht nach Durchtritt durch den Leistenkanal den Hoden. Sie verläuft im Samenstrang meist stark geschlängelt. Nach Eintritt in die Tunica albuginea am Hilus teilt sie sich meist in 2 Äste auf, die sich während des geschlängelten Verlaufs um die laterale und mediale Wand des Hodens dort flächenhaft ausbreiten. Ihre Äste dringen dann in Richtung auf das Mediastinum testis senkrecht durch die Tunica albuginea in den Hoden ein. Die eigentliche Versorgung des Hodenparenchyms erfolgt erst nach Aufzweigung im Mediastinum durch *Rr. recurrentes.*

Venen. Aus dem peritubulären Kapillarnetz führen kleine Venenstämme das Blut zur Tunica albuginea, wo sie große Sammelvenen bilden, die dann in geschlängeltem Verlauf an der Oberfläche des Organs zum Hilus ziehen. Außerdem sammelt sich das Blut aus den in den Septula testis verlaufenden Zentralvenen im Bereich des Mediastinum testis. Beide Venengeflechte vereinigen sich am Hilus. Sie bilden durch ein dichtes Netz von Anastomosen den **Plexus pampiniformis** um die A. testicularis, ihre Fortsetzung **V. testicularis** mündet *rechts in die V. cava inferior, links in die V. renalis sinistra.*

Lymphgefäße. Die im Zwischengewebe des Hodens beginnenden Lymphgefäße führen die Lymphe über den Hilus entlang dem Samenstrang zu den **Nodi lymphatici lumbales** in der Bauchhöhle.

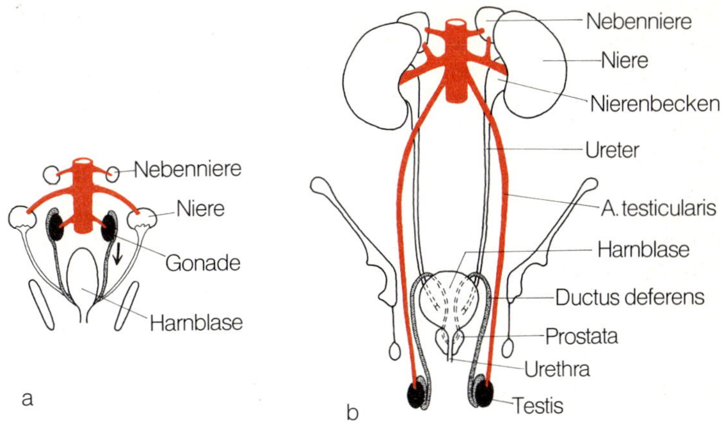

Abb. 14-34 a, b. Schema über die Wanderung und endgültige Position der paarigen Abdominalorgane. **a** Frühe Lage im Embryo; **b** endgültige Lage beim Mann. (Nach Becker, Wilson u. Gehweiler, 1971)

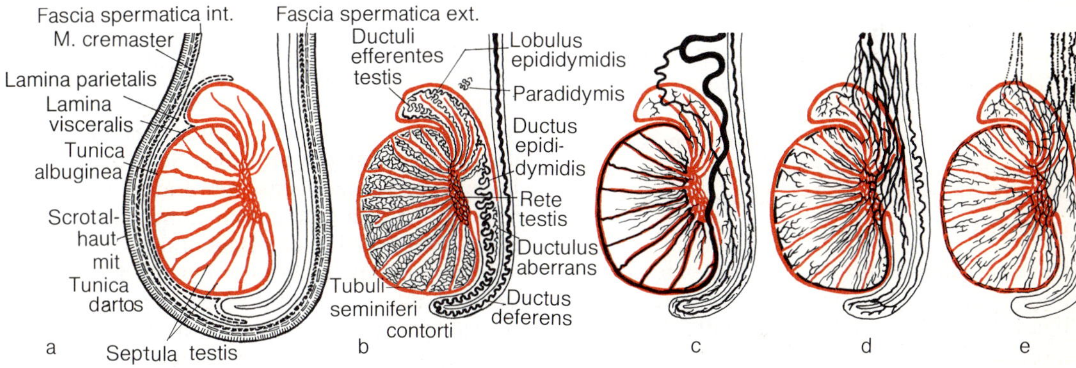

Abb. 14-35 a-e. Hoden und Nebenhoden. **a** Hodenhüllen; **b** samenbereitende und -leitende Anteile; **c** Arterien; **d** Venen; **e** Lymphgefäße. Jeweils eingezeichnet die Tunica albuginea, die Septula testis, das Bindegewebe des Rete testis und die Septen zwischen den Coni epididymidis. (Nach Johnson et al., 1970)

Nerven. Entsprechend der arteriellen Versorgung kommen die Nerven aus dem **Plexus coeliacus**. Über den **Plexus renalis** erreichen sie in Begleitung der A. testicularis den Hoden.

Residualstrukturen

In Hodennähe finden sich einige Residualstrukturen aus der Entwicklung. Ein Rest des ursprünglich abdominalen Endes des Müller-Ganges ist eine kleine, rundliche, mit Gallerte gefüllte Zyste am oberen Pol des Hodens, **Appendix testis**. Ein Urnierenrest ist im Bereich des Nebenhodenkopfes anzutreffen, **Appendix epididymidis**. Beide werden als *Morgagni-Hydatiden* bezeichnet. Ebenfalls ein Urnierenrest ist ein im Bindegewebe in der Nähe des Nebenhodenkopfes gelegenes, aus aufgeknäuelten Kanälchen bestehendes Knötchen, das als **Paradidymis** (Giraldes-Organ) bezeichnet wird.

Am unteren Pol des Hodens findet man einen Bandzug, der nach abwärts zur Skrotalhaut zieht. Er gehört wie die Faserzüge, die durch den Canalis inguinalis hindurchziehen, zu den Resten der Genitalfalte, die in der Embryonalentwicklung in ihrer Gesamtheit als Leitband des Hodens, *Gubernaculum testis*, bezeichnet werden.

2. Epididymis, Nebenhoden (Abb. 14-35)

Der Nebenhoden besteht aus einem dicken oberen Anteil, **Caput**, einem schmalen langgezogenen **Corpus** und der unten gelegenen **Cauda epididymidis**. Der Nebenhodenkopf sitzt dem oberen Pol des Hodens auf, die übrigen Teile liegen dem Hoden dorsal an.
Die **Ductuli efferentes testis** knäueln sich nach dem Durchtritt durch die Tunica albuginea des Hodens unter Bildung kegelförmiger Läppchen,

Lobuli epididymidis, im Nebenhodenkopf auf. Jeder Ductulus ist etwa 20 cm lang. Aus dem obersten Ductulus efferens entwickelt sich ein in vielfachen Windungen im Bindegewebe des Corpus und der Cauda epididymidis verlaufender Gang, der Nebenhodengang, **Ductus epididymidis**, in den alle anderen Ductuli efferentes einmünden. Der Ductus epididymidis besitzt eine Gesamtlänge von 4-6 m und geht distal in den **Ductus deferens** über. Es treten **Ductuli aberrantes** auf. Der Nebenhoden ist nicht von Tunica albuginea überzogen.

Mikroskopische Anatomie

Ductuli efferentes (Abb. 14-**36a**). Sie werden von einem ungleichmäßig hohen, teils mehrreihigen Epithel ausgekleidet. Zwischen Abschnitten mit hochprismatischen Epithelzellen liegen Einsenkungen mit niedrigen Zellen, denen eine sekretorische Tätigkeit zugeschrieben wird. Die hochprismatischen Zellen tragen an ihrer Oberfläche häufig Kinozilien, außerdem kommen Zellen mit Mikrovilli vor. Die Kanälchenwandung ist von einer spärlichen Schicht glatter Muskelfasern umgeben.

Ductus epididymidis (Abb. 14-**36b**). Der Nebenhodengang gliedert sich in unterschiedlich gebaute Abschnitte. Alle Abschnitte haben ein zweireihiges hochprismatisches Epithel. An der Oberfläche tragen die Epithelzellen Stereozilien. In zahlreichen Zellen kommen Vakuolen vor, die mit sekretorischen Vorgängen in Zusammenhang gebracht werden. Auch Resorption und Phagozytose ist möglich. Unter der Basalmembran findet sich gut ausgeprägte, ringförmig angeordnete glatte Muskulatur. Sie dient dem Transport des Spermas.

Gefäße und Nerven

Die Blutzuflüsse stammen aus einem **Endast der A. testicularis** und einem damit anastomosierenden Ast der **A. ductus deferentis**.
Die abführenden Venen führen in den **Plexus pampiniformis**.
Lymphgefäßabflüsse und Nervenversorgung entsprechen der des Hodens.

3. Ductus deferens, Samenleiter
(Abb. 14-**36**)

Der Ductus deferens ist ein 50-60 cm langer und 3-4 mm dicker Gang mit einem 0,5-1 mm weiten Lumen. Er beginnt als Fortsetzung des Nebenhodengangs am unteren Ende des Nebenhodens. Er zieht an der medialen Seite des Nebenhodens vorbei, zunächst gewunden, später gestreckt, und gelangt mit dem Samenstrang durch den Leistenkanal in den Bauchraum. Im Samenstrang (s. unten) verläuft der Ductus deferens zusammen mit Gefäßen und Nerven und ist in diesem aufgrund seiner festen Konsistenz gut tastbar. Unter dem Peritoneum läuft er an der Wand des kleinen Beckens entlang und tritt von lateral an die Harnblase heran. Dann legt er sich dem Blasengrund - nun frei von Peritoneum - von dorsal her an (Abb. 14-**37**). An dieser Stelle findet

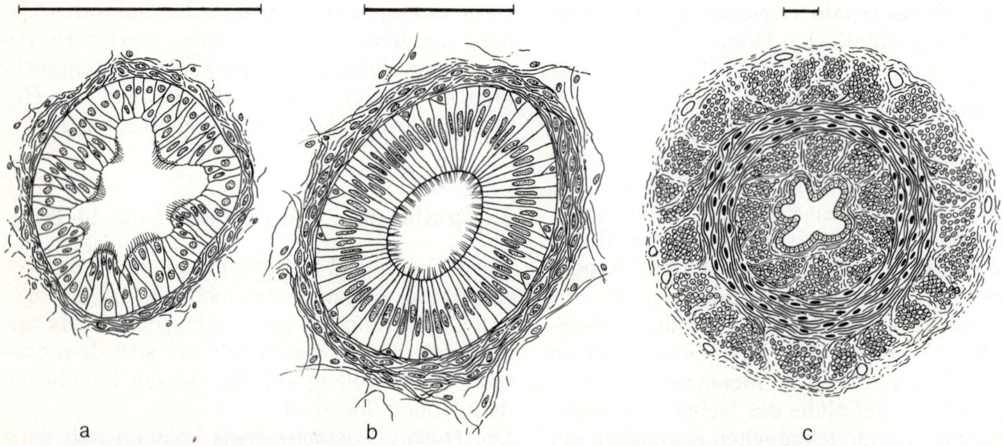

Abb. 14-36a-c. Mikroskopische Bilder von Schnitten. **a** Ductulus efferens; **b** Ductus epididymidis **c** Ductus deferens. Beachte die Anordnung der Muskulatur. Über den Abbildungen Vergrößerungsmaßstäbe

sich eine Auftreibung, **Ampulla ductus deferentis**. Der Ductus deferens setzt sich in den Ductus ejaculatorius fort, der in die Urethra einmündet (S. 674).

Mikroskopische Anatomie

Das Lumen des Samenleiters wird von einem zweireihigen hochprismatischen Epithel ausgekleidet, das mit seiner Basalmembran einem an elastischen Fasern reichen Bindegewebe aufliegt. Das Epithel trägt im Anfangsteil Stereozilien. In nicht gedehntem Zustand bildet die Schleimhaut des Samenleiters mehrere Längsfalten, die bei Erweiterung des Lumens verstreichen können. In der Ampulla ductus deferentis werden die Schleimhautfalten zahlreicher, in den Buchten dazwischen enthält das einschichtig prismatische Epithel zahlreiche Sekretgranula. Die Tunica muscularis des Ductus deferens ist auffallend stark ausgebildet. Auf Querschnitten gliedert sie sich in 3 Schichten unterschiedlich verlaufender Muskelzellen (Abb. 14-**36c**), die ein funktionell zusammenhängendes Geflecht bilden. Die Muskelzellen verlaufen in Ruhelage im inneren und äußeren Bereich mehr längs, in der mittleren Schicht mehr ringförmig. In der Adventitia kommen zahlreiche elastische Fasern vor. Die Entleerung des gefüllten Samenleiters wird durch eine einzige über ihn hinweglaufende Kontraktion der Muskulatur erreicht.

Gefäße und Nerven

Arterien. Zuführendes Gefäß ist die **A. ductus deferentis**, die als selbständiger Ast der A. iliaca interna vorkommt oder aus der **A. vesicalis inferior** entspringt.

Venen. Der venöse Abfluß erfolgt über den **Plexus pampiniformis** und über den **Plexus vesicoprostaticus**.

Nerven. Die vegetativen Nervenäste stammen aus den Beckengeflechten.

4. Samenstrang, Funiculus spermaticus

Der Samenstrang entsteht durch Zusammenlagerung von
- **Ductus deferens,**
- **A. und V. testicularis,**
- **A. ductus deferentis,**
- **Plexus pampiniformis** und
- **vegetativen Nerven.**

Er reicht vom inneren Leistenring bis zum Schwanz des Nebenhodens und wird von der Fascia spermatica interna umhüllt, der Fasern des M. cremaster aufliegen.

5. Vesicula seminalis, Bläschendrüse

Die Vesicula seminalis (früher: Glandula vesiculosa; Abb. 14-**37**) ist ein in gestrecktem Zustand etwa 15–20 cm langer, mit Schleimhaut ausgekleideter Gang. Er ist unregelmäßig aufgewunden und mit dem adventitiellen Bindegewebe verwachsen. Die 4–5 cm langen Bläschendrüsen liegen lateral von den Ampullae ductus deferentis und medial von den Ureteren dem Blasenfundus an, mit dem sie verwachsen sind. Mit ihren freien Kuppen erreichen sie meist noch das Peritoneum der Excavatio rectovesicalis, liegen im übrigen aber extraperitoneal. Der Ausführungsgang, **Ductus excretorius**, mündet innerhalb der Prostata in den Ductus deferens. Das gemeinsame Endstück bis zur Einmündung in die Harnsamenröhre ist der Spritzkanal, **Ductus ejaculatorius**.

Mikroskopische Anatomie

Charakteristisch sind vielgestaltige Schleimhautfalten, die den Drüsengang in Kammern und Buchten untergliedern (Abb. 14-**38a**). Das Epithel ist einschichtig, gelegentlich zwei- oder mehrreihig; es weist Anzeichen apokriner und

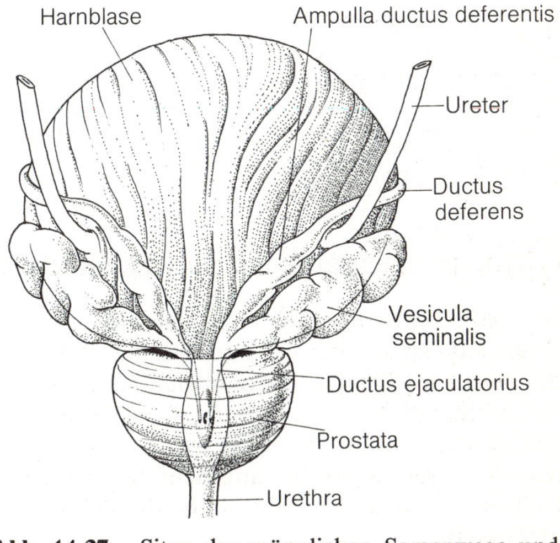

Abb. 14-37. Situs der männlichen Samenwege und der akzessorischen Geschlechtsdrüsen (Vesicula seminalis und Prostata) von dorsal

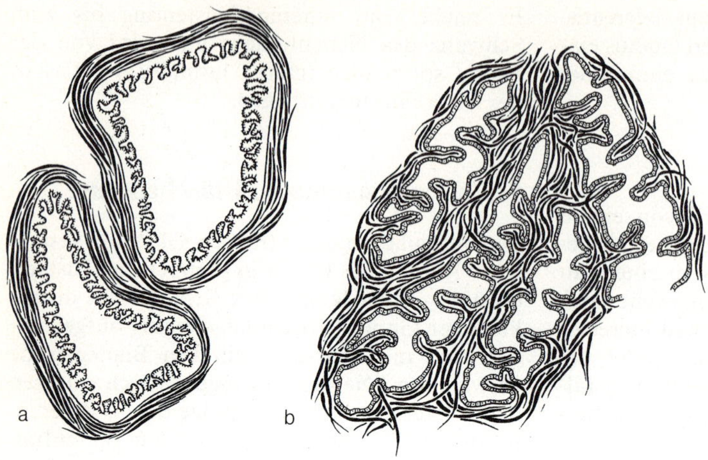

Abb. 14-38 a, b. Mikroskopisches Bild von Drüsenanteilen. **a** Vesicula seminalis; **b** Prostata. Vergleiche die Lage der Muskulatur

ekkriner Sekretion auf. Das Sekret der Bläschendrüse ist alkalisch, fruktosereich und gelatinös; es wird dem Ejakulat beigemischt. Auffallend ist die kräftige Muskelwand des Drüsengangs. Bindegewebe der Mucosa und Muskulatur sind deutlich voneinander getrennt, so daß keine Muskelfasern zwischen die Drüsenlumina reichen.

Gefäße und Nerven

Arterien. Die arterielle Versorgung erfolgt aus Ästen der **A. vesicalis inferior**, insbesondere der **A. ductus deferentis**.

Venen. Die Venen fließen in den **Plexus vesicoprostaticus** ab.

Lymphgefäße. Die Lymphabflüsse gelangen zu den **Nodi lymphatici iliaci interni** und mit Gefäßen aus dem Plexus vesicalis und der Prostata zu den präsakralen Lymphknoten.

Nerven. Die vegetativen Nerven stammen aus den Beckengeflechten.

6. Ductus ejaculatorius, Spritzkanälchen

Der etwa 2 cm lange, gemeinsame Ausführungsgang von Bläschendrüse und Ductus deferens durchsetzt als Ductus ejaculatorius die Prostata. Seine Lichtung verengt sich dabei trichterförmig auf 0,2 mm. Die Einmündung in die Pars prostatica der Urethra erfolgt auf dem Samenhügel, **Colliculus seminalis**, beiderseits des Utriculus prostaticus.

Mikroskopische Anatomie

Die Epithelauskleidung der Spritzkanälchen ist ein einschichtiges Zylinderepithel. Die Schleimhaut zeigt feine Längsfalten. Um das Spritzkanälchen bildet sich innerhalb des muskelreichen Zwischengewebes der Prostata ein röhrenförmiger Schwellkörper, aus diesen beiden Anteilen entsteht eine Art Sphinkter.
Die feinen, schlitzförmigen Öffnungen werden von einem Geflecht elastischer Fasern und venöser Gefäße umsponnen. Schlingen glatter Muskulatur aus dem Zwischengewebe der Prostata, die mit dem M. retractor uvulae in Verbindung stehen, schützen die Öffnungen der Samengänge wie auch der Prostatadrüsen gegen das Eindringen von Harn.

7. Prostata, Vorsteherdrüse (Abb. 14-39)

Die Prostata ist ein etwa eßkastaniengroßes Organ. Sie liegt mit ihrer Basis der Harnblase an, umhüllt die Harnröhre nach ihrem Austritt aus der Harnblase (Pars prostatica) und ragt mit ihrer Spitze durch den Levatorspalt bis an das Diaphragma urogenitale heran. Die abgeplattete Hinterfläche ist dem Rectum zugewandt. Eine derbe Kapsel, deren innere Schicht viele Muskelfasern enthält, umgibt das Organ. Ihre äußere Schicht besteht aus einem gefäßreichen lockeren Bindegewebe. Die Prostata liegt extraperitoneal in das Bindegewebe des Spatium subperitoneale eingebettet. Insbesondere durch das **Lig. puboprostaticum** ist sie fest mit dem Schambein verbunden.
Es werden 3 Zonen unterschieden, die schalenartig um die Harnröhre herum angeordnet sind:

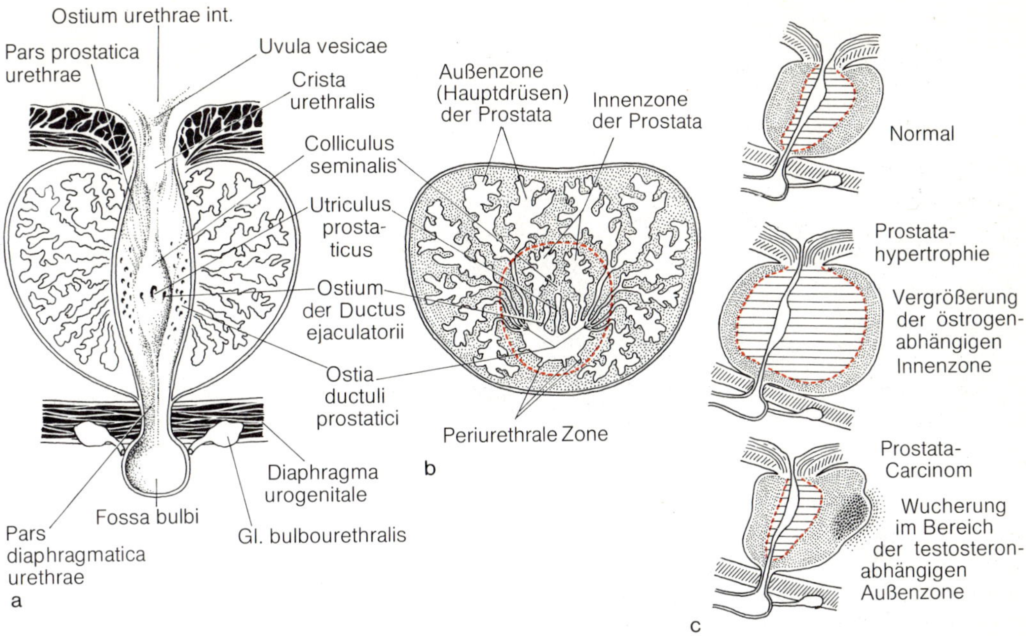

Abb. 14-39 a-c. Prostata. **a** Frontalschnitt; **b** Transversalschnitt; **c** Darstellung der Veränderungen der Drüsen der Innenzone bzw. der Außenzone

- **periurethrale** (submuköse) **Zone**,
- **Innenzone** (steht unter Östrogeneinfluß) und
- **Außenzone** (steht unter Testosteroneinfluß).

Die etwa 12–20 Ausführungsgänge münden seitlich vom Colliculus seminalis auf der Urethra (Abb. 14-**39 a**).

Klinischer Hinweis. Die periurethrale Zone und die Innenzone beginnen sich jenseits des 40. Lebensjahres zu vergrößern, *benigne Prostatahypertrophie* (nach heutiger Auffassung eigentlich eine Hyperplasie). Die *Prostatakarzinome* gehen meist von der Außenzone aus.

Mikroskopische Anatomie

Die Prostata ist ein aus glatter Muskulatur bestehender Körper, in den ca. 30–50 *tubuloalveoläre Drüsen* eingebettet sind. Diese sind mit einem nach Funktionszustand wechselnd hohen prismatischen, stellenweise mehrreihigen, Epithel ausgekleidet (Abb. 14-**38 b**). In der Bindegewebsschicht der Mucosa findet man neben ausgedehnten elastischen Fasernetzen reichlich glatte Muskelzellen, die bis in die kleinsten Schleimhautfalten vorspringen. In den Drüsenlumina können sog. *Prostatasteine* vorkommen, die aus eingedicktem Sekret bestehen.

Gefäße und Nerven

Arterien. Die Gefäßversorgung erfolgt durch Äste der **A. vesicalis inferior** und der **A. rectalis media**.

Venen. Die Venen bilden einen **Plexus prostaticus**, der in engem Zusammenhang mit dem Plexus venosus vesicalis steht. Es bestehen mehrere Verbindungen zu den Vv. iliacae interni.

Lymphgefäße. Die Lymphgefäße ziehen überwiegend zu den Lymphknoten an der Teilungsstelle der A. iliaca communis, außerdem bestehen Verbindungen zu den Lymphgefäßen des Rectums und zu den **Nodi lymphatici sacrales**.

VI. Innere weibliche Geschlechtsorgane (Abb. 14-**40**, 14-**41**)

Als innere weibliche Geschlechtsorgane bezeichnet man das
- **Ovar**, *Eierstock*, die
- **Tuba uterina**, *Eileiter*, den
- **Uterus**, *Gebärmutter*, die
- **Vagina**, *Scheide*.

Die Grenze zu den äußeren weiblichen Geschlechtsorganen ist durch das Jungfernhäutchen, **Hymen**, markiert, das den Scheidenvorhof,

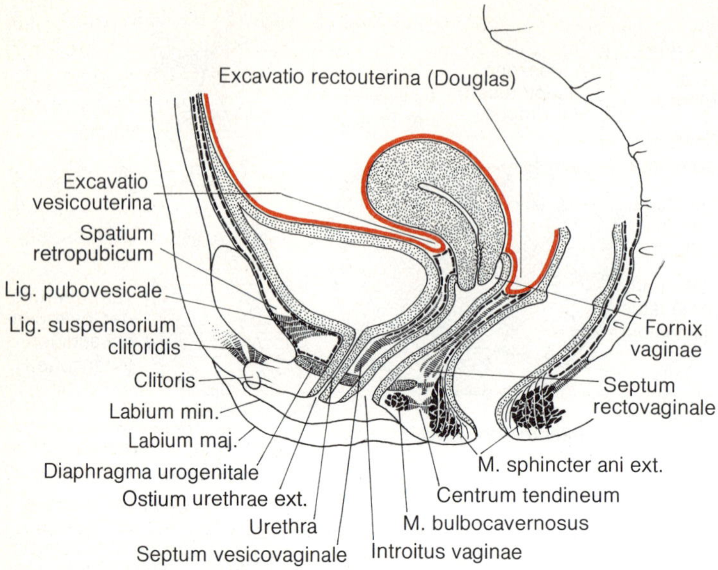

Abb. 14-40. Übersicht über die Beckenorgane der Frau. Medianer Sagittalschnitt. *Rot,* Peritoneum; *gestrichelt,* Fascia pelvis visceralis

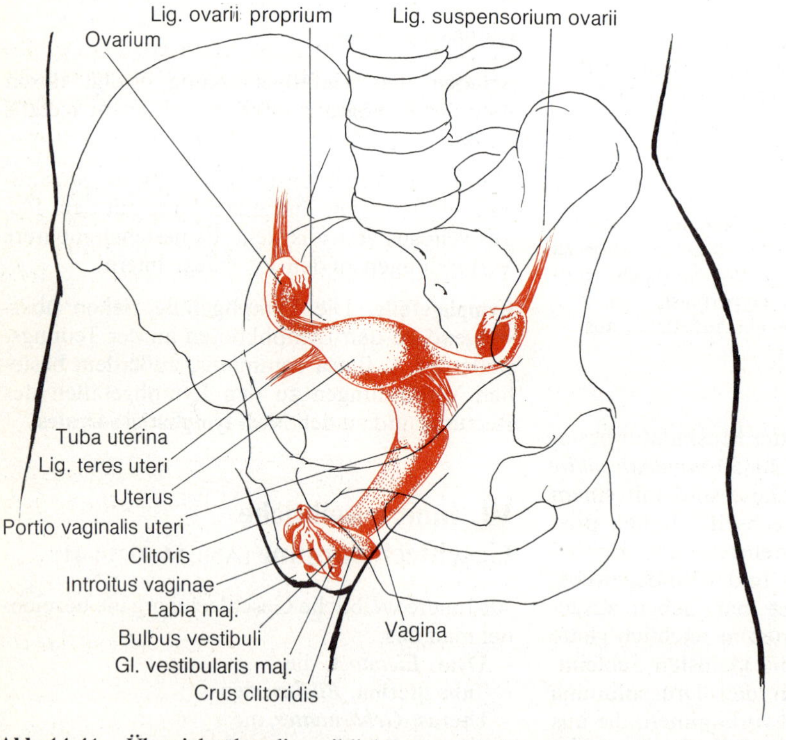

Abb. 14-41. Übersicht über die weiblichen Geschlechtsorgane *(rot)* in räumlicher Darstellung

Vestibulum vaginae, von der Vagina trennt. Das aus den bedeckenden großen Schamlippen, **Labia majora**, und kleinen Schamlippen, **Labia minores**, aus der **Clitoris** und den **Gll. vestibulares majores et minores** bestehende äußere weibliche Genitale wird als **Vulva** oder *Cunnus* bezeichnet (Abb. 14-**41**).

1. Ovar, Eierstock

Das Ovar ist bei der geschlechtsreifen Frau ein plattovaler Körper. Er hat eine durchschnittliche Größe von 4 × 2 × 1 cm und wiegt 7–14 g. Das Ovar ist im kleinen Becken gelegen und mit einer eigenen Bauchfellduplikatur, **Mesovarium**, an der Dorsalseite des **Lig. latum uteri** (früher: Plica lata) befestigt. Durch elastische Bänder, die Faserzüge glatter Muskulatur enthalten, ist es federnd in seiner Lage fixiert. Am oberen tubaren Pol setzt das **Lig. suspensorium ovarii**, am unteren uterinen Pol das **Lig. ovarii proprium** an. Das Ovar kann in der Regel an der lateralen Wandung des kleinen Beckens in der **Fossa ovarica** getastet werden, die durch die Gabelung der Vasa iliaca sowie durch die Ureterfalte begrenzt wird.

Mikroskopische Anatomie

Das Organ besteht aus einem Bindegewebskörper von derber Konsistenz, **Stroma ovarii**, der von einer Bindegewebsschicht, **Tunica albuginea**, begrenzt und vom **Peritoneum**, hier Keimdrüsenepithel genannt, überzogen wird. Man unterscheidet eine Rindenschicht, **Cortex ovarii**, und eine Markzone, **Medulla ovarii**. Im peripheren Bereich findet man die Follikel und Eizellen in den verschiedenen Stadien der Reifung sowie die Corpora lutea (S. 689 f.). Charakteristisch ist ferner spinozelluläres Bindegewebe (S. 56). Die Markzone beherbergt im Maschenwerk ihres Bindegewebes im wesentlichen die Blut- und Lymphgefäße sowie die herantretenden Nerven.

Gefäße und Nerven (Abb. 14-**42**, 14-**45**)

Das Ovar wird sehr gut mit arteriellen Gefäßen versorgt.

Arterien. Entsprechend der Organentstehung tritt die aus der Aorta entspringende **A. ovarica** durch das Lig. suspensorium ovarii an den Hilus des Ovars heran. Hier bildet sich eine Anastomose mit dem **R. ovaricus** der A. uterina. Die feinen Verzweigungen gelangen durch die Medulla ovarii bis an die Follikel in den Cortex ovarii und dringen in die Theca folliculi ein, wo sie an der Basalmembran des Stratum granulosum enden (S. 690).

Venen. Die Venen sammeln sich im **Plexus ovaricus**, einem dem Plexus pampiniformis entsprechenden Geflecht, das in die benachbarten Beckenvenen mündet.

Lymphgefäße. Die im Stroma ovarii gelegenen Lymphgefäße umspinnen die Follikel und das Corpus luteum und erreichen über den Hilus die **Nodi lymphatici lumbales**.

Nerven. Die sympathischen und parasympathischen Nervengeflechte lassen sich entsprechend der Organentwicklung in eine obere Gruppe, aus dem **Plexus mesentericus superior** und **Plexus renalis** stammend, und eine untere Gruppe aus dem **Plexus rectalis** unterteilen. Sie dringen mit den Gefäßen bis in die Substantia corticalis vor. Im Mark werden vereinzelt sympathische Ganglienzellen gefunden.

Residualstrukturen

Neben dem Ovar findet man bei einigen Erwachsenen 10–20 kleine Kanälchen, die in einen längsverlaufenden Rest des Wolff-Ganges (S. 645) einmünden und als **Epoöphoron** bezeichnet werden. Sie sind der Rest der Urnierenanlage und entsprechen dem Nebenhoden des Mannes. Abgesprengte Kanälchen, bläschenartig erweitert, werden als **Appendices vesiculosae** bezeichnet. Daneben findet sich in der frühen Kindheit Reste der kaudalen Urnierenanlage, das **Paroöphoron**.

2. Tuba uterina, Eileiter (Abb. 14-**42**)

Der Eileiter ist ein 10–18 cm langer muskulöser Schlauch mit einer freien Öffnung in die Bauchhöhle. Sein Lumen nimmt von proximal nach distal zu. Der Eileiter verläuft am kranialen freien Rand einer vom Uterus aufgeworfenen Peritonealduplikatur. Diese bildet nach kaudal ein Meso, die **Mesosalpinx**, das sich nach kaudal in das **Ligamentum latum uteri** fortsetzt.
Es lassen sich mehrere Eileiterabschnitte unterscheiden. Der proximale Abschnitt, **Pars uterina tubae**, ist in die obere Ecke der Uteruswand eingebettet und bildet die engste Stelle des Kanals (0,1–1 mm). Der daran anschließende gerade verlaufende, 2–3 mm weite **Isthmus tubae uteri-**

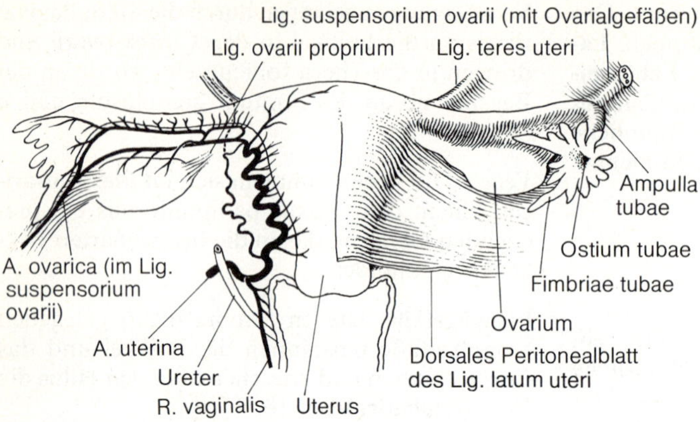

Abb. 14-42. Peritonealverhältnisse und Gefäßversorgung von Ovar, Tuben und Uterus, Ansicht von dorsal

nae geht in die stark gewundene und 4–10 mm weite **Ampulla tubae uterinae** (⅔ der Eileiterlänge) über. Das distale Eileiterende bildet das trichterförmige **Infundibulum tubae uterinae**, das fransenförmige Fortsätze, **Fimbriae tubae**, besitzt. Eine besonders lange Fimbrie, **Fimbria ovarica**, kann bis zum Ovar reichen. Das Lumen des Eileiters ist überall durch Schleimhautfalten eingeengt.

Mikroskopische Anatomie (Abb. 14-**43**)

Die Wandung der Tuba uterina besteht aus 3 Schichten:
- **Tunica serosa,**
- **Tunica muscularis,**
- **Tunica mucosa.**

Die Tunica mucosa bildet mit ihren hohen Längsfalten im Bereich der Ampulla den stärksten Wandanteil. Die Höhe der Falten nimmt zum Uterus hin kontinuierlich ab. Umgekehrt ist die Tunica muscularis am deutlichsten im Isthmusbereich ausgeprägt.

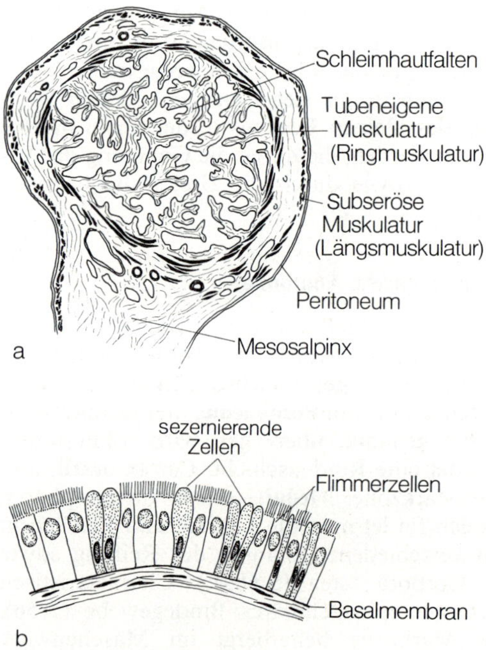

Abb. 14-43. a Schnitt durch die Tuba uterina; **b** Ausschnitt aus der Schleimhaut

Tunica muscularis. Die Tunica muscularis besteht von außen nach innen aus der subperitonealen, peri- bzw. intervaskulären und der autochthonen (tubeneigenen) Muskulatur. Die subperitoneale Muskulatur ist entlang des gesamten Eileiters vorhanden und geht in die der Mesosalpinx und der Plica lata über. Auch die peri- bzw. intervaskuläre Muskulatur ist entlang des gesamten Eileiters um und zwischen den Gefäßen anzutreffen. Die unter der Tunica mucosa gelegene, autochthone Muskulatur ist geschlossener als die der beiden anderen Muskellagen. Die Muskulatur insgesamt zeigt eine scherengitterartige Anordnung der Fasern (gegenläufige Spiralsysteme mit geringem Steigungswinkel). In den Hauptverlaufsrichtungen der Fasern lassen sich eine innere und äußere Längs- und eine mittlere Ringmuskelschicht unterscheiden. Die autochthone Tubenmuskulatur ist hauptsächlich nur im Isthmus, weniger in der Ampulla und gar nicht im Infundibulum vertreten. Sämtliche Muskelsysteme des Eileiters stehen durch Faser-

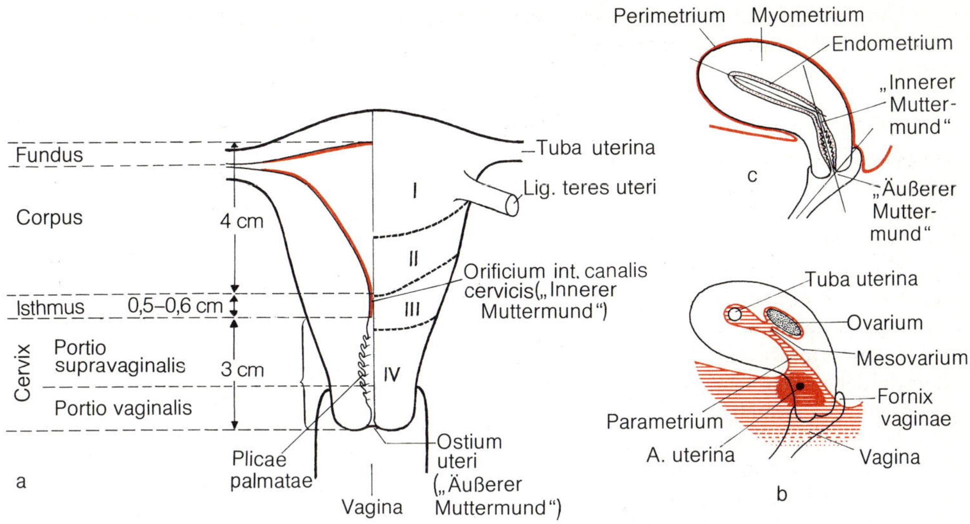

Abb. 14-44. **a** Peritonealverhältnisse: *I,* Peritoneum nicht abtrennbar; *II,* Peritoneum mit dem Messer abtrennbar; *III,* zurückschiebbar, *IV,* kein Peritonealüberzug; Uteruscavum (*rot,* Teile der Schleimhaut, die während des Zyklus abgestoßen werden, Längenangaben der einzelnen Abschnitte des Cavum uteri); **b** Schnitt durch den Uterus, Anteflexio, Anteversio, Schichtenbau; **c** Sagittalschnitt durch die Plica lata; *dick schraffiert,* Haltebänder an der Cervix uteri

austausch miteinander in Verbindung. Die Wirkungsweise der Tubenmuskulatur bei der Aufnahme der ovulierten Eizelle und beim Eitransport ist weitgehend ungeklärt.

Tunica mucosa. Die Tunica mucosa besteht aus einem einschichtigen, iso- bis hochprismatischen Epithel und einer Schicht lockeren Bindegewebes. Das Epithel setzt sich aus **kinozilientragenden Flimmerzellen** und **sekretorischen Zellen** zusammen (Abb. 14-**43**). Hinzu kommen im 2. Teil des Intermenstruums **Stiftchenzellen**, vermutlich erschöpfte sekretorische Zellen. Flimmerzellen sind hauptsächlich im Infundibulum vertreten und nehmen zum Uterus hin kontinuierlich an Zahl ab.

Gefäße und Nerven (Abb. 14-**42**, 14-**45**)

Arterien. Die Gefäßversorgung erfolgt aus dem **R. tubarius** der A. uterina. Das Infundibulum wird aus der **A. ovarica** versorgt. Beide Gefäße anastomosieren.

Venen. Die ableitenden Venen münden in den venösen Plexus des Uterus ein.

Lymphgefäße. Die Lymphgefäße führen entlang der A. ovarica zu den aortalen Lymphknoten und überdies zu den **Nodi lymphatici iliaci interni**.

Nerven. Der Eileiter besitzt sowohl eine sympathische als auch eine parasympathische Innervation. Sie erreicht das Organ über die **Plexus ovaricus et hypogastricus inferior**.

3. Uterus, Gebärmutter (Abb. 14-**44**)

Der Uterus ist ein 7–8 cm langes, birnenförmiges Organ, das von vorn nach hinten abgeplattet ist. Die oberen zwei Drittel werden dem Körper, **Corpus uteri**, das untere Drittel dem Gebärmutterhals, **Cervix uteri** (*unteres Uterinsegment*), zugerechnet. Der oberste Teil des Corpus über den Tubenmündungen wird als **Fundus uteri** bezeichnet. Ein Teil der Cervix uteri ragt in die Vagina hinein, **Portio vaginalis**, der andere Teil liegt oberhalb der Vagina, **Portio supravaginalis**.
Die Längsachse des Uterus bildet mit der Längsachse der Vagina einen nach vorne offenen stumpfen Winkel, **Anteversio uteri**. Das Corpus ist gegen die Cervix ebenfalls nach vorne abgeknickt, **Anteflexio uteri**.

Vom Corpus wird der dreieckige Spalt der **Cavitas uteri** umschlossen. In die beiden seitlichen oberen Zipfel münden die Tuben ein. Im Bereich der Cervix uteri findet sich ein spindelförmiger Kanal, **Canalis cervicis uteri**, dessen äußere Mündung auf der Portio vaginalis cervicis als äußerer Muttermund, **Ostium uteri**, bezeichnet wird. Das innere, sehr enge Ende des Cervixkanals wird durch den inneren Muttermund am **Isthmus uteri** vom Cavum uteri abgegrenzt. Im Cervixkanal bildet die Schleimhaut palmenblattartige Falten, **Plicae palmatae**. Die Gesamtlänge von Cervix und Cavum uteri beträgt 6-7 cm.
Überkleidet ist der Uterus vorn und hinten von Peritoneum, **Perimetrium**, Tunica serosa, und liegt damit in der Peritonealfalte des Lig. latum uteri. Das Peritoneum ist unterschiedlich fest mit dem Myometrium verwachsen.
Seitlich vom Uterus, insbesondere im Cervixbereich, findet man größere Mengen Bindegewebe, **Parametrium**, in dem Nerven und Gefäße an den Uterus herantreten. Dieses Bindegewebe stellt die Verbindung zur seitlichen Beckenwand in Form von Faserzügen her, die am Boden der Plica lata verlaufen. Man kann verschiedene Bandzüge, in denen auch glatte Muskelfasern anzutreffen sind, isolieren, von denen der wichtigste als **Lig. cardinale** bezeichnet wird (S. 631). Andere Bandzüge ziehen nach ventral und dorsal und werden jeweils nach ihrem Ansatz, z. B. **Lig. rectouterinum**, benannt. Alle diese Bänder ziehen im Spatium subperitoneale an die Cervix uteri heran und fixieren damit den Uterus im Becken. Das am Uterustubenwinkel vom Uterus abgehende und durch den Canalis inguinalis zu den Labia majora verlaufende **Lig. teres uteri**, ein Überrest der Gonadenfalte, hat *keine* Haltefunktion.

Mikroskopische Anatomie

Die Masse des Uterus besteht aus glatter Muskulatur
- **Myometrium**, *Tunica muscularis*. Sie ist im Bereich des Fundus und oberen Corpusabschnitts sehr stark, im Cervixanteil schwächer ausgebildet. Lumenwärts folgt ohne scharfe Grenze das
- **Endometrium**, *Tunica mucosa*, Schleimhaut.

Myometrium. Das Myometrium besteht aus glatter Muskulatur, die in mehreren Schichten angeordnet ist; die Faserzüge des Corpus uteri verlaufen außen und innen hauptsächlich longitudinal, die der am stärksten ausgebildeten und besonders gefäßreichen Zwischenschicht, *Stratum vasculare*, zirkulär. Im Bereich des Isthmus und der Cervix überwiegen die zirkulär verlaufenden Fasern.

Endometrium. Zwischen der Schleimhaut im Corpus uteri und der Cervix uteri bestehen insofern auffällige Unterschiede, als nur die des Corpusanteils zyklische Veränderungen aufweist (S. 695).
Corpus uteri. Das Endometrium wird im Corpusbereich durch ein einschichtiges hochprismatisches Zylinderepithel, das teilweise Kinozilien trägt, gegen die Cavitas uteri abgegrenzt. Das Epithel senkt sich in das darunterliegende Bindegewebe in Form von tubulösen Drüsen ein, deren Ausbildung zyklusabhängig ist. Bei der Abstoßung der Schleimhaut bleiben die tiefen Drüsenanteile mit dem umgebenden Bindegewebe erhalten, **Stratum basale endometrii** (kurz: *Basalis*), nur die darüberliegenden Schleimhautanteile nehmen an den Zyklusveränderungen teil, **Stratum functionale endometrii** (kurz: *Functionalis*), und werden auch abgestoßen. Die Regeneration der Schleimhaut nimmt vom Drüsengrund ihren Ausgang (Abb. 14-57). Das als **Stroma** bezeichnete Bindegewebe der Uterusschleimhaut ist auffallend faserarm und zellreich. In seinen Maschen findet man Lymphozyten, Leukozyten, Plasmazellen und Histiozyten. In den späten Phasen des Zyklus speichern die Stromazellen unter der Oberfläche intensiv Glykogen, Proteine, und Lipide. Diese Zellen werden dann als Deziduazellen bezeichnet.
Cervix uteri. Die Cervixschleimhaut läßt keine wesentlichen Veränderungen während des Zyklus erkennen (S. 696). Sie besitzt ein dichteres aber zellärmeres Stroma, und zeichnet sich durch stark verzweigte Drüsen aus, die den *Schleimpfropf* bilden. Die während aller Zyklusphasen glykogenfreien, hochprismatischen Epithelzellen weisen im apikalen Zytoplasma Mukopolysaccharideinlagerungen auf. Dieses Epithel setzt sich in Höhe des äußeren Muttermundes scharf vom mehrschichtigen unverhornten Plattenepithel ab, das die Vagina bedeckt.
Der Übergang des einschichtigen Epithels des Canalis cervicis auf das mehrschichtige unverhornte Plattenepithel der Vagina im Bereich des Orificium externum uteri ist auffallend scharf und makroskopisch sichtbar.

Gefäße und Nerven (Abb. 14-45)

Arterien. Die arterielle Zufuhr erfolgt durch die

- **A. uterina** aus der *A. iliaca interna.* Sie gelangt mit dem Lig. cardinale in Höhe der Cervix an die Seitenwand des Uterus. Der nach oben führende Hauptast hat einen stark geschlängelten Verlauf, anastomosiert im Bereich des Fundus mit der Gegenseite. Ihre Äste sind
  - ***Ramus ovaricus,*** der eine Anastomose mit der A. ovarica aus der Aorta abdominalis bildet, der
  - ***Ramus tubarius,*** der die Tuben versorgt und
  - ***A. vaginalis,*** die etwas schwächer ist und zur Vagina zieht.

Venen. Die venösen Abflüsse bilden ein sehr ausgeprägtes Netz klappenloser Venen. Die verschiedenen Geflechte, **Plexus venosus uterinus, Plexus venosus cervicalis uteri** und **Plexus venosus vaginalis** werden im parametranen Bindegewebe zu den **Vv. iliacae internae** abgeleitet. Dabei ist zu beachten, daß die Mitte des Uterus von Gefäßen weitgehend frei bleibt, so daß bei Eingriffen am

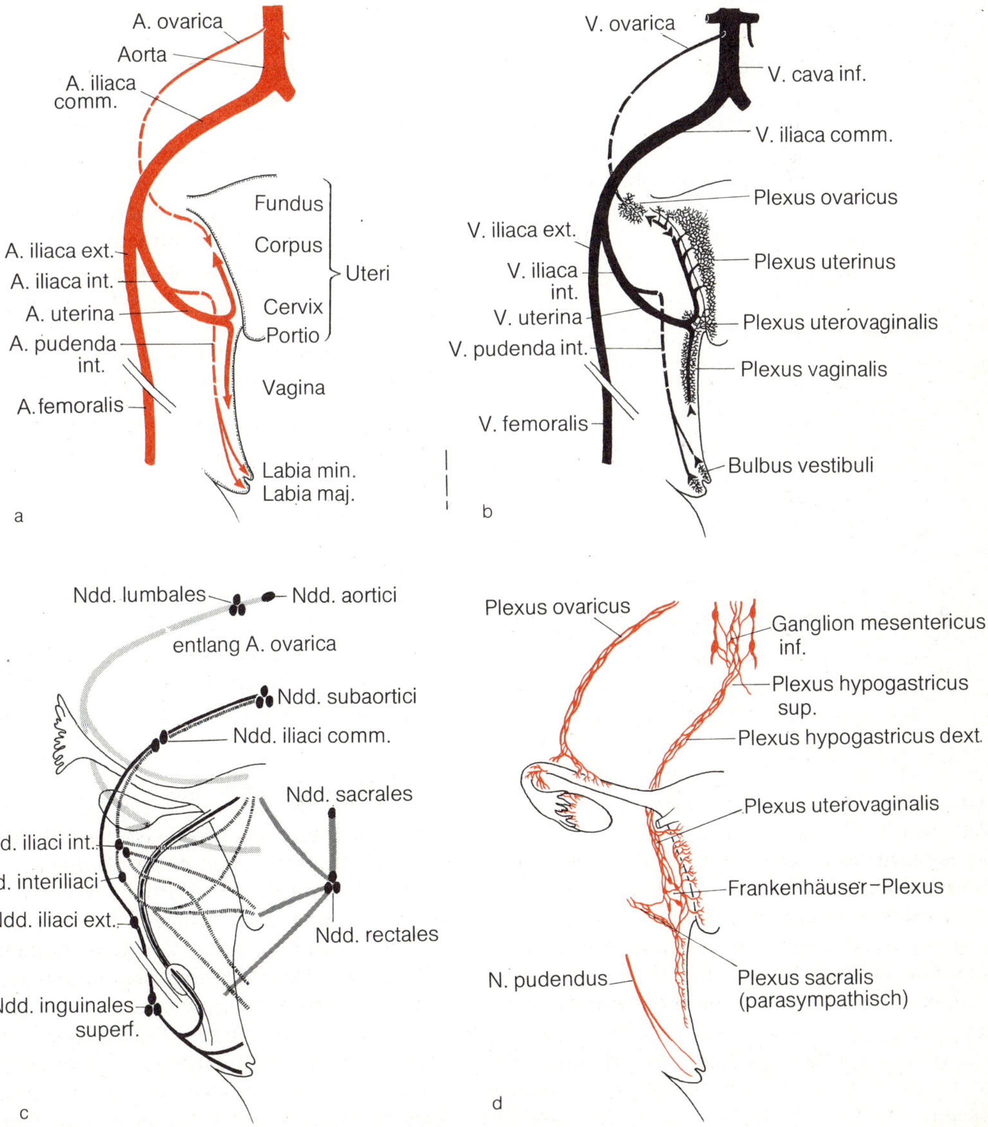

Abb. 14-45 a-d. Schematische Darstellung (**a**) der arteriellen Versorgung, (**b**) des venösen Abflusses, (**c**) des Lymphabflusses, (**d**) der Nervenversorgung des weiblichen Genitale

Uterus hier nur mit geringen Blutungen zu rechnen ist.

Lymphgefäße. Die Lymphabflüsse des Endometriums erfolgen durch das Myometrium in den parametranen Bereich, wohin auch der Abfluß der Lymphe aus dem Perimetrium erfolgt. Regionäre Lymphknoten für die Cervix sind die **Nodi lymphatici iliaci interni**, die entlang der A. iliaca interna erreicht werden und die **Nodi lymphatici sacrales**. Die Lymphe des Corpus uteri gelangt in die **Nodi lymphatici lumbales** direkt über die Vasa ovarica. Über das Lig. teres uteri wird eine Verbindung mit den **Nodi lymphatici inguinales superficiales** hergestellt.

Nerven. Die **sympathische** nervöse Versorgung erfolgt über das **Ganglion mesentericum inferius**. Die Fasern ziehen zu einem besonderen Geflecht, **Plexus uterovaginalis**, das seitlich zwischen Cervix und Scheidengewölbe gelegen ist und Ganglien enthält (Frankenhäuser Plexus). Hier strahlen auch die **parasympathischen** Fasern ein, die aus S3 und S4 stammen.

4. Vagina, Scheide (Abb. 14-40)

Die Vagina ist ein 6–8 cm langes, etwa 2–3 cm breites muskulär-bindegewebiges Hohlorgan, das bei der *Kohabitation* gedehnt werden und sich als *Geburtskanal* dem Umfang des kindlichen Kopfes anpassen kann. Vorder- und Hinterwand liegen normalerweise unmittelbar aufeinander, so daß im Querschnitt das Scheidenlumen einen quergestellten, H-förmigen Spalt bildet. Der unterhalb des Levatorspaltes liegende Abschnitt der Vagina ist verhältnismäßig eng, ihre größte Weite erreicht sie im Bereich der **Portio vaginalis cervicis**, die der Hinterwand anliegt. Das Scheidengewölbe, **Fornix vaginae**, ragt über die Einmündung der Cervix uteri in das Becken hinein. Es erreicht die Excavatio rectouterina, hat also direkten Kontakt mit dem Peritoneum.
Zwischen der Vagina und den Nachbarorganen bestehen sehr feste Verbindungen durch das umgebende Bindegewebe, **Paracolpium**. Besonders straff ist sie zwischen vorderer Scheidenwand und der davor liegenden Harnröhre und Blase. Die im Becken querstehende Bindegewebsschicht wird als **Septum vesicourethrovaginale** bezeichnet. Die etwas lockere Verbindung zwischen der hinteren Scheidenwand und dem Rectum erfolgt durch das **Septum rectovaginale**. Es entsteht bei der Rückbildung der zunächst sehr tief hinabreichenden Excavatio rectouterina, so daß beide Organe durch die Lamellenbildung verschieblich miteinander verbunden sind. Auch zur seitlichen Beckenwand bilden die im Spatium subperitoneale verlaufenden Bindegewebszüge des Paracolpium Verbindungen aus.
Die **muskuläre Wand** der Vagina ist von dem Bindegewebsrohr nicht zu trennen. Die Bündel glatter Muskelfasern bilden ein spitzwinkliges, sehr dehnbares Maschenwerk und zeigen vorzugsweise einen Verlauf in der Querrichtung. An der Hinterwand ist die Muskelschicht deutlich schwächer ausgebildet, hier ordnet sich das Gitterwerk der Fasern mehr in Längsrichtung an. In der Vorderwand vereinigen sich unter den Schleimhautfalten der Columnae rugarum Faserzüge in der Längsrichtung. Es finden sich direkte Übergänge in die Uterusmuskulatur und in die Muskeln des Damms. Dieser muskuläre Faserstrumpf ist eng mit dem Maschenwerk der elastischen Fasern des Bindegewebes verbunden. Dieses ist über die ganze Wand ausgebreitet, insbesondere aber in den unteren Anteilen stark ausgebildet und zeigt an der Oberfläche der Muskelschicht und subepithelial Verdichtungen. Die im Bindegewebe vorhandenen kollagenen Fasern sind in Form eines Scherengitters angeordnet. Diese Anordnung der Fasernetze erlaubt eine optimale Anpassung des Vaginalschlauchs an den Füllungszustand.

Schleimhaut. Ausgekleidet wird die Vagina von Schleimhaut mit auffallenden querverlaufenden Schleimhautfalten an der Vorder- und Hinterwand, **Columnae rugarum anterior et posterior**. Diese reichen an der Vorderwand bis an den Harnröhrenwulst heran, **Carina urethralis vaginae**. Im unteren Anteil der Hinterwand sind ausgeprägte Venenplexus an der Faltenbildung beteiligt, sie bilden hier ein Schwellpolster. Eine die Öffnung von hinten umfassende halbmondförmige Falte bildet die Scheidenklappe, **Hymen**.

Mikroskopische Anatomie

Die Scheidenschleimhaut ist durch ein *mehrschichtiges nichtverhornendes Plattenepithel* begrenzt, das auch die Portio vaginalis cervicis überzieht und eine scharfe, schon makroskopisch sichtbare Grenze zur Cervixschleimhaut bildet. Das Vaginalepithel liegt einem an elastischen Fasern reichen, zwischen die umgebenden Muskeln eindringenden Bindegewebe auf. Es läßt zyklische Veränderungen erkennen (S. 696). In der Mucosa sind keine Drüsen vorhanden. Das Scheidensekret soll aus einem *Transsudat* der Gefäße der Scheidenschleimhaut und dem Cervixsekret entstehen.

Gefäße und Nerven (Abb. 14-**42**, 14-**45**)

Arterien. Die Gefäßversorgung erfolgt durch die **A. vaginalis** aus der A. uterina. Dazu kommen **Rr. vaginales** aus der A. pudenda interna und der A. vesicalis inferior.

Venen. Die Venen bilden den **Plexus venosus vaginalis**, der in enger Verbindung mit dem Plexus venosus vesicalis steht. Der Abfluß erfolgt in alle Beckenvenen zu den Vv. iliacae internae.

Lymphgefäße. Die Lymphabflüsse führen entlang der Vasa iliaca durch das Paracolpium und Parametrium zu den **Nodi lymphatici interni**.

Nerven. Die nervöse Versorgung erfolgt über den **Plexus uterovaginalis**.

Residualstrukturen

Lateral vom Uterus und von der Vagina kann man in einzelnen Fällen die Reste des Wolff-Ganges finden, die hier als **Gartner-Gang** bezeichnet werden.

VII. Äußere männliche Geschlechtsorgane

1. Penis, Glied (Abb. 14-**33**)

Das Glied, Penis, ist das männliche Kopulationsorgan. Es lassen sich 2 Anteile unterscheiden:
- **Corpus penis**, das distal liegt und frei beweglich ist, *Pars pendulans* und die
- **Radix penis**, die proximal liegt und am unteren Rand der Schambeinäste und am Perineum befestigt ist, *Pars affixa*.

Corpus penis. Der Penisschaft, Corpus penis, trägt am distalen Ende die Eichel, **Glans penis**. Diese besitzt einen vorspringenden Rand, **Corona glandis**, wodurch zum Schaft hin eine ringförmige Furche, **Collum glandis**, entsteht. Eine dünne Haut umhüllt den Schaft, sie ist durch ein völlig fettfreies Unterhautgewebe gegen die gemeinsame Hüllschicht der Schwellkörper, **Fascia superficialis**, gut verschieblich. Außerdem besitzt sie eine dünne Schicht glatter Muskelfasern, die in die Tunica dartos übergeht. Damit ist eine Anpassung an die wechselnde Größe des Gliedes möglich. An der Corona glandis heftet sich die Haut an, mit der Oberfläche der Eichel ist sie fest verwachsen. Jedoch wird von der Haut eine mit lockerem fettfreiem Bindegewebe gefüllte Reservefalte gebildet, die als Vorhaut, **Praeputium**, die Eichel weitgehend umschließt. Bei der Erektion verstreicht diese Falte und gibt die Glans penis frei. Durch das vom inneren Blatt gebildete Vorhautbändchen, **Frenulum praeputii**, das zur Unterseite der Eichel zieht, wird ein zu starkes Zurückweichen der Vorhaut verhindert.

An der Bauchwand und an der Symphyse ist der Penis durch Bandzüge befestigt, die zahlreiche elastische Fasern enthalten. Das sog. Schleuderband, **Lig. fundiforme penis**, entspringt von der Linea alba und umschlingt mit seinen beiden Schenkeln das Corpus penis. Zum Dorsum penis zieht das **Lig. suspensorium penis**, das vom unteren Teil der Symphyse entspringt.

Wesentlicher Anteil des Penis ist das aus paarigen Schwellkörpern, **Corpora cavernosa penis**, bestehende Corpus penis (Abb. 14-**46**). Die Corpora cavernosa penis setzen sich nach proximal als **Crura penis**, Schwellkörperschenkel, fest und sind an der Knochenhaut der unteren Schambeinäste angeheftet. Umhüllt werden die Crura von den Mm. ischiocavernosi. Die Trennung der beiden Corpora cavernosa, durch eine kammförmige mediane Scheidewand, **Septum penis**, bleibt vor allem im distalen Anteil unvollständig. Die Rutenschwellkörper sind von einer gemeinsamen derben Hülle, **Tunica albuginea corporum cavernosorum**, umgeben. Das Schwammwerk der Schwellkörper besteht aus Muskelfasern und elastischen Netzen, deren funktionelle Anordnung nicht bekannt ist. Es werden Kavernen gebildet, die mit Endothel ausgekleidet sind. In der Rindenzone sind diese Hohlräume enger als im zentralen Bereich. In die Kavernen münden die Rankenarterien, **Aa. helicinae**, ein (Abb. 14-**47**). Diese werden aus den **Aa. profundae penis** ver-

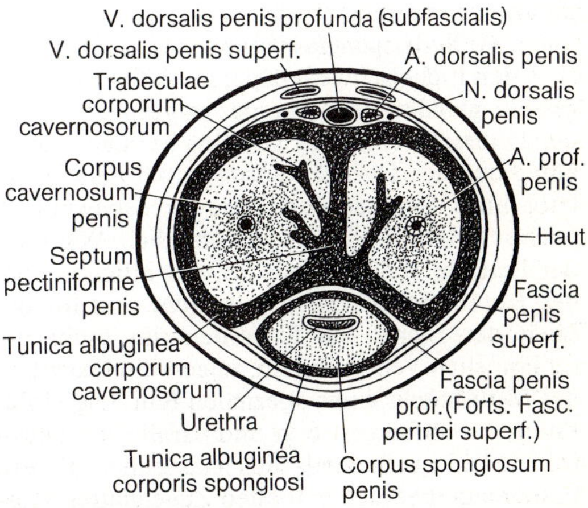

Abb. 14-46. Schematische Darstellung eines Schnitts durch den Penisschaft

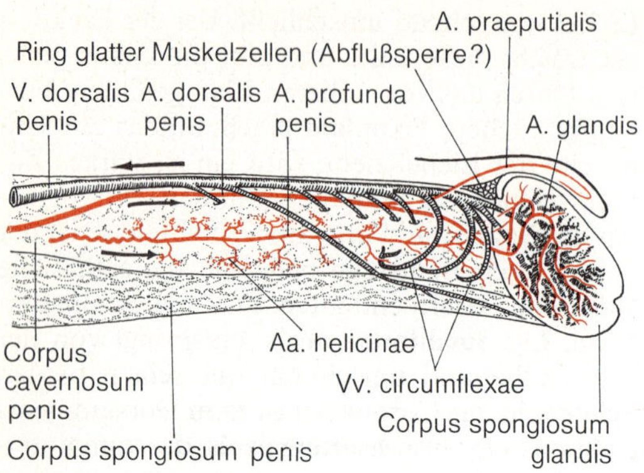

Abb. 14-47. Gefäßversorgung des Penis. (Nach Benninghoff u. Goerttler, 1979)

sorgt, die an der Innenseite der Crura penis die Tunica albuginea durchbrechen und dann in den Corpora cavernosa penis zur Penisspitze verlaufen. Die Einmündungen der Aa. helicinae in die Kavernen sind von Polstern epitheloider Muskelzellen umgeben. Die aus den Kavernen abführenden Venen sind überwiegend mit *Klappen* versehen, auch sind speziell gebaute trichterförmige Venen beobachtet worden, deren Bedeutung nicht bekannt ist. Neben diesem Gefäßnetz, das für die Erektion von Bedeutung ist, findet man in den Muskelbalken und in dem Rindenbereich unter der Albuginea ernährende Kapillarnetze, deren Abflüsse ebenfalls in die Kavernen einmünden.

In der Rinne an der Unterseite der Corpora cavernosa penis verläuft die Harnsamenröhre, die von einem eigenen Schwellkörper, **Corpus spongiosum penis**, umhüllt wird. Sein aufgetriebener proximaler Anteil, **Bulbus penis**, ist am Diaphragma urogenitale befestigt und von dem paarigen **M. bulbospongiosus** umgeben. Distal geht er in den Eichelschwellkörper über, **Corpus spongiosum glandis**, der über das zugespitzte Ende der Penisschwellkörper gestülpt ist. Die Tunica albuginea des Harnröhrenschwellkörpers ist relativ dünn. Der Bau des Harnröhrenschwellkörpers ist funktionsbedingt uneinheitlich. Während der Bau des Bulbus penis im wesentlichen dem der Rutenschwellkörper entspricht und im Bereich der Eichel die Kavernen nur mehr geschlängelten Venen ähneln, zeigen die Kavernen des Mittelstücks einen speziellen Bau. Die Hohlräume verlaufen gestreckt und parallel zur Harnröhre. Die größtenteils aus elastischen Fasern bestehenden Septen enthalten Züge glatter Muskulatur, die in Längsrichtung, also in der Streckrichtung der Harnröhre verlaufen. Das Blut gelangt über die **A. bulbi penis** aus der A. pudenda interna und aus **Ästen der A. dorsalis penis** in das Corpus spongiosum penis. Die zarte Albuginea kann den venösen Abfluß nicht drosseln, so daß keine so starke Versteifung des Harnröhrenschwellkörpers resultieren kann.

2. Urethra masculina, männliche Harnröhre

Durch die Harnröhre, Urethra, erfolgt der Abfluß des Urins vom Harnblasenlumen zur Körperoberfläche.

Beim Manne kann nur der proximale Anteil dieses Gangs, der etwa 2-3 cm von der Blase in die Prostata reicht, als Harnröhre bezeichnet werden. Im Bereich des von der Prostata umgebenen Anteils münden die Ductus ejaculatorii und die Ausführungsgänge der Prostata, so daß von hier der distale Abschnitt als Ausführungsgang für Harn als auch Samen (Ejakulat) dient und als **Harnsamenröhre** zu bezeichnen ist.

An der männlichen Harnröhre, *Urethra masculina* (Abb. 14-**48**), insgesamt etwa 20 cm lang, werden unterschieden

- **Pars prostatica,**
- **Pars membranacea** und
- **Pars spongiosa.**

Pars prostatica

Dieser Abschnitt der Harnröhre schließt sich an das Ostium urethrae internum an. Sie ist in ihrer ganzen Länge (ca. 3,5 cm) von dem Drüsengewebe der Prostata umgeben und verläuft hier in leicht nach vorn konkaver Biegung fast senkrecht abwärts. Der oberste Anteil, noch in der Harnblasenwand, ist nur hinten und seitlich von Prostata umgeben. Von den zahlreichen längsverlaufenden Falten der Wand bleibt bei Durchströmung und Öffnung der Harnröhre an der Rückwand eine leistenartige Vorwölbung bestehen, **Crista urethralis**. Sie stellt eine Fortsetzung der **Uvula vesicae** dar und bildet in der Mitte der Pars prostatica den Samenhügel, **Colliculus seminalis**. Die auf beiden Seiten entstehenden Rinnen werden als **Sinus prostaticus** bezeichnet. Weiter distal ist dann diese Leiste weniger ausgeprägt, sie läuft in einige uncharakteristische Erhebungen der Pars membranacea aus.

Der **Colliculus seminalis** teilt die Pars prostatica in eine obere, nur vom Harn durchflossene Portio interna und eine untere, als Harnsamenröhre genützte Portio externa. Auf der Kuppe des Colliculus seminalis öffnet sich ein kleiner Blind-

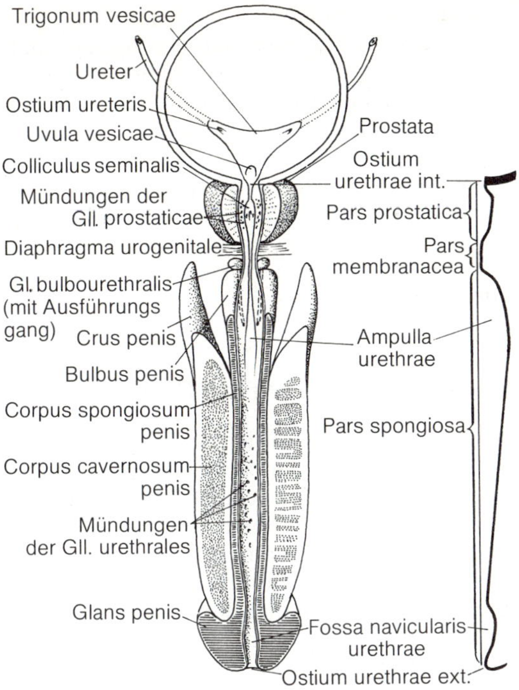

Abb. 14-48. Männliche Harnröhre. Rechts schematische Darstellung der Weiten und Engen. (Nach Hafferl, 1969)

sack, **Utriculus prostaticus**, seitlich davon münden die **Ductus ejaculatorii**. Außerdem münden auf die Harnröhrenschleimhaut in die **Sinus prostatici** um den Colliculus seminalis die zahlreichen Ausführungsgänge der Prostatadrüsen.

Pars membranacea

Dieser Teil der Urethra durchsetzt das Diaphragma urogenitale nahe dem Lig. arcuatum pubis. Die Pars membranacea beginnt am unteren Pol der Prostata und endet kurz unterhalb des Diaphragma urogenitale im Bulbus penis. Das Diaphragma urogenitale besteht im wesentlichen aus 2 derben Faszien, dementsprechend ist die etwa 1-2 cm lange Pars membranacea der am wenigsten dehnbare und engste Anteil der Urethra. Die Harnröhre ist in diesem Bereich zwar gut fixiert, in kranialer Richtung aber beweglich. Die quergestreifte Muskulatur des *M. transversus perinei profundus* bildet mit einigen Fasern Ringmuskelzüge um die Harnröhre, *M. sphincter urethrae*, die sich in den, der Prostata anliegenden *M. sphincter vesicae externus* fortsetzen.

Der distale Anteil der Pars membranacea wird zwar sofort nach dem Durchtritt durch das Diaphragma urogenitale von dem erektilen Spongiosagewebe des Bulbus penis überzogen, verläuft aber mit der Oberkante etwa eine Strecke von 0,5 cm unbedeckt. Hier ist die Wand sehr dünn und leicht dehnbar. Dieser als **Ampulla urethrae** bezeichnete Abschnitt ist um den Symphysenrand nach vorne gebogen. In diesen Anteil der Harnsamenröhre münden auch die **Gll. bulbourethrales** (Cowper-Drüsen).

Pars spongiosa

Sie ist mit etwa 15 cm der längste Teil und mit dem spongiösen erektilen Gewebe des Corpus cavernosum urethrae umgeben, der hintere Teil ist durch eine Anheftung an das Diaphragma urogenitale und die Symphyse weitgehend unbeweglich, während der vordere Teil nicht fixiert ist. Die Grenze zwischen beiden Abschnitten entspricht dem Ansatz des Lig. suspensorium penis. Das Lumen ist nur bei Durchtritt von Flüssigkeit geöffnet. Sonst liegen Ober- und Unterwand, lediglich im Bereich der **Fossa navicularis urethrae** die Seitenwände einander an.

Engen und Weiten

Praktisch wichtig ist die Kenntnis der verschiedenen Engen und Weiten im Verlauf der männlichen Harnröhre (Abb. 14-**39**, 14-**48**). **Engstellen** sind das *Ostium urethrae externum*, die *Pars membranacea* und das *Ostium urethrae internum*. **Weite Stellen** finden sich im Bereich der *Fossa navicularis*, in der *Ampulla urethrae* und in der *Pars prostatica*. Außerdem sind die **Biegungen** an der Grenze zwischen vorderem und hinterem Teil der Pars spongiosa (*Curvatura praepubica*) und am Übergang zwischen Pars spongiosa und Pars membranacea (*Curvatura infrapubica*) zu beachten.

Mikroskopische Anatomie

Epithel. Im proximalen Teil der Pars prostatica ist die Harnröhre mit einem Übergangsepithel, oder einem mehrschichtigen Zylinderepithel ausgekleidet. Der distale Anteil der Pars prostatica wird von einem mehrreihigen Zylinderepithel begrenzt. In der Pars membranacea zeigt die Schleimhaut wie in den übrigen Teilen der Harnröhre längsverlaufende Falten, die von einem mehrschichtigen Zylinderepithel bedeckt sind. In der Pars spongiosa sind in diesem mehrschichtigen Zylinderepithel vereinzelt Becherzellen anzutreffen.

3. Drüsen

Drüsen der Harnsamenröhre und des Penis sind
- **Glandulae bulbourethrales**,
- **Glandulae urethrales**,
- **Lacunae urethrales**,
- **Paraurethraldrüsen**,
- **Glandulae praeputiales**.

Glandulae bulbourethrales. Am hinteren Ende des Bulbus penis im Bindegewebe des Beckenbodens oder in der Muskulatur des Diaphragma urogenitale findet man die Gll. bulbourethrales (Cowper-Drüsen). In der Regel sind dies 2 erbsengroße, graugelbe Körper, deren ca. 5 cm lange Ausführungsgänge zunächst parallel zur Harnröhre verlaufen, um dann mit kleinen Öffnungen von unten her in die Ampulla urethrae zu münden. Auch akzessorische Drüsenmündungen können vorhanden sein. Das Gangsystem und die schlauchförmigen, z. T. ampullär erweiterten Endkammern werden von einem Zylinderepithel ausgekleidet; dessen Höhe nimmt im Bereich der sekretgefüllten ampullären Anteile ab. Bei der Ejakulation wird durch die umgebenden Muskeln das schleimartige Sekret ausgepreßt.

Glandulae urethrales. Zahlreiche Buchten, vorwiegend in der oberen Wand oder den Seitenwänden, aber auch an der unteren Wandung der Pars spongiosa und sehr häufig in der Pars membranacea sind mit einem sezernierenden Epithel ausgekleidet. Es handelt sich dabei um kleine muköse Drüsen, Gll. urethrales (Littré-Drüsen). Zum Teil liegen die Drüsen auch in der Tiefe des umgebenden Gewebes der Harnröhre und münden mit langen geschlängelten und verzweigten Gängen auf die Urethra.

Lacunae urethrales. Außerdem gibt es in der Schleimhaut der Pars spongiosa mit mehrschichtigem Zylinderepithel ausgekleidete kleine Buchten, die als Lacunae urethrales (Morgagni) bezeichnet werden. Diese sind oftmals mit ihrer Öffnung auf die Eichel hin ausgerichtet.

Paraurethraldrüsen. Häufig münden ein oder mehrere zu den etwas größeren Drüsen gehörende lange Gänge nahe dem Ende der Urethra. Sie liegen in einiger Entfernung von der Schleimhaut unter der dorsalen Oberfläche und werden Paraurethraldrüsen genannt.

Glandulae praeputiales. Die Oberfläche der Glans penis wie das Innenblatt der Vorhaut sind von einem geschichteten Plattenepithel überzogen. Die oberflächlichen Zellschichten verfetten und werden dann abgeschilfert, ein Verhalten ähnlich dem von Talgdrüsen. Der sog. Vorhauttalg wird als **Smegma praeputii** bezeichnet. Talgdrüsen im eigentlichen Sinne können zwar vorkommen, sind aber selten. Lediglich im Gebiet des Frenulum kann man größere Talgdrüsen finden, *Gll. praeputiales.*

4. Gefäße und Nerven des Penis

Arterien (Abb. 14-**47**). Das versorgende Gefäß für den Penis mit seinen Schwellkörpern ist die A. pudenda interna. Sie gelangt durch die Fossa ischiorectalis zur Peniswurzel und teilt sich hier in die **A. dorsalis penis** und die **A. profunda penis**. Von der A. dorsalis penis erhalten Eichel, Praeputium und Penishaut ihre Blutversorgung, während der Penisschwellkörper von der A. profunda penis versorgt wird.

Venen. Der venöse Abfluß aus dem Schwellkörper erfolgt vor allem über die **V. dorsalis penis**, die in den *Plexus venosus vesicoprostaticus* einmündet. Die Hautvenen des Penis führen zur *V. saphena*, während die Venen des Scrotum neben den Abflüssen in die V. saphena noch solche zum *Plexus pampiniformis* erkennen lassen.

Lymphgefäße. Die Lymphabflüsse erfolgen dementsprechend in die subinguinalen und in die an der Aufteilung der A. iliaca interna gelegenen Lymphknoten.

Nerven. Die Nervenversorgung wird über sensible Spinalnerven und vegetative Nerven durchgeführt. Die sensible Versorgung erfolgt über den **N. dorsalis penis** hin zum N. pudendus.

Genitalnervenkörperchen. In der Haut der Eichel sind besondere Genitalnervenkörperchen zu finden.
An der vegetativen Steuerung sind sympathische und parasympathische Fasern beteiligt, die beide über die Beckengeflechte laufen.

Nn. erigentes. Die als Nn. erigentes bezeichneten parasympathischen Fasern stammen aus S1-S3. Für die Erektion wird im Sakralmark bei S2 und S3 ein besonderes Zentrum angenommen, dem Zentren im Gehirn übergeordnet sind.

5. Scrotum, Hodensack

Der Hodensack, Scrotum, bildet die Hülle für die außerhalb des Bauchraums gelagerten Hoden. Der Hodensack ist aus der paarigen Anlage der Geschlechtswülste entstanden. Dies ist an der medianen Hautnaht, *Raphe scroti*, und an der medialen Trennschicht, *Septum scroti*, erkennbar.

Äußerste Schicht ist die völlig fettfreie Skrotalhaut, die dunkel pigmentiert erscheint und unter der Lederhaut eine Schicht glatter Muskulatur besitzt, **Tunica dartos**. Die darunterliegende **Fascia cremasterica** leitet sich aus der allgemeinen Körperfaszie ab. Sie umhüllt den **M. cremaster**, ein Abkömmling des M. obliquus internus abdominis und/oder des M. transversus abdominis. Die Faserzüge dieses Muskels umschlingen die **Fascia spermatica interna**, die Hoden und alle Gebilde des Samenstrangs umhüllt und der **Fascia transversalis** entstammt. Auf der Innenseite trägt sie zahlreiche Fasern glatter Muskulatur, die auch als **M. intervaginalis testis** bezeichnet werden und an das parietale Peritonealblatt um den Hoden grenzen.

Schließlich findet sich um den Hoden eine Duplikatur der ehemaligen Peritonealaussackung, **Tunica vaginalis testis**. Sie besteht aus einer *Lamina parietalis* (*Periorchium*) und einer *Lamina visceralis* (*Epiorchium*) (Abb. 14-**35**). Diese bilden um die Vorderseite des Hodens einen kapillären Spalt, **Cavum serosum testis**. In dieser Höhle ist der Hoden gut verschieblich. Die Übergangsfalte an der Dorsalseite des Hodens wird **Mesorchium** genannt.

Die geschilderte Schichtung der Hodenhüllen entsteht durch den Vorgang des Herabgleitens des Hodens in das Scrotum, **Descensus testis** (S. 258).

6. Gefäße und Nerven der Regio perinealis beim Manne (vgl. S. 637)

Arterien. Die gesamte arterielle Versorgung erfolgt über die A. pudenda interna (S. 634). Sie gibt ab

- **in der Regio analis** die *A. rectalis inferior*, deren *Rr. anales* zum Canalis analis ziehen.
- **in der Regio urogenitalis** als oberflächlichen Ast (im Spatium perinei superficiale verlaufend) die *A. perinealis*, die sich in die *A. transversa perinei*, *A. bulbospongiosa*, *A. ischiocavernosa* und *Rr. scrotales* aufzweigt.
- **tiefe Äste** (im Spatium perinei profundum verlaufend) zum Penis und zur Harnröhre als *A. bulbi penis*, *A. urethralis*, *A. profunda penis* und *A. dorsalis penis*.

Venen. Die gleichnamigen Venen verlaufen mit den Arterien und sammeln sich in den *Vv. pudendae internae*, die mit der A. pudenda zur V. iliaca interna im kleinen Becken ziehen. Eine Ausnahme bildet der Blutrückfluß aus dem Penis (s. oben).

Lymphgefäße. Die Lymphgefäße aus der Zona cutanea des Anus, dem Scrotum und der Peniswurzel ziehen zum horizontalen Trakt der *Nodi lymphatici inguinales superficiales*. Abflüsse aus dem Analbereich können auch über Lymphknoten in der Fossa ischiorectalis oder nach Durchtritt durch den M. levator ani über Lymphknoten unter der Fascia diaphragmatis pelvis zu den *Nodi lymphatici iliaci interni* erfolgen.

Nerven. Im wesentlichen wird die Regio perinealis vom N. pudendus versorgt, der in Begleitung der A. pudenda interna die Fossa ischiorectalis erreicht und entsprechende Verästelungen ausbildet.

- Die **Nn. rectales inferiores** versorgen mit *Rr. anales* den M. sphincter ani externus und die Haut um den Anus.
- Die **Nn. perineales** verteilen sich oberflächlich auf Damm, *Rr. transversi perinei*, und Scrotum, *Nn. scrotales posteriores*. Mit dem *R. bulbospongiosus*, *R. ischiocavernosus* und den *Rr. transversi perinei* wird die entsprechende Muskulatur versorgt.
- Der zwischen Diaphragma urogenitalis und Diaphragma pelvis eindringende **N. dorsalis penis** gelangt zum Penis, gibt aber vorher Äste zum Diaphragma pelvis, zum Urethralsphincter und einen **R. corporis cavernosi penis** ab.

Klinischer Hinweis. Lähmungen des N. pudendus führen dementsprechend zum Ausfall der quergestreiften Schließmuskeln von Anus und Harnblase.

- Die Versorgung des *M. levator ani* erfolgt durch direkte Äste aus dem **Plexus sacralis** (S2-S4).
- Aus dem **Plexus coccygeus** stammen Äste zur Versorgung der Haut zwischen Steißbein und Anus.
- Im lateralen Bereich der Regio analis wird die Haut von den **Nn. clunium inferiores** aus dem N. cutaneus femoris posterior versorgt.

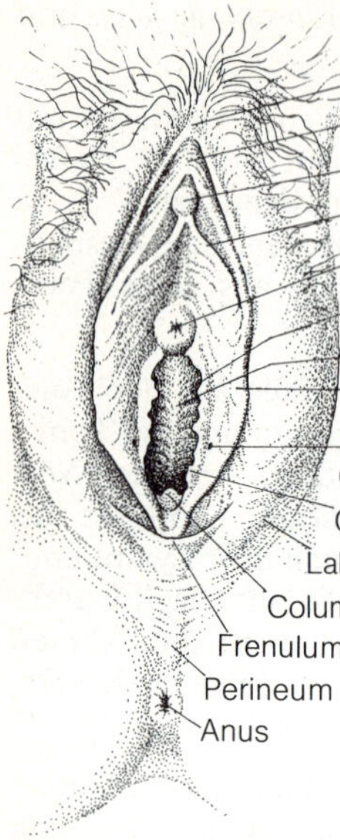

Abb. 14-49. Äußeres weibliches Genitale

VIII. Äußere weibliche Geschlechtsorgane (Abb. 14-49)

Bei der Frau fassen die großen Schamlippen die **Rima pudendi** zwischen sich. Die großen Schamlippen bedecken die kleinen Schamlippen, zwischen denen der Scheidenvorhof, **Vestibulum vaginae**, liegt, in den Harnröhre und Vagina einmünden. Die Harnröhrenmündung, **Ostium urethrae externum**, die durch eine Vorwölbung ihrer dorsalen Wand, **Carina urethralis vaginae**, etwas stärker hervortritt, liegt im vorderen Teil. Dahinter befindet sich die äußere Vaginalöffnung, **Ostium vaginae**. Der dorsale Rand des Ostium vaginae wird durch das **Hymen** begrenzt. Dieses kann unterschiedlich ausgebildet sein und unter Umständen als Schleimhautlamelle das Ostium vaginae vollständig verschließen, *Hymen imperforatus.* Reste des Jungfernhäutchens werden als *Carunculae hymenales* bezeichnet.

Rund um das Ostium vaginae sind Schleimdrüsen, **Gll. vestibulares minores**, angeordnet.

1. Urethra feminina, weibliche Harnröhre

Die weibliche Harnröhre, Urethra feminina, ist nur 2,5-4 cm lang. Normalerweise ist ihr Lumen durch Falten sternförmig verengt, kann aber auf 7-8 mm Durchmesser erweitert werden. Wir unterscheiden eine **Pars intramuralis**, den in der Harnblasenwand gelegenen Anteil, von einer **Pars cavernosa**, die in leicht nach vorn konkavem Bogen unter dem Schambein und zwischen den Crura clitoridis hindurchzieht und im Sinus urogenitalis mündet. Die äußere Öffnung, **Ostium urethrae externum**, ist 2-3 cm hinter der Glans clitoridis am vorderen Rand des Ostium vaginae zu finden. Sie ist gleichzeitig der engste Teil der weiblichen Harnröhre. In Fortsetzung der Uvula vesicae ist an der Rückwand der Pars cavernosa eine konstante Schleimhautfalte vorhanden, **Crista urethralis**.

Mikroskopische Anatomie.

Die Auskleidung der Harnröhre besteht im kranialen Anteil aus einem ***Übergangsepithel***, im mittleren Anteil aus einem mehrreihigen Zylinderepithel und im kaudalen Anteil aus einem mehrschichtigen unverhornten Plattenepithel. Im Bindegewebe der ***Lamina propria*** findet sich ein venöses Gefäßnetz, *Corpus spongiosum urethrae*, und zahlreiche elastische Fasern. Die ***Tunica muscularis*** besteht aus glatter Muskulatur, die in Schraubenwindungen die Harnröhre umfaßt und mit der Blasenmuskulatur in Verbindung steht, *M. sphincter vesicae.* Dazu kommen im kaudalen Abschnitt Züge quergestreifter Muskulatur aus dem M. transversus perinei profundus, die die Harnröhre umfassen, *M. sphincter urethrae.* Besonders im kaudalen Teil des Propriabindegewebes finden sich zahlreiche tubuläre Schleimdrüsen, *Gll. urethrales*, die Homologe der Prostata sind. Beiderseits vom Ostium urethrae externum münden größere Gruppen dieser Drüsen mit je 1 Ausführungsgang, *Ductus paraurethrales* (Skene-Gänge).

2. Clitoris, Kitzler

Der Kitzler, Clitoris, besteht aus einem 3-4 cm langen erektilen Schwellkörper, **Corpus cavernosum clitoridis**, der in die beiden *Crura clitoridis* ausläuft. Der Bau des Schwellkörpers entspricht dem des Corpus cavernosum penis. Auch hier findet sich eine unvollständige Scheidewand, *Septum corporum cavernosorum.* Das Corpus clitoridis wird von einer derben bindegewebigen Hülle, *Fascia clitoridis*, umgeben.

Die Befestigung der Clitoris erfolgt durch die Crura am Schambein und durch ein Aufhängeband am Schambogen, *Lig. suspensorium clitoridis.*

Das abgerundete, mit Schleimhaut überzogene Ende der Clitoris, *Glans clitoridis*, wird von den

Schleimhautfalten der kleinen Schamlippen umschlossen. Von vorn wird sie von einer Schleimhautfalte überzogen, *Praeputium clitoridis.* Der dorsale Ansatz der kleinen Schamlippen wird als *Frenulum clitoridis* bezeichnet. Das abschuppende Epithel der Glans und des Praeputiums bildet mit dem Sekret der Talgdrüsen der kleinen Schamlippen das *Smegma clitoridis.*

Die Schleimhaut der Clitoris ist sehr gut mit sensiblen Nervenendigungen versorgt. Es finden sich besondere **Genitalnervenkörperchen, Meißner-Tastkörperchen** und **Vater-Pacini-Körperchen**.

Die Corpora cavernosa clitoridis laufen in die Crura clitoridis aus und werden an den Ramus inferior ossis pubis angeheftet. Die beiden Schwellkörper werden von den Mm. ischiocavernosi umhüllt, die ebenfalls der Befestigung an Schambein und Diaphragma urogenitale dienen. Der vordere Anteil des Scheidenvorhofs wird von der Clitoris und den Crura umfaßt. Den Seitenteilen des Vestibulums liegt ein von einer bindegewebigen Faszie abgegrenztes dickes Venengeflecht an, **Bulbus vestibuli**. Diese Venennetze entsprechen dem Schwellkörper der männlichen Harnröhre. Sie stehen über einige Venen, die beide Seiten verbinden, mit der Glans clitoridis in Verbindung. Auch münden Venen der Labia minora ein. Die dorsal stumpfen und ventral zugespitzten Schwellkörper liegen medial der Schleimhaut des Vestibulums an und werden lateral von den Mm. bulbospongiosi bedeckt.

3. Labia minora, kleine Schamlippen
(Abb. 14-49)

Die Schleimhautfalten der kleinen Schamlippen, Labia minora, bestehen aus Hautplatten, zwischen denen sich lockeres, fettloses Bindegewebe, das reichlich elastische Fasern enthält, befindet. Außerdem verlaufen in den Maschen des Bindegewebes zahlreiche Venen. Grundlage der Falten sind der *Bulbus vestibuli* und die *Mm. bulbospongiosi.*

Auf die Schleimhaut, die innen von einem mehrschichtigen unverhornten und außen von einem schwachverhornten Plattenepithel bedeckt wird, münden zahlreiche Talgdrüsen und der Ausführungsgang der **Gl. vestibularis major** (*Bartholini-Drüse*).

Diese paarige erbensgroße Drüse liegt am stumpfen Ende des Bulbus vestibuli unter dem M. transversus perinei profundus in den kleinen Schamlippen. Es handelt sich um tubuloalveoläre Drüsen mit einem einschichtigen kubischen bis zylindrischen Epithel, die ein schleimartiges alkalisches Sekret liefern. Ihre Ausführungsgänge münden ins Vestibulum vaginae auf die Innenhaut der Labia minora.

Um die Clitoris herum münden auf das Vestibulum zahlreiche kleine Drüsen, die einen ähnlichen Bau wie die Gl. vestibularis major aufweisen und ein schleimartiges alkalisches Sekret liefern, *Gll. vestibulares minores.*

4. Labia majora, große Schamlippen
(Abb. 14-49)

Die großen Schamlippen, Labia majora, überdecken die Schamspalte, *Rima pudenda.* Es handelt sich um 2 Hautfalten, die aus den Genitalwülsten hervorgehen, also dem Scrotum des Mannes entsprechen. Wie beim Scrotum ist die Haut pigmentiert und enthält im Corium zahlreiche glatte Muskelzellen. Sie überzieht straffe Fettpolster und trägt auf der Außenseite eine Behaarung, die sich auch über die vordere Vereinigung, *Commissura labiorum anterior,* auf den Schamberg, *Mons pubis,* fortsetzt. Auf die Haut münden zahlreiche Talg-, apokrine und ekkrine Schweißdrüsen. An der Innenseite findet sich ein mehrschichtiges, nur gering verhorntes Plattenepithel. Das Epithel der Außenseite entspricht der übrigen Körperhaut. An der *Commissura labiorum posterior* ist ein feines verbindendes Häutchen ausgebildet, das als *Frenulum labiorum pudendi* bezeichnet wird.

5. Gefäße und Nerven der Regio perinealis der Frau (vgl. S. 637)

Im Prinzip ist die Anordnung der Gefäße und Nerven die gleiche wie beim Manne. Geringe geschlechtsspezifische Abweichungen sind nur für Endverzweigungen der in die Regio urogenitalis verlaufenden Gefäße, A. und V. perinealis, A. und V. clitoridis und Nerven, N. pudendus, N. dorsalis clitoridis, festzustellen.

Arterien. Die oberflächlich verlaufende
- **A. perinealis** versorgt nach Abgabe der *Aa. transversae perinei* die großen und kleinen Schamlippen durch die *Rr. labiales posteriores et anteriores.*
- **Tiefe Äste** der A. pudenda interna (vgl. S. 634) versorgen als *Rr. bulbi vestibuli, A. profunda clitoridis* und *A. dorsalis clitoridis* Bulbus vestibuli und Clitoris.

Venen. Der venöse Abfluß aus der weiblichen Dammregion erfolgt im wesentlichen über die

- **V. pudenda interna**. Sie sammelt das Blut aus der
  - ***Vv. labiales posteriores*** aus den kleinen Schamlippen, der
  - ***Vv. profundae clitoridis*** aus dem Crus clitoridis und die
  - ***V. bulbi vestibuli*** aus dem Bulbus vestibuli. Die
- **V. dorsalis clitoridis profunda** leitet das Blut aus Corpus und Glans clitoridis zum *Plexus venosus vesicalis.* Die
- **Vv. pudendae externae** leitet das Blut aus einem Plexus, den die oberflächlichen Venen der Regio pudendalis und der Regio pubica durch ausgiebige Anastomosen bilden, zur V. saphena magna oder zur V. femoralis. Sie haben außerdem Verbindungen zur V. obturatoria.

Lymphgefäße. Die Lymphgefäße der Regio perinealis verhalten sich wie beim Manne. Für die Clitoris gelten dieselben Abflußbahnen wie für den Penis.

Nerven. Die Nervenversorgung in den Regiones analis et pudendalis erfolgt im wesentlichen wie beim Manne:

- **Nn. perineales** versorgen als oberflächliche Äste aus dem N. pudendus die hintere Region der Schamlippen mit den *Nn. labiales posteriores.*
- **N. dorsalis clitoridis**. Dieser Nerv erreicht oberhalb des Diaphragma urogenitale verlaufend die Clitoris und gibt unterwegs motorische Anteile zum M. sphincter urethrae und zum M. transversus perinei ab.
- **Nn. labiales anteriores** aus dem N. ilioinguinalis innervieren den Mons pubis, den vorderen Anteil der Labia majora und das Praeputium clitoridis.
- **R. genitalis n. genitofemoralis** versorgt die Labia majora zusätzlich.

IX. Funktion der Geschlechtsorgane

Die Geschlechtsorgane dienen der Fortpflanzung. Die Bildung der befruchtungsfähigen Samenzellen findet in den Hoden statt, ihre Ausreifung und Speicherung im Nebenhoden. Für den regelrechten Ablauf der Spermiogenese ist der trophische Einfluß der von den Leydig-Zellen gebildeten Androgene auf die benachbarten Hodenkanälchen unabdingbar (sog. Kontakt oder Nahwirkung). Auch die Funktion der anschließend zu passierenden Samenwege, die für die Fortpflanzungsfähigkeit wichtig ist, wird durch die Testosteronbildung im Hoden gesteuert.

Bei der Frau findet die Eizellbildung bis zur Befruchtungsreife im Ovar statt. Dieser zyklische Vorgang wird ebenfalls hormonal beeinflußt. Gleichzeitig werden die übrigen Geschlechtsorgane auf die weitere Fürsorge für das Ei vorbereitet.

Die äußeren Geschlechtsorgane dienen der Kopulation. Das Zusammentreffen von Samenzellen und Eizelle, die Befruchtung (S. 97), erfolgt in der Ampulla tubae uterinae.

Das befruchtete Ei wird durch die Tuba uterina in den Uterus transportiert, nistet sich dort ein und wächst zum Feten heran. Am Ende der Schwangerschaft kommt für den Uterus zur Funktion des Fruchthalters die des Austreibungsorgans hinzu. Die Vagina übernimmt ihre 2. Aufgabe, die Bildung des Geburtskanals. Auf die postnatale Ernährung des Kindes wird die Brustdrüse schon während der Schwangerschaft vorbereitet (S. 209).

1. Spermatogenesis, Samenzellbildung

Ort der Samenzellbildung sind die Samenkanälchen des Hodens, **Tubuli contorti seminiferi**. Ihrer Wandung, *Tunica propria*, bestehend aus der Basalmembran, bindegewebiger Grundsubstanz und kontraktilen Zellen, liegt innen das einschichtige Epithel der

- **Sertoli-Zellen** an. In dieser gefäßfreien Zellschicht liegen die Spermatogenese-Zellen (Abb. 14-**50**). Sie weisen verschiedene Entwicklungsstadien auf. Zu unterscheiden sind:
- **Spermatogonien**,
- **primäre Spermatozyten**,
- **sekundäre Spermatozyten**,
- **Spermatiden** und
- **Spermatozoen** (***Samenzellen, Spermien***).

Die Anfangsstufen sind peripher an der Kanälchenwand, die Endstadien zentral nahe dem Kanälchenlumen angeordnet.

Sertoli-Zellen

Indirekt an der Samenzellbildung beteiligt sind die Sertoli-Zellen, die Epithelzellen der Tubuluswandung. Leicht erkennbar an ihrem ovalen bis birnförmigen Kern mit deutlich ausgeprägtem Nucleolus bilden die polymorphen, sehr formanpassungsfähigen Zellen eine einschichtige Epithellage. Sie sind untereinander durch Verbindungskomplexe verknüpft und bilden dadurch eine Blut-Hoden-Schranke. Das *basale Kompar-*

a

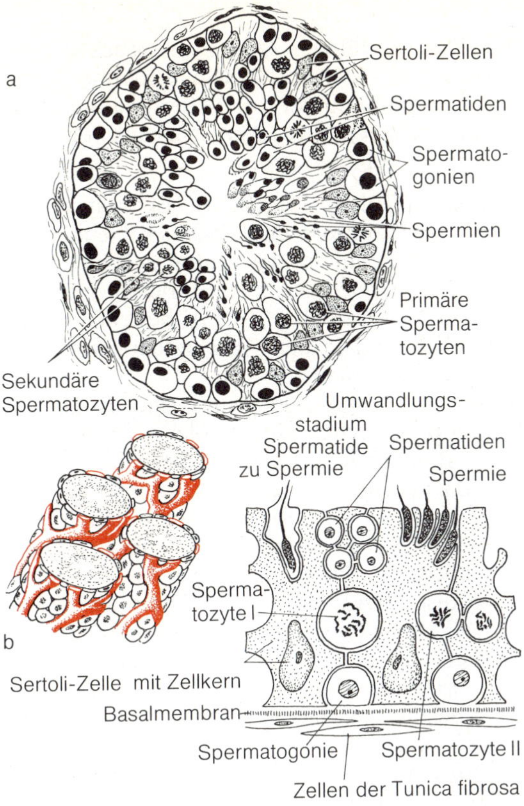

b

c

Abb. 14-50 a-c. Spermatogenese. **a** Histologischer Schnitt durch einen Tubulus; **b** schematische Darstellung eines Tubulus mit Gefäßen und Zwischenzellen; **c** Schema des Tubulusepithels. (Nach Benninghoff u. Goerttler, 1979)

timent unterhalb der Verbindungskomplexe enthält die Spermatogonien, das *adluminale Kompartiment* die Spermatozyten und Spermatiden. Den Sertolizellen wird eine ernährende Funktion für die zwischen ihnen eingelagerten unfertigen Keimzellen sowie eine Bedeutung für die Bildung einer Flüssigkeit (Spermplasma) zugeschrieben, in der die Spermien aus den Tubuli seminiferi in den Nebenhoden transportiert werden. Darüber hinaus werden sie für die Bildung des *Inhibins* (S. 684), sowie des *Androgen-bindenden-Proteins (ABP)*, mit dem Testosteron im Lumen der samenbildenden und samenspeichernden Organe transportiert wird, verantwortlich gemacht. Auch sollen sie absterbende Zellelemente phagozytieren können (*Spermiophagie*). Die Zellen sind recht widerstandsfähig gegen verschiedene Noxen.

Postpuberale Spermatogenese

Sie gliedert sich in 3 Phasen:
- **Spermatozytogenese**,
- **Meiose**, ***Reifeteilung***,
- **Spermiogenese**.

Spermatozytogenese. Sie beginnt mit wiederholter mitotischer Zellteilung der **Spermatogonien**, von denen in einer Linie etwa 3-4 Generationen auftreten sollen. Die verschiedenen Altersstufen zeigen Größen- und Strukturunterschiede von Kern und Zelle. Man unterscheidet **A-** und **B-Spermatogonien**. A-Spermatogonien sollen Stammzellqualität besitzen, B-Spermatogonien den Beginn der Entwicklung folgender Generationen anzeigen.

Meiose. In die Reifeteilung treten Spermatogonien B ein. Während der Meiose kommt es zur Reduktion des Chromosomensatzes. Die Phase beginnt mit starker Größenzunahme der Zellen, die dann als **primäre Spermatozyten** bezeichnet werden. Die Kernstruktur weist eine große Vielfalt auf, es finden sich alle Prophasestadien der Meiose. Dem entspricht bei zahlreichen Spermatozyten eine knäuelförmige Chromatinanordnung. Der Spermatozyt befindet sich damit in der Teilung, der Übergang der Samenzellentwicklung in die Reifungsperiode ist eingeleitet. Dieser Prozeß beinhaltet 2 Reifeteilungen.
Die Zellen am Ende der 1. meiotischen Zellteilung werden als **sekundäre Spermatozyten** mit bereits haploidem Chromosomensatz, nach Abschluß der 2. Zellteilung als **Spermatiden** (mit *haploidem Chromosomensatz*, jedes Chromosom besteht aus 1 Chromatide) bezeichnet. Der Ablauf der Teilungsschritte ist von unterschiedlicher Dauer, insbesondere wird das Stadium der sekundären Spermatozyten sehr schnell durchlaufen, so daß diese im Präparat relativ selten gefunden werden.

Spermiogenese. Die Spermatiden treten in den letzten Entwicklungsabschnitt, die *Differenzierungsperiode*, ein. Dabei entstehen über zahlreiche Stadien die Transportform der Keimzellen, **Spermien** (Spermatozoen, Samenzellen). In der Differenzierungsperiode müssen 3 Entwicklungsvorgänge gleichzeitig und regelrecht ablaufen:
Die Bildung des *Akrosoms* durch den Golgi-Apparat, die *Kernkondensation* und die *Bildung des Schwanzes*. Lichtmikroskopisch ist bei den in Gruppen von 4-8 Zellen in engster Verbindung zu den Sertoli-Zellen liegenden Zellelementen eine starke Verdichtung des Chromatins und

längliche Verformung des Kerns zu beobachten. Der Zelleib, in dem der Kern eine exzentrische Lage einnimmt, wird länglich ausgezogen. Das Zytoplasma scheint über die Geißel abzutropfen. Der Kern wird Bestandteil des Kopfes, die Zentriolen ordnen sich im Halsteil an, nur kleine Anteile des Zytoplasmas bleiben für die Bildung von Mittelstück und Schwanz erhalten.

Leydig-Zwischenzellen

Eng mit der Samenzellbildung verknüpft ist die Funktion der Leydig-Zwischenzellen. Man findet sie als besondere Zellart in den Maschen des intertubulären Bindegewebes des Hodens. Sie liegen einzeln oder in Gruppen, in enger Nachbarschaft zu den Gefäßen und der Tubuluswandung sowie in den inneren Lagen der Tunica albuginea und im Bindegewebskörper des Mediastinum testis.

Entfaltete stimulierte Zwischenzellen findet man als *1. Zwischenzellgeneration* im *pränatalen* Hoden. Sie treten bei Embryonen von 40 mm Länge auf, erreichen das Maximum ihrer Entfaltung bei Embryonen von 140 mm Länge (3.-4. Monat) und zeigen schon im 5. Embryonalmonat deutliche Rückbildungserscheinungen, zum Zeitpunkt der Geburt sind fast nur noch fibrozytenähnliche Zellen im intertubulären Gewebe anzutreffen. Der Wegfall der mütterlichen Choriongonadotropine führt zum vollständigen Verschwinden entfalteter Leydig-Zellen innerhalb der ersten 2 Wochen nach der Geburt. Erst mit *Beginn der Pubertät* entwickeln sich aus dem intertubulären Gewebe erneut als solche erkennbare Zwischenzellen, *2. Zwischenzellgeneration.*

Spermienmorphologie (Abb. 14-**51**)

An den reifen, etwa 60 μm langen Spermien lassen sich unterscheiden

- **Caput**, *Kopf*,
- **Schwanz**, *Flagellum*,
  - ***Hals***, *Pars conjugens*,
  - ***Mittelstück***, *Pars intermedia*,
  - ***Hauptstück***, *Pars principalis*,
  - ***Endstück***, *Pars terminalis.*

Kopf. Der abgeplattete Kopf (4-5 μm lang, 2-3 μm dick), der von der Seite keilförmig, in der Aufsicht oval erscheint (Tennisschlägerform), besteht fast vollständig aus dichter *Kernsubstanz*, die stellenweise hellere Bezirke (Kernvakuolen) aufweist. Die vorderen zwei Drittel des Kerns werden von der Kopfkappe, dem *Akrosom*, bedeckt. Es besteht aus den 2 Membranen des über den Kern gestülpten Akrosomenbläschens, die am Äquator des Kopfes ineinander übergehen. Das Akrosom enthält granuläres Material, das bei der Entstehung des Akrosoms aus dem Golgi-Apparat gebildet wird.

Schwanz (Cauda, Flagellum). Er besteht aus *Hals*, *Mittel-*, *Haupt-* und *Endstück*. Gemeinsam ist allen Abschnitten der zentral gelegene Achsenfaden (*Axonema*), der aus Tubuli in typischer „9 × 2 + 2"-Anordnung (S. 15) besteht. Unterschiedlich sind in den Abschnitten jeweils die übrigen Bestandteile.

Hals. Im Hals (0,3 μm lang) sind Kopf und Schwanz beweglich miteinander verbunden. In einer Einbuchtung des Kerns befindet sich die *Basalplatte* und ein sog. „Gelenkkopf", bei dem es sich um ein Gebilde aus elektronendichtem Material handelt (Streifenkörper). Es ist ein Abkömmling des *distalen Zentriols*. Von hier gehen nach distal 9 Außenfibrillen (Fibrae densae externae, Mantelfasern) aus, die bis ins Hauptstück reichen. Im Inneren des „Gelenkkopfes" liegt das *proximale Zentriol* der Samenzelle. Außerdem beginnt im Hals der Achsenfaden (Axonema, s. oben).

Mittelstück (7 μm lang, 1 μm dick). Dem zentral gelegenen Axonema legen sich 9 dickere Außenfibrillen (s. oben) an. Um die Fibrillenstruktur herum sind *Mitochondrien* in Art einer Helix (10-14 Windungen) angeordnet. Am Übergang zum Hauptstück befindet sich der *Schlußring*, *Anulus*, der aus elektronendichtem Material besteht.

Hauptstück (45 μm lang, 0,5 μm dick). Im Hauptstück enden in unterschiedlicher Höhe die Außenfibrillen. Charakteristisch für das Hauptstück ist die *Ringfaserscheide.* Hierbei handelt es sich um ringförmig verlaufende, untereinander verflochtene Fibrillen, die durch 2 längs verlaufende Seitenleisten miteinander verbunden sind.

Endstück. Etwa 5-7 μm vor der Schwanzspitze endet plötzlich die Ringfaserscheide. Die Mikrotubuli verlieren ihre regelrechte Anordnung.

Kernsubstanz, Akrosom und alle anderen Anteile des Spermatozoons werden von der Zellmembran eng umschlossen.

Spermienbildung und Spermientransport

Im Hodenkanälchen wandern die Keimzellen allmählich von der Kanälchenmembran bis zur Lichtung. Dabei bilden die Keimzellen Schichten, in denen sie jeweils ein anderes Entwicklungsstadium aufweisen.

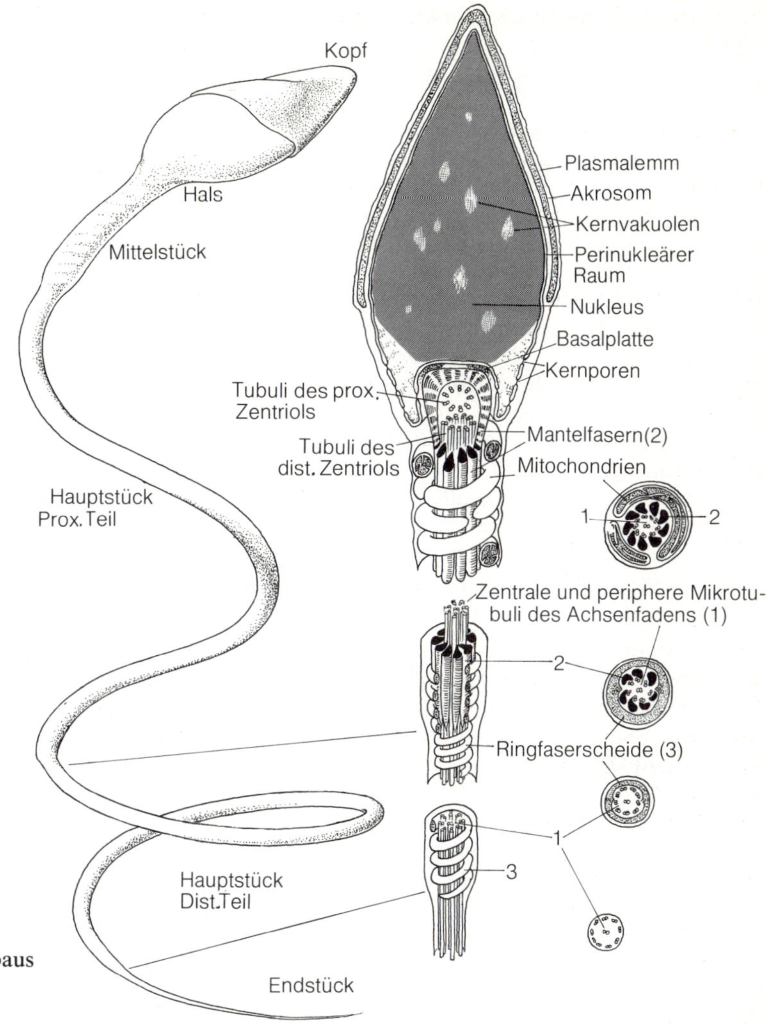

Abb. 14-51. Schema des Feinbaus der menschlichen Samenzellen. (Nach Krstić, 1976)

Die örtliche Schichtenfolge ändert sich, wenn die Zellen der Spermatogenese ihre Entwicklungsstadien durchlaufen. Alle 16 Tage weist der gleiche Ort des Keimepithels das gleiche Schichtenmuster auf. Dieser Zeitraum wird als „Zyklus der Spermatogenese" bezeichnet. Die 6 Entwicklungsstadien der Keimzellen werden in der Zeit von 4, 6 Zyklen durchlaufen. Daraus und aus der Verweildauer der Spermatozoen im Nebenhoden, 8–17 Tage, errechnet sich die Zeit von mindestens 82 Tagen von der Teilung der Stammspermatogonie bis zum Erscheinen einer Samenzelle im Ejakulat.

Jedoch verlaufen die Vorgänge der Spermatogenese nicht in allen Gebieten der Hodenkanälchen synchron ab. Vielmehr bestehen starke regionale Unterschiede. Eine sog. spermatogenetische Welle wie bei Nagetieren ist beim Menschen nicht festzustellen. Es scheinen aber Keimzellpopulationen aufeinanderfolgender Entwicklungsstadien in spiralartig angeordneten Keimepithelarealen aufzutreten. Diese Spiralen sind in Längsrichtung des Tubulus angeordnet.

Mit der Abgabe der reifen Spermatiden aus dem Keimepithel, *Spermiation*, wird die Ausreifung zu befruchtungsfähigen Spermatozoen eingeleitet, die während der Passage durch den Nebenhoden erfolgt.

Nach der Freisetzung in die Lichtung der Hodenkanälchen werden die Spermatozoen passiv durch einen gerichteten Flüssigkeitsstrom durch das Rete testis zum Nebenhoden transportiert. Bei dem Transport sollen peristaltische Wellen der Tubuli seminiferi und die Druckverhältnisse eine Rolle spielen.

2. Hormonale Regulation beim Mann
(vgl. S. 691)

Einfluß auf die Samenzellbildung

Die Samenzellbildung wird hormonal gesteuert. Der Keimzellbildung und Androgenproduktion beeinflussende Anteil des Endokriniums wird unter der Bezeichnung *gonadotrope Partialfunktion* (Abb. 14-**52**) zusammengefaßt. Dazu gehören Kerngebiete des Hypothalamus (S. 806), Zellen des Hypophysenvorderlappens und die Leydig-Zellen des Hodens. Erfolgssubstrate der Androgene sind neben der Keimzellbildung die akzessorischen Geschlechtsdrüsen, das äußere Genitale und das Soma.
Die Kenntnisse über die *Regulation der gonadotropen Partialfunktion* sind noch recht mangelhaft. Problematisch ist vor allem die Erklärung zeitlicher Zusammenhänge wie z. B. das Einsetzen der Pubertät, die Steuerung der unterschiedlichen Ansprechbarkeit der Erfolgssubstrate von Hormonen in Abhängigkeit vom Lebensalter usw.

Releasing- und Inhibiting-Faktoren. Die Vorstellungen gehen heute dahin, daß von Kerngebieten des Hypothalamus *Releasing- Hormone (RH)* und *Release-Inhibiting-Hormone (RIH)* gebildet werden, die die sekretorische Tätigkeit der Drüsenzellen des Hypophysenvorderlappens regulieren. Sie gelangen über neurosekretorische Bahnen zum Infundibulum (= Eminentia mediana). Hier werden sie in das hypophysäre Portalgefäßsystem freigesetzt, über das sie den Hypophysenvorderlappen erreichen (S. 810).

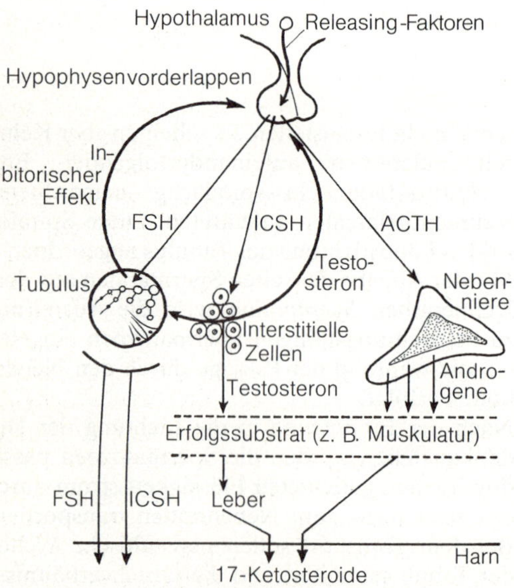

Abb. 14-52. Schema der männlichen gonadotropen Partialfunktion des Endokriniums

Die Sekretion der gonadotropen Hypophysenhormone (FSH und LH) wird durch die Gonadotropin-Releasing-Hormone (Gn-RH), deren chemische Struktur bekannt ist, stimuliert. Auf die Sekretion von Prolaktin (LTH) wirkt dagegen ein Inhibiting-Hormon, PIH, ein.
Hypothalamische Kerngebiete, die auf die männliche gonadotrope Partialfunktion der Hypophyse einwirken, liegen im Tuber cinereum am Abgang des Infundibulum sowie in der präoptischen Region.
Daß darüber hinaus zentralnervöse Einflüsse auf die gonadotrope Partialfunktion vorhanden sind, ist sicher. Bekanntermaßen wird gerade die Sexualfunktion besonders stark von *Umgebungsreizen* beeinflußt.

FSH und LH. Die Produktion des FSH und LH erfolgt in den *basophilen β-*Zellen des Hypophysenvorderlappens (S. 810). Eine sichere Aufteilung ihrer Wirkung auf die Spermiogenese ist nicht möglich. Lediglich die Wirkung auf den inkretorischen Anteil des Hodens, die Leydig-Zellen, ist sicher dem LH zuzuschreiben. Zur Bildung befruchtungsfähiger Spermien müssen beide, LH und FSH, vorhanden sein.

Testosteron. Das Testosteron aus den interstitiellen Zellen wirkt auf die Struktur der Tubuluswand und beeinflußt insbesondere die *Permeabilität der Basalmembran.* Auch die *Funktion der Sertoli-Zellen* wird durch die Androgene gesteuert.
Ob die Sertoli-Zellen nur eine Stoffwechselfunktion bei der Spermiogenese haben, ist nicht mehr ganz sicher. Sie sollen direkt auch in die endokrine Regulation eingreifen, indem sie *Inhibin* absondern.
Diese Substanz löst im Hypophysenvorderlappen eine Hemmung der FSH-Produktion aus. Im Hypothalamus, beeinflußt Inhibin die Gn-RH-Produktion, und damit FSH- und LH-Produktion in der Hypophyse. Welchen Einfluß das ebenfalls von den Sertolizellen gebildete *androgenbindende Protein* (*ABP*, S. 681) auf die Regulation hat, ist nicht geklärt. Vermutet wird, daß ABP Testosteron bindet, dies durch die ableitenden Samenwege führt und damit eine Testosteronwirkung auf die Epithelien dieser Gangsysteme möglich macht.
Ob die Zellen der Spermatogenesis selbst auch einen solchen Hemmfaktor bilden, ist nicht sicher. Es steht jedoch fest, daß die Testosteron- und evtl. Östradiolproduktion der interstitiellen

Zellen im Wechselspiel mit dem Hypophysenvorderlappen bzw. Hypothalamus (*homöostatische Regulation*) die Gonadotropinproduktion beeinflußt.

Auswirkung auf die akzessorischen Geschlechtorgane

Erfolgsorgan der vom Hoden gebildeten Androgene sind neben der Spermiogenese im Tubulus alle zum männlichen Genitalapparat gehörenden Organe. Unter dem Einfluß der Androgene erfolgt während der Entwicklung die Differenzierung der indifferenten Genitalanlage in der männlichen Richtung. Wachstum und Reifung des Genitalapparates während der Pubertät sowie die Aufrechterhaltung des Entfaltungs- und Funktionszustandes der Genitalorgane nach der Pubertät erfordern die Anwesenheit von Androgenen.

Mit dem Auftreten der *1. Leydig-Zellgeneration* im embryonalen Hoden setzt die *Androgenbildung* ein. Damit wird die Rückbildung der Wolff-Gänge verhindert und ihre Differenzierung in Samenleiter und Bläschendrüse bewirkt. Auch die Differenzierung der äußeren männlichen Genitalorgane zu **Penis und Scrotum** in späteren Phasen der Embryonalentwicklung wird von Androgenen gesteuert. Fehlen der Androgene während bestimmter Phasen der Embryonalzeit bedeutet dagegen frühzeitige Rückbildung der Wolff-Gänge. Der Keim entwickelt sich in weiblicher Richtung, d.h. aus den Müller-Gängen entstehen Uterus und Tuben.

Der Nebenhoden, **Epididymis**, erfährt erst im Verlauf der Pubertät die charakteristische Ausbildung der einzelnen Organabschnitte. Bei Ausfall der Androgenstimulierung stellt sich eine Atrophie des Nebenhodens ein.

Beim **Ductus deferens** sind das Erlöschen der sekretorischen Aktivität und eine Atrophie der dikken Schichten der Wandmuskulatur Anzeichen eines Androgenmangels.

Auch die Cowper-Drüsen, **Gll. bulbourethrales**, reagieren auf Androgenmangel mit Rückbildungserscheinungen und stellen ihre Sekretion ein.

Die **Vesicula seminalis** entfaltet sich gleich zu Beginn der Androgenbildung im Anfang der Pubertät, erreicht eine beträchtliche Größe und nimmt ihre sekretorische Tätigkeit auf. Bei Androgenmangel verfallen die Bläschendrüsen der Atrophie. Die Hauptmasse des Volumens der Samenflüssigkeit wird durch das fruktosereiche Sekret der Bläschendrüse geliefert. Da Volumen und Fruktosegehalt von der Androgenstimulation direkt abhängig sind, dienen sie bei der Beurteilung des Ejakulats als wesentliche Indikatoren für die Funktion der Vesicula seminalis und der inkretorischen Tätigkeit des Hodens.

Die **Prostata** zeigt einen Wachstumsschub während der Pubertät und erreicht an deren Ende ihre volle Größe. Für die rasche Größenzunahme des Organs am Ende der Pubertät ist sicher die Entfaltung der alveolären Drüsenanteile ausschlaggebend. Das Wachstum des Stromas wird nicht dem Einfluß der Androgene, sondern dem der auch im männlichen Organismus vorhandenen Östrogene zugeschrieben. Mit der Entwicklung der Drüse während der Pubertät und in Korrelation mit der Ausprägung der sekundären Geschlechtsmerkmale nimmt der Gehalt an *saurer Phosphatase* im Prostatasekret zu. Saure Phosphatase und *Zitronensäure* sind die bemerkenswertesten Sekretionsprodukte der Prostata. Ihr Vorkommen im Ejakulat ist absolut androgenabhängig.

Für alle akzessorischen Drüsen des männlichen Genitale ist damit sicher, daß ihr Wachstum und ihre Entfaltung, ihre Funktionsbereitschaft und die Erhaltung ihrer Funktion *strikt von der Androgenproduktion des Hodens abhängt.* Die bei Androgenmangel oder infolge Kastration nach Pubertät auftretenden Rückbildungserscheinungen lassen sich durch Androgenzufuhr weitgehend rückgängig machen.

Einfluß auf das äußere männliche Genitale

Die äußeren männlichen Geschlechtsorgane, Penis und Scrotum, weisen vor der Pubertät nur ein geringes Wachstum auf.

Am **Penis** macht sich die einsetzende Androgenbildung zunächst in einer Zunahme der Länge und später des Durchmessers bemerkbar. Dabei wird die Größenzunahme der Glans penis und der Schwellkörper von einer Dickenzunahme der Tunica albuginea begleitet. Die Präputialdrüsen nehmen in der Pubertät ihre Tätigkeit voll auf.

Am **Scrotum** ist neben der Verlängerung des Hodensacks die Ausbildung der Tunica dartos an der stärkeren Fältelung und Pigmentierung erkennbar. Die charakteristische, durch die Tunica dartos verliehene Kontraktilität der Skrotalhaut ist ebenso wie die Kremasterfunktion als Temperaturregulationsmechanismus anzusehen. Sie ist von der Androgenzufuhr abhängig und erlischt bei Androgenmangel. Bei Kälte wird der Hoden an den Körper herangezogen, Wärme bewirkt durch Erschlaffen der Skrotalhaut und Nachlassen der Kremasterkontraktion ein Tiefertreten des Hodens.

Einfluß auf die maskuline Prägung des Somas

Die Androgene induzieren in der Pubertät den kennzeichnenden Wachstumsschub, wobei Längenwachstum und Skelettreifung beschleunigt werden. Wesentlich ist dafür die *anabole Wirkung auf den Proteinstoffwechsel*, womit die Androgene zum Aufbau der aus Proteinen bestehenden Knochenmatrix beitragen. Die Wachstumsrate wird erhöht, die Knochenreifung beschleunigt.
Auch die *männliche Skelettform* wird durch Androgene beeinflußt. Als hervorstechendste Ergebnisse der maskulinen Differenzierung sind das schmale und hohe Becken, der ausladende Schultergürtel, die Breite des Thorax, die größere Höhe und gröbere Ausformung des Gesichtsschädels anzusehen.

Klinischer Hinweis. Beim stetigen Umbau des Skeletts nach der Pubertät spielen die Androgene eine wesentliche Rolle für die Erhaltung der organischen Knochenmatrix. Hier ist ein ausgewogenes Verhältnis zwischen anabol wirkenden Androgenen und den katabol wirkenden Nebennierenrindenhormonen eine notwendige Voraussetzung. Länger dauernde Androgenmangelzustände haben infolge des Abbaus der organischen Matrix eine verminderte Mineralisierung des Knochens zur Folge, *Osteoporose.*

Sehr stark abhängig von der Androgenstimulierung ist beim Manne die Ausbildung der *Skelettmuskulatur.*
Der *Panniculus adiposus* ist beim Manne mit Ausnahme der Nackenregion durchweg schwächer ausgebildet als bei der Frau. Es gilt die Regel, daß seine Ausprägung beim Manne bevorzugt in der oberen Körperhälfte, bei der Frau dagegen in der unteren Körperhälfte erfolgt.
Zu den wichtigsten somatischen Geschlechtsmerkmalen zählen Verteilung und Stärke der *Körperbehaarung.* Wie bei allen androgenabhängigen Strukturen werden auch hier nur die anlagemäßigen Entfaltungsmöglichkeiten des Individuums zur Ausbildung gebracht. Während der Pubertät erfolgt in den einzelnen Körperregionen die Entwicklung des maskulinen Haarkleides, wobei eine konstante Reihenfolge zu beobachten ist. Die Ausbildung der *Schambehaarung* ist mit der Pubertät weitgehend beendet, während die Ausprägung der *Terminalbehaarung* an Rumpf und Extremitäten während des ganzen Lebens nicht zum Abschluß kommt. Auch beim Manne schließt die Schambehaarung zunächst mit einer horizontalen Begrenzungslinie nach kranial ab. Die weitere Fortsetzung auf die Bauchhaut beginnt in der Regel erst im 3. Lebensjahrzehnt. Die Erhaltung der Terminalbehaarung im Mannesalter ist androgenabhängig.
Auch die *Kopfbehaarung* erfährt während der Pubertät gesetzmäßig auftretende Veränderungen, die eines der sekundären Geschlechtsmerkmale bilden. Die bis dahin bogenförmige Grenzlinie der Kopfhaare gegen die Stirn wird an den Schläfen unterbrochen und tritt winkelförmig zurück, man bezeichnet diese Erscheinung als *Calvitis frontalis* (Geheimratsecken). Die Glatzenbildung vollzieht sich nur in Anwesenheit von Androgenen.
Die *Schweiß- und Talgdrüsen* entfalten zum Zeitpunkt der Pubertät ihre volle Aktivität (damit zusammenhängend die Ausbildung der Akne). Besonders betroffen sind von dieser Entwicklung die Drüsen der *Achselhöhle.* Die Absonderung von Schweiß mit charakteristischem Geruch aus der Achselhaut ist ein Zeichen für die in Gang gekommene Geschlechtsreifung.

3. Ejakulat

Das Ejakulat - auch als **Sperma** bezeichnet - setzt sich aus den **Samenfäden** und der **Samenflüssigkeit** zusammen. Die zellulären Anteile entstehen im Samenepithel der Hodenkanälchen, die Samenflüssigkeit ist im wesentlichen Sekretionsprodukt der akzessorischen Geschlechtsdrüsen.
Die **Samenflüssigkeit** bildet für die Samenzellen das physiologische Milieu, dient als Energiequelle für die Motilität und als Transportmittel bei der Ejakulation, darüber hinaus der Anpassung an die Verhältnisse im weiblichen Genitale. Das Volumen des Ejakulats wird von der Samenflüssigkeit bestimmt, der Anteil der Spermien ist gering. Der Hauptanteil der Samenflüssigkeit entstammt der *Prostata* und den *Bläschendrüsen.* Nur ein geringer Anteil entfällt auf Hoden, Nebenhoden und Samenleiter einschließlich Ampullen als Bildungsort.
Vor der Ejakulation kommt es zur Absonderung einiger Tropfen einer wasserklaren, alkalischen und mäßig viskösen Flüssigkeit, die fadenziehend ist und aus den Urethraldrüsen (*Littré-Drüsen*) und den Bulbourethraldrüsen (*Cowper-Drüsen*) stammt.
Die **Ejakulation** erfolgt in mehreren Fraktionen, die eine Unterscheidung nach Eigenschaften und Herkunft zulassen.

Ejakulat. Das frisch gewonnene Ejakulat ist milchig-trübe, opaleszent, von weiß-gelblicher Farbe und sieht stellenweise wie von Sagokörnern durchsetzt aus. Es besitzt einen charakteri-

stischen Geruch, der dem der Blüten von Edelkastanien ähnelt. Die durchschnittliche Menge beträgt 2-5 ml. 1 ml Ejakulat enthält 60-120 Millionen Spermien. Die koagulierte Fraktion aus der Bläschendrüse verflüssigt sich in ca. 5-15 Min. unter Einwirkung der proteolytischen Fermente der Prostata.
Neben den biochemischen Konstituenten sind auch die zellulären Bestandteile der Untersuchung zugänglich.

Klinische Hinweise. Die *Beurteilung des Ejakulats* erfolgt im Vergleich zu den bekannten Normalwerten. Es gibt jedoch kein Einzelmerkmal, das die männliche Fertilität charakterisieren könnte. Bei Fertilitätsuntersuchungen ist es notwendig zu beachten, daß Schwankungen in weiten Grenzen bei demselben Individuum vorkommen. Das rührt daher, daß verschiedene Drüsen an der Zusammensetzung beteiligt sind, die nicht nur im Speicherumfang und Produktionskapazität voneinander abweichen, sondern deren Funktion auch physiologischen Schwankungen unterworfen ist. Darüber hinaus spielen äußere Faktoren wie Lebensalter, Frequenz der Entleerung und Ernährung sicher eine Rolle.
Die *Untersuchung des Ejakulats* läßt Rückschlüsse auf etwaige *Funktionsstörungen der Keimdrüse* oder der ableitenden Samenwege und eine Beurteilung von Möglichkeiten der Fertilität zu. Für einen *Androgenmangel* sprechen ein reduziertes Volumen des Ejakulats und niedrige Fruktose-, Zitronensäure- und saure Phosphatasewerte. Auf *Schädigung des Samenepithels* kann bei niedriger Spermienzahl, vermehrtem Auftreten von Zellen der Spermiogenese und strukturellen Veränderungen dieser Elemente geschlossen werden. Bei hochgradigen Abweichungen von der Norm muß die Hodenbiopsie zur Ergänzung der Befunde herangezogen werden. Isolierter Ausfall einzelner Samenbestandteile kann unter bestimmten Bedingungen Rückschlüsse auf Störungen im Bereich der ableitenden Samenwege und der akzessorischen Drüsen erlauben.
Wesentliche Aussagen über die *Befruchtungsfähigkeit* können nur anhand der Beobachtung der Spermien gemacht werden, deren physiologische Wertigkeit für die Qualität des Ejakulats ausschlaggebend ist. Dabei ist zur Beurteilung der morphologischen Wertigkeit die Zahl der Spermien (*Spermiendichte*) und der Prozentsatz der normalen Spermien (*Spermiogramm*), zur Beurteilung der physiologischen Wertigkeit der Prozentsatz der beweglichen Spermien (*Motilität, Quantität*) und die Art und Dauer der Beweglichkeit der Spermien (*Motilitätsqualität*) festzustellen.

4. Kohabitation

Die normale Einleitung für den Vorgang der Befruchtung ist der Geschlechtsverkehr. Voraussetzung für die Durchführung der Kohabitation ist die Erektionsfähigkeit des Penis und die mit anderen Vorgängen gekoppelte Erweiterungsfähigkeit der Vagina, die *Potentia coeundi* beider Partner.
Man kann den sexuellen Reaktionsablauf in 4, allerdings ineinander übergehende Abschnitte unterteilen, nämlich
- **Erregungsphase**,
- **Plateauphase**,
- **Orgasmusphase** und
- **Rückbildungsphase**.

Für alle Phasen bis zum Orgasmus ist eine starke venöse Stauung im Bereich des kleinen Beckens typisch. Im Gegensatz zum Manne ist in diesem Ablauf bei der Frau eine erhebliche individuelle Variabilität erkennbar.

Erregungsphase

Die Einleitung der Erregungsphase erfolgt durch optische, olfaktorische, taktile und psychische Reize. Ausgehend vom Sexualzentrum im Zwischenhirn erreicht die nervöse Erregung über den sakralen Parasympathicus (Nn. erigentes) und den Sympathicus im kleinen Becken das Erfolgsorgan.

Beim geschlechtsreifen Mann wird eine Vergrößerung, Verlängerung, Verdickung und Versteifung des Penis, die *Erektion*, hervorgerufen. Dies bedeutet eine Verlängerung und gleichzeitig Erweiterung der *Urethra* um etwa das Doppelte. Es setzt eine besondere Konstruktion des *Corpus spongiosum* und der Samenröhrenwandung voraus, die aber nicht bekannt ist. Zwar ist das Corpus spongiosum an der Erektion beteiligt, jedoch erreicht seine Blutfüllung nicht das Ausmaß wie bei den *Corpora cavernosa penis*. Hier werden die *Aa. helicinae* eröffnet und das arterielle Blut gelangt nun in die *Kavernen der Schwellkörper* und entfaltet diese. Die langgestreckten, zentral sehr geräumigen, peripher kleineren Kavernenräume stehen untereinander über die ganze Ausdehnung des Organs in Verbindung, so daß eine Füllung von hinten zur Spitze hin möglich ist. Diese findet ihre Grenze, wenn die Faserhülle der Tunica albuginea angespannt und nicht weiter dehnbar ist. Damit wird unter dem arteriellen Druck der prallelastische Zustand des erigierten Gliedes erzeugt. Wie der venöse Abfluß während der Erektion vermindert wird, ist noch nicht geklärt. Auch die Muskulatur der *Tunica dartos* in der Skrotalhaut erfährt eine Tonuszunahme. Die Hoden werden gegen den Körper gehoben, wobei auch der M. cremaster mitwirkt. Damit wird der Funiculus spermaticus verkürzt, der untere Pol des Hodens dem Damm genähert. Die Blutfülle des Hodens nimmt zu.

Bei der Frau spielt die Erregungsphase eine wesentliche Rolle für die Vorbereitung zur Aufnahme des männlichen Gliedes in die Vagina. Es kommt zu einer *Erweiterung der Scheide*, deren Querdurchmesser von normalerweise 2 cm schon vor der Imissio penis auf 5-6 cm zunehmen kann. Auch der uterusnahe Anteil des Vaginalrohrs, besonders die Fornixregion, verlängert und erweitert sich unter der sexuellen Erregung, so daß die Länge der Vagina von 7 auf ca. 10 cm zunimmt. Durch die Muskulatur seines Bandapparates wird der *Uterus* gleichzeitig nach oben und hinten gezogen. Neben der Erweiterung kommt es zum Auftreten von Sekret an der Schleimhautoberfläche der Vagina, *Lubrikation*. Schon wenige Sekunden nach Beginn der sexuellen Erregung ist die Gleitflüssigkeit an der Vaginalwand nachzuweisen. Das Sekret, das die Oberfläche der Schleimhaut schlüpfrig macht, stammt weder aus der Portio oder dem Zervikalkanal noch aus den Bartholini-Drüsen. Als Ursprungsort der Gleitflüssigkeit muß der *subepitheliale vaginale Venenplexus* angesehen werden. Der geschlossene vaginale Film der Gleitflüssigkeit entsteht durch *tröpfchenförmige Transsudation* durch das Epithelgewebe.

Plateauphase

Ohne scharfe Grenze erfolgt der Übergang von der Erregungs- in die Plateauphase.

Beim Manne kommt es zu einer deutlichen *Anschwellung der Corona glandis.* Die Testikel behalten ihre Position mit Annäherung des kaudalen Pols an den Damm bei. Bei längerer Plateauphase kommt es zum *Ausstoßen eines Tropfens* wasserklaren Sekrets, das aus den paraurethralen (Littré-) Drüsen und den Gll. bulbourethrales (Cowper-Drüsen) stammt.

Bei der Frau findet sich während der Plateauphase eine *massive Blutstauung* in den subepithelialen Venengeflechten der äußeren Hälfte der Vaginalwand, die eine erektile Schicht bilden. Auch der *Schwellkörper des Bulbus vestibuli* wie auch die *Labia minora* werden größer.

Orgasmusphase

Beim Manne entspricht die *Ejakulation* der Orgasmusphase, die damit nur wenige Sekunden dauert. Kennzeichnend für die bevorstehende Ejakulation ist die *volle Anhebung des Hodens an den Damm.* Auch weisen zu diesem Zeitpunkt die Hoden eine *Volumenzunahme* auf, die durch die starke Blutfülle bedingt ist. Der Vorgang der Ejakulation besteht aus mehreren *unwillkürlichen Kontraktionen* der Mm. bulbospongiosi, ischiocavernosi, sphincter urethrae und der Beckenbodenmuskulatur sowie der Muskulatur von Samenleiter, Bläschendrüse und Prostata. Ebenso kommt es zu rhythmischen Kontraktionen der Urethra und des ganzen Penis. Die Kontraktionen folgen etwa in Sekundenabstand aufeinander, auf die ersten 3-4 starken folgen einige wenige schwache Kontraktionen in längerem Abstand. Vor Beginn der Ejakulation kontrahiert sich die kaudale Blasenmuskulatur, so wird nicht nur eine Beimischung von Harn zum Samen, sondern auch das Eindringen von Samen in die Harnblase vermieden. Ausgelöst wird die Ejakulation durch die Muskelkontraktion der akzessorischen Genitaldrüsen und der samenleitenden Wege, beginnend mit den Ductuli efferentes testis. In einer weiteren Phase kontrahieren sich die Muskeln des Beckenbodens und die Mm. bulbospongiosi. Der Austreibungsdruck ist recht groß. Die ersten Ejakulatanteile können bis zu 30-60 cm von der äußeren Harnröhrenmündung weggeschleudert werden. Mit der Ejakulation wird der Samen im Fornix vaginae, dem *Receptaculum seminis*, deponiert. Von hier aus beginnen die Spermien ihre Wanderung.

Bei der Frau kommt es als physiologische Reaktion zur Ausbildung der sog. *orgastischen Manschette*, die sich nur im äußeren Drittel der Vaginalwand bildet. Grundlage ist die *Venenstauung um die Vaginalöffnung*, die in der Erregungsphase entsteht. Im Orgasmus erfolgen nun 3-6 oder auch mehr regelmäßig alle 0,8 sek auftretende *Kontraktionen* der Muskulatur der Vaginalwand, der Mm. bulbospongiosi und der Dammuskulatur. Auch Kontraktionen der Muskulatur des Uterus treten im Orgasmus auf, die in Richtung vom Fundus zum Isthmus über den Uteruskörper hinweglaufen. Diese Kontraktionen haben keine Saugwirkung.

Rückbildungsphase

Beim Manne erfolgt in der Rückbildungsphase zunächst eine *Erschlaffung, dann Involution des Penis.* Das Blut aus dem Penis wird während des Abklingens der Erektion über die V. dorsalis penis abgeführt. Ruhelage und Ausgangsgröße der Hoden werden wieder hergestellt, die venöse Blutfüllung im kleinen Becken läßt nach.

Bei der Frau senkt sich in der Rückbildungsphase die Cervix uteri wieder gegen die Dorsalwand der Vagina ab. Damit taucht die Portio mit dem äußeren Muttermund in das Receptaculum seminis ein. Die erweiterten inneren Anteile der Vagina kehren langsam zum Normalzustand zurück. Die Blutfüllung im kleinen Becken nimmt ab, ebenso die der Vaginalwand und der Vulva.

Während **beim Manne** in der Rückbildungsphase eine neue Erregung, Erektion und Orgasmus, zunächst ausgeschlossen ist (*Refraktärphase*), kann **bei der Frau** an jedem Punkt der Rückbildung ein neuer Orgasmus ausgelöst werden.
Die Häufigkeit der Aufeinanderfolge von Ejakulationen ist außer von Konstitution, Gesundheitszustand und Lebensalter auch von psychischen Faktoren abhängig.

5. Entwicklung und Rückbildung der Eizellen und Follikel (Abb. 14-**53**)

Die **Ovogenese**, d.h. die Bereitstellung von befruchtungsfähigen Eizellen ist Aufgabe der Ovarien. Das **Ovar** der geschlechtsreifen Frau enthält im Bindegewebe des Cortex ovarii die verschiedenen Reifungsstadien der Follikel, dem ein bestimmter Reifezustand der Eizelle entspricht.

Reifungsstadien der Entwicklung

1. Wachstumsperiode

Die zahlreichen **Ovogonien**, die im fetalen Ovarium aus den Urgeschlechtszellen entstehen, liegen zunächst in Gruppen, sog. **Eiballen**, zusammen. Sie werden dann, bei Durchlaufen einer von hypophysären Einflüssen unabhängigen, 1. Wachstumsperiode zu **primären Ovozyten** (30–50 μm Durchmesser). Diese umgeben sich mit einem abgeplatteten einschichtigen Epithel, **Follikelepithel**, und werden dann als **Primordialfollikel** bezeichnet. Zum Zeitpunkt der Geburt sollen in den menschlichen Ovarien bis zu 400 000 solcher Primordialfollikel vorhanden sein.

1. Ruheperiode

In diesem Zustand verharrt der überwiegende Teil der Follikel bis zur Zeit der Geschlechtsreife, 1. Ruheperiode. Aus unbekannten Gründen degeneriert eine große Anzahl von Primordialfollikeln vor und während der Geschlechtsreife, so

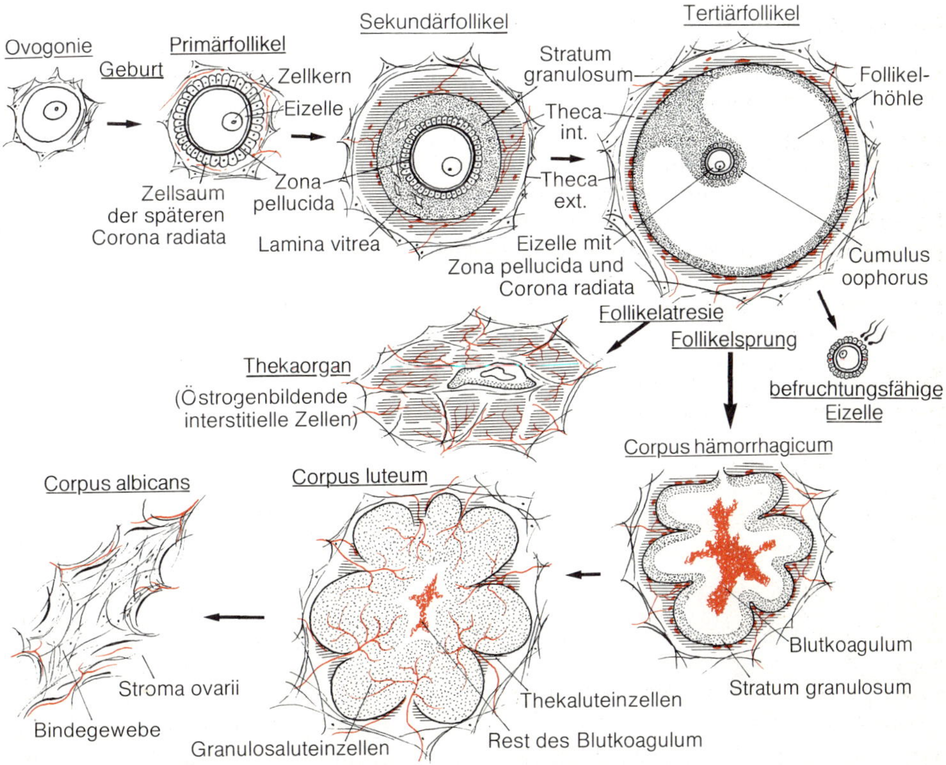

Abb. 14-53. Schema zu den Vorgängen von Follikelbildung, Follikelsprung und Follikelatresie. Beachte die *Schraffierung* der verschiedenen Gewebsanteile des Follikels und vergleiche mit Abb. 14-**57**

daß bei Abschluß der Pubertät nur noch ca. 20 000 Keimzellen in den Ovarien vorhanden sind. Die letzten gehen erst nach der Menopause zugrunde. Nur 400-500 können im zeugungsfähigen Alter der Frau heranreifen.

2. Wachstumsperiode

Während der geschlechtsreifen Zeit der Frau tritt ein Teil von ihnen in eine von der hormonalen Regulation abhängige 2. Wachstumsperiode ein, **Follikelreifung**. In dieser erreicht die *Ovozyte ihre endgültige Größe* (150 μm Durchmesser). Die umgebenden Follikelzellen werden hochprismatisch. Wahrscheinlich bilden sie um die Ovozyte die **Zona pellucida**. Der **Primärfollikel** ist entstanden.
In der Folge kommt es zur Proliferation des Follikelepithels, es wird mehrschichtig. Die Follikelepithelzellen werden, weil sich lichtmikroskopisch eine deutliche Granulierung aufweisen, auch als *Granulosazellen* bezeichnet. Zur Umgebung wird das Follikelepithel durch eine basalmembranartige Grenzschicht abgesetzt, *Lamina vitrea*. Um die Hülle der Follikelzellen formiert sich eine Kapsel aus Zellen des Ovarialstromas, **Theca interna**, deren bindegewebsartige Zellen aus dem spinozellulären Bindegewebe hervorgegangen und in mehreren gut vakularisierten Schichten angeordnet sind. Der Follikel wird jetzt als **Sekundärfollikel** bezeichnet.
Im Follikelepithel bilden sich durch Sekretion der Zellen mit **Liquor folliculi** gefüllte Zwischenräume aus, die zu einer einheitlichen Höhle, **Antrum folliculi**, zusammenfließen. Das entstandene Gebilde, das zum erstenmal den Namen Follikel zu Recht trägt, wird nun **Tertiärfollikel** (Bläschenfollikel) genannt. Er besteht aus der primären Ovozyte, die von einer **Zona pellucida** umgeben ist. Dieser liegen immer noch, jetzt **Corona radiata** genannt, die Zellen des ehemaligen Follikelepithels an (Abb. 14-**54**). Die zylindrischen Zellen erreichen mit feinen Fortsätzen durch Poren in der Zona pellucida die Eizelle. Die Eizelle mit der umgebenden Zellhülle liegt im Eihügel, **Cumulus oöphorus**, der ein in die Follikelhöhle vorspringender Teil der Membrana granulosa ist, die die innere Auskleidung der Follikelhöhle bildet. Die gefäßlose Schicht der Membrana granulosa ruht auf einer Basalmembran. Die inzwischen gut ausgebildete Schale der **Theca interna**, die aus plattenförmigen, epitheloiden Zellen besteht, ist reich vaskularisiert. Die Gefäße enden an der Basalmembran. Im Stroma des Ovarialkörpers ist der Follikel durch eine Hülle, bestehend aus einem Geflecht kollagener und argyrophiler Fasern, verankert, **Theca externa**. Sie ist reich mit Blut- und Lymphgefäßen versorgt.

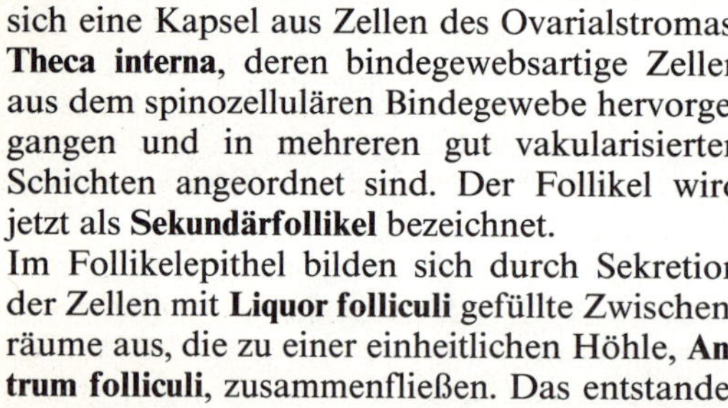

Abb. 14-54. Elektronenmikroskopisches Schema mit Ausschnitt der Eizelle, Zona pellucida und Zellen der Corona radiata

2. Ruheperiode

In diesem Zustand bleibt der Follikel für die weitere Entwicklung verfügbar. Er befindet sich in der 2. Ruheperiode.
2 Möglichkeiten der weiteren Entwicklung bestehen:
- **Heranreifen** zum ***sprungreifen Follikel*** (*Graaf-Follikel*), ***Follikelsprung***, Freisetzung einer befruchtungsfähigen Eizelle, Bildung des ***Corpus luteum*** aus den Zellen der Membrana granulosa.
- **Absterben** *der Eizelle* und ***Follikelatresie***, Bildung eines ***Thekaorgans*** aus den Zellen der Theca interna.

Wodurch die Entwicklung in der einen oder anderen Richtung beeinflußt wird ist nicht bekannt.

Follikelsprung

Der Follikelsprung erfolgt etwa am 12.-15. Tag des Zyklus, ca. 14 Tage vor der nächsten Regelblutung. Innerhalb von 10 h wächst ein Tertiärfollikel von ca. 0,5-0,7 cm Durchmesser zum **sprungreifen Follikel** mit einem Durchmesser von 2-2,5 cm heran. Dieser wölbt die Tunica albuginea vor und zeigt eine starke Blutfüllung der umgebenden Gefäße. Die **Ruptur** erfolgt an der Spitze der Vorwölbung, die Rißstelle wird zuvor durch eine kleine Blutung markiert. Die Eizelle, umgeben von den Zellen der Corona radiata, wird mit dem ausströmenden Liquor folliculi in die Bauchhöhle ausgeschwemmt und dort von der Tuba uterina aufgenommen. Die aktiven Bewegungen der Eileiter und der Fimbrien des Infundibulums sind so auf den Ort und die Zeit der Ovulation abgestimmt, daß nur sehr selten eine

Eizelle ihr physiologisches Ziel verfehlt. Die reichlich mit Kinozilien besetzten fingerförmigen Fimbrien fangen beim Überfahren der Ovariumoberfläche die ovulierte Ovozyte auf. Ein Flüssigkeitsstrom, erzeugt durch den Kinozilienschlag, saugt die Eizelle, die die 1. Reifeteilung abgeschlossen hat, samt Zellen des Cumulus oöphorus in die trichterförmige Erweiterung der Pars ampullaris tubae uterinae. Dort kann die **Befruchtung** (S. 97) erfolgen. Die **fertile Phase** der Eizelle ist wahrscheinlich kürzer als 24 h. Bereits nach wenigen Stunden sind degenerative Veränderungen an der Eizelle festzustellen.

Die zurückbleibende *Follikelhöhle fällt zusammen*, ihre jetzt vom Liquordruck entlastete Wandung bildet Falten. Es tritt eine perifollikuläre Hyperämie ein. Durch eine kleine Blutung aus der Rißstelle in die Follikelhöhle und geringe Mengen nachsezernierten Liquors entsteht im Innern ein Thrombus, **Corpus hämorrhagicum** *(Corpus rubrum)*. Die Thekazellen schwellen rasch an, durch gesteigerte Lipoideinlagerung erhalten sie eine spongiozytäre Struktur. Die Luteinisierung der Thekazellen ist innerhalb von 6–8 h nach dem Follikelsprung vollendet. Danach beginnt die Umwandlung der Granulosazellen in **Granulosaluteinzellen**. Unter dem Einfluß des LH entfalten sich die Zellen der Membrana granulosa. Gleichzeitig wird von den Kapillaren der Theca interna aus die Vaskularisation des Granulosaluteingewebes eingeleitet. Die Granulosazellen lagern in das Zytoplasma gelblich gefärbte Lipoide sowie Vorstufen der Steroidbiosynthese ein, insbesondere Cholesterinester. Damit entsteht ein am frischen Schnitt deutlich gelb gefärbtes Organ, **Corpus luteum**. Diese Vorgänge sind im wesentlichen am 3. Tag nach dem Follikelsprung abgeschlossen. Eine weitere Größenzunahme des Organs erfolgt durch Zellvermehrung und Zellvergrößerung. Den gut vaskularisierten Falten des epitheloiden Granulosaluteingewebes liegt außen ein schmaler Belag kleiner **Thekaluteinzellen** auf. Entlang der Bindegewebssepten ragen einzelne Stränge auch in das Granulosaluteingewebe hinein.

Seine größte Entfaltung (12–15 mm Durchmesser) erreicht der im Laufe eines Menstruationszyklus entstehende Gelbkörper, **Corpus luteum menstruationis**, 10–12 Tage nach der Ovulation. Die Rückbildung beginnt nach dem 23.–26. Tag des Zyklus. Sie wird häufig durch eine kleine Blutung in das Corpus luteum kurz vor Beginn der Menstruation eingeleitet.

Das **Corpus luteum graviditatis** erfährt eine stärkere Größenentfaltung (2–3 cm Durchmesser). Dabei werden die Kernvolumina der Granulosaluteinzellen etwa doppelt so groß wie die des Corpus luteum menstruationis. Immer ist im Corpus luteum graviditatis eine zystenartige Höhle zu beobachten. Nach dem 4. Schwangerschaftsmonat bildet sich das Corpus luteum graviditatis allmählich wieder zurück.

Bei der Rückbildung der Corpora lutea schrumpfen und verfetten zunächst die Granulosaluteinzellen, später auch die Thekaluteinzellen. Die zurückbleibende, weißliche bindegewebige Narbe wird als **Corpus albicans** oder **Corpus fibrosum** bezeichnet. Die Rückbildung nimmt etwa 4–6 Wochen in Anspruch.

In der Regel gelangt während eines Zyklus nur 1 Follikel zum Sprung. Daneben verfallen im Verlaufe jeder Menstruationsperiode einige Tertiärfollikel der Atresie.

Follikelatresie

Während der Follikelatresie geht mit der Eizelle auch das Follikelepithel zugrunde. Die Follikelhöhle kollabiert. Aufgefaltete Reste der Zona pellucida und der Lamina vitrea (Basalmembran) können auch noch in späteren Stadien nachgewiesen werden. Die gleichzeitig erfolgende Entfaltung der Theca interna führt zur Bildung eines kompakten kleinen Organs, **Thekaorgan**. Dieses Gewebe wird reich vaskularisiert, es zerfällt in zahlreiche kleine Zellgruppen und Einzelzellen, **ovarielle Zwischenzellen**.

Während im Zuge der Follikelatresie dauernd neue Thekaorgane entstehen, verschwinden früher gebildete wieder vollständig. Ähnlich wie beim Corpus-luteum-Abbau bleibt von großen atretischen Follikeln nur eine Narbe übrig.

6. Hormonale Regulation bei der Frau

(vgl. S. 684)

Einfluß auf die Eizellbildung

Die mit der Bildung einer befruchtungsfähigen Eizelle verknüpften strukturellen Veränderungen im Ovar lassen einen gesetzmäßigen Ablauf erkennen. Durch das Heranreifen eines sprungreifen Follikels entstehen im Gewebe des Eierstocks periodisch östrogenbildende und progesteronbildende Strukturen. Damit kann der Zyklus in eine durch die Entwicklung des Follikels gekennzeichnete follikuläre und in eine durch die Funktion des Corpus luteum bestimmte luteale Phase unterteilt werden.

Der diese Vorgänge regulierende Anteil des Endokriniums wird unter der Bezeichnung **go-**

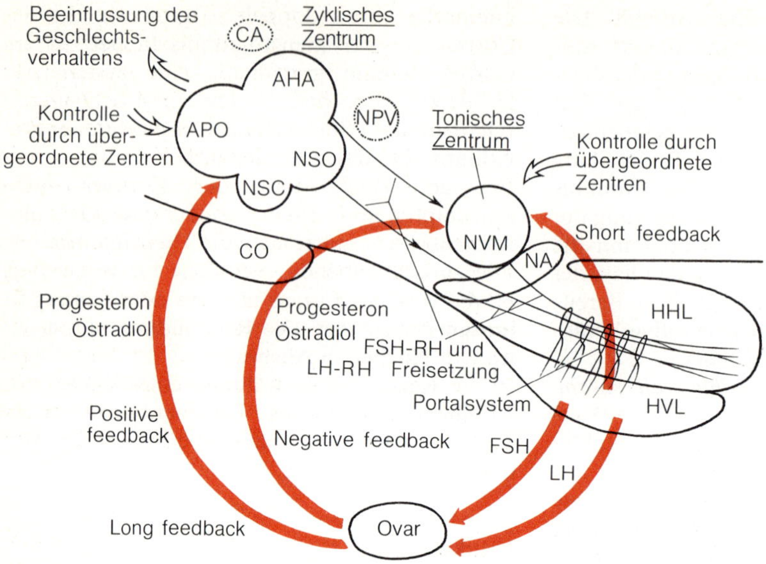

Abb. 14-55. Schema der Sekretionsregelung der gonadotropen Hormone durch den Hypothalamus. (Nach Schneider, persönliche Mitteilung) *CO,* Chiasma opticum; *HVL,* Hypophysenvorderlappen; *HHL,* Hypophysenhinterlappen; *APO,* Area praeoptica, präoptische Region; *AHA,* Area hypothalamica anterior; *CA,* Corpus amygdaloideum; *NSO,* Nucleus supraopticus; *NSC,* Nucleus suprachiasmaticus; *NPV,* Nucleus paraventricularis; *NVM,* Nucleus ventromedianus; *NA,* Nucleus infundibularis

nadotrope Partialfunktion zusammengefaßt (Abb. 14-55). Dazu gehören die ***Kerngebiete des Hypothalamus*** (S. 806) und Zellen des ***Hypophysenvorderlappens*** (S. 809). Von ihnen wird die Funktion der Zellen der bei der Follikelreifung und Follikelatresie aus Follikelepithel und Theca interna entstandenen hormonbildenden Organe gesteuert. Aus der wechselseitigen Beeinflussung der zentralen und peripheren Gewebe ergibt sich die regelmäßige Folge im Ablauf des Zyklus. Erfolgssubstrat der im Ovar gebildeten Östrogene und Gestagene sind auch Tuba uterina, Uterus und Vagina, das äußere Genitale und das Soma.

Die im Ovar und infolgedessen am übrigen Genitale auftretenden Veränderungen werden durch die *Hormone der Adenohypophyse* stimuliert, deren Ausschüttung durch die Hypothalamusfunktion synchronisiert wird. Problematisch ist nicht nur, wie die zeitliche Aufeinanderfolge der Abgabe der 3-tropen Hormone aus dem Hypophysenvorderlappen geregelt wird, sondern auch wie eine Anpassung an die unterschiedlichen Anforderungen von Pubertät, Zyklusablauf, Nidation, Gravidität, Partus und Laktation erfolgt. Dazu ist nicht nur die Produktion unterschiedlicher Hormonmengen notwendig, sondern auch eine Regelung der Rezeptorempfindlichkeit des Erfolgsorgans. An welche Strukturen dieses System der zeitlichen Regelung gebunden ist, kann bisher nicht sicher ausgesagt werden.

Releasing-Hormone und Release-Inhibiting-Hormone des Hypothalamus

Die vom Hypothalamus zur Beeinflussung der hypophysären gonadotropen Partialfunktion abgegebenen humoralen Substanzen werden bei *stimulierender Wirkung Releasing-Hormone,* bei *hemmender Wirkung Release-Inhibiting-Hormone* genannt. Sie erreichen über den Portalkreislauf des Hypophysenstiels die Zellen des Hypophysenvorderlappens (S. 810). Die Ausschüttung von LH und FSH wird durch die Gn-RH (Gonadotropin Releasing-Hormone) bewirkt. Dagegen wird die LTH (Prolaktin)-Abgabe aus dem Hypophysenvorderlappen durch einen hypothalamischen Faktor, *Prolaktin-Inhibiting-Faktor* (*PIF*) gehemmt.

Im Bereich des Hypothalamus (S. 806) dienen mehrere Kerngebiete der Abgabe von Releasing-Hormon. Zu unterscheiden sind ein

- **tonisches Zentrum** und ein
- **zyklisches Zentrum.**

Das **tonische Zentrum** steuert eine gleichbleibende Basissekretion von hypophysären Gonadotropinen. Die hierfür verantwortlichen Releasing-Hormone werden im mediobasalen Hypothalamus, insbesondere dem *Nucleus ventromedialis* und dem *Nucleus infundibularis* gebildet.

Das **zyklische Zentrum**, in dem eine zyklische Abgabe von Releasing-Hormon erfolgen soll, befindet sich im *vorderen Hypothalamus* bzw. der *präoptischen Region* des Hypothalamus.
Während die Zentren für die zyklische Releasing-Hormon-Freisetzung allem Anschein nach unter der Kontrolle von Anteilen des limbischen Systems, des Corpus amygdaloideum und der Hippocampusformation stehen, werden die Zentren für die tonische Freisetzung der Releasing-Faktoren wahrscheinlich vom Thalamus und der Formatio reticularis beeinflußt.

Hypophysenvorderlappenhormone

Der Hypophysenvorderlappen produziert 3 auf die weibliche Sexualfunktion wirkende Hormone:
- **follikelstimulierendes Hormon** (*FSH*),
- **luteinisierendes Hormon** (*LH*), das mit dem „interstitial cells stimulating hormone" (ICSH) identisch ist,
- **luteotropes Hormon** (*LTH*), mit Prolaktin identisch.

Ihre Wirkung wurde vor allem im Tierversuch analysiert. Die *Follikelreifung* wird *durch FSH* in Gang gebracht. Dabei entstehen Granulosa- und Thekagewebe. Jedoch erreichen diese unter alleiniger FSH-Stimulierung nicht den notwendigen Differenzierungsgrad zur Aufnahme der inkretorischen Funktion. Dies ist ebenso wie die Entwicklung eines sprungreifen Follikels und die *Auslösung einer Ovulation* nur durch das *Zusammenwirken von FSH und LH* zu erreichen.

Hormone des Ovars

Unter dem Einfluß der glandotropen Hormone des Hypophysenvorderlappens entstehen im Ovar hormonbildende Strukturen. Gebildet werden
- **Östrogene** als Wachstumsfaktoren für den weiblichen Genitalapparat und
- **Gestagene**, die als Differenzierungsfaktoren bezeichnet werden.

Wesentlich ist jedoch, daß beide Hormone stets gleichzeitig gebildet werden, wenn auch in den verschiedenen Phasen in unterschiedlicher Menge. Funktionell kommt es auf das relative Verhältnis der Hormonkonzentrationen an. Aufbauend auf der zeitlich vorausgehenden und fortdauernden Wirkung der Östrogene befähigen sie den weiblichen Genitalapparat zur Aufnahme und Erhaltung eines sich entwickelnden Keims.

Östrogene. Die sich von der Theca interna ableitenden Gewebsformationen, die *interstitiellen Zellen* der *Thekaorgane*, stellen die wesentlichste Östrogenquelle des Ovars dar. Die basale Östrogensekretion erfolgt aus den interstitiellen Zellen unter dem Einfluß von LH. Die Theka heranreifender Follikel eröffnet in jedem Zyklus zusätzliche Östrogenquellen. Der *Membrana granulosa* kommt anscheinend nur geringe Bedeutung für die Östrogenbildung zu. Östrogene werden auch im *Corpus luteum* gebildet, vermutlich in dessen Thekazellen. Eine vermehrte Bildung von Thekaorganen ist in Zeiten besonderen Wachstums der Genitalorgane, z. B. Pubertät und Gravidität, zu beobachten. In der Schwangerschaft bildet auch die *Plazenta*, wahrscheinlich fetaler und materner Anteil, Östrogene.

Progesteron. Das Progesteron als Gestagen wird im Ovarium vor allem in den *Granulosaluteinzellen* des Corpus luteum gebildet. Schon kurz vor dem Follikelsprung beginnen die Follikelepithel (Granulosa)-Zellen mit der Progesteronbildung. Vermutlich wird die Progesteronbildung in dem unter FSH- und LH-Einfluß aufgebauten Granulosaluteingewebe durch Prolaktin ausgelöst und unterhalten.
Das Corpus luteum graviditatis wird in seiner Funktion schon frühzeitig durch die *Plazenta* als Progesteronquelle ersetzt. Eine operative Entfernung des Corpus luteum graviditatis ist bereits am Ende der 8. Woche post menstruationem ohne Beeinträchtigung der Schwangerschaft möglich.

Feedback-Mechanismen

Bei intakter Ovarialfunktion wird durch die **Östrogene** die Bildung und Ausschüttung der 3 gonadotropen Hormone des Hypophysenvorderlappens beeinflußt. Sowohl kurzdauernde höherdosierte, als auch langanhaltende niedrigdosierte Östrogenzufuhr haben eine Erhöhung der LH-Ausschüttung zur Folge. Die FSH-Ausschüttung wird nur bei langfristiger hochdosierter Zufuhr vermindert. Chronische Zufuhr bewirkt dagegen eine Bremsung der LH- und FSH-Aktivität. Die Prolaktinausschüttung wird durch Östradiol nicht wesentlich beeinflußt, der abrupte Abfall der Östradiolkonzentration im Plasma führt aber zu einem starken Prolaktinausstoß.
Langfristige hochdosierte Zufuhr von **Progesteron** löst einen Stillstand der Follikelreifung und eine Atrophie der interstitiellen Zellen aus. Dies beruht auf einer Hemmung der LH-und FSH-Aktivität, die Prolaktinausschüttung bleibt unbe-

einflußt. Damit wird das Ovar ähnlich wie in der 2. Hälfte der Schwangerschaft durch Progesteronzufuhr stillgelegt.
Gleichzeitige Gaben hoher Dosen von Östrogen und Progesteron hemmen die Prolaktinausschüttung. Entzug beider Steroide führt zu einem Anstieg.

Rückkopplung, „feedback“. Der Mechanismus, bei dem eine verminderte Steroidkonzentration, Mangel an sog. peripheren Hormonen im Plasma, zur Aktivitätssteigerung der hypothalamischen Zentren und zur Freigabe von Releasing-Faktoren führt, die ihrerseits im Hypophysenvorderlappen eine vermehrte Produktion von glandotropen Hormonen auslösen, dagegen Zunahme der Steroidkonzentration zu einer verminderten Bildung von Releasing-Faktoren und entsprechenden Folgen führt, wird als *„negative feedback“* bezeichnet. Ein umgekehrtes Verhalten wird dementsprechend *„positive feedback“* genannt.

Follikelmorphologie und Hormonplasmakonzentration

FSH und LH werden über den ganzen Zyklus in ziemlich gleichbleibender Konzentration im Plasma gefunden, wobei die Blutspiegel in der Proliferationsphase etwas höher sind als in der Sekretionsphase. Lediglich zum Zeitpunkt der Ovulation werden kurzfristig hohe FSH- und LH-Werte im Plasma gemessen (Abb. 14-**56**).
Unter der Stimulation durch FSH und LH wachsen während der Proliferationsphase einige *Tertiärfollikel* auf ca. 5–8 mm heran. Die Theka wird ebenfalls stimuliert, so daß es vor der Ovulation zu einem kurzfristigen starken Anstieg des Östradiols kommt. Dieser geht dem Gipfel der LH-Ausschüttung voran und löst ihn vermutlich auch aus. Darauf setzt der etwa 10 h dauernde präovulatorische Wachstumsspurt eines Tertiärfollikels zum *sprungreifen Follikel* ein. Der auf ca. 2–2,5 cm herangewachsene Follikel springt, setzt eine befruchtungsfähige Eizelle frei, die übrigen 5–8 mm großen Tertiärfollikel werden atretisch.
Nach vorübergehendem Abfall des Östrogenspiegels ist in der 2. Hälfte der Lutealphase noch ein kurzfristiger Anstieg zu beobachten, der dem Zeitpunkt der *Nidation* entspricht. Gleich zu Beginn der Lutealphase kommt es zu einem Anstieg des Progesterons im Plasma, der mit der Ausbildung des *Corpus luteum menstruationis* um den 4. Tag nach der Ovulation sein Maximum erreicht. Mit dem Absterben der Eizelle tritt oftmals eine Blutung in das Corpus luteum menstruationis auf. Vermutlich ist dies der Zeitpunkt, zu dem die Progesteronbildung sistiert. Er stimmt mit dem Abklingen des 2. Östrogengipfels während der Lutealphase überein. Ob ein luteolytischer Effekt des Prolaktins angenommen werden kann, ist nicht sicher.

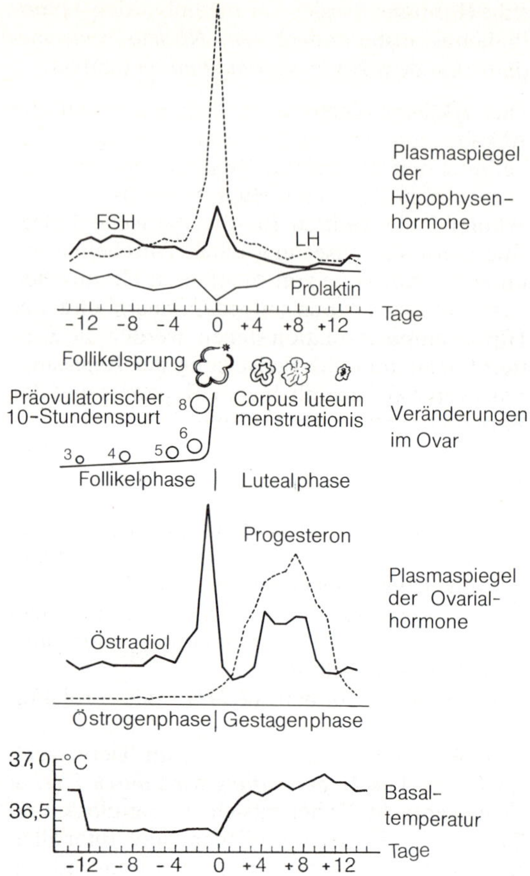

Abb. 14-56. Schema der Hormonsekretion während des Zyklus. In zeitlichem Zusammenhang sind dargestellt: Hormonsekretion der Hypophyse, morphologische Veränderungen im Ovar, Sekretion der Ovarialhormone und Verhalten der Basaltemperatur

Einfluß auf das weibliche Genitale

Da alle diese Vorgänge in Zusammenhang mit der Bildung eines befruchtungsfähigen Eies im Ovar stehen, scheint es logisch, daß durch die im Ovar gebildeten Hormone auch die übrigen Genitalorgane so beeinflußt werden, daß sie zum Zeitpunkt der Ovulation auf die Aufnahme und Erhaltung eines möglicherweise befruchteten Eies vorbereitet sind. Dementsprechend lassen sich **zyklische Veränderungen** an

- **Tuba uterina**,
- **Uterus** und
- **Vagina** feststellen.

Zyklus

Corpus- und Fundusschleimhaut (S. 670)

Besonders auffällig sind die zyklischen Veränderungen an der Corpus- und Fundusschleimhaut (Abb. 14-**57**). Wir unterscheiden an der Uterusschleimhaut 2 Schichten, das ***Stratum basale***, das über den Zyklus hinweg erhalten bleibt, und das ***Stratum functionale***, an dem sich alle Veränderungen abspielen und das danach abgestoßen wird. Aus praktischen Gründen wird der Zyklus vom 1. Tag einer Blutung bis zum Beginn der nächsten gezählt. Dadurch ist jeweils mit dem Eintreten der Blutung, **Menstruation**, eine sichere zeitliche Fixierung möglich.

Folgende Zyklusphasen sind zu unterscheiden
- **Proliferationsphase**, etwa vom 5.–10. Tag des Zyklus,
- **Sekretionsphase**, etwa vom 15.–28. Tag des Zyklus,
- **ischämische Phase**, einige Stunden,
- **Desquamationsphase**, etwa vom 1.–4. Tag des Zyklus.

Proliferationsphase (Abb. 14-**57 a, b**). In dieser Phase wird unter dem Einfluß der von den im vorhergehenden Zyklus gebildeten Thekaorganen ausgeschiedenen Östrogene das Stratum functionale wieder aufgebaut. Da in dieser Zeit Eizelle und Follikel heranreifen, spricht man auch von ***Follikel-*** (oder ***Östrogen)phase***. Zunächst kommt es zur Ausbildung eines neuen Oberflächenepithels. Dann beginnt die Proliferation, die von Zellen der Drüsenschläuche in dem sich neu bildenden Stratum functionale ausgeht. Außer-

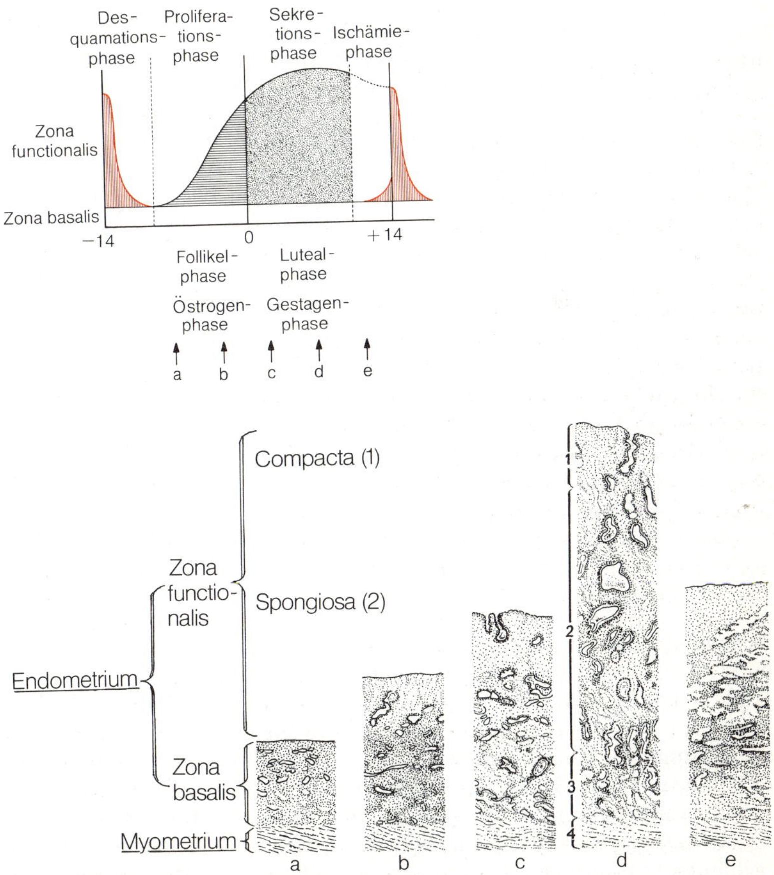

Abb. 14-57 a-e. *Oben* Schematische Darstellung der Zyklusveränderungen an der Uterusschleimhaut. Beachte die *Schraffierung* und vergleiche mit Abb. 14-**53**. *Unten* Histologisches Bild zu verschiedenen Zyklusstadien. Erklärungen s. Text. (Histologische Darstellung nach Specht)

dem vermehren sich die Bindegewebszellen, Gefäße sprossen ein und die Drüsen strecken sich in die Länge.

Sekretionsphase (Abb. 14-**57 c, d**). Nach dem Follikelsprung wird die Uterusschleimhaut unter dem Einfluß von Progesteron und Östrogenen zu einem sekretionsfähigen Epithel umgebaut. Da mit diesen Vorgängen die Einbettung des Eies vorbereitet wird, spricht man auch von der *prägraviden Phase*, bzw. wegen der Abhängigkeit von der Funktion des Corpus luteum menstruationis, von der ***Luteal-*** (oder ***Gestagen)phase***.
In der Sekretionsphase wird als Früheffekt des Progesterons eine Glykogeneinlagerung basal vom Zellkern der Zylinderzellen der Drüsenschläuche des Zyklus festgestellt. Diese Vakuolen sind das 1. Zeichen einer erfolgten Ovulation und erscheinen innerhalb 36–48 h danach. Auch in den Stromazellen des Endometriums wird Glykogen gespeichert. Das vermehrte Auftreten von Zellen im Stratum functionale nahe dem Uteruscavum führt zu einer Unterteilung derselben in ein *Stratum compactum* und ein zellärmeres *Stratum spongiosum*. Die fibrinolytische und proteolytische Aktivität des Endometriums, von großer Bedeutung für die Nidation, nimmt stark zu und erreicht am 21. Zyklustag ihren Höhepunkt. Zu diesem Zeitpunkt treten dann Histaminasen und Karboanhydrasen auf, die den Nidationsvorgang ebenfalls fördern sollen. Die *Aufschlängelung der Drüsenschläuche und Leistenbildung* ihrer Wandung, die im histologischen Schnitt als Sägezahnstruktur imponiert, ist ein Späteffekt des Progesterons. Die Glykogenvakuolen liegen jetzt in den Epithelzellen apikal. Die großen glykogenhaltigen Zellelemente des Bindegewebes werden *Deziduazellen* genannt. Man bezeichnet diese Veränderungen des Stromas als deziduale oder bei Ausbleiben der Befruchtung als pseudodeziduale Reaktion. Bemerkenswert sind in der späten Sekretionsphase auch die spiralig aufgewundenen arteriellen Gefäße, *Spiralarterien*.

Ischämische Phase (Abb. 14-**57 e**). Geht die Eizelle, wenn keine Befruchtung eingetreten ist, zugrunde, erfolgt nach der Funktionseinstellung des Corpus luteum ein Zusammenbruch des Endometriums. Es kommt prämenstruell zu einer Schrumpfung der Schleimhaut, die durch die Minderdurchblutung, *Ischämie*, der Zona functionalis erzeugt wird. Eingeleitet wird die Ischämiephase durch Spasmen der Spiralarterien an der Grenze zwischen Zona basalis und functionalis. Das oberhalb der Drosselungsstelle der Gefäße gelegene Gewebe geht zugrunde.

Desquamationsphase. Durch Blutung in die nekrotischen Bezirke der Zona functionalis wird diese abgehoben und mit dem Blut aus dem Uteruscavum ausgeschwemmt. Der durchschnittliche Blutverlust bei einer Menstruation beträgt etwa 50 ml.

Cervixschleimhaut

Die Cervixschleimhaut (S. 670) nimmt nur in beschränktem Umfang an den zyklischen Veränderungen teil und wird auch nicht abgestoßen. Histologisch fällt sie durch ein hohes Zylinderepithel, ein dichtes Stroma und stärker verzweigte Schleimdrüsen auf, die den *Schleimpfropf* bilden. Unter dem Einfluß der Prostaglandine wird die Cervix uteri zeitgerecht zum Follikelsprung auf die Penetration der Spermien vorbereitet. Zum Zeitpunkt der Ovulation soll sich der Muttermund auf 5 mm erweitern. Die Transparenz des Cervixschleims ist erhöht, seine Viskosität vermindert, die Spinnbarkeit erhöht, das *Farnkrautphänomen* (farnkrautähnliche Kristalle im getrockneten Cervixschleim) besonders gut ausgebildet, die Netzstruktur der Eiweißmoleküle in der Achse des Uterus ausgerichtet, die Zahl der Leukozyten im Schleimpfropf minimal. Wenn eine Befruchtung stattgefunden hat, ist das Farnblattphänomen ab 20.–26. Zyklustag nicht mehr vorhanden. In der Lutealphase erfolgt eine Einschränkung der Drüsentätigkeit. In dieser Phase ist die Penetrationsmöglichkeit für Spermien herabgesetzt oder aufgehoben. Nach der Menstruationsblutung ist normalerweise der Zervikalkanal für einige Tage verschlossen.

Vagina

Sehr gut ist der Zyklusablauf auch an der Vaginalschleimhaut zu verfolgen. Das mehrschichtige nichtverhornende Plattenepithel lagert reichlich *Glykogen* ein, das für die *Milchsäurebildung* und damit das *saure pH* des Scheidensekrets von großer Bedeutung ist. Der Höhepunkt der Glykogeneinlagerungen wird kurz vor der Ovulation erreicht.
Die zyklischen Veränderungen der Vagina werden in 5 Phasen eingeteilt:
- *Menstruale Phase* (1.–4. Tag): Im Vaginalausstrich werden vorwiegend basophile Zellen gefunden, außerdem zahlreiche Leukozyten.
- *Postmenstruale Phase* (5.–8. Tag): Nach wie vor überwiegen die zyanophilen Zellen, die Leukozyten nehmen an Zahl ab.
- *Östrusphase* (9.–14. Tag): Die Zunahme der Östrogene führt zu einem vermehrten Auftre-

ten von azidophilen Zellen. Leukozyten sind kaum noch vorhanden.

- *Postovulatorische Phase* (15.-18. Tag): Die an Zahl unveränderten azidophilen Zellen neigen zur Verklumpung, zunehmend werden zyanophile Zellen und auch Leukozyten gefunden.
- *Prämenstruale Phase* (19.-28. Tag): Verklumpungserscheinungen und Desquamation nehmen zu, die zyanophilen Zellen überwiegen.

Tuba uterina

Weniger gut zu verfolgen, aber dennoch sehr wichtig für Befruchtung und Erhaltung der Eizelle sind die zyklischen Veränderungen an der Tubenschleimhaut. Sie besitzt mit Sekundär- und Tertiärfalten ausgestattete Längsfalten. Diese engen das Lumen sehr stark ein. Das Epithel ist iso- bis hochprismatisch (Abb. 14-**43**, S. 669). Die Verteilung der Flimmer- und Sekretzellen verändert sich während des menstrualen Zyklus relativ wenig. Um die Ovulationszeit setzt eine starke sekretorische Aktivität der Sekretionszellen ein. Zum Zeitpunkt der Ovulation ist die *Motilität der Tubenmuskulatur* stark erhöht. Damit wird zunächst das Auffangen des Eies abgesichert. Die Flimmerepithelzellen erzeugen eine Strömung des Sekrets in Richtung Muttermund. Diese Flüssigkeitsbewegung setzt sich über das Uteruscavum hin fort und ist eine Vorbedingung für die Befruchtung (positive Rheotaxis der Spermien).

Klinischer Hinweis. Der zyklische Verlauf der Morgentemperatur, *Basaltemperatur*, ist von diagnostischer Bedeutung. Sobald eine genügend hohe Progesteronausschüttung auftritt, steigt die Temperatur um 0,5-1 °C. Der Anstieg erfolgt schon mit der Freisetzung der Follikelflüssigkeit beim Follikelsprung und wird dann durch die Tätigkeit des Corpus luteum über die Lutealphase aufrechterhalten. Mit Beginn der Menstruation fällt die Temperatur wieder auf den präovulatorischen Ausgangswert ab. Eine Erhöhung der Temperatur über mehr als 16 Tage macht eine Befruchtung wahrscheinlich.

7. Spermienwanderung und Spermakapazitation

Mit der Ejakulation wird das Sperma in der Vagina (Receptaculum seminis) deponiert. Anschließend beginnt mit der *Penetration* durch das Cervixsekret die Wanderung der Spermien zur Ampulla tubae uterinae. Die *Cervixbarriere*, ein Hydrogel mit einem einseitig ausgerichteten Netzwerk, kann nur durch aktive Bewegung der Spermien überwunden werden. Schwache, insuffiziente Samenzellen sind dazu nicht in der Lage. Eine Passage ist nur kurz vor und während der Ovulation möglich. Östrogene begünstigen, Progesteron behindert den Durchtritt der Spermien durch die Cervixbarriere.

Eine normale Uterus- und Tubenschleimhaut ist Voraussetzung für ein weiteres Aufsteigen der Spermien. Sie wandern dem Flüssigkeitsstrom des Uterus- und Tubensekrets entgegen, *positive Rheotaxis.* Die Samenfäden bewegen sich durchschnittlich 3-3,6 mm/min, der Weg vom Muttermund bis zur Ampulle beträgt 12-15 cm. In der *Ampulla tubae uterinae* treffen sie auf die befruchtungsfähige Eizelle (Befruchtung, S. 97). Die Spermien sind etwa 1-2 Tage befruchtungsfähig, die auch später beobachtete Beweglichkeit sagt nichts über die Befruchtungsfähigkeit aus.

Nicht sicher ist, ob die Spermien normalerweise über die Ampulle hinauswandern, wofür allerdings in Einzelfällen Bauchhöhlenschwangerschaften (im Douglas-Raum, zwischen den Darmschlingen, im Ovar) sprechen.

Während der Wanderung im weiblichen Genitale müssen die Spermien einen Reifungsprozeß durchlaufen, der als **Spermakapazitation** bezeichnet wird, und ihnen die Fähigkeit verleiht, in die Eizelle einzudringen. Die Dauer dieses Vorgangs, der mit einem Anstieg des Stoffwechsels der männlichen Samenzellen verbunden ist, beträgt beim Menschen etwa 7 h und ist hormonabhängig. Er wird im östrogenhaltigen Milieu gefördert, unter Progesteroneinfluß gehemmt oder sogar rückgängig gemacht. Mit der Kapazitation ist die *Akrosomreaktion* gekoppelt.

Akrosomreaktion. Bei der Akrosomreaktion verschmelzen mehrere Abschnitte der äußeren Akrosommembran (S. 98) mit dem Plasmalemm, so daß es zur Bildung eines Vesikelkranzes um das Akrosom kommt. Die innere Akrosommembran wird damit an der Bildung der freien Oberfläche des rostralen Spermienabschnitts beteiligt. Im Bereich des Äquatorsegments bleibt die äußere Akrosommembran erhalten und verschmilzt mit dem Plasmalemm. Damit werden die Akrosomenenzyme freigesetzt. Außer der Hyaluronidase sind Proteasen nachgewiesen worden. Sie vermögen die Zellkontakte der die Eizelle umgebenden Koronazellen zu lösen. Auf der inneren Akrosommembran, die jetzt zur freien Oberfläche wurde, ist ein trypsinähnliches Enzym lokalisiert, die Protease *Akrosin.* Dieses Enzym löst die Zona pellucida auf, so daß ein Kanal um das Spermium entsteht (S. 98).

8. Schwangerschaft

Mit der Befruchtung werden im mütterlichen Organismus unter dem Einfluß von Östrogenen und Progesteron eine Reihe tiefgreifender Veränderungen eingeleitet.

Am Beginn steht die Vorbereitung des Endometriums auf die *Nidation* und Bildung der *Plazenta* (S. 101 f.). Der *Trophoblast* beginnt sehr früh mit der Bildung einer LH-aktiven Substanz, dem *HCG* (human chorionic gonadotrophin), die schon etwa 8 Tage nach der Befruchtung im Harn der Frau, kurz nach der Implantation nachweisbar ist. Damit wird die Umwandlung des Corpus luteum menstruationis in ein *Corpus luteum graviditatis* eingeleitet. Die Östradiol- und Progesteronbildung im Ovar wird verstärkt (Abb. 14-**58**).

In der **Frühschwangerschaft** entwickelt sich die *Plazenta* sehr bald zu einer Hormonquelle, die große Mengen Östrogene, Progesteron und HCG bildet. Das Progesteron verhindert die Entwicklung weiterer Follikel, aus den atretischen Follikeln entstehen zahlreiche Thekaorgane, die zu zusätzlichen Östrogenquellen werden. Die im mütterlichen wie auch im fetalen Teil der Plazenta gebildeten Östrogene regen lokal das Wachstum der Uteruswand an.

Klinischer Hinweis. Während der ersten 3 Monate der Gravidität sollen dementsprechend im Bereich der *Implantationsstelle* die Muskelfasern erheblich größer als im übrigen Uterus sein. Damit buchtet sich die aufgelockerte Uteruswand an dieser Stelle aus. Auf dieser tastbaren Vorwölbung beruht das *Piscaček-Zeichen* des Schwangerschaftsbeginns, das meist bis zum 4. Schwangerschaftsmonat bestehen bleibt.

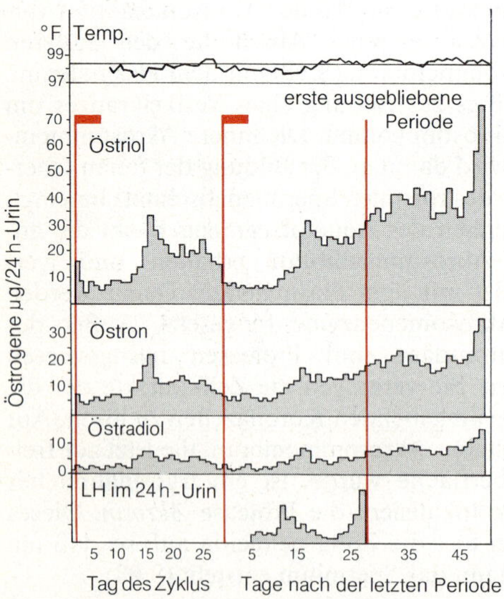

Abb. 14-58. Veränderungen der Hormone der gonadotropen Partialfunktion zum Schwangerschaftsbeginn. (Aus Diczfaluzy u. Lauritzen, 1961)

Unter dem Einfluß der Corpus-luteum-Hormone beginnt ein intensives Wachstum des Muskel-, Gefäß- und Bindegewebsapparats im gesamten Genitale. Im Mittelpunkt steht das Wachstum des Uterus mit allen seinen Gewebsanteilen (s. unten).

Klinischer Hinweis. Die der Entfaltung des Isthmusgebietes vorangehende, im 2. Schwangerschaftsmonat auftretende Auflockerung bedingt, daß dieser Uterusabschnitt zwischen Corpus und Cervix eindrückbar wird, *Hegar-Schwangerschaftszeichen.*

Im **mittleren Drittel der Schwangerschaft** nimmt die Produktion von Östrogenen und Progesteron in der Plazenta weiter zu, die HCG-Ausschüttung dagegen ab. Dem entspricht auch die Rückbildung des Corpus luteum graviditatis, die ab dem 4. Schwangerschaftsmonat deutlich ausgeprägt ist.

Das Wachstum des Uterus schreitet voran, allem Anschein nach wird die Entfaltung der hormonell vorbereiteten Muskulatur des Organs durch den *Dehnungsreiz* der wachsenden Frucht unterstützt. Dieser würde sich aber auch gleichzeitig wehenfördernd auswirken. Dem Progesteron kommt in dieser Phase eine Bedeutung für die Erregbarkeitsminderung zu. Gleichzeitig wird die Ausschüttung des FSH aus dem mütterlichen Hypophysenvorderlappen durch die hohe Östrogenkonzentration blockiert.

In dem als **Spätschwangerschaft** bezeichneten letzten Drittel der Gravidität geht die HCG-Bildung in der Plazenta nicht weiter zurück. Das hypophysäre Prolaktin im mütterlichen Blut nimmt zu. Im Verein mit Östrogenen und Progesteron soll es zur Vorbereitung der Milchdrüse (S. 209) auf die Laktation beitragen. Deren Auslösung wird allerdings durch die hohe Östrogen- und Progesteronkonzentration zunächst gehemmt. Im mütterlichen Blut wurde ein als „human placental lactogen" (HPL) bezeichnetes Proteohormon nachgewiesen, das ebenfalls für das Wachstum der Brustdrüse von Bedeutung sein soll.

Klinischer Hinweis. Die HPL-Menge korreliert mit der Masse des stoffwechselaktiven Plazentagewebes und läßt Rückschlüsse auf das fetale Befinden und eine mögliche fetale Gefährdung zu.

Die **Vergrößerung des Uterus** in der Schwangerschaft vollzieht sich mit großer Regelmäßigkeit. Dabei entwickelt sich der Uterus nur nach oben in den Bauchraum und nicht nach unten in das

Becken hinein. Im Becken ist der Uterus nämlich durch Ligamente befestigt. Keine Veränderungen zeigt die Cervix uteri, die den Uterusverschluß bildet.

Während der Uterus im 2. Monat der Schwangerschaft nur gering größer ist, tritt der Fundus gegen Ende des 4. Monats aus dem kleinen Bekken heraus und steht im 5. Monat mitten zwischen Nabel und Symphyse. Im 6. Monat wird er in Nabelhöhe oder einen Querfinger darunter, im 7. Monat 3 Querfinger über dem Nabel getastet. Im 8. Monat befindet sich der Fundus in der Mitte zwischen Nabel und Processus xyphoideus, im 9. Monat erreicht er den höchsten Stand dicht unter dem Schwertfortsatz. Im letzten Schwangerschaftsmonat, wenn der kindliche Kopf Kontakt zum mütterlichen Becken aufnimmt und tiefertritt, neigt sich der Fundus uteri nach vorne, er steht dann ungefähr in gleicher Höhe wie im 8. Monat (Abb. 3-**20**, S. 129). In den 9 Monaten der Schwangerschaft nimmt das Gewicht des Uterus von 50 auf ca. 1000 g, d. h. auf das 20fache zu. Die einzelnen Muskelfasern können das 7- bis 10fache ihrer ursprünglichen Länge erreichen.

Klinischer Hinweis. Frühzeitig in der Schwangerschaft treten Veränderungen am Endometrium außerhalb des Plazentabereichs auf. Am Vaginalepithel wird unter dem Einfluß der Östrogene und des Progesterons ein Zellbild analog dem des Prämenstruums erzeugt. Die farnkrautähnliche Kristallisation des Cervixschleims tritt während der Schwangerschaft nicht auf. Nach erfolgter Konzeption bleibt die Morgentemperatur zunächst wie in der Lutealphase erhöht, fällt dann aber im Laufe des 4. Monats trotz hoher Progesteronkonzentration wieder um etwa 0,5 °C ab.

9. Geburt

Am Ende der Schwangerschaft ist der Uterus für die Aufgabe, die herangewachsene Frucht auszutreiben, vorbereitet. Die Muskulatur hat ihre maximale Entfaltung erreicht. Eine Ausnahme bildet die Cervixmuskulatur. Die Cervix, vor allem der Cervixkanal, bleibt fast bis zum Beginn der Geburt unversehrt erhalten und wird nicht in die Vergrößerung der Gebärmutterhöhle einbezogen. Nur die Portio verstreicht etwa zu Beginn des 8. Monats unter dem Druck des tiefer tretenden Kopfes.

Mit den ersten regelmäßigen Kontraktionen der Uterusmuskulatur, den **Wehen**, beginnt die **Eröffnungsperiode**. Jetzt muß der Geburtskanal (Abb. 14-**59**) zu einem gleichmäßig weiten Schlauch umgeformt werden, der vom inneren Muttermund bis zum äußeren Genitale reicht. Zunächst wird das untere Uterinsegment (Isthmus) in das Corpuslumen einbezogen. Bei Erstgebärenden wird der Cervixkanal schrittweise von innen nach außen eröffnet. Als Schrittmacher ist die gefüllte Fruchtblase anzusehen, sie wird während der Wehen in den Cervixkanal vorgeschoben. Der Zervikalteil des Isthmus entfaltet sich dem Zug der Corpusmuskulatur folgend in Längsrichtung, gleichzeitig wird eine Weiterstellung in radiärer Richtung erreicht. Ist dann der Muttermund fast vollständig eröffnet, erfolgt der „rechtzeitige" Blasensprung.

Die akute Erweiterung der Vagina während der Geburt ist demgegenüber verhältnismäßig gering. Die Muskelschichten des aufgelockerten Beckenbodens werden nun zum muskulären An-

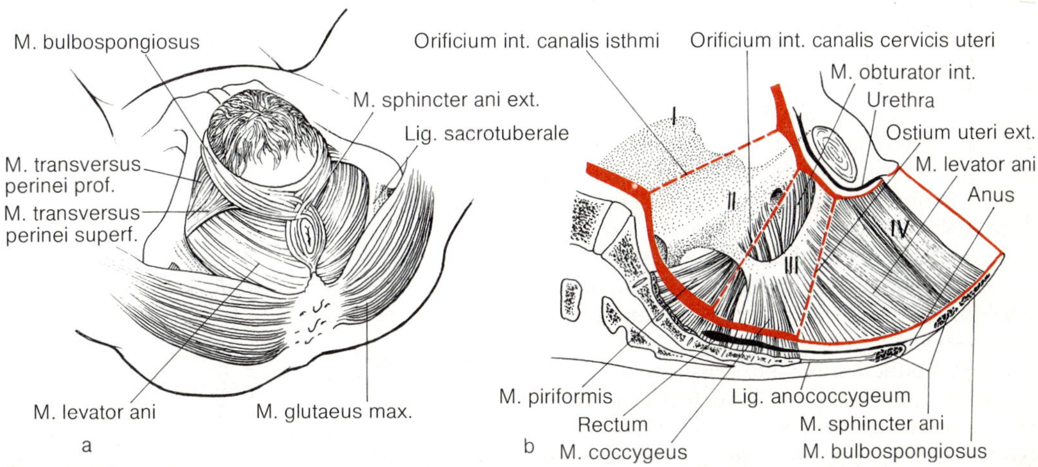

Abb. 14-59 a, b. Verhalten des weiblichen Genitale während der Geburt. **a** Darstellung des Beckenbodens. (Nach Leonhardt, 1963) **b** Bildung des Weichteil-Ansatzrohres. (Nach Martius, 1956)

satzrohr des Geburtskanals umgeformt. Sie schieben sich unter der Dehnung durch den vorangehenden Kindsteil auseinander, der M. levator ani bildet mit allen seinen Anteilen eine große Schlinge.

Während der **Austreibungsperiode**, die von der völligen Eröffnung des äußeren Muttermundes bis zur Geburt des Kindes gerechnet wird, findet die stärkste Verkürzung der Uterusmuskulatur statt. Die Muskulatur zieht sich während der Wehen funduswärts zusammen. Durch die Verankerung der Cervix im Beckenbindegewebe hat die Muskulatur des Uterus hier ein Punctum fixum gewonnen. Die Austreibung der Frucht wird durch die Bauchpresse unterstützt.

Unter dem Einfluß der Wehen wird auch das Kind in eine geeignete Form gezwungen, die *Fruchtwalze* wird gebildet. Dadurch wird seine Form der des Geburtskanals angepaßt, die Reibung zwischen Kind und Geburtsweg kann damit vermindert werden.

Mit der **Geburt** verliert die Uteruswand die Stütze des Kindskörpers und des Fruchtwassers, mit deren Hilfe die Entfaltung der Muskelstruktur möglich war. Infolge der weiteren Retraktion der Muskulatur wird die Ablösung der Plazenta eingeleitet, **Nachgeburt** (S. 129).

10. Postpartale Periode

Die Rückbildung des Genitalschlauchs nach der Geburt des Kindes erfolgt ebenso wie die Heilungsvorgänge an der Uterusschleimhaut während des 6–8 Wochen dauernden Wochenbetts, **Puerperium**.

Mit der Retraktion des Uterus beginnt die strukturerhaltende Rückbildung der Muskelwand. Auch der Gefäßbindegewebsapparat wird abgebaut. Diese Vorgänge spielen sich in regelmäßigen Zeiträumen ab.

Mit der Abstoßung von Plazenta und Eihäuten ist die Schleimhaut fast des gesamten Cavum uteri bis auf Reste der Spongiosa und die Zona basalis verlorengegangen. Damit ist eine große Wundfläche entstanden. Die Blutung zur Abstoßung der Plazenta wird durch die Retraktion des Uterus zunächst zum Stillstand gebracht. Anschließend erfolgt wie in der Proliferationsphase auch hier die Epithelialisierung der Oberfläche von den Epithelien der Drüsenstrümpfe her, so daß man schon nach ca. 2 Wochen eine weitgehend normalisierte Schleimhaut vorfindet.

Noch schneller *regeneriert die Cervixschleimhaut*, die an der Deziduabildung nicht beteiligt war. Der innere Muttermund ist ab 10.–12. Tag geschlossen, der äußere Muttermund wird oft zu einem queren Spalt umgeformt.

Aus der *Vagina* können in der Zwischenzeit Keime in den Uterus aufsteigen. Diese treffen auf eine offene Wundfläche, da der normalerweise in der Cervix vorhandene Schutz gegen Bakterien verlorengegangen und ein neuer noch nicht aufgebaut ist. Durch Leukozyten, Fermente und Antikörper entsteht in dem subepithelialen Bindegewebe eine normalerweise ausreichende Zone der Infektabwehr; ist sie zu schwach, kommt es zum Kindbettfieber.

Klinischer Hinweis. Die Absonderungen aus der Uteruswand, *Lochien*, enthalten daher nicht nur Blutbeimengungen, sondern auch zahlreiche Leukozyten. Mit diesen Lochien fließen auch Deziduareste und durch Fermente verflüssigte Blutgerinnsel ab. Der träge, anfangs rein blutige Lochienfluß wird später durch Beimischung von Leukozyten heller, ab 10. Tag dünnflüssig und spärlich und versiegt nach 6 Wochen, bei Stillenden oft früher.

Die Produktionsquelle für die in der Schwangerschaft in großen Mengen gebildeten Östrogene und Progesteron sowie für HCG und HPL entfällt mit der Geburt der Plazenta. Die Östrogen- und Progesteronspiegel sinken abrupt auf kaum erfaßbare Werte ab (Abb. 14-**60**). Da von den Ovarien eine entsprechende Hormonbildung nicht sogleich aufgenommen wird, ist das Wochenbett durch eine *erhebliche relative Steroidverarmung* gekennzeichnet. Durch den Wegfall der Östrogenbildung nach der Geburt wird die Abgabe von Prolaktin ausgelöst und damit die Milchsekretion (S. 209) in Gang gesetzt. Der Saugreiz des Kindes und die Entleerung der

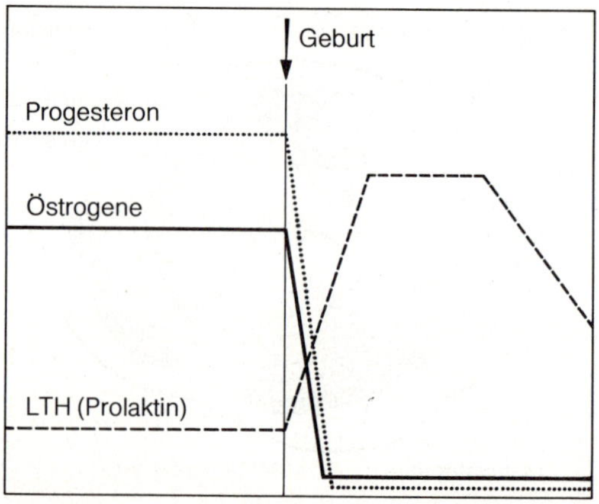

Abb. 14-60. Schematische Darstellung der endokrinen Situation vor und nach der Entbindung. (Nach Ufer, 1972)

Brust sind weitere wichtige Faktoren für die Inganghaltung der *Milchsekretion.*
Die *ersten postpartalen Zyklen* treten meist erst gegen Ende der Stilltätigkeit auf; trotzdem ist schon vorher eine Befruchtung möglich. Bei Frauen mit einer langen Laktationsperiode erfolgt die Wiederaufnahme des Zyklus in der Regel später als bei nur kurzfristig oder gar nicht stillenden Frauen (Abb. 14-**61**).Das Wechselspiel zwischen gonadotroper Partialfunktion und Gonade muß wieder in Gang kommen. Auslösend ist allem Anschein nach der absolute Mangel an Östrogenen. Daher dient der 1. Zyklus nach dem Wochenbett meist der Schaffung neuer Östrogenquellen. Ähnlich wie in der Pubertät handelt es sich bei der 1. Blutung um keine echte Menstruation, da keine Ovulation erfolgte.

X. Der weibliche Organismus in verschiedenen Lebensabschnitten

Für den weiblichen Organismus lassen sich verschiedene Lebensphasen der Entwicklung, Reife und Rückbildung abgrenzen (Abb. 14-**62**), die weitgehend von der Funktion der Ovarien abhängig sind. Aus dem Abschnitt der *postnatalen Entwicklung* und der *Kindheit* leitet die *Pubertät* in die *geschlechtsreife Periode* über. Diese wird mit dem *Klimakterium* beendet, das vom *Senium* abgelöst wird.

1. Postnatale Entwicklung

In den ersten Lebenstagen werden die im Organismus des Neugeborenen verbliebenen plazentaren Steroide ausgeschieden. Der plötzliche Hormonabfall hat bei Mädchen wie Jungen eine vorübergehende Schwellung der Brustdrüsen und evtl. auch eine kurzfristige Sekretion aus denselben zur Folge. Aus dem relativ großen Uterus des neugeborenen Mädchens kann es zu kurzdauernden Blutungen kommen.

2. Kindheit

In den folgenden Lebensjahren ist die endokrine Situation bei beiden Geschlechtern zunächst recht ähnlich. Allmählich beginnt dann die Ausschüttung von Releasing-Faktoren. Mit zunehmender Reifung des Sexualzentrums werden bei Mädchen zyklische Vorgänge erkennbar, die bei dem durch Androgene schon in der Fetalzeit männlich geprägten Zwischenhirn nicht so auffällig sind.
Während der Kindheit vergrößern sich Genitalapparat und Uterus kaum. Es kommt sogar zu einer relativen Gewichtsverminderung des Uterus in den ersten Lebensjahren. Das Genitale findet mit der Erweiterung des Beckenringes Platz im kleinen Becken und tritt tiefer. Eine rasche Entwicklung der Genitalorgane und eine Differenzierung der äußeren Körperformen setzt mit dem Beginn der *vegetativen Ovarialfunktion* ein, mit der die Kindheit beendet wird.

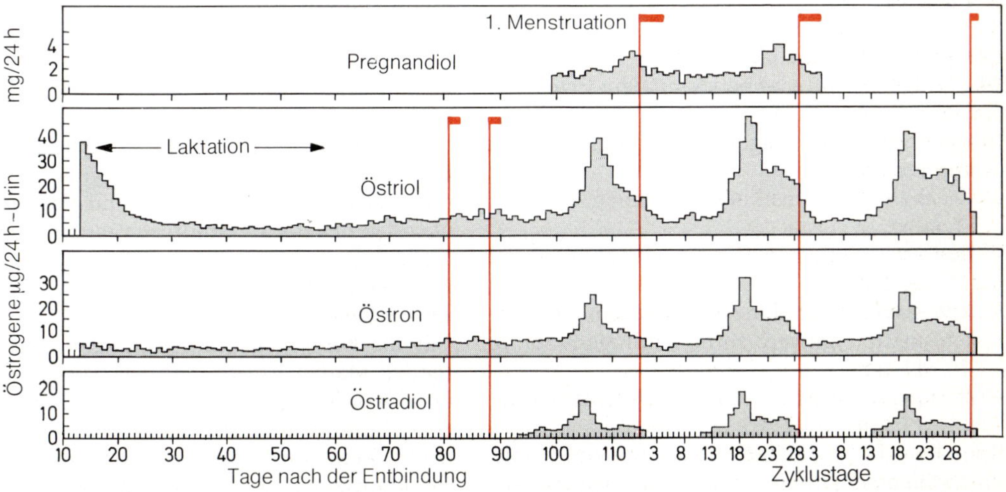

Abb. 14-61. Die Östrogenausscheidung während der Laktationsperiode und in den folgenden ersten Zyklen bei einer 28jährigen Frau. (Aus Diczfaluzy u. Lauritzen, 1961)

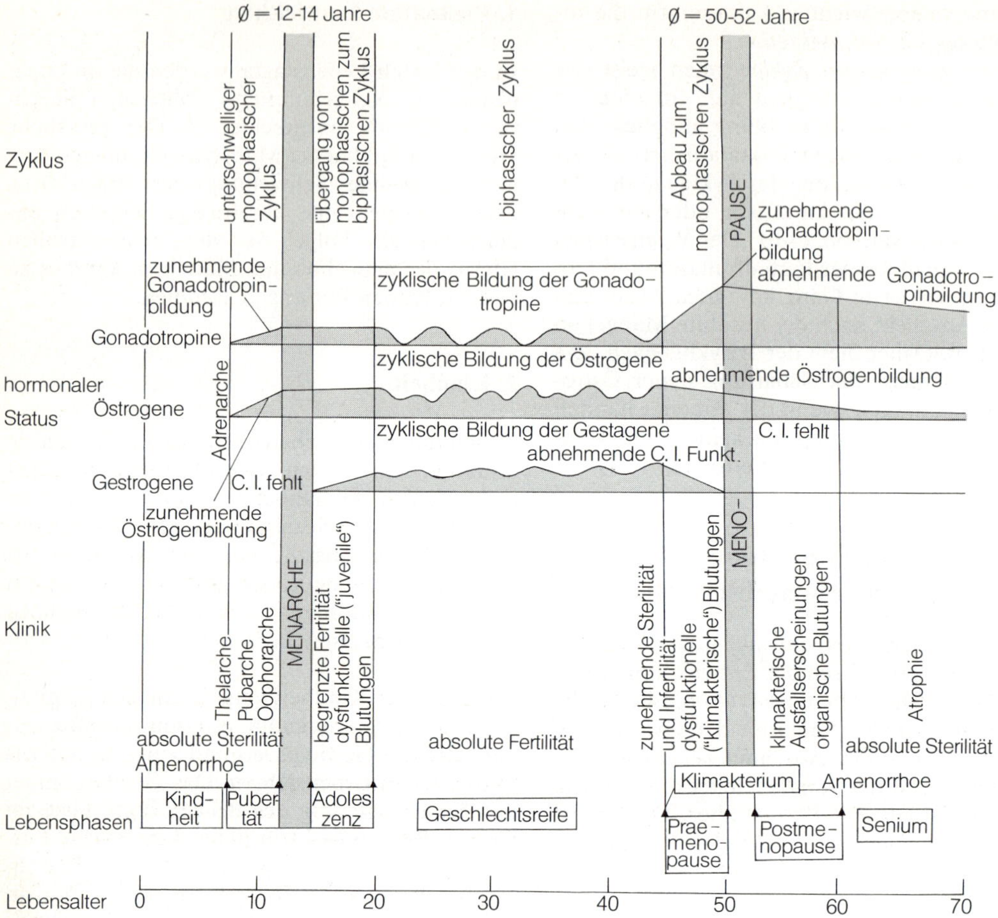

Abb. 14-62. Die Lebensphasen der Frau. (Nach Labhart, 1978)

3. Pubertät

Die damit beginnende Pubertät umfaßt das 10.-16. Lebensjahr und endet mit dem Erreichen der körperlichen Reife. Die Pubertät des Mädchens wird durch folgende Reifungsvorgänge bestimmt:

- *Thelarche*: Brustknospenbildung (10.-11. Jahr),
- *Pubarche*: Beginnende Schambehaarung (11.-12. Jahr),
- *Adrenarche*: Zunahme der Nebennierenrindenfunktion mit vermehrter Androgenbildung (10.-11. Jahr),
- *Menarche*: Auftreten der 1. Uterusblutung (11.-13. Jahr).

Stimuliert durch die in Gang kommende Gonadotropinausschüttung entstehen aus den vorhandenen Primordialfollikeln Sekundär- und Tertiärfollikel. Diese werden atretisch, damit kommt es zur Bildung von Thekaorganen und zur Ausschüttung von Östrogenen. Ein Follikelsprung findet vorerst nicht statt, somit entstehen auch keine Corpora lutea, Progesteron wird nicht gebildet. Die 1. Blutungen kennzeichnen den Eintritt der Menarche. Sie sind Ausdruck einer bereits bestehenden zyklischen Regulation in der gonadotropen Partialfunktion und einer entsprechend gesteuerten Keimdrüsenfunktion und verlaufen zunächst meist *anovulatorisch*, mit der Freisetzung der 1. Eizelle beginnt die *generative Ovarialfunktion.*

Für die körperliche Entwicklung des heranreifenden Mädchens ist neben der Gluko- und Mineralokortikoidbildung die in Gang kommende Ausschüttung von Androgenen aus der Nebennierenrinde von Bedeutung. Die entsprechende Funktionszunahme der Nebenniere in der Pubertät wird als *Adrenarche* bezeichnet. Zusammen mit den bereits vorher zyklisch gebildeten

Östrogenen prägen die Androgene das äußere Erscheinungsbild des Mädchens in der Pubertät. Der kurz nach dem 10. Lebensjahr auftretende Wachstumsschub wird durch den Eintritt der Menarche zunächst abgeschwächt. Einige Zeit später kommt es zum Wachstumsstillstand, der etwa im 16. Lebensjahr erfolgt. Der Schluß der Epiphysenfugen wird durch den Beginn der Keimdrüsenfunktion, vermutlich durch die Östrogenbildung, beeinflußt.
Die **Menarche** fällt mitten in die Pubertät. Zwischen dem Lebensalter des Eintritts der Menarche und dem Beginn der Menopause scheinen Zusammenhänge zu bestehen. Je früher die Menarche eintritt, um so später setzt die Menopause ein.

4. Klimakterium (Abb. 14-63)

Der Lebensabschnitt, in dem die weiblichen Keimdrüsen ihre Funktion einstellen, ist das Klimakterium. Die Funktion der Gonaden erlischt in der Regel in der 2. Hälfte des 5. Lebensjahrzehnts, wenn ihr Follikelvorrat aufgebraucht ist. Dieser Vorgang kann einige Wochen, aber auch mehr als 10 Jahre dauern. Als **Menopause** wird der Zeitpunkt der letzten zyklischen Blutung bezeichnet. Vorher wird der Blutungsablauf bereits unregelmäßig, *Prämenopause*, danach dominieren die Ausfallserscheinungen, *Postmenopause*.
An den *peripheren Organen* wirkt sich die Einstellung der Keimdrüsenfunktion sehr unterschiedlich aus. Am auffallendsten ist dies an der Uterusschleimhaut zu beobachten.
Die *generative Funktion des Ovars* kommt in der *Prämenopause* zum Stillstand. Nachdem keine reifefähigen Follikel mehr vorhanden sind, kommen regelmäßige Ovulationen und Corpus luteum-Bildung nicht mehr vor. Östrogene entstehen weiterhin in wechselnder Menge. Es besteht also nur noch eine *vegetative* Ovarialfunktion. Immer wenn die Östrogenproduktion nachläßt, erfolgen menstruationsähnliche Blutungen als Entzugsblutungen aus einem nicht sekretorisch umgewandelten Endometrium. Sie sind von unregelmäßiger Stärke und Dauer.
Bei weiterer Verminderung der Östrogenbildung in den Ovarien ist eine regelrechte Stimulierung des Endometriums nicht mehr möglich. Es treten keine Menstruationsblutungen mehr auf.
Ist der Follikelvorrat vollständig aufgebraucht und können keine Thekaorgane mehr gebildet werden, so besteht das Ovar bald nur noch aus Stromazellen, seine Östrogenproduktion ver-

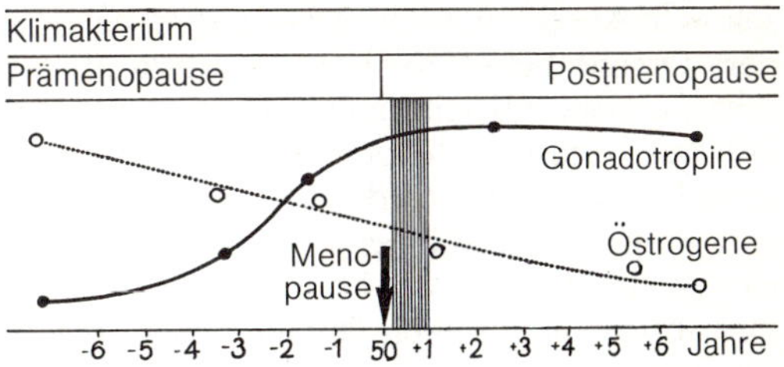

Abb. 14-63. Verhalten der Gonadotropine und Östrogene während des Klimakteriums. (Aus Kaiser u. Gördes, 1968)

siegt, *Postmenopause.* Wesentlichste Östrogenquelle ist jetzt das vor allem aus der Nebennierenrinde stammende Androgen Androstendion, aus dem Östron entsteht.
Das Hypophysen-Zwischenhirn-System reagiert auf die Verminderung der Sexualhormone mit einer *Überfunktion.* Dies führt zur vermehrten Ausschüttung von FSH und LH aus dem Hypophysenvorderlappen.

Klinischer Hinweis. Die Regulationsvorgänge im Bereich des Zwischenhirns bleiben nicht auf die gonadotrope Partialfunktion beschränkt. Häufig bilden sich Stoffwechselstörungen, aber auch vegetative und psychische Störungen aus. Am häufigsten treten sie als Hitzewallungen, Schweißausbrüche, Herz- und Kreislaufbeschwerden, Schlaflosigkeit und Depressionen auf. Da sie bei einer großen Zahl klimakterischer Frauen beobachtet werden (ca. 60%) ist daran abzulesen, wie schwierig die körperliche und psychische Anpassung an die neue Situation ist.

Haben sich Zwischenhirn und Neurovegetativum an die durch den Ausfall der Keimdrüsenfunktion entstandene Situation angepaßt, hören die typischen klimakterischen Beschwerden auf. Es beginnt das *Postklimakterium.* In dieser Phase werden immer noch hohe Gonadotropinmengen aus dem Hypophysenvorderlappen ausgeschüttet, jedoch treten keine wesentlichen Beschwerden auf.

5. Senium

Der Übergang vom Postklimakterium zum Senium, das von einer allgemeinen Atrophie der Organe und Gewebe geprägt ist, findet allmählich statt. Von den Abbauvorgängen sind vor allem die Organe betroffen, deren Funktion und Stoffwechsel von Geschlechtshormonen abhängig sind, insbesondere Uterus, Vagina und Brustdrüsen, auch eine Beteiligung der Haut ist festzustellen. Oft beginnen diese Rückbildungsvorgänge schon in Anschluß an die Menopause, bevor andere Organe betroffen sind. Geradezu als typische Frauenkrankheit kann die *Osteoporose*, ein Substanzverlust des Knochengewebes, aufgefaßt werden. Sie ist bei 90% der Frauen festzustellen. Allerdings ist der Mangel an Östrogenen nur eine von vielen Ursachen.

Die übrigen endokrinen Organe lassen im Senium zwar auch einen Funktionsrückgang erkennen, der sich auch in morphologischen Veränderungen bemerkbar macht, jedoch sind diese im Verhältnis zu den Keimdrüsen gering.

Im Greisenalter kommt es zu tiefgreifenden Veränderungen des Stoffwechsels. Während die Aufbauvorgänge verlangsamt werden, laufen die Abbauvorgänge weiter, dies führt zu einem Umbau des gesamten Organismus. Insgesamt wird das Funktionsvermögen der Gewebe deutlich vermindert, die *Altersatrophie* bildet sich aus.

Oft treten deutliche *Virilisierungserscheinungen* auf. Der weibliche Hormonstoffwechsel gleicht sich an den männlichen an. Es werden jetzt vorwiegend androgene Hormone gebildet und ausgeschieden. Zweifellos liegt darin der Grund für die im Alter zu beobachtende Vermännlichung.

Kapitel 15

Sinnesorgane

In vorliegendem Kapitel wird über die höheren Sinnesorgane berichtet:
- **Organum visus, *Sehorgan,***
- **Organum vestibulocochleare, *Ohr, Hör- und Gleichgewichtsorgan,***
- **Organum olfactum, *Riechorgan,***
- **Organum gustus, *Geschmacksorgan.***

Damit sind jedoch nicht alle Sinnesorgane berücksichtigt. Hinzu kommen Rezeptoren für Oberflächen-, Eingeweide- und Tiefensensibilität (u. anderem für Berührung, Druck, Vibration, Schmerz, Temperatur, S. 204).

A. Organum visus, Sehorgan

Zum Sehorgan gehören
- **Bulbus oculi, Augapfel**, als Rezeptororgan
- **Schutzeinrichtungen**: diese bestehen aus
  - ***Orbita, Augenhöhle,***
  - ***Palpebrae, Augenlider,***
  - ***Tunica conjunctiva, Bindehaut,***
  - ***Apparatus lacrimalis, Tränenapparat,***
- **Bewegungsapparat des Bulbus** mit den
  - ***Mm. bulbi, äußeren Augenmuskeln,*** die im Baufett der Orbita liegen und den Augapfel aufs feinste bewegen, sowie
  - ***Vagina bulbi*** (Tenon-Kapsel), die den Augapfel wie eine Gelenkkapsel umgibt.

Der **Sehnerv, N. opticus**, verbindet das Sinnesepithel des Augapfels mit dem Gehirn.

I. Orbita, Augenhöhle

1. Wände

Am Aufbau der knöchernen Wände der Orbita (Abb. 10-**20**, S. 428) beteiligen sich zahlreiche Knochen des Gesichtsschädels. In ihrer Gesamtheit hat die Orbita etwa die Form einer Pyramide, deren Basis vom Aditus orbitae gebildet wird und deren Spitze nach hinten medial weist. Bezogen auf das Sehorgan liegt der vordere Pol des Bulbus oculi gerade hinter einer Ebene, die durch den Ober- und Unterrand des Aditus orbitae hindurchgeht, dagegen erheblich vor einer Ebene, die den lateralen und medialen Rand des Aditus orbitae verbindet.

2. Öffnungen

Zahlreiche Öffnungen verbinden die Orbita mit der (dem, den)
- **mittleren Schädelgrube** (Abb. 10-**20**, S. 423):
  - ***Canalis opticus.*** Er durchbohrt die Ala minor ossis sphenoidalis und enthält den N. opticus und die A. ophthalmica; beide treten durch den Anulus tendineus communis (Abb. 15-**5**) hindurch in die Orbita ein.
  - ***Fissura orbitalis superior.*** Sie liegt zwischen Ala major und Ala minor ossis sphenoidalis und enthält
    oberhalb des Anulus tendineus communis durchtretend: V. ophthalmica superior, N. trochlearis, N. frontalis, N. lacrimalis,
    durch den Anulus tendineus communis durchtretend: N. abducens, N. oculomotorius, N. nasociliaris und
    unterhalb des Anulus tendineus communis durchtretend:
    Äste der Vv. ophthalmicae.
- **Fossa infratemporalis** und **Fossa pterygopalatina**:
  - ***Fissura orbitalis inferior,*** die zwischen Maxilla und großem Keilbeinflügel liegt: hindurch ziehen die N. zygomaticus, Vasa infraorbitalia, V. ophthalmica inferior.
- **Nasenhöhle**:
  - ***Canalis nasolacrimalis,***
- **Gesicht**:
  - ***Incisura** sive **Foramen frontale***: R. medialis n. supraorbitalis, Vasa supratrochlearia
  - ***Foramen** sive **Incisura supraorbitalis:*** R. lateralis n. supraorbitalis, Vasa supraorbitalia
  - ***Foramen zygomatico-orbitale:*** N. zygomaticus

Foramen zygomaticotemporale: gleichnamiger Nerv
Foramen zygomaticofaciale: gleichnamiger Nerv
- ***Sulcus*** und ***Canalis infraorbitalis:*** N. infraorbitalis und Vasa infraorbitalia

- **vordere Schädelgrube**:
  - ***Foramen ethmoidale anterius*** (für die gleichnamigen Gefäße und den Nerven),
- **hinteren Siebbeinzellen**:
  - ***Foramen ethmoidale posterius*** (für die gleichnamigen Gefäße und den Nerven).

Die Vielzahl der hier angeführten Verbindungswege zeigt, daß zahlreiche die Orbita erreichende Nerven und Gefäße nicht nur die Augenhöhle und ihren Inhalt, sondern auch andere Gebiete versorgen.

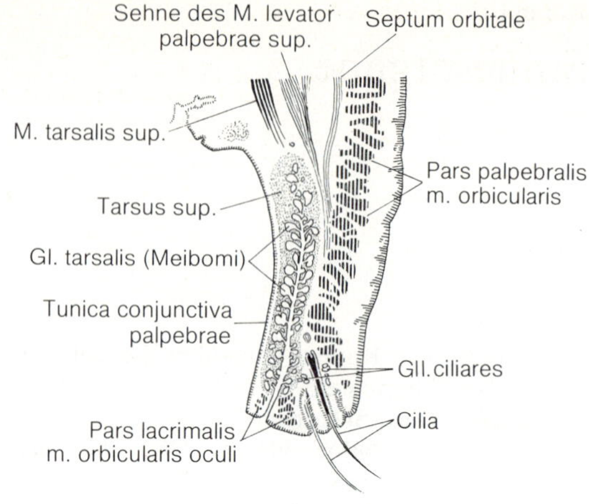

Abb. 15-1. Schnitt durch das obere Augenlid

II. Augenlider und Tränenapparat

Augenlider und Tränenapparat dienen im wesentlichen der Erhaltung der Funktionsfähigkeit der Hornhaut des Auges, die bei Versiegen der Tränensekretion bzw. Ausbleiben des Lidschlags austrocknet, eintrübt und/oder ulzeriert. Daneben ist der Lidschluß für das Schlafen die unbedingte Voraussetzung: eine grausame Tötungsart des alten Karthago war es, „resectis palpebris vigilando necare."

1. Palpebrae, Augenlider

Entwicklung

Die Anlage der Augenlider erfolgt im 2. Embryonalmonat durch Ausbildung von Ringwülsten der Haut, deren freie Ränder zur Lidnaht verkleben; diese löst sich zwischen 5. und 8. Embryonalmonat wieder. Bei zahlreichen Säugern erfolgt die Lidöffnung erst postnatal (Katzen werden „blind" geboren).

Bau

Der **Lidspalt, Rima palpebrarum**, wird von einem größeren *Ober-* und einem kleineren *Unterlid, Palpebra superior et inferior*, begrenzt (Abb. 15-**1**). Ihre Grundlage bildet das *Septum orbitale*, 2 zarte Bindegewebsblätter, die vom *Periost der Orbita, Periorbita*, am Margo supra- et infraorbitalis abgehen und in die derben **Lidplatten, Tarsus superior et inferior**, einstrahlen. Diese sind zusätzlich durch kräftige **Ligg. palpebralia mediale et laterale** am inneren und äußeren Augenwinkel

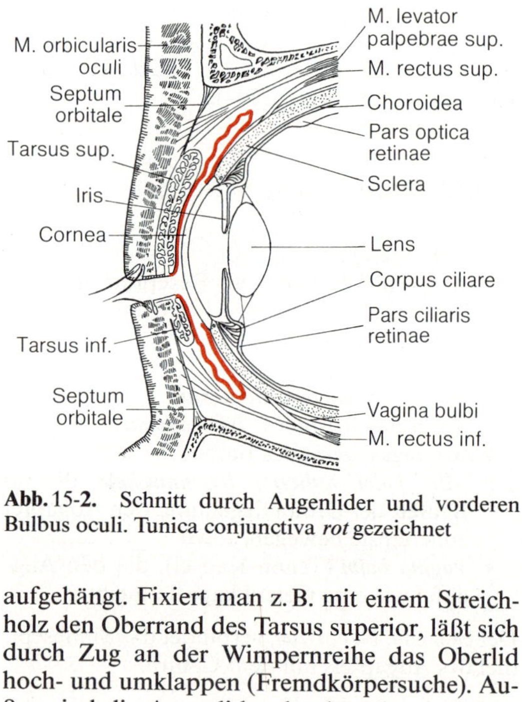

Abb. 15-2. Schnitt durch Augenlider und vorderen Bulbus oculi. Tunica conjunctiva *rot* gezeichnet

aufgehängt. Fixiert man z. B. mit einem Streichholz den Oberrand des Tarsus superior, läßt sich durch Zug an der Wimpernreihe das Oberlid hoch- und umklappen (Fremdkörpersuche). Außen sind die Augenlider durch mehrschichtiges verhorntes Plattenepithel bedeckt, das an der Lidspalte zwischen dem *Limbus palpebralis anterior* und *posterior* in die Conjunctiva palpebrarum (s. unten) übergeht (Abb. 15-**2**).

Wimpern, Cilia, findet man als leicht verdickte Haare in 2–3 Reihen am Limbus palpebrae anterior; sie fehlen am medialen Augenwinkel. In die Haarbälge der Zilien münden die holokrinen **Gll. sebaceae, Zeis-Drüsen**, und die apokrinen **Gll. ciliares, Moll-Drüsen**; letztere können auch frei münden. Die größten Drüsen der Augenlider sind die **Gll. tarsales, Meibom-Drüsen.** Sie liegen im Filzwerk des Bindegewebes der Lidplatten, haben holokrine Sekretion und münden mit ihren Ausführungsgängen nah der hinteren Lidkante. Ihr Sekret enthält viele Lipide, die wesentlich zur Stabilität der Tränenflüssigkeit beitragen.

Klinischer Hinweis. Eine Entzündung der Moll-Drüsen ist als *Gerstenkorn, Hordeolum,* häufig. Eine Entzündung der Meibom-Drüsen führt zum selteneren *Hagelkorn, Chalazion.*

Die **Augenbraue, Supercilium,** markiert den Oberrand der Orbita und verhindert, daß Schweißtropfen von der Stirn in den Lidspalt abfließen.

Klinischer Hinweis. *Mongolenfalte, Epicanthus,* nennt man eine vom Oberlid schräg nach medial unten über den inneren Lidwinkel ziehende Hautfalte, die bei Asiaten verbreitet und bei *Mongolismus, Trisomie,* ein charakteristisches Symptom ist.

Lidschluß und Öffnung

M. orbicularis oculi.

- Seine *Pars palpebralis et orbitalis* entspringen vom Lig. palpebrale mediale und bilden ein sich teilweise überlagerndes Ringmuskelsystem um die Lidspalte. Äußere Fasern strahlen in die benachbarte Muskulatur ein.
- Die *Pars lacrimalis* verläuft als fast horizontaler graziler Muskelbogen zum inneren Lidrand, umfaßt den oberen und unteren Canaliculus lacrimalis und setzt hinter dem Saccus lacrimalis an der Crista lacrimalis posterior an.

Innervation: *N. facialis.*

Funktion: Willkürlicher und - im Schlaf - unwillkürlicher Lidschluß sowie unwillkürlicher Lidschlag zur Verteilung und Fortbewegung der Tränenflüssigkeit.

Lidschluß. Beim Lidschluß werden Ober- und Unterlid zugleich nach medial gezogen; dies ist daran zu erkennen, daß die Lidspalte des geschlossenen Auges durch Annäherung des lateralen Lidwinkels an den medialen ca. 1-2 mm verkürzt ist. Genannte Funktionen werden im wesentlichen durch die Pars palpebralis und orbitalis ausgeführt.

Lidschlag. Kompliziert ist die Funktion der Pars lacrimalis beim Lidschlag: Zunächst wird der innere Lidrand nach innen verkantet; die Tränenpunkte (s. unten) tauchen dadurch in den Tränensee. Dann wird der senkrechte Anfangsteil der Canaliculi lacrimales verschlossen, der horizontale Teil der Canaliculi lacrimales verkürzt und erweitert. Dadurch entstehen während des Lidschlags Über- und Unterdruck im Tränengangsystem, die den gerichteten Abfluß der Tränenflüssigkeit fördern.

M. levator palpebrae superioris. Dieser Muskel entspringt vom Anulus tendineus communis der Augenmuskelpyramide (S. 709), zieht in die obere Orbitaetage und endet in einer breit aufgefächerten Sehne, die die Tränendrüse in die Pars orbitalis und Pars palpebralis teilt, vor dem Tarsus im Bindegewebe des Oberlids.

Innervation. *N. oculomotorius (N. III).*

Funktion. *Lidheber.*

M. tarsalis superior (kräftiger) und **M. tarsalis inferior.** Es handelt sich um glatte Muskulatur, die von den Sehnen der äußeren Augenmuskeln entspringt und durch ihren Tonus die Lidspalte erweitert.

Innervation. *Halssympathikus* (Abb. 7-**9**). Bei vermindertem Sympathikotonus (z. B. Müdigkeit) fällt es schwer, die Augen offen zu halten.

Gefäße und Nerven der Augenlider

Neben *Arterien und Venen der Orbita* (S. 711) werden die Lider von *Aa. et Vv. facialis, infraorbitalis* und *transversa faciei* versorgt.

Die *sensible Innervation* der Haut am Oberlid erfolgt durch Verzweigungen des 1. Astes des *N. trigeminus* (N. supratrochlearis), der Haut am Unterlid durch Verzweigungen des 2. Astes des N. trigeminus (Rr. palpebrales).

2. Tunica conjunctiva, Bindehaut

Als *Conjunctiva palpebrae* bedeckt die Bindehaut des Auges die Hinterfläche von Ober- und Unterlid und besteht hier aus 2- bis mehrschichtigem iso- bis hochprismatischem Epithel mit vereinzelten Becherzellen und im Fornix conjunctivae gelegentlichen endoepithelialen Becherzellkomplexen. Am oberen und unteren Fornix erfolgt der Umschlag in die Conjunctiva bulbi.

Die *Conjunctiva bulbi* (Abb. 15-**2**) bedeckt die Sclera des Augapfels bis etwas über den Hornhautrand hinweg. Sie besteht aus mehrschichtigem unverhorntem Plattenepithel.

Die Conjunctiva palpebrae ist relativ fest mit der Unterlage verbunden, die Conjunctiva bulbi dagegen leicht gegen die Sclera verschieblich; im Fornix liegen Reservefalten für die Augenbewegungen.

Klinischer Hinweis. Bei entzündlicher oder durch einen Fremdkörper verursachten Reizung der Bindehaut (*Conjunctivitis*) werden zahlreiche Blutgefäßschlingen sichtbar, die in der Tunica propria bis an den Hornhautrand heranziehen *(konjunktivale Injektion).*

3. Apparatus lacrimalis, Tränenapparat

Gl. lacrimalis, Tränendrüse

Sie liegt über dem lateralen Augenwinkel in der Fossa glandulae lacrimalis des Stirnbeins. Durch das Drüsenparenchym hindurch zieht die Aponeurose des M. levator palpebrae superioris. Dadurch wird die Drüse in eine kleinere *Pars palpebralis* und eine größere *Pars orbitalis* unterteilt: am lateralen Rand der Sehne des Lidhebers stehen beide Drüsenteile miteinander in Verbindung.

Mikroskopische Anatomie. Die Tränendrüse ist eine *tubuloalveoläre Drüse,* die aus verschiedenen getrennten Drüsenlappen besteht. Etwa 6–12 Ausführungsgänge münden oberhalb des lateralen Augenwinkels in den Fornix conjunctivae superior ein. Die Drüsenendstücke haben gewöhnlich weite Lumina und werden von hochprismatischen Zellen vom *serösen Typ* gebildet (Abb. 15-**3**; vgl. Mundspeicheldrüsen, S. 452). Die Zellkerne liegen basal, apikal sind Sekretgranula nachzuweisen. Den Endstücken liegen Myoepithelzellen an, die durch eine Basalmembran vom umgebenden Bindegewebe getrennt werden. *Schaltstücke und Sekretrohre fehlen,* so daß die verzweigten Endstücke direkt in weitlumige intralobuläre Ausführungsgänge mit niedrigem Epithel münden. Extralobulär sind die Ausführungsgänge 2- bis mehrreihig. Das interstitielle Bindegewebe weist mit dem Alter zunehmend Fettzellen sowie Lymphozyten und Plasmazellen auf. – Das Sekret der Tränendrüse, die Tränenflüssigkeit, ist dünnflüssig und eiweißarm.

Gefäßversorgung: *A. lacrimalis.*
Innervation:
- *sekretorisch-parasympathisch* (Abb. 10-**35**, S. 454) aus dem N. facialis (N. intermedius) via N. petrosus major – Ganglion pterygopalatinum – N. zygomaticus – R. communicans cum n. lacrimale;
- *sympathisch* aus dem Halssympathikus (S. 501), der über den periarteriellen Gefäßplexus der A. lacrimalis die Drüse erreicht.

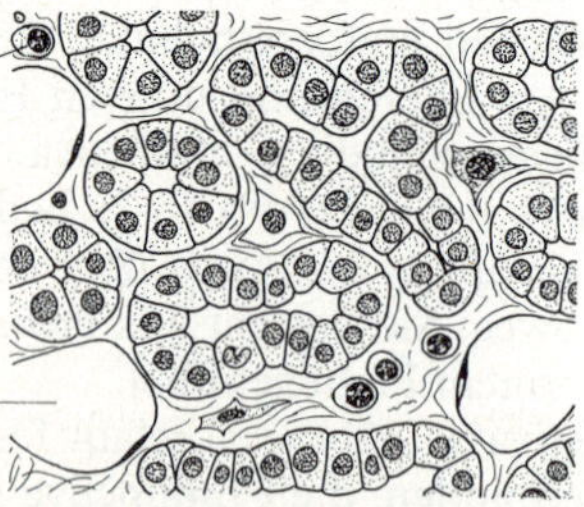

Abb. 15-**3**. Gl. lacrimalis. Es handelt sich um eine rein seröse, tubuloalveoläre Drüse mit hochprismatischen Endstückzellen. Das Zytoplasma der Drüsenzellen ist mit Sekretgranula gefüllt, der runde Zellkern befindet sich im basalen Drittel. Im lockeren Interstitium kommen univakuoläre Fettzellen, gelegentlich Lymphozyten und Plasmazellen vor

Tränenfluß (Abb. 15-4)

Die Tränenflüssigkeit gelangt im Bindehautsack durch den Lidschlag zum medialen Lidwinkel in den *Tränensee, Lacus lacrimalis,* und wird hier durch die Öffnung der beiden Tränenkanälchen, die sog. *Tränenpunkte* (auf den *Papillae lacrimales* des Ober- und Unterlids), in die beiden *Canaliculi lacrimales* gesaugt. Diese nehmen zunächst senkrechten, dann horizontalen Verlauf nach medial und münden hinter dem Lig. palpebrale mediale in den *Tränensack.*

Saccus lacrimalis, Tränensack. Er liegt in einer von der Periorbita überzogenen *Fossa sacci lacrimalis.* Seine dünne Wand ist mit Periost und Periorbita verwachsen, sein Lumen wird dadurch stets offen gehalten.

Tränenabfluß. Der Abfluß der Tränenflüssigkeit erfolgt durch den *Ductus nasolacrimalis.* Der Tränennasengang verläuft im Canalis nasolacrimalis (S. 418) und mündet schräg in den unteren Nasengang. Durch eine Schleimhautduplikatur wird diese Einmündung mehr oder weniger vollständig verschlossen.

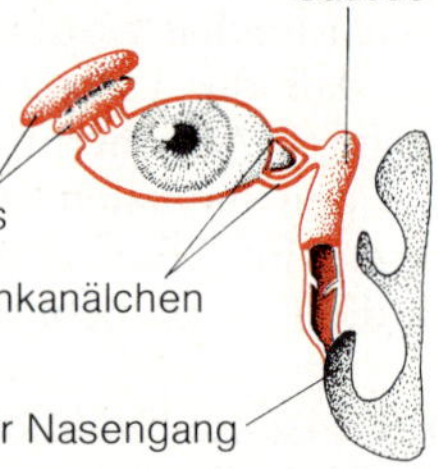

Abb. 15-**4**. Übersicht über den Tränenapparat

III. Mm. bulbi, äußere Augenmuskeln

(Abb. 15-**5**, 15-**6**)

Die äußeren Augenmuskeln (4 gerade, 2 schräge) liegen im Fettkörper der Orbita und dienen der Bewegung des Bulbus oculi (Tabelle 15-**1**).

Der **Anulus tendineus communis**, von dem alle Augenmuskeln (Ausnahme: M. obliquus inferior) und zusätzlich der M. levator palpebralis superior entspringen, ist ein sehniger Ring, der sich über die Öffnung des Canalis opticus und den mittleren Teil der Fissura orbitalis superior spannt. Dieser Sehnenring bildet die Spitze einer Muskelpyramide, durch die in die Muskelpyramide hineinziehen: N. opticus und A. ophthalmica (aus dem Canalis opticus), N. oculomotorius, N. nasociliaris, N. abducens (aus der Fissura orbitalis superior).

1. Gerade Augenmuskeln

Die 4 geraden Augenmuskeln ziehen sämtlich *vor* den Aequator bulbi (S. 713), wo sie in unterschiedlicher Entfernung vom Hornhautrand ihren Ansatz nehmen.

Tabelle 15-1. Ursprung, Ansatz und Innervation der äußeren Augenmuskeln

	Ursprung	Ansatz	Innervation
Gerade Augenmuskeln:			
M. rectus sup.	Anulus tendineus communis		N. oculomotorius
M. rectus inf.	Anulus tendineus communis	Vor dem Äquator bulbi	N. oculomotorius
M. rectus med.	Anulus tendineus communis		N. oculomotorius
M. rectus lat.	Anulus tendineus communis und Ala min. ossis sphenoidalis		N. abducens
Schräge Augenmuskeln:			
M. obliquus inf.	Mediale Orbitawand, nah dem Canalis lacrimalis	Dorsal und lateral der Ab- und Adduktionsachse des Bulbus	N. oculomotorius
M. obliquus sup.	Anulus tendineus communis		N. trochlearis

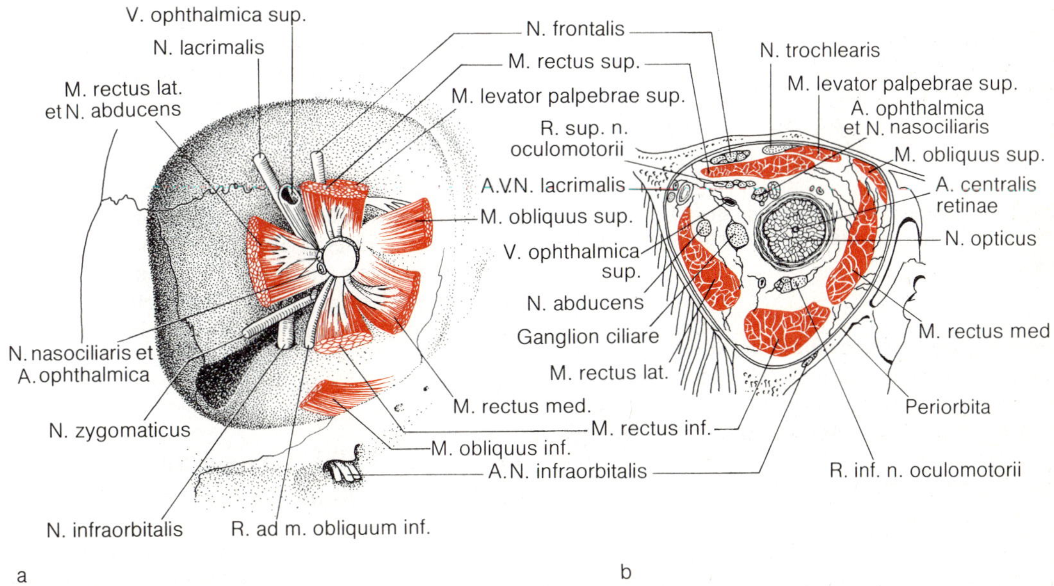

Abb. 15-5. **a** Ursprünge der äußeren Augenmuskeln. **b** Frontalschnitt durch die hintere Orbita ca. 1 cm hinter dem Bulbus. Zu beachten ist die Lage der Gefäße und Nerven zur Augenmuskelpyramide

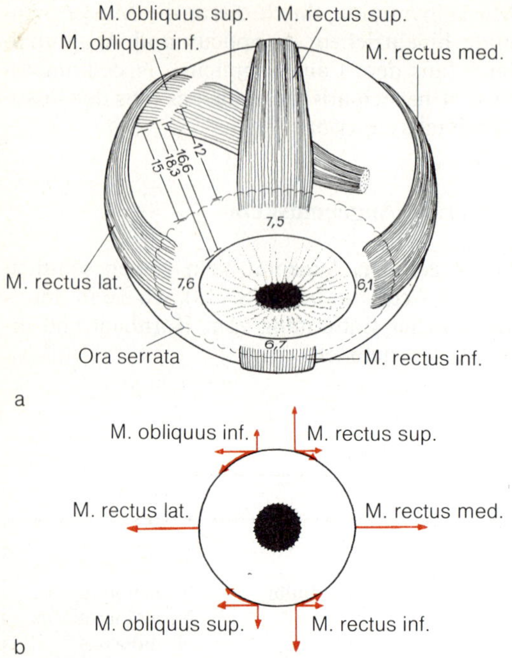

Abb. 15-6. a Ansatz der äußeren Augenmuskeln am Augapfel. Die *Zahlen* geben die Entfernung (in Millimetern) der Muskelansätze vom Limbus corneae wieder. (Nach Rohen, 1966) **b** Wirkung der äußeren Augenmuskeln. Die *roten Pfeile* geben die Richtung und durch ihre Länge die Kraft an, mit der die Muskeln den Bulbus bewegen

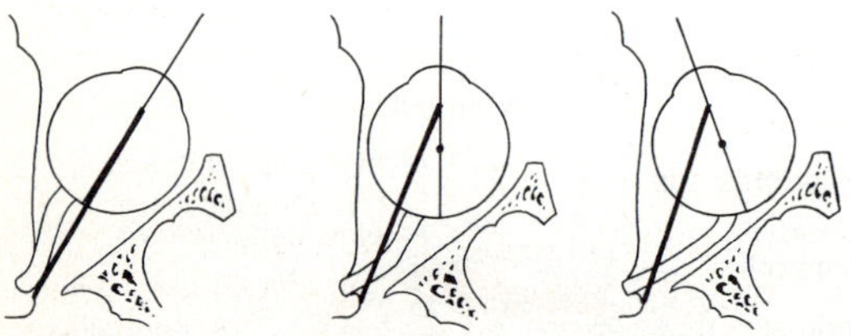

Abb. 15-7. Adduzierende Wirkung des M. rectus sup. und M. rectus inf. vor allem in Adduktionsstellung des Auges

Funktion. Der M. rectus medialis konvergiert, der M. rectus lateralis divergiert. Der M. rectus superior hebt, der M. rectus inferior senkt die Sehachse (Abb. 15-**6**); beide wirken zusätzlich synergistisch konvergierend (Abb. 15-7), besonders bei Konvergenzstellung des Bulbus.

2. Schräge Augenmuskeln

Die 2 schrägen Augenmuskeln setzen *hinter* und *lateral* von der Ab- und Adduktionsachse des Bulbus an.

M. obliquus inferior. Der untere Schrägmuskel verbindet Ursprung (am vorderen Rand der Orbita) und Ansatz (Abb. 15-**6a**) auf kürzestem Weg miteinander.

M. obliquus superior. Der obere Schrägmuskel zieht zunächst nach vorn. Seine Sehne wird an der oberen medialen Wand der Orbita in der Fovea trochlearis durch einen diese Grube überziehenden knorpeligen Halbring, die *Trochlea*, geführt. Sie wendet sich dann in einem Winkel von ca. 50° zurück, zieht unter der Sehne des M. rectus superior hindurch und setzt am hinteren lateralen Quadranten gegenüber dem Ansatz des M. obliquus inferior am Bulbus an (Abb. 15-**6**).

Funktion. Beide Muskeln wirken synergistisch divergierend (abduzierend). Daneben senkt der M. obliquus superior die Sehachse, der M. obliquus inferior hebt sie.

3. Gemeinsame Wirkungen der äußeren Augenmuskeln

Alle 6 Augenmuskeln haben zusätzlich eine für die Ausrichtung der Sehachse unbedeutende rotierende Wirkung auf den Bulbus (Abb. 15-**6b**). – Für das Verständnis der Augenbewegungen ist wichtig, daß nie ein Muskel isoliert tätig wird; jede Augenbewegung erfolgt durch Kontraktion mehrerer Augenmuskeln (bei gleichzeitiger – „reziproker" – Erschlaffung der Antagonisten).

4. Augenmuskelsehnen

Die Sehnen der Augenmuskeln sind ein wichtiges Bauelement der Orbita: Zum einen verstärken sie den mittleren Teil der Vagina bulbi, zum anderen strahlen sie in die Periorbita aus: *Retinaculum mediale et laterale.* Dadurch fixieren sie den Augapfel in seiner Lage. – Verklebungen der Faszien der äußeren Augenmuskeln sind nicht selten die Ursache angeborenen *Schielens.*

IV. Vagina bulbi, Tenon-Kapsel, und Corpus adiposum orbitae

Der Augapfel liegt in einer Art Gelenkhöhle, der *Vagina bulbi,* die Drehbewegungen des Bulbus wie in einem Kugelgelenk um 3 Hauptachsen gestattet. Bei der Vagina bulbi handelt es sich um eine derbe Bindegewebshülle, die nur an 2 Stellen, dem Opticusdurchtritt und einer kreisförmigen Verwachsungszone in der Nähe des Limbus corneae, direkt mit dem Augapfel verbunden ist. Die Vagina bulbi trennt damit den Augapfel von dem retrobulbären Fettkörper, *Corpus adiposum orbitae*, dessen bindegewebig verstärkte, formstabile vordere Wand sie bildet. Der schmale Spaltraum zwischen Vagina bulbi und Sclera, *Spatium intervaginale*, ist durch zartes Bindegewebe ausgefüllt, das ein Gleiten der Sclera gegen die Vagina bulbi ermöglicht. Die Endsehnen der äußeren Augenmuskeln dringen durch schlitzförmige Spalten durch die Vagina bulbi hindurch, bevor sie am Bulbus ansetzen.

Klinischer Hinweis. Bei bestimmten Entgleisungen der Schilddrüsenfunktion werden durch das thyrotrope Hormon (möglicherweise durch einen nicht mit ihm identischen Wirkstoff der Adenohypophyse: Exophthalmus-producing factor, EPF) Glykoproteide und Wasser in den retrobulbären Fettkörper eingelagert und dadurch das Auge aus der Orbita herausgedrängt: *Exophthalmus.*

V. Gefäße und Nerven der Orbita

1. A. ophthalmica (Abb. 15-8)

Die A. ophthalmica ist ein Ast der *A. carotis interna* (der 1. größere Abgang nach deren Eintritt in die Schädelhöhle). Sie verläßt die mittlere Schädelgrube durch den Canalis opticus, zieht durch den Anulus tendineus communis in die Augenmuskelpyramide hinein, liegt zunächst lateral, dann medial über dem N. opticus und zieht dann mit dem M. obliquus superior nach vorn, wo sie in 2 kleinen Endästen, der *A. dorsalis nasi* und der *A. supratrochlearis*, endet. Äste:

- ***Aa. ciliares posteriores breves.*** Sie gehen schon im Canalis opticus vom Stamm ab (etwa 20) und ziehen mit dem N. opticus in den Bulbus oculi zur Choroidea.
- ***Aa. ciliares posteriores longae*** (2). Sie begleiten den Sehnerven in den Bulbus und gelangen zwischen Sclera und Choroidea zum Corpus ciliare.
- ***A. centralis retinae.*** Eintritt von unten in den Sehnerven 10-15 mm vor dessen Eintritt in den Bulbus. Ihr Ausfall z. B. durch Embolie führt zu Blindheit.
- ***A. lacrimalis***; sie zieht zur Tränendrüse und zum lateralen Augenwinkel.
- ***A. supraorbitalis*** für die Stirn.
- ***A. ethmoidalis posterior.*** Sie zieht durch das Foramen ethmoidale posterius zur Schleimhaut der Siebbeinzellen.

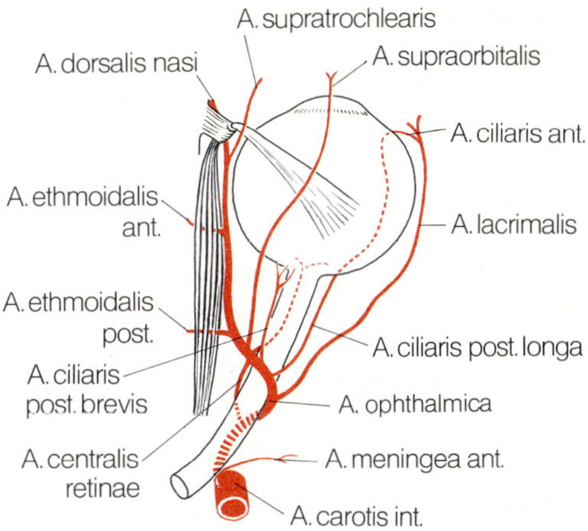

Abb. 15-8. Arterielle Versorgung der Orbita durch Äste der A. ophthalmica. Zu beachten sind die Lagebeziehungen der Arterien zum Bulbus oculi bzw. Fasciculus nervi optici sowie zum M. obliquus bulbi superior

- ***A. ethmoidalis anterior.*** Sie verläuft im gleichnamigen Foramen, gelangt zur vorderen Schädelgrube, gibt hier die
- ***A. meningea anterior*** ab. Dann tritt sie durch die Lamina cribrosa in die Nasenhöhle.

Rr. musculares versorgen die äußere Augenmuskulatur; außerdem gehen von ihnen nah dem Hornhautrand zahlreiche ***Aa. ciliares anteriores*** ab, die durch die Sclera hindurch zum Corpus ciliare und der Iris ziehen.

Klinischer Hinweis. Bei Regenbogenhautentzündung, *Iritis*, oder *Uveitis* sind die Aa. ciliares anteriores stark erweitert: *ziliare Injektion.*

2. Venen

V. ophthalmica superior. Sie sammelt das Blut aus dem Bulbus und der oberen Orbita (sowie von Augenlid und Siebbeinzellen). Anastomosen bestehen zur V. facialis (s. unten) und dem Sinus sagittalis inferior. Sie mündet nach Verlassen der Orbita durch die Fissura orbitalis superior in den Sinus cavernosus.

V. ophthalmica inferior. Sie entsteht am Boden der Orbita, hat Zuflüsse aus der Nasenhöhle, Anastomosen mit der V. facialis (s. unten) und mündet entweder in die V. ophthalmica superior oder - durch die Fissura orbitalis inferior - in den Plexus pterygoideus.

Klinischer Hinweis. Erreger können bei Umkehr der Blutflußrichtung aus dem Abflußgebiet der V. facialis (unter anderem über die V. angularis) über die V. ophthalmica superior in den Sinus cavernosus gelangen: Gefahr einer Hirnhautentzündung.

3. Nerven (Abb. 15-9)

N. oculomotorius (N. III)

Er zieht durch die Fissura orbitalis superior und den Anulus tendineus communis und liegt damit *unter* dem M. rectus superior in der Augenmuskelpyramide. Er gibt ab den

- **R. superior**, ein schwächerer oberer Ast zum M. rectus superior und M. levator palpebrae superioris
- **R. inferior**, ein stärkerer unterer Ast, der sich aufzweigt in
  - ***Rr. musculares*** zum M. rectus medialis, M. rectus inferior und M. obliquus inferior,
  - ***Radix oculomotoria*** mit parasympthischen Fasern zum *Ganglion ciliare*, das lateral am N. opticus liegt. Hier findet die Umschaltung auf das 2. (letzte) Neuron statt, dessen Neuriten über ***Nn. ciliares breves*** Augenbinnenmuskeln, M. sphincter pupillae und M. ciliaris, innervieren.

N. trochlearis (N. IV)

Er zieht durch die Fissura orbitalis superior über dem Anulus tendineus communis, liegt damit über der Augenmuskelpyramide, und erreicht den M. obliquus superior.

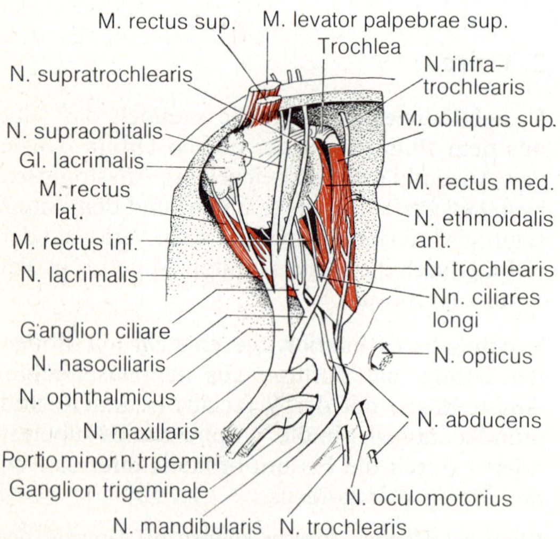

Abb. 15-9. Nerven der Orbita bei Ansicht von oben. Das knöcherne Orbitadach ist entfernt und das Ganglion trigeminale nach lateral verdrängt, um die Trigeminushauptäste sichtbar zu machen

N. ophthalmicus (N. V_1)

Er tritt durch die Fissura orbitalis superior in die Orbita. Bereits vor der Fissur teilt er sich in seine 4 Hauptäste, von denen der 1. rückläufig ist, die anderen an die laterale (N. lacrimalis), obere (N. frontalis) und nasale (N. nasociliaris) Wand der Orbita ziehen:

- **Ramus tentorii** zum Tentorium cerebelli und zur Falx,
- **N. lacrimalis**; er läuft über den M. rectus lateralis durch die Tränendrüse zur Haut, ***Rr. palpebrales***, und Bindehaut des lateralen Augenwinkels, ***Rr. conjunctivales***. Über eine Anastomose mit dem N. zygomaticofacialis (aus dem N. maxillaris, N. V_2) lagern sich dem N. lacrimalis sekretorische Fasern für die Tränendrüse an (Abb. 10-**35**, S. 454).
- **N. frontalis**; er liegt dem M. levator palpebrae superioris auf, wo er sich aufspaltet in
  - ***N. supratrochlearis***, der die Haut des medialen Augenwinkels versorgt, nachdem er über die Trochlea des M. obliquus superior gezogen ist.
  - ***N. supraorbitalis***, der sich in einen stärkeren *R. lateralis* und einen schwächeren *R. medialis* teilt. Die beiden Äste ziehen über die Incisura (bzw. Foramen) supraorbitalis bzw. Incisura frontalis zur Stirnhaut.
- **N. nasociliaris**; er verläuft zunächst zwischen M. rectus superior und N. opticus, dann zwischen M. rectus medialis und M. obliquus superior. Seine Äste sind:
  - ***N. infratrochlearis*** zur Haut und Bindehaut des medialen Augenwinkels und zum Saccus lacrimalis.
  - ***Nn. ciliares longi***, meist dünne Äste zum Bulbus oculi, die sich dem N. opticus medial anlagern.
  - ***N. ethmoidalis anterior***, der die gleichnamige Arterie begleitet, durch das Foramen ethmoidale anterius in die vordere Schädelgrube gelangt (extradural) und diese durch die Lamina cribrosa ossis ethmoidalis wieder verläßt, um in die Nasenhöhle zu gelangen. Dort teilt er sich in ***Rr. nasales laterales et mediales*** für die Nasenschleimhaut und einen ***R. nasales externus*** für die Haut der Nase bis zur Nasenspitze.
  - ***N. ethmoidalis posterior;*** er gelangt über das Foramen ethmoidale posterius zur Schleimhaut der Siebbeinzellen und der Keilbeinhöhle.
  - ***R. communicans cum ganglio ciliari;*** er zieht ohne Unterbrechung durch das Ganglion ciliare hindurch und erreicht in den ***Nn. ciliares breves*** das Auge.

N. abducens (N. VI)

Er zieht durch die Fissura orbitalis superior und den Anulus tendineus communis nach kurzem Verlauf in den M. rectus lateralis.

Autonome Nerven

Parasympathische Nervenfasern zur Gl. lacrimalis (Abb. 10-**35**, S. 454), **sympathische** zu den Mm. tarsales superior et inferior, dem M. orbitalis und der Augenbinnenmuskulatur (Abb. 7-**12**, S. 193).

N. infraorbitalis

Der N. infraorbitalis (aus V_2) kommt - mit den begleitenden Vasa infraorbitalia - durch die Fissura orbitalis inferior in die knöcherne Orbita hinein, liegt am Boden der Orbita *außerhalb* der Periorbita und erreicht im Sulcus und Canalis infraorbitalis am Foramen infraorbitale die Gesichtshaut. Der Inhalt der Orbita wird von ihm nicht versorgt.

VI. Bulbus oculi, Augapfel

1. Übersicht (Abb. 15-**10 a**)

Der Augapfel hat nahezu die Form einer Kugel (Radius ca. 11,5 mm; Abb. 15-**6**), an der vorn wie ein Uhrglas die lichtdurchlässige **Hornhaut, Cornea**, eingefügt ist; sie hat einen größeren Krümmungsindex als der restliche Augapfel. Vorderer und hinterer Pol des Auges werden durch die *Augenachse, Axis bulbi*, verbunden. Medial vom hinteren Pol verläßt der **Sehnerv, N. opticus**, den Bulbus, lateral davon liegt die **Fovea retinae**, der Ort schärfsten Sehens (s. unten); durch die Fovea centralis hindurch geht die *Sehachse, Axis opticus*, die die Krümmungsmittelpunkte der im Strahlengang liegenden Grenzflächen der brechenden Medien (vordere und hintere Hornhaut- und Linsenfläche) miteinander verbindet. Der *Aequator bulbi* kennzeichnet den größten Querdurchmesser des Augapfels; er teilt den Bulbus in eine annähernd gleich große vordere und hintere Hemisphäre.

Die **Wand des Bulbus oculi** hat 3 Schichten, die
- **Tunica fibrosa bulbi, äußere Augenhaut**, mit 2 Abschnitten:
  - ***Sclera, weiße (harte) Augenhaut***
  - ***Cornea, Hornhaut***
- **Tunica vasculosa bulbi, mittlere Augenhaut, Uvea**. Zu ihr gehören die
  - ***Choroidea, Aderhaut***, das
  - ***Stroma von Corpus ciliare, Ciliarkörper, Strahlenkörper***, und die
  - ***Iris, Regenbogenhaut***
- **Tunica interna bulbi, innere Augenhaut, Retina, Netzhaut**. Zu ihr gehören die
  - ***Pars optica***, die
  - ***Pars ciliaris retinae*** und die
  - ***Pars iridica retinae***.

  Pars ciliaris und Pars iridica zusammen sind die ***Pars caeca retinae***.

Der Bulbus oculi weist folgende **Innenräume** auf (Abb. 15-**13**):
- **vordere Augenkammer, Camera anterior bulbi**, vor der Iris
- **hintere Augenkammer, Camera posterior bulbi**, hinter der Iris
- **Glaskörperraum** mit dem Glaskörper, ***Corpus vitreum***.

Die **Linse, Lens**, ist in der hinteren Augenkammer hinter der Iris an *Zonulafasern* aufgehängt. Hornhaut, Linse, Glaskörper und der Inhalt der Augenkammern, das **Kammerwasser, Humor aquosus**, werden als *optische Medien* des Auges zusammengefaßt. Linse, Corpus ciliare, Bruch-Membran und Iris mit ihrer Muskulatur bilden den das Nah- und Fernsehen ermöglichenden **Akkommodationsapparat**.

2. Augenentwicklung (Abb. 15-**10 b**)

Die Tunica interna bulbi und die beiden Muskeln der Iris sind *neuroektodermaler* Herkunft. Die Linse und das Hornhautepithel sind *ektodermaler* Genese. *Mesenchymale* Bestandteile des Auges sind die mittlere Augenhaut, die Sclera bulbi, Tunica propria und Endothel der Hornhaut sowie der Glaskörper.

Retina, Netzhaut

Am Ende des 1. Embryonalmonats treten seitlich am Vorderhirn 2 **Augenbläschen** auf. Diese nähern sich dem Oberflächenektoderm und induzieren dort die Linsenanlage. Mit der Einsenkung der Linsenplakode (s. unten) zum Linsenbläschen wird das Augenbläschen eingedellt und zum doppelwandigen **Augenbecher** umgeformt, der das Linsenbläschen aufnimmt. Das Lumen des Augenbläschens, der sog. *Sehventrikel*, wird damit zu einem kapillären Spalt zwischen *äußerem* und *innerem Blatt* des Augenbechers. Der Augenbecher bleibt über den **Augenbecherstiel** mit dem Zwischenhirn verbunden. Bei Ausbildung des Augenbechers wird gleichzeitig sein mittlerer unterer Rand in den Augenbecher eingestülpt: so entsteht die **Augenbecherspalte**, die sich in den Augenbecherstiel fortsetzt; durch sie gelangt die *A. hyaloidea* in den Augenbecher.

Die Ränder der Augenbecherspalte verschmelzen in der 7. Embryonalwoche; dadurch rundet sich die Öffnung des Augenbechers zur **Pupille**. Am Augenbecherstiel ist die A. hyaloidea jetzt allseits vom inneren Blatt des Epithels des Augenbecherstiels umschlossen (Abb. 15-**10**).

Klinischer Hinweis. Unvollständiger Verschluß der Augenbecherspalte führt zu einer Spaltbildung, *Kolobom*, die - meist als *Iriskolobom* - regelmäßig im unteren nasalen Quadranten gefunden wird.

Während die äußere Wand des Augenbechers einschichtig bleibt und zum **Pigmentepithel** ausdifferenziert, wird das innere Blatt des Augenbechers durch zahlreiche Mitosen nah dem Rudiment des Sehventrikels („*ventrikuläre Mitosen*") mit seinen hinteren ⅘, der **Pars optica retinae**, zu einer vielschichtigen Epithellage, *Stratum cerebrale retinae.*

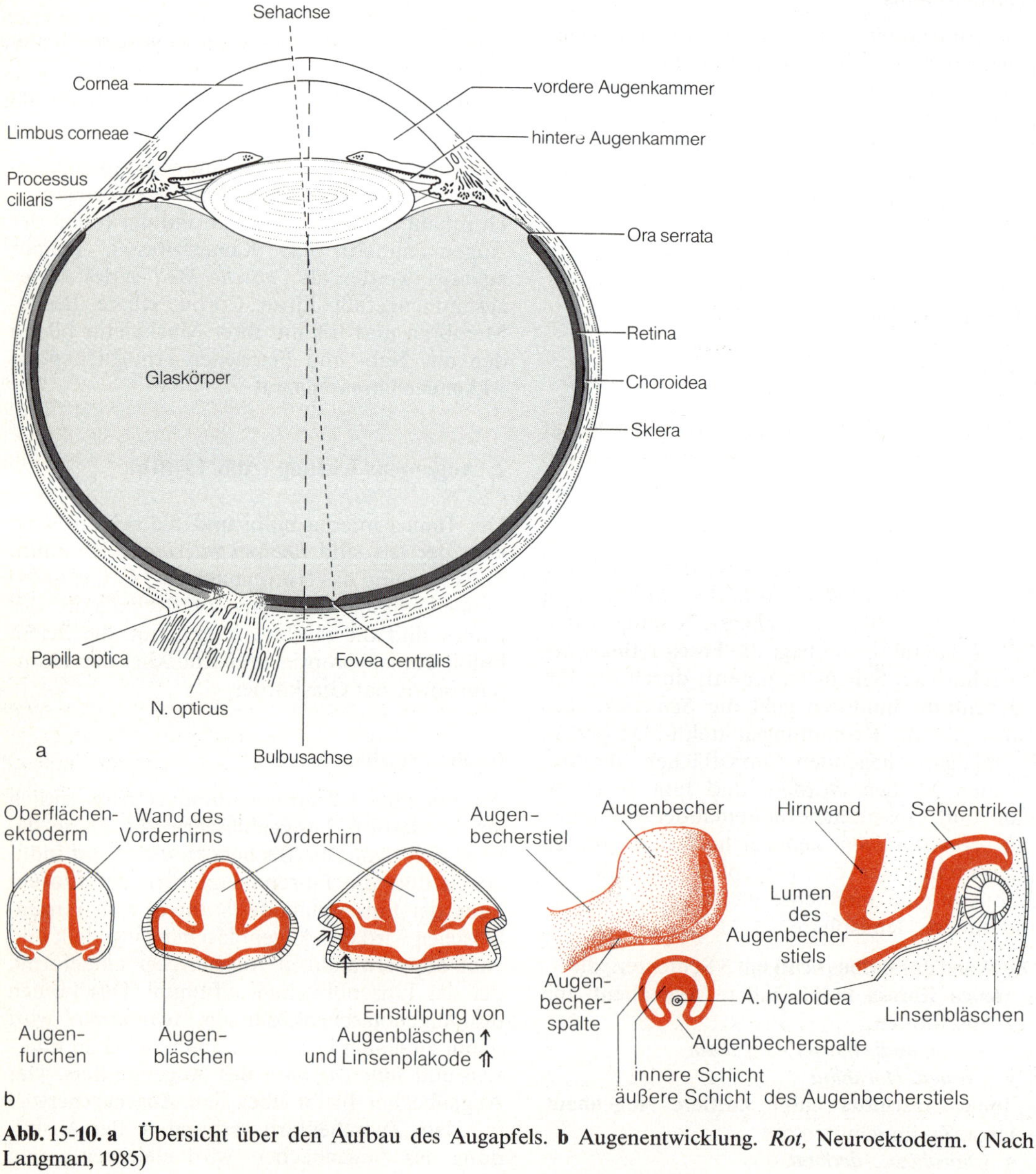

Abb. 15-10. a Übersicht über den Aufbau des Augapfels. **b** Augenentwicklung. *Rot,* Neuroektoderm. (Nach Langman, 1985)

Das vordere Fünftel der Retina, die **Pars caeca retinae**, bleibt mit seinem inneren und äußeren Blatt einschichtig. Das innere Blatt überzieht als isoprismatisches, nicht pigmentiertes Epithel den Ziliarkörper und ist mit dem Pigmentepithel verwachsen, ***Pars ciliaris retinae***. Beide Blätter setzen sich kontinuierlich auf die Rückseite der Regenbogenhaut fort und schlagen am Margo pupillaris ineinander um; die Zellen des inneren Blattes sind hier beim ausdifferenzierten Auge außer bei Albinos reich pigmentiert, ***Pars iridica retinae***. Aus dem äußeren Blatt - dem eigentlichen Stratum pigmenti - wandern Zellen in das Stroma der Iris aus und bilden dort die glatten Muskelzellen des **M. sphincter pupillae** (nicht pigmentiert) und **M. dilatator pupillae** (pigmentiert). Inneres und äußeres Blatt der Netzhaut und die genannten Muskeln der Iris sind damit neuroektodermaler Genese (Abb. 15-**15**).

Lens, Linse

Durch Induktion verdickt sich das über dem Augenbläschen gelegene Oberflächenektoderm zur **Linsenplakode**, die über ein Zwischenstadium, das **Linsengrübchen**, zum **Linsenbläschen** wird. Dieses senkt sich in den Augenbecher ein, verliert seinen Kontakt zur Oberfläche und füllt den Augenbecher zunächst fast völlig aus. Gegen das umgebende Mesenchym entwickelt das Linsenbläschen eine später recht dicke Grenzmembran, die **Capsula lentis**. Die der Augenbecherwand gegenüberliegenden Zellen des Linsenepithels werden durch Längswachstum zu den sog. **Linsenfasern**, die gegen Ende des 2. Embryonalmonats das Linsenbläschen völlig ausgefüllt haben. Die Kerne der Linsenfasern liegen im *Linsenäquator* (Kernzone). Die Epithelzellen am Linsenäquator können offenbar bis zum Abschluß des Linsenwachstums (um das 20. Lebensjahr) zusätzliche, sekundäre, Linsenfasern bilden. Das einschichtige flache Epithel an der Vorderfläche der Linse bleibt zeitlebens erhalten.

Nach Rückbildung von zur Peripherie des Glaskörpers ziehenden Ästen versorgt die *A. hyaloidea* ab dem 3. Embryonalmonat ausschließlich die Linse über eine ausgeprägte *Tunica vasculosa lentis;* dieses, den Glaskörper quer durchziehende Gefäß wird nach dem 7. Embryonalmonat rückgebildet und bleibt im N. opticus und der Retina als **A. centralis retinae** erhalten.

Hinweis. Nicht abgebaute Strukturen der A. lentis können im Glaskörper als wandernde Blindpunkte im Gesichtsfeld stören *(„Mouches volantes“)*.

Uvea, mittlere Augenhaut

Sie entsteht aus dem umgebenden Mesenchym und entspricht der gefäßreichen Pia mater des Gehirns. Die Muskelzellen des *Corpus ciliare* differenzieren sich aus den Mesenchymzellen. Ubiquitär sind hier und in der übrigen Aderhaut *pigmentierte Bindegewebszellen;* sie leiten sich *nicht* vom Pigmentepithel ab (Herkunft von der Neuralleiste S. 744). Die Tunica vasculosa der vorderen Bulbushälfte läßt durch Spaltbildung die *vordere Augenkammer* entstehen, die demnach zunächst allseits von der mittleren Augenhaut bedeckt ist: vorn von Hornhautendothel (und der transparenten *Tunica propria corneae*), hinten vom *Stroma der Regenbogenhaut* und der über der Pupillenöffnung gelegenen *Membrana iridopupillaris.* Letztere kann gelegentlich - mehr oder weniger vollständig - persistieren.

Tunica fibrosa bulbi, äußere Augenhaut

Sie entspricht der Dura mater cerebri; sie setzt sich in die Dura mater des N. opticus fort.

Corpus vitreum, Glaskörper

Der Glaskörperraum ist zunächst durch lockeres Mesenchym ausgefüllt. Zwischen die Zellen wird reichlich gallertige Substanz eingelagert; die Mesenchymzellen gehen später vollständig zugrunde.

N. opticus

Er entwickelt sich aus dem *Augenbecherstiel*, dessen Lumen den Ventriculus opticus mit dem 3. Ventrikel des Gehirns verbindet. Durch Fortsetzung der Augenbecherspalte in den Augenbecherstiel lagert sich die A. hyaloidea von unten in ihn ein. Durch Verschmelzung der Ränder dieser Spaltbildung liegt das Gefäß dann im Zentrum des Augenbecherstiels. Es wird umgeben von proliferierenden und sich zu Gliazellen differenzierenden Zellen des inneren Epithels der Augenstielspalte, die das Lumen des Augenbecherstiels bald völlig ausfüllen.

Die Neuriten der Ganglienzellschicht der Netzhaut ziehen über den *Discus n. optici* in den Augenbecherstiel ein; ihre Myelinisierung erfolgt gegenläufig vom Chiasma opticum aus.

3. Tunica fibrosa bulbi, äußere Augenhaut

Sclera, weiße (harte) Augenhaut

Beim Erwachsenen weißlich, beim Säugling wegen der geringeren Dicke bläulich schimmernd, überdeckt sie die hinteren ⅚ des Auges. Nah dem Sehnervenaustritt ist sie am dicksten (1-1,5 mm), am Aequator bulbi am dünnsten (0,4 mm). Vorn ist sie von der Conjunctiva bulbi überzogen.

Mikroskopische Anatomie. Die Sclera setzt sich aus dicht gepackten Lamellen kollagener Fasern zusammen, die sich in verschiedenen Richtungen und Winkeln kreuzen, aber insgesamt parallel zur Organoberfläche verlaufen. Am Limbus corneae setzen sich die Fasern kontinuierlich in die Substantia propria corneae fort.

Cornea, Hornhaut

Die Hornhaut hat dieselbe derbe Konsistenz wie die Sclera und ist wie diese sehr zugstabil. Die Transparenz der Cornea wird u.a. durch einen anderen Quellungsgrad der Kollagenfasern und erhöhten Wassergehalt der Grundsubstanz der *Substantia propria* bedingt.
Wie ein Uhrglas ist die Hornhaut in eine Öffnung des Bulbus von ca. 12 mm Weite eingefügt. Da die Sclera außen über den oberen und unteren Rand der Cornea hinwegzieht, hat die Hornhaut bei Ansicht von vorn andeutungsweise die Kontur eines quergestellten Ovals; bei Ansicht von hinten (innen) erscheint die Cornea kreisrund. Die Hornhaut ist durch die stärkere Krümmung ihrer Hinterfläche am Rand verdickt.

Hinweis. Die Hornhaut wirkt durch ihre starke Krümmung als Sammellinse von ca. 40 Dioptrien.

Mikroskopische Anatomie

Die Außenfläche der Cornea wird von mehrschichtigem *unverhornten* **Hornhautepithel** bedeckt (wäre es verhornt, wäre es nicht durchsichtig). Das Hornhautepithel setzt sich am *Anulus conjunctivae* - etwas innerhalb des Hornhautrandes, *Limbus corneae* - in das Epithel der Tunica conjunctivae bulbi fort. Verletzungen des Hornhautepithels führen über Entquellungsvorgänge der Substantia propria corneae leicht zu Eintrübungen der Hornhaut.
Zwischen Hornhautepithel und Substantia propria corneae liegt unter der Basalmembran des Epithels eine 10-20 µm dicke **Lamina limitans anterior *(Bowman)*,** eine von der Substantia propria abgeleitete homogene Grenzschicht mit vereinzelten Tropokollagenfilamenten.
Die **Substantia propria** besteht aus Lamellen parallel zueinander verlaufender Kollagenfaserbündel, Fibroblasten, und einer amorphen chondroitinsulfatreichen Grundsubstanz.
Es folgt die **Lamina limitans posterior *(Desçemet)*,** die 5-10 µm dick ist und zarte Kollagenfibrillen enthält.
Die Hinterwand der Cornea schließlich wird von einem **Hornhautendothel**, einer einschichtigen flachen Endothelzellschicht, überzogen, das gleich dem vorderen Hornhautepithel an der Aufrechterhaltung des Quellungszustandes im Stroma mitwirkt.

Klinischer Hinweis. Für den Erfolg von Hornhauttransplantationen ist die Leistungsfähigkeit beider Epithelien entscheidend.

Die Hornhaut ist - im Gegensatz zur Sclera, deren Gefäße bei Entzündung des Auges als „ziliare Injektion", d.h. als geröteter Ring um den Limbus corneae erkennbar sind - völlig *gefäßfrei.* Sie wird aber von *sensiblen Nerven (aus N. V_1)* durchzogen, die freie Nervenendigungen ins Hornhautepithel entsenden (Kornealreflex S.185).

Klinischer Hinweis. Klinisch bedeutungslos ist der *Arcus senilis*, ein weißlicher Ring, der im Alter durch feintropfige Fetteinlagerung in die Hornhaut am Limbus corneae entsteht.
Dagegen führt eine ungleichmäßige Wölbung der Hornhaut zum *Astigmatismus* (Korrektur durch Zylindergläser).

4. Lens, Linse

Sie ist in der *Camera posterior bulbi* aufgehängt (Abb. 15-**13**). Beim Neugeborenen hat sie einen Durchmesser von 7 mm, beim Erwachsenen von 10 mm. Als Bikonvexlinse ist sie in der Mitte am dicksten (4 mm); ihre Vorderfläche ist weniger stark gewölbt als die Hinterfläche. Ihre *Brechkraft* beträgt 18 Dioptrien (+ 14 Dioptrien bei maximaler Akkommodation). Die frische Linse hat weiche Konsistenz, die durch den hohen Wassergehalt bedingt ist (65-75%). Linsen älterer Individuen enthalten einen härteren *Linsenkern,* um den herum - als Zeichen postnatalen Linsenwachstums - konzentrische *Linsenschalen* angelegt sind.

Mikroskopische Anatomie. Mikroskopisch erkennt man unter der vorn 10-20 µm, hinten 5 µm dicken **Linsenkapsel** an der Vorderseite das einschichtige flache bis isoprismatische **Linsenepi-**

thel. Das Epithel der Hinterwand des embryonalen Linsenbläschens hat sich zu den **Linsenfasern** der dreistrahligen Linse des Neugeborenen differenziert, die im Zentrum der ausgewachsenen Linse erhalten bleibt. Die Linsenfasern beginnen und enden an einem Linsenstrahl; die korrespondierenden Strahlen des **Linsensterns** der Vorder- und Hinterseite sind um 60° gegeneinander verdreht. Durch die Anlage weiterer Linsenschalen bis zum 20. Lebensjahr entstehen die mehrstrahligen Linsen des Erwachsenen. Die Kerne der Linsenfasern bleiben, mit Ausnahme der zentralen Linsenfasern des Kerns, zeitlebens erhalten; zugrundegegangene Linsenfasern werden nicht ersetzt. - Die Linse ist gefäß- und nervenfrei.

Histophysiologie. Die Grundlage der Akkommodationsfähigkeit des Auges ist die *Elastizität* der Linse, die die Tendenz hat, sich abzukugeln (unter entsprechender Zunahme ihrer Brechkraft). Durch *Zonulafasern* wird die Linse in Spannung aufgehängt; die Spannung ist durch den M. ciliaris (s. unten) einstellbar.

Klinischer Hinweis. Mit zunehmender Verfestigung des Linsenkerns im Alter nimmt die Akkommodationsfähigkeit ab. Dies führt zur *Alterssichtigkeit (Presbyopie)*, die durch Sammellinsen (Lesebrille) ausgeglichen wird. - Eintrübung der Linse führt zum *grauen Star (Katarakt)*.

5. Corpus vitreum, Glaskörper

Der Glaskörper füllt die *Camera vitrea bulbi* völlig aus und hat - bei einem Wassergehalt von 98% durch Einlagerung von Hyaluronsäure, Mukopolysacchariden und Fibrillen *gallertige* Konsistenz. Die Fibrillen sind an seiner Oberfläche zu einer membranähnlichen Rindenschicht verdickt, vor allem vorn, wo die Linse in den Glaskörper eingedellt ist *(„vordere Grenzschicht")*.

Klinischer Hinweis. Bei Verletzungen dieser „Rinde" besteht Gefahr, daß der Glaskörper ausläuft. Verflüssigung des Glaskörpers kann zur *Netzhautablösung, Ablatio retinae*, führen (vgl. S. 720).

6. Tunica vasculosa bulbi, mittlere Augenhaut

Choroidea, Aderhaut

Sie nimmt den größeren Teil der mittleren Augenhaut ein und liegt als relativ dünne, gefäß- und pigmentzellreiche Schicht zwischen der Sclera und der Pars optica retinae. Mit der Sclera ist sie durch eine lockere Verschiebeschicht, die **Lamina suprachoroidea**, verbunden. In ihr verlaufen die größeren Gefäße und Nerven des Bulbus in Richtung auf Corpus ciliare und Iris (Abb. 15-**11**):

- *15-20 Nn. ciliares*
- *2 Aa. ciliares posteriores longae*
- *ca. 20 Aa. ciliares breves* und
- *4 Vv. vorticosae.*

Die Herkunft dieser Gebilde, ihr Eintritt in den Bulbus oculi und ihr Verlauf in ihm sind auf S. 711 f., und Abb. 15-**11** dargestellt.

Es folgen 2 weitere Schichten, die **Lamina vasculosa** mit ausgedehnten Venengeflechten und die **Lamina choroidocapillaris** mit einem dichten Kapillarnetz für die Ernährung der gefäßlosen Sinneszellschicht der Netzhaut (s. unten).

Von der Retina (Stratum pigmenti retinae) ist die Choroidea (Lamina choroidocapillaris) durch eine 2 µm dicke Basalmembran, **Lamina basilaris** (***Bruch-Membran***), abgesetzt.

Corpus ciliare, Strahlenkörper

Es handelt sich um einen verdickten radiärstrahlig gegliederten Teil der mittleren Augenhaut, der, bedeckt von der Pars ciliaris retinae, von der Ora serrata bis zur Basis der Iris reicht (Abb. 15-**12**).

Man unterscheidet 2 Zonen, die wie ein äußerer und innerer Ring um die Iris herum liegen:

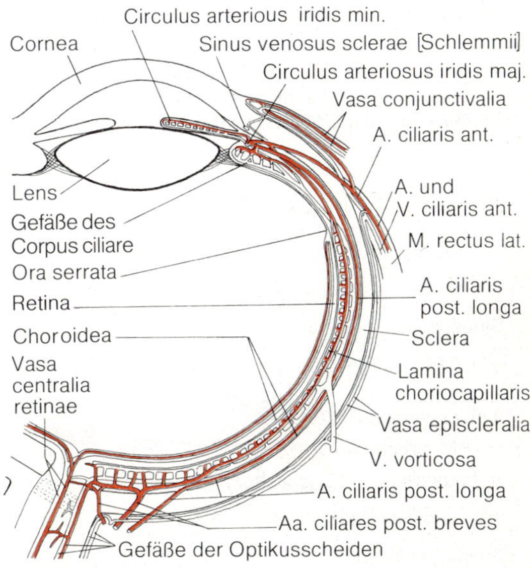

Abb. 15-11. Übersicht über die Blutgefäße des Augapfels

- Der **Orbiculus ciliaris** ist eine ca. 4 mm breite Ringzone mit feinen meridionalen Falten, ***Plicae ciliares.*** Von ihnen entspringen die langen zum vorderen Rand der Linse ziehenden *Zonulafasern.*
- Die **Corona ciliaris**, der innere Ring, besteht aus 70-80 ***Processus ciliares,*** meridionale Falten, die zur Linse hin am höchsten sind und 0,5 cm vom Linsenrand entfernt enden.

Das bedeckende Epithel, die **Pars ciliaris retinae**, weist 2 Zellagen auf, die dem inneren und äußeren Blatt des Augenbechers entsprechen; die äußere ist pigmentiert, die innere nicht.

Die Aufgabe des Epithels der Pars ciliaris retinae ist die Bildung des ***Kammerwassers, Humor aquosus,*** durch Ultrafiltration (Gefäßgeflechte unter der Basalmembran) und Sekretion. Die vordere und hintere Augenkammer enthalten insgesamt 0,2-0,3 ml Kammerwasser. Etwa 10mal soviel wird am Tag produziert. Der Abfluß des Kammerwassers erfolgt zum allergrößten Teil am Iridokornealwinkel der vorderen Augenkammer (s. unten).

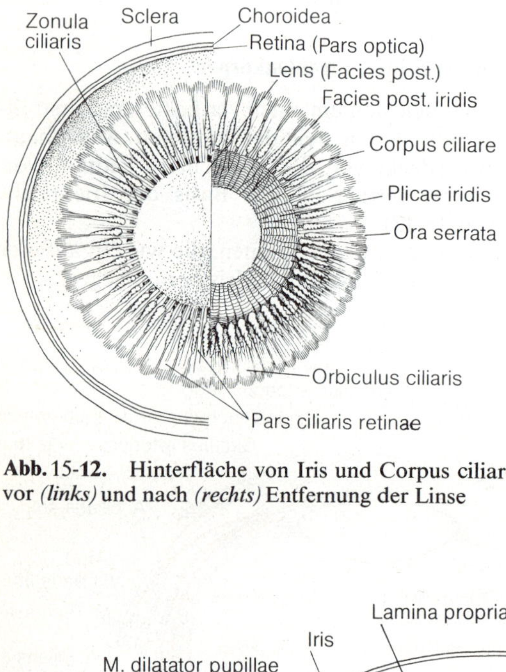

Abb. 15-12. Hinterfläche von Iris und Corpus ciliare vor *(links)* und nach *(rechts)* Entfernung der Linse

Die Zonulafasern, **Fibrae zonulares** *(Zinnii),* entspringen von der Basalmembran der Pars ciliaris retinae, wobei die vorn von den Processus ciliares abgehenden zum hinteren, die hinten von den Processus ciliares kommenden zum vorderen Rand der Linse ziehen.

Die Entspannung der Zonulafasern - und damit durch Abkugelung der Linse erreichte Akkommodation (vgl. S. 716) -, erfolgt durch die Kontraktion des *M. ciliaris* (Abb. 15-**13**).

M. ciliaris. Die Faserzüge dieses glatten Muskels verlaufen in 3 unterschiedlichen Richtungen:
- ***Äußere Meridionalfasern, Fibrae meridionales*** *(Brücke-Muskel);* sie entspringen vor der Sclera am Limbus corneae und ziehen zur Lamina basalis choroideae (Bruch-Membran). Kontraktion des Brücke-Muskels zieht den Ziliarkörper nach vorn, wodurch im wesentlichen die hinteren langen Zonulafasern entspannt werden.
- ***Zirkuläre Fasern Fibrae circulares*** *(Müller-Muskel),* bilden eine Art Sphinkter an der Innenkante des Ziliarwulstes, Kontraktion dieser Fasern entspannt vor allem die vorderen Zonulafasern.
- ***Radiäre Fasern*** sind am wenigsten ausgebildet und verbinden meridionale und zirkuläre Muskelfasern.

Innervation. Parasympathische Fasern des N. oculomotorius nach Umschaltung im Ganglion ciliare. Sympathische Fasern aus dem Ganglion cervicale superius (Akkommodationsschwäche bei Müdigkeit).

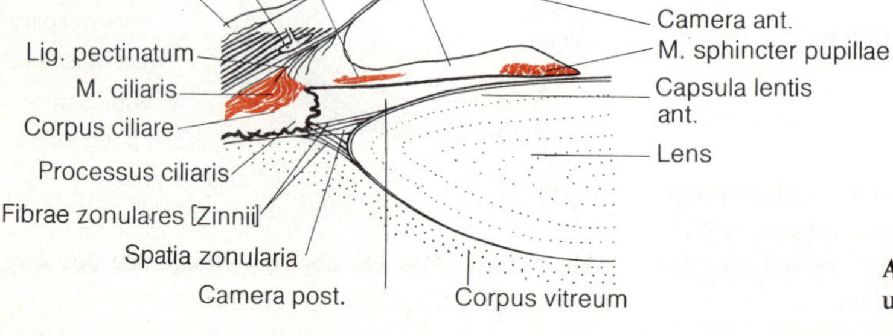

Abb. 15-13. Augenkammern und Linsenaufhängung

Iris, Regenbogenhaut

Wie bei einem Photoapparat durch die Wahl der Blendenapertur wird durch Regulation der Weite der **Pupille** bei gegebener Helligkeit die größtmögliche Sehschärfe erreicht. Die Regenbogenhaut hat zur vorderen Augenkammer hin *kein* bedeckendes Epithel, so daß man direkt auf das Schwammwerk des Irisstromas sieht, das radiärstrahlig zum Rand der Pupille, dem **Margo pupillaris**, hin angeordnet ist. Das Irisstroma ist am Pupillenrand besonders dünn, **Anulus iridis minor**, und läßt hier das zweiblättrige, in beiden Zellagen pigmentierte Epithel der Irishinterwand, ***Pars iridis retinae***, durchscheinen. Es folgt die **Iriskrause**, die dickste Stelle der Iris (von der zu embryonaler Zeit die Membrana iridopupillaris ihren Ursprung nimmt). Außen anschließend erkennt man die breite Außenzone der Iris, **Anulus iridis major**, die mit dem Margo ciliaris breit am Corpus ciliare befestigt ist.

Muskeln. Um die Pupille herum liegt der **M. sphincter pupillae** (nicht pigmentierte glatte Muskelfasern), nah dem Margo ciliaris radiärstrahlig auf die Pupille zu orientierte Faserbündel des grazilen **M. dilatator pupillae** (pigmentiert).

Innervation. Der M. sphincter pupillae wird *vorwiegend* parasympathisch (aus dem N. oculomotorius nach Umschaltung im Ganglion ciliare), der M. dilatator pupillae *vorwiegend* sympathisch (aus dem Ganglion cervicale superius) innerviert. Jeder Muskel wird aber auch von dem gegenteiligen Anteil des vegetativen Nervensystems innerviert; dabei bewirken die sympathischen Fasern im M. sphincter pupillae eine Kontraktionshemmung.

Klinischer Hinweis. Fällt der Halssympathikus oder sein Zentrum im oberen Thorakalmark aus, erkennt man dies an der betreffenden Seite am Auge als sog. **Horner-Symptomentrias**:
- *Miosis*, d.h. Engstellung der Pupille durch Überwiegen des M. sphincter pupillae,
- *Ptosis*, d.h. hängendes Oberlid durch Ausfall des M. tarsalis superior (S. 707),
- *Enophthalmus*, d.h. eingesunkene Bulbi durch Ausfall eines beim Menschen kaum ausgebildeten M. orbitalis; dieser überzieht in der Periorbita die Fissura orbitalis inferior, soll vorwiegend sympathisch innerviert sein und drängt bei Kontraktion das Auge nach vorn. Inwieweit der Enophthalmus durch die Ptosis weitgehend vorgetäuscht ist, sei hier offengelassen.

Gefäße. Die Arterien der Iris (Abb. 15-**11**) bilden am Margo pupillaris einen *Circulus arteriosus iridis minor*, am Margo ciliaris einen ausgeprägten *Circulus arteriosus iridis major.*

Iridokornealwinkel. Von klinisch großer Bedeutung ist der sog. Iridokornealwinkel, weil hier das Kammerwasser durch **Spalträume des Lig. pectinatum anguli iridocornealis** *(Fontana-Räume)* in den **Sinus venosus sclerae** *(Schlemm-Kanal)* abgeleitet wird.

Klinischer Hinweis. Abflußstörungen des Kammerwassers an dieser Stelle führen zum ***Augenüberdruck*** (***Grüner Star= Glaukom***). Normaler Augenbinnendruck: 14-17 mm Hg.

7. Retina, Netzhaut, Tunica interna bulbi

Die Netzhaut ist die innere Augenhaut, *Tunica interna bulbi.*

Gliederung

Die Netzhaut gliedert sich in eine
- **Pars caeca retinae**
- **Pars optica retinae**.

Die Grenze zwischen den beiden Abschnitten bildet die **Ora serrata**. Hier wechselt der Schichtenbau, so daß die Pars caeca „blind" ist. Das ist sinnreich, denn das vordere Retinadrittel entbehrt direkter Lichteinstrahlung.

Pars caeca. Sie besteht aus
- ***Pars ciliaris retinae*** (s. oben)
- ***Pars iridis retinae*** (s. oben)

Pars optica. Die Pars optica besteht aus 2 Blättern, von denen das
- ***äußere Blatt, Stratum pigmenti retinae***, einschichtig bleibt, wogegen das
- ***innere Blatt, Stratum cerebrale***, vielschichtig ist.

Äußeres und inneres Blatt sind durch den Spaltraum des ehemaligen Sehventrikels (S. 713) getrennt und liegen ohne Verwachsungen aneinander.

Nur an 2 Stellen - der Ora serrata und dem Sehnerveneintritt - sind äußeres und inneres Blatt der Netzhaut miteinander verwachsen.

Hinweis. Im allgemeinen Sprachgebrauch wird mit „Netzhaut" oder „Retina" nur das innere Blatt der inneren Augenhaut bezeichnet (Ablatio „retinae", s. unten).

Augenhintergrund

Der Augenhintergrund ist durch die brechenden Medien der Augen hindurch mit Hilfe eines Augenspiegels direkt einsehbar: Am auffälligsten sind die Äste der **A. et V. centralis retinae** (Abb. 15-**14**), die sich am Eintritt des Sehnerven, dem **Discus n. optici**, zum Gefäßstamm vereinigen. Der Discus n. optici tritt nur am Leichenauge bzw. bei intrakranieller Drucksteigerung (Stauungspapille) als „Papille“ hervor. Lateral vom Discus n. optici erkennt man den gelben Fleck, die - von größeren Gefäßen freie **Macula lutea**, in deren Zentrum die **Fovea centralis** liegt; hier trifft die optische Achse auf den Augenhintergrund.

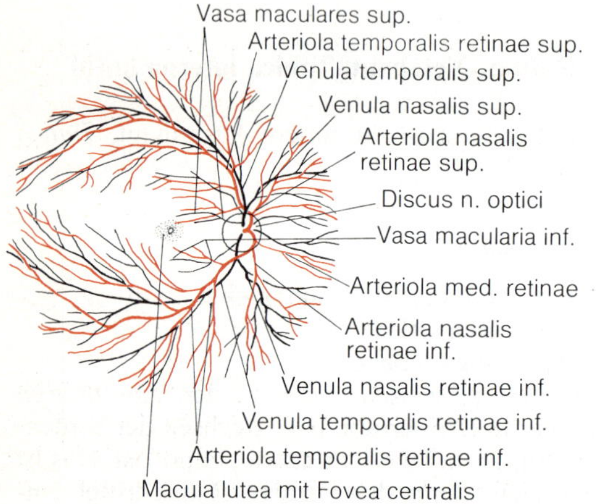

Abb. 15-14. Blutgefäße der Netzhaut des rechten Auges

Netzhautschichten (Abb. 15-**15**, 15-**16**), **mikroskopische Anatomie**

Stratum pigmentosum. Das Pigmentepithel ist ein *einschichtiges, isoprismatisches Epithel*, dessen Fortsätze viele Melaningranula enthalten und zwischen die Stäbchen und Zapfen dringen.

Histophysiologischer Hinweis. Bei Fröschen werden bei Lichtexposition die Fortsätze mit ihren Melaningranula weit zwischen Stäbchen und Zapfen vorgeschoben und bei Dunkelheit wieder zurückgenommen.

Die Hauptfunktion des Pigmentepithels ist die *Ernährung des Stratum neuroepitheliale*, denn dieses liegt außerhalb des Versorgungsgebiets der A. centralis retinae.

Klinischer Hinweis. 2 Beobachtungen unterstreichen die Bedeutung des Pigmentepithels für die Stäbchen- und Zapfenzellen:
- Bei angeborener Degeneration des Pigmentepithels bei Mäusen geht auch das Stratum neuroepitheliale zugrunde.
- Bei *Netzhautablösung* (Ablatio retinae) kommt es bald zu einer Degeneration des Stratum neuroepitheliale, weil der für den Stoffaustausch notwendige Kontakt zum Pigmentepithel unterbrochen ist.

Stratum neuroepitheliale (Abb. 15-**17**). Die Zellen des Stratum neuroepitheliale sind **primäre Sin-**

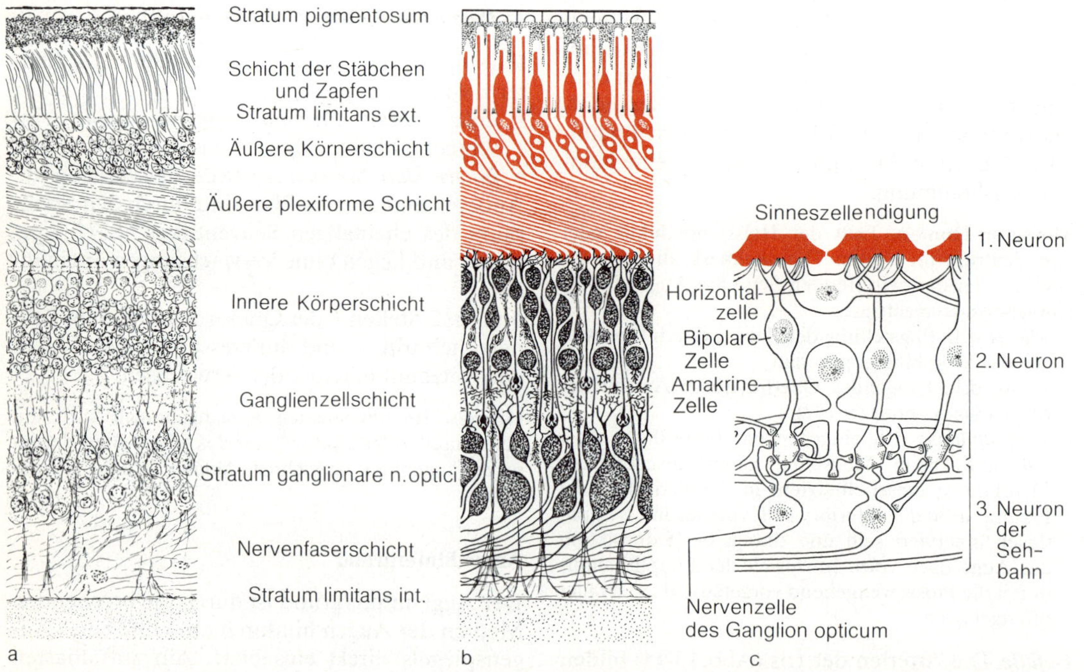

Abb. 15-15 a-c. Schichten der Netzhaut. Die Sinnesepithelzellen und ihre Fortsätze wurden *rot* hervorgehoben. **a** Bei üblicher histologischer Färbung; **b** schematische Darstellung der Zellen und ihre Fortsätze; **c** schematische Darstellung der Zwischenschaltung von Horizontalzellen und amakrinen Zellen in die Sehbahn

nesepithelzellen, d.h. Sinneszellen mit einem Rezeptorpol (Sinnesfortsatz) und einem die Erregung weiterleitenden Fortsatz. In der menschlichen Netzhaut werden aufgrund unterschiedlich gebauter Rezeptorfortsätze

- **ca. 120 Millionen Stäbchenzellen** von
- **ca. 6-7 Millionen Zapfenzellen** unterschieden.

Bei beiden Zellarten lassen die Rezeptorfortsätze ein *Innen-* und *Außenglied* unterscheiden, die außerhalb des Stratum limitans externum (Gliagrenzmembran) liegen. Die kernhaltigen Zytoplasmagebiete bilden in ihrer Gesamtheit die **äußere Körnerschicht, Stratum nucleare externum**. Die Neuriten der Rezeptorzellen ziehen in die äußere plexiforme Schicht.

Stäbchenzellen (Abb. 15-**17**, rechts). Im zylindrischen **Außenglied** der Stäbchenzellen kommen senkrecht zum einfallenden Licht hintereinander angeordnete, membranumhüllte Scheibchen, ***Disci***, von 2 µm Durchmesser vor (Abstand der Disci etwa 10 nm). Über ein kurzes **Verbindungsstück**, das im Querschnitt eine einem Kinozilium vergleichbare Substruktur hat, ist das Außenglied mit dem **Innenglied** verbunden; hier finden sich zahlreiche Mitochondrien. Das Innenglied der Fische, Amphibien und Vögel ist kontraktil. Durch einen eingeschnürten Zellabschnitt ist das Innenglied mit dem den Zellkern enthaltenden Zelleib der Stäbchenzelle verbunden. Der **Neurit** endet in einem breiten Endknöpfchen in der äußeren plexiformen Schicht.

Zapfenzellen (Abb. 15-**17**, links). Der Rezeptorfortsatz der Zapfenzelle hat Flaschenform: das konische **Außenglied** entspricht dem Hals, das dicke **Innenglied** dem Bauch der Flasche. Das Innenglied geht ohne wesentliche Einschnürung in den Zellleib mit dem - größeren - Kern über. Der **Neurit** und seine Endauftreibung in der äußeren plexiformen Schicht haben einen größeren Durchmesser als bei der Stäbchenzelle.
Die membranumhüllten Disci in den Außengliedern der Stäbchenzelle sind reich an Sehpigment, **Rhodopsin**, das unter Lichteinwirkung über Zwischenstufen zu Vitamin A ausbleicht und damit die Erregungsbildung einleitet (Vitamin A-Mangel führt zu Nachtblindheit). Die Außenglieder der Zapfenzellen verfügen über 3 verschiedene Sehpigmente, die bei geringerer Empfindlichkeit unterschiedliche Absorptionsmaxima besitzen und damit das trichromatische (Tages)Sehen ermöglichen.

Hinweis. Nachtaktive Tiere haben ganz überwiegend Stäbchenzellen, tagaktive zahlreiche Zapfenzellen.

In der **Fovea centralis**, der Stelle schärfsten Sehens, findet man nur Zapfenzellen, die hier besonders dicht stehen, da ihre Außenglieder einen geringeren Durchmesser haben als in der Peripherie der Netzhaut. Alle Schichten des Stratum cerebrale außer der Sinnesepithelschicht fehlen hier, desgleichen das Pigment der Macula lutea.

Stratum nucleare internum. Das Stratum nucleare internum, die *innere Körnerschicht*, enthält die Perikarya bipolarer Ganglienzellen (2. Neuron der Sehbahn), deren Dendriten in der *äußeren plexiformen Schicht* synaptischen Kontakt mit

A
→ Basalmembran [Bruch-Membran]
Stratum pigmentosum
Stratum neuroepitheliale:
- Schicht der Stäbchen und Zapfen
- → Stratum limitans externum
- Stratum nucleare externum (äußere Körnerschicht)

Stratum plexiforme externum (äußere plexiforme Schicht)
Stratum nucleare internum (innere Körnerschicht)
Stratum plexiforme internum (innere plexiforme Schicht)
Stratum ganglionare (Ganglienzellschicht)
Stratum neurofibrarum (Nervenfaserschicht)
→ Stratum limitans internum
I

Abb. 15-16. Schichten der Netzhaut von außen *(A)* nach innen *(I)*

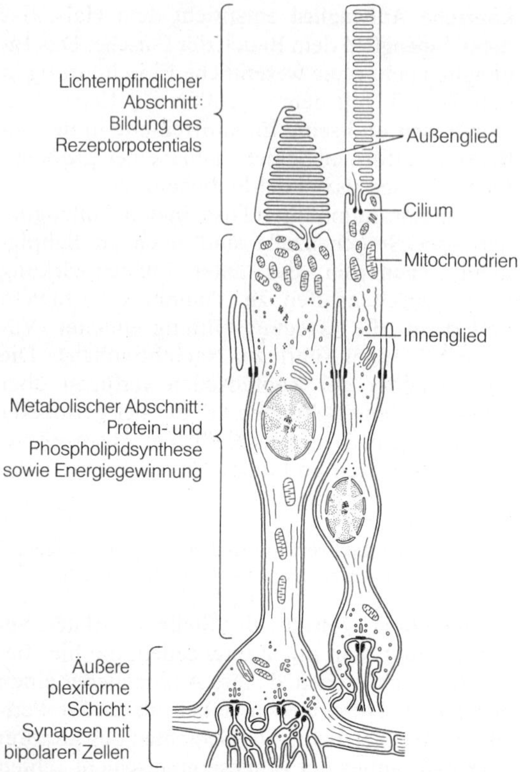

Abb. 15-**17.** Die primären Sinnesepithelzellen des Stratum neuroepitheliale der Netzhaut. *Rechts* Stäbchenzellen und *links* Zapfenzellen. Der Rezeptorfortsatz dieser beiden Zelltypen läßt ein Außen- und Innenglied erkennen, die über ein Verbindungsstück zusammenhängen. Charakteristische Bauelemente der Außenglieder von Stäbchenzellen sind dicht an dicht gelagerte membranbegrenzte Scheibchen, die von Zapfenzellen Einfaltungen der Zellmembran. Die Sehpigmente sind an die Membranen dieser Scheiben bzw. Einfaltungen gebunden. Das Innenglied ist reich an Mitochondrien. Typisch für die Stäbchenzelle ist eine Einschnürung zwischen Innenglied und Kernbezirk. (Nach Schiebler, Peiper, Schneider, 1986)

den Neuriten der Sinnesepithelzellen haben. Über ihren Neuriten wird die Erregung in die innere plexiforme Schicht weitergeleitet, wo die Umschaltung auf das 3. Neuron der Sehbahn, die Nervenzelle des Stratum ganglionare erfolgt.
Die bipolaren Zellen der inneren Körnerschicht stehen überwiegend mit 2 oder mehr Photorezeptoren in Kontakt (Konvergenz der Erregungsleitung). Nur für die Rezeptoren der Fovea centralis soll es eine Punkt-zu-Punkt-Verschaltung geben: Zapfenzelle→bipolare Zelle→Ganglienzelle.
Außer bipolaren Zellen werden im Stratum nucleare internum *Horizontalzellen*, *amakrine Zellen* und *Müller-Stützzellen* gefunden: Die Horizontal- und amakrinen Zellen bilden den sog. **Assoziationsapparat** der Netzhaut.

- Die **Horizontalzellen** verbinden im Nebenschluß mehrere Synapsen zwischen 1. und 2. Neuron; ihre Kerne findet man im äußeren Drittel der inneren Körnerschicht.
- Die **amakrinen Zellen** verbinden im Nebenschluß mehrere Synapsen zwischen 2. und 3. Neuron der Sehbahn.
- Die **Müller Stützzellen** sind die Gliazellen der Netzhaut. Ihre Fortsätze enden nach breiter Auffächerung an dem *Stratum limitans externum* und *internum.*

Stratum ganglionare. Es enthält großkernige multipolare Ganglienzellen. Ihre Dendriten liegen in der *inneren plexiformen Schicht*, ihre *marklosen* Neuriten ziehen in der *Nervenfaserschicht* zum Discus n. optici.

Physiologischer Hinweis. Das menschliche Auge - und das aller Wirbeltiere - ist ein *inverses Auge*, d.h. die Lichtstrahlen müssen durch das gesamte Stratum cerebrale retinae hindurch, ehe sie Rezeptorfortsätze der Sinnesepithelzellen erreichen. Das einfallende Licht und die Erregungsleitung verlaufen damit in der Netzhaut in entgegengesetzter Richtung (Abb. 15-**15**).

Zur Ora serrata hin verschmälern sich alle Schichten des inneren Blattes der Retina bis zur Einschichtigkeit. Gleichzeitig kommt es in den Randbezirken des „sehenden" Teils der Retina zu einer Einschränkung der Funktion. Dieser Teil der Retina beteiligt sich vor allem am Hell-Dunkel-Sehen und ist im Pupillenreflex (S. 830) verschaltet.

„Blinder Fleck"

Im Discus n. optici, Beginn des Sehnervens, fehlen Nerven- und Sinneszellen; dieser Bezirk ist daher unfähig, Lichtreize zu verarbeiten und wird als „blinder Fleck" bezeichnet.

VII. N. opticus, Sehnerv

Der Sehnerv hat eine Länge von ca. 4,5 cm, davon 2,8 cm innerhalb der Orbita, 1 cm innerhalb der mittleren Schädelgrube. Er beginnt an der **Lamina cribrosa sclerae**, der Durchtrittsstelle der (ca. 1 Million) Neuriten des Stratum ganglionare. Erst *nach* ihrem Austritt aus dem Bulbus oculi erhalten die Neuriten eine Markscheide, die von Oligodendroglia gebildet wird. Der N. opticus wird umhüllt von einer derben Durascheide, die

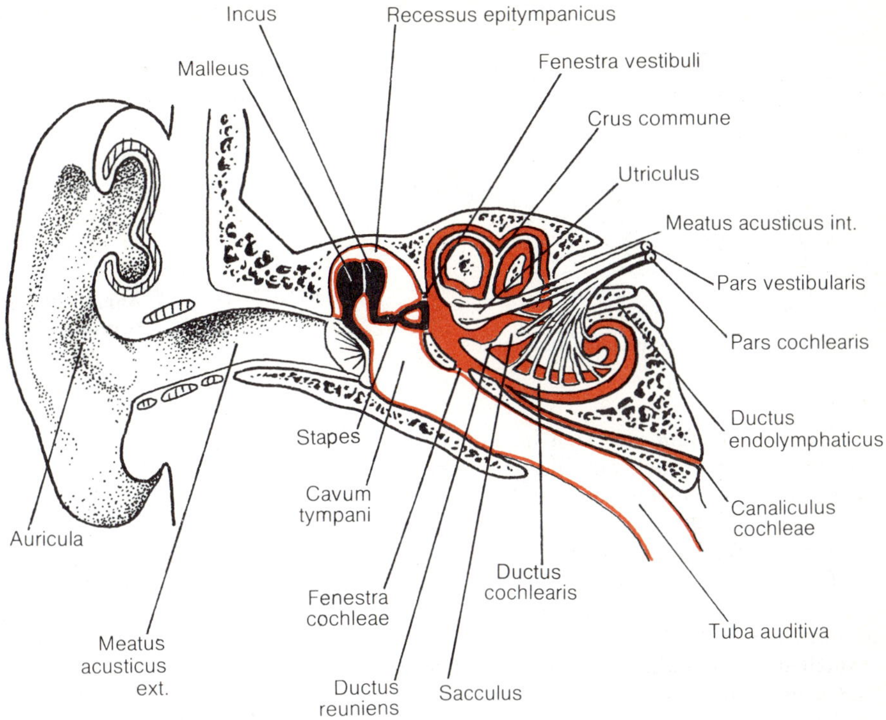

Abb. 15-18. Übersicht über das Gehörorgan. Der Schleimhautüberzug von Cavum tympani und Tuba auditiva ist *rot* gekennzeichnet, der Perilymphraum des Labyrinths *rot ausgefüllt*

sich kontinuierlich in die Sclera bulbi fortsetzt; auch Arachnoidea und Pia mater sind vorhanden, ein Subarachnoidalraum angedeutet; dieser kommuniziert *nicht* mit dem Subarachnoidalraum des Gehirns.

Der N. opticus verläuft in der Augenhöhle mit leichter S-Krümmung, die eine freie Beweglichkeit des Bulbus gestattet. Im Canalis opticus sind Dura mater und Pia mater mit der knöchernen Wand des Kanals fest miteinander verwachsen. Im Schädelinneren ist nach 1 cm die *Sehnervenkreuzung, Chiasma opticum*, erreicht.

B. Organum vestibulocochleare, Ohr, Hör- und Gleichgewichtsorgan

In diesem Organ sind 2 Sinnesorgane durch ihre gemeinsame Entwicklung räumlich miteinander verbunden: Das die Schallwellen verarbeitende Gehörorgan, der „**Schallaufnahmeapparat**", und das die Lage und Bewegung des Kopfes registrierende **Gleichgewichtsorgan**. Beide Rezeptororgane liegen gut geschützt als „**Innenohr**", im knöchernen Labyrinth der Felsenbeinpyramide des Schläfenbeins. Durch den sog. **Schalleitungsapparat** des ***äußeren Ohrs, Auris externa***, und des ***Mittelohrs, Auris media***, werden die Schallwellen zum Schallaufnahmeapparat des Innenohrs, ***Auris interna***, geleitet. Für das Gleichgewichtsorgan ist keine Verbindung mit der Außenwelt nötig (Abb. 15-**18**).

Im einzelnen gehören zum

- **zum äußeren Ohr** die
  - ***Ohrmuschel, Auricula***, der
  - ***äußere Gehörgang, Meatus acusticus externus***, und das
  - ***Trommelfell, Membrana tympani***,
- **zum Mittelohr die**
  - ***Paukenhöhle, Cavum tympani***, und die
  - ***Gehörknöchelchen, Ossicula tympani***, die eine Knochenkette in der Paukenhöhle bilden, die
  - ***Ohrtrompete, Tuba auditiva*** (Abb. 15-**18**) und
  - ***Nebenräume der Paukenhöhle***, die ***Cellulae mastoideae***,
- **zum Innenohr**, das
  - ***knöcherne Labyrinth***, das in besonders festem Geflechtknochen der Felsenbeinpyramide liegt und aus miteinander verbundenen Knochenkanälchen besteht, das

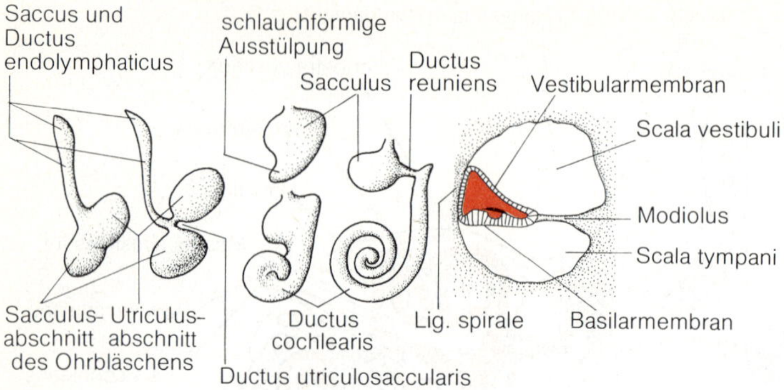

Abb. 15-19. Entwicklung des Labyrinths. *Rot*, Endolymphe. (Nach Langman, 1985)

- ***häutige Labyrinth***, das sich im knöchernen Labyrinth befindet, ein allseits geschlossenes Gangsystem aus miteinander kommunizierenden Röhren und Bläschen. Es ist außen von ***Perilymphe*** umgeben und innen mit ***Endolymphe*** gefüllt.

Knöchernes und häutiges Labyrinth setzen sich zusammen aus

- **Anteilen des Gleichgewichtsorgans: Sacculus, Utriculus, 3 Bogengängen**, und dem
- **Schneckengang des Hörorgans, Ductus cochlearis**, dessen Sinnesepithel akustische Reize aufnimmt.

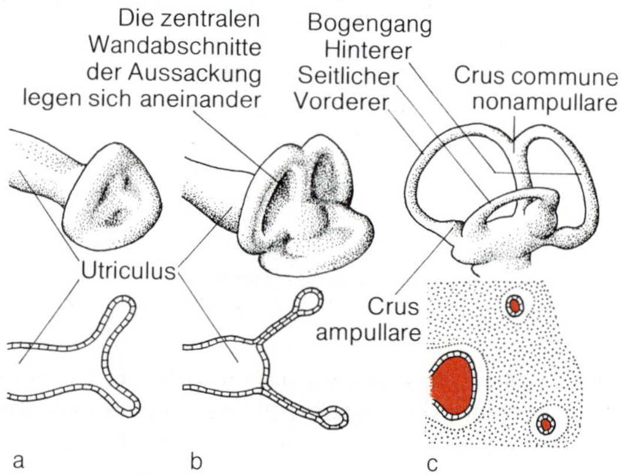

Abb. 15-20 a–c. Entwicklung der Bogengänge. *Rot*, Endolymphe. (Nach Langman, 1985)

I. Entwicklung

1. Entwicklung des häutigen Labyrinths

(Abb. 15-**19**)

Am Ende des 1. Embryonalmonats bilden sich als Verdickung des oberflächlichen Ektoderms seitlich des Rautenhirns die **Ohrplakoden**, die sich bald als **Ohrbläschen** einsenken und den Zusammenhang mit der Epidermis verlieren. Durch eine Einschnürung, **Ductus utriculosaccularis**, wird das Ohrbläschen in eine ventrale und dorsale Hälfte unterteilt.

- **Dorsaler Anteil**. Hieraus entstehen
  - ***Utriculus***,
  - ***Bogengänge*** und
  - ***Ductus*** (und ***Saccus) endolymphaticus***.
- **Ventraler Anteil**. Hieraus entwickeln sich
  - ***Sacculus*** und der durch einen
  - ***Ductus reuniens*** mit ihm verbundene
  - ***Ductus cochlearis***. Dieser wächst bald mächtig in die Länge und rollt sich in 2 1/2 Windungen ein.

Die Entwicklung der Bogengänge ist nicht als einfaches Längenwachstum erklärbar (Abb. 15-**20**), vielmehr bilden sie sich aus einer abgeplatteten Ausstülpung des Utriculus durch teilweise Verklebung der gegenüberliegenden Wände (Abb. 15-**20**). – Nur an bestimmten Stellen des Epithels des häutigen Labyrinths differenziert dieses sich um zu – sekundärem – Sinnesepithel: Am Boden des Ductus cochlearis zum **Organum spirale, Cortischen Organ** (S. 735), in der Wand von Utriculus und Sacculus zu den **Maculae** (S. 737), an den erweiterten Einmündungen der Bogengänge in den Utriculus zu den **Cristae ampullares** (S. 736).

2. Entwicklung der perilymphatischen Räume

Das **häutige Labyrinth** liegt zunächst in lockerem Mesenchym. In diesem werden direkt um das Gangsystem herum Hohlräume ausgebildet, die mit Perilymphe gefüllt sind. Das um die so entstandenen perilymphatischen Räume herum gelegene Mesenchym wird über Knorpel zu Knochengewebe umgebaut (Geflechtknochen). Die

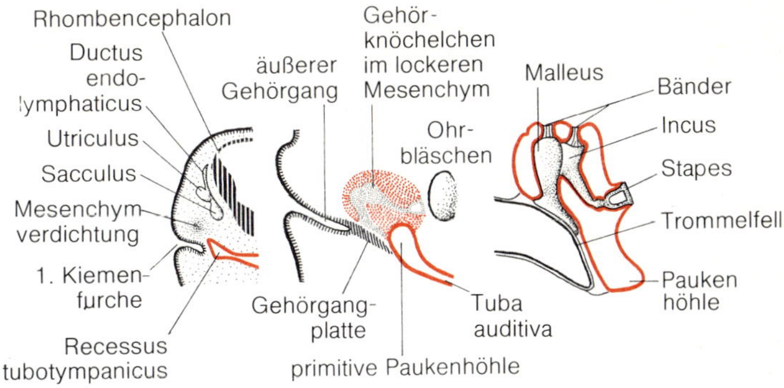

Abb. 15-21. Entwicklung des äußeren Gehörgangs und Mittelohrs. Die Schleimhaut des *Recessus tubotympanicus* bzw. der Paukenhöhle ist *rot* gezeichnet. (Nach Langman, 1985)

perilymphatischen Räume des Sacculus und Utriculus verschmelzen zu einem einheitlichen Raum, dem **Vestibulum**.

Die Entwicklung der perilymphatischen Räume für den **Ductus cochlearis**, d.h. die Ausbildung der **Schnecke**, ist bei prinzipiell vergleichbarer Entstehung komplizierter: Hier werden im Mesenchym über und unter dem Ductus cochlearis **2** Hohlräume ausgebildet, die durch ein mesenchymales Septum voneinander getrennt sind; diesem sitzt der Ductus cochlearis auf. Dieses Septum wird später zur **Basilarmembran** und **Lamina spiralis ossea** des Modiolus der Schnecke (S. 734). Der obere perilymphatische Raum wird zur **Scala vestibuli**, der untere zur **Scala tympani**.

3. Entwicklung des Mittelohrs (Abb. 15-**21**)

Als Ausstülpung der *1. Schlundtasche* des Kiemendarms stülpt sich der **Recessus tubotympanicus** seitlich aus und wird zur **primitiven Paukenhöhle**, die durch die **Ohrtrompete, Tuba auditiva**, mit der *Pars nasalis pharyngis*, Epipharynx, verbunden bleibt. Die primitive Paukenhöhle erweitert sich nach lateral und rostral auf Kosten des umgebenden Mesenchyms unter Aussparung der dort im Mesenchym angelegten Gehörknöchelchen und deren Retinacula, die damit in die Paukenhöhle hineinverlagert werden. Die epitheliale Auskleidung von Paukenhöhle und Tuba auditiva und ein entsprechender Überzug der Gehörknöchelchen sind damit *entodermaler Herkunft*.

Die **Gehörknöchelchen** entwickeln sich aus den Knorpelspangen der ersten beiden Branchialbögen (S. 402). Der *Hammer, Malleus*, und der *Amboß, Incus*, sind vom 1., der *Steigbügel, Stapes*, vom 2. Branchialbogen abzuleiten. Das Gelenk zwischen Hammer und Amboß entspricht dem primären Kiefergelenk der niederen Vertebraten (Abb. 15-**21**). Erkennbar bleibt die Herkunft der Gehörknöchelchen zu den Kiemenbögen 1 und 2 an der Innervation der beiden Muskeln, die an ihnen enden: der **M. tensor tympani**, der am Hammer ansetzt, wird vom *N. trigeminus*, der **M. stapedius**, dessen Sehne zum Steigbügel zieht, vom *N. facialis* innerviert.

4. Entwicklung des äußeren Ohrs

Die 1. Kiemenfurche wird zum **äußeren Gehörgang**, der durch Zellproliferation des Epithels zwischen 3. und 6. Embryonalmonat völlig verschlossen ist (sog. *Gehörgangplatte*). Der Boden des äußeren Gehörgangs bildet den äußeren Epithelüberzug des Trommelfells, der damit ektodermaler Herkunft ist (Abb. 15-**21**). Die *Ohrmuschel* entsteht durch Fusion je dreier *Ohrhökker* vom dorsalen Ende des 1. und 2. Kiemenbogens.

II. Auris externa, äußeres Ohr

1. Auricula, Ohrmuschel

Die Ohrmuschel, Auricula, ist eine trichterförmige, die Öffnung des äußeren Gehörgangs umschließende Hautfalte, die durch ein Skelett aus elastischem Knorpel formstabil gehalten wird. Lediglich das Ohrläppchen ist frei von Knorpel. Der Ohrknorpel geht kontinuierlich in den Gehörgangsknorpel über. Zur Benennung einzelner Strukturen der Ohrmuschel s. Abb. 15-**22**. Winzige, in der Auricula gelegene Muskeln sind für die Ausrichtung des menschlichen Ohrs bedeutungslos und werden hier nicht erwähnt. Überdies ist die menschliche Ohrmuschel aufgrund ihrer Form zum Einfangen von Schallwellen wenig geeignet.

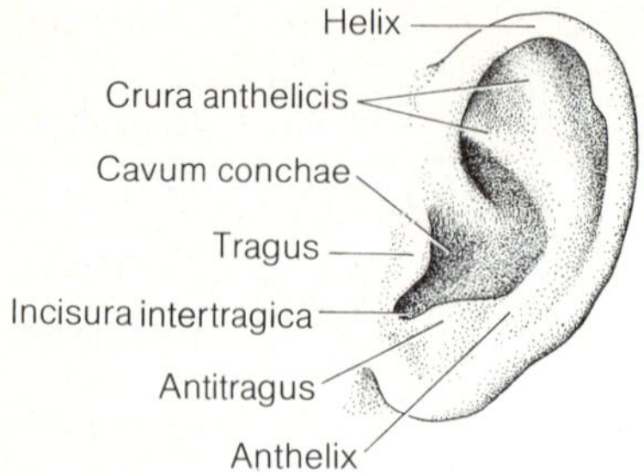

Abb. 15-22. Linke Ohrmuschel, Auricula sinistra

2. Meatus acusticus externus, äußerer Gehörgang

Der äußere Gehörgang, *Meatus acusticus externus*, ist ein beim Erwachsenen 36 mm langer Gang. Seine Wand ist im lateralen Drittel vorn und unten durch eine knorpelige Rinne verstärkt. Diese geht in das Knorpelskelett der Ohrmuschel über. Die inneren ⅔ liegen im Knochen des Schläfenbeins. Der knorplige Teil des Gehörgangs verläuft unmittelbar hinter dem Kiefergelenk und wird beim Schließen des Mundes eingeengt, bei Mundöffnung erweitert, weil dann der Processus condylaris mandibulae nach vorn unten gezogen wird. Die dichte Nachbarschaft zum Kiefergelenk hat ferner zur Folge, daß z. B. die Mahlgeräusche der Bohrmaschine des Zahnarztes von dem Patienten besonders deutlich und laut gehört werden (osseotympanale Schalleitung).
Die Längsachse des knöchernen Gehörgangs zeigt von vorn oben (innen) nach hinten unten (außen). Der knorplige äußere Anteil ist nach lateral abgewinkelt. Durch Zug an der Ohrmuschel nach hinten oben kann diese Krümmung ausgeglichen werden: dadurch kann das Trommelfell mit dem Ohrspiegel direkt betrachtet werden.

Mikroskopische Anatomie. Der äußere Gehörgang hat ein mehrschichtig verhorntes Plattenepithel mit Haaren, besonders am äußeren Eingang. Talgdrüsen und apokrine tubulöse Knäueldrüsen, **Gll. ceruminosae**, die beim Erwachsenen frei von den Haarbälgen münden und das **Ohrschmalz, Cerumen**, produzieren.

Klinischer Hinweis. Schon kleine Furunkel des äußeren Gehörgangs sind besonders schmerzhaft, weil die Haut wie an der Innenseite der Ohrmuschel unverschieblich mit der Unterlage verbunden ist und damit bei lokaler Schwellung sogleich gespannt wird. – Entzündungen der Schleimhäute der Cellulae mastoideae (S. 415) können auf Dach- und Hinterwand des knöchernen äußeren Gehörgangs fortgeleitet werden und sind hier als Rötung und Schwellung erkennbar.

3. Gefäße und Nerven

Arterien. Äste der **A. auricularis posterior, A. auricularis profunda** und **A. temporalis superficialis. Innervation**: **N. auriculotemporalis** für die Vorderfläche der Ohrmuschel und den äußeren Gehörgang. Zusätzlich **R. auricularis n. vagi** für einen Teil der Hinterwand und des Bodens des äußeren Gehörgangs sowie die Außenfläche des Trommelfells, **N. auricularis magnus** für die Hinterseite der Ohrmuschel.

Klinischer Hinweis. Vagotone Reaktionen (Kollaps, Erbrechen) nach Spülung des äußeren Gehörgangs werden beschrieben. Wahrscheinlich addieren sich hierbei Vagusreiz *und* Reizung des Gleichgewichtsorgans *(kalorischer Nystagmus).*

4. Membrana tympani, Trommelfell
(Abb. 15-**23**)

Das Trommelfell, *Membrana tympani*, grenzt den äußeren Gehörgang gegen die Paukenhöhle ab. Es handelt sich um eine ovale grau-schimmernde Membran von ca. 1 cm Durchmesser und 0,1 mm Dicke, die über einen fibrokartilaginösen Ring in einer Rinne des Os tympanicum eingelassen und gespannt ist (Abb. 15-**23**). Man unterscheidet eine kleine spannungslose **Pars flaccida** (*Shrapnell-Membran*) von einer größeren, gespannten **Pars tensa.**
Die **Pars flaccida** besteht aus dem äußeren und inneren Epithel des Trommelfells ohne nennenswerte Lamina propria. Perforationen bei Eiteransammlungen in der Paukenhöhle sind an dieser Stelle deshalb häufig. Die Abgrenzung gegen die Pars tensa erfolgt durch 2 leicht durchschimmernde Schleimhautfalten der Trommelfellinnenseite (*Plica mallearis anterior* und *posterior*, S. 731).
Die **Pars tensa tympani** kann durch 2 senkrecht zueinander stehende Linien in 4 Quadranten eingeteilt werden: Die eine dieser Linien geht von vorn oben nach hinten unten durch die sog. *Stria mallearis*; hier ist der Hammerhandgriff mit dem Trommelfell fest verwachsen. Die 2. der Hilfslinien geht senkrecht zur 1. durch den Trommelfellnabel, *Umbo*, dem unteren Ende der Stria mallearis. Am Umbo ist das Trommelfell am tiefsten eingezogen (Abb. 15-**27**). – Die Pars tensa hat eine derbe faser- und gefäßreiche Lamina propria.

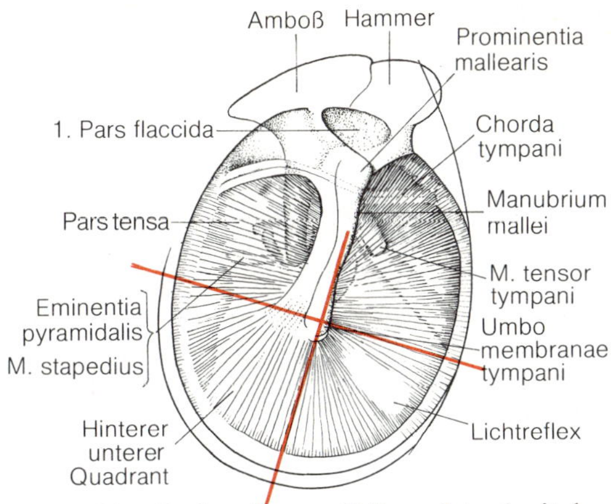

Abb. 15-23. Rechtes Trommelfell von lateral mit den dahinter gelegenen Gebilden der Paukenhöhle. Tatsächlich ist das Trommelfell *nicht* durchsichtig. (Nach Rohen, 1969)

Das Trommelfell ist schräg gestellt: Die laterale Fläche blickt nach vorn unten, so daß der äußere Gehörgang hinten oben ca. 6 mm kürzer ist als vorn unten (Abb. 15-**23**).
Innervation. Außenfläche: Äste des **N. auriculotemporalis** und **N. vagus**. Innere Schleimhaut: **Plexus tympanicus** (S. 495).

III. Auris media, Mittelohr

Das Mittelohr ist ein System pneumatisierter Räume, das an der Außenseite der Schläfenbeinpyramide in schief median absteigender Richtung liegt. Der zentrale Raum des Mittelohrs ist die **Paukenhöhle, Cavum tympani**, die vorn medial über die **Tuba auditiva** mit der Pars nasalis pharyngis und hinten oben über das **Antrum mastoideum** mit den **Cellulae mastoideae** kommuniziert.

1. Cavum tympani, Paukenhöhle (Abb. 15-**24**)

Die Paukenhöhle ist etwa 20 mm hoch, 10 mm lang und an ihrer schmalsten Stelle zwischen Umbo des Trommelfells und Promontorium der medialen Wand knapp 2 mm breit. Rein formal läßt sich die Paukenhöhle in 3 Etagen gliedern (Abb. 15-**24**), das

- **Hypotympanon**, unter dem Niveau des Trommelfells, das
- **Mesotympanon**, den engsten mittleren Teil der Paukenhöhle in Höhe des Trommelfells, das seine laterale Wand bildet, das
- **Epitympanon** (*Attikus*) mit dem *Recessus epitympanicus* zur Aufnahme von Hammerkopf und Amboßkörper, in denen sich der **Aditus ad antrum (mastoideum)** öffnet.

Im einzelnen unterscheidet man 6 Wände der Paukenhöhle: eine laterale und mediale, eine obere und untere, eine vordere und hintere Wand.

Pars membranaceus, laterale Wand

Sie wird weitgehend vom Trommelfell gebildet, zum kleineren Teil auch knöchern vom Felsenbein (Abb. 15-**26**).

Paries labyrinthicus, mediale Wand

Mit dieser Wand grenzt die Paukenhöhle gegen das Innenohr. An ihr erkennt man (Abb. 15-**25**) das

- **Promontorium**, eine breite Vorwölbung, bedingt durch die basale Schneckenwindung, die
- **Fenestra vestibuli, ovales** oder **Vorhoffenster**, das hinter und oberhalb des Promontoriums in das Vestibulum führt und durch die ***Steigbügelplatte*** verschlossen ist, die
- **Fenestra cochleae, rundes Fenster**, verschlossen durch die ***Membrana tympani secundaria;*** Fenestra vestibuli und Fenestra cochleae entsprechen Öffnungen des perilymphatischen Raums gegen die Paukenhöhle; die
- **Prominentia canalis facialis**, über und hinter dem Vorhoffenster, sowie darüber die
- **Prominentia canalis semicircularis lateralis**; beide Prominentiae engen den Zugang zum Antrum mastoideum ein. Ferner sind
- **Abdrücke des Semicanalis m. tensoris tympani** und **Semicanalis tubae auditivae** sichtbar, die vor und über dem Promontorium liegen; die beiden Halbkanäle werden durch das knöcherne **Septum canalis musculotubarii** getrennt; dieses endet leicht nach lateral abgebogen als **Processus cochleariformis**, um den herum sich die Sehne des M. tensor tympani nach lateral windet.

Tegmen tympani, obere Wand

Sie ist eine dünne Knochenplatte, die die Paukenhöhle von der mittleren Schädelgrube trennt.

Paries jugularis, untere Wand

Sie bildet den Boden der Paukenhöhle (Abb. 15-**26**); hier trennt eine dünne, teilweise pneumatisierte Knochenwand, **Cellulae tympani-**

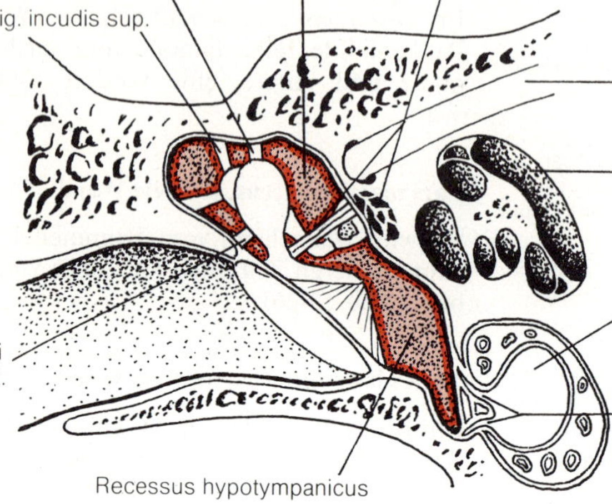

Abb. 15-24. Gliederung des Cavum tympani und Lage der Retinacula der Mittelohrknochen

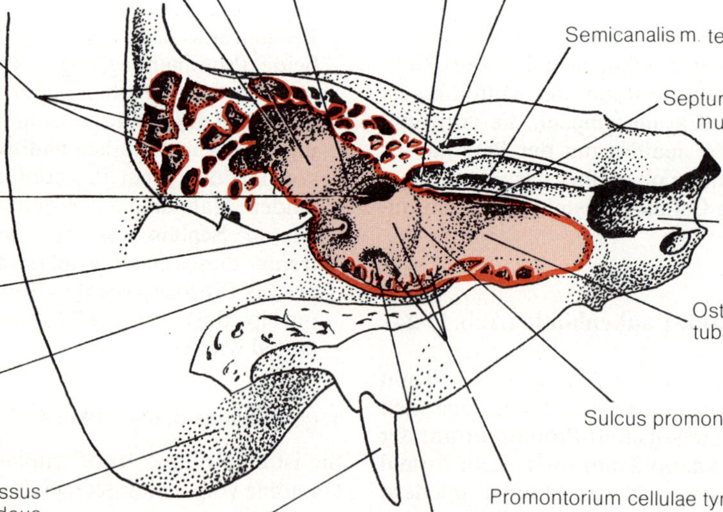

Abb. 15-25. Rechte Paukenhöhle nach Entfernung der lateralen und angrenzenden oberen Wand. Die Schnittränder der Paukenhöhle und der von ihr ausgehenden pneumatisierten Räume sind *rot* gezeichnet

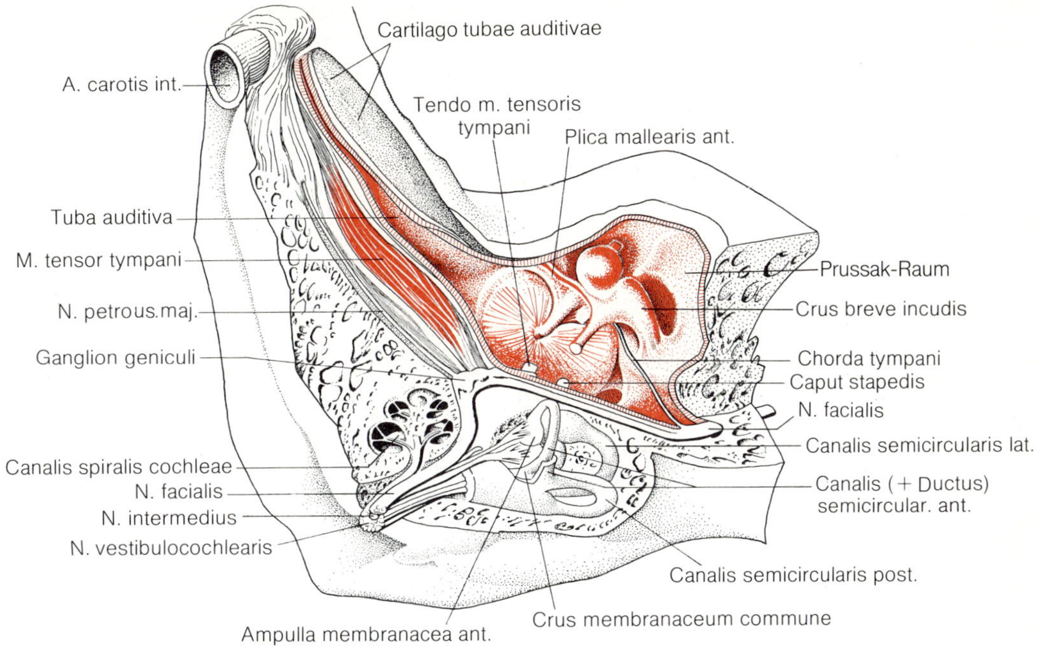

Abb. 15-26. Übersicht über das rechte Mittel- und Innenohr von oben. Die Sehne des M. tensor tympani und das Gelenk zwischen Amboß und Steigbügel wurden durchtrennt und die seitliche Wand der Paukenhöhle nach lateral geklappt. Beachte den Verlauf des N. facialis zwischen Schnecke und Gleichgewichtsorgan, seine Beziehung zur Paukenhöhle sowie die Abgänge von N. petrosus maj. und Chorda tympani. Der Schnittrand der Paukenhöhlenschleimhaut wurde *schraffiert* gezeichnet. (Nach Sobotta-Becher, 1972)

cae, Paukenhöhle und Bulbus v. jugularis internae voneinander.

Paries caroticus, vordere Wand

Sie wird vom Canalis caroticus gebildet. Hier mündet der **Canalis musculotubarius** in die Paukenhöhle.

Paries mastoideus, hintere Wand

Sie grenzt gegen den Warzenfortsatz des Schläfenbeins. Oben öffnet sie sich zum **Antrum mastoideum**. Darunter, hinter und unter der Fenestra vestibuli gelegen findet man einen kleinen Knochenvorsprung, die **Eminentia pyramidalis**. In ihr liegt der M. stapedius, dessen hauchdünne Sehne aus der Pyramidenspitze heraus zum Steigbügelköpfchen zieht.

Klinischer Hinweis. Entzündungen des Mittelohrs werden nicht selten durch die obere und untere Wand der Paukenhöhle in die Schädelhöhle fortgeleitet. Häufiger sind jedoch in die Schädelhöhle fortgeleitete Entzündungen des Mittelohrs, die von den Cellulae mastoideae ausgehen und über den Sinus sigmoideus auf die Schädelbasis übergreifen.

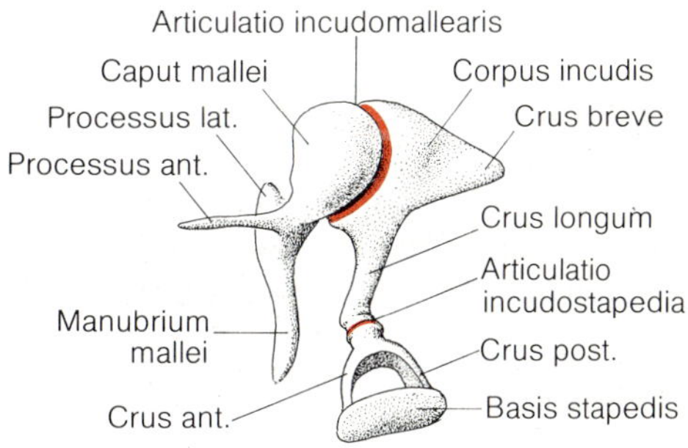

Abb. 15-27. Gehörknöchelchenreihe des rechten Mittelohrs von medial gesehen. *Rot*, artikulierende Flächen

2. Ossicula auditus, Gehörknöchelchen (Abb. 15-27)

Die Kette der 3 Gehörknöchelchen, **Hammer**, **Amboß** und **Steigbügel**, überträgt die Schwingungen des Trommelfells auf den perilymphatischen Raum des Labyrinths. Die Knöchelchen sind *syndesmotisch* miteinander verbunden; nur gelegentlich kann zwischen Hammer und Amboß ein Gelenkspalt ausgebildet sein.

Malleus, Hammer

Der Hammer gleicht einer Keule, deren *Handgriff, Manubrium mallei*, in das Trommelfell eingewebt ist (Stria mallearis, S. 726). Das Manubrium setzt sich in den kurzen *Processus lateralis* fort, der am Trommelfell seinen Abdruck hinterläßt, *Prominentia mallearis* (Abb. 15-**23**). Der längere *Processus anterior* erreicht beim Kind die Fissura petrotympanica, wird beim Erwachsenen zurückgebildet und dient dem Lig. mallei anterius zum Ansatz. Zwischen dem Manubrium und dem *Hammerkopf, Caput mallei*, wird ein schmales Halssegment, *Collum mallei*, ausgebildet, von dem das *Lig. mallei laterale* zur lateralen Wand der Paukenhöhle gerade über dem Trommelfellansatz zieht. Vom Hammerkopf ausgehend erreicht das *Lig. mallei superius* das Dach der Paukenhöhle. Hinten und medial artikuliert das Hammerköpfchen mit der korrespondierenden Fläche des Amboß in einem angedeuteten *Sattelgelenk*, dessen straffe Gelenkkapsel nur geringe Bewegung zuläßt.

Incus, Amboß

Der Amboß ähnelt einem Backenzahn mit 2 Wurzeln. Die „Krone" des Amboß, *Corpus incudis*, ist über das Hammer-Amboß-Gelenk mit dem Hammer verbunden. Die längere Wurzel, *Crus longum*, artikuliert über ein winziges Zwischenstück, *Processus lenticularis*, mit dem Steigbügel (Abb. 15-**26**); die kürzere Wurzel, *Crus breve*, ist durch das *Lig. incudis posterius* mit der lateralen Wand der Paukenhöhle verbunden. Der Amboßkörper wird zusätzlich fixiert durch das *Lig. incudis superius*, das wie das Lig. mallei superius zum Dach der Paukenhöhle zieht.

Stapes, Steigbügel

Der Name entspricht der Gestalt dieses Knochens. Die *Basalplatte, Basis stapedis*, ist durch das *Lig. anulare stapedis* in das ovale Fenster eingehängt. Zwischen den beiden Steigbügelschenkeln spannt sich die *Membrana stapedis* aus.

Klinischer Hinweis. Bei *Otosklerose* verkalkt das Lig. anulare stapedis und behindert damit die Übertragung der Schwingungen der Stapesplatte auf den Perilymphraum.

Mechanik der Schalleitung

Das Trommelfell wird durch ankommende Schallwellen in Schwingungen versetzt. Diese werden durch den Hammergriff auf die Reihe der Gehörknöchelchen und dadurch auf die Stapesplatte übertragen (Abb. 15-**27**). Dabei bewirkt die Reihe der Gehörknöchelchen eine Minderung der Schwingungsamplitude zugunsten höheren Schalldrucks. Dieser Effekt wird verstärkt durch das Flächenverhältnis von Trommelfell zu Fenestra vestibuli: 45–55/3–5 mm^2. Beide Faktoren bedingen eine Erhöhung der auf den perilymphatischen Raum einwirkenden Schalldrukke um das 22fache. Damit wird eine Schallreflektion, d. h. ein Energieverlust beim Übergang vom Medium Luft auf das Medium Perilymphe weitgehend vermieden.
Wird das Trommelfell mit dem Hammerhandgriff eingedrückt, bewegen sich Hammerkopf und Amboßkörper nach außen, Crus longum incudis nach innen und damit die Stapesplatte in das ovale Fenster hinein.

3. Muskeln

Die Muskeln des Mittelohrs sind quergestreift.

M. tensor tympani (Abb. 15-**28**)

Der M. tensor tympani, ein doppelt gefiederter Muskel, liegt in der *oberen Abteilung des Canalis musculotubarius*. Seine zentrale Sehne zieht rechtwinklig um den Processus chochleariformis nach lateral und setzt am Hammerhals an.
Funktion. Bei Kontraktion des Muskels wird das *Trommelfell eingezogen* und damit die *Stapesplatte eingedrückt*.
Innervation durch den *N. trigeminus*.

M. stapedius

Der M. stapedius liegt in der *Eminentia pyramidalis* der hinteren Paukenhöhlenwand; seine Sehne zieht aus der Pyramidenspitze nach vorne zum Steigbügelkopf.
Funktion. Bei Kontraktion des Muskels wird der *Stapeskopf nach hinten gezogen* und die Stapesplatte entsprechend verkantet.
Innervation durch den *N. facialis*.

Klinischer Hinweis. Die Funktion der Mittelohrmuskeln ist unklar. Beschrieben wird nach Muskellähmung eine krankhafte Feinhörigkeit, *Hyperakusis* (Ausfall von N. V_3 und/oder N. VII).

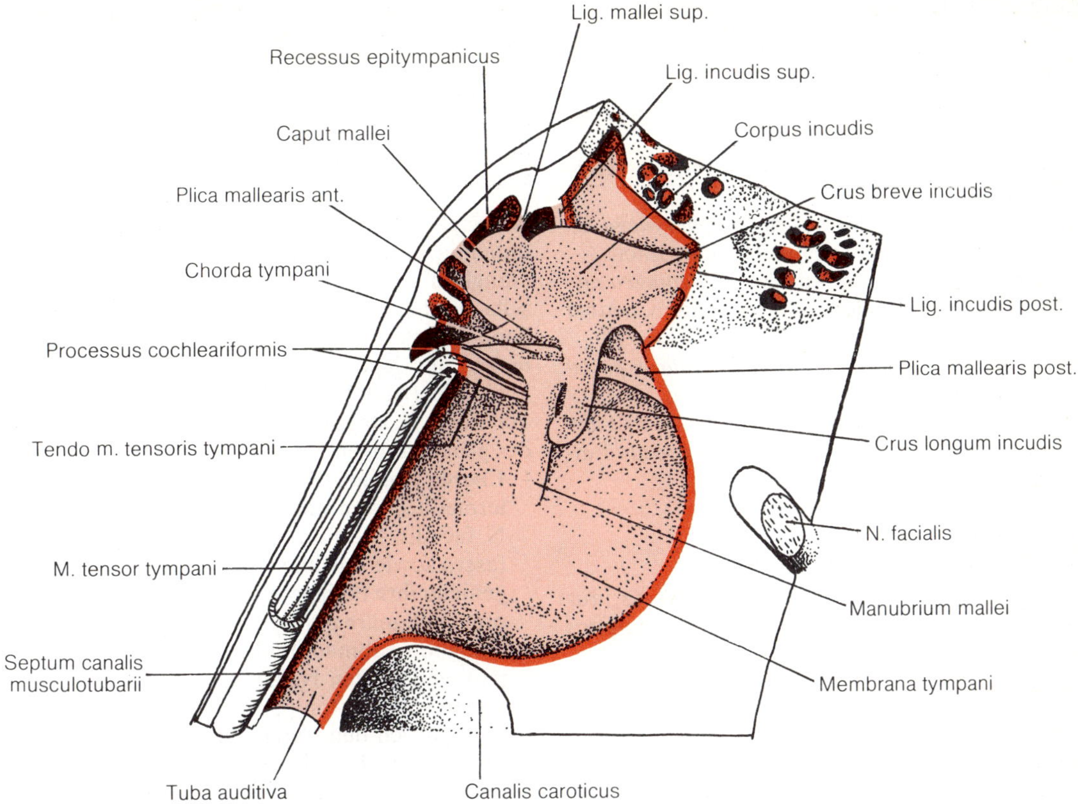

Abb. 15-**28.** Laterale Wand der rechten Paukenhöhle von medial gesehen. Schnittrand der Schleimhaut von Paukenhöhle, Tuba auditiva und angrenzenden pneumatisierten Räumen *rot* gezeichnet. Beachte den Verlauf der in einer Schleimhautfalte gelegenen Sehne des M. tensor tympani sowie die Falten und Buchten hinter dem Trommelfell

4. Schleimhaut und Buchten der Paukenhöhle

Die Schleimhaut der Paukenhöhle besteht aus *einschichtig plattem bis isoprismatischem Epithel*, in Nachbarschaft der Tubenmündung mit Kinozilienbesatz. Unter dem Epithel findet sich eine zarte, gefäßreiche Lamina propria.
Durch den Schleimhautüberzug, der die Wand, die Gehörknöchelchen und ihre Haltebänder bedeckt, entstehen Schleimhautfalten und Nischen, die die Raumaufteilung der Paukenhöhle zusätzlich unübersichtlich machen.

Trommelfellfalten und -taschen. An der Innenseite des Trommelfells, zwischen Pars flaccida und tensa, finden sich 2 miteinander verschmolzene Falten, *Plica mallearis anterior et posterior* (Abb. 15-**28**). Die vordere dickere enthält den Processus anterior mallei und das an ihm endende Lig. mallei anterius; durch beide Falten hindurch, und damit zwischen Manubrium mallei und Crus longum incudis quer über das Trommelfell hinweg, verläuft die „Chorda" tympani (deshalb ihr Name). Die Hammerfalten begrenzen mit dem Trommelfell 2 sich nach unten öffnende Räume, die *Trommelfelltaschen, Recessus membranae tympani anterior et posterior.* Letzter öffnet sich nach oben in den *Recessus membranae tympani superior* (*Prussak*-Raum), der lateral von der Pars flaccida tympani begrenzt ist.

Weitere Falten sind

- *Plica incudis.* Sie erreicht über das Lig. incudis posterius und Crus breve incudis den Amboßkörper.
- *Plica stapedis.* Sie umhüllt die Sehne des M. stapedius von der Austrittsstelle aus der Pyramidenspitze an, dazu das Caput und die Crura stapedis.
- *Plica m. tensoris tympani.* Diese Falte folgt der Sehne des Muskels (Abb. 15-**28**).

5. Gefäße und Nerven der Paukenhöhle

Arterien

Die arterielle Versorgung der Paukenhöhle erfolgt durch **Äste der A. maxillaris**:
- **A. tympanica anterior** durch die Fissura petrotympanica,
- **A. tympanica inferior** aus der *A. pharyngea ascendens* durch den Canaliculus tympanicus,
- **A. tympanica superior** aus der *A. meningea media* durch den Sulcus und Canalis n. petrosi minoris,
- **A. stylomastoidea** aus der *A. auricularis posterior* durch den Fazialiskanal,
- zusätzlich **Rr. caroticotympanici** aus der *A. carotis interna* durch den Paries caroticus hindurch.

Venen

Venöse Abflüsse zum *Plexus pharyngeus*, zur *V. meningea media* und den *Sinus durae matris* (Infektionsweg).

Lymphwege

Lymphabflüsse gemeinsam mit denen des äußeren Ohres zu den retroaurikulären Lymphknoten.

Nerven

Die Innervation der Schleimhaut der Paukenhöhle erfolgt durch den
- **N. tympanicus** und teilweise durch den
- **Plexus tympanicus**.

N. tympanicus. Der N. tympanicus ist der 1. Ast des *N. glossopharyngeus*. Er gelangt durch den Canaliculus tympanicus (zusammen mit der A. tympanica inferior) in die Paukenhöhle und innerviert die Paukenschleimhaut *sensibel*.

Plexus tympanicus. Er führt neben sensiblen Fasern (s. oben)
- ***parasympathische Fasern des N. glossopharyngeus***, die im N. tympanicus in die Paukenhöhle gelangen
- ***parasympathische Fasern des Intermediusanteils des N. facialis*** und
- ***sympathische Fasern*** des periarteriellen *Plexus caroticus* (internus).

Der Plexus tympanicus breitet sich unter der Schleimhaut der Paries labyrinthicus aus. Im wesentlichen handelt es sich bei diesem Nervengeflecht um eine Austausch- und Durchgangsstation, die nur zum geringeren Teil der Innervation der Schleimhaut der Paukenhöhle dient.
Die parasympathischen Fasern des N. tympanicus sammeln sich wieder und verlassen als **N. petrosus minor** durch den Canalis n. petrosi minoris die Paukenhöhle und das Felsenbein an seiner Vorderwand (S. 414).

N. facialis. Er verläuft im Canalis n. facialis (Prominentia canalis facialis S. 727), wo auch sein Ganglion geniculi liegt (S. 495). Er hat jedoch selbst und es haben auch seine beiden hier abgehenden Ästen, **Chorda tympani** und **N. petrosus major**, nur *topographische* Beziehung zur Paukenhöhle (Abb. 15-**26**). Eine Ausnahme macht der kleine **N. stapedius n. facialis** zur Innervation des gleichnamigen Muskels.
- **Chorda tympani** (S. 494). Sie gehört zum N. intermedius, dem nicht-motorischen Anteil des N. facialis. Sie führt (afferente) Geschmacksfasern sowie sensible Fasern, die im Ganglion geniculi ihre Perikaryen haben, und (efferente) präganglionäre parasympathische Fasern zum Ganglion submandibulare. Die Chorda tympani verläßt den N. facialis kurz vor dem Foramen stylomastoideum, erreicht die Paukenhöhle durch den Canaliculus chordae tympani, verläuft unter der Schleimhaut des Mittelohrs und liegt in den Plicae malleares anterior und posterior (s. oben) dem Trommelfell an; sie verläßt das Mittelohr durch die Fissura petrotympanica und schließt sich dann dem N. lingualis an (S. 492).
- **N. petrosus major**. Er verläßt den N. facialis am Ganglion geniculi ohne direkte funktionelle und topographische Bezüge zur Paukenhöhle, abgesehen von Verbindungen zum Plexus tympanicus. Der N. petrosus major erreicht in einem kurzen Knochenkanal die Vorderfläche des Felsenbeins und damit die mittlere Schädelgrube (S. 414).

6. Tuba auditiva, Ohrtrompete
(Abb. 15-**26**, 15-**28**)

Sie ist genauso lang (36 mm) wie der äußere Gehörgang und besteht wie dieser aus einem *knorpeligen* und einem *knöchernen* Anteil.
Der knöcherne Anteil ist etwa 12 mm lang und ist identisch mit der unteren Etage des **Canalis musculotubarius**. An dessen vorderen Teil schließt sich der längere knorpelige Anteil an, dessen mittlere (hintere) und obere Wand von einer *Knorpelspange* versteift ist. Die knorpelfreie seitliche und untere Wand ist bindegewebig verstärkt, *Lamina membranacea*. Die vordere Öff-

nung der Tube ist in Höhe des unteren Nasengangs als **Torus tubarius** durch den Tubenknorpel vorgewölbt. Das Lumen der Tube ist unterschiedlich weit, am engsten am Übergang vom knöchernen zum knorpeligen Abschnitt, **Isthmus tubae auditivae**, am weitesten gegen die Pars nasalis pharyngis hin.
Der knorpelbedeckte obere Teil des im Querschnitt kommaförmigen Lumens ist als „*Sicherheitsröhre*" immer offen, die übrigen Wandabschnitte des Lumens aneinandergelegt. Da die Mm. tensor et levator veli palatini von der Lamina membranacea ihren Ursprung nehmen, wird während des Schluckens die untere „Hilfsspalte" erweitert. Ein Unterdruck in der Paukenhöhle, der durch Resorption der Luft bei Tubenverschluß entstehen kann, ist deshalb durch forciertes Schlucken und entsprechende Öffnung der Hilfsspalte auszugleichen.

Mikroskopische Anatomie. Die Tuba auditiva besitzt *respiratorische Epithel*, das sich aus der Pars nasalis pharyngis fortgesetzt hat. In der Lamina propria finden sich Schleimdrüsen.

Klinischer Hinweis. Entzündungen des Nasenrachenraums greifen deshalb häufig auf die Tube über und führen hier durch Verlegung des Lumens zum Tubenkatarrh. Häufig führen Entzündungen des Nasenrachenraums, besonders bei Kindern, deren Tuben noch kurz und weit sind, zu Entzündungen der Schleimhaut der Paukenhöhle *(Mittelohreiterung, Otitis media)*. Dabei ist das Trommelfell vorgewölbt und gerötet, während es beim *einfachen Tubenkatarrh* (s. oben) durch den Unterdruck eingezogen ist. *Beide* Krankheitsbilder führen durch Verminderung der Schwingungsfähigkeit des Trommelfells zu einer *reversiblen Schwerhörigkeit.*

7. Cellulae mastoideae

Die Cellulae mastoideae sind postnatal von der Paukenhöhle her durch Pneumatisierung des Warzenfortsatzes entstanden. Die Zellen „münden" in einen etwa bohnengroßen **Vorhof, Antrum mastoideum**, der von hinten breiten Zugang zum **Recessus epitympanicus** der Paukenhöhle hat.

Klinischer Hinweis. Mittelohrentzündungen greifen häufig auf diese „Nebenhöhlen" der Paukenhöhle über, *Mastoiditis.* Nicht selten ist dann eine breite Aufmeißelung des Warzenfortsatzes, *Antrotomie*, nötig, um eine Fortleitung der Entzündung über den in engster Nachbarschaft gelegenen Sinus sigmoideus in die Schädelhöhle zu verhindern. Bei der Antrotomie hat man die Lage dieses venösen Hirnsinus sowie den absteigenden Schenkel des Canalis facialis zu berücksichtigen.

IV. Auris interna, Innenohr, Labyrinth

Es liegt in der *Felsenbeinpyramide.* Seit alters her unterscheidet man das knöcherne Labyrinth vom häutigen (Abb. 15-**29**). Die Entwicklungsgeschichte des Labyrinths (S. 724) zeigt, daß das knöcherne Labyrinth im wesentlichen durch die Form des häutigen Labyrinths vorgegeben ist. Dieses „schwimmt" im Perilymphraum, dessen knöcherne Wandung das knöcherne Labyrinth ist.

Das knöcherne Labyrinth weicht an 3 Stellen von der Form des häutigen Labyrinths ab:

- Der den Sacculus, Utriculus und Anfang der basalen Schneckenwindung umfassende Vorhof, Vestibulum, ist *ein* einheitlicher Raum,

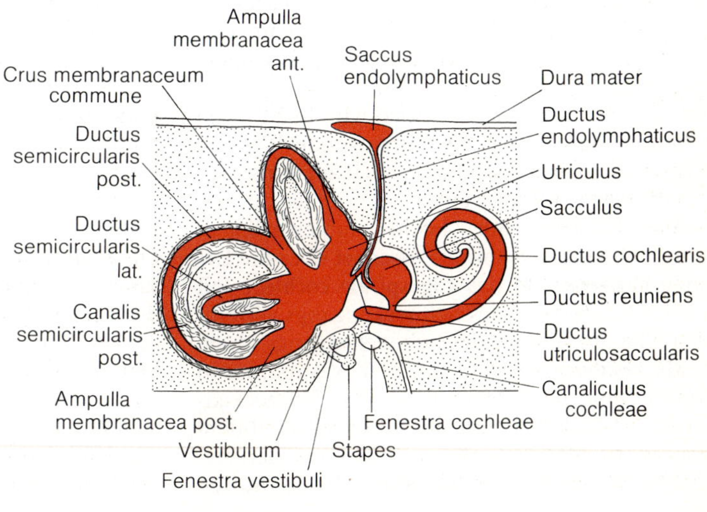

Abb. 15-29. Schema des häutigen Labyrinths. *Rot*, Endolymphe

der eine Öffnung für die ovale *Fenestra vestibuli* zeigt. Diese Öffnung ist *in vivo* durch die Stapesplatte und das Lig. anulare stapedis verschlossen.
- Der perilymphatische Raum um den Ductus cochlearis der Schnecke ist durch Ausbildung der Schneckenachse, *Modiolus*, seiner *Lamina spiralis ossea* sowie der daran ansetzenden *Lamina basilaris* in 2 Etagen geteilt, eine obere, die **Scala vestibuli**, und eine untere, die **Scala tympani**.
- Im **Ductus perilymphaticus**, **Aquaeductus cochleae**, einem feinen Knochenkanälchen, das von der Scala tympani der basalen Schneckenwindung abgeht und sich medial vom Foramen jugulare in das Cavum subarachnoidale öffnet, fehlen Anteile des häutigen Labyrinths. Hier kommunizieren Perilymphe und Liquor cerebrospinalis.

Nachbarschaft. Das knöcherne Labyrinth hat ausgedehnte Nachbarbeziehungen zur Paukenhöhle, zur hinteren Schädelgrube durch den Meatus acusticus internus und zur mittleren Schädelgrube durch die Eminentia arcuata des vorderen Bogengangs an der Vorderseite der Felsenbeinpyramide. Hinterer und seitlicher Bogengang haben Beziehungen zu den Cellulae mastoideae (Abb. 15-**29**).

1. Schallaufnahmeapparat

Cochlea, Schnecke

Die Cochlea bildet den vorderen Abschnitt des knöchernen Labyrinths. Sie besteht aus einer knöchernen Längsachse, dem **Modiolus**, der etwa die Richtung des inneren Gehörgangs fortsetzt, und 2,5 korkenzieherartigen Windungen des **Schneckenkanals**, **Canalis spiralis cochleae**, die gegen den Uhrzeigersinn nach lateral um den Modiolus herum zur **Schneckenkuppel**, **Cupula cochleae**, verlaufen (Abb. 15-**30**).
Der knöcherne Schneckenkanal wird in 2 Etagen unterteilt durch eine Art freihängende Wendeltreppe, die sich am Modiolus nach aufwärts windet, **Lamina spiralis ossea**. Sie endet in der Schneckenspitze mit leicht aufgeworfenem Rand. Die Lamina spiralis ossea ist über die **Lamina basilaris** und das **Lig. spirale cochleae** mit der lateralen Wand des Schneckengangs verbunden. Die obere Etage des Schneckengangs ist die **Scala vestibuli**; sie steht mit dem Vestibulum in Verbindung. Die untere Etage des Schneckenkanals ist die **Scala tympani**; sie beginnt mit dem runden Fenster, Fenestra cochleae, an der medialen Wand der Paukenhöhle. Beide Scalen

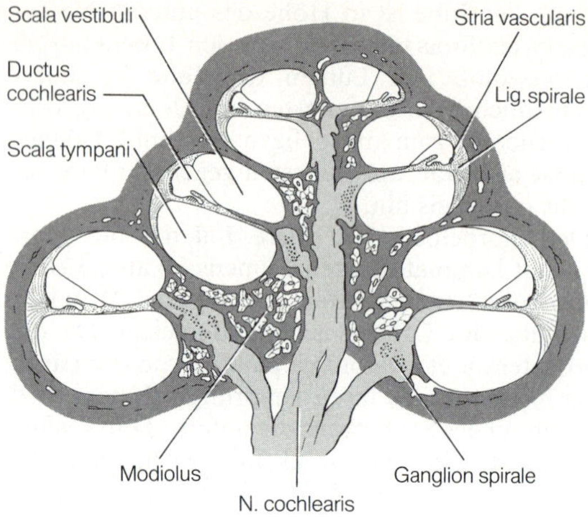

Abb. 15-30. Längsschnitt durch eine Schnecke. Lupenvergrößerung. *Rot*, Endolymphraum. (Nach Kahle, Leonhardt u. Platzer, 1976)

kommunizieren an der Schneckenspitze: **Helicotrema**. Scala vestibuli und Scala tympani enthalten Perilymphe (s. oben).

Ductus cochlearis

Der Endolymphgang der Schnecke, *Ductus cochlearis* (Abb. 15-**30**), liegt am Boden der Scala vestibuli auf der **Paries tympanicus ductus cochlearis**. Diese besteht aus der *Lamina spiralis ossea* bzw. der von ihr ausgehenden *Basilarmembran*. Auf ihr sitzt das **Organum spirale**, **Corti-Organ**. Eine zarte 3 μm dicke, aus 2 Plattenepithellagen bestehende Wand, **Paries vestibularis ductus cochlearis** (**Membrana vestibularis**; **Reißner-Membran**), bildet die Grenze des Ductus cochlearis gegen die Scala vestibuli. Die seitliche Wand des Schneckengangs wird durch das fächerförmige **Lig. spirale cochleae**, eine Verankerung der Basilarmembran an der Außenwand des Schneckenkanals, gebildet. Diese Wand ist bedeckt von mehrschichtig plattem bis isoprismatischem Epithel. Unter und *in* dem Epithel breitet sich ein Blutgefäßgeflecht aus, die **Stria vascularis**; sie bildet die Endolymphe des Ductus cochlearis.
Die **Endolymphe** entspricht in ihrer Elektrolytzusammensetzung der intrazellulären Flüssigkeit; die Elektrolytkonzentration der Perilymphe ist der des Extrazellulärraums vergleichbar.
Der Ductus cochlearis endet blind am Helicotrema, während sein basales Ende in der basalen Windung des Schneckenkanals durch einen feinen Endolymphkanal, den **Ductus reuniens**, mit dem Sacculus kommuniziert.

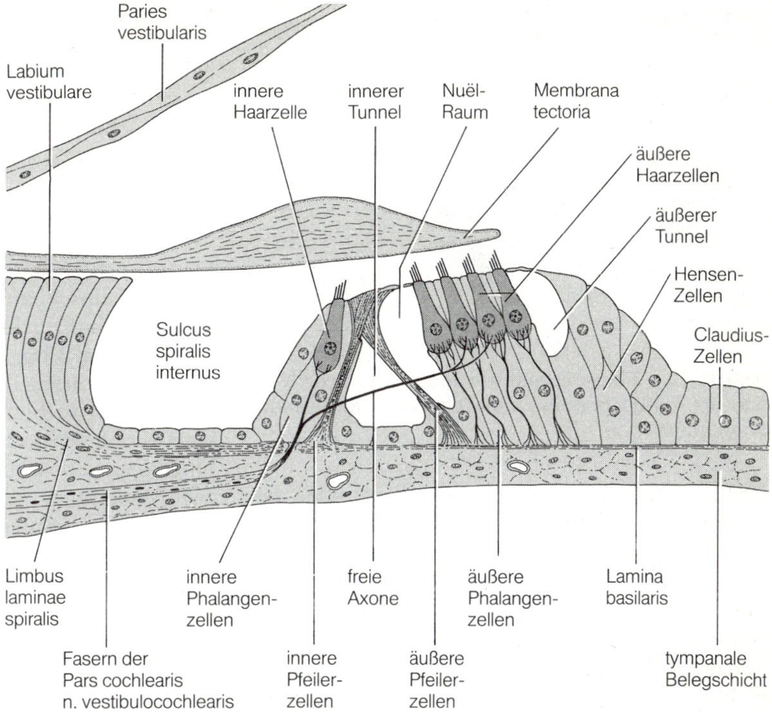

Abb. 15-31. Übersicht über das Organum spirale, Corti-Organ. Innerer und äußerer Tunnel sowie der Nutelsche Raum sind *dicht*, der Endolymphraum des Ductus cochlearis *weit rot gerastert*. (Nach Schiebler, Peiper u. Schneider, 1986)

Organum spirale, Corti-Organ, mikroskopische Anatomie (Abb. 15-**31**)

Das Corti-Organ ist ein Wall hochprismatischer Sinnes- und Stützzellen am Boden des Ductus cochlearis, überdacht von der **Membrana tectoria**, einem zellfreien gallertigen Sekretionsprodukt der Zellen des *Labium limbi vestibulare*. Damit bedeckt die Membrana tectoria zugleich einen Graben, den *Sulcus spiralis internus*, dessen äußere Wand durch das Corti-Organ gebildet wird. Das Gerüst des Organum spirale sind von Tonofibrillen durchzogene *Stützzellen* (Phalangenzellen und Pfeilerzellen), die der Basis breit aufsitzen und deren apikale Köpfe abgeplattet sind und die sog. **Kopfplatte**, die **Membrana reticularis**, bilden. In der Kopfplatte sind Löcher freigelassen als Durchtrittsstellen der Haarschöpfe der Sinneszellen. Die **Sinneszellen** sind *sekundäre Sinnesepithelzellen*.

Im einzelnen unterscheidet man **innere Haarzellen**, die in einer Reihe stehen und von **inneren Phalangenzellen** gestützt werden.

Zahlreicher sind die **äußeren Haarzellen**, die in 3-5 Reihen auf Lücke stehen und den **äußeren Phalangenzellen**, den Deiters-Stützzellen, aufsitzen.

Pfeilerzellen sind schlanke, gegeneinander geneigte tonofibrillenreiche Stützzellen im Bereich zwischen inneren und äußeren Phalangenzellen bzw. Haarzellen.

Innere und äußere Haarzellen sind korbgeflechtartig von afferenten und efferenten Nervenendigungen umscheidet. Ihre freie Oberfläche zeigt je 100-200 **Sinneshärchen**, Stereozilien. Die Sinneshärchen sind V- oder W-förmig angeordnet und stehen wohl mit der Membrana tectoria in Kontakt.

Der Zellwall des Corti-Organs ist aufgelockert durch **3 Kanälchen** (Abb. 15-**31**), dem

- ***inneren Tunnel*** zwischen inneren und äußeren Pfeilerzellen, dem
- ***Nuëlschen Raum*** zwischen den äußeren Pfeilerzellen und der inneren Reihe der äußeren Haar- und Phalangenzellen, und dem
- ***äußeren Tunnel***, der die Reihe der äußeren Haarzellen nach lateral begrenzt.

Hörvorgang

Die Schwingungen der Steigbügelplatte breiten sich im gesamten Perilymphraum aus (Abb. 15-**32**). Unter anderem werden sie auch die Scala

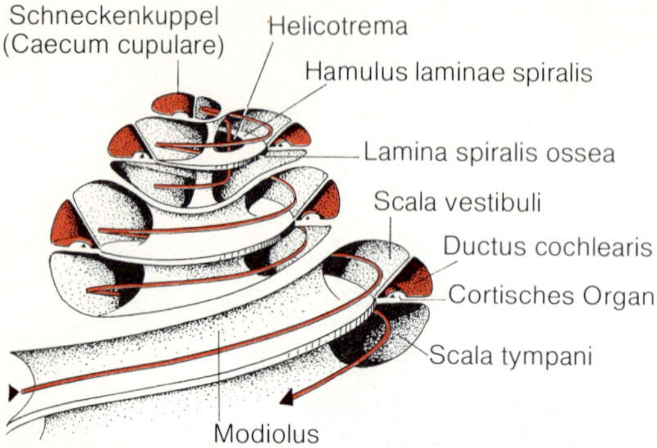

Abb. 15-32. Fortpflanzungsrichtung der Schallwellen im Perilymphraum der Schnecke. *Rot,* Endolymphraum

vestibuli hinaufgeleitet, theoretisch bis über das Helicotrema in die Scala tympani in Richtung auf die Fenestra cochleae. Tatsächlich erreichen sie die Scala tympani nicht über das Helicotrema, sondern erfahren in unterschiedlicher Entfernung von der Fenestra ovale in Abhängigkeit von der Tonfrequenz - hohe Töne basisnahe, tiefe in der Nähe des Helicotrema - ihr Amplitudenmaximum und damit den Abdruck der Welle (Wanderwellen-Theorie nach Bekesy). An der Stelle des Amplitudenmaximums wird die Reißner-Membran eingedrückt und die Druckerhöhung im Ductus cochlearis auf der korrespondierenden Stelle der Lamina basilaris weitergegeben. Geht man, wie heute weitgehend akzeptiert, davon aus, daß die Sinneshaare der Haarzellen mit der Membrana tectoria verklebt sind, werden durch die Ausbuchtung der Basilarmembran gegen die Scala tympani an dieser Stelle die Haarzellen *durch Zug* gereizt. - Die Reihe der inneren Haarzellen ist *einzeln* innerviert und dient wahrscheinlich der Auftrennung von Tonfrequenzen. Die äußeren Haarzellen sind durch ihre Innervation zu größeren Sinneszell*gruppen* verschaltet und könnten damit auch geringere Reizintensitäten wahrnehmen.

Ganglion spirale cochleae (Abb. 15-**30**)

Hier liegt das 1. Neuron der Hörbahn. Die Ganglienzellen sind *bipolar.* Die Perikarya liegen im Canalis spiralis modioli jeweils in Höhe der Haarzellen, von denen ihre Dendriten die Erregung fortleiten. Die Dendriten dringen auf ihrem Weg zum Corti-Organ von unten durch *Foramina nervosa* durch die Basilarmembran hindurch. Die Nervenfasern zu den äußeren Haarzellen ziehen quer durch den inneren Tunnel und Nuëlschen Raum.

Die zentripetalen Axone der Ganglienzellen liegen, leicht schraubig gewunden, in der Achse des Modiolus und dringen im *Tractus spiralis foraminosus* des Fundus meati acustici interni in den inneren Gehörgang vor.

2. Vestibularapparat, Gleichgewichtsorgan

Das Gleichgewichtsorgan besteht aus **Sacculus** und **Utriculus**, beide im Vestibulum des knöchernen Labyrinths gelegen, und den vom Utriculus ausgehenden **3 Bogengängen.** Sacculus und Utriculus sind durch den **Ductus utriculosaccularis** miteinander verbunden, der Sacculus durch den **Ductus reuniens** mit dem Ductus cochlearis. Von Ductus utriculosaccularis geht ferner der **Ductus endolymphaticus** ab. Er zieht im **Aquaeductus vestibuli** zur Hinterwand des Felsenbeins und mündet in den im Epiduralraum gelegenen **Saccus endolymphaticus**.

Lage der Bogengänge

Die *3 Bogengänge, Ductus semicirculares,* liegen in jeder Hinsicht schräg zur vertikalen, horizontalen und frontalen Ebene (Abb. 15-**33**).
Der **hintere** Bogengang liegt etwa in der Achse der Felsenbeinpyramide, der **vordere** (obere) steht etwa senkrecht dazu, so daß der vordere und hintere Bogengang der rechten und linken Seite parallel zueinander stehen. Vorderer und hinterer Bogengang münden über ein gemeinsames **Crus commune** in den Utriculus. Senkrecht zu beiden Bogengängen um etwa 30-45° nach hinten geneigt liegt der **laterale** Bogengang. Jeder Bogengang hat kurz vor Einmündung in den Utriculus je 1 Erweiterung, **Ampulla membranacea** (anterior, posterior, lateralis), in der auf einer kammartigen Erhebung, **Crista ampullaris**, das Sinnesepithel der Bogengänge lokalisiert ist. Im Crus commune des vorderen und hinteren Bogengangs und bei Einmündung des hinteren Schenkels des seitlichen Bogengangs in den Utriculus fehlt eine solche Ampulla mit Sinnesfeld. - Die Bogengänge liegen leicht exzentrisch im Perilymphraum des knöchernen Labyrinths, der hier im Gegensatz zum Vestibulum und zur Cochlea von einem lockeren Bindegewebsraum erfüllt ist.

Mikroskopische Anatomie der Crista ampullaris (Abb. 15-**34**)

Sekundäre Sinnesepithelzellen liegen zwischen Stützzellen. Die Sinneszellen haben lange Ste-

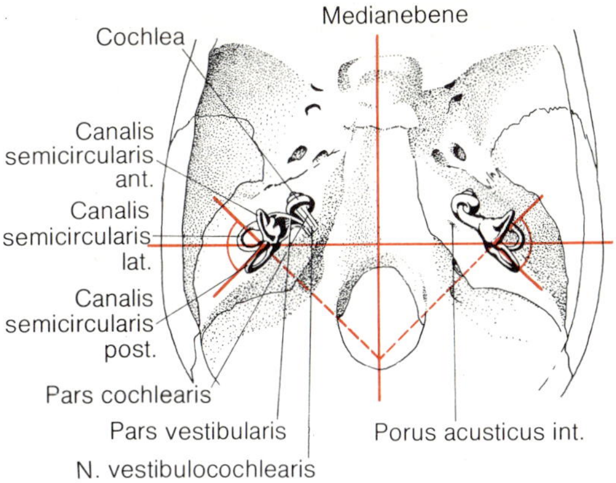

Abb. 15-33. Vereinfachtes Schema zur Lage des Labyrinths im durchscheinend gedachten Felsenbein

reozilien mit Achsenfaden; pro Zelle werden etwa 50-80 Stereozilien gezählt, zusätzlich je 1 Kinozilium. Die Zilien ragen in eine gelatinöse Glykoproteinschicht hinein, die **Cupula**, die die Crista ampullaris bedeckt; sie sind in einem kapillären „Gelenkspalt" in der Cupula frei beweglich. Der adäquate Reiz zur Erregung der Haarzellen sind *Bewegungen* der Endolymphe der Bogengänge, die die Cupula aus ihrer Ruhestellung bringen, zumal sie fast das gleiche spezifische Gewicht hat wie die Endolymphe. Die Schwerkraft hat auf die Cristae ampullares keine Wirkung.

Klinischer Hinweis. Vergleichbare Bewegungen der Endolymphe der Bogengänge werden nicht allein durch Kopfbewegungen, sondern, für diagnostische Zwecke, auch durch Spülen des äußeren Gehörgangs mit warmen oder kalten Flüssigkeiten erzeugt: *kalorischer Nystagmus.*

Sacculus und Utriculus

Sie haben je ein 2-3 mm^2 großes Sinnesfeld: Die **Macula sacculi** steht senkrecht, die **Macula utriculi** horizontal zur Körperachse. Das Sinnesfeld der Maculae besteht aus Deck- und Stützzellen. Die sekundären Sinnesepithelzellen haben Stereozilien und 1 Kinozilium, die in die gallertige Deckschicht, **Membrana statoconiorum**, hineinragen. Die gallertige Deckmembran wird beschwert durch Kalkkonkremente, **Statoconia** (**Otolithen**); dadurch wird die Deckmembran bedeutend schwerer als die Endolymphe.

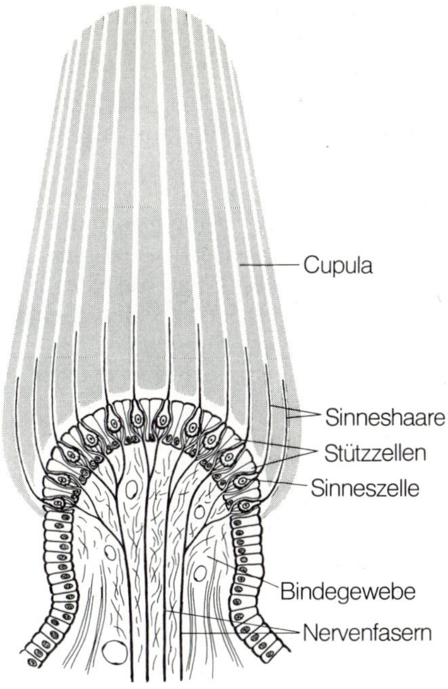

Abb. 15-34. Crista ampullaris eines Bogengangs. Zwischen Stützzellen liegen (sekundäre) Sinnesepithelzellen. Die Sinneszellen werden korbgeflechtartig von dendritischen Aufzweigungen der bipolaren Nervenzellen des Ganglion vestibulare erreicht. (Nach Leonhardt, 1985)

Leistung des Gleichgewichtsorgans

Während die Bogengänge unabhängig von dem Schwerefeld der Erde die Drehbeschleunigung des Kopfes registrieren, orientieren die Haarzellen der Maculae sacculi und utriculi über die Lage des Kopfes im Schwerefeld der Erde.

Ganglion vestibulare

Das Ganglion vestibulare liegt am Boden des inneren Gehörgangs. Es entsteht nach Vereinigung von 3 Nervenästen, des
- **N. utriculoampullaris**, der die Fasern von der Macula utriculi und den benachbarten Cristae ampullares des vorderen (oberen) und seitlichen Bogengangs enthält, des
- **N. saccularis** für die Fasern von der Macula sacculi, des
- **N. ampullaris posterior** von der Ampulla posterior.

Die Nervenzellen des Ganglion vestibulare sind bipolar. Ihre Neuriten vereinigen sich noch im Meatus acusticus internus mit denen des Ganglion spirale cochleae zum **N. vestibulocochlearis** (N. VIII).

3. Meatus acusticus internus, innerer Gehörgang

Der innere Gehörgang, Meatus acusticus internus, ist etwa 1 cm lang. In ihm liegen der *VIII. Hirnnerv* (und das *Ganglion vestibulare*), der *N. facialis* (mit dem *N. intermedius*) sowie die *A. und Vv. labyrinthi.* Seine Öffnung zur hinteren Schädelgrube ist der **Porus acusticus internus** an der hinteren Felsenbeinwand, sein stumpfes Ende die vielfach perforierte Wand des **Fundus meatus acustici interni.**
Diese Wand wird durch eine **Crista transversa** in 2 Hälften geteilt:
- **über ihr** liegt die
  - *Öffnung des Canalis facialis* und
  - *zahlreiche kleine Öffnungen der Area vestibularis superior*, die Durchtrittsstellen der Fasern des N. utriculoampullaris.
- **unter ihr** liegen
  - *vorn* der *Tractus spiralis foraminosus*, die Austrittsstelle der Pars cochlearis (n. octavi),
  - *in der Mitte* die *Area vestibularis inferior*, die Durchtrittsstelle des N. saccularis, sowie
  - *hinten* das *Foramen singulare* für den N. ampullaris posterior.

Blutgefäße des Innenohrs. Das *häutige Labyrinth* wird weitgehend von der *Vasa labyrinthi* versorgt.
Das *knöcherne Labyrinth* wird versorgt von *Ästen der A. meningea media*, *A. carotis interna* und *A. pharyngea ascendens.*

C. Organum olfactus, Riechorgan

Das Riechorgan ist ein spezialisiertes Sinnesepithel der Schleimhaut des Nasendachs von 4–6 cm^2 Fläche auf der seitlichen und mittleren (septalen) Nasenwand. Dieses Gebiet wird als Regio olfactoria bezeichnet.

Hinweis. Andere Säuger – z. B. der Hund – haben eine weit ausgedehntere *Regio olfactoria* mit entsprechend besserer Leistung.

Makroskopisch ist die Riechschleimhaut durch Einlagerung eines gelb-braunen Pigments gegen das respiratorische Epithel der Nasenschleimhaut abzugrenzen.
Mikroskopische Anatomie. Histologisch lassen sich – *primäre* – Sinneszellen, Stützzellen und undifferenzierte Basal- oder Ersatzzellen unterscheiden (Abb. 15-**35**).
Die Sinneszellen haben einen gedrungenen Zellleib, der einen langen, kolbenartig aufgetriebenen Fortsatz zur Oberfläche entsendet und in einem Kölbchen endet, von dem einige Sinneshaare ihren Ursprung nehmen. Diese liegen in einer Schleimschicht, dem Produkt alveolärer Drüsen der Regio olfactoria. Wahrscheinlich sind erst die im Schleim *gelösten* Partikel der Atemluft der adäquate Reiz für die Sinnesepithelzellen. Eine weitere Funktion der Drüsen der Regio olfactoria dürfte die von Spüldrüsen sein.
Die Sinneszellen haben einen zentripetalen Neuriten, der durch die *Lamina cribrosa* des Siebbeins hindurch den *Bulbus olfactorius*, das primäre Riechzentrum, erreicht. Hier erfolgt die Umschaltung auf das 2. Neuron.

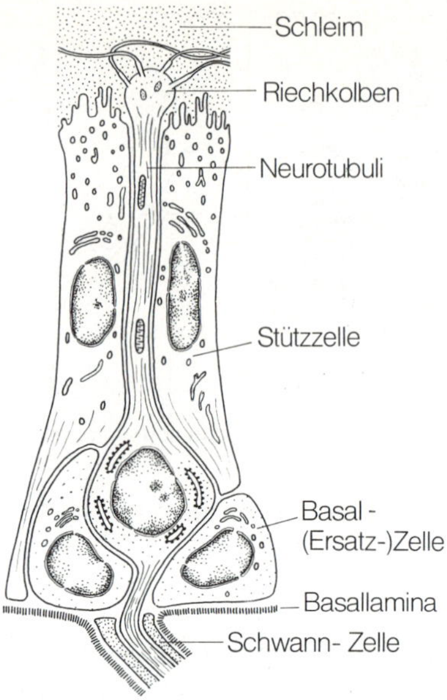

Abb. 15-35. Riechepithel. Eingelagert in iso- bis hochprismatische Stützzellen findet man die primären Sinnesepithelzellen. (Nach Leonhardt, 1985)

D. Organum gustus, Geschmacksorgan

Das Organum gustus ist ein disseminiertes Organ in der Schleimhaut der Zunge. Seine Leistung wird bewerkstelligt durch
- **Geschmacksknospen**, **Caliculi gustatorii**, die gehäuft im Epithel der Papillae vallatae und foliatae im hinteren Drittel der Zunge vorkommen, und durch
- **freie Nervenendigungen** in der Zungenschleimhaut.

Vergegenwärtigt man sich die Verteilung der von der Zungenschleimhaut wahrnehmbaren

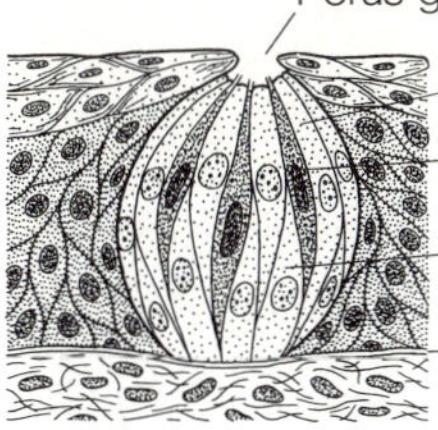

Abb. 15-36. Geschmacksknospe. Im mehrschichtig unverhornten Plattenepithel des hinteren Zungendrittels eingelagert findet man diese charakteristisch zwiebelschalenartig gebauten Gebilde

Geschmacksqualitäten, so kann die Zungenschleimhaut in ihrem vorderen Viertel „süß" und „salzig", in ihrem 2. Viertel „salzig" und „süß", in ihrem 3. Viertel vornehmlich „sauer" und am Zungengrund vor allem „bitter" erkennen. Deshalb kann man fast annehmen, daß die Geschmacksknospen lediglich der Wahrnehmung der bitteren Geschmacksqualität dienen.
Die Unterscheidung von sensiblen und sensorischen freien Nervenendigungen in der Zungenschleimhaut ist nicht möglich.

Mikroskopische Anatomie. Die Geschmacksknospen (Abb. 15-**36**) liegen im Epithel der Zungenschleimhaut, sind etwa genauso hoch wie dieses und bestehen aus *Stütz- und Geschmackszellen*, die wie die Lamellen einer Zwiebel aneinandergelagert sind. Zur Mundhöhle hin zeigt jede Geschmacksknospe ein *Geschmacksgrübchen*, *Porus gustatorius*. Die Geschmackszellen, sekundäre Sinnesepithelzellen, tragen je ein schmales *Geschmacksstiftchen*, das als Chemorezeptor in das Geschmacksgrübchen hineinragt. Die Geschmackszellen werden korbgeflechtartig von Nervenfasern eingehüllt.
Die Lebensdauer der Geschmackszellen ist sehr kurz (4–22 h). Es ist bekannt, daß sie sich aus den Epithelzellen der Mundschleimhaut durch Induktion von Nervenfasern, die an sie herantreten, differenzieren können. Geschmacksknospen sind bei Kleinkindern besonders zahlreich und nehmen mit dem Alter ab.

Geschmacksleitung. Die Weiterleitung der sensorischen Nervenimpulse von den *vorderen ⅔* der Zunge erfolgt über die *Chorda tympani* (S. 732), die des *hinteren Zungendrittels* über den *N. glossopharyngeus*, z. T. auch durch den *N. vagus*.

Kapitel 16

Zentralnervensystem

A. Entwicklung des Zentralnervensystems

I. Herkunft und Differenzierung des Baumaterials

Das Baumaterial des Zentralnervensystems stammt aus dem Ektoderm (S. 119). Dort bilden sich in der 3.–4. Embryonalwoche im kranialen Teil der Keimscheibe die **Neuralplatte** und in der Folge die **Neuralrinne** (Abb. 3-**13**). Kurze Zeit später schließt sich die Neuralrinne zum **Neuralrohr** (Abb. 16-**4**), das anfangs nur aus einem dikken, mehrreihigen Neuroepithel besteht. Es umgibt den mit Flüssigkeit gefüllten **Zentralkanal**.
Im **Neuroepithel** finden zahlreiche Mitosen statt. Die Zellen behalten dabei stets Verbindung mit dem Zentralkanal. Charakteristisch für den Zellzyklus des Neuroepithels sind Auf- und Abbewegungen der Zellkerne in Zellen, die ihre Form stark verändern (Abb. 16-**1**). So runden sich die Zellen in der Metaphase ab und sitzen breitbasig der Innenfläche des Neuralrohrs auf. Zu Beginn der Interphase wandert der Zellkern in der Neuroepithelzelle nach außen. Dabei bleibt ein schmaler Zytoplasmafortsatz mit der Lumenseite in Verbindung.

Neurogenese. Aus dem Neuroepithel entstehen unreife Nervenzellen, ***Neuroblasten***. Diese Neuroblasten wandern aus dem Neuroepithel aus und bilden die Anlage der grauen Substanz des Rückenmarks und Gehirns. Während der weiteren Histogenese wachsen aus jedem Neuroblasten feine Dendriten und ein Neurit aus. Dabei werden verschiedene Stadien durchlaufen, nämlich die des

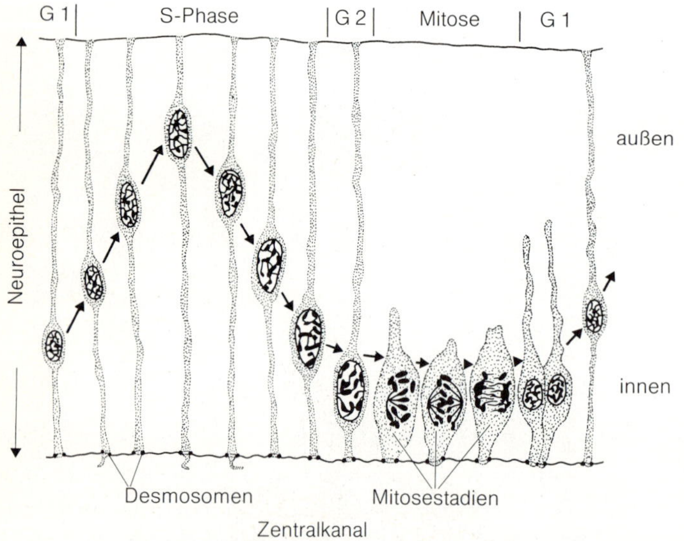

Abb. 16-1. Die Phasen des Zellzyklus einer Neuroepithelzelle. Mit ^{3}H-Thymidin konnte autoradiographisch an Säugern nachgewiesen werden, daß der Einbau des radioaktiv markierten Materials in die DNS während der Synthesephase (S-Phase) etwa 6 h dauert. Der ganze Zellzyklus einschließlich der Mitose sowie G1- und G2-Phasen beanspruchen etwa 11 h. (Nach Jacobson, 1970)

- ***apolaren Neuroblasten***, Neuroblast ohne Fortsätze,
- ***bipolaren Neuroblasten***, Neuroblast mit je 1 Dendriten und 1 Neuriten,
- ***jungen Neurons*** mit mehreren Dendriten und 1 Neuriten.

Die Neubildung von Nervenzellen ist wahrscheinlich - mit Ausnahme der äußeren Körnerschicht des Kleinhirns (S. 750) - zur Zeit der Geburt abgeschlossen.

Gliogenese. Aus dem Neuroepithel gehen außer Neuroblasten auch ***Glioblasten*** hervor. Die Gliogenese setzt vor allem nach der Neurogenese ein und währt länger. So findet auch noch postnatal eine Neubildung der Gliazellen aus noch vorhandenem Neuroepithel statt. Anders als Nervenzellen behalten die Gliazellen ihre Teilungsfähigkeit während des ganzen Lebens.
Die Glioblasten des Neuroepithels differenzieren sich zu ***Astrozyten***. Eine weitere Form von Gliazellen, ***Oligodendrogliazellen***, die wahrscheinlich auch aus dem Neuroepithel hervorgehen, entwickelt sich in der Marginalzone (s. unten). Oligodendrogliazellen bilden im Zentralnervensystem die *Markscheiden der Neuriten* (Myelogenese). Dabei umfließt 1 Oligodendrogliazelle jeweils mehrere Axone. Diese ***Myelogenese*** beginnt im 4. Embryonalmonat, ist aber mit der Geburt noch nicht abgeschlossen.

Schließlich treten im 5. Embryonalmonat in der Anlage des Rückenmarks, später aber auch an anderen Stellen, ***Mikrogliazellen*** auf, die sich aus dem Mesenchym bzw. Mesektoderm (S. 90) entwickeln, ***Mesoglia***.
Weitere Abkömmlinge des Neuroepithels sind das ***Ependym***, das den Zentralkanal des Rückenmarks und die Ventrikelräume des Gehirns umgibt, sowie die ***Epithelzellen des Plexus choroideus*** (S. 91).

II. Entwicklung des Rückenmarks

1. Mantelzone und Marginalzone

Am Ende der 4. Embryonalwoche schließt sich die kaudale Öffnung des Neuralrohrs (S. 119). Zu diesem Zeitpunkt verlassen Neuroblasten mit großem Zellkern und deutlichem Nucleolus das Neuroepithel. Sie bilden um das Neuroepithel eine **Mantelzone**. Später entsteht daraus die ***graue Substanz*** des Rückenmarks. Die Mehrzahl der aus den Neuroblasten auswachsenden Neuriten ordnet sich an der Oberfläche des embryonalen Rückenmarks an und läßt die **Marginalzone**, *Randschleier*, entstehen (Abb. 16-2**a**). Aus dieser bildet sich später die ***weiße Substanz***. Da-

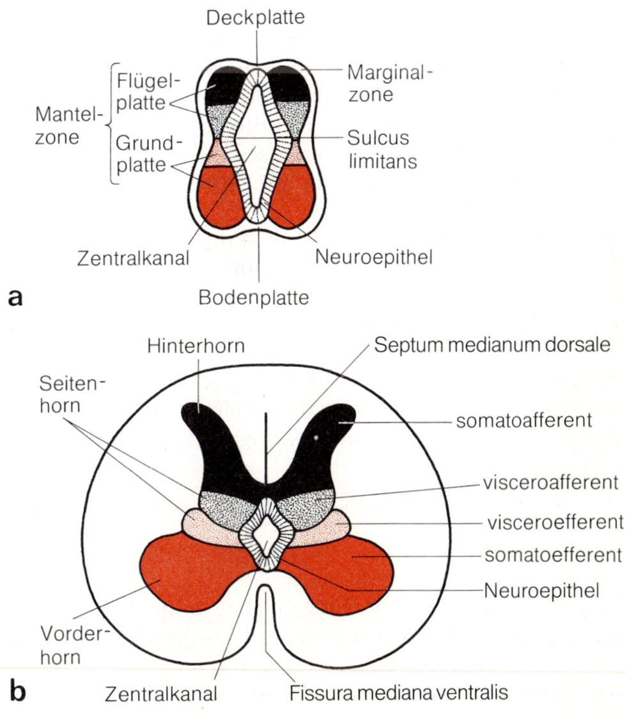

Abb. 16-2 a, b. Schematische Querschnitte durch das Rückenmark (**a**) im 2. und (**b**) im 3. *Embryonalmonat*. (Nach Hamilton et al., 1962)

mit ist der Bauplan des Rückenmarks (S. 759) festgelegt:
- **innen** geht die **graue Substanz** aus der **Mantelzone** und
- **außen** die **weiße Substanz** aus der **Marginalzone** hervor.

2. Flügelplatte und Grundplatte

In der Mantelzone des embryonalen Rückenmarks bilden sich im 2. Embryonalmonat auf jeder Seite 2 zum Zentralkanal parallel verlaufende Zellsäulen. Durch lebhafte Zellteilungen und Zellmigrationen entstehen auf jeder Seite *dorsolateral die* **Flügelplatte** und *ventrolateral die* **Grundplatte** (Abb. 16-**2a**). Im Querschnitt durch das frühembryonale Rückenmark ist die Grenze zwischen Flügelplatte und Grundplatte an der lateralen Wand des Zentralkanals durch eine Furche, **Sulcus limitans**, zu erkennen (Abb. 16-**2a**).
Während die dorsale *Deckplatte* und die ventrale *Bodenplatte* im weiteren Wachstum zurückbleiben, wölben sich die Flügelplatte und die Grundplatte lateral stärker hervor und die graue Substanz des Rückenmarks nimmt im Querschnittsbild immer mehr die spätere *Schmetterlingsfigur* an (Abb. 16-**2b**).
Die embryonale Zweiteilung in Flügel- und Grundplatte entspricht der funktionellen Gliederung des adulten Rückenmarks: Aus den
- **Flügelplatten** entwickeln sich **sensible Kerngebiete** (*Hintersäulen*, S. 759) und aus den
- **Grundplatten** wichtige **motorische Kerngebiete** (*Vordersäulen*, S. 759). Die Neuriten der Motoneurone der Grundplatte wachsen als ventrale Wurzeln der Spinalnerven in Richtung der Leibeswandmuskeln aus.

„Sensible" Kerngebiete. Sie erhalten ihre Signale aus den 30 Dermatomen (S. 757) und über propriozeptive Leitungen aus dem Bewegungsapparat. Diese Kerne werden deshalb treffender als **somatoafferent** bezeichnet.
Motorische Kerngebiete. Ihre Signale werden vom Zentralnervensystem zu den Skelettmuskeln geleitet; deswegen sind diese Kerngebiete **somatoefferent**.

3. Seitenhorn

Lateral, zwischen der Flügelplatte und der Grundplatte, entstehen vorwiegend im thorakalen Bereich (C8, Th1-Th12, L1, L2) und im sakralen Bereich (S2-S4) Neurone, deren Perikarya als

Tabelle 16-1. Funktionelle Reifung von Flügel- und Grundplatte

Frühembryonales Rückenmark	Adultes Rückenmark	Funktionelle Gliederung
Flügelplatte	Hinterhorn	Somatoafferent
Flügelplatte	Seitenhorn	Visceroafferent
Grundplatte	Seitenhorn	Visceroefferent
Grundplatte	Vorderhorn	Somatoefferent

Seitenhörner (Seitensäulen), **Cornua lateralia**, zusammengefaßt werden und vor allem die Eingeweide versorgen. **Dorsal** sind im Seitenhorn jene Nervenzellen angeordnet, die ***afferente*** Signale aus den Eingeweiden erhalten (visceroafferent). **Ventral** liegen im Seitenhorn die Neurone, die die Eingeweide ***efferent*** innervieren (visceroefferent).

4. Differenzierung und funktionelle Ordnung

Durch das ständige Einwandern neuer Neuroblasten aus dem Neuroepithel in die Grundplatte wölben sich die ventralen Nervenzellsäulen so stark vor, daß sich eine tiefe longitudinale Rinne, **Fissura mediana ventralis**, auf der Ventralseite des Rückenmarks ausbildet (Abb. 16-**2b**, 16-**11**). Dorsal engen die Flügelplatten das Neuroepithel so stark ein, daß es verschmilzt und sich in das **Septum medianum dorsale** umwandelt (Abb. 16-**2b**, 16-**11**).

Graue Substanz. Aus den zellulären Bereichen der Flügelplatte und der Grundplatte gehen 4 Zonen hervor (Tabelle 16-**1**).
Die im Rückenmark längsverlaufenden Säulen der Flügelplatte und der Grundplatte werden infolge der Entwicklung der *Somiten* segmental gegliedert. Die Somiten werden abschnittsweise afferent (somatoafferent) und efferent (somatoefferent) mit dem Rückenmark verbunden. So entstehen die **Rückenmarkssegmente**.

Hinweis. Während der Evolution der Landwirbeltiere wurden die efferenten Verbindungen zu den Extremitätenmuskeln dadurch kompliziert, daß sich viele Extremitätenmuskeln aus 2 oder mehr Somiten entwickelten (S. 136).

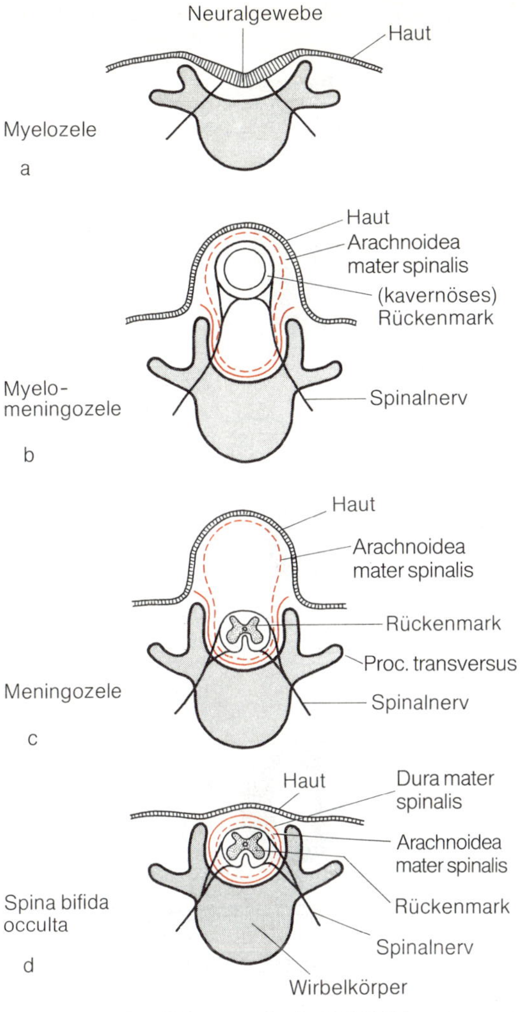

Abb. 16-3a-d. Schema spinaler Mißbildungen nach dem Schweregrad geordnet. (Nach Langman, 1985)

Weiße Substanz. Die weiße Substanz des Rükkenmarks wird durch das unterschiedliche Wachstum der Flügelplatte und der Grundplatte in 3 Stränge aufgeteilt (S. 762):
- **Hinterstrang, Funiculus dorsalis,**
- **Seitenstrang, Funiculus lateralis,**
- **Vorderstrang, Funiculus ventralis.**

5. Lageveränderungen des Rückenmarks

Im 2. Embryonalmonat reicht das Rückenmark noch bis in den Sakralbereich der Wirbelsäule. Schon im 3. Embryonalmonat bleibt das Rükkenmark im Wachstum hinter der Wirbelsäule zurück. Dadurch wird das Rückenmark in der Lage zur Wirbelsäule immer mehr nach kranial verschoben (scheinbarer Aszensus des Rückenmarks). Im 6. Embryonalmonat reicht das kaudale Ende des Rückenmarks, die Spitze des **Conus medullaris** (S. 755), an den 1. Sakralwirbel, zum Zeitpunkt der Geburt steht es in Höhe des 3. Lumbalwirbels. Da der Durchtritt der Spinalnerven durch die Wirbelsäule an die entsprechenden Zwischenwirbellöcher gebunden ist, verlaufen die Wurzeln der kaudalen Spinalnerven abwärts und bilden unterhalb des Conus medullaris ein pferdeschweifartiges Bündel, **Cauda equina** (Abb. 16-**13**).

6. Mißbildungen des Rückenmarks

Genetische Ursachen oder **teratogene Noxen** können die Induktion des Chordamesoderms auf das Neuroektoderm stören. Die dadurch entstandenen Fehlbildungen (z. B. infolge mangelhafter Rückenmarksanlage oder Störung des Schließungsprozesses der primären Neuralplatte) werden als **Dysraphie** bezeichnet.

Myelozele. Im schwersten Fall bleibt das ***Neuralrohr offen***, und das Nervengewebe tritt am Rükken frei zutage. Es wird nicht vom Liquor cerebrospinalis umspült (Myelozele oder Rachischisis, Abb. 16-3**a**). Meist innerhalb weniger Tage post partum infiziert sich dieses Nervengewebe, und das Neugeborene stirbt.

Myelomeningozele und **Meningozele**. Tritt die teratogene Störung schwächer oder später auf, so schließt sich zwar das Neuralrohr, aber die ***Bildung des Wirbelbogens*** an einem Wirbel oder an mehreren Wirbeln ***unterbleibt***, meistens im lumbosakralen Bereich. Die Rückenmarkshäute wölben sich wie ein Sack vor, der das Rückenmark enthält, **Myelomeningozele** (Abb. 16-3**b**). Dabei treten im kaudalen Rückenmark häufig Hohlräume und degeneriertes Nervengewebe auf. Bei diesen Kindern findet man Innervationsstörungen der unteren Extremitäten und/oder des Blasen-Rectum-Bereichs. Enthält die Erweiterung der Meningen kein Rückenmark, liegt eine **Meningozele** vor (Abb. 16-3**c**).

Spina bifida occulta. Wird die Entwicklung in einem noch späteren Stadium gestört, kommt es nur zu einem ***Defekt der Wirbelbögen***, Spina bifida occulta (Abb. 16-3**d**). Die darüberliegende Haut zeigt manchmal kleine Haarbüschel, die auf geringfügig gestörte epidermale Induktionsprozesse hinweisen.

Hinweis. Die erwähnten Mißbildungen von Myelozele, Myelomeningozele, Meningozele und Spina bifida occulta werden häufig unter dem Oberbegriff „*Spina bifida*“ zusammengefaßt, weil eine „Spaltung“ des Wirbelkanals - besonders häufig im lumbosakralen Bereich - vorliegt.

III. Entwicklung der Neuralleiste

Parallel zur Entwicklung von Rückenmark und Gehirn entsteht und differenziert sich die Neuralleiste. Sie geht auf Zellen des Ektoderms am Rande der Neuralplatte zurück. Am Anfang der 4. Embryonalwoche wandern diese Zellen aus dem Ektoderm aus und ordnen sich beiderseits neben der Anlage des ZNS vom Mittelhirn bis in Höhe der kaudalen Somiten an (Abb. 16-**4**). Schon bald gliedert sich die Neuralleiste in einen Kopf- und einen Rumpfteil.

Ein Teil der Zellen der Neuralleiste trägt unmittelbar zur Entstehung des Nervensystems bei, andere Zellen übernehmen andere Aufgaben. Aus der Neuralleiste entstehen:

- **Neuroblasten der Spinalganglien** (S. 757),
- **Neuroblasten der Ganglien vom III., V., VII., IX. und X. Hirnnerven**,
- **Neuroblasten der vegetativen Ganglien**, darunter
  - ***Sympathikoblasten*** und
  - ***chromaffine Zellen des Nebennierenmarks***,
- **periphere Glia** (Mantel-Zellen, Schwann-Zellen),
- **Melanoblasten** des gesamten Organismus (mit Ausnahme der Pigmentzellen der Retina und des Zentralnervensystems) und
- **Mesektoderm**.

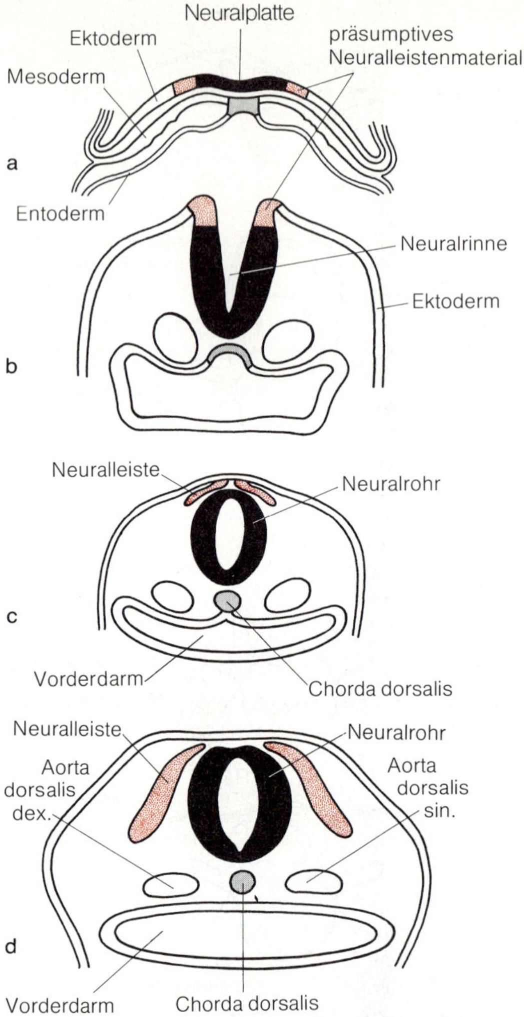

Abb. 16-4a-d. Entwicklung der Neuralleiste demonstriert an Querschnitten durch 4 menschliche Embryonen im Alter (**a**) von 18, (**b**) von 21, (**c**) von 23 und (**d**) von 25 Embryonaltagen. (Nach Hamilton et al., 1962)

1. Neuroblasten der Spinalganglien

Die Neuroblasten der Spinalganglien entstehen im Rumpfteil der Neuralleiste. Sie entwickeln sich zum größeren Teil zu **pseudounipolaren Nervenzellen** (S. 78).

Pseudounipolare Nervenzellen gehen auf bipolare Nervenzellen zurück (Nervenzellen mit je 1 Dendriten und 1 Neuriten). Dabei zeigen sich frühzeitig Unterschiede, insofern die **Dendriten** mancher Nervenzellen Verbindung mit einem bestimmten streifenförmigen *Hautbezirk*, einem **Dermatom** (S. 757), aufnehmen, die Dendriten anderer Nervenzellen dagegen mit **Eingeweideabschnitten**.

Erst nachdem die Nervenzellfortsätze ausgewachsen sind (30. Embryonaltag), entstehen die Extremitätenknospen. Es entstehen also die Extremitäten später als die Nervenzellverbindungen mit der Peripherie. Deshalb werden die Dendriten mit den Dermatomen von Arm und Bein entsprechend ihren Verlagerungen „handschuhartig“ ausgezogen (Abb. 16-**14**).

Die **Neuriten** beider Arten von Neuroblasten wachsen zum Neuralrohr hin und stellen die Verbindung zwischen Spinalganglien und Rückenmark her. Sie bilden in ihrer Gesamtheit die **hinteren sensiblen Wurzeln der Spinalnerven**.

Im Laufe der weiteren Differenzierung vereinigen sich die perikaryonnahen Teile des jeweiligen Dendriten und Neuriten bis zu einer T-förmigen Aufzweigung, die *pseudounipolare Nervenzelle* der Spinalganglien ist entstanden.

2. Neuroblasten der Kopfganglien

Aus der Kopfneuralleiste entstehen die afferent leitenden Nervenzellen der sensiblen Ganglien vom V., VII., IX. und X. Hirnnerven und die der parasympathischen Ganglien, die den III., VII., IX. und X. Hirnnerven zugeordnet sind.
Außerdem bilden sich aus Verdickungen des Ektoderms Neuroblasten, die wahrscheinlich bestimmte sensorische Funktionen, wie die Geschmacksleitung im VII., IX. und X. Hirnnerven, übernehmen.

3. Sympathikoblasten und chromaffine Zellen

In der Rumpfneuralleiste bilden sich Sympathikoblasten (Neuroblasten der Ganglien des Sympathicus, S.192) und die Zellen der Paraganglien (S.194). Gleichen Ursprungs sind die chromaffinen Zellen des Nebennierenmarks (S.620). Die Zellen wandern aus und gelangen jeweils zum Ort ihres späteren Verweilens. Die gleiche Herkunft von Sympathikoblasten und von chromaffinen Zellen dokumentieren analoge Zelleistungen, u.a. Synthese *biogener Amine* (Noradrenalin als Transmittersubstanz bzw. Adrenalin und Noradrenalin als Hormone).

4. Periphere Glia

In der Neuralleiste entsteht weiter die große Zellgruppe der peripheren Glia: **Mantelzellen** (S.758) und **Schwann-Zellen** (*Lemnozyten*; S.79). Die Schwann-Zellen bewegen sich entlang der Axone der peripheren Nerven nach distal und sind für deren Markscheidenbildung, *Myelogenese*, verantwortlich (S.80). Dabei umschließt jede Schwann-Zelle jeweils einen Abschnitt *eines* Axons (anders als Oligodendrozyten, S.79).
Die Myelogenese des peripheren Nervensystems beginnt an den motorischen Nervenfasern. Sie ist zum Zeitpunkt der Geburt noch nicht abgeschlossen.

5. Melanoblasten und Mesektoderm

Melanoblasten sind die Vorstufen von *Melanozyten* (S.201). Die Melanoblasten wandern aus der Neuralleiste aus und streben einem segmentalen Zielgebiet zu, um sich dort, z.B. in der Haut, anzusiedeln. Dabei verlieren sie jede Verbindung mit dem Nervengewebe.
Mesektoderm. Außer den Pigmentzellen wandern Zellen der Neuralleiste aus, die besonders im Kopfbereich - wie Tierexperimente eindeutig zeigten - an der Bildung der ***weichen*** und ***harten Hirnhäute***, des ***Viszeralskeletts***, der ***Deckknochen des Schädels*** und des ***Dentins*** beteiligt sind. Sie entwickeln sich dort zu Bindegewebszellen der weichen Hirnhäute bzw. zu Knorpelzellen, Knochenzellen oder Odontoblasten. Diese aus dem Ektoderm stammenden Zellen, die sich wie Mesenchymzellen verhalten, werden unter der Bezeichnung *Mesektoderm* zusammengefaßt.

IV. Entwicklung des Gehirns

1. Frühentwicklung

Bereits während der Frühentwicklung zeigen Gehirn und Rückenmark Unterschiede. Diese betreffen sowohl die
- **Morphogenese** als auch die
- **Histogenese**.

Morphogenese

Schon am Anfang - etwa zu Beginn der 4. Embryonalwoche - ist die Neuralplatte im Bereich der Gehirnanlage breiter als kaudal. Nachdem sich in der Mitte der 4. Embryonalwoche (18-20 Somitenstadium) der Neuroporus rostralis geschlossen hat, kommt es zu Ausweitungen im kranialen Teil des Neuralrohrs. Es bilden sich 3 primäre Hirnbläschen, die eine Gliederung der Anlage des Gehirns gestatten in
- **Prosencephalon**, **Vorderhirn**,
- **Mesencephalon**, **Mittelhirn**,
- **Rhombencephalon**, **Rautenhirn**.

Die Hirnbläschen haben erweiterte Lumina. Dabei handelt es sich um die Anlage der zukünftigen Ventrikel (s. unten). Umgeben sind die Lumina von Neuroepithel.
Durch starkes, aber unterschiedliches Wachstum der verschiedenen Abschnitte der frühen Gehirnanlage knickt der kraniale Teil des Neuralrohrs doppelt ab. Es entstehen 2 Krümmungen (Abb. 16-**5b, c**), die
- **Nackenbeuge** zwischen den Anlagen von Rückenmark und Rautenhirn und die
- **Scheitelbeuge** im Gebiet der Mittelhirnanlage.

Bereits beim 5 mm langen Embryo sind beidseits lateral im Bereich des Prosencephalon die Anlage des **Augenbechers** und im Bereich des Rhombencephalon die der Austrittsstellen des

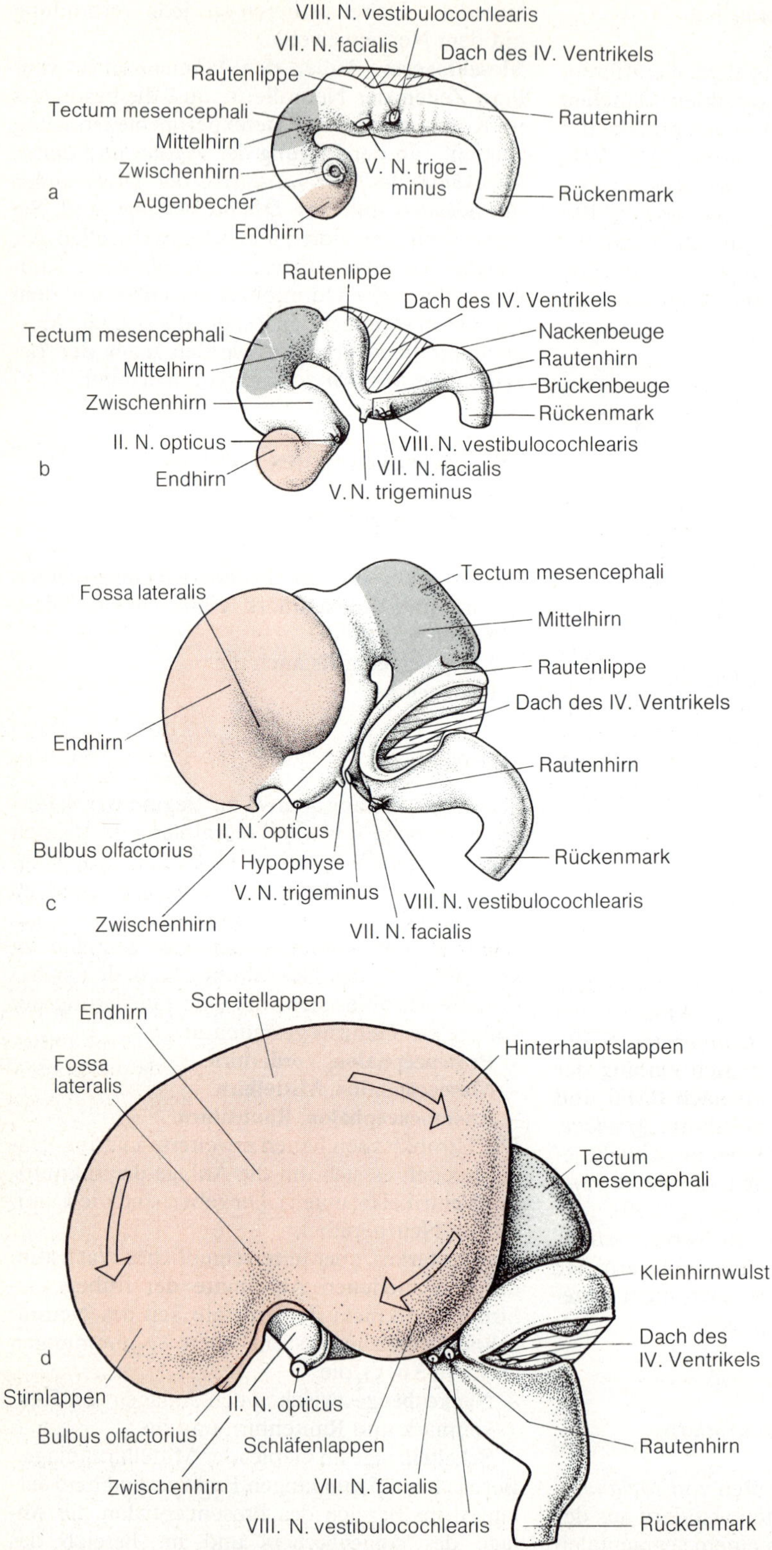

Abb. 16-5 a–d. Hirnanlage (**a**) eines 5 mm, (**b**) eines 11 mm, (**c**) eines 27 mm, (**d**) eines 53 mm langen Embryos. (Nach Hochstetter, 1929)

V., VII. und VIII. Gehirnnerven zu erkennen (Abb. 16-**5a**). Ferner entsteht zu dieser Zeit auf jeder Seite die Anlage des **Endhirns, Telencephalon**. Sie liegen rostral der Augenbecher und erscheinen als Großhirnbläschen (Abb. 16-**5a**, 16-**6**). Der verbleibende Teil des Prosencephalon wird in der Folgezeit zum **Zwischenhirn, Diencephalon**. Aus der Vorderwand des Prosencephalon entsteht die **Lamina terminalis** (Abb. 16-**6**). Auch in der Anlage des Mesencephalon und Rhombencephalon erfolgen Differenzierungen. Im Mesencephalon - zwischen Rhombencephalon und Diencephalon - entsteht dorsal die Anlage des **Tectum mesencephali** (Abb. 16-**5**). Das Tectum mesencephali entspricht dem Gebiet der Scheitelbeuge. Im Bereich des Rhombencephalon kommt es durch Entstehung einer nach ventral gerichteten Faltung zur Ausbildung der **Brückenbeuge**. An dieser Stelle besteht das Dach des Rautenhirns (Abb. 16-**5**) aus einem nur einschichtigen Epithel, dem Vorläufer des Plexus choroideus des IV. Ventrikels. Darunter liegt eine rautenförmige Grube, **Fossa rhomboidea**, von der das Rautenhirn seinen Namen hat. Durch unterschiedliche Wachstumsvorgänge im Neuroepithel des Rhombencephalon kommt es zu einer weiteren Untergliederung der Gehirnanlage in diesem Gebiet, nämlich in **Metencephalon** und **Myelencephalon**. Weiter entstehen in der 6. Embryonalwoche am rostralen Ende der Rautengrube paarige **Rautenlippen** (Abb. 16-**5a**), die Vorläufer des **Kleinhirns, Cerebellum**. Ontogenetisch ist daher das Kleinhirn dem Metencephalon zuzurechnen. Das Myelencephalon entwikkelt sich zur Medulla oblongata, dem verlängerten Mark.

Faßt man die Entwicklung des Gehirns zusammen, so zeigt sich, daß im frühen Stadium die einzelnen Teile des Gehirns wie die Glieder einer (abgeknickten) Kette von rostral nach kaudal hintereinander angeordnet sind:

- **Endhirn, Telencephalon**, paarig,
- **Zwischenhirn, Diencephalon**,
- **Mittelhirn, Mesencephalon**,
- **Rautenhirn, Rhombencephalon**, dazu gehören:
  - ***Metencephalon***, dessen dorsal gerichtete Bildung das **Cerebellum, Kleinhirn**, und dessen basaler Teil der **Pons, Brücke**, sind, und
  - ***Myelencephalon*, Medulla oblongata**.

Hinweis. Die rostrokaudale Anordnung von Telencephalon, Diencephalon, Mesencephalon und Rhombencephalon ist ein stammesgeschichtlich altes Hirnmuster, das sich heute noch bei Amphibien findet. Dabei zeigt sich, daß Telencephalon, Cerebellum und Tectum mesencephali anderen Hirnteilen übergeordnet sind.

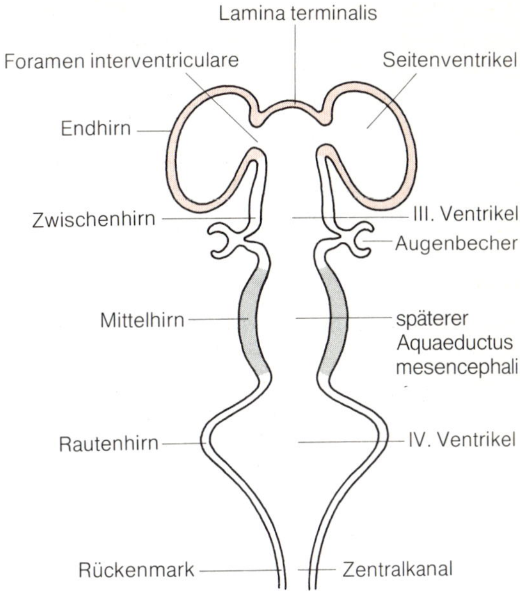

Abb. 16-6. Das Ventrikelsystem in der 6. Embryonalwoche. (Nach Langman, 1985)

Entwicklung des Ventrikelsystems. Verknüpft mit der morphogenetischen Umgestaltung der Anlage des Gehirns ist die seiner Hohlräume, Ventrikel. Sie weisen unterschiedliche Weiten und Engen auf. Letztlich besitzt jede der beiden Hemisphären des Endhirns 1 **Seitenventrikel**. Beide kommunizieren durch je ein **Foramen interventriculare** (*Foramen Monro*) mit dem unpaaren **III. Ventrikel**. Der III. Ventrikel ist dem Zwischenhirn zugeordnet. Im frühembryonalen Stadium ist das Ventrikelsystem unter dem Tectum erweitert. Später verengt sich der Hohlraum zu einem dünnen Kanal, dem **Aquaeductus mesencephali** (Aquaeductus cerebri). Er stellt die Verbindung zwischen dem III. und IV. Ventrikel her. Der **IV. Ventrikel** gehört zum Rautenhirn. Er geht in den Zentralkanal über (Abb. 16-**6**) und besitzt 3 Öffnungen nach außen (in den Subarachnoidalraum; S. 845). Das Ventrikelsystem ist mit Liquor cerebrospinalis gefüllt.

Histogenese

Die Histogenese des Neuroepithels der Gehirnanlage verläuft nach den oben geschilderten Grundsätzen. Jedoch ist die *Dynamik der Zellemigration* in den verschiedenen zytoarchitektonisch abgrenzbaren Gehirnregionen unterschiedlich. Dabei entstehen phylogenetisch ältere Gehirnteile in der Regel auch in der Ontogenese früher. Am Ende der Fetalzeit sind nur noch 2 Zonen proliferierender Zellen übrig, nämlich die subependymale Zone der Seitenventrikel und die äußere Körnerzellschicht der Kleinhirnrinde (s. unten).

2. Entwicklung des Rautenhirns und des Mittelhirns

Rautenhirn

Während der Evolution von den Fischen zu den Landtieren änderte sich die neuronale Organisation des Rautenhirns und gleichzeitig die von hier aus innervierte Peripherie (Kiemendarm und Labyrinthorgan) erheblich. Erhalten bleibt die grundsätzliche Gliederung in Deckplatte, Flügelplatte, Grundplatte und Bodenplatte, wie sie beim Rückenmark besprochen wurde (S. 742). Es kommt jedoch zu Modifikationen, und zwar wird die

- **Deckplatte** durch Ausbildung der Brückenbeuge zum Dach, **Tegmen ventriculi quarti**, eines erheblich erweiterten Liquorraums ausgezogen, und die
- **Flügelplatten** werden - wie bei einem sich öffnenden Buch - zur Seite geklappt. Dadurch rücken auch die Grundplatten etwas nach außen und die Bodenplatte kommt mittelständig zu liegen.

Durch diese Verlagerungen folgen unter dem Boden der Rautengrube von lateral nach medial aufeinander:

- **somatoafferente Kerngruppen**, hervorgegangen aus dem *dorsalen* Teil der *Flügelplatte*,
- **visceroafferente Kerngruppen**, hervorgegangen aus dem *ventralen* Teil der *Flügelplatte*,
- **visceroefferente Kerngruppen**, hervorgegangen aus dem *dorsalen* Teil der *Grundplatte*,
- **somatoefferente Kerngruppen**, hervorgegangen aus dem *ventralen* Teil der *Grundplatte.*

Trotz sekundärer Abweichungen einzelner Kerngruppen von dieser primären Ordnung ist die Kenntnis dieses Bauplans für das Verständnis vorteilhaft.

Flügelplatte und Grundplatte jeder Seite bleiben, wie beim Grundbauplan, durch den Sulcus limitans voneinander abgegrenzt (Abb. 16-**7**).

Flügelplatte

Ihre **somatoafferenten Kerngruppen** gehören zum V., die **visceroafferenten** zum V., VII., IX. und X. Hirnnerven; außerdem liegen hier größere **sensorische Kerne** vom VIII. Hirnnerven. Dabei ergibt sich insofern eine spezielle Ordnung, als Kernanteile, die mit den Geschmacksorganen Verbindungen haben, nach ventral verlagert werden, **spezifisch visceroafferente Kerne**.

Grundplatte

Am weitesten medial liegen die **somatoefferenten Ursprungskerne**. Schon im 2. Embryonalmonat heben sich deutlich die großen Motoneurone des N. hypoglossus (N. XII) ab. Er innerviert die okzipitalen Myotome, aus denen die Zungenmuskulatur hervorgeht. Außerdem besitzt er vorübergehend ein Spinalganglion und eine Hinterwurzel, die sich beide zurückbilden. Ontogenetisch ist der XII. Hirnnerv daher eigentlich der 1. Spinalnerv und unterscheidet sich darin von den Kiemenbogennerven. - Das somatoefferente Kerngebiet der Grundplatte enthält noch den Ursprungskern des N. abducens (N. VI).

Zu den **visceroefferenten** Kernen der Grundplatte gehören die *viscerosekretorischen Parasympathicusneurone* der *VII., IX.* und *X. Hirnnerven,* die Drüsen im Kopfbereich (z. B. Tränendrüsen, Speicheldrüsen) sowie Drüsen im Eingeweidebereich (z. B. Magendrüsen, Bauchspeicheldrüse) innervieren. Außerdem gehören zu den visceroefferenten Kerngruppen die Motoneurone vom *V., VII., IX., X und XI. Hirnnerven.* Sie innervieren quergestreifte und glatte Muskulatur, die sich vor allem aus dem Mesenchym der Kiemenbögen entwickelt hat. Diese Kerngruppen (mit speziell efferenten Fasern) sind nach ventral verlagert (S. 779).

Aus dieser primären Ordnung hat sich besonders der visceroefferente Ursprungskern des *N. facialis* verlagert. Er liegt im Rautenhirn ventrolateral und zieht mit seinen Axonen von medial kommend um den motorischen Ursprungskern des N. abducens bogenförmig herum, *inneres Facialisknie* (Abb. 16-**25**).

Neuroepithel der Deckplatte

Es formt sich früh zu einer einschichtigen Zelllage um, in die von dorsal Mesenchym der weichen Hirnhaut einwächst und Gefäße bildet (*Tela choroidea*). So entstehen zottenförmige Einstülpungen in den IV. Ventrikel. Sie sind von einem einschichtigen Epithel bedeckt und werden **Plexus choroideus** genannt (Abb. 16-**7b**). Er bildet den **Liquor cerebrospinalis**. Im 4. Embryonalmonat verdünnt sich das Neuroepithel des IV. Ventrikels an 3 Stellen und bildet 3 Öffnungen: 2 laterale Foramina, **Aperturae laterales ventriculi quarti** (Luschka), und 1 medianes Foramen, **Apertura mediana ventriculi quarti** (Magen-

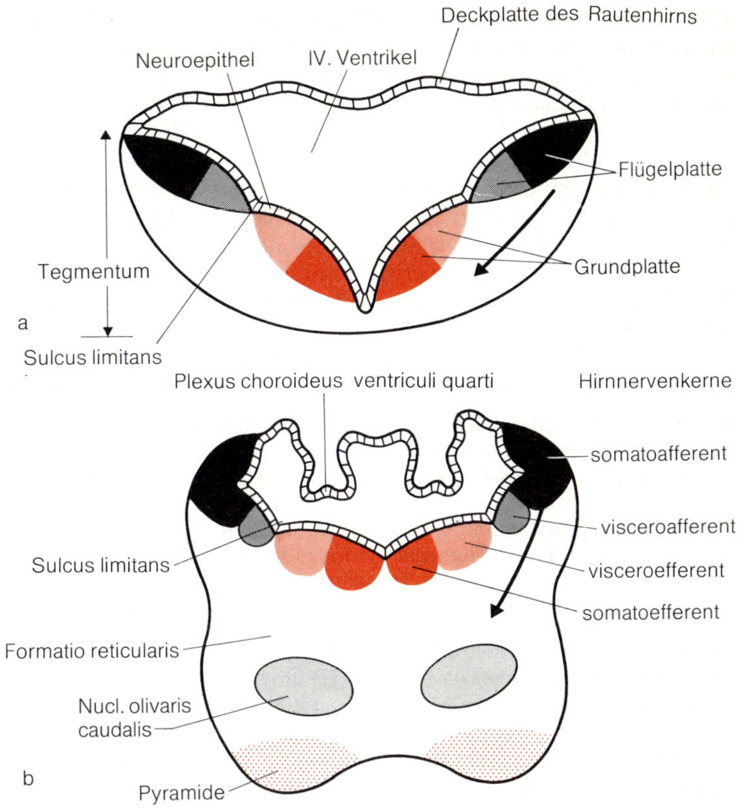

Abb. 16-7 a, b. Schematische Querschnitte durch das Rautenhirn (**a**) in einem frühembryonalen und (**b**) einem adulten Stadium. (Nach Starck, 1975)

die; Abb. 16-**19**). Durch diese Öffnungen fließt Liquor cerebrospinalis aus dem Ventrikelsystem in den Subarachnoidalraum, aus dem der Liquor resorbiert wird.

Formatio reticularis

Die Formatio reticularis des Rautenhirns (S. 780) entwickelt sich wahrscheinlich aus der Flügelplatte. Sie besteht aus uneinheitlichen Nervenzellgruppen, die neurohistologisch schwer gegeneinander abzugrenzen sind. Die Netzform der weit auseinanderliegenden Zellen entsteht durch die Vielzahl der neuronalen Verzweigungen. Die Formatio reticularis bildet eine Zone unterhalb der geschilderten afferenten und efferenten Kerngebiete (Abb. 16-**7 b**) und setzt sich kranial bis zum Zwischenhirn fort. Im Bereich der Formatio reticularis differenzieren sich noch weitere Kerngruppen, der *Nucleus olivaris caudalis* und die *Brückenkerne*, die sich wahrscheinlich auch aus der Flügelplatte entwickeln.

Basaler Teil des Rautenhirns

Die **Neuhirnbahnen** wachsen basal durch das Rautenhirn hindurch (s. unten). Kranial im Rautenhirn sind sie zu vielen Einzelbündeln aufgespalten, die z. T. an den Brückenkernen enden. Von dort ziehen mächtige Faserbündel über den mittleren Kleinhirnstiel, *Pedunculus cerebellaris medius*, zur Kleinhirnrinde. Dieser Abschnitt des Rautenhirns wölbt sich später als Brücke stark vor, so daß dadurch am Rautenhirn basal 2 Teile unterschieden werden können, die

- **Brücke, Pons**, die rostral liegt, und das
- **verlängerte Mark, Medulla oblongata**. Auf jeder Seite der Medulla oblongata schieben sich die neencephalen, kortikospinalen Bahnen als **Pyramide** an die basale Oberfläche (Abb. 16-**7 b**, 16-**18**).

Mittelhirn

Im Neuroepithel des Mittelhirns findet man bereits im 1. Embryonalmonat viele Mitosen. In mehreren Schüben wandern aus dem **dorsalen**

Bereich des Neuroepithels Neuroblasten in den dorsalen Teil des Mittelhirns, *Tectum*, ein. Im oberen Bereich wird eine vielschichtige Rinde aufgebaut, aus der die oberen Hügel, ***Colliculi rostrales (superiores)***, hervorgehen. Sie erhalten bald axonale Verbindungen aus dem N. opticus (N. II) und bilden optische Reflexwege aus. Die Neuroblasten im kaudalen Bereich des Tectum nehmen keine laminäre Ordnung ein, sondern behalten die Struktur eines Kerngebietes bei. Sie differenzieren sich zu den unteren Hügeln, ***Colliculi caudales (inferiores)***, in die Neuriten aus den akustischen Kerngebieten des VIII. Hirnnerven einwachsen.

Hinweis. Bei den niederen Vertebraten entwickeln sich die Colliculi caudales zum obersten Korrelationszentrum für das Sehen. Bei den Säugern bilden sich die Colliculi inferiores im Dienst des Hörens aus; außerdem übernimmt die Großhirnrinde die Koordination für Sehen und Hören, die Vierhügel werden zu Reflexzentren im Rahmen der Seh- bzw. Hörbahn.

Aus dem **ventralen** Bereich des Neuroepithels des Mittelhirns gehen die somatoefferenten ***Kernsäulen*** des *N. oculomotorius* (N. III) und des *N. trochlearis* (N. IV) hervor. Die visceroefferente Kerngruppe des III. Hirnnerven, *Nucleus oculomotorius accessorius* (Edinger-Westphal), der innere Augenmuskeln versorgt, verschiebt sich entgegen der Grundordnung nach medial (Abb. 16-**21**). Basal von den Kernsäulen der Hirnnerven entsteht wie im Rautenhirn die ***Formatio reticularis***. In das Gebiet der späteren Formatio reticularis wandern wahrscheinlich aus dem dorsalen Neuroepithel Zellen ein und schließen sich zu *Kerngebieten motorischer Systeme* zusammen, ***Nucleus ruber*** und ***Substantia nigra***. Die Zone der Hirnnervenkerne und die Formatio reticularis mit diesen motorischen Kernen bilden die *Haube*, *Tegmentum* des Mittelhirns. Ihm lagern sich basal die auswachsenden Neuhirnbahnen an.

Damit sind die 3 Etagen des Mittelhirns entstanden (Abb. 16-**26**):
- **Tectum**, dorsal,
- **Tegmentum**, **Haube**, in der Mitte,
- **Crura cerebri**, basal.

3. Entwicklung des Kleinhirns

Morphogenese

Die Entwicklung des Kleinhirns geht von paarigen **Rautenlippen** aus, die in der 6. Embryonalwoche die rostralen Ränder der Rautengrube verdicken und sich im 3. Embryonalmonat zum **Kleinhirnwulst** vergrößern (Abb. 16-**5c, d**). Dabei ziehen die ersten „Pionierfasern" durch die oberen Ränder der Rautengrube und fixieren damit die spätere Lage der **Kleinhirnstiele**. Im Laufe der weiteren Entwicklung „überdacht" das Cerebellum die Rautengrube. Im 4. Embryonalmonat trennt eine transversale Furche die beiden **Flocculi** von den **Kleinhirnhemisphären** und den **Nodulus** mit 2 Nachbarstrukturen vom **Kleinhirnwurm** ab (Tabelle 16-**9**).

Histogenese

In der Mantelzone der Rautenlippen ordnen sich die Neuroblasten in 2 Schichten an. Die der
- **äußeren Schicht** differenzieren sich zu **Purkinje-Zellen**, die der
- **inneren Schicht** zu den **Kleinhirnkernen** (Abb. 16-**30**).

Am Außenrand der Mantelzone entwickelt sich eine
- **Marginalzone**, die der Vorläufer der **Molekularschicht** der Kleinhirnrinde ist. In diese Schicht wandern weitere, kleine Neuroblasten ein und bilden die bis etwa zum 18. Lebensmonat vorhandene **äußere Körnerzellschicht, Lamina granularis externa**.

Aus dem Neuroepithel der Rautenlippen emigrieren noch die **Golgi-Zellen** unter die Schicht der Purkinje-Zellen.

Äußere Körnerzellschicht. Die Zellen der äußeren Körnerzellschicht teilen sich lebhaft - wahrscheinlich auch noch postnatal bis zum 18. Lebensmonat - und bilden ***Sternzellen***, ***Korbzellen*** und ***Körnerzellen***. Die Körnerzellen wandern aus der äußeren Körnerzellschicht in die definitive (innere) Körnerzellschicht. Die Phasen der Zellbewegung der Körnerzellen aus der äußeren Körnerzellschicht in die (innere) Körnerzellschicht zeigt das Schema der Abb. 16-**8**. Abgeschlossen ist die Wanderung der Körnerzellen beim Menschen erst am Ende des 2. Lebensjahres. Entsprechend spät ist beim Kleinkind die motorische Koordination ausgereift.

Purkinje-Zellen. Die Dendriten der Purkinje-Zellen wachsen erst zur Zeit der Auswanderung der Körnerzellen aus.

Hinweis. Werden die Neuroblasten der äußeren Körnerzellschicht im Experiment an Säugern durch Röntgenstrahlen geschädigt, unterbleiben die Zelldifferenzierung und gleichzeitig das Dendritenwachstum der Purkinje-Zellen. Bei diesen Tieren treten postnatal Störungen in der Koordination von Bewegungen auf. Dagegen sind beim Menschen Ausfallserscheinungen gering, wenn das Kleinhirn während der frühen Embryo-

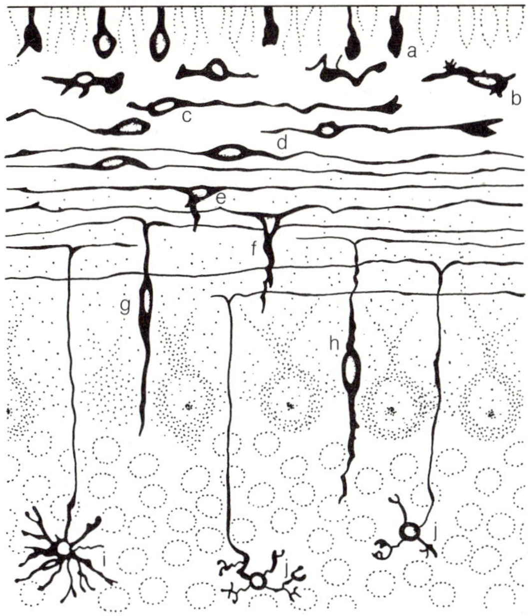

Abb. 16-8. Phasen der Emigration und Zytogenese der Körnerzellen *(a-j)* aus der äußeren, embryonalen Körnerzellschicht durch die Molekularschicht und durch die Purkinje-Zellschicht in die (innere) Körnerzellschicht *(i-j)*. (Nach Jacobson, 1970)

nalzeit partiell oder überhaupt nicht angelegt wird (*Kleinhirnhypoplasie* oder *-aplasie*). Es ist anzunehmen, daß andere Neuronensysteme autoregulativ cerebelläre Funktionen übernehmen können.

4. Entwicklung des Zwischenhirns

Am Ende des 1. Embryonalmonats geht beiderseits aus dem Neuroepithel des III. Ventrikels eine **Augenblase** hervor, die sich zum Augenbecher mit Augenbecherstiel entwickelt (Abb. 16-**5a**, 16-**6**; S. 713). Im Neuroepithel selbst entsteht im 2. Embryonalmonat eine flache Furche, der **Sulcus hypothalamicus**. Dorsal von dieser Furche bildet das Neuroepithel die Zellen des **Epithalamus**, **Thalamus** und **Metathalamus**, basal die Zellen des **Hypothalamus**. Ferner gehören zum Diencephalon **Globus pallidus** und **Nucleus subthalamicus**, die wahrscheinlich aus dem Neuroepithel in unmittelbarer Nähe des Sulcus hypothalamicus hervorgehen.
Das Neuroepithel des III. Ventrikels bildet keine somatoafferenten Endkerne und somatoefferenten Ursprungskerne. Deshalb sollten die nur im Bereich des Rückenmarks, des Rautenhirns und des Mittelhirns sinnvollen Begriffe „Flügel- und Grundplatte" hier nicht verwendet werden. Außerdem endet die Grenze zwischen den beiden Platten, der Sulcus limitans, im Gebiet des Mittelhirns und geht nicht in den Sulcus hypothalamicus über.

Das Neuroepithel im Dach des III. Ventrikels differenziert sich früh zu einer Epithelschicht, in die Blutgefäße aus dem Mesenchym einwachsen, um den **Plexus choroideus ventriculi tertii** zu bilden. In diesem dorsalen Bereich entstehen weitere Teile des Epithalamus.
Der Prozeß der Neencephalisation (s. unten) verändert die Lage des Zwischenhirns und seiner Elemente. Dadurch, daß das Endhirn das Zwischenhirn umwächst, ist die Oberfläche des Zwischenhirns schließlich nur noch basal sichtbar.
Im Zuge der Umwanderung des Zwischenhirns durch das Endhirn legt sich die *Pars centralis* des Seitenventrikels auf die dorsolaterale Oberfläche des Thalamus. Das Ependym am Boden dieses Abschnittes des Seitenventrikels bildet hier eine streifenförmige Zellschicht auf dem Thalamus, die **Lamina affixa** (Abb. 16-**9**). Diese grenzt nach medial an die **Taenia choroidea**, an der der Plexus choroideus des Seitenventrikels angeheftet ist. Lateral reicht die Lamina affixa bis zur Furche zwischen Thalamus und dem eng benachbarten Nucleus caudatus, in der die *V. thalamostriata superior* und die *Stria terminalis* verlaufen (Abb. 16-**9**).
Weiterhin trennen die auswachsenden neencephalen Projektionsfasern den Globus pallidus vom Hypothalamus und Nucleus subthalamicus (Abb. 16-**9**). Infolge der Neencephalisation wird aus dem Hintereinander von Endhirn und Zwischenhirn weitgehend ein Nebeneinander: *außen Endhirn, innen Zwischenhirn* (Abb. 16-**5d**, 16-**9**).

5. Entwicklung des Endhirns

Endhirnkerne

Im 2. Embryonalmonat beginnt das paarige Endhirn Zwischenhirn und Mittelhirn bogenförmig zu umwachsen (Abb. 16-**5a, b**). Im Neuroepithel des Seitenventrikels finden viele Mitosen statt. Auswandernde Neuroblasten sammeln sich besonders im basolateralen Teil unter dem Neuroepithel zum **Ganglienhügel, Colliculus ganglionaris**. Von diesen geht die Entwicklung der Endhirnkerne aus.

Pallium

Die dorsomedialen, dorsalen und dorsolateralen Wände der beiden **Endhirnanlagen** (-bläschen) sind anfangs relativ dünn. Später verdicken sie sich erheblich und bilden den **Großhirnmantel, Pallium**. Die Entwicklung geht dabei von einer Matrix aus, die emigrierende Neuroblasten des frühembryonalen Pallium in unmittelbarer Nähe des Neuroepithels bildet. Zunächst entsteht im Pallium ganz außen eine Randzone, der Vorläufer der Molekularschicht der Großhirnrinde (Schicht I). Unter dieser bauen die aus der Matrix ausschwärmenden Neuroblasten schichtweise von innen nach außen die Rinde des Endhirns, **Cortex cerebri**, auf. An der Grenze zwischen dorsomedialer Rinde und Ganglienhügel differenziert sich das Neuroepithel zur **Lamina epithelialis des Plexus choroideus** des Seitenventrikels (Abb. 16-**9**).
Das Pallium gliedert sich im 2. Embryonalmonat in 3 Regionen: das

- **Palaeopallium** (palaiós = alt), *basal vorn*, das
- **Archaeopallium** (árchein = der Erste sein), *dorsomedial*, und das
- **Neopallium**, *dorsal* und *dorsolateral*.

Die weitere ontogenetische Entwicklung entspricht in groben Zügen der Phylogenese, in der bei Säugetieren das jüngere Neopallium die beiden älteren Teile, Palaeopallium und Archaeopallium, von der freien Oberfläche des Endhirns verdrängte.

Palaeopallium

Das Palaeopallium entwickelt sich an der basalen Oberfläche des Endhirns. Es hat enge Verbindungen zum olfaktorischen System, dessen Entwicklung im 3. Embryonalmonat im rostralen Bereich der Endhirnbasis mit der Entwicklung paariger zapfenförmiger Riechlappen beginnt. Nach dem 5. Embryonalmonat bleiben die Riechlappen in ihrer relativen Größe gegenüber dem Endhirn zurück. Das rostrale Ende jedes Riechlappens wandelt sich zum **Bulbus olfactorius** um. Die auswachsenden Fasern bilden den **Tractus olfactorius**, der die Verknüpfung mit dem Palaeopallium herstellt.

Archaeopallium

Das Archaeopallium entsteht aus der dorsomedialen Seite des Endhirns. Es liegt wie ein Saum, **Limbus**, am Plexus choroideus in der Nähe der Endhirnganglien. Aus ihm geht die Hippocampusformation hervor (S. 821), ein wichtiger Anteil des limbischen Systems (S. 837). Bei der bogenförmigen Ausstülpung des Endhirns wird das Archaeopallium ebenfalls in eine Längsrichtung ausgezogen; daraus erklärt sich der bogenförmige Verlauf von Teilen des limbischen Systems.

Neopallium

Das Neopallium umfaßt den größten Teil der Endhirnrinde. In der 1. Hälfte der Fetalzeit ist seine Oberfläche glatt, *lissencephal*. Im 5. Embryonalmonat führt die Ausdehnung des Stirn-, Scheitel- und Schläfenlappens des Endhirns zur Bildung eines Walls und damit zu einer Grube, **Fossa lateralis** (Abb. 16-**5c** und **d**). Ihr Boden wird später zur **Insel**, die in unmittelbarer Nähe der Endhirnkerne liegenbleibt. Mit der weiteren Vergrößerung des Neopallium wird die Insel „zugedeckelt", **Operkularisierung** (Abb. 16-**9**). Die Grube wird durch die bogenförmig wachsenden Opercula zu einer tiefen Furche, dem **Sulcus lateralis**, verengt. Sie führt zu der in die Tiefe verlagerten Insel.
Gegen Ende der Fetalzeit wächst das Neopallium so stark, daß weitere Furchen auftreten. Zuerst entstehen innerhalb oder zwischen primären Rindenfeldern des Neocortex die **Primärfurchen**: ***Sulcus calcarinus***, ***Sulcus centralis*** und die ***Sulci temporales transversi***. Mit der weiteren Furchung treten Windungen, **Gyri**, auf, so daß das Endhirn des Neugeborenen *gyrencephal* ist. Trotzdem ist beim Neugeborenen der Neocortex noch nicht ausgereift. Er entwickelt sich arealweise weiter. Als erstes ist die Parietalregion, die Körperfühlsphäre, ausdifferenziert.

Neencephalisation

Die starke Expansion des Endhirns durch seinen Neuhirnanteil beeinflußt durch Verschiebungen und Verlagerungen alter Hirnteile die neuronale Ordnung. Besonders stark traten diese Phänome-

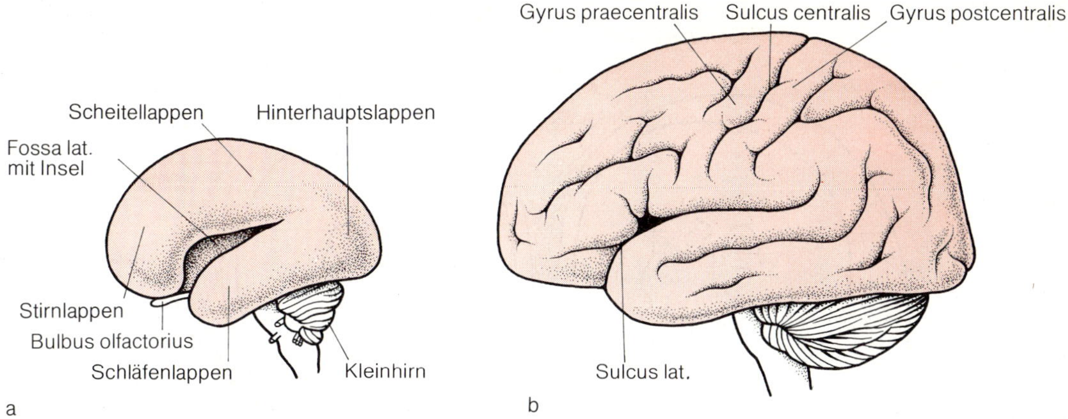

Abb. 16-9 a, b. Operkularisierung der Insel und Entwicklung der Windungen und Furchen (**a**) im 6. Lunarmonat und (**b**) im 10. Lunarmonat. Vom Endhirn wurde nur der neokortikale Anteil *rot* gezeichnet. In der Seitenansicht ist von den Primärfurchen der Sulcus centralis sichtbar. (Nach Hochstetter, 1929)

ne, Neencephalisation, während der Evolution der Primaten, besonders der des Menschen, auf.

Der *räumliche Vorgang* der Neencephalisation ist leichter zu verstehen, wenn berücksichtigt wird, daß sich das Neuhirn in der begrenzten Schädelhöhle unter einer gewissen „Raumnot" vergrößern mußte. So ist die komplizierte Widderhornform der Seitenventrikel eines adulten Hirns das Resultat einer derartigen Raumökonomie, weil das Hirn basal durch die Hirnnerven fixiert und eine Vergrößerung nur nach „antibasal" möglich war. Dabei wurde durch die neencephale Ausweitung der Hemisphären der Temporallappen um das Tectum und das Zwischenhirn herumgeführt und der Seitenventrikel bogenförmig ausgezogen. Durch die Oberflächenvergrößerung des Neuhirns werden andere Großhirnregionen überdeckt.

Die Neencephalisation führte noch zu einem anderen Phänomen, das L. Edinger entdeckte: *Neue Hirnzentren entwickelten sich* in der Evolution *immer zwischen alten Hirnzentren.* Dabei drängte sich das Neuhirn zwischen alte Neuronensysteme, die dadurch „auseinandergerissen" wurden. Das Beispiel der inneren Kapsel, *Capsula interna* (S. 823), demonstriert, wie in der Phylogenese und in der Ontogenese auswachsende neencephale Faserbahnen das Striatum in einen dorsomedialen Teil, Nucleus caudatus, und einen basolateralen Teil, Putamen, aufteilten (Abb. 16-**10**). Diese Neuhirnbahnen ziehen weiter in Längsrichtung durch das Hirn, teilweise bis ins Rückenmark und lagern sich basal dem Hirnstamm als Crus cerebri und Pyramide an. Das phylogenetisch alte, einfache Hirnmuster wird durch diese langen neencephalen Bahnen aufgespalten, und die Ordnung der neuronalen Systeme wird scheinbar unübersichtlich. Wenn jedoch die unter Raumökonomie erfolgte Neencephalisation, bei der ältere Hirnteile überlagert oder auseinandergedrängt wurden, dreidimensional verstanden wird, gewährt dieses Entwicklungsprinzip für das Zentralnervensystem des Menschen eine übersichtliche Orientierung.

Kommissuren

Beide Hemisphären werden durch den unpaaren Teil der Anlage des Telencephalon, *Lamina terminalis* (Abb. 16-**6**), miteinander verbunden. Aus der Lamina terminalis entwickeln sich alle echten Kommissuren:

- **Corpus callosum**,
- **Commissura rostralis (anterior)**,
- **Commissura fornicis**.

Hinweis. Die Commissura epithalamica (posterior) (S. 802) ist keine echte Kommissur, sondern eine Decussatio.

Corpus callosum. Das Corpus callosum ist die größte neencephale Kommissur zwischen den beiden Hemisphären. Die ersten Faserstränge erscheinen in der 10. Entwicklungswoche als kleines Bündel in der Lamina terminalis. In der Folgezeit nimmt die Zahl der Bündel in dem Maße zu, in dem das Neopallium wächst. Besonders stark ist das Wachstum vorne. Dabei wird die Lamina terminalis dünn ausgezogen und zum **Septum pellucidum** umgestaltet.

Commissura rostralis (anterior). Die Commissura rostralis wird im 3. Entwicklungsmonat sichtbar. Sie liegt unmittelbar hinter der Lamina termi-

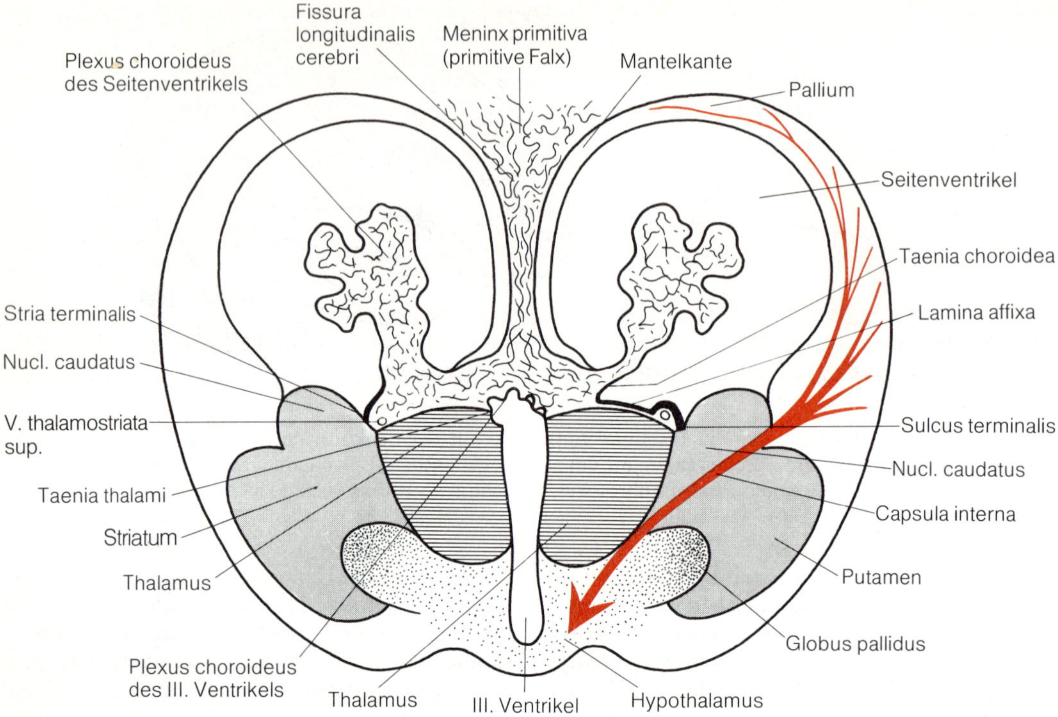

Abb. 16-10. Schema zur Neencephalisation dargestellt an einem Frontalschnitt durch ein embryonales Gehirn. Im Bild *links* ist ein jüngeres, im Bild *rechts* ein älteres Entwicklungsstadium dargestellt. Das Neuroepithel des Seitenventrikels hat sich zum Teil als Lamina affixa auf den Thalamus verlagert. Die Neuhirnbahnen sind durch das Striatum hindurchgewachsen und haben damit den Nucl. caudatus vom Putamen getrennt sowie einen Zwischenhirnanteil, den Globus pallidus, an das Putamen gedrängt. (Nach Starck, 1975)

nalis und verbindet entsprechende Teile des Palaeopallium und des Neopallium der beiden Hemisphären.

Commissura fornicis. Sie liegt unter dem späteren Balken und verbindet die Fornices beider Seiten miteinander. Der Fornix ist ein längsverlaufendes Fasersystem zwischen Hippocampus und Corpus mamillare des Hypothalamus. Durch die Commissura fornicis ziehen Fasern, die die beiden Hippocampi miteinander verbinden.

6. Mißbildungen des Gehirns

Unter 1000 Neugeborenen treten bei etwa 2–3 Babys angeborene Defekte des Zentralnervensystems auf. Dabei handelt es sich um Kinder, deren Mißbildungen *prima vista* zu diagnostizieren sind, z.B. wenn ein Anencephalus oder eine Meningozele vorliegt. In Wirklichkeit ist die Zahl der Mißbildungen des Zentralnervensystems größer, weil einige Störungen erst während der postnatalen Ausreifung erkannt werden können, z.B. beim Mongolismus (Trisomie 21).

Ursachen für Mißbildungen des Gehirns können genetische Defekte, teratogene Substanzen oder pränatale Infektionen sein. Sie können die Bildung der Neuroblasten oder die Schließung des Neuroporus rostralis (S. 119) verhindern. Die Phase, in der diese Faktoren wirksam sein können – vermutlich zwischen der 4. und 12. Embryonalwoche –, ist die *teratogenetische Determinationsperiode.* Zellen im Teilungsvorgang, vor allem wohl in der *S-Phase,* sind besonders gefährdet.

Anencephalus. Fehlt bei einem Neugeborenen ein Schädeldach und ist anstelle des Gehirns lediglich eine nicht differenzierte Gewebsmasse oder der Rest eines Gehirns vorhanden, so liegt ein Anencephalus vor. Hierbei erhält der Kopf ein typisches Aussehen: Die Augen treten wie beim Frosch stark hervor, die Stirn fehlt, und der Hals ist kurz, *Froschkopf.* Im Ultraschallbild oder im Röntgenbild kann diese Mißbildung in utero am *Fehlen des Schädeldaches* diagnostiziert werden.

Meningoencephalozele und **Meningozele**. Wie beim Rückenmark können sich durch einen Defekt in der knöchernen Begrenzung des Zentralnervensystems Hirnhäute sackförmig, meist am Hinterkopf, vorwölben. Wenn dieser Meningealsack Hirngewebe enthält, liegt eine *Meningoencephalozele* vor. Befindet sich innerhalb der Ausstülpung der Hirnhäute kein Hirngewebe, sondern nur Liquor cerebrospinalis, spricht man von einer *Meningozele.*

Trisomie 21 (Mongolismus). Dieser Defekt, der nicht nur das Gehirn betrifft, wird durch eine Chromosomenanomalie verursacht. Kinder mit Mongolismus haben 47 Chromosomen. Das Chromosom Nummer 21 ist 3mal statt 2mal vorhanden. Das Gehirn bleibt bei Mongolismus meist klein - Hirngewicht unter 1000 g - , hat geringe Furchenbildung und zeigt eine unvollständige Entwicklung der Großhirnrinde.

Teratogene. Eine pränatale Infektion mit dem Erreger der *Toxoplasmose* oder der *Röteln* kann zu Hirnmißbildungen führen. Die betroffenen Kinder können Verkalkungsherde im Hirn, Mikrocephalus, Hydrocephalus und Schwachsinn zeigen. *Röntgenstrahlen* können durch Abtöten von Neuroblasten oder deren Vorläuferzellen zu einem Mikrocephalus führen. Schließlich rufen *chemische Teratogene* Mißbildungen des Gehirns hervor, u.a. Alkohol.

B. Medulla spinalis, Rückenmark

I. Gestalt und benachbarte Strukturen

Das Rückenmark, Medulla spinalis, des Erwachsenen ist ein kleinfingerdicker, etwa 45 cm langer Strang, der im Wirbelkanal vom Atlas bis in die Höhe des 1. oder 2. Lendenwirbels reicht. Das kaudale Ende des Rückenmarks spitzt sich kegelförmig zum **Conus medullaris** zu und geht in einen 25 cm langen Endfaden, **Filum terminale**, über. Dieser nervenzellfreie Faden ist am kaudalen Ende des Wirbelkanals befestigt und wird von den Wurzeln der kaudalen Spinalnerven, **Cauda equina** (Abb. 16-**13**), umhüllt.
Die Dicke des Rückenmarks ist abhängig von der Größe der zugehörigen Peripherie. Im Bereich der Extremitäten sind die zu innervierenden Hautflächen und Muskelmassen größer als im Gebiet des Rumpfes zwischen Armen und Beinen. Deshalb ist das Rückenmark kranial

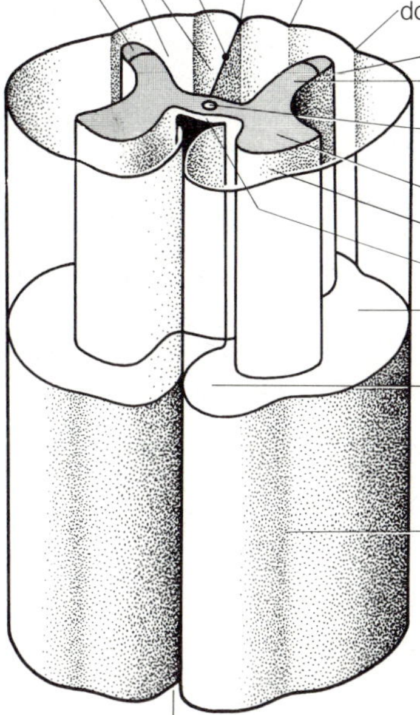

Abb. 16-11. Oberflächengestaltung sowie graue und weiße Substanz des Rückenmarks. *Oben* wurde die weiße Substanz des Rückenmarks *durchsichtig* gezeichnet

durch die **Intumescentia cervicalis** (C5-Th1) zur neuronalen Versorgung des Schultergürtels und der Arme, sowie kaudal durch die **Intumescentia lumbosacralis** (L2-S2) zur Innervation des Beckengürtels und der Beine verdickt.

Topographischer Hinweis. Die Intumescentia cervicalis projiziert sich in der Regel auf die Wirbelsäule zwischen dem 4. Hals- und 1. Brustwirbel, die Intumescentia lumbosacralis zwischen 10.-12. Brustwirbel (Abb. 16-**13**).

Die Oberfläche des Rückenmarks (Abb. 16-**11**) ist auf der ventralen Seite durch eine längsverlaufende Furche, **Fissura mediana ventralis**, eingekerbt. Seitlich davon befindet sich jeweils ein **Sulcus ventrolateralis**. Auf der dorsalen Seite sind ausschließlich flache Rinnen zu erkennen: **Sulcus medianus dorsalis**, zu dem im Inneren des Rückenmarks das **Septum medianum dorsale** zieht, **Sulcus dorsolateralis** und im oberen Brust- und Halsmark **Sulcus intermedius dorsalis**.
An das Rückenmark treten dorsal und ventral Nervenfaserbündel der Rückenmarksnerven heran. Sie werden als **Wurzelfäden, Fila radicula-**

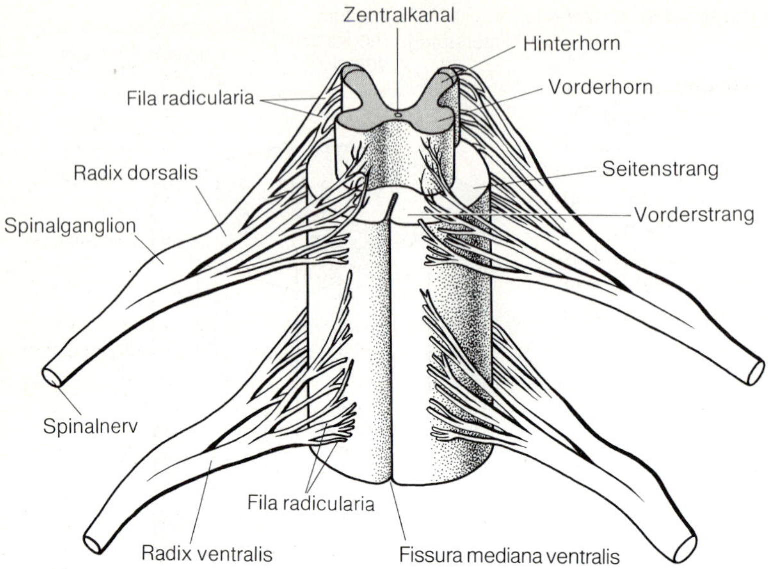

Abb. 16-12. Rückenmark mit den Wurzeln der Spinalnerven

ria, bezeichnet (Abb. 16-**12**). Je 5-10 Wurzelfäden bilden auf der dorsalen Seite eine **hintere Wurzel, Radix dorsalis**, auf der ventralen Seite eine **vordere Wurzel, Radix ventralis**. Die hintere Wurzel zieht zum Sulcus dorsolateralis, die vordere Wurzel geht vom Sulcus ventrolateralis aus. Ventrale und dorsale Wurzel vereinigen sich jeweils zu einem **Spinalnerven, Nervus spinalis** (Abb. 16-**12**, S. 187).

Hinweis. Die Gesamtzahl aller Nervenfasern, die das Rückenmark dorsal erreichen, beträgt auf jeder Seite etwa 1 Million, die ventral aus dem Rückenmark austreten etwa 200 000–250 000. Es bestehen jedoch beträchtliche Segmentunterschiede. So erreichen z. B. durch die Hinterwurzel des Segmentes C8 etwa 60 000, des Segmentes Th4 etwa 20 000 Axone das Rückenmark.

II. Segmentale Gliederung

1. Rückenmarkssegmente

Die segmentale Gliederung des Rückenmarks kommt dadurch zustande, daß umschriebene periphere Gebiete neuronal mit umschriebenen Rückenmarksbezirken verknüpft sind. An der Oberfläche des Rückenmarks sind Segmentgrenzen nicht erkennbar.

Insgesamt gibt es 31 Rückenmarkssegmente (Abb. 16-**13**) und zwar

- **8 Zervikalsegmente**, *Segmenta cervicalia* (C1-C8), die das *Zervikalmark, Pars cervicalis*, bilden:
  - ***Projektion auf die Halswirbel 1 bis Mitte 7,***
- **12 Thorakalsegmente**, *Segmenta thoracica* (Th1-Th12), die das *Thorakalmark, Pars thoracica*, bilden:
  - ***Projektion auf Thorakalwirbel 1 bis Mitte 9,***
- **5 Lumbalsegmente**, *Segmenta lumbalia* (L1-L5), die das *Lumbalmark, Pars lumbalis*, bilden:
  - ***Projektion auf die Thorakalwirbel Mitte 9 bis Oberrand des 1. Lumbalwirbels,***
- **5 Sakralsegmente**, *Segmenta sacralia* (S1-S5), die das *Sakralmark, Pars sacralis*, bilden:
  - ***Projektion auf den 1. Lendenwirbel,***
- **1(-3) Kokzygealsegment(e)**, *Segmenta coccygea* (Co), die das *Coccygealmark, Pars coccygea*, bilden:
  - ***Projektion auf den 1. Lendenwirbel.***

Erklärung für das Versetzen der Rückenmarkssegmente gegenüber den Wirbeln S. 743.

Hinweise. Da embryonal ein Halswirbel mit dem Hinterhauptsbein verschmilzt, wird auf jeder Seite der Spinalnerv, der zwischen dem Hinterhauptsbein und dem Atlas austritt, der zervikalen Gruppe zugerechnet (8 zervikale Spinalnerven). – Als Variation kann das Coccygealmark auf einer Seite 2 Spinalnerven aufweisen. In diesem Fall erhöht sich die Gesamtzahl der Rückenmarkssegmente auf 32.

Topographie. Die Projektion der Rückenmarkssegmente auf die Wirbel ist individuell und wegen der lockeren Befestigung des Rückenmarks im Wirbelkanal in Grenzen variabel. Als Faustregel gilt, daß bei den unteren Halswirbeln und den oberen Brustwirbeln ein Segment zu addieren ist, um die Höhe der Rückenmarkssegmente

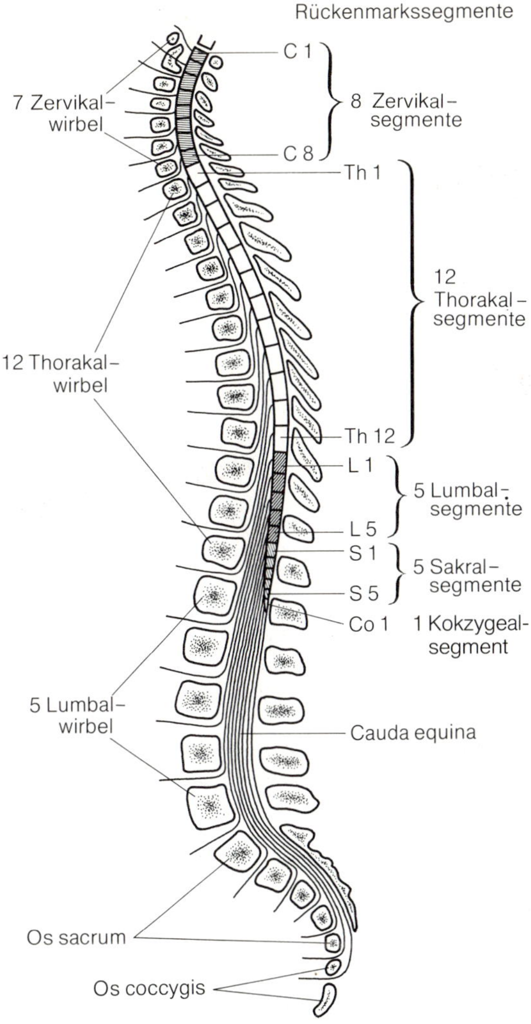

Abb. 16-13. Topographie der Rückenmarkssegmente und der Spinalnerven bezogen auf die Wirbelsäule beim Erwachsenen

anzugeben. Der 9. Brustwirbel liegt etwa in Höhe des Rückenmarkssegments Th12 (Tabelle 16-**2**). Hinsichtlich der Spitze des Conus medullaris gilt, daß sie sich durchschnittlich auf die Grenze zwischen 1. und 2. Lendenwirbel projiziert; ein individueller Tiefstand kann bis zum Unterrand des 2. Lendenwirbels vorkommen. Bei starker Krümmung der Wirbelsäule wird das Rückenmark maximal um 2 cm nach oben gezogen.

2. Dermatome

Die Rückenmarkssegmente erhalten aus einem bestimmten Hautstreifen des Hinterkopfes, des Halses, des Rumpfes oder der Extremitäten afferente Signale. Das *von einem Rückenmarkssegment sensibel innervierte Hautfeld* wird als **Dermatom** bezeichnet.

In Abb. 16-**14** sind auf der Hautoberfläche die 30 Dermatome eingezeichnet. Das 1. Zervikalsegment besitzt in der Regel keine sensible Wurzel. Es gibt daher kein C1-Dermatom. Etwa zwischen Th3 und L1 bilden die Dermatome gürtelförmige Streifen um den Körper. Hierin spiegelt sich der Grundplan des Innervationsmusters und die metamere Gliederung des Rumpfes wieder (S. 134). Im Bereich der Arme und der Beine sind die Dermatome während der Evolution von den Wassertieren zu den quadrupeden Landtieren in der Weise verlagert worden, daß die Dermatome C5-Th1 vom Rumpf nach distal in den Armbereich und die Dermatome L2-S2 nach distal in den Beinbereich verschoben wurden. In der Phylogenese der quadrupeden zu den bipeden Primaten wurden die schwanzwärts liegenden Dermatome S4-Co1 (Co2) in die Rima ani verlagert.

Klinischer Hinweis. Die „Karte" der Dermatome ist u. a. für die Höhendiagnostik von *Querschnittslähmungen* des Rückenmarks bedeutungsvoll. Wenn bei Wirbelfrakturen das Rückenmark „abgequetscht" wird, dann ist kaudal der Unterbrechung die afferente Signalübertragung von der Peripherie zum Gehirn nicht mehr möglich. Ein Patient mit einer Querschnittslähmung zeigt außer den motorischen Läsionen Sensibilitätsausfälle in den Dermatomen, deren Rückenmarkssegmente im Bereich der Verletzung und kaudal davon liegen.

Im Bereich der Beine ist besonders die Kenntnis der Topographie der Dermatome L5-S1 (Abb. 16-**14**) für die Diagnostik der häufig auftretenden Schäden der lumbalen Bandscheiben von praktischer Bedeutung. Da ein Prolaps eines Nucleus pulposus auf die Wurzeln der Spinalnerven drücken kann und dann „radikuläre" Symptome (als erstes Schmerzen im entsprechenden Dermatom) hervorruft, spricht man hier und in analogen Fällen von *radikulären Innervationsstörungen.*

3. Spinalganglien

Die Spinalganglien sind Teile der hinteren Wurzel. Sie bestehen aus Ansammlungen von Perikarya, die zum größten Teil zu afferenten Neuronen gehören. Dementsprechend ist jedes Ganglion einem Dermatom zugeordnet.

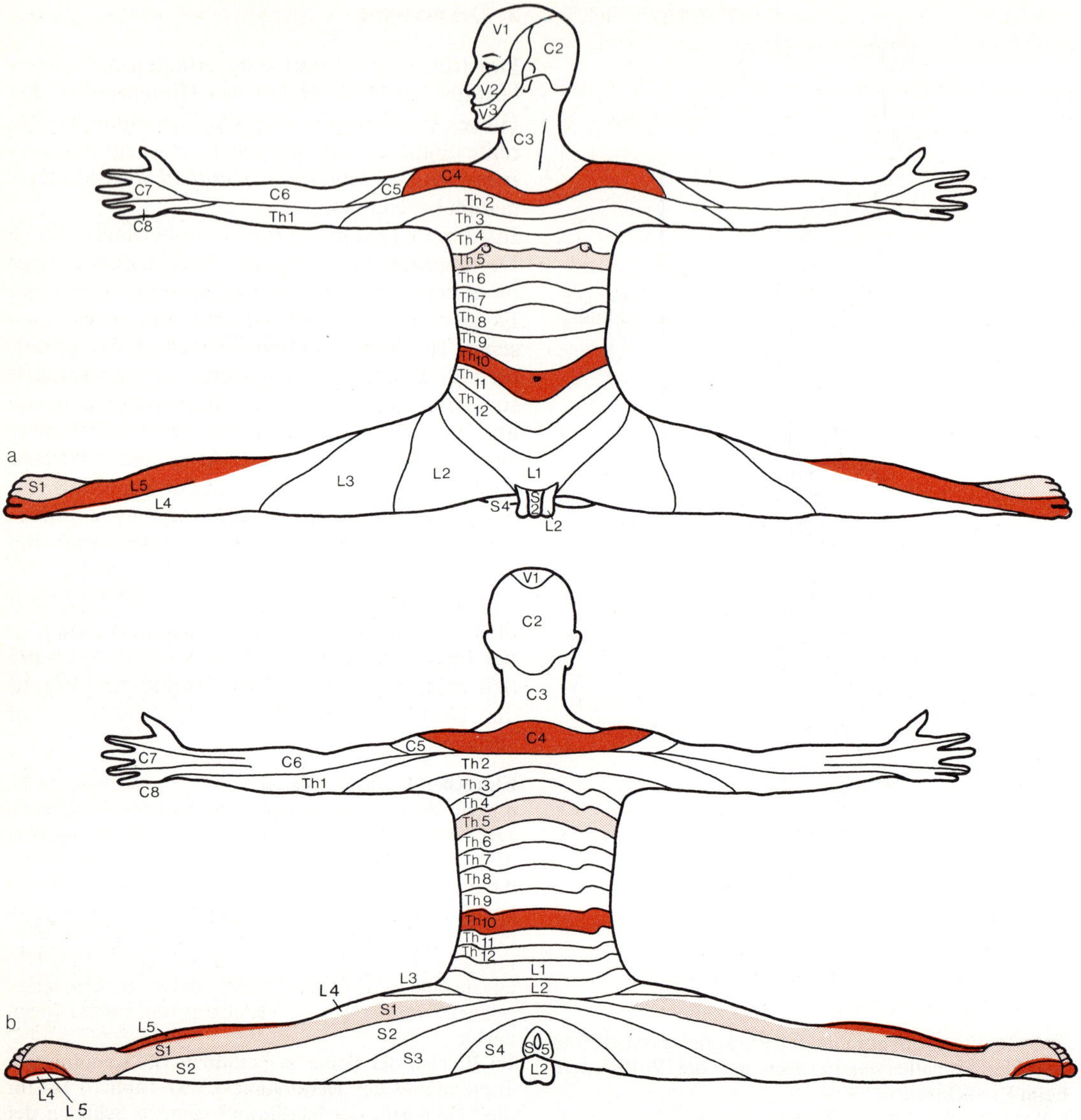

Abb. 16-14 a, b. Die *Dermatome* (**a**) der *ventralen* und (**b**) der *dorsalen* Oberfläche des Körpers. Es sind 5 für die Diagnostik wesentliche Dermatome hervorgehoben. (Nach Schliack, 1969)

Klinischer Hinweis. Bestimmte Viruserkrankungen, z. B. die *Gürtelrose*, *Herpes zoster*, beschränken sich auf den Verzweigungsbezirk einer afferenten Neuronenpopulation eines Spinalganglions. Hierdurch lassen sich Beziehungen zwischen den erkrankten Hautpartien, den Ästen des Spinalnerven und dem Spinalganglion nachweisen.

Spinalganglien sind weizenkorngroß und liegen kurz vor der Vereinigung der hinteren mit der vorderen Wurzel im *Zwischenwirbelkanal*, *Canalis intervertebralis*, innerhalb der Dura. Sie werden von einer Bindegewebskapsel umgeben.

Mikroskopische Anatomie. Die Nervenzellen der Spinalganglien sind überwiegend pseudounipolar, zytoplasmareich, oval oder rund; die Nissl-Substanz ist feinschollig; sie fehlt am Abgang der Neuriten, Ursprungskegel (S. 77). Zu unterscheiden sind große (Durchmesser bis zu 100 μm) **somatoafferente A-Zellen** und kleinere **visceroafferente D-Zellen**. Umschlossen werden die pseudounipolaren Nervenzellen von (kleinen) **Mantelzellen**, *Satellitenzellen*, und einer nur elektronenmikroskopisch sichtbaren Basalmembran mit argyrophilem Fibrillengitter, *Endoneu-*

Tabelle 16-**2**. Projektion von einzelnen Rückenmarkssegmenten auf die Wirbelsäule und Lokalisation der entsprechenden Dermatome auf der Körperoberfläche

Rückenmarks-segment	Projektion auf Wirbel	Dermatom - Sensibles Innervationsfeld
C 2-C 4		Hinterhauptsgegend, Nacken, Hals (C 4 teilweise)
C 4	3./4. Halswirbel	Über der Clavicula, Acromion, Oberrand der Scapula
C 5-C 8 Th 1-Th 2		Arm
Th 2-Th 12 L 1		Rumpf *dorsal:* zwischen Schulterblattgräte bis dicht unterhalb des Darmbeinkamms *ventral:* 2. Rippe bis Höhe des Leistenbandes
Th 5	4. Brustwirbel	Höhe der Mamillen
Th 10	7./8. Brustwirbel	Höhe des Nabels
L 1	10. Brustwirbel	Leistenband liegt an der caudalen Grenze des Dermatoms L 1
L 2-L 5 S 1-S 3		Bein
L 5	11. Brustwirbel	Unterschenkel ventral, medialer Fußrücken einschließlich Großzehe
S 1	12. Brustwirbel	Unterschenkel dorsal, lateraler Fußrücken einschließlich Kleinzehe
S 4-S 5 Co 1	Bis 1./2. Lendenwirbel	Rima ani

ralscheide. Die Mantelzellen vermitteln den Stoffaustausch zwischen den Kapillaren und den Nervenzellen.
Außer pseudounipolaren Nervenzellen kommen im Spinalganglion **multipolare Nervenzellen** vor, denen Aufgaben als *Schaltzellen* (s. unten) bzw. *vegetative* Funktionen zugeschrieben werden. Schließlich zeigen Spinalganglien viele einzelne oder in Bündeln verlaufende markreiche, markarme und marklose **Nervenfasern**.

III. Innerer Aufbau des Rückenmarks

1. Bauplan des Rückenmarks (Abb. 16-**11**)

Das Rückenmark besteht aus
- **grauer Substanz, Substantia grisea**, die *zentral* liegt, und
- **weißer Substanz, Substantia alba**, die die graue Substanz *umgibt.*

Durchzogen wird das Rückenmark von einem feinen, in der Mitte gelegenen
- **Zentralkanal, Canalis centralis**, der beim Erwachsenen auf weite Strecken obliteriert ist.

2. Graue Substanz

Hierbei handelt es sich um Gebiete des Rückenmarks mit Nervenzellen. Sie setzt sich aus charakteristisch angeordneten Zellsäulen und Neuropil zusammen. Daraus ergibt sich auf Querschnitten eine *H-Form* oder *Schmetterlingsfigur.* Im einzelnen sind zu unterscheiden:
- **Vorderhorn, Cornu ventrale**; räumlich: **Vordersäule, Columna ventralis,**
- **Hinterhorn, Cornu dorsale**; räumlich: **Hintersäule, Columna dorsalis,**
- **Seitenhorn, Cornu laterale**; räumlich: **Seitensäule, Columna lateralis.** Ein Seitenhorn (Seitensäule) ist nur im Brustmark und oberen Lendenmark (Th1-L2) zu erkennen.

Die Form der grauen Substanz ist variabel (Abb. 16-**15**, Tabelle 16-**3**). Sie ist in den Segmenten vergrößert, deren Versorgungsgebiete während der Evolution durch Entstehung und Entfaltung der Extremitäten ausgeweitet wurden. Insbesondere sind in den Intumescentiae cervicalis et lumbosacralis die Vorderhörner, aber auch die Hinterhörner verdickt. Demgegenüber ist in der Pars thoracica des Rückenmarks die graue Substanz schlank.

Tabelle 16-3. Merkmale der grauen und weißen Substanz des Rückenmarks in verschiedener Segmenthöhe

	Zervikalsegmente	Thorakalsegmente	Lumbalsegmente	Sakralsegmente
	C 1-C 8	Th 1-Th 12	L 1-L 5	S 1-S 5
Graue Substanz	Besonders reichlich in der Intumescentia cervicalis	Schmächtige H-Form	Besonders reichlich in der Intumescentia lumbosacralis	Nach kaudal hin spärlich
Vorderhorn	Dick	Schlank	Dick	Dick
Weiße Substanz	Sehr reichlich	Reichlich	Wenig	Noch weniger

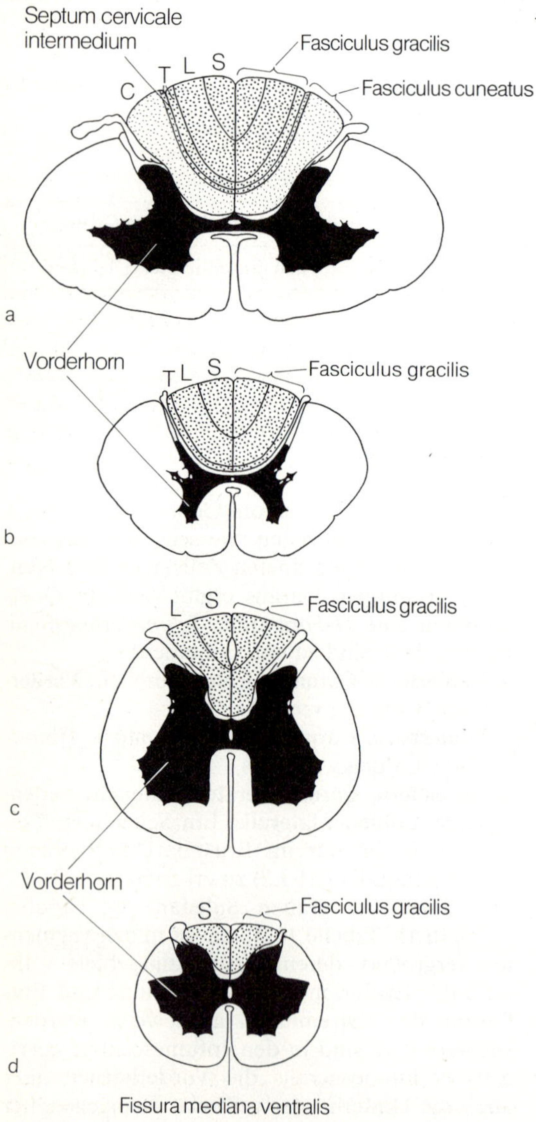

◀ **Abb. 16-15a-d.** Querschnitte durch das Rückenmark eines Erwachsenen. Von oben nach unten sind (**a**) Zervikal-, (**b**) mittleres Thorakal-, (**c**) Lumbal- und (**d**) Sakralmark dargestellt. In den Hintersträngen sind die somatotopen Schichten von afferenten Faserbahnen aus den sakralen *(S)*, lumbalen *(L)* und thorakalen *(T)* Dermatomen und Myotomen im Fasciculus gracilis eingetragen. Der Fasciculus cuneatus *(C)* enthält nur wenige Afferenzen aus den oberen, thorakalen Dermatomen und Myotomen und tritt erst deutlich im zervikalen Bereich auf. (In Anlehnung an Bucher, 1980)

Nervenzellen

Die Nervenzellen des Rückenmarks zeigen je nach Ziel ihrer Neuriten und Aufgabenstellung Unterschiede. Es kommen vor:

- **Wurzelzellen,**
- **Binnenzellen,**
- **Strangzellen.**

Wurzelzellen

Als Wurzelzellen werden die Nervenzellen des Rückenmarks bezeichnet, die ihre Neuriten über die vordere Wurzel zum Spinalnerven hin entlassen. Zu diesen Neuronen, die mit Effektoren verbunden sind, gehören auf jeder Seite etwa 200 000 **somatoefferente Vorderhornzellen** und **visceroefferente Nervenzellen in den Seitenhörnern.**

Im einzelnen sind folgende Wurzelzellen besonders zu erwähnen:

- **große Vorderhornzellen (α-Motoneurone).** Ihre Neuriten enden mit motorischen Endplatten (S. 87) an quergestreiften Muskelfasern. Die von einem α-Motoneuron innervierte Gruppe von Muskelfasern wird als eine *motorische Einheit* bezeichnet.

Histophysiologischer Hinweis. Nach kurzem Verlauf geben die Neuriten der α-Motoneurone Kollateralen ab, die über Interneurone (Binnenzellen, s. unten) oder direkt mit dem eigenen Perikaryon synaptisch verbunden sind und auf diese hemmend wirken (*Renshaw-Hemmung*).

- **kleine Vorderhornzellen (γ-Motoneurone).** Ihre Neuriten versorgen die *intrafusalen Muskelfasern* von Muskelspindeln und regeln deren Spannung (S. 183).
- **Nervenzellen des Sympathicus.** Sie liegen in den Seitenhörnern der Rückenmarkssegmente C8-L2. Ihre Axone enden in vegetativen Ganglien. Sie haben visceromotorische und viscerosekretorische Aufgaben.
- **Nervenzellen des Parasympathicus.** Sie befinden sich in den Rückenmarkssegmenten S2-S4 zwischen Vorder- und Hinterhorn (Nuclei parasympathici sacrales). Auch die Axone dieser Zellen ziehen zu vegetativen Ganglien und stehen im Dienste der Viszeromotorik und Viszerosekretion.

Histophysiologischer Hinweis. Die Oberflächen der Perikaryen der spinalen Neurone und Teile der zugehörigen Dendriten können bis zur Hälfte mit Synapsen bedeckt sein. Dies entsteht dadurch, daß Neuriten verschiedenster Herkunft in großer Zahl mit den spinalen Neuronen Synapsen bilden. Für die motorischen Vorderhornzellen ergibt sich daraus, daß sie für die Neuronenketten, mit denen sie verknüpft sind, die *„letzte gemeinsame Endstrecke“* (Sherrington) darstellen.

Binnenzellen (Schaltzellen)

Binnenzellen sind **Interneurone** (S. 185). Ihre Fortsätze bleiben in der grauen Substanz und verbinden Nervenzellen des gleichen Segments - besonders in der Substantia gelatinosa und Zona intermedia (s. unten) - aber auch verschiedene Segmente derselben oder der kontralateralen Seite.

Histophysiologischer und physiologischer Hinweis. Überwiegend wirken Binnenzellen hemmend, selten auch erregend. Je nach ihrer Lage in einem Regelkreis können hemmende Interneurone eine Vorwärtshemmung, eine laterale Hemmung - z. B. zur Schaffung einer ruhigen Zone um eine Leitungsbahn (*Umfeldhemmung*) - oder eine Rückwärtshemmung (*Renshaw-Zelle*) bewirken. Von der Lage der Synapse an der effektorischen Nervenzelle hängt es ab, ob die Hemmung prä- oder postsynaptisch ist. Insgesamt wirken Binnenzellen vor allem bei der Integration der Tätigkeit des Rückenmarks mit.

Strangzellen

Die Strangzellen liegen im Hinterhorn oder in den dorsalen Teilen der Zona intermedia. Ihre Neuriten bilden in der weißen Substanz die **Leitungsbahnen** des Eigenapparates oder des Verbindungsapparates (s. unten). Sofern die Neuriten der Strangzellen auf der gleichen Seite bleiben, werden sie als **Assoziationsfasern**, sofern sie zur Gegenseite ziehen, als **Kommissurenfasern** bezeichnet. Ihre Afferenzen erhalten die Strangzellen von den pseudounipolaren Nervenzellen der Spinalganglien.

Schichtenbau und Zytoarchitektonik

Die graue Substanz gliedert sich in 9 Schichten, **Laminae**, die in Transversalschnitten von dorsal nach ventral durchnumeriert werden (I-IX, Abb. 16-**16**). Ihre Größe und Form wechseln segmentspezifisch. Stellenweise fügen sich innerhalb der Laminae Nervenzellen zu Nervenzellgruppen, **Nuclei** (S. 186), zusammen. Hinzu kommt die Area X, die den Zentralkanal umgibt.

Lamina I-VI. Sie befinden sich in der Hintersäule. Die Perikarya ihrer Nervenzellen sind meist klein, höchstens mittelgroß. Überwiegend handelt es sich um Interneurone. Jedoch besitzt das Hinterhorn auch Strangzellen (s. oben): große Hinterhornzellen für den kontralateralen Tractus spinothalamicus (s. unten). Erreicht werden die Hinterhornzellen von somatoafferenten oder visceroafferenten Fasern: im medialen Gebiet aus distalen, im lateralen Gebiet aus proximalen Körperpartien. Dabei treten die marklosen und markarmen Fasern mehr an die Nervenzellen der dorsalen Teile des Hinterhorns, *Apex et caput cornus dorsalis*, die dickeren markhaltigen mehr

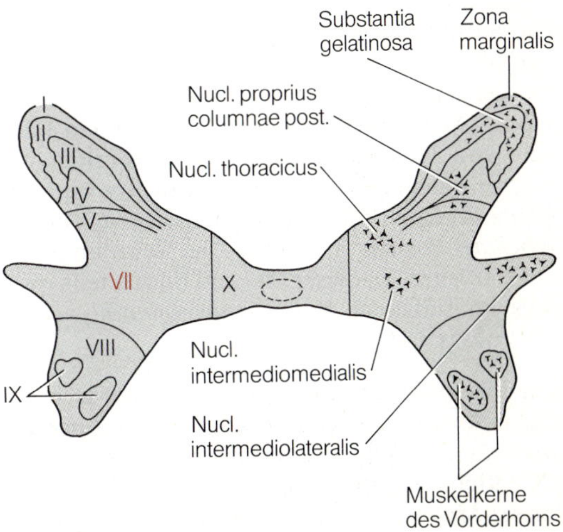

Abb. 16-16. Laminae und Zellgruppen des Rückenmarks im Segment Th10. Lamina VI ist in diesem Segment undeutlich und deswegen nicht eingetragen. (Nach Carpenter, 1976)

an die der Hinterhornbasis, *Basis cornus dorsalis*, heran. Funktionell werden im Hinterhorn vor allem Haut- und Eingeweidesensibilitäten aber auch Schmerz verarbeitet. - Morphologisch auffällig ist im Hinterhorn die Lamina II.

Lamina II, Substantia gelatinosa. Sie liegt im Hinterhornkopf und zeigt auf Querschnitten durch unfixiertes Rückenmark einen dunkleren Farbton. Besonders deutlich ist sie im Lumbalmark. In der Substantia gelatinosa kommen überwiegend kleine Nervenzellen vor, vor allem wohl Interneurone.

Lamina VII, Zona intermedia. Sie nimmt den mittleren Teil des Rückenmarkgraus ein und gliedert sich in ein laterales und mediales Feld. Zum lateralen Feld gehört zwischen C8 und L2 das *Cornu laterale*. Die Zona intermedia verfügt über viele Interneurone, außerdem über (viscero-efferente) Wurzelzellen und Strangzellen.
Laterales Feld. Auffälligster Bestandteil sind im Seitenhornbereich der *Nucleus intermedio-lateralis* bzw. in Höhe der Segmente S2-S4 die *Nuclei parasympathici sacrales*. Die Neurone beider Kerne sind visceroefferent: Wurzelzellen des Sympathicus im Thorakal- und Lumbalmark, des Parasympathicus im Sakralmark.
Mediales Feld. Es enthält den *Zentralkanal*, der von einer *Substantia gelatinosa centralis* (Lamina X) umgeben wird. Lateral davon liegt der *Nucleus intermedio-medialis*. Die Nuclei intermedio-lateralis und intermedio-medialis des Thorakal- und Lumbalmarks sind untereinander und mit denen der Gegenseite durch strickleiterartig angeordnete cholinerge Faserbündel verknüpft. Die auffälligste Kerngruppe der Zona intermedia ist jedoch die *Columna thoracica* (Nucleus thoracicus, Stilling-Clarke-Säule). Sie reicht von C7-L2. An ihren Perikarya enden vor allem Muskel- und Gelenkafferenzen. Die Neuriten der Nervenzellen der Columna thoracica bündeln sich und bilden den ipsilateralen *Tractus spinocerebellaris dorsalis* (s. unten). Die Neuriten anderer Nervenzellen dieser Gegend bilden teils ipsi-, teils kontralateral den *Tractus spinocerebellaris ventralis* (s. unten).

Laminae VIII-IX. Sie bilden das Vorderhorn. Dabei überwiegen in der Lamina VIII *Interneurone* für die motorischen Systeme. Die Lamina IX enthält vor allem somatoefferente Wurzelzellen (*α-Motoneurone* und *γ-Motoneurone*), die somatotopisch gegliederte Zellgruppen bilden. Dies bedeutet, daß die Neuriten bestimmter Wurzelzellgruppen bestimmten Muskeln oder Muskelgruppen zugeordnet sind: z. B. liegen Nervenzellgruppen zur Innervation der Hals- und Rumpfmuskulatur medial, zur Innervation der distalen Extremitätenmuskulatur in den Intumescentien lateral. Signale erhalten die Wurzelzellen sowohl direkt als auch über Interneurone aus der Peripherie und vom Gehirn.

3. Weiße Substanz

Sie umgibt die graue Substanz mantelförmig und besteht im wesentlichen aus markhaltigen und marklosen Nervenfasern und Glia. Nervenzellen kommen dagegen in ihrem Bereich nicht vor.
Die weiße Substanz gliedert sich in
- **Hinterstrang, Funiculus dorsalis**, der zwischen den beiden Hinterhörnern liegt und sich im oberen Brust- und Halsmark unterteilt in
  - ***Fasciculus cuneatus*** (*lateralis, Burdach*) und
  - ***Fasciculus gracilis*** (*medialis, Goll*),
- **Seitenstrang, Funiculus lateralis**,
- **Vorderstrang, Funiculus ventralis**.

Zwischen Hinterstrang und Vorderstrang befindet sich dorsal der Hinterhornspitze die **Zona terminalis** (Lissauer-Randzone, *Tractus dorsolateralis*). Demgegenüber sind Vorderstrang und Seitenstrang untrennbar. Sie werden auch gemeinsam als *Vorderseitenstrang* bezeichnet. Rechter und linker Vorderstrang sind durch die **Commissura alba** verbunden, die median und ventral der grauen Substanz liegt.
Auch hinsichtlich der weißen Substanz bestehen zwischen den Rückenmarksgebieten Unterschiede. Insgesamt nimmt der Volumenanteil der weißen Substanz von kaudal nach kranial zu (Abb. 16-**15**, Tabelle 16-**3**), wobei sich gleichzeitig die Relation von grauer zu weißer Substanz verschiebt (Tabelle 16-**3**).
Die weiße Substanz des Rückenmarks besteht aus *markscheidenhaltigen Axonen* (*A- und B-Fasern*, S. 81 f.), *markscheidenlosen Axonen* (*C-Fasern*), *Gliazellen* und *Blutgefäßen*. In der Regel bilden die Axone Bündel, von denen jedes eine andere Herkunft und ein anderes Ziel hat.
Die Axone bzw. Nervenfaserbündel der weißen Substanz sind Anteile der
- **afferenten Wurzeln** oder der
- **efferenten Wurzeln** oder der
- **Leitungssysteme des Rückenmarks**.

Afferente Wurzeln

Bereits vor Eintritt ins Rückenmark gliedert sich die hintere Wurzel in laterale und mediale Bündel, die von jeweils unterschiedlichen Rezeptoren ihren Ausgang nehmen (Tabelle 16-**4**). Nach

Tabelle 16-4. Fasern der hinteren Wurzel

Laterale Bündel	*Mediale Bündel*
Fasern aus exterozeptiven Rezeptoren: für Hitze, Kälte, Schmerz freie Nervenendigungen	Fasern aus propriozeptiven Rezeptoren: Muskelspindeln Sehnenspindeln Gelenkkapselorgane
Fasern aus viscerozeptiven Rezeptoren: für Spannung und Dehnung der glatten Muskulatur	Fasern aus exterozeptiven Rezeptoren (Hautsensibilität): z. B. Meissner-Tastkörperchen für Druck und Berührung

Eintritt ins Rückenmark gabeln sich viele Axone T-förmig in einen ab- und aufsteigenden Ast auf und geben in ihrem Verlauf Kollateralen ab. Die Fasern des lateralen Bündels sind dünn und überwiegend marklos (C-Fasern). Viele von ihnen ziehen durch die Zona terminalis oder medial davon zu den Laminae I und II (s. oben). Die Fasern der medialen Bündel sind dicker. Sie treten selbst oder mit Kollateralen teilweise von medial her in die graue Substanz ein und bilden dort mit Neuronen der Hinterhornbasis, der Zona intermedia oder des Vorderhorns Synapsen. Viele Fasern ziehen jedoch im Hinterstrang ohne Unterbrechung bis zum Gehirn (Medulla oblongata).

Efferente Wurzeln

Sie bestehen überwiegend aus Neuriten der Motoneurone sowie der Neurone des Sympathicus und Parasympathicus. Die Neuriten verlassen die Vorderhörner fächerförmig, durchlaufen die weiße Substanz und vereinigen sich ventrolateral zu den vorderen Wurzeln.

Leitungssysteme (Abb. 16-**17**)

Ihre Faserbündel werden als **Tractus** bezeichnet und liegen in den Hinter-, Seiten- und Vordersträngen. Die Tractus erhalten ihre Detailnamen nach den Neuronenpopulationen, die sie miteinander verbinden, z. B. Tractus spinothalamicus zur Verknüpfung von Rückenmark und Thalamus.

Hinweis. Morphologisch identifizierbar sind die einzelnen Bahnen nur während der Ontogenese oder nach einer Schädigung. So erfolgt z. B. die Myelogenese neencephaler Bahnen später als die anderer. Entsprechend treten diese Bahnen während der Entwicklung in histologischen Schnitten durch das Rückenmark bei Markscheidenfärbungen zeitweise als Aussparung hervor. Vergleichbares gilt für Bahnen, deren Axone nach lokalisierten Schädigungen der zugehörigen Neuronengruppe Markscheidendegenerationen aufweisen.

Viele Bahnen sind **somatotop** gegliedert. Dies bedeutet, daß sich innerhalb einer Bahn die Neuriten bündeln oder Lamellen bilden, die sich einem bestimmten Gebiet der Peripherie bzw. einer Neuronenpopulation im Zentralnervensystem zuordnen lassen. Deutlich ist dies vor allem bei langen Bahnen, die von unterschiedlich gelegenen Nervenzellgruppen ausgehen.
Für die aufsteigenden Bahnen im Rückenmark, z. B. Tractus spinothalamicus im Vorderstrang oder Tractus spinobulbaris im Hinterstrang, gilt ferner, daß neu hinzutretende Fasern bereits vorhandene von der grauen Substanz abdrängen: im Vorderstrang zur Oberfläche, im Hinterstrang nach medial. Dadurch entsteht das Prinzip der **Exzentrizität der Leitungsbahnen**.
Unter gleichzeitiger Berücksichtigung morphologischer und funktioneller Gesichtspunkte läßt sich das Leitungssystem des Rückenmarks gliedern in

- **Eigenapparat** und
- **Verbindungsapparat** (lange Leitungsbahnen).

Hinweis. Durch die Entsendung von Kollateralen können manche Neuriten sowohl am Eigenapparat als auch am Verbindungsapparat beteiligt sein: z. B. kann eine Kollaterale zu Motoneuronen, die andere zu supraspinalen Zentren ziehen.

Eigenapparat

Der Eigenapparat des Rückenmarks besteht aus Neuronen (Strangzellen, s. oben), die mit Nervenzellen anderer Segmente des Rückenmarks synaptisch verbunden sind (spino-spinale Verbindungen). Sie dienen der Vermittlung von spinalen Reflexen und Automatismen (Eigen- und Fremdreflexe, S. 185). Diese regeln bereits auf segmentaler Ebene zahlreiche Körperfunktionen unterhalb der Bewußtseinsschwelle.

Klinischer Hinweis. Spinale Reflexe werden in der ärztlichen Praxis dazu verwendet, die Funktionstüchtigkeit mancher - aber nicht aller - Spinalsegmente zu testen (Tabelle 16-**5**). Sie können ausgelöst werden, so lange alle im Reflexbogen zusammenarbeitenden Neurone intakt sind. Stets muß jeder Reflex auf beiden Seiten geprüft werden, um frühzeitig monolaterale Schäden zu entdecken.

Tabelle 16-5. Klinisch wichtige spinale Eigen- und Fremdreflexe

Neuronales Spinalsegment	Reflex	Abkürzung	Reflexauslösung	Erfolgsorgan	Reflexart	Afferenter Schenkel	Efferenter Schenkel
C 5–C 6	Biceps brachiireflex (Bicepssehnenreflex)	BSR	Schlag auf Bicepssehne	M. biceps brachii	Eigenreflex	N. musculocutaneus (S. 311)	
C 5–C 6	Radiusperiostreflex	RPR	Schlag auf den Radius proximal des Proc. styloideus	M. brachioradialis, M. brachialis, M. biceps brachii	Eigenreflex	N. radialis (S. 314), N. musculocutaneus (S. 311)	
C 6–C 8	Triceps brachiireflex (Tricepssehnenreflex)	TSR	Schlag auf Tricepssehne	M. triceps brachii	Eigenreflex	N. radialis (S. 314)	
Th 8–Th 12, L 1	Bauchhautreflex	BHR	Bestreichen der Bauchhaut	Bauchmuskulatur	Fremdreflex	Nn. intercostales 8–11, N. subcostalis, N. iliohypogastricus, N. ilioinguinalis	
L 1–L 2	Cremasterreflex	CR	Bestreichen der Haut an der Innenseite des Oberschenkels	M. cremaster (Hebung des Hodens)	Fremdreflex	R. femoralis und R. genitalis des N. genitofemoralis	
L 2–L 4	Quadricepsreflex (Patellarsehnenreflex)	PSR	Schlag auf Lig. patellae	M. quadriceps femoris	Eigenreflex	N. femoralis (S. 384)	
L 5, S 1–S 2	Triceps suraereflex (Achillessehnenreflex)	ASR	Schlag auf Achillessehne	M. triceps surae	Eigenreflex	N. tibialis (S. 387)	
S 1–S 2	Plantarreflex (Fußsohlenreflex)		Bestreichen des äußeren Fußsohlenrandes	Beuger der 2.–5. Zehe	Fremdreflex	Nn. plantares n. tibialis (S. 388)	N. tibialis
S 3–S 5	Analreflex		Bestreichen der Analregion mit Holzstäbchen	M. sphincter ani ext.	Fremdreflex	Nn. anococcygei	N. pudendus

Faserbahnen des Eigenapparates verlaufen vorwiegend an der Grenzzone zwischen grauer und weißer Substanz und werden wegen ihrer Topographie

- **Grundbündel, Fasciculi proprii**, genannt:
  - ***Fasciculi proprii dorsales,***
  - ***Fasciculi proprii laterales,***
  - ***Fasciculi proprii ventrales.***

Innerhalb der weißen Substanz der *Hinterstränge* liegt der

- **Fasciculus septomarginalis**, *ovales Bündel*, medial (Abb. 16-**17 b**) und der
- **Fasciculus interfascicularis**, *Schultze-Komma*, zwischen Goll- und Burdach-Strang (Abb. 16-**17 a**).

Beide Faszikel bestehen aus Bündeln absteigender Äste von Hinterwurzelfasern.

Hinweise. Der Eigenapparat des Rückenmarks ist abhängig vom Gehirn. Die Aufgabe der supraspinalen Zentren besteht u.a. darin, das Mosaik der segmentalen Einzelleistungen des Rückenmarks zu koordinieren und Reflexaktivitäten - vor allem - durch Hemmung zu steuern. Die Abhängigkeit des Eigenapparates wird besonders bei noch nicht abgeschlossener Entwicklung oder bei Unterbrechung absteigender Bahnsysteme deutlich. Dann sind die spinalen Reflexe beeinträchtigt. So erfolgt z.B. beim *Säugling* beim Bestreichen des äußeren Fußrandes (*Fußsohlenreflex*) keine Plantarflexion, sondern eine *Dorsalextension der großen Zehe*. In diesem Alter ist die Pyramidenbahn noch nicht ausgereift und damit ein wahrscheinlich phylogenetisch älterer Reflex von der Neuhirnbahn (noch) nicht „unterdrückt". Fällt im späteren Leben durch krankhafte Prozesse die Pyramidenbahn aus, tritt die Dorsalextension der Großzehe bei Bestreichen des lateralen Fußrandes wieder auf (*Babinski-Reflex*).

Verbindungsapparat

Der neuronale Verbindungsapparat des Rückenmarks besteht aus langen auf- und absteigenden Faserzügen, die Signale zum oder vom Gehirn leiten. In der folgenden Darstellung wird davon ausgegangen, daß die Leitungswege aus unverzweigten linearen Neuronenketten bestehen. Dies trifft jedoch nur begrenzt zu, da viele Axone Kollateralen abgeben oder sich terminal verzweigen. Sie verbinden sich dann mit mehreren Folgeneuronen. Diese **Divergenz** tritt an verschiedenen Stellen des Verbindungsapparats des Rückenmarks auf. An anderen Stellen läßt sich durch Vergleich der Anzahl der Neurone in 2 hintereinander angeordneten Neuronenpopulationen feststellen, daß die Neuronenanzahl abnimmt, und daß mehrere periphere Neurone auf ein zentrales Neuron konvergieren (**Konvergenz**). Weiterhin ist die Wirklichkeit gegenüber dem Schaltbild dadurch kompliziert, daß jedes Neuron an seiner Oberfläche erregende (exzitatorische) *und* hemmende (inhibitorische) Synapsen aufweist. Dies ermöglicht Bahnung und Hemmung sowie vor allem Filterung von Signalen innerhalb des Zentralnervensystems, wie im Tierexperiment nachgewiesen wurde. Nur ein Bruchteil der afferenten Signale, die ständig in den Rezeptoren der Haut ausgelöst werden, erreicht die Großhirnrinde.

Aufsteigende Bahnen

Aufsteigende Bahnen finden sich sowohl in den Hintersträngen als auch in den Vorderseitensträngen. Sie erreichen über eine meist dezimeterlange Distanz Neuronensysteme im Gehirn. Im einzelnen zeigt sich, daß im Hinterstrang lange aufsteigende Bahnen gegenüber anderen Fasersystemen stark überwiegen; lange absteigende Bahnen fehlen hier. In den Vorderseitensträngen nehmen die aufsteigenden Bahnen vor allem die äußeren Partien ein.

Aufsteigende Bahnen des Rückenmarks sind

- **Tractus spinobulbaris**, zur Medulla oblongata (früher: Bulbus),
- **Tractus spinothalamicus**, zum Thalamus,
- **Tractus spinocerebellares**, zum Cerebellum,
- **Tractus spinoolivaris**, zum Nucleus olivaris caudalis, und
- **Tractus spinotectalis**, zum Tectum mesencephali.

Hinweis. Die Darstellung im folgenden ist vereinfacht, teils aus didaktischen Gründen, teils wegen noch ungenügenden Wissens über neuronale Verknüpfungen. Wert wird aber auf die räumliche Anordnung der Bahnen und ihre Verschaltungen gelegt, weil sich daraus die meisten Symptome neurologischer Erkrankungen erklären lassen, die bei Unterbrechung der betroffenen Neuronenketten entstehen.

Tractus spinobulbaris

Der Tractus spinobulbaris liegt im Hinterstrang (Abb. 16-**17**). Er besteht aus Neuriten, deren Nervenzellen ohne Unterbrechung ipsilateral Signale aus der Körperperipherie bis zur Medulla oblongata leiten (1. Neuron).

Hinweis. Oft wird der Tractus spinobulbaris als Hinterstrangbahn bezeichnet. Dies ist nicht ganz korrekt, weil der Hinterstrang außer dem Tractus spinobulbaris Teile des Eigenapparats (s. oben) und auch aufsteigende Fasern von Hinterhornzellen enthält. Außerdem verlaufen im Hinterstrang Fasern des medialen Bündels der hinteren Wurzel, die einige Segmente höher ins Rückenmarksgrau eintreten.

Der Tractus spinobulbaris ist eine somatoafferente Bahn und dient der Informationsübertragung mechanischer Sensibilitäten. Er hat

- **exterozeptive Anteile** und
- **propriozeptive Anteile**.

Beide Anteile haben ihre Perikarya in den Spinalganglien. Die Perikarya sind groß und pseudounipolar. Die zugehörigen (axonalen) Dendriten verlaufen in Nerven, die Neuriten treten über die hintere Wurzel ins Rückenmark ein und enden in den Hinterstrangkernen. Dort treten sie synaptisch an Nervenzellen heran, die als 2. Neuron der Neuronenkette mit ihren Neuriten den Thalamus erreichen (Tractus bulbothalamicus, s. unten). Unterschiedlich ist bei den beiden An-

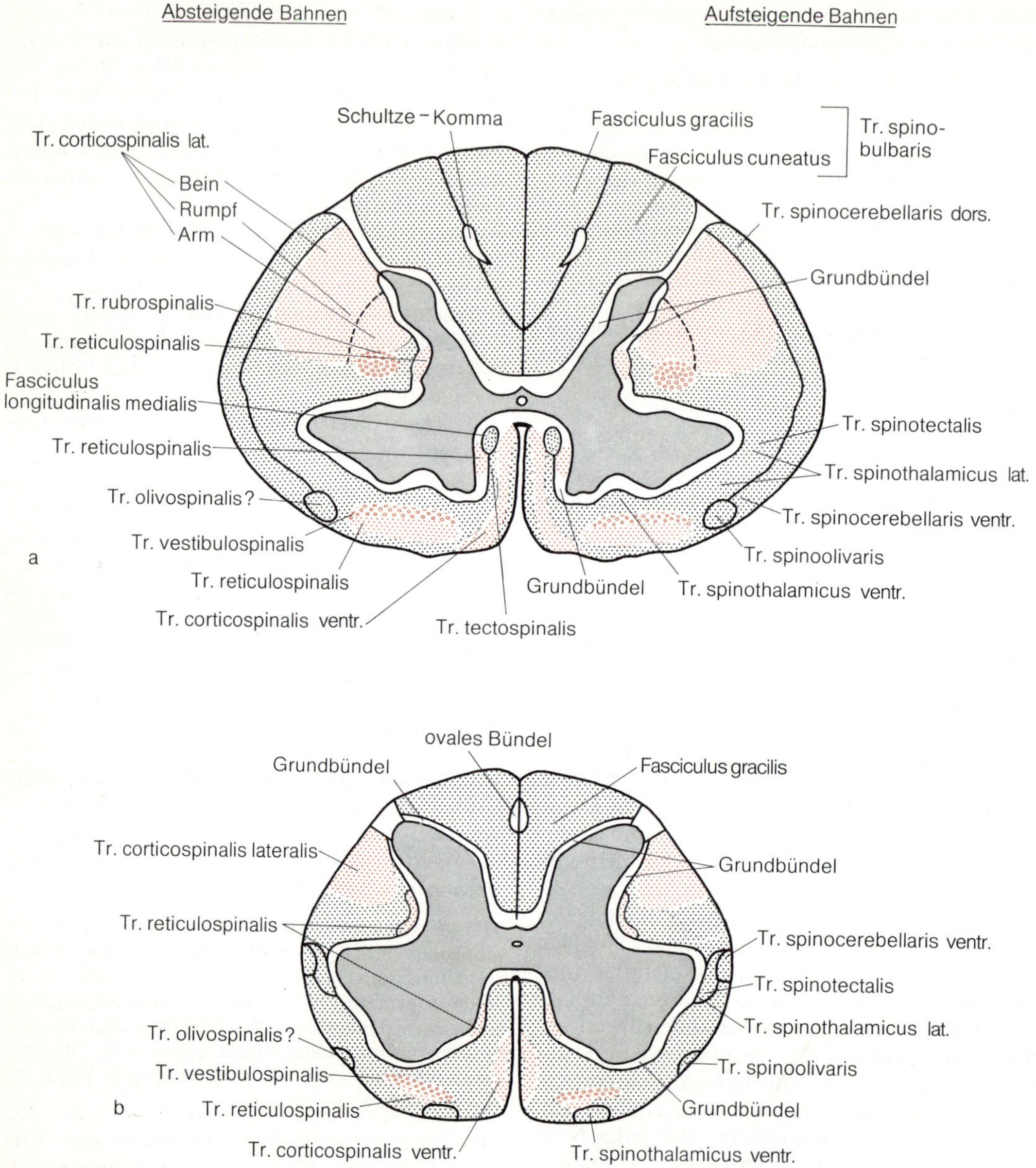

Abb. 16-17 a, b. Querschnitte durch das Rückenmark (**a**) in Höhe der oberen Halssegmente und (**b**) der unteren Lumbalsegmente. (Nach Crosby et al., 1962)

teilen dagegen die Lage der Rezeptoren in der Peripherie, mit denen sie in Verbindung stehen.

Exterozeptive Anteile. Sie nehmen ihren Ausgang an Mechanorezeptoren der Haut, z. B. Meissner-Tastkörperchen. Die Neuriten gabeln sich im Hinterstrang in einen kurzen und einen langen Ast. Der *kurze Ast* zieht ins Rückenmarksgrau und nimmt mit Motoneuronen Verbindungen auf. Der *lange Ast* steigt ipsilateral im Hinterstrang zur Medulla oblongata auf. Die exterozeptiven Anteile des Tr. spinobulbaris stehen im Dienst der Wahrnehmung feiner Berührungen bei hoher Lokalisationsschärfe (**differenzierte Mechanosensibilität**).

Propriozeptive Anteile. Sie beginnen in Muskelspindeln, Sehnenorganen, Vater-Pacini-Körperchen oder rezeptorischen Verzweigungen der Gelenkkapsel. Sie leiten dem Zentralorgan Signale über die Stellung des Bewegungsapparates im Raum zu. Mit den Vater-Pacini-Körperchen können Vibrationen erfaßt werden. Die Gesamtheit der Leistungen der propriozeptiven Anteile dient der **Tiefensensibilität**.

Somatotope Gliederung. In den Hintersträngen sind die somatoafferenten Axone des Tractus spinobulbaris *somatotop* geordnet. Diese Gliederung entsteht dadurch, daß sich die in jedem Segment neu hinzukommenden Fasern schichtweise von der grauen Substanz her den schon vorhandenen Axonen anlagern (Abb. 16-**15**). Im kranialen Teil des Rückenmarks liegen daher die Fasern aus den Segmenten S5 am weitesten dorsomedial. Es folgen streifenförmig nach ventrolateral die Fasern von S4, S3, S2 usw.

Fasciculus gracilis, Fasciculus cuneatus. Im oberen Brust- und Zervikalmark trennt das *Septum cervicale intermedium* die Axone aus der unteren Rumpfhälfte und den Beinen von denen aus den Dermatomen und Myotomen der oberen Rumpfhälfte sowie den Armen. Dadurch gliedert sich hier der Tractus spinobulbaris im kranialen Rückenmark in

- **Fasciculus gracilis** (*Goll-Strang*; früher: Tractus spinobulbaris medialis), der medial liegt, und in
- **Fasciculus cuneatus** (*Burdach-Strang*; früher: Tractus spinobulbaris lateralis), der lateral liegt (Abb. 16-**15**).

Beide Fasciculi enden in den Hinterstrangkernen der Medulla oblongata: der Fasciculus gracilis im **Nucleus gracilis** (S. 775), der Fasciculus cuneatus im **Nucleus cuneatus** (S. 775). In den Hintersträngen erfolgt die Umschaltung auf ein 2. Neuron (s. oben).

Die Neuriten des **2. Neurons** kreuzen als *Lemniscus medialis* zur anderen Seite und enden im Thalamus (*Tractus bulbothalamicus*, S. 826). Das **3. Neuron** bildet den *Tractus thalamocorticalis* (S. 826) *zur Großhirnrinde (Areae 3, 1, 2)*.

Klinischer Hinweis. Die Prüfung der Berührungssensibilität erfolgt bei geschlossenen Augen des Patienten (Ausschluß der optischen Kontrolle) durch vorsichtiges Berühren, z. B. mit einem Wattestäbchen oder durch Schreiben von Buchstaben oder Zahlen auf die Haut, die erkannt werden sollen.

Tractus spinothalamicus

Auch der Tractus spinothalamicus ist ein somatoafferentes Leitungssystem, vor allem für Temperatur, Schmerz und undifferenzierte Mechanosensibilität. Jedoch anders als beim Tractus spinobulbaris sind seine Fasern Neuriten eines 2. Neurons.

Die Dendriten des 1. Neurons nehmen ihren Ursprung an Kälterezeptoren, Wärmerezeptoren, Schmerzrezeptoren oder Mechanorezeptoren der Haut, Gelenke, Muskeln oder Eingeweide. Schmerz wird in dicken A-delta-Fasern (schnelle Leitung 20 m/s, wahrscheinlich für den kurzen intensiven „ersten" Schmerz beim Stechen mit einer Nadel verantwortlich) und dünnen C-Fasern geleitet (langsame Leitung 1 m/s, wahrscheinlich für den dumpferen, längeranhaltenden „zweiten" Schmerz). Die Perikarya liegen in den Spinalganglien; die Neuriten erreichen das Rückenmark über die Hinterwurzel und treten ins Rückenmarksgrau ein.

Die Perikarya des Tractus spinothalamicus liegen in der Hintersäule und in der Zona intermedia: für Schmerz angehäuft wohl in den Laminae I und V, für Signale aus der Haut eher in Lamina II und III. Nur wenige Nervenzellen dienen allein der Schmerz- und Wärmeleitung. Die meisten Neurone werden konvergent erregt, z. B. auch von Erregungen aus Mechanorezeptoren. Die Neuriten der Nervenzellen des Tractus spinothalamicus **kreuzen** in der Commissura alba ventral vom Zentralkanal die Seite und ziehen dann ohne Unterbrechung zum Thalamus. Einige Neuriten erreichen allerdings auch den Thalamus ipsilateral („ungekreuzt"). Die Neuriten des Tractus spinothalamicus sind markhaltig, aber überwiegend dünn.

Der Tractus spinothalamicus gliedert sich in einen vorderen Teil, **Tractus spinothalamicus ventralis**, der im Vorderstrang liegt, und einen seitlichen (größeren) Teil, **Tractus spinothalamicus lateralis**. Beide Teile sind somatotop gegliedert. Die Fasern der sakralen Segmente liegen am weitesten außen (s. oben). Die Oberflächengebiete des Körpers sind dabei je nach Zahl ihrer Rezeptoren unterschiedlich repräsentiert. Beispielsweise sind infolge der sehr zahlreichen Schmerz- und Temperaturrezeptoren in den Fingern, besonders in Zeigefinger und Daumen, diese Bahnanteile größer als die aus anderen Körpergebieten.

Das **3. Neuron** der Neuronenkette, zu der der Tractus spinothalamicus gehört, verbindet den Thalamus mit den *Projektionsfeldern 3, 1, 2 der Großhirnrinde* (S. 819).

Klinischer Hinweis. Bei Unterbrechung der Commissura alba, z. B. durch eine *Syringomyelie* - einer Erkrankung, bei der langgestreckte Höhlen und Spalten im Rückenmark entstehen - sind die Empfindungen von Kälte, Wärme und Schmerz schwer beeinträchtigt oder aufgehoben. Dagegen besteht noch ausreichende Wahrnehmung der Tiefen- und Mechanosensibilität über die Fasciculi gracilis et cuneatus (*dissoziierte Empfindungsstörung*).

Aufsteigende Kleinhirnbahnen

Unmittelbar vom Rückenmark zum Kleinhirn ziehen 2 Bahnen (Abb. 16-**17**)
- **Tractus spinocerebellaris dorsalis** (Flechsig) und
- **Tractus spinocerebellaris ventralis** (Gower).

Die Perikarya des 1. Neurons beider Bahnen liegen in den Spinalganglien.

Tractus spinocerebellaris dorsalis

Der **Tractus spinocerebellaris dorsalis** liegt unter der dorsolateralen Oberfläche des Seitenstrangs, unmittelbar ventral vor dem Eintritt der Hinterwurzel. Seine Neuriten gehören zu Perikarya, die in der Columna thoracica (Stilling-Clarke s. oben) *derselben Seite* liegen. Hierbei handelt es sich um das *2. Neuron* einer Neuronenkette, die in der Peripherie mit Muskel- und Sehnenspindeln, aber auch mit Hautrezeptoren der unteren Extremität und der unteren Rumpfhälfte in Verbindung stehen.
Die vergleichbaren Signale der oberen Rumpfhälfte und oberen Extremität werden über den Hinterstrang (*Tractus cuneocerebellaris*) geleitet und im Nucleus cuneatus externus auf ein 2. Neuron umgeschaltet. Die Neuriten treten über das laterale Bündel der hinteren Wurzel ins Rückenmarksgrau ein, wo sie in mehreren Segmenten die Columna thoracica (S. 762) erreichen.
Der Tractus spinocerebellaris dorsalis enthält viele Nervenfasern, weil kleine periphere Rezeptorenfelder rezeptorenreich sind. Geleitet werden vor allem *Berührungs- und Druckwahrnehmungen*, die dem Kleinhirn genaue Informationen guter räumlicher Trennung zuleiten. Der Tractus ist somatotop gegliedert. Seine Neuriten besitzen die dicksten Markscheiden aller aufsteigenden Bahnen und weisen daher eine hohe Leitungsgeschwindigkeit auf. Die Neuronenkette ist für feine Bewegungskoordinationen und die Haltung wichtig.
Erreicht wird das Kleinhirn von den Fasern des Tractus spinocerebellaris dorsalis über den unteren Kleinhirnstiel, *Pedunculus cerebellaris caudalis* (S. 793).

Tractus spinocerebellaris ventralis

Der **Tractus spinocerebellaris ventralis** liegt gleichfalls unter der Rückenmarksoberfläche, jedoch ventral vom Tractus spinocerebellaris dorsalis. Gleichfalls handelt es sich um Neuriten des *2. Neurons*, dessen Perikarya ungebündelt basolateral im Hinterhorn oder in der Zona intermedia liegen. Die Neuriten kreuzen die Seite überwiegend in Segmenthöhe. Allerdings verlaufen auch einige Neuriten ipsilateral aufwärts.
Die Afferenzen des 1. Neurons kommen über die Hinterwurzel (auch) aus der unteren Körperhälfte, jedoch von großen rezeptiven Feldern. Dadurch werden dem Kleinhirn über diese Neuronenkette Informationen vor allem über die Position ganzer Glieder zugeleitet.
Das Kleinhirn wird von den Neuriten dieser Bahn über den oberen Kleinhirnstiel, *Pedunculus cerebellaris superior*, erreicht. Im Kleinhirn selbst kreuzen die Fasern erneut die Seite, so daß bezogen auf die Rezeptorenfelder und die Lage des 1. Neurons und der Perikarya des 2. Neurons die Bahn ipsilateral endet.

Tractus spinoolivaris

Diese Bahn gehört gleichfalls zum spino-cerebellaren System, jedoch wird das Kleinhirn erst von einem 3. Neuron erreicht, dessen Perikaryon im Nucleus olivaris caudalis der Medulla oblongata liegt. Die Perikarya des 1. Neurons liegen in den Spinalganglien. Der Tractus spinoolivaris selbst gehört zum 2. Neuron, das in den Hinterhörnern seinen Ursprung hat. Seine Neuriten kreuzen die Seite.
Der Tractus spinoolivaris liegt unmittelbar lateral vom Austritt der vorderen Wurzel im Seitenstrang (*Hellweg-Dreikantenbahn*). Seine Neuriten kommen durch die Commissura alba von der Gegenseite. Die Neuronenkette als Ganzes überträgt propriozeptive Signale ins Kleinhirn.

Tractus spinotectalis

Er liegt in der Nähe des Tractus spinothalamicus und zieht längere Strecken mit ihm gemeinsam. Die Perikarya seiner Neuriten liegen im Hinterhorn der Gegenseite. Die Fasern des Tractus spinotectalis gehören zum afferenten Teil einer Reflexbahn, die im *Colliculus rostralis* des *Tectum mesencephali* enden (S. 786, Abb. 16-**17**).

Absteigende Bahnen

Die absteigenden Bahnen des Verbindungsapparates verlaufen **im Vorderseitenstrang**. Sie übermitteln Signale aus den motorischen oder vegetativen Zentren im Gehirn an den Eigenapparat des Rückenmarks. Im folgenden wird nur die räumliche Ordnung der Bahnen im Rückenmark erläutert. Die Bahnen als Ganzes werden auf S. 833 besprochen, nachdem über ihre Ursprungsgebiete berichtet wurde (S. 819).

Pyramidenbahn

Die Pyramidenbahnen nehmen im Rückenmark des Menschen ca. 30% der weißen Substanz ein. Sie vermitteln in ihrer Gesamtheit willkürliche Bewegungen.
Die Pyramidenbahn entspringt als kortikospinale Komponente des pyramidalen Systems aus *Zellen der motorischen Areale der Großhirnrinde.* Ihre Axone ziehen durch den Hirnstamm abwärts und durchlaufen die *Pyramide* (daher der Name). Vor Erreichen ihres Zielgebietes, nämlich der motorischen Vorderhornzellen, **kreuzen fast alle Fasern** die Seite, und zwar

- **70–90% in der Decussatio pyramidum**, die den Übergang von Medulla oblongata zum Rückenmark markiert; die Fasern bilden dann im Rückenmark den **Tractus corticospinalis lateralis.**
- **restliche Fasern im Segment**. Bis zur Kreuzung im Segment bilden die Fasern den **Tractus corticospinalis ventralis.**

Tractus corticospinalis lateralis, Pyramidenseitenstrangbahn. Diese Bahn führt also Fasern der Gegenseite. Sie liegt im dorsalen Teil des Seitenstrangs, medial vom Tractus spinocerebellaris dorsalis (Abb. 16-**17**). Sie ist *somatotop* gegliedert. In den zervikalen Segmenten liegen die Axone für die zervikalen Motoneurone der oberen Extremität am weitesten medial, dann folgen schalenförmig nach außen die Axone für die thorakalen und sakralen Segmente (Abb. 16-**17a**). Nach kaudal nimmt durch ventromediales Ausscheren von Fasern für die einzelnen Segmente die Zahl der Axone der Pyramidenbahn ab. Sehr viele Axone versorgen die *Motoneurone für die Fingermuskeln*, besonders die des Daumens und die des Zeigefingers. Entsprechend fein kann das Bewegungsmuster für Daumen und Zeigefinger abgestuft werden. Die Pyramidenseitenstrangbahn endet meistens an *Interneuronen*, die zwischen Pyramidenbahn und α-Motoneurone eingeschaltet sind, oder direkt an den *α-Motoneuronen.*

Tractus corticospinalis ventralis, Pyramidenvorderstrangbahn. Die Bahn führt Fasern derselben Seite. Sie bildet den ungekreuzten kleineren Anteil der Pyramidenbahn (Abb. 16-**17**). Der Tractus corticospinalis ventralis zieht im Vorderstrang beiderseits *neben der Fissura mediana ventralis* kaudalwärts und endet nach Kreuzung in den entsprechenden Segmenten ebenfalls direkt oder indirekt über Interneurone an *α-Motoneuronen.*

Sogenannte extrapyramidale Bahnen

Die sogenannten extrapyramidalen Bahnen entspringen in Gebieten des Gehirns, die motorische Regulationsaufgaben ohne Einschaltung des Bewußtseins erfüllen (Stützmotorik). Es handelt sich im wesentlichen um Areale im Hirnstamm. Die Bahnen verlaufen im Rückenmark im Vorderseitenstrang und enden direkt oder über Interneurone vor allem an γ-Motoneuronen, außerdem direkt oder indirekt an den α-Motoneuronen.

Tractus reticulospinalis

Er umfaßt 2 Anteile (Abb. 16-**17**), die beide ihren Ursprung in der Formatio reticularis des Hirnstamms nehmen (S. 780). Der eine verläuft im Seitenstrang (Perikarya in der Medulla oblongata), der andere im Vorderstrang (Perikarya in dem Pons). Gemeinsam ist beiden Teilen, daß sie aus polysynaptischen Neuronenketten bestehen und jede einzelne Faser Endigungen in zervikalen, thorakalen und lumbalen Segmenten hat. Im einzelnen wirken die

- **medullären Fasern** (*Seitenstrang*) fördernd auf die α- und γ-Motoneurone der Flexoren (aber hemmend auf die der Extensoren), die
- **pontinen Fasern** (*Vorderstrang*) fördernd auf die α- und γ-Motoneurone der Extensoren (aber hemmend auf die der Flexoren).

Insgesamt ist die Bahn für koordinierte Bewegungsabläufe in oberen und unteren Extremitäten verantwortlich, z. B. beim Gehen, Laufen, Schwimmen. Sie wirkt auch bei der Regulierung der Atmung mit.

Tractus vestibulospinalis

Der Tractus vestibulospinalis zieht im Vorderseitenstrang abwärts. Er kommt *von den Vestibulariskernen* des Rautenhirns (S. 777) und endet direkt oder indirekt an α- und γ-Motoneuronen. Er vermittelt Reflexe des Lage- und Gleichgewichtssinns, insbesondere durch Erhöhung des Tonus der Streckmuskeln bei gleichzeitiger Entspannung der Flexoren der gleichseitigen Extremitäten.

Tractus tectospinalis

Der Tractus tectospinalis verläuft medial im Vorderstrang und endet bereits in den oberen Zervikalsegmenten. Er kommt von den oberen Hügeln, *Colliculi rostrales* des *Tectum mesencephali*, kreuzt im Mittelhirn (dorsale Haubenkreuzung, S. 789) und zieht an kontralaterale Motoneurone. Er vermittelt vor allem *optische Stellreflexe*.

Tractus olivospinalis

Die Fasern des Tractus olivospinalis verlaufen gemeinsam mit den gegenläufigen Bahnen des Tractus spinoolivaris in der Helweg-Dreikantenbahn an der Oberfläche des Seitenstranges (Abb. 16-**17a**). Seine Existenz wird neuerdings angezweifelt.

Tractus rubrospinalis

Der Tractus rubrospinalis befindet sich im Seitenstrang am Vorderrand des Tractus corticospinalis lateralis (Abb. 16-**17a**). Er beginnt im Nucleus ruber und kreuzt im Mittelhirn auf die Gegenseite (ventrale Haubenkreuzung, S. 791). Seine Fasern haben exzitatorische Wirkung auf die α- und γ-Motoneurone vorwiegend der Flexoren. Wahrscheinlich ist seine Bedeutung beim Menschen gering.

Absteigende vegetative Bahnen

Absteigende vegetative Fasern stammen von vegetativen Zentren des Hypothalamus. Im Hirnstamm verlaufen sie im Fasciculus longitudinalis dorsalis, im Rückenmark verstreut im Vorderseitenstrang. Sie enden im Nucleus intermediolateralis sowie den autonomen Kernen des Sakralmarks.
Eine **Vasokonstriktorenbahn** ventral von der Pyramidenseitenstrangbahn läßt sich als ein relativ geschlossenes Bündel verfolgen. Es steuert die glatte Muskulatur der Gefäße. Insgesamt enden die absteigenden vegetativen Bahnen an den *visceroefferenten Seitenhornneuronen*, die die *Eingeweide*, das *Genitale* und die *Schweißdrüsen der Haut* versorgen.

4. Glia

Wie in allen Teilen des Zentralnervensystems kommen in der grauen und weißen Substanz des Rückenmarks alle Gliaarten vor. Die Astrozyten bilden mit ihren Fortsätzen unter der Oberfläche eine **Membrana limitans gliae**. Um die Gefäße herum liegt eine **Membrana perivascularis gliae**. Besonders dicht ist das Filzwerk der Gliafortsätze subependymal um den Zentralkanal herum, *Substantia gelatinosa centralis*.
Hinsichtlich Oligodendrozyten und Mikroglia der grauen Substanz siehe S. 90. In der weißen Substanz bilden die Oligodendrozyten die Markscheiden der Nervenfasern.

5. Zentralkanal, Canalis centralis

Der Zentralkanal geht auf das Lumen des Neuralrohrs zurück (S. 119). Postnatal und beim Erwachsenen ist er jedoch eng (Durchmesser etwa 0,1 mm) und häufig streckenweise verödet. Kaudal kann er gelegentlich erweitert sein, Ventriculus terminalis. Ausgekleidet wird der Zentralkanal von Ependym. Er enthält Liquor cerebrospinalis.

IV. Rückenmark als Ganzes

Das Rückenmark gleicht einer unteren Kommandostelle, die auf lokaler Ebene Aufgaben reflektorisch erfüllen kann. Zusammenhänge zu erfassen und Vorgänge unter übergeordneten Gesichtspunkten zu koordinieren, ist ihm unmöglich.
Das Rückenmark dient
- *der Verknüpfung von Peripherie und Gehirn*,
- *moduliert die ihm zugeleiteten Signale*,
- *ist für alle efferenten Signale der Beginn der letzten gemeinsamen Endstrecke*,
- *ermöglicht auf lokaler Ebene Reflexe*,
- *wirkt in begrenztem Umfang integrativ* (bisher nur für Tiere nachgewiesen, die über hypothetische lokomotorische Zentren verfügen sollen).

Entscheidend ist aber, daß alle Funktionen des Rückenmarks unter der Kontrolle supraspinaler Zentren stehen. Dies ist in der phylogenetischen Reihe um so mehr ausgeprägt, je differenzierter die supraspinalen Zentren sind. Deswegen hat eine Rückenmarksdurchtrennung beim Menschen (s. unten) verheerende Folgen. Lediglich einige rückenmarkseigene Reflexe können in begrenztem Umfang nach einiger Zeit wieder auftreten, z. B. Blasen- und Mastdarmreflex.

Klinische Hinweise. Eine **vollständige Unterbrechung** des Rückenmarks führt in Höhe des geschädigten Segments zur Unterbrechung der afferenten Leitung zu den supraspinalen Zentren. Bis zum „Spiegel" des noch funktionsfähigen Dermatoms kommt es zu moto-

Tabelle 16-6. Gliederung des Gehirns. Zum Vergleich sind auf dem Medianschnitt der Abb. 16-32 die Hirnabschnitte Zwischenhirn, Pons und Medulla oblongata *rot* hervorgehoben. Sie setzen sich damit gegen die Grenzen des Endhirns, des Mittelhirns, des Cerebellums und des Rückenmarks ab

Systematische Gliederung					
Telencephalon	Diencephalon	Mesencephalon	Metencephalon = Cerebellum + Pons	Myelencephalon = Medulla oblongata	Medulla spinalis
Zugeordnete Abschnitte des Ventrikelsystems					
I./II. Ventrikel	III. Ventrikel	Aquaeductus mesencephali	IV. Ventrikel		Zentralkanal
Genetische Gliederung					
Vorderhirn (Prosencephalon)		Mittelhirn (Mesencephalon)	Rautenhirn (Rhombencephalon)		Rückenmark (Medulla spinalis)
Übergeordnete dorsale Zentren					
Pallium		Tectum mesencephali	Cerebellum		
Untergeordnete basale Zentren					
Basalganglien		Tegmentum des Mittelhirns	Tegmentum des Rautenhirns		
Neencephale Faserbahnen zwischen oder basal von alten Hirnzentren					
Capsula interna		Crus cerebri	Basaler Teil des Pons	Pyramide	Pyramidenbahn

rischen Ausfällen, **Querschnittslähmung**. Es kommt beispielsweise bei einer Läsion kaudal von Th2 zu einer bilateralen Lähmung (*Paraplegie*) der unteren Extremitäten, bei einem Defekt kranial von C5 zur Lähmung aller 4 Extremitäten (*Tetraplegie*). Unmittelbar nach der Verletzung sind alle spinalen Reflexe erloschen. Später „erholen" sich die spinalen Motoneurone. Da die zentrale Hemmung entfällt, können die Reflexe gesteigert sein, und es treten pathologische Reflexe auf (z. B. *Babinski- Reflex*, S. 766). Bei einer **Halbseitenläsion** des Rückenmarks gehen ipsilateral weitgehend die Mechanosensibilität (Tractus spinobulbaris) und kontralateral die Schmerz- und Temperaturleitung (Tractus spinothalamicus) verloren. Außerdem ist ipsilateral die Motorik (Tractus corticospinalis lateralis) gestört (*Brown-Séquard-Symptomenkomplex*).

C. Gehirn

I. Gliederung

1. Systematische Gliederung

Systematisch-deskriptiv gliedert sich das Gehirn (Tabelle 16-6) in

- **Rhombencephalon, Rautenhirn**, mit
  - ***Myelencephalon, Medulla oblongata, verlängertes Mark***, und
  - ***Metencephalon*** mit
    Pons, Brücke, und
    Cerebellum, Kleinhirn,
- **Mesencephalon, Mittelhirn**,
- **Diencephalon, Zwischenhirn**, und
- **Telencephalon, Endhirn**.

Weitere bei der Unterteilung des Gehirns verwendete Begriffe sind
- **Großhirn**,
- **Hirnstamm** und
- **Stammhirn**.

Diese Bezeichnungen werden nicht immer einheitlich gebraucht. Sie werden im folgenden so erklärt, wie sie überwiegend verwendet werden.

Großhirn. Hierunter werden die paarigen Hemisphären um die beiden Seitenventrikel verstanden. Wenn die Basalganglien (s. unten) hinzugerechnet werden, ist der Begriff Großhirn mit dem des *Endhirns, Telencephalon*, identisch. Manchmal schließt die Bezeichnung Großhirn einige Zwischenhirnteile ein. – Eindeutig ist der Terminus **Großhirnrinde**. Hierunter werden die 3 Rindenteile des Pallium verstanden (*Palaeocortex*, *Archaeocortex* und *Neocortex*, S. 816).

Hirnstamm. Hierzu gehören *Medulla oblongata*, *Pons* und *Mesencephalon.*

Stammhirn. Diese Bezeichnung umfaßt meist *Zwischenhirn*, *Mittelhirn* und *Rautenhirn* ohne Kleinhirn.

2. Innere Gliederung

Wie beim Rückenmark sind beim Gehirn graue und weiße Substanz zu unterscheiden.

Graue Substanz. Aus grauer Substanz bestehen die
- ***Rinde*** des *Großhirns*, *Kleinhirns* und der *Colliculi rostrales des Tectum mesencephali* sowie die
- ***Kerngebiete***: *Basalganglien des Endhirns* und *Zwischenhirns* sowie die weiteren *Kerngebiete* des *Zwischenhirns*, des *Mittelhirns* und *Rautenhirns.*

Die Strukturen der Rinde sind übergeordnet, die basalen Kerngebiete nachgeordnet (Tabelle 16-**6**).

Weiße Substanz. Die weiße Substanz setzt sich vor allem aus Nervenfasern mit Markscheiden zusammen. Die Nervenfasern gehören zum
- ***Eigenapparat*** jedes einzelnen Hirnabschnitts und zum
- ***Verbindungsapparat***, der die verschiedenen Abschnitte des Gehirns verknüpft. Zum Teil handelt es sich dabei um *lange Bahnsysteme*, die auf- und absteigend durch Gehirn und Rükkenmark verlaufen.

Phylogenetische Einflüsse. Zum Verständnis der inneren Gliederung des menschlichen Gehirns sind die Auswirkungen der Neencephalisation (S. 752) zu berücksichtigen:
- Der rostrale Teil der Hirnbasis ist im Laufe der Evolution der Primaten nach kaudal „abgeknickt". Dadurch hat sich ein stumpfer Winkel zwischen der Längsachse durch die Commissura rostralis (anterior) und die Commissura epithalamica (posterior) (Bikommissurallinie) einerseits und der Längsachse durch den Boden der Rautengrube andererseits gebildet. Die Folge ist eine Veränderung der Topographie der ursprünglichen dorsalen und ventralen Hirnzentren, insbesondere im Zwischenhirn.

Hinweis. Da während der Evolution sog. ventrale Kerne eine kaudale Position bekommen haben, bestehen semantische Schwierigkeiten in der Nomenklatur. Aus phylogenetischen Gründen ist es besser, bei entsprechenden Richtungsangaben von basal als von ventral zu sprechen.

- Im Laufe der Evolution sind neencephale Faserbahnen entstanden. Hierbei handelt es sich um Neuritenbündel, die vom Neocortex aus durch das Zwischenhirn und dann basal durch Mittelhirn und Rautenhirn teilweise bis ins Rückenmark ziehen. Sie bilden ein in Längsrichtung durch das Zentralnervensystem verlaufendes System (Tabelle 16-**6**).

II. Rhombencephalon, Rautenhirn

1. Äußere Gestalt

Das Rautenhirn, Rhombencephalon, besteht aus **Brücke**, **Pons**, und **verlängertem Mark**, **Medulla oblongata** (s. oben, Abb. 16-**18**, 16-**19**). Nach kranial grenzt das Rautenhirn an das Mittelhirn, nach kaudal geht es ohne scharfe Grenzen in das Rückenmark über.

Ventrale Oberfläche. ***Medulla oblongata.*** In der Mittellinie setzt sich die *Fissura mediana ventralis* des Rückenmarks nach oben bis zum Unterrand der Brücke fort; dies entspricht etwa der Mitte des Rautenhirns (Abb. 16-**18**). Beiderseits, dicht neben der Fissura mediana ventralis, bildet die Pyramidenbahn einen dicken Strang, *Pyramis*, *Pyramide.* Am Unterrand der Medulla oblongata treten in der Mittellinie sich kreuzende Fasern der Pyramidenseitenstrangbahn als *Decussatio pyramidum* erkennbar hervor. Lateral der Pyramiden wölben sich die beiden *Oliven* vor; sie enthalten den *Nucleus olivaris caudalis* (Abb. 16-**18**). Vor jeder Olive liegt der *Sulcus ventrolateralis* (praeolivaris), dahinter der *Sulcus dorsolateralis* (retroolivaris).
Die ***Brücke***, der ***Pons***, ist bei Ansicht von ventral fast doppelt so breit wie die Medulla oblongata (Abb. 16-**18**). Sie grenzt rostral scharf an die Hirnschenkel, *Crura cerebri*, des Mittelhirns. Median zeigt die Brücke eine flache Furche, *Sulcus basilaris*, in der die A. basilaris verläuft. Nach lateral geht die Brücke in den Pedunculus cerebellaris medius zur Verbindung mit dem Kleinhirn über (S. 793).

Dorsale Seite. Dorsal weist die Medulla oblongata in Fortsetzung des Rückenmarks zunächst alle auch dort erkennbaren Oberflächenstrukturen auf. Weiter kranial wird die Medulla oblongata dann vom Kleinhirn überlagert.

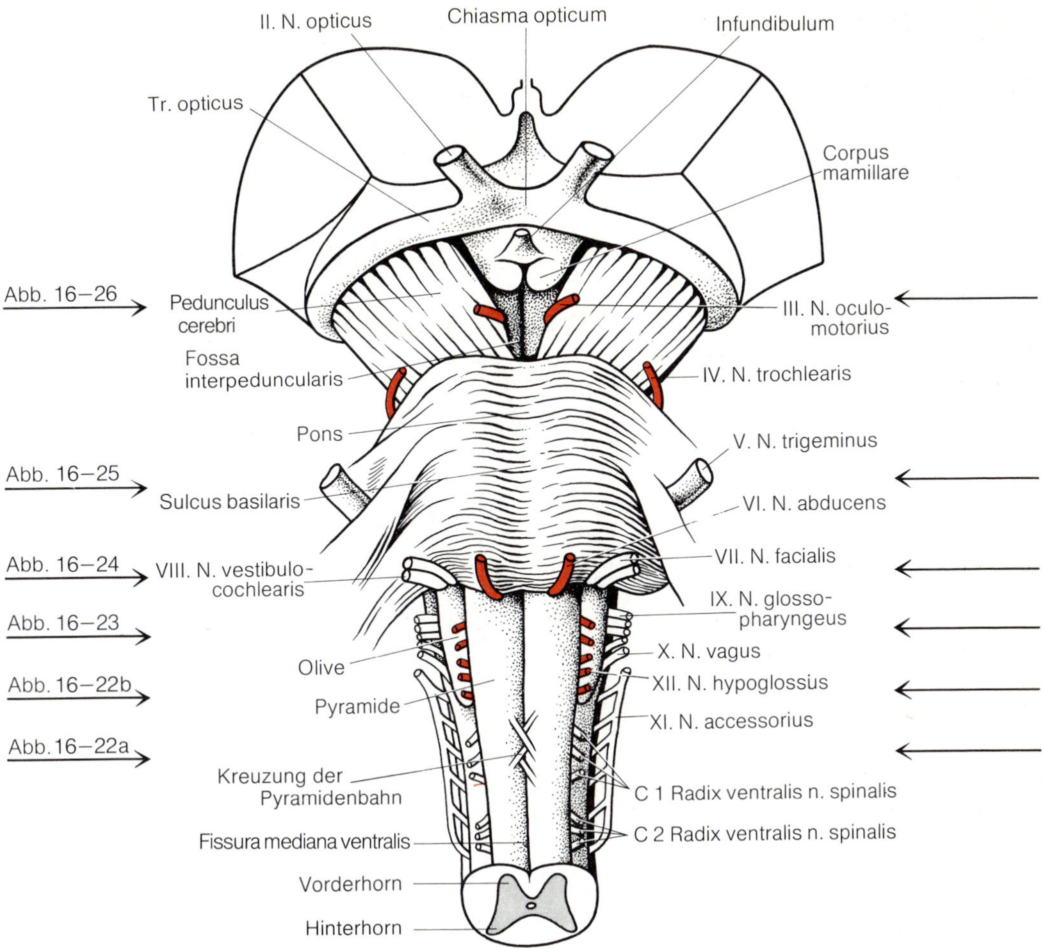

Abb. 16-18. Basalansicht des Zwischen-, Mittel- und Rautenhirns mit den Hirnnerven II.–XII. und 2 ventralen Spinalnervenwurzeln. Rostral der Sehnerven sind Schnittflächen sichtbar. Die 3 Augenmuskelnerven und der N. hypoglossus wurden *rot* eingezeichnet

Der untere nicht vom Kleinhirn überlagerte Teil der Medulla oblongata (etwa ⅔) zeigt in der Mittellinie die Fortsetzung des *Sulcus medianus dorsalis* des Rückenmarks, der an einem queren Riegel, *Obex*, endet (Abb. 16-**19**). Rostrolateral vom Obex verdickt sich die Medulla oblongata zwiebelartig (daher früher statt Medulla oblongata = Bulbus spinalis). Die Verdickung entsteht durch ein auf jeder Seite neben dem Sulcus gelegenes *Tuberculum gracile* und ein lateral davon befindliches *Tuberculum cuneatum*. Den Tubercula entsprechen Kerngebiete, in denen die Hinterstrangbahnen enden (s. oben).

Wird das den oberen Teil des Rhombencephalon dorsal überdeckende Kleinhirn durch Abtrennen der Verbindungsstiele zum Rhombencephalon und Mittelhirn entfernt, ist der IV. Ventrikel eröffnet und die Rautengrube, **Fossa rhomboidea**, freigelegt (Abb. 16-**19**).

Der **Boden der Rautengrube** zeigt eine ***Mittelfurche***, *Sulcus medianus dorsalis*, und seitlich den im adulten Gehirn nur schwach ausgebildeten *Sulcus limitans* (S. 742). An der breitesten Stelle verlaufen quer über den Boden der Rautengrube ***Striae medullares ventriculi quarti***. Hierbei handelt es sich um markhaltige Faserzüge aus dem Olivensystem (Nuclei arcuati, S. 782), die durch den Pedunculus cerebellaris inferior zum Kleinhirn ziehen. In ihrem Bereich liegt seitlich vom Sulcus limitans die *Area vestibularis* mit den sensorischen Vestibulariskernen. Weiter lateral befindet sich das Gebiet für die beiden Cochleariskerne. Vestibulariskerne und Cochleariskerne gehören zum VIII. Hirnnerven (S. 777). ***Rostral der Striae***

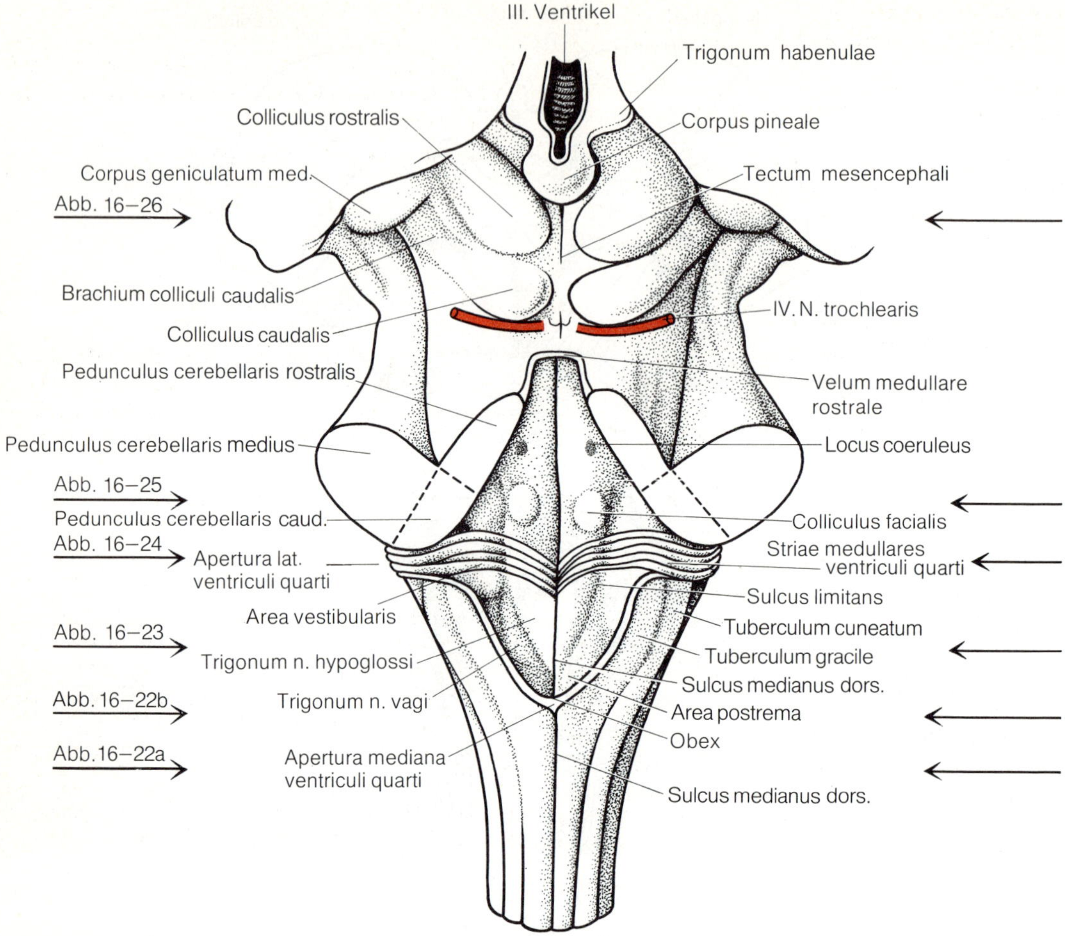

Abb. 16-19. Dorsalansicht eines Teils des Zwischenhirns, des Tectum und der Rautengrube mit den Kleinhirnstielen. Das Kleinhirn wurde abgetragen und damit der IV. Ventrikel eröffnet

medullares ventriculi quarti erhebt sich paramedian am Boden der Rautengrube der *Colliculus facialis*, der durch den Ursprungskern des VI. Hirnnerven und die um ihn herumziehenden Fasern des VII. Hirnnerven, N. facialis, entsteht (inneres Facialisknie, S. 779). Ferner ist im rostralen Drittel der Rautengrube am frischen Präparat noch lateral der *Locus coeruleus*, hervorgerufen durch pigmentierte Nervenzellen, zu erkennen (S. 782). ***Kaudal der Striae medullares*** liegt medial vom Sulcus limitans dicht unter dem Boden der Rautengrube der Ursprungskern des XII. Hirnnerven, *Trigonum n. hypoglossi*. Daneben erscheint als grauer Bezirk das Gebiet des X. (und IX.) Hirnnerven, *Trigonum n. vagi* (früher: Ala cinerea). Es folgt nach unten die *Area postrema*. Schließlich senkt sich die Rautengrube nach kaudal spitz in die Tiefe und setzt sich in den Zentralkanal fort.

2. Austrittsstellen des V.–XII. Hirnnerven

Im Gegensatz zu den Spinalnerven (2 Wurzeln, s. oben) besitzt jeder Hirnnerv jeweils nur 1 „Austrittsstelle“. Die Nervenfasern selbst können hier sowohl afferent als auch efferent sein. An den „Austrittsstellen“ der Hirnnerven V–VIII bilden die Nervenfasern mehr oder weniger geschlossene Bündel, bei den Hirnnerven IX–XII aber Wurzelfasern.

Hinsichtlich der Lokalisation der Austrittsstellen des V. bis XII. Hirnnerven läßt sich generalisierend feststellen (Abb. 16-**18**), daß die

- *Branchialnerven* (N. V, VII, IX, X und XI) das Rautenhirn bzw. das obere Rückenmark *lateral* verlassen, die
- *somatoefferenten Hirnnerven* VI und XII *ventrolateral* aus dem Rautenhirn austreten und im

- *Kleinhirnbrückenwinkel* die Hirnnerven VII und VIII Verbindung zum Gehirn haben.

Klinischer Hinweis. Geschwülste im Winkel zwischen Kleinhirn und Brücke, *Kleinhirnbrückenwinkeltumoren*, haben eine vielfältige Symptomatik. Da es sich meist um Akustikusneurinome handelt, kommt es zu einer Schädigung des VIII. Hirnnerven. Häufig tritt eine periphere Facialisparese hinzu. Betroffen sein können aber auch N. trigeminus, N. glossopharyngeus, N. vagus und das Kleinhirn.

Im einzelnen verlassen das Gehirn bzw. treten ein (Abb. 16-**18**) der

- **N. trigeminus**, N. V, *seitlich der Brücke*, nachdem er den vorderen Teil des mittleren Kleinhirnstiels, Pedunculus cerebellaris medius, durchsetzt hat,
- **N. abducens**, N. VI, im Zwickel *zwischen Pons und Medulla oblongata*, unmittelbar oberhalb der Pyramide,
- **N. facialis**, N. VII, im *Kleinhirnbrückenwinkel*,
- **N. vestibulocochlearis**, N. VIII, im *Kleinhirnbrückenwinkel*,
- **N. glossopharyngeus**, N. IX, mit vielen Wurzelfäden im *Sulcus dorsolateralis* der Medulla oblongata,
- **N. vagus**, N. X, in Fortsetzung des N. IX nach unten mit zahlreichen Bündeln im *Sulcus dorsolateralis*,
- **N. accessorius**, N. XI, im *Sulcus dorsolateralis* im Anschluß an N. IX und N. X nach kaudal mit Austrittsstellen, die bis ins obere Rückenmark reichen; die kaudalen Fasern des N. accessorius ziehen durch das Foramen magnum in die Schädelhöhle, um sich dort mit den kranialen zu vereinen,
- **N. hypoglossus**, N. XII, im *Sulcus ventrolateralis* zwischen Pyramide und Olive mit 10–12 Wurzelfäden, die herkunftsgemäß den Vorderwurzeln eines Spinalnerven entsprechen.

3. Innere Gliederung

Die innere Gliederung des Rhombencephalon (und Mesencephalon) ist im Zusammenhang mit der Gestaltung des inneren Liquorraums dieser Region zu sehen (Zentralkanal, IV. Ventrikel, Aquaeductus mesencephali; S. 841). Die unteren ⅔ der Medulla oblongata zeigen einen Zentralkanal, der sich nach unten in den Canalis centralis des Rückenmarks fortsetzt. Nach kranial öffnet sich der Zentralkanal in den weiten IV. Ventrikel, der im Bereich des Mittelhirns wieder zu einem schmalen Kanal, Aquaeductus mesencephali, wird.

Auf **Querschnitten** durch das Rautenhirn (Abb. 16-**22** bis 16-**25**) lassen sich von dorsal nach ventral (basal) *3 Etagen* unterscheiden: das

- **Gebiet dorsal des Canalis centralis bzw. des IV. Ventrikels**, das
- **Tegmentum rhombencephali**, *Haube*, unter dem Boden der Rautengrube und den
- **ventralen (basalen, neencephalen) Teil** mit *Pars ventralis pontis* und *Pyramis*.

Dorsales Gebiet

Die unteren ⅔ der Medulla oblongata ähneln im inneren Aufbau noch weitgehend dem Rückenmark (Abb. 16-**22a, b**). Dorsal liegen der *Nucleus gracilis* und der *Nucleus cuneatus*, an dessen Nervenzellen die Neuriten des Tractus spinobulbaris enden (S. 766). Die Neuriten der Nervenzellen beider Kerne bilden den *Tractus bulbothalamicus* (S. 783).
Die übrigen Teile des Rhombencephalon (oberes ⅓ der Medulla oblongata, Pons) zeigen dorsal das *Tegmen ventriculi quarti*, das zeltartige Dach des IV. Ventrikels. Es besteht aus einer oberen, zwischen rechtem und linkem Pedunculus cerebellaris superior ausgespannten Marklamelle, *Velum medullare rostrale*, und einer Marklamelle im oberen Teil des unteren Rautengrubendaches, *Velum medullare caudale*. Der Rest des unteren Dachteils besteht aus *Tela choroidea ventriculi quarti*, die den Plexus choroideus ventriculi quarti trägt.

Tegmentum rhombencephali

Das Tegmentum rhombencephali nimmt den größten Teil des Rautenhirns ein. Es beherbergt einerseits Strukturen, die der afferenten und efferenten Verbindung mit der Körperperipherie dienen sowie am vegetativen Nervensystem beteiligt sind, nämlich die

- **Hirnnervenkerne V–XII** und deren Verbindungen, andererseits Strukturen, die den *Eigenapparat* des Rautenhirns ausmachen, insbesondere die
- **Formatio reticularis** und das
- **Olivensystem**.

Eine Sonderstellung nehmen die

- **chemisch identifizierbaren Neuronensysteme** ein (s. unten). Schließlich enthält das Tegmentum rhombencephali
- **zahlreiche Bahnen**.

Mit diesen Strukturen und ihren vielfältigen neuronalen Verbindungen ist das Rhombencephalon beteiligt an

- **Reflexen**, vor allem von Kopf und Hals,
- **Koordinationsaufgaben**, die gegenüber dem Rückenmark auf einem höheren Niveau durchgeführt werden, und
- **Relais-Aufgaben** im Rahmen größerer Verbindungen.

Wichtig sind schließlich die vielen neuronalen Verknüpfungen des Rhombencephalons mit den übrigen Teilen des Nervensystems, nämlich afferent und efferent zum Rückenmark, Kleinhirn, Diencephalon und Endhirn. Besonders eng, praktisch untrennbar, ist die Verbindung mit dem Tegmentum des Mittelhirns. Deswegen werden Medulla oblongata, Pons und Mesencephalon gemeinsam auch als **Hirnstamm** bezeichnet. Insgesamt zeigt sich, daß das Rhombencephalon Teil des Ganzen ist, aber bereits Koordinierungsaufgaben auf einem höheren Niveau als das Rückenmark durchführen kann.

Hirnnervenkerne V–XII (Tabelle 16-7)

Die Hirnnervenkerne des Rautenhirns lassen sich auf jeder Seite zu 4 Gruppen zusammenfassen, die von rostral nach kaudal mehr oder weniger geschlossene Reihen bilden. Dies geht auf eine entwicklungsgeschichtlich bedingte Ordnung der Neuronenpopulationen im Tegmentum rhombencephali zurück (S. 748).
Von lateral nach medial folgen aufeinander:
- **sensorische und somatoafferente Kerne** für den Hör- und Gleichgewichtssinn sowie für Haut- und Schleimhautsensibilität,
- **visceroafferente Kerne** für Fasern aus dem Verdauungskanal sowie **speziell visceroafferente Kerne** des Geschmackssystems,
- **visceroefferente Kerne** zur parasympathischen Versorgung zahlreicher Organe und zur Innervation branchialer, aus dem Kiemendarm hervorgegangener glatter und quergestreifter Muskulatur **(speziell visceroefferente Kerne)**,
- **somatoefferente Kerne** zur Innervation somatischer Muskulatur am Kopf und Hals.

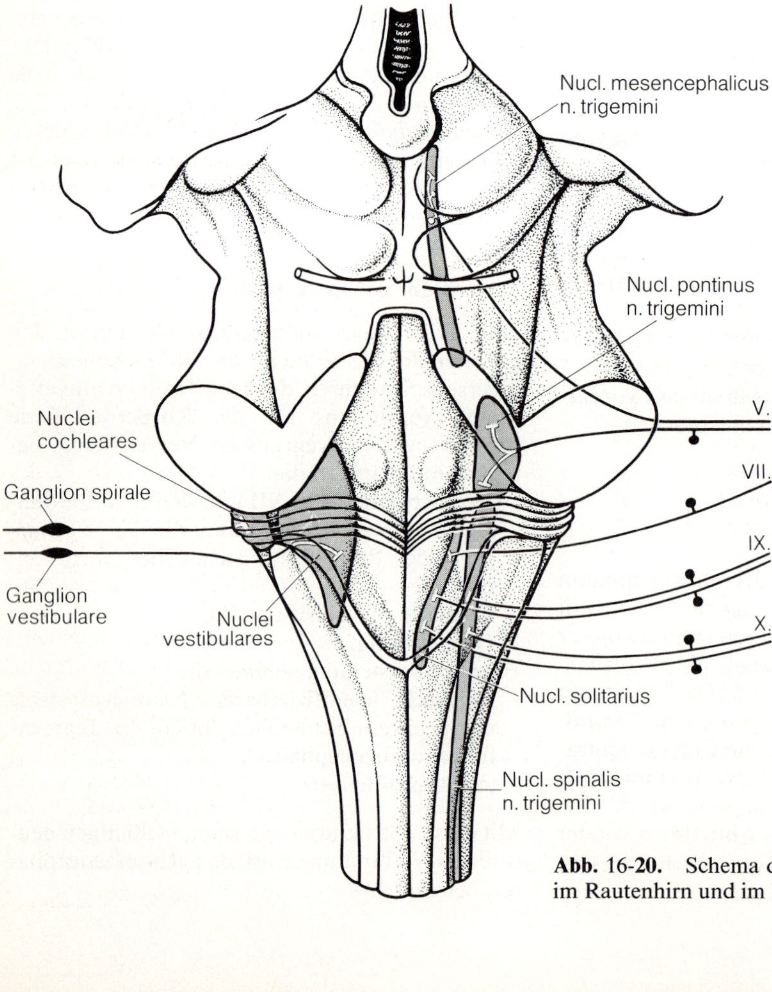

Abb. 16-20. Schema der afferenten Hirnnervenkerne im Rautenhirn und im Mittelhirn

Nomenklatorische Hinweise. Kerne, in denen Afferenzen der Hirnnerven enden, werden auch Endkerne, ***Nuclei terminationes***, genannt. Die Signale werden von den Endkernen dann weiter über Reflexwege zu Effektoren oder über aufsteigende Bahnen zu übergeordneten Hirnzentren geleitet.
Kerne, die efferente Nervenzellen ähnlich den Motoneuronen oder Parasympathicusneuronen des Rückenmarks enthalten, sind Ursprungskerne, ***Nuclei origines***. Sie liegen medial des Sulcus limitans, der im Boden der Rautengrube eine Orientierungsgrenze zwischen End- und Ursprungskernen darstellt.

Sensorische und somatoafferente Kerne (*äußerste laterale Reihe*, Abb. 16-**20**). Diese Gruppe umfaßt das Areal der

- ***Nuclei cochleares*** (2 Kerne, Abb. 16-**24**, akustisches System, S. 827) und der
- ***Nuclei vestibulares*** (4 Kerne, Abb. 16-**24**, 16-**25**, vestibuläres System, S. 828) - die Cochleariskerne und Vestibulariskerne liegen an der breitesten Stelle der Rautengrube unmittelbar unter deren Boden - sowie
- ***afferente Trigeminuskerne***, nämlich für die Sensibilität der Gesichtshaut, der Binde- und Hornhaut des Auges, der Schleimhaut der Nasen- und Mundhöhle und der Zähne (Tabelle 16-7). Die afferenten Trigeminuskerne sind nach ventral in die Formatio reticularis hinein verlagert. Sie untergliedern sich im Rautenhirn in einen
  - ***Nucleus pontinus nervi trigemini***, Hauptkern des Trigeminus für mechanorezeptive Aufgaben (Druck- und Berührungsempfindungen im Gesicht und in der Mundhöhle),
  - ***Nucleus spinalis nervi trigemini*** (Abb. 16-**23**, 16-**24**) für Schmerz- und Temperaturleitung von der Gesichtsoberfläche her. Er gehört zum ***Tractus spinalis nervi trigemini***, der von der Mitte der Rautengrube bis zum Halsmark reicht; sowie
  - ***Nucleus mesencephalicus nervi trigemini***, der sich vom Mittelhirn bis in die Mitte des Rautenhirns erstreckt und vor allem Signale von den Muskelspindeln des Kauapparates erhält.

  Einzelheiten zum Trigeminussystem S. 826.

Tabelle 16-7. Übersicht der End- und Ursprungskerne des V.–XII. Hirnnerven

Hirnnerv		Kerngebiet	Anatomische Nomenklatur	Ontogenetische Komponente	Peripherie
V.	N. trigeminus	Mechanosensibler Kern Schmerz- und Temperatur sensibler Kern	Nucl. pontinus n. trigemini Nucl. spinalis n. trigemini	Somatoafferent, Visceroafferent	Gesichtshaut, Bindehaut und Hornhaut des Auges, Schleimhaut der Nasen- und Mundhöhle, Zähne
		Propriozeptiver Kern	Nucl. mesencephalicus n. trigemini	Visceroafferent	Muskelspindeln der Kaumuskulatur
		Motorischer Kern	Nucl. motorius n. trigemini	Visceroefferent	Kaumuskeln, Mundbodenmuskulatur, M. tensor tympani
VI.	N. abducens	Motorischer Kern	Nucl. n. abducentis	Somatoefferent	M. rectus lat.
VII.	N. facialis mit N. intermedius	Sensorischer Kern	Nucl. solitarius	(Sensorisch)	Geschmacksknospen der vorderen zwei Drittel der Zunge
		Parasympathischer Kern	Nucl. salivatorius rostralis	Visceroefferent	Gl. lacrimalis, Drüsen des Nasen-Rachen-Raumes, Gll. sublingualis und submandibularis
		Motorischer Kern	Nucl. n. facialis	Visceroefferent	Mimische Gesichtsmuskeln, teilweise obere Zungenbeinmuskeln, M. stapedius

Tabelle 16-7 *(Fortsetzung)*

Hirnnerv		Kerngebiet	Anatomische Nomenklatur	Ontogenetische Komponente	Peripherie
VIII.	N. vestibulo-cochlearis Vestibularis-anteil	Sensorische Kerne	Nucl. vestibularis sup. (Bechterew) Nucl. vestibularis med. (Schwalbe) Nucl vestibularis lat. (Deiters) Nucl. vestibularis inf. (Roller)	(Sensorisch)	Sinneszellen der Macula utriculi, Macula sacculi, Cristae ampullares
	Cochlearis-anteil	Sensorische Kerne	Nucl. cochlearis dorsalis Nucl. cochlearis ventralis	(Sensorisch)	Haarzellen des Cortischen Organs
IX.	N. glossopharyngeus	Sensibler Kern	Nucl. spinalis n. trigemini	Visceroafferent	Schleimhaut des Gaumens und des Rachens
		Sensorischer Kern	Nucl. solitarius	(Sensorisch)	Geschmacksknospen des hinteren Drittels der Zunge
		Parasympathischer Kern	Nucl. salivatorius caudalis	Visceroefferent	Gl. parotis
		Motorischer Kern	Nucl. ambiguus	Visceroefferent	Pharynxmuskulatur
X.	N. vagus	Sensibler Kern	Nucl. spinalis n. trigemini	Somatoafferent	Äußerer Gehörgang
		Sensorischer und sensibler Kern	Nucl. solitarius	(Sensorisch)	Geschmacksknospen des Rachens, Schleimhaut der Brusteingeweide und Oberbauchorgane
		Parsympathischer Kern	Nucl. dorsalis n. vagi	Visceroefferent	Brusteingeweide, Oberbauchorgane und Intestinaltrakt bis Cannon-Böhm-Punkt
		Motorischer Kern	Nucl. ambiguus	Visceroefferent	Larynxmuskeln, z. T. Pharynxmuskulatur
XI.	N. accessorius	Motorischer Kern	Nucl. n. accessorii	Visceroefferent	M. trapezius, M. sternocleidomastoideus
XII.	N. hypoglossus	Motorischer Kern	Nucl. n. hypoglossi	Somatoefferent	Zungenmuskulatur

Visceroafferente Kerne (*mittlere laterale Reihe,* Abb. 16-**20**). Die Kerne dieser Gruppe liegen *teilweise unter der Ventrikeloberfläche* (dorsal),*teilweise sind sie in den ventralen Teil des Tegmentum* verlagert (**speziell visceroafferente Kerne**).

Hinweis. Speziell visceroafferent bzw. speziell visceroefferent (s. unten) bedeutet, daß im Kopfbereich durch Ausbildung spezieller Sinnesorgane (z. B. Geschmacksrezeptoren) und quergestreifter Schlunddarmmuskulatur Neuronensysteme vorliegen, die im Rückenmark fehlen.

Visceroafferente Kerne sind

- ***Nucleus dorsalis n. vagi*** (Abb. 16-**23**). Dieser Kern ist zugleich Endkern für afferente Fasern aus dem N. X (und N. IX) und Ursprungskern für visceroefferente Fasern des parasympathischen Anteils des N. X (s. unten). Es handelt sich also um eine Neuronenpopulation, die zu den beiden mittleren Kernreihen gehört.
- ***Nucleus solitarius*** (Abb. 16-**23**). Die Neurone dieses vom Ventrikelboden nach ventral abgerückten Kerns sind dem ***Tractus solitarius*** (s. unten) eng zugeordnet. Der Nucleus solitarius enthält Fasern von den Geschmacksrezeptoren der Zunge, des Gaumens und des Pharynx über den VII., IX., und X. Hirnnerven (Tabelle 16-**7** und gustatorisches System, S. 829). Die Nervenzellen des Nucleus solitarius bilden das 2. Neuron der Geschmacksbahn.

Visceroefferente Kerne (mittlere mediale Reihe, Abb. 16-**21**). Sie lassen sich topographisch in 2 Gruppen gliedern, nämlich solche, die

- ***unter der Ventrikeloberfläche*** liegen (**allgemein viszerale Efferenz**), und solche, die
- ***ventral*** liegen (**speziell viszerale Efferenz**).

Unter der Ventrikeloberfläche gelegene Kerne dienen der sekretorischen Innervation von Kopfdrüsen und der Drüsen der Schleimhaut des Verdauungskanals sowie der Versorgung der unwillkürlichen (glatten) Muskulatur des Atmungstraktes, von Magen und Darm sowie der Herzmuskulatur. Es handelt sich um Kerne für Teile des N. facialis (VII), N. glossopharyngeus (IX) und N. vagus (X). Diese Kerne bilden eine Kernsäule, die sich von kranial nach kaudal in 3 Abschnitte gliedert:

- ***Nucleus salivatorius rostralis*** (Abb. 16-**21**). Seine Neurone bilden den parasympathischen Anteil des N. facialis. Sie liegen vor allem im Pons. Von hier aus werden die Glandulae lacrimalis, submandibularis, sublingualis und die Drüsen der Nasen- und Mundschleimhaut parasympathisch-sekretorisch versorgt.
- ***Nucleus salivatorius caudalis*** (Abb. 16-**21**). Dies ist der Ursprungskern für den parasympathischen Anteil des N. glossopharyngeus. Er liegt im oberen Teil der Medulla oblongata. Von hier aus ziehen parasympathisch-sekretorische Fasern zur Glandula parotidea.
- ***Nucleus dorsalis n. vagi*** (Abb. 16-**21**, 16-**23**). Der Kern ist etwa 2 cm lang und liegt in der Medulla oblongata im Bereich des Trigonum n. vagi der Rautengrube (s. oben). Am stärksten ist er im mittleren Bereich der Olive entwikkelt. Die Fasern dieses Kerns bilden den parasympathischen Anteil des N. vagus, der Brust- und Bauchorgane parasympathisch versorgt (einschließlich der Schleimhautdrüsen der Eingeweide). - Der Nucleus dorsalis n. vagi ist zugleich Endkern für afferente Fasern aus den Nn. IX und X (s. oben).

Ventral gelegene Kerne. Ihre Neuriten versorgen Skelettmuskulatur, die aus dem Mesenchym der Kiemenbögen hervorgegangen ist (branchiale Muskulatur im Kopf- und Halsbereich, S. 136). Es handelt sich um Kerne für Teile des N. trigeminus (V), N. facialis (VII), N. glossopharyngeus (IX), N. vagus (X) und für den N. accessorius (XI). Charakteristisch für den Verlauf der Neuriten dieser Kerne ist, daß sie innerhalb des Rhombencephalons ein sog. inneres Knie, d. h. einen nach dorsal gerichteten Bogen bilden.
Im einzelnen handelt es sich um den

- ***Nucleus motorius n. trigemini.*** Der Kern ist etwa 4 mm lang und liegt im Gebiet der Brücke. Die Fasern bilden die Portio minor des N. trigeminus, die die Kaumuskulatur, Mundbodenmuskulatur und den M. tensor tympani motorisch versorgt (S. 730). An den Nervenzellen des Kerns enden u. a. Kollateralen der afferenten Trigeminusfasern (Reflexkollateralen) und Fasern vom Tractus corticobulbaris.
- ***Nucleus nervi facialis*** (Abb. 16-**21**, 16-**25**). Dieser Kern liegt in der Brücke ventral vom Nucleus n. abducentis. Seine Fasern umschlingen den Abducenskern und bilden das **innere Facialisknie, Genu n. facialis**. Die Neuriten des Nucleus n. facialis versorgen die mimische Muskulatur, Muskeln des Hyalbogens und den M. stapedius motorisch (S. 730).
- ***Nucleus ambiguus*** (Abb. 16-**21**, 16-**23**). Hierbei handelt es sich um eine zusammenhängende Zellsäule für visceroefferente (motorische) Anteile des N. glossopharyngeus, N. vagus und die Pars cranialis n. accessorii. Der Nucleus ambiguus liegt in der Medulla oblongata. Seine Fasern versorgen die Pharynxmuskulatur (N. glossopharyngeus), den oberen Teil des Ösophagus, Kehlkopfmuskulatur (N. vagus) und Teile des M. sternocleidomastoideus und M. trapezius (N. accessorius).

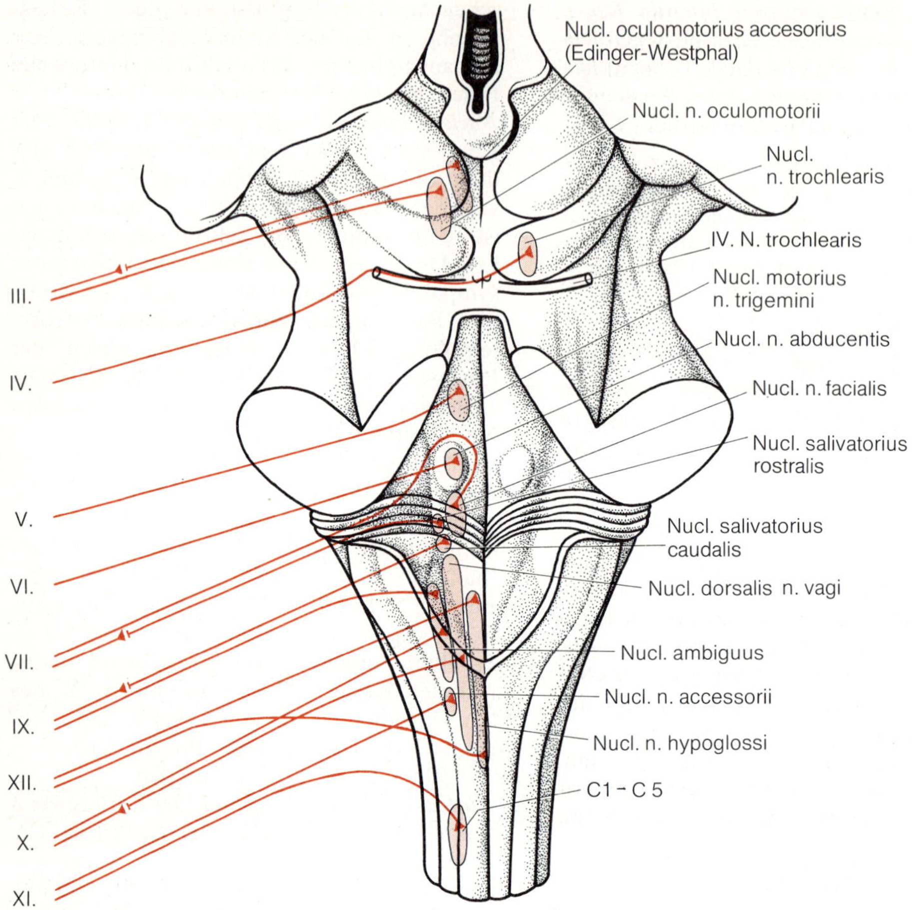

Abb. 16-**21.** Schema der efferenten Hirnnervenkerne im Rautenhirn und im Mittelhirn

- ***Nucleus nervi accessorii*** (Abb. 16-**21**, 16-**22**). Dieser Kern liegt im Rückenmark (C1-C5). Er kann als ein selbständig gewordener Teil des Nucleus ambiguus aufgefaßt werden. Seine Fasern bilden die Pars spinalis n. accessorii.

Somatoefferente Kerne (*mediale Reihe*). Die Kerne dieser Gruppe versorgen somatoefferent quergestreifte Muskeln, die aus kephalen Myotomen hervorgegangen sind.
Es handelt sich um:

- ***Nucleus nervi abducentis***, der unter dem Colliculus facialis liegt (Abb. 16-**21**, 16-**25**; s. oben); seine Neuriten innervieren den M. rectus lateralis,
- ***Nucleus nervi hypoglossi***, der eine 1 cm lange Zellsäule am Boden des kaudalen Teils der Rautengrube bildet (Abb. 16-**21**, 16-**23**). An seinen Neuronen enden u. a. Faserbündel aus anderen Hirnnervenkernen, z. B. vom N. trigeminus, vom Tractus solitarius (N. VII, IX, X) sowie von der motorischen Hirnrinde. Seine Neuriten versorgen die Zungenmuskulatur.

Funktionelle Hinweise. Alle Hirnnerven sind Glieder von Neuronenketten und an Reflexen des Kopf- und Halsbereichs beteiligt. Sie bilden dabei die afferenten und/oder efferenten Schenkel.

Formatio reticularis

Die Formatio reticularis ist ein locker gebautes, unscharf begrenztes Neuronensystem, das im Tegmentum rhombencephali angetroffen wird (Abb. 16-**24**, 16-**25**). Sie ist eng neuronal mit ihr nicht angehörenden Kerngruppen verknüpft, z. B. die nach ventral verlagerten speziell visceroafferenten und speziell visceroefferenten Kerngruppen der Hirnnerven (s. oben). Nach kaudal reicht die Formatio reticularis bis ins Rückenmark und nach rostral über das Mittelhirn hin-

aus bis zum Thalamus. Ihre Bezeichnung geht darauf zurück, daß die Fortsätze ihrer Nervenzellen netzartig angeordnete Bündel bilden.
Die Formatio reticularis läßt sich in 3 nicht scharf gegeneinander abgrenzbare Längszonen unterteilen:
- **mediane Zone**,
- **mediale Zone**,
- **laterale Zone**.

Mediane Zone. Sie besteht aus den *Nuclei raphae* (B1-B8, von kaudal nach rostral), die sich nur teilweise gegeneinander absetzen. Diese Kerne enthalten viele Zellen, in denen sich Serotonin nachweisen läßt: *serotoninerge Zellgruppen* als Anteile des serotoninergen Systems (S. 839). Einige Neuronensysteme der medianen Zone im Brückenbereich dienen vermutlich der Kontrolle rascher Augenbewegungen (Blickzentrum, vgl. S. 835).

Mediale Zone. Sie verfügt über sehr viele große Nervenzellen mit langen Dendriten, die sich vorwiegend horizontal ausbreiten. Ihre Neuriten besitzen meist einen langen aufsteigenden und einen langen absteigenden Ast mit zahlreichen Kollateralen, die sehr viele Synapsen mit anderen Nervenzellen bilden. Die aufsteigenden Axone ziehen teilweise ins Zwischenhirn, gelangen aber auch über den Thalamus bis zum Cortex cerebri, die absteigenden ins Rückenmark (Tractus reticulospinalis, S. 769). Gleichzeitig wird die mediale Zone aber auch von zahlreichen afferenten Fasern erreicht (s. unten). Insgesamt ist die mediale Zone in langkettige motorische und sensorische Bahnsysteme einbezogen.

Laterale Zone. Sie setzt sich im wesentlichen aus kleinen Nervenzellen zusammen. Ihre Neuriten ziehen vor allem in die mediale Zone, erreichen aber auch motorische Hirnnervenkerne. Die laterale Zone erfüllt vermutlich sensorische oder assoziative Aufgaben.

Funktion. Die Formatio reticularis ist ein wichtiger Teil des aufsteigenden unspezifischen Systems der Somatosensorik und nimmt mit absteigenden Fasern Einfluß auf den Tonus und Bewegung der gesamten Körpermuskulatur. Die Formatio reticularis ist deswegen ein integraler Bestandteil des motorischen Systems.

Hinweis. Als ***„spezifisch“*** wird der Teil des afferenten Systems bezeichnet, der eine Punkt-zu-Punkt-Zuordnung zwischen den peripheren Rezeptoren und den kortikalen Nervenzellen hat. Die Fasern dieses Systems (Tractus bulbothalamicus, Tractus trigeminothalamicus und Tractus spinothalamicus) bilden im Rhombencephalon (und Mesencephalon) die Lemnisci medialis, trigeminalis und spinalis (s. unten). Das spezifische System wird deswegen auch als *lemniskales System* bezeichnet. Dem ***unspezifischen System*** fehlt dagegen die eindeutige Zuordnung, die im spezifischen System besteht. Vielmehr kommt es in der Formatio reticularis zu einer Konvergenz von polysynaptischen Neuronensystemen. Das unspezifische System wird auch als *extralemniskales System* bezeichnet. Lemniskales und extralemniskales System wirken eng zusammen.

Die Formatio reticularis weist eine Vielzahl von Verbindungen auf:
Afferenzen erreichen die Formatio reticularis aus dem
- *Rückenmark* durch den
  - *Tractus spinoreticularis* und durch
  - *Kollateralen* aus allen aufsteigenden Bahnen, aus den
- *sensorischen Hirnnervenkernen*, aus
- *allen Sinnesbahnen* durch Nebenschluß, dem
- *Cortex cerebri* und den *Basalganglien*; diese Fasern machen den größten Teil der Zuleitungen aus; aus dem
- *limbischen System* und dem *Hypothalamus*.

Efferent ist die Formatio reticularis verbunden mit
- *γ-Motoneuronen des Rückenmarks*
  - *direkt* über den *Tractus reticulospinalis* (S. 769) mit hemmenden und fördernden Synapsen,
  - *indirekt* über *subkortikale motorische Kerne*,
- *Parasympathicuskernen* des Rautenhirns und des Mittelhirns sowie mit vegetativen Zentren des Zwischenhirns über den Fasciculus longitudinalis dorsalis (s. unten) und dem
- *Cortex cerebri* über den *Thalamus*.

In der Formatio reticularis selbst bewirken die neuronalen Verschaltungen u. a. eine *Steuerung der Bewußtseinslage*, z. B. führt Reizung der Formatio reticularis zu Weckreaktionen. Dies bedeutet, daß durch Stimulation der Formatio reticularis die großen Schlafwellen des Elektroenzephalogramms in die kleinen Wachwellen überführt werden.

Klinischer Hinweis. Bei einer Allgemeinanaesthesie wird die Formatio reticularis pharmakologisch ausgeschaltet. Auch gewisse Beruhigungsmittel (Tranquilizer) wirken über eine Beeinflussung der Formatio reticularis.

Allgemeine Funktionen der Formatio reticularis bestehen ferner in der *affektiven Tönung von sensorischen Reizen* (Lust, Unlust), in *Orientierungsreaktionen* (Hinwendung zu neuen Reizen) sowie in der „Verarbeitung“ und damit Wahrnehmung von *Schmerzen*.

Hinweis. Von besonderem pharmakologischen Interesse ist neuerdings der periaquaeduktorielle Teil der Raphekerne (der Formatio reticularis) geworden. Die Neuriten dieser Zellen ziehen als Tractus raphe-spinalis direkt an das Dorsalhorn des Rückenmarks und vermögen durch Freisetzung von Enkephalinen (einer morphinähnlichen Substanz) die eintreffenden Schmerzempfindungen zu modulieren.

Weiter hat die Formatio reticularis *vegetative Regulationsaufgaben.* Sie wirkt bei der Steuerung lebenswichtiger Vorgänge mit, z. B. von Atmung, Kreislauf, Schlucken, oder bei vegetativ-motorischen Reflexen, z. B. Husten, Erbrechen. In allen Fällen treten dabei Nervenzellen in umschriebenen Gebieten unabhängig von der zonalen Gliederung in Tätigkeit.

Atemzentrum. Für die Steuerung der Atmung befinden sich inspiratorisch wirkende Neurone in der Umgebung des rostralen Teils des Nucleus ambiguus, exspiratorische parvozelluläre Neurone vor allem dorsomedial im Gebiet des Nucleus solitarius. Das Zusammenspiel zwischen diesen Neuronen besteht in einer hemmenden Wirkung der exspiratorischen Neurone auf die gigantozellulären inspiratorischen Neurone.

Kreislaufzentren. Sie nehmen große Teile der Formatio reticularis der Medulla oblongata und Pons ein. Afferenzen treffen über sensorische Vagus- und Glossopharyngeusfasern ein (Rezeptoren im Aortenbogen, Sinus caroticus, in der Herzwand), Efferenzen verlaufen über die Vasokonstriktorenbahn zu sympathischen vasokonstriktorischen Fasern und über den N. vagus. Ein größeres Teilgebiet gilt als *Vasomotorenzentrum.* Es sorgt selbständig für den Ruhetonus der Gefäße. Bei Veränderung des Gefäßtonus kommt es zu zahlreichen Regulationsvorgängen in den Kreislaufzentren des Rhombencephalon und anderen Gebieten.

Brechzentrum. Als hypothetisches Brechzentrum gilt die *Area postrema.* Sie ist reich vaskularisiert und enthält weite Sinusoide. Eine Blut-Hirn-Schranke fehlt im Bereich der Area postrema. Sie besitzt Verbindungen zum Nucleus dorsalis n. vagi und zum Tractus solitarius. Außerdem sollen Primärafferenzen des N. vagus in der Area postrema enden. Die Ganglienzellen dieser Zone werden chemorezeptorische Funktionen für Erregungen aus dem Verdauungskanal und den Atmungsorganen zugeschrieben. Sie können durch Apomorphine und Digitalis erregt werden.

Olivensystem

Die auffälligste Kerngruppe des Rhombencephalon (Abb. 16-**23**, 16-**24**) ist der

- **Nucleus olivaris caudalis**, dem 2 kleinere Kerne zugeordnet sind:
- **Nucleus olivaris accessorius medialis** und
- **Nucleus olivaris accessorius dorsalis.** Hinzu kommen die
- **Nuclei arcuati**, die unter der Oberfläche der Pyramis liegen (S. 773).

Der Nucleus olivaris caudalis wölbt die Oberfläche der Medulla oblongata im Bereich der Olive vor (s. oben). Der Nucleus olivaris caudalis gleicht einem Sack mit einer stark gefalteten Wand. Seine Öffnung, *Hilum nuclei olivaris caudalis,* weist nach dorsomedial. Der Nucleus olivaris accessorius medialis liegt medial des Hilum, der Nucleus olivaris accessorius dorsalis dorsal vom Hauptkern.

Die Nuclei olivares sind wichtige *Relaiskerne* für die Verbindung zum Kleinhirn: *Tractus olivocerebellaris,* der, nachdem er die Seite gekreuzt hat, Hauptbestandteil des Pedunculus cerebellaris caudalis ist (S. 793). Signale erhalten die Olivenkerne vom Mesencephalon (insbesondere vom Nucleus ruber, S. 790) über die zentrale Haubenbahn (s. unten), im Nebenschluß aber auch von Bahnen aus der motorischen Großhirnrinde - z. B. zu den Nuclei arcuati - und den Basalganglien des Endhirns sowie aufsteigend durch den Tractus spinoolivaris (S. 768). Insgesamt ist das Olivensystem vor allem eine Schaltstation für das Kleinhirn.

Chemisch identifizierbare Neuronensysteme

Zum Teil in der Formatio reticularis, zum Teil unabhängig davon kommen im Tegmentum des Rhombencephalon (und Mesencephalon) Nervenzellen vor, die nur bei Anwendung histochemischer Transmitternachweise hervortreten. Sie bilden in ihrer Gesamtheit die monoaminergen Systeme (S. 838). Im einzelnen lassen sich unterscheiden

- **noradrenerge Zellgruppen** (A1-A7). Die auffälligste (A6) bildet den Locus coeruleus (s. oben). Die Axone erreichen den Thalamus und Hypothalamus und ziehen ins limbische System sowie zu allen Teilen der Großhirnrinde.
- **adrenerge Zellgruppen**, rostral in der Medulla oblongata gelegen; sie wirken bei der Kreislaufregulation mit;
- **serotoninerge Zellgruppen** (B1-B8; s. oben),
- **cholinerge Zellgruppen**,
- **neuropeptidhaltige Zellgruppen**.

Bahnen

Im Rhombencephalon lassen sich mehrere große Faserbündel abgrenzen. Die meisten dieser Bahnen setzen sich aus Neuritenbündeln verschiedenen Ursprungs und z. T. gegenläufiger Leitung zusammen. Zu unterscheiden sind

- **Faserbündel für Verbindungen innerhalb des Hirnstamms,**
- **lange aufsteigende Bahnen,**
- **lange absteigende Bahnen** (ventraler Teil des Rhombencephalon).

Faserbündel für Verbindungen innerhalb des Hirnstamms

Es handelt sich um den

- **Fasciculus longitudinalis medialis**, *mediales Längsbündel,*
- **Fasciculus longitudinalis dorsalis**, *dorsales Längsbündel,*
- **Tractus tegmentalis centralis**, *zentrale Haubenbahn,*
- **Tractus tectobulbaris,**
- **Corpus trapezoideum** und **Lemniscus lateralis.**

Fasciculus longitudinalis medialis (Abb. 16-**22** bis 16-**25**). Dieses deutlich erkennbare Faserbündel liegt beiderseits der Mittellinie und reicht vom rostralen Mittelhirn bis ins obere Thorakalmark. Im Rückenmark bilden die Fasern den Tractus vestibulospinalis. Der Fasciculus longitudinalis enthält vor allem auf- und absteigende Fasern zur Verknüpfung der motorischen Augennerven-, Vestibularis-, Accessorius- und Halsmuskelkerne.

Fasciculus longitudinalis dorsalis. Er reicht vom Zwischenhirn bis in die Medulla oblongata und befindet sich dorsolateral vom Fasciculus longitudinalis medialis. Seine Fasern verbinden auf- und absteigend die Kerne des Hypothalamus mit Kernen im Hirnstamm (u.a. Nuclei salivatorii, Nucleus solitarius, Formatio reticularis). Der Fasciculus longitudinalis dorsalis führt aufsteigende serotoninerge Fasern aus der medialen Zone der Formatio reticularis zum Hypothalamus.

Tractus tegmentalis centralis, *zentrale Haubenbahn* (Abb. 16-**25**). Seine wichtigsten Fasern gehören zu Neuronen der nicht-pyramidalen motorischen Systeme (S. 836), die Anschluß an den Nucleus olivaris caudalis bekommen. Im einzelnen stammen die Neuronenketten aus den Basalganglien des Endhirns, dem Thalamus sowie der Formatio reticularis des Mittelhirns (insbesondere Nucleus ruber) und des Rautenhirns. Die zentrale Haubenbahn verläuft im Mittelfeld des Tegmentum rhombencephali.

Tractus tectobulbaris. Hierbei handelt es sich um Faserbündel, die von den Colliculi rostrales des Mesencephalon (s. unten) ihren Ursprung nehmen. Nach Kreuzung der Seite im Mesencephalon (dorsale Haubenkreuzung, Meynert, S. 789) verlaufen sie unmittelbar ventral vom Fasciculus longitudinalis medialis durch das Rhombencephalon und enden in motorischen Hirnnervenkernen (Tractus tectobulbaris), besonders in Augenmuskelkernen und in den Nuclei pontis. Die Bahn gehört zum okulomotorischen System (S. 835).

Corpus trapezoideum und **Lemniscus lateralis.** Hierbei handelt es sich um Fasersysteme mit eingelagerten Nervenzellgruppen (Kernen), die zum akustischen System gehören (S. 827). Das *Corpus trapezoideum* liegt in der Brücke und besteht aus sich kreuzenden Fasern der Nuclei cochleares ventrales. Die Fasern, die dann weiter zu den Colliculi inferiores des Mesencephalon aufsteigen, bilden den *Lemniscus lateralis,* der in Nachbarschaft zum Lemniscus medialis (s. unten) verläuft.

Lange aufsteigende Bahnen

Dies sind der

- **Tractus bulbothalamicus**, der als 2. Neuron an die Tractus spinobulbares medialis et lateralis (S. 766) anschließt, die
- **Fibrae arcuatae externae**, die
- **aufsteigenden Verbindungen über die Endkerne des N. trigeminus**, die
- **aufsteigenden Verbindungen über die Endkerne des IX. und X. Hirnnerven** und der
- **Tractus spinothalamicus** (2. Neuron der Schmerz- und Temperaturbahn).

Tractus bulbothalamicus. Die beiden Hinterstrangbahnen, Tractus spinobulbares medialis et lateralis, enden synaptisch in 2 Kerngebieten, dem *Nucleus gracilis* und dem *Nucleus cuneatus* (Abb. 16-**22**), die auf der Dorsalseite der Medulla oblongata Vorwölbungen, Tuberculum gracile und Tuberculum cuneatum, hervorrufen (S. 773, Abb. 16-**19**). In den beiden Bulbuskernen, Hinterstrangkerne, beginnt die Gruppe der 2. Neurone. Ihre Neuriten ziehen als *Fibrae arcuatae internae* bogenförmig durch die Medulla oblongata, kreuzen die Medianebene und verlaufen dann in einem medial gelegenen Feld als mediale Schleife, *Lemniscus medialis,* weiter durch Rautenhirn und Mittelhirn bis zum *Thalamus*

(Abb. 16-**22 b** bis 16-**26**), wo sie auf ein 3. Neuron umgeschaltet werden (Abb. 16-**50**).
Während seines Verlaufs durch das Rhombencephalon ändert der Lemniscus medialis seine Stellung; während er in der Medulla oblongata senkrecht steht, ist er in der Brücke im wesentlichen quer orientiert. Diese Stellungsänderung führt zu einer Verlagerung seiner somatotop gegliederten Faserbezirke. Die somatotope Gliederung des Tractus spinobulbaris setzt sich in modifizierter Form im Rautenhirn fort (S. 767). In der Medulla oblongata befinden sich die Fasern des Tractus bulbothalamicus, die zur oberen Körperhälfte und oberen Extremität gehören, dorsal, in der Brücke (und im Mittelhirn, s. unten) lateral, die Fasern, die zur unteren Körperhälfte und unteren Extremität gehören, zunächst ventral, in der Brücke aber medial.

Fibrae arcuatae externae dorsales. Vom Nucleus cuneatus zweigen Fasern ab, die dem Kleinhirn afferente Signale über den unteren Kleinhirnstiel (Pedunculus cerebellaris inferior) ipsilateral zuführen.

Aufsteigende Verbindungen über die Endkerne des N. trigeminus. Dem Lemniscus medialis (Tractus bulbothalamicus) lagern sich in der Brückenregion lateral die *sensiblen Systeme* an, die ihre Signale aus der Haut des Gesichts und der Schleimhaut der Nasenhöhle sowie teilweise der Mundhöhle erhalten. Diese Nervenfasern gehören zum *N. trigeminus.* Die Perikarya des 1. Neurons liegen im *Ganglion trigeminale.* Die zugehörigen Axone enden in den Trigeminusendkernen, vorwiegend an den *Nuclei pontinus et spinalis n. trigemini.* Dort beginnt das 2. Neuron, dessen Fortsätze die Seite kreuzen und hier den *Lemniscus trigeminalis* bilden, der zum Nucleus ventralis posteromedialis des *Thalamus* zieht.

Aufsteigende Verbindungen über die Endkerne des IX. und X. Hirnnerven. Von einem kleinen Hautfeld am äußeren Gehörgang erhält der *N. vagus* afferente Signale. Über seine sensiblen Ganglien gelangt die Erregung zum *Nucleus spinalis n. trigemini.* Von dort gelangen Informationen über den Tractus bulbothalamicus zum Nucleus ventralis posterolateralis des *Thalamus.*

Tractus spinothalamicus (S. 767). Für den Tractus spinothalamicus ist das Rhombencephalon Durchgangsgebiet, wenn auch Kollateralen die Formatio reticularis erreichen. Seine Fasern verlaufen zunächst dorsal vom Nucleus olivaris caudalis nahe der lateralen Oberfläche der Medulla oblongata. In der Brücke bilden sie den *Lemniscus spinalis* und schließen sich dem Lemniscus medialis lateral an.

Ventraler (basaler) Teil des Rautenhirns

Wichtigster Bestandteil des ventralen (basalen) Abschnitts des Rautenhirns sind lange absteigende neencephale Bahnen, die im Cortex cerebri ihren Ursprung haben und deren Fasern teilweise an pontinen Kernen bzw. verschiedenen Hirnnervenkernen enden oder sich nach kaudal bis ins Rückenmark fortsetzen. Es handelt sich um den

- **Tractus corticopontinus,**
- **Fibrae corticonucleares,**
- **Tractus corticospinalis.**

Tractus corticopontinus. Die Neuhirnbahnen sind in der Brücke in viele Einzelbündel aufgeteilt. Zahlreiche Fasern enden an den Nuclei pontis. Die Axone der hier gelegenen Nervenzellen bilden den *Tractus pontocerebellaris,* der, nachdem seine Fasern die Seite gekreuzt haben, über den mittleren Kleinhirnstiel zum Neocerebellum zieht.

Fibrae corticonucleares. Hierbei handelt es sich um Faserbündel, die mit motorischen Hirnnervenkernen verbunden sind. Die Fasern kreuzen überwiegend die Seite.

Klinischer Hinweis. Für die Klinik ist die teils ipsilaterale, teils kontralaterale Innervation der Ursprungskerne des N. facialis von besonderer Bedeutung (S. 833).

Tractus corticospinalis (Abb. 16-**22** bis 16-**25**). Hierbei handelt es sich um die *Pyramidenbahn.* Sie bildet in der Medulla oblongata die Pyramide (Abb. 16-**18**). 70-90% der Fasern des Tractus corticospinalis kreuzen in der *Decussatio pyramidum* (Abb. 16-**22 a**) die Seite und ziehen als Tractus corticospinalis lateralis im Rückenmark abwärts. Der ungekreuzte Teil verläuft als Tractus corticospinalis ventralis im Rückenmark abwärts (S. 769).

4. Querschnitte

Zur Verbesserung der Anschaulichkeit werden im folgenden 5 typische Querschnittsbilder durch das Rhombencephalon besprochen (Abb. 16-**22** bis 16-**25**). Dabei tauchen viele bereits erwähnte Bezeichnungen auf, die jedoch nicht erneut erklärt werden. Bei der Besprechung der Querschnittsbilder kommt es vor allem auf den topographischen Bezug an. Zu beachten ist die Verlagerung, die die verschiedenen Strukturen in den verschiedenen Höhen des Rhombencephalons erfahren.

Querschnitte durch die Medulla oblongata kaudal des IV. Ventrikels (Abb. 16-**22a, b**)

Dorsal liegen oberhalb der Pyramidenkreuzung im Gebiet der Hinterstränge medial der *Nucleus gracilis* und lateral der *Nucleus cuneatus.* In diesen Kernen enden die Fasern des Tractus spinobulbaris. Die Axone der Hinterstrangkerne ziehen als *Fibrae arcuatae internae* bogenförmig nach ventral und kreuzen vor dem Zentralkanal in der *Decussatio lemniscorum* die Seite. Die Fortsetzung nach rostral bildet der *Lemniscus medialis* (Abb. 16-**23**).
Die Hintersäulen und der Tractus dorsolateralis des Rückenmarks finden ihre Fortsetzung im *Nucleus spinalis n. trigemini* bzw. im *Tractus spinalis nervi trigemini* (absteigend bis C2).
Ventral bestimmt im unteren Teil der Medulla oblongata die *Decussatio pyramidum* das Bild. Die Fasern bilden im Rückenmark den Tractus corticospinalis lateralis. Die Vordersäulen des Rückenmarks verändern sich nach rostral dadurch, daß lateral die spinalen Anteile des *Nucleus nervi accessorii* (N. XI) und etwas weiter oben medial der am weitesten nach kaudal reichende Ursprungskern der somatomotorischen Reihe, der Kern des XII. Hirnnerven, *Nucleus nervi hypoglossi,* auftreten. Unmittelbar ventral des Zentralkanals sind Teile des *Fasciculus longitudinalis medialis* sichtbar. Lateral in Verlängerung des Seitenstranges befinden sich Teile der *Formatio reticularis.*

Querschnitte durch die Medulla oblongata in Höhe der kaudalen Hälfte des IV. Ventrikels (Abb. 16-**23**, 16-**24**)

Dieses Gebiet liegt unterhalb der Brücke und umfaßt Strukturen des Tegmentums und des ventralen (basalen) Teils des Rhombencephalons. Der intracerebrale Liquorraum besteht aus dem IV. Ventrikel.

Tegmentum. Unter dem Boden des IV. Ventrikels liegen Kernsäulen, die der grauen Substanz des Rückenmarks vergleichbar sind. Am weitesten medial befindet sich der *Nucleus nervi hypoglossi,* dem nach lateral der *Nucleus dorsalis nervi vagi* folgt. Im unteren Bereich des IV. Ventrikels wird seitlich noch der obere Teil des *Nucleus cuneatus* angetroffen. Im Bereich der Rautengrubenbreite (Abb. 16-**24**) sind ganz seitlich unter dem Boden der Rautengrube die *Nuclei vestibulares* und *Nuclei cochleares* zu finden.
Im mittleren und basalen Bereich des Tegmentum sind die Strukturen der *Formatio reticularis* und die *Nuclei olivares* führend. In die Formatio reticularis sind der *Nucleus ambiguus* und der *Nucleus solitarius* sowie weiter lateral der *Nucleus spinalis n. trigemini* eingelagert. Paramedian steht der keilförmige Lemniscus medialis (Keilspitze nach dorsal) senkrecht, dem sich dorsal der Querschnitt durch den *Fasciculus longitudinalis medialis* anschließt.
Die beherrschende Struktur dieses Gebietes ist jedoch der *Nucleus olivaris caudalis,* der von *2 Nebenoliven* begleitet wird. In Höhe des Querschnitts der Abb. 16-**23** ist schließlich seitlich noch der *Pedunculus cerebellaris caudalis* zu sehen, der im wesentlichen aus Fasern der kontralateralen Olive, des Tractus spinocerebellaris dorsalis und aus Fasern aus den Hinterstrangkernen besteht, die als *Fibrae arcuatae externae* unter der ventralen Oberfläche der Medulla oblongata verlaufen.

Ventraler Teil des Rhombencephalons. Dieser Teil beherbergt die Pyramidenbahn.

Querschnitt durch die Brücke (Abb. 16-**25**)

Der Querschnitt durch die Brücke gliedert sich deutlich in eine Pars dorsalis pontis (Tegmentum pontis) und eine Pars ventralis pontis (Brücke im engeren Sinne).

Pars dorsalis pontis (Abb. 16-**25**). Charakteristisch ist das innere Facialisknie, *Genu nervi facialis,* das von Fasern des *Nucleus nervi facialis* gebildet wird. Sie laufen um den *Nucleus nervi abducentis* herum und rufen am Boden des Rhombencephalon den *Colliculus facialis* hervor. Lateral liegen unter der Ventrikeloberfläche noch die *Nuclei vestibulares,* während von sonstigen Hirnnervenkernen nur Anteile des *Trigeminuskerns* anzutreffen sind. An großen Faserbahnen sind der querovale *Lemniscus medialis,* das *Corpus trapezoideum* (Hauptkreuzung der Hörbahn) mit dem *Nucleus dorsalis corporis trapezoidei,* die *zentrale Haubenbahn* und weiter dorsal nahe der Mittellinie der *Fasciculus longitudinalis medialis* anzutreffen. Im übrigen wird dieser Teil der Brücke von Anteilen der *Formatio reticularis* beherrscht.

Pars ventralis pontis. Charakteristisch sind die gebündelt verlaufenden *Fibrae pontis longitudinales,* die Teile des Tractus corticospinalis sind, sowie *Fibrae pontis transversae.* Zwischen diesen aufgelockerten Fasermassen liegen *Nuclei pontis.* Hierbei handelt es sich um Relaiskerne, an denen Fibrae corticopontinae enden. Die von ihnen ausgehenden Fasern bilden die *Fibrae pontocerebellares* (= Fibrae pontis transversae), die

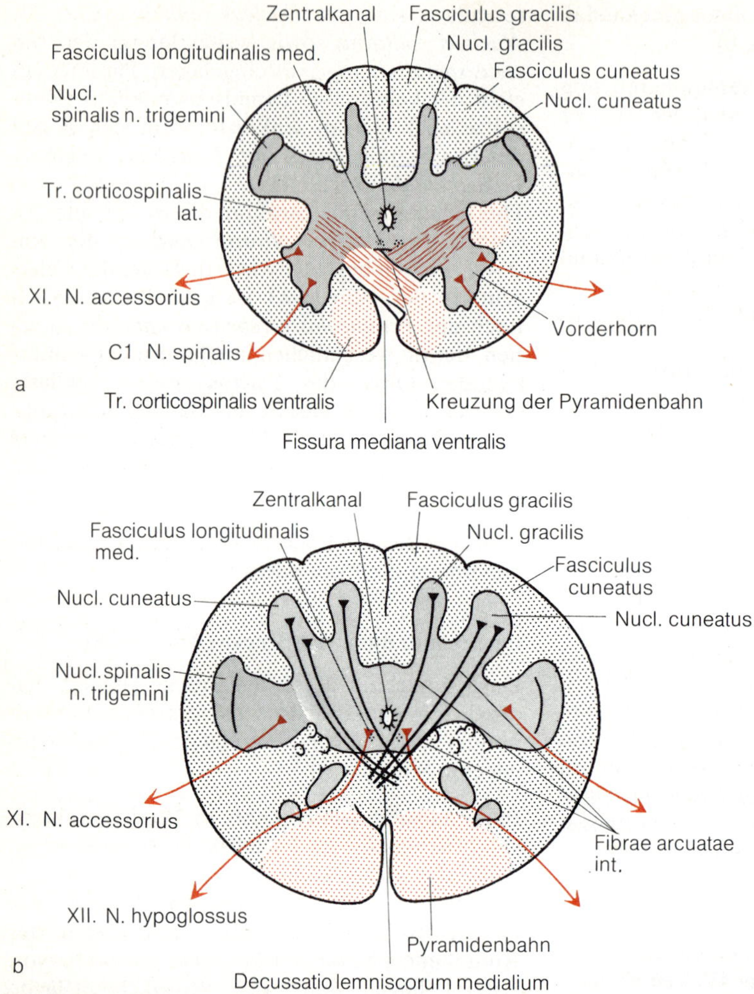

Abb. 16-22 a, b. Querschnitte durch die Medulla oblongata. **a** Höhe der Kreuzung der Pyramidenbahnen; **b** Höhe der Kreuzung der Tractus bulbothalamici (Fibrae arcuatae internae). (Nach Starck u. Frick, 1972)

sich nach lateral in den *Pedunculus cerebellaris medius* fortsetzen, um ins Kleinhirn einzutreten.

III. Mesencephalon, Mittelhirn

1. Äußere Gestalt

Das Mittelhirn, Mesencephalon, ist ein kleiner wichtiger Abschnitt zwischen Rautenhirn und Zwischenhirn. Sein Volumen beträgt etwa 10 ml. Dorsal ist das Mittelhirn etwa 2 cm, ventral etwa 1,5 cm lang.

Dorsale Oberfläche (Abb. 16-**19**). Die dorsale Oberfläche des Mittelhirns wird von der Vierhügelplatte, *Lamina tecti*, mit 2 oberen Hügeln, *Colliculi rostrales* (superiores), und 2 unteren Hügeln, *Colliculi caudales* (inferiores), gebildet. Die oberen Hügel sind höher und breiter als die unteren. Beide Hügelpaare stehen durch makroskopisch erkennbare, nahezu parallel verlaufende Faserwülste nach lateral mit dem Zwischenhirn in Verbindung. Der obere Faserwulst, *Brachium colliculi rostralis*, zieht vom Colliculus rostralis zum Corpus geniculatum laterale des Zwischenhirns und gehört zur Sehbahn. Das *Brachium colliculi caudalis* verläuft vom Colliculus caudalis zum Corpus geniculatum mediale des Zwischenhirns und ist ein Teil der zentralen Hörbahn (Abb. 16-**51**).

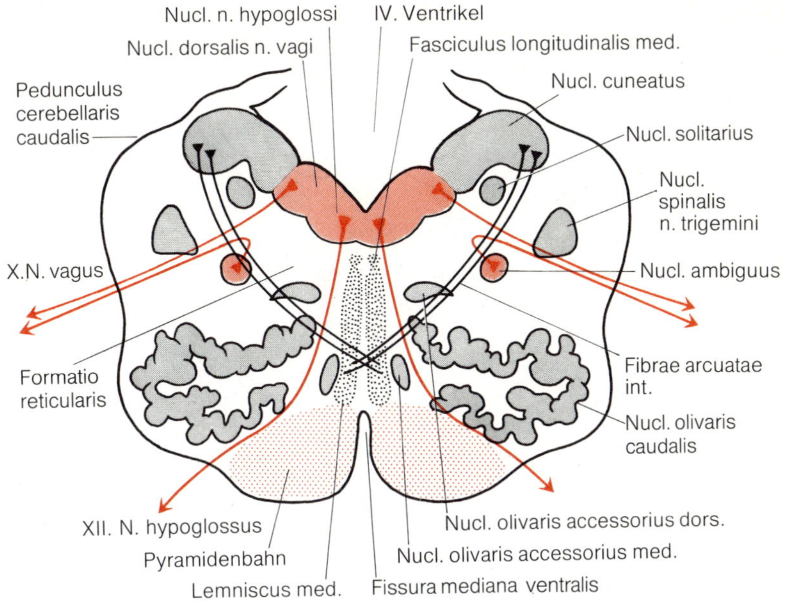

Abb. 16-23. Querschnitt durch die Medulla oblongata in Höhe der kaudalen Hälfte der Rautengrube, (Nach Starck u. Frick, 1972)

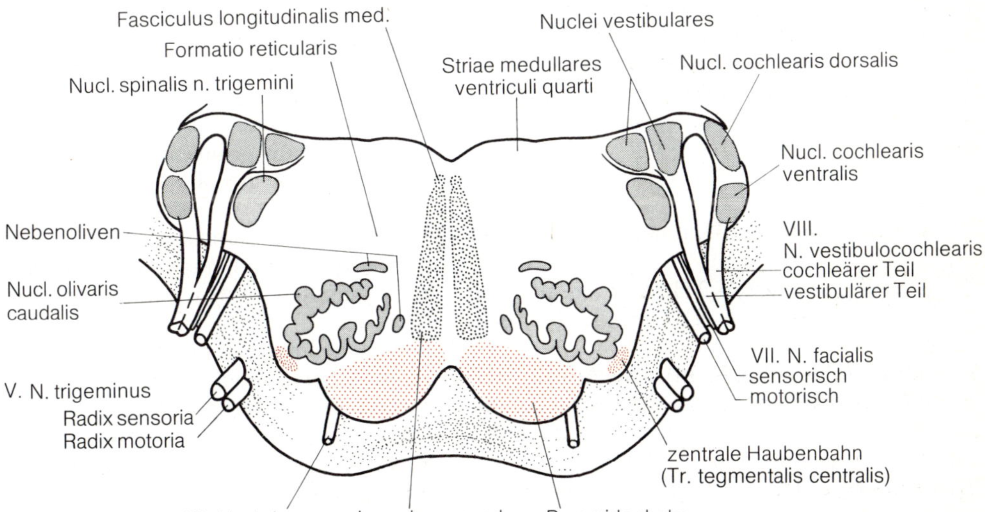

Abb. 16-24. Querschnitt durch die Medulla oblongata und Aufsicht von kaudal auf die Brücke. (Nach Starck, 1972)

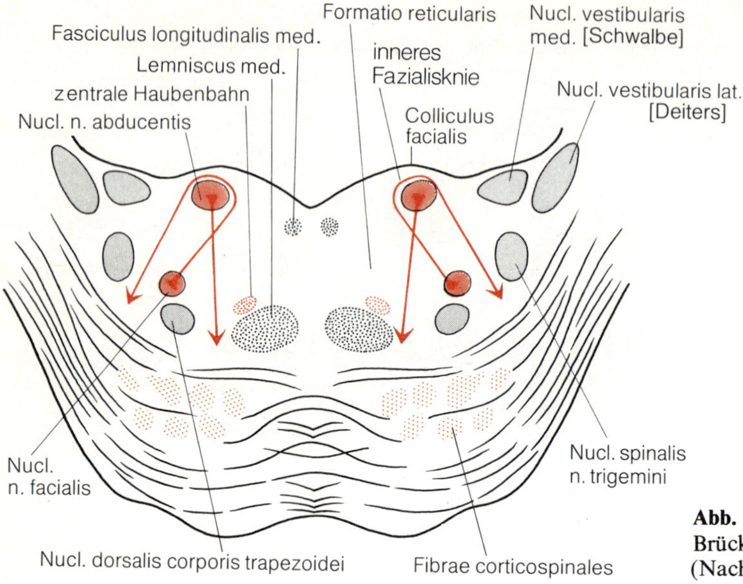

Abb. 16-25. Querschnitt durch die Brücke in Höhe des Colliculus facialis. (Nach Starck u. Frick, 1972)

Ventrale Oberfläche (Abb. 16-**18**). An der ventralen (basalen) Oberfläche des Mittelhirns wölben sich die paarigen *Hirnschenkel, Pars ventralis pedunculi cerebri* (auch Crus cerebri), vor. Sie enthalten absteigende Neuhirnbahnen. Zwischen sich fassen die Hirnschenkel die *Fossa interpeduncularis* (Abb. 16-**18**, 16-**26**) mit einem durchlöcherten Boden, *Substantia perforata interpeduncularis.*

2. Austrittsstellen des III. und IV. Hirnnerven

Das Mittelhirn verlassen 2 Hirnnerven, nämlich der N. oculomotorius (N. III) und der N. trochlearis (N. IV).

N. oculomotorius (Abb. 16-**18**). Die Austrittsstellen befinden sich in der Fossa interpeduncularis. Zielgebiete des N. oculomotorius sind äußere und innere Augenmuskeln (S. 709, 718).

N. trochlearis (Abb. 16-**19**). Dies ist der einzige Hirnnerv, der den Hirnstamm dorsal verläßt. Er tritt nach Kreuzung zur Gegenseite unmittelbar kaudal der unteren Vierhügel aus dem Mittelhirn aus (Abb. 16-**19**), zieht nach basal (ventral) um das Mittelhirn herum, wendet sich dann nach rostral und erreicht schließlich in der Orbita den *M. obliquus superior* (S. 710).

3. Innere Gliederung

Auf Querschnitten durch das Mittelhirn lassen sich von dorsal nach basal 3 Etagen unterscheiden (Abb. 16-**26**), nämlich das

- **Tectum mesencephali**, kurz *Tectum*, das
- **Tegmentum mesencephali**, *Mittelhirnhaube* (= Pars dorsalis pedunculi cerebri), und die
- **Pars ventralis pedunculi cerebri**, auch *Crus cerebri*, der neencephale Anteil des Mesencephalon.

Pars dorsalis pedunculi cerebri (= Tegmentum mesencephali) und Pars ventralis pedunculi cerebri zusammen bilden den **Pedunculus cerebri, Hirnstiel.**

Diese Gliederung ist der des Rhombencephalons vergleichbar. Jedoch anders als beim Rhombencephalon besitzt das Mittelhirn keinen größeren Liquorraum, sondern nur einen schmalen Kanal, der den III. und IV. Ventrikel verbindet, **Aquaeductus mesencephali**. Er gibt etwa die Grenze zwischen Tegmentum und Tectum an. Umgeben wird der Aquaeductus von der **Substantia grisea centralis**.

Tectum mesencephali

Das Tectum mesencephali besteht aus der Vierhügelplatte (s. oben).

Colliculi rostrales (Abb. 16-**26**). Sie bestehen aus einer 7-schichtigen Rinde, deren obere 3 Schichten vor allem Afferenzen aus den Sehnerven und der Sehrinde erhalten. In den tieferen Schichten

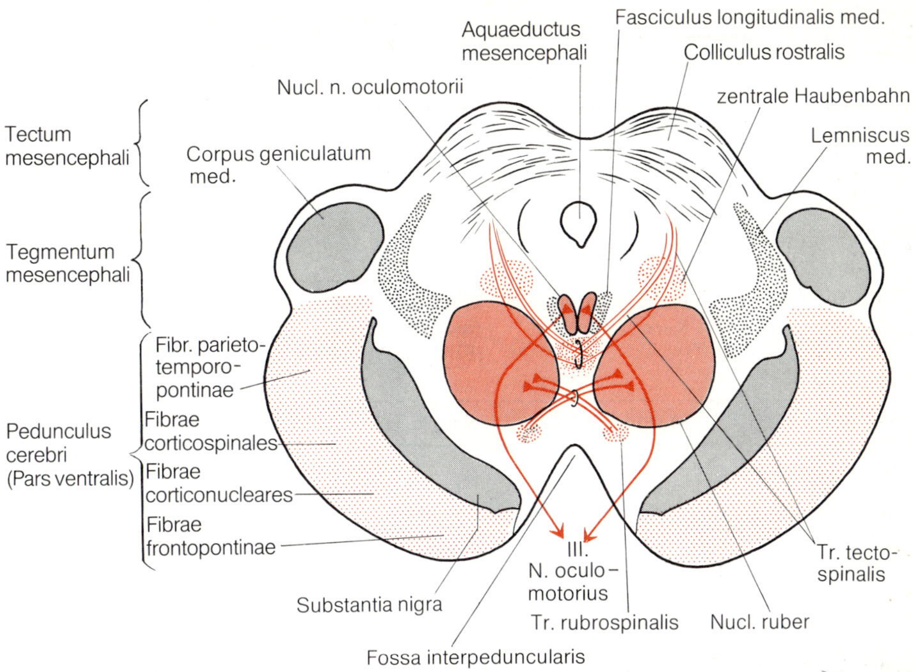

Abb. 16-**26.** Querschnitt durch das Mittelhirn in Höhe der Colliculi rostrales. Das im Schnitt getroffene Corpus geniculatum med. wird zum Zwischenhirn gerechnet. (Nach Crosby et al., 1962)

enden Fasern aus dem Kleinhirn, der Substantia nigra und der Formatio reticularis sowie die Neuriten des *Tractus spinotectalis* (S. 768), die den Colliculi rostrales proprioceptive Signale aus der Körperperipherie zuleiten. Efferente Fasern aus den oberen Schichten steigen vor allem auf, aus den tieferen Schichten vor allem ab. Außerdem bestehen kurze Verbindungen zu den unmittelbar unter dem Tectum gelegenen Augenmuskelkernen des III. und IV. Hirnnerven. Die längeren absteigenden Fasern bilden den *Tractus tectobulbaris* und *Tractus tectospinalis.* Die Fasern beider Bahnen kreuzen in der Mittelhirnhaube die Seite. Dadurch entsteht die *dorsale Haubenkreuzung* (Meynert), *Decussatio tegmenti dorsalis.* Die Fasern des Tractus tectobulbaris ziehen zu verschiedenen motorischen Hirnnervenkernen, die Fasern des Tractus tectospinalis zu Motoneuronen des Rückenmarks (S. 770), erreichen aber auch Parasympathicusneurone.

Funktion. Die Colliculi rostrales (aus vergleichend anatomischer Sicht auch als Tectum opticum bezeichnet) dienen als *optisches Reflexzentrum* (S. 830). In diesem Rahmen verarbeiten sie die verschiedenen einströmenden optischen und proprioceptiven Signale und wirken integrierend.

Colliculi caudales. Sie bilden anders als die oberen Vierhügel jeweils ein geschlossenes Kerngebiet. An den Nervenzellen enden vor allem Fasern aus dem akustischen System (S. 827, Abb. 16-**51**). Ihre efferenten Fasern schließen sich weitgehend denen aus den oberen Hügeln an. Funktionell sind die Colliculi caudales ein *akustisches Reflexzentrum.*

Tegmentum mesencephali (Abb. 16-**26**)

Die Mittelhirnhaube bildet die mittlere Etage des Mittelhirns. Sie steht mit dem Tegmentum des Rautenhirns in kontinuierlicher Verbindung (s. oben). Vergleichbar mit dem Rhombencephalon ist auch, daß **Hirnnervenkerne** im Tegmentum des Mesencephalons mehr dorsal und die **Formatio reticularis** mehr basal liegen. Im Tegmentum mesencephali befinden sich als große Relaiskerne der **Nucleus ruber** und die **Substantia nigra**. Ferner ziehen durch das Tegmentum auf- und absteigende **Bahnen**.

Hirnnervenkerne

Kerne des N. oculomotorius (Tabelle 16-**8**)

Der N. oculomotorius hat motorische und parasympathische Anteile. Die zugehörigen Perika-

Tabelle 16-8. Übersicht der Ursprungskerne des III. und des IV. Hirnnerven

Hirnnerv	Kerngebiet	Anatomische Nomenklatur	Ontogenetische Komponente	Peripherie
III. N. oculomotorius	Motorischer Kern	Nucl. n. oculomotorii	Somatoefferent	M. rectus med. M. rectus sup. M. rectus inf. M. obliquus inf. M. levator palpebrae sup.
	Parasympathischer Kern	Nucl. oculomotorius accessorius [Edinger-Westphal]	Visceroefferent	M. sphincter pupillae M. ciliaris (beide vorwiegend parasympathisch)
IV. N. trochlearis	Motorischer Kern	Nucl. n. trochlearis	Somatoefferent	M. obliquus sup.

rya liegen ventral des zentralen Höhlengraus und bilden mehrere Gruppen:
- ***Hauptkern.*** Er ist paarig und liegt dicht an der Medianebene. Seine Neuriten versorgen 4 äußere Augenmuskeln und den M. levator palpebrae superioris.
- ***Nucleus oculomotorius accessorius*** (*Edinger-Westphal*). Es handelt sich um einen parasympathischen Kern. Im Gegensatz zur Grundordnung befindet er sich medial vom Hauptkern. Seine Perikarya innervieren den M. sphincter pupillae und den M. ciliaris.
- ***Mediane Zellgruppe*** (*Kern von Perlia*). Diese Zellgruppe fehlt in etwa 20% der untersuchten Fälle. Ob sie eine Bedeutung für die Konvergenzreaktion der Augen hat, wie angenommen wurde, ist zweifelhaft.

Aus allen 3 Kerngruppen ziehen die Wurzelfasern des N. oculomotorius gemeinsam nach basal durch den Nucleus ruber hindurch und treten in der Fossa interpeduncularis aus (s. oben, Abb. 16-**18**, 16-**26**).

Klinischer Hinweis. Ein Ausfall des Nucleus oculomotorius accessorius führt zu gestörten Pupillenreflexen.

Kern des N. trochlearis

Der Ursprungskern des N. trochlearis liegt kaudal von den Kernen des III. Hirnnerven (Tabelle 16-**8**). Seine Fasern ziehen nach dorsal, kreuzen am oberen Rand des *Velum medullare rostrale (superius)* (s. unten) und verlassen das Mittelhirn kaudal der unteren Vierhügel (Abb. 16-**19**).

Nucleus mesencephalicus n. trigemini

Dorsolateral von den Kernen des N. III und N. IV liegt der Nucleus mesencephalicus n. trigemini (S. 826).

Formatio reticularis

Die Formatio reticularis bildet das Grundgerüst des Tegmentum. Sie hängt kontinuierlich mit dem rhombencephalen Anteil der Formatio reticularis zusammen (s. oben). In der medialen Zone der Formatio reticularis liegen große serotoninerge Zellgruppen (s. oben) und außerdem befinden sich hier Steuerzentren für koordinierte Augenbewegungen (s. oben, S. 835).

Klinischer Hinweis. Läsionen im Mittelhirn können diese Steuerungszentren treffen und zu koordinierten Blicklähmungen führen.

Auffällige Bestandteile des Tegmentum mesencephali sind der
- **Nucleus ruber** und die
- **Substantia nigra**.

Nucleus ruber (Abb. 16-**26**)

Diese Bezeichnung geht auf die rötliche Farbe des Kerns im frischen Schnittpräparat zurück, die durch hohen intrazellulären *Eisengehalt* hervorgerufen wird (Abb. 16-**26**). Der Nucleus ruber hat die Form einer Kaffeebohne, die sich vom Tegmentum des Mittelhirns bis zum Zwischenhirn erstreckt. Er ist der Hauptkern der zentralen Haubenbahn (s. unten).

Funktion. Der Nucleus ruber ist eine wichtige *Relaisstation im Rahmen des nicht-pyramidalen motorischen Systems.* Er übermittelt Impulse an das Rückenmark (S. 770) und steht durch Rückkopplungsschleifen *mit dem Kleinhirn* direkt und über die Nuclei olivares caudales indirekt in Verbindung. Dadurch vermag das Kleinhirn die vom Nucleus ruber ausgehenden Impulse zu beeinflussen.

Faserverbindungen. Sie sind zahlreich und wichtig. Teilweise treten sie als Bündel im Mittelhirn auf. Es handelt sich um

- *afferente Zuleitungen*:
  - *Tractus corticorubralis*,
  - *Tractus cerebellorubralis*; und
- *efferente Ableitungen*:
  - *Tractus rubrospinalis*,
  - *Tractus tegmentalis centralis*.

Tractus corticorubralis. Er besteht aus Fasern aus dem Frontallappen des Endhirns.

Tractus cerebellorubralis. Diese Bahn beginnt im Nucleus dentatus (Fibrae dentatorubrales), Nucleus emboliformis, Nucleus globosus des Kleinhirns, zieht durch den oberen Kleinhirnstiel, kreuzt ventral vom Aquaeductus mesencephali in der *dorsalen Haubenkreuzung* (*Meynert*, Decussatio pedunculorum cerebellarium rostralium) die Seite und endet im Nucleus ruber. Ein Teil der Fasern aus dem Nucleus dentatus zieht am Nucleus ruber vorbei zum Thalamus.

Tractus rubrospinalis (*Monakow*). Diese Bahn ist beim Menschen schwer zu identifizieren, da viele ihrer Fasern sehr dünn sind. Sie kreuzen in der *ventralen Haubenkreuzung* (*Forel*) die Seite (Abb. 16-**26**) und enden in der grauen Substanz des Rückenmarks an Interneuronen der Laminae V-VII. Ihre Signale wirken vor allem auf die α- und γ-Motoneurone für die Flexoren, deren Tonus sie regulieren, exzitatorisch.

Zahlreiche Fasern verlassen den Tractus rubrospinalis, um die Hirnnervenkerne (V, VII), die Formatio reticularis (mit deren Verteilersystem) und rückkoppelnd das Kleinhirn zu erreichen (direkt als rubrocerebelläre Fasern zu den Kleinhirnkernen, indirekt über die kaudalen Olivenkerne, s. unten).

Tractus tegmentalis centralis, *zentrale Haubenbahn* (Abb. 16-**25**, 16-**26**). Der Tractus tegmentalis centralis ist ein Faserbündel, das Neuriten verschiedener Herkunft und unterschiedlicher Zielgebiete sammelt. Durch die zentrale Haubenbahn ist der Nucleus ruber afferent und efferent an zahlreiche Gebiete angeschlossen, z. B. an den Thalamus, an motorische Tegmentumkerne und - besonders hervorzuheben - an den Nucleus olivaris caudalis. Vom Nucleus olivaris caudalis gelangen Signale ins Kleinhirn.

Substantia nigra (Abb. 16-**26**)

Es handelt sich um eine paarige Kernplatte im basalen Teil des Tegmentum mesencephali, die nach basal an die Pars ventralis pedunculi cerebri grenzt. Die dem Tegmentum zugewandten Teile der Substantia nigra bestehen aus großen melaninhaltigen Neuronen, die die schwarze Farbe des Kerns hervorrufen.

Die Substantia nigra besitzt **dopaminerge Neurone**, die als Pars compacta die Nervenzellgruppe A9 bilden (vgl. S. 838). Ihre Neuriten fügen sich mit denen der Gruppe A8, die in der mesencephalen Formatio reticularis liegen, zu einem großen aufsteigenden Faserzug zum Nucleus caudatus und Putamen (Striatum, S. 813) zusammen; sie gehören zum **nigrostriatalen dopaminergen System** (S. 838).

Funktion. Funktionell gehört die Substantia nigra zu den motorischen Systemen. Ihre dopaminergen Neurone wirken inhibitorisch auf die Nervenzellen des Corpus striatum (S. 813). Dadurch spielt die Substantia nigra für die Aufrechterhaltung des Muskeltonus sowie für die Ausführung von Bewegungen und für die Körperhaltung eine wesentliche Rolle.

Klinischer Hinweis. Wenn durch Erkrankungen die Dopaminsynthese in den Neuronen der Substantia nigra gestört ist, treten die motorischen Symptome des *Morbus Parkinson* auf (S. 838): Störungen der automatischen Mitbewegungen der Arme beim Gehen, Bewegungsstarre der mimischen Muskulatur beim Sprechen (Maskengesicht) und Zittern der Hände in einer Frequenz von 4-8/s („Pillendrehen“, „Geldzählen“).

Bahnen

Ein Teil der im Mesencephalon nachweisbaren Bahnen wurde bereits bei der Besprechung der Faserverbindungen des Nucleus ruber erwähnt (s. oben). Es folgen weitere deutlich abgrenzbare Faserbündel (Abb. 16-**26**).

Fasciculus longitudinalis medialis

Das mediale Längsbündel liegt im Mittelhirn unmittelbar basal und lateral der Ursprungskerne des III. und IV. Hirnnerven. Es handelt sich um ein Sammelbündel für Fasern verschiedener Herkunft und reziproker Leitungsrichtung. Das mediale Längsbündel kommt sowohl im Mesencephalon als auch im Rhombencephalon vor. Es dient der *Verbindung*

- *der Vestibulariskerne* mit den Trochlearis- und Oculomotoriuskernen des Mittelhirns sowie mit dem Rückenmark,
- *der Augenmuskelkerne* (Kerne des N. III, IV, VI) untereinander und mit dem spinalen Anteil des Nucleus n. accessorii (C1-C4; Abb. 16-**22**, 16-**25**, 16-**26**).

Der Fasciculus longitudinalis medialis ist daher ein Reflexweg von den Gleichgewichtszentren zu den Zentren der Augen- und Kopfbewegungen (S. 832).

Fasciculus longitudinalis dorsalis (Schütz)

Das dorsale Längsbündel verbindet im Mittelhirn und im Rautenhirn (S. 783) vegetative Zentren.

Sensible und sensorische Bahnen

Dies sind aufsteigende Bahnen, die das Tegmentum auf dem Weg zum Zwischenhirn durchlaufen. Es handelt sich um die Schleifenbahnen:
- **Lemniscus medialis**, *mediale Schleife*; er verläuft dorsolateral vom Nucleus ruber (Abb. 16-**26**) und besteht aus sensiblen Fasern des *Tractus bulbothalamicus*, der im Rautenhirn beginnt und im Thalamus endet (S. 802).
- **Lemniscus lateralis**, *laterale Schleife*, ein Teil der *Hörbahn* (Abb. 16-**51**); da seine Fasern fast ausschließlich im Colliculus caudalis enden, ist er auf Querschnitten durch das kaudale Mesencephalon zu erkennen.
- **Lemniscus trigeminalis**, ein Teil des *Trigeminussystems* (S. 826); seine Fasern legen sich dem Lemniscus medialis lateral an.
- **Lemniscus spinalis**; er führt Fasern des *Tractus spinothalamicus* und befindet sich im kaudalen Mittelhirn zwischen medialer und lateraler Schleife.

Die Schleifenbahnen liegen im Mittelhirn unmittelbar unter der lateralen Oberfläche. Dort rufen sie zwischen Tectum und Pars ventralis pedunculi cerebri eine dreieckige Projektion hervor, *Trigonum lemnisci.*

Klinischer Hinweis. Bei unstillbaren Schmerzzuständen kann der Tractus spinothalamicus operativ im Gebiet des Trigonum lemnisci durch eine mesencephale Traktotomie unterbrochen werden.

Pars ventralis (anterior) pedunculi cerebri (Crus cerebri)

Hierbei handelt es sich um die paarigen Hirnschenkel. Sie führen nur absteigende Neuhirnbahnen, und zwar von medial nach lateral (Abb. 16-**26**)
- **Fibrae frontopontinae**, *frontale Großhirn-Brükkenbahn,*
- **Fibrae corticonucleares**, *motorische Großhirnbahn zu den Hirnnervenkernen,*
- **Fibrae corticospinales**, *Pyramidenbahn,*
- **Fibrae parietotemporopontinae**, *parietotemporale Großhirnbrückenbahn.*

IV. Leistungen des Hirnstamms

Die Leistungen von Mesencephalon und Rhombencephalon sind vielfältig. Sie spielen sich ohne Einschaltung des Bewußtseins ab.
Die Leistungen des Hirnstamms stehen im Zusammenhang mit den
- *Hirnnerven III–XII* und
- *interneuronalen Verbindungen* im Hirnstamm selbst und mit anderen Abschnitten des Gehirns.

Dadurch ist der Hirnstamm ein
- **Reflexzentrum** und an
- **Koordinationsaufgaben** beteiligt.

1. Reflexe

Die Hirnnerven verbinden den Hirnstamm afferent und efferent mit der Körperperipherie von Kopf und Hals und außerdem über den N. vagus mit großen Teilen der inneren Organe von Brust- und Bauchhöhle. Sie dienen dabei zahlreichen sehr komplizierten Reflexen als afferente bzw. efferente Strecken.
Wichtige Reflexe des Hirnstamms dienen der *Nahrungsaufnahme und -verarbeitung*, andere sind *Schutzreflexe.*

Schluckreflex. Den afferenten Teil des Leitungsbogens bilden Fasern des N. glossopharyngeus und N. vagus, die Gaumenbögen, Zungengrund und Rachenhinterwand innervieren. Die Efferenzen gehen, nachdem die Formatio reticularis der Medulla oblongata eingeschaltet war, von Nervenzellen im Nucleus motorius n. trigemini, Nucleus ambiguus (N. IX und N. X) und Nucleus n. hypoglossi sowie von Vorderwurzelzellen der Halssegmente aus. Auf diese Art wirken beim Schluckreflex Muskeln der Mundhöhle, des Rachens, des Kehlkopfs, der Speiseröhre und des Halses zusammen.

Saugreflex. Ausgelöst wird dieser Reflex beim Neugeborenen bis gegen Ende des 1. Lebensjahres bei Berührung von Lippen und Zungenspitze. Als afferente Strecke dienen Fasern des N. maxillaris und N. mandibularis (N. V/2, V/3). Efferent wirken – unter Beteiligung der Formatio reticularis zur Koordination – Fasern der Ursprungskerne des N. trigeminus, N. facialis und N. hypoglossus zur gemeinsamen Innervation von Mundboden-, Lippen-, Wangen- und Zungenmuskulatur.

Speichelsekretionsreflexe. Ausgelöst werden die Reflexe bei Berührung der Zunge (N. lingualis des N. trigeminus), bei Erregung der Geschmacksfasern (N. facialis, N. glossopharyngeus) und durch Nn. olfactorii durch Riechstoffe sowie psychogen vom Großhirn. Für die Efferenzen, teilweise unter Zwischenschaltung der Formatio reticularis, dienen die Nervenzellen im Nucleus salivatorius superior und inferior sowie Nucleus dorsalis n. vagi.

Hornhautreflex. Bei Berührung der Hornhaut werden die Augenlider reflektorisch geschlossen und der Kopf zurückgeworfen. Afferenzen erreichen den Hirnstamm über Trigeminusäste. Als Efferenzen dienen Fasern des N. facialis (Innervation des M. orbicularis oculi) sowie Neuriten der Vorderwurzelzellen, die über den Tractus spinalis n. trigemini erreicht werden (Innervation der Nackenmuskeln). Ipsilateral wird die Tränensekretion angeregt.

Weitere wichtige Reflexe, die vom unteren Hirnstamm gesteuert werden, sind der *Masseterreflex*, *Vestibularisreflex* (S. 828), *oculomotorische Reflexe* (S. 835).

2. Koordinationsaufgaben

Der Hirnstamm erfüllt lebenswichtige Koordinationsaufgaben und beteiligt sich an Vorgängen, an denen auch andere Gebiete des Gehirns mitwirken. Außerdem nimmt er auf übergeordnete Zentren Einfluß. Der Hirnstamm hat

- **motorische Funktionen** und
- **vegetative Funktionen**, wirkt bei der
- **Empfindlichkeitskontrolle** und
- **Steuerung der Bewußtseinslage** mit und hat
- **affektiv-emotionale Wirkungen**.

Motorische Funktionen. Der Hirnstamm beeinflußt die Stützmotorik und die Zielmotorik.

Hinweis. Zur Stützmotorik gehören die Mitbewegungen; unter Zielmotorik werden koordinierte zielgerichtete Bewegungen verstanden.

Die motorischen Zentren im Hirnstamm, die auch entsprechende Reflexbögen im Rückenmark bzw. in höher gelegenen motorischen Zentren beeinflussen, sind der *Nucleus ruber*, der *Nucleus vestibularis lateralis* und Anteile der *Formatio reticularis.* Der *Nucleus ruber* wirkt über den Tractus rubrospinalis zusammen mit medullären Anteilen des Tractus reticulospinalis *erregend auf Flexormotoneurone*, der *Tractus vestibulospinalis* zusammen mit pontinen Fasern des Tractus reticulospinalis *erregend auf Extensormotoneurone.* Diese Tätigkeiten werden durch interneuronale Verknüpfungen zwischen den motorischen Zentren des Hirnstamms koordiniert und sorgen für eine gemeinschaftliche Leistung der Muskulatur des gesamten Körpers (Einzelheiten s. Lehrbücher der Physiologie).

Zu den motorischen Funktionen des Hirnstamms gehört auch zusammen mit seinen Leistungen als Reflexzentrum die *Steuerung der Blickmotorik* (s. oben, S. 835).

Vegetative Leistungen. Die vegetativen Leistungen des Hirnstamms, bei denen es sich um Steuerungsaufgaben handelt, sind an die Formatio reticularis gebunden. Entscheidend ist, daß für jede Teilaufgabe eine Vielzahl von afferenten Systemen miteinander verbunden sein muß. Über Efferenzen werden viscero- und somatomotorische Gebiete beeinflußt.

Für die Ausübung seiner vegetativen Leistungen besitzt der Hirnstamm Zentren, die jedoch nur z. T. lokalisierten Neuronenverbänden zuzuordnen sind. Derartige Zentren sind z. B. das *Atemzentrum*, die *Kreislaufzentren* (S. 782). Viele der vegetativen Funktionen sind *mit Reflexen kombiniert*, z. B. Hustenreflex, Niesreflex.

Empfindlichkeitskontrolle, Steuerung der Bewußtseinslage, affektiv-emotionale Wirkungen. Auch diese Leistungen werden weitgehend von der *Formatio reticularis* erbracht. Zur Empfindlichkeitskontrolle, die gleichzeitig auch vom Cortex ausgeübt wird, kommt es durch absteigende Bahnen, die afferente synaptische Übertragungen im Rückenmark, aber auch in den Hirnnervenkernen filtern können. Die Steuerung der *Bewußtseinslage* steht im Zusammenhang mit der Mitwirkung der Formatio reticularis am *Schlaf-Wach-Rhythmus.* Affektiv-emotionale Wirkungen betreffen sensorische Reize, insbesondere *Schmerzreize*, die von der Formatio reticularis abgeschwächt oder verstärkt werden können.

V. Cerebellum, Kleinhirn

1. Verbindungen mit dem Hirnstamm

Entwicklungsgeschichtlich geht das Kleinhirn auf die paarigen Rautenlippen zurück, die im Metencephalon entstehen (S. 750). Das Kleinhirn ist also ein Derivat des Hirnstamms, mit dem es durch *Kleinhirnstiele*, *Pedunculi cerebelli*, verbunden bleibt. Zu unterscheiden sind der

- **Pedunculus cerebellaris caudalis** *zur Medulla oblongata*,
- **Pedunculus cerebellaris medius** *zur Brücke* und der
- **Pedunculus cerebellaris rostralis** *zum Tegmentum des Mittelhirns.*

Tabelle 16-**9**. Systematische Beschreibung der Lappen und Läppchen des Kleinhirns und ihre genetische Einteilung

Wurm	Hemisphäre	Genetische Einteilung
Lingula Lobulus centralis Culmen	Vinculum lingulae Ala lobuli centralis Lobulus quadrangularis rostralis	Lobus rostralis (palaeocerebellär)
		Fissura prima
Declive Folium vermis Tuber vermis Pyramis vermis (palaeocerebellär) Uvula vermis (palaeocerebellär)	Lobulus quadrangularis caudalis Lobulus semilunaris superior Lobulus semilunaris inferior Lobulus gracilis Lobulus biventer Tonsilla	Lobus caudalis (überwiegend neocerebellär)
		Fissura dorsolateralis
Nodulus	Flocculus	Lobus flocculonodularis (archaeocerebellär)

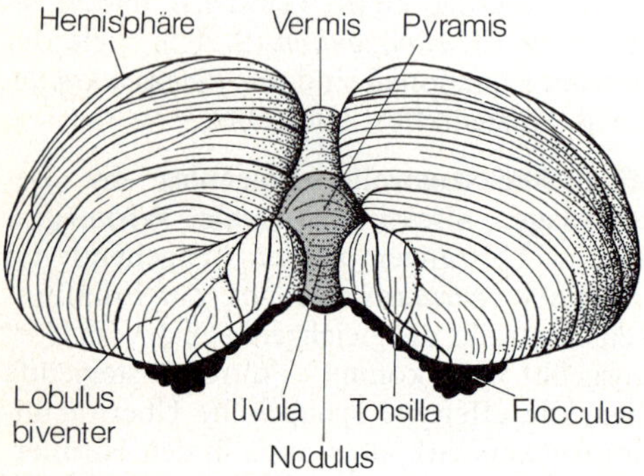

Abb. 16-**27.** Kleinhirn von kaudal. *Schwarz* ist das Archaeocerebellum mit Nodulus und Flocculus dargestellt. Uvula und Pyramis, die zum Palaeocerebellum gehören, wurden *grau punktiert*. Der obere Teil des Palaeocerebellum, der Lobus rostralis (anterior), ist nur in der Ansicht von rostral zu erkennen. Das Neocerebellum bildet den größten Teil des Kleinhirns

Zwischen sich fassen die Pedunculi cerebellares superiores das *Velum medullare rostrale*, das mit der Lingula cerebelli (Tabelle 16-**9**) verwachsen ist und sich zum Mittelhirn fortsetzt. Das Velum medullare rostrale bildet gleichzeitig den vorderen Teil des zeltförmigen Dachs des IV. Ventrikels. Zum hinteren Dachteil gehört das *Velum medullare caudale*, das einerseits mit dem Nodulus und Flocculus des Kleinhirns (s. unten), andererseits mit der Taenia choroidea ventriculi quarti (S. 841) verbunden ist. Sowohl die Hirnstiele als auch die beiden Vela sind markhaltige, also weiße, nervenfaserführende Abschnitte.

2. Gestalt

Die Oberfläche des Kleinhirns zeigt zahlreiche, annähernd parallel verlaufende Furchen, **Fissurae cerebelli**, die schmale Windungen, **Folia cerebelli**, zwischen sich fassen. Einige dieser Furchen sind tiefer und phylogenetisch sowie ontogenetisch früher entstanden als andere. Sie unterteilen das Kleinhirn in Lappen.
Um die Gestalt des Kleinhirns im einzelnen zu erfassen, sind gleichzeitig deskriptive und phylogenetische Gesichtspunkte zu berücksichtigen.

Im Groben gliedert sich das Kleinhirn (Abb. 16-**27**) in
- **Vermis**, *Wurm*, und
- **2 Hemisphären**.

Der Wurm entspricht entwicklungsgeschichtlich dem Vereinigungsgebiet der beiden Rautenlippen. Er liegt median und eingezogen zwischen den beiden vergleichsweise stärker entfalteten Hemisphären.

Für die feinere Gliederung spielen die
- **Fissura dorsolateralis** und die
- **Fissura prima** eine besondere Rolle.

Fissura dorsolateralis. Sie trennt den
- ***Lobus flocculonodularis*** vom
- ***Corpus cerebelli***.

Lobus flocculonodularis. Er gehört zu den phylogenetisch ältesten Teilen des Kleinhirns, *Archaeocerebellum*, und besteht im Bereich des Wurms aus dem *Nodulus*, im Bereich jeder Hemisphäre aus dem *Flocculus* (Tabelle 16-**9**, Abb. 16-**27**). Nodulus und Flocculus sind durch die *Pedunculi flocculi* verbunden.
Corpus cerebelli. Hierunter wird der nach Abtrennung des Lobus flocculonodularis verbleibende größere Teil des Kleinhirns verstanden.

Fissura prima. Auch die Fissura prima ist eine tiefere, über Hemisphären und Wurm hinwegziehende, phylogenetisch bedeutungsvolle Furche (Tabelle 16-**9**). Sie unterteilt das Corpus cerebelli in

- ***Lobus rostralis*** (anterior), palaeocerebellärer Anteil des Kleinhirns und
- ***Lobus caudalis*** (posterior), der überwiegend neocerebellär ist.

Hinweis. Für die Anordnung von archaeo-, palaeo- und neocerebellärem Anteil gilt das von L. Edinger erkannte Prinzip, daß sich jeweils die neocerebellären Teile zwischen die phylogenetisch älteren Teile schieben (Neencephalisation, S. 752). Dies erklärt, daß der überwiegend neocerebelläre Lobus caudalis zwischen Fissura prima und Fissura dorsolateralis liegt.

Der phylogenetischen Gliederung des Kleinhirns entsprechen auch die neuronalen Verbindungen mit dem Hirnstamm. Das

- **Archaeocerebellum** (*Lobus flocculonodularis*) erhält vor allem Afferenzen von den Nuclei vestibulares (Gleichgewichtssinn). Deswegen wird das Archaeocerebellum auch ***Vestibulocerebellum*** genannt. Das
- **Palaeocerebellum** (*Lobus rostralis* sowie *Pyramis vermis* und *Uvula vermis*) erhalten ihre wesentlichen Afferenzen aus der Medulla spinalis. Das Palaeocerebellum wird deswegen auch als ***Spinocerebellum*** bezeichnet. Das
- **Neocerebellum** (überwiegend vom *Lobus caudalis* gebildet) hat neuronale Verbindungen vor allem mit den Nuclei pontis. Darauf bezieht sich die Bezeichnung ***Pontocerebellum*** für das Neocerebellum. - Über der Pars ventralis der Brücke liegt das Neocerebellum im Nebenschluß zu den direkten motorischen Verbindungen zwischen dem Neocortex und den spinalen Motoneuronen. Vom Neocerebellum laufen Bahnen zur Großhirnrinde und geben Informationen über die Feinabstimmung von Bewegungen an den Neocortex zurück.

Weitere Unterteilung des Kleinhirns. Die weitere Unterteilung des Wurms und der Hemisphären des Kleinhirns ist der Tabelle 16-**9** zu entnehmen.

2. Innere Gliederung

Im Inneren gliedert sich das Kleinhirn (Abb. 16-**28**) in

- **Mark** und
- **Rinde, Cortex cerebelli**.

Mark. Hierbei handelt es sich um die weiße Substanz des Kleinhirns. Sie bildet das *Corpus medullare*, das die Kleinhirnkerne (s. unten) enthält, und die *Laminae albae*, die in die Folia cerebelli einstrahlen. Durch die Gestaltung der weißen Substanz erinnern Schnitte durch das Kleinhirn an einen Lebensbaum, *Arbor vitae*.

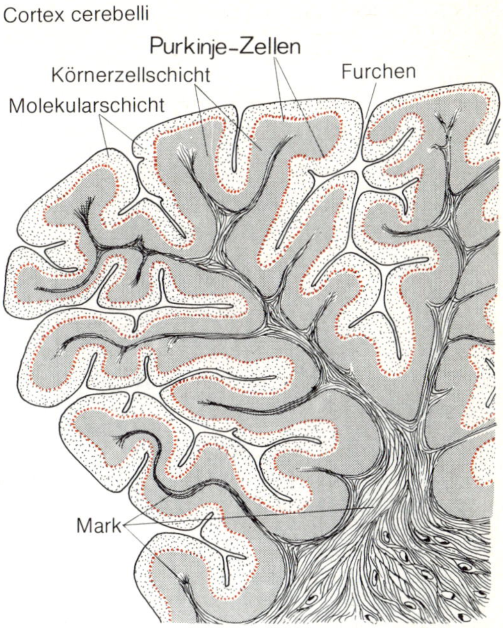

Abb. 16-28. Sagittalschnitt durch das Kleinhirn

Rinde. Die Rinde des Kleinhirns ist etwa 1 mm dick und besteht aus grauer Substanz. Sie folgt allen Windungen und überkleidet das Kleinhirn kontinuierlich.

Mikroskopische Anatomie der Kleinhirnrinde (Abb. 16-**29**)

Die Rinde des Kleinhirns ist im Gegensatz zur Großhirnrinde fast gleichförmig gebaut und weist von außen nach innen 3 Schichten auf:

- **Stratum moleculare**, ***Molekularschicht***,
- **Stratum neuronorum piriformium** (früher: Stratum ganglionare), ***Purkinje-Zellschicht***,
- **Stratum granulosum**, ***Körnerzellschicht***.

Die Besprechung der Schichten erfolgt nicht in der Reihenfolge der Aufzählung, sondern beginnt aus funktionellen Gründen mit dem Stratum neuronorum piriformium.

Stratum neuronorum piriformium. Wichtigster Bestandteil dieser Schicht sind die Perikarya der **Purkinje-Zellen**, etwa 15 Millionen beim Menschen. Die Perikarya sind auffällig groß (Durchmesser 50–70 μm), liegen in einem Abstand von 50–100 μm und sind einschichtig angeordnet.

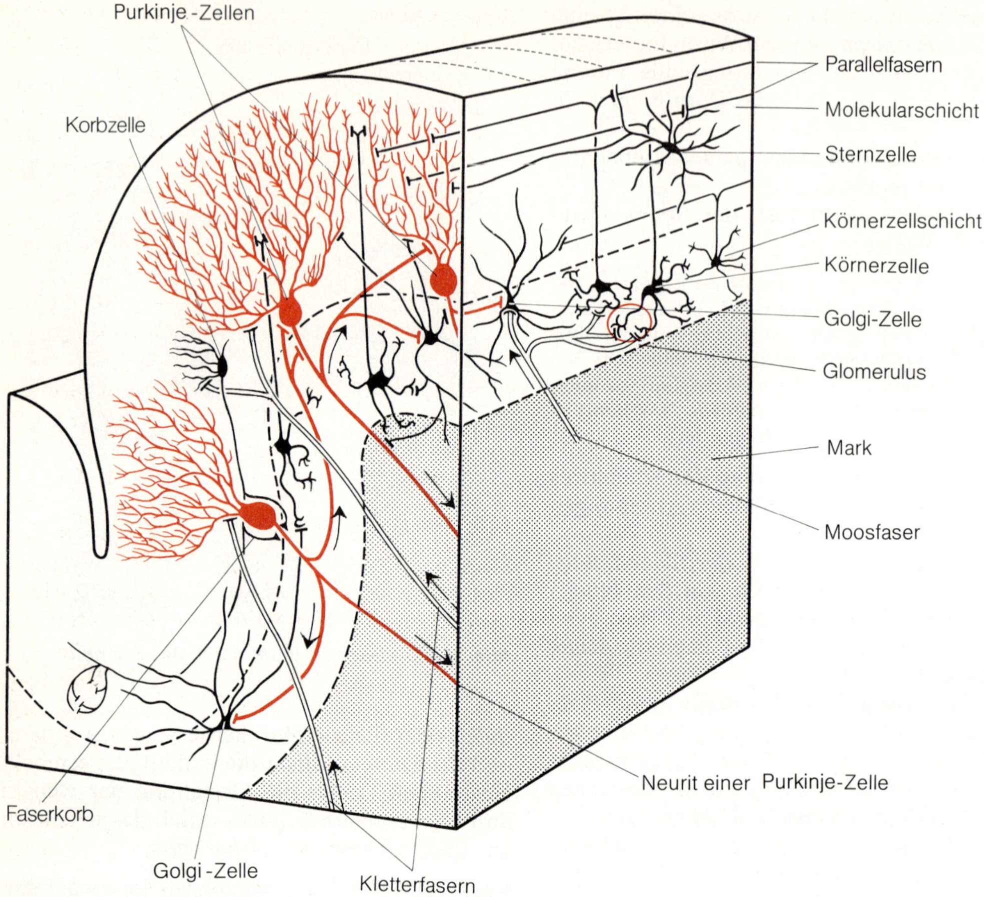

Abb. 16-29. Funktionsschema der Kleinhirnrinde. Afferente Neuriten enden an Golgi-Zellen, Körnerzellen und Purkinje-Zellen. Den gesamten Output der Kleinhirnrinde übernehmen die Neuriten der Purkinje-Zellen. Die an der Kleinhirnoberfläche eingezeichneten punktierten Linien markieren die Lage der Dendriten nicht im Schnitt getroffener Purkinjezellen. (Nach Lange, 1972)

Die Dendriten der Purkinje-Zellen verzweigen sich dagegen spalierbaumartig in der Molekularschicht. Dies bedeutet, daß alle Dendritenäste in einer Ebene liegen; sie ist etwa 6 µm tief und steht quer zur Längsachse der Windungen. Die Breite eines Dendritenspaliers beträgt etwa 200 µm. Diese Anordnung hat zur Folge, daß die Purkinje-Zellen mit ihren Dendriten in der Kleinhirnrinde *quere „Scheiben“* bilden.

Die Dendriten verzweigen sich vielfach, nachdem sich die Dendritenwurzel in 2 Hauptstämme geteilt hat. Die Oberflächen der Perikarya der Purkinje-Zellen und die dicken Dendritenanteile sind glatt, die der Dendriten von der 3. Ordnung an zeigen viele Dornen.

Die Neuriten der Purkinje-Zellen sind die einzigen efferenten Fasern, die die Kleinhirnrinde verlassen. Sie enden überwiegend in den Kleinhirnkernen.

Synaptische Kontakte haben die Purkinje-Zellen an der/den

- *Oberfläche ihrer Perikarya* mit
  - *Neuriten von Korbzellen* (inhibitorische Wirkung) und mit
  - *Kollateralen des eigenen Neuriten* (inhibitorische Wirkung);
- *glatten Oberflächen ihrer Dendriten* mit
  - *Neuriten der Sternzellen* (inhibitorische Wirkung) und mit
  - *Kletterfasern* (exzitatorische Wirkung);
- *Dornen der Dendriten* 3. und folgender Ordnung mit
  - *Parallelfasern* (Axone der Körnerzellen s. unten; exzitatorische Zuflüsse); die Zahl der Synapsen zwischen Purkinje-Dendriten und Parallelfasern ist sehr groß, ca. 180 000 pro Purkinje-Zelle.

Über diese Kontakte wird die Tätigkeit der Purkinje-Zellen gesteuert.
Korbzellen und *Sternzellen* sind Nervenzellen des Stratum moleculare (s. unten). *Kletterfasern* sind afferente Fasern, deren Perikarya außerhalb des Kleinhirns - wohl vor allem in den Nuclei olivares caudales des Hirnstamms - liegen. Wahrscheinlich tritt jede Kletterfaser nur an 1 Purkinje-Zelle heran. Bei Parallelfasern handelt es sich um die T-förmig aufgeteilten Neuriten von Körnerzellen des Stratum granulosum (s. unten).
Zwischen den Perikarya der Purkinje-Zellen liegen Axone und Dendriten unterschiedlicher Herkunft sowie gelegentlich Perikarya von Korbzellen (s. unten).

Stratum moleculare. Die Molekularschicht ist zellarm und faserreich. Bei den Zellen handelt es sich abgesehen von der Glia um oberflächennahe **Sternzellen** (Abb. 16-**29**), in den tieferen Schichten um **Korbzellen**. Die *Dendriten und Axone* beider Zellarten verlaufen parallel zur Oberfläche und zwar *quer zur Längsachse der Windungen* zwischen den Dendritenebenen der Purkinje-Zellen. Die Axone der Sternzellen treten zusammen mit denen von Kletterfasern synaptisch an die glatten Oberflächen der Purkinjezelldendriten heran, die Korbzellen an die Perikarya der Purkinje-Zellen (s. oben).
Die Hauptmasse der Fasern des Stratum moleculare besteht jedoch aus **Parallelfasern**. Hierbei handelt es sich um *Körnerzellaxone* (s. unten), die sich im Stratum moleculare T-förmig teilen. Die Parallelfasern verlaufen parallel zur Oberfläche und - anders als die Fasern der Stern- und Korbzellen sowie die Dendritenspaliere der Purkinje-Zellen - *in Längsrichtung der Windungen*. Die Parallelfasern treten mit den Dornen der Purkinje-Zell-Dendriten in synaptischen Kontakt. Für die Funktion der Kleinhirnrinde ist wichtig, daß sich jede Parallelfaser über eine Strecke von ca. 3 mm ausbreitet - nach der T-förmigen Teilung nach jeder Seite ca. 1,5 mm - und dabei mit ca. 450 Purkinje-Zellbäumen Kontakt bekommt.
Durch die unterschiedlichen Verlaufsrichtungen der verschiedenen Dendriten und Neuriten entsteht im Stratum moleculare ein charakteristisches, dreidimensionales „Webmuster", das wie folgt aussieht: Die Dendritenspaliere der Purkinje-Zellen stehen senkrecht nebeneinander - *scheibenförmig* - und verlaufen quer zur Längsachse der Windungen. In gleicher Richtung, jedoch parallel zur Oberfläche, verlaufen die Axone und Dendriten der Sternzellen und Korbzellen.
Eingefügt in dieses Webmuster sind schließlich noch die *Dendriten der Golgi-Zellen* des Stratum granulosum. Diese Dendriten streben *buschartig* aus der Körnerzellschicht zur Oberfläche empor.

Stratum granulosum. Das Stratum granulosum ist *sehr* nervenzellreich. Es überwiegen **Körnerzellen**, die sehr kleine Perikarya haben (Durchmesser 5–8 μm) und dicht benachbart liegen. Weniger häufig sind **Golgi-Zellen**.
Zwischen den Zellen befinden sich zellfreie Gebiete, **Glomeruli**, bei denen es sich um Synapsenfelder handelt.

Körnerzellen. Jede Körnerzelle hat ca. 5 Dendriten, die zu verschiedenen Glomeruli ziehen und dort mit *Moosfasern* Synapsen bilden.

Moosfasern sind afferente Fasern von Neuronen außerhalb des Kleinhirns. Sie teilen sich im Stratum granulosum in zahlreiche Endäste auf. Sie leiten der Kleinhirnrinde exzitatorische Signale aus Rückenmark und Hirnstamm zu.
Die Neuriten der Körnerzellen gelangen in das Stratum moleculare, wo sie sich T-förmig aufteilen und als *Parallelfasern* mit Dendriten der Purkinje-Zellen, Korb- und Sternzellen in exzitatorischen synaptischen Kontakt treten (s. oben).

Golgi-Zellen. Ihre Zahl ist gering (ca. 10% der Purkinje-Zellen). Es handelt sich vor allem um Nervenzellen, die rückkoppelnd hemmen. Erregt werden sie von Parallelfasern (der Körnerzellen), die im Stratum moleculare an ihre dort gelegenen buschartigen Dendriten herantreten sowie von Kollateralen der Purkinje-Zellneuriten. Ihre hemmende Wirkung - Neurotransmitter ist hier GABA - üben die Golgi-Zellen über ihre Neuriten aus, die in den Glomeruli an die Dendriten der Körnerzellen herantreten.

Histophysiologie. Für die Funktion der Kleinhirnrinde ist wichtig, daß
- Signale, die die Kleinhirnrinde über *Kletterfasern* erreichen, streng lokalisiert bleiben - jede Kletterfaser tritt nur mit 1 Purkinje-Zelle in Kontakt - und Signale, die über *Moosfasern* eintreffen, sich in einem größeren Rindenbezirk ausbreiten. Dies geht darauf zurück, daß sich jede Moosfaser in der Körnerzellschicht mehrfach aufteilt und an jedes Moosfaserende zahlreiche Körnerzelldendriten herantreten und sich die Parallelfasern in der Molekularschicht über eine Strecke von ca. 3 mm ausbreiten.
- die einzigen, die Kleinhirnrinde verlassenden Axone, die der Purkinje-Zellen sind.
- Purkinje-Zellen hemmende Wirkung haben. Diese üben sie vor allem in den Kleinhirnkernen aus, die durch Kollateralen der Moos- und Kletterfasern erregt werden.
- die Stärke der inhibitorischen Wirkung der Purkinje-Zellen vom Wechselspiel der Neuro-

ne des Stratum moleculare einerseits und den Körnerzellen mit ihren Parallelfasern andererseits abhängt. Bei Überwiegen der exzitatorischen Wirkung der Korb- und Sternzellen kommt es zu einer Vertiefung der Hemmung, die die Purkinje-Zellen in ihren Zielgebieten, z. B. den Neuronen in den Kleinhirnkernen, ausüben, während Hemmung der Purkinje-Zellen dort eine Disinhibition bewirkt.
- die Kleinhirnrinde neuronal aus folienparallelen Streifen besteht, die vor allem über Moosfaser- Parallelfaser-Ketten zu Gruppen zusammengefaßt werden. Die Gruppenkombination fluktuiert dauernd in Abhängigkeit vom Impulszufluß.
- jeder Impuls, der die Rinde erreicht, innerhalb kürzester Zeit erlischt, weil er nach höchstens 2 Synapsen in Hemmung überführt wird. Dadurch steht die Kleinhirnrinde innerhalb kürzester Zeit für die Aufnahme neuer Informationen zur Verfügung.

4. Kleinhirnkerne

Im Corpus medullare liegen von lateral nach medial folgende paarige Kleinhirnkerne (Abb. 16-**30**):
- **Nucleus dentatus**,
- **Nucleus emboliformis**,
- **Nuclei globosi**,
- **Nucleus fastigii**.

Der *Nucleus dentatus* wird von Neuriten der Purkinje-Zellen aus den Hemisphären, die *übrigen Kerne* von denen aus dem Wurm erreicht.

Die Anordnung der Kerne spiegelt eine auch funktionelle Gliederung des Kleinhirns in *3 Längszonen* wider (s. unten). Der am weitesten medial gelegene Nucleus fastigii erhält seine Fasern aus dem Wurm, also der medianen Längszone des Kleinhirns. Die paramediane (intermediäre) Zone des Kleinhirns projiziert auf den Nucleus globosus und Nucleus emboliformis. Die Hauptmasse der Fasern stammt dagegen aus den Hemisphären und zieht zu dem größten der Kleinhirnkerne, dem Nucleus dentatus.

Alle Kleinhirnkerne enthalten *multipolare Nervenzellen*, deren Neuriten das Kleinhirn über die Kleinhirnstiele verlassen (s. unten).

5. Afferente Bahnen

Das Kleinhirn erhält Afferenzen praktisch von allen Rezeptoren, d. h. von den proprioceptiven, exteroceptiven, vestibulären, akustischen, visuellen und anderen Rezeptoren des menschlichen Körpers. Das Verhältnis der für die Kleinhirnrinde afferenten Fasern zu den efferenten Fasern liegt etwa bei 40 : 1. Dieses Zahlenverhältnis zwischen Input und Output der Kleinhirnrinde spricht für seine große koordinative Leistung bei allen motorischen Funktionen, angefangen vom Stehen und Laufen bis hin zum Sprechen.

Folgende **afferente Bahnen** sind herauszustellen:
- **Tractus vestibulocerebellaris**. Er setzt sich aus direkten Fasern der Pars vestibularis des VIII. Hirnnerven und aus Axonen der Vestibulariskerne zusammen. Sie *enden im Nodulus vermis, Flocculus vermis* oder im *Nucl. fastigii.* Diese Bahn gelangt über den unteren Kleinhirnstiel *ins Archaeocerebellum* (Vestibulocerebellum, s. oben).
- **Tractus spinocerebellaris ventralis** und **Tractus spinocerebellaris dorsalis**. Beide Bahnen vermitteln vor allem Signale über die Tiefensensibilität in das *Palaeocerebellum* (Spinocerebel-

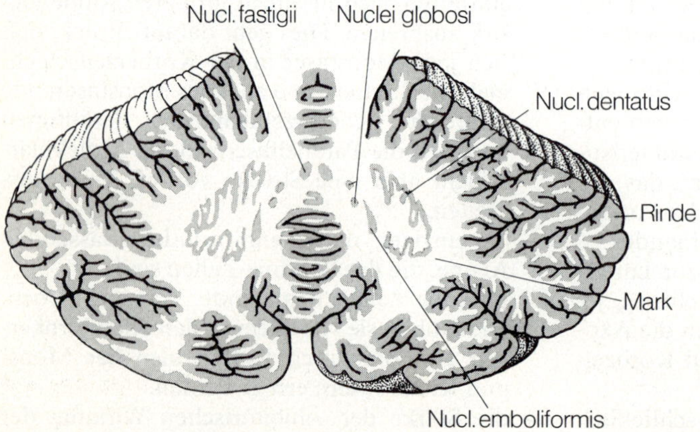

Abb. 16-30. Auf dem Querschnitt durch das Kleinhirn sind Rinde und Mark sichtbar. Im Marklager sind die Kleinhirnkerne zu erkennen. (Nach Kahle, 1986)

lum, S. 795, Abb. 16-**17**, 16-**31**). Der Tractus spinocerebellaris dorsalis zieht durch den *unteren*, der Tractus spinocerebellaris ventralis durch den *oberen Kleinhirnstiel*. Infolge der Entwicklungen des Neukleinhirns mit dem mittleren Kleinhirnstiel wurde dieses ursprünglich zusammenhängende spinocerebelläre System in der Evolution auseinandergedrängt.

- **Tractus olivocerebellaris** (Abb. 16-**31**). Diese Bahn entspringt vom Nucleus olivaris caudalis, der synaptisch mit dem Rückenmark und der zentralen Haubenbahn verbunden ist. Der Tr. olivocerebellaris projiziert *in alle Kleinhirnrindenareale*.
- **Fibrae pontocerebellares** (Abb. 16-**31**). Hierbei handelt es sich um die Verbindungen vom Neuhirn zum *Neocerebellum*. Sie überwiegen an Masse gegenüber allen anderen Verbindungen. Die Verbindung erreicht als Tractus corticopontinus die Nuclei pontis. Hier wird auf ein weiteres Neuron umgeschaltet. Die Neuriten dieser Zellen kreuzen meist als Fibrae pontis transversae die Seite und gelangen als Fibrae pontocerebellares durch den *mittleren Kleinhirnstiel* in den neocerebellären Teil des Lobus caudalis des Kleinhirns (Abb. 16-**31**).

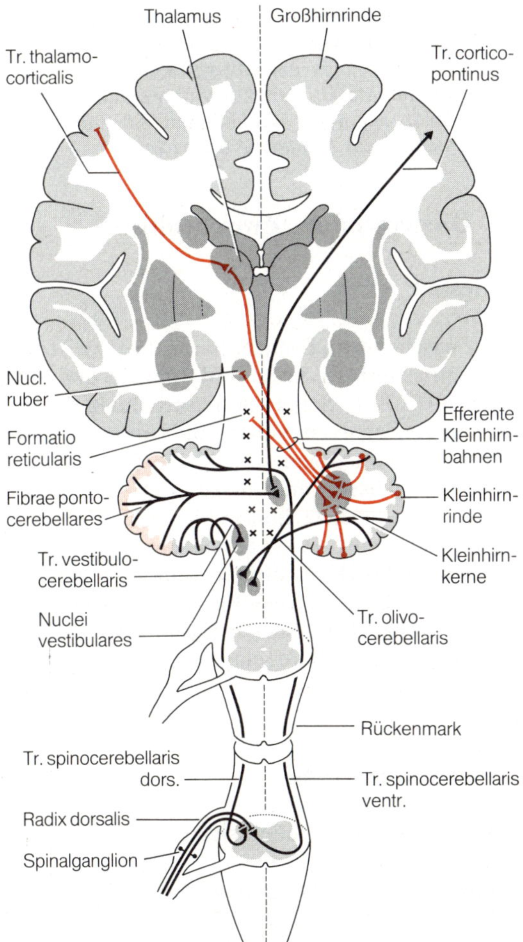

Abb. 16-31. Schema wichtiger Kleinhirnbahnen. Rückenmark, Rautenhirn, Kleinhirn, Mittelhirn und Vorderhirn sind schematisch in einer Ebene dargestellt. Der Schnitt durch das Vorderhirn entspricht etwa dem der Abb. 16-**42**. *Rosa Raster*, neocerebellärer Kortex

Zu diesen größeren Faserzügen kommen weitere afferente Verbindungen zum Kleinhirn, die in der Nomenklatur keine spezielle Bezeichnung führen, nämlich aus der Formatio reticularis, vom Tectum mesencephali und nach Umschaltung aus den Fibrae corticonucleares.

6. Efferente Bahnen (Abb. 16-31)

Mit Ausnahme weniger Fasern vom Archaeocerebellum, die direkt zu den Vestibulariskernen gelangen, handelt es sich bei den efferenten Fasern des Kleinhirns um Neuriten der Kleinhirnkerne.

Nucleus dentatus. Die Neuriten seiner Neurone liefern die Hauptmasse der efferenten Fasern. Die Impulse stammen *aus dem Neocerebellum* (s. oben). Die Neuriten der Nervenzellen des Nucleus dentatus verlaufen über den oberen Kleinhirnstiel, kreuzen im Mittelhirn und steigen teilweise auf, teilweise ab.
Die aufsteigenden Fasern gelangen zum *Nucleus ruber* und zum *Thalamus* (Nucleus ventralis anterior und Nucleus ventralis lateralis, s. unten). Die Thalamuskerne projizieren dann in die motorischen Rindenareale des *Frontallappens* in Richtung auf das Ursprungsgebiet der Pyramidenbahn.

Klinischer Hinweis. Bei einseitigen Kleinhirnschäden kommt es zu ipsilateralen Störungen in den Terminalgebieten der Pyramidenbahn. Dies erklärt sich dadurch, daß die efferenten Kleinhirnbahnen im Mittelhirn die Seite kreuzen, und dann wieder der Tractus corticospinalis die Seite wechselt.

Absteigende Fasern der efferenten Bahnen gelangen zur Formatio reticularis des Rhombencephalons, deren Fasern rückläufig das Kleinhirn erreichen und damit für eine Rückkopplung sorgen.

Nuclei fastigii. Diese Fasern erreichen die Vestibulariskerne und die Formatio reticularis der Medulla oblongata.

7. Leistungen des Kleinhirns

Im Ganzen ist das Kleinhirn ein *Regulationsorgan für die Motorik.* Es hält in Abstimmung mit dem Labyrinthorgan das Körpergleichgewicht aufrecht und koordiniert den Muskeltonus sowie die zeitliche Abfolge der Bewegungen, ohne sie jedoch auszulösen. Das Kleinhirn „glättet" nach Verarbeitung der Informationen aus den sensiblen, vestibulären und weiteren sensorischen Systemen den Bewegungsentwurf des motorischen Cortex.
Im einzelnen bestehen zahlreiche Beziehungen zwischen der morphologischen Gliederung des Kleinhirns und seinen Leistungen, insbesondere bei Berücksichtigung der
- *Längszonen* (s. oben) und der
- *Phylogenese des Kleinhirns.*

Längszonen, deren Beziehungen und Leistungen

Vermis - Nucleus fastigii. Die Afferenzen, die den Wurm erreichen, sind vor allem somatosensorischer Natur. Die Efferenzen gelangen über den Nucleus fastigii in die Formatio reticularis. Diese wirkt bei der *Kontrolle der Haltung* und des *Muskeltonus* sowie bei der *Stützmotorik* und der *Aufrechterhaltung des Körpergleichgewichts* mit.

Paramediane Zone des Kleinhirns - Nucleus emboliformis, Nucleus globosus. Auch die paramediane Längszone des Kleinhirns erhält sensomotorische Zuflüsse und außerdem solche aus dem motorischen Cortex über Neuronenketten. Die Efferenzen gelangen zum Nucleus ruber und teilweise zum Thalamus und zum motorischen Cortex. Dadurch werden *Kurskorrekturen bei der Motorik* veranlaßt sowie *Stützmotorik* und *Zielmotorik* koordiniert.

Kleinhirnhemisphären - Nucleus dentatus. Die Erregungen stammen aus der gesamten Großhirnrinde. Die Efferenzen gelangen zum Thalamus und zum motorischen Cortex zurück. Auf diesem Wege wirkt das Kleinhirn bei *zielmotorischen Bewegungen* mit.

Phylogenetische Zonen

Besonders unter klinischen Gesichtspunkten lassen sich Beziehungen zwischen den phylogenetischen Zonen des Kleinhirns und ihren (gestörten) Funktionen herstellen.

Klinische Hinweise. Schäden des *Archaeocerebellum* führen zu Störungen der bilateralen Bewegungen und Einschränkungen der Gleichgewichtsregulationen mit Rumpf-, Stand- und Gangunsicherheit. Der Gang dieser Patienten erinnert an die *schwankenden und torkelnden Bewegungen* von Betrunkenen.
Bei Läsionen im *Neocerebellum* treten vor allem Störungen in der Bewegungskoordination auf: bei einer *cerebellären Ataxie* arbeiten die beteiligten Muskeln nicht mehr harmonisch zusammen, selbst bei optischer Kontrolle durch den Patienten. Beim Finger-Nase-Versuch erreicht der Finger die Nase nicht geradlinig, sondern bewegt sich zickzackförmig und verfehlt meistens das Ziel. Die Zunahme der ausfahrenden Bewegungen in Zielnähe wird als Intentionstremor bezeichnet. Ferner können sich schnell wiederholende Bewegungen nicht mehr ausgeführt werden (*Adiadochokinese*), werden Zielbewegungen falsch abgeschätzt (*Dysmetrie*), ist der Sprachfluß abgehackt (typische Störungen: *skandierende Sprache*), ist der Muskeltonus herabgesetzt (*Hypotonie der Muskulatur*). Oft wird, wenn der Patient seinen Blick zur Seite der lädierten Kleinhirnhemisphäre wendet, ein *Nystagmus* beobachtet.

VI. Diencephalon, Zwischenhirn

1. Gestalt

Das Zwischenhirn, Diencephalon, liegt zwischen Mittelhirn und Endhirn und umgibt den III. Ventrikel (S. 841). Seine von Faserbahnen durchquerten Kernmassen wurden im Laufe der Phylogenese und Ontogenese (Abb. 16-**5**) vom Endhirn umwachsen und liegen in der Tiefe (Abb. 16-**32**). Oberflächlich ist lediglich basal ein kleiner Abschnitt zu erkennen, der gleichzeitig den Boden des III. Ventrikels bildet. Es handelt sich um die **Corpora mamillaria**, denen nach rostral das **Tuber cinereum**, der **Hypophysenstiel** mit der Hypophyse und angelagert das **Chiasma opticum** folgen (s. unten).

2. Innere Gliederung

Das Zwischenhirn gliedert sich in
- **Epithalamus**
- **Thalamus** (*Thalamus dorsalis*)
- **Metathalamus**
- **Subthalamus** (*Thalamus ventralis*)
- **Hypothalamus**.

Epithalamus

Er ist nach Entfernung der umgebenden Gehirnstrukturen bei Betrachtung des Zwischenhirns von dorsal (Abb. 16-**33**) und auf einem Me-

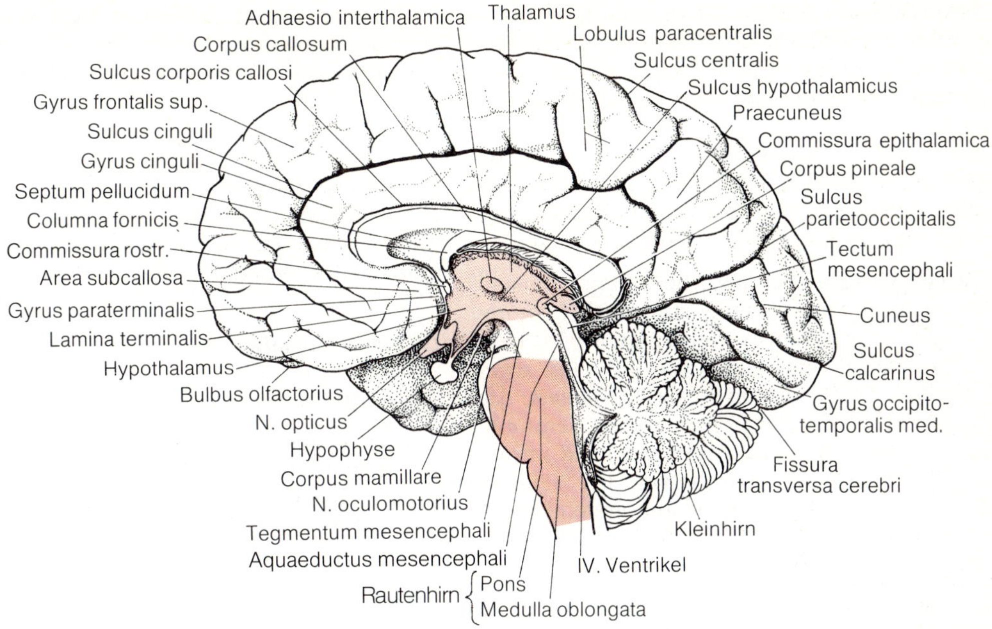

Abb. 16-**32.** Medianschnitt durch das Gehirn. Diencephalon *hellrot,* Rhombencephalon *dunkelrot gerastert.* (Nach Wolf-Heidegger, 1972)

dianschnitt (Abb. 16-**32**) zu erkennen. Zum Epithalamus gehören die

- **Habenula** (Zügel) in Fortsetzung der Striae medullares thalami, das
- **Corpus pineale** und die
- **Commissura epithalamica** (*posterior*).

Habenula

Die Habenula (Abb. 16-**33**) liegt dort, wo sich die beidseitigen *Striae medullares thalami* - das sind Faserzüge, die dorsomedial über den Thalamus dorsalis hinwegziehen - „zügelartig" vereinen. Zur Habenula gehören auf jeder Seite ein *Trigonum habenulae* und als Verbindung die *Commissura habenularum.* Jedes Trigonum habenulae entspricht einer Verbreiterung der Striae medullares thalami. Ihnen liegen *Nuclei habenulae* zugrunde, deren Neuriten über die Commissura habenularum zur Gegenseite gelangen. Die Nuclei habenulae sind wichtige Relaiskerne, die ausgedehnte Verbindungen zu mesencephalen Zentren, zur Formatio reticularis und zum limbischen System haben. Sie vermitteln vermutlich u. a. zwischen dem sog. extrapyramidalen System und dem limbischen System (S. 837).

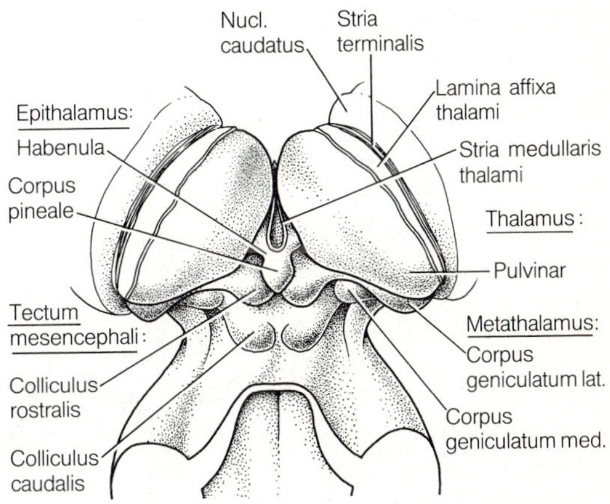

Abb. 16-**33.** Zwischenhirn und obere Hälfte des Hirnstamms von dorsal nach Abpräparation des Endhirns lateral vom Nucleus caudatus. Das Dach des III. Ventrikels wurde entfernt. (Nach Feneis, 1982)

Corpus pineale, Epiphyse, Zirbeldrüse

Das Corpus pineale ist ein knapp 1 cm langes Organ, das am hinteren Rand des Zwischenhirndaches befestigt ist und wie ein verkleinerter Pinienzapfen (daher der Name) zwischen den beiden *Colliculi rostrales* dem Tectum aufliegt (Abb. 16-**19**, 16-**32**, 16-**33**).

Mikroskopische Anatomie. In einem stark vaskularisierten Bindegewebe liegen in einem Maschenwerk aus Gliazellen polygonale, epitheloide ***Pinealozyten***, die mit Nervenfasern Synapsen bilden.
Nach dem 17. Lebensjahr kann das Corpus pineale, mit dem Alter zunehmend, ***Hirnsand***, ***Acervulus***, enthalten. Es handelt sich um Kalkkonkremente, die im Röntgenbild sichtbar werden.

Histophysiologie. Bei manchen Reptilien sind Zellen des Corpus pineale strukturell Photorezeptoren (Parietalauge). Bei Säugern wird dem Corpus pineale eine endokrine Funktion zugeschrieben. Sein Hormon ist das ***Melatonin***, das durch eine spezifische Transferase aus Serotonin entsteht. Melatonin ruft bei Amphibien Kontraktionen der Melanozyten hervor, bei Säugern dürfte es vor allem hemmend auf (andere) endokrine Organe wirken, z. B. auf die Freisetzung gonadotroper Hormone in der Hypophyse.

Klinischer Hinweis. Zerstörungen des Corpus pineale beim Menschen, z. B. durch Tumoren, sind häufig mit vorzeitiger Geschlechtsreife, *Pubertas praecox*, und Steigerung des Körperwachstums verbunden.

Außerdem soll die Epiphyse die Aktivität des Sympathicus beeinflussen und damit ein Zentrum neurovegetativer Regulationen sein. Auch wird die Zirbeldrüse mit der Steuerung endogener Rhythmik in Verbindung gebracht.

Commissura epithalamica (posterior; Abb. 16-**32**)

Sie liegt rostral vom Tectum mesencephali und oberhalb vom Thalamus. Sie besteht aus Fasern verschiedener Herkunft, u. a. solche, die Kerngruppen des Mittelhirns miteinander verbinden.

Thalamus (dorsalis)

Lage (Abb. 16-**34**)

Der Thalamus (dorsalis) ist ein eiförmiges Aggregat aus vielen Einzelkernen (Abb. 16-**35**). Die graue Substanz des Thalamus ist nach rostral zum *Tuberculum anterius thalami* zugespitzt und nach okzipital zum *Pulvinar* verdickt.

Medial grenzt der Thalamus an den III. Ventrikel. Meistens verbindet eine schmale Brücke aus Gliazellen, *Adhaesio interthalamica*, die Thalami beider Seiten (Abb. 16-**32**).

Lateral vom Thalamus liegt der Nucleus caudatus. In der Furche zwischen beiden Kerngebieten

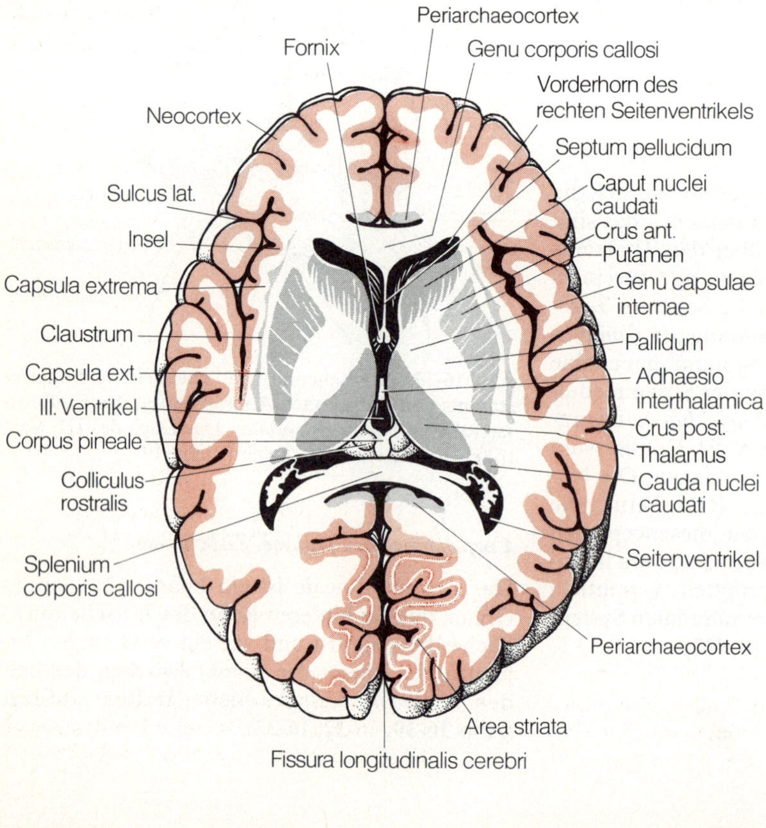

Abb. 16-34. Horizontalschnitt durch das Hirn in Höhe des Striatum. Von der Großhirnrinde wurde der Neocortex *rot* hervorgehoben. (Nach Kahle, 1986)

verlaufen die *V. thalamostriata superior* und die *Stria terminalis* (Abb. 16-**33**), eine Faserbahn vom Corpus amygdaloideum (S. 813).
Dorsal liegt ein Streifen, *Lamina affixa* (Abb. 16-**33**), der frühembryonal als Boden in die Pars centralis des Seitenventrikels einbezogen wurde. Dieses Gebiet befindet sich zwischen Stria terminalis (lateral) und der medial davon gelegenen Befestigung des Plexus choroideus des Seitenventrikels (S. 841), die bei der Entfernung des Plexus als Abrißstelle sichtbar wird, *Taenia choroidea.* Die Lamina affixa wird von Ependym des Seitenventrikels überzogen.
Basal grenzt der Thalamus an Hypothalamus und Subthalamus.
Okzipital liegen dem Pulvinar des Thalamus die Strukturen des *Metathalamus* an.

Thalamuskerne (Abb. 16-**35**)

Der Kernkomplex des Thalamus wird durch *Marklamellen* in mehrere große Gruppen unterteilt.

Marklamellen. Es bestehen 2 größere intrathalamische Marklamellen, die im wesentlichen parallel zueinander von rostral nach okzipital verlaufen:
- **Lamina medullaris externa**, lateral gelegen, und
- **Lamina medullaris interna**, medial.

Die Lamina medullaris interna gabelt sich rostral Y-förmig.

Kerngruppen. Es handelt sich um die
- **Nuclei anteriores thalami**, die rostral in der Gabelung der Lamina medullaris interna liegen,
- **Nuclei mediales thalami**, die das Gebiet medial der Lamina medullaris interna einnehmen,
- **Nuclei ventrolaterales**, die sich lateral, laterobasal und laterodorsal zwischen den Laminae medullares interna und externa befinden sowie
- **Nuclei reticulares**, die eine dünne Schicht lateral von der Lamina medullaris externa bilden.

Hinzu kommen die
- **Nuclei intralaminares**, die sich in den Marklamellen (intralaminär) befinden (z. B. Nucleus centromedianus).

Jede dieser Kerngruppen ist mehrfach unterteilt (Abb. 16-**35**), wobei die Richtungsbezeichnungen der Unterkerne nicht mit den sonst in der Anatomie verwendeten Definitionen übereinstimmen.

Thalamuskerne und ihre neuronalen Verbindungen

Den Thalamus erreichen Signale aus allen afferenten sensiblen und sensorischen Neuronensystemen - mit Ausnahme der Riechbahn. In seinen Kernen werden Neurone erregt, die zur Rinde des Endhirns ziehen. Der Thalamus wird deswegen auch *„Tor zum Bewußtsein"* genannt. Wesentlich ist, daß der Thalamus auch von rückläufigen Fasern vom Cortex erreicht wird, *Fibrae corticothalamicae*, die hemmenden Einfluß auf die Informationsübermittlung im Thalamus haben. Ferner steht der Thalamus mit den Basalganglien sowie mit dem Kleinhirn und dem limbischen System in Verbindung.
Unter dem Aspekt ihrer neuronalen Verbindungen lassen sich die Thalamuskerne gliedern in
- **„spezifische" Kerne**,
- **„unspezifische" Kerne**,
- **Kerne mit Assoziationsfunktionen**,
- **Kerne mit motorischen Funktionen**.

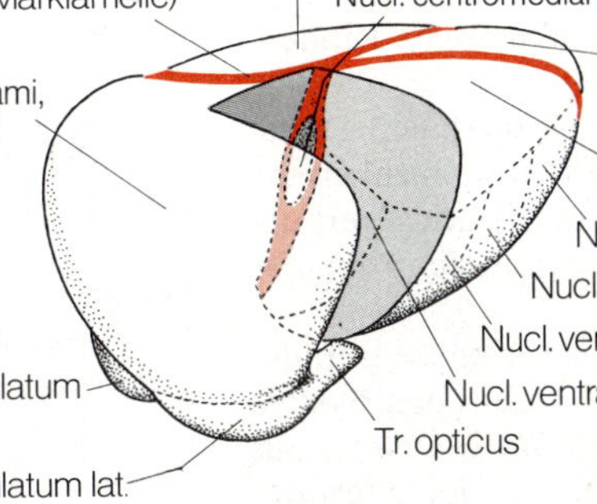

Abb. 16-35. Ansicht des rechten Thalamus und Metathalamus von dorsolateral. Die 3 Marklamellen wurden *rot* hervorgehoben. Sie teilen 3 große Kerngruppen *(unterstrichen)* ab. Der nicht eingezeichnete Nucl. reticularis thalami würde lateral wie eine Halbschale auf der lateralen Kerngruppe liegen. (Nach Feneis, 1974)

Diese Gliederung deckt sich nur teilweise mit der morphologischen Unterteilung des Thalamus.

„Spezifische" Kerne. Die sensiblen Systeme der medialen Schleife, die ihre Afferenzen aus dem Hinterstrang, dem Vorderseitenstrang und den Endkernen der Hirnnerven, vor allem aus denen des N. trigeminus, erhalten, enden in ventrobasal gelegenen Unterkernen der *Nuclei ventrolaterales thalami* (Nucleus ventralis posteromedialis, Nucleus ventralis posterolateralis). Dabei ist jedes Feld der Körperperipherie mit einer kleinen Neuronenpopulation des Thalamus nach dem Prinzip einer Punkt-zu-Punkt-Zuordnung „spezifisch" verbunden. Diese spezifische Verbindung wird an die Endhirnrinde weitergegeben, wo die Neuriten aus dem Nucleus ventralis posteromedialis und dem Nucleus ventralis posterolateralis des Thalamus in den sensiblen Rindenfeldern, *Areae 3, 1, 2 des Gyrus postcentralis* enden. Dadurch ist die Körperperipherie dort sowie im Thalamus somatotop repräsentiert.

„Unspezifische" Kerne. In diesen Thalamuskernen fehlt eine Punkt-zu-Punkt-Verbindung. Vielmehr konvergieren Neuriten aus mehreren sensiblen und sensorischen Systemen auf ein Neuron. Außerdem ist auf dem Weg zum Thalamus immer die Formatio reticularis zwischengeschaltet. Schließlich sind die „unspezifischen" Kerne mit allen Cortexarealen verbunden. „Unspezifische" Kerne des Thalamus sind die *intralaminären Kerne* und der *Nucleus reticularis thalami.*

Assoziationskerne. Assoziationskerne gehören zu verschiedenen Systemen und haben ausgeprägte *reziproke* (rückläufige) *Verbindungen* mit verschiedenen Assoziationsfeldern des Cortex (S. 820). Assoziationskerne des Thalamus sind

- **Pulvinar**. Das Pulvinar des Thalamus, das aus einer Untergruppe der *Nuclei ventrolaterales thalami* besteht, erhält *optische und akustische Signale.* Die Neuriten des Pulvinar projizieren in sekundäre optische und akustische Rindenfelder des Endhirns (S. 820).
- **Nuclei mediales thalami**. Die medialen Thalamuskerne sind afferent mit Mittelhirnkernen, Hypothalamus und Globus pallidus verbunden. Efferent ziehen Neuriten in den *frontalen Teil des Stirnlappens.*
- **Nuclei anteriores thalami**. Sie erhalten Impulse über den Fornix aus dem limbischen System und über den *Tractus mamillothalamicus* aus dem Corpus mamillare. Die Nuclei anteriores thalami projizieren in den *Gyrus cinguli,* der einen Teil des limbischen Systems darstellt (S. 837). Nach den Vorstellungen von Papez können sich in diesem Neuronensystem kreisende Impulse ausbilden, die ständig an Intensität zunehmen. Dies entspricht dem neurophysiologischen Äquivalent „sich aufschaukelnder" Emotionen.

Motorische Kerne. Es handelt sich um die *Nuclei ventralis anterior* und *ventralis lateralis.* Sie werden auch als *Nucleus ventralis anterolateralis* zusammengefaßt. Ihre Afferenzen stammen aus dem Pallidum (s. unten), der Substantia nigra und dem Cerebellum. Die Kerne projizieren in die prämotorische Rinde und erhalten andererseits rückkoppelnd Afferenzen aus der Rinde.

Klinische Hinweise. Bei ungenügender Blutzufuhr zum Thalamus, z. B. durch einen Thrombus in der A. thalamostriata (S. 848), können typische *Thalamussyndrome* auftreten. Hierzu gehören Halbseitenlähmung mit Hypotonie der Muskulatur (rasch vorübergehend), Herabsetzung der Empfindlichkeit besonders für Tiefensensibilität, spontane und auf leichte Berührung einsetzende Schmerzen sowie Überempfindlichkeit gegen alle Sinnesreize und unwillkürliche Bewegungsunruhe. Weiter können Erkrankungen des Thalamus zur Herabsetzung der Aufmerksamkeit und zu starken Affektlabilitäten führen. – Neurochirurgische Eingriffe an den motorischen Thalamuskernen können bei Parkinson-Erkrankung zu Besserungen führen.

Radiationes thalamicae

Aus dem Dargelegten ergibt sich, daß ausgedehnte Faserverbindungen zwischen Thalamus und Cortex bestehen. Diese bilden in ihrer Gesamtheit die Radiationes thalamicae. Sie sind fächerförmig angeordnet, führen thalamo-corticale und cortico-thalamische Fasern und verlaufen mit Ausnahme der Fasern zum Hypothalamus, *Pedunculus thalami caudales,* durch die Capsula interna (S. 823).

Die Faserfächer zwischen Thalamus und Cortex unterteilen sich in

- **Radiationes thalamicae anteriores** zwischen Nuclei anteriores und Gyrus cinguli sowie zwischen Unterkernen der Nuclei ventrolaterales und Lobus frontalis,
- **Radiationes thalamicae centrales** zwischen Unterkernen der Nuclei ventrolaterales und Gyri prae- und postcentrales mit umgebenden Rindenfeldern,
- **Radiationes thalamicae posteriores** zwischen Corpus geniculatum laterale (Sehstrahlung) sowie Pulvinar und Lobus occipitalis.

Metathalamus

Der Metathalamus besteht aus dem
- **Corpus geniculatum mediale**, *medialer Kniehöcker*, zum akustischen System gehörig, und dem
- **Corpus geniculatum laterale**, *lateraler Kniehökker*, ein Teil des optischen Systems.

Beide Kerne gehören funktionell zu den „spezifischen" Thalamuskernen.

Corpus geniculatum mediale (Abb. 16-**35**). Es liegt zwischen dem Pulvinar des Thalamus und dem *Colliculus caudalis* des Mesencephalon (Abb. 16-**19**). Sichtbar wird das Corpus geniculatum mediale als kleiner Höcker von okzipital, wenn der Schläfenlappen abgetrennt und eine Linie vom Colliculus caudalis über das Brachium colliculi caudalis nach laterorostral verlängert wird. Durch das Brachium colliculi caudalis und das Corpus geniculatum mediale verlaufen *akustische Bahnen* (S. 827).

Corpus geniculatum laterale (Abb. 16-**35**). Aufzufinden ist der laterale Kniehöcker, wenn eine Linie von den *oberen Vierhügeln* über das Brachium colliculi rostralis zum Thalamus verfolgt wird. Leichter kann er erreicht werden, wenn okzipital der Sehnervenkreuzung das Ende des Tractus opticus unterhalb des Pulvinar aufgesucht wird. Das Corpus geniculatum laterale ist ein *subkortikales Sehzentrum* (S. 830, Abb. 16-**53**). Hier enden die meisten Sehnervenfasern des Tractus opticus und werden auf ein weiteres Neuron umgeschaltet. Histologisch zeigt das Corpus geniculatum laterale einen Schichtenbau.

Subthalamus (*Thalamus ventralis*)

Der Subthalamus umschließt ein Gebiet caudal vom Thalamus dorsalis und lateral vom Hypothalamus. Seine Anteile gruppieren sich um schmale Abschnitte der Capsula interna und bestehen aus
- **Globus pallidus**,
- **Nucl. subthalamicus** und
- **Zona incerta**.

Globus pallidus (kurz **Pallidum**). Er gehört entwicklungsgeschichtlich zum Zwischenhirn, funktionell ist er jedoch ein Teil der Basalganglien (S. 813). Der Globus pallidus liegt lateral von der Capsula interna (Abb. 16-**34**). Auf Frontalschnitten erscheint er keilförmig und „eingeklemmt" zwischen Capsula interna und Putamen (s. unten). Dadurch, daß er viele markhaltige Fasern enthält, wirkt er im Vergleich zum benachbarten Putamen blaß. Durch eine Marklamelle, *Lamina medullaris medialis*, die an der Basis des Pallidum in die Ansa lenticularis einstrahlt, wird er in ein laterales und mediales Segment zerlegt. Das Pallidum ist ein wichtiges motorisches Zentrum (S. 836).

Nucleus subthalamicus. Dieser Kern liegt lateral vom Hypothalamus sowie medial von der Capsula interna und dorsal vom Corpus mamillare. Er ist über die Ansa lenticularis mit dem Pallidum und anderen Kerngebieten verbunden.

Zona incerta. Die Zona incerta ist eine Fortsetzung der Formatio reticularis des Mittelhirns. Es handelt sich um eine schmale Zellgruppe, die dem Nucl. subthalamicus aufliegt. Sie grenzt an 2 markhaltige Faserplatten (Forel-Felder H1 und H2).

Hypothalamus

Der Hypothalamus (Abb. 16-**32**) ist ein übergeordnetes *vegetatives Regulationszentrum* und ein wichtiger Teil des *neuroendokrinen Systems* (S. 46). Der Hypothalamus ist über zahlreiche afferente und efferente Verbindungen mit vielen anderen Hirngebieten eng verknüpft. Im Dienst des endokrinen Systems steht der Hypothalamus dadurch, daß in einigen seiner Neurone Hormone gebildet werden, die nach Abgabe ins Gefäßsystem humoral die Tätigkeit anderer Organe beeinflussen (Effektorhormone: **Oxytocin**, **Adiuretin**; Tabelle 16-**10**) bzw. die endokrinen Zellen des Hypophysenvorderlappens (S. 810) steuern (Steuerhormone: **Releasing-Hormone** und **Release-Inhibiting-Hormone**; Tabelle 16-**10**).

Klinischer Hinweis. Erkrankungen im Hypothalamus können zu definierten *Stoffwechselstörungen* (z. B. Fettsucht, Abmagerung) und zu *endokrinen Veränderungen* führen (z. B. vorzeitige Geschlechtsreife oder Hypogonadismus). Dennoch werden bei Ausfällen des Hypothalamus lebenswichtige autonome Funktionen (z. B. Wärmeregulation) aufrechterhalten, da diese von Zentren in der Formatio reticularis des Hirnstammes oder von spinalen Gebieten übernommen werden können.

Begrenzungen (Abb. 16-**32**, 16-**36**)

Der Hypothalamus ist der basale Teil des Zwischenhirns. Er umgibt den unteren Abschnitt des III. Ventrikels (S. 841). Nach rostral grenzt er an die *Lamina terminalis* und *Commissura anterior*. Basal lagert sich dem Hypothalamus das Chiasma opticum an. Unmittelbar hinter dem Chiasma befindet sich der Übergang in den *Hypophy-*

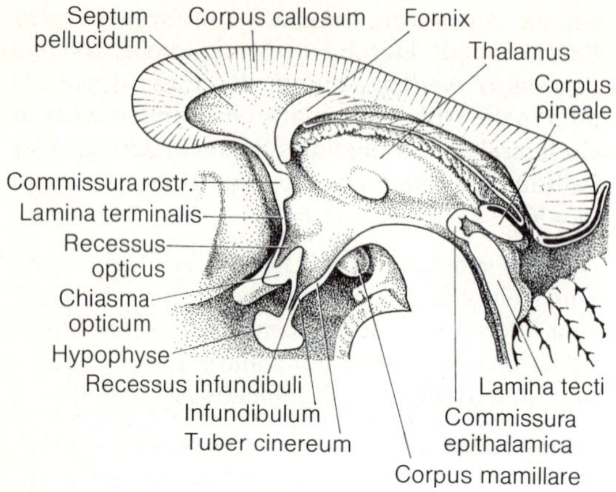

Abb. 16-36. Medianer Sagittalschnitt. Ansicht des Diencephalon von medial

senstiel (s. unten). Es folgt das *Tuber cinereum*, das gleichzeitig den Boden des III. Ventrikels bildet. Kaudal schließen die *Corpora mamillaria* an. Die Abgrenzung vom Thalamus ist medial an einem Sulcus in der Wand des III. Ventrikels, *Sulcus hypothalamicus*, zu erkennen. Nach lateral reicht der Hypothalamus bis zum Nucleus subthalamicus (s. oben).

Beziehungen zur Hypophyse

Hypothalamus und Hypophyse (Hirnanhangsdrüse, S. 809) sind morphologisch und funktionell eng miteinander verbunden. Dabei ist zu berücksichtigen, daß die Hypophyse aus 2 Anteilen besteht (Abb. 16-**39**), der

- **Neurohypophyse, *Lobus posterior*,** und der
- **Adenohypophyse, *Lobus anterior, Hypophysenvorderlappen*.**

Neurohypophyse. Die Neurohypophyse ist aus dem Zwischenhirn hervorgegangen. Beide Strukturen bleiben in Verbindung. Es enden Fasern des Hypothalamus in der Neurohypophyse, teilweise im

- ***Infundibulum***, das zusammen mit der Pars infundibularis der Adenohypophyse den Hypophysenstiel bildet, und teilweise im
- ***Lobus nervosus, Hypophysenhinterlappen.***

Adenohypophyse. Rostral lagert sich der Neurohypophyse die Adenohypophyse an. Die Adenohypophyse hat keine neuronalen Verbindungen mit dem Hypothalamus oder der Neurohypophyse. Dafür bestehen aber enge Gefäßverbindungen zwischen Hypothalamus und Adenohypophyse (Pfortadersystem der Hypophyse, s. unten).

Gliederung

Eine Gliederung des Hypothalamus kann *nach topographischen Gesichtspunkten* in 3 Längszonen erfolgen, nämlich in eine

- **periventrikuläre Zone** unter dem Ependym des III. Ventrikels, eine seitlich folgende
- **mediale** und eine äußere
- **laterale Zone.**

Insbesondere die mediale Zone läßt sich in transversale Segmente unterteilen, in

- **Area praeoptica,**
- **Area hypothalamica anterior,**
- **Area hypothalamica posterior,**
- **Mamillarkomplex.**

Häufiger wird der Hypothalamus nach dem Gehalt an markscheidenhaltigen Nervenfasern unterteilt in

- **markarmen Hypothalamus**, der überwiegt, und
- **markreichen Hypothalamus.**

Markarmer Hypothalamus

Der markarme Hypothalamus ist nervenzellreich. Er besteht aus vielen Kerngruppen (*vegetative Kerngruppen*, Abb. 16-**37**), die sich gliedern in

- **hypophysäre Zellgruppen** und
- **nicht-hypophysäre Zellgruppen.**

Unter hypophysären Zellgruppen des Hypothalamus werden Ansammlungen von Nervenzellen verstanden, deren Fortsätze in das Infundibulum bzw. in die Neurohypophyse ziehen. Die nicht-hypophysären Zellgruppen haben Verbindungen zu anderen Gebieten.

Hypophysäre Zellgruppen

Die Neuriten der hypophysären Zellgruppen enden teilweise im Lobus posterior, teilweise im Infundibulum. Danach werden unterschieden das

- **hypothalamo-neurohypophysäre System** und das
- **hypothalamo-infundibuläre System.**

Hypothalamo-neurohypophysäres System (Abb. 16-**38**). Zu diesem System gehören im Hypothalamus der ***Nucleus supraopticus*** und der ***Nucleus paraventricularis.*** Die Axone der Nervenzellen beider Kerne vereinigen sich zum ***Tractus supraopticohypophysialis,*** der nahezu vollständig in der Neurohypophyse endet.

In den Perikarya der zugehörigen Neurone werden die an Trägersubstanz (***Neurophysin***) gebundenen Hormone ***Oxytocin*** bzw. ***Adiuretin*** (ADH = ***Vasopressin***) gebildet und in Granula verpackt. Mit dem axoplasmatischen Fluß gelan-

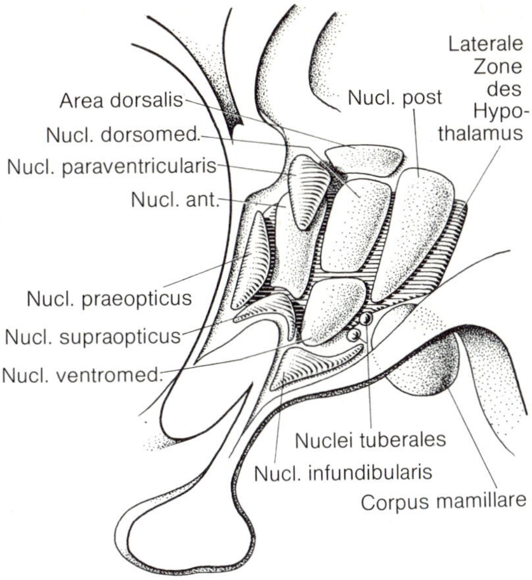

Abb. 16-37. Räumliche Darstellung der Kerngruppen des Hypothalamus

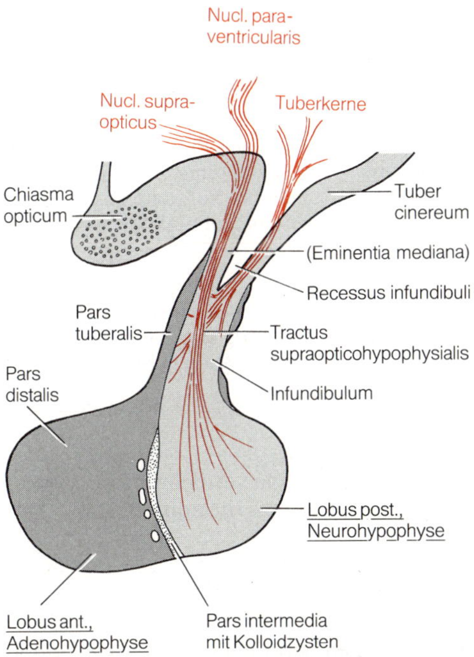

Abb. 16-38. Schematische Darstellung des Hypothalamus-Hinterlappen-Systems. *Pfeile* in Blutflußrichtung

gen die Hormongranula zu den Endigungen der Axone in der Neurohypophyse, werden dort gestapelt und bei Bedarf in die Blutbahn entleert.

Oxytocin verursacht die Kontraktion der glatten Uterusmuskulatur zu Beginn und während der Geburt (Wehen). Außerdem wirkt es kontrahierend auf die Myoepithelzellen der Brustdrüse und unterstützt damit die Milchsekretion.

Adiuretin dient der Aufrechterhaltung einer normalen Osmolarität im Plasma durch Wasserrückresorption im distalen Drittel des Nephrons. Außerdem erhöht dieses Hormon den Blutdruck durch Erhöhung des peripheren Widerstandes in den Gefäßen.

Klinischer Hinweis. Bei Schädigung des hypothalamo-neurohypophysären Systems, z. B. durch einen Hypophysentumor, kommt es zum zentralen *Diabetes insipidus.* Infolge Vasopressinmangels ist in der Niere die Wasserrückresorption vermindert, so daß große Wassermengen ausgeschieden werden. Diese werden durch übermäßiges Trinken ersetzt. Vermehrte Wasseraufnahme kann aber auch durch eine Schädigung der Zentren für die Regulierung der Wasseraufnahme im lateralen Hypothalamus (s. unten) erfolgen.

Hypothalamo-infundibuläres System. Die Axone dieses Systems enden im wesentlichen an den Kapillarschlingen des Infundibulum. Die zugehörigen Perikarya befinden sich in verschiedenen Kernarealen der periventrikulären Zone (s. oben).

Produziert werden im hypothalamo-infundibulären System Substanzen, die die Aufgabe haben, die Abgabe von Hormonen des Hypophysenvorderlappens zu regulieren:

- **Releasing-Hormone, RH, *Liberine*** für die Freisetzung von Hypophysenvorderlappenhormonen,
- **Release-Inhibiting- Hormone , RIH, *Statine*,** für die Unterbindung der Freisetzung.

Releasing-Hormone und Release-Inhibiting-Hormone werden zusammen als *Steuerhormone* bezeichnet. Dies soll zum Ausdruck bringen, daß sie *nicht* direkt auf periphere Organe wirken, sondern die Drüsenzellen der Adenohypophyse steuern. Zu diesem Zweck werden die Steuerhormone im Infundibulum in Kapillaren abgegeben und gelangen in einem sog. Pfortaderkreislauf zur Adenohypophyse (s. unten).

In Tabelle 16-**10** sind die gegenwärtig bekannten hypothalamischen Hormone (Steuerhormone und Effektorhormone) einschließlich der Hormone der Adenohypophyse und der peripheren Hormonwirkungen zusammengestellt.

Die Freisetzung der Steuerhormone des Hypothalamus steht unter der Kontrolle monoaminerger Neurone, deren Perikarya teilweise extra-

Tabelle 16-10. Hormone des Hypothalamus und der Adenohypophyse einschließlich ihrer Hauptwirkungen. (Nach Leonhardt, 1985)

Hypothalamus	Adenohypophyse	Periphere endokrine Drüse bzw. Hauptwirkung
A. Steuerhormone (Releasing factors und release inhibiting factors) Folliberin (Follicle stimulating hormone-releasing factor = FSH-RF)	A. Glandotrope Hormone 1. Gonadotrope Hormone a) Follitropin (Follicle stimulating hormone = FSH)	Stimuliert Eifollikelreifung und Spermatogenese
Luliberin (Luteinizing hormone-releasing factor = LH-RF [LRF]) [= LHRH; = GnRH]	b) Lutropin (Luteinizing hormone = LH; = interstitial cell stimulating hormone = ICSH)	Zwischenzellen (Ovar und Hoden), stimuliert Ovulation und Luteinisierung des Eifollikels bzw. Testosteronsekretion
2. Nichtgonadotrope glandotrope Hormone		
Corticoliberin (Corticotropin-releasing factor = CRF)	d) Corticotropin (Adrenocorticotropic hormone = ACTH)	Nebennierenrinde, stimuliert Wachstum und Sekretion
Thyroliberin (Thyrotropinreleasing factor = TRF) [= TRH]	e) Thyrotropin (Thyrotropic hormone = TSH)	Schilddrüse, stimuliert Wachstum und Sekretion
	B. Effektorhormone	
Somatoliberin (Somatotropin-releasing factor = Growth hormone-releasing factor = GH-RF) (Somatostatin (Somatropin-release inhibiting factor = SRIF)	a) Somatotropin (Somatotropic hormone = STH; = Growth hormone = GH)	Stimuliert das Körperwachstum
Melanoliberin (Melanotropin-releasing factor = MRF)	b) Melanotropin (Melanocyte stimulating hormone = MSH)	Beim Menschen wahrscheinlich endogenes anti-Opioid
Melanostatin (Melanotropin-release inhibiting factor = MIF)		
Prolactoliberin (Prolactin-releasing factor = PRF)*	c) Prolactin (Mammotropic hormone = PRL) [= Luteotropic hormone LTH]	Stimuliert Proliferation und Sekretbildung der Milchdrüse (hält bei Nagetieren das Corpus luteum funktionstüchtig)
Prolactostatin (Prolactin-release inhibiting factor = PIF; Dopamin)		
B. Effekthormone Ocytocin (Oxytocin = OXT) [= OT] Vasopressin (= VP; = Adiuretin = ADH)		Führt zur Kontraktion sensibilisierter glatter Muskulatur, fördert Wasserretention

hypothalamisch liegen. Wirksam sind in diesem Zusammenhang dopaminerge Axone des *Nucleus infundibularis*, der am Übergang zum Hypophysenstiel liegt, und wohl auch des *Nucleus ventromedialis*, ein wichtiger Kern im medialen Hypothalamus. Die extrahypothalamischen Fasern stammen aus dem Hirnstamm und sind noradrenerg.

Im übrigen ist der Hypothalamus ein Glied in den hormonalen Regelkreisen. Dabei kommt eine Wirkung auf den Hypothalamus über das Gefäßsystem zustande. So beeinflussen Änderungen des Blutspiegels mancher Substanzen (z. B. Kochsalz, Hormone) die Hypothalamusfunktion; z. B. ruft die Verminderung von Nebennierenrindenhormonen eine vermehrte Bildung des Corticotropin-Releasing-Hormon (CRH) hervor.

Nicht-hypophysäre Zellgruppen

Diese Zellgruppen befinden sich überwiegend in der *lateralen Hypothalamuszone.* Teilweise umgeben sie die hypophysären Zellgruppen und liegen zwischen ihnen. Viele der nicht-hypophysären Zellgruppen sind nur mühsam gegeneinander abzugrenzen.

An die nicht-hypophysären Zellgruppen sind zahlreiche der vom markarmen Hypothalamus gesteuerten *vegetativen Vorgänge* gebunden, z. B.

die *Regulation der Körpertemperatur* sowie der *Nahrungs- und Wasseraufnahme.* Es besteht jedoch keine strenge Zuordnung dieser Funktionen zu bestimmten Kerngruppen. Außerdem spielt bei der Regulierung der genannten Vorgänge die Wechselwirkung zwischen extrahypothalamischen und hypothalamischen Zentren eine entscheidende Rolle.

Verbindungen des markarmen Hypothalamus

Der markarme Hypothalamus ist an zahlreichen neuronalen und humoralen Regelkreisen beteiligt. Dadurch kann seine Tätigkeit teils fördernd, teils hemmend beeinflußt werden.
Neuronale Regelkreise bestehen
- ***innerhalb des Hypothalamus*** durch ausgedehnte intrahypothalamische Faserverbindungen und
- ***zwischen dem markarmen Hypothalamus und zahlreichen anderen Hirngebieten***, extrahypothalamische Verbindungen. Zu den extrahypothalamischen Verbindungen gehören das
  - ***basale Vorderhornbündel***, das Fasern aus dem Frontalhirn und dem olfaktorischen System sowie den Basalganglien und dem Corpus amygdaloideum (Anteil des limbischen Systems) führt. Es verläuft durch die *laterale Zone des Hypothalamus* und setzt sich in den unteren Hirnstamm fort; sowie der
  - ***Fasciculus longitudinalis dorsalis*** (Schütz), ein verhältnismäßig schmales Bündel dünner Fasern, die zur wechselseitigen Beeinflussung die Kerne der *medialen und lateralen Hypothalamuszone* mit dem Hirnstamm und seinen Kernen verbinden.

Intra- und extrahypothalamische Regelkreise können sich gegenseitig beeinflussen.

Markreicher Hypothalamus

Hierbei handelt es sich um die Kerngruppen der ***Corpora mamillaria.*** Sie sind wichtige Schaltstellen des *limbischen Systems* (S. 837). Die wichtigsten Faserverbindungen der Corpora mamillaria sind der *Fornix*, der *Fasciculus (Tractus) mamillothalamicus* und der *Fasciculus (Tractus) mamillotegmentalis.*

3. Hypophyse

Die *Hypophyse, Hypophysis, Glandula pituitaria, Hirnanhangsdrüse*, ist ein endokrines Organ. Sie ist 0,6–0,8 g schwer, bohnenförmig und steht durch den *Hypophysenstiel* mit dem Hypothalamus in Verbindung (s. oben).

Lage

Die Hypophyse liegt in einer durch den Türkensattel, *Sella turcica*, des Keilbeinkörpers gebildeten Grube, *Fossa hypophysialis*, die oben durch ein Durablatt, *Diaphragma sellae*, gegen die Schädelhöhle abgegrenzt ist. Der Hypophysenstiel tritt durch eine winzige Öffnung des *Diaphragma sellae* hindurch.

Gliederung

Die Hypophyse (Abb. 16-**39**) gliedert sich in
- **Adenohypophyse**, ***Lobus anterior***, ***Hypophysenvorderlappen*** und
- **Neurohypophyse**, ***Lobus posterior.***

Adenohypophyse. Der Hypophysenvorderlappen beansprucht ¾ des Organgewichts. Zu unterscheiden sind eine
- **Pars distalis**, eine
- **Pars tuberalis**, die vor und um den Hypophysenstiel liegt, und eine
- **Pars intermedia**, Zwischenlappen, die klein ist und nur etwa 2% des Gesamtorgangewichts ausmacht.

Die Adenohypophyse ist anderen endokrinen Drüsen übergeordnet, deren Tätigkeit sie mit ihren glandotropen Hormonen steuert.

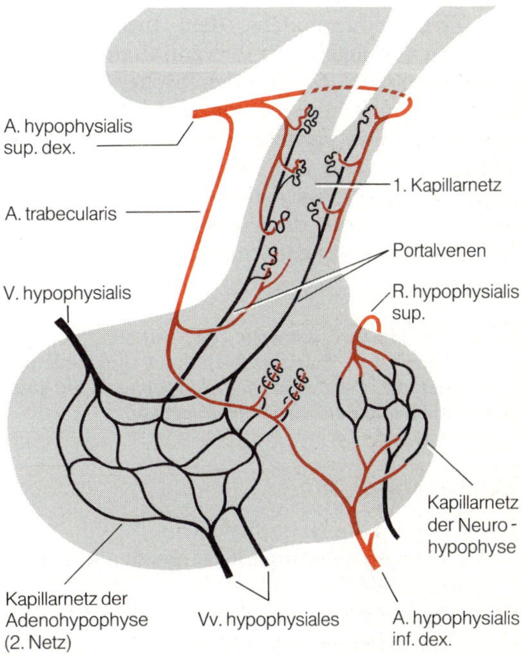

Abb. 16-39. Schematische Darstellung der Hypophyse mit ihrer Gliederung

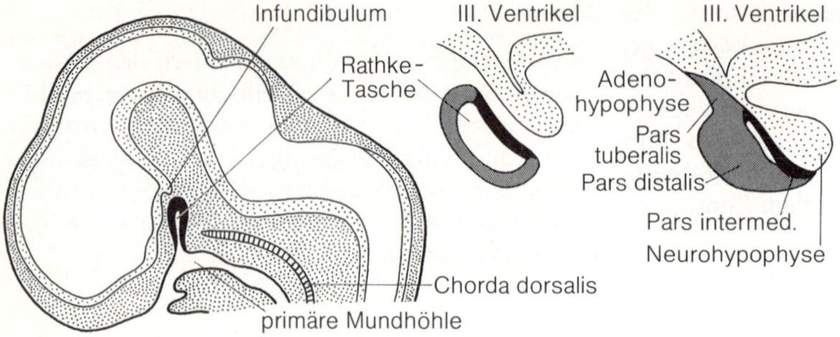

Abb. 16-40. Schematische Darstellung der Hypophysenentwicklung. (In Anlehnung an Langman, 1985)

Neurohypophyse. Die Neurohypophyse gliedert sich in
- **Infundibulum**, ***Hypophysenstiel***, und
- **Lobus nervosus**, ***Hypophysenhinterlappen***.

In der Neurohypophyse werden keine Hormone gebildet. Sie ist vielmehr ein Speicher- und Abgabeort von Hormonen, die ihr in den Neuriten von Neuronen des Hypothalamus zugeführt werden (S. 806).

Entwicklung (Abb. 16-**40**)

Die morphologische und funktionelle Zweiteilung des Organs in Vorder- und Hinterlappen ist entwicklungsgeschichtlich bedingt.

Die **Adenohypophyse** entsteht als bläschenförmige Abschnürung vom Epithel des Rachendachs, *Rathke-Tasche*. Diese wächst einer Ausstülpung des Zwischenhirnbodens, dem Infundibulum, entgegen und lagert sich ihr ventral an. Die hinteren Abschnitte der Rathke-Tasche, die direkt gegen das Infundibulum grenzen, bilden die *Pars intermedia*. Die vorderen Wandabschnitte der Tasche entwickeln sich zur *Pars distalis* und die gegen den Hypophysenstiel vorgeschobenen Teile zur *Pars tuberalis* des Vorderlappens.

Die **Neurohypophyse** entsteht als Teil des *Zwischenhirns*.

Klinischer Hinweis. Gewebe der Adenohypophyse kann unter der Pharynxschleimhaut liegenbleiben (Pars pharyngea, sog. *Rachendachhypophyse*). Sie kann gelegentlich entarten (*Craniopharyngeom*).

Gefäße (Abb. 16-**38**)

Arteriell wird die Hypophyse von
- **Aa. hypophysiales superiores** aus der A. carotis interna und
- **Aa. hypophysiales inferiores** aus dem Circulus arteriosus cerebri versorgt.

Teile beider Gefäße erreichen die Hypophyse direkt, andere Teile bilden im Hypophysenstiel Kapillarkonvolute. Von hier gelangt das Blut in 1–2 Venen (**Portalvenen**), die zur Adenohypophyse ziehen und sich dort (erneut) kapillarisieren (Pfortaderkreislauf der Hypophyse, Abb. 16-**38**). In der Adenohypophyse werden die von den Gefäßen des Infundibulum aufgenommenen hypothalamischen Steuerhormone abgegeben und wirksam.

Mikroskopische Anatomie

Adenohypophyse

Sie ist eine typische endokrine Drüse mit deutlichen Epithelzellsträngen, die zwischen weiten *Sinusoiden* (durchgehende Basalmembran, z. T. gefenstertes Endothel) liegen.

Bei üblichen histologischen Färbungen sind in der Adenohypophyse *3 Zelltypen* zu unterscheiden (Abb. 16-**41**):
- **azidophile Zellen**, *α-Zellen*, etwa 40% der Drüsenzellen des Vorderlappens. Ihre im Zytoplasma gelegenen Sekretgranula färben sich mit sauren Farbstoffen, z. B. Eosin. Die azidophilen Zellen liegen vor allem in der Peripherie des Organs.
- **basophile Zellen**, *β-Zellen*, etwa 10% der Drüsenzellen. Sie liegen überwiegend im Organzentrum und färben sich bevorzugt mit einigen basischen Farbstoffen an. Diese Zellen sind außerdem PAS-positiv. Die Hormone dieser Zellgruppe sind von ihrer Zusammensetzung her Glykoproteine.
- **chromophobe Zellen**, *γ-Zellen*, etwa 50% der Zellen. Ihr Zytoplasma zeigt weder zu sauren noch zu basischen Farbstoffen eine besondere Affinität.

In allen Fällen ist die Färbung an zytoplasmatische Granula gebunden, in denen Hormone gespeichert werden.

Mit weiterführenden Methoden (Elektronenmikroskopie, Immunhistochemie) lassen sich die azidophilen und basophilen Zellen unter Be-

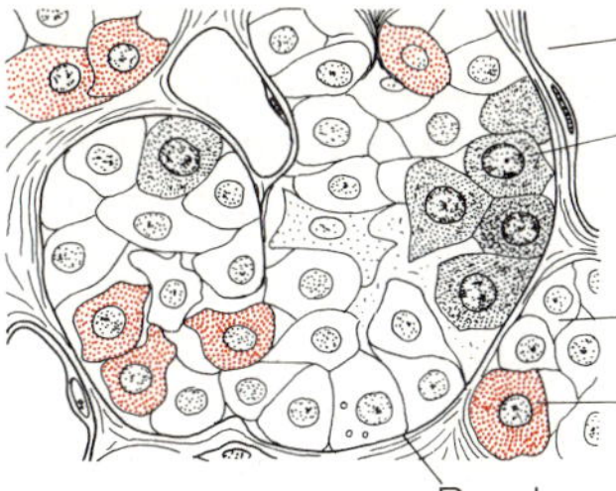

Abb. 16-41. Zelltypen des Hypophysenvorderlappens

rücksichtigung der von ihnen gebildeten Hormone unterteilen in

- **somatotrope Zellen,**
- **mammotrope Zellen,**
- **gonadotrope Zellen,**
- **thyrotrope Zellen,**
- **corticotrope Zellen.**

In Tabelle 16-**11** ist angegeben, welches Hormon von dem jeweiligen Zelltyp gebildet wird und wie sie sich färberisch verhalten.

Klinischer Hinweis. *Adenome* der Hypophyse sind relativ häufig und führen entsprechend den dabei vermehrt ausgeschütteten Hormonen zu charakteristischen Symptomen: z.B. Vergrößerung der Akren (*Akromegalie* durch vermehrte Freisetzung von Wachstumshormon), Nebennierenrindenüberfunktion (hypophysärer *Morbus Cushing*). Zur Wirkung eines Hypophysenadenoms auf das der Drüse vorgelagerte Chiasma opticum (Abb. 16-**18**).

Pars intermedia

Es kommen nur Zellen mit schwach basophilem Zytoplasma vor. Sie bilden die Hormone **Melanotropin** und **Lipotropin**. Zwischen den Zellen befinden sich Kolloidzysten, die im Alter zunehmen.

Klinischer Hinweis. Die bei Insuffizienz der Nebennierenrinde beobachtete Überpigmentierung der Haut (*Bronzehautkrankheit = Morbus Addison*) wird unter anderem auf eine Stimulation der das *melanotrope Hormon* (Synonym: Intermedin) bildenden Zellen des Zwischenlappens zurückgeführt.

Neurohypophyse

Es überwiegen marklose Nervenfasern, deren Perikarya im Hypothalamus liegen. Die Neuriten enthalten Sekretgranula, an deren Matrix die jeweiligen hypothalamischen Hormone gebunden sind. In der Neurohypophyse werden die Hormone gespeichert und ihr Inhalt bei Bedarf an die reichlich vorhandenen Gefäße abgegeben.

Tabelle 16-11. Hormonsezernierende Zellen des Hypophysenvorderlappens. (Nach Schiebler und Peiper, 1984)

Zelltyp	Hormon	Färbung
somatotrop	Wachstumshormon (GH = STH)	azidophil
mammotrop	Prolactin (PRL)	azidophil
corticotrop	Adrenokortikotropes Hormon (ACTH)	basophil
FSH gonadotrop	Follikelreifungshormon (FSH)	basophil
LH gonadotrop	Luteinisierungshormon (LH)	basophil
thyrotrop	Thyrotropes Hormon (TSH)	basophil

Eingelagert sind die Nervenfasern in ein Grundgerüst aus **Pituizyten**, einer nur in der Neurohypophyse vorhandenen Gliazellart.

VII. Telencephalon, Endhirn

1. Gestalt

Das Endhirn repräsentiert den größten Abschnitt des menschlichen Gehirns (mehr als 80% des Gehirngewichtes). Es überdeckt große Teile des Zwischenhirns und Hirnstamms. Vom Kleinhirn ist das Endhirn durch eine tiefe, querverlaufende Furche, *Fissura transversa cerebri*, getrennt, in der das *Tentorium cerebelli* liegt.
Das Endhirn besteht aus **2 Hemisphären**, die durch eine tiefe Längsfurche, *Fissura longitudinalis cerebri*, voneinander getrennt sind. In der Tiefe dieser Fissur sind die Hemisphären durch Kommissuren verbunden; unter diesen ist das **Corpus callosum**, **Balken**, die größte Struktur (Abb. 16-**32**). Jede Hemisphäre gliedert sich in 5 *Lobi*, *Lappen* (s. unten). Vergrößert wird die Oberfläche der Hemisphären durch Windungen, *Gyri cerebri*, zwischen denen tiefe oder flache Furchen, *Sulci cerebri*, verlaufen.

Hinweis. Vor allem bei kleinen Gehirnen von Säugetieren können Gyri und Sulci fehlen. Man spricht dann von *lissencephalen* Gehirnen, da die Hemisphärenoberfläche glatt erscheint.

Die der Medianebene zugewandte Oberfläche jeder Hemisphäre wird als *Facies medialis* bezeichnet, die an der Mantelkante in die *Facies superolateralis* übergeht.
Basal liegt dem Endhirn der *Bulbus olfactorius* mit dem *Tractus olfactorius* an. Beide gehören zum olfaktorischen System (S. 832). In den Bul-

bus olfactorius treten feine, marklose Nervenfasern aus den bipolaren Sinneszellen der Regio olfactoria der Nase ein und bilden den 1. Hirnnerven, *Nn. olfactorii.*

2. Innere Gliederung

Ähnlich anderen Abschnitten des Gehirns besitzt das Endhirn
- **graue Substanz** und
- **weiße Substanz**.

Graue Substanz. Aus grauer, nervenzellhaltiger Substanz bestehen der
- **Cortex cerebri**, ***Großhirnrinde***, und die
- **Endhirnkerne**.

Die Endhirnkerne bilden zusammen mit dem Globus pallidus des Zwischenhirns (S. 805) die *Nuclei basales, Basalganglien*, die von außen nicht sichtbar in der Tiefe des Gehirns liegen.

Weiße Substanz. Die weiße Substanz besteht aus markreichen und markarmen Nervenfasern, die der Übermittlung von afferenten und efferenten Signalen sowie dem Informationsaustausch zwischen den verschiedenen Gebieten des Endhirns dienen. In der weißen Substanz lassen sich einige große Faserbahnen unterscheiden (s. unten).

Ventriculi laterales, Seitenventrikel. Jede Hemisphäre hat einen inneren Liquorraum, *Ventriculus lateralis*, der durch das *Foramen interventriculare* mit dem unpaaren III. Ventrikel des Diencephalons (S. 841) kommuniziert.

3. Graue Substanz

Endhirnkerne

Die paarigen Endhirnkerne (Tabelle 16-**12**) liegen in der Nachbarschaft der Seitenventrikel. Durch auf- und absteigende neencephale Fasersysteme sind die Kerne in 4 Hauptgruppen aufgeteilt:
- **Nucleus caudatus**, *Schweifkern* (Abb. 16-**34**, 16-**42**, 16-**48**),
- **Putamen**, *Schalenkörper* (Abb. 16-**34**, 16-**42**),
- **Claustrum**, *Vormauer* (Abb. 16-**34**, 16-**42**),
- **Corpus amygdaloideum**, *Mandelkörper* (Abb. 16-**42**).

Nucleus caudatus und Putamen zusammen bilden das **Corpus striatum** (kurz **Striatum**).

Nucleus caudatus. Der Nucleus caudatus hat Bogenform. Er hat sich im Laufe der Neencephali-

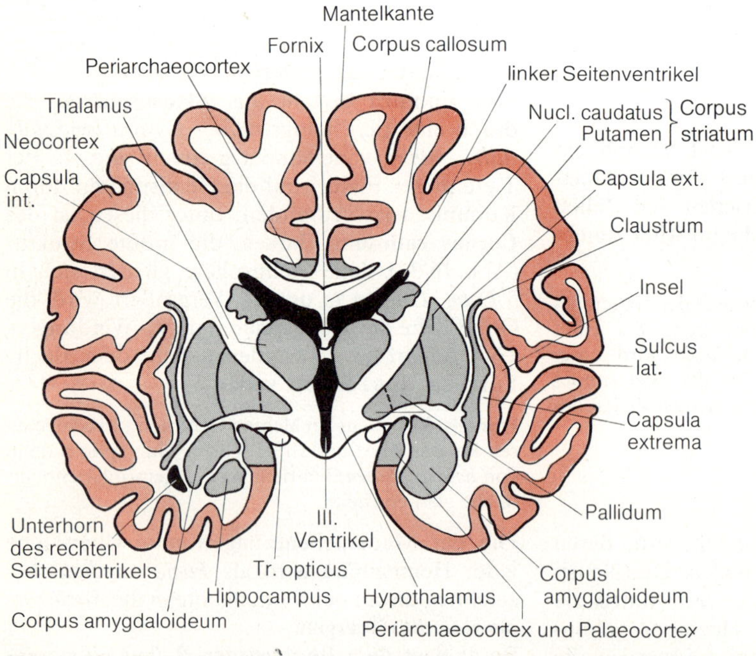

Abb. 16-42. Frontalschnitt durch das Endhirn und Zwischenhirn. Die Schnittebene liegt rechts weiter okzipital als links, daher ist nur das Unterhorn des rechten Seitenventrikels getroffen. Von der Großhirnrinde wurde der Neocortex *rot* hervorgehoben

Tabelle 16-12. Wichtige Kerne der Basalganglien des Endhirns und des Zwischenhirns

Nucl. lentiformis	Nucl. caudatus	Striatum
	Putamen	Striatum
	Pallidum	
	Claustrum	
	Corpus amygdaloideum	
	Nucl. subthalamicus	

sation (S. 752) an der Wand der Seitenventrikel gebildet. Sein Kopf, *Caput nuclei caudati*, liegt als mächtiger Wulst am Boden und an der lateralen Wand des Vorderhorns des Seitenventrikels (s. unten). Er setzt sich okzipitalwärts in das *Corpus* und dann in den Schweif, *Cauda nuclei caudati*, fort, der sich lateral dem Thalamus anlegt und im Dach des Unterhorns des Seitenventrikels nach unten und rostral umbiegt. Dadurch kann der Nucleus caudatus in Frontalschnitten zweimal getroffen sein. Die Spitze der Cauda nuclei caudati reicht bis an das Corpus amygdaloideum (s. unten).

Putamen. Das Putamen liegt wie eine Schale laterobasal vom Caput nuclei caudati und medial der Capsula externa. Medial lagert sich der konkaven Seite des Putamens der Globus pallidus des Zwischenhirns (s. oben) an.

Corpus striatum. Nucleus caudatus und Putamen gehören nach Art, Bau und Funktion ihrer Nervenzellen zusammen. Sie sind jedoch im Rahmen der Neencephalisation (S. 752) durch neencephale Faserbahnen auseinandergedrängt (Capsula interna, S. 823) worden. Zwischen beiden Kernen sind Brücken aus grauer Substanz erhalten geblieben. In Abb. 16-**48a** sind in einer Seitenansicht Nucleus caudatus und Putamen zusammen mit den neencephalen Faserbahnen und den nach allen Richtungen ausstrahlenden Fasern der Capsula interna, der *Corona radiata*, räumlich dargestellt.

Nucleus lentiformis. Putamen und Globus pallidus werden deskriptiv-topographisch unter der Bezeichnung Nucleus lentiformis zusammengefaßt. Ontogenetisch, phylogenetisch und funktionell allerdings unterscheiden sich beide Gebiete wesentlich voneinander.

Claustrum. Das Claustrum liegt als schmale Scheibe lateral vom Putamen. Es wird medial von der *Capsula externa* und lateral von der *Capsula extrema* begrenzt (Abb. 16-**34**, 16-**42**). Das Claustrum hat mit den übrigen Basalganglien keine bekannten funktionellen Verbindungen, steht aber wohl in Wechselbeziehung zur Großhirnrinde. Seine Bedeutung ist noch weitgehend unerforscht.

Corpus amygdaloideum. Das Corpus amygdaloideum (Abb. 16-**42**) liegt medial an der Spitze des Unterhorns des Seitenventrikels. Es besteht aus mehreren Kerngruppen. Partiell wird es von rudimentärer Rinde bedeckt. Das Corpus amygdaloideum hat zahlreiche Verbindungen mit dem Cortex, Corpus striatum, Diencephalon und Hirnstamm. Es ist ein limbisches Kerngebiet (S. 837), das aber auch umfangreiche Verbindungen mit dem olfaktorischen System besitzt.

Cortex cerebri

Oberfläche

Die Oberfläche des Großhirns gliedert sich in 4 oberflächliche Lappen (Abb. 16-**43**):
- **Lobus frontalis**, *Stirnlappen*,
- **Lobus parietalis**, *Scheitellappen*,
- **Lobus occipitalis**, *Hinterhauptslappen*,
- **Lobus temporalis**, *Schläfenlappen*,

und den in die Tiefe verlagerten
- **Lobus insularis**, *Insula*, *Insel*.

Die Lobi werden teilweise durch Furchen getrennt und zwar durch den
- **Sulcus centralis** (Abb. 16-**43**) Stirnlappen und Scheitellappen. Der Sulcus centralis schneidet in der Regel oben in die Mantelkante ein und zieht an der seitlichen Fläche bis dicht an den Sulcus lateralis abwärts.
- **Sulcus lateralis** (Abb. 16-**43**) Stirn- und Scheitellappen vom basal gelegenen Schläfenlappen. In der Tiefe des Sulcus lateralis liegt der Lobus insularis, der zur Oberfläche hin durch die Opercula vollständig abgedeckt ist (s. unten).
- **Sulcus parietooccipitalis** (Abb. 16-**45**) Scheitellappen und Hinterhauptslappen an der medialen Fläche der Hemisphäre. An der lateralen Oberfläche sind beide Lappen nicht voneinander abgesetzt.

Lobus frontalis, Stirnlappen

Facies superolateralis. Hier zeigt der Stirnlappen 3 annähernd zur Mantelkante parallel verlaufende Windungen, die durch 2 unvollständige Furchen getrennt werden (Abb. 16-**43**):
- **Gyrus frontalis superior**,
  - ***Sulcus frontalis superior***,
- **Gyrus frontalis medius**,
  - ***Sulcus frontalis inferior***,

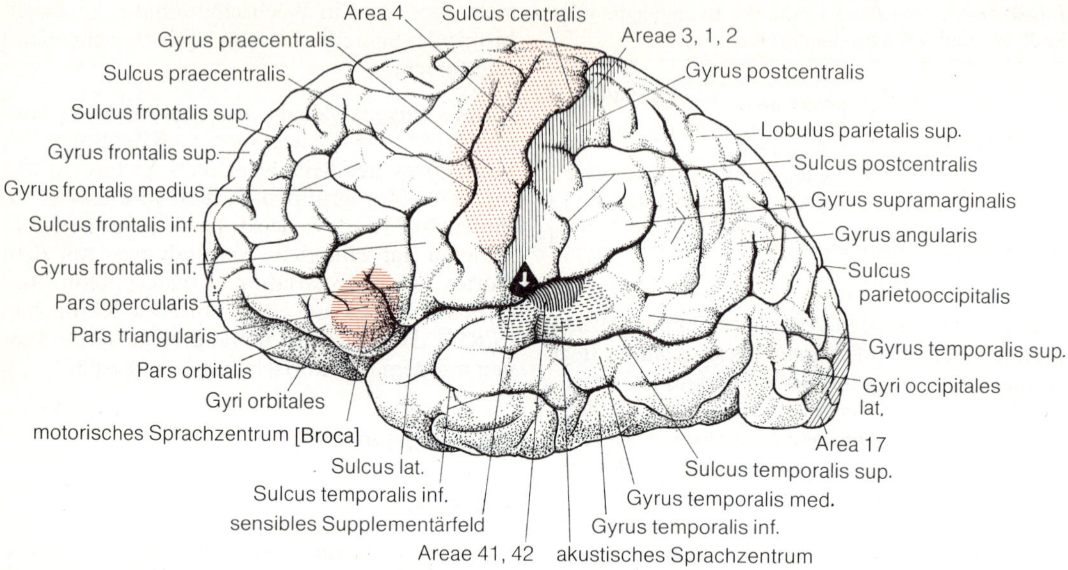

Abb. 16-43. Facies lateralis der linken Hemisphäre. Es wurden einige primäre und sekundäre Rindenfelder der lateralen Hemisphärenfläche eingezeichnet. Der *Pfeil* im sensiblen Supplementärfeld soll andeuten, daß sich dieses Supplementärfeld bis an die Insel ausdehnt. (Nach Wolf-Heidegger, 1972)

- **Gyrus frontalis inferior**. Die untere Stirnwindung wird durch vom Sulcus lateralis abzweigende Furchen in die Abschnitte
  - ***Pars orbitalis***,
  - ***Pars triangularis*** und
  - ***Pars opercularis*** zerlegt.

In der *Pars triangularis* ist bei über 95% der Menschen linksseitig das **motorische Sprachzentrum** (*Broca*) lokalisiert (Abb. 16-**43**).

Alle 3 Stirnwindungen enden am ***Sulcus praecentralis***. Zwischen diesem und dem ***Sulcus centralis*** liegt der

- **Gyrus praecentralis** (Teil der motorischen Region).

Basal. Auf der Basalseite gegenüber dem Dach der Orbita sind die Windungen des Stirnlappens unregelmäßig. Sie werden als

- **Gyri orbitales** bezeichnet. An seiner medialen Seite liegt durch den Sulcus olfactorius getrennt der
- **Gyrus rectus** (Abb. 16-**44**).

Lobus parietalis, Scheitellappen

Der Scheitellappen (Abb. 16-**43**) grenzt mit seinem

- **Gyrus postcentralis** (somatosensible Region) an den *Sulcus centralis*. Der meist unvollständige
- **Sulcus postcentralis** teilt den Gyrus postcentralis von dem *Lobulus parietalis superior* und dem *Lobulus parietalis inferior* ab. Eine nach basal konkave Windung, der
- **Gyrus supramarginalis**, umfaßt den Ramus posterior des Sulcus lateralis. Der
- **Gyrus angularis** zieht um das okzipitale Ende des *Sulcus temporalis superior* herum.

Lobus occipitalis, Hinterhauptslappen

Lateral. Der Hinterhauptslappen zeigt lateral unregelmäßige Windungen.

Basal. An der Basalfläche (Abb. 16-**44**) befinden sich die *Gyri occipitotemporales lateralis et medialis*, die etwa je zur Hälfte dem Hinterhauptslappen und dem Schläfenlappen zuzurechnen sind.

Lobus temporalis, Schläfenlappen

Der Schläfenlappen (Abb. 16-**43**, 16-**44**) hat 3 horizontal verlaufende Schläfenwindungen:

- **Gyrus temporalis superior**,
- **Gyrus temporalis medius**,
- **Gyrus temporalis inferior**.

Die Gyri des Schläfenlappens werden durch die beiden *Sulci temporales superior et inferior* voneinander getrennt (Abb. 16-**43**).

Gyrus temporalis superior und medius liegen lateral, der Gyrus temporalis inferior auf der Basalseite des Schläfenlappens, wo er dem **Gyrus occipitotemporalis lateralis** benachbart ist (Abb. 16-**44**, 16-**45**).

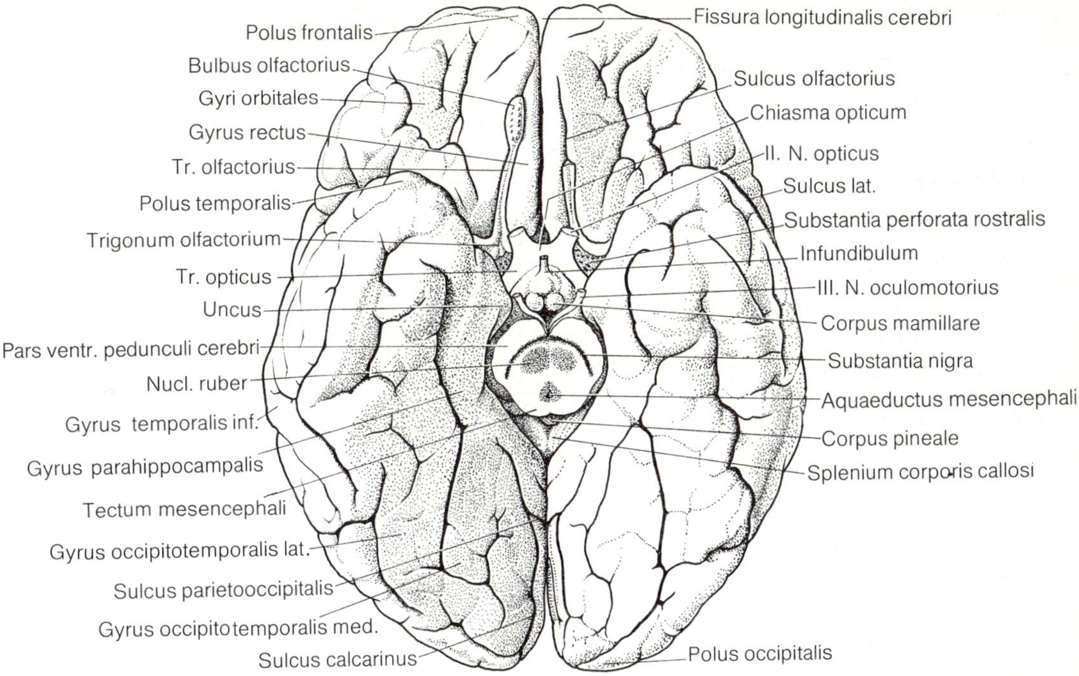

Abb. 16-44. Gehirn nach Querschnitt durch das Mittelhirn sowie nach Wegnahme des Kleinhirns und des Rautenhirns. Ansicht von basal. (Nach Wolf-Heidegger, 1972)

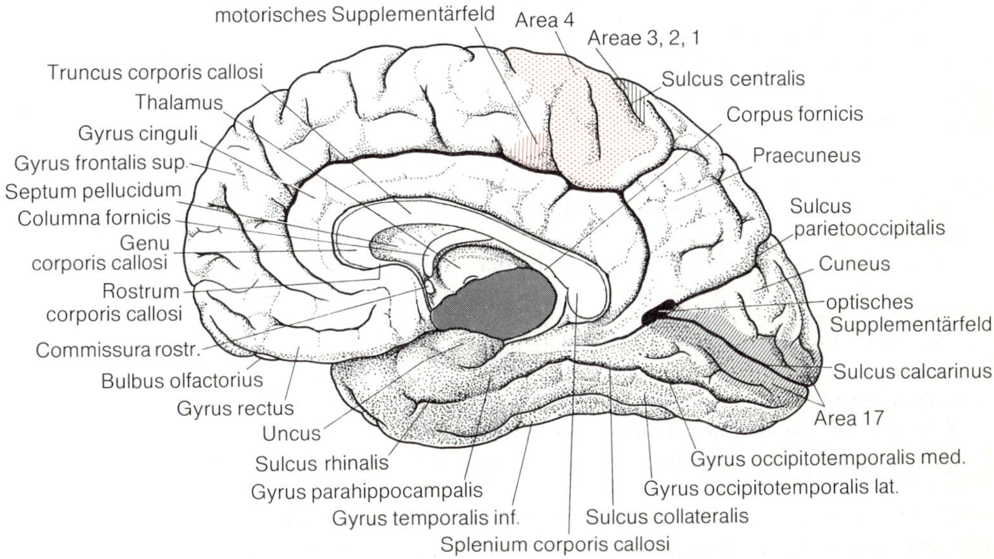

Abb. 16-45. Facies medialis der rechten Hemisphäre. (Nach Wolf-Heidegger, 1972)

Gyrus temporalis superior. Bei Spreizung des Sulcus lateralis sind auf dem Gyrus temporalis superior querverlaufende Furchen und Windungen zu erkennen,

- **Sulci** und **Gyri temporales transversi**, ***Heschl Querwindungen***. In ihnen ist die primäre ***akustische Region*** lokalisiert.

Lobus insularis, Insula

Die Insel liegt versteckt in der Tiefe des Sulcus lateralis (Abb. 16-**42**). Diese Verlagerung ist während der Entwicklung durch das relativ stärkere Wachstum der umgebenden Hemisphärenanteile zustande gekommen (Abb. 16-**10**). Verdeckt wird der Lobus insularis durch das *Operculum temporale*, einen Teil des Gyrus temporalis superior, und durch das *Operculum frontoparietale*, Teile des Gyrus frontalis inferior und des Lobus parietalis inferior. Die Oberfläche der Insel besitzt zahlreiche Windungen und Furchen *(viszerale Areale)*.

Facies medialis

Balkennahe Strukturen. An der Facies medialis jeder Hemisphäre (Abb. 16-**45**) liegt bogenförmig um den Balken herum ein Saum von Windungen, die sich phylogenetisch aus dem ***Archaeocortex*** und dem ***Periarchaeocortex*** entwickelt haben. Der Saum beginnt rostral vor der Lamina terminalis mit dem

- **Gyrus paraterminalis**, setzt sich als
- **Gyrus cinguli** um den Balken herum fort (Abb. 16-**45**), verengt sich am okzipitalen Balkenende etwas und geht dann in den
- **Gyrus parahippocampalis** über. Rostral ist der Gyrus parahippocampalis verdickt.

Medial wird der Gyrus parahippocampalis vom *Sulcus hippocampi* begrenzt. In dessen Tiefe liegt der gezähnelte

- **Gyrus dentatus**, der mit dem *Uncus hippocampi* in Verbindung steht (Abb. 16-**47**). Der Gyrus dentatus ist ein Teil der Hippocampusformation (s. unten).

Schließlich gehört zum balkennahen Gebiet der Hirnoberfläche noch das **Indusium griseum**. Hierbei handelt es sich um graue Substanz des Archaeocortex, die dem Balken dorsal aufliegt (Abb. 16-**56**) und als rostrale, über dem Corpus callosum liegende Fortsetzung des Hippocampus angesehen wird.

Teile der balkennahen Windungen gehören zu den kortikalen Anteilen des limbischen Systems (S. 837).

Balkenferne Strukturen. Die balkenfern gelegenen Windungen gehören zum Neopallium. Es sind dies am

- **Stirnlappen** der ***Gyrus frontalis superior***,
- **Stirn- und Scheitellappen** der ***Lobulus paracentralis***,
- **Scheitellappen** der ***Praecuneus***,
- **Hinterhauptslappen** der ***Cuneus***.

Praecuneus und Cuneus werden durch den *Sulcus parietooccipitalis* getrennt (s. oben). Die andere den Cuneus begrenzende Furche ist der *Sulcus calcarinus*. Um den Sulcus calcarinus lassen sich eine obere und untere Kalkarinalippe unterscheiden, in deren Gebiet das primäre Sehzentrum liegt.

Das Areal um den *Sulcus calcarinus* ist das ***primäre optische Rindenfeld*** (Abb. 16-**45**). Es entspricht der Area 17 nach der zytoarchitektonischen Felderung von Brodmann (S. 819).

Bauplan

Aus der phylogenetischen und ontogenetischen Entwicklung des Endhirns ergibt sich die Unterteilung des Cortex in

- **Neocortex**,
- **Archaeocortex** und
- **Palaeocortex**.

Neocortex. Von diesen Gebieten nimmt der Neocortex beim Menschen den bei weitem größten Teil des Hirnmantels ein. Er hat sich während der Phylogenese über Dorsal- und Seitenfläche der Hemisphären ausgedehnt und den Archaeocortex auf die mediale Hemisphärenfläche verdrängt (Abb. 16-**42**).

Archaeocortex. Durch weitere Größenzunahme des Neopalliums hat sich der Archaeocortex stark gefaltet, und es sind *Gyrus dentatus*, *Hippocampus* und das *Subiculum* nach innen in den Temporallappen verlagert.

Palaeocortex. Der Palaeocortex, ein phylogenetisch alter Teil der Großhirnrinde, wurde durch die Neencephalisation (S. 752) an die mediobasale Fläche des Temporallappens verlagert.

Hinweis. Der Palaeocortex kann aufgefunden werden, wenn der laterale Strang des Tractus olfactorius (Stria olfactoria lateralis) in Richtung auf die mediale Fläche des Temporallappens verfolgt wird. Dort wölben sich zwei flache, etwa hirsekorngroße Erhebungen vor, die *Gyri ambiens* und *semilunaris*. Sie werden von der *Area praepiriformis* und von der *periamygdalären Rinde* bedeckt, die zum Palaeocortex und zum olfaktorischen System (S. 832) gehören.

Eine andere Unterteilung des Cortex cerebri berücksichtigt die Architektonik seiner Strukturelemente im Gefüge der grauen Substanz. Unter diesem Aspekt können unterschieden werden

- **Isocortex**,
- **Allocortex** und
- **Mesocortex**

Isocortex. Hierzu gehören alle Teile des Cortex, die einen prinzipiell gleichartigen (isos = gleich) 6schichtigen Aufbau aufweisen. Der Isocortex entspricht dem Neocortex. Im einzelnen bestehen allerdings erhebliche Unterschiede zwischen verschiedenen Gebieten des Isocortex. So werden in der Hirnrinde ca. 200 Areale beschrieben.

Allocortex. Andere Gebiete des Cortex (Palaeocortex und Archaeocortex) sind anders (allos) als der Isocortex gebaut. Im wesentlichen ist der Allocortex 3-, bisweilen 4-schichtig.

Mesocortex. Der Mesocortex ist eine Übergangsrinde, die sich während der Evolution zwischen dem Isocortex und dem Allocortex entwickelte. Der Mesocortex steht in seinem Schichtenbau zwischen dem typisch 6-schichtigen Isocortex und dem 3- bis 4-schichtigen Allocortex.
Zum Mesocortex gehören:

- *Periarchaeocortex,*
- *Peripalaeocortex,* die als Periallocortex zusammengefaßt werden, und
- *Proisocortex.*

Der *Periarchaeocortex* umgibt bogenförmig den Balken und besteht aus folgenden Teilen: *Gyrus paraterminalis*, balkennaher Teil des *Gyrus cinguli, Gyrus fasciolaris* und *Regio entorhinalis* (Abb. 16-**56**). Diese Regionen gehören zum limbischen System (S. 837).
Der *Peripalaeocortex* ist beim Menschen sehr klein und umgibt den Palaeocortex.
Der *Proisocortex* ist eine Übergangsrinde am Rande des Isocortex, die während der Evolution an der Grenze zwischen Isocortex und Periallocortex entstand.

Isocortex

Mikroskopische Anatomie

Von außen nach innen lassen sich im Isocortex meist 6 Schichten unterscheiden (Abb. 16-**46**):

- **Lamina I, Stratum moleculare, Molekularschicht**. Sie ist nervenzellarm - die Nervenzellen sind im wesentlichen Schalt- und Assoziationszellen -, aber faser- und gliazellreich. Markhaltige Neuriten fügen sich zu einem oberflächenparallelen Netzwerk zusammen. Ganz außen bilden Gliazellen (Astrozyten) eine Gliamembran, *Membrana limitans gliae superficialis*, die von einer Basalmembran bedeckt wird.
- **Lamina II, Stratum granulare externum, äußere Körnerschicht**. In dieser Schicht verzweigt sich ein Teil der afferenten Fasern. Die Schicht ist nervenzellreich. Vor allem kommen kleine Nervenzellen (Körnerzellen) vor, die als Assoziationszellen tätig sind. Außerdem sind Bündel horizontal verlaufender Nervenfasern sichtbar.

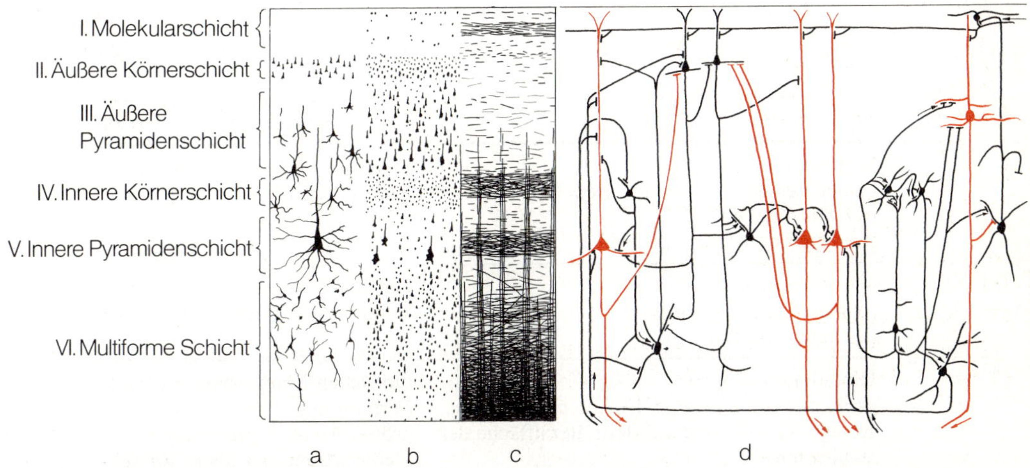

Abb. 16-46a-d. Bau des Isocortex. *Von links nach rechts* Zellbild (**a**) nach Versilberung nach Golgi, (**b**) nach Nissl-Färbung, (**c**) Faserbild nach Markscheidenfärbung, (**d**) Schema der Signalübertragung nach Lorente de Nó (1949). Die *Pfeile* geben die Richtung der Signalübertragung an. Zu beachten sind die intrakortikalen rückläufigen Fasern (Feedback-Kreise). (Nach Bargmann, 1977)

- **Lamina III, Stratum pyramidale externum, äußere Pyramidenzellschicht.** Sie wird von kleineren und mittleren Pyramidenzellen gebildet. Der Dendrit an der Spitze einer Pyramidenzelle ist senkrecht zur Oberfläche gerichtet und erreicht die Schicht I. Am Perikaryon zweigen seitlich weitere kurze basale Dendriten ab. Der Neurit der Pyramidenzelle entspringt in der Regel in der Mitte der Basis des Perikaryons und zieht als Assoziations- oder Kommissurenfaser in die weiße Substanz.
- **Lamina IV, Stratum granulare internum, innere Körnerschicht.** Hier endet ein großer Teil der Afferenzen. Dies erklärt, daß die Dicke dieser Schicht in den verschiedenen Arealen stark variiert; sie kann nahezu fehlen (Gyrus praecentralis, motorisches, also überwiegend efferentes Rindenfeld, s. unten), gut entwickelt (Gyrus postcentralis, somatosensibles, also afferentes Rindenfeld, s. unten) oder in weitere Schichten unterteilt sein (Sehrinde). Bei den Nervenzellen dieser Schicht handelt es sich vor allem um Schaltneurone. Markhaltige, parallel zur Oberfläche verlaufende Fasern können einen mit bloßem Auge sichtbaren weißen Streifen bilden, *äußerer Baillarger Streifen*, der als *Gennari Streifen* ein ganzes Gebiet, die Sehrinde, kennzeichnet.
- **Lamina V, Stratum pyramidale internum, innere Pyramidenschicht.** Sie besitzt große Pyramidenzellen, die in der *Area gigantopyramidalis* (Area 4 nach Brodmann) einen Längsdurchmesser von 100 µm erreichen (Betz Riesenpyramidenzellen). Ihre Spitzendendriten reichen bis in die Schicht I. Ihre Neuriten bilden etwa 3% der Fasern der Pyramidenbahn. Außerdem beinhaltet die Schicht horizontal verlaufende Neuriten, die sich zum *inneren Baillargerschen Streifen* zusammenfügen.
- **Lamina VI, Stratum multiforme, multiforme Schicht.** Diese Schicht enthält vielgestaltige, häufig spindelförmige Nervenzellen. Ihre Neuriten ziehen in die weiße Substanz oder rückläufig als Feedback-Fasern in die Rinde (Abb. 16-**46**) ihres Ausgangsareals.

Im einzelnen bestehen im Neocortex jedoch hinsichtlich des Umfangs der einzelnen Schichten starke regionale Unterschiede. Die Teile des Isocortex, die eine regelmäßige 6-Schichtung aufweisen, werden als *homotypisch*, die mit einem modifizierten Grundplan als *heterotypisch* (Beispiel Area 4) bezeichnet. Die Differenzierung geht aber weiter, wenn die Anordnung und Verteilung der Nervenzellen (Zytoarchitektonik), der markhaltigen Nervenfasern (Myeloarchitektonik) und die Architektonik der Gliazellen, Gefäße, Pigmentverteilung usw. berücksichtigt werden. Die morphologische Differenzierung steht zu den aufgegliederten Leistungen des Cortex in Beziehung (s. unten).

Leistungen des Neocortex

Der Cortex ist für Informationen, die ihn erreichen, die höchste Ebene der Verarbeitung. Der Cortex selbst ist aber auch nur ein Glied komplexer Regelkreise.

Die Tätigkeit zahlreicher Gebiete des Neocortex ist spezialisiert (s. oben). Funktionsmorphologisch sind zu unterscheiden

Tabelle 16-13. Einige Primärfelder des Isocortex nach der cytoarchitektonischen Einteilung. (Nach Brodmann, 1909)

Area	Lokalisation	Experimentelle Reizung führt zu:
4	Stirnlappen frontal des Sulcus centralis, Betz Riesenpyramidenzellen Area gigantopyramidalis	Lokalisierten Muskelkontraktionen je nach Reizort der somatotopisch orientierten Regionen
3, 1, 2	Scheitellappen schmaler Streifen occipital des Sulcus centralis	Sensiblen Empfindungen je nach Reizort der somatotopisch orientierten Regionen
17	Hinterhauptslappen obere und untere Lippe des Sulcus calcarinus, geringe Ausdehnung auf der Lateralfläche der Hemisphäre	Optischen Empfindungen, Punkt-zu-Punkt-Verbindung großes Areal: Fovea centralis kleines Areal: periphere Retina
41, 42	Schläfenlappen operkulare Oberfläche des Gyrus temporalis sup.	Wahrnehmung von akustischen Empfindungen

- **primäre Rindenfelder**,
- **Supplementärfelder** und
- **sekundäre Rindenfelder**.

Primäre Rindenfelder

Hierunter werden Rindenareale verstanden, die überwiegend eine bestimmte motorische oder sensible/sensorische Projektion aufweisen: efferente oder afferente Punkt-zu-Punkt-Verbindungen, z. B. für Skelettmuskeln sowie Dermatome, optische oder akustische Sinnesorgane. Primäre Rindenfelder werden auch als **Projektionsfelder** bezeichnet (Abb. 16-**43**, 16-**45** und Tabelle 16-**13**).

Primäres motorisches Rindenfeld. Das primäre motorische Rindenfeld liegt im *Gyrus praecentralis*, d. h. im Stirnlappen rostral vor dem Sulcus centralis. In dem als Area 4 (nach Brodmann) bezeichneten Gebiet finden sich in den Schichten III und V auffällig große Pyramidenzellen, in der Lamina V die Betz Riesenzellen sowie viele kleinere Pyramidenzellen, dagegen kaum Körnerzellen.

Funktionell ist der Gyrus praecentralis somatotop geordnet. Dies bedeutet, daß jedem Ort des primären motorischen Rindenfeldes einzelne, kontralaterale Muskeln in festgelegter Reihenfolge untergeordnet sind (Tabelle 16-**14**). Dementsprechend führen lokalisiert ausgeführte Reizungen zu Kontraktionen einzelner Muskeln der gegenüberliegenden Seite.

Die Areale für die Finger-, Zungen- und Kehlkopfmuskeln sind beim Menschen besonders groß. Für die Hand, aber auch für andere feingesteuerte Muskelgruppen bestehen in der Area 4 multiple Repräsentationen. Dabei funktioniert ein Teil der Pyramidenzellen, wahrscheinlich die Riesenzellen, nach Art eines offenen Regelkreises, d. h. diese Zellen empfangen keine rückläufige Information über ihre Effekte am Zielort.

Eine 2. Gruppe von Zellen, vermutlich kleinere Neurone, arbeitet nach Art des geschlossenen Regelkreises, der zwar seine Effekte langsam erzielt, aber extrem präzise ist, da ein Teil seiner Signale in die Afferenzen integriert wird, die zurück zu den Ursprungszellen führen.

Tabelle 16-14. Somatotope Zuordnung im motorischen Rindenfeld (Area 4)

Nähe der Mantelkante:	- Beinmuskeln
Nach unten in Richtung auf den Sulcus lateralis folgen:	- Rumpfmuskeln - Armmuskeln - Mimische Muskeln - Kaumuskeln - Zungenmuskeln - Kehlkopfmuskeln

Primäre somatosensible Rindenfelder. Sie befinden sich im *Gyrus postcentralis*. Es handelt sich um die Rindenfelder 3, 1, 2 (nach Brodmann), die als 3 schmale, annähernd parallele Streifen in der hinteren Wand des Sulcus centralis und des Gyrus postcentralis von frontal nach okzipital angeordnet sind. In ähnlicher Richtung wie die Myotome im motorischen Rindenfeld 4 sind die Dermatome in den somatosensiblen Feldern von der Mantelkante bis zum Sulcus lateralis somatotop repräsentiert. Die Finger, besonders Zeigefinger und Daumen, sowie die Lippen und die Zunge besitzen besonders große Projektionsfelder. Dabei sind einzelne Gebiete, besonders solche mit vielen und unterschiedlichen Rezeptortypen, mehrfach vertreten. So weist z. B. die Hand 4 verschiedene Repräsentationen auf, die z. T. noch einmal in Bezirke für langsam und schnell adaptierende Rezeptoren unterteilt sind. Erklärlich wird diese Art der Aufteilung durch die neuronale Organisation des Cortex in Zellsäulen.

Primäres optisches Rindenfeld. Das primäre optische Rindenfeld nimmt im Hinterhauptslappen die obere und untere Kalkarina-Lippe am Sulcus calcarinus ein, Area 17 nach Brodmann. In der Schicht IV liegen zwischen den Körnerzellen viele tangential verlaufende, von Markscheiden umhüllte Fasern, die mit bloßem Auge als Vicq d'Azyr Streifen (= Gennari Streifen) sichtbar sind; deswegen wird dieses Gebiet auch als *Area striata* bezeichnet (Abb. 16-**34**). Bei Reizung dieses Feldes werden an bestimmten Stellen des Gesichtsfeldes optische Wahrnehmungen angegeben (Tabelle 16-**13**).

Primäre akustische Rindenfelder. Primäre Rindenfelder des akustischen Systems bilden die Areae 41, 42 nach Brodmann (Abb. 16-**43**). Es handelt sich um die *Heschl Querwindungen* an der operkularen Seite des Gyrus temporalis superior des Schläfenlappens. Dieses Gebiet enthält wie die anderen primären sensorischen Felder des Cortex viele Körnerzellen.

Hinweis. Rindenareale, in denen Körnerzellen überwiegen, werden als *granulärer Typ* des Cortex, in denen Pyramidenzellen überwiegen, als *agranulärer Typ* bezeichnet.

Supplementärfelder

In der Nachbarschaft der primären Rindenareale liegen als Supplementärfelder bezeichnete

Cortexgebiete. Die Supplementärfelder befinden sich an der Grenze primärer Rindenfelder zur Insel oder zur limbischen Region. Eine somatotope Ordnung ist in den Supplementärfeldern mit geringerer Ortsauflösung als in den primären Rindenfeldern ausgebildet. Es liegt ein

- **motorisches Supplementärfeld** zwischen Area 4 und dem Gyrus cinguli, von dem ein Teil paralimbische Übergangsrinde des Isocortex (Proisocortex; Abb. 16-**45**) ist, ein
- **sensibles Supplementärfeld** zwischen den Areae 3, 1, 2 und dem parainsulären Isocortex (Abb. 16-**43**) am Fuße des Gyrus postcentralis.
- **optisches Supplementarfeld** zwischen der Area 17 und den paralimbischen Regionen (Abb. 16-**45**), ein
- **akustisches Supplementärfeld** zwischen Areae 41, 42 und dem parainsulären Proisocortex.

Sekundäre Rindenfelder

Die sekundären Rindenfelder des Isocortex entstanden während der Evolution der Primaten zwischen den primären Rindenfeldern. Sie nehmen beim Menschen den größten Teil des Cortex ein und sind an den neuronalen Prozessen, die in den primären Rindenfeldern ausgeführt werden, beteiligt. Den sekundären Rindenfeldern werden *„gnostische"* Funktionen zugeschrieben. Vereinfacht werden sie deswegen auch *„Assoziationsfelder"* genannt. Sie erhalten umfangreiche kortikokortikale Afferenzen aus Primär- und Sekundärfeldern verschiedener funktioneller Systeme.
Die sekundären Rindenfelder liegen jeweils in Nachbarschaft zu den entsprechenden primären Rindenfeldern.

Motorische Sekundärfelder befinden sich rostral vor dem Gyrus praecentralis im Stirnlappen, prämotorischer Cortex; seine Afferenzen kommen vor allem von den Basalganglien.

Klinischer Hinweis. Ein Ausfall der motorischen Sekundärfelder führt zu einer *Apraxie.* Der Patient kann früher erlernte, komplexe Zielhandlungen nicht mehr ausführen, obwohl er nicht gelähmt und bei Bewußtsein ist. Der Arzt prüft die Apraxie, indem er dem Patienten eine komplexe Zielhandlung vorführt und ihn dann bittet, diese zu imitieren.

Somatosensible Sekundärfelder befinden sich okzipital vom Gyrus postcentralis im *Scheitellappen.* Sie entsprechen den Areae 5 und 7 nach Brodmann.

Klinischer Hinweis. Bei Ausfall der somatosensiblen Sekundärfelder tritt eine *taktile Agnosie* auf. Der Patient kann bei geschlossenen Augen durch Tasten nicht erkennen, welchen Gegenstand er in den Händen hält. Störungen der räumlichen Wahrnehmung treten ebenfalls auf.

Die ***sekundären optischen Rindenfelder*** liegen in der Umgebung der *Area striata* im Hinterhauptslappen (Areae 18 und 19).

Klinischer Hinweis. Bei Ausfall der Areae 18 und 19 tritt eine *visuelle Agnosie* auf: Der Patient sieht zwar noch einen Gegenstand, ohne ihn jedoch richtig klassifizieren zu können (*Seelenblindheit = optische Agnosie*).

Die ***sekundären akustischen Rindenfelder*** liegen im *Gyrus temporalis superior* in der Umgebung des primären akustischen Rindenfeldes. Sie speichern akustische Erinnerungsbilder.

Klinischer Hinweis. Bei Ausfall tritt Seelentaubheit (*akustische Agnosie*) auf.

Sekundäre Rindenfelder für die Sprache. Die Tätigkeit der Sprechwerkzeuge wird von den entsprechenden Abschnitten des motorischen Cortex (primäre motorische Rinde) gesteuert. Damit sind aber noch nicht die Erfordernisse für die Steuerung und Verarbeitung der Sprache in grammatischer und semantischer Hinsicht erfüllt. Hierfür sind sekundäre Rindenfelder erforderlich:

- **motorische Sprachregion,**
- **sensorische Sprachregion,**
- **weitere Sprachregionen.**

Motorische Sprachregion (*Broca*). Von hier aus werden die jeweils zum Sprechen notwendigen Neuronengruppen des primären motorischen Cortex gesteuert. Das Gebiet befindet sich in der *Pars triangularis* des *Gyrus frontalis inferior* (Abb. 16-**43**) und wird von der A. sulci praecentralis aus der A. cerebri media vaskularisiert. Dieses Zentrum ist lateralisiert, d. h. dieser Teil der Sprachsteuerung wird von nur einer, meist der linken Hemisphäre gesteuert. Bei einer Zerstörung des linken Sprachzentrums innerhalb der ersten Lebensjahre kann die rechte Hemisphäre diese Funktion übernehmen.

Klinischer Hinweis. Ein Ausfall der Broca-Sprachregion in der dominanten Hemisphäre führt zur *motorischen Aphasie.* Der Patient kann bei erhaltenem Sprachverständnis seine am Sprechen beteiligten Muskeln zwar innervieren, trotzdem bildet er beim Versuch zu sprechen nicht die richtige Grammatik (Agrammatismus, Telegrammstil beim Sprechen).

Sensorische Sprachregion. Diese Region dient dem Sprachverständnis (Semantik) und hat die Aufgabe, die Worte mit der richtigen Bedeutung auszuwählen. Die sensorische Sprachregion befindet sich im Gyrus temporalis superior und okzipital anschließenden Rindenregionen und wird als *temporale Sprachregion* nach *Wernicke* bezeichnet. Sie wird von der A. temporalis posterior aus der A. cerebri media versorgt.

Klinischer Hinweis. Bei Ausfall der sensorischen Sprachregion tritt eine *sensorische Aphasie* auf. Der Patient nimmt Gesprochenes akustisch wahr, ohne seinen Sinn zu begreifen (wie bei einer unbekannten Fremdsprache). Gestört ist auch die Wortwahl.

Weitere Sprachregiongen. Außer den erwähnten Gebieten sollen im *Gyrus supramarginalis*, der das Ende des Sulcus lateralis umrandet, und im *Gyrus angularis* des Scheitellappens weitere für das Sprechen wichtige Regionen liegen. Dabei „konvertiert" der Gyrus angularis geschriebene Worte in gesprochene Worte (Lesezentrum). Es folgen die Aktivierung des sensorischen Sprachzentrums, des motorischen Sprachzentrums und schließlich der für die Steuerung der Sprechmuskulatur verantwortlichen Gebiete des Gyrus praecentralis.

Klinischer Hinweis. Eine Läsion des Gyrus angularis der dominanten Hemisphäre führt zu einer *Alexie*: Schrift kann nicht mehr gelesen werden.

Allocortex

Eine zentrale Struktur des Allocortex ist die **Hippocampusformation** (Abb. 16-47). Sie besteht aus dem
- **Gyrus dentatus**,
- **Cornu ammonis**, *Ammonshorn*,
- **Subiculum**, (Abb. 16-47).

Das Cornu ammonis ist von außen nicht sichtbar, da es am Boden des Unterhorns des Seitenventrikels (S. 841) liegt. Rostral verbreitert sich das Ammonshorn zum *Pes hippocampi.*

Mikroskopische Anatomie. Die Gebiete der Hippocampusformation sind meist 3-schichtig. Die Schichten sind:
- **Stratum moleculare**, *Molekularschicht.* In dieser Schicht herrschen die Dendriten der Nervenzellen der folgenden Schicht vor. Nervenzellen kommen nur vereinzelt vor. Im Cornu ammonis besteht das Stratum moleculare aus mehreren Unterschichten.
- **Nervenzellschicht**. Im ***Gyrus dentatus*** besteht die Nervenzellschicht überwiegend aus Körnerzellen, deren Axone durch die plexiforme Schicht (s. unten) zum Cornu ammonis ziehen und dort als Moosfasern die dortige Zellschicht erreichen. Im ***Cornu ammonis*** besteht die Nervenzellschicht im wesentlichen aus Pyramidenzellen. Die Dendriten der Pyramidenzellen breiten sich einerseits im Stratum moleculare, andererseits in der plexiformen Schicht aus. Die Neuriten treten nur in die plexiforme Schicht ein und bündeln sich dort unter der Ventrikeloberfläche zu einer Zone markhaltiger Fasern, *Alveus*, der unmittelbar unter der Ventrikeloberfläche liegt.
- **Plexiforme Schicht** im Gyrus dentatus bzw. **Stratum oriens** im Cornu ammonis. Die **plexiforme Schicht des Gyrus dentatus** besteht im wesentlichen aus Dendriten und Neuriten der Körnerzellschicht, besitzt aber außerdem Sternzellen als Interneurone. Das **Stratum oriens** ist die entsprechende Schicht im Cornu ammonis; sie besteht überwiegend aus Dendriten und Neuriten, verfügt aber auch über Korbzellen als Interneurone.

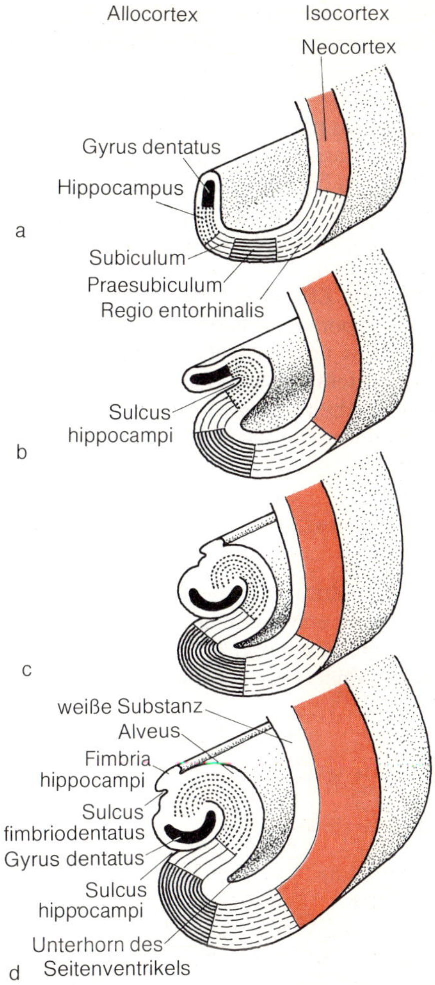

Abb. 16-47 a-d. Vereinfachtes Schema der Entwicklung der Hippocampusformation und des benachbarten Periarchaeocortex (Praesubiculum und Regio entorhinalis. (Nach Warwick u. Williams, 1973)

Die **wichtigsten Afferenzen** des Hippocampus erreichen die Pyramidenzellen des Cornu ammonis über 2 Faserbahnen (Tractus alvearis, Tractus perforans) aus der Area entorhinalis. Zusätzlich endet der Tractus perforans an den Körnerzellen des Gyrus dentatus, die auch afferente Fasern über die Fimbria hippocampi, z. B. aus dem Septum erhalten. Die Axone der Körnerzellen enden dann an den Pyramidenzellen des Cornu ammonis als Moosfasern.
Die **wichtigsten Efferenzen** des Ammonshorns ziehen zum Hypothalamus (im Fornix), zur Formatio reticularis und zu Gebieten im frontalen, parietalen und temporalen Neocortex.
In ihrer Gesamtheit ist die Hippocampusformation Teil des limbischen Systems (S. 837).

4. Weiße Substanz

Unter der Großhirnrinde liegt als weiße Substanz das **Mark**, eine Schicht aus vielen Faserbahnen, die die Rindenfelder mit anderen Zentren des Zentralnervensystems sowie die Rindenfelder untereinander in derselben Hemisphäre und mit denen der Gegenseite verbinden.
Zu unterscheiden sind
- **Projektionsbahnen**,
- **Assoziationsbahnen** und
- **Kommissurenbahnen**.

Projektionsbahnen

Neocortex. Die Projektionsbahnen verbinden afferent oder efferent die Großhirnrinde mit tiefer gelegenen Zentren des Gehirns oder des Rückenmarks. Die *afferenten, kortikopetalen* Systeme erhalten Signale aus der Peripherie über zwischengeschaltete Neurone, deren letztes im Thalamus oder im Metathalamus liegt (Abb. 16-**50**, 16-**51**, 16-**53**). Die *efferenten, kortikofugalen* Bahnen dienen der Impulsleitung von der Rinde über Neuronenketten zur Peripherie (Abb. 16-**55**).
Im Laufe der Neencephalisation haben sich die Projektionsbahnen zu einem Faserfächer, **Corona radiata**, gebündelt. Er bildet im Grenzgebiet zwischen Telencephalon und Diencephalon die *Capsula interna.*

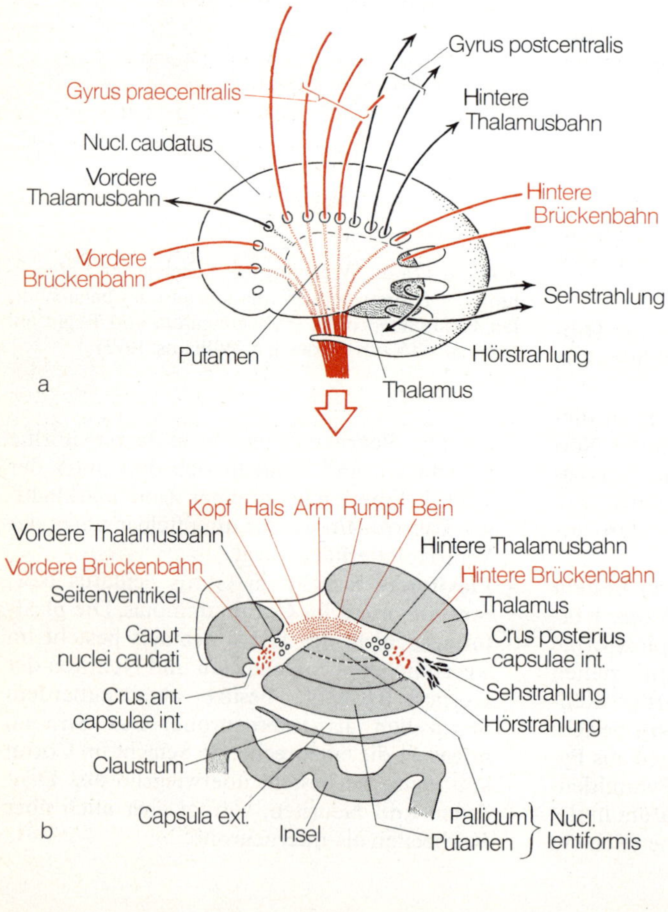

Abb. 16-48 a, b. Projektionsbahnen in der Capsula interna. **a** Seitenansicht der Corona radiata von der linken Seite mit Darstellung des Nucl. caudatus und des Putamen. **b** Posititionsentsprechender Horizontalschnitt der linken Seite durch die Capsula interna mit ihren Bahnen

Capsula interna (Abb. 16-**48**). Die Capsula interna, innere Kapsel, liegt zwischen Nucleus lentiformis (lateral) und Thalamus und Nucleus caudatus (medial). In Horizontalschnitten bildet sie einen stumpfen Winkel.
Die durch die innere Kapsel verlaufenden Fasern sind topographisch geordnet. Zu unterscheiden sind in Horizontalschnitten ein

- **Crus anterius** zwischen Caput nuclei caudati (innen) und Nucleus lentiformis (außen) mit
  - ***Radiationes thalamicae anteriores***: Verbindungsfasern zwischen Lobus frontalis und Nuclei mediales thalami sowie zwischen Nuclei anteriores thalami und Gyrus cinguli, und
  - ***Tractus frontopontinus***: Faserverbindungen vom Lobus frontalis zu Brückenkernen;
- **Genu capsulae internae**, *Knie*, etwa in Höhe des Foramen interventriculare mit Fasern des
  - ***Tractus corticonuclearis***
- **Crus posterius** mit
  - ***Fibrae corticospinales,***
  - ***Fibrae corticorubrales,***
  - ***Fibrae corticoreticulares,***
  - ***Fibrae corticothalamicae,***
  - ***Fibrae thalamoparietales,***
  - ***Radiationes thalamicae centrales.***

Der inneren Kapsel schließen sich nach hinten an die

- ***Radiatio optica***
- ***Radiatio acustica***
- ***Fibrae corticotectales***
- ***Fibrae temporopontinae.***

Capsula externa (Abb. 16-**42**). Ein kleiner Teil der Projektionsbahnen bildet lateral vom Putamen die *Capsula externa*, die sich basal von diesem Kern mit der Capsula interna vereint. Von hier konvergieren die Projektionsbahnen in das *Crus cerebri*.

Klinischer Hinweis. Eine Blutung aus den zentralen Ästen der A. cerebri media in die Capsula interna kann die Projektionsbahnen unterbrechen. Werden efferente Bahnen geschädigt, sind die Muskeln der kontralateralen Körperhälfte gelähmt (*Hemiplegie*).

Allocortex. Projektionsbahnen vom Allocortex verlaufen von der Hippocampusformation über die Fimbria hippocampi und den Fornix zum Hypothalamus (Corpus mamillare). Von hier setzt sich die Neuronenkette als *Tractus mamillothalamicus* (*Vicq d'Azyr Bündel*) zu den *Nuclei anteriores* des *Thalamus* fort.

Fornix (Abb. 16-**45**, 16-**56**). Der Fornix gliedert sich in mehrere Abschnitte:

- **Crus fornicis**, das aufsteigt und bogenförmig verläuft,
- **Corpus fornicis**, das unter dem Balken liegt und sich mit dem der Gegenseite durch die ***Commissura fornicis*** verbindet und
- **Columna fornicis**, die durch die graue Substanz des Diencephalon verläuft, um das Corpus mamillare zu erreichen.

Assoziationsbahnen

Die Rindenfelder derselben großen Hemisphäre werden untereinander verbunden durch

- **kurze Assoziationsbahnen** und
- **lange Assoziationsbahnen.**

Kurze Assoziationsbahnen, **Fibrae arcuatae**. Die Fibrae arcuatae ziehen in einem bogenförmigen Verlauf zwischen benachbarten Windungen und liegen dicht unter der Großhirnrinde.

Lange Assoziationsbahnen. Sie verbinden Hirnlappen untereinander (Abb. 16-**49**). Es handelt sich um den

- **Fasciculus frontoparietalis**, ein dünnes Assoziationsbündel zwischen Stirn- und Scheitellappen,
- **Fasciculus longitudinalis superior**. Er zieht als ein dickes Bündel zwischen Stirn- und Hinterhauptslappen mit Faserabgängen zum Scheitel- und Schläfenlappen.
- **Fasciculus frontooccipitalis arcuatus**, der in gleicher Richtung bogenförmig wie der vorher genannte Faszikel verläuft.
- **Fasciculus occipitalis verticalis** zwischen Scheitel- und Hinterhauptslappen.
- **Fasciculus longitudinalis inferior** zwischen Schläfen- und Hinterhauptslappen.
- **Fasciculus uncinatus** zwischen Stirn- und Schläfenlappen.
- **Cingulum**. Es liegt als Faserbündel im Mark des Gyrus cinguli und zieht vom Stirnlappen bogenförmig um den Balken zum Schläfenlappen.

Kommissurenbahnen

Kommissurenbahnen des Endhirns verbinden gleiche Rindenareale beider Hemisphären. Zu unterscheiden sind

- **Commissura rostralis (anterior),**
- **Corpus callosum**, ***Balken,***
- **Commissura fornicis.**

Commissura rostralis (anterior). Sie enthält 2 Faserbahnen. Der eine Anteil zieht zwischen Arealen des Palaeocortex der beiden Seiten, der andere Anteil verbindet kleine Felder im Isocortex

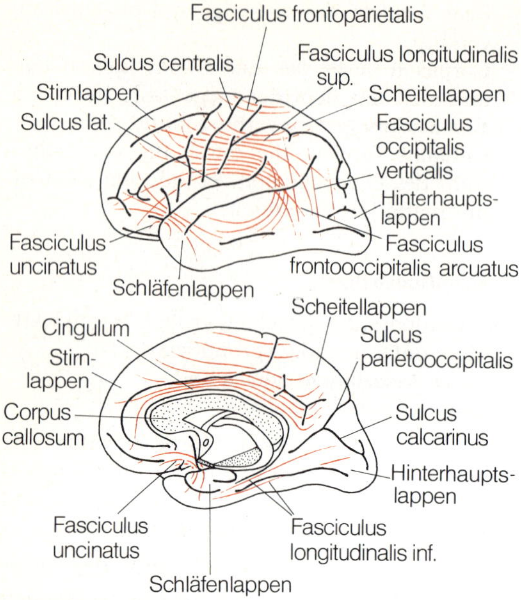

Abb. 16-49. Lange Assoziationsfasern auf die laterale Hirnfläche *(oben)* und auf die mediane Hirnfläche *(unten)* projiziert. (Nach Braus u. Elze, 1960)

des Stirnlappens und des Schläfenlappens miteinander (Abb. 16-**32**, 16-**36**).

Corpus callosum. Es stellt eine große Querverbindung des Neocortex dar, an der man im Medianschnitt von rostral nach okzipital *Rostrum, Genu, Truncus* und *Splenium corporis callosi* unterscheiden kann (Abb. 16-**45**). An Faserpräparaten sind dicke querverlaufende Züge zu erkennen, *Radiatio corporis callosi*, die rostral und okzipital zangenförmig zur Rinde umbiegen, *Forceps frontalis, Forceps occipitalis.*
Unter dem Balken, d.h. zwischen Balken und Fornix, befindet sich das **Septum pellucidum.** Hierbei handelt es sich um eine dünne Gliaplatte ohne Nervenfasern. Es ist der Rest der embryonalen Kommissurenplatte (S. 753).
Das Septum pellucidum bildet die rostrale Scheidewand der Seitenventrikel.

Commissura fornicis. Sie besteht aus kreuzenden Faserzügen zwischen den Fornixschenkeln und verbindet Teile des Archaeopallium (Hippocampus) miteinander.

Hinweis. Die Commissura epithalamica (posterior) gehört nicht zu dem Kommissurensystem des Endhirns, weil sie Kerngebiete des Mittelhirns und des Epithalamus verbindet (S. 802).

D. Neurofunktionelle Systeme

Neurofunktionelle Systeme sind Ordnungen von Neuronenpopulationen mit gerichteter Signalübertragung.
Die Leistungen dieser Systeme sind komplex. Dies geht darauf zurück, daß die Neuronenketten vielgliedrig sind. Die zwischengeschalteten Neurone „verrechnen" die Signale. Dabei wird Information in dem Sinn „gefiltert", daß biologisch-wichtige Signale verstärkt und biologisch-unwesentliche Signale abgeschwächt werden.
Die meisten neurofunktionellen Systeme des Zentralnervensystems sind *longitudinal angeordnet* und *kreuzen auf die andere Seite.* Einige neurofunktionelle Systeme haben jedoch kreuzende und nichtkreuzende Anteile, d.h. kontralaterale und ipsilaterale Verbindungen.

Klinischer Hinweis. Bei einseitiger Läsion kann der erhaltene Anteil die jeweiligen Funktionen manchmal noch ausführen – wenn auch abgeschwächt (s. zentrale Facialislähmung, S. 833).

Zu unterscheiden sind
- **afferente Systeme,**
- **efferente Systeme,** das
- **limbische System** und
- **monoaminerge Systeme.**

Afferente Systeme. Hierbei handelt es sich um
- **sensible Systeme,** die Signale von den Rezeptoren der Haut (Oberflächensensibilität) oder des Bewegungsapparates (Tiefensensibilität) zur Großhirnrinde leiten, und
- **sensorische Systeme,** die Rezeptoren spezieller Sinnesorgane mit der Großhirnrinde verbinden:
  - ***akustisches System,***
  - ***vestibuläres System,***
  - ***gustatorisches System,***
  - ***visuelles System,***
  - ***olfaktorisches System.***

Efferente Systeme. Die wichtigsten efferenten Systeme sind das
- **pyramidale System,** das „Befehle" von der Großhirnrinde direkt oder über Interneurone an Motoneurone übermittelt, das
- **oculomotorische System,** das die Bewegungen der äußeren Augenmuskeln steuert und die
- **motorischen Systeme der Basalganglien.** In diesen Systemen stehen subkortikal-motorische (sog. extrapyramidale) Kerne über komplizierte Rückkopplungsschleifen mit dem motorischen Cortex oder über mehrgliedrige Neuronenketten ebenfalls mit den Motoneuronen in Verbindung.

Die vom pyramidalen und subkortikal-motorischen System gesteuerten Motoneurone innervieren die Skelettmuskulatur.

Limbisches System. Das limbische System dient der Selbst- und Arterhaltung. Es ist der Sitz von *Emotionen*, z.B. *Wut*, *Angst*, *Lust*, *Sexual-* und *Antriebsverhalten*. Die Neurone des limbischen Systems sind vegetativen Zentren, z.B. dem Hypothalamus, übergeordnet.

Monoaminerge Systeme. Sie bilden eine eigene Gruppe von Systemen, die zu vielen Gebieten in den verschiedensten Abschnitten des Zentralnervensystems Beziehung haben. Sie sind nach ihren wirksamen Transmittersubstanzen Dopamin, Noradrenalin oder Serotonin definiert und nicht nach der Zuordnung zu bestimmten zytoarchitektonischen Arealen und einzelnen Aufgaben. Die monoaminergen Systeme haben entsprechend ihrer Wirkungsorte vielfältige Aufgaben und sind vor allem für das Verständnis neurobiochemischer und neuropharmakologischer Zusammenhänge von Bedeutung.

I. Sensible Systeme

Gemeinsame Kennzeichen sensibler Bahnen sind, daß
- vom Rezeptor bis zum Cortex die Neuronenkette aus mindestens 3 Neuronen besteht,
- die Perikarya des 1. Neurons außerhalb des ZNS liegen (Ausnahme: pseudounipolare Nervenzellen des mesencephalen Trigeminuskerns im Mittelhirn und Pons für die Muskelspindeln der Kaumuskeln),
- die Perikarya des 2. Neurons sich im Rückenmark und Hirnstamm befinden,
- die Neuriten des 2. Neurons die Seite kreuzen und im Gehirn einen Lemniscus bilden,
- die Perikarya des 3. Neurons im Thalamus liegen und
- die Neuriten des 3. Neurons in den Radiationes thalamicae verlaufen.

1. Mediales Lemniscus System (Abb. 16-**50**)

1. Neuron. Die Perikarya der 1. Neurone werden von *pseudounipolaren Nervenzellen der Spinalganglien* gebildet. Die Neurone, die mit Mechanorezeptoren der Haut verbunden sind, vermitteln die Berührungssensibilität. Andere Neurone erhalten ihre Signale aus Muskelspindeln, Sehnenorganen und übrigen propriozeptiven Rezeptoren und leiten die kortikal erfaßbare Tiefensensibilität. Die zentralen Fortsätze aller dieser

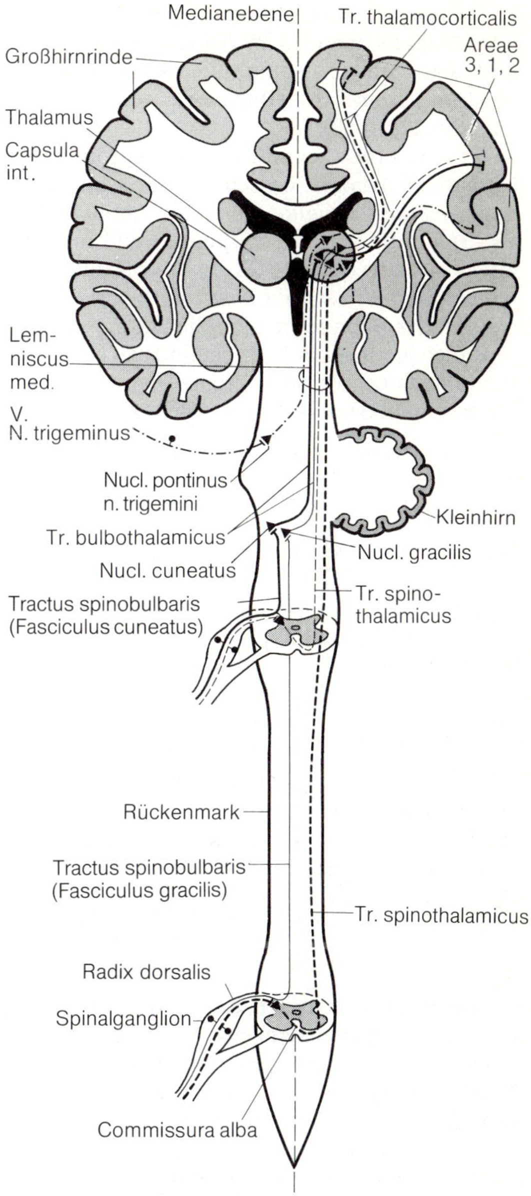

Abb. 16-50. Schema der sensiblen Systeme. Auf der rechten Körperseite wurde die Umrißlinie für das Kleinhirn entfernt, um die Eintrittsstelle des N. trigeminus anzugeben

Neurone bilden die *Tractus spinobulbares*, die in den Hintersträngen verlaufen. Dort sind die somatoafferenten Axone *somatotop* geordnet, d.h. die Bahnen aus den einzelnen Dermatomen sind schichtweise orientiert (vgl. S. 763). Aus der unteren Körperhälfte gruppieren sich die Axone zum **Fasciculus gracilis**, aus der oberen Körperhälfte zum **Fasciculus cuneatus** (Abb. 16-**15**, 16-**17**).

2. Neuron. Im Rautenhirn werden der Tractus spinobulbaris medialis im *Nucleus gracilis* (Goll) und der Tractus spinobulbaris lateralis im *Nucleus cuneatus* (Burdach) umgeschaltet (Abb. 16-**22**, 16-**50**).
In diesen Kernen beginnen die 2. Neurone, **Tractus bulbothalamicus**, dessen Neuriten bogenförmig, *Fibrae arcuatae internae* (Abb. 16-**22 b**, 16-**23**) auf die Gegenseite kreuzen und im **Lemniscus medialis** (Abb. 16-**23**-16-**26**) bis zum Thalamus (*Nucleus ventralis posterolateralis*) aufsteigen. Dieser Bahn legen sich die Axone aus den sensiblen Kernen des N. trigeminus an (s. unten), die in analoger Weise afferente Signale aus der Gesichtshaut dem *Thalamus* zuleiten.

3. Neuron. Vom Thalamus zieht das 3. Neuron als **Tractus thalamocorticalis** zum primären sensiblen Rindenfeld des Großhirns (*Areae 3, 1, 2*).

Im Ganzen gesehen kreuzt das sensible System zur Gegenseite und ist durchgehend bis hin zum sensiblen Projektionsfeld der Großhirnrinde (Areae 3, 1, 2) somatotop geordnet (S. 763).

2. Anterolaterales System

Das anterolaterale System leitet Signale von Kälte-, Wärme-, Schmerz- und Mechanorezeptoren der Leibeswand.

1. Neuron. Die 1. Neurone liegen mit ihren *pseudounipolaren Perikarya in Spinalganglien* und enden an *Strangzellen der Hinterhörner* des Rükkenmarks (Abb. 16-**50**).

2. Neuron. Die Neuriten der 2. Neurone bilden den **Tractus spinothalamicus**. Sie kreuzen in der *Commissura alba* zur Gegenseite und ziehen im Vorderseitenstrang des Rückenmarks (Abb. 16-**17**) und durch das Rhombencephalon aufwärts. Im Pons lagert sich der Tractus spinothalamicus dem Tractus bulbothalamicus an (Abb. 16-**50**). Von hier verlaufen die verschiedenen sensiblen Bahnen gemeinsam zum *Thalamus*. Dabei liegen im Mittelhirn der Tractus spinothalamicus, der Tractus bulbothalamicus und die Trigeminusbahnen so dicht beieinander, daß - anders als im Rückenmark - eine isolierte Verletzung einer Bahn unwahrscheinlich ist (Abb. 16-**50**).

3. Neuron. Das 3. Neuron dieses sensiblen Systems zieht vom Thalamus ebenfalls zum somatosensiblen Projektionsfeld (*Areae 3, 1, 2*).

3. Trigeminussystem

Zu unterscheiden sind 3 Anteile, die von unterschiedlichen Rezeptoren ausgehen, nämlich von
- **Schmerz-, Kälte-** und **Wärmerezeptoren**,
- **Mechanorezeptoren** und
- **Muskelspindeln der Kaumuskeln**.

Schmerz-, Kälte- und Wärmerezeptoren. Das *1. Neuron* dieses Trigeminusteils, der von Schmerz-, Kälte- und Wärmerezeptoren der Gesichtshaut sowie der Schleimhäute der Nase und der Nasennebenhöhlen, der Mundhöhle und der Zähne ausgeht, leitet seine Signale über die Äste des N. trigeminus zu den *pseudounipolaren Perikarya des Ganglion trigeminale*. Die zentralen Fortsätze gelangen über die Radix sensoria, **Portio major**, des N. trigeminus in das Rautenhirn.
Das *2. Neuron* beginnt im *Nucleus spinalis nervi trigemini*, der seitlich in der Medulla oblongata liegt und bis in den zervikalen Teil des Rückenmarks reicht. Er entspricht den Strangzellen im Hinterhorn des Rückenmarks, die ebenfalls Schmerz-, Kälte- und Wärmequalitäten leiten. Vom Nucleus spinalis nervi trigemini ziehen die Fasern als **Tractus trigeminothalamicus** aufwärts. Dabei kreuzen sie in der Medulla oblongata die Seite und verlaufen dann gemeinsam mit dem Tractus spinothalamicus zum *Thalamus*.
Das *3. Neuron* verbindet Thalamus und *Gyrus postcentralis*, wo das Primärfeld am Fuß der postzentralen Windung in Nachbarschaft zum Sulcus lateralis liegt.

Mechanorezeptoren der Haut des Gesichtes, des Auges, der Nasen- und der Mundhöhle. Die Bahn dieser Mechanorezeptoren leitet Oberflächen- und Tiefensensibilität mit Ausnahme von Schmerz- und Temperaturqualitäten.
Das *1. Neuron* dieses Trigeminusteils hat gleichfalls seine *pseudounipolaren Nervenzellen im Ganglion trigeminale*.
Das *2. Neuron* beginnt im *Nucleus pontinus nervi trigemini* des Pons. Von hier *kreuzen* die Fasern die Seite - evtl. kommen auch ungekreuzte Fasern vor - und verlaufen als **Lemniscus trigeminalis** gemeinsam mit dem Lemniscus medialis zum Thalamus.
Das *3. Neuron* vom *Nucleus ventralis posteromedialis* des Thalamus zieht anschließend als **Tr. thalamocorticalis** zum Gyrus postcentralis.

Muskelspindeln der Kaumuskulatur. Die Perikarya des *1. Neurons* dieses afferenten Trigeminusteils liegen *nicht* im Ganglion trigeminale, sondern im *Nucleus mesencephalicus nervi trigemini*, der entlang des zentralen Höhlengraus in Pons und Mittelhirn liegt. Der zentrale Fortsatz dieses 1. Neurons bildet eine Kollaterale zum motorischen Ursprungskern des N. trigeminus. Auf diesem Weg kann der monosynaptische *Masseterreflex* ausgelöst werden.

4. Angewandte Anatomie der sensiblen Systeme

Der Tractus spinothalamicus und der Tractus spinobulbaris verlaufen im Rückenmark und in der Medulla oblongata räumlich getrennt. Deshalb kann eine *dissoziierte Empfindungsstörung* auch bei einer Läsion im lateralen Bereich der Medulla oblongata auftreten. Wird dort der Tractus spinothalamicus vollständig unterbrochen, kommt es zu einer Störung der Schmerz- und Temperaturempfindung der kontralateralen Körperhälfte im Hals-, Rumpf- und Extremitätenbereich bei noch vorhandener Mechanosensibilität. Wird in der Medulla oblongata zusätzlich das 1. Neuron und/oder die Anfangsstrecke des 2. Neuron des nociceptiven Trigeminussystems geschädigt, treten ipsilaterale Schmerzleitungsstörungen im Gesicht hinzu. Es entsteht das Bild einer *gekreuzten Sensibilitätsstörung*, z. B. beim Wallenberg-Syndrom, dessen Ursache eine Läsion in dem lateralen Sektor der Medulla oblongata ist.
Durch eine Läsion des medialen Lemniskussystems kommt es zu einer Störung der taktilen Diskrimination, d. h. der Berührungs-, Lage- und Vibrationsempfindung. Mittelliniennahe Prozesse in der Medulla oblongata können einseitige oder beidseitige Ausfälle dieses sensiblen Systems hervorrufen. Oberhalb der Brücke führt die enge Lage der beiden sensiblen Systeme selten zu dissoziierten Sensibilitätsstörungen. Entsprechendes gilt für das Trigeminussystem. Isolierte Störungen der Schmerz- und Temperaturempfindung treten nur bei eng begrenzten Läsionen im Rückenmark und/oder in der Medulla oblongata auf, die den Tractus spinothalamicus und/oder das System des spinalen Trigeminuskerns treffen.
Herde im hinteren Bereich der Capsula interna bewirken Sensibilitätsstörungen meist einer ganzen Körperseite. Das beruht auf der engen Bündelung aller sensiblen Systeme in diesem Bereich. Die zunehmende somatotope Auffächerung der thalamokortikalen Bahnen im Centrum semiovale bis zur sensiblen Rinde führt zu *isolierten Sensibilitätsstörungen* einzelner (kontralateraler) Körperabschnitte, die dann alle sensiblen Qualitäten umfassen.

II. Akustisches System

Die Haarzellen im Cortischen Organ übersetzen die von Schallwellen ausgelösten Endolymphbewegungen in Signale. Diese werden von den bipolaren Nervenzellen des **Ganglion spirale** in der Schnecke abgeleitet. Sie bilden das ***1. Neuron*** der Hörbahn. Ihre Neuriten ziehen im VIII. Hirnnerven am Kleinhirnbrückenwinkel ins Rautenhirn. Hier kommt es zu einer Aufteilung der Hörbahn (Abb. 16-**24**, 16-**51**), da im
- **Nucleus cochlearis dorsalis** der eine Teil der Axone, im
- **Nucleus cochlearis ventralis** der andere Teil endet. In beiden Kernen beginnt das ***2. Neuron*** der Hörbahn.

Nucleus cochlearis dorsalis. Die Neuriten der Perikarya dieses Kerns verlaufen am Boden der Rautengrube dicht unterhalb der Striae medullares ventriculi quarti (Abb. 16-**19**, 16-**51**). Sie kreuzen auf die Gegenseite, ziehen nach basal und enden in den Kernen des *Corpus trapezoideum*, im *Nucleus ventralis corporis trapezoidei* und im *Nucleus dorsalis corporis trapezoidei* (Nucleus olivaris superior). Von hier zieht das *nächste Neuron* in der lateralen Schleife, **Lemniscus lateralis**, zum *Colliculus caudalis* (Abb. 16-**19**). Auf diesem Wege kann noch ein weiteres Neuron zwischengeschaltet sein.
Vom Colliculus caudalis verläuft die nächste Neuronenpopulation (***3. Neuron***) über das Brachium colliculi caudalis zum *Corpus geniculatum mediale* (Abb. 16-**26**, 16-**51**). Das *letzte Neuron* gelangt von diesem medialen Kniehöcker über die Hörstrahlung zu den primären akustischen Rindenfeldern des Großhirns (*Areae 41, 42*) (Abb. 16-**43**, 16-**51**).

Nucleus cochlearis ventralis. Vom Nucleus cochlearis ventralis verlaufen im Tegmentum des Rautenhirns ebenfalls Bahnen zu Kernen des Trapezkörpers der Gegenseite und nehmen den gleichen Verlauf wie der oben beschriebene dorsale Teil der Hörbahn. Ein anderer Teil der ventralen Hörbahn bleibt auf der gleichen Seite und zieht ipsilateral über die erwähnten subkortikalen Zentren *zu den primären akustischen Rindenfeldern* des Großhirns (*Areae 41, 42*).
Die *bilaterale Aufteilung* der Hörbahn wird mit dem Richtungshören in Verbindung gebracht.

Klinischer Hinweis. Die einseitige Zerstörung des Ganglion spirale oder der Nuclei cochleares ventralis et dorsalis führt zur *ipsilateralen Taubheit.* Die einseitige Läsion der anderen übergeordneten subkortikalen akustischen Zentren führt nicht zu einer vollständigen einseitigen Taubheit, weil der beschriebene doppelseitige Verlauf der Hörbahn eine Zweitleitung ermöglicht.

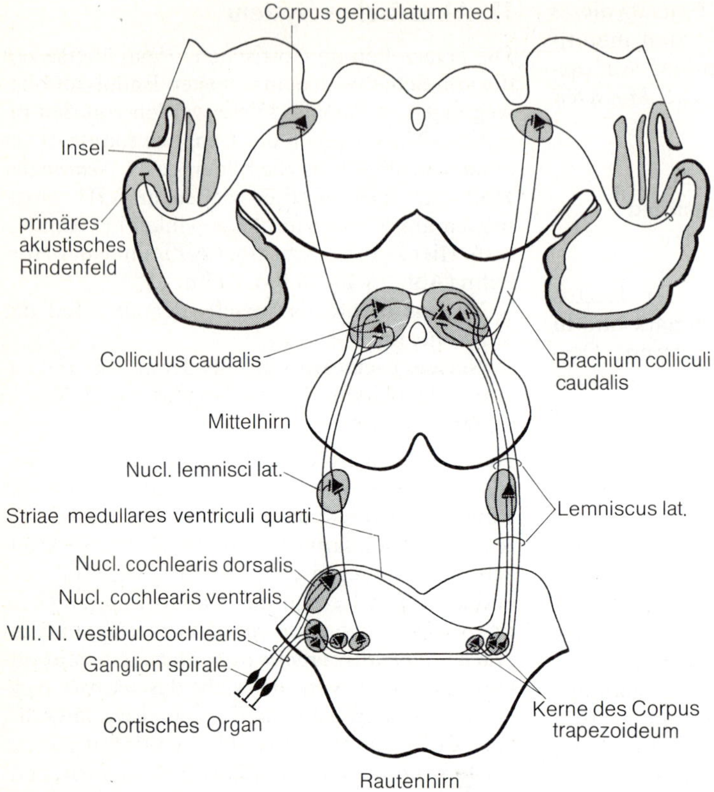

Abb. 16-51. Schema des akustischen Systems. (Nach Crosby et al., 1962)

Kollaterale. Von den subkortikalen akustischen Zentren zweigen besonders *aus den Colliculi caudales* Bahnen ab, die durch das Mittelhirn, das Rautenhirn und/oder das Rückenmark Reflexe auf akustische Reize hin vermitteln. Außerdem sind Neurone der Formatio reticularis parallel zu aufsteigenden Abschnitten der Hörbahn geschaltet.

Efferente Fasern. Von einem Unterkern des Corpus trapezoideum (Nucleus olivaris superior) verläuft eine efferente Bahn in die Schnecke und endet an den Haarzellen des Cortischen Organs (*Tractus olivocochlearis*, Rasmussen-Bündel). Im Experiment können Impulse des Hörnerven durch Reizung dieses Tractus olivocochlearis unterdrückt werden.

III. Vestibuläres System

Die Rezeptoren des vestibulären Systems liegen in den *Bogengängen* sowie im *Sacculus* und *Utriculus* des häutigen Labyrinths. Die Sinneszellen der Bogengänge registrieren Drehbeschleunigungen, die des Sacculus und des Utriculus Linearbeschleunigungen im Schwerefeld der Erde.

1. Neuron. Die Signale der Sinneszellen werden vom 1. Neuron des vestibulären Systems weitergeleitet, dessen Perikarya im ***Ganglion vestibulare*** liegen. Die zentripetalen Fortsätze ziehen im VIII. Hirnnerven gemeinsam mit dem Hörnerven, N. vestibulocochlearis, zum Rautenhirn (Abb. 16-**52**). Dort endet das 1. Neuron im Boden der Rautengrube (Area vestibularis) in 4 Kerngruppen:

- ***Nucleus vestibularis superior*** (Bechterew),
- ***Nucleus vestibularis medialis*** (Schwalbe),
- ***Nucleus vestibularis lateralis*** (Deiters),
- ***Nucleus vestibularis inferior*** (Roller).

2. Neuron. Es beginnt in den Vestibulariskernen. Die Neuriten ziehen

- **zu Kleinhirnkernen** und zur **Kleinhirnrinde** (*Flocculus* und *Nodulus*); als
- **Tractus vestibulospinalis** vor allem *aus dem großzelligen Nucleus vestibularis lateralis* (Deiters) absteigend zu den motorischen Vorderhornzellen des Rückenmarks (Abb. 16-**17**, 16-**52**); im
- **Fasciculus longitudinalis medialis** zu den Ursprungskernen für die Augen- und Halsmuskeln (Abb. 16-**22** bis 16-**26**, 16-**52**).

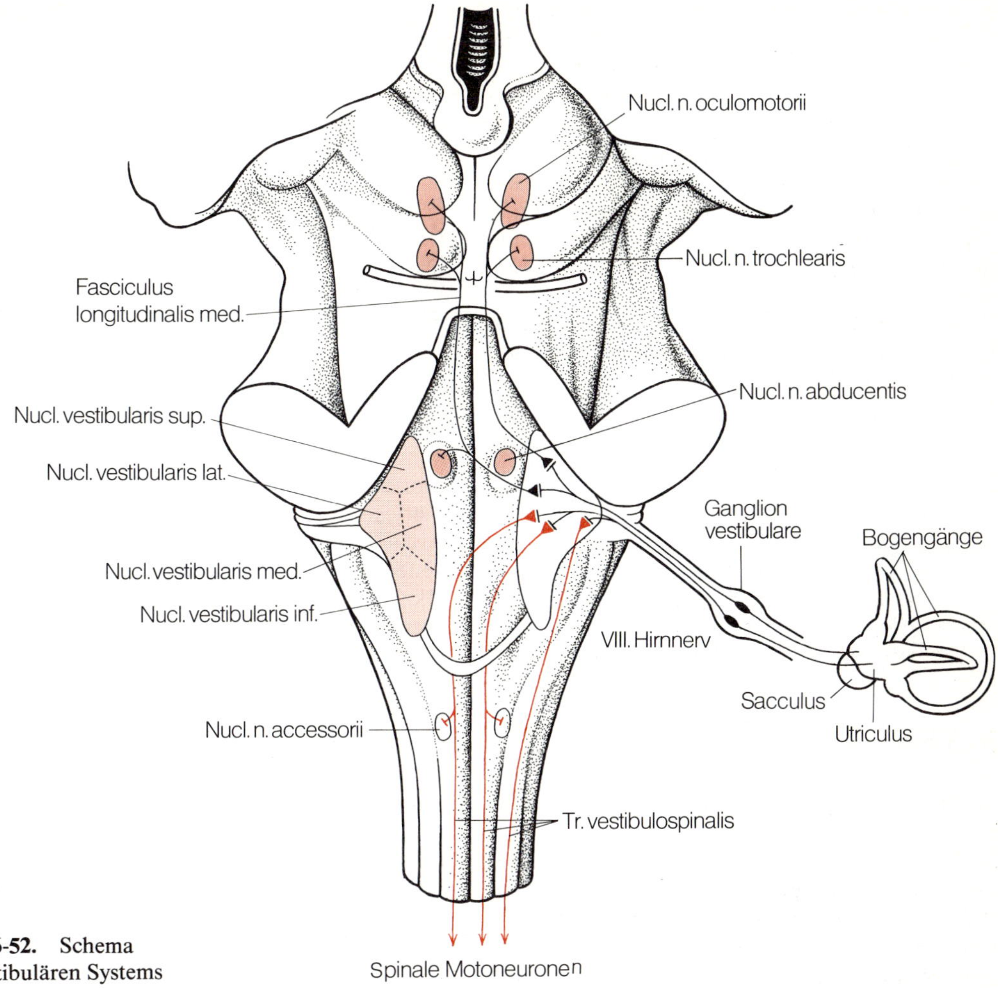

Abb. 16-52. Schema des vestibulären Systems

Die zahlreichen Verbindungen des vestibulären Systems zu den Motoneuronen für die Augen-, Hals-, Rumpf- und Extremitätenmuskeln wirken bei der reflektorischen Regulation der Körperhaltung durch Körperstellreflexe und bei Augenbewegungen durch Augenreflexe mit. Sie haben die Aufgabe eines *Navigationssystems.* Dabei werden Augenstellung und Kopfhaltung gegen Störeinflüsse stabilisiert. Bei jeder Kopfbewegung erfolgt eine reflektorische Augenbewegung, so daß der gesehene Gegenstand auf einem Punkt der Netzhaut „festgehalten" wird, um die optische Orientierung im Raum zu gewährleisten.

Klinischer Hinweis. Bei akutem Ausfall des vestibulären Systems treten *Gleichgewichtsstörungen* auf. Weiterhin kann es zu einem vestibulären *Nystagmus* kommen. - Unter *Nystagmus* versteht man unwillkürliche, spontane oder reflektorisch ausgelöste Bewegungen beider Bulbi oculi in einer Ebene mit einer langsamen Hin- und einer schnellen Rückbewegung.

Im Gegensatz zu den zahlreichen Verbindungen des Vestibularissystems im Hirnstamm sind die Verbindungen zur Großhirnrinde nur spärlich. Dort enden Afferenzen in der ventralen Postzentralregion nahe dem sensiblen Gesichtsbezirk.

IV. Gustatorisches System

Die Rezeptoren der Geschmacksbahnen liegen in den *Geschmacksknospen* und *freien Nervenendigungen des Mund- und Rachenraumes.* Die afferente sensorische Signalübertragung erfolgt über 3 Kiemenbogennerven, den *VII., IX. und X. Hirnnerven*:

- *Von den vorderen ⅔* der Zunge gelangen die afferenten Signale von der *Chorda tympani* (S. 494) zum ***Ganglion geniculi*** des N. facialis. Dort liegt als pseudounipolare Nervenzelle das Perikaryon des **1. Neurons.**

- *Von dem hinteren Drittel* der Zunge ziehen Fasern des N. glossopharyngeus (S. 495) zu den ***Ganglia superius et inferius n. glossopharyngei.***
- *Vom Rachen und vom Kehlkopfeingang* verlaufen Fasern über den N. vagus (S. 496) zu den ***Ganglia superius et inferius n. vagi.***

Die zentralen Fortsätze aus den erwähnten Ganglien sammeln sich im Rautenhirn und enden im ***Nucleus solitarius*** (Tabelle 16-7). Von hier gelangt das **2. Neuron** im ***Lemniscus medialis*** zum ***Thalamus** der Gegenseite.*

Das **3. Neuron** zieht vom Thalamus wahrscheinlich in die Nähe des ***Gyrus postcentralis*** oder möglicherweise in die Inselrinde.

Klinischer Hinweis. Die Prüfung der normalen Geschmackswahrnehmung in den vorderen ⅔ der Zunge dient der Lokalisation von peripheren Läsionen des N. facialis. Eine vollständige Durchtrennung des N. facialis (einschließlich N. intermedius) im Porus acusticus internus führt auf der gleichen Seite zu einer fehlenden Geschmackswahrnehmung im Bereich der vorderen ⅔ der Zunge. Bei Durchtrennung des N. facialis am Foramen stylomastoideum (nach Abgang der Chorda tympani) ist die Geschmackswahrnehmung normal.

V. Visuelles System

1. Neuronale Ordnung der Retina und der Sehnerven

Die Rezeptoren optischer Reize sind die Stäbchen- und Zapfenzellen der Netzhaut. Die optischen Signale werden insgesamt durch 3 Neuronenpopulationen der Netzhaut weitergeleitet (S. 721). Die Neuriten des **3. Neurons** sind die Ganglienzellen der Retina. Sie bilden den N. opticus. Im *Chiasma opticum*, das dem Boden des III. Ventrikels anliegt (Abb. 16-**18**), kreuzen die Fasern aus der nasalen Hälfte der Retina, *temporales Gesichtsfeld*, auf die Gegenseite. Die Fasern aus der temporalen Retinahälfte, *nasales Gesichtsfeld*, ziehen ungekreuzt durch das Chiasma opticum (Abb. 16-**53**). Die Sehnervenfasern verlaufen weiter im *Tractus opticus* und enden größtenteils im **Corpus geniculatum laterale**.

Beim Blick geradeaus überlagern sich das rechte und das linke Gesichtsfeld nahezu vollständig. Wird das gemeinsame Gesichtsfeld durch die Medianebene des Kopfes halbiert, erreichen optische Signale einer Gesichtsfeldhälfte infolge des beschriebenen Faserverlaufes jeweils nur den kontralateralen Tractus opticus. Dabei überlappen sich die beiden korrespondierenden Gesichtsfeldhälften in der Projektion auf das Corpus geniculatum laterale mit Ausnahme eines schmalen temporalen (monoculären) Außenfeldes.

2. Radiatio optica, Gratiolet Sehstrahlung

Die Sehstrahlung verläuft vom Corpus geniculatum laterale zur primären optischen Sehrinde, **Area striata**, *Area 17.* Dabei zieht sie vom Corpus geniculatum laterale zunächst frontalwärts, biegt dann nach okzipital um und durchläuft das *Crus posterius* der *Capsula interna* (Abb. 16-**48**, 16-**53**). Zwischen den Neuronen der Retina und den Nervenzellen der Area striata besteht eine *Punkt-zu-Punkt-Verbindung.* Die zentralen Abschnitte der Retina sind jedoch in der Area striata in einem größeren Bereich repräsentiert als gleich große periphere Retinaanteile. Ein median halbiertes Gesichtsfeld wird auf die kontralaterale Area striata projiziert. Dabei erhalten die Nervenzellen der Area striata, die in der Nähe des Okzipitalpols liegen, ihre optischen Signale aus Neuronen der *Macula lutea.* Weiterhin unterteilt der Sulcus calcarinus in der Area striata die aus der Netzhaut projizierten Bilder. So wird der entsprechende untere Retinaquadrant (oberer Quadrant eines Gesichtsfeldes) auf die untere Kalkarinalippe projiziert und umgekehrt.

Klinischer Hinweis. Halbseitige Gesichtsfeldausfälle können bei Kenntnis eines Schemas der Sehbahn lokalisiert werden (Abb. 16-**54**). Ein Tumor der Hypophyse drückt in der Regel auf die kreuzenden Fasern des N. opticus. Dabei fallen die beiden temporalen Gesichtsfeldhälften aus (Scheuklappenblindheit = *bitemporale Hemianopsie*). Der Ausfall eines Tractus opticus muß zu einer beidseitigen Halbblindheit der korrespondierenden Gesichtsfeldhälften führen (*homonyme Hemianopsie*).

3. Optische Reflexbahnen

Die optischen Reflexbahnen gehen von der Sehbahn, vor allem *vom Corpus geniculatum laterale, ab.* Eine direkte Bahn zieht von dem Corpus geniculatum laterale zu den beiden *Nuclei praetectales*, die basal von den Colliculi superiores liegen. Von hier bestehen Verbindungen zu den parasympathischen Kernen des III. Hirnnerven, über die der Pupillenreflex verläuft (Abb. 16-**53**).

Beim **Pupillenreflex** verengen sich beide Pupillen (*Miosis*), auch bei Lichteinfall in nur ein Auge. Dieser Reflexbogen verläuft über die Neuronengruppen der *Retina - Sehnerv - Nuclei praetectales - Nucleus oculomotorius accessorius* (Edinger-Westphal) - *Ganglion ciliare - Nn. ciliares breves - M. sphincter pupillae.*

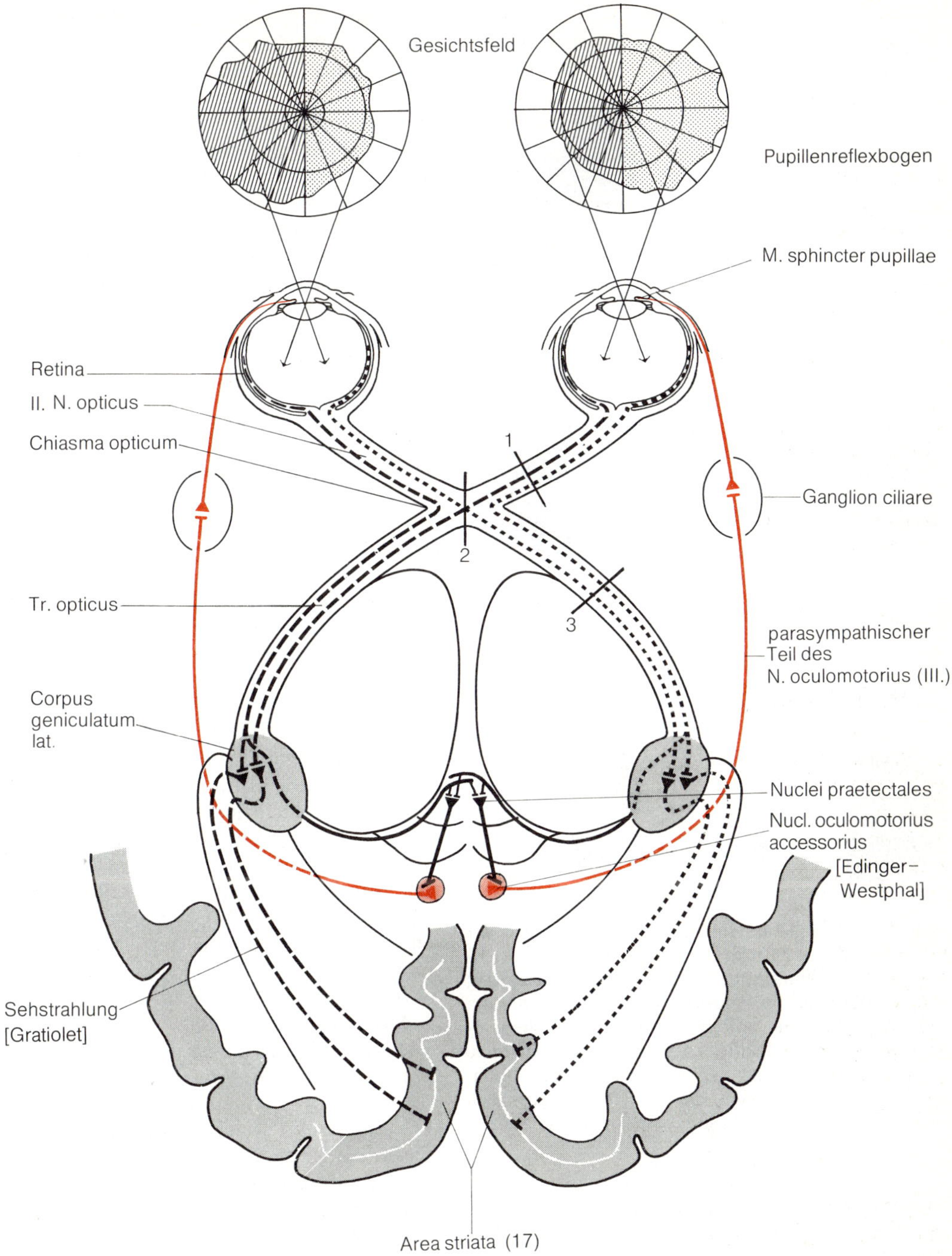

Abb. 16-53. Schema des optischen Systems und des Pupillenreflexbogens. Die Zahlen *1, 2* und *3* geben die Orte der Läsionen an, deren Gesichtsfeldausfälle die Abb. 16-**54** mit *a, b* u. *c* darstellt

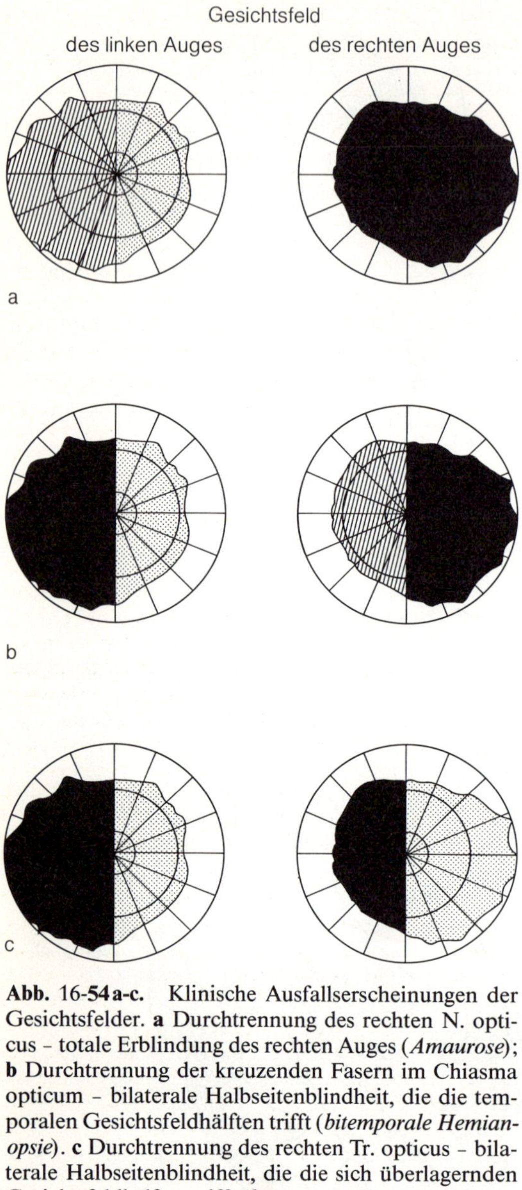

Abb. 16-**54 a-c.** Klinische Ausfallserscheinungen der Gesichtsfelder. **a** Durchtrennung des rechten N. opticus - totale Erblindung des rechten Auges (*Amaurose*); **b** Durchtrennung der kreuzenden Fasern im Chiasma opticum - bilaterale Halbseitenblindheit, die die temporalen Gesichtsfeldhälften trifft (*bitemporale Hemianopsie*). **c** Durchtrennung des rechten Tr. opticus - bilaterale Halbseitenblindheit, die die sich überlagernden Gesichtsfeldhälften trifft (*homonyme Hemianopsie*)

Klinischer Hinweis. Der Ausfall des Pupillenreflexes (*reflektorische Pupillenstarre* bei Lichteinfall) bei erhaltener Sehfähigkeit und Konvergenzreaktion ist ein Frühsymptom einer syphilitischen Erkrankung des Hirnstammes (*Phänomen nach Robertson*).

Das optische Reflexzentrum der *Colliculi rostrales* ist weiterhin mit den Augenmuskelkernen über den *Fasciculus longitudinalis medialis* und mit den motorischen Vorderhornzellen des Rükkenmarks über den *Tractus tectospinalis* verbunden (Abb. 16-**17**, S. 770). Im Bereich des Chiasma opticum zweigt ein dünnes markarmes Faserbündel vom Sehnerven ab und strahlt in den Hypothalamus ein, *Tractus retinohypothalamicus.* Damit ist der Sehnerv mit vegetativen Zentren des Hypothalamus verbunden. In entgegengesetzter Richtung ziehen die Neuriten von Nervenzellen des Hypothalamus über den Sehnerven in die Retina. Es wird angenommen, daß diese efferenten Fasern im N. opticus die Signalübertragung aus der Retina modulieren können.

VI. Olfaktorisches System

Die Sinneszellen der Regio olfactoria der Nasenschleimhaut (S. 738) senden ihre Neuriten als Nn. olfactorii durch die Lamina cribrosa in die Schädelhöhle. Die Neuriten enden im ***Bulbus olfactorius.***

Der Bulbus olfactorius ist ein **primäres olfaktorisches Zentrum**. Er ist lamellär gebaut. Die auffälligsten Zellen sind die *Mitralzellen,* mit deren Dendriten die Neuriten der Riechzellen Synapsenfelder, *Glomeruli,* bilden.

Beim Menschen enden *viele* Riechsinneszellen *konvergent* an den Dendriten einer Mitralzelle (*Mikrosmatiker* - geringes Riechvermögen). Beim *Makrosmatiker* (z. B. Hund - gutes Riechvermögen) kommen auf eine Riechsinneszelle *divergent* mehrere Mitralzellen.

Im Bulbus olfactorius kommen außer Mitralzellen noch *Körnerzellen* vor, an denen Afferenzen aus verschiedenen Gebieten des ZNS enden.

Die Neuriten der Mitralzellen bilden den ***Tractus olfactorius*** (Abb. 16-**44**), der an der basalen Fläche des Lobus frontalis liegt. Nach einem Verlauf von 3-4 cm teilt er sich in die

- ***Stria olfactoria lateralis*** und die
- ***Stria olfactoria medialis.***

Die beiden Striae fassen das *Trigonum olfactorium* und die *Substantia perforata rostralis* zwischen sich.

Die Fasern der Riechbahn verlaufen, nachdem Fasern zu Kernen im Gebiet der Aufteilung des Tractus olfactorius abgegeben sind, durch die lateralen Striae zur ***Area praepiriformis,*** zu Anteilen des ***Corpus amygdaloideum*** und zu weiteren Riechhirngebieten. Diese Gebiete zusammen bilden die **sekundären olfaktorischen Zentren**. Diese sind über die Commissura rostralis mit denen der Gegenseite verbunden.

Von den sekundären olfaktorischen Zentren gibt es zahlreiche Verbindungen zu weiteren Zentren im Gyrus parahippocampalis, Hypothalamus und in der Formatio reticularis des Mittelhirns.

VII. Motorische Systeme

Bei der Ausführung von Bewegungen wirken willkürliche und unwillkürliche Vorgänge untrennbar zusammen; so sind z.B. Gehen und Laufen als willkürliche Bewegungen mit dem Pendeln der Arme als unwillkürliche, automatische Bewegungen verbunden. Zur Impulsgebung für diese Bewegungen kommt es durch Neuronenketten, die kortikal und subkortikal, aber auch im Mittelhirn und im Rhombencephalon ihren Ausgang nehmen und miteinander synaptisch verbunden sind. Die „letzte gemeinsame Endstrecke" (S.761) sind schließlich die Motoneurone im Hirnstamm und im Rückenmark.

Eine Trennung in Systeme für willkürliche und für unwillkürliche Bewegungen ist nicht möglich, obgleich in der Vergangenheit zwischen einem pyramidalen (willkürlichen) und einem extrapyramidalen (unwillkürlichen) System unterschieden wurde. Andererseits treten in der Klinik Symptome auf, die mehr dem pyramidalen System oder mehr dem System der Basalganglien zugeschrieben werden können (Beispiele: nach Ausfall der Pyramidenbahn tritt der Reflex nach Babinski (S.766) auf *oder* nach Läsion der Substantia nigra kommt es zur Akinese: Bewegungsarmut, Bewegungsstarre). Aus diesem Grunde wird im folgenden der Begriff des pyramidalen Systems beibehalten und das motorische System der Basalganglien gesondert behandelt. Besonders berücksichtigt werden jedoch die Gemeinsamkeiten und Abhängigkeiten der Systeme.

1. Pyramidales System

Das pyramidale System beginnt in den Pyramidenzellen der **motorischen Endhirnrinde** vor und hinter dem Sulcus centralis, also im *Gyrus praecentralis, Gyrus postcentralis* und in der näheren Umgebung. Zytoarchitektonisch sind es hauptsächlich die Areale 4 und 6, außerdem die Areale 3, 1, 2 und 5, in denen u.a. das primäre motorische Rindenfeld und das motorische Supplementärfeld liegen (Abb. 16-**43**, 16-**45**, 16-**55**). Die Areale hinter dem Sulcus centralis sind zwar sensibel, geben aber außerdem Fasern für das pyramidale System ab.

Das primäre motorische Rindenfeld weist eine feine *somatotope Ordnung* auf. An der Medialfläche der Hemisphäre liegen die Nervenzellen, die die Motoneurone für die Beinmuskeln versorgen. Von der Mantelkante in Richtung auf den Sulcus lateralis folgen Felder für die Innervation der Rumpfmuskeln, Armmuskeln, mimischen Muskeln, Kaumuskeln, Zungenmuskeln und Kehlkopfmuskeln. Alle Motoneurone in Rückenmark und Hirnstamm erhalten ihre Signale von *kontralateralen Rindenfeldern.* Zusätzliche ipsilaterale Innervationen bekommen die Kerngebiete für die Kaumuskeln und die Kehlkopfmuskeln, bei den mimischen Muskeln nur die Mm. frontales und Mm. orbiculares oculi. Das *motorische Supplementärfeld* liegt zwischen der Area 4 und der paralimbischen Übergangsrinde an der medialen Hemisphärenfläche (Abb. 16-**45**). Es zeigt nur eine grobe somatotope Ordnung. Von den motorischen Rindenfeldern verlaufen die **Fibrae corticospinales** zu den Motoneuronen des Rückenmarks und die **Fibrae corticonucleares** zu den motorischen Hirnnervenkernen. Beide Bahnen enden teilweise an Interneuronen, die in Höhe der jeweiligen Motoneurone liegen. Diese erhalten aber auch direkte Afferenzen.

Klinische Hinweise. Bei *Läsionen des motorischen Cortex* oder seiner unmittelbaren Nachbarschaft kommt es infolge der somatotopen Rindengliederung an dieser Stelle und der relativ breiten Auffächerung der efferenten Bahnen (Tractus corticonuclearis, Tractus corticospinalis) häufig zu unvollständigen Lähmungen oder zu Lähmungen einzelner Muskelgruppen. Anders sieht es bei *Läsionen der Capsula interna* aus, in der alle motorischen Fasern einer Hemisphäre eng gebündelt verlaufen; es kommt zu schweren kontralateralen Halbseitenlähmungen. Zusätzlich führen Schädigungen des hinteren Teils der inneren Kapsel zu halbseitigen Sensibilitätsstörungen, da in unmittelbarer Nachbarschaft zu den motorischen Bahnen sensible Endstrecken verlaufen. Außerdem kann die Sehbahn mitgeschädigt sein, so daß eine homonyme Hemianopsie der kontralateralen Gesichtsfeldhälfte resultiert. Bei *Läsionen des Mittelhirns* und/oder der *Brückenhaube* tritt eine Halbseitenlähmung mit zentraler Facialislähmung und Augenmuskelstörungen auf. Schäden in Höhe von *Pons* und *Medulla oblongata* verursachen homolaterale Hirnnervenstörungen mit Schluck- und Sprechstörungen (Hirnnerven IX, X und XII) und Halbseitenlähmungen der kontralateralen Körperhälfte.

Fibrae corticospinales, Pyramidenbahn (Abb. 16-55)

Die Neuriten verlaufen durch die *Capsula interna*, das *Crus cerebri*, den *basalen Teil der Brücke* und die *Medulla oblongata.* Hier bildet die Pyramidenbahn beiderseits eine strangförmige Vorwölbung, die *Pyramide* (Abb. 16-**18**, S.772). Am Übergang zwischen Medulla oblongata und Rückenmark kreuzen bis 90% der Fasern (*Decussatio pyramidum*) in den **Tractus corticospinalis lateralis** des Rückenmarks. Er zieht im Seitenstrang abwärts. Der kleinere, noch ungekreuzte

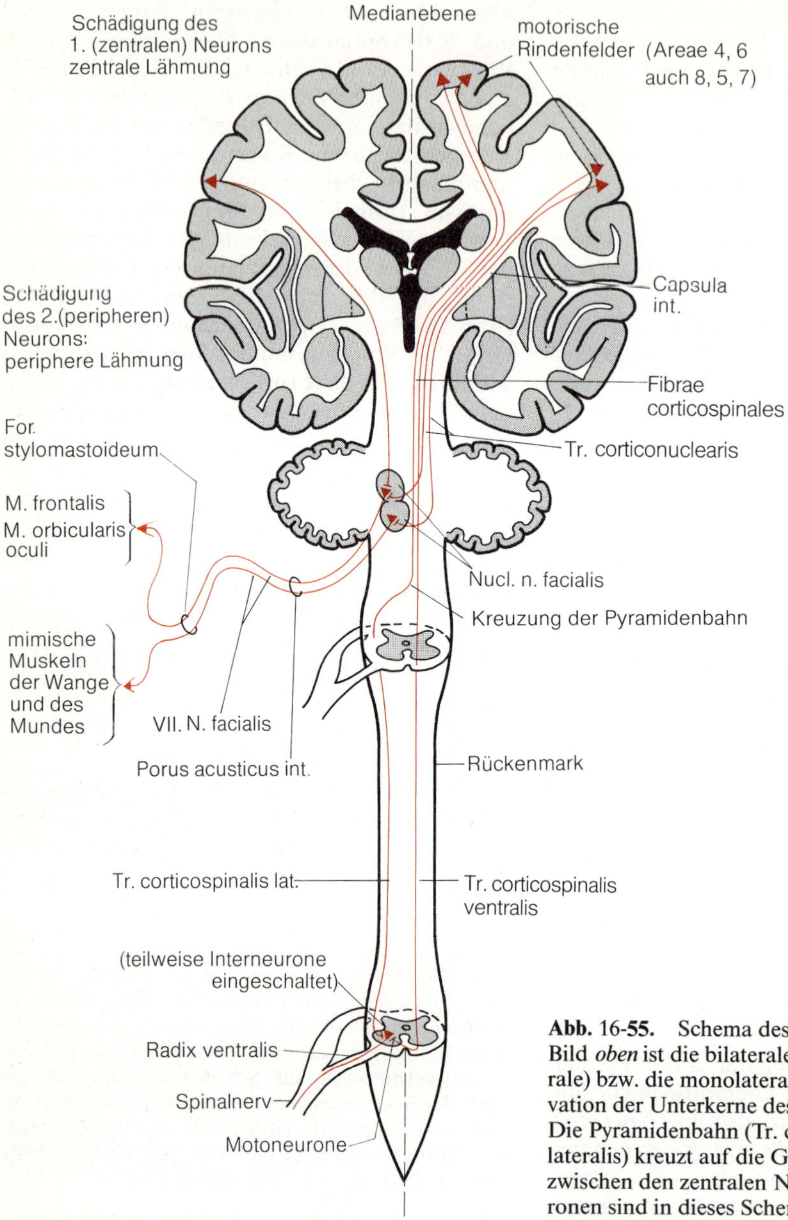

Abb. 16-55. Schema des pyramidalen Systems. Im Bild *oben* ist die bilaterale (ipsilaterale und kontralaterale) bzw. die monolaterale (nur kontralaterale) Innervation der Unterkerne des Nucl. n. facialis dargestellt. Die Pyramidenbahn (Tr. corticospinales ventralis und lateralis) kreuzt auf die Gegenseite. Die Interneurone zwischen den zentralen Neuronen und den Motoneuronen sind in dieses Schema nicht mit aufgenommen

Teil verläuft im Vorderstrang als **Tractus corticospinalis ventralis**. Er kreuzt in der entsprechenden Segmenthöhe. Die zwischen Pyramidenbahn und spinalen Motoneuronen geschalteten Interneurone verknüpfen meist mehrere Motoneurone oder sind in rückkoppelnde Hemmkreise einbezogen.

Fibrae corticonucleares (Abb. 16-55)

Die Fasern, die die Ursprungskerne der Kaumuskulatur, der mimischen Muskeln und der Rachen-, Kehlkopf- und Zungenmuskulatur erreichen, entspringen im motorischen Cortex vor dem Sulcus lateralis. Sie verlaufen *im Knie der Capsula interna* durch das *Crus cerebri* und erreichen im Tegmentum des Rautenhirns die motorischen Hirnnervenkerne V, VII, IX, X, XII und XI (teilweise). Dabei kreuzen die Bahnen auf die

Gegenseite und enden direkt oder indirekt über Interneurone an den Motoneuronen. Die meisten motorischen Hirnnervenkerne (V, IX, X) erhalten von den ipsilateralen motorischen Rindenfeldern eine zusätzliche Versorgung und sind damit doppelt gesichert. Die Ursprungskerne des XI. und XII. Hirnnerven werden nur von der kontralateralen Hirnrinde versorgt.
Der **Ursprungskern des N. facialis** hat 2 verschieden innervierte Gebiete. Die Motoneurone für den M. frontalis und für den M. orbicularis oculi werden ipsilateral *und* kontralateral versorgt, die Motoneurone für die übrige mimische Muskulatur *nur* kontralateral (Abb. 16-**55**).

Klinischer Hinweis. Die Kenntnis dieser unterschiedlichen ipsi- und kontralateralen Versorgung im Ursprungskern des N. facialis ist für die Diagnose einer ***zentralen*** und ***peripheren Facialislähmung*** notwendig. Fallen in der Capsula interna auf der einen Seite (Schlaganfall, apoplektischer Insult) die Fibrae corticonucleares aus, dann tritt kontralateral eine Lähmung der mimischen Muskulatur mit Ausnahme des M. frontalis und des M. orbicularis oculi auf. Der Patient kann auf der betroffenen Gesichtshälfte die Stirn noch runzeln, während die mimische Muskulatur der Wange und des Mundes gelähmt ist. Bei Durchtrennung des N. facialis sind alle mimischen Muskeln der gleichen Seite ausgefallen (periphere Lähmung Abb. 16-**55**).

2. Oculomotorisches System

Das oculomotorische System, das die Bewegungen der äußeren Augenmuskeln steuert, besteht aus

- **2 Endhirnarealen,**
- **Area praetectalis, Colliculus rostralis,**
- **Hirnnervenkerne III, IV und VI.**

Endhirnareale. Sie liegen außerhalb des pyramidal-motorischen Cortex. Es handelt sich um ein

- ***kleines frontales Augenfeld*** und ein
- ***großes okzipitales Feld.***

Frontales Augenfeld. Es liegt im hinteren Abschnitt der mittleren Frontalwindung und entspricht etwa dem Brodmann Areal 8. Es hat die Aufgabe, willkürliche Augenbewegungen, die von visuellen Reizen unabhängig sind, zu steuern und das Gesichtsfeld ständig abzutasten.
Okzipitales Augenfeld. Dieses Cortexareal umfaßt die Areale 17, 18 und 19. Das Areal 17 ist gleichzeitig das Projektionsfeld der Sehstrahlung. Die okzipitalen Cortexfelder steuern deshalb die Augenbewegungen bei der Verfolgung visueller Reize.

Area praetectalis, Colliculus rostralis. Von den frontalen und okzipitalen Rindenfeldern verlaufen die kortikofugalen Bahnen im Gegensatz zum pyramidalen System nicht direkt zu den zugehörigen Motoneuronen, sondern erst zur Area praetectalis und zum Colliculus rostralis. Auch im weiteren Verlauf sind präokulomotorische Zentren, z. B. der Nucleus interstitialis (Cajal) im Mesencephalon sowie mesencephale und pontine Abschnitte der Formatio reticularis eingeschaltet. Diese zwischengeschalteten Neuronensysteme sollen die Bewegungen beider Augen koordinieren.

Hirnnervenkerne III, IV und VI. Die Motoneurone zur Innervation der Augenmuskeln befinden sich in den Ursprungskernen des III. und IV. Hirnnerven, die am Boden des Aquaeductus mesencephali im Tegmentum des Mittelhirns liegen (Abb. 16-**21**, 16-**26**) und in den Nuclei nervi abducentis (VI) im pontinen Tegmentum (Abb. 16-**25**).

Klinische Hinweise. Störungen der Oculomotorik haben große klinische Bedeutung, da sie oft Rückschlüsse auf die Lokalisation zentraler Schäden zulassen. Symptome sind

- ***Blicklähmungen*** und
- ***Beeinträchtigung der Pupillenmotorik.***

Blicklähmungen. Hierbei sind die konjugierten Augenbewegungen in horizontaler oder vertikaler Richtung eingeschränkt oder aufgehoben. Es bestehen in der Regel keine Doppelbilder, jedoch ist das Blickfeld eingeschränkt. Die Läsionen liegen bei Blicklähmungen oberhalb der Ursprungskerne der Augenmuskelnerven (supranukleär). Eine *vertikale Blicklähmung* entsteht bei Läsionen im Bereich der oberen Vierhügel, eine *horizontale Blicklähmung* bei Läsionen im pontinen Bereich. Bei Schädigung der Motoneurone der Ursprungskerne der Augenmuskelnerven ist das Leitsymptom das Auftreten von Doppelbildern, weil die koordinierte Parallelbewegung der Bulbi infolge Lähmung eines oder mehrerer Augenmuskeln nicht mehr gewährleistet ist und Objekte deshalb nicht auf den korrespondierenden Netzhautstellen beider Augen abgebildet werden können.
Störungen der Pupillenmotorik. Die Läsionsorte einer beeinträchtigten Pupillenmotorik können aus dem Weg des Pupillenreflexes abgeleitet werden. So finden sich z. B. seitengleich abnorm weite Pupillen bei Mittelhirnläsionen. Seitendifferenz der Pupillen (*Anisokorie*) kann auf einseitiger Erweiterung (Läsion des parasympathischen Ursprungskerns oder des parasympathischen Anteils des N. oculomotorius) oder einseitiger Verengung (Schädigung der sympathischen Innervation) beruhen. Abnorme Pupillenreaktionen können durch Schäden des N. opticus (*amaurotische Pupillenstarre*), Läsion des Nucleus oculomotorius accessorius, des N. oculomotorius oder des oberen, zervikalen Sympathikus verursacht werden.

3. Motorische Systeme der Basalganglien

Zu den motorischen Systemen der Basalganglien gehören (Abb. 16-**34**, 16-**42**) das

- **Striatum** (Putamen und Nucleus caudatus) im Telencephalon,
- **Globus pallidus** und **Nucleus subthalamicus** im Diencephalon und
- **Substantia nigra** und **Nucleus ruber** im Mittelhirn.
  Hinzu kommen
- **Unterkerne der ventrolateralen Thalamuskerne** (*Nucleus ventralis anterolateralis*, Abb. 16-**35**), die, wie stereotaktische Operationen zeigten, auf Rigor und Tremor einen großen Einfluß haben.

Das motorische System der Basalganglien erhält von zahlreichen anderen Gebieten des Gehirns Eingangssignale. Diese werden durch mehrere neuronale Schleifen (Hauptleitungsbogen, Nebenleitungsbogen) zwischen den Anteilen des motorischen Systems ausgetauscht und „bearbeitet". Schließlich verlassen das System der Basalganglien zahlreiche Ausgangsbahnen.

Eingangssignale für die Basalganglien kommen im wesentlichen von der Formatio reticularis über Thalamusunterkerne (z. B. Nucleus intralaminaris) in das Striatum. Das Pallidum erreichen Signale vom Kleinhirn (Nucleus dentatus) über den Nucleus ventralis lateralis thalami. Sie gelangen von dort in die motorische Endhirnrinde und dann wieder zu den Basalganglien zurück. Im Striatum endet auch das mesostriatale serotoninerge System, dessen Perikarya im Nucleus raphis dorsalis des Mittelhirns liegen. Schließlich kommen noch Signale aus der vestibulären Region.

Hauptleitungsbogen. Der Hauptleitungsbogen der Basalganglien geht vom gesamten Neocortex aus, zieht zum Striatum und verläuft über den Globus pallidus zu einem Unterkern des Thalamus (Nucleus ventralis anterolateralis). Dieser Thalamusunterkern projiziert in die motorische Endhirnrinde (Area 4 und 6). Anscheinend „sammelt" dieser Leitungsbogen Informationen vom gesamten Neocortex und verarbeitet diese für die motorische Endhirnrinde.

Nebenleitungsbogen. Zusätzlich zum Hauptleitungsbogen verbinden 3 Nebenleitungsbögen die Basalganglien. Dabei nimmt das *Striatum* eine zentrale Stellung ein.

1. Nebenleitungsbogen. Er zieht vom Striatum zum Globus pallidus, dann zu einem Unterkern des Thalamus (Nucleus centromedianus) und schließlich zurück zum Striatum.

2. Nebenleitungsbogen. Dieser verbindet den Globus pallidus mit dem Nucl. subthalamicus und zieht zum Globus pallidus zurück.

3. Nebenleitungsbogen. Es handelt sich um eine Verbindung: Striatum - Substantia nigra - Striatum. In diesem System kommen 2 Transmittersubstanzen vor: GABA in den striatonigralen Fasern, Dopamin in den nigrostriatalen Fasern.

Ausgangsbahnen. Wichtige Ausgangsbahnen der Basalganglien sind die *Fibrae corticonucleares* und *Fibrae corticospinales*, die vom Cortex ausgehen. Der motorische Cortex erhält Signale vom Hauptleitungsbogen der Basalganglien. Schwer abzuschätzen ist, wie viele motorische Signale zusätzlich auf Parallelwegen neben den pyramidalen Bahnen abwärts geleitet werden. Parallele Projektionen von den Basalganglien verlaufen über die Substantia nigra zum Tectum und zur Formatio reticularis. Von dort ziehen der Tractus tectospinalis und der Tractus reticulospinalis absteigend zum Rückenmark. Wahrscheinlich sind absteigende Fasern des Nucleus vestibularis lateralis in den Output der Basalganglien eingeschaltet (Tractus vestibulospinalis lateralis).

Funktioneller Hinweis. Bei der Steuerung der Motorik wirken das motorische System der Basalganglien, das pyramidale System und auch Thalamus, Hirnstamm und Rückenmark eng zusammen. Dies ermöglicht gerichtete und gewollte Bewegungen, *Zielmotorik*. Dieser Zielmotorik steht eine *Stützmotorik* zur Seite, an deren Kontrolle motorische Zentren im Hirnstamm sowie im Kleinhirn beteiligt sind. Letztlich wirken aber an der Ausübung von Bewegungen alle an der Steuerung der Motorik beteiligten Systeme zusammen. Nicht mehr aufrecht erhalten werden kann die von der deskriptiven Morphologie abgeleitete - aber immer noch vielfach verwendete - Gliederung in ein pyramidales und ein extrapyramidal motorisches System.

Verbindungen zum limbischen System. Von den Basalganglien zweigen Faserverbindungen zum limbischen System ab. Die pallidohabenulären Fasern verbinden das mediale Segment des Pallidum mit dem Nucl. habenulae lateralis, der zum limbischen System gehört.

Klinischer Hinweis. Störungen im Bereich der Basalganglien bewirken charakteristische Veränderungen der Motorik einschließlich des Sprechens: Bewegungen können gesteigert (*Hyperkinesen*) oder vermindert (*Hypokinesen*) sein.

Hyperkinesen. Sie treten aus der Ruhe heraus auf, meist bei verminderter Muskelspannung. Dies wird bei *Chorea*-Erkrankungen deutlich (Veitstanz). Dabei ist vor allem das Striatum erkrankt.

Hypokinesen sind meistens mit Erhöhung des Muskeltonus (*Rigor*), Muskelzittern (*Tremor*), Ausfall unwillkürlicher Mitbewegungen (Armpendeln beim Laufen) und Haltungsanomalien wie bei der Parkinson-Erkran-

kung verbunden. Sie beruht auf einem Ausfall des dopaminergen nigrostriatalen Systems (s. unten).
Hemiballismus. Hierbei treten spontane, quälende Schleuderbewegungen eines Arms auf. Sie beruhen häufig auf vaskulären Störungen des kontralateralen Nucleus subthalamicus oder seiner Verbindungen.

VIII. Limbisches System

Die Rindenbezirke des limbischen Systems bilden einen Saum (daher der Name) um den Balken (Abb. 16-**56**). Sie entstanden aus dem *Archaeocortex* und aus dessen Randbezirk, dem *Periarchaeocortex.* Elektrophysiologische Reizungen dieser Regionen führen zu Emotionen wie Wut, Angst, Lust und sexuellen Aggressionen mit den entsprechenden Wirkungen auf das vegetative Nervensystem. MacLean bezeichnete deshalb das limbische System als „visceral brain".
Zu den Rindenbezirken des limbischen Systems gehören die von der medialen Fläche des Pallium verdrängte *Hippocampusformation* und das auf dem Balken liegende rudimentäre *Indusium griseum* (Abb. 16-**56**) sowie Teile des *Periarchaeocortex*: der *Gyrus paraterminalis mit dem Septum und dem diagonalen Band, der balkennahe Teil des Gyrus cinguli,* der *Gyrus fasciolaris* und die *Regio entorhinalis.* Sie umgeben den Balken und reichen bis in den Schläfenlappen (Abb. 16-**47**, 16-**56**).

Das **Corpus amygdaloideum** (Abb. 16-**42**) ist aus 2 Anteilen aufgebaut, die zum limbischen System und zum Riechzentrum gehören. Die wenigen sensorischen Afferenzen, die das limbische System erhält, kommen im wesentlichen aus Riechzentren.
Von der **Hippocampusformation** verläuft als mächtigste Faserbahn der *Fornix* zum *Hypothalamus* (Abb. 16-**45**, 16-**56**). Dort endet ein großer Teil der Fasern im *Corpus mamillare* (Abb. 16-**32**). Vom Corpus mamillare zieht ein Bündel als *Tractus mamillothalamicus* (Vicq d'Azyr Bündel) zu den *Nuclei anteriores thalami* (Abb. 16-**35**). Von dort laufen Fasern im Cingulum rückläufig zur Hippocampusformation (S. 821). Dieser ganze Schaltkreis wird als *Papez Kreis* bezeichnet.
Der **Tractus mamillotegmentalis** (Gudden Bündel) zieht zu den Kernen im Tegmentum des Mittelhirns und des Rautenhirns sowie besonders zur Formatio reticularis. Außerdem zieht vom Fornix ein schmales Bündel als *Stria medullaris thalami* zu den *Nuclei habenulae* und verbindet damit die Hippocampusformation mit dem Epithalamus.
Vom Corpus amygdaloideum zieht eine Faserbahn als *Stria terminalis* zwischen Thalamus und Nucleus caudatus zu den Kernen des *Hypothalamus* (Abb. 16-**33**). Auch diese Verbindung weist auf die enge Verknüpfung des limbischen Systems mit vegetativen Zentren hin.

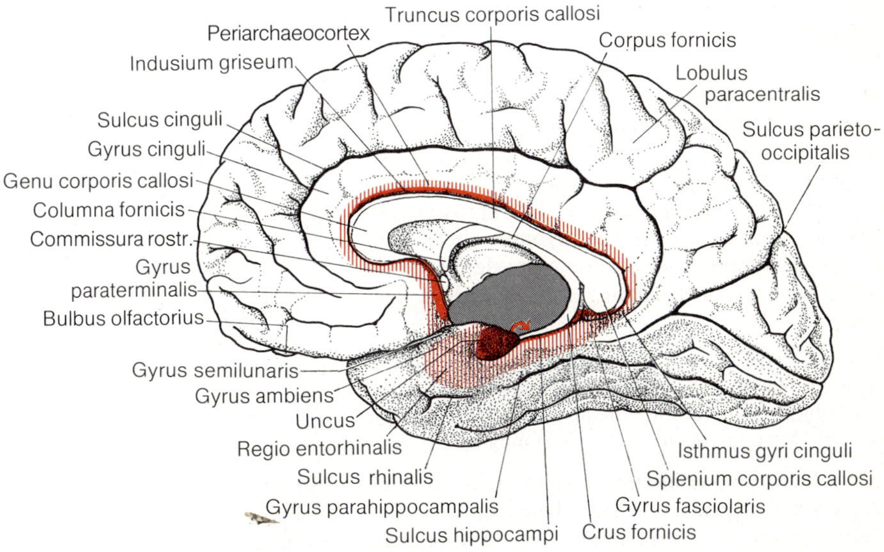

Abb. 16-56. Rindenfelder des limbischen Systems *rot* dargestellt. Der *Pfeil* soll zeigen, daß der größere Teil des Hippocampus in der Tiefe am Unterhorn des Seitenventrikels liegt. (Nach Stephan, 1964)

IX. Monoaminerge Systeme

Die monoaminergen Neurone enthalten in ihren Perikarya und Zellfortsätzen als Transmittersubstanzen biogene Amine (Dopamin, Noradrenalin und Serotonin). Es handelt sich um sehr kleine Moleküle, die mit histochemischen Techniken mikroskopisch sichtbar gemacht werden können.

Die noradrenergen und dopaminergen Nervenzellen erhielten die Bezeichnung A1-A15, die serotoninergen B1-B9. Die Reihenfolge der Nummern ist im Hirnstamm in aufsteigender Ordnung gewählt worden, d.h. von kaudal nach kranial.

Hinweis. Bis heute ist die Topographie monoaminerger Neuronensysteme noch Gegenstand weiterer Untersuchungen. Ergebnisse, die bislang an Ratten- und wenigen Primatenhirnen gewonnen wurden, müssen auf das menschliche Hirn übertragen werden. Aktuelle Bedeutung hat das dopaminerge, nigrostriatale System für die Parkinson-Erkrankung. Wahrscheinlich sind die monoaminergen Systeme auch die Wirkorte für Antidepressiva und Neuroleptika. Deshalb sind selbst die noch unvollständigen Kenntnisse über die monoaminergen Systeme für die Medizin von Bedeutung.

1. Dopaminerge Systeme

Nervenzellen, die Dopamin bilden, liegen in Mittelhirn, Zwischenhirn und Endhirn. Die größte und auffälligste Gruppe dopaminerger Nervenzellen ist die Pars compacta der Substantia nigra (A9). Ihre Nervenzellfortsätze bilden eine aufsteigende Bahn, die durch den lateralen Teil des Hypothalamus verläuft und die Capsula interna durchquert. Die Fasern ziehen dann zum Striatum (Nucleus caudatus und Putamen). Zusammen mit einer kleinen Nervenzellgruppe A8 aus der mesencephalen Formatio reticularis bildet die Nervenzellgruppe A9 das **nigrostriatale System**. Entsprechend der synaptischen Verschaltung kann die Substantia nigra dem motorischen System der Basalganglien zugeordnet werden.

Klinischer Hinweis. Bei der Parkinson-Erkrankung besteht ein Dopamindefizit speziell in den Nervenzellen der Substantia nigra. Eine therapeutische Substitution mit der Dopaminvorstufe L-Dopa ist möglich.

Ein anderes dopaminerges System zieht von der Nervenzellgruppe A10 im Mesencephalon zu Teilen des limbischen Systems. Es wird deshalb mesolimbisch genannt. Pharmaka sollen durch Wirkung auf dieses System psychische Effekte hervorrufen. Die Nervenzellgruppe A10 liegt als ventrale Kappe auf dem Nucleus interpeduncularis im mesencephalen Tegmentum. Die Nervenzellfortsätze ziehen im medialen Vorderhirnbündel zu folgenden Strukturen des limbischen Systems: Binnenkern der Stria terminalis, Tuberculum olfactorium, Nucleus accumbens, Nucleus septi lateralis und einige Teile des frontalen, cingulären und entorhinalen Cortex.

Ein weiteres dopaminerges System liegt im Zwischenhirn und wird tuberoinfundibulär genannt. Die Nervenzellen A12 liegen im Tuber cinereum und ziehen zum Infundibulum. Die Funktion dieses Systems wird als neuroendokrin beschrieben. Auch die weiteren diencephalen Zellgruppen A11, A13 und A14 befinden sich einschließlich ihrer Projektionsorte innerhalb des Hypothalamus.

Eine kleine Gruppe A15 liegt verstreut im Bulbus olfactorius und ist die einzige telencephale dopaminerge Neuronengruppe.

2. Noradrenerge Systeme

Die noradrenergen Nervenzellen liegen *im Tegmentum der Medulla oblongata* und des *Pons*. Die Nervenzellgruppen A1-A7 wurden vornehmlich bei Ratten beschrieben, jedoch meistens in ähnlicher Anordnung bei Primaten gefunden. Die von diesen Nervenzellgruppen ausgehenden Fasern verlaufen in mesencephaler Richtung aufsteigend oder in spinaler Richtung absteigend. Weiterhin sind noradrenerge Nervenzellen mit dem Kleinhirn verbunden. Die noradrenergen Fasern verzweigen sich stärker als die dopaminergen Fasern. Dabei ist die Nachbarschaft der noradrenergen Fasern zu Hirnarteriolen und Kapillaren auffallend. Deshalb wird den noradrenergen Fasern eine Funktion bei der Regulation der cerebralen Durchblutung zugeschrieben.

Die größte noradrenerge Zellgruppe **A6** liegt im **Locus coeruleus**. Sie enthält fast die Hälfte aller noradrenergen Zellen. Bei Erwachsenen enthält der Locus coeruleus melaninhaltige Nervenzellen, die im pontinen Bereich am Boden des 4. Ventrikels einen etwa 1 cm langen blauschwarzen Streifen bilden und bis unter das Tectum mesencephali reichen. Von dieser Nervenzellgruppe A6 geht das dorsale noradrenerge Bündel aus. Es zieht durch das Tegmentum des Mittelhirns ventrolateral vom zentralen Höhlengrau, tritt in den Hypothalamus ein, zieht zur Septumregion und verläuft dann im Cingulum. Auf diesem Weg gehen *noradrenerge Fasern* ab:

- *mesencephal* zu den dorsalen Raphekernen und zu den Colliculi rostralis et caudalis,
- *diencephal* zu Nuclei anteriores des Thalamus und zu den Corpora geniculata mediale et laterale,
- *telencephal* zum Corpus amygdaloideum, zur Hippocampusformation, zur cingularen, retrosplenialen, entorhinalen Rinde sowie zum ganzen Neocortex.

Andere Efferenzen der Zellgruppe A6 ziehen *zum Kleinhirn* über den Pedunculus cerebellaris rostralis. Absteigende Fasern aus dem Locus coeruleus werden durch Fasern aus einer benachbarten Zellgruppe A7 ergänzt. Sie versorgen den Nucleus dorsalis nervi vagi, die untere Olive und das Rückenmark. Die ventrolaterale coeruleospinale Bahn gibt noradrenerge Fasern an Vorderhorn und Hinterhorn im Rückenmark ab. Im Ganzen gesehen haben die wenigen noradrenergen Zellen des Locus coeruleus ein riesiges Projektionsfeld von einzelnen Regionen im Hirnstamm, Vorderhirn, Kleinhirn und Rückenmark.

Die Zellgruppen **A1 und A2** liegen in der Medulla oblongata. Zusammen mit den pontinen Zellgruppen **A5** und **A7** bilden sie das **ventrale noradrenerge aufsteigende System**. Sie projizieren mesencephal in die Substantia grisea centralis und in die Formatio reticularis, diencephal in den gesamten Hypothalamus und telencephal in den Bulbus olfactorius. Von diesen Zellgruppen (A1, A2, A5, A7) entspringen auch bulbospinale Fasern *zum Rückenmark.*

3. Serotoninerge Systeme

Die serotoninergen Nervenzellen **B1-B9** liegen in der *Medulla oblongata,* im *Pons* und im *Mesencephalon.* Die meisten dieser Zellgruppen (B1-B8) liegen in der Mittelzone des Hirnstamms (Raphe) und werden deshalb **Raphekerne** genannt.

Das serotoninerge System projiziert ebenso wie das noradrenerge System *aufsteigend* und *absteigend.* Die serotoninerge Hauptprojektion ist auf das *limbische System* gerichtet, weiterhin in die *Formatio reticularis* und ins *Rückenmark.* Eine enge Verbindung besteht zum Locus coeruleus, dem größten Zentrum des noradrenergen Systems.

Die *große ventrale aufsteigende Bahn* entspringt aus den Nervenzellgruppen B6–B8. Sie zieht ventral durch das Tegmentum des Mittelhirns, lateral durch den Hypothalamus und teilt sich dann in die Faserbahnen des Fornix und des Cingulum auf. Auf diesem Weg werden die Zellgruppen B6–B8 synaptisch *verbunden*:

- *mesencephal* mit Nucleus interpeduncularis und Substantia nigra,
- *diencephal* mit Nuclei habenulae, Thalamusunterkernen und Hypothalamuskernen,
- *telencephal* mit Septumkernen und Bulbus olfactorius.

Ausgedehnte Projektionen bestehen zu weiteren limbischen Gebieten wie Hippocampus, Subiculum, cinguläre und entorhinale Rinde. Außerdem bestehen Verbindungen zu Striatum und frontalem Neocortex. Die kürzere, dorsale aufsteigende Bahn verbindet die Zellgruppen B3, B5 und B7 über den Fasciculus longitudinalis dorsalis (Schütz) mit der mesencephalen Substantia grisea centralis und der Area posterior des Hypothalamus. Außerdem bestehen serotoninerge Projektionen ins Cerebellum (von B6 und B7) und ins Rückenmark (von B1-B3). Reichliche Faserverbindungen bestehen zur Formatio reticularis.

E. Ventrikelsystem und Liquor cerebrospinalis

Gehirn und Rückenmark umschließen ein Hohlraumsystem, das sich aus dem Neuralrohr entwickelt (S. 747). Während der Zentralkanal des Rückenmarks schmal und teilweise obliteriert ist (S. 770), sind die Hirnkammern I-IV, die embryonal übersichtlich hintereinander angeordnet sind, unterschiedlich weit und aufgrund der Wachstumsprozesse kompliziert geformt. Sie liegen in verschiedenen Ebenen (Abb. 16-**57**, 16-**58**). Ausgekleidet werden die Ventrikel des Gehirns und der Zentralkanal des Rückenmarks von einem einschichtigen **Ependym**, das in seinem feineren Bau größere regionale Unterschiede aufweist. Das Hohlraumsystem von Gehirn und Rückenmark enthält **Liquor cerebrospinalis** und wird deswegen als *innerer Liquorraum* bezeichnet (äußerer Liquorraum S. 842).

Klinischer Hinweis. Eine röntgenologische Darstellung der Ventrikel ist möglich, wenn Liquor cerebrospinalis durch eine Lumbal- oder Subokzipitalpunktion gegen Luft *(Pneumencephalographie)* oder gegen Kontrastmittel *(Ventriculographie)* ausgetauscht wird. Üblicher ist heute jedoch die schmerzfreie Untersuchung durch Computertomographie.

Ventriculi laterales, Seitenventrikel
(I. und II. Ventrikel)

Die Seitenventrikel liegen primär in den Endhirnhemisphären (Abb. 16-**57**, 16-**58**). Sie haben

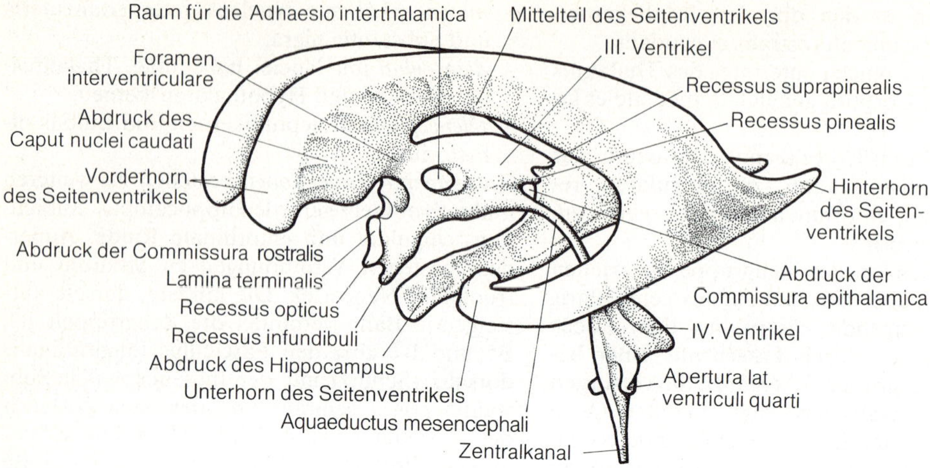

Abb. 16-57. Ausguß des Ventrikelsystems, Ansicht von links. (Nach Wolf-Heidegger, 1972)

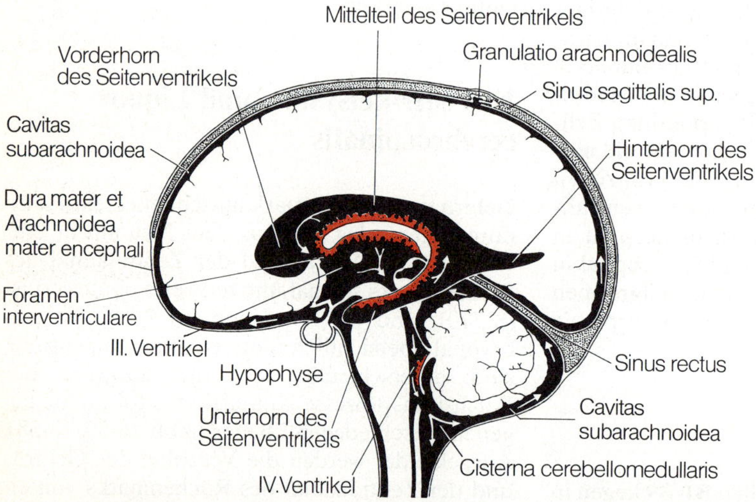

Abb. 16-58. Übersicht der Liquorräume des menschlichen Gehirns. Die Plexus choroidei der Ventrikel wurde *rot* dargestellt. Die *Pfeile* geben die Zirkulationsrichtung des Liquors an. Aus dem Seitenventrikel fließt Liquor durch das Foramen interventriculare in den III. Ventrikel, über den Aquaeductus mesencephali in den IV. Ventrikel und durch die Apertura mediana ventriculi quarti in die Cisterna cerebellomedullaris und von dort in die Cavitas subarachnoidea. Durch die im Medianschnitt nicht sichtbaren Aperturae laterales ventriculi quarti fließt ebenfalls Liquor aus dem Ventrikelraum. (Nach Töndury, 1970)

eine Widderhornform. Untereinander und mit dem III. Ventrikel stehen die Seitenventrikel durch die **Foramina interventricularia** (Monro) in Verbindung (Abb. 16-57).

Jeder Seitenventrikel hat 4 Abschnitte, die den 4 Lappen des Endhirns entsprechen, nämlich

- **Cornu frontale** (anterius), ***Vorderhorn***, im Stirnlappen,
- **Pars centralis**, ***Mittelteil***, im Scheitellappen,
- **Cornu occipitale** (posterius), ***Hinterhorn***, im Hinterhauptslappen,
- **Cornu temporale** (inferius), ***Unterhorn***, im Schläfenlappen (Abb. 16-**58**).

Cornu frontale. Das Vorderhorn bildet den rostralen Pol des Seitenventrikels. Es reicht bis zum *Foramen interventriculare*. Medial wird das Vorderhorn vom Septum pellucidum und lateral vom Caput nuclei caudati begrenzt. Die Balkenstrahlung bildet das Dach.

Pars centralis. Der Mittelteil ist aufgrund des vorgewölbten Thalamus schmal („*Thalamustail-*

le" im Pneumencephalogramm). Der Boden wird medial von der *Lamina affixa* und lateral vom Corpus nuclei caudati gebildet, das Dach durch den Balken. Durch das Foramen interventriculare wölbt sich der *Plexus choroideus ventriculi lateralis* von der medialen Seite in den Hohlraum vor. Er ist zwischen Fornix und Lamina affixa aufgehängt. Der Mittelteil reicht bis zum *Splenium corporis callosi*, wo er sich in Hinterhorn und Unterhorn gabelt.

Cornu occipitale. Das Hinterhorn wird von einer Ausstrahlung des Balkens, Forceps occipitalis, überdacht. Seine mediale Wand ist durch den tief einschneidenden Sulcus calcarinus vorgewölbt. Die Vorwölbung bildet den *Calcar avis*.

Cornu temporale. Das Unterhorn schert in einem schwachen Bogen nach laterobasal aus. Im Dach liegt die Cauda nuclei caudati. An der Spitze des Unterhorns befindet sich das *Corpus amygdaloideum*. Auf der medialen Seite des Cornu temporale schließt sich der Plexus choroideus bis zur Fimbria hippocampi an. Es folgt mediobasal das *Cornu ammonis*, *Ammonshorn*, das sich mit seinem Alveus in das Unterhorn vorwölbt. Ein Teil der Sehbahn umschlingt das Unterhorn und verläuft an seiner Außenseite okzipitalwärts.

III. Ventrikel

Der III. Ventrikel liegt im Diencephalon. Es handelt sich um einen unpaaren, spaltförmigen Raum in der Medianebene. Seine Seitenwände werden von dorsal nach basal von *Epithalamus*, *Thalamus* und *Hypothalamus* gebildet. In 75% der Fälle besteht zwischen den beiden Thalamusmassiven eine *Adhaesio interthalamica* (Abb. 16-**57**).

Die rostrale Begrenzung des III. Ventrikels bildet die *Lamina terminalis*. Dort befindet sich etwa in Höhe des Sulcus hypothalamicus eine durch die *Commissura rostralis* hervorgerufene Einbuchtung (Abb. 16-**57**).

Der III. Ventrikel hat mehrere Ausbuchtungen, von denen 2 im Gebiet des Hypothalamus liegen (Abb. 16-**36**), der

- **Recessus opticus** rostral und der
- **Recessus infundibuli** im Anfang des Hypophysenstiels.

Weitere Ausbuchtungen befinden sich im Epithalamus:

- **Recessus suprapinealis** oberhalb des Corpus pineale und der
- **Recessus pinealis** am Abgang der Epiphyse.

Oberhalb des Recessus pinealis wölbt sich die *Commissura habenularum*, unterhalb die *Commissura epithalamica* vor (Abb. 16-**57**), wo der III. Ventrikel in den *Aquaeductus mesencephali* übergeht.

Klinischer Hinweis. Bei stereotaktischen Eingriffen dienen die Aussackungen des III. Ventrikels als Orientierungspunkte. Dafür sind sie besser geeignet als Knochenpunkte.

Überdacht wird der III. Ventrikel oberhalb des Foramen interventriculare vom *Plexus choroideus ventriculi tertii*. Die mit dem Plexus verbundene Bindegewebsplatte, *Tela choroidea ventriculi tertii*, ist zwischen den Striae medullares thalami ausgespannt.

Aquaeductus mesencephali

Der Aquaeductus mesencephali (cerebri, Sylvii) liegt im Mittelhirn. Er verläuft leicht abwärts gekrümmt und verbindet den III. mit dem IV. Ventrikel (Abb. 16-**32**, 16-**57**).

IV. Ventrikel

Der IV. Ventrikel hat die Form eines Zeltes. Seinen Boden bildet die *Rautengrube* (S. 773, Abb. 16-**19**). Das Dach, *Tegmen ventriculi quarti*, wird von 2 Marksegeln, **Vela medullaria rostrale et caudale**, den *Kleinhirnstielen* und dem *Kleinhirn* gebildet (Abb. 16-**59**). An das Velum medullare caudale schließt der *Plexus choroideus* des IV. Ventrikels an. Er hängt an einer Bindegewebsplatte, der *Tela choroidea ventriculi quarti*,

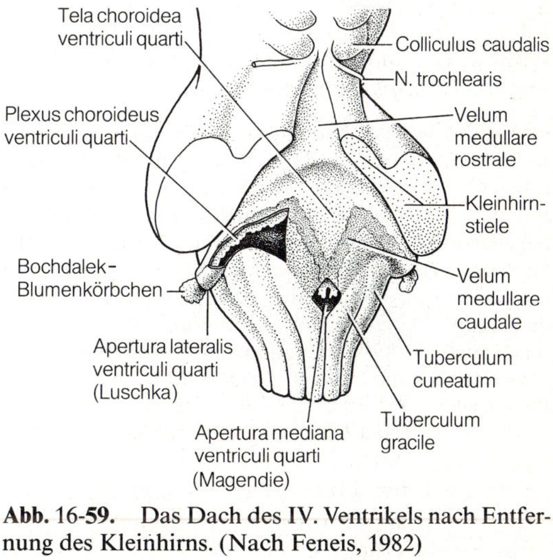

Abb. 16-59. Das Dach des IV. Ventrikels nach Entfernung des Kleinhirns. (Nach Feneis, 1982)

die den IV. Ventrikel nach dorsal abschließt. Nach kaudal verjüngt sich der IV. Ventrikel und setzt sich in den Zentralkanal des Rückenmarks fort.

Der IV. Ventrikel kommuniziert mit den externen Liquorräumen über 3 Öffnungen:

- **Apertura mediana ventriculi quarti** (*Magendie*, Abb. 16-**59**), die unpaar ist, und die
- **Aperturae laterales ventriculi quarti** (*Luschka*, Abb. 16-**19**, 16-**59**), die auf jeder Seite lateral neben dem VII. Hirnnerven liegen. Ein Teil des Plexus choroideus des IV. Ventrikels ragt aus den Aperturae laterales in die Cavitas subarachnoidea (*Bochdalek Blumenkörbchen*).

Plexus choroideus

Die Plexus choroidei wölben sich in die Seitenventrikel (s. oben) sowie den III. und IV. Ventrikel vor. Sie bestehen aus reichlich vaskularisiertem Bindegewebe, das von einem auf die Liquorproduktion spezialisierten Epithel (Ependym, S. 91) überzogen wird. An der Oberfläche des Epithels befinden sich Mikrovilli, an seiner Grundfläche ein basales Labyrinth.

Liquor cerebrospinalis

Der Liquor cerebrospinalis ist eine klare, farblose, eiweißarme Flüssigkeit mit einem spezifischen Gewicht von 1,007 g/ml. Er enthält nur vereinzelt Zellen.

Gebildet wird der Liquor cerebrospinalis von den Plexus choroidei der Seitenventrikel, des III. und IV. Ventrikels sowie von Ventrikelependym. Insgesamt sollen pro Tag 500 ml Liquor produziert werden. Der Inhalt sämtlicher innerer und äußerer Liquorräume eines Erwachsenen beträgt 140 ml (100–180 ml), so daß pro Tag der Liquor mindestens 3mal ausgetauscht wird. Abb. 16-**58** zeigt die Flußrichtung des Liquors.

Klinische Hinweise. Die engste Stelle des Ventrikelsystems befindet sich im Bereich des Aquaeductus mesencephali. Dort können „Verklebungen" auftreten, die zu einem Stop der Liquorzirkulation führen. Als Folge erweitern sich die beiden Seitenventrikel und der III. Ventrikel, *Hydrocephalus internus*. Verbunden ist damit meist eine Rückbildung des Hirngewebes. – Ein Stau der Liquorzirkulation kann auch durch Störungen der Resorption im äußeren Liquorraum entstehen. Dann erweitern sich die äußeren Liquorräume, *Hydrocephalus externus*.

F. Hüllen des Zentralnervensystems und äußere Liquorräume

Die Hüllen des Zentralnervensystems, **Meningen**, bilden ein geschlossenes, mit Liquor cerebrospinalis gefülltes, schützendes Membransystem um das Zentralnervensystem. Im Wirbelkanal umgeben sie das Rückenmark zusammen mit den Wurzeln der Spinalnerven und den Spinalganglien sowie im Schädel das Gehirn und die Anfangsstrecken der Hirnnerven.

Hüllen und äußerer Liquorraum von Rückenmark und Gehirn haben zahlreiche Gemeinsamkeiten, weisen aber auch Unterschiede auf.

Hüllen. Gemeinsam bestehen die Meningen von Rückenmark und Gehirn aus

- **Dura mater**, *harte Hirnhaut* bzw. *harte Rükkenmarkshaut*, ***Pachymeninx***,
- **Arachnoidea mater**, *Spinnwebenhaut*, *äußere weiche Hirnhaut*,
- **Pia mater**, *innere weiche Hirnhaut*.

Arachnoidea mater und Pia mater werden auch unter der Bezeichnung ***Leptomeninx***, *weiche Hirnhaut*, zusammengefaßt und der Pachymeninx gegenübergestellt.

Zwischen Dura mater und Arachnoidea mater ist ein kapillarer Spalt, **Spatium subdurale**.

Klinischer Hinweis. Bei Subduralblutungen kann das Spatium subdurale zu einem mit Blut gefüllten Raum erweitert werden.

Äußerer Liquorraum. Zwischen Arachnoidea mater und Pia mater liegt der *Subarachnoidalraum*, **Cavitas subarachnoidea**. Er enthält Liquor cerebrospinalis. Der Subarachnoidalraum ist überall dort schmal, wo die Arachnoidea unmittelbar der Pia folgt. Dort jedoch, wo die Oberfläche des Zentralnervensystems Furchen und Gruben aufweist, werden diese von Arachnoidea überspannt und es entstehen größere mit Liquor gefüllte Räume, **Cisternae subarachnoideae**.

Der Liquor cerebrospinalis umgibt das Zentralnervensystem wie ein Wasserkissen. Er dient dem mechanischen Schutz von Gehirn und Rükkenmark gegen Erschütterungen und Traumen.

Blut-Liquorschranke. Zwischen Blutbahn und Liquor cerebrospinalis besteht eine Permeabilitätsbarriere. Kleine Moleküle können diese Schranke passieren. Proteine oder Fremdstoffe werden unter physiologischen Bedingungen durch die Tight junctions der Hirnkapillarwände in der Blutbahn zurückgehalten. Der Interzellularraum des Gehirns steht mit dem Ventrikelliquor über die durchgängigen Interzellularspalten der Ependymzellen in Verbindung.

I. Hüllen des Rückenmarks (Abb. 16-**60**)

Alle 3 Rückenmarkshäute umgeben die Medulla spinalis und ragen mit blind endenden Schläuchen, *Wurzeltaschen*, in die Foramina intervertebralia, wo sie die Vorder- und Hinterwurzeln sowie die Spinalganglien umschließen.

Dura mater spinalis, harte Rückenmarkshaut. Die Dura mater spinalis teilt sich am Foramen magnum in ein *äußeres Blatt*, Periost des Wirbelbogens, und in ein *inneres Blatt.* Zwischen beiden Blättern entsteht der mit Fettgewebe und Venen ausgefüllte *Epiduralraum, Cavitas epiduralis.* Beide Blätter der Dura mater vereinigen sich in Höhe des 2. bis 3. Sakralwirbels.

Klinischer Hinweis. Bei der *Epiduralanästhesie* wird die Kanüle durch die Ligg. flava zwischen den Arcus zweier Wirbel bis in den Epiduralraum vorgeschoben und hier das Anästheticum installiert. Diese Methode ist von der unteren Halswirbelsäule bis zum Hiatus sacralis durchführbar.

Arachnoidea mater spinalis. Der Innenfläche des inneren Blattes der Dura mater spinalis liegt die Arachnoidea mater spinalis dicht an. Zwischen beiden befindet sich ein kapillarer Spalt, *Spatium subdurale.*
Unter der Arachnoidea, d. h. zwischen Arachnoidea und Pia, befindet sich die *Cavitas subarachnoidea, Subarachnoidalraum.* Sie ist mit Liquor cerebrospinalis gefüllt. Groß ist der Subarachnoidalraum kaudal vom Conus medullaris des Rückenmarks, *Cisterna lumbalis.* Er enthält die Cauda equina.

Klinischer Hinweis. Durch eine Lumbalpunktion zwischen den Fortsätzen des 3.-5. Lendenwirbels kann unter sterilen Bedingungen gefahrlos Liquor cerebrospinalis aus der Cisterna lumbalis entnommen werden.

In den Wurzeltaschen bildet die Arachnoidea kleine zottenartige Wülste, über die Liquor cerebrospinalis resorbiert und in Venen filtriert werden kann.

Pia mater spinalis. Die Pia mater spinalis bedeckt die marginale Gliaschicht der weißen Substanz des Rückenmarks und bildet Septen, die in die graue Substanz reichen. Andererseits ziehen von der Pia beiderseits des Rückenmarks Bindegewebsbänder, *Ligamenta denticulata,* zur Dura mater und setzen dort mit einzelnen Zacken an. Diese Bänder reichen vom Zervikalmark bis in das mittlere Lumbalmark und halten das von Liquor umgebene Rückenmark in seiner Position fest.

Innervation. Die Rückenmarkshäute werden sensibel über die Rami meningei der Spinalnerven versorgt.

II. Hüllen des Gehirns (Abb. 16-**61**)

1. Dura mater encephali, harte Hirnhaut

Die Dura mater encephali besteht aus straffem, faserigem Bindegewebe. Sie kleidet die Innenflä-

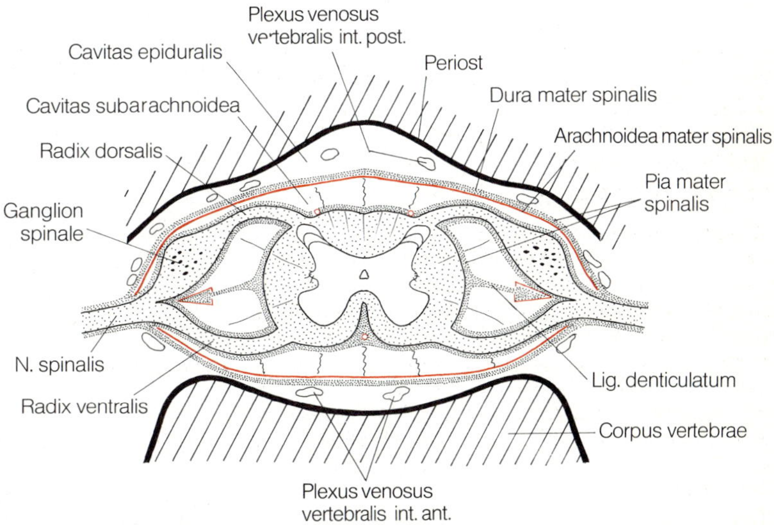

Abb. 16-60. Schema der Rückenmarkshäute. Die mit Liquor cerebrospinalis angefüllte Cavitas subarachnoidea dehnt sich bis in die Foramina intervertebralia aus. Das Spinalganglion ist von Liquor umspült. Die Cavitas epiduralis enthält Binde- und Fettgewebe (Pufferwirkung) sowie die Plexus venosi vertebrales interni

che des Schädels aus und ist gleichzeitig Periost der Schädelknochen und äußere Schutzschicht des Gehirns.

Zwischen Dura und Tabula interna des Knochens verlaufen die Hirnhautarterien:

- **A. meningea anterior** aus der A. ethmoidalis anterior,
- **A. meningea media** aus der A. maxillaris,
- **A. meningea posterior** aus der A. pharyngea ascendens.

Die Gefäße hinterlassen in der Tabula interna Sulci arteriosi.

Klinischer Hinweis. Bei Verletzungen der Meningealgefäße (meist A. meningea media) entstehen *epidurale Hämatome* (Abb. 16-**61a**), die die Dura mater von der Tabula interna des Knochens abdrängen. Diese arteriellen Blutergüsse vergrößern sich in der Regel schnell und können zu einem lebensbedrohlichen, erhöhten Hirndruck führen. Therapeutisch muß dann die Schädelkalotte eröffnet (trepaniert), das Hämatom ausgeräumt und die Blutung gestillt werden.

Innerhalb der Dura mater verlaufen venöse Blutleiter, **Sinus durae matris**. Sie sind allseitig von straffem Bindegewebe umschlossen. Einzelheiten S. 885.

Die Dura mater springt mit starken Septen in das Schädelinnere vor und bildet einige wichtige Durataschen. Es handelt sich um

- **Falx cerebri**,
- **Tentorium cerebelli**,
- **Falx cerebelli** (variabel),
- **Diaphragma sellae**,
- **Cavum trigeminale**.

Falx cerebri, Großhirnsichel. Die Falx cerebri ist eine große, sagittal gestellte Duraplatte zwischen den beiden Großhirnhemisphären. Sie befestigt sich an der Crista galli des Siebbeins, an den Rändern des Sulcus sinus sagittalis superioris, an der Protuberantia occipitalis interna sowie am Giebel des zeltförmigen Tentorium cerebelli (s. unten). In den unteren freien Rand ist der **Sinus sagittalis inferior** eingelagert, an der oberen Anheftungsstelle befindet sich der **Sinus sagittalis superior**.

Tentorium cerebelli, Kleinhirnzelt. Es ist zwischen den Okzipitallappen des Endhirns und dem Kleinhirn ausgespannt und trennt in der Schädelhöhle den supratentoriellen vom infratentoriellen Raum. Befestigt ist das Tentorium cerebelli dorsal an den Rändern der Sulci sinus transversi, seitlich an den Oberkanten der Felsenbeine und rostral an den Processus clinoidei anteriores. In Richtung auf den Clivus besteht eine Lücke für den Durchtritt des Hirnstamms, *Incisura tentorii.* Am Giebel des Kleinhirnzeltes

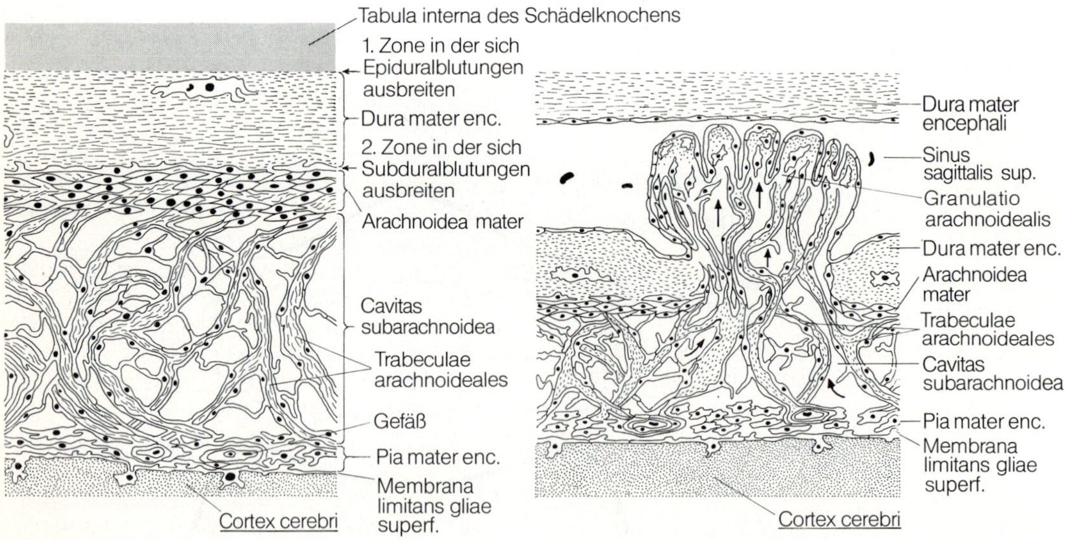

a b

Abb. 16-61 a, b. Bau der Hirnhäute und der Cavitas subarachnoidea nach elektronenmikroskopischen Befunden. **a** Üblicher Bau; **b** im Gebiet der Granulationes arachnoideales (Pacchioni Granulationen). Im Bereich der Granulationen reicht die Cavitas subarachnoidea durch das meningeale Blatt der Dura mater bis unmittelbar unter das Endothel des Sinus. Epiduralblutungen *(1)* breiten sich zwischen Schädelknochen und Dura mater, Subduralblutungen *(2)* zwischen Dura mater und Arachnoidea mater aus verbinden sich Tentorium und Falx cerebri miteinander. An dieser Stelle verläuft der **Sinus rectus**. An seiner okzipitalen Anheftungsstelle umgreift das Tentorium cerebelli die paarigen Sinus transversi.

Klinischer Hinweis. Bei seitlicher Kompression des Neugeborenenschädels (z. B. bei einer Zangengeburt) kann das Tentorium cerebelli an seiner okzipitalen Anheftungsstelle abreißen. Dabei kommt es zu einer tödlichen Blutung aus dem Sinus transversus.

Falx cerebelli, *Kleinhirnsichel*. Es handelt sich um eine kleine variable Duraplatte unterhalb des Tentorium cerebelli. Sie ist an der Crista occipitalis interna befestigt und umfaßt den **Sinus occipitalis**.

Diaphragma sellae. Das Diaphragma sellae spannt sich zwischen vorderen und hinteren Processus clinoidei über der Fossa hypophysialis aus. Es hat in der Mitte ein Loch für den Durchtritt des Hypophysenstiels.

Cavum trigeminale *(Meckel)*. Diese Duratasche umschließt auf der Vorderfläche des Felsenbeins am Boden der mittleren Schädelgrube das Ganglion trigeminale. In die Öffnung zieht der Stamm des N. trigeminus hinein.

2. Arachnoidea mater encephali, Spinnwebenhaut (Abb. 16-**61**)

Die Arachnoidea mater encephali ist eine dünne, zellreiche Bindegewebsmembran. Sie liegt der Dura mater dicht an. Bei Sektionen läßt sie sich leicht von der Dura mater lösen.
Zwischen Dura und Arachnoidea befindet sich das *Spatium subdurale*. Es ist beim Lebenden ein kapillarer Spaltraum. Bei Blutungen kann er sich erheblich erweitern, *Subduralblutungen* (Abb. 16-**61 a**).

Subarachnoidalraum und Zisternen

Von der Pia mater ist die Arachnoidea mater durch einen wechselnd großen Subarachnoidalraum, *Cavitas subarachnoidea*, getrennt (Abb. 16-**61**). Hier fließt Liquor cerebrospinalis. Durchzogen wird der Subarachnoidalraum von Arachnoidaltrabekeln, die die Arachnoidea mater mit der Pia mater verbinden.
Arachnoidaltrabekel bestehen aus einer bindegewebigen Achse, die von verzweigten Arachnoidalzellen eingehüllt wird. Die Arachnoidalzellen können phagozytieren.
Zisternen sind lokale Erweiterungen des Subarachnoidalraums.

Hinweis. Mit der Computertomographie sind Zisternen im allgemeinen gut erkennbar und werden deshalb zur Orientierung am Gehirn verwendet.

Folgende größere Zisternen sind hervorzuheben:
- **Cisterna cerebellomedullaris,**
- **Cisterna basalis,**
- **Cisterna fossae laterales cerebri.**

Cisterna cerebellomedullaris. Sie füllt den Raum zwischen Kleinhirnunterfläche, Dach des IV. Ventrikels und der Medulla oblongata aus. Die Cisterna cerebellomedullaris ist etwa 3 cm breit und in der Sagittalebene bis zu 2 cm tief. In der Medianebene kann diese Zisterne durch eine variable Falx cerebelli eingeengt werden.

Klinischer Hinweis. Aus der Cisterna cerebellomedullaris kann Liquor cerebrospinalis durch Subokzipitalpunktion gewonnen werden. Dabei ist u. a. die Membrana atlantooccipitalis posterior zu durchstechen.

Cisterna basalis. Sie erstreckt sich als erweiterter Liquorraum zwischen Hirnbasis und Schädelbasis vom Foramen magnum bis zur Crista galli am Vorderrand der vorderen Schädelgrube. Sie läßt sich unterteilen in
- **hintere Basalzisterne** und
- **vordere Basalzisterne**.

Hintere Basalzisterne. Sie reicht vom Foramen magnum bis zum Dorsum sellae und ist stellenweise erweitert. Dadurch entstehen die
- ***Cisterna pontis***,
- ***Cisterna pontocerebellaris***, in die von lateral der Flocculus des Kleinhirns hineinragt. Außerdem mündet in diese Zisterne beidseitig der Recessus lateralis des IV. Ventrikels.
- ***Cisterna interpeduncularis*** im Bereich der Fossa interpeduncularis. Sie enthält den III. Hirnnerven, die Aufteilung der A. basilaris sowie die Anfangsstrecken der Aa. cerebelli superiores und der Aa. cerebri posteriores.
- ***Cisterna ambiens***, die mit der Cisterna interpeduncularis kommuniziert. Sie liegt am Übergang zwischen hinterer und mittlerer Schädelgrube und umfaßt die Seitenfläche des Pedunculus cerebri. An der Incisura tentorii bildet sie ein Liquorpolster für den scharfen Rand des Kleinhirnzeltes. Die Cisterna ambiens enthält die A. cerebri posterior, A. cerebelli superior, V. basalis und den N. trochlearis.
- ***Cisterna trigemini***. Sie liegt in der mittleren Schädelgrube an der Spitze des Felsenbeins und auf dem Keilbein, enthält den Stamm des V. Hirnnerven mit dem Ganglion trigeminale und hat Verbindung zur Cisterna pontocerebellaris in der hinteren Schädelgrube.

Vordere Basalzisterne. Die vordere Basalzisterne reicht vom Dorsum sellae bis zum Vorderrand der vorderen Schädelgrube und wird von Corpora mamillaria, Infundibulum, Chiasma opticum, Tr. optici sowie von den Bulbi und Tr. olfactorii mit dem benachbarten Frontalhirn begrenzt. Eine Teilzisterne ist die ***Cisterna chiasmatis***, die die Sehnervenkreuzung umgibt. Nach dorsal geht die vordere Basalzisterne in die Cisterna interpeduncularis über. In diesem gemeinsamen Teil beider Zisternen liegen der Circulus arteriosus (Willisi) und seine zentralen Äste. Nach lateral kommuniziert die vordere Basalzisterne über die

- ***Cisterna valleculae cerebri*** mit der
- ***Cisterna fossae lateralis cerebri*** (Sylvii).

Cisterna valleculae cerebri. Sie bildet den Raum zwischen dem Hinterrand der kleinen Keilbeinflügel und der Substantia perforata rostralis. Sie grenzt an die basal gelegene Spalte zwischen Frontallappen und Temporallappen des Großhirns, dort, wo der Stamm der A. cerebri media liegt.

Cisterna fossae lateralis cerebri. Sie wird auch als Inselzisterne bezeichnet, weil sie im Raum zwischen Insel und operkularem Teil von Frontal-, Parietal- und Temporallappen liegt. In ihr befinden sich Aa. insulares, Äste der A. cerebri media.

Weitere Zisternen befinden sich um das Endhirn herum, überall dort, wo Polster gegenüber der Umgebung Schutz gewähren sollen.

Granulationes arachnoideales

In der Nähe der Sinus durae matris, besonders entlang des Sinus sagittalis superior, Sinus petrosus superior, Sinus rectus und Sinus transversus bildet die Arachnoidea hirsekorngroße, zottenartige, gestielte Fortsätze, *Granulationes arachnoideales (Pacchionische Granulationen,* Abb. **16-61b***)*. Sie können sich durch die Dura mater bis in die venösen Blutleiter bzw. durch Lücken der Tabula interna des Schädelknochens *(Foveolae granulares)* in die Vv. diploicae ausdehnen. Dadurch grenzt die Cavitas subarachnoidea im Bereich der Granulationen unmittelbar an Sinusendothel bzw. Venenwände. Die Granulationes arachnoideales gelten als Filtrationsorte von Liquor cerebrospinalis.

3. Pia mater encephali

Die Pia mater encephali liegt der Hirnoberfläche unmittelbar auf und kann die Hirngefäße in die Hirnsubstanz begleiten, *Piatrichter*, arterioläre Strecke. Auch die Cavitas subarachnoidea setzt sich entlang der Gefäße trichterartig in die Rindensubstanz fort und bildet die *perivaskulären Virchow-Robin Räume.* Ferner dient die Pia mater den Plexus choroidei der Ventrikel als gefäßführende bindegewebige Unterlage.

4. Innervation

Die Dura mater und die Pia mater sind schmerzempfindlich. Sie werden von den Rr. meningei des N. ophthalmicus, des N. maxillaris, des N. mandibularis, des N. glossopharyngeus und des N. vagus innerviert. Rückläufige Äste des N. ophthalmicus (Rr. tentorii) versorgen das Tentorium cerebelli und die Falx cerebri.

G. Gefäßsystem des Zentralnervensystems

I. Rückenmark

1. Arterien

Entwicklung. Das embryonale Gefäßsystem des Rükkenmarks ist bilateral-symmetrisch und segmental angelegt. Es besteht aus Ästen der 31 paarigen Segmentarterien, die von der Aorta abzweigen. Während der Entwicklung werden hämodynamisch ungünstige Strecken abgebaut, kaudal stärker als kranial. Es bleiben in der Regel 6 ventrale und meistens 15 feine, dorsale Radikulararterien sowie die Äste der Aa. vertebrales erhalten.

Das Rückenmark erhält sein Blut aus den

- **Aa. radiculares** und den
- **absteigenden Ästen der Aa. vertebrales.**

Aa. radiculares sind Äste von Rami spinales der A. cervicalis ascendens (S. 479), A. cervicalis profunda (S. 480), Aa. intercostales (S. 548) und Aa. lumbales (S. 622). Die Rami spinales ziehen durch die Foramina intervertebralia in den Wirbelkanal. Dort geben sie ab

- ***Aa. radiculares anteriores*** (meist unpaar) für die A. spinalis anterior.

Hinweis. Für das Halsmark gibt es in der Regel 3, für das Thorakalmark 2 Aa. radiculares anteriores, im Lumbosakralmark meist nur 1 *A. radicularis magna.* Bei einer Läsion der A. radicularis magna kommt es zu einer schlaffen Lämung der Beine.

- ***Aa. radiculares posteriores.*** Es handelt sich um feinkalibrige Gefäße, die in die Aa. spinales posteriores münden.

A. spinalis anterior. Sie verläuft an der Ventralfläche des Rückenmarks am Eingang der Fissura mediana ventralis. Die A. spinalis anterior entsteht dadurch, daß die *A. vertebralis* jeder Seite intrakranial einen Ast zum Rückenmark abgibt, der sich mit dem der Gegenseite vereint. Von der Mitte des Zervikalmarks ab erhält die A. spinalis anterior ihren Hauptzustrom von den Aa. radiculares (s. oben). Die A. spinalis anterior versorgt etwa die vorderen ⅔ des Rückenmarkquerschnitts. Weitere Äste bilden in der Außenzone des Vorderseitenstrangs eine Gefäßring, *Corona vasorum.*

Aa. spinales posteriores. Sie verlaufen an der Dorsalfläche des Rückenmarks, sind dünn und gehen aus den Aa. vertebrales oder Aa. radiculares posteriores (s. oben) hervor. Sie versorgen das hintere Drittel des Rückenmarkschnitts.

2. Venen

Der venöse Abfluß aus dem Rückenmark erfolgt durch *Vv. radiculares,* die mit den klappenlosen, mächtigen Venengeflechten im Epiduralraum, **Plexus venosi vertebrales interni** (Abb. 16-**60**), verbunden sind. Diese Venengeflechte haben Beziehungen

- zu den venösen Blutleitern in der Schädelhöhle (Sinus durae matris, S. 855) über das Foramen magnum,
- durch Vv. basivertebrales mit dem Venengeflecht vor und hinter der Wirbelsäule: Plexus venosus vertebralis externus,
- mit den segmentalen Venen durch die Vv. intervertebrales.

Außerdem sind die Rückenmarksvenen für die Liquordrainage von Bedeutung: Arachnoidealzotten in den Wurzeltaschen (s. oben) resorbieren den Liquor cerebrospinalis, um ihn dann in die Venen abzugeben.

II. Gehirn

1. Arterien

Entwicklung. Die Entwicklung der Gehirngefäße geht beiderseits von der 3. Branchialbogenarterie sowie von der A. subclavia aus. Auf jeder Seite bildet die Anfangsstrecke der 3. Branchialbogenarterie die A. carotis interna. Die Aa. carotis internae lassen einen reich verzweigten Gefäßplexus um die Hirnanlage entstehen, aus dem 3 paarige cerebrale Hirnarterien hervorgehen. Die A. subclavia, die aus der paarigen zervikalen Segmentarterie entstanden ist, gibt die A. vertebralis ab. Die paarigen Aa. vertebrales vereinen sich zu einer A. basilaris, die mit den Aa. carotis internae um den Hypophysenstiel einen Gefäßring bildet.

Der Zufluß des Blutes zum Gehirn erfolgt auf jeder Seite durch eine

- **A. carotis interna** und eine
- **A. vertebralis.**

Sie speisen gemeinsam mit den entsprechenden Gefäßen der Gegenseite den **Circulus arteriosus** (Willisi).

A. carotis interna

Die A. carotis interna tritt durch den Canalis caroticus des Felsenbeins in die Schädelhöhle ein (S. 414). Sie zieht dann zur Seitenfläche der Sella turcica des Corpus sphenoidale, wo sie durch den Sinus cavernosus (s. unten) hindurch nach vorne gelangt. Anschließend bildet sie eine Schleife, **Karotisknie, Karotissiphon,** wendet sich zurück und tritt in den Subarachnoidalraum ein. Dann setzt sie sich nach lateral in die A. cerebri media fort.

Direkte Äste der A. carotis interna versorgen die Gegend des Chiasma opticum, den Hypophysenstiel, den Hypophysenvorderlappen sowie kleine Teile des Hypothalamus, des Knies der inneren Kapsel, gelegentlich auch des Pallidum sowie vordere Abschnitte des Thalamus.

Folgende große Äste verlassen die Arteria carotis interna:

- **A. ophthalmica.** Die A. ophthalmica entspringt an der nach vorn gerichteten Konvexität des Karotisknies medial vom Processus clinoideus anterior und tritt durch den Canalis opticus in die Orbita ein (S. 705).
- **A. communicans posterior** (Abb. 16-**62**). Dies Gefäß knüpft die Verbindung zwischen A. carotis interna und A. cerebri posterior und ist damit für den Circulus arteriosus entscheidend. Die A. communicans posterior entspringt aus der A. carotis interna in dem Gebiet zwischen Sella turcica und Tuber cinereum des Zwischenhirns. Sie verläuft am oberen Tentoriumrand okzipitalwärts.

  Die Äste der A. communicans posterior versorgen das Chiasma opticum, Teile des Tractus opticus, des Hypothalamus und des Thalamus, der Hirnschenkel sowie den Schwanz des Nucleus caudatus.

- **A. choroidea anterior** (Abb. 16-**62**). Selten entstammt die A. choroidea anterior der A. communicans posterior; sonst geht sie aus der A. carotis interna nach Abgang der A. com-

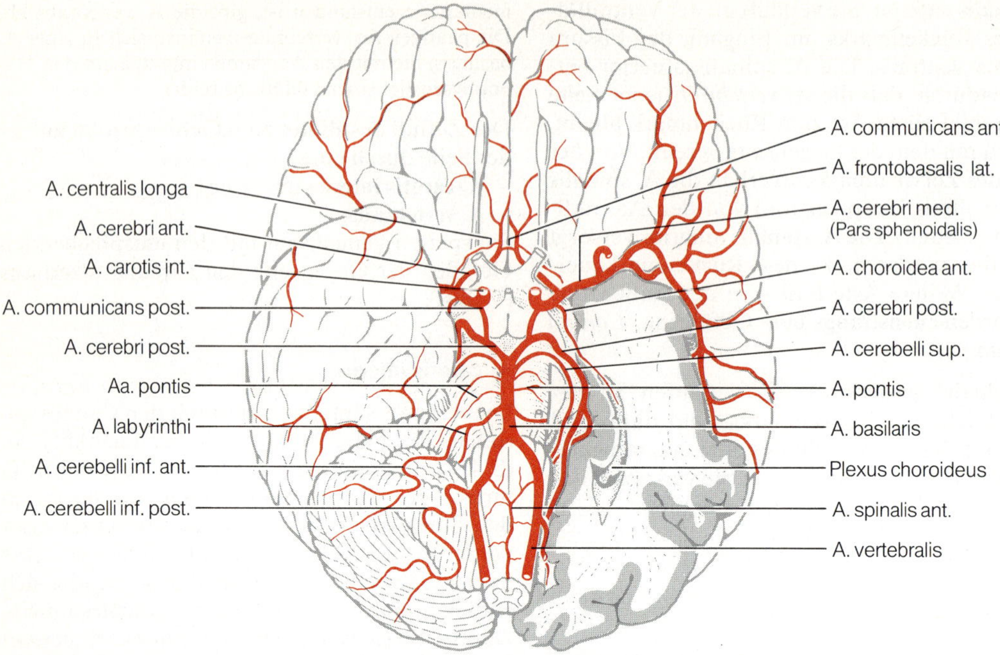

Abb. 16-62. Die Arterien des Gehirns mit dem Circulus arteriosus in der Basalansicht. Die linke Kleinhirnhälfte sowie Teile des Temporal- und Okzipitallappens wurden abgetragen, um den Verlauf der A. cerebelli superior und der A. cerebri posterior darzustellen. (Nach Kahle, 1986)

municans posterior hervor. Sie verläuft zwischen Tractus opticus und Gyrus parahippocampalis zur Spitze des Unterhorns des Seitenventrikels, wo sie in den Plexus choroideus eintritt.

Sie versorgt mit Ästen den Tractus opticus, Teile des Gyrus parahippocampalis, das Corpus amygdaloideum, den inneren Abschnitt des Pallidum sowie das Crus posterius der Capsula interna (Tractus corticonuclearis, Tractus corticospinalis).

- **A. cerebri anterior** (Abb. 16-**62**). Die A. cerebri anterior geht spitzwinklig im Zwickel zwischen Chiasma opticum und Temporalpol des Schläfenlappens, etwa in Höhe des Processus clinoideus anterior aus der A. carotis interna ab. Dann wendet sie sich nach mediofrontal und verläuft an der medialen Hemisphärenfläche nach rostral und um das Rostrum und Genu des Balkens herum.

Dieser Verlauf wird vor und nach der Abzweigung der A. communicans anterior (s. unten) in zwei Strecken geteilt:

- **Pars praecommunicalis,**
- **Pars postcommunicalis.**

Die A. cerebri anterior gibt ab

- ***Aa. centrales anteromediales (Aa. thalamostriatae anteromediales), A centralis brevis und A. centralis longa (Heubner),*** die vor und hinter dem Abgang der A. communicans anterior liegen und in die Substantia perforata rostralis eindringen. Sie gehören zur Gruppe der „penetrierenden" Arterien (s. unten) und sind Endarterien.

Versorgungsgebiete: Lamina terminalis, Commissura rostralis, vordere hypothalamische Abschnitte, Teile des vorderen Thalamuspols, Genu und Crus anterius der Capsula interna, Teile des Pallidum und des Caput nuclei caudati.

- ***A. communicans anterior.*** Dieses Gefäß verbindet rechte und linke A. cerebri anterior. Es liegt oberhalb des Chiasma opticum in Höhe des Processus clinoideus anterior.

Feine Äste gehen zum Chiasma opticum, Infundibulum und zur präoptischen Region des Hypothalamus.

- ***terminale Äste,*** die die *Pars postcommunicalis* verlassen.

Sie versorgen die mediale Fläche von Stirn- und Scheitellappen bis dicht vor den Sulcus parietooccipitalis sowie 2-3 cm über die Mantelkante hinaus die konvexe Hemisphärenseite (Gyrus

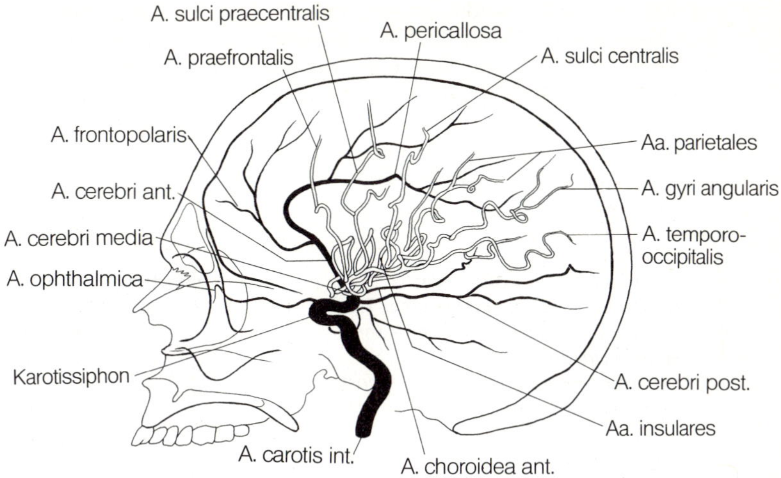

Abb. 16-63. Arteriogramm der A. carotis interna im laterolateralen Strahlengang. Die A. cerebri media und ihre Äste wurden *doppelt konturiert* gezeichnet, die übrigen Zweige einschließlich der A. carotis interna *schwarz* dargestellt. (Nach Krayenbühl u. Yasargil, 1972)

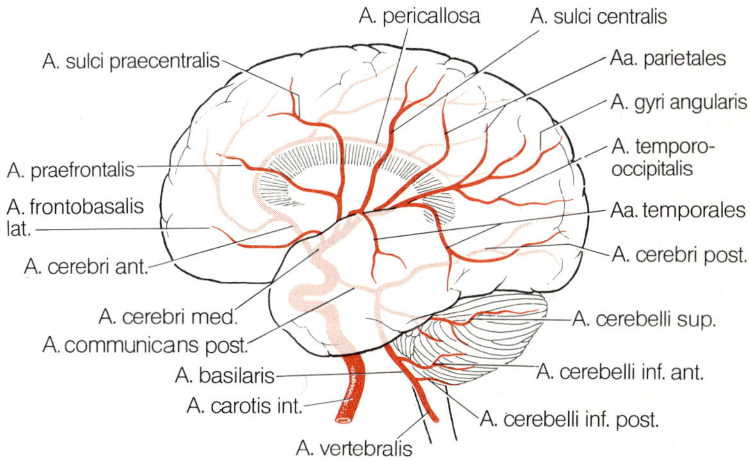

Abb. 16-64. Arterienversorgung des Gehirns. Die in der Tiefe liegenden Arterien sind *punktiert* dargestellt

frontalis superior, rostraler Teil des Gyrus frontalis medius, mantelkantennahe Teile der Gyri prae- und postcentralis und ein Teil des Lobulus parietalis superior) und den Balken mit Ausnahme des Spleniums.

- **A. cerebri media** (Abb. 16-**64**). Sie setzt die Verlaufsrichtung der A. carotis interna fort und zieht von medial her in den Sulcus cerebri lateralis. Sie versorgt partiell die lateralen Hemisphärenteile. In ihrem Verlauf sind zu unterscheiden:
  - ***Pars sphenoidalis.*** Dieser Anfangsabschnitt verläuft am kleinen Keilbeinflügel entlang.

    Sie gibt *Aa. centrales anterolaterales* (Aa. thalamostriatae anterolaterales) ab, die durch die Substantia perforata rostralis ins Gehirn eindringen und dort das Genu der Capsula interna, Teile des Nucleus caudatus, Putamen und Pallidum versorgen.

  - ***Pars insularis.*** Hier teilt sich die A. cerebri media in 2–4 Hauptstämme Aa. insulares auf, aus denen die terminalen Äste hervorgehen.
  - ***Pars terminalis.*** Die Endäste umschlingen die frontalen, parietalen oder temporalen Opercula (Pars opercularis), wie dies im seitlichen Röntgenbild für die A. praefrontalis sichtbar ist (Abb. 16-**63**). Die Bezeichnungen der Arterien geben nur ihre grobe Lage und Versorgungsgebiete an. Die End-

äste der A. cerebri media breiten sich fächerförmig aus und sind im Uhrzeigersinn von frontal nach parietal und temporal folgende (Abb. 16-**63**, 16-**64**, dort nur teilweise eingezeichnet):
A. frontobasalis lateralis zum Gyrus frontalis inferior und teilweise zu den Gyri orbitales,
A. praefrontalis,
A. sulci praecentralis,
A. sulci centralis,
Aa. parietales anterior et posterior,
A. gyri angularis, der als eigentlicher Endast der A. cerebri media aufgefaßt werden kann,
A. temporooccipitalis,
Aa. temporales anterior, intermedia et posterior für die Temporalwindungen.

A. vertebralis

Die A. vertebralis ist ein Ast der A. subclavia (S. 548). Ihre

- **Pars intracranialis** verläuft, nachdem Dura und Arachnoidea durchbrochen sind, vor der Medulla oblongata. Sie gibt ab
  - ***A. spinalis anterior.*** (s. oben). Direkte Äste gehen zum medialen Bezirk der Medulla oblongata ab.
  - ***A. inferior posterior cerebelli*** (Abb. 16-**62**). Ausnahmsweise geht die A. cerebelli inferior posterior aus der A. basilaris (s. unten) hervor (10%). Diese Kleinhirnarterie verläuft sehr variabel am seitlichen Rand der Medulla oblongata und ist unterschiedlich dick.

    Sie versorgt laterale Bezirke der Medulla oblongata sowie den Plexus choroideus ventriculi quarti und mit 2 Ästen die Unterflächen des Kleinhirnwurms (medialer Ast) und der Kleinhirnhemisphären (lateraler Ast).

A. basilaris

Die A. basilaris (Abb. 16-**62**) entsteht am Unterrand der Brücke aus der Vereinigung der beiden Aa. vertebrales. Sie verläuft evtl. gekrümmt im Subarachnoidalraum auf dem Clivus bis zum Oberrand des Pons, wo sie sich in ihre Endäste, die Aa. cerebri posteriores, aufteilt.
Äste der A. basilaris sind

- **A. inferior anterior cerebelli**. Dieses Gefäß ist sehr variabel.

  Es versorgt laterale Bezirke der Medulla oblongata, des Pons, den Plexus choroideus ventriculi quarti sowie vom Kleinhirn Flocculus und Teile der Kleinhirnunterfläche.

  - ***A. labyrinthi.*** Sie geht meistens aus der A. cerebelli inferior anterior oder direkt aus der A. basilaris (30% der Fälle) hervor.

    Die A. labyrinthi zieht mit dem N. facialis und dem N. vestibulocochlearis durch den Meatus acusticus internus in das Innenohr. Da sie das einzige Gefäß für das Labyrinth ist, können Durchblutungsstörungen zu akustischen oder vestibulären Störungen führen.

- **Aa. pontis** zum Pons und Mittelhirn,
- **A. superior cerebelli**, ein sehr konstantes Gefäß. Es gibt feine Äste zum lateralen Bezirk des Pons ab. Sein Hauptstamm verläuft durch die Cisterna ambiens um die Hirnschenkel nach dorsal, wo 1 Ast gemeinsam mit dem der Gegenseite und Verzweigungen der A. cerebri posterior die Lamina tecti versorgen. Der andere zieht zum oberen Kleinhirnstiel und zur Oberseite des Kleinhirns.
- **A. cerebri posterior**. Aus der unpaaren A. basilaris geht bogenförmig nach jeder Seite eine A. cerebri posterior hervor. Die A. cerebri posterior verläuft am oberen Brückenrand auf dem Tentorium cerebelli nach hinten, wo sie partiell den Lobus occipitalis und den Lobus temporalis des Endhirns versorgt.

Die Gefäßstrecken der A. cerebri posterior können in 3 Abschnitte eingeteilt werden:
Pars praecommunicalis,
Pars postcommunicalis und
Pars terminalis.
Die Grenze zwischen der Pars praecommunicalis und der Pars postcommunicalis bildet die Abzweigung der A. communicans posterior. Die terminalen Äste ziehen an die Oberfläche von Teilen des Schläfen- und Okzipitallappens und versorgen vor allem deren basale und mediale Abschnitte.

- ***Pars praecommunicalis.*** Dieser kurze Abschnitt liegt in der Cisterna interpeduncularis.

  Die Pars praecommunicalis verlassen die *Aa. centrales posteromediales*, die durch die Substantia perforata interpeduncularis ins Gehirn eindringen und partiell Mittelhirn und Zwischenhirn versorgen.

- ***A. communicans posterior.*** Sie verbindet A. cerebri posterior mit A. cerebri media (bzw. A. carotis interna; s. oben).

  In etwa jedem 100. Fall fehlt die A. communicans posterior. In etwa 10% ist das Gefäß so weitlumig, daß die A. cerebri posterior ihre Hauptblutzufuhr aus der A. carotis interna erhält.

- ***Pars postcommunicalis.*** Dieser Teil zieht bogenförmig um das Mittelhirn durch die Cisterna ambiens.

Seine Äste versorgen als
Aa. centrales posterolaterales die hinteren Thalamusabschnitte, Lamina tecti und Corpus pineale
Aa. choroideae posteriores die Plexus choroidei des III. und der Seitenventrikel
Aa. pedunculares die Hirnschenkel des Mittelhirns.

- ***Pars terminalis.*** Dieser Abschnitt beginnt in der Cisterna ambiens lateral der Pedunculi cerebri dicht unterhalb des Tentorium cerebelli und reicht bis zu den feinen Endästen, die von der Oberfläche her vor allem in die Rinde und in das darunterliegende Mark von medialen und basalen Teilen des Temporal- und Okzipitallappens eindringen.

Die A. cerebri posterior teilt sich an dem am weitesten lateral gelegenen Punkt des Pedunculus cerebri oberhalb des Tentorium cerebelli und unterhalb des Pulvinar in zwei Hauptäste:

- **A. occipitalis medialis** und
- **A. occipitalis lateralis.**

A. occipitalis medialis. Sie verläuft unterhalb des Splenium corporis callosi und kreuzt den Isthmus des Gyrus cinguli. Die Arterie zweigt sich in ihre Endäste auf.

- **R. parietooccipitalis** verläuft meist im gleichnamigen Sulcus und versorgt Cuneus und Praecuneus.
- **R. calcarina** liegt an oder in der gleichnamigen Furche. Selten entspringt die Arterie aus der A. occipitalis lateralis. Die A. calcarina versorgt nur in etwa ¼ der Fälle die Area striata vollständig; dann kann es bei einem Verschluß des Gefäßes zu einer kontralateralen homonymen Hemianopsie kommen. In den anderen Fällen wird die Sehregion partiell von Nachbararterien mitversorgt;
- **R. occipitotemporalis** versorgt die mediale Fläche des Hinterhauptslappens.
- **R. corpus callosi dorsalis** vaskularisiert das Splenium des Balkens.

A. occipitalis lateralis. Dieses Gefäß versorgt den hinteren Abschnitt des Gyrus parahippocampalis und die Unterfläche des Hinterhauptslappens.

Circulus arteriosus (Abb. 16-**62**)

Der Circulus arteriosus (Willisi) entsteht durch Aa. communicantes zwischen den Stromgebieten der Aa. vertebrales und den Aa. carotides internae. Die
A. communicans anterior (*unpaar*) verbindet die Aa. cerebri anteriores und damit die Stromgebiete der beiden A. cerebri media, die
A. communicans posterior (*paarig*) die A. cerebri posterior (Ast der A. basilaris) und die A. cerebri media (bzw. A. carotis interna).

Der Circulus arteriosus wirkt bei Schwankungen der Blutzufuhr seitens der zuführenden großen Arterien als Blutverteiler. Durch die bevorzugte Lokalisation arteriosklerotischer Veränderungen am Circulus arteriosus kann seine Ausgleichsfunktion beeinträchtigt sein.

Röntgenologische Darstellung der Hirnarterien

Die röntgenologische Untersuchung der Hirnarterien am Lebenden ist klinisch wichtig. Zu diesem Zweck wird Kontrastmittel in die großen zuführenden Gefäße injiziert. Dadurch wird das Versorgungsgebiet der A. carotis interna und zusätzlich meist die A. cerebri posterior dargestellt, obwohl im Regelfall dieses Gefäß seinen Hauptzufluß aus der A. basilaris erhält. Abb. 16-**63** zeigt das Schema eines normalen Karotis-Angiogramms bei laterolateralem Strahlengang.
In Abb. 16-**64** sind die Hirnarterien zusammen mit den Umrissen von Großhirn, Kleinhirn, Hirnstamm und Balken in lateraler Ansicht gezeichnet, um die räumliche Anordnung der großen Arterien anzudeuten. Zu erkennen ist die A. carotis interna an ihrem S-förmigen Karotisknie, dem Karotissiphon. Ferner ist der Hauptstamm der A. cerebri anterior zu sehen, der an der medialen Hemisphärenfläche um das Balkenknie herum verläuft. Schließlich sind einige Äste der A. cerebri media auszumachen (s. auch Abb. 16-**63**).

Arterielle Versorgungsgebiete des Gehirns

Die arterielle Versorgung des Gehirns erfolgt in Territorien.

Hirnstamm

Es lassen sich ein
- **medialer (paramedianer) Versorgungsbezirk** und ein
- **lateraler Versorgungsbezirk** unterscheiden.

Medialer Versorgungsbezirk. Das mediale Territorium der Medulla oblongata (Abb. 16-**65**) erhält sein arterielles Blut durch die Aa. spinales anteriores und durch direkte Äste der Aa. vertebrales. In diesem Versorgungsgebiet liegen die Pyramidenbahn und der motorische Kern des XII. Hirnnerven (Abb. 16-**23**). Im Pons erfolgt die Versorgung durch Aa. pontes.

Klinischer Hinweis. Ein einseitiger Ausfall des medialen Bezirks in der Medulla oblongata führt zum klinischen Bild einer sogenannten gekreuzten Lähmung. Auf der gleichen Seite der Läsion fallen die Motoneu-

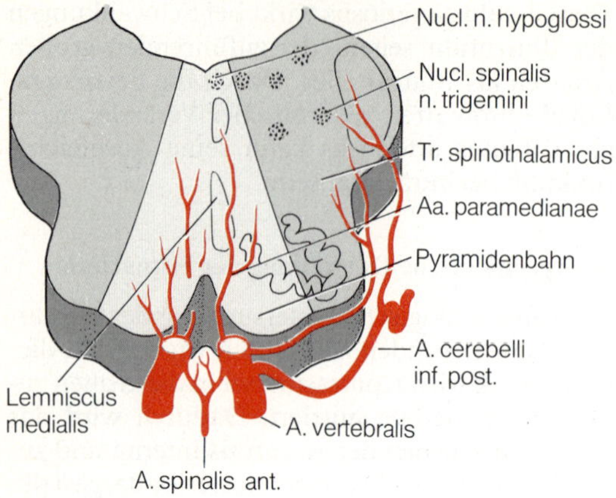

Abb. 16-65. Medialer und lateraler Versorgungsbezirk der Medulla oblongata. (Nach Duus, 1983)

rone des XII. Hirnnerven aus und eine Lähmung der ipsilateralen Zungenmuskulatur ist die Folge. Weiterhin wird die Pyramidenbahn vor ihrer Kreuzung unterbrochen und deshalb tritt eine kontralaterale Halbseitenlähmung auf. Das gleichzeitige Auftreten einer ipsi- und kontralateralen Lähmung wird klinisch als gekreuzte Lähmung bezeichnet.

Lateraler Versorgungsbezirk. Das laterale Territorium der *Medulla oblongata* wird von Ästen aus den Aa. cerebelli inferiores posterior und anterior versorgt. Die Gefäße versorgen den Nucleus spinalis nervi trigemini (Abb. 16-**23**), Tractus spinothalamicus, vestibuläre Kerngebiete (Abb. 16-**24**), austretende Wurzeln des IX. und X. Hirnnerven. Im Pons erhält der laterale Bezirk feine Äste der A. cerebelli inferior anterior und der A. cerebelli superior. Die Arterien, die ihre feinen Äste in den lateralen Bezirk abgeben, ziehen weiter als Kleinhirnarterien zum Cerebellum.

Klinischer Hinweis. Ein einseitiger Ausfall des lateralen Bezirks der Medulla oblongata führt zum Wallenberg Syndrom: durch Läsion des Nucl. spinalis n. trigemini wird die Schmerz- und Temperaturempfindung aus dem Gesichtsbereich auf der gleichen Seite gestört. Eine Unterbrechung des Tractus spinothalamicus (oberhalb der Kreuzung) resultiert in einer Störung der Schmerz- und Temperaturleitung im kontralateralen Arm-Rumpf-Beinbereich. Ein Ausfall des vestibulären Systems zeigt sich in Schwindel, Erbrechen, Nausea (Seekrankheit) und Nystagmus. Eine Läsion des IX. und X. Hirnnerven kann sich in Schluckstörungen und Heiserkeit äußern.

Vorderhirn

Das Vorderhirn zeigt eine räumlich kompliziertere Ordnung der Versorgungsbezirke als der Hirnstamm. Vereinfacht dargestellt gibt es im Vorderhirn 2 Hauptversorgungsbezirke:
- **zentrale Versorgungsbezirke**, die sich im Zwischenhirn, Nucleus caudatus, Putamen und in der Capsula interna befinden, und
- **terminale Versorgungsbezirke**, die im Pallium, im Endhirnmantel, also im Cortex cerebri und in dem darunterliegenden Mark, liegen.

Zentrale Versorgungsbezirke. Das zentrale Territorium des Vorderhirns wird von den *„penetrierenden" Arterien* versorgt. Sie sind Endarterien, d. h. bei einer Läsion treten Mangeldurchblutungen auf. Im einzelnen sind dies folgende Arterien:
- *direkte Äste* aus der A. carotis interna und aus dem Circulus arteriosus, die von basal her in das Vorderhirn eintreten,
- *Aa. centrales anteromediales* aus der A. cerebri anterior,
- *Aa. centrales anterolaterales* aus der A. cerebri media und
- *Aa. centrales posteromediales et posterolaterales* aus der A. cerebri posterior.

Die zentralen Äste dringen in die Substantia perforata rostralis, in die Substantia perforata intercruralis oder in den basalen Zwischenhirnbereichen in das Vorderhirn ein. Die penetrierenden Äste versorgen das Zwischenhirn, Nucl. caudatus, Putamen und große Teile der Capsula interna. In Abb. 16-**66** wurde der zentrale Versorgungsbezirk der „penetrierenden" Arterien auf dem Transversalschnitt angegeben.

Terminale Versorgungsbezirke. Die terminalen Versorgungsbezirke einer Großhirnhemisphäre setzen sich aus 3 Territorien der terminalen Äste der A. cerebri anterior, media und posterior zusammen. Die Grenzen dieser 3 Versorgungsbezirke (Abb. 16-**66**) sind unabhängig von den Lappengrenzen des Endhirns.

Terminale Äste der A. cerebri anterior. Sie vaskularisieren den größten Teil der medialen Hemisphärenfläche. Das Versorgungsgebiet reicht von frontal bis parietal in Höhe des Sulcus parietooccipitalis. Außerdem versorgt die A. cerebri anterior etwa ⅘ des Balkens mit Ausnahme des Spleniums. Sie gibt weiterhin feine Äste für einen etwa 2–3 cm schmalen Streifen auf der Konvexität der Hemisphären entlang der Mantelkante ab. Dieser Bezirk umfaßt den Gyrus frontalis superior, den mantelkantennahen Streifen der Gyri prae- und postcentralis sowie die oberen Parie-

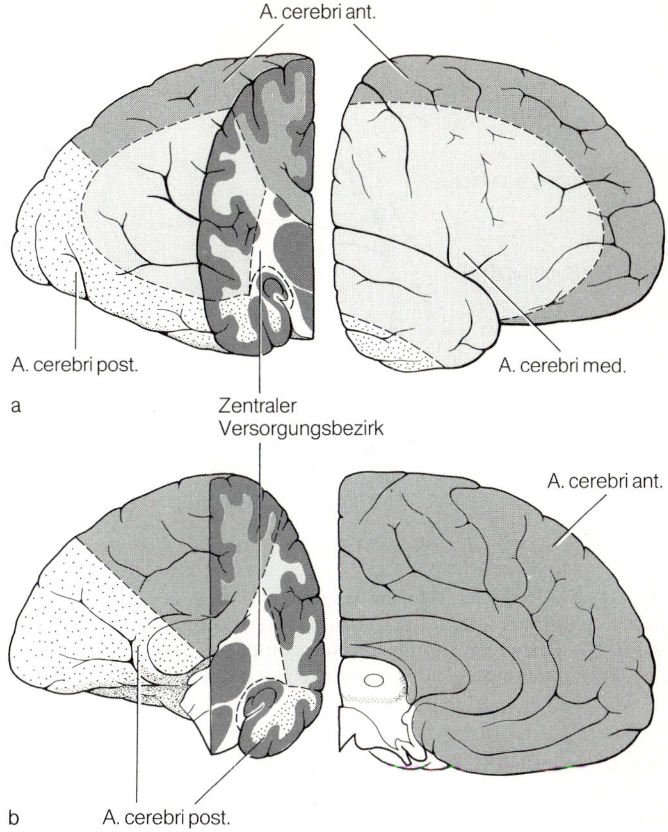

Abb. 16-**66 a, b.** Versorgungsbezirke der terminalen Äste der A. cerebri anterior, der A. cerebri media und der A. cerebri posterior (**a**) in Seitenansicht und (**b**) in Mediananansicht des Großhirns. Der zentrale Versorgungsbezirk der „penetrierenden" Arterien wurde auf dem Transversalschnitt angegeben. (Nach Kahle, 1979)

talwindungen. In den Versorgungsbezirken liegen das motorische pyramidale und sensible Primärfeld für das kontralaterale Bein.

Klinischer Hinweis: Bei Läsion der terminalen Äste der A. cerebri anterior treten eine motorische, zentrale Lähmung und eine Sensibilitätsstörung des kontralateralen Beines auf.

Terminale Äste der A. cerebri media. Sie vaskularisieren die Insel, das frontale, parietale und temporale Operculum und ein ovales Rindenfeld um den Sulcus lateralis herum (Abb. 16-**66**). Es umfaßt die untere Sulcus-centralis-nahe Hälfte der Gyri praecentralis und postcentralis, also die motorischen und sensiblen Primärfelder für Arm und Kopf. Weiterhin werden von der A. cerebri media die weiße Substanz unter dem parietalen und temporalen Rindenbezirk versorgt. Im parietalen Bereich befindet sich die obere Hälfte der Gratiolet Sehstrahlung, im temporalen Gebiet die untere Hälfte der Sehstrahlung. Im frontalen Operculum liegt in der dominanten Hemisphäre die motorische (Broca) Sprachregion, im temporalen Operculum im Gebiet des Gyrus temporalis superior die sensorische (Wernicke).

Terminale Äste der A. cerebri posterior. Sie vaskularisieren an der medialen Hemisphärenfläche große Teile des Okzipitallappens, besonders das primäre Sehfeld, Area striata (Abb. 16-**66 b**). An der Konvexität der Hemisphären wird ein schmaler Streifen vom Okzipital- und Temporallappen versorgt (Abb. 16-**66 a**). Außerdem wird das Splenium des Balkens von der A. cerebri posterior ernährt.

Klinischer Hinweis. Störungen in der Gefäßversorgung des Gehirns führen zu erheblichen Störungen. Zwar bestehen zwischen den einzelnen Hirnarterien meist arterielle Kollateralen, die den Nachbarbezirk partiell miternähren, aber sie reichen für eine Kompensation bei einem plötzlichen Verschluß in der Regel nicht aus. Es kann dazu kommen, daß in dem ungenügend versorgten Gebiet Nervengewebe abstirbt, *ischämischer Infarkt.* Der Ausfall richtet sich nach dem Ort und dem Umfang des zerstörten Bezirks.

2. Venen

Die Venen des Gehirns haben anders als viele Körpervenen, die mit entsprechenden Arterien

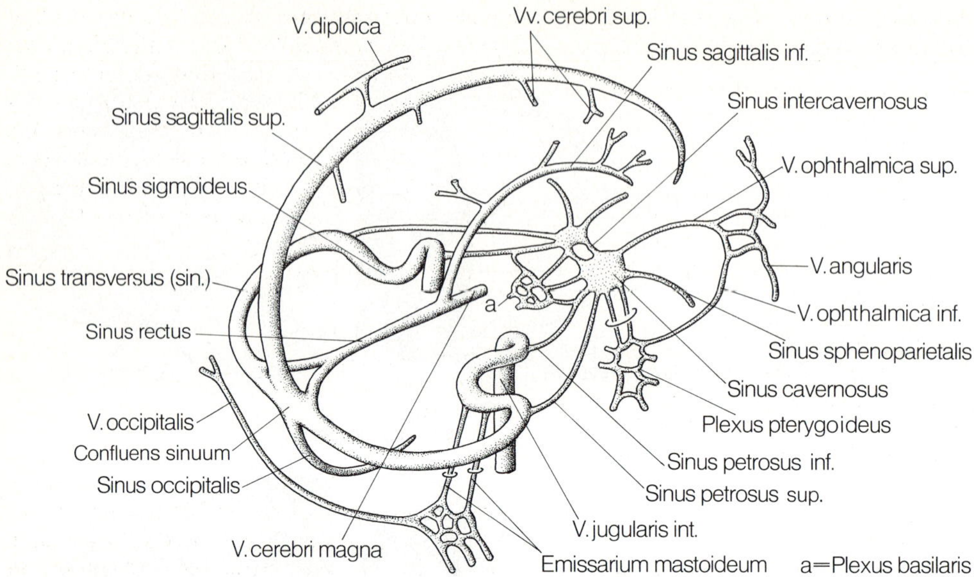

Abb. 16-67. Schema über die venösen Abflüsse aus dem Schädelinnenraum. Blick von dorsolateral rechts auf das Venensystem. Der Plexus pterygoideus und die Vv. emissariae mastoideae sind nur rechts dargestellt. Die Venen der Hirnhäute, die auch das venöse Blut aus dem Gehirn aufnehmen, werden Sinus genannt. (Nach House u. Pansky, 1967)

in gemeinsamen Gefäßstraßen verlaufen, eine eigene räumliche Ordnung. Die Venen des Gehirns sind klappenlos und bilden ein netzartiges Röhrensystem mit vielen Anastomosen.
Zu unterscheiden sind
- **Venae cerebri superficiales**,
- **Venae cerebri profundae**,
- **Sinus durae matris** (Abb. 16-**67**).

Venae cerebri superficiales

Sie entsorgen den Cortex. Es handelt sich um
- **Venae cerebri superiores**,
- **Venae cerebri inferiores** und
- **V. cerebri media superficialis**.

Venae cerebri superiores. Sie setzen sich aus präfrontalen, frontalen, parietalen und okzipitalen Ästen zusammen. Alle streben bogenartig *aufwärts*, ziehen dann über die Wölbung der Großhirnhemisphäre hinweg und münden in den Sinus sagittalis superior. In Sinusnähe durchbrechen die Venen die Arachnoidea und vereinigen ihre Adventitia mit dem straffen Bindegewebe der Dura mater. Diese Venen werden *Brückenvenen* genannt.

Klinischer Hinweis. Die Brückenvenen können mechanisch verletzt werden und sind dann eine Quelle für subdurale Blutungen (Hämatome).

Venae cerebri inferiores. Diese Venen ziehen von der Außenfläche des Stirn-, Schläfen- und Okzipitallappens *abwärts*. Die frontalen Venen münden am häufigsten in die V. cerebri media superficialis, die temporalen und okzipitalen in den Sinus transversus.

Vena cerebri media superficialis. Dieses Gefäß entsteht an der seitlichen Hemisphärenfläche über dem Sulcus lateralis. Sie mündet entweder in den Sinus cavernosus (Abb. 16-**67**), in den Sinus sphenoparietalis, als Sinus paracavernosus in die Venen des Foramen ovale ossis sphenoidalis oder in den Sinus petrosus superior (Abb. 16-**67**).

Venae cerebri profundae

Die tiefen Venen drainieren mediale und basale Areale des frontalen, temporalen und okzipitalen Cortex, die Marksubstanz des Endhirns und dort gelegene Kerngebiete sowie Teile des Zwischenhirns, Mittelhirns, des Pons und des Cerebellums. Aus zahlreichen Einzelvenen entstehen
- **2 Sammelvenen**:
  - ***Vena basalis***,
  - ***Vena cerebri interna***, die ihr Blut in die
- **Vena cerebri magna** abgeben.

Vena basalis. Die V. basalis beginnt an der Substantia perforata rostralis, läuft am Tractus opticus okzipitalwärts, umgreift den Pedunculus cerebri und tritt dorsal in die V. cerebri magna ein.

Die V. basalis nimmt Zuflüsse aus frontalen und insulären Anteilen des Endhirns, dem Temporalpol des Schläfenlappens, dem Hippocampus sowie von Teilen des Zwischenhirns und Mittelhirns auf. In ihrem laterodorsalen Segment erhält sie Zustrom aus dem Pedunculus cerebri, dem Tectum, den Corpora geniculata, dem Truncus und dem Splenium des Balkens sowie von der medialen Oberfläche des Hinterhauptslappens und aus Kleinhirnanteilen.

Vena cerebri interna. Sie verläuft leicht gewellt zwischen Fornix und Thalamus nach dorsal. Aus ihrer Umgebung nimmt sie u. a. auf die

- ***Vena choroidea superior*** aus dem Plexus choroideus und vom Hippocampus, Fornix und Balken.
- ***Venae septi pellucidi*** aus dem Frontalgebiet, Septum pellucidum,
- ***Vena thalamostriata superior***, die im Winkel zwischen Thalamus und Nucleus caudatus verläuft. Die Vena septi pellucidi anterior mündet häufig in die Vena thalamostriata superior, wobei der Zusammenfluß als Venenwinkel, *Angulus venosus*, bezeichnet wird und in der Höhe des Foramen interventriculare liegt.

Vena cerebri magna (*Galeni*). Sie ist unpaar und entsteht unter dem Splenium des Balkens aus der Vereinigung der Vv. cerebri internae; sie nimmt auch die Vv. basales auf, sofern diese nicht in die Vv. cerebri internae einmünden. Die V. cerebri magna ist etwa 1 cm lang und mündet über der Vierhügelplatte in den Anfang des Sinus rectus.

Venen des Kleinhirns

Der vordere obere Teil des Kleinhirns gibt kleine Venen zur Vena cerebri magna ab. Die großen Venen des Cerebellum verlaufen unabhängig von den Arterien im Subarachnoidalraum und münden in verschiedene Blutleiter der hinteren Schädelgrube:

- *V. petrosa*, die die vorderen unteren Teile des Kleinhirns und des Pons drainiert, in den Sinus petrosus superior,
- *die anderen Kleinhirnvenen* in den Sinus rectus, in den Confluens sinuum, selten in den Sinus transversus.

Sinus durae matris

Die Sinus durae matris sind weitlumige venöse Blutleiter (Abb. 16-**67**). Sie verlaufen innerhalb der Dura mater. Ihrer Wand fehlen die Tunica media und die Tunica adventitia, so daß die kollagenen Faserbündel der Dura mater bis an die Basalmembran des lückenlosen Endothels reichen. Die venösen Blutleiter liegen in Septen der Dura mater (Falx cerebri, Tentorium cerebelli), oder in unmittelbarer Nähe der Schädelknochen, an denen sie seichte Furchen bilden können.
Folgende Sinus sind zu unterscheiden:

- **Sinus sagittalis superior**,
- **Sinus sagittalis inferior**,
- **Sinus rectus**,
- **Sinus transversus**,
- **Sinus sigmoideus**,
- **Sinus occipitalis**,
- **Sinus marginalis**,
- **Sinus petrosus superior**,
- **Sinus cavernosus**.

Sinus sagittalis superior. Der Sinus sagittalis superior ist unpaar. Er beginnt an der Crista galli, verläuft an der Ansatzstelle der Falx cerebri im Sulcus sinus sagittalis superioris des Os frontale, der Ossa parietalia sowie des Os occipitale und mündet in der Gegend der Protuberantia occipitalis interna in den *Confluens sinuum*. Der Sinus sagittalis superior nimmt das Blut aus den *Vv. cerebri superiores* auf.

Sinus sagittalis inferior. Er verläuft am freien (unteren) Rand der Falx cerebri und mündet in den *Sinus rectus*.

Sinus rectus. Der Sinus rectus liegt an der Anheftungsstelle der Falx cerebri am Tentorium cerebelli. Er nimmt außerdem die *Vena cerebri magna* auf und zieht zum *Confluens sinuum*.

Confluens sinuum. Der Confluens sinuum ist der Zusammenfluß der beiden *Sinus transversi* mit *Sinus sagittalis superior*, *Sinus rectus* und *Sinus occipitalis*. Er liegt an der Protuberantia occipitalis interna.

Sinus transversus. Der *paarige* Sinus transversus befindet sich an der Anheftungsstelle des Tentorium cerebelli und hinterläßt an der Squama ossis temporalis den *Sulcus sinus transversi*. Er setzt sich in den Sinus sigmoideus fort.

Sinus sigmoideus. Der Sinus sigmoideus verläuft S-förmig und ruft in der Pars mastoidea des Os temporale den Sulcus sinus sigmoidei hervor. Der Sinus sigmoideus erreicht den hinteren Abschnitt des Foramen jugulare, wo er in den Bulbus superior der V. jugularis interna übergeht.

Sinus occipitalis. Der *unpaare* Sinus occipitalis liegt an der Anheftungsstelle der Falx cerebelli und verbindet den *Sinus marginalis* mit dem *Confluens sinuum*.

Sinus marginalis. Dieser Sinus breitet sich um das Foramen occipitale magnum aus und verbindet den *Plexus basilaris* mit dem *Sinus occipitalis.*

Plexus basilaris. Der Plexus basilaris liegt auf dem Clivus und hat Verbindungen zu *beiden Sinus cavernosi* und zum *Sinus marginalis.*

Sinus petrosus superior. An der oberen Kante der Pars petrosa ossis temporalis gelegen leitet er das Blut aus dem *Sinus cavernosus* in den *Sinus sigmoideus.*

Sinus cavernosus. Der *paarige* Sinus cavernosus breitet sich beiderseits der Sella turcica aus und bildet mit den ***Sinus intercavernosi*** ein ringförmiges Venengeflecht. Durch den Sinus hindurch zieht die A. carotis interna und der N. abducens (N. VI). Lateral liegen dem Sinus cavernosus von kranial nach kaudal der N. oculomotorius (N. III), N. trochlearis (N. IV) und N. ophthalmicus (N. V1) an.

Der Sinus cavernosus erhält ***Zuflüsse*** durch die
- ***Vena ophthalmica superior***, die laterokranial des Anulus tendineus communis durch die Fissura orbitalis superior aus der Orbita kommt,
- ***Vena ophthalmica inferior***, die das Blut des Orbitalbodens unterhalb des Anulus tendineus communis durch die Fissura orbitalis superior in den Sinus cavernosus leitet. Sie kann aber auch in der Orbita in die Vena ophthalmica superior einmünden. Die V. ophthalmica inferior hat über die Fissura orbitalis inferior wichtige Anastomosen zur *V. facialis, V. retromandibularis* und *Plexus pterygoideus.*
- ***V. cerebri media superficialis***,
- ***Sinus sphenoparietalis***, der unterhalb des freien Randes der Ala minor ossis sphenoidalis verläuft und das Blut aus der V. cerebri media superficialis aufnimmt.

Das Blut des Sinus cavernosus ***fließt ab*** in den
- ***Sinus petrosus superior***,
- ***Sinus petrosus inferior*** und
- ***Plexus basilaris.***

Blutabflüsse

Das venöse Blut fließt aus der Schädelhöhle und seinem Inhalt im wesentlichen zur
- **Vena jugularis interna** ab. Die V. jugularis beginnt im Foramen jugulare.

Hinweis. Bei gestörtem Abfluß durch die V. jugularis interna kann der Plexus venosus vertebralis internus Blut aus einem basalen Venenplexus aufnehmen, der auf dem Clivus liegt.

Weitere Abflüsse gehen zu den
- **Venae ophthalmicae** aus dem Sinus cavernosus, zum
- **Plexus pterygoideus** durch das Foramen ovale, durch
- **Venen im Karotiskanal**, durch
- **Venae emissariae**, die Sinus durae matris mit Venae diploicae und Venen der Kopfhaut verbinden (Tabelle 16-**15**). Sie verhindern einen Überdruck in den Sinus durae matris.
  - ***Venae diploicae*** sind dünnwandige Venen in der Spongiosa der Knochen des Schädeldachs, die durch Venae emissariae mit dem Sinus durae matris und mit den Venen der Schädelweichteile in Verbindung stehen (Tabelle 16-**16**).

Tabelle 16-15. Verbindungen der Vv. emissariae zu intra- und extrakraniellen Abflüssen

V. emissaria	Innere Verbindung zum Sinus	Durchtrittsstelle	Äußere Verbindung zur
V. emissaria parietalis	S. sagittalis sup.	For. parietale	V. temporalis superf.
V. emissaria mastoidea	S. sigmoideus	For. mastoideum	V. occipitalis
V. emissaria occipitalis	Confluens sinuum	Durch die Squama occipitalis	V. occipitalis
V. emissaria condylaris	S. sigmoideus	Canalis condylaris	Plexus venosi vertebrales ext.

Tabelle 16-16. Verbindungen der Diploëvenen zu intra- und extrakraniellen Abflüssen

V. diploica	Verbindung nach innen zum Sinus	Verbindung nach außen zur
V. diploica frontalis	S. sagittalis sup.	V. supraorbitalis
V. diploica temporalis ant.	S. sphenoparietalis	V. temporalis prof.
V. diploica temporalis post.	S. transversus	V. auricularis post.
V. diploica occipitalis	S. transversus	V. occipitalis

H. Topographie des Gehirns und der Hirnnerven in der Schädelhöhle

Zum Verständnis der Lage von Gehirn und Hirnnerven ist zu beachten, daß die 3 Schädelgruben, auf deren Boden das Gehirn - durch die Cisterna basalis getrennt - ruht, 3 Terrassen bilden, die etwa 2,5 cm gegeneinander versetzt sind. Als Bezug dient der Boden der mittleren Schädelgrube, deren Boden etwa in Höhe der *Deutschen Horizontalen* liegt. Hierbei handelt es sich um eine Orientierungslinie, die den Unterrand der Orbita mit dem Oberrand des äußeren Gehörgangs verbindet (Abb. 16-**68**).

Ferner ist zu berücksichtigen, daß die Schädelhöhle durch das flache zeltförmige Tentorium cerebelli unterteilt wird in einen

- **infratentoriellen Raum** und einen
- **supratentoriellen Raum**.

Beide Räume stehen durch die Incisura tentorii in Verbindung, durch die der Hirnstamm im Mittelhirnbereich, umgeben vom Liquorpolster der Cisterna ambiens, hindurchtritt.

I. Infratentorieller Raum

Im infratentoriellen Raum befindet sich der Hirnstamm mit *Medulla oblongata*, *Pons* und *Mesencephalon* sowie das *Cerebellum*. Die kaudale Öffnung des infratentoriellen Raums ist das Foramen magnum.

Klinischer Hinweis. Bei einem starken Hirnödem verlagern sich Hirnstamm und Kleinhirn nach kaudal. Dabei kann sich ein Druckkonus an der Unterfläche des Kleinhirns ausbilden und die Medulla oblongata im Foramen magnum eingeklemmt werden. Dies ist lebensbedrohlich, weil Atem- und Kreislaufzentrum mit betroffen sind.

Im infratentoriellen Raum verlaufen die Hirnnerven XII-V wie folgt:

Der **N. hypoglossus** (N. XII) tritt mit 12-16 Wurzelfäden zwischen Pyramide und Olive aus der Medulla oblongata aus und vereinigt sich zu mehreren Bündeln. Diese liegen in der Regel dorsal der A. vertebralis und ziehen zum Canalis hypoglossi des Hinterhauptsbeins.

Der **N. accessorius** (N. XI) hat 2 Wurzeln. Die spinale Wurzel entspringt aus den Rückenmarks-

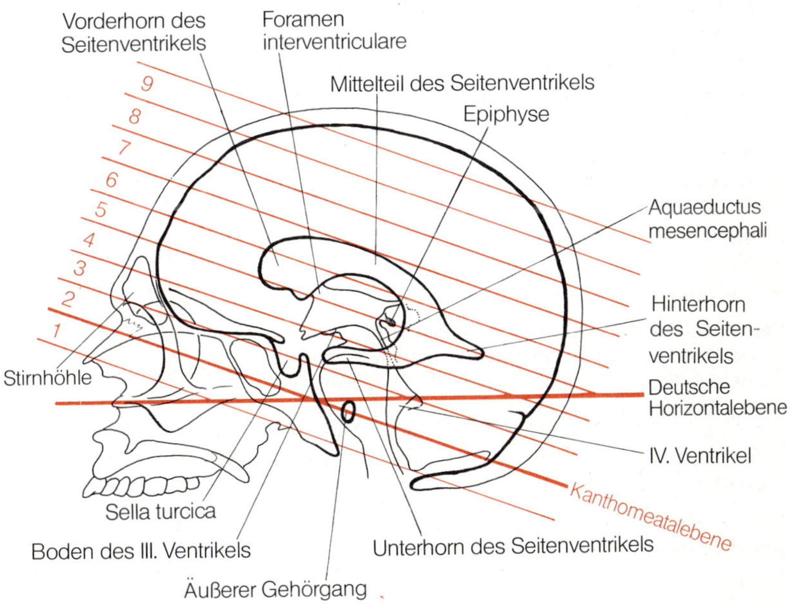

Abb. 16-68. Seitliches Röntgenbild der Hirnventrikel mit eingezeichneter Epiphyse, Mittelhirn und Rautenhirn. Als Horizontalebene ist die Verbindungslinie vom Unterrand der Orbita bis zum oberen Rand des äußeren Gehörganges eingezeichnet (Deutsche Horizontalebene). Die in der Computertomographie häufig verwendete Kanthomeatalebene verläuft vom äußeren Augenwinkel (Canthus) zum äußeren Gehörgang. Die Bezeichnung der einzelnen Schichten der CT-Technik erfolgt von der Schädelbasis zum Schädeldach hin. Diese Ebenen haben sich in der Praxis der CT-Einstellungen als vorteilhaft erwiesen, obwohl diese Schnittebenen von den in den herkömmlichen anatomischen Atlanten dargestellten Horizontalschnitten um etwa 20° abweichen. Im Text sind die Hirnteile erläutert, die in den Schichten anzutreffen sind. (Nach New u. Scott, 1975)

segmenten C1-C5 (maximal C7, minimal C3). Sie zieht kranial aus dem Wirbelkanal durch das Foramen magnum in die hintere Schädelgrube. Die kraniale Wurzel tritt mit 3-6 Wurzelfäden lateral aus der Medulla oblongata aus. Die beiden Wurzeln vereinigen sich mit dem IX. und X. Hirnnerven dicht vor dem Porus duralis im Bereich des Foramen jugulare. Diese 3 Kiemenbogennerven ziehen gemeinsam durch den medialen Teil des Foramen jugulare.

Der **N. vagus** (N. X) verläßt mit 10-18 feinen Wurzelfäden den seitlichen Rand der Medulla oblongata. Seine intrazisternale Länge bis zum Porus duralis oberhalb des Foramen jugulare beträgt etwa 1,5 cm.

Der **IX. und X. Hirnnerv** haben als Kiemenbogennerven morphologische Gemeinsamkeiten: beide treten lateral aus der Medulla oblongata aus und verlassen die Schädelhöhle durch das Foramen jugulare.

Der **N. vestibulocochlearis** (N. VIII) bildet für das vestibuläre System und für die Hörbahn 2 Signalstrecken. In afferenter Leitungsrichtung betrachtet tritt der Nerv aus dem Porus acusticus internus aus und an der Grenze zum Pons in den lateralen Rand der Medulla oblongata ein. Die intrazisternale Länge des N. vestibulocochlearis beträgt etwa 1,5 cm.

Der **N. facialis** mit dem **N. intermedius** (N. VII) tritt an der Seitenwand zwischen Pons und Medulla oblongata aus. Der N. intermedius ist ein sehr dünnes Bündel, das parallel und kaudal zum Hauptanteil des VII. Hirnnerven verläuft. Der VII. Hirnnerv liegt im Meatus acusticus internus kranial vom VIII. Hirnnerven. Der N. facialis ist vom Austritt bis zum Porus acusticus internus etwa 1,5 cm lang.

Klinischer Hinweis. Die A. cerebelli inferior anterior bildet bei etwa jedem 3. Menschen eine Gefäßschlinge, die in unmittelbarer Nachbarschaft des N. facialis verläuft. Diese Gefäßschlinge kann den N. facialis komprimieren und damit krankhafte Zuckungen der mimischen Muskeln einer Gesichtshälfte, *Spasmus facialis*, verursachen.

Der **N. abducens** (N. VI) tritt an der Grenze zwischen Pons und Medulla oblongata aus der basalen Hirnstammfläche aus. Er durchläuft die basale Zisterne vor dem Pons und tritt am Clivus in die Dura mater mediobasal von der Felsenbeinspitze ein. Seine intrazisternale Länge beträgt 1,5 cm.

Der **N. trigeminus** (N. V) tritt am seitlichen Rand aus dem Pons aus. Er zieht aus der hinteren Schädelgrube durch den Porus nervi trigemini in eine Duratasche, die sich in der mittleren Schädelgrube befindet (s. unten).

II. Supratentorieller Raum

Die Basis des supratentoriellen Raums wird durch das Tentorium cerebelli, die mittlere Schädelgrube, die Sella turcica und die vordere Schädelgrube gebildet, das Dach von der Schädelkalotte. Der supratentorielle Raum wird durch die Falx cerebri partiell unterteilt und beinhaltet Vorderhin und Hypophyse.

Mittlere Schädelgrube. Die mittlere Schädelgrube besteht aus 2 seitlichen Vertiefungen, in denen die *Schläfenlappen* des Endhirns ruhen. Die Vertiefungen werden in der Mitte durch eine kleine, sattelartige Senke, die Sella turcica, verbunden. In dieser Grube, Fossa hypophysialis, befindet sich die *Hypophyse.*

Durch die mittlere Schädelgrube ziehen die Hirnnerven VI bis II.

Der **N. abducens** (s. oben) verläuft in der mittleren Schädelgrube in der lateralen Wand des Sinus cavernosus. Er verläßt die mittlere Schädelgrube durch die Fissura orbitalis superior.

Der **N. trochlearis** (N. IV) verläßt als einziger Hirnnerv den Hirnstamm dorsal an der Grenze zwischen infratentoriellem und supratentoriellem Raum. Der N. trochlearis tritt unmittelbar kaudal des Colliculus caudalis aus dem Mittelhirn aus. Er zieht in der Cisterna ambiens um das Mittelhirn herum und tritt in die Dura mater innerhalb des Anheftungsbereiches der Incisura tentorii am Processus clinoideus posterior ein. Meistens liegt die Eintrittsstelle des Nerven in die Dura etwa 1 cm kaudal vom Processus clinoideus posterior. Der N. trochlearis verläuft im Dach des Sinus cavernosus und zieht durch die Fissura orbitalis superior in die Orbita.

Der **N. oculomotorius** (N. III) tritt in der Fossa interpeduncularis aus, durchläuft die gleichnamige Zisterne, zieht zwischen A. cerebelli superior und A. cerebri posterior hindurch in Richtung zum Sinus cavernosus. Der Nerv verläuft in der lateralen Wand des Sinus cavernosus und verläßt die mittlere Schädelgrube durch die Fissura orbitalis superior.

Das **Ganglion trigeminale** des V. Hirnnerven liegt im Cavum trigeminale (Meckel), einem platten von Arachnoidea encephali ausgekleiden Durasack. Hinter dem Ganglion teilt sich der N. trigeminus in seine 3 Hauptäste: N. ophthalmicus, N. maxillaris und N. mandibularis, die die mittlere Schädelgrube über Fissura orbitalis superior, Foramen rotundum und Foramen ovale verlassen.

Der **N. opticus** (N. II) tritt durch den Canalis opticus in die mittlere Schädelgrube ein.

Vordere Schädelgrube. Die vordere Schädelgrube hat zwischen den Wölbungen des Orbitadaches als Einsenkung die paarige *Lamina cribrosa*, durch die die **Nn. olfactorii** ziehen. Unmittelbar darüber liegen die Bulbi olfactorii, denen sich nach okzipital die Tractus olfactorii anschließen. Die vordere Schädelgrube füllen die Frontallappen des Endhirns aus.

III. Computertomographie

Die Topographie der Hirnteile und der Hirnnerven im infra- und supratentoriellen Raum kann mit klassischen Röntgentechniken - mit Ausnahme der Ventrikel und Zisternen durch die Pneumencephalographie und Ventrikulographie (S. 839) - nicht erfaßt werden, weil die knöcherne Schädelkapsel weiche Röntgenstrahlen absorbiert, die zur Abbildung von Weichteilstrukturen notwendig sind. Erst mit modernen bildgebenden Verfahren, *Computertomographie* (CT) und magnetischer *Resonanztomographie* (MR), ist es möglich, Hirnstrukturen, Ventrikel, Zisternen und einzelne Gehirnnerven gleichzeitig darzustellen.

Für die CT-Technik werden meist Schichten gewählt, die durch eine Ebene verlaufen, die den äußeren Augenlidwinkel (Canthus) und den äußeren Gehörgang, Meatus acusticus externus, der rechten und linken Seite, miteinander verbinden, *Kanthomeatalebene* (Abb. 16-**68**). Die zur Kanthomeatalebene parallelen CT-Schichten sind gegenüber konventionellen Horizontalebenen der meisten anatomischen Atlanten in einem Winkel von etwa 20° geneigt.

Die mit CT-Technik dargestellten Schichten werden im allgemeinen von der Schädelbasis zum Schädeldach hin ausgewertet (Abb. 16-**68**).

Die **1. Schicht** liegt im infratentoriellen Raum in der Nähe des Foramen magnum und umfaßt Medulla oblongata und Kleinhirn.

Die **2. Schicht** befindet sich in Höhe der Orbita, der mittleren und hinteren Schädelgrube sowie der Sella turcica. Entsprechend können Augapfel, Schläfenlappen, Pons, Medulla oblongata und Kleinhirn im CT-Bild dargestellt werden.

In der **3. Schicht** zeigt sich von der vorderen Schädelgrube der basale Teil des Stirnlappens, im mittleren Bereich wird die Umgebung der Hypophyse mit dem Hypophysenstiel wiedergegeben. In der hinteren Schädelgrube sind Pons, IV. Ventrikel und Cerebellum getroffen.

Die **4. und 5. Schichten** erfassen Endhirn, Zwischenhirn und Mittelhirn mit Teilen der Seitenventrikel und dem III. Ventrikel. Die oft kalkhaltige Epiphyse und der Plexus choroideus treten als Leitstrukturen deutlich hervor.

Die **6. Schicht** stellt den Mittelteil der Seitenventrikel mit den benachbarten Endhirnteilen dar. Dabei sind auch die großen Furchen des Endhirns im CT-Bild zu erkennen.

Quellenangaben

(für Abbildungen)

Bargmann W (1977) Histologie und mikroskopische Anatomie des Menschen, 7. Aufl. Thieme, Stuttgart

Becker R, Wilson J, Gehweiler J (1971) The anatomical basis of medical practice. Williams & Wilkins, Baltimore

Benninghoff A, Goerttler K (1979/1980) Lehrbuch der Anatomie des Menschen. Staubesand J, Goerttler K (Hrsg) 12./13. Aufl. Urban & Schwarzenberg, München Wien Baltimore

Benninghoff A (1985) Makroskopische und mikroskopische Anatomie des Menschen, Bde 1, 2, 3. Staubesand J, Fleischhauer K, Zenker W (Hrsg) 14. Aufl. Urban & Schwarzenberg, München Wien Baltimore

Bloom W, Fawcett DW (1975) A textbook of histology, 10th edn. Saunders, Philadelphia London Toronto

Braus H, Elze C (1954/1956/1960) Anatomie des Menschen, Bde 1, 2, 3, 3. Aufl. Springer, Berlin Göttingen Heidelberg

Bucher O (1980/1985) Cytologie, Histologie und mikroskopische Anatomie des Menschen, 10. Aufl, 11. Aufl. Huber, Bern Stuttgart Wien

Carpenter MB (1976) Human neuroanatomy, 7th edn. Williams & Wilkins, Baltimore

Clara M (1953) Das Nervensystem des Menschen, 2. Aufl. Barth, Leipzig

Copenhaver R, Bunge W (1971) Bailey's textbook of histology, 16th edn. Williams & Wilkins, Baltimore

Corning H (1949) Lehrbuch der topographischen Anatomie, 24. Aufl. Bergmann, München

Crosby EC, Humphrey T, Lauer EW (1962) Correlative anatomy of the nervous system. Macmillan, New York

Dabelow A (1957) Die Milchdrüse. In: Handbuch der mikroskopischen Anatomie des Menschen. Erg. zu III/1. Springer, Berlin Göttingen Heidelberg

Duus P (1983) Neurologisch-topische Diagnostik, 3. Aufl. Thieme, Stuttgart

Diczfalusy E, Lauritzen C (1961) Oestrogene beim Menschen. Springer, Berlin Göttingen Heidelberg

Faller A (1980) Anatomie in Stichworten. Enke, Stuttgart

Feineis H (1974/1982) Anatomisches Bildwörterbuch, 4. Aufl, 5. Aufl. Thieme, Stuttgart

Ferner H (1970) Anatomie des Nervensystems und der Sinnesorgane des Menschen, 4. Aufl. Reinhardt, München Basel

Fischer R (1977) Allgemeine Immunologie und Immunpathologie. In: Eder M, Gedigk P (Hrsg) Lehrbuch der allgemeinen Pathologie und der pathologischen Anatomie, 30. Aufl. Springer, Berlin Heidelberg New York

Forssmann WG, Heym C (1985) Grundriß der Neuroanatomie, 2. Aufl. Springer, Berlin Heidelberg New York Tokyo

Frick H, Leonhardt H, Starck D (1980) Taschenlehrbuch der gesamten Anatomie, Bde 1, 2, 2. Aufl. Thieme, Stuttgart

Gelber D, Moore DH, Ruska H (1960) Observations of the myotendon junction in mammalian skeletal muscle. Z Zellforsch 52: 396

Grant JCB (1962) An atlas of anatomy, 5th edn. Williams & Wilkins, Baltimore

Hafferl A (1969) Lehrbuch der Topographischen Anatomie, 3. Aufl. Springer, Berlin Heidelberg New York

Ham AW (1969) Histology, 6th edn. Lippincott, Philadelphia

Hamilton WJ, Boyd JD, Mossman HW (1962) Human embryology, 3rd edn. Heffner & Sons, Cambridge

Hasselwander A (1954) In: Braus H, Elze C (Hrsg). 2. Bd, 3. Aufl. Springer, Berlin Göttingen Heidelberg

Hochstetter F (1929) Beiträge zur Entwicklungsgeschichte des menschlichen Gehirns. Deuticke, Wien Leipzig

House L, Pansky B (1967) A functional approach to neuroanatomy, 2edn. McGraw-Hill, New York Toronto Sydney London

Jacobson M (1970) Developmental neurobiology. Holt, Rinehart & Winston, New York Chicago San Francisco

Johnson AD, Gomes WR, Vandemark NL (1970) The testis, vol 1. Academic Press, New York

Kahle W (1986) Nervensystem und Sinnesorgane. In: Kahle W, Leonhardt H, Platzer W (Hrsg) Taschenatlas der Anatomie, Bd 3, 5. Aufl. Thieme, Stuttgart

Kaiser R, Gördes W (1968) Pathophsysiologie und Therapie des Klimakteriums. Med Klin 63: 1197

Koecke HU (1981) Allgemeine Biologie, 3. Aufl. Schattauer, Stuttgart New York

Krayenbühl H, Yasargil MG (1972) Radiological anatomy and topography of the cerebral arteries. In: Vinken PJ, Bruyn GW (eds) Handbook of clinical neurology, vol 11, p 65–101. North-Holland, Amsterdam

Krstić RV (1976) Ultrastruktur der Säugetierzelle. Springer, Berlin Heidelberg New York

Kühn A (1969) Grundriß der allgemeinen Zoologie, 17. Aufl. Thieme, Stuttgart

Labhart A (1978) Klinik der inneren Sekretion, 3. Aufl. Springer, Berlin Heidelberg New York

Lang J (1972) Bein und Statik. In: Lanz-Wachsmuth (Hrsg) Praktische Anatomie, 2. Aufl, Bd I, Teil 4. Springer, Berlin Heidelberg New York

Lange W (1972) Über regionale Unterschiede in der Myeloarchitektonik der Kleinhirnrinde. Z Zellforsch 134: 129

Langman J (1976/1985) Medizinische Embryologie, 4. Aufl, 7. Aufl. Thieme, Stuttgart (Deutsche Übersetzung von U. Drews)

Lanz T v, Wachsmuth W (1959) Praktische Anatomie, 2. Aufl, Bd I, Teil 3: Arm. Springer, Berlin Göttingen Heidelberg

Leonhardt H (1977/1985) Histologie, Zytologie und Mikroanatomie des Menschen, 5. Aufl, 6. Aufl. Thieme, Stuttgart

Leonhardt H (1986) Innere Organe. In: Kahle W, Leonhardt H, Platzer W (Hrsg) Taschenbuch der Anatomie, Bd 2, 5. Aufl. Thieme, Stuttgart

Lippert H (1975) Anatomie, Text und Atlas, 1. Aufl. Urban & Schwarzenberg, München Berlin Wien

Lorente de Nó R (1949) Cerebral cortex: Archicture, intracortical connections, motor projections. In: Fulton JF (ed) Physiology of the nervous system, 3rd edn, p 288. Oxford University Press, New York

Martius H (1956) Lehrbuch der Geburtshilfe, 3. Aufl. Thieme, Stuttgart

New PFJ, Scott WR (1975) Computed tomography of the brain and orbit. Williams & Wilkins, Baltimore

Pernkopf E (1952) Topographische Anatomie des Menschen, Bd 3. Urban & Schwarzenberg, Wien Innsbruck

Platzer W (1982) Atlas der topographischen Anatomie. Thieme, Stuttgart New York

Platzer W (1984) Bewegungsapparat: In: Kahle W, Leonhard H, Platzer W (Hrsg) Taschenatlas der Anatomie, Bd 1, 4. Aufl. Thieme, Stuttgart

Puff A (1960) Die Morphologie des Bewegungslaufes der Herzkammern. Anat Anz 108: 342

Rauber A, Kopsch F (1955) Lehrbuch und Atlas der Anatomie des Menschen, 19. Aufl, Bd III: Eingeweide, Nervensystem, Sinnesorgane. Thieme, Stuttgart

Reiffenstuhl G, Platzer W (1974) Die vaginalen Operationen. In: Chirurgische Anatomie und Operationslehre. Urban & Schwarzenberg, München

Rohen JW (1969) Topographische Anatomie. Kurzlehrbuch für Studierende und Ärzte, 2. Aufl. Schattauer, Stuttgart

Rohen W (1973) Funktionelle Anatomie des Menschen. Schattauer, Stuttgart

Schiebler TH, Peiper U, Schneider F (1986) Histologie, 2. Aufl. Springer, Berlin Heidelberg New York Tokyo

Schliack H (1969) Segmental innervation and the clinical aspects of spinal nerve root syndromes. In: Vinken PJ, Gruyn GW (eds) Handbook of clinical neurology, vol II, p 157. North-Holland, Amsterdam

Sinelnikov RD (1979) Atlas der Anatomie des Menschen, Bd II. Medicina, Moskow

Sobotta J, Becher H (1972) Atlas der deskriptiven Anatomie des Menschen, 17. Aufl, Bd I-III. Urban & Schwarzenberg, München Berlin

Specht W (1985) In: Leonhardt H (Hrsg) Histologie, Zytologie und Mikroanatomie des Menschen, 6. Aufl. Thieme, Stuttgart

Starck D (1975) Embryologie, 3. Aufl. Thieme, Stuttgart

Starck D, Frick H (1972) Repetitorium anatomicum, 12. Aufl. Thieme, Stuttgart

Staubesand J (1953) Der Feinbau des Glomus coccygicum und der Glomerula caudalia, Teil 3. Acta Anat (Basel) 19: 309-344

Stephan H (1964) Die kortikalen Anteile des limbischen Systems. Nervenarzt 35: 396

Takahashi P (1983) Illustrated computer tomography. Springer, Berlin Heidelberg New York

Testut L, Latarjet A (1949) Traité d'anatomie humaine, 9. Aufl. Doin, Paris

Tuchmann-Duplessis H, David G, Haegel P (1972) Illustrated human embryology, vol 1, 2. Springer, Berlin Heidelberg New York

Töndury G (1970) Angewandte und topographische Anatomie. Ein Lehrbuch für Studierende und Ärzte, 4. Aufl. Thieme, Stuttgart

Ufer J (1972) Hormontherapie in der Frauenheilkunde, 4. Aufl. De Gruyter, Berlin New York

Waldeyer A, Mayet A (1974) Anatomie des Menschen, 10. Aufl. De Gruyter, Berlin New York

Warwick R, Williams PL (1973) Gray's Anatomy, 35th edn. Longman, London

Willis RA, Willis AT (1972) The principles of pathology and bacteriology, 3rd edn. Butterworth, London

Wolf-Heidegger G (1972) Atlas der systematischen Anatomie des Menschen, 3. Aufl, Bd III. Karger, Basel München Paris London New York Sidney

Youmans L (1962) Fundamentals of human physiology, 2nd edn. Year Book, Chicago

Sachverzeichnis

Zahlen ohne Zusatz weisen auf die Textstelle(n) hin, auf der (denen) der aufgeführte Begriff verwendet wird. Sind mehr als 2 Textstellen aufgeführt, ist die Textstelle, die sich ausführlicher mit dem Begriff beschäftigt, durch *Fettdruck* hervorgehoben. Dies bedeutet aber nicht, daß die anderen Textstellen für das Verständnis des Begriffes belanglos sind.
Zahlen mit „f" bedeuten, daß der Begriff sowohl auf der genannten als auch auf der folgenden Seite und
Zahlen mit „ff" auf insgesamt 3 aufeinanderfolgenden Seiten verwendet wird.
A bzw. T vor der Zahl bedeutet, daß der Begriff auf dieser Seite nur in einer Abbildung bzw. Tabelle benutzt wird.
Wird der Begriff auf einer Seite sowohl im Text als auch in einer Abbildung und/oder einer Tabelle verwendet, hat die Seitenzahl keinen Zusatz.

Sachverzeichnis

D

E

F

G

H

I

J

K

O

Sachverzeichnis

Sachverzeichnis

Sachverzeichnis

Sachverzeichnis

Sachverzeichnis

Sachverzeichnis

T

U

V

Sachverzeichnis

Sachverzeichnis

Titel des Lehrbuches:

Lehrbuch der gesamten Anatomie des Menschen, 4. Auflage

Was können wir bei der nächsten Auflage besser machen?

Zur inhaltlichen und formalen Verbesserung unserer Lehrbücher bitten wir um Ihre Mithilfe. Wir würden uns deshalb freuen, wenn Sie uns die nachstehenden Fragen beantworten könnten.

---

1. Finden Sie ein Kapitel besonders gut dargestellt? Wenn ja, welches und warum? ....

....

....

2. Welches Kapitel hat Ihnen am wenigsten gefallen. Warum? ....

....

....

3. Bringen Sie bitte dort ein X an, wo Sie es für angebracht halten.

	Vorteilhaft	Angemessen	Nicht angemessen
Preis des Buches	....	....	....
Umfang	....	....	....
Aufmachung	....	....	....
Abbildungen	....	....	....
Tabellen und Schemata	....	....	....
Register	....	....	....
Papier	....	....	....

	Sehr wenige	Wenige	Viele	Sehr viele
Druckfehler	....	....	....	....
Sachfehler	....	....	....	....

4. Spezielle Vorschläge zur Verbesserung dieses Textes (u. a. auch zur Vermeidung von Druck- und Sachfehlern) ....

....

....

....

....

....

....

bitte wenden!

5. Bitte teilen Sie uns mit, auf welchen Fachgebieten Ihrer Meinung nach moderne Lehrbücher fehlen. Dazu folgende kurze Charakterisierung unserer eigenen Werke:

Fragensammlungen = Examensfragen zur Vorbereitung auf Prüfungen

Basistexte = vermitteln nach der neuen Approbationsordnung das für das Examen wichtige Stoffgebiet

Kurzlehrbücher = zur Vertiefung des Basiswissens gedacht; für den sorgfältigen Studenten

Lehrbücher = Umfassende Darstellungen eines Fachgebietes; zum Nachschlagen spezieller Informationen

Fachgebiet	Fragen-sammlungen	Basistexte	Kurz-lehrbücher	Lehrbücher
....	....	....	....	....
....	....	....	....	....
....	....	....	....	....
....	....	....	....	....
....	....	....	....	....
....	....	....	....	....
....	....	....	....	....
....	....	....	....	....
....	....	....	....	....
....	....	....	....	....

Bei Rücksendung werden Sie automatisch in unsere Adressenliste aufgenommen.

Name ....

Adresse ....

....

Fachstudium ....

Semester ....

Ärztliche Vorprüfung ....

Datum/Unterschrift ....

Wir danken Ihnen für die Beantwortung der Fragen und bitten um Einsendung des Blattes an:

Marianne Kalow
Springer-Verlag
Tiergartenstraße 17
6900 Heidelberg 1

L. C. Junqueira, J. Carneiro

Histologie

Lehrbuch der Cytologie, Histologie und mikroskopischen Anatomie des Menschen

Unter Berücksichtigung der Histophysiologie

Übersetzt, überarbeitet und ergänzt von
T. H. Schiebler, U. Peiper, F. Schneider

2., korrigierte Auflage. 1986. 531 Abbildungen.
XVIII, 669 Seiten. Gebunden DM 84,–.
ISBN 3-540-16913-X

Die *Histologie* ist ein Lehrbuch der Cytologie, Histologie und mikroskopischen Anatomie des Menschen einschließlich der Histophysiologie. Das ursprünglich auf portugiesisch erschienene Buch ist inzwischen in mehrere Sprachen übersetzt worden. Für die deutsche Übersetzung zeichnen ein Anatom, ein Physiologe und ein Biochemiker verantwortlich, die auch die neueste Fassung des Gegenstandskatalogs und der Approbationsordnung für Ärzte berücksichtigt haben. Die Autoren haben durch viele klinische Hinweise das Grundlagenwissen mit der praktischen Anwendung verknüpft. Das Abbildungsmaterial umfaßt auch Photos von histologischen Präparaten, die üblicherweise in jedem mikroskopisch-anatomischen Kurs verwendet werden. Das Buch kann deshalb gleichzeitig als Atlas und Lehrbuch benutzt werden. Das Buch wendet sich an alle Studierenden der Medizin und der Zahnmedizin.

Springer-Verlag
Berlin Heidelberg New York
London Paris Tokyo

Springer